스포츠 물리치료 개정 3판

Foundations of Athletic Training : Prevention, Assessment, and Management

Third Edition

개정 3판

스포츠 물리치료

예방, 평가 및 관리

역자 엄 기 매 외

Foundations of Athletic Training:

PREVENTION, ASSESSMENT, AND MANAGEMENT

Third Edition

MARCIA K. ANDERSON, PHD, LATC
Professor
Department of Movement Arts, Health Promotion, and Leisure Studies
Bridgewater State College
Bridgewater, Massachusetts

SUSAN J. HALL, PHD
Professor and Chair
Department of Health and Exercise Sciences
University of Delaware
Newark, Delaware

MALISSA MARTIN, EDD, ATC
Associate Professor
Director, Athletic Training Educational Program
Department of Health Sciences
College of Mount St. Joseph
Cincinnati, Ohio

영 문 출 판 사

■ 옮긴이(가나다 순)

고재옥 대구한의대학교 한방스포츠의학과 교수
김근조 김천대학 물리치료과 교수
김범수 우송정보대학 사회체육과 교수
김종만 서남대학교 물리치료학과 교수
김효철 중국 요녕 중의약 대학교 객좌교수
남형천 경북전문대학 물리치료과 교수
방상분 제주한라대학 물리치료과 교수
배영숙 여주대학 물리치료과 겸임교수
서현규 대구보건대학 물리치료과 교수
성기석 경희대학교 체육대학원 대체요법과정 주임교수
송영화 동남보건대학 물리치료과 교수
엄기매 여주대학 물리치료과 교수
오승길 경희대학교 체육학 박사
유병규 신구대학 물리치료과 교수
이건철 경남정보대학 물리치료과 교수
이한준 울산대학교 자연과학대학 체육학부 교수
임재길 가천길대학 물리치료과 교수
장정훈 원광보건대학 물리치료과 교수
정찬주 순천 청암대학 물리치료과 교수
채윤원 광주보건대학 물리치료과 교수
채정병 마산대학 물리치료과 교수
최병옥 을지대학교 물리치료학과 교수
황적원 을지대학교 물리치료학과 겸임교수

Foundations of Athletic Training :

Prevention, Assessment, and Management Third Edition

by Marcia K. Anderson PhD, LATC & Susan J. Hall, PhD & Malissa Martin, EdD, ATC

스포츠 물리치료 개정 3판

2008년 1월 7일 초판인쇄
2008년 1월 14일 초판발행

지은이 : Marcia K. Anderson & Susan J. Hall & Malissa Martin
옮긴이 : 엄 기 매 외
발행인 : 박 병 조
발행처 : 도서출판 영문출판사
등 록 : 1987년 12월 21일 제2-419호
주 소 : 서울시 강남구 삼성동 69-1
전 화 : (02) 514-5590, 776-5590
팩 스 : (02) 756-8943
E-mail : yeongmunsa@empal.com
정 가 : 50,000 원

ISBN 978-89-7224-157-7 93510

• 파본은 교환해 드립니다.

머리말(Foreword)

Marcia Anderson, Susan Hall과 Malissa Martin의 *선수 트레이닝의 기초(예방, 평가와 관리)*라는 새로운 제목의 이번 개정 3판은 선수 트레이닝 전문직종에서 원하는 요구사항을 충분히 담고 있다. 선수 트레이너를 공부하는 학생과 실습중인 동료들을 위한 참고서로 최근의 경향과 학문의 중요 정보를 수록하였고, 가장 최근의 활용 가능한 연구 자료를 바탕으로 하고 있다. 이 책은 하나의 테마로 통합되어 있고, 신체 활동이 왕성한 사람들에서 나타나는 일반적이거나 진전된 상태의 예방과 평가, 관리 등의 특수 관절 운동학에 초점을 맞추고 있다.

이 개정판은 선수 트레이닝 전문직에서 늘어나고 있는 신체 지식을 반영한다. 이것은 국립 선수 트레이너 자격위원회(NATABOC : National Athletic Trainers Association Board of Certification)에 의한 표준 범위에서 증명되었다. 또한 저자는 학생들이 다른 의학 기관에서 중요한 설명이나 언급을 부가적으로 쉽게 구할 수 있는 인터넷 사이트를 참고하도록 열 질병에 관한 국립 선수 트레이너 협회에 등록되어 있다. 이 국립 선수 트레이너 협회에서 추가되는 정보들에 저자가 자신의 언급을 달아 학생들과 전문가에게 이 방면에서 최신의 경향을 파악할 수 있도록 도움을 주고 있다. 시중에 나와 있는 일반적인 선수 트레이닝에 관한 여타 책들과 달리 본 개정판은 선수 트레이닝의 실전에 관한 핵심적인 내용을 다루고 있어 일생 동안 신체적 활동이 많은 사람들에게서 보이는 특수한 질환이나 손상등을 보다 깊고 자세하게 알 수 있도록 해준다.

다양하고 많은 그림들을 수록하여 독자들에게 교육적인 내용을 쉽게 전달하고 있다. 각 장들은 목표와 결과, 근거에 기초한 핵심질문과 답변, 관리 방식과 임상 전략을 포함한다. 엄선된 그림과 표, 컬러판, 간결한 요약 등이 본문을 보충하고 있어 학생들에게 유기적이고 편리한 시각적 환경을 제공한다. 내용은 간결하고 통합적이어서 개인적인 학생들의 모든 요구를 수용하고, 인지적 학습 방식에 도움이 된다.

학생의 학습과 집중력을 높이기 위해, 본 책은 사용자에게 친근한 형식과 흥미로운 내용으로 꾸며졌다. 또한 교육자, 학습자의 수준, 시간 제약, 코스별 요구 등을 충족시키기 위하여 본문의 순서를 변화시킴으로써 선수 트레이닝 교육의 유연성을 제공한다. 본 책과 연계하여 각 장마다 그림으로 이루어진 파워포인트 발표자료와 웹 링크, 학생을 위한 간단한 질문, 선수 트레이닝 교육자를 위한 시험은행 등을 인터넷에서 이용할 수 있다. 본 참고서는 선수 트레이닝 교육의 재구성에 대한 기술과 건강관리 분야의 변화를 꾀하기 위한 우리의 노력으로써, 학생들이나 교육자들의 요구에 맞춰 시중에서 구할 수 있는 가장 효과적이고 만족스러운 책이다.

Earlene Durrant, Ed. D., ATC
Emeritus Professor-Physical Education
Brigham Young University
Provo, Utah

서문(Preface)

이번 개정 3판의 발간에서는 이 책의 포괄적인 내용을 좀 더 확실히 나타내기 위해 *'선수 트레이닝의 기초(예방, 평가 그리고 관리)'* 라는 새로운 제목을 붙였다. 이 책은 선수 트레이닝의 가장 최근의 연구와 임상지식을 활용하여 학습에 유용하고 체계적인 기준에 토대를 두었다. 이 책의 일차적인 목적은 학생들이 선수 트레이닝 전문직에 입문할 때, 학습과 집중력을 높이기 위하여 독자에게 친근한 형식의 광범위하고 흥미로운 내용을 제공하기 위함이다.

소개 책자인 개정 2판 *'스포츠 손상과 관리'* 의 발간에 이어 좀 더 진보된 선수 트레이닝 학생들의 요구에 부응하고자 이번 *'선수 트레이닝의 기초(예방, 평가 그리고 관리)'* 를 발간하였다. 이 책의 의도는 일반적인 선수 트레이닝 실전의 기초를 확고히 다지기 위함이며 더 나아가 일생동안 신체 활동 인구에서 나타나는 특정 상태나 손상에 대하여 세밀화를 하려는 것이다. 이 책은 상위 수준의 선수 트레이닝 수업 또는 특수 손상 평가 또는 사정을 위한 수업에서 활용될 수 있다. 자세히 되어 있기에 이 책은 근골격계 해부학 교실에서 적용되는 교육과정을 이수하려는 학생이나 선수 트레이닝 수업에 입문하는 학생들에게 도움을 줄 것이다.

개정판의 새로운 특징(NEW FEATURES IN THIS EDITION)

선수 트레이닝의 기초(예방, 평가 그리고 관리)는 선수 트레이닝 교육자에게 가장 포괄적이고 유용한 책을 만들기 위하여 선수 트레이닝 임상 지도자들의 광범위한 재검토를 거쳤다. 우리는 확장된 그림들과 사진, 컬러 인쇄, 간결하고 핵심적인 정보박스, 표, 임상전략, 그리고 학습과정을 강화할 수 있는 관리 방식으로 엮었다. 많은 단원의 내용이 확장되었고, 선수 트레이닝 전문직에서 요구되는 신체 지식을 반영하기 위하여 새로운 단원도 추가되었다. 추가적인 내용과 변화들은 다음과 같다.

- 용어집에 핵심적인 의학 용어를 정의하였다.
- 선수나 스포츠에 관한 용어는 신체적 활동인구나, 그들의 스포츠 참여, 재창조 활동으로 보다 광범위 해졌다.
- 9~17장은 좀 더 이론적인 형식의 상태나 질병을 설명하기 위해 구성되었다. 각 질환이 소개되고 있고, 증상과 징후가 나타나 있으며, 그에 대한 관리방식이 제공되고 있다.
- 가장 가까운 병원으로 후송하기 위한 응급의학체계(EMS)의 정당한 활동에 대한 조건을 **EMS** 란을 이용하여 확인할 수 있다. 이것은 일차 관리에서 요구되는 상태를 시각적으로 쉽게 확인시키기 위한 것이다.
- 추가된 새로운 단원과, 많은 변화들은 아래와 같다.
- 제4장 *'보호 테이핑과 랩핑'* 은 관례적인 패드나 보조기의 확립을 포함하여 상하지의 일반적인 테이핑과 랩핑의 원리를 제공하기 위하여 추가되었다.
- 제5장 *'스포츠 손상 평가'* 에서는 응급손상 평가를 위한 장비의 고려사항에 대한 내용이 확장되었다. 헬멧, 안면보호대, 어깨 패드의 제거를 위한 최신 안내문도 수록되었다.
- 제9장 *'머리와 안면 손상'* 에서는 뇌졸중과 만곡된 충격, 치주질환, 충치, 과밀한 귀지, 고막 파열, 외이염과 중이염 등과 관련하여 표준화된 평가에 대한 새로운 정보와 코 및 귀의 해부학을 첨가하였다.
- 제10장 *'척추손상'* 은 경추 디스크 손상과 관절증, 천장관절에 대한 평가 등을 다루었다.
- 제11장 *'기관, 흉곽과 내장기관 손상'* 은 신장질환을 포함하여 직장 및 비뇨기계 질환에 대한 새로운 정보를 제공한다.
- 제13장 *'상완, 주관절 및 전완의 질환'* 에서는 상완이두근과 상완삼두근의 파열에 관한 정보를 다룬다.
- 제14장 *'손목과 손의 손상'* 은 원위 요척관절손상,

월상골 탈구, 듀피드랑 구축과 체조선수의 손목에 관한 최신 정보를 담고 있다.

- 제18장 *'환경적 손상'*에는 격한 노동에 의한 열 질환과 이것이 스포츠 선수와 어떤 관계가 있는지, 또한 레이노이드 증후군에 대한 최신 정보가 담겨있다.
- 제19장 *'심혈관계 질환'*은 빈혈, 혈우병, 레이노이드 증후군, 림프염, 실신, 쇼크, 고혈압이나 저혈압 등의 혈압 장애, 급성 심장 마비 등 혈액과 림프 장애에 관한 정보를 다루는 새롭게 추가된 단원이다.
- 제20장 *'신경계 질환'*은 두통, 발작 질환과 복합 영역 통증 증후군을 다룬 새 단원이다.
- 제21장 *'호흡기계 질환'*은 후두염, 편도선염, 감기와 폐렴에 관한 새로운 정보를 담았다.
- 제22장 *'위장관 질환'*은 불규칙한 방광 질환, 크론 질환(Crohn's disease), 궤양성 대장염에 관한 최신 내용을 다룬다.
- 제23장 *'내분비계 질환'*은 새로운 단원으로서 갑상선 기능항진증 및 갑상선 기능저하증 등의 갑상선 장애와 췌장염, 급성 및 만성 당뇨병, 당뇨병의 종류, 그리고 이들 질환으로 인한 합병증과 이에 대한 영양 관리 및 운동에 대한 조언을 담고 있다.
- 제26장 *'약리학'*에서는 발전된 약물 통증 치료와 의사 데스크 참고서(Physician's Desk Reference; PDR)를 어떻게 활용할 수 있는지 그리고 응급 알러지 반응을 위해 어떻게 주사하는 지에 대한 정보를 새롭게 담았다. 효과를 강화시킬 수 있는 물질로 담배, 카페인, 알콜, 대사성 스테로이드제, 성장호르몬, 암페타민(Amphetamines), 에페드린(Ephedrine), 혈구침강 및 적혈구조혈인자(erythropoietin; EPO)에 대하여 논의하였고, 새롭게 약물 검사 방법을 다루었다.
- 제27장 *'피부과학'*은 건선 등에 관한 새로운 정보를 담았다.

교육학적 특징(PEDAGOGICAL FEATURES)

교육자로서, 우리는 교육적 특징을 살려 본 책을 교육자료로 활용할 수 있도록 정보를 수록하는데 초점을 맞추었다. 재미있게 읽을 수 있게 설정하였고, 중요하고 핵심적인 정보를 집중하여 읽을 수 있도록 하였다. 책의 특징은 다음과 같다.

학습개요(Learning Outcomes)

각 장에는 학습 개요를 설명하였고, 이런 개요 목록은 학생이 읽는 동안 꼭 유념해야할 각 장의 가장 중요한 개념이다.

비평적사고 질문(Critical Thinking Questions)

Q 모양의 아이콘에 있는 중요한 비평적 사고 질문은 대부분 각 내용단락의 시작 부분에 위치한다. 이것은 학생들로 하여금 주어진 시나리오에 대한 정보를 비평적으로 분석할 수 있게 해주는 데 목적이 있다. 이 중요 판단 질문에 대한 답은 책의 단락 마지막 부분에 있으며 **A** 모양의 아이콘으로 표시되어있다.

의학 용어(Medical Terminology)

어렵거나 새로 추가된 의학 용어는 이 책에서 강조되어 뜻을 명확히 풀이하였고, 용어집에서도 찾아볼 수 있다.

중요 정보 박스(Critical Information Boxes)

특별한 표는 박스모양으로 표시하여 각 장마다 중요 정보를 요약하였다. 예를 들어, 제3장, 제4장, 제5장은 중요 정보 박스에 특수 질환의 증상과 징후에 대하여 요약하였다.

표(Tables)

많은 장에서 표를 이용하여 확장된 환자의 정보를 논의한다. 이는 교과서적인 지식의 방대한 분량을 읽기 쉬운 정보 형태로 나타내어 준다.

실전전략 및 관리 방법(Field Strategies and Management Algorithms)

또 다른 이 책만의 독특한 특징은 여러 지식을 임상적으로 인식할 수 있도록 실전 전략과 관리 방법을 다루고 있다는 것이다. 예로 제3장, 제4장, 제5장에서는 단계적으로 응급 관리에 대한 목록을 실었고, 특수 질환에 대한 여러 가지 재활방법을 제공하였다.

삽화와 사진 프로그램 (Art and Photography Program)

삽화는 시각적 효과를 가지고 학습자로 하여금 학습과정을 촉진시키는 효과가 있다. 편집자와 저자는 이 책에서 충실하게 내용을 전달하기 위하여 적당하고 세밀한 그림과 사진을 찾기 위해 매우 노력하였다. 특히, 의학 삽화가는 해부학적 구조를 생생하고 정확하게 제공하기 위해 피곤함을 잊고 노력하였고, 손상 기전을 그리기 위하여 직접 고안한 지배 접근법을 사용하였다.

요약(Summary)

각 장은 본 책에서 다루어지는 핵심 개념에 대한 요약을 가지고 있다. 또한 의사에게 신속히 의뢰되어야 할 손상이나 질환의 목록도 다루고 있다.

참고문헌(References)

어떤 효과적인 교육 도구도 책에 수록된 정보를 얻기 위해 참고한 참고서적 목록을 실어야만 한다. 우리는 참고서적을 5년 기한으로 제한하였지만, 근원적인 연구 자료로 사료되는 참고서적은 예외로 하였다. 정확한 서적을 이용하여 독자는 원하는 주제에 대한 부가적인 정보를 참고할 수 있다.

부록(Appendices)

책을 보충하기 위하여 세 가지의 부록이 첨가되었다. 부록1은 선수 트레이닝 학생의 의학용어 구조 이해를 돕기 위한 접두사, 접미사, 복합어의 용어집이다. 부록2는 SOAP 노트에 자주 쓰이는 약어와 상징을 담았다.

용어집과 색인(Glossary and Index)

책의 마지막에는 각 장에서 강조되었던 용어의 설명을 찾을 수 있다. 나아가서 통합적인 색인은 책의 특수한 정보의 위치를 알아내기 위한 참고 서적을 포괄한 정보를 담고 있다.

테스트 은행(Test Bank)

이 CD ROM은 중복 답안, 비교, 사실-거짓 등과 짧은 질문이 1,000가지 이상 들어 있다. 이런 프로그램은 단일 테스트 질문을 더욱 효과적으로 강화시킬 수 있다.

인터넷 정보(Internet Resources)

Gail Parr가 Baltimore 대학의 Towson교수와 협력하여 만든 웹 사이트인 http://connection.lww.com/go/anderson3e는 학생들의 편의를 돕기 위해 만들어졌고, 제공된 과제와 운동이 각 장의 내용을 보충한다. 웹 사이트의 특징은 다음과 같다.

- 각 장의 유인물과 함께 파워포인트 발표자료가 수록되어있다. 학생들은 또한 수업 노트에 첨가하여 별도의 자료를 다운받을 수 있다.
- 유용한 웹 링크. 특정 단원이나 주제를 보완하는 웹 사이트 목록은 학생들이 부가적인 정보를 얻기에 매우 편리하다.
- 교육자 교본. 모듈은 단원의 개요와 핵심 용어, 각 영역의 해부학적 고찰, 강의 요목 아이디어, 학습과정을 촉진시키기 위한 질문의 토의와 적용을 포함한다. 이러한 운동은 학생들이 활용할 수 있도록 내려주어야 한다. 각 장 마다 있는 환자 정보를 담은 1,000가지 이상의 질문 목록도 역시 접할 수 있어야 한다.
- 그림 은행. 그림 은행은 교육자가 수업이나 파워포인트 자료를 만들고자 할 때 매우 유용하다.
- 책의 표지에 공인된 국립 선수 트레이너 자격위원회(NATABOC : National Athletic Trainers Association Board of Certification) 해당 페이지에 접속된다.

부가적인 특징은 http://connection.lww.com으로 접속하여 알아볼 수 있다.

Marcia K. Anderson
Bridgewater, Massachusetts

Susan J. Hall
Wilmington, Delaware

Malisa Martin
Cincinnati, Ohio

역자서문

현대사회에서 스포츠는 많은 사람들이 건강증진뿐만 아니라 여가활동으로 참여하는 추세이며, 그에 따른 손상으로 인해 불편함을 호소하고 있어 중요한 문제로 부각되고 있다. 스포츠로 인한 손상은 전반적인 개인의 삶의 질을 저하시키고, 물리치료의 중요성을 증대시켜 이에 따른 전문적인 지식이 필요하리라 생각된다.

본 저서는 section Ⅰ에서는 스포츠손상관리, section Ⅱ 손상평가와 재활, section Ⅲ-Ⅴ에는 체간, 두부, 하지와 상지에 대한 손상과 평가, 관리가 상세하게 설명되어 있다. 또한, section Ⅵ에서는 스포츠 손상 관리 시에 특별하게 주의하여야 할 고려사항을 설명하고 있어 다른 저서와는 달리 스포츠에서 유발될 수 있는 손상의 예방, 손상의 평가뿐만 아니라, 손상 후의 관리에 대한 부분까지 전문적이고 포괄적인 지식을 모두 제공하고, 스포츠 손상으로 인한 환자를 치료하기 위하여 물리치료사 또는 스포츠 임상분야에 관여하고 있는 사람에게 전문적인 지식을 전달하기에 충분하리라 생각된다.

이러한 의미에서 본 저서를 번역하게 되었고 번역에 임하는 많은 시간동안 학문에 대한 애정과 더불어 더 많은 지식을 얻을 수 있는 의미 있는 시간이기도 하였다. 그런 의미에서 이 책을 물리치료사나 스포츠 임상분야에 종사하는 독자들과 함께 공유하고 널리 이용되어 스포츠 손상의 예방과 치료 및 재활에 많은 효과가 있기를 기대한다. 원저의 뜻이 올바르게 전해지도록 수고를 해주신 여러 교수님들과 끝으로 이 책이 출간되기까지 도와주신 영문출판사 박병조 사장님과 직원분들에게 감사드립니다.

2007년 10월
대표역자 엄기매

책의 활용 방법(How to Use This Book)

사용자 안내문(User' s Guide)

*선수 트레이닝의 기초(예방, 검사와 관리)개정3판*은 예방, 인지, 검사, 관리, 선수 트레이닝의 실제, 계획, 활동과 관련된 손상과 질환의 재활 등을 포함하여 해부학과 기본적 의학개념을 다루고 있다. 이 안내문은 이 책의 특징이 어떻게 활용될 수 있을지 보여준다.

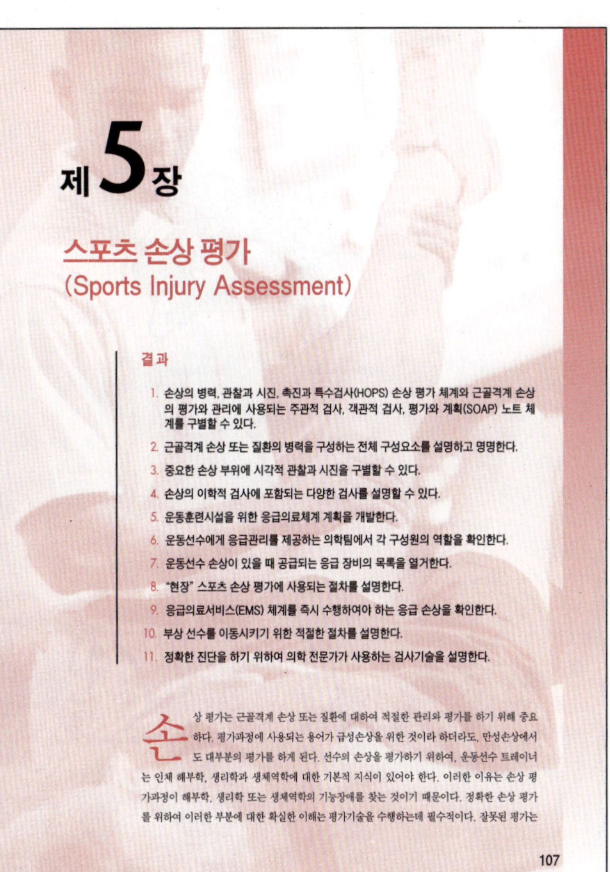

제 5 장

스포츠 손상 평가
(Sports Injury Assessment)

결 과

1. 손상의 병력, 관찰과 시진, 촉진과 특수검사(HOPS) 손상 평가 체계와 근골격계 손상의 평가와 관리에 사용되는 주관적 검사, 객관적 검사, 평가와 계획(SOAP) 노트 체계를 구별할 수 있다.
2. 근골격계 손상 또는 질환의 병력을 구성하는 전체 구성요소를 설명하고 명명한다.
3. 중요한 손상 부위에 시각적 관찰과 시진을 구별할 수 있다.
4. 손상의 이학적 검사에 포함되는 다양한 검사를 설명할 수 있다.
5. 운동훈련시설을 위한 응급의료체계 계획을 개발한다.
6. 운동선수에게 응급관리를 제공하는 의학팀에서 각 구성원의 역할을 확인한다.
7. 운동선수 손상이 있을 때 공급되는 응급 장비의 목록을 열거한다.
8. "현장" 스포츠 손상 평가에 사용되는 절차를 설명한다.
9. 응급의료서비스(EMS) 체계를 즉시 수행하여야 하는 응급 손상을 확인한다.
10. 부상 선수를 이동시키기 위한 적절한 절차를 설명한다.
11. 정확한 진단을 하기 위하여 의학 전문가가 사용하는 검사기술을 설명한다.

손상 평가는 근골격계 손상 또는 질환에 대하여 적절한 관리와 평가를 하기 위해 중요하다. 평가과정에 사용되는 용어가 급성손상을 위한 것이라 하더라도, 만성손상에서도 대부분의 평가를 하게 된다. 선수의 손상을 평가하기 위하여, 운동선수 트레이너는 인체 해부학, 생리학과 생체역학에 대한 기본적 지식이 있어야 한다. 이러한 이유는 손상 평가과정이 해부학, 생리학 또는 생체역학의 기능장애를 찾는 것이기 때문이다. 정확한 손상 평가를 위하여 이러한 부분에 대한 확실한 이해는 평가기술을 수행하는데 필수적이다. 잘못된 평가는

107

학습 개요(Learning Outcomes)

각 장마다 앞으로 각 장에서 다루는 내용을 완벽히 이해하는데 도움이 될 수 있도록 **명확한 목적**을 제공하는 학습 개요로 시작된다.

병력(HISTORY)

Q 어깨 외전과 수평내전을 수행하는 동안 어깨 전방 통증을 호소하는 배구선수에게서 어떠한 정보를 수집하여야 하는가?

어깨 손상에 대한 질문은 현재 중요 증상, 부위에 과거 손상과 현재 문제를 유발할 수 있는 다른 요인에 중점을 두어야 한다(예, 연관통, 자세 변화, 기술 변화 또는 과사용). 대부분의 손상은 가족력, 연령, 기술 훈련에서 부적당한 생체역학, 그리고 최근에 변화된 훈련프로그램과 관련이 있다. 질문은 손상의 발생에서 현재까지 전체를 설명하게 한다. 어깨와 상완은 정형 또는 내부 장기로 인한 연관통이 있는 부위이기 때문에, 특히 견갑대에 손상의 병력이 불확실할 때 경추, 흉곽과 복부를 완전하게 검사하여야 한다. 4장에서 설명한 전반적인 질문을 부가적으로 수행하고, 어깨 부위와 관련된 특정 질문은 **실전전략** 12.5에서 확인 할 수 있다.

A 배구선수는 시합시즌의 중간에 있다. 며칠 동안, 그는 헬스클럽에서 수영프로그램을 지도하였고, 하루에 3-5마일 수영을 하였다. 통증은 2달 전부터 점진적으로 시작되었지만, 지금은 팔을 올리기 힘들고 손상된 측으로 잠을 잘 때 잠에서 깬다. 전에도 어깨에 여러 번 무감각이 있었지만, 그는 전문의를 찾지 않았다.

관찰과 시진
(OBSERVATION AND INSPECTION)

Q 병력을 수집한 후, 손상된 부위를 시진하는 동안 자세를 관찰하여야 하는가?

운동장에서 평가는 유니폼과 보호 장비 때문에 제한될 수 있어 부위의 관찰과 평가가 정확하지 않을 수 있다. 검사자는 골절 또는 중요한 인대 손상을 판단하고 부위를 촉진하기 위하여 패드 아래에 손을 넣는 것이 필요할 수 있다. 필요하다면, 패드는 잘라서 제거하여 부위를 완전하게 노출하여야 한다. 초기 검사 후, 선수들은 더 완전한 평가를 하기 위해서 운동장에서 검사실로 이동하여야 한다.

임상적 상황에서, 여성은 어깨와 팔을 완전하게 노출하기 위하여 수영복을 착용할 수 있다. 자세검사는 완전하게 하여야 하고, 잘못된 자세 또는 선천성 비정상을 찾기 위하여 해부학적 구조에 부가적인 스트레스를 가할 수 있다. 선수들은 전면, 외측면과 후면에서 관찰하여야 한다.

비평적사고 질문(Critical Thinking Questions)

Q 모양의 아이콘은 책을 읽으면서 정보를 응용하고 적용할 수 있도록 해준다. 해답은 각 단락의 마지막에 위치하고 있고 A 모양으로 표시되어 있다.

실전 전략(Field Strategies)

실전 전략은 독자들이 필히 익혀야 하는 실제적인 기술을 보여주며, 요점과 강조된 목록, 방법 등을 포함한다.

실전 전략 3.2 입모양 구강 보호 장비 조정법

1. 구강 보호 장비(링모양 줄 제외)를 끓는 물에 20~25초간 담근다. 흔들어서 물을 제거한다. 유연성을 감소시키기 때문에 찬물에 헹구지 않는다.
2. 구강 보호 장비를 입속으로 넣어 앞니 위에 걸친다. 그림처럼 링모양 줄을 이용해서 엄지로 구강 보호 장비를 중앙에 위치하도록 한다(**그림 A**).
3. 입을 다문다. 하지만 치아를 모으거나 구강 보호 장비에 치아가 닿도록 하지 않는다. 혀를 입천장에 대고 15~25초간 최대한으로 강하게 빤다. 빠는 행위로 진공상태가 되어서 치아와 잇몸에 맞게 구강 보호 장비의 형태가 만들어진다(**그림 B**).
4. 경화시키기 위해서 구강 보호 장비를 찬 물에 헹군다. 최종 형태에 결함은 없는지 살핀다. 결함이 발견되더라도 다시 구강 보호 장비에 열을 가하지 않는다. 다시 열을 가하면 효과가 줄어들기 때문이다. 새로운 구강 보호 장비로 다시 앞 과정을 반복한다.

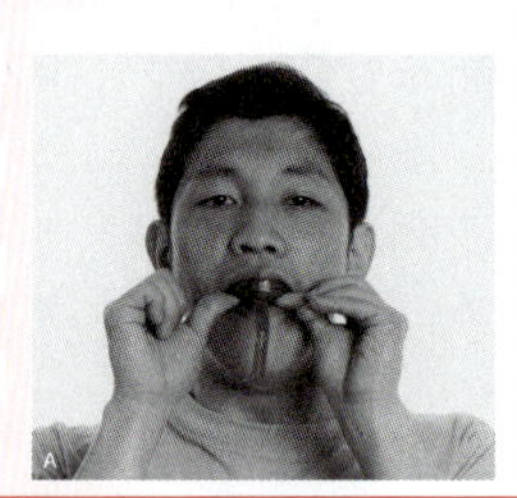

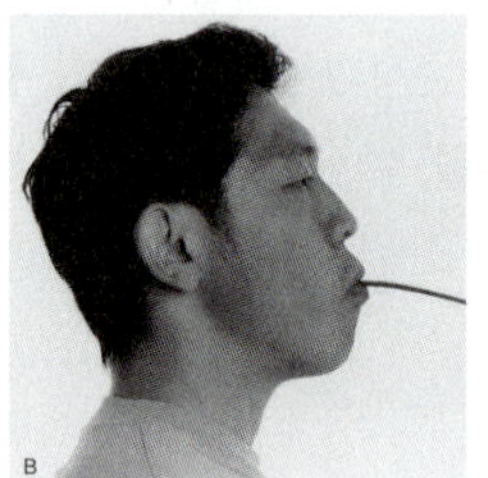

254 제 3 부 ➤ 축성부위의 손상

콧구멍 내부(Internal nares)
상갑개(Superior concha)
중갑개(Middle concha)
하갑개(Inferior concha)
유스타키오관 개방(Opening for eustachian tube)
콧구멍외부(External nares)
연구개(Soft palate)
경구개(Hard palate)
식도(Esophagus)

➤ 그림 9.4. 코

외이(외부) Outer ear (external)
중이 (Middle ear)
내이(미로) Inner ear (labryinth)
귓바퀴 Auricle (pinna))
귓바퀴 (helix)
외부청각통로 (External auditory canal)
유스타키오관 (Eustacian tube)
귓볼 (Lobule)
소골편(Ossicles)
추골(망치) Malleus (hammer)
침골(모루) Incus (anvil)
등골(등자) Stapes (stirrup)
반고리관(Semicircular canals)
전정신경(Vestibular nerve)
청신경 (Auditory nerve)
달팽이관 (Cochlea)
외이관 (External auditory canal)
고막 (Tympanic membrane)
전정 (Vestibule)
유스타키오관 (Eustacian tube)

➤ 그림 9.5. **귀.** 귀는 외이(귓볼과 외이도), 중이(고막)와 내이(미로)의 중요한 3부분으로 나뉘어진다.

제 10 장 ➤ 척추 손상 337

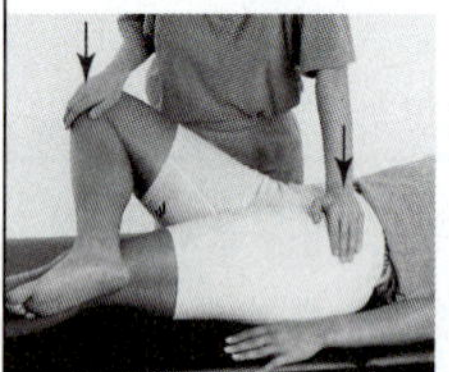

.41. **Patrick(Faber)검사.** 4가지 검사라 다리의 발, 발목은 반대측 무릎에 저항 ㅏ자는 무릎과 반대측 장골능에 저항을 동측 천장관절에 유발되는 통증은 양 변을 의미한다.

가 짧은 자세에서 긴 자세로 움직일 때 오른쪽이 움직인다). 천골에 비해 오른쪽 장골이 후방 회전된 것을 의미한다.

신경학적 검사(Neurologic Tests)

머리 또는 척수외상은 **과다반사항진**(hyper-reflexia), 근육약화, 감각 상실과 운동실조(ataxia)가 나타날 수 있으므로, 상위와 하위운동신경병변을 평가하기 위하여 많은 검사를 수행하여야 한다. 상위 신경학적 관찰검사는 C_5-L_1 신경근의 외상을 검사하는 것이고, 하위 신경학적 관찰검사는 L_1-S_2 신경근 검사이다. 게다가, 방광과 장의 조절 기능 상실

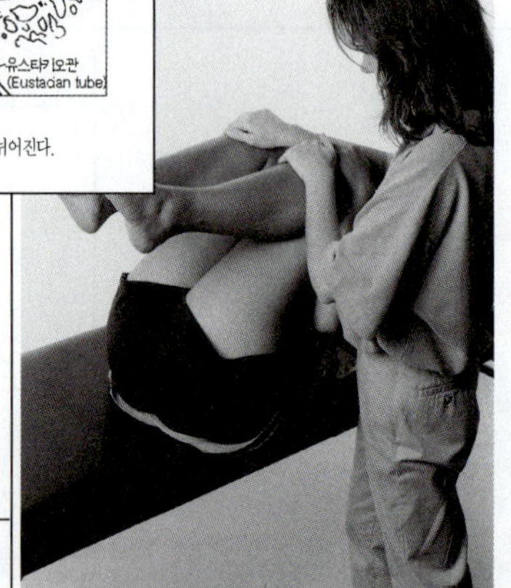

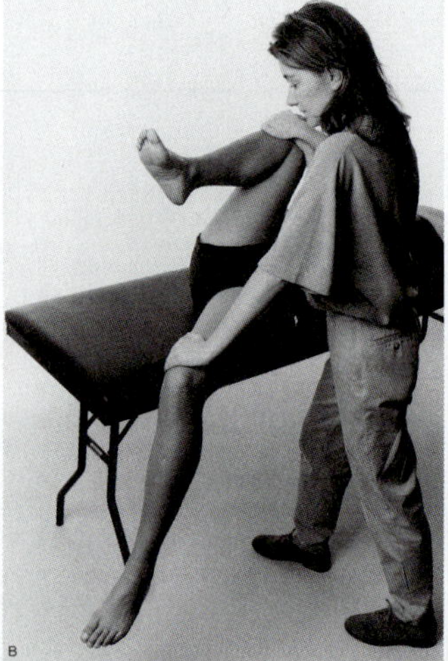

➤ 그림 10.42. **Gaensten 검사.** A, 선수는 테이블 모서리 아래로 고관절을 신전시킨다. B, 양 다리를 가슴으로 모으고, 그 후 한쪽 다리를 천천히 아래로 신전시킨다. 통증이 증가되는 것은 동측 천장관절 병변, 고관절 병변 또는 L_4 신경근 병변의 신호이다.

명확한 그림(Clear Illustrations)

많은 고화질의 그림들은 가장 중요한 정보들을 그리고 있고, 핵심 개념을 강조하며, 이해하기 쉽게 세밀화 시켜준다.

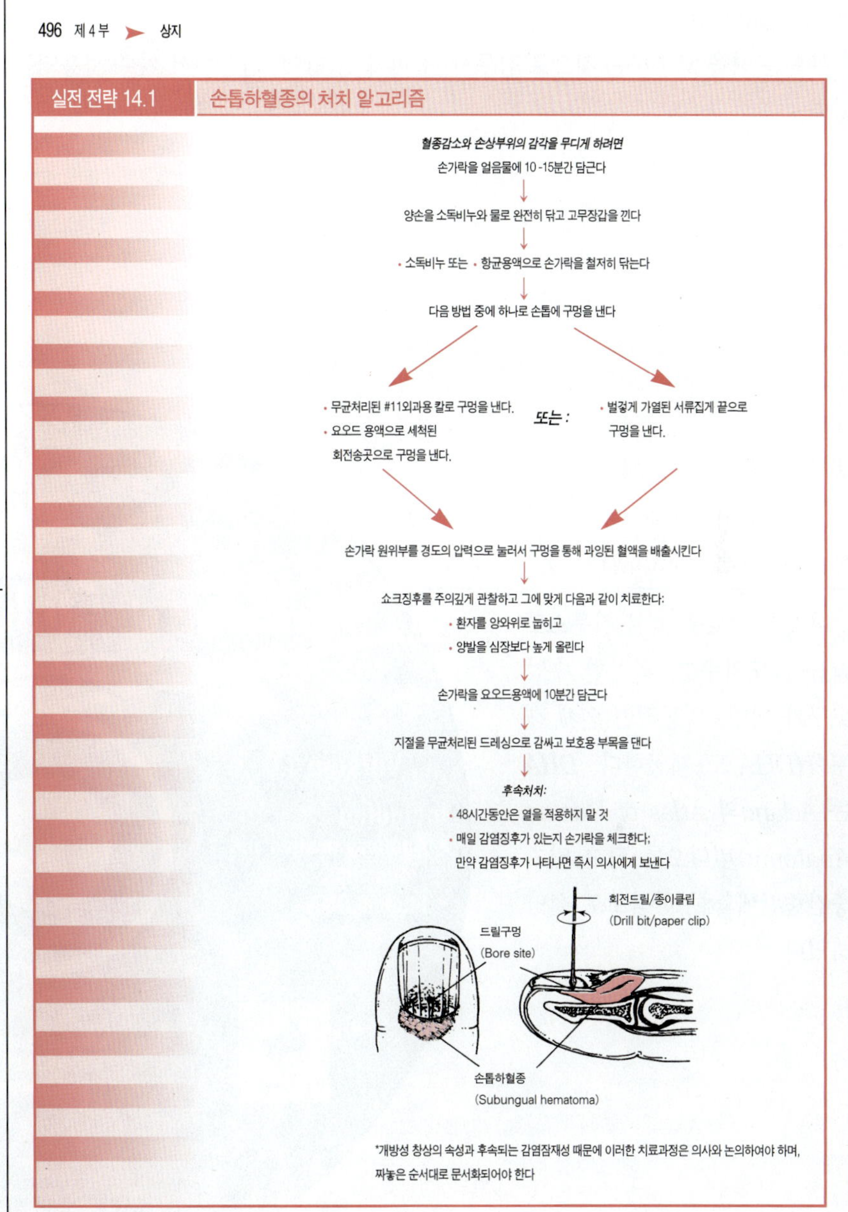

496 제 4 부 ➤ 상지

실전 전략 14.1 손톱하혈종의 처치 알고리즘

혈종감소와 손상부위의 감각을 무디게 하려면
손가락을 얼음물에 10 -15분간 담근다

↓

양손을 소독비누와 물로 완전히 닦고 고무장갑을 낀다

↓

• 소독비누 또는 • 항균용액으로 손가락을 철저히 닦는다

↓

다음 방법 중에 하나로 손톱에 구멍을 낸다

- 무균처리된 #11외과용 칼로 구멍을 낸다.
- 요오드 용액으로 세척된 회전송곳으로 구멍을 낸다.

또는 :

- 벌겋게 가열된 서류집게 끝으로 구멍을 낸다.

손가락 원위부를 경도의 압력으로 눌러서 구멍을 통해 과잉된 혈액을 배출시킨다

↓

쇼크징후를 주의깊게 관찰하고 그에 맞게 다음과 같이 치료한다:

- 환자를 앙와위로 눕히고
- 양발을 심장보다 높게 올린다

↓

손가락을 요오드용액에 10분간 담근다

↓

지절을 무균처리된 드레싱으로 감싸고 보호용 부목을 댄다

↓

후속처치:

- 48시간동안은 열을 적용하지 말 것
- 매일 감염징후가 있는지 손가락을 체크한다; 만약 감염징후가 나타나면 즉시 의사에게 보낸다

*개방성 창상의 속성과 후속되는 감염잠재성 때문에 이러한 치료과정은 의사와 논의하여야 하며, 짜놓은 순서대로 문서화되어야 한다

관리 방법(Management algorithms)

관리 방법은 인지적인 지식을 응용할 수 있게 해 주며 바람직한 관리법을 제시하여 준다.

EMS *응급의료서비스(EMS). 선수의 목에 경추 칼라를 착용하는 동안 중심자세를 조심스럽게 유지하여야 한다. 경련의 이완은 대개 몇 분 내에 나타나고, 흡기 시 시끄러운 소리는 가끔 듣게 된다. 선수를 즉시 의료시설로 이송한다. 선수가 현장에서 회복되었더라도, 지연된 호흡문제가 나타나지 않는지 몇일 동안 지속적으로 관찰하여야 한다.* ***실전전략*** *11.1은 기관과 후두 손상 관리를 설명한 것이다.*

응급 상황(Emergency Situations)

EMS 는 선수 트레이너가 수행하여야 할 부가적인 응급 구조 실제 상황을 묘사하고 있다.

부록(Appendices)

부록은 책을 보충하는 것으로 접두사, 접미사, 복합어, 임상에서 자주 사용되는 SOAP노트의 상징 및 약어들을 수록하였다.

학생을 위한 무료 정보 CD-ROM(Free student resource CD-ROM)

이것은 새로운 고찰 질문으로 학습을 도와주고, 확실한 수업 도구가 되며, *역동적인 인체 해부학(DHA)*도 제공한다. ***DHA***는 *Acland의 Atlas of Human Anatomy 비디오*를 담고 있고 중간중간에 해부학적으로 설명하였다.

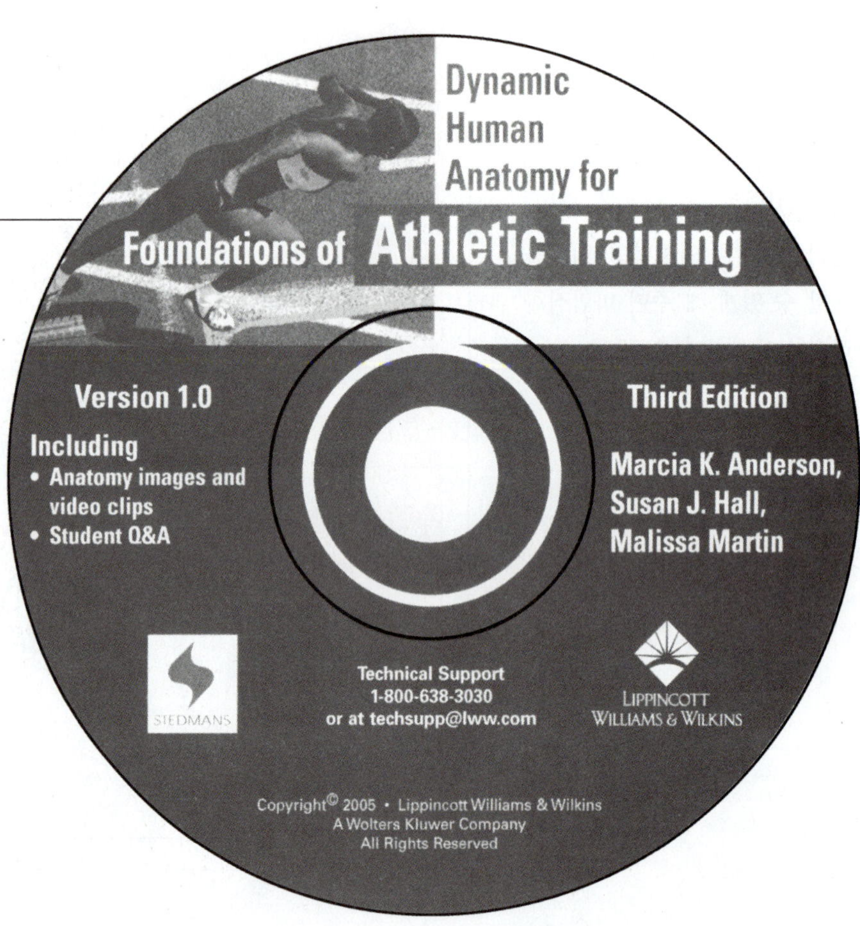

감사의 글(Acknowledgments)

저자는 매 간행마다 항상 큰 도움을 준 Pete Darcy 와 Nancy Peterson, 그리고 힘든 작업을 해주신 Lippincott, Williams & wilkins의 재능있는 직원에게 감사하다는 말씀을 드리고 싶습니다. 특별히 본 책의 편집과 발전에 도움을 준 Hearthside Publishing Services의 Laura horowitz과 의학 삽화 기고를 해준 Lydia V. Kibiuk에게 감사하다는 말을 전합니다. 그들의 인내와 섬세한 주의가 훌륭한 질과 깊이 있는 최고의 책을 제작할 수 있었습니다.

특별히 본 책 자료의 편집자적 주석과 감독에 있어서 감독과 메릴랜드에 있는 Towson대의 운동학과의 Gail parr 박사에게 감사드립니다. Gail parr박사는 방대한 정보를 이 책 출간에 연계된 홈페이지를 단독으로 소개하였습니다. Towson대학에 있는 운동학과에서 동료 Matthew S. Rothbard 또한 이 출간의 테이핑과 보조기 그리고 본 책을 통하여 선보이는 많은 새 사진에 대해 권리가 있습니다.

나는 이 계획을 고정하고 그것의 완성을 보기 위해 지지과 격려를 준 Victoria Bacon 박사에게 또한 감사의 말씀을 드리고 싶습니다. 그녀는 지난 해 이 프로젝트를 위해 주말과 저녁 많은 시간을 작업에 보냈다는 것을 혼자 이해할 수 있었습니다. 그리고 마지막으로 매우 감사하는 고된 여행의 끝에서 특별한 대접을 해준 것과 같은 오랜 시간동안 숲에서 그녀의 걸음을 불평 한마디 없이 기다려준 믿는 내 반려자 Tory. Pets는 그들이 저녁만찬을 할 준비가 되어 있을 때, 아침과 저녁식사를 바닥에서 함께 한 긴 시간만큼 확고한 사랑을 가진 매우 헌신적인 친구입니다. 어찌 그들을 사랑하지 않을 수 있을까요!

조언자(Reviewers)

출판사와 저자는 자신의 전문성을 나누고, 적절하게 주제를 정하고, 유용한 보조자료를 만들고, 연속적인 개정판을 만드는 등, 이 책의 발전을 위해 도움을 준 여러 전문가들에게 감사의 마음을 전한다. 이들은 다음과 같다.

Brad Abell,
Health Kinesiology & Sports Studies
Texas A&M-Commerce
Commerce, TX

Gary Ball, PhD
Physical Education
Kean University
Union, NJ

Paul Ballard, EdD, ATC
Kinesiology
Saginaw Valley State University
University Center, MI

David Berry, PhD, ATC SFL
Salem State College
Salem, MA

Randy E. Boswell, MA, ATC
North Idaho College
Coeur d'Alene, ID

Toby Brooks,
Kinesiology
University of Texas at El Paso
El Paso, TX

James Brown, MSEd, LAT, ATC
Health and Applied Human Sciences
UNC Wilmington
Wilmington, NC

Tom Cappaert,
Central Michigan University
Mount Pleasant, MI

Matthew Comeau, PhD, LAT, ATC, CSCS
HPESS
Arkansas State University
State University, AR

Debbie Craig, PhD, ATC
Exercise Science & Athletic Training
Northern Arizona University
Flagstaff, AZ

Nadine Currie Jackson,
ACTM
Fredericton, NB, CANADA

Lori Dewald, EdD
Shippensburg University
Shippensburg, PA

Paul Downing,
Kinesiology
Towson University
Baltimore, MD

Jeremy Erdmann,
Wellness and Therapeutic Sciences
Murray State University
Murray, KY

Richard Fletcher, ATC
HPESS
Morehead State University
Morehead, KY

Dan Foster, PhD
University of Iowa
Iowa City, IA

Jean Fruh, MS, ATC, CSCS
Health & Physical Education
West Virginia Wesleyan College
Buckhannon, WV

Donald Fuller, PhD
East Tennessee State University
Johnson City, TN

Marcie Fyock,
Athletics/Health Science
Clarion Univ.
Clarion, PA

Linda Gazzillo Diaz, EdD, ATC
Exercise and Movement Sciences
William Paterson University
Wayne, NJ

Mark H. Gibson, MSEd
LaCrosse, WI

Catherine Hale, MS ATC/L
School of Exercise Leisure
and Sport-Athletic Training
Kent State University
Kent, OH

Brian Hatzel, Ph.D., ATC
Movement Science`
Grand Valley State University
Allendale, MI

David A. Kaiser, EdD
Central Michigan University
Mt. Pleasant, MI

Kenneth Knight,
Exercise Sciences
BYU
Provo, UT

P. Douglas Lafreniere, MSc (CSEP-CFC(CC) Reg. Kinesiologist)
Health Sciences
Loyalist College
Belleville, ON, CANADA

Vicki Legg, MS, ATC/L
Sports Medicine
Marietta College
Marietta, OH

Barry Legh,
School of Human Kinetics
University of British Columbia
Vancouver, BC, CANADA

Larry Leverenz, PhD, ATC/L
Dept of Health & Kinesiology
Purdue University
West Lafayette, IN

Barbara Long,
Health and Exercise Science
Bridgewater College
Bridgewater, VA

William Lyons, ATC, MS
Division of Kinesiology and Health Promotion
University of Wyoming
Laramie, WY

Alan Maynard, MEd, ATC
Athletic Training
University of Vermont
Burlington, VT

Alice McLaine, PhD, ATC
Physical Education & Health
Winthrop University
Rock Hill, SC

Randy Meador,
Physical Education
West Virginia University
Morgantown, WV

John K. Miller, MSE, L-ATC
Henderson State University
Arkadelphia, AR

Brad Montgomery, MAT, ATC
Department of Physical Education and Athletic Training
The University of West Alabama
Livingston, AL

Dexter Nelson, MSc, CAT(C)
Department of Physical Education and Recreation Studies
Mount Royal College
Calgary, AB, CANADA

Lauren Olmsted, MEd, ATC
Kinesiology
Penn State University
State College, PA

Gail Parr, PhD
Towson University
Towson, MD

Chuck Pfeifer,
Exercise Science & Athletic Training
Creighton University
Omaha, NE

Robin Ploeger, EdD, ATC/L
Athletic Training
University of Tulsa
Tulsa, OK

Renee Polubinsky, MEd, ATC, CSCS
Physical Education
Western Illinois University
Macomb, IL

Lee Ann Price,
Physical Education
Eastern Illinois University
Charleston, IL

Matt Radelet,
Physical Education
University of Arizona
Tucson, AZ

Stephen G. Rice, MD, PhD, MPH
Jersey Shore Medical Center
Neptune, NJ

Bryan Riemann,
School of Public Health
Georgia Southern University
Statesboro, GA

David Slack,
HPEES
Washburn University
Topeka, KS

Lisa Stalans, MPH, ATC, LAT
Department of Intercollegiate Athletics for Men and Women
University of Texas at Austin
Austin, TX

Jane Steinberg, MA, ATC/L
Athletic Training Education Program
Carson-Newman College
Jefferson City, TN

LesLee Taylor, PhD, ATC, LAT
School of Allied Health-Athletic Training
TTUHSC
Lubbock, TX

Patricia Troesch,
PHS
Miami University
Oxford, OH

Cynthia Trowbridge, MS
Ithaca College
Ithaca, NY

Jackie Vandertuin, MSc, CAT(C)
Department of Physical Education and Recreation Studies
Mount Royal College
Calgary, AB, CANADA

Benito Velasquez, DA
The University of Southern Mississippi
Hattiesburg, MS

Craig Voll,
Health and Kinesiology
Purdue University
West Lafayette, IN

Chuck Whedon, MS, ATC/L
Health and Exercise Science
Rowan University
Glassboro, NJ

Janet M. Wilbert, MA, ATC/L
University of Tennessee at Martin
Martin, TN

Alyne Williams, MS, ATC/L
Health Kinesiology Recreation and Sport Studies
Indiana Wesleyan University
Marion, IN

Courtney Wrenn, MS, ATC
Exercise and Sport Sciences
Ithaca College
Ithaca, NY

목차요약(Contents)

목차(Comprehensive Contents)

제 14 장

손목과 손의 손상 (Wrist and Hand Conditions) 477

제 5 부

하지(Lower Extremity) 523

제 15 장

골반과 고관절, 대퇴부 질환(Pelvis, Hip, and Thigh Conditions) 525

부록

실전 전략(Field Strategies Log)

제 1 부

스포츠 손상 관리의 기초(Foundations of Sports Injury Care)

제 1 장

스포츠 손상 관리와 선수 트레이너 (Sports Injury Care and the Athletic Trainer)

결과

1. 스포츠 의학의 정의.
2. 일차 스포츠 의학팀의 구성원들과 스포츠 상해 관리에 있어서 이들의 역할과 책임.
3. 전문 선수 트레이너에게 요구되는 자격과 윤리에 대한 기본 지침 .
4. 국립 선수 트레이너 연합 인증 위원회(NATABOC)가 주는 ATC® 자격증 취득을 위해 필요한 지식, 임상적 요건.
5. 자격증 유지를 위해 필요한 재교육 요건들과 재교육 기관에 보고하는 방법.
6. 선수 트레이닝 분야에 관심이 있는 전문 선수 트레이너를 위한 잠재적 구직 기회.
7. 관리 기준에 대한 설명과 의무에 대한 법적 위반을 보여주기 위해 입증되어야 하는 요인.
8. 법적 소송의 위험을 줄이는 방법.

스포츠는 본질적으로 위험성을 내포하고 있기 때문에, 거의 모든 선수들이 한 두 번씩 부상을 당하게 된다. 스포츠 활동에 참여하는 사람들의 건강과 안전을 책임지고 있는 의사와 선수 트레이너를 스포츠 의학 전문가라고 부른다. 이들은 스포츠로 인한 부상을 예방, 인식, 평가, 관리 그리고 재활하는데 있어서 반드시 필요한 사람들이다. 또한, 이들은 평생 운동과 관련된 체력과 건강 교육을 통해 만성 퇴행성 부상과 질병을 예방할 수 있도록 스포츠에 참여하는 사람들을 교육하고 상담한다.

이 장에서는 일차 스포츠 의학팀 내의 팀 닥터와 선수 트레이너의 역할에 대해 알아본다. 선수 트레이너가 없으면, 코치나 스포츠 관련 활동의 감독자로 지명된 사람이 직접적인 건강 관리자로서의 역할을 맡아야 한다. 다음으로 전문 직업 선수 트레이너로서의 기준과 국가 인증 기준과 더불어, 잠재적인 구직 기회를 알아보고, 마지막으로 법적 소송이 일어날 여지를 줄이는 것과 관련해서 스포츠 부상 관리에 대한 법적 책임을 알아본다.

주된 스포츠 의학팀(THE PRIMARY SPORTS MEDICINE TEAM)

Q 많은 건강관리 전문가들은 자신을 스포츠 의학 전문가라고 부른다. 잠시 스포츠 의학 전문가라는 말이 뜻하는 의미가 무엇인지 생각해 보자. 육체적인 활동이 많은 선수들에게 현장에서 즉각적인 처치를 제공하는 이들은 어떤 전문가들인가? 이 팀의 각 구성원들은 어떤 의무를 가지는가?

스포츠 의학은 건강관리의 폭넓고 복잡한 한 분야이며 각기 다른 여러 분야 학문이 종합되어 있다. 본질적으로, 스포츠 의학은 스포츠, 운동, 레크리에이션 활동 등으로 인한 부상이나 질병을 예방, 인식, 평가, 관리, 재활하는 데 있어서 의학적이고 과학적인 지식을 적용하고, 이렇게 함으로써 건강증진과 선수들의 경기력 향상을 위한 건강관리의 특별한 서비스 분야이다. 한 전문의 만으로는 이처럼 막중한 책임을 다하기 위한 전문기술을 제공할 수 없다. 그래서 운동선수들의 건강관리를 위한 방법 중, 가장 성공적인 방법은 여러 분야의 전문인이 팀을 이루어 접근하는 방식이다.

주된 스포츠 의학 팀은 현장에서 즉각적인 건강관리를 제공하기 위해서 각자 전공분야의 전문지식을 가지고 전문적인 훈련을 받은 사람들이 모인 중추적인 집단이다. 이 팀에는 팀 닥터나 주된 진료 의사, 공인 선수 트레이너, 단, 트레이너가 없을 경우, 코치나 스포츠 지도자, 그리고 운동선수를 포함된다(**그림 1.1**). 이들 중, 공인 선수 트레이너는 현장에서 매일 건강관리를 책임지는 일차 관리자이다. 공인 선수 트레이너가 없으면, 코치가 이 역할을 대신한다. 현장에 항상 있을 필요는 없지만, 주된 스포츠 의학 팀이 즉시 연락을 취할 수 있는 다른 전문가들도 자신들의 지식과 전문기술을 제공한다. 여기에서 다른 전문가들이란 정형외과의, 물리치료사, 응급 의료진, 발 전문의, 방사선의, 영양사, 운동 생리학자, 스포츠 심리학자를 포함한다.

팀닥터 (Team Physician)

학교 간, 대학 간 또는 프로운동 팀처럼 조직된 스포츠에서는 주된 스포츠 의학 팀을 이끌 팀닥터를 고용하거나 팀닥터로 자원 봉사할 사람을 정한다. 팀닥터는 다양한 측면의 건강관리를 감독하고, 잘 짜여진 운동 프로그램을 수행하는 선수들의 정신적, 육체적 건강 상태를 판단하는 최종 결정자

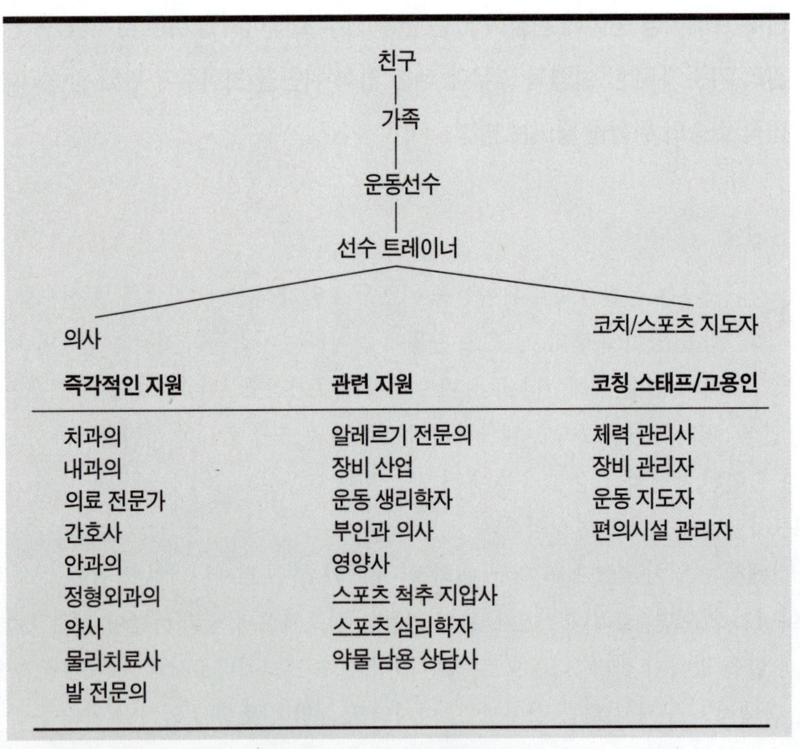

➤ 그림 1.1. 스포츠 의학팀

➤➤ 글상자 1.1

팀닥터의 의무

- 스포츠 부상과 관련된 일반적인 위험 요소와 특정 스포츠에 요구되는 신체적 기능을 알고 있어야 한다.
- 시즌 전 검사(PPE)를 계획하고 조직한다.
- 시즌 전 검사 결과를 검토해서 상해 후, 경기 복귀 여부를 결정한다.
- 시즌 전 적응 프로그램을 검토한다.
- 보호 장비의 질, 효율성, 내구성을 평가한다.
- 특히 충돌과 접촉이 많은 경기와 관련된 현장에서의 부상을 관리한다.
- 부상과 질병에 대한 후속 의료 조치를 취한다.
- 선수들이 부상 후, 경기에 안전하게 돌아올 수 있도록 재활 치료 과정을 조정한다.
- 약을 투여한다.
- 의료 전문가, 선수 트레이너, 연합 건강 전문가를 포함하는 여타 건강 관리자들에게 진료 의뢰를 용이하게 해준다.
- 영양, 체력과 적응, 경기력 향상 보조제, 약물 남용, 선수에게 악영향을 끼칠 지 모르는 기타 의료 문제들에 관련된 교육적인 상담을 제공한다.
- 정확한 자료와 의료 기록을 관리한다.
- 의료 기록에 대한 비밀을 지킨다.
- 모든 의료 양식과 정책, 절차를 검토해서 학교와 스포츠 연합 지침에 맞도록 확실히 해둔다.
- 운동 스태프에게 응급 시 정책, 절차, 건강 관리 보험 보상 범위와 법적 책임을 교육한다.
- 부상 치료에 대한 최신 방법, 그 문제점과 기술에 대한 현장 교육을 실시한다.

이다(1).

팀닥터는 전공구분 없이, 일반적인 의료 자격증을 가지고 있어야 하며, 의학 박사 학위자로 운동 경기에 관련된 응급 치료에 대한 기본적인 지식을 가지고 있어야 한다. 또한, 팀닥터는 심폐소생술(CPR)에 대한 훈련을 받은 자여야 하며 외상성 장애, 근육 골격상의 부상, 선수들에게 영향을 주는 의료 상황에 대한 실질적인 경험을 가진 사람이어야 한다(1).

운동 프로그램에서 팀닥터는 시즌 전의 신체검사를 실시하고 평가해야한다. 또한, 시즌 전 적응 프로그램을 검토하고, 보호 장비의 상태, 효율성, 내구성을 평가하며, 부상을 진단하고, 약을 투여하며, 재활 프로그램을 지도한다. 운동 스태프에게 응급시 정책, 절차, 건강 관리 보험 보상 범위와 법적 책임을 알려주고, 모든 의료 양식과 정책, 절차를 검토해서 학교와 스포츠 연합 지침에 맞도록 확실히 해둔다(**글상자 1.1**)(1). 팀닥터는 최신 치료 기술에 대해 다양한 정보도 제공하며, 다른 의료 전문가들에게 진료를 받을 수 있도록 진료 의뢰를 해주며, 운동선수들과 그들의 부모님들, 선수 트레이너와 코치, 스포츠 지도자들에게 교육적인 상담을 제공한다.

많은 고등학교와 대학교에서 재정적인 문제로 인해 전속 팀닥터를 고용하지 못할 지도 모른다. 대신, 여러 의사들이 돌아가면서 경기 현장에 참석하고, 경기당 수당을 받는 방법도 있을 것이다. 주된 진료 의사들, 정형외과의, 그리고 다른 전문가들(접골사, 인턴의, 일반 외과의, 소아과 의사)도 팀닥터가 될 수 있는데, 이 경우 이들은 스포츠 부상에 대한 폭넓고 완전한 지식을 가지고 있어야 한다. 팀닥터는 응급 부상을 진단하고, 어떤 부상이나 질병이든지 치료하기 위해서 경기 현장에 있어야 하며 특히, 축구, 하키, 라크로스처럼 부상 위험이 큰 경기에서는 더욱 그러하다.

제 1순위 진료 의사 (Primary Care Physician)

팀닥터가 없을 때는 일차적으로 진료의사나 가정의가 스포츠 활동에 참가하는 사람들의 건강 관리를 제공하는데 있어 중추적인 역할을 맡는다. 이들은 청소년의 성장과 사춘기, 그리고 면역 기록과 종합적인 의료 기록에 대한 정보를 제공할 수 있다. 게다가, 시즌 전 신체 검사를 통해 선수들의 건강상태를 평가하고, 스포츠 부상을 진단하며, 약을 처방하고, 부상 후 경기 참가 여부를 결정한다(1).

선수 트레이너 (Athletic Trainer)

스포츠 의학 팀의 핵심 구성원 중 한 명은 ATC 자격증을 가진 공인 선수 트레이너이다. 이 ATC 자격증을 획득한 사람들은 운동 선수들과 신체 활동에 참여하는 사람들에게 건강 관리 서비스를 제공하도록 전문자격 교육을 받은 사람들이다. 국립 선수 트레이너 인증 위원회(BOC)는 ATC 자격증을 발급하는 책임 기관이다. 선수 트레이너는 스포츠 프로그램과 의료진을 잇는 중요한 매개자이다. 이들은 매일 스포츠 활동에 참여하는 사람들에게 폭넓고 직접적인 서비스를 제공하고, 의사와 선수 사이 그리고 의사와 코치 사이를 이

➤ ➤ 글상자 1.2

선수 트레이너의 의무

예방

- 부상 위험을 최소화하기 위해 경기 관련 위험성에 대해 선수들에게 교육시킨다.
- 기존의 지침을 적용해서 경기 전 선별 정보를 검토한다.
- 요구되는 표준 보호 장비에 대해 알린다.
- 상품이나 맞춤 장비를 이용해서 적합한 예방/보호 조치를 취한다.
- 활동 영역과 장비에 대한 안전 위험성을 밝히고, 적절한 조언을 한다.
- 확립된 지침에 따라 선수와 환경 상태를 주시해서 안전 경기를 할 수 있도록 조언한다.
- 적절한 프로그램을 고안해서 실행함으로써 신체 적응을 용이하게 한다.
- 임상과 치료 영역에서 안전과 위생 기준을 준수한다.
- 기존의 지침을 준수하도록 권장함으로써 건전한 영양 습관을 장려한다.

임상 평가와 진단

- 부상 정도와 병리를 평가하기 위해 관찰, 인터뷰, 관련 기록 검토를 통한 기록을 입수한다.
- 부상 정도와 병리를 평가하기 위해 부상 부위를 살펴본다.
- 부상 정도와 병리를 평가하기 위해 표준 기술들을 사용해 부상 부위를 촉진한다.
- 부상 정도와 병리를 평가하기 위해 특수한 검사를 체계적이며 구체적으로 검사를 해 본다.
- 적절한 조치를 결정하기 위해서 부상의 증상과 징후를 알아내어 임상처방을 수립한다.
- 적절한 치료를 받을 수 있도록 부상 평가에 대해 관련자에게 설명한다.
- 적절한 치료를 용이하게 할 수 있도록 직접 대화를 통해 자신의 부상 평가를 건강 관리팀 구성원에게 설명한다.

응급 치료

- 생명을 위협하거나 여타의 응급 상황을 표준 응급 치료 절차를 통해 완화시키기 위한 기술적 조치를 행한다.
- 표준 기술들을 사용해서 부상 상태의 악화를 막고, 부상 상태를 안정시키도록 근육 골격상의 부상을 치료한다.
- 기존의 중재 규약을 통해 심리사회적인 상처에 대한 진료 의뢰나 지침을 제공한다.
- 응급 치료를 용이하게 하기 위해서 표준 응급 치료 절차에 대해 관련자들을 교육시킨다.

치료, 재활, 복귀

- 회복, 기능, 경기력 향상을 위해서 표준 기술과 절차를 통한 치료적 운동과 치료 요법을 관장한다.
- 회복을 위해서 표준 기술과 절차를 통한 일반적인 질병 치료를 관장한다.
- 회복을 위해서 부상의 치료, 재활, 복귀에 대해 선수들을 교육시킨다.
- 회복을 위해서 부상, 질병의 치료, 재활, 복귀에 대한 지침을 선수들에게 제공한다.

조직과 관리

- 선수들, 스포츠 활동, 경기를 위한 응급 건강 관리 서비스와 체계적 순서를 제공하기 위해 정보를 통해 행동 계획을 세운다.
- 안전 경기, 시기적절한 치료와 법 준수를 장려하기 위해서 선수들에 대한 정책과 절차를 문서화한다.
- 안전과 법 준수를 장려하기 위해서 편의 시설, 치료, 활동 영역에 대한 정책과 절차를 문서화한다.
- 최신 치료 기준에 맞추기 위한 정책과 절차를 확립함으로써 치료와 활동 영역에 대한 안전과 위생 기준을 준수한다.
- 적절한 건강 관리 서비스를 제공하기 위해서 연간 예산과 시간 관리 계획을 세우고 지킴으로써 자원들을 관리한다.
- 지속적인 치료를 제공하고 행해진 서비스를 문서화하기 위해서 적절한 시스템을 통해 계속 기록들을 유지한다.

전문적 책임

- 질 높은 선수 트레이닝 서비스를 제공하기 위해 적절한 기준을 준수함으로써 적합한 전문적인 행동을 보여준다.
- 질 높은 선수 트레이닝 서비스를 제공하기 위해 계속적인 교육을 통해 경쟁력을 유지한다.
- 사람들이 선수 트레이닝 서비스를 잘 알고 이용할 수 있도록 공식, 비공식 방법들을 통해 선수 트레이너의 활동에 대한 역할과 기준을 사람들에게 알린다.
- 공공의 복지와 안전에 공헌하기 위해 법적 요구 사항들을 잘 이해함으로써 선수 트레이닝 활동과 관련된 법령, 규정, 판례법을 준수한다.

어준다. 또한, 인체 해부학, 인체 생리학, 운동 요법이나 생체 역학, 운동 생리학, 심리학, 영양학, 약리학, 물리학, 일반 의료 상황과 장애, 위험 관리와 부상 예방, 부상과 질병에 대한 응급 치료, 부상 평가, 치료적 운동, 치료 요법, 건강 관리 행정에 대한 폭넓은 지식을 알아야 한다. 인증 위원회의 역할 기술 연구회에 따르면, 초급 공인 선수 트레이너는 다음의 주요 범위 내에서 활동한다(**글상자 1.2**)(2):

예방
임상 평가와 진단
응급 치료
치료, 재활, 복귀
조직과 관리
전문적 책임

➤ 예방(Prevention)

부상 예방은 시즌 전 신체 검사(제 2장); 장비와 시설과 경기장에 대한 정기적인 안전 점검, 체력, 유연성, 민첩성과 지구력을 키우기 위해 연간 적응 프로그램을 짜고 실행하는 것, 웨이트실에서 선수에게 올바르게 들어 올리는 기술과 안전을 가르치고 전염병 확산을 방지하기 위해 일반적인 안전 조치를 수행하며 이루어 질 수 있다. 관절 역학과 부상 매커니즘에 대한 현장 경험으로 인해 선수 트레이너는 각 선수들에게 적합한 테이핑과 랩핑 방법을 고안하고, 보호 장비나 교정기를 착용하게 해서 부상이나 부상 재발을 막을 수 있다. 또한 선수 트레이너는 기온이나 습도, 폭풍 시 번개 등과 같은 환경 상태를 주시함으로써, 악천후 속에서의 안전 경기 참가에 대한 지침을 지킴으로써, 결과적으로 잠재 부상 위험도를 줄일 수 있다.

➤ 임상 평가와 진단(Clinical Evaluation and Diagnosis)

선수 트레이너는 경기 중 발생하는 부상에 대해 인식하고, 평가하고, 즉각적인 치료를 제공할 책임을 진다. 이렇게 하기 위해서 선수 트레이너는 인체 해부학과 생리학, 관절 생체역학, 신경 해부학, 세포 조직 치료와 회복에 대한 많은 지식을 필요로 한다. 이 지식을 기반으로 신체가 외상을 입으면, 나타나는 정상적인 생리 반응을 알 수 있고, 연부조직 부상(예로, 타박상, 염좌, 좌상, 탈구, 골절)을 진단할 수 있으며, 부상의 정도와 심각성을 판단할 수 있다. 부상 진단은 체계적인 방식에 따라 이뤄진다. 이 방식에는 부상 부위에 대한 과거 손상 경험, 손상 부위에 대한 관찰, 조사, 연부조직과 뼈조직에 대한 촉진, 그리고 특수 검사들(움직임의 범위, 근력, 감각과 운동신경 기능, 인대/관절낭 일치성, 기능 상태)이 포함된다. 일단 부상 정도와 심각성에 대한 명확한 판단이 이뤄지면, 선수 트레이너는 부상의 증상과 징후를 파악해서 부상 선수가 겪을 수 있는 더 심한 통증이나 어려움을 예방하기 위해 어떤 적합한 조치를 취해야 할지 결정해야 한다.

➤ 응급 치료(Immediate Care)

부상 정도를 판단하고 난 뒤, 선수 트레이너는 기본적인 응급 치료 절차를 통해 생명을 위협하거나, 여타의 응급 상황을 완화시키기 위한 조치들을 취해야 한다. 이 조치들에는 가장 가까운 병원으로 환자를 후송할 구급차와 응급 요원들을 부르는 응급 의료 계획을 수행하는 것도 포함된다. 손상이 덜 심각한 경우에는, 골절 가능 부분을 부목으로 고정하고, 적당한 보호와 보조 장비를 착용시키거나, 경기에 참가불가 등, 부상 악화를 막기 위해서 근육 골격 상태를 안정시키는 것이 응급 치료에 포함된다(**그림 1.2**). 그리고 나서 선수 트레이너는 담

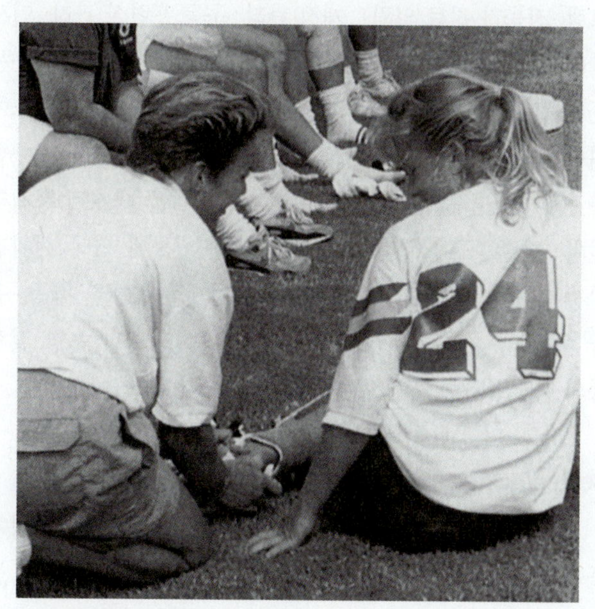

➤ 그림 1.2. **부상 관리.** 부상 평가 후, 선수 트레이너는 부상이 발생된 상황을 관리할 수 있는 적합한 조치를 결정할 수 있다. 이런 조치들은 염증을 최소화 시키거나, 부가 치료를 하거나, 의사에게 진료 의뢰하는 것을 포함한다.

당 의료진과 필요한 진료 의뢰를 위해서 의견을 나눈다. 어떤 경우에서는 심리 사회적이거나 정신적 문제에 대한 진료 의뢰 포함된다. 각 부상 선수들이 적합한 전문가를 만날 수 있도록 기존의 중재 규약을 이용할 수 있다.

➤ *재활, 복귀 치료(Rehabilitation and Reconditioning Treatment)*

보통 24시간에서 72시간 내에 급성 염증이 가라앉으면, 선수 트레이너는 선수가 부상 전 상태로 복귀하는 데 도움을 주는 재활 프로그램을 고안해서 실행한다. 의사와 상담 후, 종합적인 재활 프로그램을 개발한다. 이 프로그램에는 치료 목적과 목표, 적합한 치료 **요법**과 운동 치료, 약제 사용, 재활 진전 상황을 평가하고 기록할 방법, 경기 복귀에 대한 기준이 포함된다. 재활기간 동안 수집되고 기록된 정보는 의사가 부상 환자의 복귀 시기를 확정할 때 도움이 된다.

➤ *조직과 관리(Organization and Administration)*

선수 트레이너는 각 선수들의 건강 관리 과정을 지속적으로 기록하는 책임을 가진다. 건강 서비스(시즌 전 검사, 부상 평가, 부상/질병에 대한 응급 치료, 재활 진전 상황, 경기 복귀 시점 확정)와 부상자에 대한 다른 서비스(상담, 교육 프로그램, 전문가 진료 의뢰), 재정 관리, 운동 훈련실 관리, 인사 관리, 홍보 활동이 선수 트레이너의 책임 사항들이다. 운동 훈련 시설, 치료 요법과 장비, 체육관, 수영장, 육상 필드에 대한 정기 검사 기록은 위임된 안전과 위생 기준을 준수한다. 장비와 물품 구입, 장비 수선 기록, 약물 테스트 정책과 절차, 선발 프로그램은 국영 스포츠 연합들에 의해 세워진 안전 기준에 따른다. 선수 트레이닝 학생들에 대한 감독, 응급 치료 규약, 의료 기록에 대한 비밀보장, 일반 운영 절차 등의 문서화된 정책과 절차들도 문서화 한다.

➤ *전문적인 책임(Professional Responsibility)*

계속적으로 교육을 받아야 현대 스포츠 의학의 최신 화제들에 대해 인지할 수 있다. 많은 선수 트레이너들이 의사, 물리치료사, 코치 그리고 부모님들과 늘 가깝게 일하고 있다. 또한, 선수 트레이너들은 선수들과 스포츠에 참여하는 많은 사람들에게 영양, 체중 관리, 잘못된 식습관, 특정 상황 하에서의 운동 방법, 술이나 다른 화학약품 남용, 전염병, 개인 위생, 우울증, 가정 불화, 학교 관련 스트레스 등 건강 관련 문제에 대해 상담을 할 수 있도록 준비되어 있어야 한다. 선수 트레이너들은 더 나은 치료나 상담을 위해 적합한 전문의를 선수들에게 소개해 줄 수 있어야 한다.

코치나 스포츠 지도자 (The Coach or Sport Supervisor)

코치는 스포츠의 기술과 전략을 가르친다. 스포츠 지도자는 반드시 코치일 필요는 없지만, 대신 헬스 클럽에서 레크리에이션 스포츠 활동을 관장하고 감독한다. 둘 다 스포츠맨쉽을 고취시키고, 안전과 부상 예방에 대해 전반적으로 인지하며 책임을 가진다. 간단히, 코치와 스포츠 지도자는 모두 코치로 불린다.

선수 트레이너가 없으면, 코치는 선수들의 건강 관리에 있어서 더 능동적인 역할을 맡게 된다. 일반적으로, 코치는 인체 해부학과 생리학, 건강과 영양, 부상 예방/평가/관리/재활, 또는 응급 처치에 대한 배경지식은 가지고 있지 않다. 최근에는 모든 코치들이 심폐소생술과 응급 처치에 대한 자격증을 소지해야 한다. 선수 트레이너가 없는 경우, 코치들은 운동 전에 선수들의 상태가 그 활동에 알맞은 지 매일 평가하고, 질 좋은 안전 장비를 사용하고, 적절한 기술을 가르치고, 일년 내내 안전과 부상 예방의 중요성에 대해 항상 강조해야 한다(1).

안전과 부상 예방에 대한 문제는 선수들과 부모님들이 함께 만나는 자리인 시즌 전 팀 회의에서 꼭 다뤄져야 한다. 각각의 선수와 부모들에게 부상 위험성과 부상 예방법, 부상시 처리방법에 대해 알려 주어야 한다. 적응 프로그램은 건전한 생리학적 원리와 기술 훈련에 그 기반을 두어야 하고, 적절히 감독되어야 한다. 운동 프로그램은선수들에게 과도한 피로나 열상을 주지 않도록 계획되어야 한다. 코치들은 각자의 스태프들을 만나서 응급 계획을 짜고 주기적으로 훈련을 해야 한다. 주기적인 현장 훈련은 응급시 기술과 응급 장비들의 사용 방법을 익히는 기회를 준다. 가능하다면, 최소한 한 명의 스태프라도 상급수준의 응급 처치 요원이 있어야 한다.

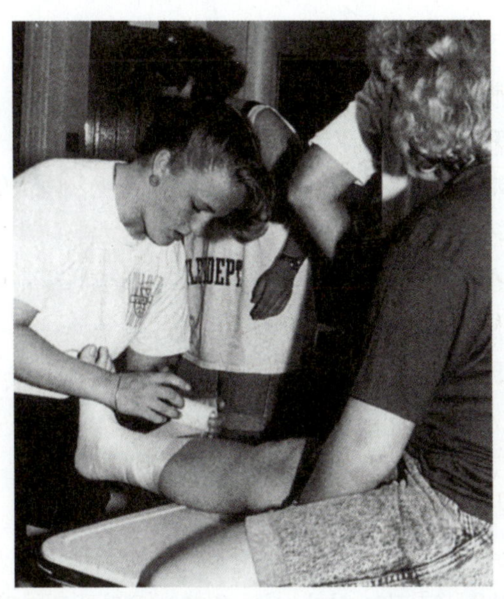

➤ 그림 1.3. **학생 트레이너.** 학생 트레이너들은 선수들에게 매일의 건강 관리 정책과 절차를 실행하는 데 인력을 제공한다.

스포츠 참가자 (Sport Participant)

선수들은 부상 예방을 극대화하기 위해서 선수 트레이너와 코치는 함께 일하는 데 있어서 필수적인 역할을 수행한다. 선수들은 최상의 체력을 유지하고, 영양이 풍부한 음식을 먹고, 스포츠의 규칙 안에서 경기에 임해야 할 책임이 있다. 모든 운동 선수들은 경기력을 향상시키기 위해, 술과 다른 화학 약품(근육 증가제, 성장 호르몬, 각성제)을 삼가야 한다. 술과 화학 약품들은 판단력에 이상을 가져오고, 협응력 저하시키며 부상의 위험성을 높일 수 있다. 선수들은 운동 중 항상 안전 장비를 착용해야 한다. 부상을 입었을 때 선수는 응급 치료를 받을 수 있는 장소를 알고 있어야 하며, 의사나 선수 트레이너의 의료 조언을 따라야 한다. 선수가 안전과 예방 조치들을 숙지하고 잘 훈련한다면, 부상을 당하거나 질병에 걸릴 횟수가 줄어들 수 있을 것이다.

학생 선수 트레이너 (Athletic Training Student)

학생 선수 트레이너들은 연합 건강 교육 프로그램 인가 위원회(CAAHEP)가 인정한 트레이닝 교육 프로그램에 등록한 사람들을 말한다. 교육 프로그램은 이론과 임상적 경험을 효과적으로 배울 수 있도록 구성되어 있다. 학생 선수 트레이닝 학생들의 임상 경험은 임상 교육과 현장 경험의 두 가지로 구성된다(*http://www.cewl.com/*). 임상 교육은 임상적 기술들을 익히고 연습해 보는 것이다. 현장 경험에서는 임상적 기술들을 임상적 환경(선수 트레이닝룸, 연습/경기 현장)에 적용해 볼 기회를 준다(**그림 1.3**). 현장 경험 동안, 학생 선수 트레이닝 학생들은 선수들에게 매일의 건강 관리 정책과 절차를 실행하는 데 참여해서 스포츠 의학 팀의 한 구성원으로서의 역할을 하게 된다.

물리치료사 (Physical Therapist)

물리치료사는 현장에 상주하는 주된 스포츠 의학 팀에 소속되지는 않지만, 선수의 전반적인 재활에 있어서 특별하고 중요한 역할을 한다. 물리치료사들은 종종 병원이나 산업/스포츠 의학 클리닉에서 부상 선수들의 재활을 관리 감독한다. 많은 선수 트레이너들은 물리치료사의 자격을 갖고 마찬가지로, 많은 물리치료사들 또한 선수 트레이너로서의 인증을 받기 위해 노력하고 있다. 이중 자격증은 구직 시장에서 커다란 강점이 된다.

A 스포츠 의학은 건강 관리와 특수한 서비스가 결합된 것으로 의학적, 과학적 지식을 활용하여 운동 선수와 관련된 부상이나 질병을 예방, 인식, 평가, 관리, 재활하는 것을 일컫는다. 일차 스포츠 의학 팀은 팀닥터, 선수 트레이너, 코치, 선수로 구성된다. 이들 중 선수 트레이너는 매일 현장 건강 관리를 책임지는 주된 관리자이다.

전문 직업의 기준(STANDARDS OF PROFESSIONAL PRACTICE)

Q 선수 트레이너가 고객들에게 제공해야 하는 직업적 행위와 관리의 수준에 대한 기준은 무엇인가?

전문 직업의 기준은 윤리적 책임감인데, 이는 질 높은 건강 관리를 보장하기 위해, 행동과 성실성에서 높은 기준을 가지고 행동하는 것을 말한다(3). 공인 선수 트레이너는 선수의 건강에 대해 결코 타협해서는 안된다. 선수의 경기 참가 여부에 관한 결정은 확고한 의료적인 고려 하에서만 이뤄져야 한다. 선수들은 부상의 위험성을 알아야 하고, 가능하면 부상을 예방할 수 있어야 하며, 적절한 건강 관리와 재활 관리를 받아야 한다. 선수들은 자신의 건강 상태에 대한 비밀성을 요구할 권리가 있다. 선수 트레이너, 코치, 의사는 선수들에 관한 건강 정보 발설에 항상 조심해야 하고, 보안 유지에 대한 선수의 요구를 존중해야 한다.

국립 선수 트레이너 연합(NATA)은 선수 트레이너가 지켜야 할 *윤리 규정*과 기본 윤리 5원칙을 세웠다. 이는 다음과 같다(4):

- 트레이너들은 선수의 권리, 복지, 명예를 존중해야 한다.
- 트레이너들은 선수 트레이너로서 관련된 법과 규정을 준수해야 한다.
- 트레이너들은 건전한 판단을 내려야 할 책임을 진다.
- 트레이너들은 서비스를 행함에 있어서 높은 기준을 세우고 지킨다.
- 트레이너들은 이 직업에 해를 끼치거나, 이해 관계가 상충되는 어떤 행위도 하지 않는다.

게다가, BOC 출판사는 선수 트레이닝의 *전문 직업 활동에 대한 기준서*를 발행했다. ATC 자격증 소지자와 자격 응시자들은 항상 *전문 직업에 대한 기준서*를 따라야 한다. 이 기준서의 사본은 BOC 웹 사이트에서 받을 수 있다 (*www.nataboc.org*).

ATC® 자격증(The ATC® Credential)

ATC® 자격증을 얻기 위해서는 CAAHEP가 인정한 초급 선수 트레이닝 교육 프로그램을 이수하고 BOC 자격 시험을 통과해야 한다.

BOC 자격 시험은 BOC가 발행한 『*역할 기술 연구*』(RD)의 최신판에 기초한다. 이 책은 스포츠 트레이닝 분야에서 요구되는 최신 초급 지식, 기술, 능력을 밝히고 있다. 스포츠 트레이닝 학생들은 BOC 웹사이트를 방문해서 자격 요건에 대한 최신 정보를 얻을 수 있다.

지속적인 필수 교육 (Continuing Education Requirements)

지속적인 교육 프로그램은 선수 트레이너들에게 더 발전된 새로운 기술을 익히게 하고, 최신 연구 결과들을 제공해 준다. ATC 자격증 소지자들은 지속적으로 능력을 유지해야 하며, 자격을 재검증 받아야 한다(5). 특히, ATC 자격증 소지자들은 3년마다 응급 심장관리 자격 재검증을 받는 것을 포함해서 미리 결정된 횟수의 지속 교육 프로그램을 이수해야 한다. 지속적인 교육 프로그램은 워크숍, 세미나, 회의에 참석하거나, 임상 심포지엄에서 연설하거나, 전문적인 기사를 쓰거나, 관련 기관이나 재교육 강의에 등록하거나 BOC 자격 시험 테스트 프로그램에 관련된 일을 하는 것 등 다양한 방법으로 참여할 수 있다. 지속적인 필수 교육의 최신 기준은 BOC 웹사이트(*www.nataboc.org*)에서 볼 수 있다.

등록과 허가 (Registration and Licensure)

각 주들은 비자격자들로부터 주민들이 해를 입지 않도록 전문직을 규정하고 있다. 어떤 형태의 규정이 없다면, 선수 트레이너가 할 수 있는 일과 할 수 없는 일에 대해 법적으로 정해진 것이 없기 때문에 질 높은 건강관리를 보장할 수 있는 법적 기준이 없다. 각 주의 연합을 통해 선수 트레이너들은 자신들의 주 내에서 인식을 환기시키고, 선수 트레이닝에 대한 어떤 형태의 규정을 확립하기 위해서 지난 20년 간 매우 열심히 노력해 왔다. ***허가제***는 주 규정 중 가장 엄격한 형태로, 사람들을 보호하는 데 가장 효과적인 방법이다. 일반 대중들을 보호하고, 공공 안전을 보장하고, 선수 트레이닝에 있어서 최소한의 기준을 유지하며, 선수 트레이너의 전문 직업을 높은 기준에 맞게 장려하기 위해 허가제는 필요하다(6,7). 이는 정부 조직에 의해 허가를 받아야 그 직업을 가질 수 있다는 것을 뜻한다. 주 **자격증**제도는 선수 트레이너로 자격증과 다르다. BOC 시험을 완벽히 치러냈다고 해서 자동적으로 주 자격증이 주어지는 것은 아니다. 주 자격증을 받으려면 현장에서 요구되는 기초 지식과 기술을 익히고, 자격 시험을 통과해야 한다. 자격증제를 취하는 많은 주들은 BOC 시험의 높은 점수를 주 자격증 발행의 기준 중 하나로 인식한다. **등록제**를 택하고 있는 몇몇 주 내에서는 전문 선수 트레이너로 일하기를 원하는 개인이 주정부 기관에 등록해야 한다. 교육을 등록 자격 조건으로 내거는 주도 있고, 그렇지 않은 주도 있다. 하지만, 일반인이나 환자들에게 해를 끼치거나, 사기를 치거나 직권을 남용하면 등록이 취소될 수 있다. 소수의 주에서는 선수 트레이너에게 다른 전문직에는 적용되는 자격 요건을 면제해 주기도 한다. 예를 들어, 콜로라도 주에서는 의사와 선수 트레이너, 하와이 주에

➤➤ 글상자 1.3

2003년 6월부 선수 트레이너에 대한 주 규정

앨라배마(L)	캔자스(R)	노스캐롤라이나(L)
애리조나(L)	켄터키(C)	노스다코타(L)
아칸소(L)	루이지애나(C)	오하이오(L)
콜로라도(E)	메인(L)	오클라호마(L)
코네티컷(L)	매사추세츠(L)	오레곤(R)
델라웨어(L)	미네소타(R)	펜실베니아(C)
플로리다(L)	미시시피(L)	로드 아일랜드(L)
조지아(L)	미주어리(R)	사우스캐롤라이나(C)
하와이(E)	네브래스카(L)	사우스다코타(L)
아이다호(R)	뉴햄프셔(C)	테네시(L)
일리노이(L)	뉴저지(R)	텍사스(L)
인디애나(L)	뉴멕시코(L)	버지니아(C)
아이오와(L)	뉴욕(C)	위스콘신(L)

E 주는 다른 관련 전문직들을 제한하는 자격 기준을 면제하는 주 (3)
L 주는 허가제 (26)
R 주는 등록제 (5)
C 주는 자격증제 (7)
주: 각 주의 자격법이나 선수 트레이닝직을 규율하는 최신 규정에 대한 정보는 다음 주소로 연락을 취하거나 방문 가능. 국립 선수 트레이너 연합, 정부 업무 위원회, 2952 스테몬즈, 달라스, 텍사스 75247/NATA 웹사이트 *www.nata.org*

서는 물리치료사와 선수 트레이너가 면제받는다. 전문적 실습의 범위는 자격 요건 **면제** 법령에 규정되어 있다. 선수 트레이너는 주에 등록하지 않지만, 법령 규정대로 실습 범위의 기준을 따라야 한다. 현재까지 40개 주가 선수 트레이너들에게 특별한 기준을 요구하고 있다(**글상자** 1.3)(8). 이들 법은 선수 트레이너의 역할을 규정하고, 그 주 안에서 활동할 수 있는 법적 기준을 보여준다. 이들 법은 다양한 작업 환경에서 제공될 수 있는 서비스와 특정한 고객에 대해 기술하고 있다.

기준은 다양하지만, 대부분의 주에서 선수 트레이너들은 의사의 직접적인 감독 하에서 운동 선수나 신체적으로 활동이 많은 사람들에게 서비스를 제공한다. 지속적으로 능력을 재평가하는 방식 여부에는 관계없이, 거의 모든 주에서 BOC 시험 완전 합격을 자격 수여의 기본으로 여긴다. 비전통적인 직업 환경에서나 자격 규정이 없는 주에서 일하는 선수 트레이너들은 활동에 제약을 받는다. 법적 소송에 휘말리지 않을 수 있는 가장 좋은 두 가지 안전책은 올바르게 자격을 인정받고, 확립된 기준 안에서 활동을 하는 것이다.

A 전문 직업의 기준은 선수 트레이너들이 생각할 때 표준 관리와 전문적 행동의 어떤 기준이 자신들을 위한 것인지를 반영한다. 이 기준들은 무자격자들에게 일반인들이 해를 입지 않도록 하기 위해서 주 규제 기관이 종종 이용한다.

선수 트레이닝 분야에서 구직 기회(CAREER OPPORTUNITIES IN ATHLETIC TRAINING)

Q 선수 트레이너를 위한 구직 기회는 공공분야와 민간분야 모두에서 증가하고 있다. 10년 후 공인 선수 트레이너로서 자신의 모습을 그려보자. 그 때는 어디에서 일하고 싶은가?

많은 남녀들이 선수 트레이너를 직업으로 택하고 있다. 왜냐하면, 건강 관리 환경에서 어린이들과 대학의 선수들, 대학 대항 선수들, 레크레이션 선수들, 전문 선수들과 일하고 싶기 때문이다. 이 직업은 모든 수준의 스포츠 참가자들이 필요로 하는, 어렵고도 가치 있는 서비스를 제공한다. 선수 트레이너들은 일반적으로 고등학교, 대학 시설이나, 전문적인 운동 프로그램, 스포츠 의학 클리닉, 임상/기업 건강 관리 프로그램, 헬스 클럽이나 앞의 모든 영역들이 종합된 분야에서 일한다. 일반적인 일자리는 다음과 같다.

고등학교와 대학 시설 (High School and Collegiate Settings)

고등학교와 대학 시설에서 종종 선수 트레이너가 필요하다. 고등학교에서, 선수 트레이너는 자주 교사로 임용되며, 가르치는 일을 맡아 하거나 체육 활동에 대한 추가적인 수당을 받는다. 학기 시작 2~3주 전에 일을 시작해서 시즌 전 연습을 시키고, 학기 동안 선수들의 건강을 관리한다.

대학에서의 선수 트레이너들은 다양한 임무를 수행한다. 대부분의 대학에서 선수 트레이너는 대학 대표 선수들만을 위해 채용된다. 업무 요구 사항에 따라 10개월이나 12개월 간의 업무 스케줄이 정해진다. 더 작은 학교에서 선수 트레이너는 체육이나 보건 분야에서 가르치기도 하고 선수들에게 선수 트레이닝 서비스를 제공하기도 한다. 재활 프로그램을 관리하거나, 보건 문제 교육을 담당하는 대학 보건소에서 일해주기를 요구받기도 한다.

학교에서 일하는 것은 다양한 부상과 질병에 대해 알 수 있게 해주고, 시합/경기 선수들이 건강을 유지하도록 도움으로써 자기만족을 느끼게도 해준다. 또한 많은 트레이너들이 유명 고등학교나 대학 프로그램에서 일하는 영광을 누릴 수 있다. 하지만, 학교에서 일하는 선수 트레이너의 수에 따라 장시간 일하거나 잦은 출장 의무 때문에 쉽게 피로를 느끼기도 한다.

스포츠 의학 클리닉(Sports Medicine Clinics)

민영 스포츠 의학 클리닉과 클리닉과 관련된 곳은 선수 트레이너들에게 또 다른 직장을 제공한다(**그림 1.4**). 환자들은 나이와 운동 능력 수준에 있어 천차만별이고, 치료를 필요로 하는 다양한 상황에 처해있다. 의사의 지시 아래, 선수 트레이너는 운동과 관련된 건강관리 서비스를 제공한다. 어떤 클리닉은 스포츠 관련 부상만을 다루고, 다른 클리닉은 심장 재활, 운동 생리학, 산업 재해 분야를 다루거나, 일반인들도 관리한다. 스포츠 의학 클리닉에서 일하는 선수 트레이너들은 일반적으로 주간에 일한다. 하지만, 몇몇 주에서는 직접적인 자격 기준에 환자의 최초 진단이나 전기요법 사용과 같은 특정한 서비스는 제공하지 못하도록 제한하고 있다.

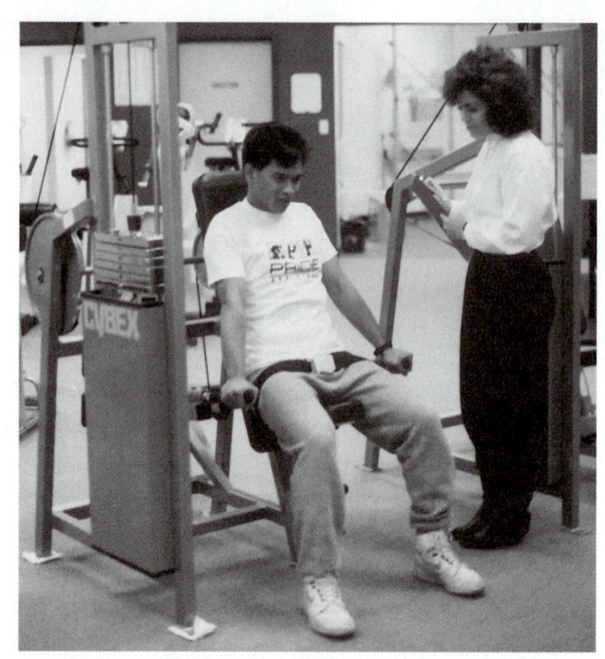

➤ 그림 1.4. **스포츠 의학 클리닉.** 스포츠 의학 클리닉을 찾는 환자의 나이, 운동수준 그리고 치료를 요하는 손상상태는 매우 폭 넓고 다양하다. 이러한 스포츠 의학 클리닉이 선수트레이너들에 대한 고용 기회가 늘어나고 있는 이유이다.

고등학교와 클리닉 이중 선수 트레이너 (Dual High School/Clinic Athletic Trainer)

많은 스포츠 의학 클리닉은 지역 고등학교와 계약을 맺어 선수 트레이닝 서비스를 제공하고 있다. 클리닉은 선수 트레이너를 정규직으로 고용하지만, 선수 트레이너는 시간을 나누어 오전에는 클리닉에서, 오후나 밤에는 고등학교에서 일한다. 이미 언급한 대로, 직접적인 자격 규정으로 인해 클리닉에서 선수 트레이너는 몇몇 서비스를 제공하지 못하도록 제한하고 있다. 이런 제한은 미국 전역에 걸쳐 증가하고 있다. 자격 규정법이 선수 트레이닝 분야의 변화에 따라 변하면, 클리닉에서도 직업 선택의 기회가 증가할 수 있을 것이다.

기업 건강관리 프로그램 (Industrial Health Care Programs)

많은 기업들은 선수 트레이너를 고용해서 직원들에게 구내 선수 트레이닝 서비스를 제공하도록 한다. 의사의 지시에 따라 일하면서, 선수 트레이너는 부상 평가, 관리, 재활을 수행하고 체력 프로그램을 개발하고, 직원들에게 교육과 상담을 제공한다. 이는 비용과 시간적 측면에서 효율적인 방법이다. 왜냐하면 직원들이 이런 서비스를 위해서 직장을 비울 필요가 없기 때문이다.

프로 스포츠 팀 (Professional Sport Teams)

프로 스포츠 팀에서 일하는 선수 트레이너들은 한 팀에서 일년 내내 선수 트레이닝 서비스를 제공한다. 경기 시즌 동안, 선수 트레이너는 전통적인 업무에 집중하지만, 그 외 시기에는 일반 복귀 프로그램 개발 및 감독, 선수 모집 선발, 스카우트, 장비 관리, 전지 훈련 일정 수립을 하도록 요구받는다. 임금은 경기 시즌의 길이, 텔레비전 광고 수입, 우승했을 경우 등에 따라 천차만별이다.

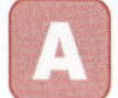
선수 트레이너로서 어디에서 일하고 싶은지 결정했는가? 각 업무 환경의 장점과 단점은 무엇인가?

법적 고려사항 (LEGAL CONSIDERATIONS)

Q 대학교 일학년 선수가 시즌 전에 신체검사를 받지 못했다. 빨라도 시즌 전 캠프 둘째 날에나 팀닥터와 함께 하는 검사를 받을 수 있다. 코치는 첫 날에는 기초 적응과 기술 훈련만을 할 것이며 선수들 간의 신체 접촉 훈련은 하지 않을 것이기 때문에, 이 선수가 캠프 첫 날부터 참여해도 된다고 주장한다. 이 선수에 대한 선수 트레이너의 법적 책임에는 어떤 것이 존재하는가? 자신이 선수 트레이너라면 이 선수를 훈련에 참가시키겠는가?

부상 예방과 부가적인 부상을 줄이는 것이 모든 선수 트레이너와 코치의 가장 중요한 임무이다. 가능한 최상의 주의를 기울인 것과는 관계없이 사고는 일어나기 마련이고, 어떤 사고로 인해서는 코치, 선수 트레이너, 팀닥터에게 법적 소송이 취해질 지도 모른다. 선수 트레이닝 행위와 관련된 법적 소송은 불법 행위법 하에서 다뤄진다. **불법 행위**란 민사상 손해를 끼치는 행위로 그 피해자가 손해에 대한 배상을 청구한다. 이러한 잘못은 법적 의무를 다하지 못한 행위 때문에 발생되거나, 하지 말아야 할 행동을 하거나 의무를 행하되 잘못된 절차를 밟아 피해를 초래하는 행위 때문에 일어난다. 소송에서는 직접적인 의무가 있는 사람이 얼마만큼 의무의 기준을 다했느냐에 따라 판결이 내려진다.

책임 기준 (Standard of Care)

책임 기준은 최소한의 자격을 가진 자가 무엇을 가르쳤느냐와 똑같거나 비슷한 환경에서 부상 예방을 위해 어떤 전문적인 임무를 했어야 했느냐에 따라 정해진다. 이 책임기준은 직업 의무, 즉 **책임 범위**에 명시되어 있다. 책임 범위는 선수 트레이너의 역할과 의무를 제시하고, 직업 준비 과정에서 무엇을 배워야만 하는 지를 기술하고 있다. 선수 트레이닝 분야에서는 CAAHEP 인증 교육 프로그램에 등록한 학생들이 배워야 하는 교육 내용을 정하는 권한을 NATA의 교육 위원회가 가지고 있다. 이 교육 내용은 12가지의 주요 분야를 포함하는데(**글상자 1.4**), 각 분야 별로 행동의 목적을 구분하는 방법을 포함한다.

➤➤ 글상자 1.4

나타(NATA) 선수 트레이닝 교육 분야

- 신체 활동이 많은 사람들을 위한 위험 관리와 부상 예방
- 부상과 질병의 병리학
- 평가와 판단
- 부상과 질병 응급 치료
- 약리학
- 치료 요법
- 신체 활동이 많은 사람들을 위한 치료적 운동
- 일반 의료 상황과 장애
- 부상과 질병의 영양적 측면
- 심리 사회적인 중재와 진료 의뢰
- 건강 관리 행정
- 전문적인 사항과 책임

- 인지 분야(지식과 지적 기술)
- 정신 운동 분야(정교한 운동 기술)
- 정서 분야(태도와 가치 기준)
- 임상 숙달(의사 결정과 기술 응용)

초급 선수 트레이너를 위한 책임 범위를 기술함으로써 BOC는 공인 선수 트레이너에게서 예상할 수 있는 책임의 기준을 확립하고 있다. 선수 트레이너는 ATC 자격증 소지자에게 예상되는 책임 기준을 가지게 된다. 따라서 등록제나 자격증제, 허가제법을 가진 주들에서는 법적 소송에서 선수 트레이너가 보호받으려면, 필수적으로 유효한 BOC 자격, 등록, 허가를 받아놓아야 한다.

참가 허가(Clearance for Participation)

경기 참가 확정에 대한 최종 권한을 누가 가지느냐의 문제가 발생한다. 이 책임은 선수 트레이너의 책임 범위를 넘어서는 일이다. 경기에 참가 가능한 건강 상태를 판단하는 최종 권한은 나이에 상관없이 팀닥터에게 있다. 팀닥터가 없으면, 가정의가 최종 권한을 가진다. 미성년자 선수의 부모는 경기 참여에 따른 위험을 예상할 수 없다(1).

직무 태만(Negligence)

선수 트레이너와 코치는 가르치고, 감독하며, 질 높은 장비를 검사하고 제공하며, 안전한 환경을 제공하고 책임의무를 게을리 하지 않아야 한다(9). 책임을 다하지 못하면, **근무 태만**을 초래한다. 이 직무 태만 행위는 **부정행위, 과실, 의무 불이행, 배임행위,** 총체적 태만으로 일어난다(**글상자 1.5**).

스포츠 참가자가 자신이 참가하는 스포츠에 내재된 위험성을 예측한다하더라도, 선수 트레이너가 책임 의무를 위반할 것이라고는 예측하지 못한다. 책임을 질 사람을 찾기 위해서 피해자는 다음의 사항들을 입증해야한다. (1) 책임 의무가 있었느냐 (2) 그 의무를 위반했는가 (3) 피해가 있었는가(고통, 통증, 영구 장애, 금전상 손실) (4) 그 피해가 의무위반으로 인해 직접적으로 초래되었는가(10). 관중이 시합 전에 경기장의 큰 구멍을 보았고, 선수가 그 구멍에 걸려 발목 골절상을 입었다하더라도, 관중은 책임 의무가 없기 때문에 책임을 지지 않는다. 하지만, 선수 트레이너나 코치는 경기 전에 경기장의 위험 요소들을 체크할 주의 의무를 가진다. 따라서 선수 트레이너나 코치는 그 부상에 대한 책임을 질 수 있다.

법적 책임(Legal Liabilities)

선수 트레이너와 코치는 소송 위험을 막는 여러 예방 단계

➤ ➤ 글상자 1.5

직무 태만 행위의 정의

부정행위는 자신의 책임이 아닌 행동을 했을 때 일어난다. 목 부상을 눈치채고 미식 축구 헬멧을 없앤다면 책임을 져야한다.

과실은 해야할 의무를 행했지만 잘못된 절차를 밟거나, 옳은 절차를 따랐어도 부적절한 방식으로 했을 때 일어난다. 목 부상을 눈치채고 부적절하게 머리와 목 부분을 딱딱한 척추판으로 보호한다면, 책임을 져야한다.

의무 불이행은 법적 주의 의무를 행하지 않았을 때 일어난다. 목 부상을 눈치채거나 눈치채야 함에도 불구하고 딱딱한 뒤판을 사용하지 않으면, 책임을 져야한다.

배임행위는 관리를 하는 동안 태만할 때 일어난다.

총체적 태만은 선수들의 안전을 완전히 무시할 때 일어난다.

➤ ➤ 글상자 1.6

소송을 초래하는 행동

- 경기 참가에 관련된 위험성을 경고하지 않을 때
- 부상자 동의 없이 부상자를 대할 때
- 대체치료 방법이나 그 치료와 관련된 위험성에 대한 의료 정보를 제공하지 않을 때
- 안전 시설, 경기장, 장비를 제공하지 않을 때
- 잠재적 위험 상황을 알고 있으면서도 어떤 조치도 취하지 않을 때
- 적절한 부상 예방 프로그램을 제공하지 않을 때
- 부상 선수나 경기 참가에 맞지 않는 선수를 경기 참가시켜 부가적인 부상을 입힐 때
- 질 높은 훈련, 교육, 관리를 제공하지 않을 때
- 안전하지 못한 장비를 사용할 때
- 부상 부위를 고정시키기 전에 부주의하게 부상자를 옮길 때
- 자질 있는 의료진을 고용하지 않을 때
- 비상시 관리 계획안을 써놓지 않을 때
- 응급 치료와 장기 치료를 필요로 하는 부상이나 질병을 알아채지 못할 때
- 부상자를 담당 의사에게 신속히 보내지 않을 때
- 적절한 기록을 하지 않을 때
- 학교 운동 환경 내에서 일어나지 않았던 부상을 치료할 때

가 있다. 예방 단계는 다음과 같다.

- 경기 참가에 따른 내재적 위험성을 알린다.
- 잠재적 부상을 예상하고 피해가 일어나기 전에 상황을 바로잡는다.
- 경기 참가 전과 부상 치료 전에 선수나 그 보호자에게 동의를 받는다.
- 선수들에게 위험하지 않은, 질 높은 제품과 장비를 사용한다.
- 모든 의료 기록에 대해 기밀을 유지한다.

다행히 의무 행위와 관련해서 선수 트레이너에게 취해지는 법적 소송의 수는 적다(10). 소송이 일어날 수 있는 상황은 **글상자 1.6**에 정리되어 있다.

➤ 경고 주의 태만(Failure to Warn)

선수 트레이너와 코치는 경기에 참가하는 동안 일어날 수 있는 부상의 위험성을 경기 참가자들에게 알려야 한다. 선수와 미성년자의 부모들은 부상 위험이 존재한다는 것을 알고, 경기 참가 여부에 대해 올바른 판단을 내릴 수 있도록 위험의 본질을 이해해야 한다. 위험의 본질을 이해하는 것은 선수의 나이, 경험, 위험과 관련된 지식에 따라 결정된다. 예를 들어, 경험많은 체육 전문가는 초보 전문가에 비해 부상의 위험성을 더 많이 이해하고 있다. 따라서 초보자에게 운동에 내재된 위험성을 경고하고 계속 그 정보를 경기 시즌 내내 주지시키는 것이 중요하다. 부모와 선수들과의 시즌 전 회의에서, 헬스 클럽에서 처음 운동할 때, 위험성을 경고할 수 있고, 운동 장비 주위에 경고 사인을 붙여놓고 보호 장비를 착용하게 하고 위험한 기술은 하지 않도록 함으로써 위험성을 경고할 수도 있다. 다른 방법들은 이 장의 끝에서 다뤄진다.

➤ 피해 예상 가능성(Foreseeability of Harm)

선수 트레이너와 코치의 또 다른 책임 의무는 잠재적 부상 가능성을 인지하고, 피해가 일어나기 전에 위험을 제거하는 것이다. 위험이 눈에 보이거나 안전하지 못한 상황에서 위험이 명백해 보일 때, **피해를 예상**할 수 있다. 이 부상 가능성은 체육관, 경기장, 수영장, 안전 장비, 스포츠 트레이닝 시설의 정기 조사에서 알아낼 수 있다. 예를 들어, 농구대 아래에 패드를 대지 않은 벽, 운동장에 유리나 구멍, 욕조 근처의 미끄러운 바닥, 전선 노출, 전염병에 대한 안전 예방 수칙을 따르지 않는 것, 이 모든 것들이 안전 사고를 일으킬 수 있다. 안전하지 못한 상황이 발견되면 담당자에게 서면으로 보고되고, 사용을 제한하여 가능한 빨리 고쳐야 한다.

➤ 정보에 바탕을 둔 동의(Informed Consent)

정보에 바탕을 둔 동의란 부상자가 필요한 치료와 대체 치료법, 각각의 장점과 단점을 충분히 알고 있다는 것을 뜻한다. 법적 효력이 있으려면, 동의는 동의를 할 자격이 있는 사람한테서만 받을 수 있다. 즉, 신체적으로나 정신적으로 건강한 성인이나 18세 이하 미성년자의 경우, 그 부모님에게서 동의를 얻을 수 있다. 미성년자의 경우, 응급 상황에서 부모님과 연락을 취하기 어려울 때는 예외가 존재한다. 부모님이 오지 않거나, 선수가 신체상 치료 동의를 할 수 없는 경우, 경기 시작 전에 치료 결정 권한 위임을 서면으로 받아 두어야 한다. 이 동의는 경기 전 회의에서 경기 참가 동의를 문서화하는 과정의 한 부분으로 받아둔다.

동의서 양식에 선수 트레이너가 치료하지 않을 상황(경기 참가로 인해 직접적으로 부상당하지 않았을 때)에 대해 예외 조항을 두는 것이 현명할 것이다. 이 조항은 경기 비관련 부상에 대해 치료를 거부했을 때, 선수 트레이너가 법적 소송을 당하지 않을 수 있도록 해주는 보호책이 될 수 있다. 예를 들어, 한 선수가 레크리에이션 자전거 사고(시합 경기와 관련 없음)로 부상을 당하고 나서 아무 응급 치료도 받지 못하고, 이틀 뒤 부상 부위가 악화된 채 선수 트레이너를 찾아왔다면, 선수 트레이너는 즉시 의사에게 치료를 의뢰해야 한다. 대부분의 주에서 만약 선수 트레이너가 그 상처를 치료하고 부작용이 생기면, 선수 트레이너는 직업 범위 밖의 치료 행위로 법적 책임을 지게 된다.

다양한 문화적 배경을 가진 사람들이 스포츠 인구로 유입됨에 따라, 무슨 치료를 하든지 그 전에 정보에 바탕을 둔 동의를 받아두어야 한다. 선수 트레이너는 문화적, 종교적 신념과 관습에 민감해야 하고, 선수들의 희망에 따라 적절한 치료를 해줌으로써 그러한 관습을 존중해야 한다. 예를 들면, 어느 문화권에서는 여성은 남편 외의 남성 앞에서 옷을 벗거나 속살을 보이면 안된다고 배운다. 남성 선수 트레이너가 한 여성의 흉부 상처를 치료할 임무를 맡았는데, 그 여성이 불편함을 느낀다면, 다른 여성 선수 트레이너에게 부탁하는 것이 더 나을 것이다.

정보에 바탕을 둔 동의를 받지 않는 것은 **상해**죄를 구성한다. 이 상해죄는 당사자 동의 없이 다른 사람에게 의도적이거나 허용되지 않은 접근을 하는 것이다. 많은 법정에서 상해죄 적용에 있어서 상해 의도가 명백할 것을 요구하지만, 치료 전에 정보에 바탕을 둔 동의를 선수나 미성년자의 부모님에게 서면으로 받아두는 것이 소송을 피하는 좋은 방법이다.

➤ 도움 거부(Refusing Help)

드물게 부상 선수가 종교적 신념과 문화적 차이 때문에, 추가적인 통증을 피하려고, 더 좋은 자격을 갖춘 의료인에게 치료받고 싶어서 등의 여러 이유에서 응급 치료를 거부할 지도 모른다. 이유에 관계없이 의식이 있고 의학적으로 이상이 없는 사람은 치료를 거부할 권리가 있다. 부상자를 옮기지 않으면, 부상 부위나 그 근처 부위에 추가적인 부상 위험이 커질 경우에는 예외가 인정된다. 예를 들어, 단체 싸이클 경주에서 혼잡한 트랙에서 여러 선수들이 충돌하고 넘어졌다면, 부상자를 트랙 밖으로 옮기는 것이 부상자나 다른 경주자들의 위험을 막는 일이다. 이 경우, 응급 요원들을 부르게 하고 구급차가 올 동안 응급 치료를 받도록 부상자를 설득하는 것이 가장 좋다. 부상자들은 처음에 치료 동의를 거부했다가 나중에 그러지 않았다고 부정하는 경우가 너무 많기 때문에 목격자를 두는 것이 도움이 된다.

➤ 제품 책임(Product Liability)

선수, 부모, 코치와 선수 트레이너는 경기 때 사용하는 장비에 대한 질과 안전성에 대해 굳게 믿고 있다. 제조업자들은 운동 장비가 그 목적대로 사용될 때 선수들에게 해를 끼치지 않도록 안전한 장비를 고안, 설계, 조립할 의무가 있다. 이 의무는 **암시적 보장**이라고 불린다. **명시적 보장**은 제품이 사용하기에 안전하다는 서면 보장이다. 미식축구에서 헬멧은 올바르게 사용될 때 머리와 뇌를 보호할 것이라는 암시적 보장을 해준다. 운동 장비 기준에 관한 국립 운영 위원회(NOCSAE)는 헬멧의 여러 부분에 힘을 가해 어느 정도의 강도까지 막아낼 수 있어야 하는지에 관한 최소 기준을 세워놓았다. 헬멧 제조업자와 수선업자는 이 기준에 맞는 헬멧이라는 것을 명시적 보장서의 형태로 밝혀주어야 한다. 이것으로 인해 선수들은 헬멧의 용도가 상대편을 때리거나 밀어붙이거나 찌르는 것이 아님을 알게 되고, 이런 식으로 사용하면, 심각한 머리와 목 부상이나 마비 또는 자신과 상대편의 사망을 초래할 수 있다는 점도 알게 된다. 선수들의 안전을 위협하는 불량 장비들에 대해서는 제조업자에게 **엄중하게 책임**을 물어야 한다.

보호 장비에 대한 어떤 변형이나 수정에는 제조업자가 책임지지 않는다. 선생님, 코치, 선수 트레이너, 체력 전문가, 스포츠 지도자는 스포츠 장비 사용에 관한 위험성을 숙지하고, 알맞은 용도로 사용되도록 관리할 의무가 있다. 예를 들어, 앞니만을 보호하도록 마우스 보호대를 깎는 행위는 엄격히 금지되어야 한다. 게다가 장비를 용도에 맞게 사용하지 않으면 어떤 위험이 있는 지를 계속 선수들에게 주지시켜야 한다.

➤ 비밀(Confidentiality)

건강 관리자들의 주된 관심사는 선수의 사생활을 보호하는 것이다. 18세 이상의 성인이라면, 어떤 의료 정보를 발표할 경우, 서면 동의를 받아야만 한다. 18세 미만의 미성년자일 경우, 부모나 법적 보호자가 동의해야만 한다. 이 동의를 얻은 의료 정보만이 담당의 외의 사람들에게 알려져도 되는 정보인 것이다. 많은 경우, 학교 팀과 프로팀에서는 선수 트레이너와 관리 의사들 사이에 모든 의료 정보를 공유할 수 있다는 동의서를 선수들에게 쓰게 한다(9). 코치와 부모에게 제공되는 정보는 알려야 하는 필수 정보만이고, 선수와 담당 의사, 선수 트레이너 모두가 그 사실을 알고 동의한 경우에만 제공되어야 한다. 스포츠 트레이닝실 내에 있는 모든 의료 기록에 대해서도 비밀은 지켜져야 한다. 이런 의료 기록들은 다음과 같다.

- 치료 방법에 대한 동의
- 의료 정보 양식 제출
- 응급 정보
- 치료 문서
  - 부상 기록 양식
  - 진료 의뢰
  - 의사 평가

- 실습실 기록
- 외과적 기록
- 회복 상황
- 생전 유서
- 상담

법적 방어(Legal Defenses)

법적 소송의 위협이 있을 때, 많은 선수 트레이너들은 자신의 입지를 강하게 하기 위해서 특정한 조건들에 의지한다. 이 조건들에는 선수들의 위험 예측성, 착한 사마리아인법, 상대적 태만이 있다.

➤ *위험 예측성(Assumption of Risk)*

경기 참가자들은 그 경기에 내재된 위험성을 예측한다. 경기에 참가하고자 할 때, 참가자들은 경기의 위험성에 대해 숙지하고 자발적으로 참가를 결정해야 한다. 많은 곳에서 참가자들이 위험 인정서에 서명하도록 하고 있다. 서명함으로써 선수는 위험성을 인정하고, 부상이나 심지어 사망까지도 예상가능하다는 것을 알게 된다. 인정서에 서명했다는 사실은 선수들에게 질문할 기회가 주어졌고, 완전히 궁금증이 해소됐다는 것을 보여준다. 마침내, 선수들은 경기 참가의 위험성에 대해 주관적으로 이해하고 경기 참가로 인한 모든 부상 위험성을 예측하면서 경기 참가를 스스로 결정하는 것이다. 선수들에게 건강 관리 서비스를 제공하는 사람이 법적 소송에 휘말렸을 때, 이 인정서는 법적 방어에 큰 도움이 된다. 하지만, 이미 언급한 대로 선수들은 전문가가 주의 의무를 위반할 위험성에 대해서는 예측하지 못한다.

➤ *착한 사마리아인법(Good Samaritan Laws)*

1960년대 초에 여러 주에서 의사나 다른 의료진들이 사고 상황에서 응급 치료를 하는 경우에 발생되는 소송을 예방하는 법안이 발효되었다. 이 법은 "착한 사마리아인법"이라고 불리는데, 도움을 준 사람이 후에 잠재적인 소송에 휘말리지 않게 해줌으로써 응급 치료가 필요한 상황에서 지나가던 사람이 다른 사람을 도울 수 있도록 고안된 법이다. 주마다 법이 다르지만, 일반적으로 (1) 일차 응급 치료자가 응급 상황에서 치료했을 때 (2) 피해자를 돕기 위한 좋은 마음으로 치료했을 때 (3) 보상을 바라지 않고 치료했을 때 (4) 부상자에 대해 악의적인 잘못이나 총체적 태만(일반적인 응급 치료 방식에 속하지 않음)의 죄를 범하지 않았을 때에만 소송 면제 권한을 준다(11).

착한 사마리아인법은 의사와 의료인을 보호하기 위해 만들어졌지만, 여러 주에서 일반인까지 그 범위를 넓혔다. 하지만, 이 법은 악용되기 쉽고, 행위에 관계없이 의료인들을 보호하기 위해서만 만들어진 법이라는 잘못된 생각을 가지고 있는 응급 구조 요원들은 이용해서는 안된다. 선수 지도자들이 선수들을 관리하게 되거나 경기 참가 중 부상을 당한 선수에게 응급 치료를 해주어 한다면, 그들은 반드시 응급 치료와 스포츠 부상 관리에 대해 올바르게 훈련받아야 한다.

➤ *상대적 태만(Comparative Negligence)*

선수가 부상당했을 때, 고용주와 함께 여러 사람들이 고소를 당한다. 이들은 선수에게 의료 서비스를 제공했던 의사, 외과의, 선수 트레이너, 코치, 응급 요원들을 포함한다. **상대적 태만**은 원고와 피고의 주의 태만 정도를 비교하는 것이다. 상대적으로 누구의 부주의로 인해 피해가 발생했느냐를 따지는 것이다. 예를 들어, 부상에 대한 잘못의 책임이 선수에게 30% 정도 있다면, 피고는 70%를 책임진다. 10만 달러의 판결이 내려졌다면, 피고는 7만 달러의 책임이 있고, 선수에게는 3만 달러 상당의 책임이 있다. 법정은 또한 피고 각자의 상대적 부주의 정도를 감안해서 부상을 초래하는 데 누구의 부주의가 비율적으로 더 큰 가에 따라 손해 배상금을 책정한다.

소송 예방(Preventing Litigation)

스포츠 의학 팀의 모든 구성원들은 현재 주법에서 규정하고 있는 책임 의무 사항을 숙지하고 확실한 정책과 기준 안에서 그 의무를 다해야 한다. 부가적인 소송의 위험을 줄일 수 있는 여러 단계들은 경기장과 시설 설계에 대한 정기적 검사, 장비와 시설에 대한 안전 체크, 자격을 갖춘 사람 고용, 올바른 감독과 교육, 질 높은 장비 구입, 경고 사인 붙이기, 정확하고 완벽한 건강 관리 기록, 잘 짜여진 응급 치료 계획안을 포함한다. 그밖의 단계는 **글상자 1.7**에서 알 수 있다.

A 그 대학 선수는 시즌 전 캠프의 둘째 날까지 경기 전 검사를 받을 수 없다. 이 학생은 검사를 완수하고 팀닥터의 허가를 받을 때까지 어떤 신체적 훈련에도 참가할 수 없다.

요약(Summary)

1. 스포츠 의학은 의학적/과학적 지식을 적용하여 경기 능력을 향상시키는 의학 분야이다.
2. 주된 스포츠 의학 팀은 경기 현장에서 부상을 예방하고 즉각적인 건강 관리를 해준다. 이 팀은 팀닥터, 팀닥터가 없을 경우, 진료 의사, 선수 트레이너, 코치, 경기 참가자로 이루어진다.
3. 선수 트레이너는 스포츠 프로그램과 의료진을 잇는 필수적인 매개자이다. 다음의 책임을 진다.
   - 예방
   - 임상 평가와 진단
   - 응급 치료
   - 치료, 재활, 복귀
   - 조직과 관리

➤➤ 글상자 1.7

소송 예방 전략

- 특히 선수 트레이닝 서비스를 제공하는 경우, 모든 요원들이 주법의 테두리 내에서 올바르게 자격을 획득했는지 확실히 한다.
- 자격을 갖춘 코치, 선수 트레이너, 체력 지도자를 고용하고, 시설 관리와 사용에 대한 엄격한 규칙을 세운다.
- 완결된 시즌 전 계획안을 가진다.
  - 연간 시즌 전 건강 검사
  - 보험 확인
  - 의료 자료 정보 카드
  - 의사의 경기 참가 허가
- 시즌 전/경기 전 모임을 가진다.
  - 선수와 부모들에게 경기 참가에 관련된 위험성을 알리기 위해
  - 경기 전에 미성년자 선수의 부모로부터 동의서를 얻기 위해
  - 이 모임에서 나온 말들을 문서화한다
- 잘 구성된 일차 스포츠 의학 팀을 만든다.
  - 응급 상황에서 직원들의 의무를 포함한, 총체적인 건강 관리 계획을 수립하기 위해
  - 참가자들을 위한 이차 건강 보험과 직원들을 위한 손해 보험을 마련하기 위해
  - 각 경기장이나 체육관에서 의사소통 시스템을 구축하기 위해
  - 적절한 표준 부상 서류와 의뢰 양식을 유지하기 위해
  - 부상 선수의 경기 복귀 시 기준을 마련하기 위해
  - 질 좋은 안전 장비를 선택하고 평판 좋은 판매자에게서 구입하기 위해
  - 안전 장비를 검사하고 올바르게 사용되고 수선되도록 관리하기 위해
  - 위험한 장비, 시설, 경기장을 조사하고 위험이 발견되면 사용을 금지하기 위해
  - 문서화, 기밀성, 의료 기록 보관에 대한 정책을 수립하기 위해
  - 장비 구입, 재생, 수선에 대해 정확히 기록하기 위해
- 사람이 월풀의 물에 서 있거나 앉아 있을 경우에, 터빈을 만지지 말도록 하는 경고 표식을 붙인다.
- 장비의 오용과 관련된 위험성을 알리고 올바른 사용법을 알려주기 위해 장비에 눈에 띄도록 경고 표식을 붙인다.
- 수영장의 깊이를 알려주는 경고 표식과 얕은 곳에서의 다이빙을 금하는 경고 표식을 수영장 주위에 붙인다.
- 라켓 운동 시, 눈 보호대 착용을 포함해서 선수들에게 꼭 보호 장비를 착용하도록 주기적으로 주지시킨다.
- NOCSAE에서 세운 기준에 맞는 헬멧만을 나눠준다. 헬멧이 모든 부상을 다 막을 수는 없으며, 경기 중 심각한 머리와 경추 부상을 당할 수 있다는 점을 선수들에게 알린다.
- 연수 워크숍과 프로그램을 통해 코치와 선수 트레이너를 지속적으로 재교육시킨다.
- 모든 경기 참가자들을 돌볼 때, 합리적이고 신중한 전문가로서 행동한다.

- 전문적 책임

4. 선수 트레이너는 보통 고등학교, 대학 시설이나 전문적인 스포츠 프로그램, 스포츠 의학 클리닉, 임상/기업 건강 관리 프로그램, 연구 시설, 헬스 클럽이나 앞의 모든 영역들이 종합된 분야에서 일한다.
5. 전문적 행위의 기준은 윤리적 판단력인데, 이 판단력은 행동을 규제하고 행동과 성실성에서 높은 기준을 가지게 해준다.
6. 선수 트레이너에게는 BOC 자격증과 주 자격증이 선수들에게 건강 관리를 제공할 때 책임 의무를 다하는 데 도움이 될 수 있다.
7. 경기 참가를 확정짓고, 허가하는 일은 순전히 의학적인 상황만을 고려해서 의사가 결정해야할 일이다. 건강 상태에 대한 타협을 있을 수 없다.
8. 법적 책임을 지우기 위해서는 피해 당사자가 다음의 사항을 입증해야 한다.
   - 책임 의무가 있다
   - 그 의무를 위반했다
   - 의무 위반으로 인해 피해가 발생했다
   - 의무 위반이 피해의 직접적인 원인이다
9. 부상 위험과 이에 따른 소송을 줄이기 위한 단계는 다음과 같다.
   - 정보에 바탕을 둔 동의를 얻는다.
   - 잠재적인 부상 위협을 인식하고 그 상황을 바로잡는다.
   - 부상 위험에 대해 선수들에게 경고한다.
   - 자격을 갖춘 사람을 고용한다.
   - 올바른 관리와 교육을 제공한다.
   - 질 높은 장비를 구입하고 유지, 보수한다.
   - 적절한 경고 표식을 붙인다.
   - 정확하고 완벽한 건강 관리 기록을 한다.
   - 의료 기록에 대한 비밀을 지킨다.
   - 잘 짜여진 응급 치료 시스템을 구축한다.

참고문헌(References)

1. Mellion MB, Walsh WM. The team physician. In: Mellion MB, Walsh WM, Madden C, Putukian M, Shelton GL, eds. The Team Physician's Handbook. Philadelphia: Hanley & Belfus, 2002.
2. The National Athletic Trainers' Association Board of Certification, Inc. Role Delineation Study. Omaha, NE: National Athletic trainers' Association Board of Certification, 2004.
3. National Athletic Trainers' Association. New NATA code of ethics approved. NATA News 1992;4(7):15-16.
4. National Athletic Trainers' Association at *http://www.nata.org*
5. National Athletic Trainers' Association Board of Certification at *http://www.nataboc.org*
6. Rello MN. The importance of state regulation to the promulgation of the athletic training profession. J Ath Tr 1996;31(2):160-164.
7. Campbell D, Konin J. Regulation of athletic training. In Konin J. Clinical Athletic Training. Thorofare, NJ: Slack, 1997.
8. NATA Governmental Affairs Committee at *http://www.nataboc.org*
9. Arendt E. What every health care professional should know. NATA News 1996;8(1):20-21.
10. Leverenz LJ, and Helms LB. Suing athletic trainers: part I, a review of the case law involving athletic trainers. Ath Train(JNATA) 1990;25(3):212-216.
11. National Safety Council. First Aid and CPR. Sudbury, MA: Jones and Bartlett Publishers, 1997.

제 2 장

경기 전 검사 (Preparticipation Examination)

결과

1. 경기 전 검사(PPE)의 목적과 목표를 알아야 한다.
2. 경기 전 검사 구성을 이해한다.
3. 다양한 분야별 검사 과정에서 이용되는 구체적인 분야들을 알아야 한다.
4. 의료 기록 질문서의 정보를 확인할 수 있는 후속 질문들을 알아야 한다.
5. 생체 징후(vital sign)을 확인하는 방법과 맥박이상과 혈압이상을 밝혀내는 기준들을 알아야 한다.
6. 선수 신체 상태의 병력을 알기 위한 집단 양식의 구체적 질문들을 알아야 한다.
7. 검사 전, 검사의 한 부분인 신체 적합 프로필 작성의 중요성을 알아야 한다.
8. 신체 구성을 알기 위한 여러 군데의 피하지방 측정 방법을 알아야 한다.
9. 태너 측정법을 이용한 다양한 단계의 성숙도를 알아야 한다.
10. 과운동성과 저운동성을 구분하는 기준 대비를 알아야 한다.
11. 힘, 파워, 속도, 심혈관 지구력, 민첩성, 균형, 반응 시간을 측정하는 구체적 방법들을 알아야 한다.
12. 스포츠 참가를 금지시킬 수 있는 구체적 조건들을 알아야 한다.

매년 치러지는 경기 전 신체 검사는 선수가 경기에 참가하는 동안 선수의 건강과 안전을 보장하는 데 도움이 된다. 의사와 선수 트레이너는 경기 전 검사를 받을 책임이 있고, 그렇게 함으로써, 부상을 입거나 질병에 걸릴 위험성이 있는 선수의 건강 상태를 미리 파악할 수 있다. 이 장에서는 경기 전 신체검사의 전체 과정에 대해서 알아본다. 경기 전 검사의 일반 원칙과 목적을 소개한 뒤, 집단 양식을 사용해서 어떻게 경기 전 검사를 하는 지에 대한 정보를 제공한다. 이 과정에는 검사 구성, 의료 기록 수집의 신체검사가 포함되고, 마지막으로 경기 참가 여부를 결정하는 데 이용되는 기준은 무엇인지를 알아본다.

경기 전 검사의 목적(GOALS OF THE PREPARTICIPATION EXAMINATION)

Q 철저하게 경기 전 검사를 받는 것이 왜 중요한가? 검사를 완수함으로써 얻을 수 있는 목표는 무엇인가?

경기 전 신체검사의 기본 목적은 선수들의 건강과 안전을 보장하는 것이다. 각 선수의 건강, 신체 성장도, 체력 수준에 대한 정보를 수집함으로써 이 목적을 달성할 수 있다. 부상 위험이 있거나 경기 참가를 제한해야 할 상태에 놓인 선수들을 파악할 수 있고, 그들에게 건강 문제에 대해 상담해주고, 신체 상태에 맞는 훈련을 할 수 있도록 해준다(1-3). 많은 주와 스포츠 기관들은 선수들에게 경기 전 검사를 받도록 요구한다. 하지만, 주에 따라 요구되는 검사 내용은 크게 다르다. 경기 전 검사의 횟수와 질은 다를 지라도, 대부분의 검사는 공통의 목적을 가진다(**글상자 2.1**).

선수들의 나이가 천차만별이기 때문에, 경기 전 검사의 초점은 특정 연령 집단에 따라 맞춰진다. 예를 들어, 사춘기 전 아동 집단(6세~10세)에서는 이전에 진단되지 못한 선천성 질병을 파악하는 데 초점이 맞춰진다. 사춘기 집단(11세~15세)에서는 성장 상태와 안전한 경기 참가를 위한 건강한 운동 습관에 중점을 둔다. 사춘기 이후 젊은 성인들 집단(16세~30세)에서는 과거 부상에 대한 기록과 특정 스포츠에 관련된 검사 등이 중요하다. 더 많은 힘을 요하는 운동이나, 선수들끼리 접촉이나 충돌이 많은 운동을 하는 선수들은 더 심도 깊은 검사를 치러야 한다(**표 2.1**). 성인 집단(30세~65세)에서는 과도한 신체 사용으로 인한 부상이 많이 일어난다. 이들은 자신들이 하고 있는 활동의 특성에 기초한 검사를 치러야 한다. 마지막 집단인 65세 이상의 노년 집단은 심각한 질병을 예방을 위해 신체 활동을 늘리기 시작한다. 노년 집단의 신체 상태뿐만 아니라, 복용하고 있는 약의 종류와 부작용을 고려해서 각자에게 알맞은 검사를 치러야 한다(4).

A 경기 전 검사로 인해 선수 트레이너, 팀닥터와 선수 사이에 긍정적인 협력 관계가 성립될 수 있다. 또한 이 검사를 통해 체력 수준을 평가하고, 경기 참가를 제한해야 할지도 모르는 신체 상태나 특정 부상을 입거나, 특정 질병에 걸리기 쉬운 이상 상태를 알아낼 수 있다.

➤➤ 글상자 2.1

경기 전 신체검사의 목적

- 전체 건강 상태와 현재 면역 상태를 판단
- 경기 참가자와 공감대 형성
- 부상을 입거나 질병에 걸리기 쉬운 이상 상태를 발견해서 운동 경기 전에 치료
- 건강에 해로운 생활 습관을 발견하여 상담을 통해 수정
- 부상 선수의 경기 복귀시기를 결정할 때, 쓰일 기본 기준 확립
- 신체 성장도 평가
- 체력 수준 평가
- 경기 참가 가능성에 따른 선수 분류
- 의학적으로 운동이 금지된 선수들의 적절한 참가 수준 조언
- 운동 참가와 관련된 법적/보험적 요구사항들을 만족시킴

검사 구성 (SETTING UP THE EXAMINATION)

Q 경기 전 검사는 가정의에 의해 시행되는가? 이런 관습이 갖는 장・단점은 무엇인가? 다른 선택은 가능한가?

경기 전 검사는 다양한 방법으로 구성될 수 있다. 시합수준(조직적인 경쟁 스포츠 선수이거나 레크리에이션 선수), 집단, 인력과 시설, 검사받을 사람 수, 평가자에 대한 선호도와 같은 요인에 따라 검사 구성은 달라진다. 선수 트레이너는 조직적인 스포츠 프로그램(학교 대항이나 대학 간 대항 경기)에서 경쟁하는 선수들을 선별하는 데에 관련성이 더 큰 경향이 있으므로, 이 장에서는 이런 선수들을 평가하는 데 사용되는 과정에 초점을 맞춰 알아보겠다.

검사 양식 (Examination Format)

통상적으로 진료 의사가 경기 전 검사를 실시한다. 시합선수든 레크리에이션 선수든 관계없이 신체적 활동을 많이 하는 성인들은 경기 참가 허가를 일차 진료 의사에게서 받는다. 일차 진료 의사는 선수와 가족의 치료 기록과 선천성/후천성 장애, 면역상태, 경기 참가를 제한할 수 있는 최근의 부상이나 질병에 대해 더 많이 알고 있다. 진단자와 선수가 가

표 2.1 격렬함에 기초한 스포츠 분류

고-중 강도		
고-중 활동적이고 정적인 스포츠	고-중 활동적이고 저 정적인 스포츠	고-중 정적이고 저 활동적인 스포츠
권투*	배드민턴	양궁
조정	야구	자동차 경주
크로스 컨트리 스키	농구	다이빙
싸이클	필드 하키	마장 경기
다운힐 스키	라크로스	필드 경기(높이 뛰기)
펜싱	오리엔티어링	필드 경기(던지기)
축구	탁구	체조
아이스 하키	경보	가라데나 유도
럭비	라켓볼	오토바이 경주
달리기(단거리)	축구	로데오 경기
스피드 스케이팅	스쿼시	요트 경기
수구	수영	점프 스키
레슬링	테니스	수상 스키
	배구	역도
저강도 (활동성이 약하고 정적인 면이 적은 스포츠)		
볼링, 컬링, 소총 사격, 크리켓, 골프		

*권투 참가 금지: AAP / 권투 참가 금지 안함 : AAFP, AMSSM, AOASM, AOSSM

까운 사이이고, 의사의 진료실에서 검사가 이루어지면, 더 철저하고 종합적인 검사를 받을 수 있다. 진료실에서는 사적 비밀이 보장되고, 상담하기가 더 편안하다. 하지만 비용이 비싸고, 의사가 시간을 많이 들여야 한다.

특정 스포츠에서 요구되는 육체적 활동 사항을 알지 못하는 의사를 만날 수도 있기 때문에, 조직적인 경쟁 스포츠 프로그램은 종종 단체 양식을 사용해서 많은 선수들을 일정한 시간 안에서 평가한다. 팀닥터와 여러 다른 건강 관리자들은 각자 다른 구역에서 일련의 검사를 실시한다. 검사 결과에 따라 팀닥터는 선수들의 경기 참가 여부를 결정한다. 이 검사 양식은 시간을 절약하고, 비용을 줄이며, 코치, 선수 트레이너, 의학 분야별 전문가들도 참여시킨다. 하지만, 이 양식의 단점은 이처럼 종합적인 검사를 시행하기 위해서는 조직적인 조정이 필요하고, 사적 비밀이 지켜지기 어려우며, 각 선수들에게 많은 시간을 내기 어렵고, 의학적 고려사항을 놓치기 쉬우며, 검사 후 어린 청소년 선수들의 부모님과 필수적인 의사소통을 나누지 못하는 점이다.

검사 시기 (Timing of the Examination)

이상적으로 검사는 적어도 운동 연습 시작 6주 전에 치러져야 한다. 그래야지만, 유연성 부족, 근육 약화, 시합 시즌을 준비할 때 선수와 팀에 영향을 주지 않는 사소한 질병들 같은 작은 문제점들을 평가하고 해결할 수 있는 시간이 마련된다. 또한 건강에 문제가 있는 선수가 전문의(심장의, 신경의, 안과의)를 찾아갈 수 있는 시간도 마련하게 된다. 많은 고등학교와 대학교들이 가을 스포츠를 위해 7월말이나 8월 초에 시즌 전 검사를 실시하고 있지만, 여름에 발생했을 지도 모를 부상이나 질병을 평가하고 보고하는 방법이 있다면, 시즌 전 검사는 봄에도 치러질 수 있다.

검사 횟수 (Frequency of the Examination)

검사는 매년 한 번 치러지는 것이 보통이지만, 의사가 바뀌지 않았거나 의료 기록을 이용할 수 있다면, 매년 치러질 필요는 없다. 미 가정의 학회, 미 소아과 학회, 미 스포츠 의학 협회와 미 스포츠 의학 접골 학회에서 공동으로 펴낸 문건에 따르면, 기초 단계의 완전한 신체 검사를 실시하고, 매년 제한적인 재평가를 하도록 조언하고 있다. 많은 의사들도 모든 연령별 참가자(중학교, 고등학교, 대학교)에 대해 기초 검사를 실시한다. 기초 검사는 이 장에서 자세히 다뤄진다. 재평가는 의료 기록과 제한된 신체 검사에 초점을 맞춘다. 이 신체 검사에는 키, 몸무게, 혈압, 맥박, 시력, 심장 청진, 피부 검사가 포함된다.

A 진료 의사가 선수와 가족의 건강 상태에 대해 더 많은 지식을 가지고 있기 때문에 일차 진료 의사가 시행하는 검사가 더 철저할 수 있지만, 경기 참가의 요구사항에 대해 알지 못하는 일차 진료 의사를 만날 지도 모른다. 분야별 검사 양식을 통해 팀닥터와 다른 건강 관리자들에게 검사받는 것이 자세한 신체검사를 받을 수 있는 또 하나의 타당한 방법이 된다.

의료 기록(MEDICAL HISTORY)

Q 왜 의료 기록이 경기 전 검사에서 그렇게 중요한 요소가 되는가? 의료 기록은 어떤 부분에 초점을 맞춰야 하는가? 선수 트레이너는 어떻게 의료 기록의 정확성을 확인할 수 있는가?

종합적인 의료 기록은 경기 참가에 영향을 끼치는 문제점의 거의 60~75%까지 규명해 줄 수 있다(6). 일반적으로, 평가자가 서면 양식에 "네-아니오"를 써넣는다(**그림 2.1**). 정확성을 보장하기 위해, 이 정보는 선수나 미성년자의 부모에 의해 재확인되어야 한다. 추가적인 건강 기록 질문서가 여성 참가자에게 제공될 수 있는데, 이는 생리나 생식기 문제, 식습관, 요도 장애, 피임약이나 호르몬제 복용과 생리 기록에 대한 정보를 알기 위해서이다(**그림 2.2**)(7).

의료 기록을 얻는 방법은 분야별 검사를 실시할 때, 따로 별개의 영역을 마련하는 것이다. 이 영역에는 각 질문과 뒤따르는 세부 질문을 잘 할 수 있는, 식견 있는 평가자를 배치한다. 이 영역의 질문들은 현재 면역 상태/ 전염병, 의식 상실, 두통 재발, 근육 골격상 부상, 일사병, 운동 중이나 후의 가슴 통증, 졸도, 호흡 곤란, 식이 장애, 만성적 의료 문제에 대한 과거 병력/ 처방약 복용/ 알레르기, 심장 잡음이나 부정맥/ 콘택트 렌즈나 교정 렌즈, 의치, 인공 보철 장치, 특별 장비(패드, 치열 교정기, 목 지지대, 보안기) 착용/ 심장 혈관 문제, 혈구성 빈혈, 당뇨, 고혈압, 돌연사, 신경적 문제에 대한 가족 병력들을 물어본다. 저체중인 사람은 체중 감소, 식습관, 신체 이미지, 여성의 경우 생리 불순에 대해 질문받을 수 있다.

단체/분야별 검사 양식을 사용할 때, 두 방법을 서로 참조하면 의료 질문 사항에 대한 구체적인 반응들을 다룰 수 있다. 특정 대답에 붉은 표시를 하는 방법으로 특정 분야의 평가자가 그 선수의 상태에 대해 심층 조사를 하는 것이다. 예를 들어, 운동으로 인한 천식 기록이 있으면, 그 선수는 폐 검사를 받을 때, 증상에 대한 징후, 정도, 심각성에 대해 심층 질문을 받게 된다. 이 방법은 어떤 증상에 대해 더 많이 알고 있는 평가자가 그 증상이 가장 크게 영향을 미치는 신체 시스템에 대해 좀더 완전한 검사를 할 수 있도록 해준다. 조직적인 검사의 간결성을 위해서 의료 기록과 관련된 몇몇 질문들은 신체 검사 영역에서 다뤄진다.

A 의료 기록을 알아보는 것은 경기 전 검사의 가장 중요한 요소이다. 왜냐하면, 선수의 의료 기록에 대한 기초를 쌓는 일이기 때문이다. 이 정보로 인해 앞으로 더 위험해 질 지 모르는 선천적, 유전적, 후천적 질병의 가능성을 밝힐 수 있다. 이는 또한 약물 남용, 성병(STD), 식이 장애 같은 문제에 대한 상담 기회를 제공할 수도 있다.

신체 검사 (THE PHYSICAL EXAMINATION)

Q 종합적인 신체 검사에서 선수들의 경기 참가 여부를 결정하기 위해서 신체의 어떤 시스템을 완전히 평가해야 하는가?

경기 전 신체 검사는 모든 영역을 포함하지 않는다. 오히려, 선수가 선택한 경기에 따라 우선 고려해야 하는 신체 시스템에 초점을 맞춘다. 의료 기록을 알아보는 동안 붉은 표시를 해두었던 항목에 특별한 관심을 두어야 한다.

생체 징후(Vital Signs)

경기 전 검사는 선수의 기초적인 생리 기준과 바이탈 통계를 확립해야 한다. 키와 몸무게가 측정되고 사춘기 전 청소년의 성장 기준표와 비교한다. 이 신체 검사 영역에서 맥박, 혈압, 체온 같은 정보가 선수 트레이너나 다른 건강 관련 전

의료 기록 양식

이 평가서는 경기 참가 여부를 결정하기 위해서만 이용된다. 정기 건강 유지 검사 대체용으로 이용되지 않는다.

이름 ______________ 나이 ______ 학년 ______ 날짜 ________

주소 ______________________________ 전화 ______________

경기 ____

건강 기록(파트 A)은 경기 참가 전 적어도 24개월마다 한 번씩, 현 건강 기록(파트 B)은 적어도 1년에 한 번씩 완성되어야 한다.

파트 A : 건강 기록

선수와 부모 대답

	Yes	No
1. 질병 관련		
a. 병원에 입원한 적이 있는가?	☐	☐
b. 일주일 이상 병이 지속된 적이 있는가?	☐	☐
c. 3일 동안 훈련이나 경기에 참석하지 못했던 적이 있는가?	☐	☐
d. 알레르기(꽃가루 알레르기, 꿀벌, 천식이나 벌레 물림)가 있는가?	☐	☐
e. 수술을 한 적이 있는가?	☐	☐
f. 만성 질병(천식이나 당뇨)이 있는가?	☐	☐
2. 부상 관련		
a. 응급실이나 진찰실에 간 적이 있는가?	☐	☐
b. 입원한 적이 있는가?	☐	☐
c. 방사선 사진을 찍은 적이 있는가?	☐	☐
d. 3일 동안 훈련이나 경기에 참석하지 못한 적이 있는가?	☐	☐
e. 수술을 한 적이 있는가?	☐	☐
3. 약을 복용하고 있는가?	☐	☐
4. 가족 중 50세 이하 심장 마비, 심장 문제를 가지고 있거나, 돌연사한 사람이 있는가?	☐	☐
5. 경험		
a. 운동 중이나 후에 어지러움을 느꼈거나 기절한 적이 있는가?	☐	☐
b. 의식을 잃거나 뇌진탕을 경험한 적이 있는가?	☐	☐
6. 0.5 마일(트랙 2바퀴)을 쉬지 않고 쭉 달릴 수 있는가?	☐	☐
7. 상태		
a. 안경이나 콘택트 렌즈를 착용하고 있는가?	☐	☐
b. 의치틀이나 의치상, 치열 교정기를 끼는가?	☐	☐
8. 심장 잡음이나 고혈압, 심장 이상을 겪은 적이 있는가?	☐	☐
9. 약에 대한 부작용이 있는가?	☐	☐
10. 한 쪽 신장이 없는가?	☐	☐

11. 언제 마지막으로 파상풍 주사를 맞았는가? ______________

12. 여성만을 위한 질문
    a. 초경은 몇 살이었는가? ______________
    b. 작년에 생리 주기가 가장 길었던 때는 몇 일이었는가? ______________

"네" 대답에 대한 설명. ______________________________

____

____

➤ 그림 2.1 **의료 기록 양식.** 정확성 보장을 위해 선수나 미성년자의 부모가 의료 기록을 확인해주어야 한다.

내가 아는 한, 위의 대답은 정확하다고 확신합니다.
날짜 ______________________
선수 사인 ______________________
부모 사인 ______________________

파트 B : 현 건강 기록

이 양식은 다음 경기 전 평가 때까지 이용된다. 그렇다고 대답한 사항은 즉각적인 의료 검진을 필요로 한다.

1. 앞으로 12개월 동안 나는 다음 경기에 참가하고 싶다.
   a. ______________________
   b. ______________________
   c. ______________________
   d. ______________________
2. 작년에 입은 부상으로 인해 3일 이상 연속적으로 훈련에 빠졌는가? Yes ☐ No ☐
   그렇다면, 다음을 작성하시오.
   a. 부상 부위 ______________________
   b. 부상 종류 ______________________
3. 질병으로 인해 5일 이상 연속적으로 훈련에 빠졌는가? 혹은 작년에 완치되지 않았다고 진단받은 질병이 있는가? ☐ ☐
   그렇다면, 다음을 작성하시오.
   a. 질병 종류 ______________________
4. 작년에 어떤 이유에서든 졸도를 하거나 뇌진탕을 입거나, 의식을 잃어본 적이 있는가? ☐ ☐
5. 작년에 수술을 하거나 입원한 적이 있는가? ☐ ☐
   그렇다면, 다음을 작성하시오.
   a. 입원 이유 ______________________
   b. 수술 유형 ______________________
6. 현재 복용 중인 약을 모두 기입하고, 어떤 증상으로 복용하는지 쓰시오.
   a. ______________________
   b. ______________________
   c. ______________________
7. 지금 어떤 문제나 상황 때문에 걱정스러운가? ☐ ☐
   그렇다면, 설명하시오 ______________________
   ____

내가 아는 한, 위의 대답은 정확하다고 확신합니다.
날짜 ______________________
선수 사인 ______________________
부모 사인 ______________________

➤ 그림 2.1. *계속.*

문가에 의해 기록된다(**글상자 2.2**).

맥박은 보통 30초 동안 경동맥의 맥박을 잰 후, 두 배를 곱해 기록한다. 하지만, 심혈관 문제를 알기 위해서는 요골과 대퇴부 동맥을 재어 심장 박동률이 정상인지를 판단해야 한다. 대퇴부 동맥의 맥박이 약하거나 잘 잡히지 않으면, 대동맥 협착을 의심한다(8). 일정하지 않은 맥박은 부정맥이

여성 참가자를 위한 의료 기록 양식 질문서

이름 ______________________ 나이 ______________________

다음 질문에 최대한 상세하게 답하시오.

1. 초경은 언제였는가? ______________________
2. 생리는 얼마나 자주 하는가? ______________________
3. 생리는 얼마간 지속되는가? ______________________
4. 지난 12개월 동안 생리를 몇 번 했는가? ______________________
5. 마지막 생리는 언제였는가? ______________________
6. 과다 출혈로 고생한 적이 있는가? ______________________
7. 탐폰 사용에 대한 질문이 있는가? ______________________
8. 생리통을 겪는가? 그렇다면, 어떻게 대처하는가? ______________________
9. 피임약이나 호르몬제를 복용하는가? ______________________
10. 질 분비물 중 이상한 것이 있는가? ______________________
11. 언제 마지막으로 골반 검사를 받았는가? ______________________
12. 비정상적인 자궁암 검사 결과를 받은 적이 있는가? ______________________
13. 요도염(방광이나 신장)은 얼마나 많이 걸려봤는가? ______________________
14. 빈혈 치료를 받은 적이 있는가? ______________________
15. 매일 몇 끼 식사를 하는가? 얼마나 많은 스낵을 먹는가? ______________________
16. 지난 24시간 동안 무엇을 먹었는가? ______________________
17. 먹지 않는 음식(육류나 빵)이 있는가? ______________________
18. 다이어트를 해 본 적이 있는가? ______________________
19. 현 몸무게는 몇인가? ______________________
20. 지금 몸무게에 만족하는가? 아니라면 이상적인 몸무게는 몇인가? ______________________
21. 먹은 것을 토해 내어 몸무게를 조절하려고 해 본 적이 있는가? ______________________
    변비약? ____________ 이뇨제? ____________ 다이어트약? ____________
22. 식이 장애로 진단받은 적이 있는가? ______________________
23. 건강하게 몸무게를 조절하는 방법에 대한 질문이 있는가? ______________________
    ____

➤ 그림 2.2. **여성 참가자를 위한 의료 기록.** 여성 선수들에게는 생리 기록, 식습관, 요도 장애, 피임약이나 호르몬제 복용에 관한 추가 질문을 해야 한다.

의심되므로, 심전도 검사(ECG)가 필요하다.

혈압을 잴 때 팔 굵기에 알맞은 커프를 사용하는 것이 중요하다. 공기를 넣는 커프는 팔 중간을 에워싸고 팔 길이의 2/3를 덮어야 한다. 굵은 팔에는 넓은 커프(15cm)를 사용하고, 팔 둘레가 41cm를 넘으면 허벅지 커프(18cm 넓이)를 사용한다. 아주 가는 팔에는 소아과용 커프를 사용해도 된다. 혈압을 정확히 재기 위해서는 **실전 전략 2.1**에 열거한 지침을 따라야 한다. 이상 맥박이나 고혈압이 있는 사람은 15~20분 간격으로 여러번 재검사해야 한다. 높게 나온 결과가 정확한 것인지 아니면, 흥분("흰 가운 증후군") 때문인지 결정하기 위해 측정 사이에 선수를 누워 있게 한다. 3번 연속적으로 재서 모두 높게 나오면, 그 선수는 고혈압으로 판정받는다. 표 2.2는 어린이, 청소년, 성인에 있어서 나이에 따른 고혈압 기준을 보여준다.

➤➤ 글상자 2.2

정상 생체징후 통계치

- 맥박

남성	60~100 bpm
여성	60~100 bpm (임신 중에는 10~15 bpm 증가)
어린이	120~140 bpm
최상의 운동 선수	최저 50 bpm

- 혈압

성인	120/80 mg Hg
어린이(10세)	105/70 mm Hg

심각한 고혈압이 있는 선수(3~4단계)는 의사 진찰을 받아야 하고, 증상이 생활 습관의 변화나 약물로 조정될 때까지 고도의 정적인 스포츠 참가는 피해야 한다(8). 심장 질병이 없는 경미한 고혈압일 경우, 스포츠에 참가하는 것이 금지되지는 않지만, 개인별로 증상을 주지하고 평가해야 한다. 일단 트레이닝 프로그램을 시작하면, 고혈압 선수는 운동의 영향을 모니터하기 위해 2개월에서 4개월에 한 번씩 아니면, 더 자주 혈압을 체크해야 한다.

체온은 체온기를 혀밑, 귀속, 아니면 겨드랑이 사이에 넣어 측정한다. 평균 구강 체온은 37℃이지만, 많은 변동이 있을 수 있다. 이른 아침에는, 35.8℃로 떨어지고, 늦은 오후나 밤에는 37.3℃로 높아진다. 직장 체온도 다양하게 변하기는 하지만, 구강 체온보다 평균 0.4~0.5℃ 더 높다. 반대로, 겨드랑이 체온은 약 1도 정도 구강 체온보다 낮지만, 측정시간이 5~10분이나 걸려서 일반적으로 다른 측정법보다 정확성이 상당히 떨어진다(9).

수은이나 전자 체온계는 구강 체온을 잴 때 사용된다. 수은 체온계를 사용할 때는 체온계를 흔들어 35℃ 아래로 떨어뜨린 다음, 혀밑에 넣고 입술을 다물게 한 뒤, 3~5분 정도 기다리게 한다(9). 전자 체온계를 사용할 때는 체온계에 일회용 커버를 조심스럽게 씌운 후, 혀밑에 넣는다. 입술을 다물게 한 후 10초도 안되어 나타나는 디지털 숫자를 읽는다. 어떤 전자 체온계는 체온 최대치를 읽었을 때, 경고음을 내기도 한다.

실전 전략 2.1

혈압 측정

일반 지침

- 측정 한 시간 전 카페인 금지, 측정 30분 전 흡연 금지한다.
- 조용하고 따뜻한 곳에서 측정한다.
- 피측정자는 혈압 측정 전 심장을 안정시키기 위해 등받이와 팔걸이가 있는 의자에 5분간 조용히 앉는다.
- 혈압기의 공기 주머니는 팔 길이의 2/3를 덮어야 함. 그렇지 않으면, 상완 동맥에 커프를 두름. 커프가 너무 짧으면, 측정 결과가 잘못될 수 있다.
- 혈압계: 아네로이드 혈압계는 6개월 마다 수은 혈압계의 눈금과 맞추어야 한다.

기술(측정방법)

- 공기 주머니에 빠르게 공기를 넣어 200mm Hg가 되도록 한다.
- 팔꿈치 밑에 있는 상완 동맥 위에 청진기를 갖다 댄다.
- 1초에 3 mm Hg만큼씩 공기를 빼면서 처음 맥박(수축기 혈압)을 듣는다.
- 압력이 낮아질수록 소리는 더 크고 분명하게 들리지만, 혈액이 더 이상 수축되지 않을 때는 소리가 사라진다.
- 소리가 사라지는 순간의 혈압이 확장기 혈압이.
- 소리가 약하면 팔을 들도록 하고, 5~10번 정도 손을 쥐락펴락하게 하고 나서, 다시 공기를 주입한다.
- 혈압과 환자 위치, 팔, 커프 사이즈를 기록한다.

측정 횟수

- 시간의 간격을 두고 적어도 두 번 측정한다. 5 mm Hg 이상 차이나면 연속 측정치가 비슷할 때까지 재측정한다.
- 처음 수치가 높으면, 적어도 1주일의 간격을 두고 두 번 측정한다.
- 처음에 양팔의 혈압을 모두 잰다. 혈압치가 다르면, 높은 혈압치를 택한다.
- 팔 혈압이 높으면 다리 혈압을 잰다(특히, 30세 이하 선수들).

표 2.2 혈압 분류*

나이와 단계	정상[†]	경미한 1단계	중간 2단계[†]	심각한 3단계
6-9 세[†]				
수축기	111-121	없음	122-129	>129
이완기	70-77		70-85	>85
10-12 세[†]				
수축기	117-125	없음	126-133	>133
이완기	75-81		82-89	>89
13-15 세[†]				
수축기	124-135	없음	136-143	>143
이완기	77-85		86-91	>91
16-18 세[†]				
수축기	127-141	없음	142-149	>149
이완기	80-91		92-97	>97
>18 세[‡]				
수축기	<130	140-159	160-179	>180
이완기	<85	90-99	100-109	>110

*고혈압 약을 복용하지 않고, 격통을 겪지 않은 사람에게 적용한다. 수축기와 이완기 혈압이 다른 범주에 속하면 더 위험군의 혈압을 택한다. 혈압 수치는 처음 측정 후에 2~3 차례 더 측정하여 평균치로 한다. 18세 이상 성인의 적정 혈압은 120/80 mm Hg이고, 고혈압 직전 혈압은 130-139/85-89 mm Hg이다(고혈압 진단, 평가, 치료에 관한 연합 국립 위원회의 6번째 보고서).

[†] 1987년 어린이 고혈압 통제를 위한 두 번째 특별 조사단

[‡] 1997년 고혈압 진단, 평가, 치료에 관한 연합 국립 위원회의 6번째 보고서에서 허가 발췌

적외선 고막 체온계(ITT)는 적외선을 고막에 방출해서 체온을 측정하는데, 빠르고, 효과적이며 몸속으로 삽입하지 않는 체온 측정 방법이다. 이 방법을 사용할 때는 외이도에 귀지가 없어야 한다. 적외선을 고막에 쏠 수 있도록 체온계를 외이도에 넣고(그렇지 않으면 올바르게 측정하지 못한다), 2~3초면 디지털 숫자가 뜬다. 이 방법으로 신체 중심의 체온을 잴 수 있는데, 이 체온은 구강 정상 체온보다 약 0.8℃(1.4°F) 더 높다.

일반 의료 문제 (General Medical Problems)

일반 전신상의 문제는 경기 전 검사에서 일찍 조사되어야 한다. 그래야 붉은 표시가 된 사항에 대해 후속 평가를 할 수가 있다. 지난 외과 수술이나 입원에 대한 정보를 알면, 이전의 부상 사실과 만성 질병에 대한 사실을 알 수가 있다. 이전에 부상을 당했다면, 적절한 치료를 위해 충분한 시간을 들였는지, 경기 참가 확정 전에 재활치료를 해야 하는지 결정하는 것이 필요하다. 만성 질병으로 인해 계속 진찰을 받거나 입원을 한다면, 천식, 당뇨, 영양과다성 심근증, 빈혈이나 발작 같은 만성 징후들을 잘 조절하지 못하고 있다는 것을 보여준다. 이러한 병에 대한 일반적인 질문들을 던짐으로써 만성 질병의 존재, 심각성, 발병 횟수, 조절 상황들을 알아낼 수 있다. 이러한 정보는 시즌 내내 적절히 관리될 수 있어야 하므로 반드시 필요하다.

항히스타민제 같은 비처방전 약에 관한 질문도 행해져야 한다. 왜냐하면 이들 약품들로 인해 선수들이 집중력 저하를 겪거나, 자주 졸고, 열병에 걸릴 지도 모르기 때문이다. 피임약이나 불법 약품(단백 동화 스테로이드제, 암페타민제, 코카인)을 복용하면 고혈압이 생길 수도 있다. 게다가 음주, 흡연, 카페인/근육 강화제/불법 약물 복용은 직접 질문을 통해 밝혀져야 한다. 일반 의료 상태에 관한 질문은 다음과 같다.

1. 최근에 건강 문제로 의사를 찾아간 적이 있는가?
2. 병을 진단받거나 병(당뇨, 간질, 빈혈, 혈구성 빈혈, 단구 증가증, 간염)으로 인해 하룻밤 입원한 적이 있는가?
3. 진행성 질병(근위축증, 다발성 경화증, 결핵)을 진단받은 적이 있는가?
4. 만성 질병으로 인해 입원한 적이 있는가?

5. 암 진단을 받은 적이 있는가?
6. 처방약을 복용하고 있거나 약에 대한 부작용이 있는가?
7. 수술을 받은 적이 있는가?
8. 과다 출혈 경향이 있는가?
9. 신체 기관 중 한쪽의 기능(눈, 신장, 폐, 고환)을 잃었는가?

만성병이 있다고 해서 운동을 금지하지는 않지만, 병 상태를 잘 조절해야 한다. 선수의 신체 상태에 위협이 되지 않는 운동을 선택해야 한다. 심각한 알레르기 증상(인후 부종, 과민증에 의한 호흡기 협착)을 보인 선수가 있으면, 선수 트레이너는 그 선수가 알레르기 반응에 대해 즉시 치료받을 수 있도록 적절한 조치를 취해놓아야 한다. 평가자는 또한 급성 감염, 악성 종양, 다발성 경화증 같은 진행성 질병 문제에 대해서 관심을 기울여야 한다.

급성 질병(위염, 독감, 열병, 설사, 감기 등)에 걸린 선수는 통상적으로 다른 선수들에게 퍼지지 않도록 일시적으로 훈련에 참가하지 못하게 한다. 이런 증상의 대부분은 탈수 현상을 증가시켜 일사병의 위험을 높인다.

심혈관 검사 (Cardiovascular Examination)

심혈관 검사는 심장 **청진**에 방해가 없도록 조용한 곳에서 이뤄져야 한다. 의사는 선수들이 돌연사의 위험이 없는지 알기 위해 심장 이상을 체크해야 한다. 운동 중 돌연사의 90% 이상이 30세 이하 선수의 심혈관계와 관련이 있다. 비대성 심근증이 주원인이다. 심혈관계를 평가하는 질문들은 의식 상실, **졸도**, 어지럼증, 호흡 곤란, 급한 심장 박동, 운동 중이나 후의 가슴 통증, 가족 중 50세 이하에 돌연사한 사람에 대한 사항에 초점이 맞춰진다. 이러한 사항들로 인해 QT 간격 연장 증후군이나 말판 증후군, 승모판 탈출증 같은 심장 이상 상태를 알아낼 수 있다(1,10). 키가 크고, 팔이 길고, 긴 손가락/발가락을 가졌고, 누두 흉벽 이상, 높은 아치형 구개를 가진 사람은 **말판 증후군**일 가능성이 크다(11). 경기 참가자에게 던져질 질문은 다음과 같다.

1. 운동 중이나 후에 가슴, 목, 턱이나 팔에 통증이나 불편함을 겪은 적이 있는가?
2. 운동 중이나 후에 어지럽거나 기절한 적이 있는가?
3. 평상 시나 경미한 운동 시, 호흡 곤란을 겪은 적이 있는가?
4. 운동할 때 다른 사람보다 더 빨리 피로를 느끼는가?
5. 류머티즘 열병이나, 고/저혈압, 당뇨를 겪은 적이 있는가?
6. 빠른 심장 박동을 느낀 적이 있는가?
7. 심장 잡음이나 비정상적인 박동, 다른 심장병이 있다고 들은 적이 있는가?
8. 발목이 항상 붓는가?
9. 가족 중 심장 문제를 가지거나 심장 마비를 겪었거나, 50세 이전에 돌연사한 사람이 있는가?
10. 다음의 증상을 가진 친척이 있는가?
    비대성 심근증, 확장성 심근증, 말판 증후군, QT 간격 연장 증후군, 심각한 부정맥

위 질문에 그렇다는 대답이 하나라도 있다면, 심장전문의를 찾아가 비대성 심근증, 전도 이상증, **심박 이상**, 판막 문제, 관상 동맥 결함 같은 증상에 대해 진단 받아야 한다(**글상자** 2.3). 누운 상태와 일어선 상태에서 심장 청진을 하면,

> ➤➤ 글상자 2.3
>
> **심층 검사를 요하는 심혈관 적신호**
>
> - 운동 중 가슴 통증
> - 평상시나 경미한 운동 중 피로나 호흡 곤란
> - 활동 중 어지럼증이나 실신
> - 누웠을 때 호흡 곤란
> - 발목 부종
> - 가슴이 두근거림이나 빈맥
> - 심장 잡음
> - 이상 맥박이나 부정맥
> - 조절되지 않는 고혈압
> - 비대성 심근증
> - 선천성 관상 동맥 이상
> - 말판 증후군이나 대동맥 협착
> - 승모판 탈출증
> - 전도 이상
> - 관상 동맥 경화
> - 빈혈
> - 비장 비대
> - 우심증(심장이 가슴 오른쪽에 위치)
> - 심장 문제가 있는 가족병력이나 가족 중 돌연사

좌심실 수축 시 혈액유출이 원활하지 못할 때 나타나는 심장 잡음을 잡아낼 수 있다. 기능적 잡음과 병리적 잡음을 구분하는 데 유발 조작을 하는 것이 도움이 된다. 정맥환류를 줄이려면, 선수에게 발살바법 즉, 앉았다 일어나기를 시킨다. 정맥환류를 늘리려면, 선수에게 여러 번 숨을 깊이 들이마시게 하고, 일어섰다 앉기를 시키고 손 쥐었다 펴기를 시킨다(1). 경기 참가 전에 심층 조사를 받아야 하는 심장 잡음은 다음과 같다.

- 수축기 잡음 6단계 중 3단계 이상
- 확장기 잡음
- 발살바법을 시행할 때 소리가 더 커지는 잡음

비대성 심근증은 젊은 선수들의 돌연사 원인 중 가장 흔한 질환이다. 그 다음 원인이 선천성 관상 동맥 이상, 말판 증후군에 관련된 대동맥 파열, 승모판 탈출증, 심장 전도 이상이다. 좀 더 나이든 선수에게는 거의 대부분 동맥 경화증이 돌연사의 원인이다. 이 같은 증상이 있으면 심전도 검사를 받을 때까지 격렬한 운동은 금지된다.

폐 검사 (Pulmonary Examination)

폐 검사는 심혈관 검사와 함께 실시될 지도 모른다. 의사는 깨끗한 숨소리를 청진하고, 횡격막의 대칭 움직임을 관찰한다. 기침 발작이나 호흡 곤란은 운동으로 인한 기관지 연축을 나타내는 증상일 지도 모른다. 쉽게 치료되지만, 이 병은 발견되지 않은 채 넘어가기도 한다. 게다가, 환경적 알레르기나 계절성 **비염**이 있는 성인의 40% 정도가 운동으로 인한 기관지 연축을 경험한다. 천식 환자의 80% 정도가 비슷한 경험을 한다. 증상들이 계속될 때는 선천성 심장 이상, 심근증이나 판막 이상을 의심해봐야 하며(5), 이비인후적 검사도 이뤄져야 한다. 청각 이상이 의심되면, 전문가에게 진료 의뢰를 해야 한다. 다음과 같은 질문이 던져진다.

1. 운동 중이나 후에 과도한 기침 발작을 경험한 적이 있는가?
2. 호흡 곤란을 겪거나 천식, 기관지염이나 알레르기에 걸렸던 적이 있는가?
3. 호흡이 급해지거나 운동 중이나 후에 이상한 숨소리를 들었던 적이 있는가?
4. 폐 허탈을 경험한 적이 있는가?

> ➤➤ 글상자 2.4
>
> **심층 검사를 요하는 폐 적신호**
>
> - 비정상적 기침
> - 평상 시나 경미한 운동시 호흡 곤란
> - 비정상적 숨소리(천명, 건성 수포음, 마찰음, 수포음)
> - 비정상적이거나 긴 날숨시간
> - 통제되지 않는 천식이나 운동 천식
> - 운동으로 인한 기관지 연축
> - 폐기능 부족
> - 기흉(흉막강 내에 기체나 공기가 축적하는 것)
> - 심각한 알레르기

어떤 이상(천명, 거품소리, 건성 수포음, 마찰음, 수포음, 들숨/날숨 이상 비율)이라도 발견되면, 적절한 폐기능 검사를 받아야 한다. 결핵, 통제되지 않는 천식, 운동 천식, 운동으로 인한 기관지 연축, 폐 허탈로 인한 폐기능 부족, 만성 기관지 천식 같은 병은 의사가 체크하고 선수와 상담해야 한다(**글상자 2.4**)(12).

근골격계 검사 (Musculoskeletal Examination)

근골격계 검사는 경기 참가자에게 중요하다. 이전의 골절, 좌상, 건염, 염좌, 탈구 때문에 관절염이 생길 수도 있다. 부상의 성질과 부상 시기, 부상 진단 의사, 치료와 재활 기간, 수술 필요 여부 등에 관한 질문이 행해진다. 특별 보호 장비 착용으로 인해, 그렇지 않았다면 모르고 지나쳤을 부상 여부에 대해 알 수 있다. 예를 들어, 발목 고정기를 착용하고 있다면, 만성 측면 발목 염좌인 것을 알 수 있다. 목받침을 사용하고 있으면, 이전에 목 부위의 신경학적 손상을 입었음을 알 수 있다. 이번 검사 단계에서는 다음과 같이 질문한다.

1. 관절에 염좌나 탈구를 경험한 적이 있는가?
2. 계속적으로 요통이 재발한 적이 있는가?
3. 근육이 끊어지거나 늘어난(좌상) 적이 있는가?
4. 골절상을 입은 적이 있는가?
5. 관절이나 다른 신체 부위가 계속 부은 적이 있는가?
6. 아침에 눈을 떴을 때, 근육이나 관절에 통증을 경험한 적이 있는가?
7. 관절이나 근육 통증으로 밤에 잠을 깬 적이 있는가?

실전 전략 2.2 근육골격계 검사

관찰:

- 자세 대칭: 견갑골 비대칭, 골반 틀어짐, 대퇴이두근과 장단지근 위축을 포함한 신체 부위의 비대칭이나 비정상적 부종 관찰
- 등과 척추: 척추측만증을 발견하고 대퇴이두근 유연성을 측정하기 위해 무릎을 편 채 앞으로 몸을 구부리게 한다.
- 하체: 수축 · 이완 시 사지 대칭성, 무릎 외반/내반, 요족/편평족, 과도한 엎침/뒤침발(pronated/supinated feet) 관찰
- 쪼그려 앉거나 오리걸음을 시켜서 엉덩이, 무릎, 발목의 동작 기능을 평가한다.
- 뒷꿈치로만 서면 뒷굽힘의 동작 범위와 강도를 측정할 수 있고, 발가락 끝으로만 서면, 바닥쪽 굽힘의 동작 범위와 강도를 측정할 수 있다.

저항 평가:

- 목굽힘, 폄, 측면굽힘, 회전
- 등세모근(trapezius)의 강도를 알기 위한 어깨 움츠림(shoulder shrug)
- 어깨 세모근의 강도를 알기 위한 보통 위치에서의 어깨 움츠림과 안쪽 돌림/가시위근(supraspinatus)의 강도를 알기 위한 30° 앞으로 구부린 위치에서의 어깨 움츠림과 안쪽 돌림
- 견상완 관절의 안쪽과 측면 회전
- 팔꿈치 굽힘과 폄
- 손목 굽힘과 폄(flexion and extension), 엎침과 뒤침(pronation and supination)
- 손가락 굽힘과 폄, 벌리기와 모으기(abduction and adduction)
- 엉덩이 굽힘과 폄, 펴기, 모으기, 안쪽/바깥쪽 회전
- 무릎 굽힘과 폄
- 발목 배굴과저굴, 내반과 외반

글상자 2.5

심층 검사를 요하는 근골격계 적신호

- 관절이나 척추의 만성적 불안정
- 완치되지 않은 골절상, 사지나 근육 부상
- 근육 약화
- 관절 염증이나 감염
- 비정상적인 고활동성이나 저활동성
- 성장이나 발육 이상
- 척추 분리증이나 척추 처짐증 증상
- 창 모양의 척추
- 척수 압박을 동반한 추간판 탈출증
- 반복 스트레스 장애

8. 운동 중이나 후에 통증을 겪은 적이 있는가?
9. 정기적으로 착용하는 특수 보호 장비가 있는가?

신체 검사는 기초 근골격계 검사와 관련이 있다(**실전 전략 2.2**). 붉은 표시가 되면, 특정 신체 부분에 대해 좀 더 종합적인 검사가 행해져야 한다(**글상자 2.5**). 또한, 앞 상완관절 불안정에 대한 종합 검사, 무릎/대퇴 기능을 평가하기 위한 무릎 관절 검사, 앞 십자인대(ACL) 연결성에 대한 라크만 검사(Lachman's test), 발목 안정성에 대한 앞뒤 굴절 검사도 행해지면 좋을 것이다(12).

운동 제한 여부를 결정할 때, 그 스포츠가 요구하는 사항과 개개인의 필요를 고려해야 한다. 예를 들어, 목이나 허리 부위가 불안정하거나 동작이 제한된 선수는 충돌이나 접촉이 많은 스포츠 활동은 금지된다. 만성적으로 대퇴이두근에 좌상을 입은 선수는 경기 참가 확정 전에 재활 프로그램을 행해야 한다.

신경학적 검사(Neurologic Examination)

신경학적 검사가 너무 복잡해서는 안된다. 질문에 대한 반응을 보면, 머리나 신경의 심각한 부상에 대한 위험성 여부를 확실히 알 수 있다. 과거 머리 부상, 의식 상실, 기억 상실 또는 실신에 대한 질문이 포함된다. 실신에 대한 기록에는 그 횟수와 치료, 처방약으로 조절되는지에 대한 자세한 정보가 필요하다. 상완총신경 부상(버너와 스팅거)이나 신경위축

표 2.3 뇌신경 평가

Ⅰ.	후각	친숙한 냄새 확인(초콜릿, 커피)
Ⅱ.	시각	시력 테스트, 스넬렌 차트(시력 혼탁이나 복시)
Ⅲ.	안구 운동	빛에 대한 반응 검사/위아래 보기
Ⅳ.	활차 신경	아래와 측면 보기
Ⅴ.	삼차 신경절	감각 차이를 알기 위해 얼굴을 만짐/이 악물기/턱 누르기
Ⅵ.	가돌림 신경	측면과 안쪽 보기
Ⅶ.	안면 신경	눈 꼭 감기/치아가 보이도록 미소짓기
Ⅷ.	속귀 신경	귀 옆에서 손가락 튕기는 소리 확인/한 발로 서서 균형잡기
Ⅸ.	혀 인두 신경	구역 반사/연하 능력
Ⅹ.	미주 신경	구역 반사/침을 삼키거나 "아" 소리내게 하기
Ⅺ.	더부 신경	어깨 움츠리기
Ⅻ.	혀밑 신경	혀 내밀기

표 2.4 심층 힘줄 반사 검사 (DEEP TENDON REFLEX TESTING)

반사	자극 부위	정상 반응	신경 부위
턱	하악골	입 다물기	뇌신경 V
상완이두근	상완이두건	상완이두근 수축	C5-C6
상완요골근	상완요골근건	팔꿈치 굴절/ 엎침	C5-C6
상완삼두근	세갈래근건	팔꿈치 폄	C7-C8
슬개골	네갈래근건	무릎 펴짐	L3-L4
내측 대퇴이두근	반막모양근건	무릎 굴절	L5-S1
측면 대퇴이두근	넙다리두갈래근건	무릎 굴절	S1-S2
뒤경골근	내측복사 뒤 뒤정강근건	발바닥 안쪽 굴절(내반 저굴)	L4-L5
아킬레스건	아킬레스건	발바닥 굴절(저굴)	S1-S2

병력에는 일과성 **감각이상**, 감각마비나 동작 이상 여부가 기록되어야 한다. 게다가, 경추 신경 위축과 경추 측만증, **창 모양 척추증**을 앓았던 사람은 신경외과의사의 진찰을 받을 필요가 있다. 경기 참가 여부 결정 전에 경추 방사선 사진을 포함한 신경학적 세부 검사가 이뤄져야 한다. 질문은 다음과 같다:

1. 머리나 목 부상을 입은 적이 있는가?
2. 기절해 본 적이 있는가?
3. 두통이 자주 재발하는가?
4. 발작을 일으키거나 간질 진단을 받은 적이 있는가?
5. 전기에 감전된 느낌/증상을 느껴본 적이 있는가? 또는 운동 중에 사지 마비를 느끼거나 잠들어 본 적이 있는가?
6. 설명할 수 없는 근육 약화를 경험해 본 적이 있는가?

평가는 빛에 대한 반응과 동공 검사, 뇌신경 평가(**표 2.3**), 간단한 사지 운동감각 검사(**실전 전략 2.2**), 심층 건 반사 검사(**표 2.4**)를 포함해야 한다. 뇌진탕의 재발성, 두통, 신경 마비 같은 문제가 발견되면, 경기 참가 확정 전에 전문가의 진찰을 받아야 한다(**글상자 2.6**).

발작 증세가 발견되면, 평가자는 처음 시작, 횟수, 발작 기간, 약복용, 선수가 자신의 증상을 알고 있는지, 발작의 부작용과 소인성 요인에 대해 기록해야 한다(12). 간질 환자는 암벽 등반, 축구, 스키, 스쿠버 다이빙, 낙하산 강하처럼 머리 외상이나 넘어질 위험이 있는 운동은 금지한다.

눈 검사(Eye Examination)

시력은 보통 스넬렌 차트(Snellen chart)를 사용하여 측정된다(**그림 2.3**). 정상 크기의 글자들을 확실히 볼 수 있는

➤➤ 글상자 2.6

심층 검사를 요하는 신경학적 적신호

- 뇌진탕 1회 이상
- 경추 불안정
- 기능적 경추 협착
- 빈번한 두통 재발
- 발작
- 기억 상실이나 이명
- 머리 부상
- 열상, 독침(전기에 감전된 것 같은 느낌/증상)
- 척수 쇼크나 일과성 사지마비
- 신경 마비

지를 검사한다. **정시안**(20/20)은 시력 검사 차트의 20피트 줄에 있는 글자를 읽을 수 있는 것을 말한다. 이는 빛이 망막에 정확하게 맺히는 것을 뜻한다. **근시**는 빛이 망막 앞에 맺혀서 가까운 물체만을 구분할 수 있다. **원시**는 빛이 망막 위에 맺힐 때 생긴다. 시력은 한쪽 눈과 양쪽 눈 모두 잰다. 안경이나 렌즈 착용자는 착용 후 시력을 측정한다.

하지만 스포츠 활동을 위해서는 주변시야와 거리 지각까지도 측정해야 한다. 평가자는 무의식적인 눈 순환 움직임(**눈떨림**)이 있는지도 체크해야 한다. 정상적인 현상일 지도 모르지만, 특히 그 선수가 접촉성이나 충돌성 스포츠에 참가해서 시즌 동안 머리 외상을 경험할 경우, 선수 의료 파일에는 기록되어야 한다. 동공 크기도 기록된다. 보통 동공은 크기와 모양이 일정하다. 하지만, 어떤 사람의 동공 크기는 선천적으로 약간 다를 수 있다(**동공부등**). 다시 한번 더 말하자면, 나중에 머리 부상을 당할 경우를 대비해서 이 같은 정보들이 기록되어야 한다. 시력 검사와 관련된 질문들은 다음과 같다:

1. 시력이 흐려지거나 복시를 경험한 적이 있는가?
2. 눈이나 눈 주위에 부상을 당한 적이 있는가?
3. 정기적으로 안경, 콘택트 렌즈나 눈 보안기를 착용하는가? 어떤 종류인가?
4. 시력 손상이나 한쪽 눈 손상을 입었는가?
5. 색맹인가?
6. 주변시야가 좋은가?

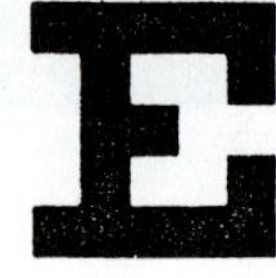

➤ 그림 2.3. **스넬렌 시력 차트(Snellen eye chart).** 시력은 널리 쓰이는 스넬렌 차트에 의해 측정된다.

위 질문에 대해 그렇다는 대답을 한 경우나, 교정 시력이 20/50(50피트 거리에서 일반인들이 읽을 수 있는 글자를 20피트 거리에서나 읽을 수 있는 선수)보다 나쁜 경우, 한쪽 눈이 없는 경우에는 안과 전문의의 진찰을 받아야 한다(**글상자 2.7**). 한쪽 눈만의 시력이나 양쪽 눈 모두 제한된 시력을 가진 선수들은 관련 위험성을 숙지하고, 거리지각 상실로 인한 위험성과 좋은 시력을 가진 나머지 한쪽 눈의 부상 가능성을 이해했을 때에만 신체 활동에 참여해야 한다. 이들은

➤➤ 글상자 2.7

심층 검사를 요하는 눈 적신호

- 20/50 이상의 교정 시력
- 한쪽 눈 실명
- 심각하게 좋지 않은 주변시야
- 심각한 근시
- 망막 박리나 망막 열공

눈이 보호될 수 없는 활동(권투, 레슬링, 무술)에는 참가해서는 안된다. 관련 위험성과 위험성의 선수 부담을 내용으로 하는 눈 부상 관련 동의서를 선수에게 받아야 한다(6,12).

안경을 낀다면, 경기 도중 깨져도 선수를 보호할 수 있도록, 렌즈는 플라스틱, 폴리 탄산 에스테르나 열처리가 된 유리로 만들어진 것이어야 한다. 가능하면, 소프트 콘택트 렌즈를 착용한다. 하드 렌즈는 잘 빠지고, 염증을 더 자주 일으키고, 깨지기 쉽다. 근시인 사람들은 망막 박리 가능성이 커지는 망막 퇴행이 올 경향이 크기 때문에 근시는 기록되어야 한다. 망막 박리인 사람들은 접촉성 스포츠에서 제외될 수도 있다. 망막 열공 치료를 받은 사람들은 안과 전문의에게서 진찰을 받고, 허가를 얻은 후에만 격렬한 스포츠에 참가할 수 있다.

치과검사(Dental Examination)

치아 검사는 보통 치과의사에 의해 행해진다. 치아 개수와 마지막 치과 진료에 대해 아는 것이 중요하다. 경기 참가 중에 치아가 부러질 경우, 책임 소재를 분명히 해야 하기 때문에 이 문제는 중요하다. 가능한 질문은 다음과 같다.

1. 마지막 치과 진료는 언제였는가?
2. 치아나 잇몸에 문제가 있었는가?
3. 양치질이나 치실 사용 후, 잇몸 출혈을 경험한 적이 있는가?
4. 이가 빠지거나 부러진 적이 있는가?
5. 틀니나 치관, 교정기, 의치를 한 적이 있는가?
6. 마우스 가드(guard)를 착용하는가?
7. 담배를 피우거나 씹는가?
8. 턱이나 안면 부상을 입은 적이 있는가?

검사 도중 치과의사는 잇몸 상태를 평가하고 충치 여부를 가린다. 치아 교정 장치의 상태가 좋은지도 확인해야 한다. 딱 맞는 마우스가드를 사용하고 마우스가드를 보정할 때 일어나는 안전상/법적 문제도 중요하다. 심층 검사를 요하는 치과적 적신호는 **글상자** 2.8에 열거되어 있다.

위장 검사 (Gastrointestinal Examination)

이 검사는 소화 기관, 식습관과 영양에 대해 평가한다. 위장에 대한 일반적인 질문은 가슴쓰림, 소화불량, 설사나 변비에 대한 것들이다. 질문은 다음과 같다.

1. 규칙적인 식사와 균형 잡힌 식사를 하는가?
2. 끼니를 거르는가?
3. 주로 먹는 식품군이 있는가?
4. 너무 말랐는지, 너무 뚱뚱한지, 적당한지 자신이 어떻다고 생각하는가?
5. 체중 조절을 해본 적이 있는가? 어떤 방법이었는가?
6. 심한 속쓰림이나 소화불량을 겪은 적이 있는가?
7. 위궤양으로 피를 토해본 적이 있는가?
8. 변비나 설사를 경험한 적이 있는가?
9. 단핵구증이나 간염에 걸린 적이 있는가?

위 질문에 대해 그렇다고 대답한다면 심층 검사가 필요하다(**글상자** 2.9). 검사 도중 선수는 아래 갈비뼈가 앞위 엉덩뼈가시(ASIS)에 노출되도록 선수는 누운 자세를 취해야 한다. 평가자는 압통, 덩어리나 **비대 장기**를 손으로 만져서 알아내고, 특히 접촉성 운동을 하는 선수들을 위해 간이나 비장에 염증(간염이나 간 비대증)이 없는지를 확인한다.

➤➤ 글상자 2.8

심층 검사를 요하는 치과적 적신호

- 잇몸 출혈
- 입 속 환부
- 흔들리는 치아나 전위 치아
- 헐거운 치관이나 의치
- 상태가 좋지 않은 치아 교정 장치

➤➤ 글상자 2.9

심층 검사를 요하는 위장 적신호

- 장기 비대(간이나 비장 비대증)
- 간염이나 전염 단핵구증 병력
- 설사나 변비가 반복되는 병력
- 위염이나 속쓰림(위궤양) 병력
- 격렬한 압통(충수, 간이나 비장에 대해)
- 거식증이나 폭식증에 대한 의심

체중 조절이 특별히 중요한 스포츠(체조, 발레, 조정, 권투, 레슬링)에 대해서는 선수의 영양 상태를 조사해서 거식증, 폭식증이나 식이장애를 알아볼 필요가 있다. 이런 조사는 선수들에게 최소한 3일간 자신이 섭취한 음식을 기록하게 하고 이 기록을 영양학자가 분석하게 함으로써 행해진다.

비뇨생식계 검사 (Genitourinary Examination)

이 영역에서는 선수의 성별에 따라 정보가 다양하다. 여성의 경우, 생리 기록에 대한 정보가 수집되어야 한다. **희발월경**(생리 간격이 35일~150일인 긴 생리 주기)과 **무월경**에 관련된 사항은 심층 평가와 골감소증/피로골절/잠재적 **골다공증** 위험성 증가에 대한 상담을 필요로 한다. 심층 진단을 요할 지도 모르는 부인과적 증상은 **생리통**, 아랫배 통증, 이상 질분비물, 배뇨시 통증, 피임약 복용이다. 경구 피임약은 질의 pH지수를 변화시켜 골반 염증(PID)과 고혈압의 위험성을 높일 지도 모른다. 피임약 복용에 관한 토론은 안전한 성생활 습관, 성병, 임신에 대한 토론을 촉진시킬 지도 모른다. 이 검사에서 흔히 던져지는 질문은 다음과 같다:

1. 신장이나 비뇨생식기에 문제가 있었는가?
2. 신장염이나 방광염에 걸린 적이 있는가?
3. 배뇨시 통증이 있는가?
4. 성병에 걸린 적이 있는가? 있다면, 언제이고, 어떤 약을 처방받았는가?
5. 생식기관의 피부병변이나 질/음경 분비물을 발견한 적이 있는가?
6. 소변에 당, 알부민, 피가 섞여 나온 적이 있는가?
7. 여성: 임신한 적이 있거나 임신 중인가? 초경은 몇 살 때 시작되었는가? 지난 6개월 동안 생리한 횟수는? 마지막 월경은 언제였는가? 평균 생리주기는? 생리 주기는 일정한가 아니면 불규칙적인가? 이상 과다 출혈(**월경과다**), 소량 출혈, 간헐 출혈을 겪은 적이 있는가?
8. 남성: 한쪽 고환을 잃었거나 정류 고환을 가지고 있는가? 물음낭종이나 덩굴정맥류처럼 고환 통증이나 고환 이상을 앓았던 적이 있는가?

평가자는 신장을 눌러서 늑골척추각 압통이 느껴지는지를 체크해야 한다. 일반적으로, 한쪽 신장만을 가진 선수에게는 특히 남아있는 신장의 위치가 이상하거나 신장에 질병이 있는 경우, 몸싸움이 많은 스포츠 참가에 관련된 위험성을 경고해야만 한다(5). 남성은 헤르니아, 고환꼬임, 무고환, 정류고환, 고환위축을 알아보기 위해서 생식기 검사를 받는다. 경기 전 검사에서 반드시 할 필요는 없지만, 당뇨나 신장 질환이 의심되면 소변검사를 실시해야 한다. **단백뇨**(소변 속 단백질), **혈뇨**(소변 속 피), **혈색소뇨증**(소변 속 헤모글로빈) 같은 증상들은 비뇨생식계에 문제가 있다는 것을 알려준다. 이들 증상들로 인해 운동참가를 금지당하지는 않지만, 평가되어야할 사항이다. 선수와 선수 트레이너는 이들 증상들로 인한 잠재적 위험성에 대해 숙지하고 있어야 한다. 심층 검사를 요하는 비뇨생식계 적신호는 **글상자 2.10**을 참조하면 된다.

> ➤➤ 글상자 2.10
>
> **심층 검사를 요하는 비뇨생식계 적신호**
> - 한쪽 신장만 남았거나 병에 걸린 신장
> - 무고환이나 정류고환
> - 헤르니아(대퇴부나 서혜부)
> - 배뇨시 통증
> - 운동 무월경이나 임신 가능성
> - 자궁내막증과 골반염증
> - 성병 가능성
> - 혈뇨
> - 단백뇨
> - 혈색소뇨증
> - 콩팥처짐증

피부 검사 (Dermatologic Examination)

피부 검사로 단순헤르페스(입가의 발진), 전염물렁종, 두부백선, 종기, 농가진, 옴, 제2기 매독 같은 전염성 병변을 알아낼 수 있다. 이런 병들로 운동 참가를 금지당할 수 있다. 다른 선수들에게 전염될 지도 모르는 피부 감염은 확인되고 치료되어야 한다. 반대로, 사마귀, 진균감염, 접촉피부염, 건선, 지루, 모반 같은 기타 병변은 심층 조사를 요하지만, 반드시 운동 참가를 금지해야 하는 병은 아니다. 여드름 치료약을 복용하면, 빛 민감성이나 장기독성이 생길 수 있다. 시즌 시작 전에 조기 치료를 받으면, 이런 증상들은 완화될 수 있다. 가능

> ➤➤ 글상자 2.11
>
> **심층 검사를 요하는 피부 적신호**
>
> - 헤르페스 (단순/검상포진)
> - 농가진
> - 전염물렁종
> - 두부백선
> - 종기
> - 제 2기 매독
> - 심각한 여드름
> - 피부염 (접촉성/의복)
> - 사마귀
> - 진균감염
> - 건선

한 질문은 다음과 같다.

1. 여드름으로 고생한 적이 있는가?
2. 피부 발진, 가려움증, 옷/장비/신발로 가려진 부분의 낙설을 경험한 적이 있는가?
3. 일년 동안 크기와 색깔이 변한 사마귀나 점이 있는가?

전염병이나 성병과 관련된 피부 병변은 즉각적인 전문 치료와 상담을 요한다. 심층 검사를 요하는 피부 적신호는 **글상자 2.11**에서 볼 수 있다. 27장에서 피부 상태에 대한 더 자세한 세부사항과 사진을 알아본다.

열 장애 검사(Examination for Heat Disorders)

고온/다습한 상황에서 행해지는 활동일 경우, 경련, 실신, 피로, 열사병에 대한 질문이 포함되어야 한다. 특정약을 복용하고 있으면, 열배출 장애(항히스타민제)를 겪을 수 있고, 열병에 걸릴 수 있다(제 18장). 열 장애와 관련된 구체적인 질문은 다음을 포함한다.

1. 열병이나 열경련으로 고생한 적이 있는가?
2. 고온/다습한 환경에서 이뤄지는 활동에 참가한 적이 있는가?
3. 더위로 인해 기절하거나 어지러웠던 적이 있는가?
4. 심장문제, 조절되지 않는 당뇨, 고혈압 또는 나쁜 식습관을 가지고 있는가?
5. 이뇨제, 항히스타민제, 베타차단제 같은 약을 복용하고 있는가?
6. 하루에 술이나 카페인 음료(콜라, 커피, 홍차)를 두 잔 넘게 마시는가?

> ➤➤ 글상자 2.12
>
> **심층 조사를 요하는 열 관련 적신호**
>
> - 심장질환
> - 조절되지 않는 당뇨
> - 고혈압
> - 약물 복용 (암페타민, 코카인, 환각제, 설사약, 마약 등)
> - 처방약 (항콜린제, 이뇨제, 항히스타민제, 베타차단제 등)
> - 더울 때 일어나는 심한 근육 경련
> - 열피로
> - 열사병

체액/대사물질 부족과 함께 항히스타민제 복용이나 과도한 카페인 섭취는 열 장애 위험성을 높일 수 있다. 게다가, 열 관련 장애 고위험군에는 부적응 선수나 컨디션이 좋지 않은 선수, 어린이, 과체중 선수, 과도하게 근육이 많은 사람이 포함된다. 열 관련 장애나 만성 질병 병력이 있는 선수의 상태는 더 철저히 조사되어야 한다(**글상자 2.12**).

임상병리 검사(Laboratory Tests)

미 소아과 학회에서는 임상병리 검사를 경기 전 검사에 포함시키지 않는다. 검사 시, 가장 흔히 사용되는 선별 검사는 소변 스틱 분석으로, 단백질, 포도당, 혈액이 소변에 섞여 나오지는 않는 지 분석한다. 하지만, 소변 검사는 어린이의 신장질환을 발견하는 데에는 효과적이지 않다(5). 신장질환은 드물다는 점과 비용 때문에 경기 전 검사에서는 실시되지 않는다.

비슷하게, 헤모글로빈, 적혈구용적률, 전 혈구산정법, 혈액 성분 같은 혈액 검사도 그 효과가 입증되지 않았다. 하지만, 몇몇 주에서는 경기 전 검사의 한 요소로 특정 실험실 검사를 요구하고 있다. 특정 문제가 의심되면, 그 후에 구체적인 실험실 검사가 행해진다. 예를 들어, 심장에 문제가 있으면, 심전도 검사가 필요할 것이다. 이런 검사들은 양성 반응이 의심되는 선수들에게만 행해져야 한다. 게다가, 약물 검사는 특정 운동 경기와 특정 수준 이상의 선수들에 대해서만 실시되어야 한다.

A 신체 검사는 전반적인 신체 상태와 심혈관/폐/근골격계/신경계/위장/비뇨생식계/피부 상태에 초점을 맞춘다. 덧붙여, 눈과 치아 검사도 행해져야 하고, 열 관련 질병 위험성도 확인되어야 한다.

체력 프로필 (PHYSICAL FITNESS PROFILE)

Q 신체 검사가 이뤄진 후, 선수의 체력을 검사하는 일의 이점은 무엇인가?

선수가 운동 경기에 필요한 적성, 기술과 능력을 가지고 있는지 판단하기 위해 신체 활동 전에 선수의 신체 적합 상태를 평가하는 것이 중요하다. 검사 결과 나온 자료들로 인해 경기 능력을 방해하고, 부상 위험을 높이는 약점을 알 수 있고, 부상을 당했을 경우를 대비한 자료의 기초를 세울 수 있다. 체력 프로필은 신체구성, 성숙/성장, 유연성/힘의 세기/속도, 민첩성/균형/반응시간, 심혈관 지구력 등을 평가할 수 있다. 특정 스포츠에 관련된 검사가 행해져야 더욱 효과적이다. 검사는 실시, 측정, 재측정이 쉬워야 하고, 검사 비용도 저렴해야 한다. 검사는 규격화되고, 통제되어야 하며, 능력 향상 정도를 평가하기 위해 시즌 중에도 반복 실시되어야 한다. 선수들이 검사 결과의 중요성을 이해할 수 있도록, 검사 결과를 진지하게 설명해 주어야 한다(12).

신체 구성과 인체계측 (Body Composition and Anthropometry)

신체 구성은 개인의 근육, 지방과 뼈질량에 대한 자세한 정보를 제공한다. 전체 몸무게에서 지방 조직이 차지하는 부분을 지방률이라고 부른다. 체지방이나 마른 조직, 즉 근육, 건, 뼈, 결합 조직 등으로 구성된 몸무게를 체지방 체중이라고 부른다. 신체 구성 측정은 한 선수가 얼마나 많은 몸무게를 안전하게 더하거나 빼도 되는 지를 결정할 때, 더 믿을 만한 기준을 제공할 수 있다. 인체계측은 개인의 신체 유형(중배엽성, 내배엽성, 외배엽성)을 결정해서 원하는 스포츠에 대한 적합성이나 포지션을 판단하는 데에 사용된다. 정수력학적 무게와 피부두께 측정은 신체 지방 측정을 하는 데 이용되기도 한다. 둘 중에서 정수력학적 무게가 더 정확하지만, 피부두께 측정이 더 쉽고, 더 빠르고 믿을 만하다.

피부두께 측정을 행할 때, 7~9군데의 피부두께 부분이 보통 이용되지만(**실전 전략** 2.3), 많은 전문가들은 세 군데(여

실전 전략 2.3 피부두께 측정 부위의 기준과 절차

기준	절차
복부	수직 두께/배꼽 오른쪽 2cm
상완삼두근	수직 두께/상완의 뒤중간선에 위치, 몸쪽으로 팔을 자유로이 접을 때 팔꿈치 머리와 봉우리 사이
상완이두근	수직 두께/두갈래근의 힘살 위 팔 앞쪽에 위치, 1cm
가슴근	대각선 두께/앞겨드랑이와 유두 사이 거리의 1/2(남성), 앞겨드랑이와 유두 사이 거리의 1/3(여성)에 위치
안쪽 장딴지	수직 두께/안쪽 중간선의 장단지 최대 둘레
겨드랑 중간	수직 두께/검상 겨드랑 중간선(대신 겨드랑 중간선의 검상/복장뼈 경계로 접히는 수평 두께를 잴 수도 있음)
견갑골하	대각선 두께(45°)/어깨뼈 하각 아래 1~2cm
장골위쪽	대각선 두께/장골릉 바로 위의 앞겨드랑이선에 접히는 장골능의 자연스러운 각
대퇴	수직 두께/고관절과 슬관절 사이에서 대퇴중앙의 전면 부위

일반적인 지침

- 신체의 오른쪽에 대해 행해짐
- 엄지와 집게 손가락으로부터 1cm 떨어진 곳에 측경 양각기를 대고, 피부 두께에 수직으로 잰다.
- 측경 양각기의 눈금을 읽을 동안 피부를 집고 있는다
- 눈금을 읽기 전에 1~2초 기다린다
- 같은 부위를 두 번 재고, 그 차이가 1~2mm 내가 아니면 다시 잰다
- 측정 부위를 돌면서 재거나 피부가 원래 재질과 두께로 돌아올 때까지 기다렸다가 재측정한다

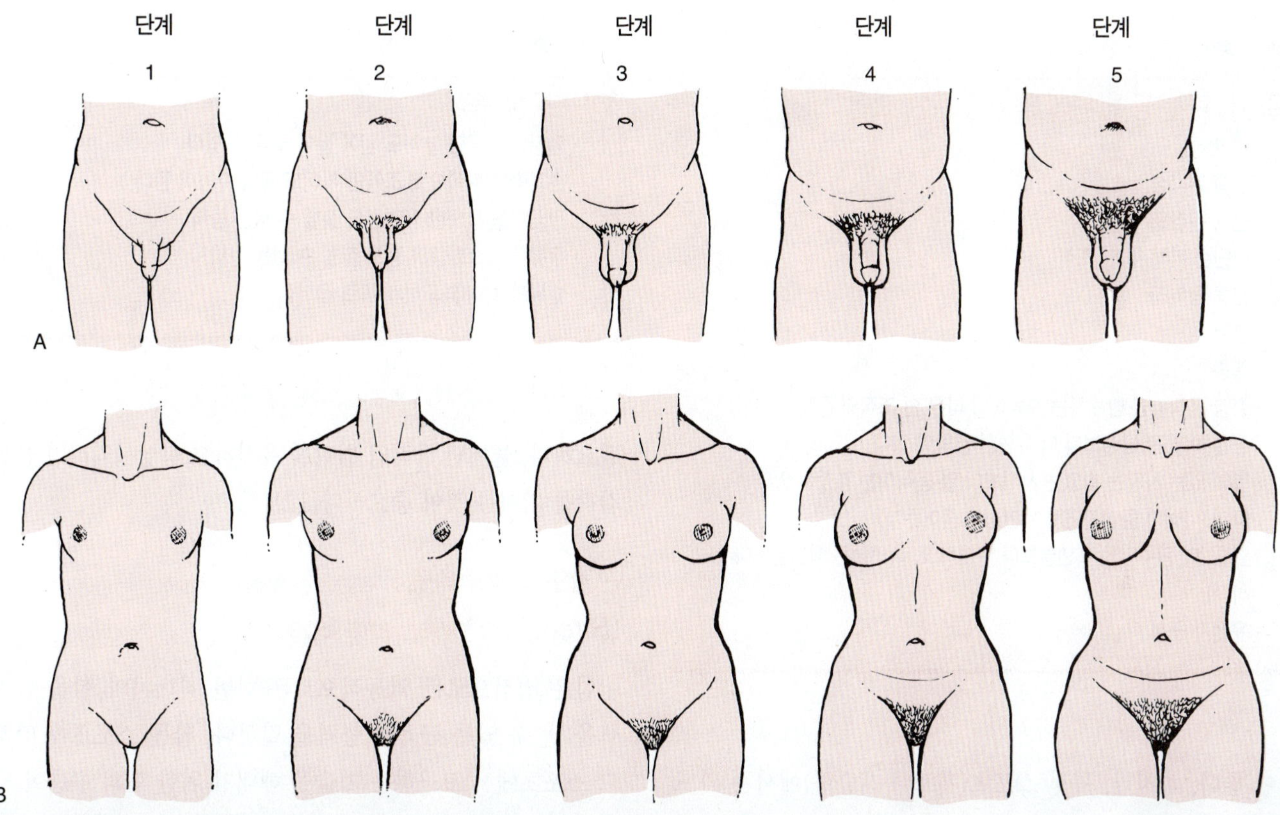

➤ 그림 2.4. **태너 스케일의 성숙도 측정.** 이 측정법은 가슴과 음모발달(여성), 성기와 음모발달(남성)을 측정해서 성숙 단계를 결정한다.

성과 남성의 서로 다른 세 군데)의 측정 결과를 믿고 있다(10). 대부분의 남성과 여성 선수들의 지방률은 12~17%이여야 하지만, 이 수치는 단지 가이드라인일 뿐이다. 어떤 남성 선수들은 3~5%의 지방률을 가져야 경쟁력이 있는 반면, 다른 남성과 여성 선수들은 지방률이 더 높아도 경기 결과가 좋다. 일반적으로 지방률이 남성은 최고 14%, 여성은 최고 17%를 넘으면, 제지방 체중을 늘리기 위해 체중 감소 프로그램에 참여하거나 근육 운동을 해야 한다. 하지만 이는 참가하고자 하는 운동에 따라 달라진다. 신체 구성 측정의 추가적인 방법은 둘레 측정, 뼈의 지름 측정, 초음파 측정, 팔 방사선 측정, 지방 CT 촬영을 포함한다(13).

성숙과 성장(Maturation and Growth)

신체 성숙도는 개인의 성장 단계를 일컫는다. 청소년기에는 성장 속도가 빨라서 경기참가에 영향을 줄 수 있고, 특정 부상을 당하기 쉽다. 여성의 급성장기는 보통 12세 정도이고, 남성은 14세 정도이다. 예를 들어, 체조 선수의 급성장은 균형과 유연성에 악영향을 준다. 발뼈의 급성장기 때는 발 성장에 맞게 계속 신발을 조정해 주지 않으면, 어린 선수들의 발가락 기형이 생기기 쉽다. 사춘기 성장 때는 성인 키의 20~25%가 크고, 이상적인 성인 몸무게의 50%가 늘어난다(7).

남성과 여성의 성숙도 측정 방법 중 가장 흔한 방법은 태너 측정법이다(4,14). 이 측정법의 5단계는 여성의 가슴발달과 음모에 관한 표준 그림과 남성의 생식기와 음모에 관한 표준 그림에 기초한다(**그림 2.4**). 일차 진료 의사는 보통 진찰실에서 부모 앞에서 이 검사를 실시한다. 청소년은 보통 부모 앞에서의 창피함을 덜기 위해 가운을 입는다.

유연성(Flexibility)

유연성은 고통 없이 움직일 수 있는 관절의 운동 범위를 가리킨다. 대부분의 경우, 너무 유연한 것 보다는 덜 유연한

➤➤ 글상자 2.13

유연성과 운동 범위에 영향을 주는 요인

- 뼈 방해
- 관절 부착성
- 근육 긴장도
- 단단한 피부, 흉터 조직
- 근육 덩어리
- 부기
- 통증
- 정상 움직임을 방해하는 지방이나 다른 연 조직의 존재
- 성별 (여성은 남성보다 더 유연한 경향이 있다)
- 힘이 있는 사지는 힘없는 사지보다 덜 움직이는 경향이 있다
- 나이 (나이가 들어가면서 유연성이 줄어든다)
- 인종 (미 원주민은 흑인들보다 유연하고, 흑인들은 백인들보다 유연하다)
- 유전자 구성

➤➤ 글상자 2.14

과운동성 특징

- 엄지를 조금만 눌러도 앞쪽 팔에 닿을 수 있다.
- 손가락을 뒤쪽으로 조금만 꺾어도 팔과 수평이 된다.
- 팔꿈치를 최소한 10° 정도 젖힐 수 있는 능력
- 무릎을 최소한 10° 정도 젖힐 수 있는 능력
- 발목과 발이 과도하게 뒤로 굽혀짐

것이 좋다. 하지만, 특정 스포츠(체조나 레슬링)에서는 과도한 유연성이 필요하다. 여러 요인들로 인해 유연성과 동작 범위가 제한될 수 있다(**글상자** 2.13).

측각기, 유연성 측정기, 줄자를 이용해서 유연성을 잴 수 있다. 넙다리, 대퇴사두근, 장딴지, 어깨와 허리의 유연성을 측정할 수도 있다. 관절의 **과도한 운동성**이 발견되면 기록하여야 한다(**글상자** 2.14). 관절 이완성이 반드시 모든 관절에 과도한 운동성을 뜻하지는 않고, 병적인 상태라는 것을 뜻하지도 않는다. 동작의 총범위는 유전적 구성이나 개별 관절에 가해지는 스트레스와 관련이 있을 수 있다. 동요 관절인 사람은 힘을 쓰는 운동에서 잘 해내지 못하는 경향이 있고, 사지 접질림, 염좌, 만성 요통, 추간판 탈출, 척추 처짐증, 편평족, 관절 삼출, 건염에 더 걸리기 쉽다. 과운동성을 가진 개인이 적정 수준의 힘과 지구력을 가지고 있지 않으면, 관절이 지탱되지 못하고, 불안정해져서 부상을 입게 될지도 모른다. 이런 사람들은 과도한 스트레칭을 피해야 하고, 바른 자세/균형/강화 프로그램을 통해 관절을 보호해야 한다.

반대로 **저운동성**(유연성이 없는 관절)인 사람들은 근육 경련, 신경통증, 힘줄염증에 더 취약한 경향이 있다. 저운동성인 사람은 굳어가는 관절을 움직여 주는 것이 도움이 된다. 스트레칭을 하고 움직임 범위를 늘리기 위해서는 활발한 운동이 필요하다. 늘어난 움직임 범위를 유지하고 향상시키려면 운동감각을 가지는 것이 중요하다(12).

근강도, 근력, 속도 (Strength, Power, and Speed)

힘은 정적으로든 역동적으로든 한번 최대치의 힘을 들여 힘을 낼 수 있는 근육의 능력을 말한다. 활동 스포츠에 따라 그 스포츠에서 요구하는 기술을 해내기 위한 힘의 수준이 달라진다. 근강도 측정은 근육 검사 매뉴얼, 악력, 윗몸 일으키기, 팔 굽혀펴기, 턱걸이, 벤치 프레스나 레그 프레스를 통한 등척성, 등장력, 등속성 검사를 포함한다. 근력은 일정 시간 동안 힘을 내는 근육의 능력이다(멀리 몸을 움직인다). 근력은 공던지기, 위로 수직 뛰기, 위로 손뻗기, 한쪽다리나 양다리로 위로 뛰면서 앞으로 나가기, 계단 오르기를 통해 측정될 수 있다. 힘과 함께, 파워 측정은 어떤 스포츠에 참가할 것인가에 따라 달라진다. 속도는 시간에 따라 몸을 움직이는 능력이다. 단거리 달리기로 측정될 수 있다(40, 100, 400m 달리기).

민첩성, 균형, 반응시간 (Agility, Balance, and Reaction Time)

민첩성은 빠른 속도로 움직이고 있을 때 재빨리 방향을 바꾸는 능력이다. 균형은 시각, 촉각 자극 변화에 따라 균형 자세를 유지하기 위해 신경근육을 조절하는 능력이다. 민첩성과 균형 검사는 종종 횟수나 정확성(세 번 중 두 번)에 의해 측정되고 각 스포츠에 맞게 개발된다. 반응 시간은 자극에 대해 반응하는 능력에 의해 측정된다. 민첩성, 균형, 반응 검사의 예는 급진 훈련, 카리오카 스텝, 왕복 달리기, 균형 훈련, 앞뒤/측면 뛰기, 8자형 달리기 훈련, 정지 타겟이나 움직이는 타겟

맞추기, 평균대 검사이다.

심혈관 지구력(Cardiovascular Endurance)

흔히 에어로빅 능력으로 불리는 심혈관 지구력은 최대치 이하의 운동을 긴 시간동안 할 수 있는 신체 능력이다. 이는 폐와 심혈관의 효율성에 따라 다르다. 여러 검사가 이용될 수 있지만, 어떤 스포츠를 택하느냐에 따라 검사 방법이 달라진다. 하바드 스텝 검사가 체력 프로필에서 흔히 이용된다. 선수는 1분에 30회 속도(메트로놈이 사용됨)로 4단계 운율 "위-위-아래-아래"를 이용하여 18인치의 단상을 오른다. 한 걸음에 2초씩의 속도로 3.5분을 하고 나서 30초간 최대속도로 뛴다(총 4분). 그리고 나서 즉시 의자에 앉아 맥박을 재는 동안 3분간 휴식을 취한다. 맥박은 운동 후 30, 60, 120, 180초 간격으로 잰다. 맥박 지수 공식은 다음과 같다(12).

지수=〔운동 시간(초)×100〕/〔2×3번의 맥박수 합〕

지수가 높을 수록 체력이 더 좋다. 지수가 65 아래라면, 그 선수는 운동에 적합하지 않다. 흔히 지구력 검사에 쓰이는 다른 방법에는 12분 속보, 1.5마일 달리기, 최대치 이하 근육힘 기록기 검사, 트레드밀 검사가 있다. 무산소 체력은 심혈관계에 직접적으로 관련된 것은 아니지만, 참가할 스포츠가 주로 무산소 운동으로 이뤄져 있다면, 최소한 1분에서 2분을 넘지 않는 시간 동안 큰 근육들을 움직일 수 있는 능력에 대한 검사도 포함되어야 한다.

A 경기 시즌이 시작되기 전에 선수들의 신체 적합성을 검사해서 부상 위험이 클 지도 모르는, 안 좋은 상태의 선수를 밝혀낼 수 있다. 선수들의 단점(과도한 지방률, 과운동성 관절, 유연성/힘/파워/민첩성/지구력 부족)을 알아내서 시즌 동안 부상 위험을 줄일 수 있는 교정 프로그램에 참가할 수 있도록 한다.

경기 참가 확정 (CLEARANCE FOR PARTICIPATION)

Q 어떤 조건일 때 선수의 경기 참가가 금지되는가? 접촉성/충돌성 스포츠에는 참가 금지당하지만, 다른 스포츠에는 참가 허가를 받을 수 있는 조건에 대한 예를 생각해낼 수 있는가?

경기 전 검사 후, 의사는 스포츠 활동에서 신체적 요구사항에 대한 지식과 검사 동안 알아낸 결과를 바탕으로 경기 참가 수준을 결정해야 한다. 의사는 다음의 사항을 자문해야 한다.

1. 그 증상이 선수나 다른 선수들의 부상 위험성을 높이는가?
2. 처방약 복용, 재활 프로그램, 보호 장비 착용을 하고 있다면 참가를 허락할 수 있는가?
3. 특정 스포츠에 참가허락을 못한다면, 그 선수가 안전하게 참가할 수 있는 다른 스포츠들이 있는가?

연방 재활법과 미 장애인법의 최근 해석에 따르면, 모든 개인은 기존 의료 상태에 관계없이 경쟁 스포츠에 참여할 수 있는 법적 권리를 가진다. 이 이유로, 의사들은 선수의 경기 참가를 완전히 금지할 수 없고, 경기에 참가하면 부상이나 사망의 위험이 높은 상태이기 때문에 참가를 하지 않는 것이 좋겠다는 조언만 할 수 있을 뿐이다(1). 이런 상황에서는 **무죄**를 증명하는 권리 포기 각서를 이용해도 된다. 이 포기 각서는 선수의 위험성 인정에 기초하고, 선수나 18세 아래 선수의 부모에게 서명을 받아 의사가 직무 태만 책임으로부터 벗어나게 해준다.

대부분 의사들의 권고사항은 미 소아과 학회의 스포츠 의학 위원회 지침에 기초하고 있다. 이 조건에는 환추축 불안정, 심각한 고혈압, 대동맥 장애, 결핵, 심각한 폐 기능 장애, 조절되지 않는 당뇨, 경련성 장애, 과다 출혈 경향, 급성 감염, 간/비장 비대, 헤르니아, 증상 이상, 염증, 기능적 불안정, 심각한 머리 외상/수술병력, 신장질환, 한쪽 신장 결여가 있다(15). 일반적으로 한쪽 기관(눈, 신장, 고환 등)이 결여된 선수는 남아있는 한쪽 기관이 정상이 아닐 경우, 특히 접촉성 스포츠에는 참가하지 못하도록 하고 있다. **표 2.5**에서는 스포츠 참가를 하지 못하는 조건에 대해 좀 더 자세하게 열거해놓았다.

여러 심각한 증상들, 즉 선천성 녹내장, 망막 박리, 심각한 근골격계 이상, 반복되는 뇌진탕/머리외상, 특정 심장 이상, 제어되지 않는 천식, 당뇨, 황달, 급성 감염 등은 접촉성이나 충돌성 스포츠의 참가를 금지시킨다. 하지만, 이런 증상들이 있다하더라도, 참가 가능한 다른 스포츠도 있다.

표 2.5 스포츠 참가 금지 조건

신체적 이상 상태	스포츠 참가 여부?
환추축 불안정(경추 1, 2번 사이의 관절 불안정)	한정적 가능
설명: 경기 중 척추 부상의 위험도를 측정하는 검사 필요	
출혈 이상	한정적 가능
설명: 진단 필요	
심혈관 질환	
심장염	불가
설명: 심장염은 격심한 활동 시, 돌연사를 초래하기도 한다.	
고혈압	한정적 가능
설명: 본질적(설명 불가) 고혈압이 있는 사람은 무거운 것을 들거나, 보디 빌드, 웨이트 트레이닝을 피해야 한다. 이차 고혈압(다른 병으로 인한 고혈압)인 사람이나 심각한 본질적 고혈압인 사람은 진단이 필요하다.	
선천성 심장병(출생 시 심장 구조 결함)	한정적 가능
설명: 경미한 사람은 전체 경기를 뛰어도 된다. 중증의 환자나 수술을 받은 사람은 진단이 필요하다.	
부정맥	한정적 가능
설명: 어떤 부정맥은 치료를 요하거나 특정 스포츠 참가는 위험할 수 있기 때문에 진단이 필요하다.	
승모판 탈출증(심장판막이상)	한정적 가능
설명: 증상(가슴통증이나 부정맥증상)이 있는 사람이나 신체검사에서 승모판 역류가 발견된 사람은 진단이 필요하다. 그밖의 다른 사람들은 참가 가능하다.	
심잡음	한정적 가능
설명: 양성 잡음(심장질환을 뜻하지 않음)이라면 경기 완전 참가가 가능하다. 그렇지 않다면 진단이 필요하다. (선천성 심장병과 승모판 탈출증 참조)	
뇌성마비	한정적 가능
설명: 진단이 필요하다.	
당뇨병	가능
설명: 모든 스포츠는 식사, 수분 보충, 인슐린 치료에 적절히 주의를 기울이면서 할 수 있다. 30분 이상 지속되는 활동은 주의가 필요하다.	
설사	한정적 불가
설명: 설사는 탈수와 열사병의 위험도를 높이기 때문에, 경미하지 않다면, 경기 참가는 불가능하다. 열병 참조.	
식이 장애	한정적 가능
신경성 식욕부진	
신경성 대식증	
설명: 이 환자들은 경기 전에 의학적, 심리적 진단이 모두 필요하다.	
눈	한정적 가능
한쪽 눈 기능만 있는 선수	
한쪽 눈 실명	
망막 박리	
눈 수술이나 심각한 눈 부상 병력	
설명: 한쪽 눈 기능만 있는 선수는 나쁜 쪽 교정시력이 20/40이어야 한다. 좋은 쪽 눈을 심하게 다치면 한쪽 눈 실명인 사람처럼 심각한 장애를 겪을 수 있다. 눈 수술을 받았거나 심각한 눈 부상을 입었던 선수들은 약화된 눈 조직으로 인해 부상 위험이 커질 수 있다. 대부분의 스포츠에서 미 재료 심사 협회(ASTM)에서 승인한 눈 보호대와 다른 보호 장비를 착용하는 것이 좋지만, 이는 개인의 판단에 따른다.	
열병	불가
설명: 열병은 심폐 기능과 최대 운동 능력을 떨어뜨리고, 열사병과 운동 중 기립성 저혈압 위험을 높인다. 드물게 열병은 심근염이나 운동을 위험하게 하는 다른 감염을 동반하기도 한다.	

(계속)

표 2.5 스포츠 참가 금지 조건 *(계속)*

신체적 이상 상태	스포츠 참가 여부?
열사병 병력	한정적 참가
설명: 재발 가능성이 크다면, 재발 조짐이 보이는지를 진단받고 예방 전략을 짜야한다.	
에이즈 감염	가능
설명: 전염될 가능성이 희박하기 때문에 건강 상태가 허락하는 모든 스포츠에 참가가 가능하다. 모든 선수들은 피부 병변을 잘 덮고, 운동 스태프들은 혈액이나 피가 섞인 체액을 다룰 때 일반적인 경고를 따라야 한다.	
한쪽 신장 결여	한정적 가능
설명: 접촉성/충돌성, 제한적 접촉성 운동에 대한 진단이 개별적으로 필요하다.	
간 비대	한정적 가능
설명: 급성 비대이면, 파열 위험 때문에 경기 참가는 피해야 한다. 만성적 비대인 경우라면, 접촉성/충돌성, 제한적 접촉성 운동에 대한 진단이 개별적으로 필요하다.	
악성 종양	한정적 가능
설명: 개별적 진단이 필요하다.	
근골격계 이상	한정적 가능
설명: 개별적 진단이 필요하다.	
신경	
머리나 척추 외상, 심각한 뇌진탕, 머리뼈 절개술 병력	한정적 가능
설명: 접촉성/충돌성, 제한적 접촉성 운동에 대한 진단이 개별적으로 필요하고 판단이나 인식에 문제가 있다면, 비접촉성 운동에 대한 진단도 필요하다. 뇌진탕의 관리에 주의를 기울여야 한다고 최근 연구는 밝히고 있다.	
잘 통제되는 경련성 장애	가능
설명: 경기 중 경련 위험성이 적다.	
잘 통제되지 않는 경련성 장애	한정적 가능
설명: 접촉성/충돌성, 제한적 접촉성 운동에 대한 진단이 개별적으로 필요하다. 양궁, 소총 사격, 수영, 역도, 긴장 운동, 높이와 관련된 운동 같은 비접촉성 운동은 피한다. 이들 운동에서 경련이 일어나면 자신이나 다른 선수들에게 위험할 수 있다.	
비만	한정적 가능
설명: 열사병 위험 때문에, 비만 선수들은 순응과 수분 보충에 신경써야 한다.	
장기 이식자	가능
설명: 개별적 진단이 필요하다.	
한쪽 난소 결여	가능
설명: 개별적 진단이 필요하다.	
호흡기	
낭성섬유증을 포함한 폐 기능 장애	한정적 가능
설명: 개별적 진단이 필요하지만, 운동 등급 심사 중에 산소투여가 만족스럽다면, 거의 모든 스포츠에 참가할 수 있다. 낭성섬유증 환자는 열사병의 위험을 줄이기 위해 순응과 수분 섭취가 필요하다.	
천식	가능
설명: 적절한 약을 복용하고 교육만 잘 받는다면, 심각한 천식 환자들만 참가를 적절히 조절하면 된다.	
급성 상기도감염	한정적 가능
설명: 상기도 장애는 폐 기능에 악영향을 미칠지도 모른다. 경미한 증상을 제외하고는 모두 개별적 진단이 필요하다. 위 열병 참조.	
겸상적혈구 질환	한정적 가능
설명: 개별적 진단이 필요하다. 일반적으로 질병 상태가 허락한다면, 너무 격렬한 운동 외의 충돌성/접촉성 스포츠에는 참가할 수 있다. 과열, 탈수, 한기 모두 피해야 한다.	

(계속)

표 2.5 스포츠 참가 금지 조건 *(계속)*

신체적 이상 상태	스포츠 참가 여부?
적혈구 겸상 형성 경향 *설명:* 이 환자는 고도의 열과 습기, 높은 곳에서의 운동이 아니라면, 경기 중 돌연사나 다른 질병의 위험이 높지 않다. 이들은 위험을 줄이기 위해 모든 선수들과 마찬가지로 상태를 잘 조절하고, 순응과 수분 보충을 해야한다.	가능
피부: 부스럼, 단순 헤르페스, 농가진, 옴, 전염물렁종 *설명:* 전염성이라면, 체조 매트 경기, 무술, 레슬링이나 여타 접촉성/충돌성/제한적 접촉성 운동은 금지된다. 단순 헤르페스 바이러스는 매트를 통해 전염되지 않는다.	한정적 가능
비장 비대 *설명:* 급성 비장 비대 환자는 파열 위험 때문에 모든 스포츠에 참가하지 못한다. 만성 비장 비대 환자는 접촉성/충돌성, 제한적 접촉성 운동 전에 진단이 개별적으로 필요하다.	한정적 가능
무고환이나 정류고환 *설명:* 특정 스포츠에서는 보호캡을 필요로 한다.	가능

미 소아과 학회의 스포츠 의학과 체력 위원회: 운동 참가에 영향을 주는 의학 조건들. 소아과 1994; 94: 757-760 허가 발췌.

요약(Summary)

1. 경기 전 검사의 기본 목적은 안전한 경기 참가를 보장하기 위해 선수들의 신체 건강과 체력 상태를 판단하는 것이다.
2. 의료 기록 질문은 상해 검사 전에 행해지고, 검사 중에 정확성을 확인받아야 한다.
3. 신체 검사는 생체신호, 일반적인 건강 상태, 심혈관, 폐, 근육골격계, 신경, 위장, 비뇨생식계, 피부 검사를 포함한다. 게다가, 눈과 치아 상태도 검사하고, 열관련 질병 위험성도 밝힌다.
4. 선수의 체력은 신체 구성, 성숙도, 유연성, 근강도, 근력, 속도, 민첩성, 균형, 반응 시간, 심혈관 지구력을 측정함으로써 평가된다.
5. 검사의 결론으로 의사는 다음의 사항을 자문해야 한다.

- 이상 상태가 선수나 다른 참가자의 부상 위험도를 높일 것인가?
- 처방약, 재활, 보호장비 착용이 이루어진다면 참가를 허용할 수 있는가? 그렇다면, 현 상태에서 제한적인 참가를 허락할 것인가?
- 특정 스포츠 참가가 금지된다면, 안전하게 참가할 수 있는 다른 스포츠가 있는가?

참고문헌(References)

1. Madden CC, Putukian M. The preparticipation physical evaluation. In: The Team Physician's Handbook. Edited by Mellion MB, Walsh M, Madden C, Putukian M, Shelton GL. Philadelphia: Hanley & Belfus, 2002.
2. Sanders B, Nemeth WC. Preparticipation physical examination. JOSPT 1996;23(2):144-163.
3. Kibler WB. The preparticipation examination. In: ACSM's handbook for the team physician. Edited by Kibler WB. Baltimore: Williams & Wilkins, 1996.
4. Kligman EW, Jewitt MJ, Crowell DL. Recommending exercise to healthy older adults: The preparticipation evaluation and exercise prescription. Phys Sportsmed 1999;27(11):42-62.
5. Bergfeld J, Lombardo JA, Nelson M. Pre-participation physical examination. Chicago: Joint Publication by the American Academy of Family Physicians, the American Academy of Pediatrics, the American Medical Society for Sports Medicine, and the American Osteopathic Academy of Sports Medicine, 1992.
6. Hunter SC. Preparticipation physical examination. In: Orthopedic Knowledge Update: Sports Medicine. Edited by Griffin LY. Rosemont, IL: American Academy of Orthopaedic Surgeons, 1994.
7. Johnson MD. Tailoring the preparticipation exam to female athletes. Phys Sportsmed 1992;20(7):61-72.
8. Seto CK. Preparticipation cardiovascular screening. Clin Sports Med 2003;22(1):22-35.
9. Bickley LS, Szilagyi PG. Bates' Guide to Physical Examination and History Taking. Baltimore: Lippincott Williams & Wilkins, 2003.
10. Amerilcan College of Sporth Medicine. ACSM's Guidelines for Exercise Testing and Prescription, 5th Ed. Baltimore: Williams & Wilkins, 1995.
11. Rockwell PG, Alvarez DJ. Adolescent sports injuries and the preparticipation physical evaluation. Clin Fam Practice 2000;2(4):837-862.
12. Magee DJ. Orthopedic Physical Assessment. Philadelphia: WB

Saunders, 2002.
13. McArdle WD, Katch JI, Katch VL. Exercise Physiology: Energy, Nutrition, and Human Performance. Baltimore: Lippincott Williams & Wilkins, 2001.
14. Tanner JM. Growth of Adolescence. Oxford, England: Blackwell Scientific, 1962.
15. American Academy of Pediatrics Committee on Sports Medicine and Fitness: Medical conditions affecting sports participation. Pediatrics 1994;94:757-760.

제 3 장

보호 장비 (Protective Equipment)

결과

1. 국소 부상과 광범위 부상을 일으키는 충격을 알 수 있다.
2. 보호 장비 디자인 시 이용되는 구체적인 원칙들을 알 수 있다.
3. 보호 패드를 만들 때, 사용되는 부드러운 재료와 딱딱한 재료들의 종류를 알 수 있다.
4. 보호 장비 선택과 조정에 있어서 선수 트레이너들이 가지는 법적 주의 의무를 알 수 있다.
5. 보호 장비에 대한 재료 기준을 확립하는 담당 기관들을 알 수 있다.
6. 안전한 장비를 제공해야 하는 기관의 법적 의무를 지원하는 정보 기록들을 알 수 있다.
7. 알맞게 선택된 장비(예: 아메리칸 풋볼 헬멧, 구강 보호 장비, 어깨 패드)를 알 수 있다.
8. 흔히 사용되는 두부 안면 보호 장비와 상체/하체 보호 장비를 알 수 있다.

보호 장비는 적절히 사용되면, 특정 스포츠와 관련된 사고 부상이나 일상적 부상을 막을 수 있다. 하지만, 그 효과에는 한계가 있다. 오늘날의 선수들은 더 빠르고, 더 힘세며, 기술이 더 좋다. 보호 장비를 착용하면, 당연히 더 보호받는다는 느낌이 든다. 불행하게도, 이 때문에 더 공격적인 플레이를 하게 되어 선수나 상대편에게 부상을 일으킬 수 있다. 많은 경우, 공인 선수 트레이너는 보호 장비가 최소 보호 기준에 적합한지, 상태가 좋은지, 깨끗하고 잘 정리되어 있는지, 계속 이용되는지, 원래 목적대로 사용되고 있는지 등을 확인하는 책임을 지고 있다.

이 장에서는 보호 장비와 패딩에 이용되는 재료의 원칙을 먼저 살펴본다. 그 다음으로, 안면 두부 보호 장비에 대해 살펴보고, 흔히 사용되는 상체와 하체 보호 장비도 알아본다. 또한 특정 장비 손질 지침도 필드 전략에 열거하였다. 여러 상업용 보호 장비의 사진이 나오기도 하지만, 이는 신체 보호에 이용되는 여러 상품들을 설명하기 위해서이다.

보호 장비의 원칙(PRINCIPLES OF PROTECTIVE EQUIPMENT)

Q 경기 중 착용이 금지될 지도 모르는 보호 장비는 어떤 종류인가? 그 이유는?

충격과 충돌이 포함된 스포츠 경기에서 선수는 고속/저질량 충격과 저속/고질량 충격으로부터 보호받아야 한다. 고속/저질량 충격은 예를 들어, 공, 퍽, 방망이나 하키채로 맞을 때 일어난다. 고속/저질량 충격은 몸의 작은 부위에 집중되어 **국소 부상**(타박상처럼 작은 부위에 집중된 부상)을 일으킨다. 저속/고질량 충격은 땅이나 얼음판에서 넘어지거나 아이스 하키 링크의 옆 벽에 부딪혀서 몸의 넓은 부위에 흡수되는 충격으로 **광범위 부상**(뇌진탕처럼 넓은 부위에 퍼지는 부상)을 일으킨다. 보호 장비의 기능은 부상을 예방하거나 기존 부상을 보호하는 것이다.

운동 관련 부상은 다음과 같은 여러 요인들에 의해 초래된다.

- 규칙을 지키지 않는 플레이
- 기술 부족
- 나쁜 컨디션
- 선수의 수준 차이
- 재부상을 당하기 쉬운 과거 부상 부위
- 부상에 대한 선수의 참을성 부족
- 제한 동작이 없는 부위를 적절히 보호할 수 없음
- 질/유지보수/청결상태가 좋지 않은 보호 장비

보호 장비는 특정 스포츠와 연관된 사고 부상이나 일상적 부상으로부터 몸을 보호할 수 있다. 이는 여러 방법을 통해 이루어지는데, 대부분의 방법을 **글상자 3.1**에 설명하였다. 장비 디자인에는 신체 보호 성질을 넘어 크기, 편안함, 스타일, 전통, 처음/장기 유지비가 포함된다. 장비 선택과 구입 담당자는 외관, 스타일, 가격에는 덜 신경 쓰고, 부상 예방 기능에 가장 신경써야 한다.

> ➤➤ 글상자 3.1
>
> **잠재 부상 위험을 줄일 수 있는 장비 디자인**
>
> - 충격 부위가 넓음
> - 다른 몸 부위로 충격이 분산됨
> - 몸 부위의 상대적 동작 제한
> - 변형과 전위를 제한하기 위해 몸 부위에 질량을 더함
> - 접촉 표면간 마찰을 줄임
> - 에너지 흡수
> - 박테리아, 진균, 바이러스 침투 방지

사용 재료 (Meterials Used)

보호 장비의 디자인과 선택은 에너지 흡수 재료의 두께, 밀도, 온도에 따른 충격 방지 최적 수준에 기초한다. 저밀도 재료는 부드럽고 가볍고 착용이 편안하지만, 저충격에서만 효과가 있다. **저밀도 재료**에는 거즈 패딩, 포상물질, 네오프렌, 소르보세인, 펠트, 몰스킨 면포가 있다. 반대로, 같은 두께라도 더 단단한 고밀도 재료는 덜 편안하고 저충격에 대한 쿠션 효과는 덜 하지만, 변형 에너지는 더 많이 흡수할 수 있어서 고충격에는 더 효과가 좋다. **고밀도 재료**에는 온도변화로 변형시킬 수 있는 플라스틱(Orthoplast/Thermoplast), 주조 재료(유리 섬유/플라스터)가 있다. 이들 재료는 **그림 3.1**에서 볼 수 있다.

에너지 흡수 재료에 있어서 고려해야 할 다른 요인은 충격에 대한 **저항성**이다. 고저항 재료는 충격 후, 원래 모양으로 돌아가므로 반복 충격이 가해지는 부위에 흔히 사용된다. 비저항 또는 저저항 재료는 일시적 충격이 가해지는 부위에 사용되어 잘 보호해준다. 부상을 입기 전에 충격을 흡수해 분산시킬 장비를 선택하는 것이 중요하다.

➤ *부드러운 재료들(Soft Materials)*

부드러운 재료들은 재료에 공기가 들어가 있어서 가볍다. 예로, 거즈 패딩, 네오프렌, 소르보세인, 펠트, 몰스킨, 면포, 포상물질을 들 수 있다. 거즈 패딩은 다양한 너비와 두께를

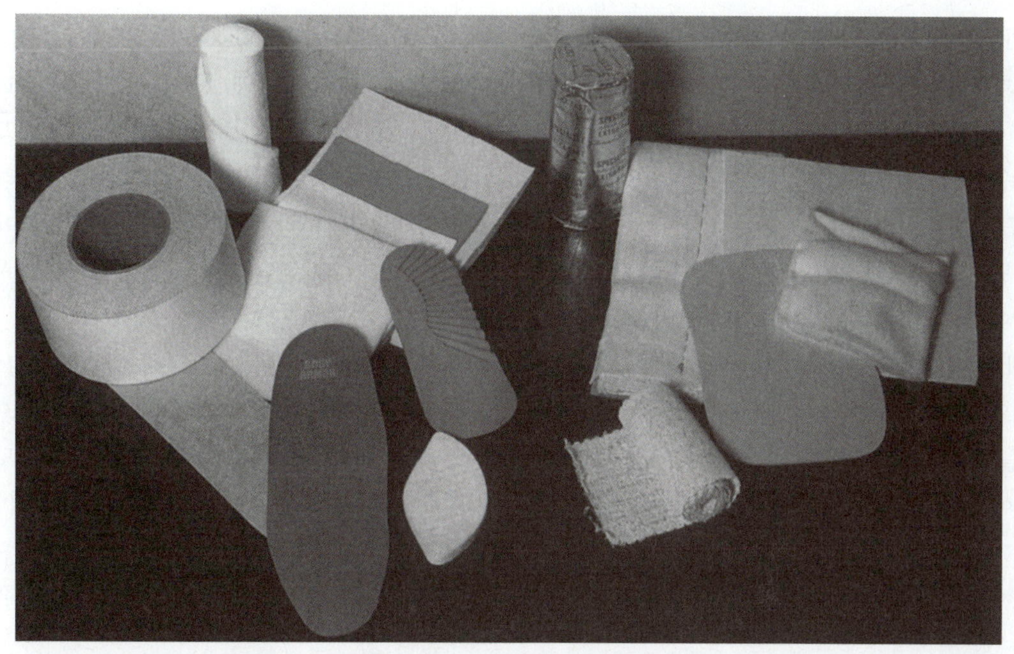

➤ 그림 3.1. **보호 패딩에 사용되는 재료들.** 왼쪽은 저충격을 완화시키는 데 쓰이는 저밀도 재료의 예이다. 이것에는 몰스킨 면포, 거즈 패딩, 포상물질, 네오프렌, 소르보세인, 펠트가 있다. 오른쪽은 고밀도 재료들로 온도변화로 변형시킬 수 있는 플라스틱과 주조 재료가 있다. 이것들은 변형에 의한 에너지를 더 많이 흡수할 수 있어서 부상 부위에 충격을 덜 준다.

가지고, 흡수 또는 보호 패드로 쓰인다. 네오프렌 소매는 일정한 압축력과 치료적 온기를 제공하고, 대퇴사두근이나 대퇴이두근 좌상 같은 만성 부상에 대한 지지를 해준다. 나일론으로 감싸인 고무 재료는 편안하고, 완전한 동작성을 보장하고 땀 흡수가 잘 되며, 피부에 상처를 덜 준다. 그리고 충격 부위의 고유감각을 되돌려준다(1). 소프로세인은 걷고 뛰는 동안 가해지는 충격을 흡수하고 흩뜨리기 위해 신발 깔창에 종종 사용된다. 펠트는 덥수룩한 모직 섬유를 납작하게 눌러서 만들어지는데, 1/4인치에서 1인치까지 그 두께가 다양하다. 펠트는 땀흡수가 가능하지만, 그렇게 함으로써 충격하에서 덜 움직이는 경향이 생긴다. 종종 펠트는 매일 교체되어야 한다. 몰스킨 면포는 가는 펠트 제품으로 한쪽 면에 본드가 붙어있어서 한번 부착되면 움직이지 않는다. 이 제품은 피부 발진이나 물집을 줄이기 위해서 마찰성 스포츠에서 사용된다.

포상 물질은 펠트처럼 1/8인치에서 1인치까지 그 두께가 다양하고, 매우 부드러운 열린 기포에서부터 좀더 빡빡한 독립 기포까지 그 밀도도 다양하다. **열린 기포**는 공기가 거품 사이로 지나갈 수 있도록 연결된 기포이다. 스펀지와 비슷하게, 이 물질은 체액을 흡수하고 뼈가 두드러지는 부분에 덧대기 위해 흔히 사용되거나 보호 장비/주문제작 패드의 딱딱한 끝부분이 닿는 피부를 보호하는데 사용된다. 열린 기포는 충격을 받았을 때 빠르게 변형되기 때문에 충격 흡수력이 좋지는 않다. **독립 기포**는 주로 보호 목적으로 사용되는데, 공기가 기포 사이로 지날 수 없기 때문이다. 이 재료는 다시 튕겨져 나와 재빨리 원래 모습으로 돌아가지만, 저강도 충격에는 쿠션효과가 덜하고, 피부에 닿으면 편안하지 않다.

이 요인을 해결하기 위해서, 많은 장비 디자이너들이 다양한 밀도의 재료들을 겹겹이 쌓는다. 공기 조절 패드는 폴리우레탄이나 나일론 속에 열린 기포와 독립 기초를 함께 넣어 적절하게 충격을 흡수하도록 한다. 부드러운 저밀도 재료는 피부 바로 위에 놓고, 그 위에 밀도가 더 높은 독립 기포 재료를 놓으면, 더 큰 세기의 타격도 흡수해서 분산시킨다. 이 패드는 밀폐되어 있어, 기포의 재빠른 변형을 막아서 그 충격을 패드 표면 전체로 분산시킬 수 있다. 공기 조절 패드는 아메리칸 풋볼의 어깨 패드에 자주 사용되지만, 더 비싸고,

나일론 커버가 해어지면, 대규모의 수리가 필요해진다. 일단 해어지면, 공기가 패드 속으로 들어갈 수 있어서 효과를 떨어뜨린다. 그 안감을 꿰매거나 교체해야 한다. 나일론은 땀이나 수분 흡수를 막는데, 이로 인해 더 무거워지지 않고, 약한 표백제로도 쉽게 깨끗해진다.

포상 물질 중에 온도 변화에 따라 변하는 물질도 있는데, 열을 받으면 어떤 신체 부위에도 딱 맞게 모양을 변화시킬 수 있다. 반대로 차갑게 하면, 다시 원 상태로 돌아온다. 이런 패드는 어떤 신체 구조를 움직이지 못하게 하고 타격을 피하고 충격을 흡수하기 위해 반복적으로 사용될 수 있다. 이 패드를 몸에 고정시킬 때는 고무끈이나 비탄력적인 끈을 사용한다.

➤ *딱딱한 재료들 (Hard Materials)*

딱딱한 재료들은 온도 변화로 변형시킬 수 있는 플라스틱(Orthoplast/Thermoplast)과 주조 재료(유리 섬유/플라스터)를 포함한다. 이들 주조 재료는 몸 부위에 부목을 대거나 그 부위를 보호할 때 쓰인다. 써마플라스틱은 플라스틱과 고무, 두 종류로 나뉜다. 플라스틱은 다양한 양의 무기 혼합물, 합성수지, 엘라스토머와 함께 폴리카프롤락톤을 기초로 사용해서 재료의 형상 기억력, 경직성, 내구성에 영향을 준다. 플라스틱 종류가 고무 종류보다 더 잘 맞는 경향이 있고, 손위 같은 적은 부위에 부목을 댈 때 더 적합하다. 플라스틱에는 아쿠아플라스트 블루스트립(WFR/Aquaplast), 멀티폼 I/II(Alimed), 오르핏(North Coast Medical), 오소플라스트 II(Johnson & Johnson) 같은 물질들이 포함된다. 고무 같은 재료들은 폴리이소프렌을 기초로 사용하고, 아쿠아플라스트 그린스트립(WFR/Aquaplast), 오소플라스트(Johnson & Johnson), 시너지(Rolyan), 울트라폼 트러디션즈(Sammons)를 포함한다(1).

이런 재료들의 대부분은 열이 가해지면, 150°~180°F 사이의 온도에서는 1분간 평평한 채로 있다가 딱딱한 형태로 돌아오기 전 3~4분 동안 모양이 만들어진다. 열총으로 약간의 모양 변화를 줄 수 있지만, 선수에게 부목으로 사용될 때는 약간이라도 모양을 변화시켜서는 안된다.

유리 섬유와 플라스터 같은 주조 재료들은 신체 부위에 부목을 댈 때 사용되지만, 너무 오래 사용하면, 짓무름, 궤양, 감염, 화상, 물집, 발진, 접촉성 알레르기 피부염 같은 증상이 생길 수도 있다. 사람들은 이러한 석고 붕대가 가렵고, 냄새나고 건조하게 유지하기가 어렵다고들 말한다. 메리야스 조직을 함유한 유리 섬유나 석고 패딩은 수분을 없앨 수 있지만, 짓무름, 악취, 가려움을 막으려면, 항상 건조한 상태로 유지되어야 한다(보통 헤어 드라이기를 사용함). 새로운 고어 텍스 안감이 개발되어 유리 섬유 아래에 사용되는데, 이 안감은 방수 기능이 있고, 증발 작용이 용이해서, 석고 붕대나 피부를 특별히 말리지 않고도 목욕, 수영, 땀, 수중치료를 받을 수 있도록 한다. 이 고어 텍스 안감은 1, 2, 3, 4인치 너비로 나오며, 피부에 직접 닿는다. 유리 섬유 주조 재료는 이 안감 위에 덮힌다. 전통적인 석고 붕대보다 약간 더 비싸긴 하지만, 움직이지 못하는 기간 동안 석고 붕대가 더 편안하게 유지되므로, 그렇게 자주 바꿔 줄 필요가 없다(2).

맞춤 패드와 보호 장비 구성 (Construction of Custom Pads and Protective Devices)

어떤 상황에서는 선수 트레이너가 위에서 언급한 부드러운 재료와 딱딱한 재료를 쉽게 얻을 수 있다. 이들 재료는 다양한 맞춤 패드나 보호 장비를 만드는 데 이용될 수 있다. 맞춤 패드는 비용, 디자인, 사용 용이성 같은 여러 이유들로 이로울 수 있다. 게다가, 맞춤 패드는 개인의 필요에 맞춰 만들 수 있다. 하지만, 선수 트레이너는 맞춤식 장비가 알맞게 만들어지고 조정되도록 확실히 하기 위해 주의를 기울여야 한다. 선수 트레이너는 어떤 맞춤식 장비라도 그에 대한 법적 책임이 있다.

보호 패드에 관련된 규칙들 (Rules Regarding Protective Pads)

국립 연방 주 고등학교 연합(NFSHSA)과 국립 대학 스포츠 연합(NCAA)은 몸을 보호하는, 부드러운 재료와 딱딱한 재료를 사용하는 데 관련된 구체적인 규칙들을 세워두고 있다. 현장 심판은 특별 제작 패드가 부드러운 재료로 만들어졌는지, 딱딱한 재료를 사용했다면 NFSHSA나 NCAA에서 세운 기준에 부합하는 지를 판단해야 한다. 재료의 표면이 모두 1/2 인치 두께의 고밀도, 독립 기포 폴리우레탄이나 같은 최소 두께의 비슷한 물리적 특성을 지닌 물질로 뒤덮여 있다면, 이러한 딱딱하고, 마찰이 일어나고, 탄력성이 없는 재료도 손, 팔목, 팔뚝, 팔꿈치 등에 사용이 허락될 지도 모른다. 게다가 자격 있는 의사가 특정 신체 부위에 석고 붕대나 부목이 필요하다고 서명한 서면 허가 양식이 있어야 한다. 이 양식은 경기 전에 심판에게 반드시 보여줘야 한다. 그 심판은 딱딱한 재료가 지침에 따라 알맞게 사용되었는 지를 확인해야만 하고, 석고 붕대나 부목을 무기로 사용하는 선수는 퇴장시킬 권리를 가진다.

A 비록 딱딱하고, 마찰이 일어나는 물질로 만들어진 보호 장비를 손, 팔목, 팔뚝, 팔꿈치에 착용하는 것이 법적으로 타당할 지라도, 만약 그 재료의 표면 전체가 최소 1/2인치 두께의 독립 기포로 덮여 있지 않으면, 경기 중 착용이 금지될 수 있다. 이는 다른 선수들이 보호 장비에 맞아 부상당하지 않도록 고려한 것이다.

의무와 장비 기준(LIABILITY AND EQUIPMENT STANDARDS)

Q 공격수에게 아메리칸 풋볼 헬멧과 겹세로줄 가드를 맞추어 준 후, 선수 트레이너는 그 선수가 연습 경기에 홑세로줄 안면 가드를 쓰고 나오는 것을 보았다. 만약 그 선수가 연습이나 경기 중에 안면 또는 두부 손상을 입는다면, 어떤 법적 결과를 초래하는가?

보호 장비에 대한 법적 문제는 모든 선수 트레이너와 단체 스포츠 경기의 최대 관심사이다. 흔히, 보호 장비를 알맞게 사용하도록 하는 임무는 한 조직에서 경기 스태프 모두가 공동 책임을 지고 있다. 예를 들어, 헤드 코치는 스포츠에 알맞은 구체적인 장비를 추천할 책임이 있다면, 스포츠 지도자는 이 추천 장비를 구입할 책임이 있을 것이다. 또한, 장비 관리자나 선수 트레이너는 사용 설명서에 따라 장비를 알맞게 정비하고, 선수들에게 장비의 올바른 사용법을 가르치고, 정기적으로 보호 장비를 조사하며, 장비의 수선, 보수 기록을 정확히 해둘 책임이 있다.

선수 트레이너의 직무 태만과 책임 기준은 1장에서 넓게 다루었다. 보호 장비에 국한하자면, 선수 트레이너의 의무는 다음과 같다.

- 가장 적합한 장비 선택
- 개인에 맞게 장비 조정
- 선수에게 장비에 대한 알맞은 관리법 교육
- 장비를 잘못 사용했을 때 입을 수 있는 위험에 대한 경고
- 모든 보호 장비가 올바로 사용되는지에 대한 감시, 관리

장비가 원래 목적대로 사용되었을 때 부상을 야기하지 않도록 안전한 장비를 설계, 제작, 조립하는 것은 제조업자의 의무이다.

쓸모없고, 부실하게 만들어진 스포츠 장비로부터 선수들을 보호하기 위해, 여러 기관들이 품질 기준을 개발해서 정상적인 스포츠 환경에서 장비가 잘못되지 않거나 부상을 초래하지 않도록 확실히 했다. 스포츠 장비 기준에 대한 국립 운영 위원회(NOCSAE)는 아메리칸 풋볼 헬멧에 대한 기준을 세워서 헬멧의 여러 다른 부위에 충격이 가해져도 특정 세기의 충격은 견딜 수 있게 했다. 현재, 야구, 소프트볼, 라크로스 헬멧과 안면 마스크도 NOCSAE의 인증을 받아야 한다. 그 밖의 보호 장비 심사 기관들에는 미 재료 검사 협회(ASTM), 캐나다 기준 연합(CSA)의 하키 장비 인증 위원회(HECC)가 포함된다. 이들 기관은 보안기, 아이스 하키 헬멧, 안면 마스크 같은 장비에 대한 재료 기준을 세웠다.

장비 제조 기준을 세우는 기관들에 덧붙여, 스포츠 관리 기관들은 특정 보호 장비의 의무적 사용에 대한 규칙을 세우고, 특정 보호 장비에 대한 규칙을 결정했다. 이들 관리 기관에는 NFSHSA, 미 대학 대항 스포츠 협회(NAIA), NCAA, 미 올림픽 위원회(USOC)가 포함된다. 예를 들면, NCAA는 아메리칸 풋볼 선수들에게 안면 마스크와 튼튼하고 턱 4지점을 지나는 줄을 가진 헬멧을 착용하도록 요구한다. 모든 선수들이 착용하는 헬멧에는 부상 위험 경고 라벨과 이 장비는 NOCSAE의 검사 기준에 부합한다는, 제조업자나 수선자의 인증이 부착되어 있어야 한다(3).

장비 구입 후에는 부상이 일어날 경우에 참조할 수 있도록, 선택 과정에서 사용된 브로슈어와 보증서 같은 제조업자 정보 자료들을 정리해 두어야 한다. 이 정보는 선택 과정을 보여줄 수 있고, 최종적으로 선택된 장비의 특성도 알려줄 수 있다. 선수들에게 자신들만의 보호 장비를 제공한 후에도, 선수 트레이너의 책임은 바뀌지 않는다. 선수 트레이너는 여전히 그 장비가 안전 기준에 부합하고, 올바르게 조정되며, 적절히 유지/보수되고, 알맞게 사용되고 있는 지에 대

해 확실히 해 둬야만 한다. 선수 트레이너와 코치들은 스포츠 장비 사용의 위험성을 알고 있어야 하며, 장비 정비와 사용이 적절히 되고 있는지 관리, 감독해야 한다. 선수들은 자신이나 다른 선수들에게 위험이 될지도 모르는 장비를 착용하거나, 그런 장비로 바꾸지 말아야 한다.

A 스포츠 관리 기관들은 세로줄을 두 개 이상 가진 헬멧으로 안면을 보호하도록 요구한다. 하나의 줄은 최소 보호 기준에 부합하지 않고 헬멧에 사용될 수 없다. 선수 트레이너는 선수에게 한 줄 헬멧의 안전성에 대해 경고하고, 알맞은 헬멧으로 교체시키도록 한다.

두부와 안면 보호 장비(PROTECTIVE EQUIPMENT FOR THE HEAD AND FACE)

Q 보안기에는 어떤 기준이 있는가? 안경이나 콘택트 렌즈로도 눈 부상을 예방할 수 있는가?

많은 두부와 안면 부상은 잘 맞는 헬멧과 페이스가드, 아이웨어, 이어웨어, 마우스가드, 목 보호기 같은 안면 보호 장비를 정기적으로 사용하면 예방할 수 있다. 특히, 헬멧은 아메리칸 풋볼, 아이스 하키, 남자 라크로스, 야구, 소프트볼, 카약, 아마추어 복싱, 싸이클링에서 필수적으로 요구되며 충격력을 분산시키기 위해 적절히 조정되어야 한다.

아메리칸 풋볼 헬멧 (Football Helmets)

아메리칸 풋볼 헬멧 디자인은 일반적으로 하나 또는 두 개의 공기 주머니이거나, 독립 기포 패드, 아니면 이 둘의 혼용으로 이루어진다. 공기 주머니식 헬멧은 충격 흡수에 강하지만, 선수가 매일 헬멧을 조사해서 공기가 적절히 들어있도록 정비해야 한다. 헬멧의 재질은 플라스틱이나 폴리카보네이트 합금으로 만들어질 수 있다. 폴리카보네이트는 제트기의 천장과 경찰의 폭동 진압용 장비를 만들 때 쓰이는 플라스틱으로, 가볍고 찰상과 충격에 강하다. 헬멧의 수명은 다양하다. 폴리카보네이트 합금 헬멧은 5년이고, ABS 플라스틱 헬멧은 2년이며, 에슬레틱 헬멧사(Athletic Helmets, Inc.)의 헬멧은 6년, 리델 헬멧은 10년간 사용할 수 있다(1).

환경 요인인 열로 인해 안감과 외피 재료의 충격 흡수 효과가 떨어질 수 있다. 결과적으로 재료들이 더 쉽게 눌리고, 높은 온도에서는 충격을 덜 흡수한다. 이 단점을 보완하기 위해, 검사의 일환으로 NOCSAE에서는 평상 시 온도 하에서 1분 안에 두 번 헬멧의 앞면 오른쪽이 땅에 닿도록 152cm(60인치) 높이에서 떨어뜨린다. 똑같은 헬멧을 49℃ (120° F)에서 4시간 동안 열을 흡수하게 한 후, 똑같은 과정을 반복한다. 헬멧은 두 온도 하에서 똑같은 기준을 통과해야 한다(4). 헬멧에 새겨지는 NOCSAE 마크는 이 헬멧이 최소 충격 기준치를 통과하고, 헬멧의 어느 부분에서나 충격을 견딜 수 있다는 것을 뜻한다. NOCSAE는 또한 헬멧으로 인한 부상 위험에 관해 경고 라벨을 붙이는데, 내용은 다음과 같다.

경고: 이 헬멧의 어느 부위로도 상대편 선수를 공격하지 마시오. 이것은 아메리칸 풋볼 경기 규칙 위반이며 사지 마비나 사망을 초래할 심각한 뇌나 목 부상을 당할 수 있습니다. 심각한 뇌나 목 부상은 경기 중에 사고로 일어날 수도 있습니다. 어떤 헬멧도 모든 부상을 예방할 수 없습니다. 그러한 위험성을 알고 이 헬멧을 착용하십시오.

이 경고 라벨은 모든 헬멧 밖에 확실히 보이는 곳에 부착되어 있어야 한다. 게다가 선수 트레이너와 코치는 계속적으로 선수들에게 경기와 관련된 위험성을 숙지시키고, 헬멧이 지침과 경기 규칙에 맞게 사용되고 있는지를 확인해야 한다.

헬멧을 조정할 때는 항상 제조업자의 설명서를 따라야 한다. 조정 전에 경기 시즌 동안 유지할 머리 스타일로 머리를 깎고, 경기 중 조건과 맞추기 위해 머리를 물에 적신다. **실전 전략** 3.1에는 헬멧 조정에 대한 일반적인 단계가 열거되어 있다. 한번 조정된 헬멧은 딱 맞는지 매일 확인해야 한다. 헬멧은 머리카락 길이, 안쪽 패딩의 상태, 기포의 공기 손실, 안면 마스크의 면적에 따라 변형될 수 있기 때문이다. 확인은 패드와 얼굴 사이에 혀 누르는 기구를 넣어봄으로써 행해진다. 앞뒤로 움직일 때, 확실한 저항이 느껴져야 한다. 넉넉한 헬멧은 한쪽으로 움직일 때 머리는 다른 방향으로 움직인다. 또한, 헬멧은 일주일에 한번씩 선수 트레이너가 체크해서 제대로 조정하고 안전 기준에 부합하도록 확실히 한다(**글상자** 3.2).

각각의 헬멧의 안쪽에는 구입날짜와 사용기록을 새겨두어야 한다. 구입날짜, 사용, 수선 기록들, 인증표 등을 확실히 알 수 있도록 자세하게 기록해야 한다. 또한 각 선수들은 헬

실전 전략 3.1 아메리칸 풋볼 헬멧의 올바른 조정법

1. 선수는 경기 시즌 동안 유지할 머리 스타일로 머리를 잘라야 하고, 경기 조건과 유사하도록 머리를 적신다. 제조업자가 제공한 줄자를 사용하여 귀 위쪽의 머리 둘레를 잰다. 머리에 맞는 헬멧 사이즈는 줄자의 뒷면에 쭉 적혀있다.
2. 알맞은 크기의 헬멧을 선택하고, 앞뒤 사이저와 턱 패드를 딱 맞도록 조정한다.
3. 벨브를 쥐고 호스를 아치 모양으로 해서 공기 주머니를 부풀린다. 공기를 빼려면 호스를 똑바로 놓으면 된다.
4. 헬멧이 선수의 머리 둘레로 넉넉히 맞는 지와 두개골을 덮는 지를 확인하고, 목을 젖혔을 때, 경추를 찌르지 않는지 확인한다. 귓구멍은 외이도와 일치시키도록 한다.
   - 턱 4지점을 지나는 줄의 긴장도와 길이가 일치하는지를 확인해서 헬멧과 사이에 똑같은 공간을 두고 패드를 댄다 (그림 A).
   - 안면 마스크로 인해 시야가 가려지지 않도록 하고, 헬멧과의 사이의 공간이 눈썹 위에서는 한, 두 손가락 너비만큼, 이마와 코에서는 두 손가락 너비만큼 되도록 헬멧을 착용한다 (그림 B).
   - 선수가 헬멧의 뒤쪽을 잡고 앞으로 누를 때와 헬멧 위에 손을 대고 밑으로 누를 때, 헬멧이 움직이지 않도록 한다 (그림 C).
   - 선수가 턱을 몸 쪽으로 당겼을 때 안면 마스크를 좌우로 당겨도 헬멧이 떨어지지 않아야 한다 (그림 D).

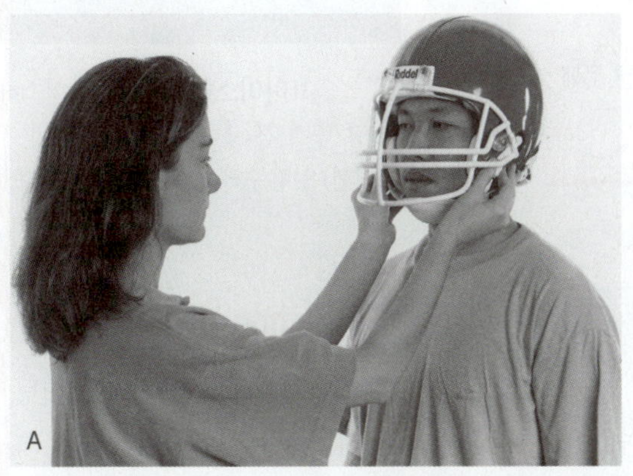
A

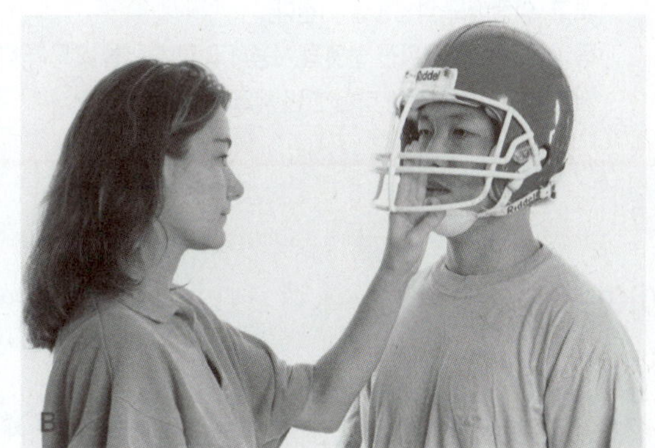
B

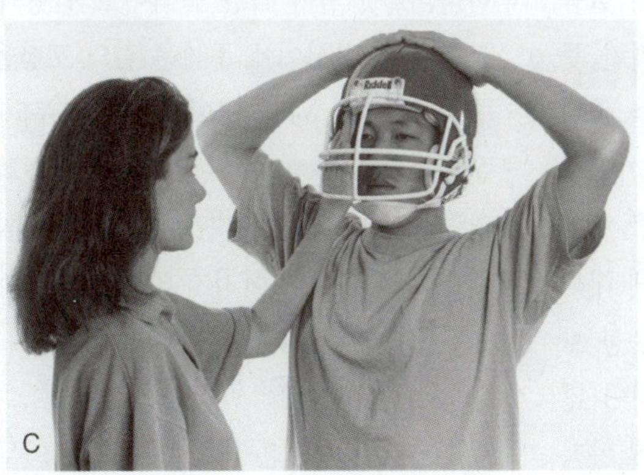
C

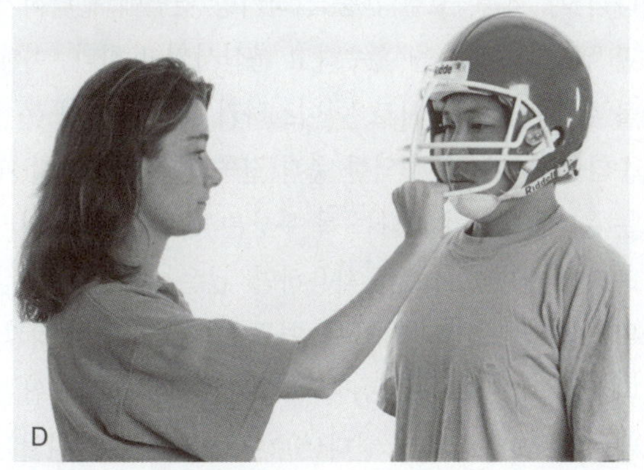
D

멧의 옳은 사용법과 조정법, 관리법에 대해 교육받아야 한다. 게다가 선수들은 NOCSAE 인증서를 읽었고, 상대편을 칠 때 헬멧이나 안면 마스크를 잘못 이용하면 부상의 위험성이 있다는 점을 알고 있다고 확인하는 진술서에 서명해야 한다. 이 진술서에는 서명과 날짜가 적혀있어야 하고, 이 진술서는 선수의 의학 파일 안에 보관해야 한다.

➤➤ 글상자 3.2

주간 헬멧 검사 확인 리스트

- 제조업자의 설명서에 맞게 조정되었는지 확인한다.
- 헬멧에 깨진 곳은 없는지, 특히 구멍이 나지 않았는지 검사한다. 깨진 것이 발견되면 교체한다.
- 모든 설치 리벳, 나사, 벨크로, 파손된 곳, 날카로운 가장자리, 헐거움 등을 검사해서 필요하면 수선하거나 교체한다.
- 금속이 그대로 노출되거나 용접이 끊어졌거나 보기 흉하면, 안면 가드를 교체한다.
- 턱 패드, 속테, 코 완충기, 턱 줄 같은 것들이 파손되었는 지를 검사하고 교체한다.
- 턱 줄 형태가 제대로인지 검사하고, 교체가 필요한지 하드웨어를 조사한다.
- NOCSAE와 제조업자의 기준에 따라 헬멧 쉘을 검사한다. 이 때, 승인된 페인트, 왁스, 도안이나 세제를 헬멧에 사용해야 한다. 이런 제품을 쓰지 않거나 사용을 미루면, 헬멧 쉘에 영구적인 손상을 가져오고, 안전에도 악영향을 끼친다.
- 공기와 액체로 채워진 헬멧을 사용하고 팀 훈련을 고도가 다른 곳에서 한다면, 사용 전에 다시 한번 체크한다.

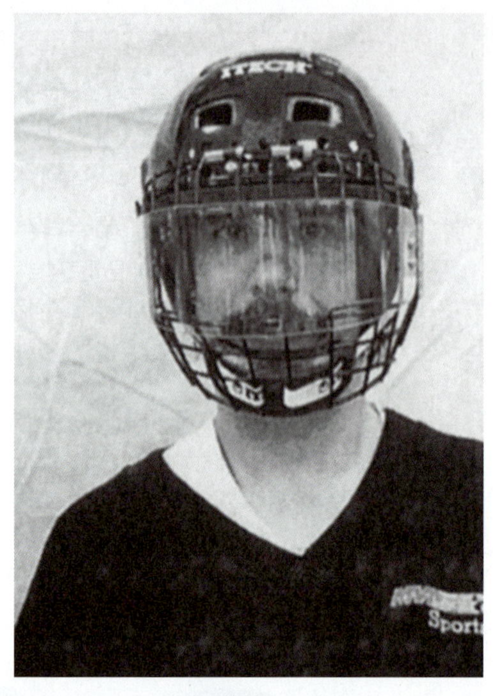

➤ 그림 3.2. **아이스하키 헬멧.** 아이스하키에서 사용되는 헬멧은 고속, 저질량 충격(긴 채나 퍽으로 맞음)과 저속, 고질량 충격(경기장 옆면에 부딪힘)을 흡수하고 분산시켜야 한다.

아이스하키 헬멧 (Ice Hockey Helmets)

아이스하키 헬멧은 고속, 저질량 충격(스틱이나 채로 인한 타격)과 저속, 고질량 충격(하키장 옆면에 부딪히거나 얼음판 위로 넘어짐)을 흡수하고 분산시켜야 한다. 아메리칸 풋볼 헬멧과 마찬가지로, 아이스하키 헬멧은 머리 부상을 줄여준다. 하지만, 축에 의한 충격(길쭉한 채를 사용할 때 가해지는 충격)으로 입게 되는 목 부상은 막지 못한다. 머리를 보호하려고 안면 마스크를 사용하면, 많은 선수들이 부상에 대해 위험을 덜 느끼는 것 같다. 연구에 따르면, 아메리칸 풋볼 보다 하키 경기에서 척추 부상 특히, 사지마비의 위험성이 많게는 세 배나 높다고 한다(5). 이런 부상의 주 원인은 일차적으로 머리가 경기장 옆면에 부딪히고, 2차적으로 밀쳐지거나 뒤에서 공격당하기 때문이다.

아이스하키 헬멧 기준은 ASTM과 HECC에서 관리되고, CSA의 승인 도장을 받도록 요구하고 있다(**그림 3.2**). 꼭 맞는 헬멧이 한쪽으로 움직일 때, 머리가 다른 쪽으로 돌아가지 않으면 제대로 조정된 것이다.

배팅 헬멧(Batting Helmets)

야구와 소프트볼에서 사용되는 배팅 헬멧은 NOCSAE 마크를 따야하고, 이중으로 귀를 덮는 디자인으로 되어있어야 한다. 헬멧 쉘이 약간 움직이고 변형되도록 일차 충격 흡수 부분과 머리 사이에 두꺼운 겹의 포상물질을 넣는 것이 가장 좋다. 이렇게 하면 공이나 배트로부터 나오는 미사일 같은 운동 에너지를 흡수하는 능력이 최대화되고, 두개골에 심한 압력을 주지 않게 된다. 헬멧은 공을 칠 때와 베이스를 달릴 때, 움직이거나 떨어지지 않도록 딱 맞아야 한다.

기타 헬멧(Other Helmets)

라크로스 헬멧은 남성 경기에서 의무적으로, 여성 경기에서는 선택적으로 사용되고, 필드하키 골키퍼도 착용한다. 이 헬멧은 고저항 플라스틱이나 유리섬유로 구성되고, NOCSAE 기준에 부합해야 한다. 헬멧, 줄이 있는 페이스 가드, 턱 패드는 4지점 턱 줄로 매어져 있다(**그림 3.3**). 헬멧을 한쪽으로 움직일 때 머리가 다른 쪽으로 움직이면 안 된다.

효과적인 자전거 헬멧은 턱 줄로 매여진, 플라스틱이나 유

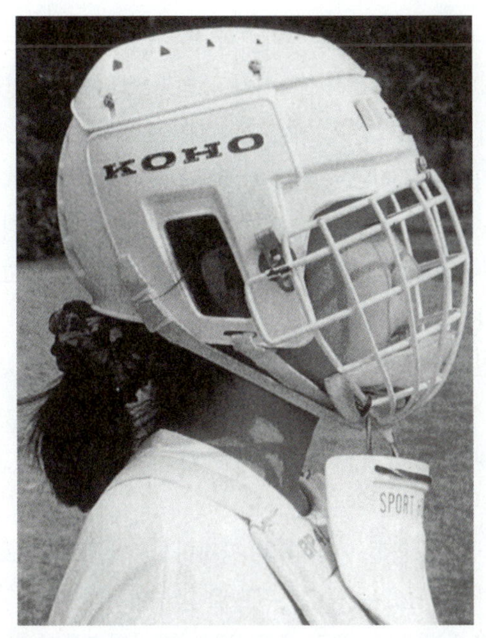

➤ 그림 3.3. **라크로스 헬멧.** 라크로스 헬멧은 얼굴 전면과 목을 보호한다.

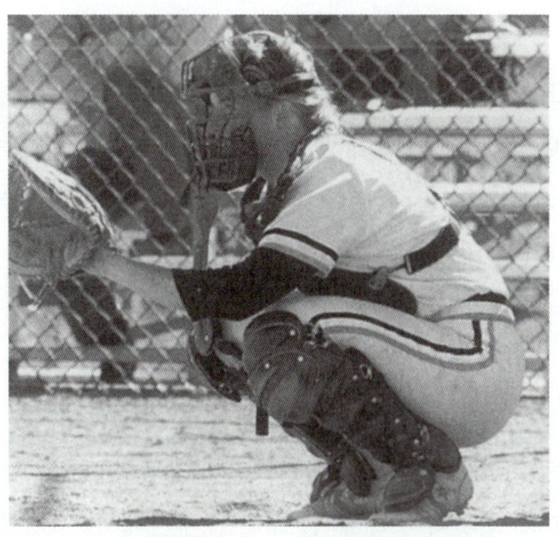

➤ 그림 3.4. **안면 보호대.** 야구와 소프트볼 포수들은 얼굴 전면과 목 보호를 위해 마스크를 쓴다.

리 섬유로 된 딱딱한 쉘과 에너지 흡수 포상 안감으로 구성된다. 종류에 상관없이, 헬멧은 머리부상과 위/중간 얼굴 부상을 상당한 정도로 막아줄 수 있다(6). 더 단단한 쉘은 충격을 더 잘 분산하고 충격에 대한 저항도 높다. 더 단단하고 밀도 높은 포상 안감은 고속에서 더 효과적이고, 반면 덜 단단한 안감은 저속에서 더 효과적이다. 안감의 두께가 두꺼울수록 보호 효과가 더 좋지만, 헬멧의 질량과 무게가 증가해서 착용하기에 더 불편할 수가 있다. 게다가 오늘날 헬멧은 이전보다 통기성이 더 좋고, 무게도 더 가벼우며 더 공기역학적이다. 싸이클링 헬멧을 착용해도 온도로 인한, 머리나 몸의 불편함을 증가시키지 않고, 몸 체온, 두피 체온, 열감각, 심장박동률, 발한율, 전반적인 인식 활동에 어떤 영향도 끼치지 않는다(7). 다른 헬멧과 마찬가지로 머리에 꼭 맞아야 한다.

안면보호대(Face Guards)

안면보호대는 크기와 모양에 있어서 다양하고 날아오는 물체로부터 얼굴을 보호한다. NOCSAE는 고등학교와 대학교의 아메리칸 풋볼 경기에서 착용하는 안면보호대에 대한 세기와 휘어지는 정도의 기준을 세웠다. 아메리칸 풋볼 안면보호대는 무거운 거즈, 플라스틱 코팅 철심으로 구성되고, 뗏장이나 다른 선수의 무릎이나 팔꿈치로 인한 충격을 견디도록 디자인되어 있다. 안면보호대 자체, 헬멧 부속물, 헬멧 위의 4지점 턱줄의 세기에 따라 안면보호대의 효과가 달라진다. 알맞게 조정되면, 안면 마스크는 이마와의 사이에 두 손가락 너비만큼 공간이 있어야 하고, 시야를 가리지 말아야 한다(실전 전략 3.1 참조). 안면 마스크에는 최소한 두 줄 가로장이 있어야 한다. 필요하다면, 플렉시글라스나 폴리카보네이트로 만들어지는 눈 보호막이 안면 마스크에 부착될 수 있다.

아이스하키 안면보호대는 플라스틱(폴리카보네이트), 철사, 플라스틱/철사 혼합으로 만들어지고, HECC와 ASTM 기준에 부합해야 한다(그림 3.2 참조). 하키 안면보호대는 주로 하키채를 막는데 사용되지만, 날아오는 퍽이나 헬멧/팔꿈치/경기장 옆면/얼음판 충돌에 대해서도 효과적이다. 아마추어 하키에서 사용되는, 얼굴 전면 안면보호대는 얼굴 외상을 상당히 많이 줄여주었다. 하지만 턱 줄이 하나만 있는 안면보호대를 사용하면, 충격이 정면에 가해질 때 머리 뒤쪽으로 올라가고, 그러면 턱이 노출되어 열상을 입을 수 있다. 안면보호대는 코에서 약 1에서 1/2인치 정도 떨어져 있다. 철사망이 사용되면, 구멍이 작아져서 하키채가 얼굴로 침입하지 못한다.

라크로스 안면보호대는 NOCSAE 기준에 부합해야 한다. 철사망 가드는 얼굴에서 떨어져 있지만, 다른 선수와 충돌 시 가드가 뒤로 벗겨질 경우를 대비해서 4지점 턱 줄 안쪽으로 패드를 댄다(그림 3.3 참조). 야구와 소프트볼에서 포수와 홈 심판이 사용하는 안면 마스크는 뺨과 이마에 딱 맞아야 하지만, 시야를 방해해선 안된다(**그림 3.4**). 이런 장비들은 필드에서 선수들에게 착용될 수 있고, ASTM 기준에 부합해야 한다. 남성/여성 펜싱 마스크에는 경기 중 마스크가 움직이는 것을 막기 위해서 조정 줄이 달려 있다.

눈 보호 장비(Eye Wear)

눈 부상은 상대적으로 흔하고 항시 대부분 예방가능 하지만, 학교 간 대항이나 대학 간 대항 스포츠에서는 눈 보호 장비를 요구하지 않는다. 눈 보호 장비에는 고글, 안면 보호막과 안경, 이렇게 세 가지 종류가 있다. 고글은 두 디자인이 있는데, 하나는 수영장에서 볼 수 있는 세안컵식 디자인으로 안구를 완전히 덮는다. 이것은 물이 새지 않고 단단한, 충격 저항 플라스틱으로 만들어진다. 유선 형태와 디자인 때문에, 경기 중 고글을 사용할 때, 콘택트 렌즈를 착용하기도 한다. 시야가 약간 왜곡될 지 모르지만, 고글로 인한 향상된 시야는 플립턴을 할 때 큰 이점으로 작용한다. 다른 디자인은 스키 고글처럼 안경 위에 착용할 수 있는 모양의 고글이다. 이것은 보통 통기가 잘 되어 서리가 끼는 것을 최소화해준다. 안면 보호막은 이차 보호 장비로 특정 헬멧에 부착될 수 있다. 콘택트 렌즈를 끼는 선수들은 종종 보호막을 선호하는데, 손가락이나 손으로 눈을 다칠 가능성을 줄여 주기 때문이다. 햇빛으로 인한 눈부심을 줄이기 위해 보호막에 옅은 색깔을 들일 수도 있다. 하지만, 플라스틱은 긁힌 상처가 잘 남고 추운 날씨에는 서리가 낀다.

안경은 렌즈, 테, 옆 보호막으로 구성되는데 주로 산업체에서 사용하는 눈 보호 장비에서 볼 수 있다. 렌즈는 3mm 두께이고, CR 39 플라스틱이나 폴리카보네이트로 만들어지는데, 이 플라스틱은 두 개 모두 주문 제작 렌즈에 포함될 수 있다. CR 39 플라스틱 렌즈는 덜 비싸지만, 흠집이 더 쉽게 생기고, 폴리카보네이트 보다 종종 더 두껍고 무겁다. 그리고 충격에 약하다. 반대로, 폴리카보네이트는 가볍고, 흠집이 잘 나지 않으며, 서리/자외선 차단 기능을 렌즈에 포함시킬 수 있다(1). 폴리카보네이트는 보호 장비로 개발된 재료들 중에서 가장 충격 저항이 크다. 폴리카보네이트의 단점은 정전기 때문에 먼지를 끌어들여 유리 렌즈에 비해 렌즈에 먼지가 더 쉽게 붙는다는 점이다.

안경테는 강화된 안경다리, 안경나사, 안경브리지로 이루어지는데, 탄력있는 플라스틱으로 만들어져야 한다. 적절한 완충물로 눈썹과 콧대를 날카로운 가장자리로부터 보호해야 한다. ASTM과 CSA의 기준에 부합하는 폴리카보네이트 눈 보호 장비와 안경테만이 선수를 충분히 보호해 줄 수 있다. 승인된 눈 보호 장비는 90mph(초속 40미터) 속도로 날아오는 라켓볼 또는 50mph(초속 22.2미터)로 날아가는 라켓의 충격에서 눈을 보호한다. 승인된 눈 보호 장비 박스에 이렇게 쓰여져 있다(**그림 3.5**).

사용되는 보호 장비 종류에 관계없이, 렌즈는 따뜻한 비눗물로 씻고 깨끗한 물로 헹구거나, 안경 세정제를 사용해서 세척해야 한다. 부드러운 천으로 렌즈의 얼룩과 물기를 닦는다. 물기 없는 렌즈는 닦거나 문질러서는 안되는데 그 이유는 렌즈 표면의 이상한 물질을 움직여서 렌즈에 흠을 낼 가능성이 있기 때문이다. 안경테와 탄력적인 줄은 비누와 물로 세척하고 바람으로 말린다. 렌즈의 흠집이 시야를 방해하고, 가장자

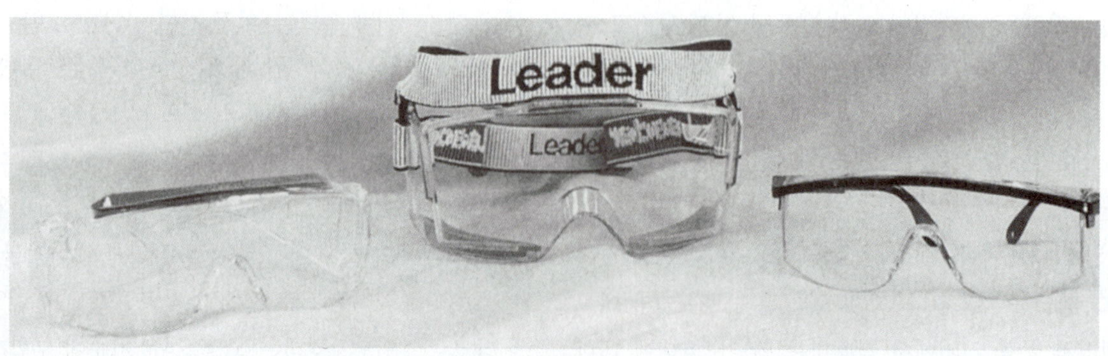

➤ 그림 3.5. **눈 보호 장비.** 보호 아이웨어는 가볍고 흠집/충격에 강한 폴리카보네이트로 만들어져야 하며 미 재료 심사 협회나 캐나다 기준 연합의 기준에 부합해야 한다.

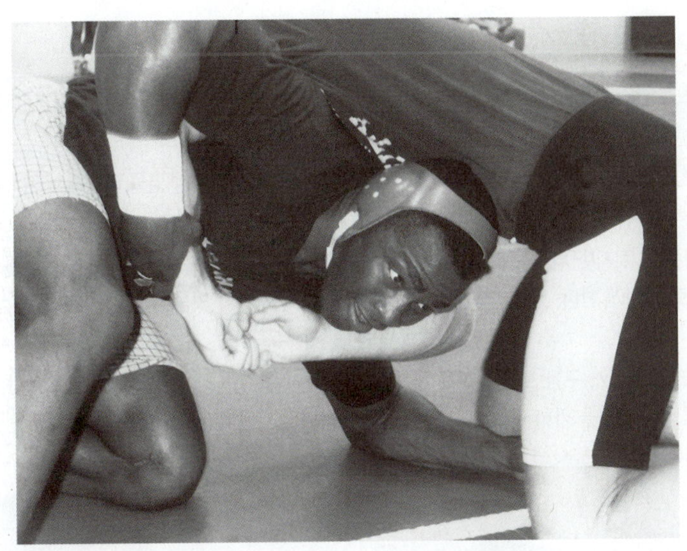

➤ 그림 3.6. **귀 보호 장비.** 귀 보호 장비에는 영구 변형을 일으킬 수 있는 마찰과 외상을 막을 수 있다.

리에 금이 가면 렌즈를 교체해야 한다. 눈 보호 장비는 항상 딱딱한 케이스에 보관해서 폴리카보네이트 렌즈가 긁히지 않도록 보호해야 한다.

한쪽 눈의 시력만 있는 선수는 시야와 원근감이 적기 때문에, 어떤 스포츠를 하든지 참가 전에 안과 전문의와 상담해야 한다. 참가 결정이 나면, 모든 훈련과 시합 때 최대한 눈을 보호할 수 있는 보호막을 착용해야 한다. 스포츠 참가자들은 눈 보호기에 땀이 떨어지지 않도록 땀받이띠를 두르고 참가하지 않을 때는 눈 보호기를 벗어둔다.

콘택트 렌즈가 주변시야를 향상시키고, 난시를 교정하며, 보통 온도 변화에 의해 흐려지지 않기 때문에 스포츠 참가자들이 종종 콘택트 렌즈를 끼긴 하지만, 콘택트 렌즈는 눈 부상을 예방하지 못한다. 콘택트 렌즈는 홍채만을 덮는 하드(각막 타입)렌즈와 눈 전체를 덮는 소프트(공막 타입) 렌즈의 두 종류로 나뉜다. 하드 콘택트 렌즈는 종종 잘 떨어지고 이상 물질이 들어오면 더 많은 자극(각막 찰상)을 받는다. 먼지나 다른 이상 물질은 렌즈 아래로 들어가 각막에 손상을 입힐 수도 있고, 렌즈를 끼고 벗을 때 각막이 긁힐 가능성도 있다.

소프트 콘택트 렌즈는 수영장의 염소로 인한 자극으로부터 눈을 보호할 수 있다. 수영장 물이 소프트 렌즈를 각막에 딱 붙게 해서 분실 위험을 줄인다는 연구 결과가 나왔지만, 수영할 때 소프트 렌즈 착용은 좋지 않다. 수영장 물에서 발견된 미생물 특히 가시아메바는 드물지만, 심각한 각막 염증인 가시아메바 각막염을 일으킨다. 콘택트 렌즈 착용 여부에 관계없이 물 속에서는 항상 고글을 착용해야 물 속 미생물을 막을 수 있고, 염소 자극도 피할 수 있다. 수영을 한 사람들은 물 밖으로 나온 후, 20~30분간 기다려서 렌즈를 빼거나, 렌즈를 빨리 빼야한다면 식염수를 눈에 떨어뜨려야 한다. 렌즈가 각막에서 떨어질 수 있는 시간을 줘야 하기 때문이다. 그리고 나서 렌즈는 즉시 소독되어야 한다. 렌즈를 빼는 일은 너무 빨리 각막 찰상을 초래해서 각막이 감염되기 쉬워 질지도 모른다.

귀 보호 장비 (Ear Wear)

복싱, 레슬링, 수구를 제외한 스포츠에서는 거의 특화된 귀 보호 장비를 사용하지 않는다(**그림** 3.6). 귀에 대한 반복되는 마찰과 외상은 귀혈종이나 양배추꽃모양귀라고 불리는 영구 변형을 초래할 수 있다(8장 참조). 이런 이유 때문에, 귀 보호 장비는 이런 스포츠에서 정기적으로 착용되어야 한다. 턱 줄이 딱 맞고, 다른 선수와 접촉할 때 헤드기어가 움직이지 않도록 장비를 조정한다. 귀 보호 덮개는 충분히 깊어서 바깥 귀를 누르지 않아야 한다.

실전 전략 3.2 입모양 구강 보호 장비 조정법

1. 구강 보호 장비(링모양 줄 제외)를 끓는 물에 20~25초간 담근다. 흔들어서 물을 제거한다. 유연성을 감소시키기 때문에 찬물에 헹구지 않는다.
2. 구강 보호 장비를 입속으로 넣어 앞니 위에 걸친다. 그림처럼 링모양 줄을 이용해서 엄지로 구강 보호 장비를 중앙에 위치하도록 한다(**그림** A).
3. 입을 다문다. 하지만 치아를 모으거나 구강 보호 장비에 치아가 닿도록 하지 않는다. 혀를 입천장에 대고, 15~25초간 최대한으로 강하게 빤다. 빠는 행위로 진공상태가 되어서 치아와 잇몸에 맞게 구강 보호 장비의 형태가 만들어진다(**그림** B).
4. 경화시키기 위해서 구강 보호 장비를 찬 물에 헹군다. 최종 형태에 결함은 없는지 살핀다. 결함이 발견되더라도 다시 구강 보호 장비에 열을 가하지 않는다. 다시 열을 가하면 효과가 줄어들기 때문이다. 새로운 구강 보호 장비로 다시 앞 과정을 반복한다.

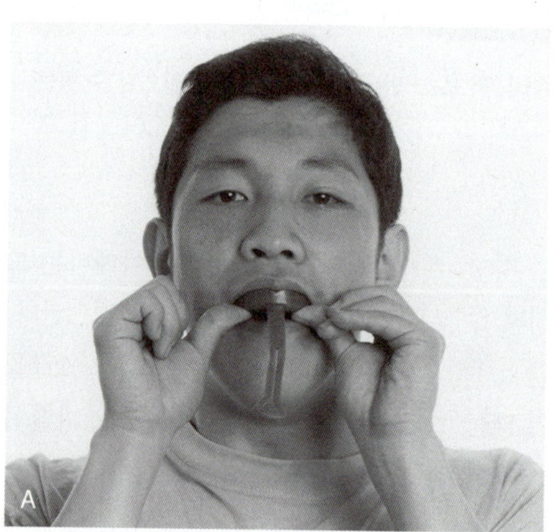
A

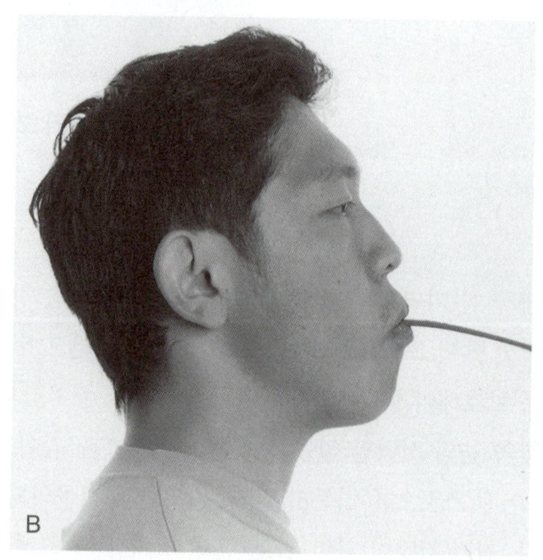
B

구강 보호 장비(Mouth guards)

입속이 쉽게 보이는 구강 보호 장비는 모든 학교 간 대항과 대학 간 대항 아메리칸 풋볼, 아이스하키, 필드하키, 남성/여성 라크로스에서 필수적이다. 윗니에 장착되는 구강 보호 장비는 에너지를 흡수하고 충격을 분산시키며, 위아랫니 사이에 완충 역할을 하고, 날카로운 치아로부터 윗입술을 보호한다. 구강 보호 장비를 사용하면 치아 부상과 입속 연조직 부상을 상당히 줄일 수 있고, 턱 골절, 뇌진탕, 턱관절 부상의 정도를 줄여 준다. 구강 보호 장비를 4개의 앞니만 덮도록 깎는 행위는 제조업자가 보장하지 않는 행위로 치아부상의 대부분을 예방할 수 없고, 공기 저항이 생겨 구강 보호 장비가 잘 빠진다. 선수가 구강 보호 장비를 사용하면, 말과 호흡이 어렵다고 불평할지도 모르지만, 잘 조정된 구강 보호 장비는 말과 호흡을 방해하지 않는다. 구강 보호 장비를 이용해 입속 부상을 예방하는 장점이 모든 단점을 커버한다(8).

가장 자주 사용되는 구강 보호 장비는 온도가 유지되는, 입 모양의 구강 보호 장비로 딱딱한 외피와 더 부드러운 안쪽 물질로 구성되어있다. 더 부드러운 물질은 선수의 치아에 맞게 조절된 후에는 온도적으로도 화학적으로도 고정된다. 잘 조정되면, 입 모양의 구강 보호 장비는 맞춤식 가드와 같은 편안함을 줄 수 있다. 이런 종류의 가드는 쉽게 구입 가능하고, 값이 싸며, 안면 마스크에 부착하도록 링모양의 줄이 붙어있다. 링모양의 줄은 두 가지 장점을 지니는데, 그 한 가지는 구강 보호 장비를 삼키지 않도록 해준다는 것이며, 다른 하나는 입에서 제거할 때 분실하지 않도록 해준다는 것이다. 이런 구강 보호 장비는 종종 입술과 볼 쪽으로 다 미치지 못한다. 따라서 구강 연조직 부상에 대한 적절한 보호조치를 제공하지 못한다. 게다가 온도 변형 플라스틱으로 된 안쪽 물질은 구강 온도에 탄력성을 잃어 구강 보호 장비가 헐거워질 수 있다. 온도 변형 플라스틱으로 된, 입모양 구강 보호 장비를 조정하는 방법을 **실전 전략** 3.2에서 볼 수 있다.

가장 효과적인 구강 보호 장비는 압축 형태의 엷은 조각 형태이다. 이 보호 장비는 비싸고 최상의 결과를 얻기 위해서는 특별 훈련을 받아야 한다. 게다가, 기본 재료의 비용이 진공형태의 구강 보호 장비 보다 더 높다. 엷은 조각식 구강 보호 장비는 고역과 압력을 이용해서 오래 동안 사용해도 변형이 덜 되도록 재료를 만든다. 게다가, 이 구강 보호 장비는 필요한 부분을 두껍게 할 수도 있고, 부가 보호를 위해서 다른 삽입물을 첨가할 수도 있다. 반면에 진공형태의 구강 보호 장비는 덜 비싸고 디자인하기가 더 쉽다. 하지만, 만들 때 낮은 열이 사용되기 때문에 조정된 상태가 탄력 기억력에 의해 변할 수 있다. 몇 분동안 구강 보호 장비를 사용한 후에 입속의 온기로 인해 탄력 기억력이 되살아나서 디자인에 변형이 일어난다. 그래서 말을 하거나 숨을 쉬기가 더 어려워진다(8).

구강 보호 장비는 매번 사용 후에 물로 깨끗이 씻고, 플라스틱 구강 보호 장비 박스에 놓아두어 공기로 건조시키는 것이 추천할 만한 관리 방법이다. 정기적으로 구강 보호 장비는 약한 표백제(물 1쿼트에 표백제 1테이블스푼)에 하루밤 동안 담궈 두어야 한다.

목구멍과 목 보호 장비 (Throat and Neck Protectors)

앞 목에 대한 타격은 후두/상기도 손상, 성문 부종, 성대 탈골, 출혈, 성대문 연축의 결과로 심각한 기도 축소를 초래할 수 있다. NCAA는 야구와 소프트볼의 포수는 마스크에 장착/부착된 목 보호대를 해야한다고 요구한다(그림 3.4 참조)(4). 펜싱 마스크와 필드하키/라크로스/아이스하키 헬멧에도 약한 이 부분을 보호하기 위해서 앞 목 보호대가 있어야 한다.

경추 지지대는 경추의 움직임을 제한하도록 디자인되어 있고, 상완신경총 상해 증상이(버너와 스팅거) 재발하는 선수들에게 효과가 있다(1). 하지만, 상완신경총 부상을 막는 데에는 알맞게 조정된 어깨 패드가 어쩌면 가장 중요한 요소일 지 모른다. 카우보이 칼라(McDavid), 롱 혼 넥롤, 라포타 칼라와 기타 비슷한 디자인의 제품들을 포함하는 여러 목 지지대 제품들은 어깨 패드에 부착될 수 있다.

카우보이 칼라는 독립 기포 폴리에슬린 포상물질로 어깨 패드 아래에 부착된다(**그림** 3.7). 이 칼라는 플라스틱 등판을 지지대 뒤쪽에 첨가하면 더욱 강화될 수 있다. 롱 혼 넥롤은 원래 지지대보다 지름이 더 크고, 특정 부위에 보조 패드를 덧대어서 동작을 더 많이 제한할 수 있다. 라포타 칼라는 더 딱딱한 플라스틱 쉘로 어깨 패드 아치 부분에 바로 부착된다. 헬멧에 목지지대를 고정시키면 목 움직임을 더 제한할 수 있다(1). 하지만 경추 지지대는 태클을 당해 목이 구부러질 때처럼, 경추에 대한 수직 공격의 부상은 줄이지 못한다.

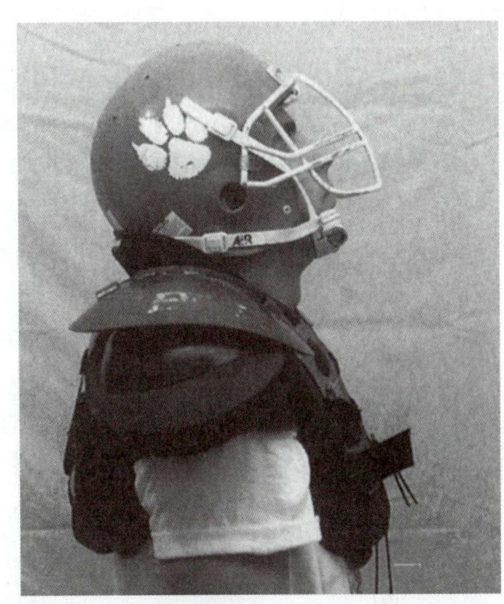

➤ 그림 3.7. **경추 지지대.** 목에 댄 높고 두껍고 딱딱한 뒤측면 패드는 추가적으로 경추를 보호할 수 있지만, 태클을 당해 머리가 숙여질 때 수직 공격의 부상은 예방할 수 없다.

A 눈 보호 장비는 3mm 두께에, CR 39 플라스틱이나 폴리카보네이트로 만들어져야 한다. CR 39 플라스틱은 일반적으로 덜 비싸지만 쉽게 긁히고 충격에 약하다. 반대로 폴리카보네이트는 가볍고, 흠집/충격에 강하고, 서리/자외선 차단 기능을 렌즈에 넣을 수 있다. 비록 콘택트 렌즈는 주변시를 향상시키고, 난시를 교정하며, 보통 온도 변화로 인해 서리가 끼지 않지만, 눈 부상을 막지 못한다.

상체 보호 장비(PROTECTIVE EQUIPMENT FOR THE UPPER BODY)

Q 아메리칸 풋볼 어깨 패드는 밖으로 튀어나온 모양인데 그 모양을 이루는 기본물질은 무엇인가? 이것이 평평한 어깨 패드보다 더 나은가?

실전 전략 3.3 **어깨 패드 조정**

1. 유두선에서 가슴둘레를 재거나 어깨 넓이를 잰다. 선수의 포지션에 따라 패드를 선택한다. 어깨 위에 패드를 놓고 모든 띠와 끈을 묶는다. 끈은 닿을 때까지 단단히 묶여져야 하고, 띠는 같은 강도로, 패드 위로 충격이 분산될 수 있도록 단단히 묶는다. 띠 밑으로 두 손가락 이상이 들어가지 않도록 묶는다. 전체 빗장뼈가 다 덮이고 패드에 의해 보호되어야 한다. 만약 빗장뼈가 패드 움직임 없이도 만져지면, 더 작은 패드로 교체한다(**그림** A).
2. 앞면: 끈이 가슴뼈 위 중앙에 위치하고 몸 좌우 사이에 어떤 틈도 없어야 한다. 견쇄관절, 빗장뼈, 가슴 근육이 전체적으로 덮여야 한다. 캡이 아치의 위부분과 전체 삼각근을 덮어야 한다(**그림** B).
3. 뒷면: 전체 견갑골과 등세모근이 아래 아치 패드로 덮여있어야 한다. 이 아치 패드가 넓은 등근을 보호하기 위해 견갑골의 아래 부분까지 확장되어야 한다. 끈은 단단히 묶여지고 척추 중앙에 위치한다(**그림** C).
4. 팔이 외전되고, 목이 젖혀지면 편안하지 못하고 목에 통증이 온다. 마지막으로 경추 부위를 치지 않는지 확인하기 위해서 헬멧과 저지를 어깨패드와 함께 착용한 뒤 검사한다(**그림** D).

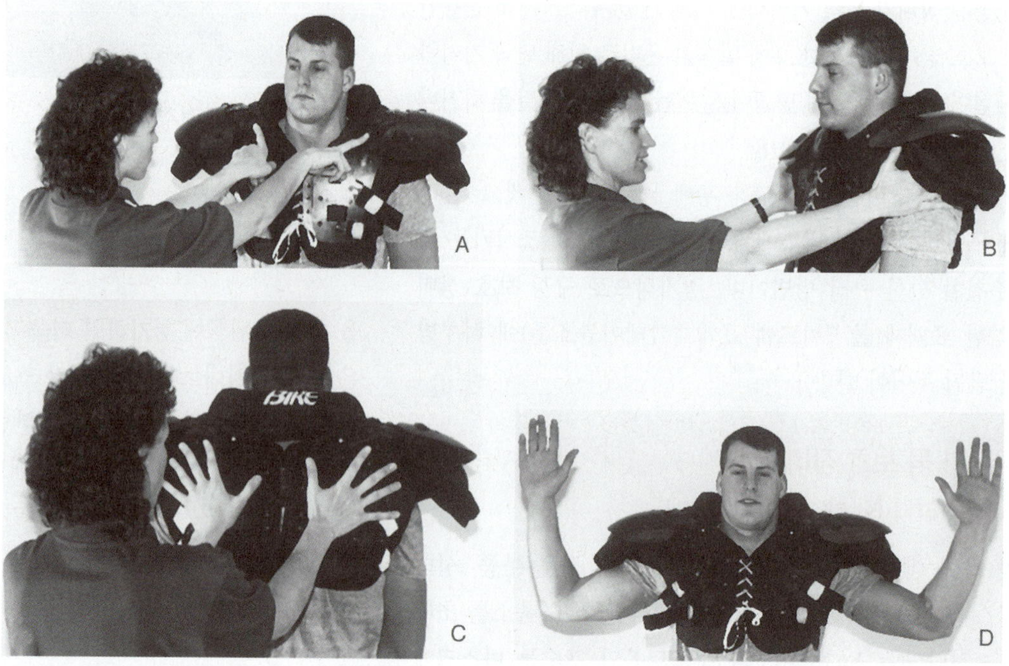

A

B

C

D

상체에는 특별한 패드와 부목이 자주 사용되어서 어깨 부분, 갈비뼈, 흉부, 가슴, 팔, 팔꿈치, 손목, 손을 보호한다. 스포츠에 따라 격렬하게 운동할 때 최대로 보호하기 위해 특별한 디자인 수정이 필요하다.

어깨 보호(Shoulder Protection)

어깨 패드는 어깨, 윗등, 가슴의 연한 조직과 뼈 조직을 보호한다. 바깥 외피는 일반적으로 가볍지만 단단한 플라스틱으로 만들어지고, 안감은 독립/개방 기포 패드로 구성되어 충격을 흡수하고 분산시킨다. 하지만, 개방 기포 패드를 사용하면, 독립 기포 패드에 비해 충격 최고치가 줄어든다.

아메리칸 풋볼 어깨 패드에는 일반적으로 밖으로 튀어나온 모양과 평평한 모양, 두 가지 형태가 있다. 두 형태를 결합한 통로 시스템은 일련의 길고 가는 패드를 벨크로로 어깨패드에 붙이는 방법이다. 이 패드는 견쇄관절 부위에 공기를 넣을 수 있도록 개별적으로 조정할 수 있다. 충격이 어깨의 앞뒤, 전체적으로 가해진다.

밖으로 튀어나온 패드는 단단한 플라스틱 브리지가 견쇄관절을 보호하기 위해 어깨 위에 걸쳐져 있다. 이 브리지는 가볍고, 어깨의 움직임에 제한을 주지 않고 충격도 어깨 전체로 분산시킬 수 있다. 브리지 형태에는 안쪽/바깥쪽/양쪽, 세 가지가 있다. 안쪽 브리지는 아치형 패드 안쪽에 장착되고 어깨에 기대어 있다. 이 형태는 흔한 형태인데, 바깥쪽 브리지 보다 덜 무거워보이기 때문이다. 바깥쪽 브리지는 패드 가장 위에, 아치 바깥쪽에 장착된다. 이것은 방어 범위를 넓혀주고, 어깨를 더 보호해 주기 때문에 라인맨이 선호하는 형태이다. 양쪽 브리지는 안쪽과 바깥쪽 브리지를 섞은 형태로 가장 보호력이 좋지만, 중량 때문에 모든 선수들에게 가능하지는 않다.

평평한 어깨 패드는 가볍고, 어깨 부위에 대한 보호력이 떨어지지만, 견관절의 움직임을 더 자유롭게 해준다. 이 패드는 패스를 하거나 공을 잡기 위해 머리 위로 팔을 들어야만 하는 쿼터백이나 리시버에게 사용된다. 평평한 패드는 종종 벨트식 줄을 이용해서 패드가 움직이지 않도록 고정시킨다. 왜냐하면, 대부분의 어깨 패드에서 볼 수 있는 탄력성 있는 줄은 평평한 패드를 바른 위치에 고정시키는 데 부적절하기 때문이다.

밖으로 튀어나온 브리지에 더해서 아메리칸 풋볼 어깨 패드는 아치와 한 쌍의 어깨 날개판, 어깨컵, 앞뒤 패드로 이루어져 있다. 아치는 상체의 외곽 형태에 맞춰진 형태이다. 어깨 날개판은 전체 어깨 위 부분을 보호하기 위해 아치 가장 자리를 늘려서 어깨컵을 덮고 있다. 어깨컵은 아치에 붙어있고 날개판 아래에 있으며 삼각근 전체를 덮는다. 앞 패드는 가슴 근육을 덮고 가슴뼈와 쇄골을 보호한다. 뒤 패드는 등세모근을 덮고 견갑골과 척추를 보호한다.

어깨 패드는 선수의 포지션과 신체 타입, 의료 기록에 기초해서 선택되어야 한다. 라인맨은 계속 접촉하는 데 대한 보호가 필요하므로 밖으로 튀어나온 넓은 브리지를 착용한다. 쿼터백, 오펜시브백, 리시버는 공을 잡아야 하므로 운동 범위가 넓도록 적은 어깨컵과 어깨 날개판을 착용한다. 어깨 패드 조정에 사용되는 일반적인 단계를 **실전 전략** 3.3에서 볼 수 있다.

팔꿈치, 전완, 손목, 손 보호 (Elbow, Forearm, Wrist, and Hand Protection)

상대편을 막고 태클을 걸거나, 날아오는 물체를 치거나 충돌이나 넘어짐을 막기 위해 상대편을 밀 때처럼 전체 팔은 항상 누르고 자르는 힘에 노출되어 있다. 많은 스포츠의 골키퍼와 필드 선수들은 팔, 팔꿈치, 손목과 손을 보호해야 한다. 하지만 고등학교와 대학 경기에서는 독립 기포패딩을 대지 않으면 팔꿈치나 그 밑 부분에 딱딱한 물질을 착용하지 못하도록 하고 있다(3). 내측과 외측 상과염이 있는 선수는 손목 굴곡근과 신전근 특히, 짧은 노쪽 손목 폄근에 대한 인장력을 줄이기 위해 상완 지지대를 착용할 수 있다. 이런 보호대는 활동에 있어서 고통을 경감시켜주지만, 상완띠에 대한 저항력 효과에 대해서는 논쟁이 계속되고 있다. 이 띠는 어린이와 청소년의 성장판 문제나 성인의 안쪽 팔꿈치 불안정 같은 팔꿈치 통증에서 사용되어서는 안된다. 상완, 손목, 손은 외부 충격에 특히 약하지만 보호 장비를 고려할 때 종종 무시된다. 충돌성/접촉성 스포츠에서 이 부위는 특수한 글러브와 패드로 보호되어야 한다. 이런 장비의 예는 **그림** 3.8에서 볼 수 있다.

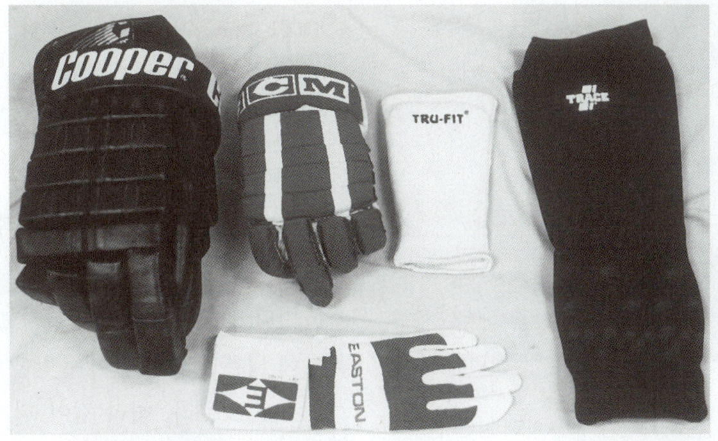

➤ 그림 3.8. **전완과 손 보호.** 특화된 글러브는 둔기 외상과 마찰력으로부터 전완과 손을 보호할 수 있다.

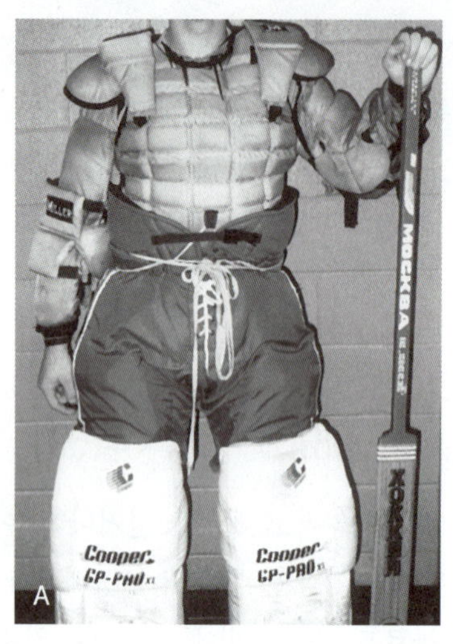
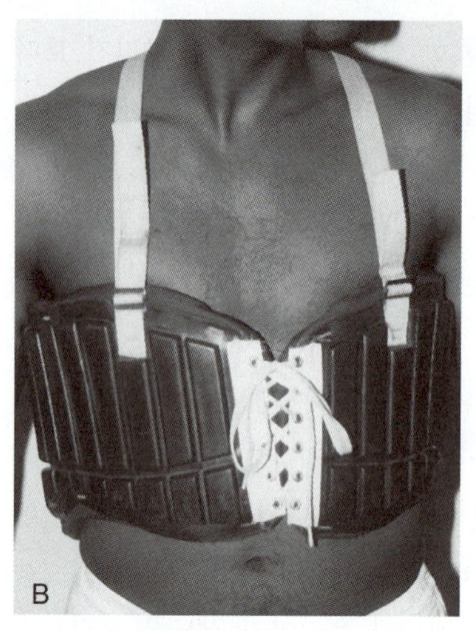

➤ 그림 3.9. **가슴과 갈비뼈 보호.** A, 여러 스포츠(아이스하키)에서는 광범위한 가슴 보호를 요구한다. B, 갈비뼈 보호대는 태클 시, 일어날 수 있는 충격을 흡수한다.

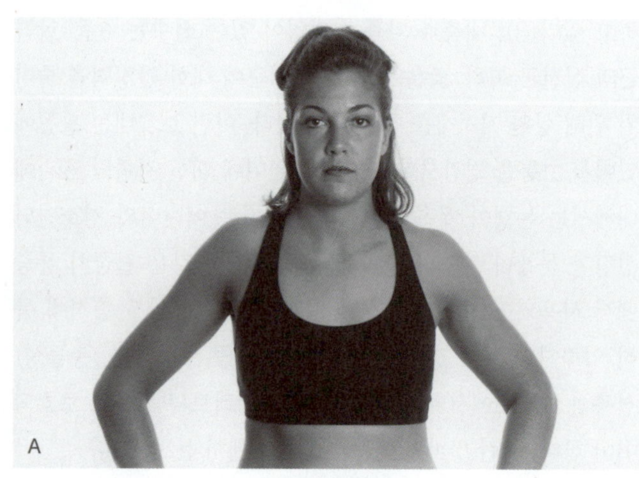
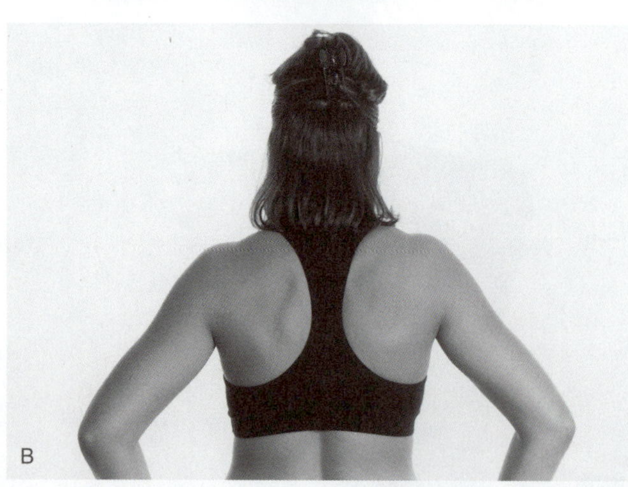

➤ 그림 3.10. **스포츠 브라.** 넓은 어깨끈과 유방 아래 넓은 밴드가 있는, 비탄력적인 물질로 만들어진 스포츠 브라는 유방을 갈비뼈에 바짝 붙여 유방을 위로 올린다. A, 앞모습 B, 뒷모습

가슴, 갈비뼈, 복부 보호 (Thorax, Rib, and Abdominal Protection)

많은 충돌성/접촉성 스포츠에서는 가슴, 갈비뼈, 복부에 대해 특별히 보호하고 있다. 야구와 소프트볼의 포수는 가슴과 복부 전체 보호대를 입고, 배트나 공으로부터 발생될 수 있는 고속의 타격을 막는다. 펜싱 선수와 많은 스포츠의 골키퍼들도 가슴 전체 보호대를 입는다(**그림** 3.9A) 쿼터백과 와이드 리시버는 태클 시 일어나는 충격을 흡수하기 위해 공기가 주입된, 서로 연결되어 있는 원통으로 구성된, 갈비뼈 보호대를 종종 입는다. 이 보호대는 제조업자의 지시에 따라 잘 조정되어야 한다.

스포츠 브라 (Sport Bras)

스포츠 브라는 운동 중 과도한 유방의 움직임을 막으려고 입는다(**그림** 3.10). 스포츠 브라는 동작을 제한하려고 만들어진 것이지만, 시장에서 팔리는 모든 브라가 그렇지 못해서 결과적으로 많은 여성들이 운동 후 유방통을 느낀다. 스포츠 브라는 두 종류로 나뉜다.

1. 비탄력적 물질로 만들어지고 넓은 어깨끈과 유방 아래에 넓은 밴드가 있어 유방을 위로 떠받치는 기능을 하는 스포츠 브라. 허리 길이 디자인은 유방 아래의 절상을 막을 수 있다.
2. 유방을 흉벽에 밀착시키는 압축 브라. 중간 크기의 유방

을 가진 여성들이 일반적으로 이 형태의 브라를 선호한다.

작은 유방을 가진 여성들은 특별한 브라가 필요없을 지도 모른다. C컵 이상의 여성들은 단단하고 지탱할 수 있는 브라가 필요하다. 스포츠 브라는 슬립형이 아닌 끈을 가져야 하며, 피부를 자극하는 봉제선이나 피부에 닿는 고리들이 없어야 하며 단단하고 오래가야 한다. 직물 선택은 활동의 강도, 지지 필요성, 섬유에 대한 민감도, 기후/계절적 조건 등에 따라 달라진다. 면/폴리에스테르/라이크라 직물은 스포츠 브라에서 잘 쓰이는 혼합 직물이다. 더운 날씨에는 나일론 망사직물을 바깥에 한겹 덧대면, 피부가 자연스럽게 차가와질 수 있다. 머리 위로 뻗치는 동작이 상당히 많은 스포츠에서는 브라가 유방이 위로 올라가지 못하도록 브라끈이 잘 늘어나야 한다. 머리 위 동작이 그다지 많지 않은 스포츠에서는 잘 늘어나지 않는 끈을 직접 비탄력 컵에 연결하는 것이 더 낫다.

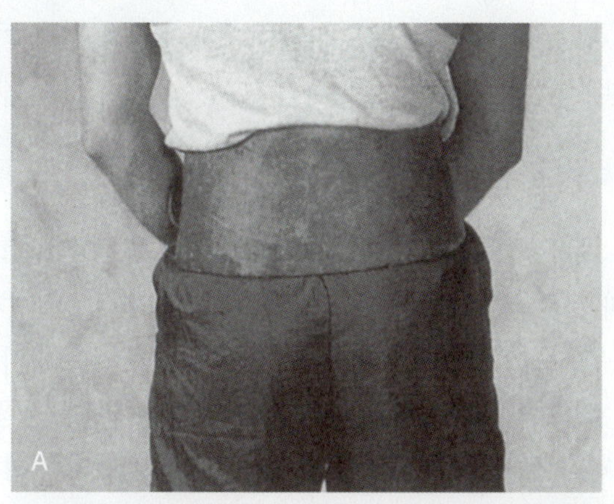

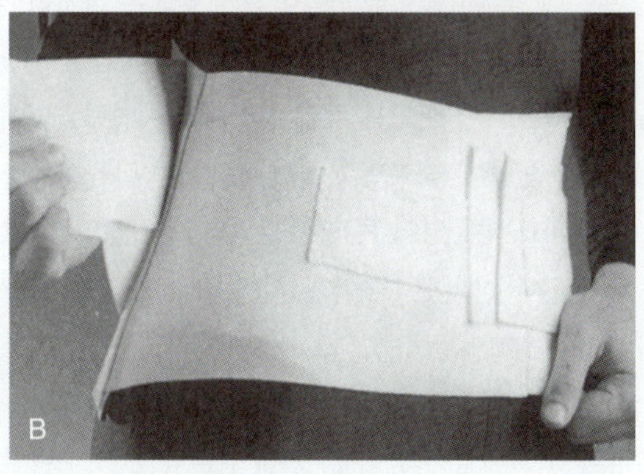

➤ 그림 3.11. **허리/엉덩이 보호.** A, 웨이트 트레이닝 벨트 B,복대는 복부 기관을 지탱하고 몸통을 안정화시키며, 척추 변형이나 부상을 예방한다.

허리/엉덩이 보호(Lumbar/Sacral Protection)

허리/엉덩이 보호에는 무거운 역기를 들 때, 사용하는 웨이트 트레이닝 벨트, 복대, 여타 비슷한 지지 장비가 포함된다(**그림 3.11**). 각각의 장비는 복부 기관을 지탱하고, 몸통을 안정화시키며 무거운 것을 들 때 척추 변형이나 부상을 막아준다. 벨트나 복대의 사용으로 자기자극감수성과 복부 내부 압력을 증가시켜 척추에 압력을 줄이고 허리 외상의 위험성을 줄인다.

A 밖으로 튀어나온 패드는 견쇄관절을 보호하기 위해 어깨 위 부분 위에 단단한 플라스틱 브리지가 있다. 이 가벼운 브리지는 어깨 움직임 범위를 넓혀주고, 전체 어깨를 통해 충격을 분산시킬 수 있다. 이 패드가 어깨 부위를 가장 많이 보호하지만, 그 중량 때문에 모든 선수들에게 가능한 것은 아니다.

하체 보호 장비(PROTECTIVE EQUIPMENT FOR THE LOWER BODY)

Q 필드 하키 선수가 시즌 외 시기 동안 앞십자인대 부상을 치료하고 있었다. 재활 프로그램을 다 마친 후, 어떤 보호대가 무릎을 보호하는 데 사용될 것인가?

하체에는 무릎과 발목을 보호하기 위해 상업적 지지대들이 흔히 사용된다. 게다가, 특별한 패드가 엉덩이와 허벅지의 뼈와 연조직 구조를 보호하기 위해 사용된다. 스포츠에 따라 격렬하게 운동할 때, 최대로 보호하기 위해 특별한 디자인 수정이 필요하다.

엉덩이와 둔부 보호(Hip and Buttock Protection)

충돌성/접촉성 스포츠에서 엉덩이와 둔부 부위에는 엉덩뼈능선, 엉치뼈, 꼬리뼈, 생식기를 보호하기 위해서 일반적으로 엔솔리트 겹으로 덮인, 단단한 폴리에슬린으로 이루어진 특별 패드가 필요하다. 특별 주머니가 달린 거들은 패드를 효과적으로 넣을 수 있다(**그림 3.12A**). 남성 생식기 부위는 국부 서포터에 달린 보호캡에 의해 가장 잘 보호된다(**그림 3.12B**).

허벅지 보호(Thigh Protection)

그림 3.12에서 보는 바와 같이 허벅지와 윗다리 패드는 네갈래근 부위의 부상을 예방하기 위해 거들 안의 이미 만들어

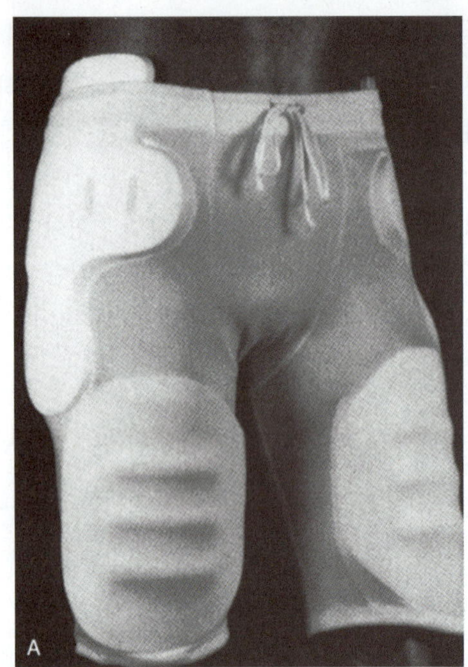

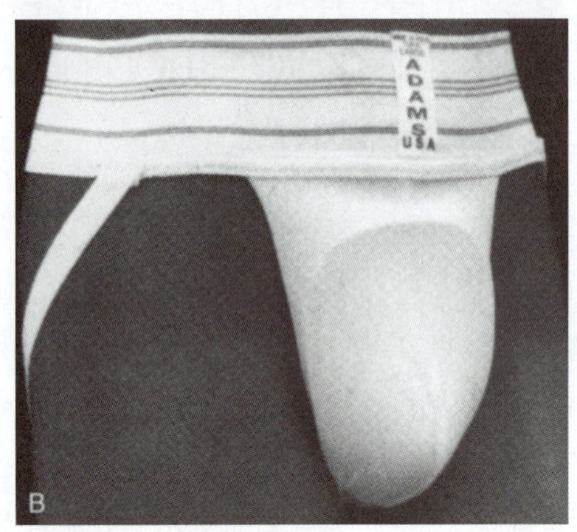

➤ 그림 3.12. **엉덩이 보호.** A, 거들 패드는 엉덩이와 엉치뼈 부위를 고속 충격으로부터 보호한다. 이 패드는 네갈래근 부위를 보호하기 위해서도 삽입될 수 있다. B, 국소 서포터 안에 있는 보호컵은 남성 생식기 외상을 줄여준다.

져 있는 주머니 속에 삽입된다. 허벅지 패드는 무릎뼈에 약 6, 7인치 인접한 곳에 있는 대퇴네갈래근 그룹 위에 넣어진다. 좌우 비대칭적인 허벅지 패드를 사용할 때, 더 넓은 부위가 허벅지의 측면에 위치해야 생식기 부상을 피할 수 있다(1). 허벅지 패드에 더해서, 네오프렌 관은 일정한 압력, 치료적 온기를 제공해 줄 수 있고 네갈래근이나 슬와근 긴장을 지탱해 줄 수 있다.

무릎과 무릎뼈 보호 (Knee and Patella Protection)

무릎은 부상 사고 중, 발과 발목 다음으로 부상이 많은 부위이다. 무릎 패드는 충돌하거나 넘어졌을 때의 충격으로부터 무릎을 보호해 줄 수 있고, 레슬링에서 마찰 부상으로부터 무릎뼈와 무릎아래주머니를 보호해줄 수 있다. 아메리칸 풋볼에서 무릎 패드는 인공잔디에서 넘어졌을 때, 타박상과 찰과상을 줄여준다.

무릎 보호대는 넓게 예방적, 기능적, 재활적 보호대, 이렇게 3가지 기능적 범주로 나뉜다(**그림 3.13**). 예방적 무릎 보호대는 측면 외반력을 관절 자체에서 떨어지게 해서 정강뼈, 대퇴뼈 말단에 줌으로써 내측측부인대를 보호하려고 만들어졌다. 기능적 무릎 보호대는 자기 자극 감수적 피드백을 받고, 불안정한 앞십자인대 부상을 막기 위해 널리 사용되고, 앞십자인대 수술 후 회복 시 사용되기도 한다. 재활적 보호대는 부상이나 수술 후, 일정한 각도로 고정해서 움직이지 못하도록 하고, 미리 정해진 모양을 통해 움직임의 범위를 억제하고 무게를 지탱못하는 환자에게 우연히 힘이 가해지지 않도록 한다.

➤ *예방적 무릎 보호대(Prophylactic Knee Braces)*

두 가지 일반적인 형태로 측면과 양면 바 디자인이 있다. 측면 바 무릎 보호대는 하나, 둘, 다중심적 경첩이 있는 디자인이다. 각 모델은 무릎이 과도하게 펴지지 않게 하는 장치를 가지고 있고, 네오프렌 랩, 벨크로 띠, 접착테이프를 사용해서 붙여진다. 양면 바 보호대는 안쪽과 측면에 쌍축의 경첩을 가진다. 흑연과 알루미늄으로 만들어진 보호대는 현저히 강도가 떨어지고, 저에너지 충격 시 내측측부인대(medial collateral ligament) 쪽으로 전이되는 경향이 강하다는 연구결과가 있었다(9). 다른 연구에 따르면, 보호대는 뛰는 걸음걸이나 자기 자극 감수 피드백에 있어 큰 영향을 주지 못하지만, 보호대 착용에 익숙하지 못한 선수에 있어서 등속성 근육 세기 기준과 달리기 속력은 제어할 수 있다고 한다(10-12).

연구 결과를 종합적으로 살펴본 후, 미 정형외과 학회에서는 예방적 보호대를 사용하는 것이 무릎 부상 횟수나 심각성을 줄이는 데 효과적이라고 입증되지 못했고, 어떤 경우에는 부상을 입히는 요소가 되기도 했다고 결론내렸다. 미래 혁신과 디자인 수정이 이뤄지면 부상 예방에서도 비용 절감을 할

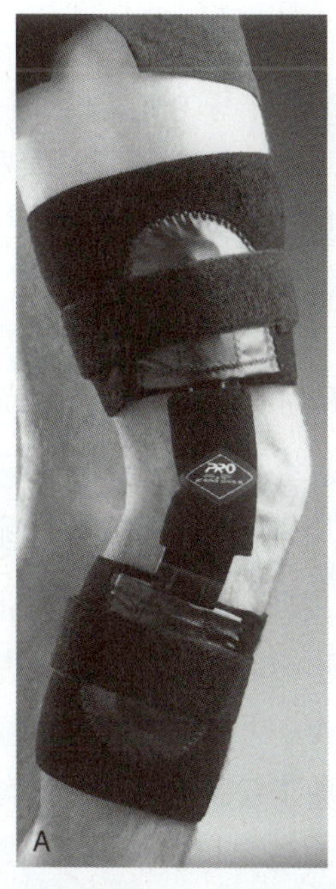

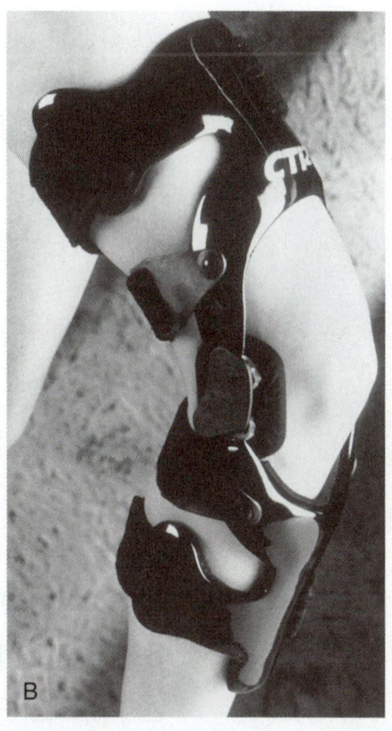

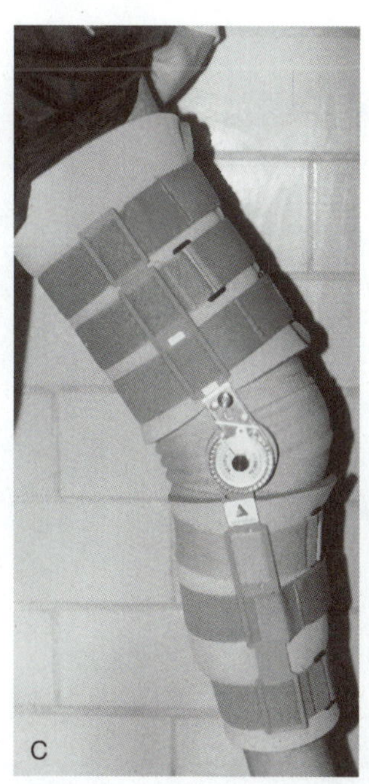

➤ 그림 3.13. **무릎 보호대.** A, 예방적 무릎 보호대는 한쪽이나 양면 바 디자인이고, 안쪽곁인대를 보호하기 위해 사용된다. B, 기능적 무릎 보호대는 정강뼈 변이와 대퇴뼈 관련 반복 스트레스를 제어하고, 앞십자인대를 보호하기 위해서 무릎 펴는 범위를 제한시킬 수 있다. C, 재활적 보호대는 수술 후, 절대적으로나 상대적으로 움직이지 못하게 해준다.

수 있을 것이다. 그 때까지 임상의들은 선수 각자의 필요에 따라 예방적 보호대 사용 결정을 내리도록 하고 있다.

➤ *기능적 무릎 보호대(Functional Knee Braces)*

흔히 전방십자인대 보호대라고 불리는 기능적 무릎 보호대는 정강뼈 변이와 대퇴뼈 관련 반복 스트레스와 무릎을 펴는 범위 한계를 제어하기 위해 고안되었다. 두 가지 기본 스타일이 있는데 경첩-기둥-끈 타입과 경첩-기둥-쉘 타입이 있다. 앞비틀기의 크기와 경대퇴골관절의 안쪽 회전력에 따라 보호대의 실제적 사용 형태가 달라진다. 여기에 영향을 미치는 여러 요인들이 있다(**글상자** 3.3).

이 보호대는 저강도 충격이 예상되는 활동에 참가하고 있는, 경미하거나 중증도의 불안정성을 가진 환자에게 의사가 사용하도록 지시하는 보호대이다. 기능적 보호대는 가로채기, 균형잡기 또는 방향을 재빨리 바꾸는 스포츠에서는 안정성을 보장하지 않는다(13).

➤➤ 글상자 3.3

기능적 무릎 보호대에 영향을 끼치는 요인들

부착 기술

보호대 디자인
- 경첩 디자인
- 만드는 데 사용되는 재료
- 부착 경계면의 외형
- 부착 메커니즘

부착 경계에 대한 변수
- 다리의 연조직 외곽을 둘러싼 경계 주조 방법
- 무릎 주위에 충격이 가해질 때 딱딱한 보호대와 먼 대퇴뼈/가까운 정강뼈를 둘러싼 연조직 사이에 일어나는 이동의 정도

➤ *재활적 보호대(Rehabilitative Braces)*

재활적 보호대는 모든 동작을 막기 위해 벨크로로 접합된 양쪽의 두 금속봉과 기포로 이루어진 완벽한 부동 보호대와 나사 조절에 의해 움직임을 조절할 수 있는 경첩 보호대로 나눠진다. 일찍 움직이게 되면, 관절 유착이 일어나지 않고, 자기 자극 감수성도 향상되며, 활액 영양 분비를 증가시켜, 연골과 콜라겐 조직이 형성된다. 이 보호대는 가볍고 적절히 조정가능하며, 쉽게 벗을 수 있고, 상처 조사와 재활을 위해

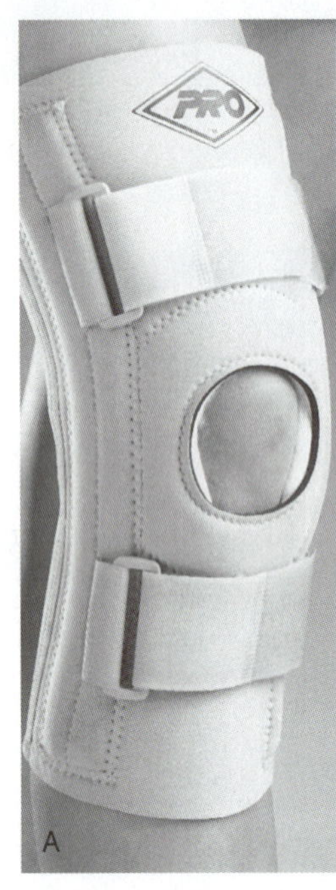

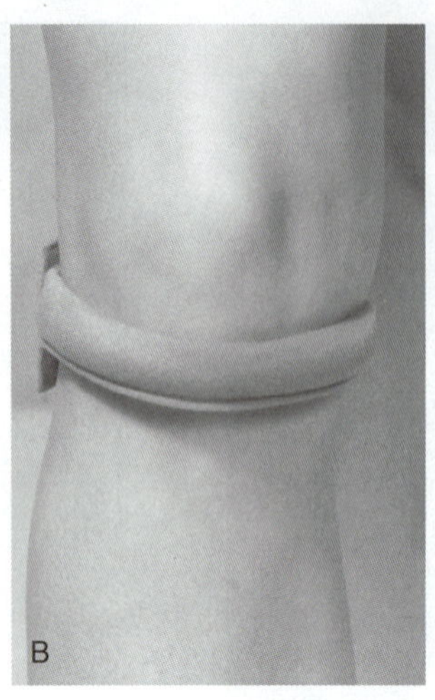

➤ 그림 3.14. **무릎뼈/대퇴 보호대.** A, 말굽 모양 실리콘이나 펠트 패드를 관에 집어넣어 만성 무릎 통증을 경감시킬 수 있다. B, 무릎밑 인대에 둘러진 끈도 무릎 통증을 경감시킨다.

다시 착용할 수 있다. 재활 프로그램에서 개인적인 진전 상황에 따라 동작의 범위는 의사에 의해 정기적으로 조절될 수 있다.

이 세 개의 무릎 보호대 중 어떤 것을 사용하겠다는 결정은 담당의사나 외과의에게 맡겨야 한다. 특정 목적과 스포츠와 관련된 선수의 필요, 비용 문제, 내구성, 잘 맞고 편안한지에 따라 선택은 결정되어야 한다.

➤ *무릎뼈(슬개골)/대퇴 보호(Patellofemoral Protection)*

무릎뼈 보호대는 힘을 분산시키고, 무릎뼈 배열을 유지하며 무릎뼈 움직임을 향상시키기 위해 고안되었다. 말굽 모양의 실리콘이나 펠트 패드를 탄력적인 관이나, 네오프렌 관에 넣어서 재발하는 무릎뼈/대퇴 부분 탈구나 탈구의 긴장을 완화시킨다(**그림** 3.14A). 이 보호대는 앞무릎 통증 증후군을 약화시킨다(14). 무릎 통증을 치료할 다른 보호대는 무릎밑 건에 두르는 끈이다(**그림** 3.14B).

하체 다리 보호(Lower Leg Protection)

앞정강뼈 부위의 패드는 단단하고 휘어진 외겹과 가는 포상 안겹으로 구성되어야 한다. 벨크로 끈과 등자 가죽끈으로 패드를 양말 속에 고정시킨다. 여러 스타일로 발목 복사 위에 놓을 패딩이나 플라스틱 외피를 만든다. 발목 복사는 종

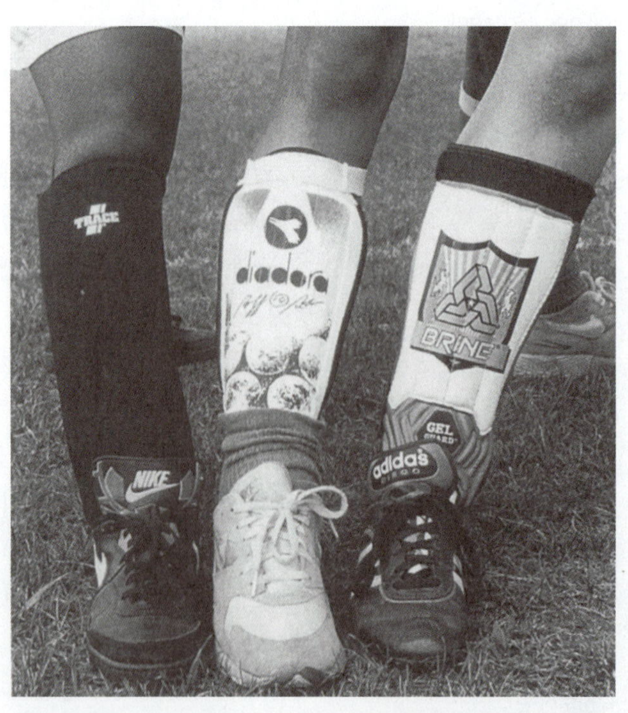

➤ 그림 3.15. 경골 보호대

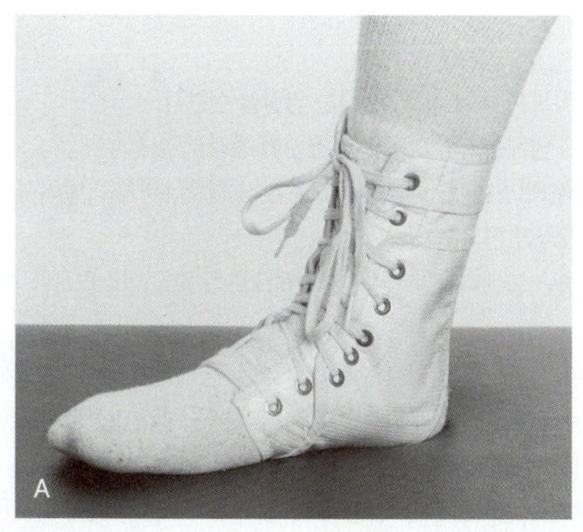

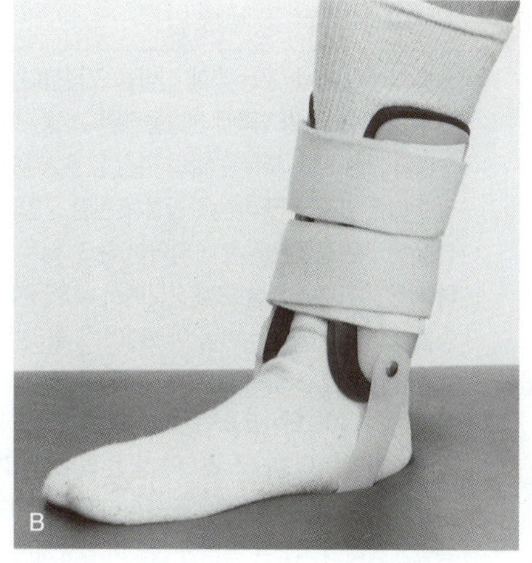

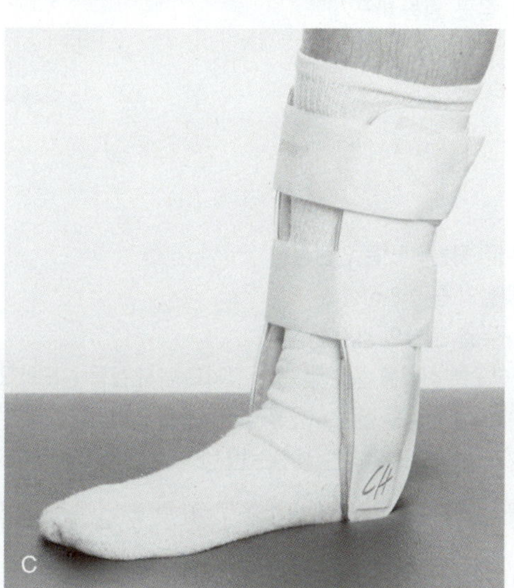

➤ 그림 3.16. **발목 보호대.** 상업적인 디자인은 끈으로 묶는 보호대(A), 반강체 교정기(B), 공기주머니 보호대(C)를 포함한다.

종 타박상이 일어나는 곳이다. 여러 상업적 제품들도 이용가능하다(**그림 3.15**).

발목과 발 보호 (Ankle and Foot Protection)

상업적인 발목 보호대는 부상 후 발목 접질림을 막거나 지지하기 위해 사용될 수 있고, 끈으로 묶는 보호대, 반강체 교정기, 공기주머니 보호대, 이렇게 세 가지로 나눠진다(**그림 3.16**). 끈으로 묶는 보호대는 모든 발목 동작을 제한할 수 있는 반면, 반강체 교정기와 공기주머니 보호대는 발목의 굽힘과 폄만을 제한한다. 발목 보호대는 종종 발목 묶기와 비교되어 왔다. 발목의 내반과 외반을 제한하려고 테입핑 처치 후 20분 정도 운동하면, 많이 느슨해 진다는 것은 주지의 사실이다. 발목 보호대는 발목 부상을 줄이는 데 더 효과적이고, 착용자가 쉽게 착용할 수 있으며, 접착 테입으로 인한 피부 염증을 일으키지 않고 더 편안하고 발목에 맞으며, 비용도 적게 들고 착용감이 편안하다(15,16).

구두의 선택과 조정도 발 부상에 영향을 준다. 신발은 충격을 적절히 흡수하고 서있는 동안과 달리기의 마지막 스퍼트를 낼 동안 발을 보호해야 한다. 발뒤꿈치에 반복적으로 충격이 가해지는 스포츠에서 추가적인 발뒤꿈치 충격 완화가 필요하다. 모든 발가락이 완전히 펴지도록 신발의 길이도 충분해야 한다. 발가락 이상이나 엄지건막류(무지건막류)가 있는 선수는 발가락이 넉넉한 신발을 신어야 한다. 운동화를 선택하고 조정할 때, 염두에 두어야 할 요인들은 **실전 전략 3.4**에서 확인할 수 있다.

실전 전략 3.4

운동화의 선택과 조정 요인들

- 오후 늦게나 저녁, 운동 후에 신발을 조정한다. 일반적으로 경기 참가 중 신는 양말을 신는다.
- 큰 발의 가장 긴 발가락에 신발을 맞추고 발가락 끝에 엄지손가락 너비만큼 공간을 둔다.
- 신발의 가장 넓은 부분은 발의 가장 넓은 부분과 일치해야 한다. 구멍은 끈으로부터 최소 1인치는 떨어져 있어야 한다. 크고 넓은 발을 가진 여성은 남성용 신발 구입을 고려해야 한다.
- 신발 바닥은 적절한 지지가 되어야 하고, 너무 딱딱하면 안된다. 발자국은 일반적으로 수평줄(아스팔트나 콘크리트에 흔히 사용됨)이거나 와플 모양(흙길에서 사용됨)이다.
- 중간 발바닥은 에틸렌 비닐 아세테이트, 폴리우레탄이나 이 둘의 합성물질로 구성된다. 에틸렌 비닐 아세테이트는 완충 효과를 내지만, 시간이 흐르면 부서지기 쉽다. 폴리우레탄은 최소의 압축성을 가지며 내구성과 안정성이 좋다.
- 온도 변화 플라스틱 발꿈치는 악천후 속에서도 형태와 단단함을 유지한다.
- 달리기 신발은 아킬레스 건의 늘림을 최소화하기 위해 발꿈치가 다른 밑창에 비해 최소 1/2 인치 위에 위치한다.
- 신발을 신고 있는 동안 운동을 해본다.(걷기, 달리기, 점핑, 방향 바꾸기)
- 특별한 상태의 사람은 특별한 신발이 필요하다.
  - 정상 발 주자: 앞발과 발가락 쪽 유연성이 더 높인다.
  - 엎친 발: 중간 부분에 대한 제어를 더 많이 한다.
  - 아킬레스 건염: 발꿈치 최소 15mm 높인다.
  - 코트 스포츠: 측면 안전성을 더한다.
  - 높고 딱딱한 아치: 부드러운 중간 밑창, 곡선 구두골, 뒷발의 낮은 안정성
  - 평범한 아치: 단단한 중간 밑창, 반곡선 구두골, 뒷발의 중간 안정성
  - 유연한 낮은 아치: 매우 단단한 중간 밑창, 직선 구두골, 뒷발의 강한 안정성
- 신발을 사고 난 후 2, 3일 간은 새신발이 발에 적응되도록 신발을 신고 걷는다. 그리고 나서 운동 강도의 25~30% 정도는 신발을 신고 달리거나 훈련한다. 물집을 예방하기 위해 신발을 신는 시간을 점진적으로 늘려간다.
- 많이 달리는 선수는 석 달에 한 번 씩 신발을 교체하고, 보통으로 달리는 선수는 반 년에 한 번 씩 교체한다.

필드 스포츠에서 신발은 평평한 밑창, 고 미끄럼막이 밑창, 저 미끄럼막이 밑창 또는 다양한 미끄럼방지 밑창 디자인을 가진다(**그림 3.17**). 미끄럼막이는 무게가 실리는 주요 발관절 아래 위치해야 하며, 발바닥을 통해 느껴지면 안된

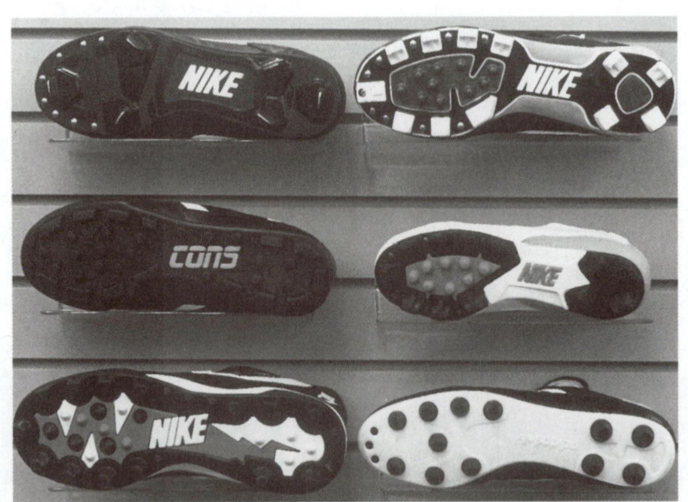

➤ 그림 3.17. **미끄럼막이 신발들.** 운동화는 강한 미끄럼막이, 약한 미끄럼막이나 다양한 미끄럼막이 디자인을 가진다. 선택은 지표면과 날씨 조건에 달려 있다.

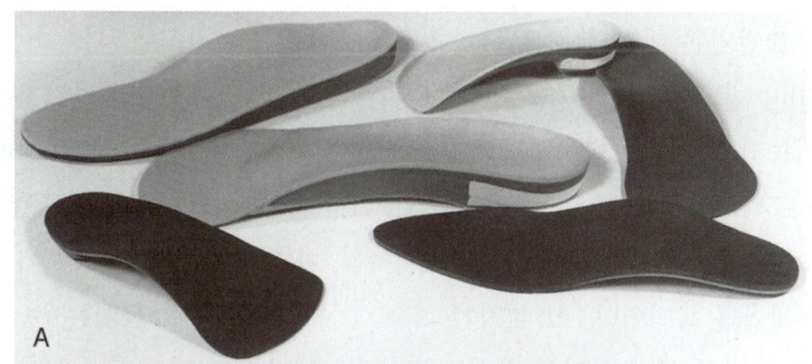

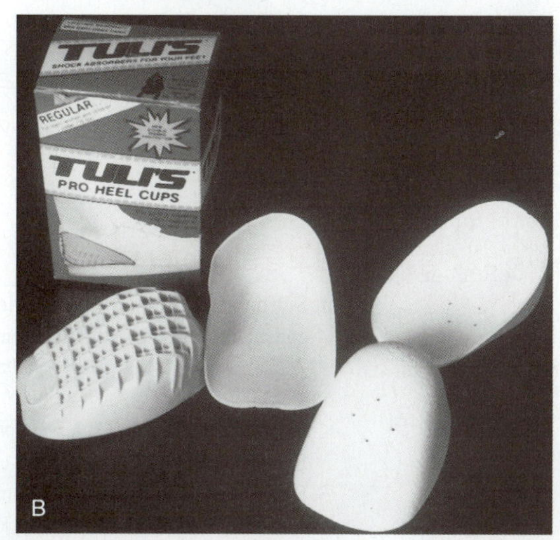

➤ 그림 3.18. **발과 발꿈치 보호.** A, 반강체 지지대는 안정을 주고 발의 원래 구조를 보완해준다. B, 발꿈치 패드는 조직 비틀림과 발꿈치뼈의 충격을 줄이기 위해 사용된다.

다. 더 높고 울퉁불퉁한 미끄럼막이가 발바닥의 주변에, 더 작은 미끄럼막이가 수없이 발바닥 가운데에 있는 신발은 발을 비틀 때, 저항이 상당히 커져서 앞십자인대 부상의 위험성이 더 높아진다. 이는 평평한 미끄럼막이 밑창 신발, 나사가 박히거나, 선회축 원형 모양의 신발과 비교할 때 그러하다(17). 잔디밭에서 경기할 때처럼 온도 상승이 한 요인이 될 때는 평평한 바닥의 농구화 스타일 잔디용 신발만이 다양한 온도 하에서 팽창을 줄일 수 있다(18). 이렇게 해야 다리 부상을 감소시킨다. 발 아치에 문제가 있는 사람인 경우, 신발은 알맞은 앞발, 아치, 뒤꿈치 보호를 해줄 수 있는 신발이어야 한다. 모든 경우에, 신발을 선택할 때는 활동의 요구사항에 기준을 두어야 한다.

평발, 엎친 발, 안쪽정강이 스트레스 증후군 같은 특정한 발 상태는 패드를 대거나 안깔창, 반강체 지지대와 딱딱한 지지대로 보완될 수 있다(**그림 3.18A**). 연구에 따르면 6.5mm 두께의 중합 포상 고무 재료가 점탄성의 중합 신발 첨가물 보다 더 효과적으로 발꿈치 충격을 흡수했다고 한다(19). 아킬레스건의 긴장을 완화시키고 발꿈치의 충격 흡수를 위해 충격방지 발꿈치 패드에는 고밀도의 실리콘 혼합물을 사용한다. 그리고 발꿈치 패드는 조직 비틀림과 발꿈치뼈의 충격을 경감시킨다(**그림 3.18B**). 기타 상업적인 패드 제품들은 앞발, 엄지건막류, 발가락을 보호하기 위해 사용되고, 접착 펠트, 펠트와 기포는 비슷한 패드를 만들기 위해 잘라질 수 있다.

발 교정기(Foot Orthotics)

교정기는 발바닥 근막염, 발꿈치 통증, 정강이 부목, 무릎뼈/대퇴 통증, 요통과 같은 증상과 발/걸음걸이 이상을 치료하고 예방할 때 쓰이는 장비이다. 발이 지면을 차는 각을 바꿔줌으로써, 교정기는 서기, 걷기, 달리기를 더 편안하고 효율적으로 할 수 있도록 해준다. 교정기는 여러 형태로 다양하며 다양한 재료들로 만들어진다. 발 교정기는 넓게 발 기능 변화 교정기, 예방 교정기, 기능적 제어와 예방이 섞인 교정기, 이렇게 세 가지로 나눠진다(20).

구체적으로 발 교정기는 딱딱하거나 부드럽거나 반강체일 수 있다. 딱딱한 교정기는 동작 제어가 목적이다. 이 교정기는 플라스틱이나 탄소 섬유 같은 단단한 물질로 만들어지는데, 교정기 수명을 증가시키고, 형태 변화 가능성은 줄어든다. 자주 딱딱한 교정기는 옷이나 신발에 부착된다. 부드러운 교정기는 충격 흡수, 균형 향상, 통증 약화를 돕는다. 부드럽고 압축가능한 물질로 부드러운 교정기를 만들면, 무게 지탱력 변화에 따라 쉽게 조정이 가능하다. 하지만 이 물질은 결국에는 부서져서 부드러운 교정기는 규칙적으로 교체되어야 한다. 반정도 딱딱한 교정기는 걷거나 경기에 참가할 때 발의 역동적 균형을 잘 잡게 해준다(20). 이런 종류의 교정기는 단단한 물질로 강화된, 여러 겹의 부드러운 물질로 만들어진다.

적절한 교정기의 선택에 더해서 정확하게 조정하는 것이 교정기 사용의 본질적인 부분이다. 자격 있는 의료 전문가가 교정기를 검사하고 조정해야 한다.

A 필드 하키 선수가 기능적 무릎 보호대로 인해 혜택을 받을 수 있다고 보았는가? 여러 맞춤형 보호대와 상업적 제품들이 이용가능하지만, 선수 트레이너는 정형외과 의사와 상담해서 무엇이 선수에게 가장 잘 맞는지 결정해야 한다.

요약(Summary)

1. 보호 장비는 다음과 같을 때에만 효과적이다.
   - 알맞게 조정되고 유지될 때
   - 정기적으로 세척되고 소독될 때
   - 원래 목적대로 사용될 때
2. 스포츠 참가자는 국소 부상을 예방하기 위해서는 고속, 저질량 충격으로부터, 넓은 부위의 부상을 예방하기 위해서는 저속, 고질량 충격으로부터 보호받아야 한다.
3. 보호 장비의 디자인과 선택은 다음에 나오는, 에너지 흡수 물질의 요소에 달려있다.
   - 두께
   - 밀도
   - 저항성
   - 온도
4. NOCSAE는 아메리칸 풋볼, 야구, 소프트볼, 라크로스 헬멧과 안면 마스크에 대한 기준을 세워두고 있다.
5. 캐나다 기준 연합의 HECC는 아이스하키 헬멧과 안면 마스크에 대한 기준을 세워두고 있다.
6. 미 검사 재료 학회는 눈 보호 장비, 아이스하키 헬멧과 안면 마스크 그리고 기타 보호 장비에 관한 기준을 세워두고 있다.
7. 선수 트레이너는 각 스포츠에 사용되는 보호 장비의 선택과 조정에 관한 규칙과 기준을 알아야 할 최종적인 책임이 있다.

참고문헌(References)

1. Saliba E, Foreman S, Abadie RT Jr. Protective equipment considerations. In: Athletic Injuries and Rehabilitation. Edited by Zachazewski JE, Magee DJ, Quillen WS. Philadelphia: WB Saunders, 1996.
2. Selesnick H, Griffiths G. A waterproof cast line earns high marks. Phys Sportsmed 1997;25(9):67-74.
3. Benson M, ed. Protective equipment. In: 1997-1998 NCAA Sports Medicine Handbook. Overland Park, KS: The National Collegiate Athletic Association, 1997.
4. Hodgson VR. Impact standards for protective equipment. In: Athletic Injuries to the Head, Neck, and Face. Edited by Torg JS. St. Louis: Mosby-Year Book, 1991.
5. Reynan PD, Clancy WG Jr. Cervical spine injury, hockey helmets, and face masks. Am J Sports Med 1994;22(2):167-170.
6. Thompson DC, et al. Effectiveness of bicycle safety helmets in preventing serious facial injury. JAMA 1996;276(24):1974-1975.
7. Sheffeld-Moore M, et al. Thermoregulatory responses to cycling with and without a helmet. Med Sci Sports Exerx 1997;29(6):755-761.
8. Stenger JM, Lawson EA, Wright JM, Ricketts J. Mouthguards: Protection against shock to head, neck and teeth. J Am Dental Assoc 1994;69(3):273-281.
9. Patterson PE, Eason J. The effects of prophylactic brace construction materials on the reactive responses of the MCL during repetitive impacts. J Ath Tr 1996;31(4):329-333.
10. Kaminski TW, Perrin DH. Effect of prophylactic knee bracing on balance and joint position sense, J Ath Tr 1996;31(2):131-136.
11. Liggett CL, Tandy RD, Young JC. The effects of prophylactic knee bracing on running gait. J Ath Tr 1995;30(2):159-161.
12. Borsa PA, Lephart SM, Fu FH. Muscular and functional performance characteristics of individuals wearing prophylactic knee braces. Ath Train(JNATA) 1993;28(4):336-342.
13. Wichman S, Martin DR. Bracing for activity. Phys Sportsmed 1996;24(9):88-94.
14. BenGal, et al. The role of the Knee Brace in the prevention of anterior knee pain syndrome. Am J Sports Med 1997;25(1):118-122.
15. Metcalfe RC, et al. A comparison of moleskin tape, linen tpe, and lace-up brace on joint restriction and movement performance. J Ath Tr 1997;32(2):136-140.

16. Gross MT, et al. Effect of ankle orthoses on functional performance for individuals with recurrent lateral ankle sprains. JOSPT 1997;25(4):245-252.
17. Lambson RB, Barnhill BS, Higgins RW. Football cleat design and its effect on anterior cruciate ligament injuries: a three year prospective study. Am J Sports Med 1996;24(2):155-159.
18. Torg JS. Stilwell G, Rogers K. The effect of ambient temperature on the shoe-surface interface release coefficient. Am J Sports Med 1996;24(1):79-82.
19. Shiba N, et al. Shock-absorbing effect of shoe insert materials commonly used in management of lower extremity disorders. Clin Orthop 1995;310(1):130-136.
20. American Podiatric Medical Association at www.apma.org

제 4 장

보호 테이핑과 랩핑 (Protective Taping and Wrapping)

결과

1. 예방적 테이핑과 랩핑의 종류와 근골격계 부상 관리에서의 사용법을 알 수 있다.
2. 테이핑과 랩핑에 사용되는 일반적인 원칙들을 알 수 있다.
3. 부상을 예방하거나 부상 위험성을 줄이기 위한 특정 관절이나 신체 부위의 일반적인 테이핑과 랩핑 기술을 알 수 있다.
4. 부드러운 석고 붕대와 딱딱한 석고 부목에 대한 일반적인 원칙을 알 수 있다.

테이핑하거나 랩핑하는 것은 기능적으로 움직이는 동안 그 신체 부위를 지지하거나 보호하기 위해서이다. **예방적 차원**에서 사용되는 기술일지라도, 테이핑과 랩핑은 재부상의 위험을 줄이기 위해 재활 시기 동안에도 광범위하게 사용된다. 부상당한 신체 부위를 감싸주면, 치료를 방해하는 바람직하지 못한 움직임을 조절해 주기 때문에, 더 빨리 회복될 지도 모른다.

이 장에서는 테이핑과 랩핑의 종류, 다양한 사용법, 일반적인 기술뿐만 아니라, 테이핑과 랩핑의 원칙들이 다뤄진다. 많은 구체적인 기술들이 묘사되고 있지만, 이것들은 하나의 지침으로 제시된 것이므로 유일한 방법으로 간주해서는 안된다. 각 기술은 특정 환자와 상태에 맞춰져야만 한다.

테이핑과 랩핑의 원칙(PRINCIPLES OF TAPING AND WRAPPING)

Q 고등학교 축구 선수가 시즌 전 훈련에서 경미한 정도의 양쪽 안쪽 정강이 통증을 경험했다. 그 선수의 아치에 무게가 너무 많이 실려 이러한 통증이 왔다고 생각한다. 아치의 긴장을 줄이기 위해 아치를 어떻게 지지할 수 있는가?

테이프와 랩은 (1) 응급처치에 사용되고, (2) 과도한 관절 움직임을 제한하고, (3) 부상 부위를 지지하고, (4) 압력을 주며, (5) 자기 자극 감수적 피드백을 제공하고, (6) 보호패드와 드레싱을 고정하고, (7) 활동을 빨리 재개할 수 있도록 해주며, (8) 재부상 가능성을 줄여주고, (9) 부상을 예방하는 데 사용되는 도구이다(1). 이러한 여러 방법들을 **그림 4.1**에서 볼 수 있다.

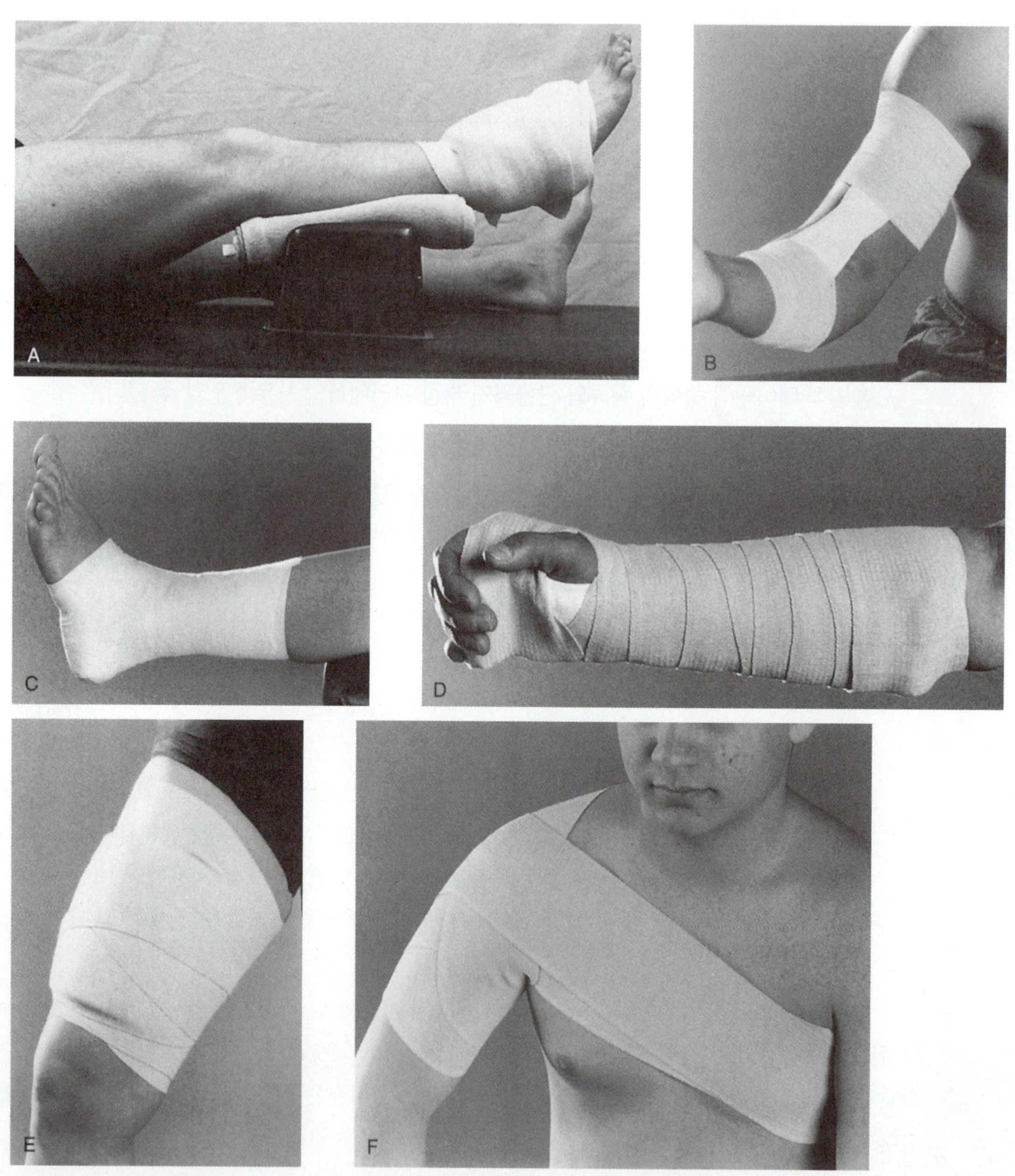

➤ 그림 4.1. **테이프와 랩.** 테이프와 랩은 (A) 응급처치를 하고, (B) 과도한 관절 움직임을 제한하고, (C) 고통 없이 기능적으로 움직일 수 있도록 해주며, (D) 부상 부위를 지지하고, (E) 보호 패드를 고정하고, (F) 활동을 빨리 재개하는데 사용된다.

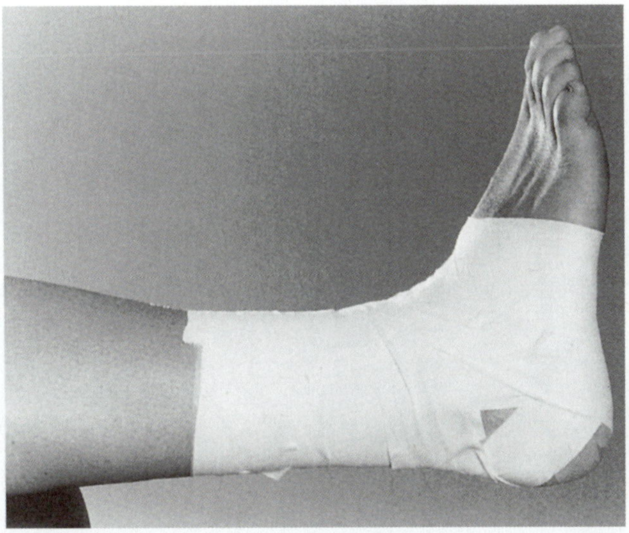

➤ 그림 4.2. 위 발목 테이핑에는 여러 "구멍(윈도우)"들과 주름이 있어서 물집이나 피부자극을 초래할 수 있다. 게다가, 위 환자의 테이프가 팽팽히 고르게 당겨지지 않아서 환자는 더한 부상의 위험에 처할 수 있다.

부상 부위를 테잎이나 랩으로 감싸기 전에 부상의 병리와 심각도를 판단하기 위해 전면적인 평가를 해야한다. 부상 부위의 해부학적 구조가 확인되어 적절한 치료적 재활 프로그램을 개발되어 일상으로 안전하게 되돌아 갈 수 있도록 해야 한다. 너무 자주, 다 낫지도 않았는데 활동을 재개해서 재부상이나 만성 부상을 초래하기도 한다. 치료적 훈련 프로그램을 관리하는 입장에 있는 사람만이 테이핑이나 랩핑을 할 수 있다. 테이프와 랩을 사용해서 빨리 활동을 재개할 수 있을지 모르지만, 테이핑과 랩핑이 종합적인 재활 프로그램을 대신해서는 안된다. 제 8장에서 다루어질 재활 프로그램은 심혈관 기능이 제대로 유지되는 상태에서, 부상 부위의 가동성, **자기 자극 감수성**, 근력, 지구력, 힘을 완전히 회복하는 데 초점을 맞추고 있다. 경기 참가를 확인받기 전에 선수는 모든 기능 검사에 통증이 없어야 한다. 활동의 각 단계에서 올바른 테이핑 기술이 선택되고 올바로 실행되어야 한다. 부적절하게 사용되면, 테이핑이나 랩핑 기술은 물집이나 피부자극, 이상 스트레스, 부상 위험성 증가를 포함하는 손상을 가할 수도 있다는 점을 명심해야 한다(**그림 4.2**).

테이프와 랩의 종류 (Types of Tape and Wraps)

많은 회사들이 스포츠 부상관리에 쓰이는 테이프를 다양하게 출시하고 있다. 일반적으로 테이프는 탄력적이거나, 비탄력적인 소재로 만들어 진다. 탄력적인 테이프는 보호 패드나 드레싱을 한 자리에 고정시키고, 압력/자기 자극 감수적 피드백을 주고, 지지를 할 때 사용될 수 있다. 탄력적 테이프의 한 가지 장점은 순환계나 신경계를 방해하지 않고도 근육을 수축시킬 수 있다는 점이다. 상품마다 테이프의 탄력성은 다양하다. 테이프가 더 탄력적일 수록, 사용은 더 쉽다. 탄력적인 테이프는 사용 전에 탄력성의 1/3이나 1/2 정도만 늘려야 한다. 너무 세게 사용하면, 몸의 순환과 기능을 제한할 수 있어서 통증이 증가하거나 불편해질 수 있다. 다양한 너비와 긴장성을 가진 제품들이 있으므로 부상의 병리와 예상되는 결과에 따라 제품을 선택해야 한다(**그림 4.3**)(2).

비탄력적 테이프는 과도한 움직임을 제한함으로써 관절을 지지하는 데 쓰인다. 이 테이프에는 다공성이나 비다공성 테이프가 있다. 다공성 테이프는 열과 땀을 테이프의 작은 구멍 사이로 통과시킨다. 이로 인해 피부는 항상 차갑게 유지될 수 있다. 비다공성 테이프는 더 차단적이어서 마찰열과 복사열로 인해 테이프 아래의 피부에 손상을 가할 수도 있다. 탄력적인 테이프와 마찬가지로 비탄력적 테이프도 다양한 너비의 제품들이 나오는데 1/2~3인치 사이의 테이프가 주를 이룬다. 비탄력적 테이프는 표백 테이프와 비표백 테이프로 나눠진다. 표백 테이프는 보기에 예쁘지만, 더 비싸지

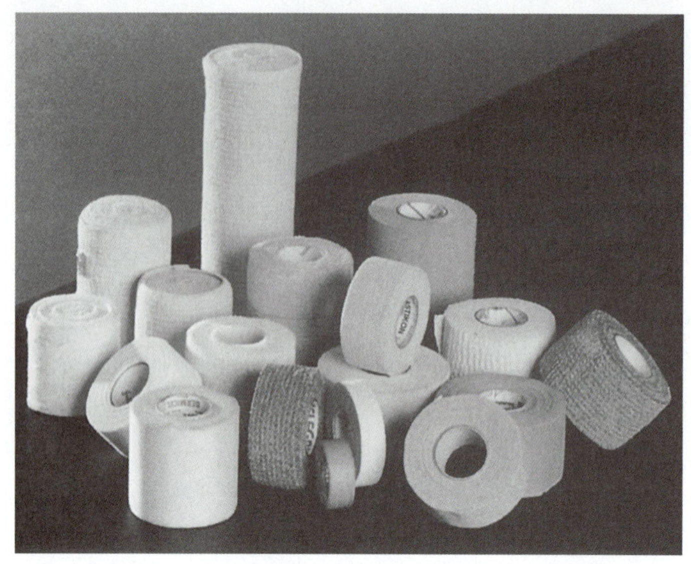

➤ 그림 4.3. 테이프와 랩은 다양한 크기로 나오며, 탄력성이거나 비탄력적이다.

며 비표백 테이프보다 더 나은 지지 기능을 갖지는 않는다. 비탄력적 테이프는 탄력적 테이프보다 사용하기가 더 어렵다. 신체는 원래 굴곡이 있기 때문에 테이프는 주름지기 쉽고, 아래 조직의 마찰로 인한 과도한 압력도 생기기 쉬워서 잘못 테이핑하면 테이프 아래 피부에 물집이나 찰과상이 생길 수도 있다. 효과적으로 팽팽한 테이핑을 하려면 인내심을 가지고 많이 연습해야 한다.

랩도 탄력적/비탄력적, 이렇게 두 가지 종류로 나뉜다. 둘 모두 천으로 만들어지지만, 탄력적인 랩은 당겨지는 섬유를 포함하고 있다. 탄력적인 랩은 패드와 드레싱을 고정하고, 압력과 자기 자극 감수적 피드백을 주며, 지지를 해준다.비탄력적 랩은 일반적으로 관절 동작을 제한하고 지지할 때만 쓰인다. 비탄력적 랩은 값이 싸기 때문에 가끔 테이프의 대용으로 쓰이기도 하지만, 테이프만큼 효과적이지 않다. 비탄력적 랩은 추가적인 지지를 위해 비탄력적 테이프와 함께 쓰이기도 한다. 예를 들어, 천 랩은 발목에 자주 쓰이지만, 발목의 각을 빈틈없이 잘 감싸지 못하거나 근육을 수축시키지도 못한다(그림 4.16 참조).

테이프 사용 (Application of Tape)

테이프 처치 전에 신체 부위는 깨끗하게 건조시키며 털이 없어야 한다. 털은 전기 면도기나 일회용 면도기로 제거해야 한다. 물집이나 찰과상 같은 아주 작은 상처라도 식염수로 깨끗이 하고, 건조한 소독 드레싱으로 덮어야 한다. 아킬레스건이나 발등 같은 마찰에 민감한 부분은 패드와 윤활제를 발라서 보호되어야 한다(3). 페트롤리움 젤리나 상업적 피부 윤활제를 거즈나 기포 패드에 묻혀도 된다.

종종, 환자는 탁자 위에 서서 엉덩이와 무릎을 약간 구부려야 할 지도 모른다. 이 자세는 환자의 발꿈치를 1.5~2 인치 높이의 단 위에 두면 된다. 테이프가 감겨있던 테이프 심이나 상업적 테이프 곽을 사용할 수도 있다. 적절한 높이더라도 테이프 롤은 눌려져서 사용할 수 없다.

피부가 적절한 상태로 준비되면, 피부 표면에 테이프 접착액을 얇게 뿌린 다음 말린다. 피부 보호겹을 제공할 뿐만 아니라, 테이프가 피부에 더 잘 붙을 수 있도록 해준다. 테이프에 민감하거나 매일 테이핑하고 있어야 한다거나, 테이프에 알레르기가 있는 환자를 위해서 테이프 사용 전에 피부에 언더랩을 감아준다(**그림 4.4**). 딱 한 겹의 언더랩만 덧붙이는 게 중요한데, 여러 겹이 테이프 밑에 있으면, 땀이 더 나고 테이핑 기술의 효과도 줄어들기 때문이다.

환자의 위치만큼 선수 트레이너의 위치도 중요하다. 불필요한 허리 스트레스를 피하기 위해 적당한 높이의 탁자를 이용하며, 과도하게 허리를 구부릴 필요가 없다. 어깨 위까지 닿을 필요가 있다면, 선수 트레이너는 벤치에 올라서고 환자는 앉는다. 수 십명의 환자들을 짧은 시간 안에 테이핑 해야

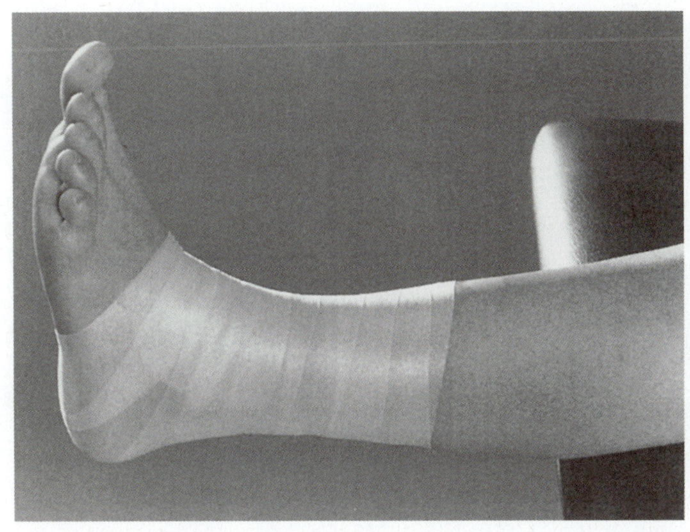

➤ 그림 4.4. 테이프에 민감하거나 매일 테이핑 해야하는 환자들을 위해서 테이핑 전에 피부에 언더랩 한 겹을 감싸도 된다.

할 때, 올바른 위치가 선수 트레이너의 과로를 예방할 수 있는 중요한 요소이다.

바라는 결과를 보장하려면, 환자는 기능적인 자세를 취해야 한다. 테이프의 주름을 막기 위해서 한 번에 조금씩만 테이프를 푼다(3). 테이프가 신체의 굴곡 부위를 감쌀 때는 약간 잡아당겨 가며 테이핑한다. 테이프를 찢을 때는 테이프 롤을 한 손에 잡고, 양손의 엄지와 검지 사이에 놓고 집는다(**그림 4.5**). 한 손은 여전히 갖고 있는 롤을 재빨리 스냅을 주어 당기면, 테이프는 일정하게 뜯어진다.

대부분의 테이핑 기술에는 각 테이프가 이전 테이프 너비의 1/2~1/3 정도씩 겹쳐져야한다. 순환을 방해하지 않도록 딱맞게 테이핑해야 한다. 테이핑 부위와 멀리 떨어진 곳에서 맥박을 재거나, 피부 체온을 느끼거나, 손톱을 꽉 눌렀다가 떼서 모세혈관에 피가 차는 모습을 체크함으로써 순환 기능을 평가할 수 있다. 피부색과 온도는 테이핑의 위와 아래, 양쪽에서 똑같아야 한다. 테이핑 후에 환자는 지지와 기능에 대해서 테입핑한 부분을 잘 확인해야 한다.

테이프 제거 (Removal of Tape)

테이프는 활동 후에 즉시 제거되어야 한다. 피부에 너무 오래 붙어 있으면 조직 파괴와 박테리아가 생길 수 있다. 피

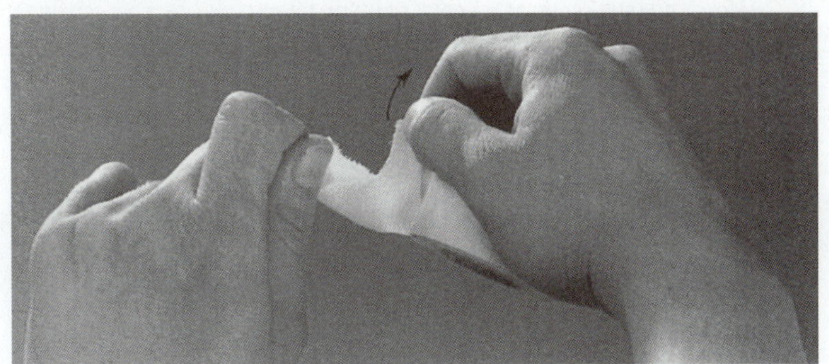

➤ 그림 4.5. 테이프를 찢기 위해서는 익숙한 손으로 롤을 잡고 양손의 엄지와 검지를 찢을 부위에 갖다댄다. 다른 손으로 가만히 잡고 있는 동안 테이프를 재빨리 몸 바깥쪽으로 스냅을 가하여 찢어 낸다.

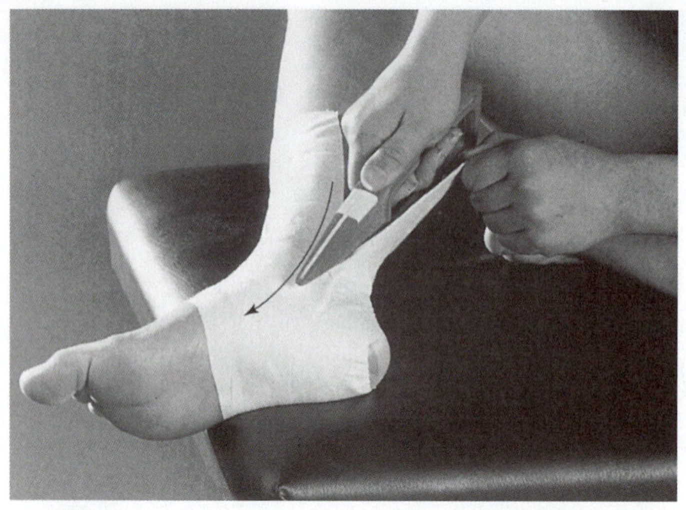

➤ **그림 4.6.** 테이프를 자를 때, 피부 위로 테이프를 들어올리고, 민감한 조직을 건드리지 않으면서 테이프 가위나 칼을 신체의 굴곡을 따라 움직인다.

실전 전략 4.1 신체 부위 테이핑 기술

테이핑 전

- 신체 부위를 깨끗하고, 건조하게 하며 털을 제거한다.
- 소독 드레싱으로 열린 상처를 덮는다.
- 발등, 아킬레스건, 다리 오금 같은 민감한 부위에는 윤활 패드를 덧댄다.
- 피부표면에 테이프 접착제를 약하게 뿌린다.
- 테이프에 민감하거나 알레르기가 있는 환자나 매일 테이핑을 해야하는 환자에게는 언더 랩을 한 겹 더 감싼다.

테이핑 중

- 구부려서 허리에 무리가 가는 것을 제한하기 위해 적당한 높이의 탁자를 사용한다.
- 바라는 결과가 나오도록 하기 위해서 기능적 자세를 취해서 테이핑 받는다.
- 엉덩이와 무릎을 약간 구부려야 한다면, 발꿈치에 1.5~2 인치 높이의 단을 댄다.
- 어깨 위로 닿아야할 필요가 있다면, 벤치 위에 서거나 선수를 앉힌다.
- 롤에서 한 번에 조금씩만 테이프를 풀어야만 주름이 생기지 않게 테이핑 할 수 있다.
- 신체의 굴곡 부위를 테이핑 할 때는 약간 당겨주면서 한다.
- 테이프는 이전 테이프의 1/2~1/3 너비에 겹쳐지도록 테이핑 한다.
- 테이핑이 끝난 후에 혈액순환 상태를 체크한다.

운동 참가 후

- 피부 파괴를 막기 위해 즉시 테이프를 제거한다.
- 테이프 칼이나 가위의 끝을 피부 윤활제에 담구고, 테이프를 들어올려 피부와 떨어지게 한 다음, 신체 굴곡에 맞게 잘라낸다.
- 항상 부상 부위의 반대편 테이프를 잘라낸다.
- 털 성장 방향으로 테이프를 제거한다.
- 테이프 제거제로 피부를 세척하고, 비누와 물로 씻는다. 완전히 말린다.
- 피부 건조를 막기 위해 보습제를 바른다.
- 정기적으로 피부를 살펴서 자극/물집/감염의 징후들을 조사한다.

부에서 테이프를 제거하기 용이하도록 테이프 칼이나, 가위의 끝부분을 피부 윤활제에 담구어도 된다. 테이프 칼이나 가위는 테이프를 위로 들어올려 테이프와 피부 사이를 통과하면서 신체의 자연스런 외곽 형태를 따라 쭉 테이프를 잘라나간다(**그림 4.6**). 예를 들어, 발목의 측면 부상에서 테이프 칼의 원래 위치는 뒤안쪽면이지만, 다음에는 뒤안쪽 복사뼈를 지나 발의 아치에서 발가락쪽으로 움직인다. 이런 식으로 테이프 칼이나 가위는 민감한 부상 구조에 부적당한 압력을 주지 않는다. 테이프 제거에 있어서 테이프가 털 성장 방향으로 당겨지는 동안 피부는 손상이 없어야 한다. 급하게 테이프를 벗겨내면, 피부 손상, 개방성 상처, 통증을 초래할 수 있다. 테이프 제거 후에 피부는 접착제 용해제로 세척하고, 비누와 물로 씻고, 완전히 건조시켜야 한다. 게다가, 피부 건조와 파괴를 막도록 피부 보습제를 바르는 것이 좋다(1,3).

피부는 붉고, 건조하고, 뜨겁고, 압통이 느껴지는 부위를 포함해서 자극/물질/감염의 징후가 있는지 정기적으로 조사받아야 한다. 이런 징후들은 테이프나 테이프 접착액에 대한 알레르기 반응일 수 있다. 피부가 자극으로부터 보호받을 수 없다면, 계속 피부 자극을 받도록 하는 것보다 적합한 보호기를 맞추는 것이 필요하다. **실전 전략 4.1**에는 신체 부위에 테이핑 하는 기술이 요약되어 있다.

테이프는 근골격계 부상의 예방과 관리에 유용하지만, 환자가 종합적인 재활 프로그램을 따르지 않는다면 그 효과는 제한된다. 여러 신체 부위에 대한 재활 운동에 대해서는 각각의 관절 장들을 참조한다.

랩 사용 (Application of Wraps)

탄력적인 랩을 사용할 때는 최대한 근육을 수축시킨 채 시작한다. 이렇게 해야만, 활동 중 움직임과 순환에 문제가 없다. 부상 부위 멀리서부터 부상 부위 가까이로 랩핑을 한다. 이렇게 해야 멀리 있는 손발에 부종이 생기지 않고 중력에 대해서도 지지가 된다. 랩은 사용전에 총탄력성의 1/2~1/3 정도만 늘린다. 과도하게 늘리면, 순환을 방해하고, 표피 신경을 압박하고, 기능에 손상을 입힐 지도 모른다. 이전 랩 너비의 최소 반은 겹치도록 랩핑한다. 랩핑의 마무리는 탄력적 테이프로 고정된다. **실전 전략 4.2**에서 신체 부위 랩핑 기술에 대해 요약해 놓았다.

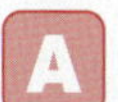

그 고등학교 축구 선수는 아치 지지가 추가적으로 필요했다. 발 근육과 안쪽 세로 아치를 지지하는 근육을 강화하기 위한 재활 프로그램에 참여하면서, 한편으로는 패드와 아치 테이핑이 부상 부위를 지지하기 위해 필요할 수 있다.

일반적인 테이핑과 랩핑 기술 (COMMON TAPING AND WRAPPING TECHNIQUES)

미식축구 라인맨의 오른쪽 견쇄관절이 탈구되었다. 관절을 조금 움직일 수 있도록 하면서 과도한 통증 움직임을 막을 있도록 관절의 운동성을 제한하는 방법이 있는가?

실전 전략 4.2 **신체 부위 랩핑 기술**

- 열린 상처를 소독 드레싱으로 덮고 테이프로 고정한다.
- 구부려서 허리에 무리가 가는 것을 제한하기 위해 선수를 높은 의자에 앉히거나, 적당한 높이의 탁자를 이용한다거나 선수를 서게 한다.
- 부상 근육을 최대한 수축시킨 상태에서 랩핑한다.
- 엉덩이과 무릎을 약간 구부려야 한다면, 발꿈치에 1.5~2 인치 높이의 단을 댄다.
- 중력과 반대 방향으로, 부상 부위 멀리서부터 가까이로 랩핑한다.
- 랩은 사용 전에 총탄력성의 1/2~1/3 정도만 늘린다.
- 이전 랩 너비의 최소 반은 겹치도록 랩핑한다.
- 랩의 끝을 탄력적 테이프로 고정시킨다.
- 경기 후 랩을 제거하고, 랩을 세탁기로 빤다.
- 가능하면 탄력성을 잃지 않도록 랩은 줄에 널어서 말린다.

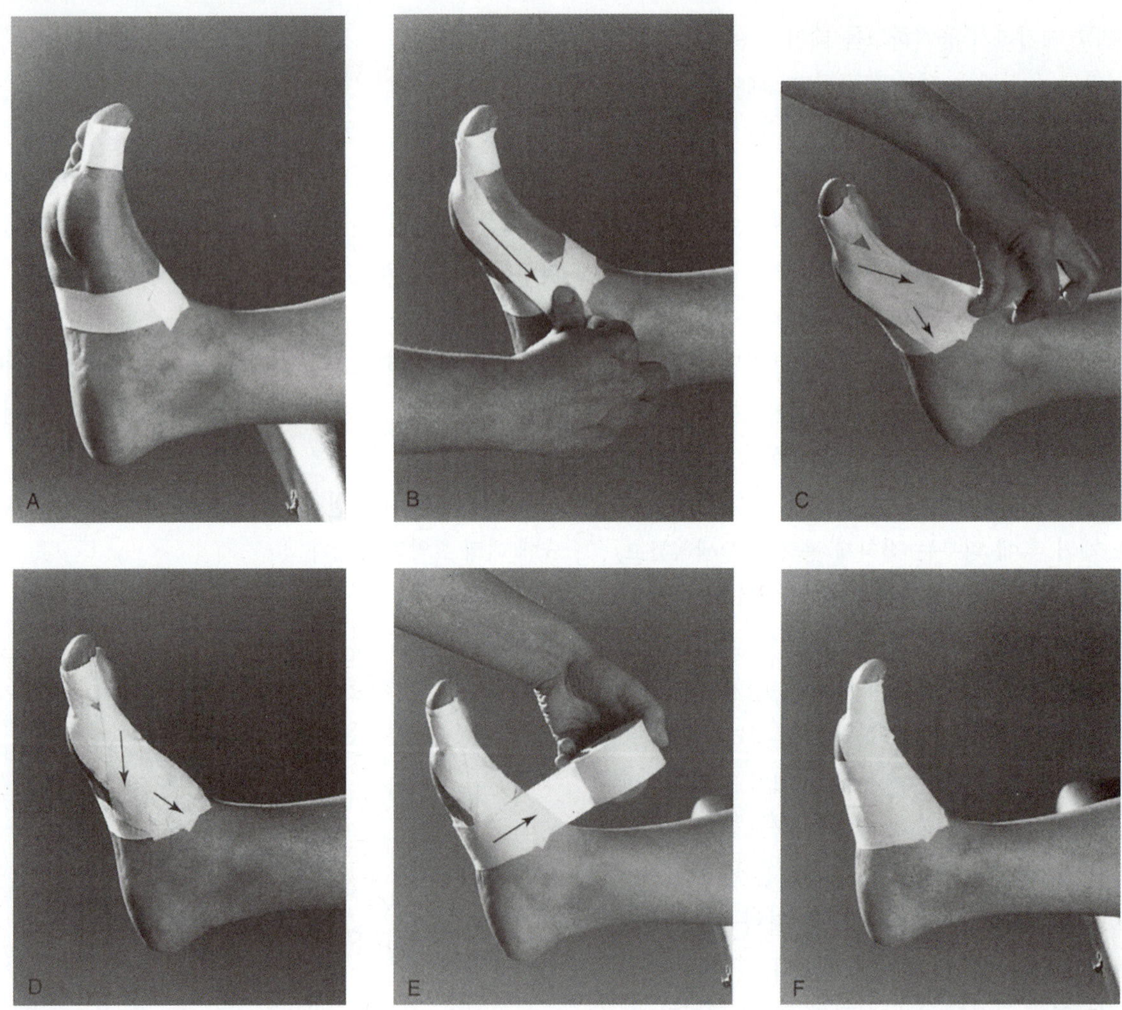

➤ 그림 4.7. 엄지발가락 테이핑은 잘쓰이는 발가락에도 사용될 수 있다.

다음의 테이핑과 랩핑 기술은 사용 지침으로 제공되는 것이다. 테이핑이나 랩핑을 할 때, 환자의 필요에 따라 기술을 적절히 변화시켜야 한다.

하체 테이핑과 랩핑 기술(Taping and Wrapping Techniques for the Lower Extremity)

➤ *엄지발가락 테이핑(Great Toe Taping)*

이 테이핑 기술은 발허리발가락 관절의 움직임을 제한하기 위해 사용된다. 이 테이핑의 준비로 접착 드레싱(밴드 에이드)을 보호목적으로 엄지발가락 발톱에 댄다. 엄지발가락과 발중앙에 고정 테이프를 감고 시작한다(**그림 4.7**). 발가락이 과도하게 젖혀지는 것을 막으려면, 발바닥 표면의 먼 고정 테이프에서 가까운 테이프로 한 줄을 감는다(3). 추가적인 지지 테이프를 처음 발허리가 덮일 때까지 감싼다. 엄지발가락과 발중앙에 다시 한번 고정 테이프를 감아 마무리한다. 부상이 과도 굽힘과 연관이 있다면, 지지 테이프는 발가락과 발 등쪽으로 감는다. 때때로, 환자는 과도 젖힘과 굽힘 부상을 함께 당했을 수도 있다. 이 경우에는 두 테이핑 방법을 결합해서 양 방향으로의 동작을 제한한다.

➤ *아치 지지(Arch Support)*

족저 근막염, 높은 아치, 평발, 아치 염좌/좌상을 가진 환자나 과도하게 달리거나 점프한 사람들에게 아치 지지는 필요하다. 발 아치를 지지하는 데 사용될 수 있는 여러 기술들이 있다. 아치를 테이핑 할 때, 환자의 발은 약간 발바닥을 구부린 자세여야 한다.

아치 지지: 기술 1. 단순 아치 지지에는 발 중앙 둘레를 3~4번 테이프로 감싸주는 방법이 사용된다(**그림 4.8**). 첫 번째 테

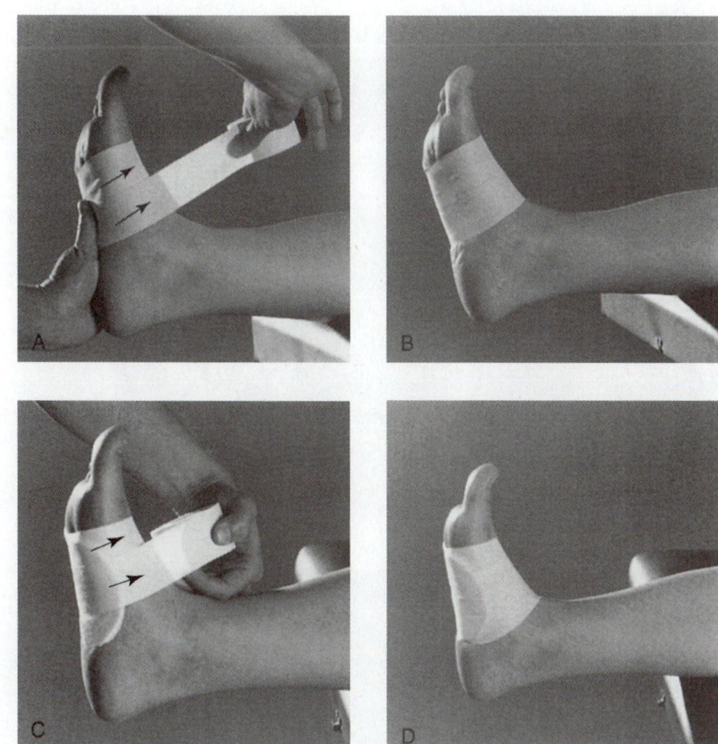

➤ 그림 4.8. 아치 지지를 위해 밴드로 감쌀 때 발가락 순환을 막지 않는다. A, B, 다섯 번 째 발허리 밑에서 테이프를 고정시킨 후, 아치 부위만을 지나도록 들어올린다. C, D, 아치 패드는 부가적인 아치 지지를 위해 테이핑 아래에 사용될 수도 있다.

이프는 발등에 고정되고 발 측면을 감싼다. 테이프가 발바닥을 지날 때, 한 손으로 다섯 번 째 발허리 밑을 잡고 테이프를 고정시킨다. 반면 다른 손은 안쪽 세로 아치에서 위쪽으로 약간 당겨준다. 이런 식으로 아치 부위 전체를 당겨주고 발 측면의 혈관은 막지 않는다. 아치 전체가 덮일 때까지 테이프는 이전 테이프 너비의 반을 겹쳐 감싼다. 게다가 먼 곳에서 가까이로 테이핑 하고, 양말을 신을 때 테이프 끝이 말리지 않도록 한다. 부가적인 지지를 위해 아치 패드가 이 방법에 추가될 수 있다.

아치 지지: 기술 2. 부가적인 지지가 요구되면, X형 아치 기술이 적용된다(**그림 4.9**). 특히, 이 기술은 발바닥 근막 지지에 유용할 수 있다. 고정 테이프가 먼 발허리 위쪽 부분에 위치한다. 엄지발가락부터 발 안쪽을 지나 발꿈치까지 테이핑하고, 시작 지점에서 끝내도록 다시 아치를 지난다. 두 번째 테이프는 다섯 번 째 발허리에서 시작해서 발의 측면을 지나 발꿈치를 돌아 처음 시작 부분으로 돌아가도록 테이핑한다. 테이프를 계속 바꿔가면서 같은 패턴으로 테이핑해서 전체 아치가 감싸지도록 한다. 단순 아치 테이핑과 같은 방법으로 마무리한다. 다른 마무리 방법은 탄력적 테이프를 사용하는 것이다.

아치 지지: 기술 3. 이 기술은 안쪽 세로 아치에 대한 부가적인 지지를 해준다. 이 방법은 지지 테이프를 당기는 방향이 이전 기술과 다르다. 먼 곳에 고정 테이프를 두른 후, 엄지발가락 밑에서 안쪽면을 지나 발꿈치를 돌아 아치에서 엇갈리게 한 뒤 시작지점으로 돌아간다. 다음 테이프도 똑같은 패턴을 따르지만, 이전 테이프 가까이의 안쪽 세로 아치를 향해 엇갈리게 감는다(**그림 4.10**). 아치가 덮일 때까지 이 과정을 반복한다. 단순 아치 테이핑과 같은 방법으로 마무리한다.

➤ *발허리 아치 테이핑(Metatarsal Arch Taping)*

이 기술은 중족 통증과 모르톤 신경종(17장 참조) 관리에 좋고, 발허리 아치 지지를 위해 고안되었다. 눈물 방울 모양 펠트 패드를 발허리 2번째와 4번째 사이에 둔다(**그림 4.11**). 탄력적인 테이프로 이 패드를 고정시킨다. 테이프가 너무 꽉 껴서 정상적인 발 움직임을 방해하지 않도록 주의해야 한다.

➤ *발꿈치 타박상 테이핑(Heel Contusion Taping)*

발꿈치뼈의 지방패드를 강화하는 데 도움이 된다. 환자의 발목은 중립적 위치에 놓고, 발꿈치 뒤와 밑으로 고정 테이

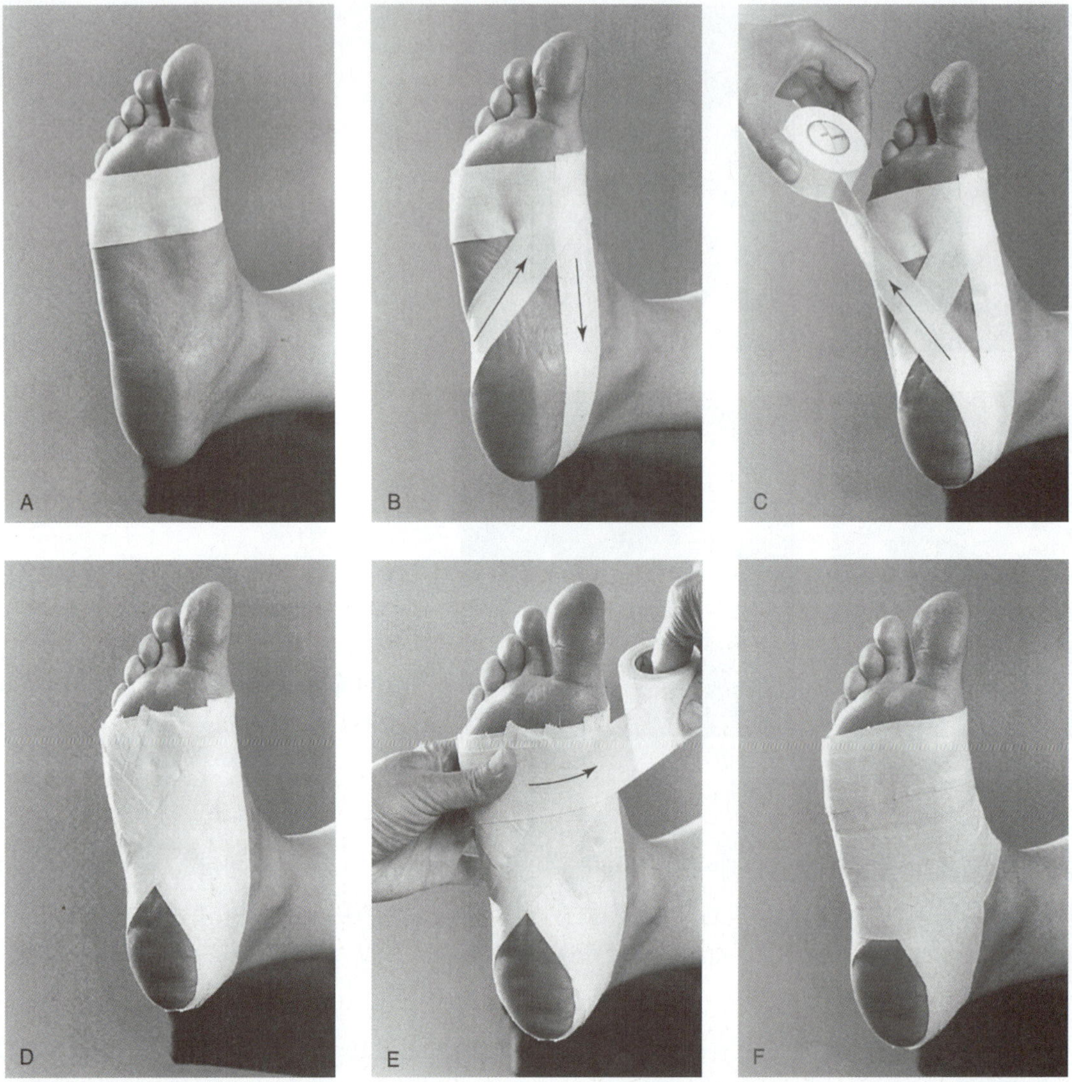

➤ 그림 4.9. X형 아치 테이핑은 달리기와 점프를 과도하게 하는 선수에게 부가적인 아치 지지를 해준다.

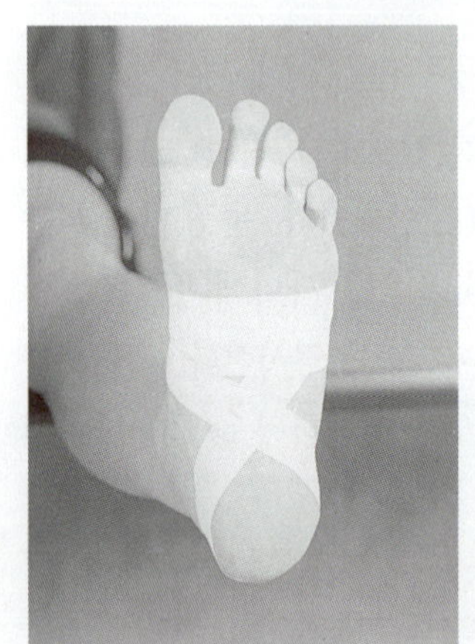

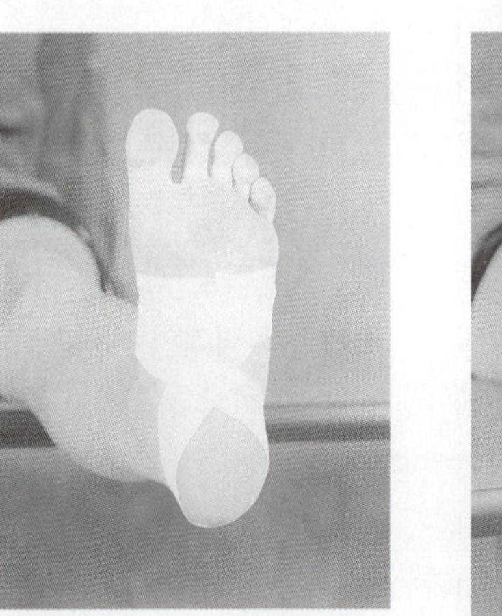

➤ 그림 4.10. 다른 아치 지지 테이핑

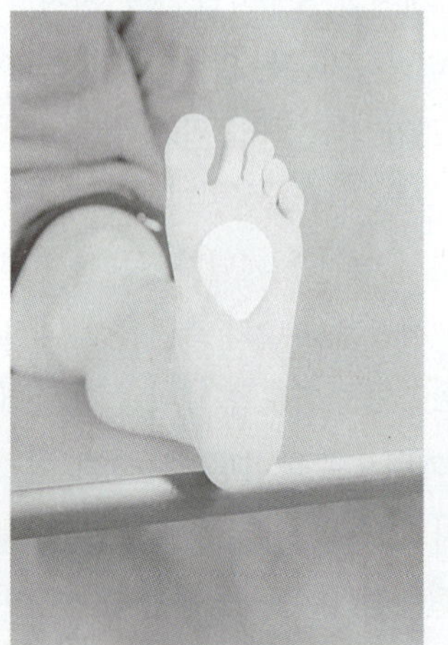

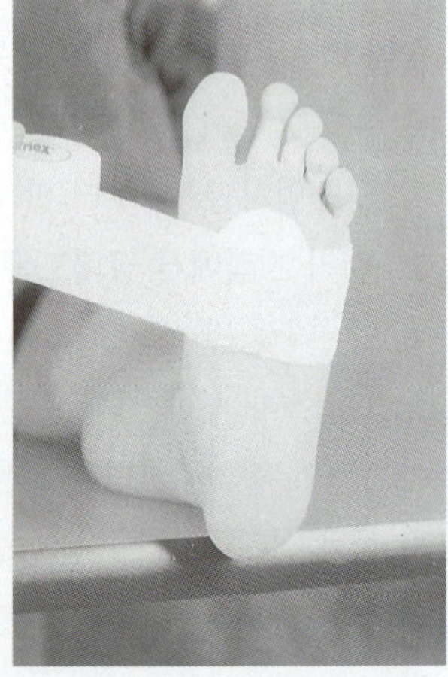

➤ 그림 4.11. 중족 통증과 모르톤 신경종에 대한 발허리 아치 테이핑

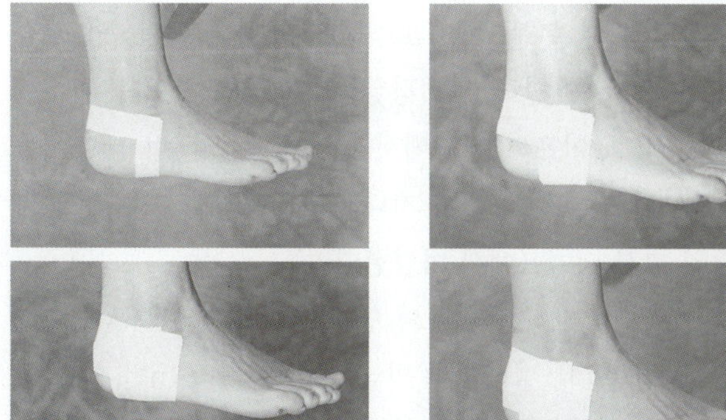

➤ 그림 4.12. 발꿈치 타박상 테이핑

프를 감는다(**그림 4.12**). 망상 기술을 사용해서 발꿈치가 덮이도록 테이프로 감싼다. 테이핑을 끝내기 위해 다시 고정 테이프를 덧댄다.

➤ 오픈 바스켓 웨이브 발목 테이핑(Open Basket Weave Ankle Taping)

오픈 바스켓 웨이브 테이핑은 급성 외반과 내반, 인대결합성 발목 염좌와 관련된 부종과 움직임을 제한하기 위해 사용된다(4,5). 환자는 탁자에 앉아서 발목을 직각으로 꺾는다. 비탄력 테이프를 사용해서 발목 관절에서 4~6인치 가까이에 고정 테이프를 감고, 발허리 위 부분에 고정 테이프를 또 하나 감는다. 이 고정 테이프는 피부 위의 나머지 테이프를 고정시키는 데 도움을 준다(**그림 4.13**). 순환을 방해하지 않도록

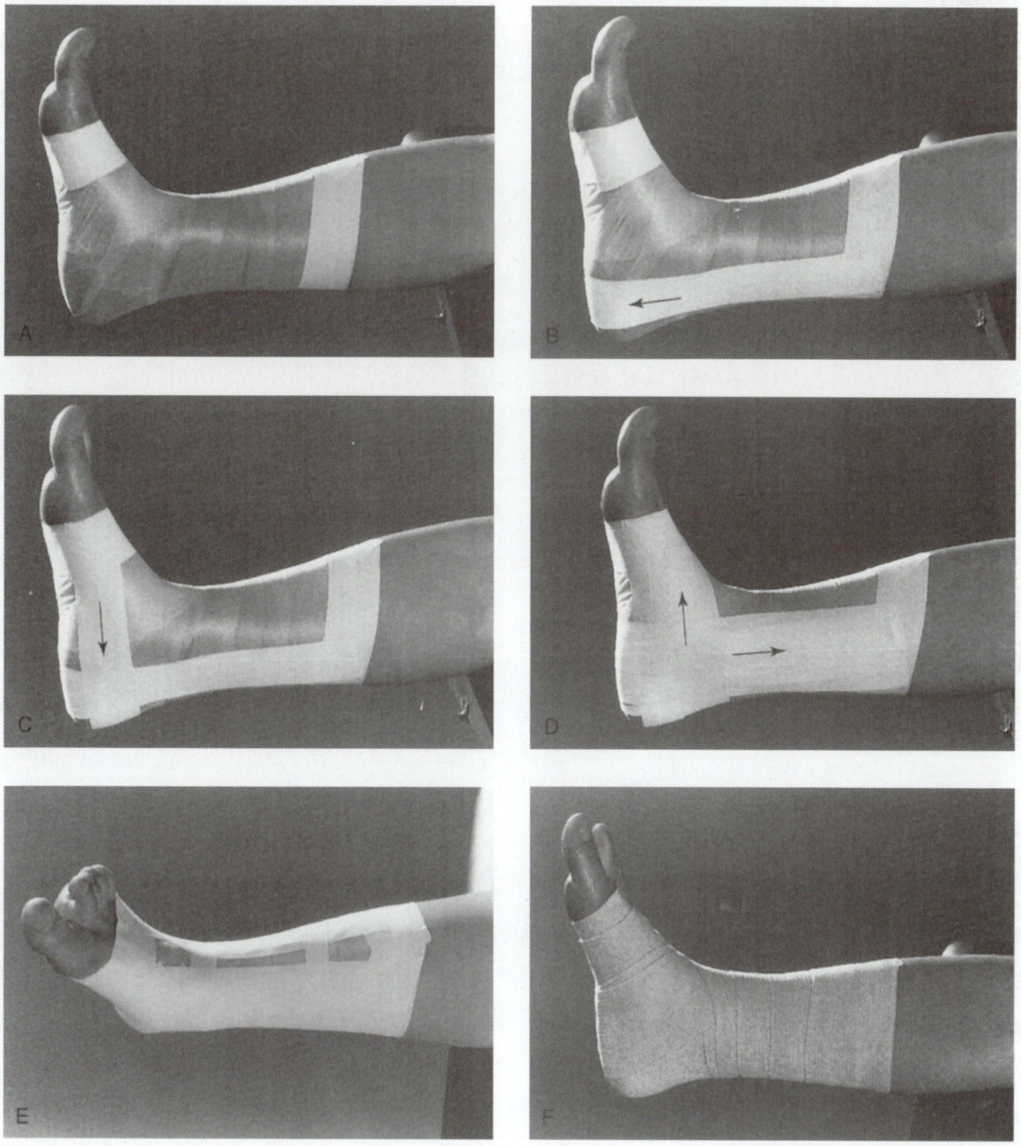

➤ 그림 4.13. 개방 망상은 부종을 제어하고, 급성 발목 염좌 후 움직임을 제한하기 위해 사용된다.

고정 테이프를 감는 것이 중요하다.

다음 단계는 "스터럽(알파벳 U자모양)" 테이핑 단계이다. 가까운 고정 테이프의 안쪽 면에 테이프를 대고, 안쪽 복사 뒤와 발꿈치 밑을 지나, 바깥쪽 복사를 거쳐 다시 고정 테이프로 돌아와서 마무리 한다. 다음으로, "말굽(홀스 슈즈)" 테이핑 단계이다. 먼 고정 테이프의 안쪽 면에서 시작해서 첫 번째 발허리를 지나, 발꿈치뼈를 거쳐 5번 째 발허리를 돌아 처음 고정 테이프로 돌아온다.

스터럽과 홀스슈즈 단계를 번갈아 가면서 이 과정을 계속해서 아래 다리와 발의 앞면에 1/2 인치 정도는 그냥 남겨둔다. 이 개방된 부분으로 인해 부종이 생길 수 있지만, 심각한 부종은 제한해준다. 발바닥은 반쯤 감싸진 테이프로 마무리 되고 테이프 가장자리를 다시 고정한다. 2~3번 수평으로 테이프를 감아 고정 테이프를 고정시킨다. 안정성이 더 필요하면 발꿈치를 완전히 감쌀 수도 있다(클로우즈드 바스켓 외이브 참조).

부가적인 압력을 가하기 위해 테이프 위를 탄력적인 랩으로 감싼다. 하지만, 순환을 원활히 해주기 위해 밤에는 랩핑을 푼다(3-5). 이상적으로 환자가 재활 훈련을 한다면, 테이프는 매일 교체되어야 한다. 하지만, 테이프 아래의 피부에 손상이 없고 순환 기능이 좋다면, 이틀정도는 그냥 두어도 된다. 테이프에 냉각 스프레이를 뿌리는 것은 괜찮지만, 젖게 해서는 안된다. 일반적으로 냉각 치료를 받는 동안 다리를 플라스틱 가방 안에 넣어둔다. 땀, 얼음 치료, 목욕으로 젖은 테이프는 피부 짓무름을 피하기 위해 제거되어야 한다. 피부가 짓무르거나 파괴되는 징후가 보이면 즉각적으로 테이프를 제거하고 진단과 치료를 받아야 한다.

➤ 클로우즈드 바스켓 외이브(Closed Basket Weave)

클로우즈드 바스켓 외이브 기술은 운동 중, 발목 인대와 관절 고유 감각을 외적으로 지지하기 위해서 사용된다(**그림 4.14**). 대부분 발목 염좌는 과도한 내반에 의해 발생하기 때문에 측면 인대를 지지하는 데에 중점을 두고 설명하겠다. 외반 발목 염좌의 경우에도 스터럽 지지 긴장을 완화시켜서 적용할 수 있다. 아래 다리와 발은 깨끗하고 건조하며 털이 없어야 한다. 거즈나 패드에 윤활제를 묻혀 발목 등과 아킬레스건 부위에 놓는다. 환자는 누운 상태로 발을 직각으로 젖힌다. 가까운 고정 테이프는 발목 관절 4~6 인치 정도에 감고, 장딴지 배 부분에 먼 고정 테이프를 감는다. 먼 고정 테이프는 5번 째 발허리의 경상돌기를 양분하도록 위치한다. 위 고정 테이프의 안쪽에서 시작해서 스터럽 테이프를 안쪽 복사와 발꿈치 아래를 지나, 측면 복사를 지나면서 당기고, 위 고정 테이프에서 마감한다.

다음으로, 먼 고정 테이프의 안쪽에서 시작해서 홀스슈즈 테이프를 첫 번 째 발허리와 발꿈치 뒤를 지나, 5번 째 발허리를 거쳐서 먼 고정 테이프의 측면에서 마감한다. 다음 스터럽은 이전 스터럽 테이프의 1/2~2/3 정도씩 겹치게 감는다. 두 번째 홀스 슈즈은 안쪽에서 측면으로 다시 감고, 이전 홀스 슈즈 테이프의 1/2~2/3 정도씩 겹치게 한다. 이 과정을 반복해서 최소 세 번의 스터럽과 세 번의 홀스 슈즈 테이프가 감겨 있도록 한다. 이 기술의 모양은 망사형이어서 테이핑의 전반적인 강도를 증가시킨다. 피규어 에잇(figure-eight)과 힐락 테이핑(heel locks)이 그 다음에 실시된다. 피규어 에잇은 측면 복사에서 시작해 발등을 거쳐 안쪽 아치로 감는다. 그리고 나서, 발 밑과 발 측면 위를 지나 발 위에서 안쪽 복사로 엇갈려 감고, 측면 복사를 지나 원래 시작점으로 돌아온다. 이 기술은 발꿈치 테이핑으로 계속된다. 테이프를 발등 위로 바로 옮겨서 안쪽 아치 아래로 감아 발꿈치 쪽으로 다시 가져가서 발바닥을 가로지르고, 발꿈치의 측면에서 당겨 측면 복사 뒤에서 발꿈치를 지나 안쪽 복사까지 감는다. 안쪽 복사 지점에서 테이프를 곧장 발등과 측면 아래로 보내고 발꿈치로 다시 보내 발바닥을 거치고, 발꿈치의 안쪽을 당겨 안쪽 복사 뒤와 발꿈치를 거쳐 측면 복사에 닿도록 한다. 마지막으로 수평 고정 테이프를 사용해서 먼 부위에서 가까운 부위로 테이프를 감아 마무리 짓는다. 이 수평 고정 테이프는 이전 테이프에 1/2~2/3 정도 겹치게 한다. 부가적인 지지를 위해서 피규어 에잇과 힐락 테이핑을 한 번 더 해도 된다.

동작을 제한하는 테이핑에서 가장 흔히 발생하는 문제는 너무 꽉 끼게 테이핑 해서 순환 방해와 불편함을 일으키는 것이다. 먼 고정 테이프에서 특히 이런 문제가 발생한다. 강하지 않게 발에 먼 고정 테이프를 감으면 이 문제는 피할 수 있다.

➤ 수정된 발목 테이핑(Modified Ankle Taping)

이 기술은 빠르고 쉽지만, 발목에 약간의 지지만을 해준

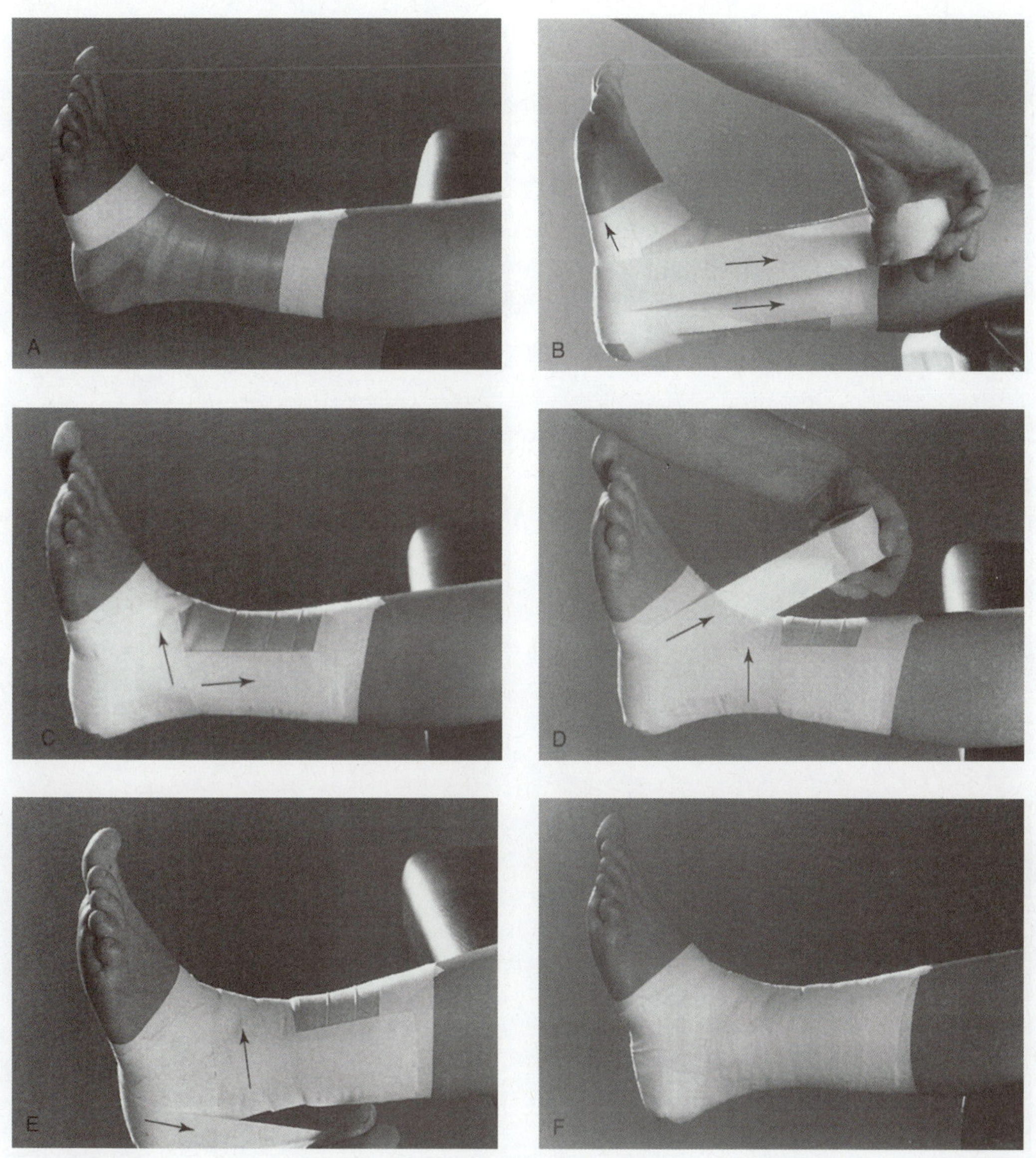

➤ **그림 4.14.** 클로우즈드 바스켓 외이브는 경기 참가를 확정 받은 후에 발목을 바깥에서 보호하기 위해 사용될 수 있다.

다. 예방적/부상 후 테이핑 모두에 흔히 쓰이는 방법으로 재활 프로그램을 완전히 마친 환자를 위한 기술이다. 좀 더 강한 지지를 요하는 환자는 이 테이핑과 보호기를 함께 사용하거나, 클로우즈드 바스켓 외이브 기술로 테이핑 받으면 된다.

피부는 클로우즈드 바스켓 외이브 테이핑과 똑같은 방식으로 준비하고, 환자는 누워서 발을 직각으로 젖힌다. 5번째 발허리의 경상돌기를 양분하도록 발에 고정 테이프를 감고, 두 번째 고정 테이프는 발목 관절 위 4~6인치되는 곳 즉, 장딴지 배에서는 약간 떨어진 곳에 감는다. 다음으로 위 고정 테이프의 안쪽에서 시작해서 세 번 스터럽 감기를 한다(**그림 4.15**). 이 스터럽은 앞에서 뒤쪽으로 감는데, 이전 스터럽의 1/2~2/3 정도씩 겹치게 해서 복사뼈를 완전히 덮도록 한다. 계속해서 피규어 에잇과 힐락 테이핑을 실시한다. 아킬레스건 뒤로 엇갈려 감을 때, 조심해야 하는데 너무 꼭 끼게 감으면, 피부 자극과 물집이 일어날 수 있기 때문이다. 두 번째 8자형 테이핑을 하고,마지막으로 계속 이어지는 원형 테이핑으로 마무리 한다.

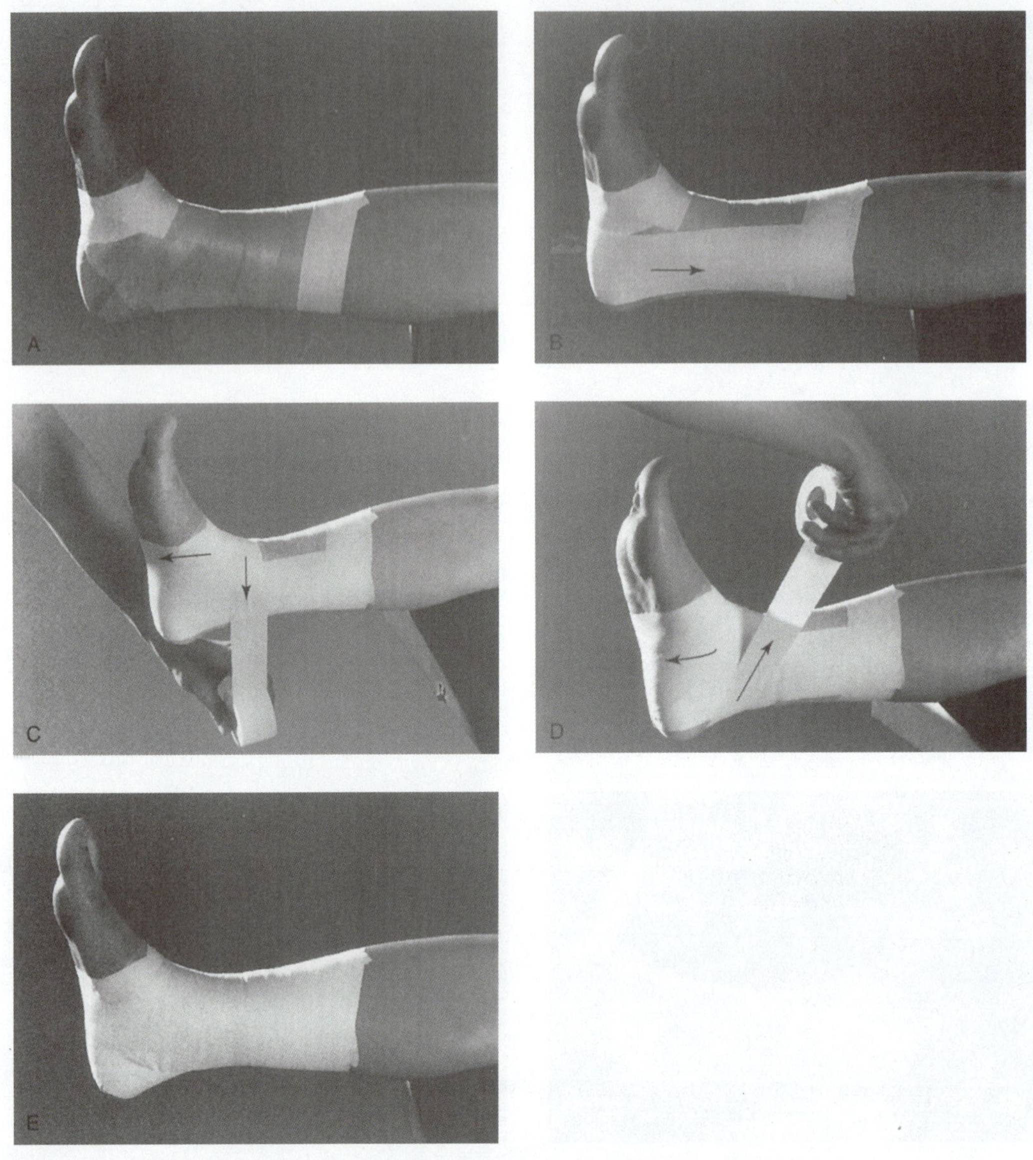

➤ **그림 4.15.** 경기 테이핑은 빠르고 쉽지만, 발목에 약한 지지만을 해 줄 뿐이다.

➤ 천 발목 랩(Cloth Ankle Wrap)

천 랩은 길게 말려있어 72인치 길이로 자를 수 있다. 비탄력적 테이프를 조금 써서 천 랩핑을 함께 하면, 발목에 대한 적절한 지지가 된다. 비탄력 테이프 보다는 지지력이 떨어지지만, 천 랩은 세탁 가능하고, 재활용 가능하며, 경기 테이핑의 대안으로 비용 효과가 크다.

천 랩은 양말 위에 사용되는데, 발목을 직각으로 젖혀야 한다. 양말은 딱 맞고 주름이 없어야 한다. 안쪽 복사에서 약간 떨어진 곳부터 시작해서 여러 피규어 에잇과 발꿈치 랩핑을 한다(**그림 4.16**). 천 랩이 12인치 정도 남으면, 아래 다리를 계속 원형으로 감는다. 천 랩의 끝은 비탄력 테이프로 고정시킨다. 추가적인 지지가 필요하면, 천 랩 위에 비탄력 테이프로 피규어 에잇과 힐락 테이핑을 한다.

➤ 아킬레스건 테이핑(Achilles Tendon Taping)

아킬레스건 테이핑은 과도한 배굴을 제한해서 아킬레스건에 가해지는 긴장을 줄인다. 환자는 테이핑 테이블 위로 엎드려 누운 뒤, 아래 다리는 테이블 바깥으로 뻗는다. 불편한

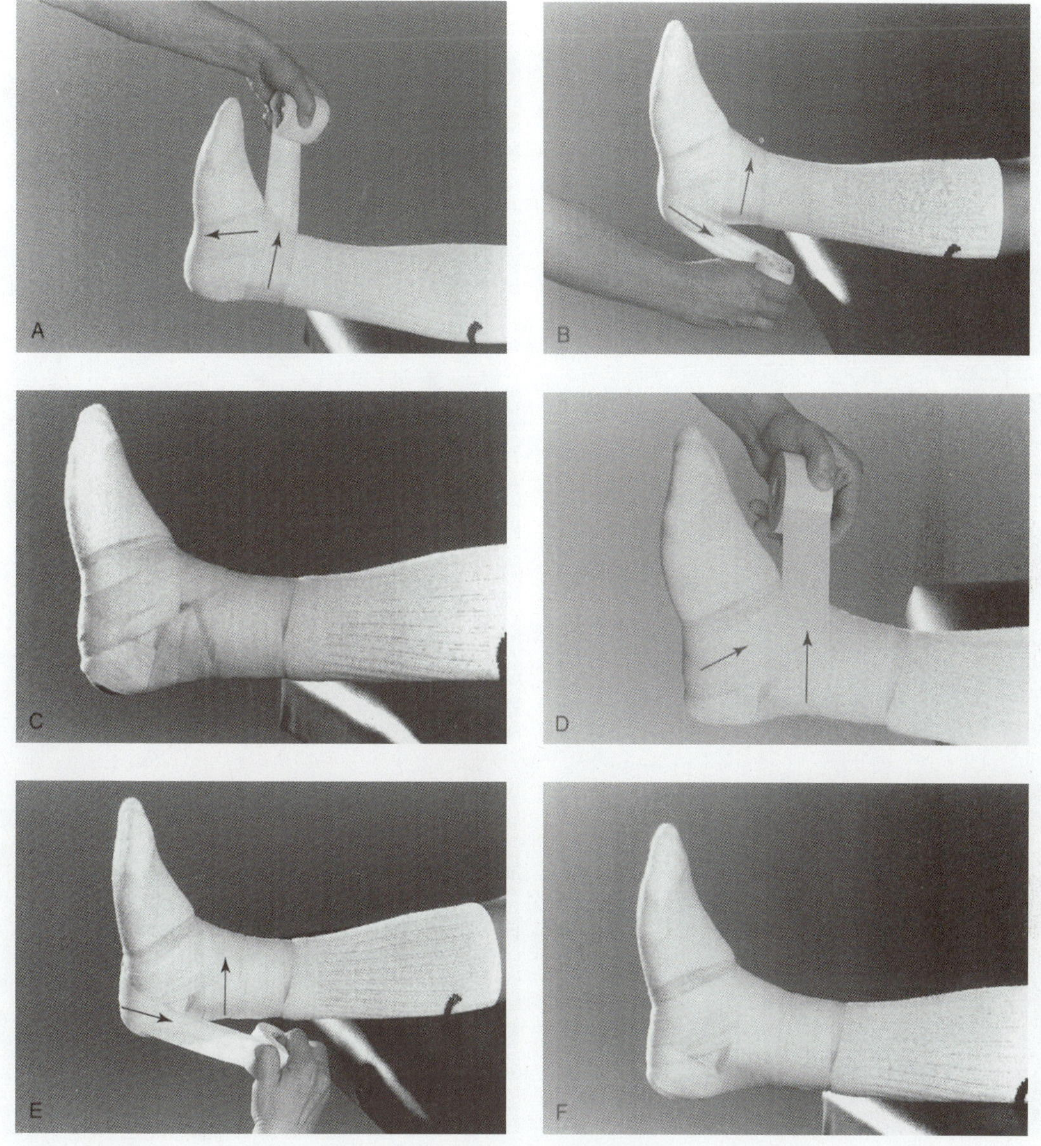

➤ 그림 4.16. 비탄력 테이프와 함께 사용되면, 발목 천 랩핑은 발목에 적절한 지지를 해줄 수 있다.

부위를 알기 위해서 발을 젖혀본다. 이는 어느 정도까지 고통없이 움직일 수 있는 지를 보여준다. 환자가 발을 약간 저굴하는 동안(**그림 4.17**), 비탄력 테이프를 이용해서 발허리 밑부분과 발목 관절 위 4~6인치 되는 곳 즉, 장딴지의 가장 두툼한 곳에서 약간 떨어진 곳에 고정 테이프를 감는다. 윤활제를 묻힌 발꿈치 패드를 아킬레스건 위에 놓고, 2인치 탄력 테이프를 사용해서 먼 쪽에서 가까운 고정 테이프 쪽으로 3~5번 X자형 테이핑을 해서 체크무늬가 형성되도록 한다. 이 X자형의 먼 곳과 가까운 곳에 비탄력 테이프로 다시 고정시킨다. 그런 다음 환자를 의자에 앉히고, 탄력적인 테이프로 피규어 에잇과 힐락 테이핑을 실시한다. 아킬레스건 부위에 자극을 주는 압력이 추가적으로 생기지 않도록 조심한다. 게다가 신발 안에 발꿈치 단을 넣어 배굴을 제한한다. 하지만, 이 발꿈치 단은 양쪽 신발에 모두 넣어야 다른 신체 부위에 생각지 못한 스트레스를 주지 않게 된다.

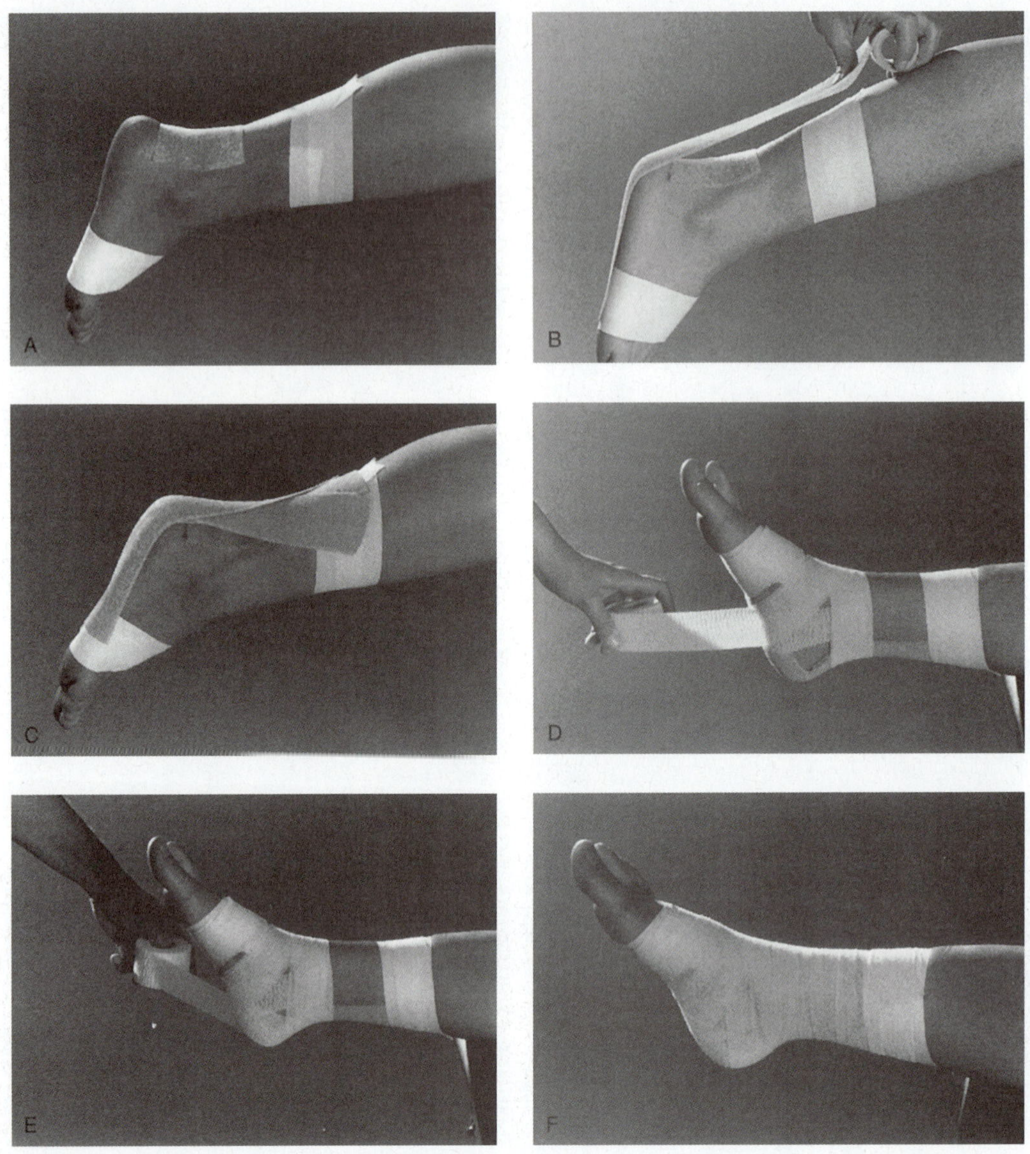

➤ **그림 4.17.** 아킬레스건 테이핑은 과도한 배굴을 제한해서, 아킬레스건에 가해지는 긴장을 줄인다. 이 테이핑은 아킬레스건에 스트레스를 덜 주려고, 신발에 발꿈치 단을 넣는 일과 병행될 수 있다.

➤ *정강이 부목 테이핑(쉰 스프린트 테이핑)(Shin Splints Taping)*

정강이 부목은 앞 정강이 통증을 일컫는, 일반적인 용어이다. 종종, 앞 정강이 통증은 발바닥 안쪽 세로 아치에 대한 스트레스와 곧장 연관된다. 따라서 아치 테이핑이 통증을 경감시키는 데 도움이 된다. 이 증상이 후경골건염과 관련이 있다면, 배굴을 제한하는 발목 테이핑이 도움이 될 수도 있다. 스트레스 골절과 부분 증후군은 테이핑이 도움이 되지 않고, 테이프의 압력으로 인해 사실 더 악화될 지도 모른다. 숙련된 의료 제공자가 통증의 진짜 원인을 확인할 때까지 이 테이핑은 해서는 안 된다.

환자는 선수 트레이너를 마주보고 테이블 위에 선다. 근육을 이완시키기 위해서 테이핑할 다리의 발꿈치 아래에 단을 놓는다. 먼 복사뼈 위와 가까운 경골거친면에 고정 테이프를 감는다. 안쪽과 측면 고정 테이프도 먼 곳에서 가까운 쪽으로 감고, 중력의 반대방향으로 당긴다(**그림 4.18**). 이 테이핑은 복사선을 따라 이루어져야 하고, 테이프를 교차하면서 앞 정강이 위로 X자가 생기도록 감는다. 앞 정강이 부분이 완전히

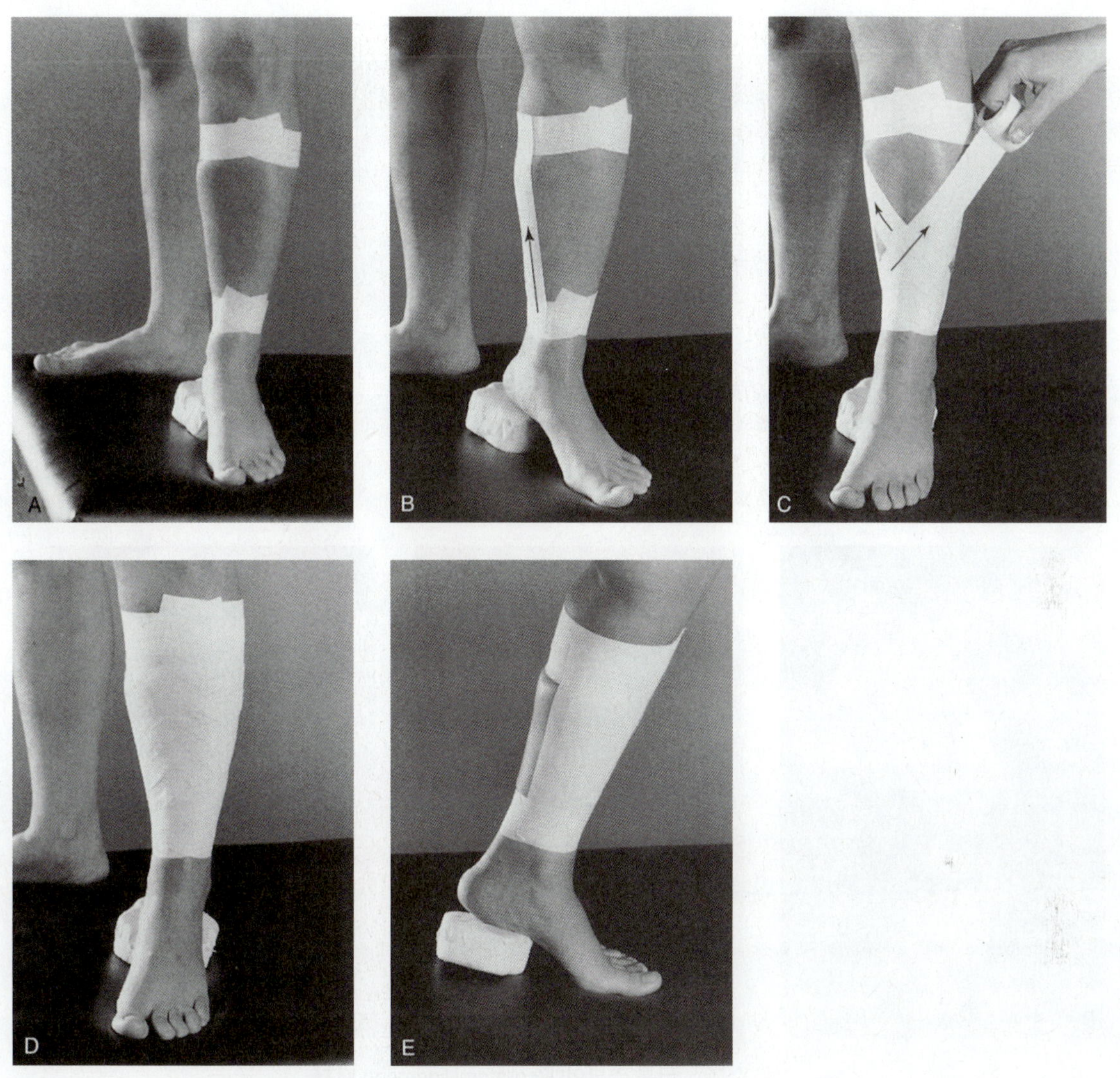

➤ 그림 4.18. 앞 정강이 통증은 여러 다른 부상으로부터 생길 수 있다. 그래서 통증의 진짜 원인을 규명하고 치료할 때까지 테이핑하면 안된다.

덮일 때까지 먼 쪽에서 가까운 쪽으로 테이핑을 계속한다. 안쪽과 측면 고정 테이핑을 하고, 먼 쪽과 가까운 쪽에 고정 테이핑을 다시 한다.

➤ *무릎 측부인대 지지(Collateral Ligament Support for the Knee)*

무릎 측부인대를 지지하고 안정성을 주기 위해 이 테이핑이 고안되었다. 환자는 테이블 위에 서서 아픈 발 아래에 1.5~2인치 높이의 발꿈치 단을 놓는다. 관련 근육 조직의 밀도가 높기 때문에 탄력적인 테이프가 흔히 사용된다. 먼 고정 테이프는 경골거친면 아래 2~3인치 되는 곳에, 가까운 고정 테이프는 대퇴사두근의 중간 지점에 감는다(**그림 4.19**). 측면과 안쪽 지지 테이프는 외측과 내측 측부인대를 따라 X자형으로 감고 무릎 부위는 덮지 않는다. 연속적으로 서로 겹쳐지는 X자형 테이프들이 측부인대에 추가적인 지지를 해준다. 이 테이핑은 비탄력적 테이프를 사용하면 더 강화될 수 있다. 마지막으로 먼 쪽에서 가까운 고정 테이프 쪽으로 계속 테이프를 감으면서 마무리한다.

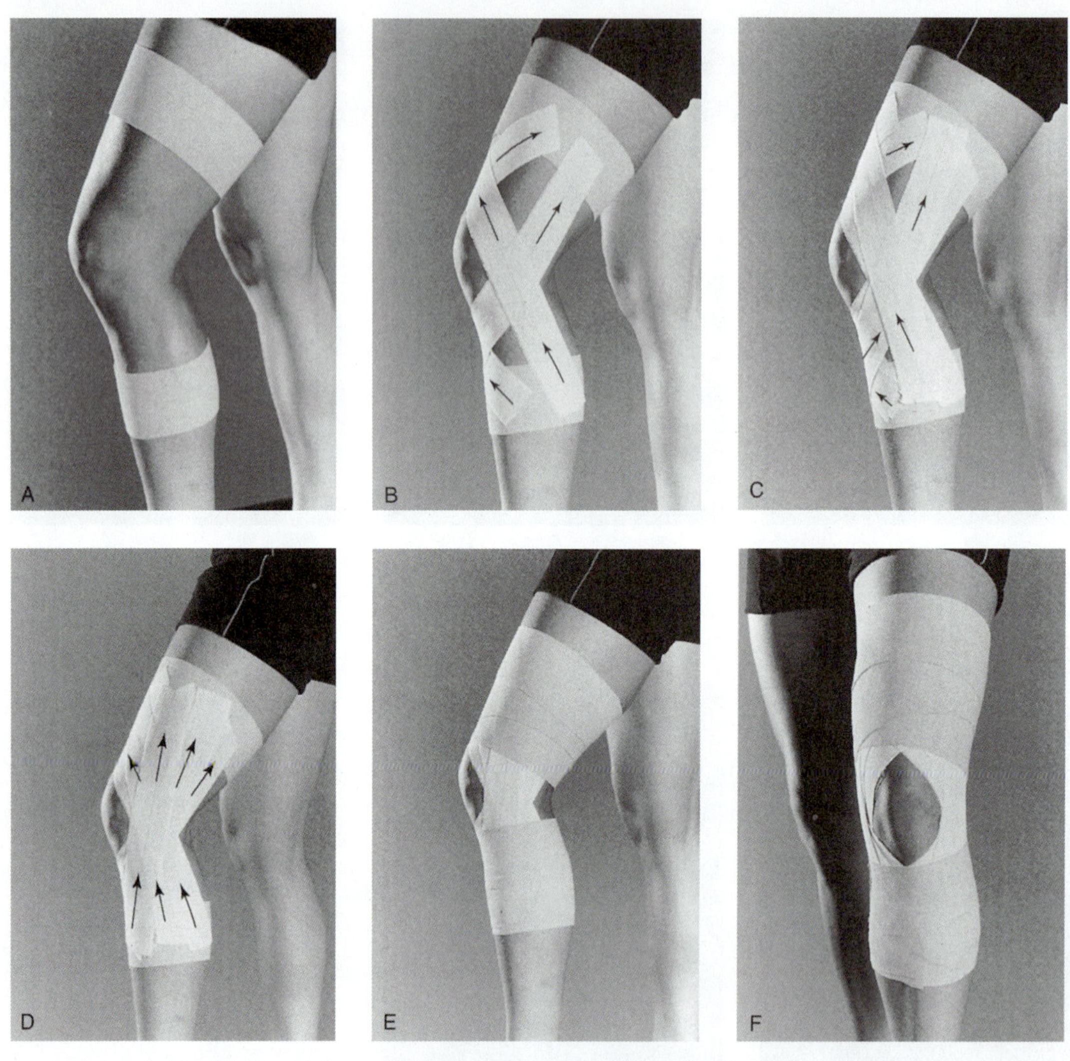

➤ 그림 4.19. 무릎 측부인대(collateral ligament) 지지

➤ *불안정한 무릎 회전 테이핑(Rotary Knee Instability Taping)*

이 테이핑의 목적은 앞십자인대를 지지하고 안정성을 주기 위한 것이다. 환자는 발꿈치를 들고 테이블 위에 선다. 탄력적인 테이프를 사용해서 경골거친면 아래 2~3인치 되는 곳과 대퇴사두근 중앙에 고정 테이프를 감는다(**그림 4.20**). 윤활제를 묻힌 패드를 오금에 넣는다. 비탄력 테이프 한 줄을 반으로 잘라서 X형으로 붙인다. 테이프의 끝부분이 무릎 주위에 위치하고 겹쳐진다. 위 고정 테이프에서 탄력적인 테이프 한 줄은 무릎 뒤, 오금을 거쳐 아래 고정 테이프까지 둥글게 감는다. 반대 방향으로 다른 테이프 한 줄을 무릎 뒤, 오금을 지나 아래 고정 테이프까지 나선형으로 감는다. 번갈아가며 다른 방향으로 3~4번 나선형으로 감으면, 필요한 지지력을 얻을 수 있다. 일단 자리가 잡히면, 테이핑은 원형 모양의 테이핑에 갇힌 모양이 된다. 나선형을 강화하기 위해서 비탄력적 테이프를 사용하면, 추가적인 지지를 얻을 수 있다. 측부인대도 지지가 필요하다면, 측부인대 테이핑을 먼저 하고 그 위에 회전 테이핑을 한다.

➤ *무릎 과신전(Knee Hyperextension)*

이 테이핑은 무릎의 과신전을 제한하고, 탄력적이거나 비탄력적인 테이프를 사용한다. 환자는 발꿈치를 들고 테이블 위에 선다. 허벅지 중간에 위 고정 테이프를 감아 전체 허벅지를 다 감싸고, 아래 고정 테이프는 경골거친면 아래 2~3

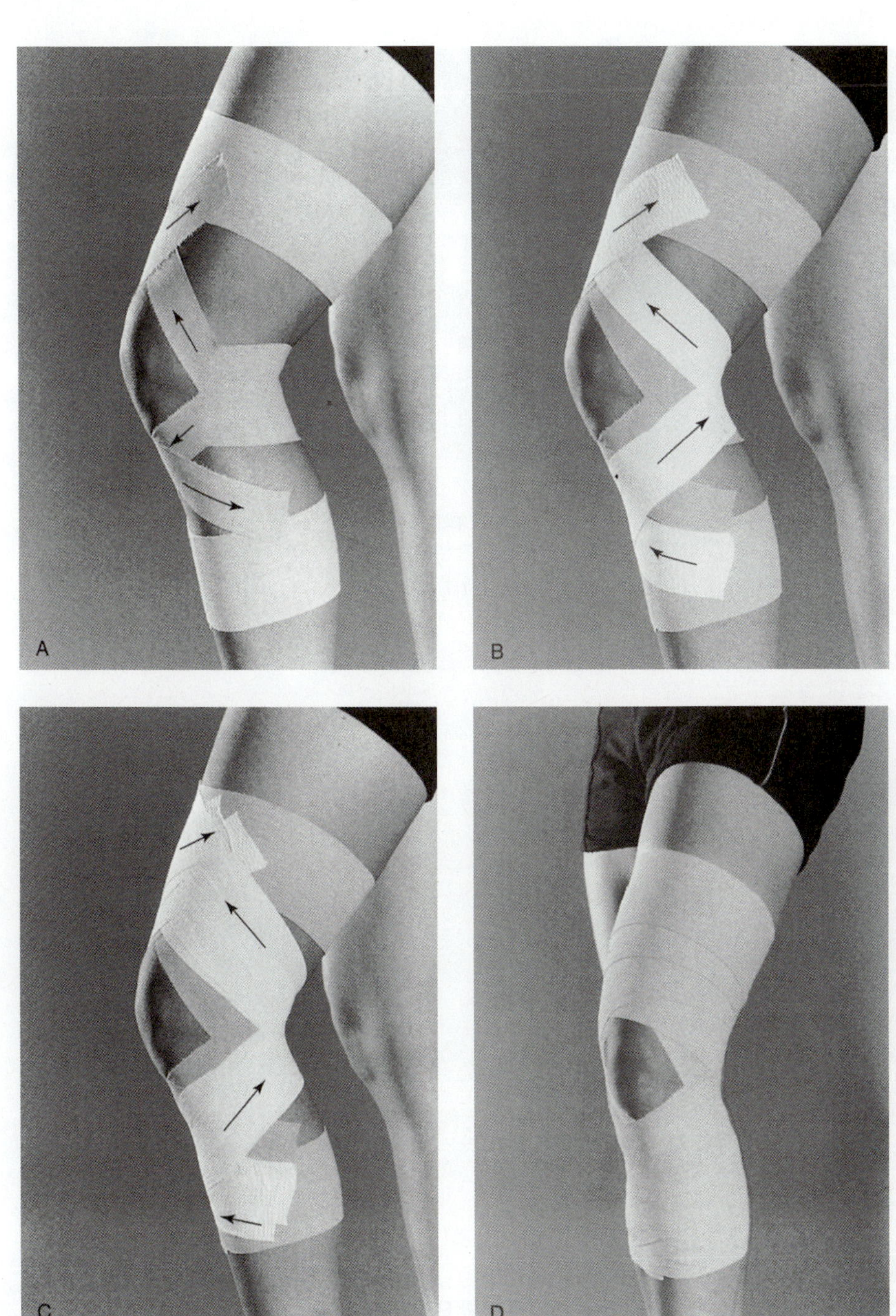

➤ 그림 4.20. **불안정한 무릎 회전 테이핑**

인치에 감는다(**그림** 4.21). 윤활제를 묻힌 거즈 패드를 오금에 대면, 신경 마찰과 무릎의 원형 운동을 줄여준다. 아래 고정 테이프에서 오금의 거즈 위로 X자형 테이프를 붙인다. X자형 테이프 너비는 넓게 시작해서 오금 부위가 덮여질 수록 점점 좁아진다. 마지막 테이프는 고정 테이프에 수직으로 붙여진다. 이전 테이프의 1/2~2/3 정도씩 겹쳐지도록 테이핑하면서 아래 다리에 2~3개 고정 테이프를 대고, 허벅지에 4~5개 고정 테이프를 감으면 이 테이핑은 끝이 난다. 끝난 후에도 무릎을 굽혔다 폈다 할 수 있고, 과다 젖힘만 제한한다.

➤ *무릎대퇴 테이핑: 맥코널 기술(Patellofemoral Taping: McConnell Technique)*

이 기술은 무릎 배열을 교정해서 무릎대퇴 통증을 치료하

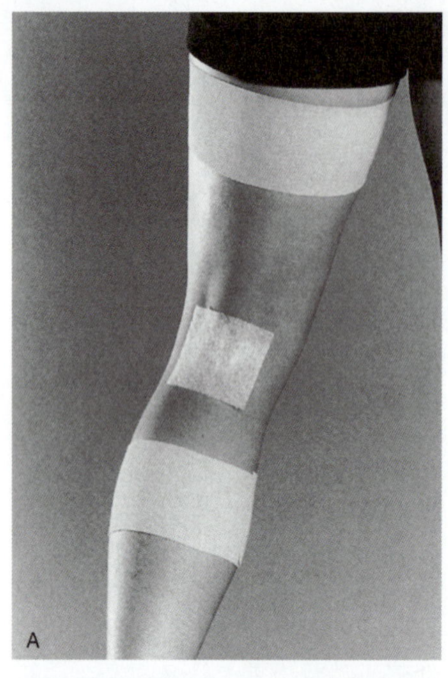

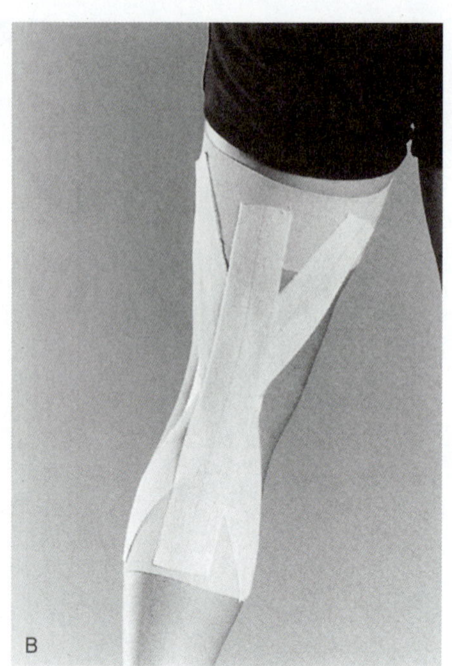

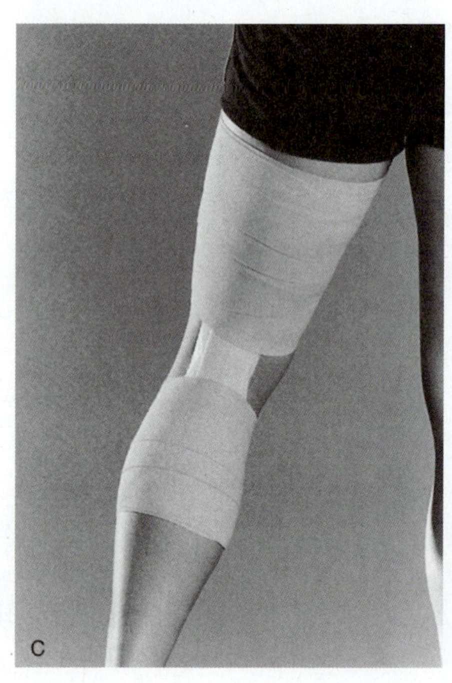

➤ 그림 4.21. **무릎 과신전 예방 테이핑**

기 위해 고안된 방법이다(**그림 4.22**). 이 테이핑의 목적은 긴장된 측면 구조를 당겨주고, 아래 다리의 운동성을 향상시키는 것이다. 이 테이핑의 필수적인 요소는 미끄러짐, 뒤틀림, 회전, 앞뒤 조화된 움직임을 포함하는 무릎 방향성을 평가하는 것이다(6).

테이핑 부위는 면도하고 깨끗이 씻은 후, 테이프 접착액을 뿌린다. 환자는 무릎을 완전히 편다. 이 기술에 쓰이는 두 테이프는 특별 테이프로 픽소멀과 루코 스포테이프(Biresdorf Australia, Ltd.)이다. 처음에 픽소멀 테이프를 이용해서 무릎을 덮는 베이스 테이핑을 한다. 외측관절융기에 테이프를 대고, 무릎 앞을 지나 무릎의 내측대퇴관절융기까지 잇는다. 나머지는 루코 스포테이프를 이용한다.

측면 미끄러짐을 교정할 때는 무릎의 측면 경계에 테이프를 대고 안쪽으로 당긴다. 연부조직은 내측대퇴관절융기에

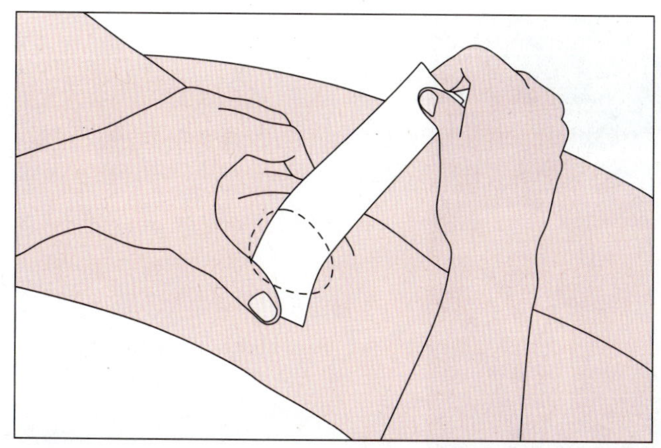
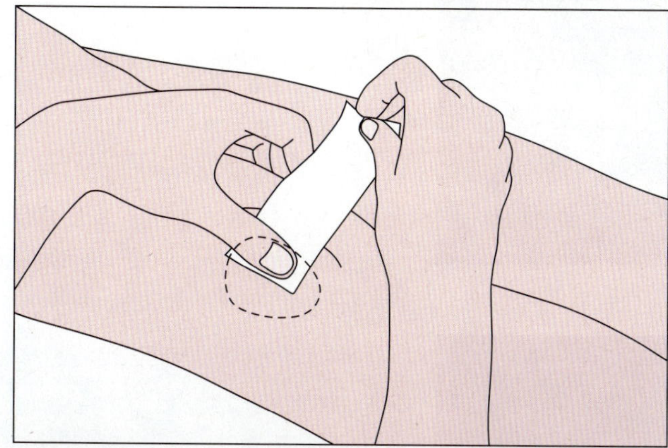
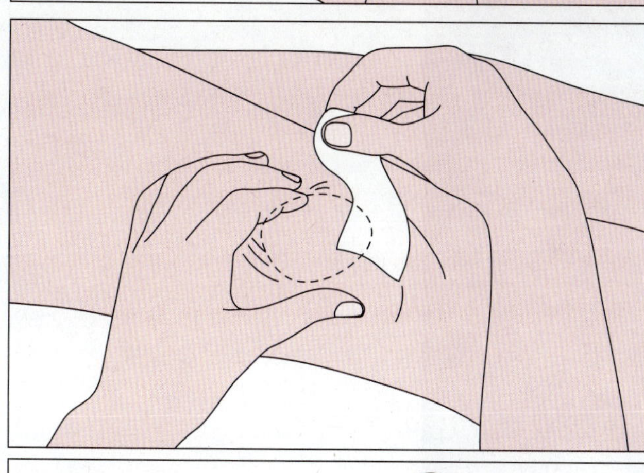
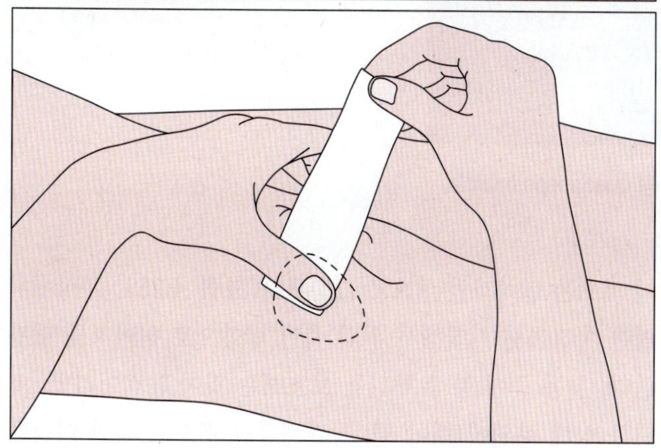

➤ 그림 4.22. 맥코널 기술을 이용한 무릎대퇴 테이핑

서 무릎 쪽으로 들려져서 더 단단하게 고정된다. 측면 뒤틀림 교정은 무릎 중간에 테이프를 대고, 테이프를 안쪽으로 당겨서 측면 경계가 들리도록 한다. 내측대퇴관절융기 위의 연부조직은 무릎 쪽으로 들려져서 더 단단하게 고정된다. 바깥 회전 교정은 무릎 아래 경계의 중간에 테이프를 붙임으로써 완성된다. 테이프로 아래 지점을 안쪽으로, 위 지점을 바깥쪽으로 회전시키면 테이프는 위와 안쪽으로 당겨진다. 앞뒤 요소를 교정할 때는 무릎 위쪽 반 위에 테이프의 중간 지점을 대고, 양쪽으로 테이프를 똑같이 붙여서 아래 지점을 들어올린다.

환자는 테이프를 하루 종일 착용한다. 테이프는 느슨해지기 쉽기 때문에, 필요할 때마다 테이프를 죄어줘야 한다는 점을 환자에게 알려 주어야 한다.

➤ *대퇴사두근과 슬괵근 랩핑(Quadriceps and Hamstrings Wrap)*

허벅지 긴장은 대퇴사두근이나 슬괵근과 관련이 있다. 이 기술은 이들 근육에 대해 압력을 주거나 지지를 할 때 사용될 수 있다.

대퇴사두근이 연관되어 있다면, 부상 다리의 발꿈치는 2~3인치 높이고, 허벅지는 정상 상태에서 탄력적인 랩으로 허벅지 중앙 앞면에서 부상 부위까지 감싼다. 랩은 위쪽과 측면 방향으로 감아서 허벅지를 감싼다(**그림 4.23**). 탄력적인 테이프로 랩 위를 감싸서 추가적으로 지지한다.

슬괵근 좌상일 경우에는 두 기술이 사용될 수 있다. 첫 번째는 슬괵근의 말단에 생긴 좌상일 때 적합하다. 이는 대퇴사두근 랩핑 기술과 비슷하다. 랩은 위쪽과 측면 방향으로 감아서 허벅지를 감싼다. 그리고 나서 탄력적인 테이프로 랩 위를 감싸서 추가적으로 지지한다. 두 번째는 슬괵근 중앙 부근에 생긴 좌상일 때 사용된다. 허벅지의 뒤안쪽에 랩을 대고 여러번 허벅지를 감싼 다음, 안쪽에서 측면 방향으로 당긴다. 그리고 나서 랩은 큰 대퇴 돌기(greater trochanter)를 가로질러 위로 당겨지고 아랫배 주위를 돌아 반대쪽 엉덩뼈 능선과 허리, 볼기를 거쳐 다시 큰 대퇴 돌기를 지나 앞 허벅지로 돌아온다. 허벅지를 다시 감싸서 안쪽에서 측면 방향으로 당긴다(**그림 4.24**). 같은 패턴을 반복하고 나서 탄력적인 테이프로 강화한다.

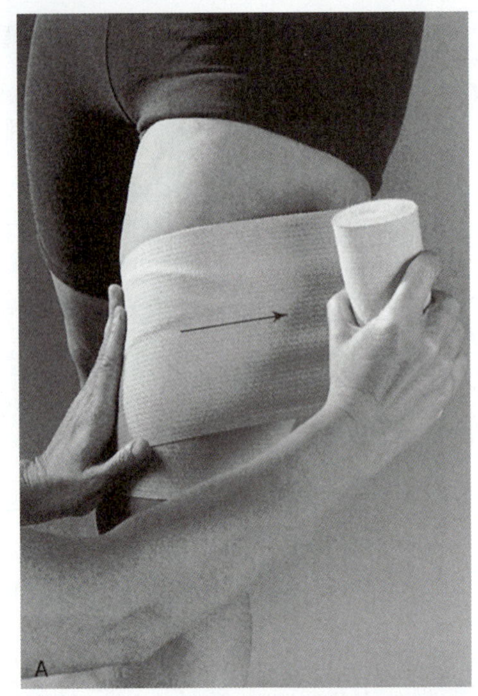

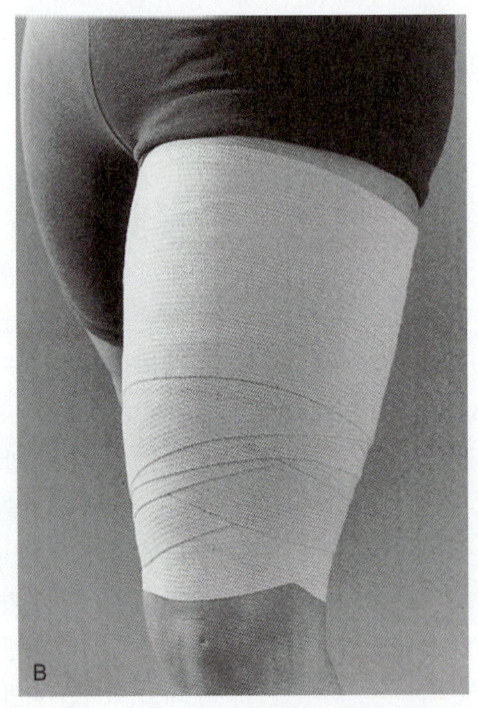

➤ 그림 4.23. 대퇴사두근 랩핑(quadriceps muscle)

➤ *대퇴사두근 타박상 랩핑(Quadriceps Contusion Wrap)*

이 기술은 대퇴사두근 타박상을 보호하거나 압력을 주기 위해 사용될 수 있다. 타박상 관리에 있어서 압력이 필요할 때는 1/2인치 두께의 펠트 패드를 부상 부위에 대야 한다. 이 패드는 탄력적인 랩으로 고정된다(**그림** 4.25). 부상에서 말단 지점에서 시작해서 위와 측면 방향으로 허벅지를 랩핑한다. 활동 중에 부상 부위를 보호하는 것이 목적이라면, 패드를 상해 부위에 대야 한다. 탄력적인 랩으로 감싼 다음에 추가적인 지지를 위해 탄력적인 테이프로 감싸야 한다.

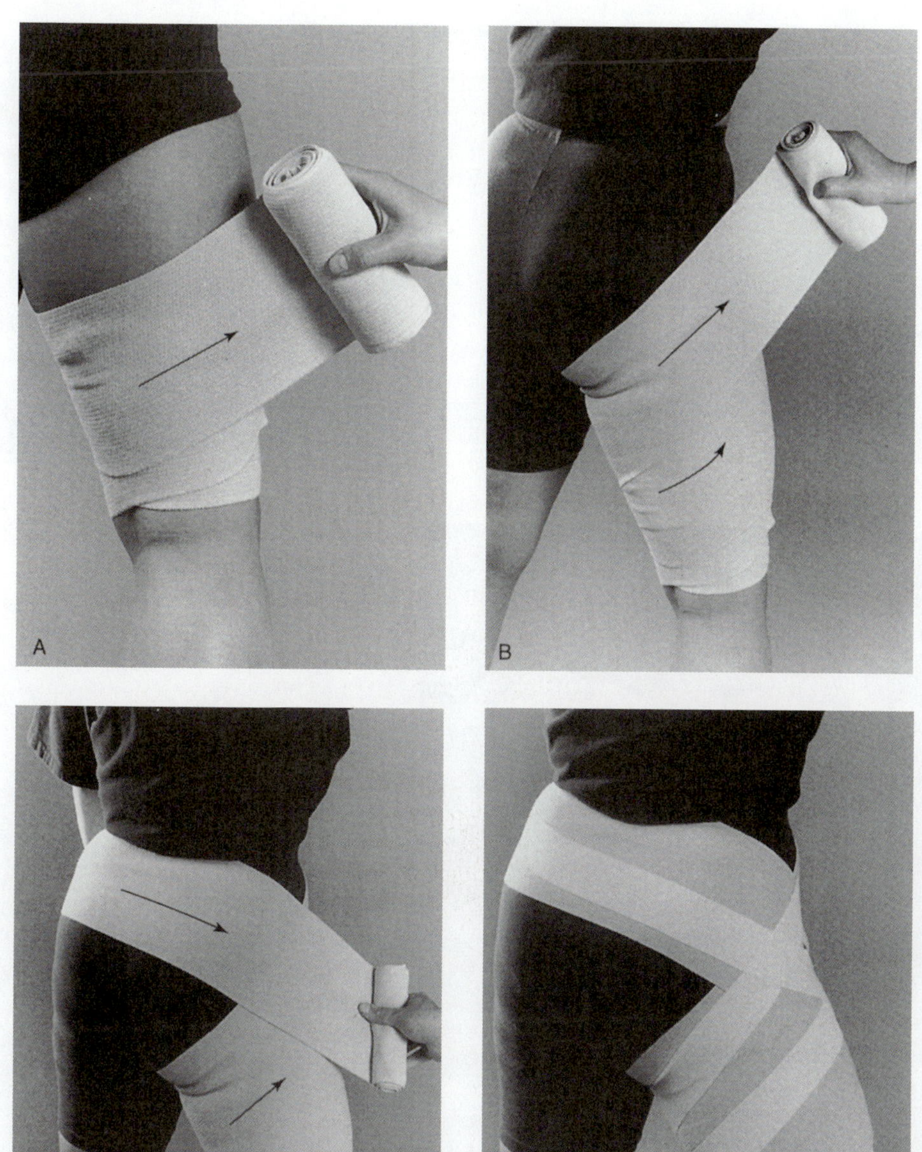

➤ 그림 4.24. 슬괵근 긴장 랩핑 방법도 대퇴사두근 랩핑과 비슷하지만, 그림의 방법은 슬괵근 중심 부위에 긴장이 일어났을 때 사용된다.

➤ *서혜부 랩핑(Groin Wrap)*

서혜부 긴장은 엉덩이 굽힘근(flexor), 엉덩이 모음근(adductor), 엉덩이 벌림근(abductor)의 손상과 관련있을지도 모르지만, 여기서는 엉덩이 모음근에 대한 좌상을 예방하는 데 초점을 맞춘다. 모음근을 지지할 때, 발꿈치는 높이고, 엉덩이는 안쪽으로 회전시킨다. 그리고 나서, 허벅지 측면에 랩을 대고 안쪽 방향으로 허벅지를 감싸서 허벅지가 안쪽으로 회전하도록 한다(**그림 4.26**). 허벅지를 감싼 랩이 큰 대퇴 돌기를 가로질러 아랫배, 엉덩뼈능선(iliac crest), 허리, 볼기를 거쳐 다시 큰 대퇴 돌기를 지나서 허벅지로 돌아오게 랩핑한다. 같은 방식으로 랩핑한 후, 탄력적인 테이프로 강화한다.

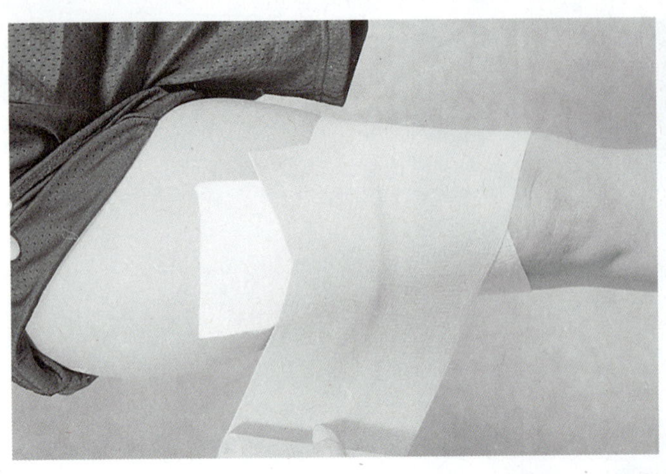

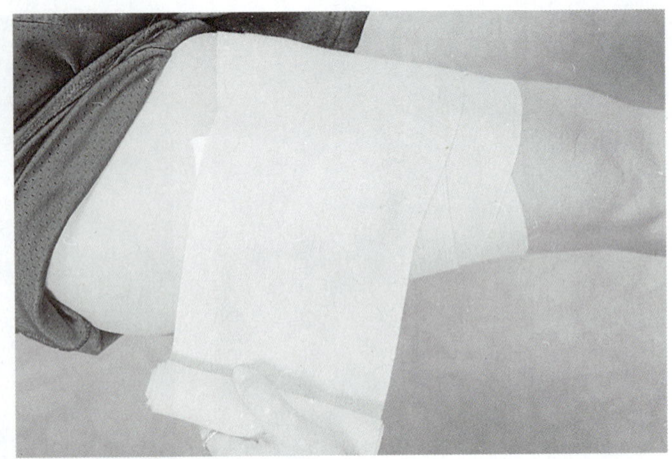

➤ 그림 4.25. 대퇴사두근 타박상 랩핑

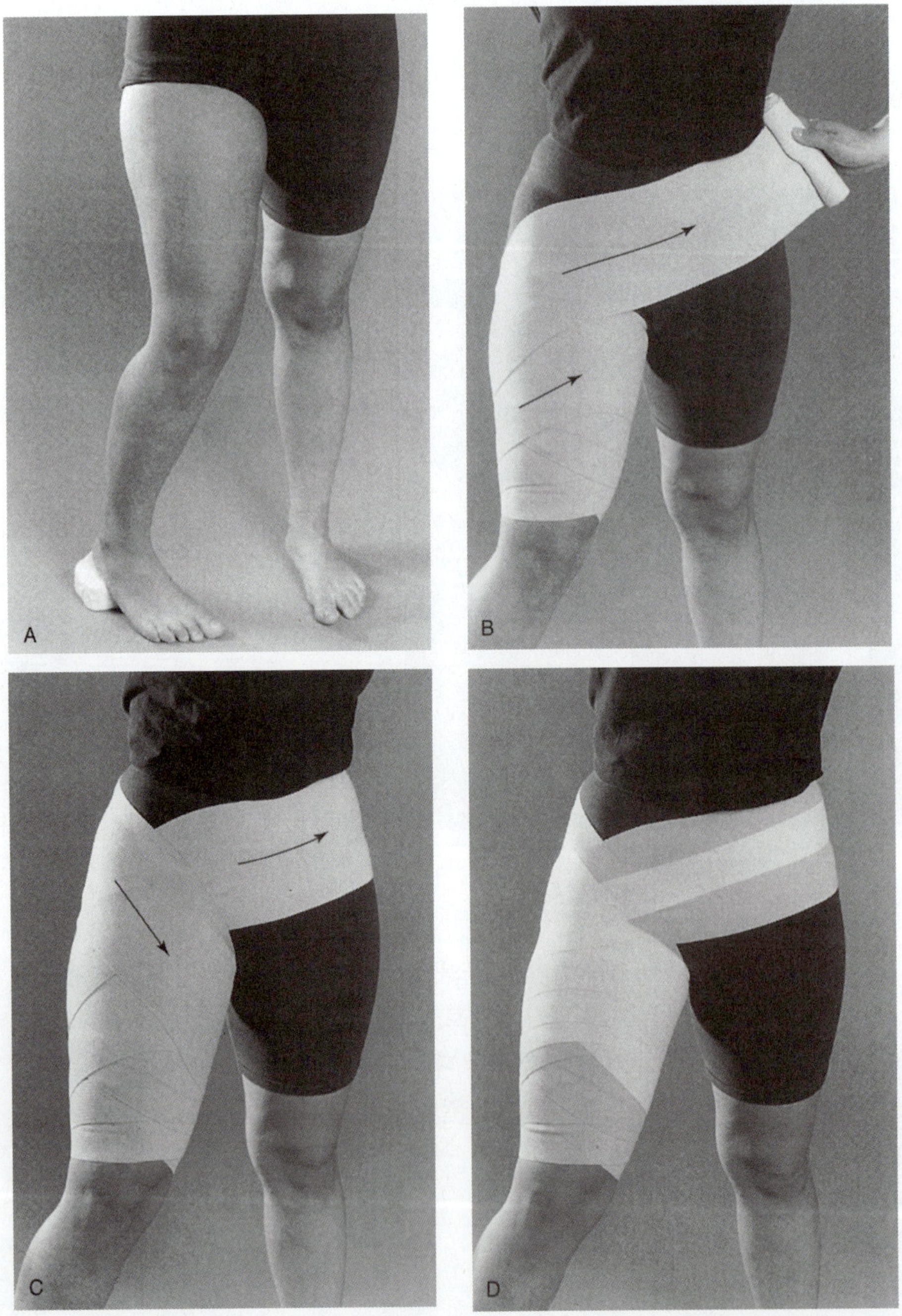

➤ 그림 4.26. 힙 스피커스(hip spicas) 붕대는 서혜부 좌상에 종종 사용된다.

➤ 엉덩이 타박상 랩핑(Hip Contusion Wrap)

이 기술은 엉덩뼈능선 타박상을 예방하고 지지하기 위해 고안되었다. 보호 패드를 엉덩뼈능선 위에 대야한다. 이 패드는 탄력적인 랩을 이용하여 스파이카 형태로 고정시킨다(**그림 4.27**). 앞 허벅지 말단에서 시작해서 패드 위를 거쳐 허리 주위를 감싸고, 비스듬하게 허벅지 측면으로 내려서 허벅지 뒤로해서 시작 시점으로 돌아가도록 랩핑한다. 랩의 길이에 맞춰 이 방식을 반복한다. 랩 위에 탄력적인 테이프를 덧대어 추가적인 지지를 해준다.

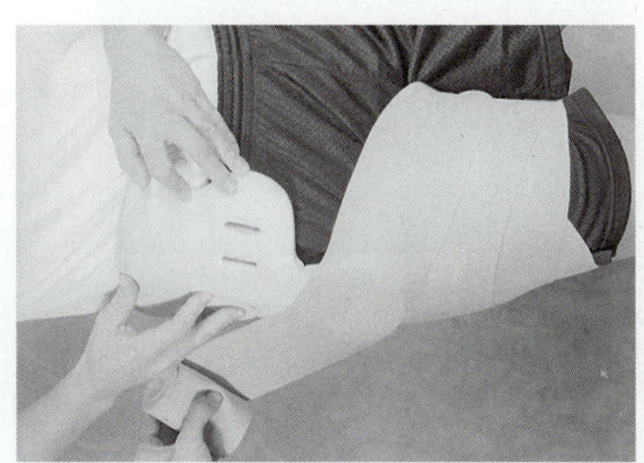

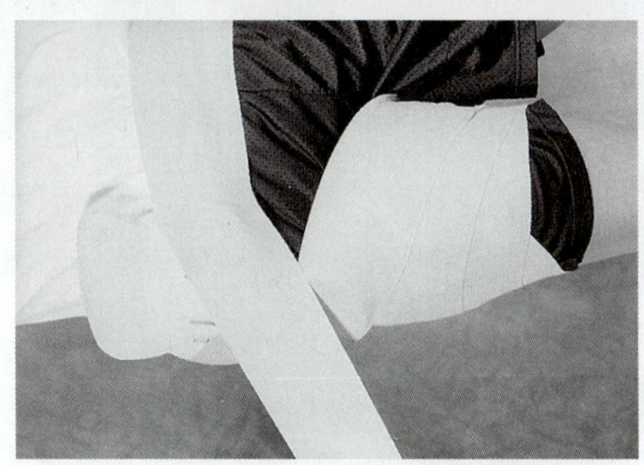

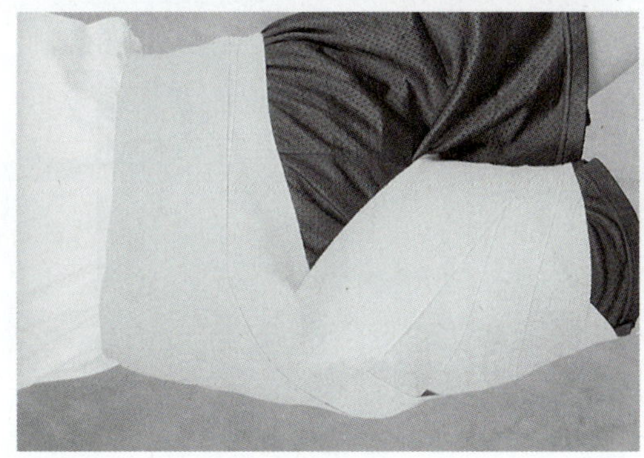

➤ 그림 4.27. 엉덩이 타박상 랩핑

상체 테이핑과 랩핑 기술(Taping and Wrapping Techniques for the Upper Extremity)

➤ 견쇄관절 테이핑(Acromioclavicular Taping)

이 테이핑의 목적은 견쇄관절을 지지하는 것이다. 환자는 팔에 힘을 빼고 팔꿈치를 지탱한다. 유두는 거즈 패드로 덮고, 트지 않도록 윤활제를 바른다. 탄력적인 테이프를 사용해서 슬괵근 중앙에 고정 테이프를 두른다. 두 번째 고정 테이프는 어깨뼈의 척추 바로 아래에서 어깨를 거쳐 빗장중간선을 지나 유두 바로 밑까지 두른다. 세 번째 고정 테이프는 유두 아래에서 수평으로 몸통을 둘러서 두 번째 고정 테이프의 가장자리를 잇는다(**그림 4.28**). 슬괵근 고정 테이프에서 시작해서 견봉을 거쳐 쇄골 중간에 고정테이프를 이어서 위로 당긴다. 두 번째 테이프도 상완두갈래근 고정 테이프에서 시작해서 견봉을 지나 뒤등으로 이어서 당긴다. 이 두 테이프는 견봉에서 X자형을 이룬다. 쇄골중간에 테이프를 대고 수평 고정 테이프까지 잇는다. 각각의 고정 테이프는 이전 테이프에 1/2~2/3 정도씩 겹치게 한다. 처음에는 견봉에 X자형, 다음에는 쇄골중간 고정 테이프, 마지막으로 수평 고정 테이프 순으로 이 과정을 반복해서 견봉이 완전히 덮히도록 한다. 수평 고정 테이프는 겨드랑이 바로 밑에서 멈추어서 팔 움직임에 방해가 없도록 한다. 이 테이핑은 어깨 스파이커로 감싼 탄력 밴드를 테이핑 위에 더함으로써 강화될 수 있다.

➤ 어깨 스파이커 랩핑(Shoulder Spica Wrap)

이 기술은 어깨 관절의 안정화와 지지를 위해 사용될 수 있다. 환자는 부상당한 팔을 안쪽으로 회전시킨다. 이 기술은 상완두갈래근 위치에서 뒤에서 앞으로 팔을 감싸는 것으로 시작해서 큰 가슴근(pectoralis major) 부위의 앞가슴을 가로지른다(**그림 4.29**). 이 방향으로 랩핑하면 어깨 관절을 안쪽 회전시킨 채로 유지할 수 있고, 바깥쪽 회전을 제한시킨다. 동작의 제한은 처음에 팔을 안쪽 회전시킨 정도에 의해 결정된다. 랩은 반대쪽 겨드랑이 아래에서 등을 거쳐 앞쪽으로 견봉을 감싼다. 그리고 나서 겨드랑이를 통과해서 팔을 두르고 다시 앞 가슴을 가로지른다. 끝으로 비탄력적인 테이프로 고정시킨다.

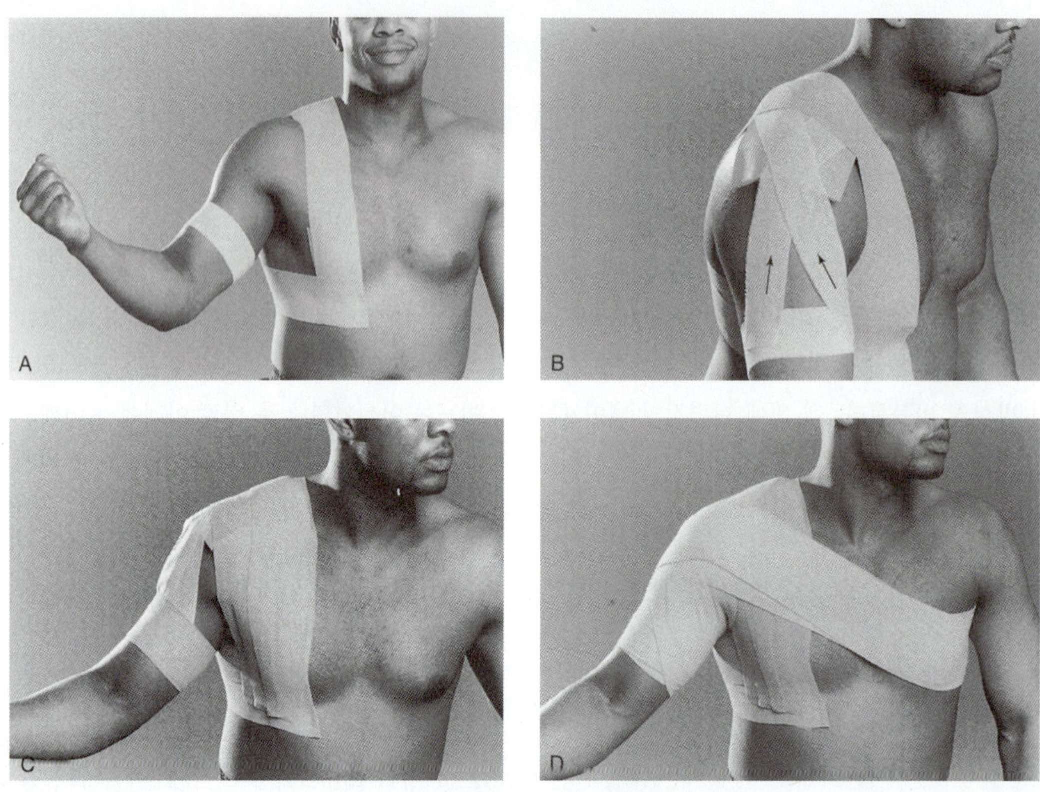

➤ 그림 4.28. 견쇄관절(Acromioclavicular) 테이핑

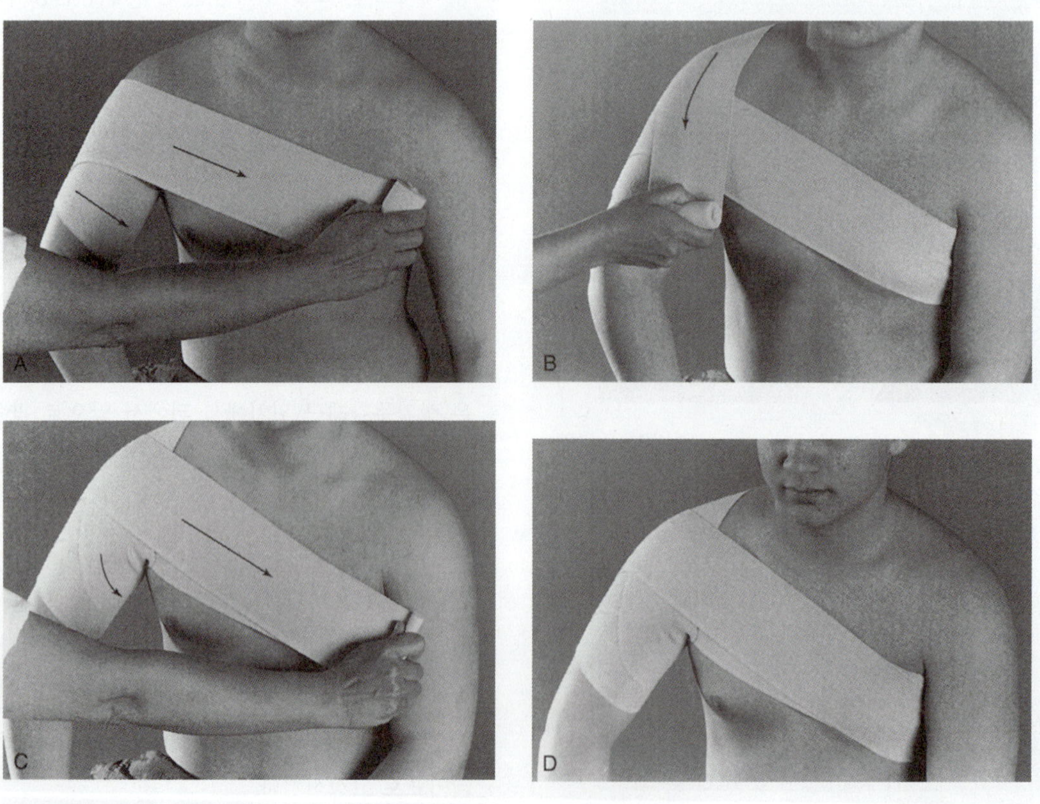

➤ 그림 4.29. 어깨 스파이커 랩핑

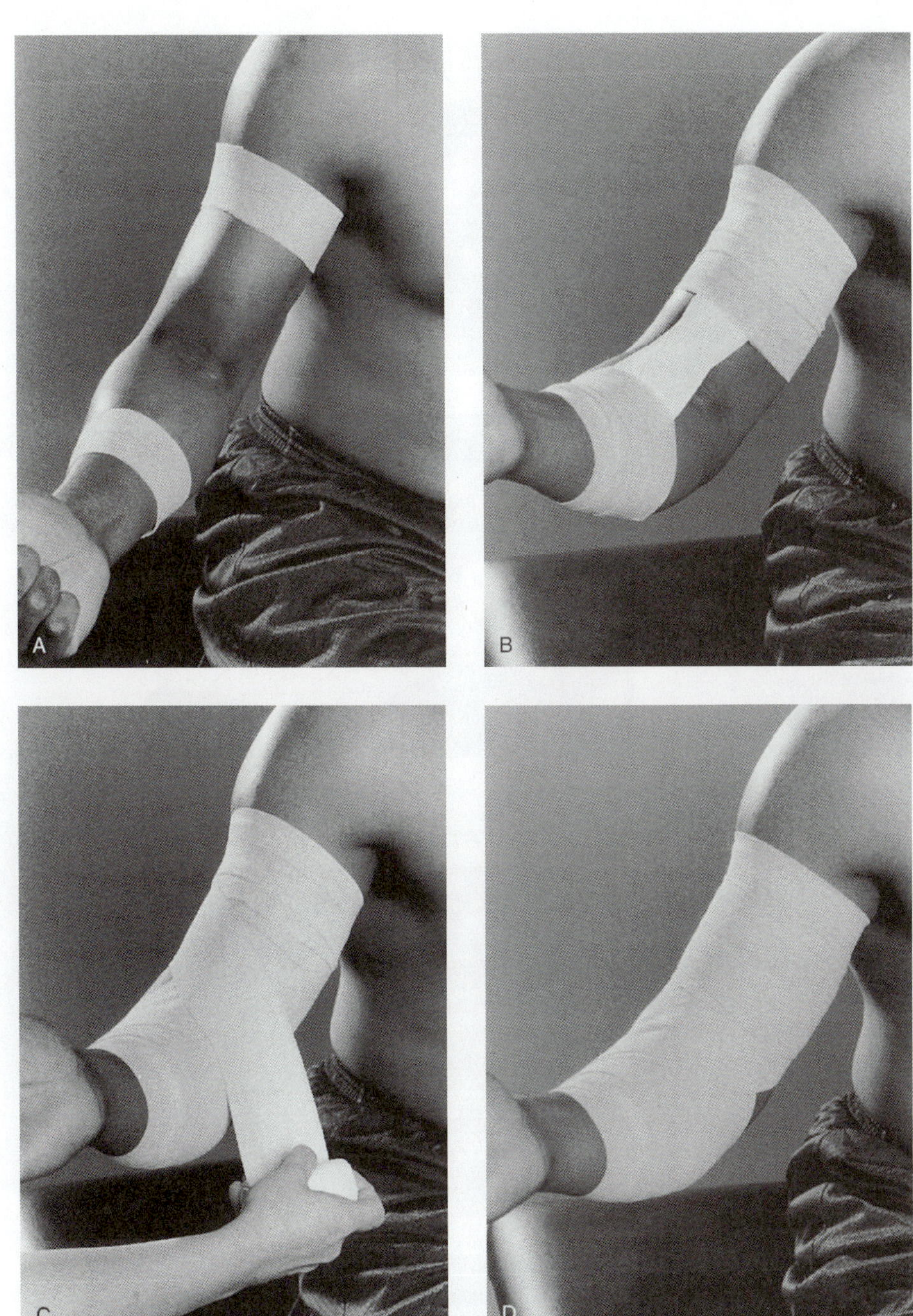

➤ 그림 4.30. 팔꿈치 과다젖힘 예방(Elbow hyperextension).

➤ *팔꿈치 과다젖힘(Elbow Hyperextension)*

이 기술은 기능적인 움직임을 가능하게 하면서 동작 통증을 제한하기 위해 고안된 것이다. 환자는 주먹을 쥐고 손바닥이 위로 오게 팔꿈치를 약간 굽힌다. 굽힘의 정도를 결정하기 위해, 팔꿈치는 불편함이 느껴지는 지점에서 약간 굽힌다. 비탄력적이거나 탄력적인 테이프를 이용하여 아래팔의 중간 지점과 팔뚝에 고정 테이프를 감는다. 두 고정 테이프 사이의 길이를 대충 계산한 뒤 그 길이와 똑같은 길이를 가진 테이프 두 줄을 롤에서 자른다. 이 두 줄을 연달아 붙인 다음, X형 부채모양으로 5~6줄을 덧대면 고정대가 생긴다(**그림 4.30**). 다음으로 3~4개의 추가적인 고정 테이프를 감으면 이 고정대는 고정 테이프에 닿게 된다. 고정 테이프는 서로 1/2~2/3 정도씩 겹치게 감는다. 탄력적인 랩을 사용해서, 피규어 에잇 랩핑을 하면 이 테이핑을 단단히 할 수 있고 활동 중에 미끄러지는 것을 방지할 수 있다. 테이프가 너무 꽉 끼지 않는 지를 확인하기 위해서 요골동맥의 맥박을

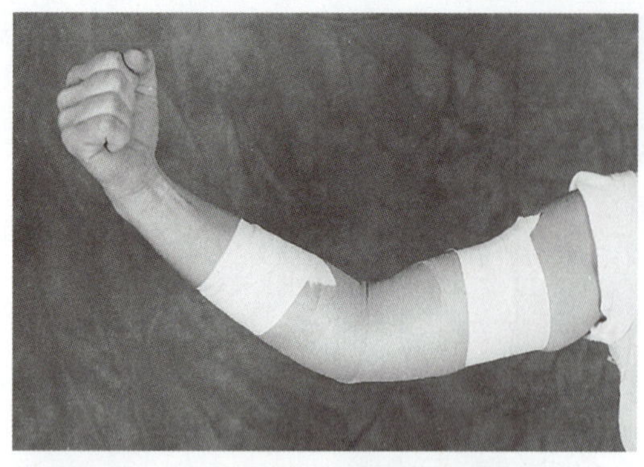
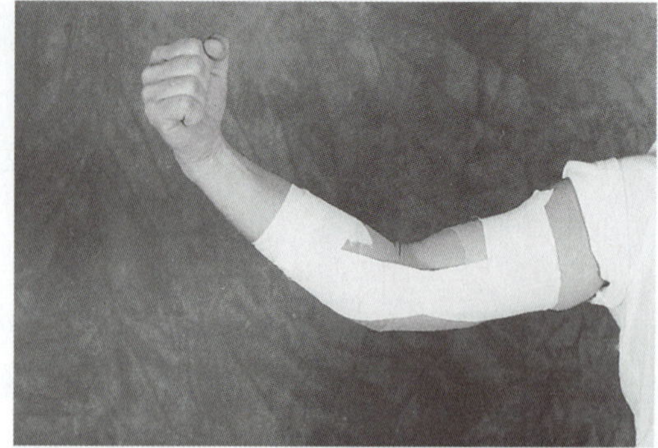
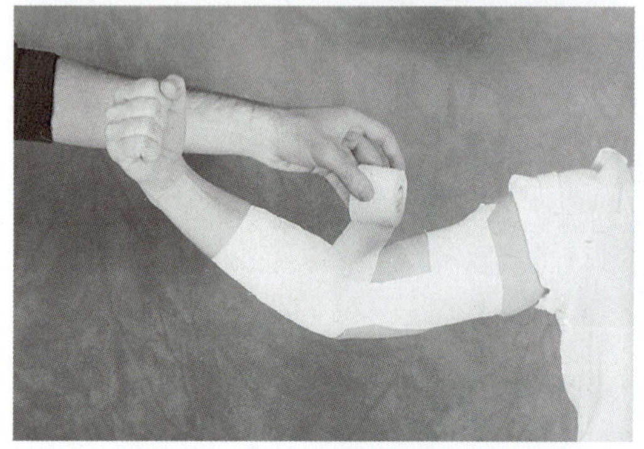
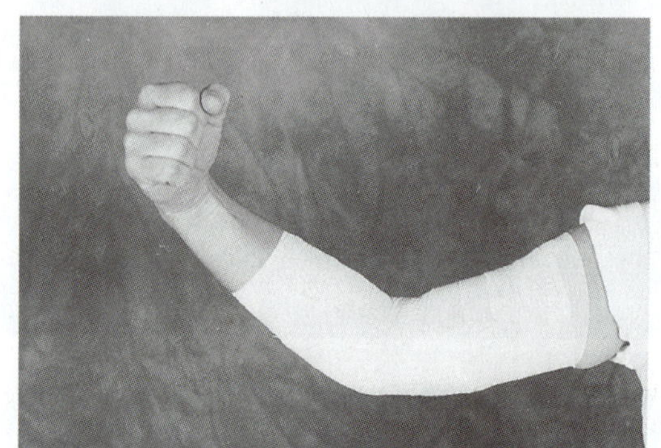

➤ 그림 4.31. 팔꿈치 염좌 테이핑

체크하고 주의해야 한다.

➤ *팔꿈치 염좌 테이핑(Elbow Sprain Taping)*

이 테이핑의 목적은 팔꿈치의 측부인대(collateral ligaments)를 지지하는 것이다. 환자의 팔은 약간 굽혀진 상태에서 고정 테이프를 아래팔과 팔뚝 중간에 감는다. 안쪽 측부인대 부상이라면, 비탄력적인 테이프를 사용해서 테이프 3~4줄을 측부인대 위에 X자로 감는다(**그림 4.31**). 이 테이프들을 관절의 위와 아래에 탄력적인 테이프로 고정시킨다. 팔 오금 부분은 테이핑하지 않는다. 같은 기술이 테이프의 위치를 바꿈으로써 외측 측부인대 부상에도 적용될 수 있다.

➤ *손목 테이핑(Wrist Taping)*

손목의 과다젖힘이나 과다굽힘은 손목 인대 손상을 초래할 지도 모른다. 테이핑 기술로 손목을 안정화시키고 지지할 수 있다.

손목 테이핑: 기술(Wrist Taping: Technique) 1. 경미한 염좌에는 손목에 3~4번 테이프를 감아준다. 이 테이프는 말단에서 몸 쪽으로 감고, 이전 테이프 너비의 1/2~2/3 정도씩 겹치게 감아야 한다(**그림 4.32**).

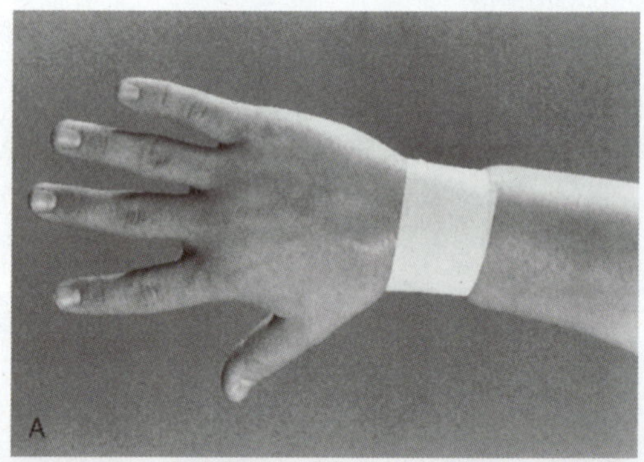

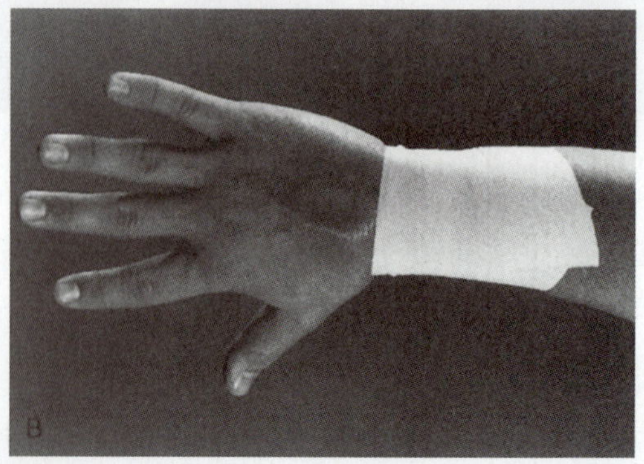

➤ 그림 4.32. 경미한 손목 염좌에는 손목에 테이프로 3~4번 감는다.

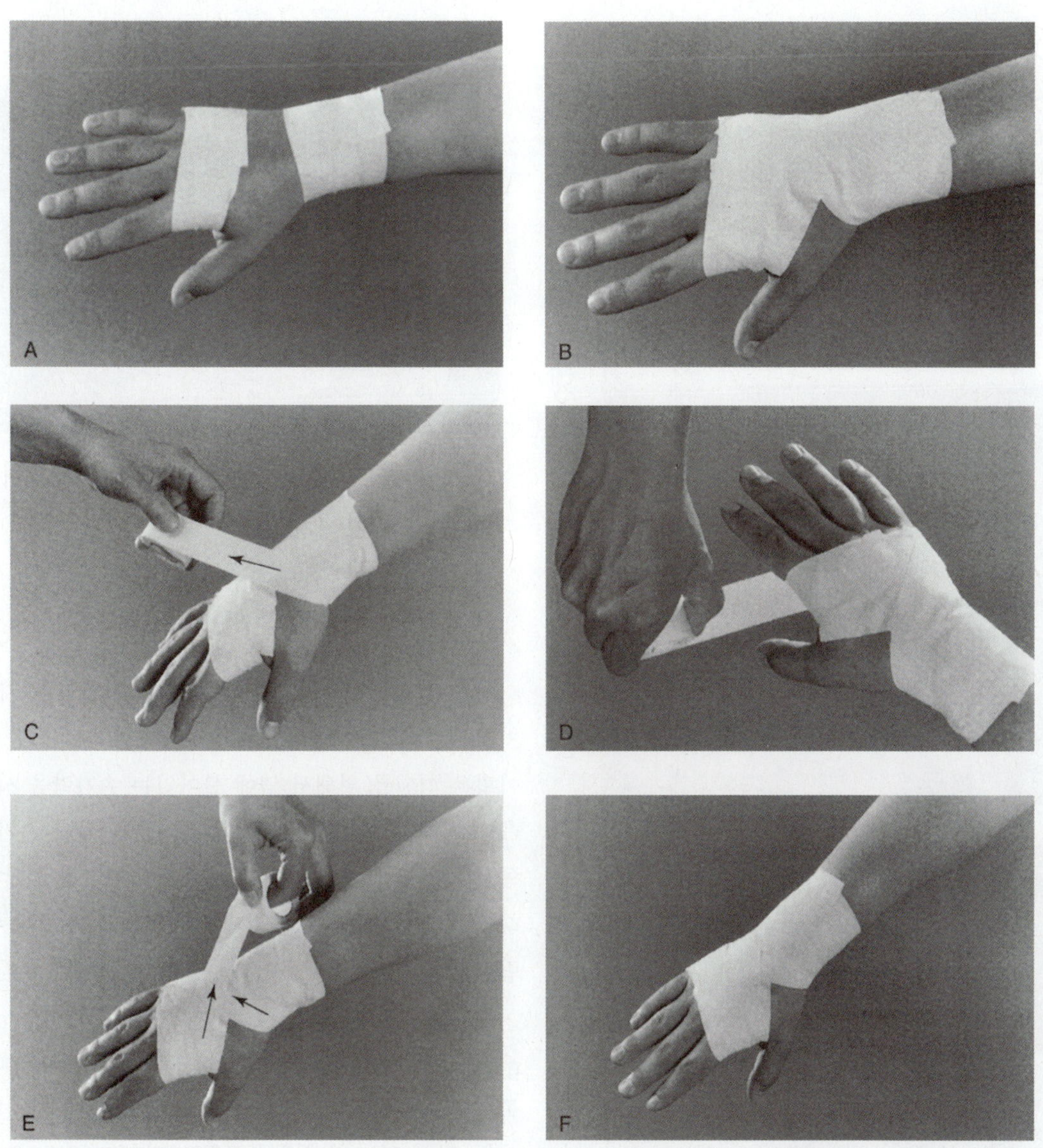

➤ 그림 4.33. 중간 정도의 손목 염좌에는 동작 통증을 제한하기 위해 더 강화된 테이핑이 필요하다.

손목 테이핑: 기술(Wrist Taping: Technique) 2. 이 기술은 손목 동작 통증을 제한하는 데 도움이 될 수 있다. 환자는 손가락을 모두 펼쳐야 한다. 손목은 부상 종류에 따라 약간 젖히기도 하고 굽히기도 한다. 고정 테이프는 손목 둘레와 손허리뼈 위부분에 두른다(**그림 4.33**). 과다젖힘을 제한하기 위해서라면, 3~4줄의 테이프를 손바닥을 지나도록 X자형으로 감는다. 과다굽힘을 제한하기 위해서는 X자형이 손등을 지나야 한다. 과다젖힘을 제한하기 위해서는 X자형이 손바닥에 위치해야 한다. 다음으로 탄력적이거나 비탄력적인 테이프를 사용해서 피규어 에잇으로 손목과 손을 감는다. 몸쪽 고정테이프의 요골 위에서 8자형 테이핑을 시작해서 손등을 가로질러 손허리뼈 위부분을 감싸고, 손바닥을 거쳐 몸쪽 고정 테이프의 척골에서 끝낸다. 테이프가 엄지와 검지 사이를 통과하므로 피부 자극을 막기 위해서 테이프를 팽팽히 잡아당겨야 한다.

➤ *엄지손가락 테이핑(Thumb Taping)*

대부분 엄지손가락 부상은 엄지가 과도하게 젖혀졌을 때 생긴다. 엄지손가락 테이핑은 첫번째 손허리손가락관절(metacarpal-phalangeal joint)의 젖힘을 제한하고 지지하기 위해 고안되었다. 엄지손가락을 약간 굽히고 모은 상태에서 고정 테이프를 손목에 두른다(**그림 4.34**). 다음으로 테이프 한 줄을 고정 테이프의 척골에 대고 엄지 두덩의 손바닥 위를 지나 손허리손가락 관절을 돌아 엄지손가락을 감싼다. 이 테이프는 고정 테이프의 등쪽에서 다시 고정된다. 당겨진 이 선은 X자형이 된다. 추가적인 고정 테이프로 테이핑을 끝내기 전에 3~4번의 X자형 테이핑이 행해진다.

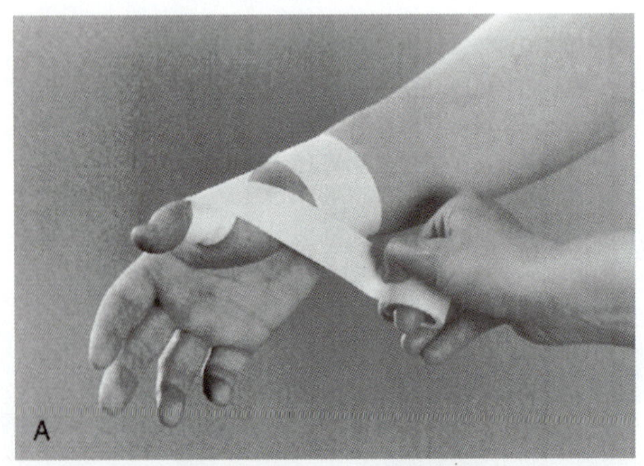

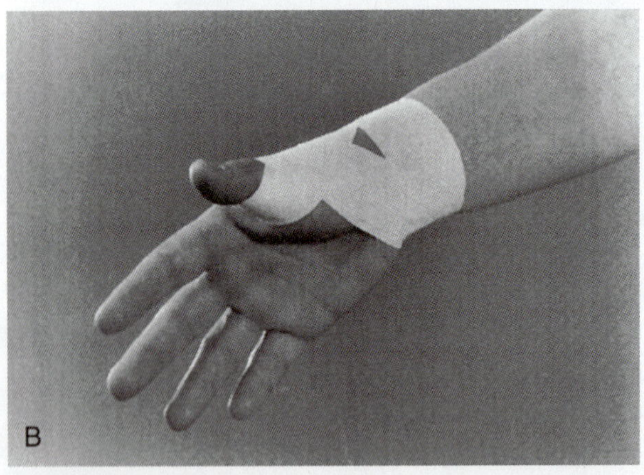

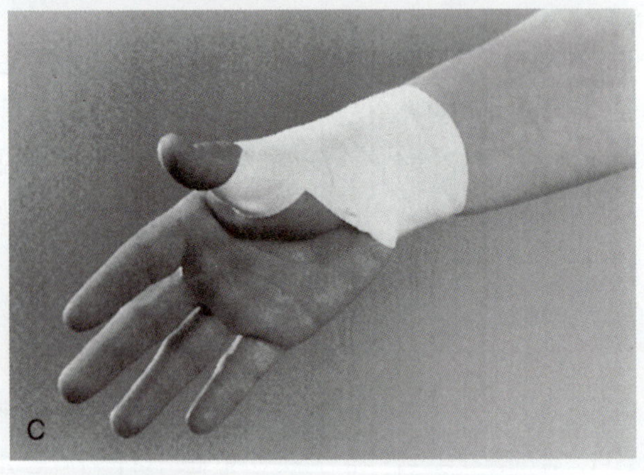

➤ 그림 4.34. 엄지손가락 스파이커 붕대

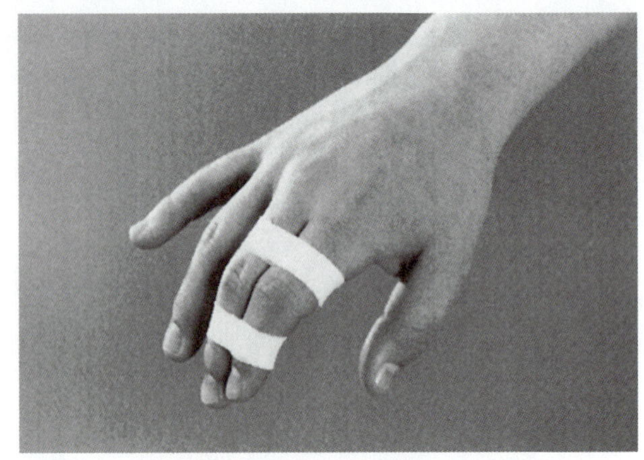

➤ 그림 4.35. 손가락을 위한 "버디" 테이핑

➤ *손가락 테이핑 기술(Finger Taping Technique)*

지간 관절 염좌는 자주 일어난다. 불안정한 지간 관절을 지지하는 데 테이핑이 도움이 될 수 있다. "버디" 손가락 테이핑은 지지를 위해서 옆에 붙어있는 손가락을 사용하는 것을 말한다. 좁은 테이프를 두 손가락의 말단 손가락뼈와 몸쪽 손가락뼈에 둘러서 지간 관절을 테이핑하지 않은 채로 둔다. 이렇게 하면 손가락의 젖힘과 굽힘을 제한할 수 있다(**그림 4.35**).

추가적으로 안쪽과 바깥쪽 측부인대(collateral ligaments)에 대한 지지가 필요하면, 부상 관절에서 말단과 몸쪽으로 떨어진 곳, 두 군데에 고정 테이프를 감기만 하면 된다(**그림 4.36**). 말단에서 몸쪽 방향으로 좁은 테이프 두 줄이 측부인대를 지나도록 X자형으로 감는다. 그 후에 두 고정 테이프를 연결하기 위해 세로로 테이프를 붙인다. 순환 기능을 방해하지 않도록 주의하면서 8자형 테이핑을 한다. 테이핑 후에는 모세혈관에 혈액공급이 잘 되는지 확인해야 한다. 왜냐하면, 표면에만 혈액이 공급되어 쉽게 혈관이 눌리기 때문이다.

A 라인맨의 오른쪽 견쇄관절이 빠졌다. 비탄력적인 테이프로 이 관절 위로 X자형 테이핑을 해서 상완두갈래근과 쇄골중간선에 둘러진 고정 테이프에 이 X자형 테이핑을 고정시키면, 해당 관절의 움직임을 제한할 수 있다고 결정했는가? 그랬다면 옳은 생각이다. 이 테이핑 기술에 어깨 스파이커 탄력 랩핑을 더하면 더욱 지지를 잘 할 수 있다.

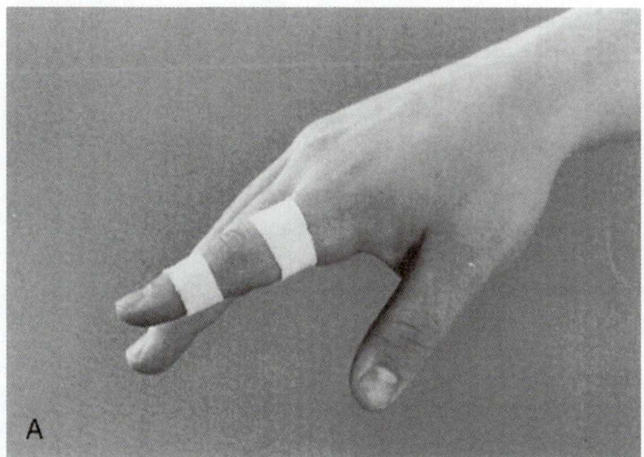

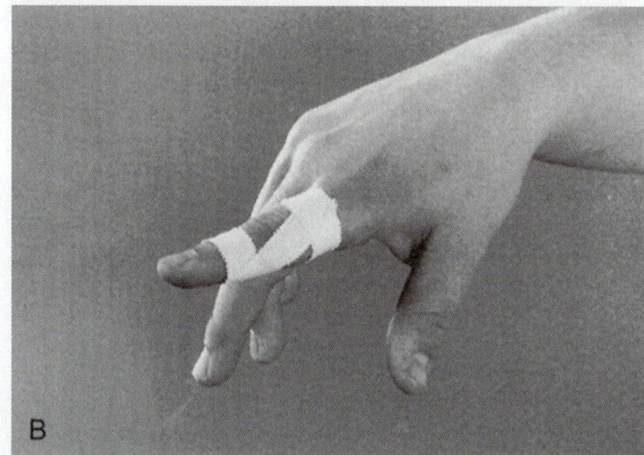

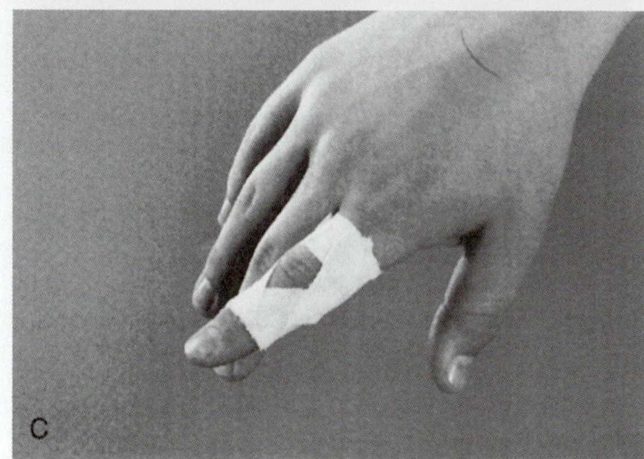

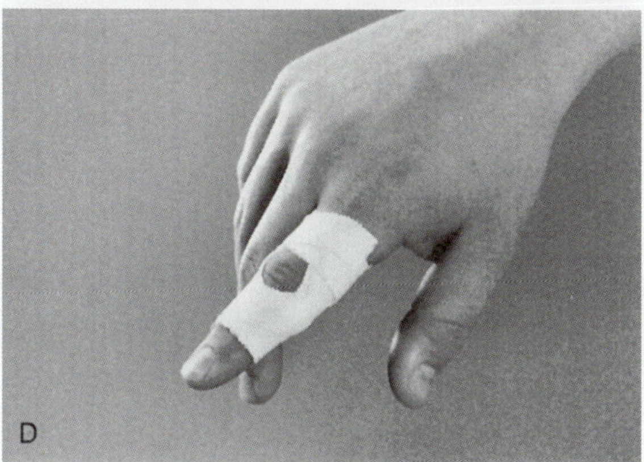

그림 4.36. 손가락 측부인대 지지는 이런 테이핑 방식으로 이루어질 수 있다.

요약(SUMMARY)

1. 신체 부위 테이핑과 랩핑은 기능적인 움직임은 가능하게 하면서도 지지와 보호를 해준다.
2. 종합적인 재활 프로그램과 함께 테이핑이나 랩핑을 하면, 재부상의 위험 없이 빨리 활동을 재개할 수 있다.
3. 테이프를 사용할 때, 피부는 자극/물집/감염의 징후가 없는지 정기적으로 확인해야한다. 붉고, 건조하고, 뜨겁고, 압통이 느껴지는지 살펴본다. 이러한 징후들은 테이프나, 테이프 접착액에 대한 알레르기 반응일 가능성이 있다.
4. 피부가 자극으로부터 보호받을 수 없다면, 계속 자극을 받도록 하기 보다는 알맞은 보호기를 착용하는 것이 필요하다.

참고문헌(References)

1. Kennedy R. Mosby's Sports Therapy Taping Guide. St. Louis: Mosby-Year Book, 1995.
2. Prentice WE. Arnheim's Principles of Athletic Training: A Competency based Approach. Boston: McGraw-Hill, 2003.
3. Perrin DH. Athletic Taping and Bracing. Indianapolis: Human Kinetics, 1995.
4. Austine KA, Marshall SC. Illustrated Guide to Taping Techniques. London: Mosby-Year Book, 1994.
5. Mercier LR. Practical Orthopedics. St. Louis: Mosby-Year Book, 2000.
6. McConnell J. The management of chondromalacia patella: a long term solution. *Aust J Physiother* 1986;32:215.

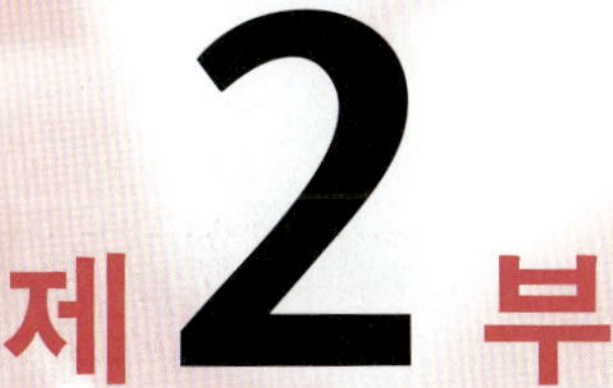

손상평가와 재활(Injury Assessment and Rehabilitation)

제 5 장

스포츠 손상 평가 (Sports Injury Assessment)

결과

1. 손상의 병력, 관찰과 시진, 촉진과 특수검사(HOPS) 손상 평가 체계와 근골격계 손상의 평가와 관리에 사용되는 주관적 검사, 객관적 검사, 평가와 계획(SOAP) 노트 체계를 구별할 수 있다.
2. 근골격계 손상 또는 질환의 병력을 구성하는 전체 구성요소를 설명하고 명명한다.
3. 중요한 손상 부위에 시각적 관찰과 시진을 구별할 수 있다.
4. 손상의 이학적 검사에 포함되는 다양한 검사를 설명할 수 있다.
5. 운동훈련시설을 위한 응급의료체계 계획을 개발한다.
6. 운동선수에게 응급관리를 제공하는 의학팀에서 각 구성원의 역할을 확인한다.
7. 운동선수 손상이 있을 때 공급되는 응급 장비의 목록을 열거한다.
8. "현장" 스포츠 손상 평가에 사용되는 절차를 설명한다.
9. 응급의료서비스(EMS) 체계를 즉시 수행하여야 하는 응급 손상을 확인한다.
10. 부상 선수를 이동시키기 위한 적절한 절차를 설명한다.
11. 정확한 진단을 하기 위하여 의학 전문가가 사용하는 검사기술을 설명한다.

손상 평가는 근골격계 손상 또는 질환에 대하여 적절한 관리와 평가를 하기 위해 중요하다. 평가과정에 사용되는 용어가 급성손상을 위한 것이라 하더라도, 만성손상에서도 대부분의 평가를 하게 된다. 선수의 손상을 평가하기 위하여, 운동선수 트레이너는 인체 해부학, 생리학과 생체역학에 대한 기본적 지식이 있어야 한다. 이러한 이유는 손상 평가과정이 해부학, 생리학 또는 생체역학의 기능장애를 찾는 것이기 때문이다. 정확한 손상 평가를 위하여 이러한 부분에 대한 확실한 이해는 평가기술을 수행하는데 필수적이다. 잘못된 평가는 적절한 재활치료계획수립과 치료에 좋지 않은 영향을 주게 된다.

이 장에서는 손상평가에 가장 많이 사용되는 HOPS 체계와 SOAP 기록체계로 명명된 두 가지 방법을 설명할 것이다. 그 후 손상 평가과정에서 각 구성에 대한 정보를 설명하고, 다음은 발전 원리, 그리고 스포츠 의료팀에 각 구성원의 역할에 대한 개론을 포함한 EMS 계획을 실행하는 것을 설명할 것이다. 그 이후에는 한 부분의 응급평가를 수행하기 위한 구성요소와 응급의료서비스를 수행하여야 하는 손상의 목록을 열거하였다. 현장에서 부상당한 선수를 이송하는 것과 관련된 부분에서는 손상을 진단하기 위하여 전문의가 사용하는 검사와 절차에 대해서도 설명하였다. 이 책에서 기본적인 응급처치(first aid)에 대한 것은 포함시키지 않았지만, 트레이너는 응급처치와 심폐소생술(cardiopulmonary resuscitation: CPR)의 자격증을 가지고 있어야 한다. 운동선수 훈련에 대한 내용을 이해하기 위해서, 저자는 학생들은 이미 기본 운동선수 훈련코스 또는 응급처치 코스를 이수하고, 심폐소생술 또는 이것과 동등한 것을 이수하였다고 생각한다.

손상 평가과정(THE INJURY EVALUATION PROCESS)

Q 손상 평가과정에서 가장 필수적인 요소는 무엇인가? 여러 동료와 함께 일을 할 때, 일치된 손상 평가와 정확한 기록을 하기 위하여 각 구성원이 중요한 이유는 무엇인가?

손상 또는 상태를 평가할 때, 증상과 진단적 징후는 손상의 범위를 결정하기 위하여 수집한다. **증상**(symptom)은 손상된 선수의 지각문제에 대한 정보이다. 이러한 주관적 느낌에는 흐려진 시야, 이명, 피로감, 현기증, 구역질, 두통, 통증, 약화 그리고 신체를 움직이기 위한 장애가 포함된다. 진단적 **징후**(sign)는 객관적인 것이고, 신체적 측정결과이다. 징후는 평가자가 환자를 평가할 때 듣고, 보고, 또는 냄새를 맡는 것이다. 징후와 증상의 판단은 손상 또는 상태를 인식하고 확인하는데 사용되는 기초가 된다.

손상을 평가하기 전에, 반대측 또는 손상되지 않은 부분을 평가하여야 한다. 손상 평가단계에서 이러한 예비 단계는 손상된 부분의 기능장애를 확인하는데 참고가 된다. 예를 들면, 한쪽 사지에 손상이 있다면, 손상되지 않은 부분의 검사결과는 손상된 부분과 비교할 수 있다. 비교 후, 차이점은 손상의 부위와 정도를 의미한다. 손상되지 않은 부분에서 수집된 정보는 손상된 부분의 재활을 수행하는데 기준이 되고, 또한 운동선수는 운동에 다시 참여하는데 참고가 된다. 대부분의 환경에서, 손상되지 않은 부분의 평가는 손상된 부분의 평가 전에 수행되어야 한다. 그러나 골절과 탈구와 같은 몇몇 급성손상에서는 손상되지 않은 부분의 평가가 필요하지 않다.

손상된 부분의 손상 평가과정에는 현재 상태의 병력, 비정상적인 상태의 시진 특히, 비정상 부위의 촉진과 기능, 스트레스 검사와 같은 중요한 몇 가지 요소가 갖추어져야만 한다. 많은 경우, 필수적인 요소가 아닌 일관된 평가과정은 확실한 이유가 없다면 생략하여도 된다. 많이 사용하는 두 가지 방법은 HOPS 체계와 SOAP 기록 체계이다. 두가지 방법 모두 장점이 있지만, SOAP 노트 체계는 전체 손상 관리과정에서 더 포괄적인 것을 포함하고 있다.

손상 병력, 관찰과 시진, 촉진과 특수검사(HOPS) 체계(History of Injury, Observation and Inspection, Palpation, and Special Tests(HOPS) Format)

HOPS 체계는 손상을 유발시키는 문제를 인식하고 확인하기 위한 주관적 정보(손상 병력)와 객관적 정보(관찰과 시진, 촉진과 특수검사) 모두에 사용된다. 이 체계는 사용하기 쉽고 기본적이고 일관된 것이다. HOPS의 체계는 손상 평가의 처음 단계에서만 사용된다는 것이 주된 단점 중 하나이다. 이것은 오직 스포츠 손상 관리의 평가 요소이고, 재활과정에서는 사용되지 않는다.

➤ *주관적 평가(Subjective Evaluation)*

주관적 평가(손상 병력)에는 주요 증상, 손상기전, 증상의 특성, 그리고 연관된 의학적 병력들을 포함한다. 이러한 정보는 선수에게서 수집되고, 선수의 태도, 정신상태, 그리고 지각적 신체 상태들이다.

➤ *객관적 평가(Objective Evaluation)*

객관적 평가(관찰과 시진, 촉진, 그리고 특수검사)는 선수의 상태와 연관되어 적절하게 측정된 자료이다. 이러한 정보는 초기 평가에서 퇴원하고 스포츠에 다시 참여하기 위한 과정동안 반복적으로 측정할 수 있다. 측정 요소들은 부종, 반상출혈, 위축, 가동범위, 근력, 관절 불안정성, 기능장애, 운동과 감각기능, 그리고 심폐지구력이다. 자세한 자세평가와 보행분석도 이 부분에서 조사할 수 있다.

주관적 평가, 객관적 평가, 평가와 계획(SOAP) 기록 체계 (Subjective Evaluation, Objective Evaluation, Assessment, and Plan(SOAP) Note Format)

SOAP 기록 체계는 스포츠 손상관리에서 문제 해결과 평가를 하기 위하여 가장 자세하고 체계적인 것을 제공한다. 많은 물리치료 병원, 스포츠의학 병원, 그리고 운동선수 훈련시설에서 사용되고 있으며, 환자관리와 다른 건강관리전문가와 현장 치료사 사이의 대화 수단이 되는 자료를 기록한다. 기록은 이중 서비스를 피하기 위하여 정보를 제공하고, 관리를 수행하는 건강관리 제공자에게 선수의 현 상태와 정보를 제공하는 것이다.

관리 전문의는 환자의 진단을 확인하고, X-선, 자기공명영상, 컴퓨터단층촬영, 임상검사 또는 개인적 기록과 같은 진단적 검사의 결과를 기록한다. 환자에게 적절한 치료와 재활프로그램을 수행하기 위하여 트레이너 또는 물리치료사에게 더 자세한 평가를 의뢰한다. 주관적 그리고 객관적 평가는 HOPS 체계에서도 사용되는 것이지만, 평가와 계획의 두 가지 부가적인 요소가 있다. 약어는 간결하게 기록하기 위하여 사용된다. 약어가 많은 시설에서 다양하게 사용되고 있지만, 공통적으로 사용되는 약어는 **표 5.1**에 열거하였다.

➤ *평가(Assessment)*

객관적인 평가 후에, 전문의는 선수의 상태와 예후를 분석하고 평가한다. 확실한 진단을 알 수 없을지라도, 예상되는 손상 부위, 손상된 구조, 손상의 정도를 기록한다. 장기목표는 재활기간 후 선수의 상태를 정확하게 반영하기 위하여 확립된다. 이러한 장기목표에는 통증이 없는 가동범위, 근력, 일률과 근지구력, 심혈관 지구력과 완전한 기능상태의 회복이 포함된다. 단기목표는 초기 손상 후 일주일 또는 이주일 내에 예상되는 예후를 기준으로 하여 확립한다. 이것은 손상부위의 보호와 염증, 출혈, 근육경련 또는 통증을 조절하는 것이다. 단기목표는 각 예후를 기록하여 다시 계획한다. 예후 기록은 매일, 일주일 또는 이주일로 예후를 기록할 수 있다(**그림 5.1**).

➤ *계획(Plan)*

기록의 마지막 부분에는 단기목표를 성취하기 위하여 사용되는 치료방법, 운동치료, 교육적 상담과 기능 활동을 열거한다. 행동계획은 다음 정보를 포함한다.

1. 손상된 선수에게 즉시 수행하는 치료
2. 치료의 횟수와 기간, 운동치료, 치료방법, 그리고 목표를 결정하기 위한 기본적인 평가.
3. 환자교육 진행
4. 퇴원을 위한 기준

단기목표를 성취하고 새로 증가시키기 위해, 치료사가 관절가동범위, 근력, 일률 그리고 지구력, 균형 또는 고유수용기, 그리고 기능 상태를 평가하기 위하여 환자의 기록을 주기적으로 재검토 하는 것을 허용한다. 이러한 재검토는 치료사가 연속적인 조사, 치료의 효율, 퇴원시기, 관리에 반영되는 다른 변수에 대하여 논의하는 것을 허용하는 것이다. 치료계획에서 예후, 점진적인 활동 회복은 선수들에게 완전한 기능 상태를 회복하기 위한 동기를 제공할 수 있다. 선수의 퇴원과 경기 참여를 결정할 때, 퇴원을 기록하여 파일을 정리한다. 파일 내에 포함된 모든 정보는 비밀이며 환자가 승인한 내용이 아니면 누구에게도 알려주어서는 안 된다.

임상시설에서, SOAP 노트는 환자에게 어떠한 것을 수행하였는지 하지 않았는지에 대한 문서를 의미한다. 이것은 모든 치료사가 정확하고 사실적인 기록을 하여야 한다는 윤리적 책임을 의미한다. 이 정보는 특정한 서비스를 받은 것과, 환자 예후와 치료계획의 효율성을 평가하고 확인하는 것이다. 보험회사는 적합한 것을 수행하였는지 확인하기 위하여 이러한 정보를 사용하고, 이것으로 배상을 하게 된다. 더 중요한 것은, 포괄적인 기록 체계는 의료과실과 소송을 최소화할 수 있다. 일반적으로, SOAP 노트 기록에서 주요한 오류는 누락의 오류이고, 이것은 치료사가 환자에게 제공한 관리의 범위와 특징을 정확하게 기록하는 것을 누락시킬 수 있다. 문서와 기록의 재검토는 이러한 오류를 감소시킬 수 있고, 부적합하거나 부적절한 관리를 환자에게 수행하는 것을 최소화할 수 있다.

표 5.1 공통 약어

abnor.	비정상	MAEEW	동등하게 모든 사지 움직임
AC	급성, 식전, 견쇄	mm	근육, 밀리미터, 점막
ADL	일상생활동작	MMT	도수근력검사
ant.	전방	MOD	중간
ante	전에	N	정상, 결코 아님, 아님
A&O	변경&순응	NC	신경학적 점검, 주요증상 없음, 호소증상 없음
AOAP	가능한 가끔	NEG	음성
AP	전-후, 평가와 계획	NP	통증 아님, 임신 아님, 나타나지 않음
AROM	능동 가동범위	NPT	정상혈압과 정상체온
ASAP	가능한 곧	NSA	비정상 없음
B	양측	NSAID	비스테로이드성 항염증제
BID	하루에 두 번	NT	시험하지 않음
c	~와 함께	NWB	비-체중부하
CC	주요 증상, 만성 증상	o	음성, 없음
ck.	점검	O	객관적 결과, 구강, 개방, 명확한, 가끔, 다른
C/O	호소 증상, ~의 관리 하에	OH	직업력
CP	뇌성마비, 흉통, 만성통증	P&A	타진과 청진
d/c, DC	퇴원, 지속적이지 않은, 감소	PA	후-전(X-선), 치료사보조, 원상태로 되돌아옴
DF	배측굴곡	PE	이학적 검사
DOB	생년월일	PF	서측굴곡
DTR	심부건반사	PH	과거 병력, 건강이 좋지 않음
Dx	진단	PMH	과거 의학적 병력
E	부종	PNS	말초신경계
EENT	눈, 귀, 코, 기관	PPPBL	양측다리에 말초혈압 촉진
ELOP	프로그램 기간 평가	prog.	예후
EMS	응급의료서비스	PROM	수동가동범위
EMT	응급의료전문의	PWB	부분적 체중부하
EOA	검사, 의견, 그리고 충고, 식도 폐색 기도	Px	이학적 검사, 기흉
EV	외반	R	오른쪽
exam.	검사	rehab	재활
FH	가족력	R/O	제거하다
FROM	완전 가동범위	ROM	가동범위
Fx	골절	RTP	활동 재참여
G1-4	1-4 등급	Rx	치료, 약물, 약품, 치료, 복용
GA	전반적인 외형	s	~ 없이
HA	두통	S	객관적 결과
H/O	~의 이력	stat	즉시
H&P	신체의 병력	STG	단기 목표
HPI	현재 질병의 병력	Sx	징후, 증상
ht.	신장, 심장	T	체온
Hx	병력	UK	알수 없음
IC	개인 상담	w	하얀, ~와
IN	내반	WNL	정상범위 내
IPPA	시진, 타진, 촉진, 그리고 청진	W/O	~없이
L	왼쪽, 리터	y.o	나이
LAT	외측	1tive	양성
LOM	움직임 제한		

Physical Therapy　　　　Daily Treatment/Progress Report

Patient Name: ____________ Physician: ________________ Diagnosis: ______________

Date:	Date:	Date:
S:	S:	S:
O:	O:	O:
A:	A:	A:
STG'S:	STG'S:	STG'S:
P:	P:	P:
Initials/Treatment Time:	Initials/Treatment Time:	Initials/Treatment Time:

Signature 1 ______________________________

Signature 2 ______________________________

➤ 그림 5.1. 예후 노트와 환자의 예후를 기록하기 위한 매일, 주일마다 또는 이주일마다의 서류

주관적 평가와 객관적 평가의 각 구성요소는 다음 부분에서 자세하게 설명하였고 각 장에서 반복하여 설명하였다. 단계의 간단한 요점은 **실전전략** 5.1에 설명하였다. 전반적인 치료계획에는 많은 양의 자세한 정보가 필요하기 때문에, 학생들은 손상이 있는 운동선수에게 제공하는 전체 관리와 관련된 모든 SOAP 기록 구성요소에서 보여지는 치료방법과 치료적 운동을 분류하여 기재하여야 한다.

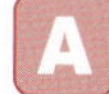

손상 평가과정에서 필수적인 요소는 주관적 평가(손상병력), 객관적 평가(관찰과 시진, 촉진, 그리고 기능/스트레스 검사)이다. 게다가, 평가와 치료계획은 운동참여가 확실해질 때까지 운동선수가 재활프로그램을 수행하는 것을 기록하여야 한다. 치료사는 규칙적으로 환자 평가결과를 기록하여야 하고, 특정한 서비스를 확인하고, 그리고 환자 예후를 평가하고, 치료계획의 효율을 확인하기 위하여 재활프로그램을 기록한다.

실전 전략 5.1 손상 평가 계획서

손상 병력

주요 증상
- 손상의 현재 특징, 위치와 발병시기

손상기전
- 스트레스 원인, 사지의 자세와 힘의 방향
- 달리는 표면, 신발, 장비, 기술 또는 상태 유형의 변화

증상의 특징
- 증상의 발병, 위치, 특징, 정도와 기간의 변화

손상으로 인한 장애
- 직업과 일상생활에서 제한

관련된 의학적 병력
- 과거 근골격계 손상, 선천성 비정상, 가족력, 소아기 질환, 알러지, 또는 심장, 폐, 혈관 또는 신경학적 문제

관찰과 시진

관찰은 분석하여야 한다
- 전체 외형
- 신체 대칭
- 전반적인 운동기능
- 자세와 보행

손상부위 시진
- 변형, 부종, 번색, 반흔, 그리고 전반적인 피부 상태

촉진

뼈 구조: 골절 확인

연부조직 구조: 피부 온도, 부종, 압통점, 염발음, 변형, 근육경련, 피부감각과 맥박

기능검사

능동움직임

수동움직임과 끝느낌

도수 저항근육검사

스트레스 검사

인대성 불안정성 검사

특수 검사

신경학적 검사

피부분절

근육분절

반사

말초신경검사

스포츠 특수기능 검사

고유수용기와 운동협응

스포츠 특정기술 수행

손상병력(HISTORY OF THE INJURY)

Q 고등학교 축구선수는 발목 후면 부위에 날카로운 통증을 호소하였다. 부목을 사용하는 동안에도 발가락을 위로 올릴 때, 계단을 오르고 내릴 때 통증이 증가하였다. 이 손상의 원인과 범위를 확인하기 위하여 어떠한 질문을 하여야 하는가?

손상병력을 확인하는 것은 손상 평가에서 가장 중요한 단계일 수 있다. 확실한 병력에는 주요 증상에 대한 정보, 손상의 원인과 기전, 증상의 특성, 그리고 특정 상태와 관련된 의학적 병력이 포함된다(**그림 5.2**). 이러한 정보는 증상의 원인을 알 수 있고, 손상된 구조를 확인할 수 있게 한다. 선수

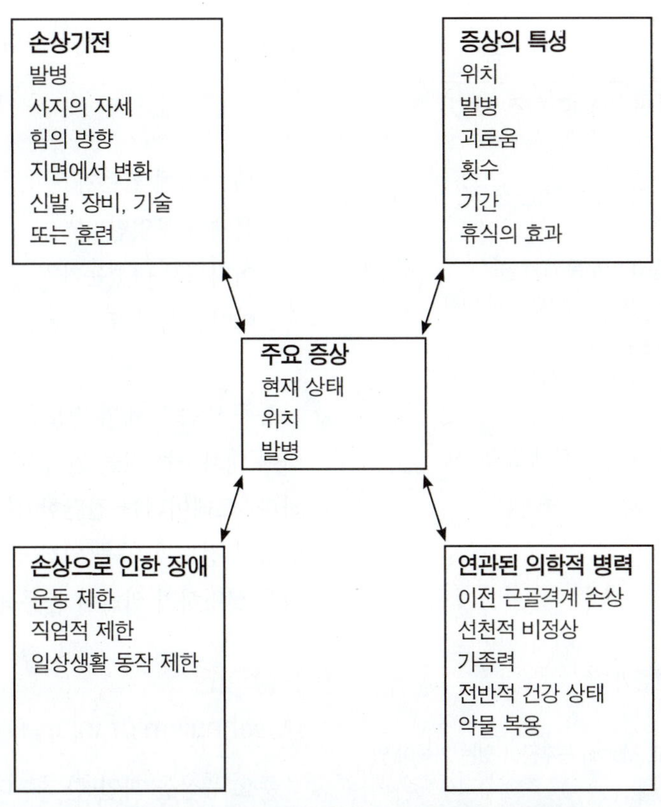

➤ **그림 5.2.** 손상 병력을 조사하기 위한 구성요소

의 의학적 병력 서류는 과거 병력을 확인하고, 그 이후의 재활프로그램과 손상을 더 악화시킬 수 있는 요인을 확인할 수 있는 훌륭한 자료이다. 국제대학운동선수협회(National Collegiate Athletic Association: NCAA)에서는 선수의 의료기록을 트레이너가 쉽게 이용할 수 있는 중요한 구성요소를 갖추고 있다(**글상자 5.1**)(1).

병력은 적절한 질문으로 얻을 수 있지만, 전문적이고 편안한 환경도 구성되어져야 한다. 병력 조사에서는, 트레이너가 손상이 있는 운동선수를 접촉하여 시각적인 관찰도 하고 주의 깊게 청취하는 방법으로 수행한다. 이상적으로는, 더 정확한 질문과 교육한 것을 실천하게 하기 위하여 선수를 격려하는 것이다. 가끔, 평가과정에서 환자와 치료사의 대화사이에 존재하는 사회문화적인 차이가 장애가 된다. 이것은 모든 치료사가 문화적인 태도, 종교, 건강, 질병과 관련된 가치를 이해하는 것이 중요하다는 의미이기도 하다. 환자가 외국인이라면, 통역이 필요할 수 있다. 통역자가 통역을 한다면, 통역자가 아닌 환자를 보고 말하는 것이 중요하다. 이것은 큰 소리가 아닌 더 천천히 말하는 것이 필요할 수 있다는 것이고 속어 또는 은어의 사용은 자제하여야 한다. 이해를 확실히 하기 위해서, 환자에게 교육을 반복하여야 한다.

병력은 개인의 이름, 성별, 나이, 생년월일, 직업과 손상을 유발하였을 때 참여한 활동과 같은 일반적인 정보를 수집하는 것으로 시작한다. 신체 사이즈, 신체 유형과 전반적인 신체상태도 수집한다.

정보가 개인의 주관적인 것일지라도, 가능한 많이 수집하고 기록하여야 증상을 설명하는 것과 관련된 많은 정보를 얻을 수 있다. 예를 들면, 1-10까지 척도를 사용하여 통증의 정도를 알 수 있다. 언제까지 통증이 있었는지 물어본다. 측정과 같은 것을 사용하여, 손상의 예후도 판단할 수 있다. 선수가 통증이 활동 후 3-4시간 후 시작된다고 보고하였다면, 이 정보에 대한 기준을 확립하여야 한다. 선수가 손상에 대한 치료와 재활을 받았을 때, 상태가 더 좋아졌는지, 나빠졌는지 또는 예전과 같은지 기준이 되는 정보와 비교할 수 있다. 병력수집의 목적이 손상을 유발시키는 상태를 확인하는 것이라 할지라도, 병력은 항상 개인적인 감정없이 수집하여야 한다. 너무 많은 요인이 있다고 한다면, 트레이너가 손상의 정도를 확인하

➤➤ 글상자 5.1

국제대학운동선수협회 안내서 1B: 의학적 평가, 요점과 기록

다음은 운동선수의 의학적 기록을 수행하여야 하는 중요한 구성요소이다:

- 손상병력, 질병, 임신, 그리고 운동과 비운동 시 수술
- 치료, 재활, 정렬 또는 상담에 연속적인 되먹임을 위한 의뢰
- 운동 전과 시즌 중 의학적 건강 질문:
  - 질병 경험(급성과 만성), 운동과 비운동 시 입원
  - 수술
  - 약물, 음식과 곤충에 물리거나/찔림으로 인한 예민, 알러지, 규칙적으로 복용하는 약물
  - 몸 상태
  - 근골격계 손상(이전과 현재)
  - 뇌좌상 또는 의식 상실 사건
  - 운동으로 인한 기절
  - 운동으로 천식 또는 기관지 경련 증가
  - 두개의 장기 손실
  - 50세 이하에서 갑자기 사망하고, Marfan 증후군이 있는 가족이 있는 심장질환의 가족력과 심장 상태
  - 월경력
  - 결핵 노출
- 예방접종 기록
  - 홍역, 유행성 이하선염, 풍진
  - B형 간염
  - 디프테리아
  - 파상풍
- 운동선수가 18세 이하라면, 운동선수와 파트너의 인증 사인을 받아야 한다
  - 의학적 기록 노출
  - 치료를 위한 동의

National Collegiate Athletic Association, 1997-1998. NCAA Sports Medicine Handbook. Overland Park, KS:NCAA Sport Sciences, 1997 인용

는 것은 어려울 것이다. 병력을 수집하는 동안 수집된 정보를 문서에 기록하는 것은 필수적이다.

주요 증상 (Primary Complaint)

주요 증상은 선수들의 현재 손상이 무엇인지에 중점을 둔 것이다. 질문은 현재 특징, 위치와 손상의 발생을 선수들이 설명할 수 있게 하여야 한다. 다음과 같은 질문을 할 수 있다.

- 왜 여기에 있는가?
- 문제가 무엇인가?
- 어디에서 다쳤는가?
- 어떠한 동작 또는 활동으로 악화되거나 통증이 있는가?

통증 또는 장애의 정도를 평범하게 생각하거나, 손상에 대하여 대화하는 것을 원하지 않는다는 것을 깨닫는 것이 중요하다. 트레이너는 간단한 질문을 하고 사심이 없어야 한다. 증상의 정도와 양을 위한 신호를 제공할 수 있기 때문에 손상을 설명하기 위하여 몸동작과 단어를 사용하는 것이 좋다.

손상 기전 (Mechanism of Injury)

주요 증상을 확인 한 후, 다음 단계는 손상의 기전을 확인하는 것이다. 이것은 병력에서 가장 중요한 정보이다. 다음과 같은 질문을 수행한다.

- 어떻게 손상이 유발되었는가?
- 넘어졌는가? 그렇다면 지면은 어떠하였는가?
- 물체 또는 다른 선수에게 맞았는가? 그렇다면, 신체 부분은 어떤 자세였고, 힘의 방향은?
- 어떠한 소리 또는 느낌이 있었는가?
- 손상으로 인하여 문제가 유발된지 얼마나 되었는가?
- 최근에 달리는 지면, 신발, 장비, 기술 또는 상태 양상의 변화가 있었는가?

손상된 구조를 확인하기 위하여 어떻게 손상이 유발되었는지 눈으로 확인하는 것이 중요하다. 이것은 객관적 평가이다.

증상의 특성 (Characteristics of the Symptoms)

증상의 진전, 발병시기, 정도, 횟수, 기간과 통증을 유발하는 원인을 확인하기 위해 주요증상은 자세하게 조사하여야만 한다. 예를 들면, 선수들의 통증 지각은 어떠한 구조가 손

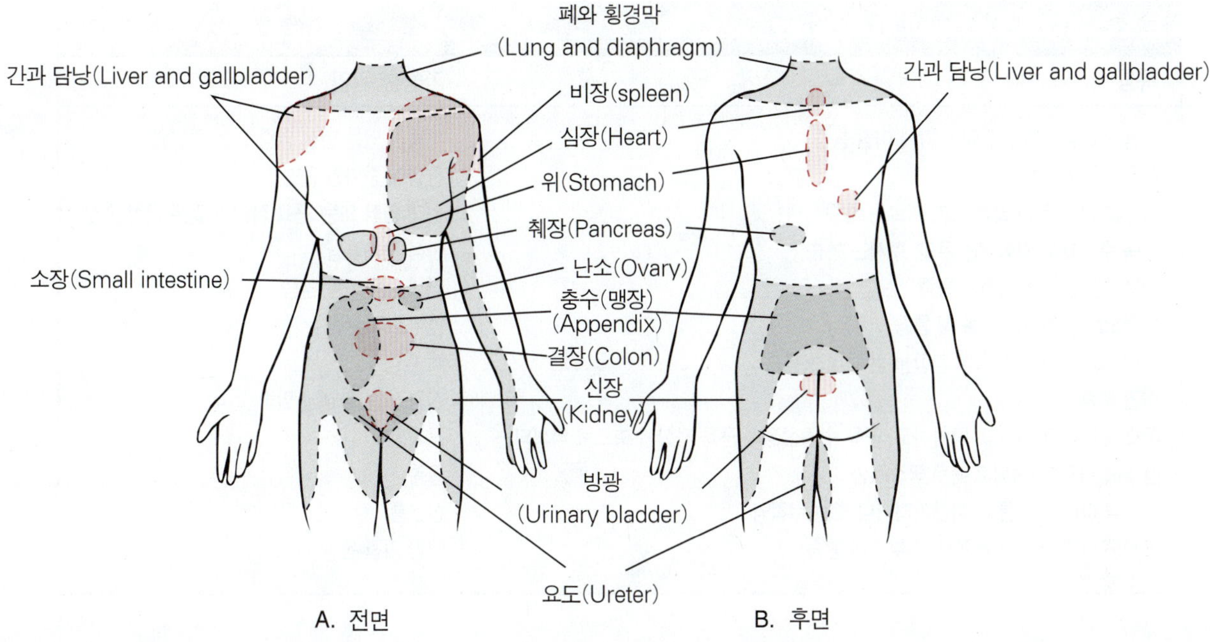

➤ **그림 5.3.** 특정 피부부위에 연관통을 유발하는 내부 장기. 모든 특수 검사가 음성이라면, 특정 부위에 통증을 지속적으로 관찰하여야 한다.

상되었는지를 의미할 수 있다. 통증의 두 가지 분류는 체성과 내장기관 통증이다. **체성 통증**은 피부, 인대, 근육, 뼈와 관절에서 유발되고 근골격계 손상에서 나타나는 대부분의 통증 유형이고 심부와 표면의 두 가지 중요한 유형으로 분류된다. 심부 체성통증은 확산된 또는 성가신으로 설명되고, 강한 압박이 구조에 가해진다면, 찌르는 통증을 호소할 수 있다. 심부 체성통증은 뼈, 내부 관절구조 또는 근육의 조직 손상을 의미하고, 통증이 오래 지속된다. 표면 체성통증은 상피 또는 진피의 손상으로 인하여 유발되며, 통증은 대개 날카롭고, 따끔거리고, 잠시 나타나는 경향이 있다(2).

내장기관 통증은 내부 장기의 압박, 긴장 또는 팽창과 같이 흉강 또는 복강 장기의 손상 또는 질병으로 유발된다. 심부 체성통증과 유사하게, 심부에서 성가시고 압박되는 것이 지각되고, 가끔 구역질과 구토와 같은 증상도 호소한다(2). **연관통**(referred pain)은 체성 통증과 같이 같은 신경로를 따라 이동하는 내부 장기 통증의 유형이다. 다른 의미로는, 손상은 한부위에 나타나지만, 다른 부위의 손상도 고려하여야 한다는 것이다. 예를 들면, 연관통은 선수들이 가슴, 왼쪽 팔과 가끔은 목에 심장발작과 통증의 느낌이 있을 때 유발된다. **그림** 5.3은 내부 장기와 관련되어 통증이 나타날 수 있는 부위를 설명한 것이다.

통증은 신경의 위와 아래로 이동될 수 있고, 다른 부위에 연관되어 나타날 수 있다. 허리에 문제가 있는 사람은 다리 뒤쪽에 둔분 아래로 통증을 느낄 수 있다. 신경이 손상되었다면, 통증 또는 무감각 또는 화끈거리는 느낌과 같은 감각 변화는 신경을 따라 느낄 수 있다. 손상 평가에서, 트레이너는 통증의 위치, 발병 시기, 특징, 정도, 횟수, 기간에 관하여 자세하게 질문을 하여야 한다. 예를 들면, 다음과 같은 질문을 할 수 있다:

- 부위가 통증으로 제한되는가? 또는 다리 또는 발의 다른 부분으로 방사되는가?
- 10이 가장 심한 통증으로, 1-10까지 척도에서 통증은 어느 정도인가?
- 통증을 설명할 수 있는가(예, 무딘, 날카로운, 쑤시는)?

만성손상에서는 다음과 같은 질문을 할 수 있다:

- 통증이 언제 시작 되었는가(악화될 때, 앉아 있는 동안, 걷는 동안, 운동 중 또는 밤)?
- 통증이 어느 정도 지속되는가?
- 활동 전, 중, 후에 통증이 악화되는가?

표 5.2 통증 특성과 특성이 의미하는 원인

특성	가능한 원인
활동으로 증진되는 경직과 함께 아침 통증	부종이 있는 만성 염증 또는 관절염
하루에 증가되는 통증	관절에 증가된 울혈
활동을 하는 동안 날카롭고, 찌르는 통증	인대 염좌 또는 근육 좌상과 같은 급성 손상
근육 수축으로 악화되는 무딘, 쑤시는 통증	만성 근육좌상
활동하는 동안 사라지는 통증	만성손상 또는 염증
안정으로 완화되는 활동 시 통증	연부조직 손상
안정 또는 활동에 의하여 영향을 받지 않는 통증	뼈 손상
야간 통증	신경 또는 활액낭 압박
국소에 무디고, 쑤시고 딱딱하고, 근육 수동신장과 근육 저항 수축으로 악화되는	근육통
심부에 위치, 지속되고 매우 국소적인	골통
신경을 따라 날카롭고, 화끈거리거나 또는 무감각	신경통
신체의 다른 부위와 관련된 큰 부위에 통증	내장 기관 통증

- 증상을 악화시키거나, 완화시키는 활동은 어떤 것인가?
- 밤에 잠에서 깨어나는가?
- 얼마나 손상이 지속되었는가?
- 통증이 변화되었는가? 같은 상태로 지속되었는가?
- 과거에, 어떠한 약물, 치료 또는 운동 프로그램으로 상태를 완화시켰는가?

통증이 국소적이라면, 국소의 뼈 또는 연부조직 구조도포함될 수 있다. 관절 주위로 확산된 통증은 관절낭 또는 여러 구조의 염증을 의미한다. 통증이 사지 또는 신체의 다른 부위에 방사된다면, 이것은 신경을 따라 위 또는 아래로 이동하는 것일 수 있다. 증상에 관한 정보는 갑작스런 증상을 유발시키는 특정 사건(**거대외상**)으로 인한 **급성 손상** 또는 느리고, 통증성 염증손상인 잠행성 발병(**미세외상**)이 특징인 **만성 손상**인지 확인할 수 있다. 이러한 대답은 전문의에게 의뢰가 필요한 손상인지 결정할 수 있다. **표 5.2**에는 통증의 특성과 원인에 대한 정보를 더 자세하게 제공하고 있다.

손상으로 인한 장애 (Disability Resulting from the Injury)

트레이너는 손상으로 통증, 약화, 또는 장애로 인하여 유발되는 제한을 확인하여야 한다. 질문은 스포츠와 신체 활동의 제한이 아니고, 손상으로, 직업, 학교 또는 일상활동이 영향을 받았는지 질문하여야 한다. 일상생활동작(ADLs)은 머리 빗질, 이 닦기, 그리고 계단을 오르내리는 것 같이 사고 없이 수행하는 대부분의 활동이다.

관련된 의학적 병력 (Related Medical History)

정보는 손상에 영향을 줄수 있는 다른 문제 또는 상태를 포함하여야 한다. 선수의 시합 전 신체검사로 인하여 추정할 수 있는 정보로 과거 유년시절 질환, 알러지, 심장, 폐, 혈관, 근골격계 또는 신경학적 문제점, 콘택트렌즈 사용, 의치 또는 인공기구, 그리고 과거 감염질환, 의식상실, 재발성 두통, 열사병, 간질, 섭식장애, 또는 만성 의학적 문제점을 확인할 수 있다. 확실한 근골격계 손상 또는 선천성 기형은 관절에 부가적인 스트레스를 가할 수 있고 확실한 손상을 쉽게 유발할 수 있다. 트레이너는 어떠한 약물을 복용하는지 질문하여야 한다. 약물의 유형, 횟수, 복용량과 효과는 몇 몇 증상이 나타나지 않게 할 수 있다.

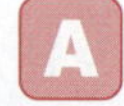
미식축구선수는 17세이다. 그는 아킬레스 건 부위에 날카롭고, 쑤시는 통증을 주요 증상으로 호소한다. 그는 걸을 때, 10점 척도에서 6점, 전력질주 할 때에는 9점으로 통증을 평가하였다. 통증은 연습 후 부위에 얼음을 사용하면 감소되었다. 그는 발목에 손상이 재발되지는 않았지만, 통증은 한 주 동안 나타났고 악화되는 것처럼 보였다. 치료사에게 이 손상을 상담하지 않았다.

관찰과 시진(OBSERVATION AND INSPECTION)

Q 손상의 자세한 병력을 미식축구선수에게서 수집하였다. 다음 단계는 선수를 관찰하고 손상부위를 시진하는 것이다. 손상의 심각성을 의미하는 관찰 요인은 무엇인가?

관찰과 시진은 손상 평가에서 객관적 평가로 시작한다. 단계를 구분한다고 할지라도, 관찰은 평가를 통하여 지속되고 현재 관찰되는 것에서 시작한다. **관찰**은 전체 외형, 대칭, 전반적인 운동기능, 자세, 그리고 보행의 시각적 분석과 관련된다(**그림 5.4**) **시진**은 발적, 멍, 부종, 상처 또는 반흔과 같이 손상부위에 확인되는 원인과 관련이 있다.

관찰(Observation)

근본적으로, 트레이너는 선수의 손상을 관찰한다. 그러나 많은 경우에, 운동 트레이너실, 사무실에서는 나타나지 않고 또는 통증 또는 불편하다고 호소한다. 운동선수트레이너는 선수의 의식 상태와 통증, 장애, 골절, 탈구 또는 다른 손상을 나타낼 수 있는 신체 언어를 즉시 평가하여야 한다. 전반적인 자세, 건강과 움직이는 능력, 동작에서 편안함, 전반적인 전체 태도를 기록하는 것도 중요하다. 운동선수의 사생활 보호하에, 손상부위는 완전하게 드러내야 하며, 이것은 보호장비와 옷의 제거가 필요할 수 있다.

➤ *대칭과 외형(Symmetry and Appearance)*

신체는 손상을 유발시키는 선천성 결함 또는 기능적 문제를 시각적으로 관찰한다. 이것은 척주만곡 비정상, 여러 신체부위에 전반적인 대칭, 그리고 전면, 외측과 후면에서 신체의 전체 자세를 포함한다. 질문은 **실전전략** 5.2에 열거하였다.

금기증이 아니라면, 트레이너는 걷는 동안 선수의 팔과 다리의 정상적인 스윙(swing)을 관찰하여야 한다. 트레이너는 후면 전면, 측면에 서서 모든 부분을 관찰하여야 한다. 어깨 손상은 팔 스윙을 제한하거나 또는 고정된 자세로 팔을 신체 가까기에 고정되게 한다. 하지손상은 절뚝거리거나 또는 진통보행이 유발될 수 있다. 트레드밀에서 달리는 것은 하지 손상을 유발시키는 기능적 문제를 확인할 수 있다.

➤ *운동 기능(Motor Function)*

전반적인 운동기능을 평가하기 위하여 정밀검사와 함께 검사실에서 관찰을 시작한다. 이 검사는 중요한 손상 부위에 통증 또는 불편함을 증가시킬 수 있는 다른 관절에 손상을 발견

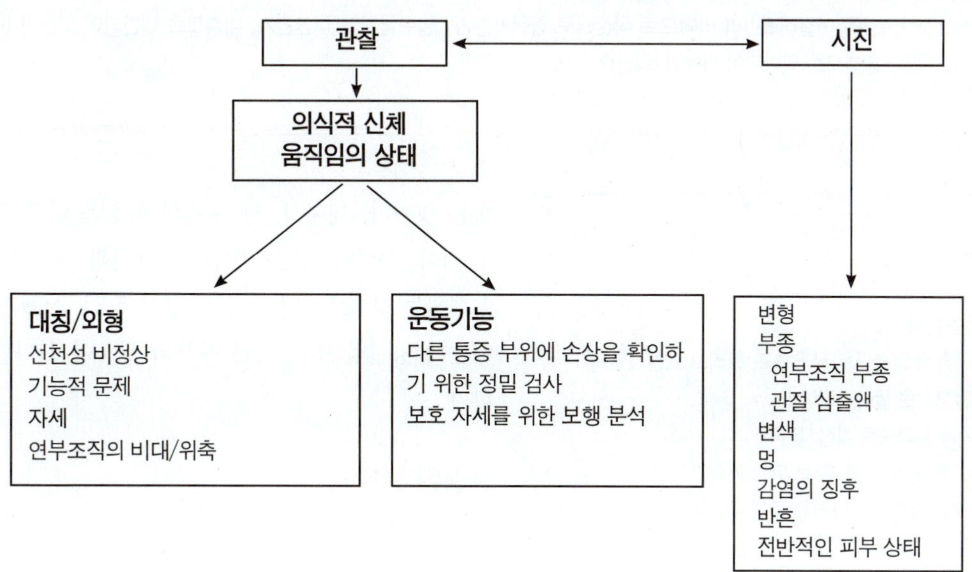

➤ 그림 5.4. 관찰과 시진의 구성 요소

실전 전략 5.2 자세평가

전면

- 머리와 목이 신체의 중앙에 있습니까? 코가 중심에 있습니까? 턱의 모양이 정상입니까?
- 어깨 근육의 경사가 양측이 똑같습니까? 우세한 측의 어깨 높이가 비우세측보다 낮다.
- 양측 어깨가 뼈의 돌출 없이 삼각근이 둥근 모양으로 되어 있는가?
- 팔에 어떠한 반흔 또는 근육 위축이 있는가?
- 양측의 신체와 팔 사이 공간이 같은가?
- 양손이 같은 위치에 있는가?
- 뼈의 돌출 없이 늑골이 대칭적인가?
- 허리주름이 같은 높이에 있는가?
- 슬개골의 위치 그리고 전방으로 돌출되었는가? 무릎은 비골두와 직선이어야 한다.
- 양측 하지의 높이 그리고 원위 뼈 돌출이 있는가?
- 양발에 아치가 있는가? 편안한 자세로 섰을 때, 양발은 각도를 균일하게 유지해야 한다.

측면

- 귀에서 어깨, 고관절, 무릎과 발목의 중간으로 이어진 선이 직선인가?
- 등에 과도한 만곡이 있는가?
- 주관절이 완전 신전된 상태로 있는가?
- 가슴, 등과 복근이 확실한 가슴 변형이 없이 긴장도가 좋은가?
- 골반이 수평인가?
- 무릎이 곧은가, 굴곡되어 있는가, 과신전되어 있는가? 정상은 무릎이 약간 굴곡되어 있다.

후면

- 목과 머리가 중심에 있는가? 비정상측이 뼈 돌출 또는 근위축이 있는가?
- 견갑골이 같은 높이와 같은 각도로 위치하는가? 양쪽 견갑골이 늑골에 평평하게 있는가?
- 척주가 직선으로 있는가?
- 어깨와 팔의 근육군에 위축이 있는가?
- 팔꿈치의 후면 양측이 같은 높이에 위치하는가? 팔꿈치와 신체 사이의 양측 공간이 같은가?
- 늑골이 돌출되어 있는가?
- 허리주름이 수평인가? 후면 둔부주름이 수평인가?
- 무릎 후면에 피부주름이 수평인가?
- 양쪽 아킬레스건이 바닥으로 직선으로 하행하는가? 발뒤꿈치가 직선인가, 내측으로 내반되어 있는가 (내반), 외측으로 외반되어 있는가 (외반)?

➤➤ 글상자 5.2

전반적인 운동기능을 평가하기 위한 정밀검사

운동선수에게 다음을 질문한다.

- 목을 신전하고, 굴곡하고 외측으로 굴곡하고, 그리고 회전시켜라
- 발에 닿기 위하여 전방으로 굴곡시킨다
- 손이 체간을 오른쪽과 왼쪽으로 회전시켜라
- 양손 바닥을 머리 위로 올리고, 그 후 등 뒤로 가져간다
- 고관절 굴곡, 신전과 외전하면서 다리를 곧게 들어올려라
- 무릎을 구부려라
- 발뒤꿈치와 발가락으로 걸어라

하는 것이다. 게다가, 한 부위의 통증은 다른 부위와 관련될 수 있다. 손상이 있는 사람은 목, 체간과 사지에 운동움직임을 수행하는 것으로 관찰된다(**글상자** 5.2). 신체의 부분을 움직이는데 망설임 또는 다른 부분의 도움이 있다면 기록하여야 한다.

손상된 부위의 시진 (Inspection of the Injury Site)

국소 손상부위는 어떠한 변형, 부종(부종 또는 관절 삼출액), 변색(발적, 창백, 멍 또는 반상출혈), 시진의 징후(발적,

실전 전략 5.3 **둘레측정하기**

1. 체중부하를 하지 않은 상태에서, 돌출된 뼈를 사용하여 관절선을 확인한다.
2. 설압자 또는 테이프를 사용하고, 관절선에서 증식선(예: 2, 4와 6)을 표시한다(옷감 테이프는 신장될 수 있으므로 사용하지 않는다).
3. 측정하는 테이프로 신체의 부분을 감싸며 테이프를 주름지거나 겹쳐서는 안된다 (**그림 A**). 발목둘레를 측정한다면, 다섯 번째 족근골의 기저면과 주상골 주위와 외과주위를 8자 모양으로 감싸서 측정한다(**그림 B**).
4. 3번 측정하여 평균을 기록한다.
5. 이 단계를 손상되지 않은 부위에 반복하여 측정하고, 모든 사항을 기록한다.
6. 관절선의 둘레가 증가한 것은 관절 부종을 의미한다. 근육 위의 둘레가 증가한 것은 비대를 의미하고, 둘레가 감소한 것은 위축을 의미한다.

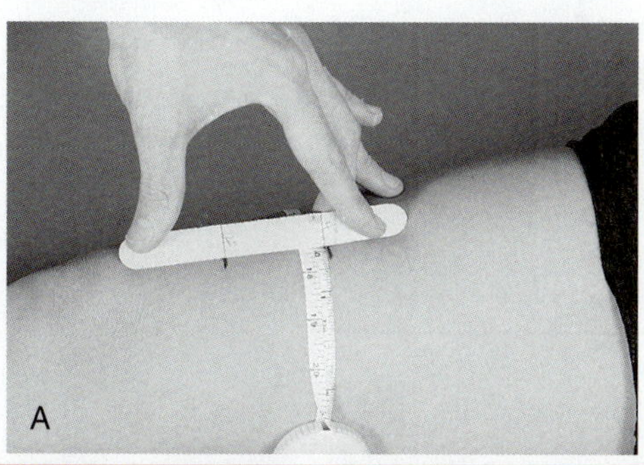
A

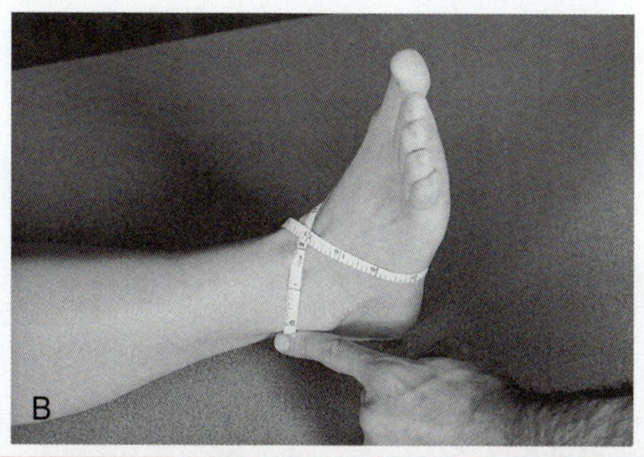
B

부종, 고름, 붉은 조흔, 팽창된 **임파 결절**), 이전 수술을 의미하는 반흔, 그리고 전반적인 피부상태(지성, 건성, 붉은점이 있는 부스럼, 두드러기 또는 욕창)를 시진하여야 한다. 관절 내 부종은 국소 관절 내 부종 또는 관절 **삼출액**이라 부르고, 관절의 모양은 팽대하게 되고, 붉고, 종창이 있게 된다. 부종의 정도는 둘레측정을 사용하여 양을 재는 방법으로 측정할 수 있다(**실전전략** 5.3). **반상출혈**은 피부 아래 손상 또는 멍 때문에 연부조직 주위에 관절 외부의 부종 또는 변색이다. 검게 색소가 침착된 사람에서, 창백, 청색증, 그리고 황당과 같은 피부변색은 점막, 입술, 손톱, 손바닥과 발뒤꿈치를 살펴서 확인할 수 있다. 상처에서 형성되는 **켈로이드**(keloid) 또는 반흔은 상처부위 이상으로 커질 수 있고, 그대로 남아있을 수 있다. 이러한 상태는 흑인 또는 아프리카계 미국인에서 더 많이 나타나고, 특히 수술을 의미한다면, 기록하는 것이 중요하다. 손상된 부위는 가능하다면, 반대측과 비교하여야 한다. 이러한 양측 비교는 정상적인 상태를 확인하는데 도움을 준다.

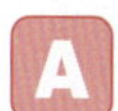
미식축구선수의 신체가 대칭으로 보인다고 할지라도, 진통보행 또는 발끝을 올리지 않고 걷는다. 아킬레스건의 시진은 건의 후면에 발적과 약간의 부종이 나타났다.

촉진(PALPATION)

Q 아킬레스건이 붉고, 부어있고 통증이 있다. 부가적인 통증 유발 없이 손상의 정도와 범위를 확인하기 위하여 어떻게 부위를 촉진할 수 있는가?

환자와 신체를 접촉하기 전에, 트레이너가 환자에게 접촉의 허락을 받아야 한다. 환자가 18세 이하라면, 부모 또는 보호자에게 허락을 받아야 한다. 어떤 문화와 종교에서는, 노출된 신체부위의 접촉 행위가 도덕적이고 윤리적인 문제가 될 수 있다. 마찬가지로, 몇몇 환자는 이성의 치료사가 접촉하는 것에 불편함을 느낄 수 있다. 동성의 치료사가 수행할 수 없다면, 제 3자(예, 다른 치료사, 부모, 보호자 또는 코치)가 관찰하여 검사한다.

양측의 해부학적 구조의 촉진으로 8가지 신체적 결과를 알 수 있다: (체온, 부종, 압통점, 염발음, 변형, 근육경련, 피부감각과 맥박과 같은)(**그림** 5.5). 치료사의 손은 청결하고 따뜻하여야 한다. 라텍스 검사 장갑은 감염과 경계성 질환이 있을 때 착용하여야 한다. 촉진은 부드럽게 시작하고, 원형 압박은 점진적으로 심부압박으로 수행한다. 손상되지 않은 부위에서 시작하여 손상된 부위로 이동한다. 통증이 있는 부

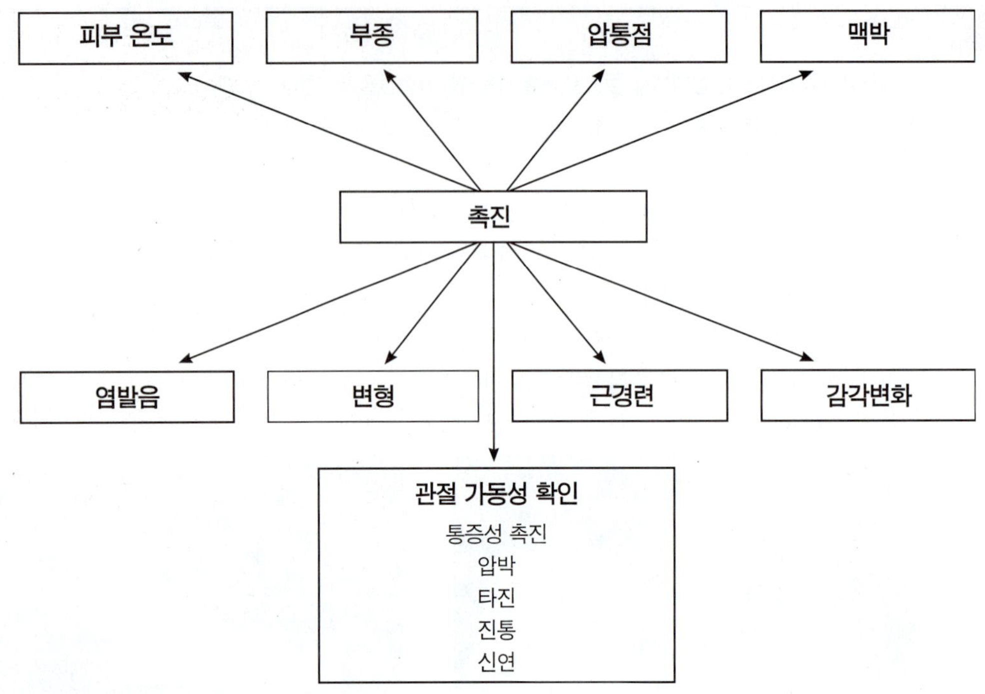

➤ 그림 5.5. 부드럽게 원형 압박으로 촉진을 시작하여 점진적으로 심부 압박을 수행한다. 피부온도, 부종, 압통점, 염발음, 변형, 근육경련, 피부감각과 맥박을 알 수 있다.

위의 촉진은 손상되지 않은 부위에도 통증이 나타날 수 있으므로 피한다.

피부온도는 피부에 손가락을 접촉하였을 때를 기록하여야 한다. 손상부위에 온도 상승은 염증 또는 감염을 의미하고, 반면에 온도 저하는 순환감소를 의미한다. 부종은 작은 부위에 국소적이거나 또는 확산될 수 있다. 부종이 관절내에 있다면, 움직임은 외부 체액으로 울혈을 일으킬 수 있기 때문에 제한된다.

뼈와 표시된 뼈의 촉진은 골절의 가능성, 염발음 또는 뼈 결손 또는 연골성 파편을 확인할 수 있다. 골절은 타진, 회전을 이용한 진동, 압박과 신연으로 측정할 수 있다(**그림 5.6**). 검사 결과, 골절이 예상된다면 부위는 고정하여야 한다.

압통점과 **염발음**이 뼈 위에서 촉진될 때에는 골절을 의미하며, 또는 건, 활액낭 또는 관절낭 위에서 느껴질 때 염증을 의미할 수 있다. 다른 부위에 연관통이 있는 근육을 촉진할 때 발견할 수 있는 발통점을 기록하는 것이 중요하다. 게다가, 촉진은 근육경련, 출혈, 부종, 반흔, 화골성근염, 또는 다른 질환과 같은 연부조직의 밀도 또는 "느낌"에서 다른 점을 측정할 수 있다. 피부감각은 신체 부분의 두 측면을 손가락을 따라 검사할 수 있고 양측에 같은 느낌이 있는지 환자에게 물어본다. 이 기술은 특히 사지에 무감각 또는 저림이 있는 사람과 같이 신경에 손상이 있는지 확인할 수 있다. 말초맥박은 중요한 동맥의 손상을 발견하기 위하여 손상의 원위부에서 촉진할 수 있다. 일반적인 부위는 손목의 요골맥박과 발등의 발등맥박이다(**그림 5.7**).

A 촉진으로 아킬레스건의 약간의 부종과 따뜻함을 발견할 수 있다. 날카로운 통증은 종골의 원위 부착점에서 약 1인치 건 위에서 직접 유발된다. 골절은 음성으로 검사된다.

이학적 검사들 (PHYSICAL EXAMINATION TESTS)

Q 골절의 증거가 약간 있다. 손상의 정도와 범위를 확인하기 위하여 연부조직의 구조 통합성을 검사하기 위하여 어떠한 절차로 수행하여야 하는가? 골절로 관절에 어떠한 가동범위제한이 나타나는가?

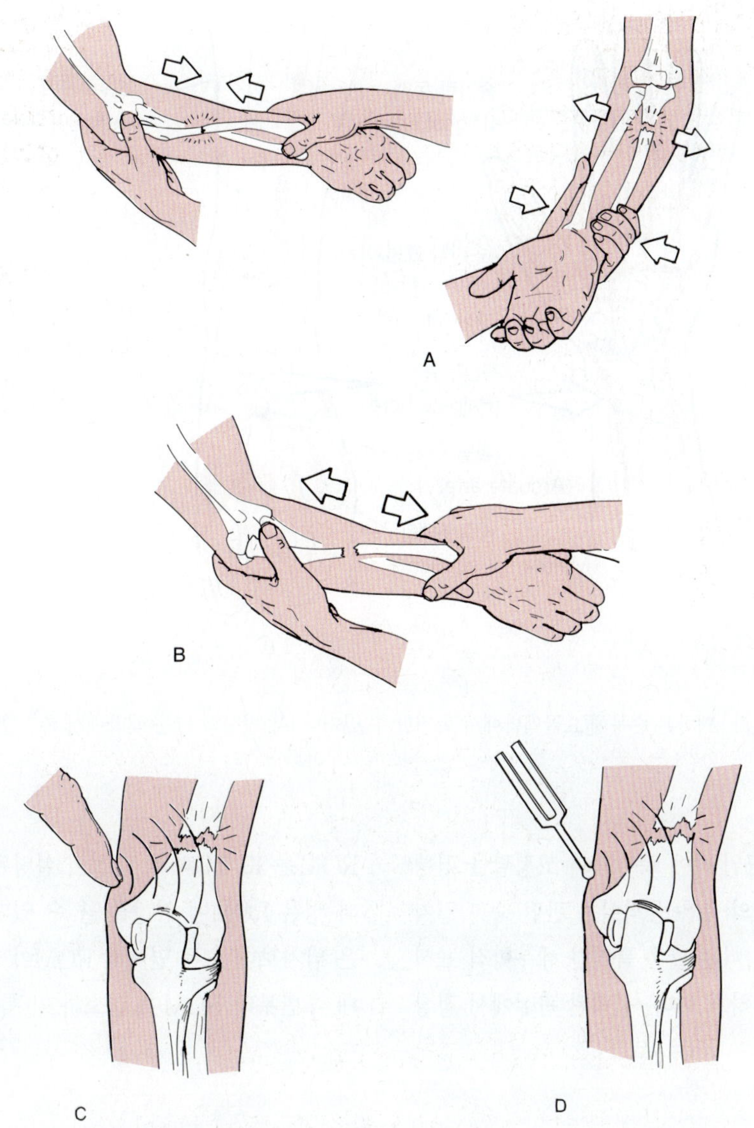

➤ 그림 5.6. **골절 확인**. A, 압박(축과 원형). B, 신연. C, 타진. D, 진동.

골절 그리고/또는 탈구를 발견할 수 있고, 근육, 인대, 관절낭, 그리고 활액낭과 같은 연부조직은 특수검사를 사용하여 평가할 수 있다. 각 장에서 자세한 많은 설명을 하겠지만, 여기에서는 전반적인 원리를 설명할 것이다. 특수 평가는 기능적 검사(능동, 수동과 저항가동범위), 인대와 관절낭 검사, 특수검사, 신경학적 검사, 그리고 스포츠-특정 기능검사(**그림** 5.8)이다.

기능 검사(Functional Tests)

기능 검사는 능동, 수동과 저항에 대항하여 관절가동범위에서 신체의 부분을 움직이는 환자의 능력을 확인하는 것이다. 모든 검사처럼, 손상되지 않은 측은 **표준이 되는 자료**를 얻기 위하여 처음에 평가하여야 한다. 각 관절의 모든 움직임을 검사하여야 한다. 근본적으로, 이것은 연관통을 발견하기 위하여 손상된 관절의 근위에서 원위로 검사하는 것이 필요할 수도 있다. 능동과 수동 ROM은 **측각기**를 사용하여 대상자를 측정할 수 있다(**그림** 5.9). 측각기는 접번관절에 두 개의 팔로 구성된 각도계이다. 이것은 양쪽 관절 위치와 관절 움직임을 측정하기 위하여 사용되고, 관절의 정상 움직임을 확인할 수 있다. 측각기의 팔은 0-180° 움직임으로, 또는 0-360°

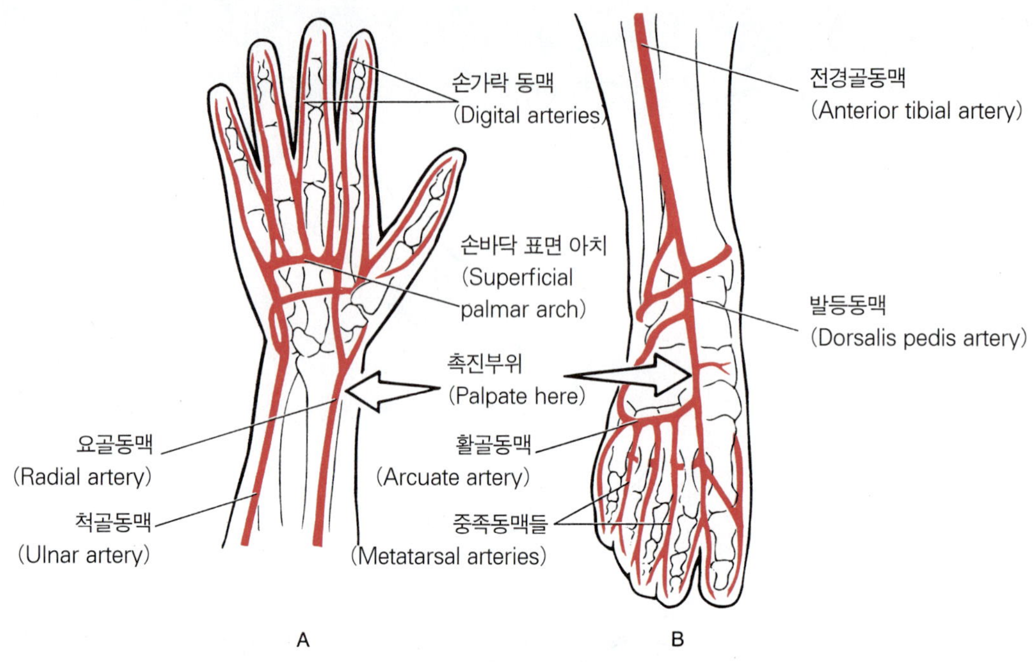

➤ 그림 5.7. 맥박은 손목에 요골맥박에서 촉진할 수 있거나 (A), 발등의 발등 맥박에서 촉진할 수 있다 (B).

움직임을 측정할 수 있다. 근위 뼈에 측각기의 고정팔을 평행하게 하여 측정한다. 측각기의 축은 움직이는 관절 축과 일치시킨다. 그 후 측각기의 움직이는 팔은 특별한 해부학적 표시를 이용하여 원위 뼈와 평행하게 한다. 선택된 관절에서 정상 ROM은 **표** 5.3과 각 관절이 설명된 장에서 설명하였다. 나이와 성은 ROM에 영향을 줄 수 있다. 10대와 20대 초반 여성은 남자보다 모든 면에서 ROM이 더 크다. 남성과 여성은 20대 후반부터 ROM이 감소하고, 특히 여성에서 더 많이 감소

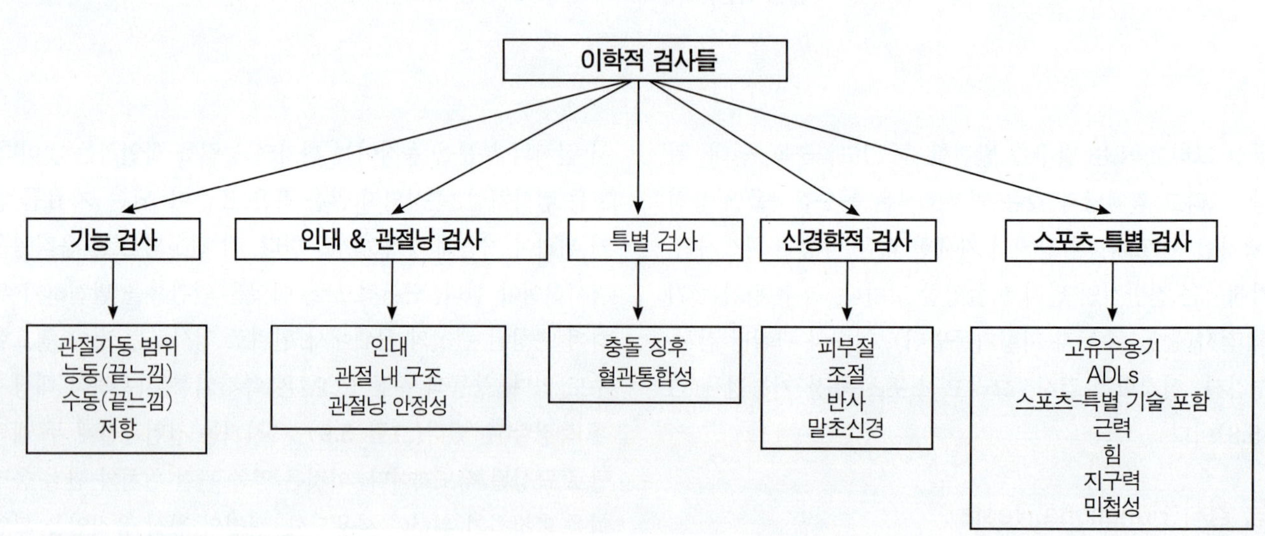

➤ 그림 5.8. 이학적 검사의 구성요소.

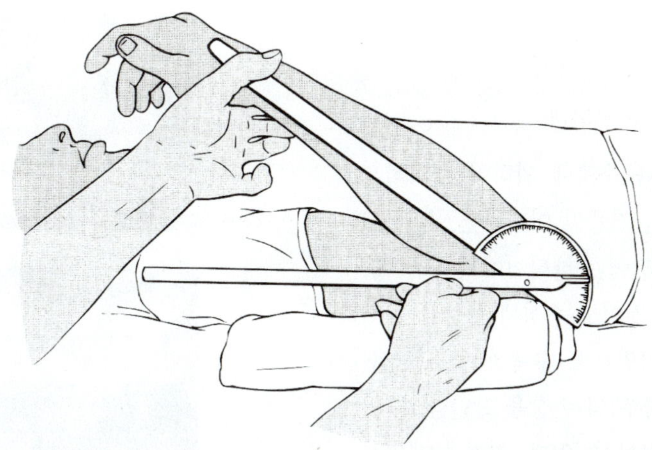

➤ **그림 5.9.** **주관절 관절 각도 측정.** 해부학적 자세에서, 주관절을 굴곡한다. 측각기의 축은 상완골의 외측과상돌기에 올려놓는다. 0-180° 범위의 측각기를 이용하여 측정, 움직이는 팔은 요골의 경상돌기 지점에서 요골의 종축과 평행하게 위치하게 한다. 고정팔은 견봉돌기의 끝 지점에서 상완골의 종축과 평행하게 위치하게 한다. 가동범위는 교차된 지점에서 측정한다.

표 5.3 관절의 정상 가동범위(변화 없음)

관절	움직임	가동범위	관절	움직임	가동범위
경추	굴곡	0-80°	2-5지절		
	신전	0-70°	중수지절	굴곡	0-90°
	외측굴곡	0-45°		신전	0-45°
	회전	0-80°		외전	0-20°
요추	전방굴곡	0-60°	근위지절	굴곡	0-100°
	신전	0-35°	원위지절	굴곡	0-90°
	외측굴곡	0-20°	고관절	굴곡	0-120°
	회전	0-50°		신전	0-30°
견관절	굴곡	0-180°		외전	0-40°
	신전	0-60°		내전	0-30°
	외전	0-180°		내회전	0-40°
	내회전	0-70°		외회전	0-50°
	외회전	0-90°	슬관절	굴곡	0-135°
	수평내전/외전	0-130°		신전	0-15°
주관절	굴곡	0-150°		무릎굴곡하고 내회전	0-25°
	신전	0-10°		무릎굴곡하고 외회전	0-35°
전완	회내	0-80°	족관절	배측굴곡	0-20°
	회외	0-80°		저측굴곡	0-50°
수근관절	굴곡	0-80°		회내	0-30°
	신전	0-70°		회외	0-50°
	척골편위	0-30°	거골하관절	내반	0-5°
	요골편위	0-20°		외반	0-5°
엄지			발가락		
수근중수	외전	0-70°	1st 족근지절	굴곡	0-45°
	굴곡	0-15°		신전	0-75°
	신전	0-20°	1st 지간	굴곡	0-90°
	대립	엄지 끝에서 5번째 손가락 끝까지	2-5족근지절	굴곡	0-40°
중수지절	굴곡	0-50°		신전	0-40°
	지간	굴곡 0-80°	근위지절	굴곡	0-35°
			원위지절	굴곡	0-30°
				신전	0-60°

한다.

➤ 능동가동범위(Active Range of Motion)

능동가동범위(AROM)는 근육 수축에 의하여 수의적으로 수행하는 관절 움직임이다. 금기증이 아니라면, AROM은 항상 수동가동범위(PROM) 전에 수행되어야 한다. 이것은 개인이 자발적으로 움직이는 것이고 손상된 부분을 움직이는 능력을 의미한다. 능동움직임으로 수축성 구조(근육, 근육-건 접합, 건과 건-골막 접합부)의 손상을 확인할 수 있고, 근력과 움직임의 협응을 측정할 수 있다. 회전을 제외한 모든 움직임의 측정은 해부학적 자세에서 시작한다. 회전 측정에서, 신체 자세는 내회전과 외회전의 중간 자세에서 시작한다. 시작자세는 0°로 측정한다. 0°에서 최대의 움직임은 전체 ROM이다. 예를 들면, 무릎을 굴곡하고 테이블에 엎드린 자세에서 중력에 대항하여 저측굴곡을 측정하면,양측 허벅지를 테이블에 고정시키고, 양측 발목이 저측굴곡 되도록 한다. 저측굴곡이 양측이 똑같은지 양측 다리에서 움직임을 비교한다.

이것은 움직임을 수행하기 위한 수의적인 움직임, 움직임의 크기(관절 ROM)와 유동적인 것을 평가하는데 필요하다. 증상이 있다면, 가동범위의 호에서 위치를 기록하여야 한다. 증상의 정도 또는 강도가 증가하는 것도 기록하여야 한다. 통증, 부종, 근육 경련, 근육 긴장, 관절구축, 신경손상 또는 유리체(loose body)와 같은 기계적인 제한으로 움직임이 제한될 수 있다. 움직임에 통증 또는 다른 증상이 있다면, 관절, 근육 또는 모두가 손상되었는지 판단하기가 어렵다. 다음과 같은 평가도 중요하다. 움직임에 통증이 유발된다면, 움직임의 어느 지점에서 통증이 시작되는가? 통증은 오직 제한된 ROM(painful arc)에서 나타나는가? 통증은 중요한 호소증상과 관련된 통증과 같은가? 예상되는 통증움직임은 검사하는 움직임에서 다음 움직임까지 통증이 있지 않도록 수행하여야 한다.

➤ 수동가동범위(Passive Range of Motion)

통증 또는 경련 때문에 손상된 관절이 모든 능동움직임을 수행할 수 없다면, 수동움직임을 수행하여야 한다. **수동움직임**에서, 손상된 사지 또는 신체 부분은 개인의 도움 없이 ROM을 움직인다(**그림 5.10**). PROM을 수행하는 것은 근육이 이완된 상태에서 수행한다. 수동움직임은 비수축성 또는 비활성 조직(뼈, 인대, 활액낭, 관절낭, 근막, 경막과 신경근)에서 수축성 조직의 손상을 비교하는 것이다. 수동움직임을 수행하는 동안 통증이 없지만, 능동움직임을 수행할 때 통증이 있다면, 수축성 구조가 손상된 것이다. 비수축성 조직이 손상되었다면, 수동움직임에서 통증이 있고 움직임의 제한이 나타날 것이다. 어떠한 통증을 유발하는 움직임은 한 움직임에서 다른 움직임까지 통증이 전달되지 않게 주의하여 수행하여야 한다. ROM의 마지막에서, 부드러운 압박은 끝느낌을 확인하기 위하여 적용한다. 과도한 압박은 통증이 증가하는지 확인하기 위하여 여러번 반복하고, 비수축성 관절 구조 손상을 의미할 수 있다. 끝느낌으로 병변의 유형을 확인할 수 있다. **표 5.4**에는 3가지의 정상 **끝느낌**과 4가지의 비정상 끝느낌을 설명하였다(3).

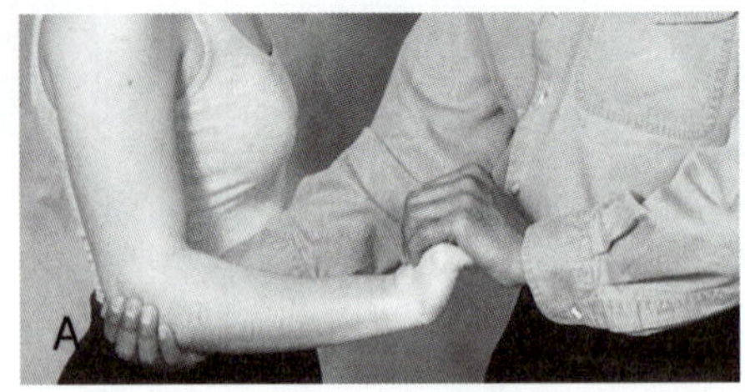

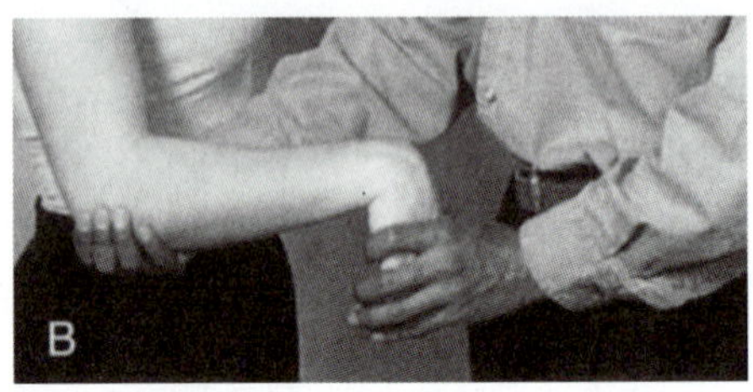

➤ 그림 5.10. **수동운동**. 손상된 부위에서 도움없이 ROM을 유발시킨다. 움직임의 제한 또는 통증은 기록한다. A, 시작자세. B, 마지막 자세.

수동움직임과 능동움직임의 차이점은 근육경련, 근육결함, 신경학적 결함, 구축 또는 통증으로 유발될 수 있다(4). ROM의 마지막 전에 통증이 유발된다면, 이것은 급성 손상을 의미할 수 있다. 이 때 관절의 신장과 도수법은 금기증이다. 통증이 ROM의 마지막에서 유발된다면, 아급성 손상이고, 부드러운 신장프로그램을 조심하여 시작하여야 한다. ROM에서 통증이 없고 신장되었을 때 통증이 있다면, 만성 손상이다. 적합한 치료와 재활프로그램을 즉시 시작하여야 한다(4).

표 5.4 정상과 비정상 관절 끝느낌

정상 끝느낌

끝느낌	구조	예
부드러운	연부조직 근접	주관절 굴곡(전완의 연부조직과 팔 전면 사이 접촉)
강한	근육 신장	고관절 신전(장요근의 수동 신장)
	관절낭 신장	견관절 외회전(상완관절낭 전면 수동신장
	인대 신장	전완 회외(하부 요척관절의 하부 저측 요척인대, 골간막, 사선다발의 긴장)
딱딱한	뼈와 뼈 접촉	주관절 신전(주두돌기와 주두와 사이 접촉)

비정상 끝느낌

끝느낌	설명	예
부드러운	정상적인 것보다 ROM 시작과 마지막에서 유발, 또는 정상적인 강한 또는 딱딱한 끝느낌이 있는 관절에서	연부조직 부종 활액낭염, 인대 신장 또는 파열
강한	정상적인 것보다 ROM 시작과 마지막에서 유발, 또는 정상적인 연성 또는 딱딱한 끝느낌이 있는 관절에서	근육 긴장 증가 관절낭, 근육, 인대 단축
딱딱한	정상적인 것보다 ROM 시작과 마지막에서 유발, 또는 정상적인 연성 또는 딱딱한 끝느낌이 있는 관절에서, 뼈의 삐걱거림 또는 뼈가 차단되는 느낌	연골연화증 골관절염 관절내 유리체 화골성근염 골절
텅빈	ROM의 마지막은 통증을 유발하기 때문에 끝느낌이 없다. 저항을 가하지 않고 환자의 보호성 근육경련을 느낀다	급성 관절염증 활액낭염 골절 원인이 심인성인

표 5.5 관절의 열린(이완된) 자세

관절	자세
상완관절	55° 외전, 30° 수평내전
주관절(상완척골)	70° 주관절 굴곡, 10° 전완 회외
요척관절	완전 신전, 완전 전완 회외
근위 요척관절	70° 주관절 굴곡, 35° 회외
원위 요척관절	10° 전완 회외,
수근관절(요골수근)	약간 척골로 편위된 중립자세
수근중수관절	내전-외전과 굴곡-신전 중간자세
중수지절관절	약간 굴곡
지간관절	약간 굴곡
고관절	30° 굴곡, 30° 외전, 약간 외회전
슬관절	25° 굴곡
족관절(거퇴)	10° 저측굴곡, 최대 내전과 외전 중간자세
거골하관절	내반과 외반 중간자세
족근중족관절	최대 가동범위의 중간자세
중족지절관절	중립자세
지간관절	약간 굴곡

종속움직임(Accessory movement)은 능동과 수동 ROM과 함께 관절 내에서 일어나는 움직임이지만, 자발적으로 수행되지는 않는다. 예를 들면, 관절 놀이움직임(joint play movement)은 뼈가 외력에 의하여 움직이는 것처럼 움직임을 유발하기 위하여 관절낭이 이완된다. 이러한 움직임은 관절면의 신연(distraction), 활주(sliding), 압박(compression), 구르기(rolling)와 회전(spinning)이다. 종속 움직임은 관절 내에서 유발되지만, 단지 외력에 의한 반응이고, 자발적인 움직임으로 나타나지 않는다. 이러한 움직임은 치유과정에 도움을 주고, 통증을 완화시키고, 불안정성을 감소시키고, 완전하고 정상적인 ROM을 회복시킨다. 관절 협동움직임이 감소되거나, 나타나지 않는다면, 이 움직임은 기능적이고 수의적인 움직임을 완전하게 수행하기 전에 회복시켜야만 한다(5).

종속움직임은 **열린** 또는 안정된 **자세**라고 하는 스트레인이 가장 적은 자세에서 관절에 도수법을 적용하여 수행할 수 있다(**표** 5.5). 안정된 자세는 스트레스가 가장 적은 상태에서의 관절의 ROM 자세이고, 관절낭이 최대 용적에 있는 자세이기도 하다. 열린 자세에서 종속움직임 검사의 장점은 관절면 접촉부위 감소, 관절 윤활액 증가, 그리고 관절에 마찰과 침식을 감소시키는 것이다.

반면에, **닫힌 자세**는 두 관절면이 거의 접촉된 상태이다. 인대와 관절낭은 최대로 긴장되고, 관절면은 최대로 압박되고 신연력(distractive force)으로 분리되지 않고, 종속움직임도 유발되지 않는다. 그러므로 뼈 또는 인대가 손상되었다면, 닫힌 자세에서 관절움직임은 통증을 증가시킨다. 관절내에 부종

표 5.6 관절의 닫힌 자세

관절	자세
상완관절	외전과 내회전
주관절(상완척골)	신전
요척관절	주관절 90° 굴곡, 5° 전완 회외
근위 요척관절	5° 전완 회외
원위 요척관절	5° 전완 회외
수근관절(요골수근)	요골 편위된 신전
수근중수관절	완전 굴곡
중수지절관절	완전 대립
지간관절	완전 신전
고관절	완전 신전, 내회전과 외전
슬관절	완전 신전, 경골의 외회전
족관절(거퇴)	최대 배측굴곡
거골하관절	완전 회외
족근골관절	완전 회외
족근중족관절	완전 회외
중족지절관절	완전 신전
지간관절	완전 신전

이 있다면, 닫힌 자세는 수행할 수 없다. **표 5.6**은 신체의 주요 관절의 닫힌 자세를 설명한 것이다.

➤ 도수 저항 근력검사(Resisted Manual Muscle Testing)

도수 저항 근력검사는 근력을 측정하고 신경계의 손상을 발견할 수 있다. 저항검사와 과부하 압력은 고정 또는 정적 자세에서 적용하고, 가끔 손상검사와도 관련이 있거나, 전체 ROM에 적용할 수 있다. 근육 약화와 통증은 근육좌상을 의미한다. 통증이 없는 근육약화는 신경손상을 의미할 수 있다.

손상검사(break test) 수행에서, 과부하 압력은 관절구조를 이완시키고, 관절 스트레스를 감소시키기 위하여 중심 또는 이완된 자세에서 관절에 적용한다. 이처럼, 수축성 구조(근육)는 더 효과적으로 스트레스가 가해진다. 사지는 약화된 근육의 보상적인 다른 움직임을 예방하기 위하여 관절의 근위를 고정시킨다. 저항은 근육 또는 근육군이 부착된 뼈 원위부에 적용하고, 그리고 두 번째 관절의 원위부에는 적용하지 않는다. 고정된 자세에서, 약간의 관절 움직임을 예방하기 위하여 신체 부분을 고정하는 동안 최대 수축을 하라고 말한다. 예를 들면, 주관절 굴곡근의 근력검사를 하기 위해서, 주관절을 90° 굴곡하고, 상완을 신체에서 고정한다. 환자는 검사자가 전완 원위부에서 아래로 과도한 압박을 가하는 동안, 이 자세를 유지하라고 한다(**그림 5.11**). 저항은 근육약화와 통증의 유·무를 나타내기 위하여 적어도 5초간은 유지하고 5-6회

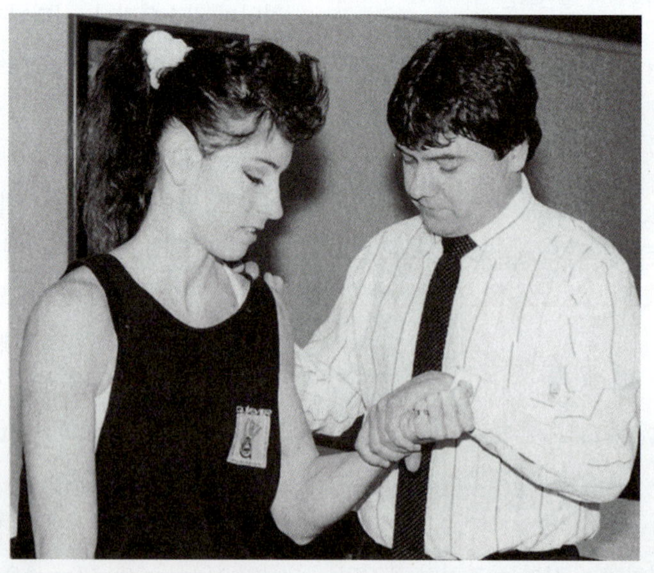

➤ 그림 5.11. **정적자세에서 도수 저항 근력 검사.** 신체에 팔을 고정한다. 근위의 전완에 하방으로 압박을 주고, 움직임을 하지 않도록 요구한다.

표 5.7 도수근력검사의 등급체계

숫자 표시	구두 표시	임상 결과
5	정상	최대 과부하과 중력에 대항한 완전가동범위(ROM)
4	우수	약간의 부하와 중력에 대항한 완전가동범위
3+	보통+	최소의 부하와 중력에 대항한 완전가동범위
3	보통	저항 없이 중력에 대항한 완전가동범위
3-	보통-	중력에 대항하여 완전 가동범위가 되지 않는다
2+	불량+	중력에 대항하여 움직임 시작
2	불량	중력제거하고 약간의 도움으로 완전가동범위
2-	불량-	중력이 제거된다면 움직임 시작
1	trace	약간 근육이 수축되고, 관절움직임은 없다
0	zero	근육 수축이 촉진되지 않는다

반복한다(5). 표준 보호체계는 근육수축에 사용할 수 있지만, 결과는 수축으로 통증을 유발한다면 음성이다(**표** 5.7).

전체 ROM에 저항을 가하는 검사는 두 가지 장점이 있다. (1) 약화된 부분의 전체를 평가할 수 있고, (2) 중간범위에서만 수행되는 검사에서 발견되지 못하는 움직임의 **통증호**를 발견할 수 있다. 저항검사를 수행하는 것에서, 신체분절은 근육을 분리하기 위하여 특정한 자세에서 수행한다. 검사되는 근육은 신장 또는 연장된 위치에서 수행한다. 이 자세는 움직임을 수행하는 부위에 다른 근육의 사용을 제한한다. 도수 압박은 전체 ROM에 가하며, 통증 또는 약화를 발견하기 위하여 여러번 반복한다. 움직이는 동안 통증이 나타난다

표 5.8 인대 이완 등급체계

등급	인대 끝느낌	손상
I	견고한(정상)	섬유의 파열이 약간 또는 없고 약간 인대 신장. 통증은 있지만, 반대편 사지와 비교하여 안정성 단계
II	부드러운	섬유의 부분적 파열. 반대편과 비교하였을 때 관절선은 약간 "개방된" 상태.
III	텅빈	인대의 완전 파열. 움직임은 건과 같은 다른 구조에 의하여 제한된다

면 기록하여야 한다. 이 방법에서, 객관적 정보(약화)와 주관적 정보(환자가 무엇을 느끼는지) 모두를 수집한다.

인대와 관절낭 검사 (Ligamentous and Capsular Testing)

각 신체 분절은 관절기능과 관절 구조의 통합을 평가하기 위한 연속적인 검사를 수행한다. 이러한 검사는 비활성조직(예, 인대, 관절내 구조, 그리고 관절낭 안정성), 충돌 징후, 근육 대칭과 혈관 통합을 평가하는 것이다(6). 예를 들면, 인대조직의 염좌는 인대의 이완성을 검사하기 위하여 특별한 스트레스를 적용한 후, 3등급 척도로 등급화 하였다(**표** 5.8). **이완**은 관절의 지지조직 내에서 손상이 유발된 정도를 설명한 것이다. **불안정성**은 기능적 활동을 하는 동안 기능적 스트레스에 대한 관절의 무능력이다. 모든 인대검사는 양측에 수

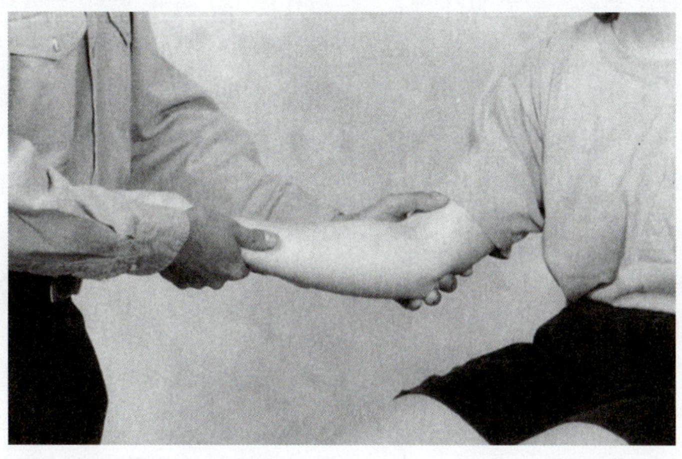

➤ 그림 5.12. **스트레스 검사.** 주관절에 외반스트레스를 적용하여 관절의 내측측부인대의 통합을 측정할 수 있다.

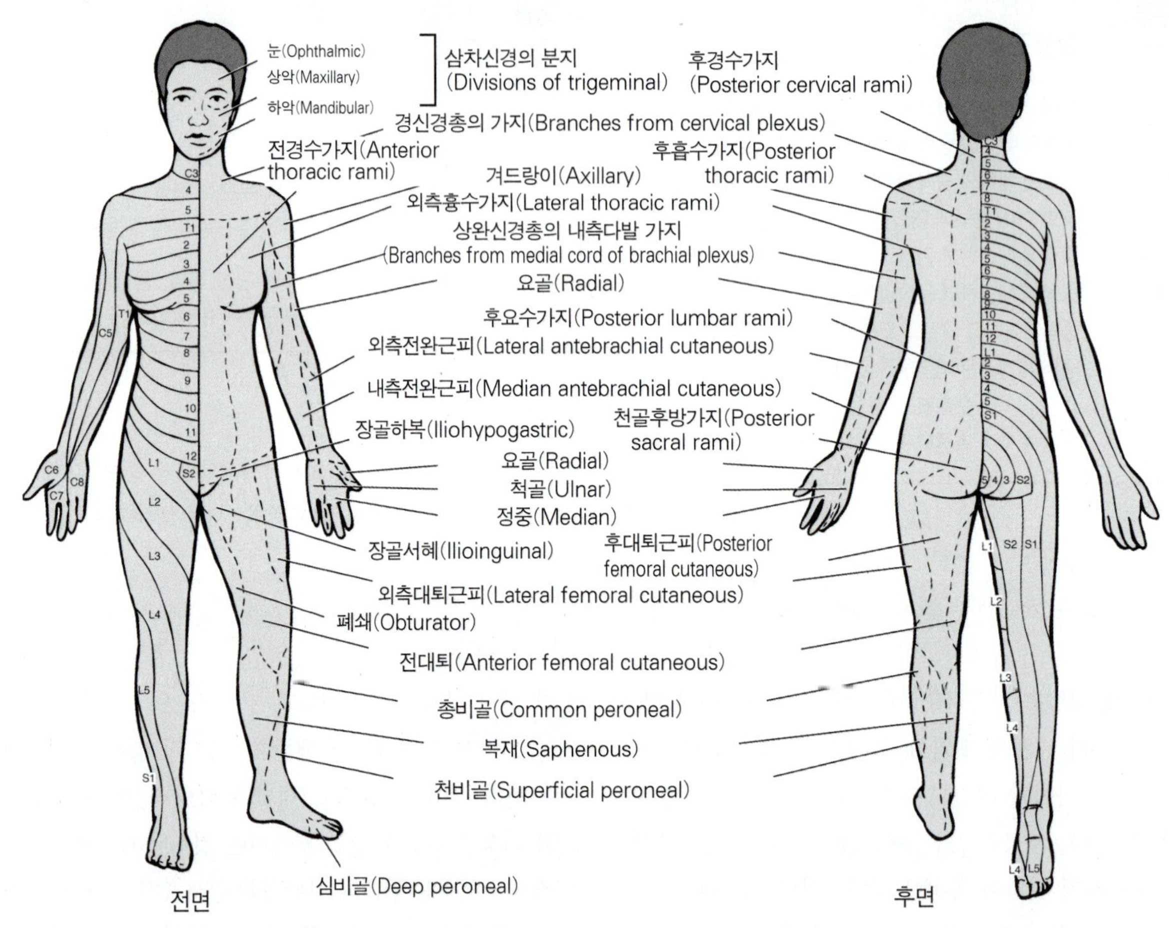

➤ 그림 5.13. **피부분절 감각.** 척수신경 피부분절의 피부감각은 말초신경이 지배하는 유형과 다르다.

행하여야 하고, 기준선에서 측정하여 비교한다. 관절 각도는 조직에 가해지는 스트레스로 이완을 변화시킬 수 있기 때문에, 적합한 각도에서 검사는 수행되어야 한다(6). **그림 5.12** 에서는 관절의 내측 측부인대의 통합을 평가하기 위하여 주관절에 **외반** 스트레스검사를 수행하는 것을 보여준다. 평가를 하는 동안, 관절에 중요한 인대손상과 골절을 확인하기 위한 검사는 손상된 사람을 이동하기 전에 수행하여야 한다. 손상에 필요한 특수검사를 사용하여야 한다. 스트레스 검사가 다양하기 때문에, 각 부분은 각 장에서 설명하였다.

신경학적 검사 (Neurologic Testing)

분절신경은 척수신경에서 분지하는 신경의 부분이고 신경근과 관련이 있다. 대부분의 신경근은 두 개의 구성요소로 나뉘고, (1) 피부, 근막, 근육과 관절에서 감각이 입력되고, 골격근을 지배하는 체성부분, 그리고 (2) 자율신경계 부분인 내장 부분이다. 자율신경계는 혈관, 경막, 골막, 인대와 추간판, 다른 구조의 많은 부분을 지배한다.

신경은 대개 인장력 또는 압박력으로 손상되고, 운동과 감각 모두 손상될 수 있다. 분절신경의 운동 구성요소는 하나의 신경근이 지배하는 주요 근육군인 **근육분절**을 사용하여 검사한다. 감각 구성요소는 하나의 신경근이 공급하는 피부 부위인 **피부분절**을 사용하여 검사한다. 분절신경의 손상은 대개 말초신경보다 더 손상될 수 있고, 단일 말초신경손상처럼 운동상실 또는 감각결함이 나타나지는 않는다. 피부분절, 근육분절과 반사는 중추신경계의 통합을 평가하기 위하여 사용된다. 말초신경은 도수근력검사를 사용하여 평가하고 말초신경 유형에서 피부감각의 변화는 없다. 신경학적 검사는 오직 환자가 무감각, 저림 또는 화끈거리는 감각을 호소하는 정형외과적 손상에서 필요하다.

➤ *피부분절(Dermatomes)*

피부분절의 예민함은 면봉, 종이 클립, 손가락 끝과 손톱으로 접촉하여 평가할 수 있다. 이처럼 수행할 때, 치료사는 환자에게 감각을 물어보아야 한다. 이것은 감각의 특징(예, 날카로운 또는 무딘 감각)을 확인하기 위하여 중요하고 손상되지 않은 신체분절을 검사하는 것과 같은 느낌인지 평가한다. 비정상적인 반응은 촉각감각의 감소(**감각저하**), 과도한 촉각감각(**감각과민**), 또는 감각상실(**무감각**)이다. **감각이상**(paresthesia)은 무감각, 저림 또는 화끈거리는 감각으로 특징지어지는 다른 비정상적인 감각이다. **그림** 5.13은 분절신경의 피부분절 유형을 설명한 것이다.

표 5.9 신경근 분절을 검사하는데 사용되는 근육분절

신경근 분절	검사되는 작용
C_1-C_2	목 굴곡*
C_3	목 외측 굴곡*
C_4	어깨 거상
C_5	어깨 외전
C_6	주관절 굴곡과 손목 신전
C_7	주관절 신전과 손목 굴곡
C_8	엄지손가락 신전과 척골 편위
T_1	손의 내재근(손가락 외전과 내전)
L_1-L_2	고관절 굴곡
L_3	슬관절 신전
L_4	족관절 배측굴곡
L_5	엄지발가락 신전
S_1	족관절 저측굴곡, 발 외반, 고관절 신전
S_2	슬관절 굴곡

* 이러한 근육분절은 심각한 손상 또는 사망 때문에 경추 골절 또는 탈구가 예상되는 선수에게 수행하여서는 안된다.

➤ *근육분절(Myotomes)*

대부분의 근육은 두 개 또는 그 이상의 신경근이 지배한다. 그러나 움직임은 단독 신경이 우세하게 지배할 수 있다. 선택된 움직임의 근육저항검사로 근육분절을 지배하는 신경근의 상태를 확인할 수 있다(**표** 5.9). 신경통합을 측정하는 것에서, 적어도 5초 정도는 근육수축을 유지하여야 한다(5). 정상 반응은 강한 근육수축이다. 근육분절에서 약화는 척수신경근 손상을 의미한다. 약화된 근육수축은 검사하고자 하는 신경근이 지배하는 근육의 부분적 마비(**부전**)를 의미한다. 말초신경이 손상되면, 신경이 지배하는 근육이 완전하게 마비된다. 예를 들면, L_3 근육분절은 무릎 신전근을 검사한다. 척수 기시부의 L_3 신경근이 손상되었다면, 근육수축이 약화된다. 대퇴사두근이 L_2와 L_4분절 신경의 지배를 받기 때문이다. 그러나 L_2, L_3 그리고 L_4의 분절이 포함된 대퇴신경이 손상되었다면, 근육은 신경 자극을 받지 못하고, 그러므로 무릎 신전을 수행하기 위하여 수축할 수 없다.

표 5.10 심부건 반사

반사	유발	정상 반응	분절부위
턱	하악	입 다문다	뇌신경 V
상완이두근	상완이두근 건	상완이두근 수축	C_5-C_6
상완요골근	상완요골근 건 또는 근건 접합부 원위부	팔꿈치 굴곡 그리고/또는 전완의 회내	C_5-C_6
상완삼두근	주두돌기 바로 위 상완삼두근 건 원위부	팔꿈치 신전/근육 수축	C_7-C_8
슬개골	슬개골건	다리 신전	L_3-L_4
내측 슬근	반막양근 건	슬관절 굴곡/근육 수축	L_5, S_1
외측 슬근	대퇴이두근 건	슬관절 굴곡/근육 수축	S_1-S_2
후경골근	내측 외과 뒤에 후경골근 건	발 내전과 저측굴곡	L_4-L_5
아킬레스	아킬레스 건	발의 저측굴곡	S_1-S_2

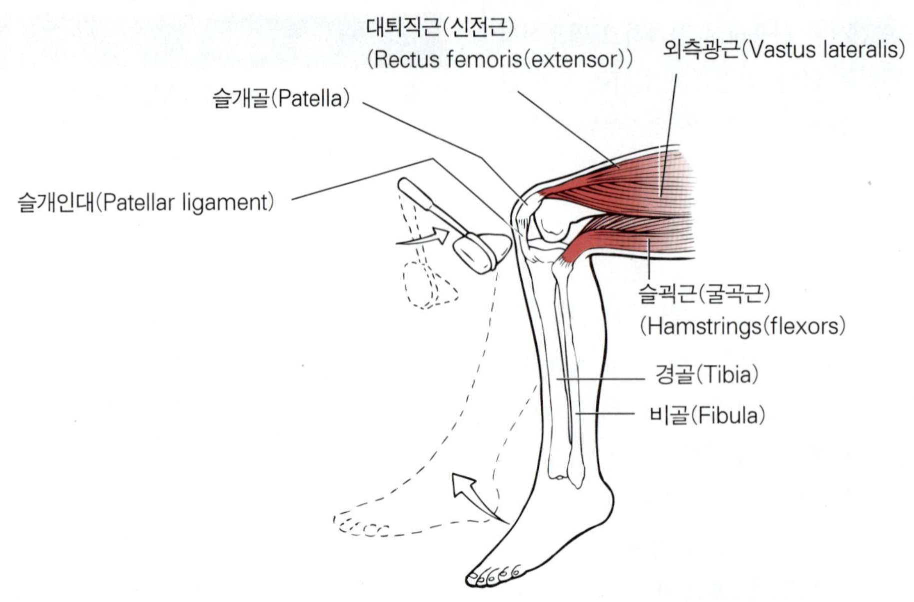

➤ 그림 5.14. **반사.** 반사는 신경근에 손상이 있는 것을 의미한다. 대부분의 신장반사는 무릎 반사운동 또는 슬개골 반사이며, 반사 망치로 슬개골을 두드려서 수행하며, 불수의적으로 무릎이 신전된다.

➤ *반사(Reflexes)*

중추신경계 손상은 심부건 반사(deep tendon reflex; DTRs)의 자극에 의하여 발견할 수 있다(**표 5.10**). 그러나, 반사검사는 모든 신경근에 DTR을 수행하는 것은 아니다. 심부건 반사는 반사망치로 슬개건을 쳐서 유발되고, 대퇴사두근의 빠른 수축을 유발하는 슬개, 또는 무릎 접칼반사이다(**그림 5.14**). 특별한 신경근 검사에서 손상이 있다면 심부건 반사는 감소되거나 없어지는 경향이 있다. 약화되거나, 강화되거나, 없어지는 반사는 신경계의 특정 부위 손상 또는 퇴행을 의미한다. 이것은 다른 징후가 나타나기 전에 나타날 수 있다. 그러나 비정상적인 심부건 반사는 임상적으로 감각 또는 운동의 비정상과 함께 나타난다.

표 5.11 표면반사

반사	정상 반응	분절부위
상복부	배꼽이 위와 아래로 움직인다	T_7-T_9
하복부	배꼽이 위와 아래로 움직인다	T_{11}-T_1
고환올림(cremasteric)	음낭 거상	T_{12}, L_1
발바닥	발가락 굴곡	S_1-S
둔부	둔부에 피부 긴장	L_4-L_5, S_1-S_3
항문	항문괄약근 수축	S_2-S_4

표면반사(**표 5.11**)는 표면 스트로킹(stroking)으로 유발되는 반사이고, 대개 날카로운 물체를 사용하지는 않는다. 이러한 행동으로 반사근육에 수축이 유발되는 것이다. 표면반사가 없다는 것은 뇌의 대뇌피질 병변(상위운동신경 병변)을 의미한다.

병적반사(**표 5.12**)가 양측에 있다면, 상위운동신경 병변을 의미할 수 있고, 또는 한쪽에 있다면 하위운동신경병변을 의미한다. 반사가 있는 것은 몇몇 병적 상태의 징후가 나타날 수 있다.

➤ *말초신경검사(Peripheral Nerve Testing)*

말초신경에서 운동기능은 완전 가동범위를 통하여 수행되는 도수저항검사로 측정할 수 있다. 감각결함은 피부분절 검사로 확인하는 방법으로 평가된다(그림 5.13 참조). 특수압박검사는 척골신경과 정중신경과 같이 피부표면에 가깝게 위치한 신경에 사용할 수도 있다. 예를 들면, "Tinel 징후"검사는 표면신경 위의 피부를 직접 두드려서 수행한다(그림 13.20 참조). 양성징후는 신경의 자극 또는 압박을 의미하며, 신경이 지배하는 피부와 근육에 저린 감각이 유발된다.

표 5.12 병적 반사*

반사	자극 부위	정상 반응	분절 부위
Babinski' s +	발바닥의 외측면 쓰다듬기	엄지발가락 신전; 4개의 발가락은 벌린다	추체로 병변
Chaddock' s	외측 외과 밑에 발의 외측면 쓰다듬기	위와 같은 반응	기질성 편마비
Oppenheim' s	경골 전내측면 쓰다듬기	위와 같은 반응	추체로 병변
Gordon' s	종아리 근육을 완전히 비튼다	위와 같은 반응	추체로 병변
Brudzinski' s	한쪽 하지의 수동굴곡	반대편에도 유사한 움직임 유발	추체로 병변
Hoffman' s (손가락) ‡	2, 3 또는 4번째 마지막 지절을 가볍게 치기	엄지손가락 지절과 2 또는 3번째 손가락의 원위 지절의 굴곡(어느 한쪽이던 치지 않는다)	강직에서 감각신경의 흥분성 증가 추체로 병변

* 양측이 양성 반응은 상위운동신경원병변을 의미한다. 한쪽 양성 반응은 하위운동신경원병변을 의미한다.
하지+와 상지‡에서 대개 일반적으로 사용되는 검사이다

활동-특별한 기능 검사 (Activity-Specific Functional Testing)

손상 후에 스포츠와 신체 활동을 다시 수행하기 전에, 재발 위험을 최소화하기 위하여 선수의 상태를 완전하게 평가하여야만 한다. 활동-특정 검사는 스포츠 또는 활동에 참여를 하는 동안 수행되는 대표적인 능동움직임의 수행을 포함한다. 이러한 움직임은 근력, 민첩성, 유연성, 관절 안정성, 지구력, 협응, 균형과 스포츠-특정기술 수행을 평가하여야 한다. 재활과정에서, 이러한 기술은 낮은 강도로 초기에 수행하고 선수의 상태가 증진됨에 따라 강도를 증가시킨다. 예를 들면, 하지손상에서, 검사는 걷기, 조깅과 전방과 후방 달리기를 평가하여야 한다. 이러한 기술을 통증과 파행없이 수행한다면, 8자 모양 또는 지그재그 유형으로 달리기를 하게 한다. 각 검사를 통증과 파행없이 수행하여야만 한다. 선수의 균형은 눈을 감고 과제를 수행하는 것으로 검사할 수 있고, 이것은 발뒤꿈치와 발이 직선이 되게 걷기, 흔들리는 지면에서 균형 잡기, 또는 팔굽혀펴기 자세에서 손을 이용하여 측면으로 이동하기이다. 재활이 끝난 선수는 기능검사도 통과하여야만 하고 스포츠 참여를 위하여 치료사는 절차를 밟아 검사하여야 한다.

A 미식축구선수는 특수검사를 완전하게 수행하였다. 능동 저측굴곡과 수동 배측굴곡 시에는 통증이 있었다. 저측굴곡의 저항은 약하고 아킬레스건 원위부에 날카로운 통증을 유발하였다. 관절 안정성 검사는 음성이었고 통증을 증가시키지 않았다. 양측 발의 감각은 정상이었고 원위 맥박도 좋은 상태였다. 주관적 그리고 객관적 평가 재검토 후에, 아킬레스건에 염좌를 가진 운동선수라고 결정하였는가? 그렇다면, 올바른 평가이다.

응급의료서비스시스템(THE EMERGENCY MEDICAL SERVICES SYSTEM)

Q 야구선수가 공을 잡기위하여 달려가다가 다른 선수와 충돌하여, 등으로 떨어졌고 지면에 그의 머리를 부딪쳤다. 선수는 움직이지 않았다. 운동선수에게 접근하기 위하여, 이 상황을 어떻게 하여야 하는지 몇 분간 생각하고, 의료시설로 즉시 이동하여야 하는 상태라면, 어떠한 행동을 수행하여야 하겠는가?

심각한 손상 특히 호흡 또는 순환이 손상되었다면, 위급한 상황일 수 있다. 현장에서 첫 번째 반응은, 트레이너가 상황을 평가하고, 손상의 정도를 평가하고, 생명이 위험한 상태인지 인식하고, 즉시 응급관리를 수행하고, 선수를 안전하게 하기 위하여 응급절차를 수행하고 가장 가까운 의료시설로 이송하여야 한다. 비록 심각한 근골격 손상이 적더라도, 가장 가까운 의료시설로 즉시 이송이 필요한 손상이 발생한다. **응급의료서비스**시스템은 운동훈련시설의 응급의료 건강관리서비스를 수행하고 손상된 선수에게 즉시 건강관리를 제공하기 위한 공통체로 건강 증진 과정이다. 1장에서 설명하였듯이, 팀 주치의, 트레이너와 코치는 건강관리 제공을 위한 응급관리를 실행시키는 법적 의무가 있다.

시즌 전 운동준비 (Preseason Preparation)

스포츠 시즌이 시작되기 전에, 응급 반응팀은 응급절차계획을 평가하고, 발전시키고, 논의하기 위하여 지방 EMS 대행사를 대표하는 곳에서 만나야 한다. 이것은 응급상황을 위한 선수의 책임과 치료계획을 재검토하기 위한 좋은 기회이다. 질문은 다음과 같다.

- 각 상황 특히, 충돌과 접촉이 있는 스포츠 상황에서 사용하여야만 하는 응급 장비는 무엇인가?
- 상황에서 서비스를 수행하여야 한다면, 어떤 장비를 지방 EMS 대행사에 제공할 것인가(척추 보호대, 부목, 담요)?
- 상황 전에 모든 응급장비가 가동되도록 하는 것은 누구의 책임인가?
- 응급대원이 사용하여야 하는 대화의 유형은 무엇이고, 누가 EMS를 수행하여야 하는가?
- 손상된 선수의 측면을 누가 평가할 것이고, 어떠한 환경에서 EMS를 수행하여야 하는 가?
- 치료사가 있다면, 트레이너와 EMS의 책임은 무엇인가?
- 치료사가 없고 트레이너가 상황을 평가하여야 한다면, EMS의 책임은 무엇인가?
- 트레이너 또는 팀 주치의가 요청하는 부위 장비 또는 공급을 누가 가져와야 하는가?
- 응급시설로 선수를 이송하고 고정이 필요하다면, 누가 직접 고정하고 어떠한 도구로 보호 장비를 제거하여야 하는가?

위에 설명된 응급계획은 이러한 질문을 하기 위하여 각 활동 부분을 발전시켜야 한다. 다양한 활동 부위의 시설 내에서 응급을 수행한다면, 관리를 하기 전에 여러 부가적인 질문이 필요하다:

- 응급관리와 상황을 조절하는 것은 누구인가?
- EMS가 의료시설로 이송하는 도중에 즉시 관리하는 유형은 무엇인가?
- 트레이너가 손상된 선수를 측정하고 관리한다면, 다른 운동선수는 누가 감독하여야 하는가?
- 체액 또는 혈액을 누출시키는 장비와 이것을 처리하기 위한 책임은 누구에게 있는가?

의학적 주의가 지연되지 않도록, 모든 사람들이 함께 일하는 것이 응급상황동안 중요하다. **실전전략 5.4**는 응급관리 계획을 수행시키는 중요한 문제를 요약한 것이다.

지방 EMTs 또는 위생병과 함께 응급 반응팀은 규칙적인 교육연수와 훈련운동을 통한 응급 계획을 실습하여야 한다. 이러한 연수는 응급치료와 심폐소생술 치료계획에서 응급관리와 자격증 갱신을 위하여 지속적인 교육을 수행하여야 한다. 이것은 부상당한 선수에게 응급관리를 하는데 역할을 맡게 하기 위하여 준비하는데 도움을 준다.

의료직원의 책임 (Responsibilities of Medical Personnel)

응급팀은 팀 주치의, 운동훈련 학생, 코치와 EMS 대행사에서 파견된 EMS 제공자로 구성된다. 이들은 각 스포츠 선수의 응급의료관리와 관련하여 특정한 책임이 있다. 사건이 유발되기 전, 응급팀은 응급치료 절차를 재검토하기 위하여 모임을 가져야 한다. 모든 사람은 의료 제공과 장비의 적합한 사용과 위치를 알고 있어야 하고, 이들을 쉽게 이용하고 사용하여야만 한다. 대화의 방법은 확립하여야 한다(예, 팀 주치의, EMS 제공자, 그리고 장비와 공급을 호출하기 위한 수신호 또는 무전). 예를 들면, 오른손을 머리 위로 올리면 운동장에 팀 주치의를 호출하는 것이고, 팔을 교차하는 것은 척주보호대를 필요로 한다는 의미이고, 양손을 머리 위로 올리는 것은 EMS 호출을 필요로 한다는 의미일 수 있다.

➤ *팀 주치의(Team Physician)*

시즌 전에, 팀 주치의는 치료 결정에 혼란이 일어나지 않도록 모든 직원의 책임을 정할 수 있다. 이것은 팀 주치의가 어떠한 상황에서 참여하며, 손상 평가에서 팀 주치의가 어떠한 역할을 하고, 목격자와 구경꾼에게 응급의료서비스 제공에서 팀 주치의의 책임이 무엇인지 확실하게 이해시켜야 한다.

사건에 있어서, 팀 주치의는 부상당한 선수에게 "첫 번째 응답자"는 아니고, 대부분 경험이 있고 인증된 트레이너가 선수를 평가하기 위하여 대개 지정된다. 그러나 운동장에 호출되는 것은 팀 주치의가 심각한 손상(예, 머리, 목, 또는 척주 손상, 심장 응급상황, 관절 손상)을 평가하고 손상의 정도를 확인하여야 하는 상황이다. 필요하다면, 팀 주치의는 부가적인 공급 또는 도움을 호출하고 트레이너의 직접적인 도움을 필요로 한다. 적합할 때, 의사는 가장 가까운 의료시설

실전 전략 5.4 응급관리계획 개발

직원:

- 스포츠에 참여하는 모든 의료인과 직원은 응급처치와 심폐소생술에서 자격이 있어야만 한다.
- 의학적인 연락 또는 책임자를 지정한다. 이러한 사람은 증진된 응급처치 훈련을 수행하여야 한다.

시즌 전 계획:

- 모든 스포츠 선수는 의학적으로 문제가 없는가? 기록을 완전하게 수행하 였는가(예, 이학검사, 스포츠 참여 허락, 정보 동의, 응급정보)? 트레이너와 코치는 운동참여에 영향을 줄 수 있는 정형외과적 또는 건강문제의 정보를 알고 있는가?
- 가족 전화번호, 치료사의 이름과 전화번호, 특별 지시/고려사항, 그리고 부모/보호자가 없을 때 연락할 수 있는 사람과 각 선수가 응급카드를 가지고 있는가?
- 운동훈련시설과 활동 부위가 안전한지 정기적으로 점검하는가? 모든 사람이 응급 처치세트, 부목, 구급차량, 소화기와 전화의 위치를 알고 쉽게 사용할 수 있는가? 가까운 응급실 전화번호를 알고 있는가(예, 응급의료서비스[EMS], 병원, 운동훈련실, 학교 양호실, 의료시설 연락망, 그리고 경찰서와 소방서)?
- 지방 EMS 대행사를 포함한 모든 의료직원이 활동지역을 잘 알고 있고 운동훈련실, 운동장, 체육관과 수영장을 이용할 수 있는 길을 알고 있는가?
- 다양한 시설(수영장, 체육관, 훈련실, 그리고 운동장)에서 다른 응급절차를 알고 있는가? 그렇다면, 직원도 알고 있는가?
- 전체 의료직원이 어떠한 대화유형을 사용할 것인가(예, 수신호, 무전기, 휴대폰)?
- 어떠한 사건에 팀 주치의와 EMS 제공자가 있어야 하는가?
- EMS가 참가한다면, 이들이 어떤 응급장비를 이용할 수 있는가? 누가 이러한 장비를 사용할 수 있는가? 운동장/코트에서 필요한 다른 응급장비는 무엇인가? 누가 이러한 장비를 이용하고 사용할 수 있는가?
- 부위에 이용할 수 있는 서비스와 응급장비가 무엇인지 알려주고 팀의 방문을 누가 연락하는가?
- 목 또는 머리 손상이 예상되고 운동선수가 보호 장비를 착용하고 있다면, 어떠한 절차로 수행하여야 하는가? 누가 운동선수를 직접 고정시키고 보호 장비를 제거하는가?

응급사건에서:

- 모든 의료직원이 응급상황에서 그들의 역할을 이해하고 있는가?
  누가 처음 손상을 완전하게 평가하는가?
  누가 부가적인 도움으로 응급의료서비스를 수행하는가?
  누가 운동장에서 부가적인 공급을 수행하는가?
  누가 출입문 또는 문이 잠겨있는지 평가하는가?
  누가 사고 현장에서 구급차를 지시하는가?
- 팀 주치의는 어떠한 손상이 있을 때 운동장에 호출되는가?
- EMS 제공자는 어떠한 손상이 있을 때 운동장에 호출하는가?
- 팀 주치의와 EMS 제공자가 호출되어야만 한다면, 정보는 어떻게 전화 또는 무선으로 제공하는가(예, 응급상황의 유형, 손상/상태, 손상된 부위의 현 상태, 손상된 부위에 보조의 유형, 손상된 선수 또는 시설의 위치[EMS 도움을 주기 위한 약도 제공]와 시설의 특정 지점, 사용하는 전화번호)?
- 누가 선수를 운동장에서 이송하기 위한 가장 좋은 방법을 결정하는가?

응급 치료 후:

- 누가 응급상황이 일어난 것을 선수의 부모/보호자에게 알려야 하는가?
- 손상 후 완전하게 손상을 기록하고 안전한 장소에 파일을 보관하는가?

로 이송하기 위하여 선수를 직접 안정시키고 고정시켜야 한다. 이송이 필요하지 않다면, 팀 주치의는 선수를 경기에 참가시켜야 할 것인지 결정하여야 한다.

➤ *트레이너(Athletic Trainer)*

트레이너는 적합한 장비와 의료세트(**글상자** 5.3), 응급 "속성" 세트(**글상자** 5.4)를 손상 부위에 제공하고, 그리고 통신방법(예, 전화, 무전기 또는 휴대폰)을 제공하는 책임이 있다. 장비는 필요성, 크기, 참가자의 나이를 알아야 하고 다른 건강전문가도 장비를 사용할 수 있어야 한다.

➤ ➤ 글상자 5.3

운동선수 훈련 의료세트의 점검목록

- 접착 붕대(사이즈 분류)
- 접착 테이프
  - 1/2인치
  - 1인치
  - 1 1/2인치
  - 2인치
- 기도(주머니 마스크와 경구기도유지기)
- 알콜(이소프로필기)
- 제산성 알약 또는 물약
- 항진균성 파우더 또는 스프레이
- 소독제/항생제 연고
- 항생제 비누
- 아스피린 알약
- 수포 테이프(Dermiclear®)
- 나비형 붕대와 무균 거즈
- 발목 감싸는 천
- 콘텍트렌즈 케이스와 용액
- 면봉
- 먼 도포기
- 탄력 테이프(Elastikon® 또는 Conform®)
  - 1인치
  - 2인치
  - 3인치
- 탄력 붕대
  - 4인치
  - 6인치
  - 6인치 두배 길이
- 의료세트
  - 전화사용 동전
  - 응급시설 전화번호
  - 가장 가까운 외상센터 위치
  - 건강정보 카드
  - 손상 기록
  - 보험정보
- 안대(무균)
- 안약과 세안컵
- 펠트(압박/편자 패드)
  - 1/4인치
  - 1/2인치
- 손톱깎이
- 유연성 콜리디온
  - 1/8인치
  - 1/4인치
  - 1/2인치
  - 1인치
- 핀셋(겸자)
- 살균성 크림

계속

➤ ➤ 글상자 5.3

운동선수 훈련 의료세트의 점검목록 (*계속*)

- 거즈 패드(무균과 비무균)
- 살균제 용액
- 발뒤꿈치와 끈 패드
- 발뒤꿈치 컵
- 과산화수소
- 라텍스 장갑
- 거울(손잡이 있는)
- 몰스킨 면포(Moleskin)
- 코 외과용 거즈(마개)
- 비접착성 무균 패드
- 비차단성 드레싱
- 구강 체온계
- 종이, 펜 또는 연필
- 만년필형 전등
- 플라스틱 얼음주머니
- 링 절단기
- 일회용 외과용 메스와 칼
- 가위
  - 밴드용
  - 내구성이 강한
  - 수술용
  - 테이프용
  - Trainer' s Angel®
- 이차 피부
- 피부 윤활제(석유젤리)
- 삼각건, 팔걸이 붕대
- 청진기와 혈압 커프
- 썬텐 로숀 또는 햇빛 차단제
- 테이프 접착제
- 테이프 절단기
- 테이프 제거기
- 설압자
- 물수건
- Underwrap

홈 경기의 경우, 홈팀 트레이너는 원정팀의 트레이너에게 이용할 수 있는 서비스와 공급의 정보를 제공한다. 응급 절차는 이 상황을 설명할 수도 있다. 팀이 도착하였을 때, 홈팀 트레이너는 즉시 자신을 원정팀 트레이너에게 소개하고 운동훈련시설, 응급 장비, 응급 절차, 그리고 가장 가까운 의료시설을 평가하기 위한 질문에 대답하여야 한다. 어떠한 사건에서, 팀 주치의가 팀과 함께 동행하지 않았다면, 트레이너는 팀 주치의가 제공하는 서비스에 대해서 알려야 한다.

➤➤ 글상자 5.4

응급 속성세트의 점검목록

사이드라인 또는 코트에

- 혈압 커프
- 청진기
- 부목과 팔걸이 고정
- 지지대
- 경추 칼라(연성과 Philadelphia®)
- 경인두기도유지기
- 생물학적 장비
  - 이름표가 있는 위험한 대사산물 처리용기
  - spill kit
  - 개인 보호 장비
- 물과 컵
- 얼음주머니
- 타올

트레이너가 이송

- 라텍스 장갑
- 무균 거즈
- 만년필형 전등
- 심폐소생 주머니 마스크
- 안면 보호대를 제거하는 도구

사건 현장에 주치의가 있다면, 인증된 트레이너의 도움이 필요하다. 트레이너는 부가적인 장비 또는 공급을 호출하기 위한 수신호를 수행하고, 손상부위를 안정시키는데 도움을 주고, 운동장에서 운동선수를 이송시키는 책임이 있다. 팀 주치의가 현장에 없다면, 트레이너는 모든 손상 관리를 지시하여야 한다(**글상자** 5.5). 이것은 선수를 안정시키고 고정시키고, 모든 손상의 정도를 평가하고, 부가적인 지원 또는 필요한 장비를 호출하고, 적합하다면 손상을 관리하고, 이송시키기 위하여 선수를 안정과 고정시키고, 경기에 다시 참여할 수 있는지 결정하는 것은 트레이너의 책임이다.

➤ *훈련학생(Athletic Training Students)*

훈련학생(ATS)은 트레이너와 팀 주치의의 지시를 따라야 한다. 팀 주치의와 트레이너가 없다면, 훈련학생은 적절한 면허 또는 등록 수여에 따라 트레이너가 수행하는 책임과 임무를 가져야 한다. 이것은 특히 트레이너 또는 팀 주치의 없이 팀과 훈련학생이 이동할 때 중요하다. 이러한 상황에서, 트레이너는 훈련학생이 팀과 함께 이동을 한다고 현장의 트레이너와 연락하여야 하고 현지의 의료 직원이 운동선수에게 제공할 수 있는 서비스가 무엇인지 조사하여야 한다. 훈련학생은 팀과 이동하는 동안 응급 지원자로서 그들의 역할에 대한 정보를 완전하게 알고 있어야 하고 책임을 지나쳐서는 안 된다.

➤➤ 글상자 5.5

트레이너의 임무

- 의료세트와 응급 "속성" 세트 비축
- 응급치료 공급과 장비를 비축하고 모든 장비를 사용할 수 있어야 한다
- 통신 방법 제공
- 방문한 팀의 트레이너와 연락하고 현장에서 이용할 수 있는 의료서비스와 응급치료절차를 알아본다.
- 방문한 팀의 트레이너와 만나고 어떠한 관계를 지정한다.
- 현장에서 손상을 평가한다
- 부가적인 공급과 필요한 도움 요청
- 필요하다면 팀 주치의를 도움
- 팀 주치의가 없는 상황에서:
  - 모든 손상의 정도 평가
  - 손상된 선수의 직접 안정과 고정
  - 운동장 또는 코트에서 손상된 선수를 이송하기 위한 수단 결정
  - 선수가 운동경기에 다시 참여할 때를 결정
  - 필요하다면 치료사 또는 의료시설에 선수를 의뢰

➤ *코치(Coaching Staff)*

응급지원 팀원처럼, 코치도 팀 주치의 또는 트레이너의 지도를 따라야 한다. 코치의 특정 책임은 응급치료계획과 시즌이 시작하기 전에 재검토 하는 것이다. 예를 들면, 응급치료계획은 팀을 관리하기 위하여 코치를 옆에 남겨두도록 지시하거나, 부상당한 선수의 관리에서 코치가 더 능동적인 역할을 수행할 수 있게 지시할 수 있다. 이것은 코치가 임무를 맡기를 기대하고, 그들의 역할을 잘 알고 있는 것이 기본이 되어야 한다. 코치는 팀 주치의, 트레이너가 없을 때 또는 있을 때를 이해하여야 하고, 의학적 판단을 하여야 하는 마지막 권한이 있다. 그러므로 코치가 운동선수의 신체 상태를 판단하는 것을 방해하지 말아야 한다.

실전 전략 5.5 보호 장비 제거

안면보호대 제거

1. 훈련받은 한사람은 전 기간 동안 머리와 목을 안정성 있게 유지하여야 한다.
2. 다른 사람은 안면보호대의 아래 두 개의 클립을 절단하고, 안면부위에서 보호대를 벗겨낸다. 이것은 인위적인 환기를 위하여 코와 입을 노출시키는 것이다.

헬멧 제거

1. 한사람은 경추를 최소로 움직이기 위하여 머리와 목의 안정성을 유지하여야 한다.
2. 다른 사람은 턱걸이 또는 끈을 처음에 절단한다. 헬멧과 턱 패드 사이에 평평한 물체를 집어넣는다. 물체를 비틀어 헬멧에서 턱 패드를 분리한다. 다른 측면에도 반복하여 양쪽 턱 패드를 제거한다.
3. 선수의 안정성을 유지하며 손가락을 양쪽 귀에 넣고 헬멧을 벗긴다.
4. 헬멧을 천천히 머리에서 벗겨내듯이, 다른 사람은 목 뒤를 잡고 경추와 목을 완 전하게 지지하여야 한다.

어깨패드 제거

1. 어깨패드를 노출시키기 위하여 선수의 셔츠를 자른다. 이것은 양쪽 소매의 전면 부분을 절단하여 수행한다.
2. 패드의 흉골 부분의 늑골 끈을 자르거나 풀고, 패드의 전면 부분을 묶은 끈도 자른다. 그 후 흉골이 노출되게 반으로 나눈다.
3. 가능하다면, 견고하거나 딱딱한 칼라로 경추를 고정하고, 헬멧을 제거한다.
4. 전면과 겨드랑이 어깨 끈을 자르고, 어깨 패드 부분을 반으로 나눈다.
5. 한사람은 지속적으로 선수의 머리를 지지하면서 머리 위로 어깨 패드를 벗겨 낸다.

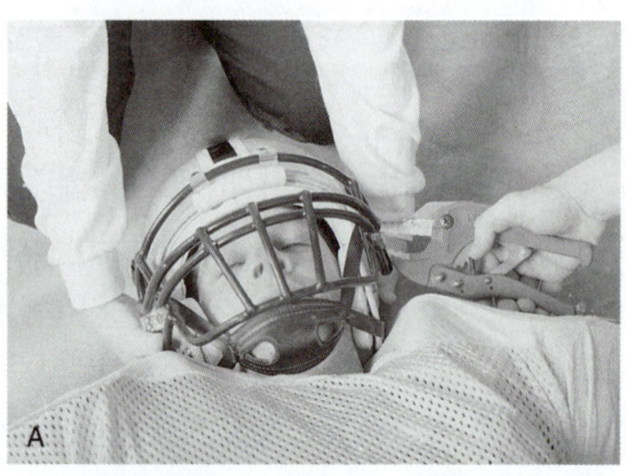
A

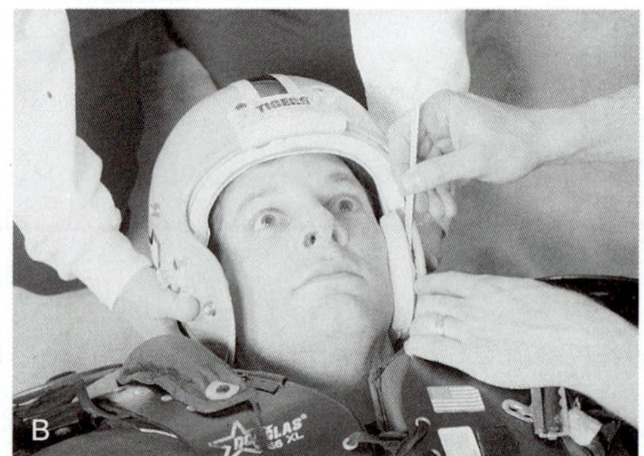

B

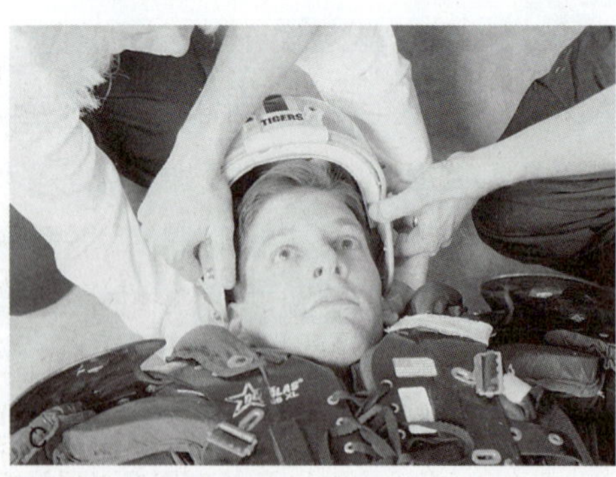

C

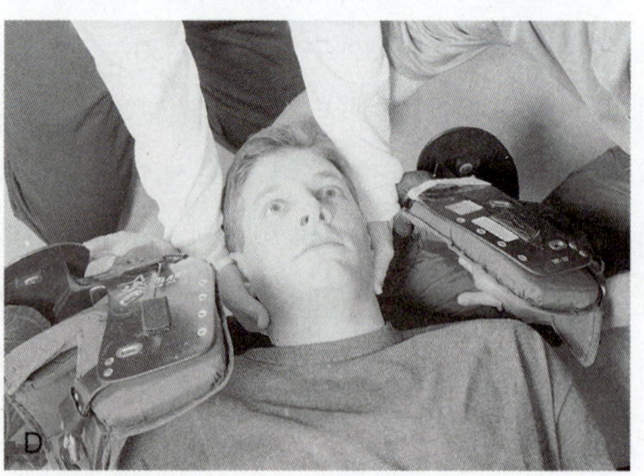
D

➤ 응급의료서비스 직원(Emergency Medical Services Personnel)

응급의료서비스 직원은 응급관리에서 인증된 응급의료 치료사(EMTs) 또는 의료활동 종사자가 포함된다. 스포츠 손상과 임상적 훈련은 선수의 응급관리를 수행하는 동안 혼란을 일으킬 수 있으므로 EMS 교육에 대체로 만족하여서는 안 된다. 이것은 팀 주치의 또는 트레이너의 책임은 EMT 서비스 환경을 열거하고 EMTs가 선수 손상관리에서 치료계획과 관리를 지시하는 것이다. 예를 들면, 보호 장비제거와 척주 보호대로 선수의 고정을 처리하여야만 한다(**실전전략 5.5와 5.7**).

이러한 정보는 응급관리계획을 문서에 기록하여야 하고 스포츠 시즌을 시작하기 전에 모든 부분들을 합의하여야 한다. 부상당한 선수를 위한 응급관리 치료계획에 관한 혼란이 있을 수 있으므로 연수 또는 세미나에 EMS 제공자와 트레이너를 초청할 수 있다.

A 부상당한 야구선수 접근처럼, 움직임 또는 호흡의 어떠한 징후와 부가적인 공급 또는 보조를 호출하기 위하여 동료가 직접 필요로 하는 경우에 시설의 EMS 계획을 재검토하여야 한다.

응급손상 평가(EMERGENCY INJURY ASSESSMENT)

Q 부상당한 야구선수 평가를 시작함에 있어, CNS 그리고/또는 심폐계가 손상되었는지 확인하기 위하여 사용할 수 있는 절차는 무엇인가? 어떠한 진단검사가 손상의 정도를 확인하는데 도움을 주고, 어떠한 상태에서 EMS를 즉시 수행하고 가장 가까운 의료시설로 이송하여야 하는가?

손상 또는 손상이 있는 상태, 또는 CNS와 심폐계의 생체 기능 손상은 응급상황으로 간주된다. 많은 경우에, 심각한 손상들은 호흡부족, 맥박 상실 또는 과다출혈과 같은 명확한 증거로 확인할 수 있다. **일차 조사**로 불리는 이러한 평가는 반응의 수준을 확인하고, 생명이 위험한 상황(ABCs: 기도, 호흡과 순환)을 확인하고 인식하고, 그리고 선수를 위한 관리가 필요한 행위를 지시한다. 저자는 학생이 심폐소생술을 배우는 응급처치학과에서 교육을 받은 수준이라고 가정하고, 그러므로 일차 조사와 관련된 기술은 여기에서 설명하지 않았다.

근본적으로, 한 선수가 부상당한 것보다 더 심각한 상황이 유발될 수 있다. 대부분 즉시 치료하여야 하는 심각한 손상으로 된 후에 부상당한 모든 선수의 평가는 **우선 순위**와 관련되어 있다. 가능하다면, 적어도 두명의 의학적으로 트레이닝된 사람이 초기평가 동안 있어야 한다. 팀의 트레이너는 **책임자** 또는 조절자로 선정될 수 있다. 이러한 사람은 평가를 완전하게 수행할 때까지 선수를 움직이지 않도록 조절한다. 보조자 또는 **호출인**은 보조를 제공할 책임이 있고, 옆에서 메시지를 알리고 필요하다면 도움을 줄 수 있다(5). 평가를 하는 동안 "적신호"가 나타난다면(**글상자 5.6**), 평가과정은 끝마치고 EMS를 수행한다.

> ➤ ➤ 글상자 5.6
>
> **심한 응급 치료와 응급의료서비스 수행을 의미하는 "적신호"**
>
> - 기도 폐쇄
> - 폐 기능상실
> - 심각한 쇼크
> - 심한 흉통 또는 복통
> - 과도한 출혈
> - 척수손상의 예상
> - 의식상실이 있는 머리 손상
> - 심한 열병
> - 여러 늑골, 대퇴 또는 골반 골절

현장에서 평가하는 동안, 트레이너는 심각한 손상 또는 경한 손상인지를 확인하여야 한다. 중요도에서, 현장평가는 다음을 평가하여야 한다(6):

- 심혈관과 호흡계의 억제
- 생명에 위험을 주는 머리 또는 척주 외상
- 변형이 큰 골절
- 관절 탈구
- 말초신경손상
- 다른 연부조직 외상

즉시 **처리**하여할 상태를 확인하는 것이 기본이 되어야 한다. 이것은 부상의 현장 관리(예, 출혈 지혈 또는 골절 또는 탈구 고정), 운동장에서 가장 안전한 이송(예, 도수이송, 들것, 또는 척주보호대), 그리고 더 많은 의학적 관리를 위한 빠른 의뢰이다.

장비 고려사항 (Equipment Considerations)

부상당한 선수의 현장 평가를 수행하는 동안 중요한 관심 중 하나는 특히, 선수 헬멧을 제거하는 장비이다. 잠재적인 경추손상이 있다면, 헬멧을 제거하는 것은 손상을 악화시킬 수 있거나 부가적인 손상을 유발할 수 있다. 그러므로 헬멧을 제거하는 것은 다음을 고려하여 수행하여야 한다(7,8).

- 안면보호대의 제거는 기도를 완전하게 하기 위한 것이다. 안면 보호대의 플라스틱 클립은 특수도구를 사용하여 절단하여, 빨리 제거한다.
- 대부분 손상들은 현장에서 헬멧을 착용하고 눈으로 확인할 수 있다.
- 신경학적 검사는 헬멧을 착용하고 수행한다. 눈도 검사할 수 있고, 코와 귀도 체액 또는 혈액이 누출되는지 점검하고, 의식수준도 확인한다.
- 헬멧을 착용하고 척주보호대로 고정할 수 있다.
- 헬멧과 어깨 패드는 선수가 바로 누우면 거상된다. 어깨 패드를 제거하지 않고 헬멧을 제거하는 것은 경추 과신전을 유발할 수 있다.
- 미식축구 헬멧은 방사선이 잘 투과된다. 그러므로 제거하기 전에 명확한 진단을 할 수 있다.

보호 장비를 제거하기 위한 지침은 시즌이 시작되기 전에 트레이너, 응급의료치료사와 팀 주치의와 공동적으로 만들 수 있다. 헬멧의 제거가 필요한 상황은 다음과 같다(6,9):

- 헬멧과 턱걸이가 머리를 고정하지 않을 때, 헬멧의 고정이 머리 고정을 필요로 하지 않을 수 있다.
- 헬멧과 턱걸이 디자인은 안면보호대가 제거될 때, 기도가 조절되지 않을 수 있다.
- 적당한 시간 후에 안면보호대를 제거할 수 없다면,
- 헬멧 때문에 적합한 자세로 이송하기 위한 고정이 되지 않는다면,
- 자동 외부 제세동기(AED)가 필요할 때와 같이 드문 경우에,

제세동기(defibrillator)의 사용은 선수의 가슴이 완전히 노출되고 건조했을 때 필요로 한다. 제세동기 패드의 접촉 지점은 심장의 끝과 오른쪽 쇄골 하부이다. 만약 이 패드가 젖은 어깨에 접촉한다면, 제세동기의 전류가 아크방전을 발생하고, 제세동기의 효율성 감소를 야기하게 되고, 시술자의 제세동이 더 중요하게 된다(6). AED의 사용이 일반적이 되었듯이, 이것의 사용에 대한 기본적 치료계획은 응급상황에서 확실하게 사용하기 전에 규칙적으로 연습하고 발전시켜야 한다.

부상당한 선수의 헬멧 또는 어깨 패드는 현장에 있든 또는 병원에 있든 같은 지점에서 제거하여야 한다. 트레이너는 가끔 장비가 밀착되어 있기 때문에 이러한 절차로 의료 직원의 도움을 받아야 한다. 실전전략 5.5에는 안면마스크, 헬멧, 그리고 어깨 패드를 제거하는 기본적인 단계를 설명하였다.

➤ 안면보호대 제거(Face Mask Removal)

안면보호대는 현재 호흡 상태를 개의치 않고 이송 전에 제거하여야 한다. 안면보호대는 4개의 플라스틱 클립으로 헬멧에 부착되어 있다. 안면보호대를 완전하게 절단하기 위하여 모든 클립은 절단하여야 한다(8,10). 많은 상품(예, 턱 고정기, FM 추출장치, 훈련자의 각, PVC 파이프 절단기, X-Acto 칼)은 클립을 절단하는데 사용되거나, 클립을 고정하는 나사는 조이지 않는다. 그러나 오래된 클립은 절단하기 힘들 수 있고, 나사는 녹이 슬거나 또는 벗겨질 수 있다. 어떠한 안면보호대라도 제거하여야 하며, 제거할 때 머리와 목은 반드시 유지되며 고정하여야 한다.

➤ 헬멧 제거(Helmet Removal)

헬멧을 제거하기 위해서는 두 명의 훈련받은 사람이 수행하는 것이 필요하다. 한 사람은 경추 움직임을 최소화하기 위하여 머리와 목의 안정성을 유지한다. 다른 사람은 턱걸이 또는 끈을 절단한다. 다음은, 양쪽 턱 패드를 제거하여야 한다. 설압자 또는 테입 가위의 편평한 모서리와 같은 편평한 물체를 헬멧과 턱 패드 사이에 집어넣는다. 물체를 약간 회전시켜 헬멧에서 턱 패드를 집어 뺄 수 있다. 안정성을 유지하는 사람은 그 후 각 귀구멍에 손을 넣고 헬멧을 벌린다. 헬멧을 머리에서 천천히 벗겨내고, 다른 사람은 목 뒤를 잡고 경추와 머리를 완전하게 지지한다.

➤ 어깨패드 제거(Shoulder Pad Removal)

어깨패드는 선수의 생명이 위험한 상태에서는 제거하지 않아야 하고, 선수를 움직여 척수손상의 위험이 있으며 위협적이다. 흉부는 패드를 제거하지 않고 노출시킬 수 있다. 이것은 흉골을 노출시켜야 하는 CPR을 수행하는 동안 심장소리 청진 또는 외부 심장압박을 하여야 한다면 필요할 수 있다. 운동선수의 셔츠는 어깨패드를 노출시키기 위하여 자르고, 양 소매의 전면부를 절단한다, 트레이너는 패드의 흉골 부분의 늑골 끈을 풀거나 절단하고, 패드의 전면부에 고정되

어 있는 끈을 절단한다. 그 후 흉골이 노출되게 하기 위하여 반으로 나눈다.

패드를 제거하여야 할 상황은 주치의가 있다면, 주치의가 결정하고, 주치의가 없다면, 트레이너, 의료종사자, 또는 응급의료치료사가 결정한다. 경추를 견고하게 고정하거나, 딱딱한 칼라와 헬멧을 제거하여야 한다면, 선수에게 안전한 절차를 따라 수행한다. 위에서 설명한 것처럼 가슴이 노출된 후, 전면과 겨드랑이 어깨끈은 자르고, 반으로 나뉘어진 어깨패드를 꺼낸다. 한사람이 선수의 머리를 지속적으로 지지하고, 어깨패드는 머리 위로 어깨에서 꺼낸다.

현장 병력(On-Site History)

어디에서 평가가 된다고 하더라도, 모든 치료계획은 적절하고, 정확하고, 측정할 수 있는 동일한 기본적인 구성이 포함되어야 한다. 트레이너가 선수에게 도착하였을 때, 부상당한 선수에게 가까이 다가간다. 한 손은 머리와 목을 고정하고 어떠한 움직임도 방지하기 위하여 이마에 올려놓는다. 손상의 병력은 선수에게서 얻을 수 있거나, 환자가 의식이 없다면, 목격자에게서 얻을 수 있다. 질문은 손상에 관하여 많은 정보를 얻을 수 있도록 하여야 한다. 트레이너는 손상의 특징을 의미할 수 있는 정보에 대해 주의 깊게 들어야 한다. 현장 병력은 임상적인 평가를 하기 위해서는 상대적으로 간단할 수 있다. 중요한 정보는 다음과 같다.

- **통증 위치.** 손상 부위를 확인하기 위해서는 다른 부위도 손상될 수 있다는 것을 인식하는 것이 중요하다.
- **비정상적인 신경학적 징후,** 저림, 무감각 또는 감각상실이 있는지 확인한다.
- **손상기전.** 충격지점에서 손상된 신체 부분의 자세와 힘의 방향을 확인한다.
- **관련된 소리.** "툭" 또는 "펑"하는 소리는 골절 또는 인대 또는 건의 파열을 의미할 수 있다.
- **손상 병력.** 현재 손상을 악화시킬 수 있거나, 손상의 평가를 어렵게 하는 이전 상태 또는 손상을 확인한다.

트레이너는 머리 또는 척수손상과 관련된 손상의 가능성을 확인하고, 선수를 안정시키고, 손상의 적합한 관리를 하기 위하여 도움을 호출하는 동안 다른 신체부위의 손상을 확인한다. 선수가 구두명령에 눈을 뜨지 않거나 통증자극에도 회피가 나타나지 않는다면, 심각한 "적신호" 손상이 있는 것이다. **실전전략** 5.6에는 반응의 정도를 평가하고, 손상 병력을 확인하기 위한 몇 가지 질문을 열거하였다.

현장 관찰과 시진 (On-Site Observation and Inspection)

현장평가에서, 관찰과정은 부상당한 선수에게 완전히 수행하고, 병력을 수집하기 전에 수행한다. 관찰을 수행하는 중요부위는 다음과 같다:

- **주위부위.** 어떠한 장비 또는 기구가 손상을 유발하는지 확인한다.
- **신체자세.** 선수가 엎드리고, 바로 눕고 또는 옆으로 누울 수 있는가? 사지에 확실한 변형이 있는가? 심한 뇌손상에서는, 사지의 "자세"라 부르는 신경학적 징후가 유발된다 (그림 5.15). **대뇌제거경직**(decerebrate rigidity)은 모든 사지가 신전되고, **피질제거경직**(decorticate rigidity)은 다리 신전과 팔, 손목과 손가락 굴곡이 특징으로 나타난다.
- **선수의 움직임.** 선수는 손상된 신체부분을 고정하고 통증을 느끼는가? 이것은 선수의 의식을 나타내는 것이며 CNS와 심혈관계가 손상되지 않은 것이다. 선수가 움직이지 않거나 또는 발작이 있다면, 전신, 정신학적 또는 신경학적 기능장애가 예상된다.
- **반응의 정도.** 가끔 "흔들고 소리치는" 단계와 관련이 있고, 트레이너는 가볍게 흔들고 (머리 또는 목 움직임 없이), 귀에다 소리쳐서 선수의 의식을 일깨운다. 선수가 경계하고, 들떠있고, 혼수상태이거나, 반응이 없는가? 선수가 신음을 내고, 아파하거나, 불편해 하는가?
- **일차적인 조사.** 기도(Airway) 개방, 적절한 호흡(Breathing), 그리고 순환(Circulation)을 위한 ABC 기술 적용한다.
- **머리외상의 시진.** 눈의 동공이 정상인가 또는 팽창하였는가? 안면부위 또는 귀의 뒷 부위에 발적, 멍 또는 변색이 있는가? 귀 또는 코에서 맑은 체액 또는 혈액 누출이 있는지 확인하라. 이것은 두개골 골절로 인한 뇌 부위에서 뇌척수액이 누출되는 것이다.

실전 전략 5.6 손상 병력과 반응의 정도 측정

머리와 목을 고정한다. 척주손상이 발견될 때 까지 필요하지 않다면, 선수를 옮겨서는 안된다. 반응이 없다면:

- 선수의 이름을 크게 부르고 흉골을 가볍게 두드리거나 또는 팔을 접촉한다. 반응이 없다면, 겨드랑이의 연부조직을 꼬집거나 주먹으로 더 강하게 흉골을 두드린다. 통증 자극에도 회피가 없다면 기록한다. 반응이 없다면 즉시 일차적인 조사를 수행한다.
- 기도, 호흡과 순환(ABCs)이 정상이라면, 손상의 병력을 수집한다. 환자에게서 수집 할 수 없다면, 다른 선수, 관리자, 책임자, 그리고 목격자에게 질문한다. 질문은 다음과 같다.
  어떤 일이 일어났는가?
  선수가 맞았는가 또는 선수가 충돌하였는가?
  선수가 갑자기 반응이 없거나 또는 점차적으로 악화되었는가?
  점진적으로 나타났다면, 현장에 도착하기 전에 선수가 누군가와 말을 하였는가?
  어떠한 말을 하였는가? 분명하게 말할 수 있었는가? 신음을 내거나, 괴로워하거나, 중얼거렸는가?
  선수에게 말을 하기 전에 어떠한 일이 있는가?

의식이 있다면, 질문은 다음과 같다

- 어떤 일이 일어났는가? 선수가 엎드려 있다면, 선수가 맞아서 누웠는가, 넘어졌는가, 또는 수의적으로 굴러서 발견되었는가?
- 통증이 있는가? 어디에 통증이 있는가? 다른 부위에 방사되는가 또는 국소적인가?
- 손상이 유발될 때 어떠한 소리를 듣거나 또는 이상한 감각이 있었는가? 선수가 회복되어 주위를 지각하거나, 단기 또는 장기 기억 상실이 있는 가를 기록한다.
- 손상된 부위를 이전에도 다치거나 유사한 손상을 경험하였는가?
- 두통이 있는가? 구역질 또는 위 질환이 있는가? 현기증이 있는가? 확실하게 볼 수 있는가?
- 어떠한 약물을 복용하는가(처방약, 처방 없이 살 수 있는 약, 비타민, 임신 조절약, 등)?
- 선수를 유도하지 않는다. 선수에게 어떠한 일이 일어났는지 설명하게 하고, 손상의 특징에 대한 정보가 있는지 주의 깊게 듣는다.

- **손상된 부위의 시진.** 관절 정렬, 발적, 부종, 멍 또는 절단을 점검한다. 이러한 관찰은 항상 손상되지 않은 부위와 비교하여야 한다.

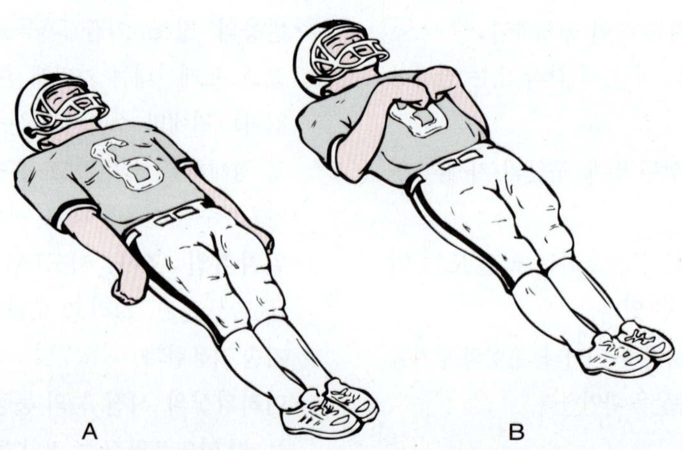

➤ 그림 5.15. **신체자세.** A, 대뇌제거경직은 모든 사지가 신전되는 것이 특징이다. B, 피질제거 경직은 다리는 신전과 팔, 손목, 손가락의 굴곡이 특징이다. 두 상태 모두 심각한 뇌손상을 의미한다.

현장 촉진(On-Site Palpation)

머리-팔의 전체 평가는 트레이너가 수행할 수 있다. 이것은 체간에서 손가락과 발가락으로 내려가는 방법으로 촉진하기 위하여 부드러운 비트는 동작을 사용할 수 있다. 촉진의 목적은 다음을 발견하기 위한 것이다.

- **비정상적인 관절 염전.** 관절 탈구 또는 골절을 확인한다.
- **뼈 촉진.** 골절은 촉진, 타진, 진동, 압박과 신연으로 확인할 수 있다(그림 5.6 참조). 염발음은 골절, 부종 또는 염증과 관련이 있다.
- **연부조직 촉진.** 부종은 근육, 인대, 활액낭 또는 관절낭에 염증 또는 혈액 확산을 의미할 수 있다. 함몰과 같은 변형은 근육-건단위의 파열을 의미할 수 있다. 돌출은 관절 탈구, 활액낭 파열, 근육경련 또는 혈종을 의미할 수 있다.
- **피부온도.** 정상적인 피부는 건조하지만, 차갑고, 쇼크, 또는 열이 있는 것과 같은 손상이 있는 상태에서는 혈관 표면이 변화할 수 있다. 피부온도는 선수의 이마를 손등으로 촉진하거나 또는 양측을 촉진하여 평가한다.

현장 기능검사(On-Site Functional Testing)

금기증이 없을 때, 트레이너는 손상된 부분을 움직이기 위하여 선수의 의향을 확인하여야 한다. 하지손상이라면, 체중부하를 하기 위한 의향을 포함한 것일 수 있다. 그러나, 머리 또는 척수손상, 골절, 탈구, 또는 근육/건 파열이 예상된다면 움직임은 금기증이다.

- **능동가동범위.** 선수가 가능한 범위만큼 손상된 부분을 움직이도록 한다. 트레이너는 통증 없이 움직임의 정도를 측정한다.
- **수동가동범위.** 트레이너는 움직임의 통증호가 없고, 통증이 없는 범위만큼 손상된 사지를 움직이도록 시도한다.
- **저항가동범위.** 트레이너는 강한 수축을 유지하기 위한 근육의 능력을 확인하기 위하여 근육에 과도한 압박(차단 압박)을 적용한다.
- **체중부하.** 선수가 능동, 수동과 저항 움직임을 완전하게 수행하였다면, 선수가 걸어서 운동장에서 나가는 것을 허용할 수 있다. 그러나 선수가 이러한 검사를 수행할 수 없거나, 또는 명확한 징후와 증상이 나타난다면, 선수는 체중을 부하하지 않는 방법으로 운동장에서 이송하여야 한다.

현장 스트레스검사(On-Site Stress Testing)

인대 통합검사는 눈에 띄지 않는 손상의 범위를 보호하기 위한 근방호 또는 부종이 일어나기 전에 수행한다. 일반적으로, 단면 검사들을 수행하고, 그 후 손상되지 않은 사지와 비교한다(6).

현장 신경학적 검사 (On-Site Neurologic Testing)

신경학적 검사는 파국적 손상을 예방하기 위하여 중요하다. 목록이 다른 검사와 분리되어 있을지라도, 정당한 이유가 있다면 평가 초기에서 수행할 수 있다. 중요한 부위는 다음과 같다.

- **피부감각.** 이것은 신체의 다른 부분과 같은 감각을 느끼는지 확인하기 위하여 선수의 손상된 팔과 다리를 따라 손톱으로 쓰다듬어 수행할 수 있다. 통증 지각은 피부에 날카롭고 둔한 것을 사용하여 검사할 수 있다. 선수가 다른 점을 구별하는지 주의한다.
- **운동기능.** 트레이너는 뇌신경 평가를 완전하게 수행하여야 하거나(9장 참고), 또는 양손과 양발에서 손가락과 발가락을 움직이게 한다. 양손의 악력을 비교한다.

생명징후(Vital Sign)

트레이너가 선수의 건강상태에 관한 기본적인 정보를 얻기 위하여 생명징후를 평가하여야 한다. 생명징후는 심혈관과 CNS의 상태를 나타낸다. 이러한 징후는 맥박, 호흡수와 호흡상태, 혈압과 체온이다. 생명징후가 특별한 것이 없다고 할지라도, 피부색, 빛에 동공반응, 그리고 눈의 움직임도 신경학적 기능을 평가하기 위하여 측정할 수도 있다. 비정상적인 생명징후는 심각한 손상 또는 질환을 의미할 수 있다(**표 5.13**).

표 5.13 비정상적인 생명징후와 가능한 원인

맥박	
빠르고, 약한	쇼크, 내부출혈, 저혈당증, 열탈진, 또는 과호흡
빠르고, 기운찬	열사병, 공포, 열, 고혈압, 불안, 과혈당증 또는 정상적인 격렬한 활동
느리고, 기운찬	두개골 골절, 뇌졸중, 약물남용(바르비튜레이트와 마약), 심장 문제 또는 독극물
맥박 없음	동맥 차단, 낮은 혈압, 또는 심장마비

호흡수와 양상	
얕은 호흡	쇼크, 열탈진, 인슐린 쇼크, 흉부손상, 또는 심장문제
불규칙한 호흡	기도폐쇄, 흉부손상, 당뇨성 혼수상태, 천식, 또는 심장문제
빠르고, 심호흡	당뇨성 혼수상태, 과호흡, 몇 몇 폐질환
거품이 있는 혈액	골절된 늑골 또는 다른 물체로 폐에 관통 손상과 같은 폐 손상
느린 호흡	뇌졸중, 머리 손상, 흉부 손상, 또는 특정약물 복용
숨을 헐떡이는	천식
울리는 소리	인두 경련
무효흡	저산소증(산소부족), 울혈성 심장부전, 머리손상
호흡 없음	심장마비, 중독, 약물남용, 익사, 머리손상, 또는 만약 적절한 상태로 만드는 조치를 하지 않으면 즉각적인 사망에 이르는 흉곽내 손상

혈압	
수축기 〈100mm	쇼크, 출혈, 심장발작, 내부손상, 또는 영양실조에 의한 저혈압
수축기 〉140mm	특정약물, 경구용 피임약, 단백동화스테로이드, 암페타민, 만성알콜남용과 비만으로 인한 고혈압

피부온도	
건조, 차가운	추위에 노출 또는 경추, 흉추 또는 요추 손상
차갑고, 냉한	쇼크, 내부 출혈, 외상, 불안 , 또는 열탈진
뜨겁고, 건조한	질환, 감염, 고열, 열사병, 또는 환경열에 과도한 노출
뜨겁고, 습한	고열
분산된 열점	국소 감염
차가운 부분	순환문제
발진	오한, 전염병, 추위에 노출, 통증, 또는 열

피부색	
붉은	곤란, 열, 고혈압, 열사병, 이산화탄소 중독, 당뇨성혼수상태, 알콜남용, 감염성질환, 염증 또는 알러지
하얗거나 회색	감정적 스트레스(공포, 분노 등), 불면증, 쇼크, 심장마비, 저혈압, 열탈진, 인슐린쇼크, 또는 불충분한 순환
푸르거나, 청색증	심장부전, 심한 호흡기병변, 그리고 몇몇 중독. 검은 피부의 선수는 푸른 것은 점막(입, 혀와 속눈꺼풀), 입술, 그리고 손톱에서 확인할 수 있다.
노란	간질환 또는 황달

동공	
수축된	아편제 약물 복용, 또는 약물 또는 독물 섭취
똑같지 않은	머리 손상 또는 쇼크
확장된	쇼크, 출혈, 열사병, 자극적 약물 복용, 혼수상태, 심장마비 또는 사망

➤ *맥박(Pulse)*

나이, 성, 유산소 신체상태, 신체움직임의 정도, 약물 또는 화학적 물질 복용, 혈액상실, 그리고 스트레스와 같은 요인은 맥박수와 근력에 영향을 준다. 맥박은 손상 부위의 옷, 장비 또는 끈에 의하여 차단되기 때문에 경동맥에서 측정한다. 정상 성인의 안정 시 맥박수는 1분에 60-100회 정도 되고, 어린이는 1분에 120-140 정도 된다. 유산소 상태인 선수는 맥박이 1분에 40정도로 낮을 수 있다. 맥박은 30초 동안 경동맥 맥박을 측정하여 평가하고, 그 후 이것을 두 배로 계산한다.

➤ *호흡(Respiration Rate)*

호흡수도 성과 나이로 변화될 수 있지만, 성인은 평균 1분에 10-25회이고, 어린이는 1분에 20-25회이다. 호흡수는 30초 동안 호흡의 수를 측정하여 평가하고, 그 후 두 배로 계산한다.

➤ *혈압(Blood Pressure)*

혈압은 일반적으로 대동맥으로 고려되는, 체순환 동맥 내의 혈액의 압력과 장력이다. 가장 중요한 생체신호중의 하나로서, 혈압은 순환계의 효율성을 반영한다. 혈압변화는 매우 유의하다. **수축기 혈압**은 좌심실이 수축할 때 측정하며 대동맥에서 혈액이 분출되고, 건강한 성인은 약 120mmHg이고, 10-18세의 건강한 청소년은 125-140mmHg이다. **이완기 혈압**은 심박동 사이에 대동맥에서 나타나는 잔여 압력으로 건강한 성인은 70-80mmHg이고, 10-18세의 건강한 청소년은 80-90mmHg이다. 혈압은 혈압계와 청진기로 상완동맥에서 측정한다(실전전략 2.1참고).

➤ 체온(Temperature)

중심체온(core temperature)은 혀 아래, 귀 또는 겨드랑이에서 또는 의식이 없는 경우에는 직장에서 체온계로 측정할 수 있다. 구강체온 평균은 대개 37℃이지만, 변동될 수 있다는 것을 고려하여야 한다. 이른 아침에는 35.8℃로 떨어질 수 있고, 늦은 오후 또는 저녁에는 37.3℃로 상승할 수 있다. 직장 체온은 구강체온보다 평균 0.4-0.5℃ 높다. 비록 이것이 매우 적은 변수라 할 지라도, 중심체온은 더 정확히 측정되도록 고려되어야 한다. 반면, 겨드랑이 체온은 구강체온보다 약 1℃ 정도 낮지만, 5-10분간 측정하여야 하고 일반적으로 다른 측정보다는 덜 정확하다고 간주된다(5,11). 적외선 고막 체온측정기(Infrared tympanic thermometers: ITTs)는 고막에 적외선 에너지를 방출하여 측정하고, 빠르고, 효과적인 체온측정방법이다. 적외선 고막 체온측정기는 AIDS, 신생아, 소아 그리고 어린이 환자의 고열은 측정하지 못할 수 있고, 저체온 또는 확실한 고체온 선수에게는 유용하지 않다(12).

➤ 피부색(Skin Color)

피부색은 특정한 부위 또는 부분에 비정상적인 혈액흐름과 혈액에 저산소 농축을 의미할 수 있다. 빨간, 하얀 또는 회색, 그리고 청색은 선수의 피부색을 설명할 수 있는 3가지 색깔이다. 이 색깔이 의미하는 것은 **표 5.11**에 설명하였다. 검은 피부를 가진 사람은 피부색소가 청색증을 감출 수 있다. 그러나 푸르스름한 색은 점막(입, 혀와 속눈꺼풀), 입술과 손톱에서 확인할 수 있다. 이러한 사람에서 열은 귀의 끝에서 발적으로 확인할 수 있다.

➤ 동공(Pupils)

동공은 CNS에 영향을 주는 상황을 나타낸다. 눈이 빛에 노출되었을 때, 동공의 빠른 수축을 **동공 빛 반사**(pupillary light reflex)라고 한다. 동공반사는 한쪽 눈을 한 손으로 고정하고, 그 후 손으로 빠르게 움직이거나, 또는 한쪽 눈에 펜형 전등으로 불빛을 비추고, 동공의 반응을 관찰한다. 정상 반응은 눈에 빛을 비추면, 수축하고 빛을 제거하면 팽창하게 된다. 동공반응은 활기찬(정상), 활발하지 못한, 반응이 없거나 또는 고정된 것으로 분류된다.

눈의 움직임은 물체에 초점을 맞추라고 선수에게 지시하여 측정한다. 사람이 두 개의 이미지로 보인다고 한다면, 이것을 **복시**(diplopia) 또는 겹쳐진 시야라고 한다. 이러한 상태는 외측 눈 근육이 협조하여 작용을 하지 않을 때 유발된다. 눈의 추적능력(tracking ability)은 시야의 기본적인 6부분으로 손가락을 움직이는 것을 보게 하여 평가할 수 있다(**그림 5.16**). 사람의 깊이 지각은 선수의 앞에 서서 선수의 손가락을 치료사의 손가락에 닿게 하여 측정할 수 있다. 치료사는 다른 방향으로 손가락을 움직여야 한다.

배열(Disposition)

손상 평가에서 마지막 결정은 가끔 매우 어렵다. 평가하는 동안 정보를 수집하여야 하고, 부상당한 사람을 위한 최상의 것이 무엇인지 근거를 분석하고 결정한다. 현

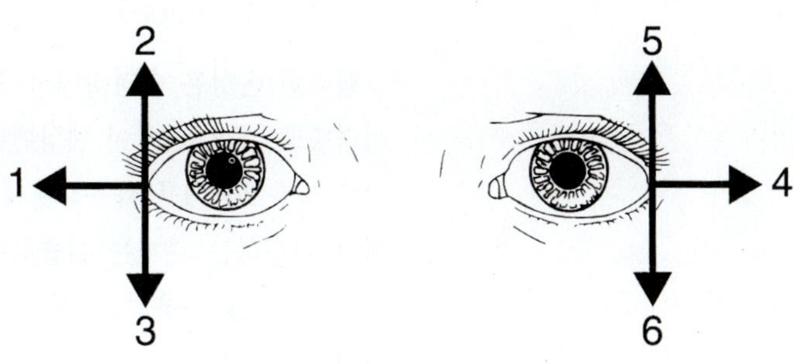

➤ 그림 5.16. 시야의 기본적인 6방향

장에서 관리할 수 있거나, 전문의에게 의뢰하여야 하는가? 일반적인 규칙처럼, 선수는 항상 생명이 위험한 상황이거나, 손상으로 정상기능을 상실한 경우이거나, 시간에 따라 손상의 상태가 호전되지 않는다면, 가장 가까운 외상센터 또는 응급실로 의뢰하여야 한다. 이러한 손상의 예들은 **글상자 5.6**에 열거하였다. 생명의 위험은 없지만, 전문의에게 즉시 의뢰하여야 하는 다른 상태는 **글상자 5.7**에 열거하였다.

A 부상당한 야구선수를 검사할 때, 일차적인 조사는 반응, 기도, 호흡과 순환을 평가하는 것이다. 생명징후의 측정은 현장에서 평가를 하는 동안 수집한 징후와 증상을 목록화하고, EMS를 수행하여야 하는 지를 판단한다.

부상당한 선수 이송(MOVING THE INJURED PARTICIPANT)

Q 부상당한 선수가 운동장에서 걸어서 나와야하는지 또는 아닌지 결정하는데 사용되는 것은 무엇인가? 하지 손상이 있는 선수를 가장 안전하게 이송하는 방법은 무엇인가?

트레이너는 손상의 정도와 범위를 결정하고, 현장에서 선수를 안전하게 이송하는 방법을 결정하여야만 한다. 가능한 방법은 부축하여 걷게 하고, 도수 또는 들 것 또는 척주보호대로 이송하는 것이다.

부축하여 걷게 하는 것 (Ambulatory Assistance)

부축하여 걷는 것은 부상당한 선수가 걷는 것이 가능하도록 지지 또는 도움을 주는 것이다. 이것은 손상이 경미할 때 적용할 수 있고, 선수가 보행하여 더 좋지 않은 상태가 유발되지 않아야 한다. 이러한 기술을 수행하는 것은 선수와 키가 비슷한 두 사람이 선수의 양옆에 서서 부축하여야 한다. 선수의 팔을 보조자의 어깨에 걸치고, 보조자는 부상당한 선수의 등에 팔을 감싼다. 그 후 선수가 운동장에서 걸어서 나오도록 호위하여야 한다.

도수 이송 (Manual Conveyance)

선수가 걸을 수 없거나, 걷기에 너무 거리가 멀다면, 도수 이송을 사용할 수 있다. 선수는 보조자의 어깨에 팔을 걸치고 계속 매달리고, 각 보조자의 한 팔로 선수의 등을 감싸고, 다른 팔은 선수의 허벅지 아래에 놓게 한다. 양쪽 보조자는 다리를 올려서 펴고, 앉는 자세가 되게 한다. 그 후 선수는 운동장에서 이송된다. 선수를 이송하기 전에 평가하였던 방법으로 다시 손상을 평가하는 것이 기본이다.

척주보호대로 이송하기 (Transporting by Spine Board)

선수를 이송하는 가장 안전한 방법은 척주보호대 또는 들 것을 사용하는 것이다. 이상적으로, 선수를 굴리고, 들고, 이송한다. 감독자(더 의학적인 훈련을 받은)는 머리를 고정하고, 들 것 위에 있는 선수를 천천히 옮기라고 명령한다. 그 후 선수는 들 것으로 운반된다. 들 것은 허리 높이로 들어올린다. 선수의 상태를 지속적으로 감독자가 관찰하고 발을 옮기면서 이동하여야 한다. **실전 전략** 5.7은 척주보호대로 선수를 이동하는 방법을 설명한 것이다.

수영장에서의 구출 방법 (Pool Extrication)

심각한 손상은 수영장에서 수영하면서도 유발될 수 있다. 머리 또는 목의 손상이 예상된다면, 선수를 물에서 운반하기 전에 척주보호대를 사용하여야 한다. 원칙은 같을지라도, 물에서 이송하는 과제는 실습하여야 한다. **실전 전략** 5.8은 척주보호대를 사용하고, 물에서 선수를 이송하는 방법을 설명한 것이다.

➤➤ 글상자 5.7

전문의에게 즉시 의뢰를 하여야 하는 생명이 위험하지 않는 상태

- 눈 손상
- 치아가 부러지거나, 빠진 치과 손상
- 경한 또는 단순골절
- 봉합을 필요로 하는 열상
- 기능적 결함이 있는 손상
- 정상적인 감각 손실 또는 반사 감소 또는 무반사
- 사지에 근육약화
- 심각하거나 또는 특징이 의심되는 손상

실전 전략 5.7 척주보호대로 손상된 선수 이송

A. *척주 손상이 의심되고 확인되지 않았다.* 팀의 책임자는 발견된 자세에서 각도는 고려하지 않고, 머리와 목을 고정한다. 팔은 신체 옆에 두고 다리를 곧게 편다. 4명 또는 5명이 선수를 "굴리는"데 필요하다. 책임자는 굴리는 동안 마지막에 적당한 자세가 되도록 팔을 교차시킨다.

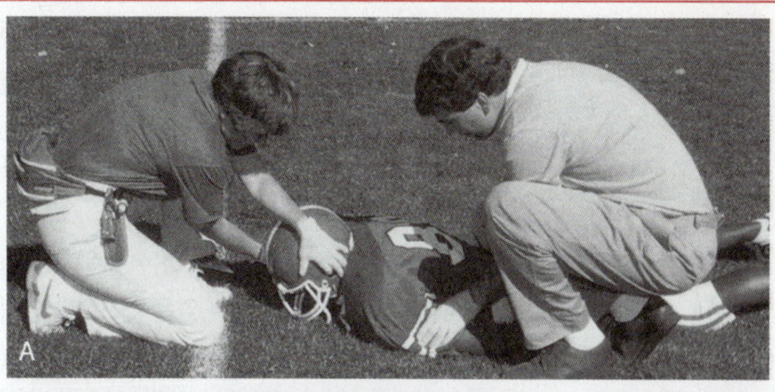
A

B. 선수에 가능한 가깝게 척주보호대를 놓는다. 각각의 사람은 신체의 한 분절을 책임진다: 한사람은 어깨, 다른 사람은 둔부, 또 다른 사람은 무릎, 그리고 필요하다면, 발목에도 책임지게 한다, 명령에 따라, 단순한 동작으로 선수를 굴려 보호대에 올린다.

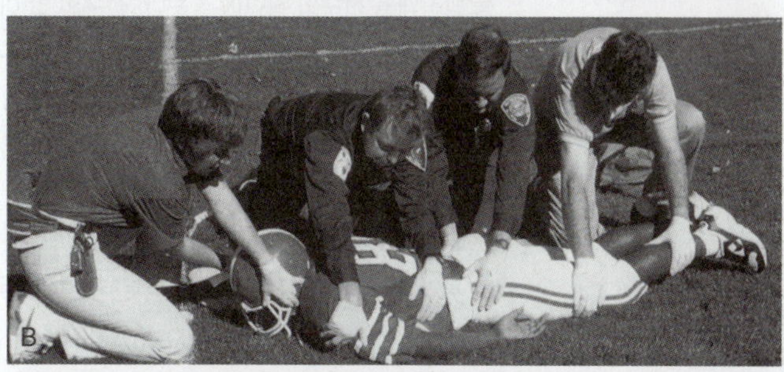
B

C. 보호대에서도, 책임자는 다른 사람이 경추 부위를 지지하는 동안에도 머리와 목을 고정한다. 흉부를 안정되게 처음으로 보호대에 올려놓고, 그 후 발을 올려놓는다. 미식축구 선수는 헬멧을 벗기지 않는다.

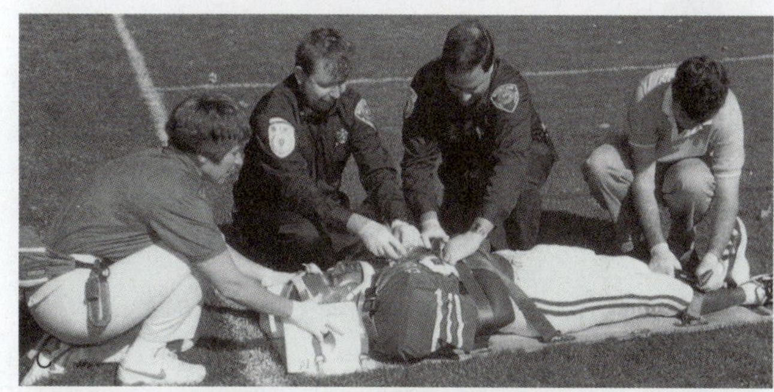
C

D. 안정되었을 때, 4명은 책임자가 선수의 상태를 관찰하는 동안 들 것을 든다. 선수의 발이 먼저 이송되게 한다.

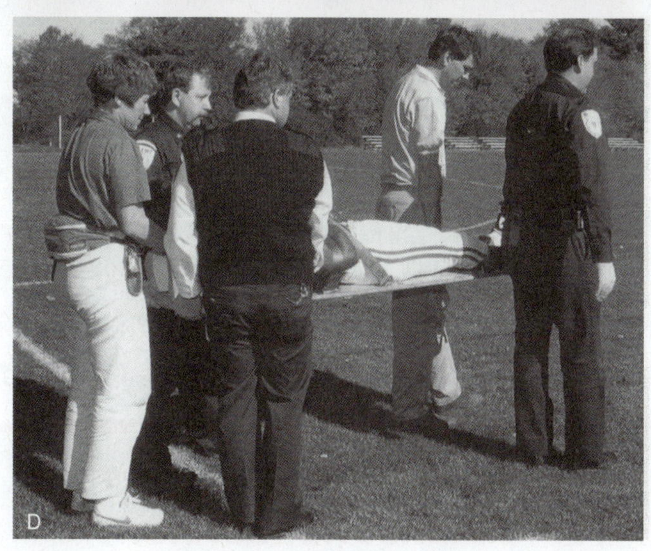
D

A 부상당한 선수의 손상이 경한 상태이고 보행으로 선수의 상태가 더 악화되지 않는다면, 운동장에서 걸어서 이동하게 할 수 있다. 그러나 손상이 더 심각하다면, 체중부하를 하여서는 안 된다. 도수 운반 또는 척추보호대, 들 것 또는 의자를 사용한 운반은 선수의 통증 또는 손상을 악화시키지 않게 하기 위하여 필요할 수 있다.

실전 전략 5.8 **수영장에서의 구출 방법**

A. 부가적인 물결 움직임을 피하기 위하여 선수 근처 물에 몸을 담근다.

B. 선수의 측면에 얼굴이 향하게 하고, 선수의 흉골에 전완을 위치하게 한다. 선수 턱의 측면에 엄지손가락을 대고, 다른 측면은 손가락이 오게하여 턱을 지지한다.

C. 선수의 등에 다른 팔의 전완을 대고, 두개저 근처의 머리를 받친다. 양 손목은 고정한다. 전완을 안으로 밀고 약간 상방으로 견인하여 목을 고정시킨다.

D. 선수의 척주를 물에 가라앉게 하는 것처럼 천천히 회전시키고, 선수의 아래로 간다. 선수의 체간 또는 다리의 불필요한 움직임은 피한다. 수영장 끝 얕은 곳으로 천천히 끌고 간다. [*주의: 다이빙 풀에는 얕은 곳이 없으므로, 탱크 옆으로 선수를 이동 시킨다. 책임자는 물에서 팔로 바닥에 눕게 하고 목을 고정시킨다.*]

E. 등 받침대를 선수의 측면에 놓는다. 선수의 발 아래에 대각선으로 받침대를 머리로 향하게 넣는다.

F. 경성 경추칼라를 착용하는 동안 고정을 유지한다. 흉부에서 등 받침대를 넣어 안전하게 하고, 그 후 둔부, 허벅지와 종아리로 움직인다.

G. 머리를 안정시키기 전에, 필요하다면 고정을 유지하기 위하여 머리와 받침대 사이에 공간을 채우기 위하여 패드를 넣어준다. 타올 또는 담요를 말아서 머리와 목 주위에 넣고 받침대를 안전하게 한다.

H. 수영장에서 횡적 자세로 받침대를 유지한다. 머리에서 처음으로 받침대를 제거한다. 두 사람은 수영장 바닥에 받침대를 들고 밀어 놓는다. 바닥에서, 생명징후를 점검하고, 선수의 상태를 평가한다. 쇼크를 치료하고 이송한다.

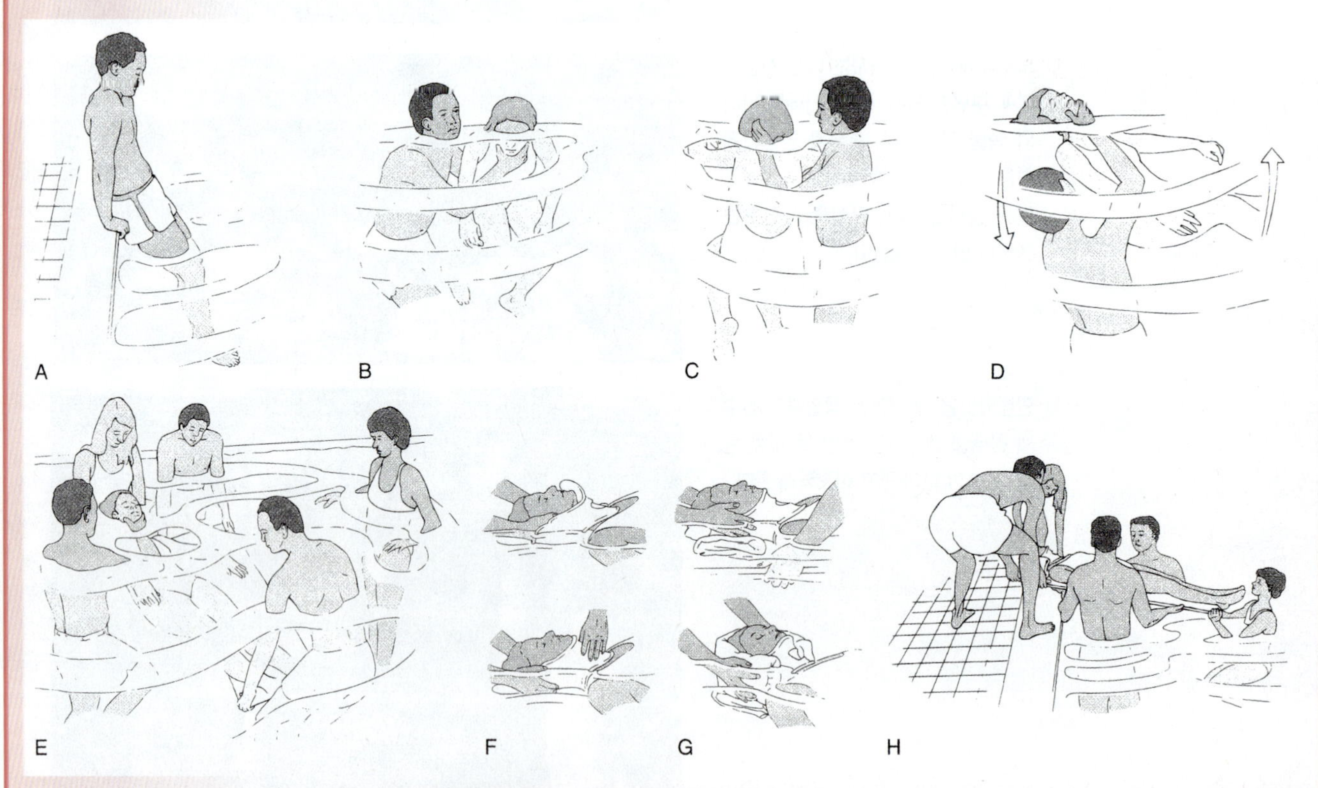

진단적 검사(DIAGNOSTIC TESTING)

Q 처음 손상 평가에서, 아킬레스건에 경한 좌상이 있는지 확인하여야 한다. 치료사가 선수를 확인하기 위하여 필요한 것은? 치료사가 정확한 진단을 하는데 도움을 주기 위하여 특별한 영상 기술을 사용할 수 있는가?

손상인식은 측정에서 마지막 단계이다. 손상의 인식과 진단사이에 정확한 선을 긋는다. **진단**은 손상 또는 질병의 정의적인 결정이고, 물리치료사, 카이로프랙터, 신경의학자와 치과의사와 같은 의학적 전문의에 의해서만 수행된다. 트레이너는 그들의 측정에 근거하는 가능한 손상 또는 질병을 인

글상자 5.8

임상 혈액 검사

- 적혈구 수는 순환하는 적혈구를 확인하는 것이다. 숫자가 감소한다는 것은 빈혈, 만성 감염, 내부 출혈, 특정 암의 유형, 또는 철, B_{12} 결핍 또는 엽산 결핍을 의미한다.
- 백혈구 수는 순환하는 백혈구를 확인하는 것이다. 숫자가 감소한다는 것은 감염 공격 장애를 의미한다.
- 헤모글로빈은 적혈구의 붉은 색을 제공하며 산소를 조직에 이송하며 이산화탄소를 운반한다. 숫자의 감소는 빈혈 또는 이산화탄소 중독을 의미한다.
- 헤마토크리트(hematocrit)는 혈액의 부피에서 원심분리기로 분리하여 적혈구의 부피를 측정하고 백분율로 표시한다. 부피 감소는 빈혈을 의미한다.
- 혈소판(platelet)은 혈액응고에 도움을 준다. 부피 감소는 응고능력 감소, 내부 출혈, 또는 출혈 병변을 의미한다

표 5.14 활액 분류

유형	모습	증상
1 군	맑고 노란	비염증 상태, 외상 없음
2 군*	혼탁한	염증성, 관절염, 골관절염 환자에게 많다
3 군	진한 삼출액, 갈색을 띈	화농성 관절염; 근본적으로 통풍에서 많이 보인다
4 군	출혈성	외상, 출혈 병변, 외상, 골절

* 염증성 활액은 응고하므로 헤파린이 함유된 튜브에 수집하여야 한다. 2 또는 3군의 모든 활액은 진단이 명확하지 않다면 배양하여야 한다.

표 5.15 성인에서 혈액의 정상 범위

임상 검사	남성	성 중립	여성
헤모글로빈(g/dL)	13-18		12-16
헤마토크리트(%)	42-52		37-48
적혈구 수 (×10¹² /L)	4.5-6.5		3.9-5.6
백혈구 수		4.3-10.8(×10⁹/L)	
혈소판 수		150-350(×10⁹/L)	
이온, 전체(㎍/dL)		50-100	

표 5.16 정상 소변 평가

색깔	호박같은 노란색
투명도	맑은
비중	1.010-1.025
pH	6
크레아틴	1.5-2.5 g/day
단백질	<165 mg/day
포도당	음성
케톤	음성
빌리루빈	음성
혈액	음성
우노빌리노겐	0.1-1.0 EU/dL
박테리아(아질산염)	음성

식하고, 필요하면, 진단을 위하여 의뢰한다. 많은 형태의 임상검사와 영상기술은 진단을 하기 위하여 치료사가 사용할 수 있는 것이다. 팀 주치의 또는 의학적 전문가의 검사 처방과 결과를 판단한다고 할지라도, 트레이너는 검사의 기본적인 목적은 이해하여야 한다.

임상검사(Laboratory Tests)

다양한 임상검사는 치료사가 사용할 수 있다(**글상자 5.8**). 예를 들면, 선수가 무릎에 심한 부종이 있다면, 활액을 검사하기 위하여 치료사는 피하주사바늘로 관절에서 체액을 뽑을 수 있다(**표 5.14**). 선수가 기관에 통증이 있고, 무기력감을 느끼고, 열이 있다면, 기관과 혈액검사를 처방할 수 있다. 전혈구계산치(complete blood count: CBC)로 여러 요인을 알 수있지만, 더 일반적인 요인의 검사와 정상 수치는 **표 5.15**에 열거하였다(13,14). 혈뇨가 있는 선수는 소변검사를 필요로 한다. 더 일반적인 요인을 검사하는 임상검사와 정상 수치는 **표 5.16**에 설명하였다(14).

방사선사진술(Radiographs)

가장 일반적인 영상기술이 방사선사진술 또는 X-선촬영술이다(**그림 5.17**). X-선은 확실한 신체구조를 나타내고, 그리고 골절, 감염과 **신생물**을 확인할 수 있다. 영상은 1분간 신체에 방사선이 통과하여 다른 측면에 놓여 진 민감한 필름에 노출될 때 형성된다. 조직을 관통하는 능력은 조직 구성요소와 부피에 따라 결정된다. 예를 들면, 뼈(칼슘)는 방사선이 통과하는 것을 제한한다. 그러므로 필름에 하얗게 나타난다. 폐 또는 다른 공기가 찬구조는 대부분 X-선이 통

과하여, 결과적으로 검게 나타난다. 연부조직(예, 심장, 신장, 간)은 통과되는 정도가 매우 달라, X-선에서 확인하기 어렵다. 이러한 영상은 필름에 나타난다. 필름특성과 전기적 기술증진처럼, 환자를 진단하기 위하여 방사선의 투여를 하는 동안 더 좋은 영상이 만들어졌다. 갑상선, 위, 임산부의 복부와 생식기에 방사선사진술은 금기이다. 그러나 위험 부위를 확인하여야 한다면, 이러한 부위는 천으로 보호할 수 있다.

방사선사진술의 몇 가지 유형은 조직에 흡수되는 방사선 불투명 염료로 X-선 검사에서 시각적으로 확인할 수 있다. **근육운동기록**(myogram)은 요추를 관통하여 척수강에 확인하는 불투명 염료를 사용한다. 그 후 환자를 척수의 다른 부위로 염료를 흐르게 하기 위하여 기울이게 한다. 이것으로, 치료사는 척수간의 병변을 확인할 수 있다(예, 종양, 신경근 압박, 디스크 질환). 다른 형태의 방사선사진술 검사는 **관절조영상**(arthrogram)이다. 반투명 염료, 공기 또는 두 가지를 혼합하여 관절강에 주입한다. 이것으로 관절낭 조직의 파열과 관절 연골의 병변을 확인할 수 있다.

컴퓨터 단층촬영 (Computed Tomography)

CT 스캔은 신체 부분의 3차원적 단층 영상을 일으키는 방사선사진술의 형태이다(**그림 5.18**). 이 검사는 뼈, 지방, 머리와 복부와 같은 연부조직의 외상성 비정상을 확인하는데 사용하며 여러 관절 자세에서 건과 인대 손상을 더 확실하게 발견할 수 있다. 스캐너는 신체의 층 또는 “절편”을 가로지르는 빛의 빔을 사용한다. 특수 기록은 신체를 통과하는 많은 빛을 발견하는 빔의 반대편에 위치한다. 빛의 빔을 튜브에 방사하여 신체 주위를 회전한다. 컴퓨터는 신체에서 X-선의 흡수에 근거한 조직의 밀도를 판단하며, 연부조직에서 더 정밀하다. 컴퓨터는 데이터를 기록하고, 판단하고, 빛의 빔 흡수를 계산한다. 이러한 정보는 2차원적 또는 신체의 절편영상으로 나타나고, 비디오 스크린 그리고/또는 방사선 필름에 저장된다. 이러한 절편들은 다양한 위치와 두께로 결정되고, 부위와 주위 조직을 학습하기 위한 방사선사 또는 치료사가 결정한다. CT 스캔은 절차를 수행하는 동안 적은 방사선이 노출되므로 안전하고, 매우 정밀한 결과가 나타난다.

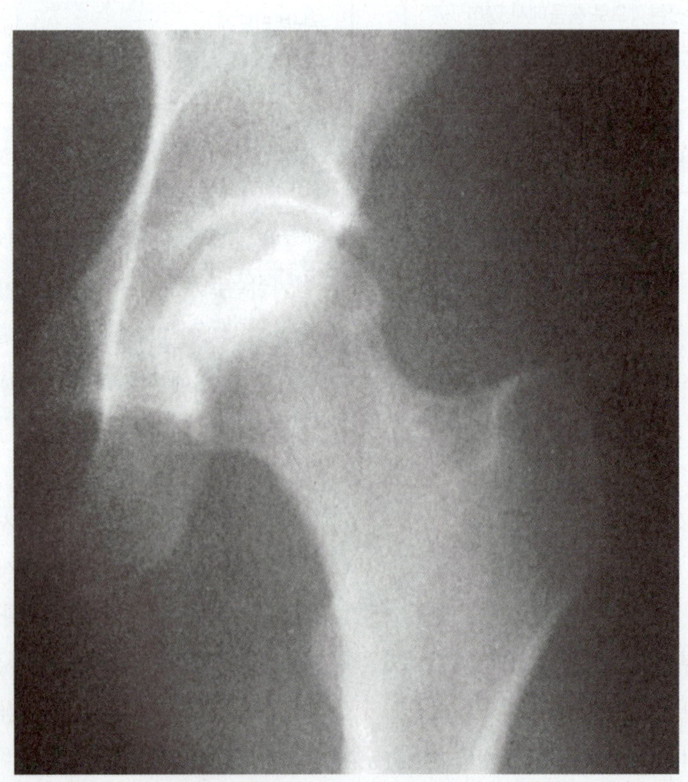

➤ 그림 5.17. **방사선사진.** 뼈는 X-선을 흡수하므로 방사선 사진에는 하얗게 나타난다.

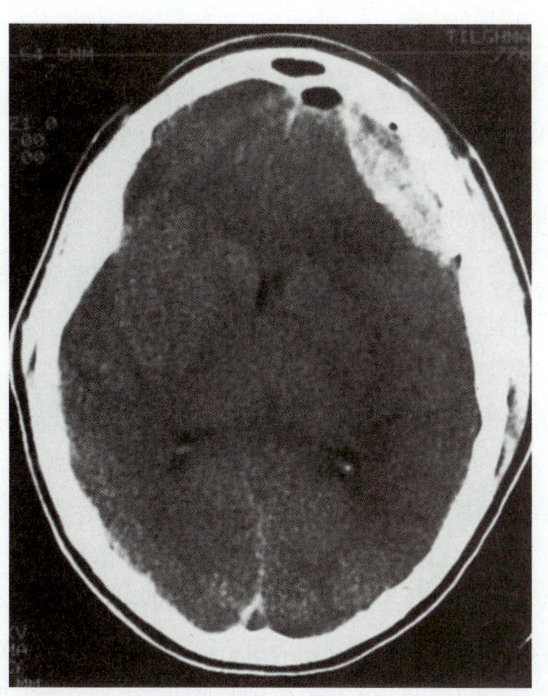

➤ 그림 5.18. **컴퓨터 단층촬영.** CT 스캔에서, 뇌의 오른쪽 전두엽에 경막하 혈종을 볼 수 있다.

자기공명영상 (Magnetic Resonance Imaging)

자기공명영상은 CNS, 척주와 근골격계와 심혈관계를 시각화하는데 우수한 도구이다(**그림** 5.19). 이것의 장점 중 하나는 연부조직을 구별하는 능력이다(예, 전십자인대 파열과 같은 인대 파열). 이것은 뇌에서 공간점유질병(종양 또는 혈종), 관절손상(반월판 파열, 골연골 골절)을 확인하고, 그리고 조영제를 사용하지 않고, 혈관과 혈액흐름을 확인하는데 사용한다. 많은 경우에, MRI는 근육운동기록과 관절조영술로 대체한다.

영상은 자기장을 발생시키는 MRI 튜브에 환자를 위치하게 한다. 이것은 자기장 축에 신체의 수소핵산의 정렬을 유발시킨다. 그 후 전자파로 조직에 충격을 가하고, 이것은 이들을 에너지로 흡수하듯이 핵을 공명시킨다. 전자파에서 에너지가 멈출 때, 핵은 방출되는 에너지와 평형한 상태로 회복되고, 이것은 MRI 단위에 의하여 발견되고 확인할 수 있는 영상으로 컴퓨터로 이동된다.

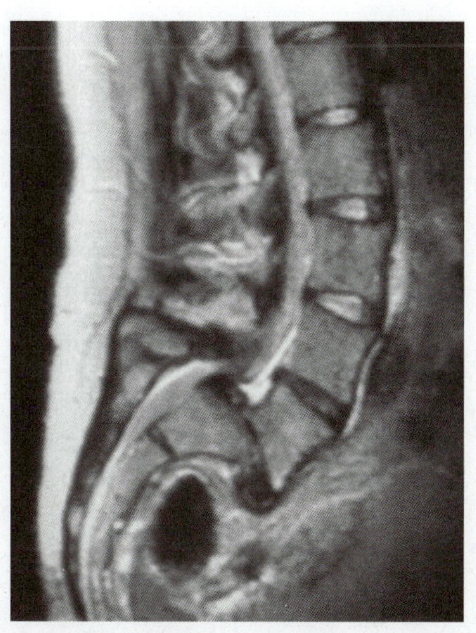

➤ 그림 5.19. **자기공명영상.** 척추전방전위증 MRI 스캔에서, L_5 척추의 전방 이동을 볼 수 있다.

방사선핵 섬광조영: 뼈 스캔 (Radionuclide Scintigraph: Bone Scan)

뼈 스캔(bone scan)은 장골과 척추의 스트레스골절, 뼈의 퇴행성 질환, 감염, 또는 종양을 확인하는데 사용된다. **방사선 뉴클레오티드** 물질(radionucleotide material), Tc-99m을 혈관에 주입하고 뼈가 재형성되는 부위에 천천히 흡수되게 하여, 몇 시간 후, 환자를 평가하여야한다. 환자는 방사선 작용 신호를 스캔하고, 필름에 영상을 기록하는 기록 기구에 위치하게 된다. 몇몇 스캔에서, 작용 영상은 비디오테이프에 기록된다. 신체 전체 스캔 또는 국소 스캔은 한 시간 가까이 측정한다. 대상자의 스트레스 부위(예, 골수강 중심 또는 종양과 같은 신진대사 활동의 증가 또는 골절)는 많은 양이 흡수되고, 필름에 검게 나타난다(**그림** 5.20). 뼈 스캔은 X-선 또는 다른 임상적 진단 검사의 잘못된 점을 지적할 수도 있다. 뼈 스캔 전에는 특별한 준비가 필요 없고, 환자의 위험은 최소이다. 신체내의 방사성작용 물질은 24시간 동안 배출된다.

초음파 영상(Ultrasonic Imaging)

초음파 영상을 가끔 초음파촬영술(sonography)이라고 부르며, 여러 내부 장기와 건과 같은 연부조직을 관찰하기 위하

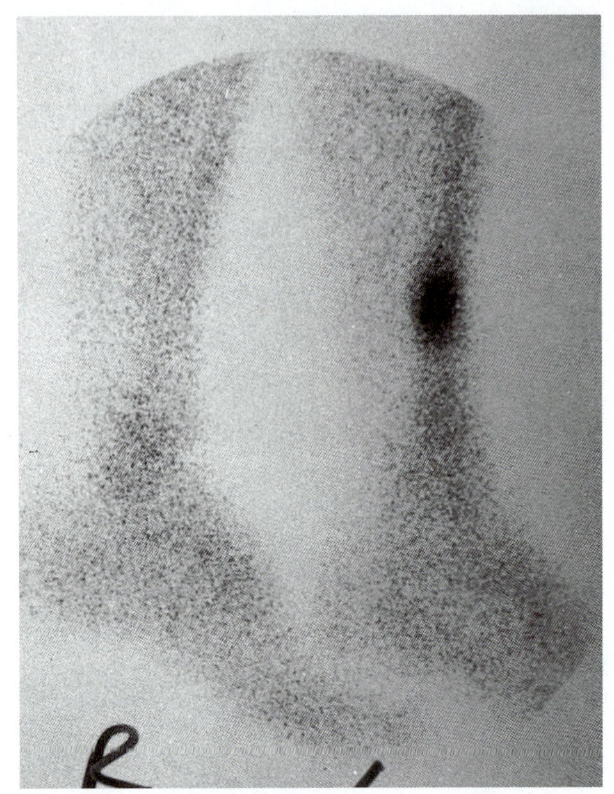

➤ **그림 5.20. 방사선핵 섬광조영.** 뼈 스캔은 전통적인 X-선에서 골절을 확인하기 전에 스트레스 골절을 확인할 수 있다.

여 초음파를 사용한다. 에너지는 치료적 초음파를 수행하는 동안 사용하는 것과 유사하게 발생하지만, 주파수는 0.8MHz보다 적다. 이것이 임신 중 태아의 성장을 관찰하는데 사용되지만, 건과 다른 연부조직을 관찰하는데도 사용된다. 잠수함에 수중음파탐지기와 유사하며, 압전결정(piezoelectric crystal)은 신체 구조를 통과하는 전자파를 진동으로 변환하는데 사용된다. 음파는 조직으로부터 반사되고, 피하구조의 2차원적 영상을 만든다(6).

근전도 (Electromyography)

근육 손상은 근전도를 사용하여 확인할 수 있다. 진단적 도구는 전기자극 후, 근육수축의 정도를 판단하기 위하여 근육 내에 삽입하는 얇은 침 전극으로 구성된다. 운동단위 활성은 역전류 검출관 스크린 또는 근전도로 기록하여 관찰할 수 있다. 근전도는 근육의 탈신경, 신경근 압박손상, 그리고 다른 근육질환을 확인하는데 사용한다.

A 팀 주치의가 축구선수의 아킬레스건의 손상 범위를 확인하기 위하여 부가적인 영상기술이 필요하다고 한다면, MRI 또는 초음파 영상을 처방할 수 있다. 각각은 방사선사진보다 연부조직 구조 손상을 더 자세하게 확인할 수 있다.

요약(Summary)

1. 손상 평가에서, 문제해결 과정은 손상에 관한 정확하고, 확실한, 측정할 수 있는 주관적 그리고 객관적 정보를 통합시킨다.
2. HOPS 체계는 병력, 관찰과 시진, 촉진과 특수검사를 포함한다.
3. 손상관리에서 더 많이 사용하는 방법은 손상 평가를 문서화하는 체계인 SOAP 기록체계이다. SOAP 기록 체계는 선수의 상태와 예후, 그리고 회복 단계와 장기 목표를 확립한다. 체계는 재활운동, 그리고 치료기간과 횟수, 환자교육, 예후를 결정하기 위하여 기본적인 평가, 그리고 정확한 퇴원과 같은 치료계획의 개요이다.
4. 주관적인 정보는 주요 호소증상, 손상기전, 증상의 특성, 손상으로 인한 장애, 그리고 관련된 의학적 병력을 포함하는 병력을 얻는 동안 수집된다.
5. 객관적인 평가는 관찰과 시진, 촉진(골절 또는 탈구를 판단하기 위한 뼈 촉진), 그리고 비정상적인 체온, 부종, 압통점, 염박음, 변형, 근육경련, 피부감각, 그리고 맥박을 확인하기 위하 연부조직 촉진, 가능한 움직임을 판단하고 수축성 조직과 비수축성 조직손상을 구별하기 위한 기능검사(능동, 수동, 그리고 저항 ROM), 특정 관절 또는 구조에 스트레스 검사, 도수저항 근육검사를 통한 신경학적 검사, 피부분절, 근육분절, 그리고 반사, 활동-특정 기능검사를 포함한다.
6. 스포츠 의료팀은 부상당한 선수에게 응급관리를 빠르고 완전하게 수행하기 위하여 지방 EMS 대행사와 상담하여 응급절차계획을 발전시키고 실행한다. 계획은 기본적으로 모든 부분을 1년마다 평가하고 실습하여야 한다. 게다가, 의료직원은 기본 응급처치와 CPR의 인증 또는 이와 동등한 자격이 있어야 한다.
7. 응급손상 평가에서, 머리 또는 척수손상이 있다고 추측된다면, 절차 전에 머리와 목은 고정하여야 한다. 모든 손상 평가는 ABCs 평가와 무반응을 확인하기 위한 주요 손상 평가를 포함한다. 더 많은 평가는 경한 손상에

서 심각한 손상을 판단하기 위한 것이다.

8. 전반적인 규칙처럼, 선수의 생명이 위험한 상황이라면, 또는 손상으로 정상기능이 상실되었다면, 항상 가장 가까운 응급실 또는 외상센터로 의뢰하여야 한다. 정보는 임상 또는 영상기술, 트레이너가 제공하여 팀 주치의가 정확한 진단을 하는데 도움을 줄 수 있고, 그리고 재활 프로그램과 치료를 위한 근거를 제공한다.

참고문헌(References)

1. Halpin T, Dick RW. NCAA Sports Medicine Handbook: 1999-2000. Indianapolis: National Collegiate Athletic Association, 1999.
2. Cailliet R. Pain: Mechanisms and management. Philadelphia: FA Davis, 1993.
3. Norkin CC, White DJ. Measurement of Joint Motion: A Guide to Goniometry. Philadelphia: FA Davis, 2003.
4. Nitz AJ, Bellew JW Jr, Hazle CR, Evaluation of the Musculoskeletal Disorders. In: Orthopaedc and Sports Physical Therapy. Edited by Malone TR, McPoil TG, Nitz AJ. St. Lousi: Mosby-Year Book, 1997.
5. Magee DJ. Orthopedic Physical Assessment. Philadelphia: WB Saunders, 2002.
6. Starkey C, Ryan JL. Evaluation of Orthopedic and Athletic Injuries. Philadelphia: FA Davis, 2002.
7. National Athletic Trainers' Association: Position stand : Helmet removal guidelines. Dallas, 1998, National Athletic Trainers' Association.
8. Kleiner DM. 10 questions about football-helmet and face-mask removal: A review of the recent literature. Athletic Therapy Today 2001;6(3):29-35.
9. Hunt V. Question of caution: Task force examines spine care, helmet removal. NATA News 1998;9:10-11.
10. Inter-Association Task Force for Appropriate Care of the Spine-Injured Athlete(1998). Document from the May 1998 Summit, Indianapolis, IN.
11. Bickley LS, Szilagyi PG. Bates' Guide to Physical Examination and History Taking. Baltimore: Lippincott Williams & Wilkins, 2003.
12. Guertler AT. The clinical practice of emergency medicine. Emerg Med Clin North Am 1997;15(2):303-313.
13. Normal reference laboratory values. Massachusetts General Hospital, January 1977.
14. Estridge BH. Basic Medical Laboratory Techniques. Albany: Delmar Publishing, 1996.

제 6 장

조직치유와 상처관리 (Tissue Healing and Wound Care)

결과

1. 압박, 긴장, 전단, 스트레스, 좌상, 굴절, 그리고 비틀림을 정의하고, 생체 조직손상에 어떠한 역할과 작용을 하는지 설명할 수 있다.
2. 기계적 부하에 지탱하는 이러한 구조의 능력에 영향을 미치는 피부, 건, 인대, 근육과 뼈의 구조적 구성과 성분이 무엇인지 설명할 수 있다.
3. 피부, 건, 인대, 근육과 뼈의 일반적인 손상을 설명하고 열거할 수 있다.
4. 피부, 건, 인대, 근육과 뼈의 조직 치유 과정을 설명할 수 있다.
5. 표면과 심부 연부조직 손상의 상처관리를 설명할 수 있다.
6. 신경손상의 기전과 신경이 치유되는 과정을 설명할 수 있다.
7. 신경 손상으로 인한 감각변화의 유형을 설명할 수 있다.
8. 뼈와 신경손상 관리의 개요를 설명할 수 있다.
9. 통증의 신경학적 근거를 설명하고, 중간정도의 통증 원인을 확인할 수 있다.

스포츠와 운동을 하는 동안 사람의 움직임은 빠르고, 일상생활동작보다 더 큰 힘을 발생시킨다. 결과적으로, 손상의 잠재성은 높다. 신체에 작용하는 힘을 이해하는 것은 손상을 예방하는 방법을 이해하는 것이므로 필요하다. 마찬가지로, 피부, 건, 인대, 근육, 뼈, 그리고 신경의 구성성분을 아는 것은 이러한 조직에 적용된 힘이 어떻게 반응하는지 이해하기 위한 기초가 되고, 스포츠에 참여하는 운동선수의 안전을 회복시키는 것을 촉진시킬 수 있다.

이 장은 힘과 염전의 설명과 이들의 효과를 포함한 손상 기전에 대하여 전반적인 설명으로 시작한다. 다음은, 연부조직, 뼈, 그리고 신경조직의 기계적인 특성, 손상 유형, 특정한 조직 치유과정을 설명하고, 마지막에는 이러한 손상을 위한 전반적인 상처관리 방법을 설명할 것이다. 특정한 손상의 상처관리에 관한 자세한 설명은 8장-27장에 설명하였다.

손상기전(INJURY MECHANISMS)

Q 운동선수는 훈련과 시합을 수행하는 동안 커다란 힘을 견디게 된다. 손상에 주어진 힘이 어떤 것인지 확인하는 요인은 무엇인가?

신체의 손상 기전의 분석은 여러 요인에 의하여 복잡하게 된다. 첫째, 잠재적인 손상력은 다른 각도, 다른 지면, 그리고 다른 시간에서 신체 활동에 작용한다. 둘째, 신체는 적용되는 힘에 다른 반응을 나타내는 많은 다른 조직유형으로 구성되어 있다. 마지막으로, 신체 손상은 실무율(all-or-none) 현상이 아니며, 손상범위이다. 이 부분에서는 손상을 유발시키는 기계적 부하의 유형을 소개하고, 이러한 부하 유형의 생물학적인 조직에 기본적인 기계적 반응을 설명하였다.

힘과 힘의 효과 (Force and Its Effects)

힘은 신체에 대해 밀거나 당기는 작용이라 할 수 있다. 다수의 힘은 하루동안 일상적으로 우리의 신체에 작용한다. 중력과 마찰력은 근육이 내적인 힘을 유발할 때, 예측할 수 있는 힘으로 움직이는 동안에 우리를 안전하게 한다. 스포츠에 참여하는 동안, 공, 배트, 라켓과 클럽에 힘을 적용하고, 스포츠에서 사용하는 공, 지면 또는 운동장, 그리고 접촉 스포츠에서 상대선수의 충격력을 흡수하게 된다.

힘이 작용할 때, 목표 물체에 두 가지 잠재적인 효과가 있다. 첫 번째는 속력에서 가속 또는 변화이고, 두 번째는 모양의 변형 또는 변화이다. 예를 들면, 라켓볼이 라켓에 맞을 때, 공은 가속(라켓 스윙의 방향에 동작으로)이 되고 변형(맞은 측면이 평평하게)된다. 힘의 경직이 큰 재료에 적용되면, 쉽게 변형이 나타난다. 탄력이 큰 재료에 힘이 적용되면, 변형은 일시적이고, 신체가 다시 원래의 모습으로 돌아온다.

➤ ➤ 글상자 6.1

손상에 영향을 주는 요인

- 힘의 크기 또는 강도
  - 힘이 적용되는 방향 (축 압박력, 인장력 또는 전단력)
  - 힘이 적용되는 부위
  - 힘에 의해서 유발되는 스트레스의 강도
  - 회전력 발생의 정도를 알 수 있는 힘의 운동팔
- 조직의 구성과 스트레인을 견디는 능력

조직에 힘을 받게 될 때, 손상을 유발시키는 두 가지 중요한 요인이 있다(**글상자 6.1**). 첫 번째는 힘의 크기이고, 두 번째는 조직에 함유된 재료의 구성요소이다. **그림 6.1**은 부하-변형 곡선이고, 점진적인 부하 또는 힘의 적용에 반응하는 구조의 변형을 보여주는 것이다. 작은 부하에는, 구조는 탄력적으로 반응하고, 이것은 부하를 제거하였을 때 원래의 크기와 모양으로 회복된다는 의미이다. 부하-변형곡선의 탄력범위 내에서, 경직이 큰 재료는 선의 경사가 크다. 그러므로 경직이 큰 재료는 부하에 적은 변형이 일어난다. 그러나 재료의 **항복점**(yield point) 또는 **탄력한계**로 부하하는 것은 조직에 가소성이 나타나며 이것은 부하를 제거하였을 때 어느 정도의 변형이 남는 것을 의미한다. 부하-변형곡선의 기능상실점까지의 부하는 구조의 기계적인 **기능상실**을 유발하고, 뼈의 골절 또는 연부조직의 파열로 변형되는 것이다.

적용되는 힘의 방향도 손상과 중요한 관계가 있다. 많은 조직은 **이방성**이고, 이것은 조직이 다른 것보다 확실한 방향에서 힘을 대항하는 것이 더 강하다는 것을 의미한다. 신체

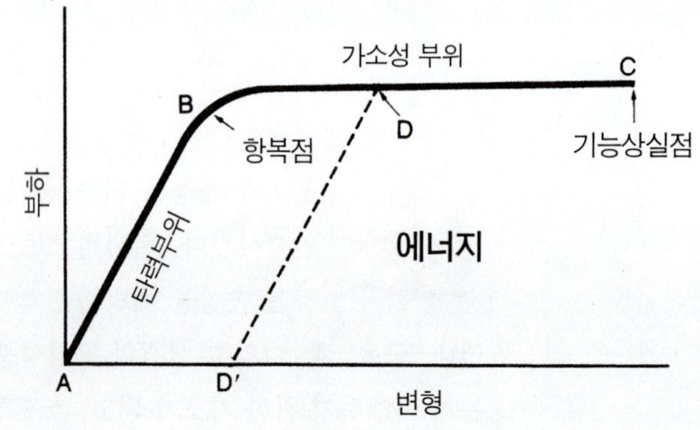

➤ 그림 6.1. **부하-변형곡선.** 연부조직의 부하-변형곡선

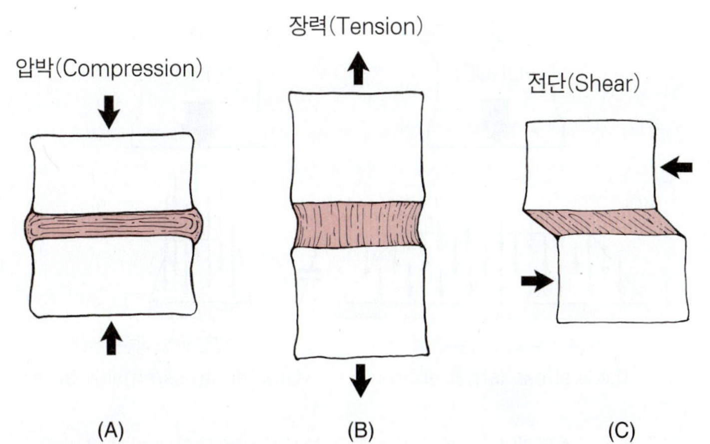

➤ 그림 6.2. **손상기전.** 압박과 장력이 구조의 종축에 가해지고, 전단은 표면에 평행하게 작용한다.

의 많은 관절의 해부학적 구조도 방향으로 손상을 예측할 수도 있다. 예를 들면, 외측 발목염좌는 발목 내측의 인대 지지가 더 강하기 때문에 더 많이 발생한다. 결과적으로, 손상기전에서 힘은 영향을 미치는 구조에 작용하는 힘의 방향에 따라 분류한다.

구조의 장축에 작용하는 **힘을 축력**(axial force)이라고 한다. 상대 선수를 저지하면서 접촉할 때, 저지는 축으로 부하된다. 신체는 똑바로 선 자세로 서 있을 때, 체중은 하지에 체중을 부하하는 대퇴골과 경골에 축 부하를 유발한다.

비틀기 또는 압박을 유발하는 축 부하의 효과를 **압박력**(compressive force) 또는 압박이라고 한다(**그림** 6.2A). 체중은 지지하는 뼈에 압박을 하게 된다. 5번째 요추는 신체가 똑바로 서게 되면 머리, 체간과 팔의 무게를 지지하여야만 하고, 아래 추간판을 압박하게 된다. 미식축구선수가 두 명의 상대편 선수 사이에 있을 때, 선수에게 작용하는 힘은 압박이다. 패드를 착용하지 않았다면, 압박력으로 멍 또는 타박상을 입게 될 수 있다.

압박의 반대 방향으로의 축 부하는 **인장력**(tensile force) 또는 장력이라고 한다(**그림** 6.2B). 장력은 물체에 적용되면 물체가 신장되는 당기는 힘이다. 근육수축은 근육이 부착된 뼈에 장력이 유발되어, 뼈의 움직임이 가능하게 된다. 발과 발목이 내반되었을 때, 외측 인대의 장력은 발목 염좌를 유발할 수 있다.

압박력과 장력은 물체에 가해지고 당겨지는 것이고, 힘의 세 번째 분류인 **전단력**(shear force)은 물체를 통과하여 지나는 면에 평행하거나, 접선으로 작용한다(**그림** 6.2C). 전단력은 활주로 물체의 한 부분에서 유발되거나, 물체의 다른 부분에서 유발되는 경향이 있다. 척주에 전단력 작용은 하위 척추에 비해 척추가 전방으로 미끄러지는 상태인 척추전방전위증(spondylolisthesis)을 유발할 수 있다.

신체가 힘을 받을 때, 손상과 관련된 다른 중요한 요인은 힘에 유발되는 **스트레스**의 크기이다. 기계적인 스트레스는 힘이 적용되는 지면 부위에서 힘이 분할된다고 정의된다(**그림** 6.3). 힘이 작은 부위에서 힘이 분할될 때 보다 커다란 부위에서 분산될 때 스트레스가 적다. 비교적 힘이 적은 부위에 집중된다면, 기계적 스트레스는 많다. 이것은 힘의 크기가 큰 것보다 스트레스의 크기가 큰 것이며 생체조직의 손상을 유발할 수 있다. 미식축구와 아이스하키선수가 패드를 착용하는 이유 중 하나가 전체 패드에 힘을 분산시켜 선수에 작용하는 스트레스를 감소시키기 때문이다.

긴장(strain)은 적용되는 힘에 물체의 변형 정도라고 생각할 수 있다. 물체에 압박력을 적용하면, 구조는 넓게 되고 길이는 짧게 되며, 장력을 적용하면, 구조는 좁게 되고 길이는 길게 된다. 전단은 구조에 작용하여 내부변화를 일으킨다. 생체조직의 힘은 조직이 골절 또는 파열되지 않고 견디는 긴장의 양을 결정한다.

생체조직의 손상은 커다란 크기의 외상성 힘 또는 반복적인 적은 힘으로 유발될 수 있다. 단 한 개의 힘으로 손상이 유발될 때, 손상을 **급성손상**이라 하고 원인이 되는 힘을 **거대외상**(macrotrauma)이라한다. 전방십자인대 파열 또는

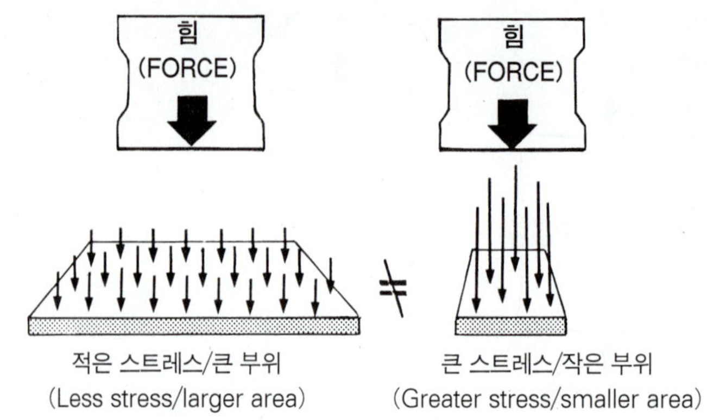

➤ 그림 6.3. **스트레스.** 스트레스는 힘을 분산시키는 부위에 따라 유발된다.

상완골 골절과 같은 급성손상은 발병 순간, 상대적으로 예측 가능한 추후과정이 특징이다. 반복적이거나 만성적인 부하로 손상이 유발될 때, 손상을 **만성손상** 또는 **스트레스 손상**이라 하고, 원인이 되는 기전을 **미세외상**(microtrauma)이라고 한다. 상완 활액낭염 또는 중족골 피로골절과 같은 만성 손상은 점진적으로 악화되고 발전된 것이고, 이 부위에 통증과 염증이 최고조가 된다. 만성 손상은 몇 달 또는 몇 년 동안 지속된다.

건, 인대, 근육과 뼈를 포함한 많은 조직은 크고 강하게 되어 점진적으로 증가하는 기계적 스트레스에 반응하게 되는 경향이 있다. 육상선수의 훈련에서 점진적으로 내구성이 증가될 때, 신체는 점진적으로 스트레스 손상을 예방하기 위하여 증가된 기계적 스트레스에 적응하게 될 수 있다. 과사용 증후군(overuse syndrome)과 피로골절은 증가된 훈련계획에 적응하기 위한 신체의 불안정으로 유발될 수 있다.

회전력과 회전력이 미치는 영향 (Torque and Its Effects)

회전문을 열 때 무슨 일이 일어나는지 생각해 보라. 손은 문에 힘을 적용하게 되고 회전하게 된다(**그림 6.4**). 문에 영향을 주는 두 가지 요인은 힘에 반응하는 회전이다. 하나의 요인은 힘의 크기이다. 그러나 중요한 것은 힘의 운동팔(moment arm)이다. 운동팔은 힘의 작용선과 회전축이 직각을 이루는 거리이다. 힘의 발생과 이것의 움직임 팔을 **회전력** 또는 모멘트(moment)라 한다. 물체에 작용하는 회전력의 양은 문이 움직이는 것처럼 신체가 회전하는 것을 결정

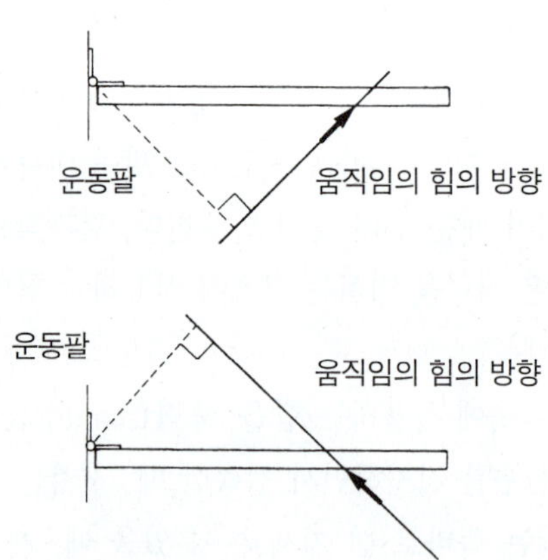

➤ 그림 6.4. **회전력.** 회전력은 문의 중심축에서 유발되며 힘의 발생과 힘의 운동팔이다.

한다.

신체에서, 회전력은 관절에서 신체분절의 회전을 유발한다. 근육에 긴장이 있을 때, 관절을 횡단하여 회전력을 유발한다. 유발되는 회전력의 양은 근력의 발생과 관절 중심에서 근육의 운동팔이다(**그림 6.5**) 예를 들면, 상완이두근에 의해 생성된 회전력은 근육에 의해 생성된 장력과 요골의 부착점과 팔꿈치 회전 중심사이의 거리의 곱이다.

과도한 회전력은 손상을 유발시킨다. 회전력은 대개 근육보다 신체의 외력에 의하여 발생된다. 장골과 같은 구조의 다른 점에 반대 방향에 자극적인 힘의 적용은 굴곡을 일으키고, 대개 뼈의 골절을 일으키는 **굴곡** 모멘트로 알려진 회전력을 발생시킨다. 미식축구 선수의 다리가 땅에 닿아 있고 뒤로부터 태클을 당하는 동안 앞쪽에서도 태클을 받는다면,

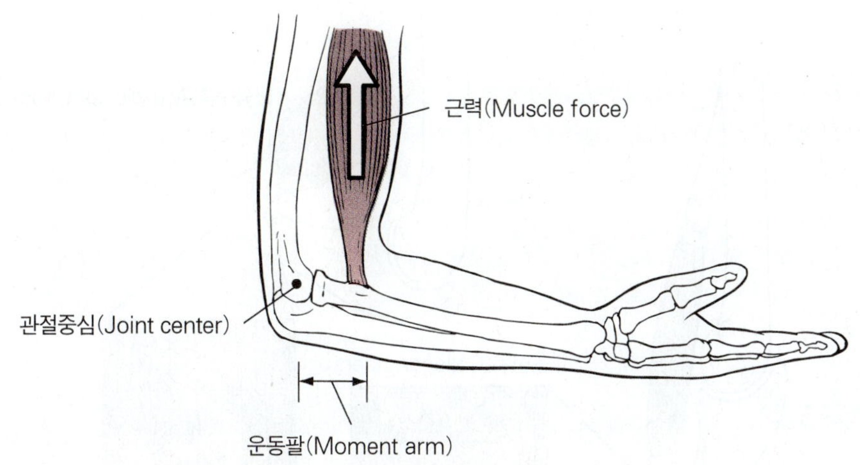

➤ **그림 6.5. 움직임과 회전력.** 회전력은 근력 크기와 근육의 운동팔(관절 중심에서 회전축에 작용하는 근육선의 수직 거리이다)의 유발이다.

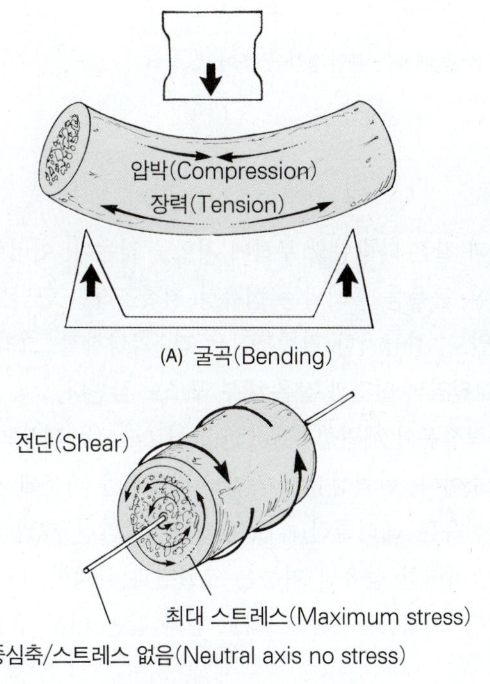

➤ **그림 6.6. 뼈 손상기전.** 굴곡에서 뼈 부하는 한 편에는 압박과 다른 편은 장력이 발생된다. 말초에 최대 스트레스와 중심축에 스트레스 없는 회전력이 부하되는 뼈는 내부 전단 스트레스로 발전된다.

다리에서 굴곡 모멘트가 발생한다. 굴곡이 나타날 때, 구조는 한쪽면에서 장력을, 반대편에서는 압박을 받는다(**그림 6.6(A)**. 뼈는 장력보다 압박에 더 강하기 때문에, 만약 굴곡 모멘트가 충분히 크다면, 장력을 받는 부위의 뼈는 골절될 것이다.

장골과 같은 구조의 장축에 회전력의 적용은 구조의 **염전**(torsion) 또는 비틀림을 유발시킬 수 있다(**그림 6.6B**). 비틀림은 전체 조직에 전단 스트레스가 유발되어 나타난다. 부츠와 스키가 견고하게 고정되어 있고, 하강하는 동안 회전하는 스키사고에서, 비틀림 부하는 경골에 나선형 골절(spiral fracture)을 유발할 수 있다.

A 힘 크기와 방향으로 힘을 받을 때 손상에 영향을 주는 요인들은 힘이 작용하는 부위이고, 힘의 운동팔(회전력의 양을 유발을 결정하는), 그리고 조직의 유형이다.

연부조직 손상 (SOFT-TISSUE INJURIES)

Q 건과 인대는 모두 교원질성 결합조직이고, 모든 구조와 기능에는 다른 점이 있다. 이러한 다른 점에 근거하여, 손상과 관계된 것은 무엇인가?

피부, 건, 인대, 그리고 근육, 뼈가 없는 연부조직은 다른 형태의 부하에 영향을 받을 때, 특징적인 방법으로 작용한다. 해부학적 구조와 조직 구성요소는 각 조직의 기계적인 작용에 영향을 준다.

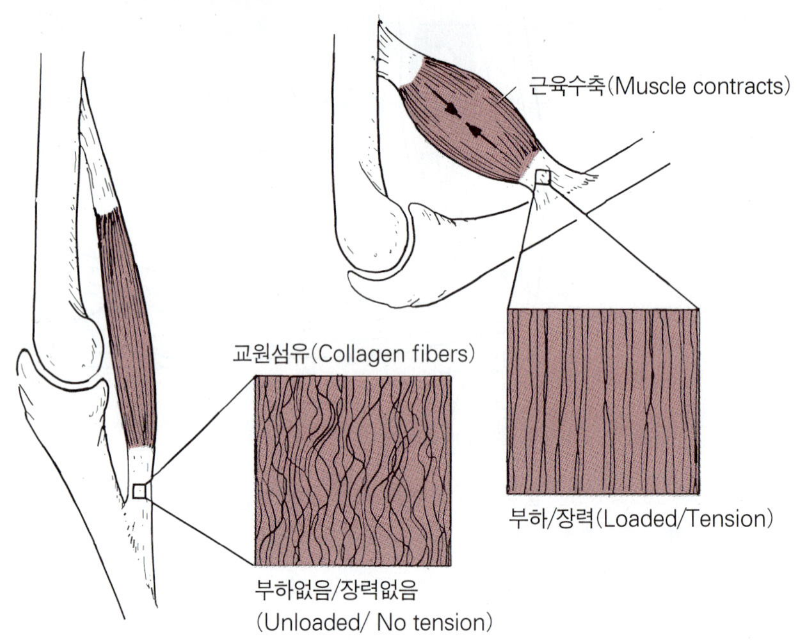

➤ 그림 6.7. **교원질 섬유.** 교원질 섬유는 부하되지 않을 때에는 불안정한 구조이고, 장력이 있고 부하될 때는 곧게 펴진다.

연부조직의 해부학적 특성 (Anatomical Properties of Soft Tissue)

피부, 건, 그리고 인대는 그들의 중요한 구조물이 교원질인 교원질성 조직이다. 교원질은 장력의 저항에 강한 단백질이다. 교원질 섬유들은 장력이 없을 때에는 불안정한 구조이다(**그림** 6.7). 교원질 섬유는 인장 부하로 약간 신장되는 교원질 조직이다. 또한, 교원질 섬유는 조직에 힘과 유연성을 제공하지만, 탄력성은 없다. 다른 단백질인 탄력소(elastin)는 척주의 황색인대(ligamentum flavum)와 같이 몇가지 결합조직구조에 부가적인 탄력성을 제공해준다.

➤ *피부(Skin)*

피부는 2개의 중요한 부분으로 구성된다. 표피(epidermis)로 알려진 외측 부위는 멜라닌 색소(pigment melanin)가 포함된 여러 층으로 모발, 손톱, 피지샘(sebaceous gland), 그리고 발한선(sweat gland)을 포함한다(**그림 6.8**). 혈관, 신경종말, 모낭(hair follicles), 피지샘과 발한선이 포함된 진피(dermis)는 표피 바로 아래에 있다. 진피는 밀도가 크고, 불규칙한 결합조직, 이완성이고, 교원질 섬유의 다방향성 정렬이 특징이다. 이러한 섬유 정렬은 압박, 긴장과 전단과 같은 다방향성 부하에 저항을 갖는다. 이러한 조직의 유형은 근육을 둘러싸는 섬유성 결합조직인 근막도 형성한다. 밀도, 불규칙한 결합조직은 간, 임파결절, 그리고 고환, 뼈, 교원질과 신경과 같은 내부 구조도 감싼다.

탄력섬유와 세망섬유(reticular tissue)는 피부의 다른 구성요소이다. 탄력섬유가 약간의 탄력성을 피부에 제공한다. 세망섬유는 레티클린(reticlin)으로 알려진 교원질로 구성된다. 이러한 섬유의 기능은 교원질과 같지만, 더 얇고, 임파결절, 비장, 골수강, 그리고 간과 같은 내부 구조를 지지한다.

➤ *건, 인대, 그리고 건막(Tendon, Ligament, and Aponeuroses)*

건은 뼈에 근육을 연결시키는 반면, 인대는 뼈와 뼈를 연결시킨다. 두 구조는 밀도가 높고, 규칙적인 결합조직이고, 긴장된 단일방향성 교원질 섬유다발로 구성된다(**그림 6.9**). 건에서, 교원질 섬유는 평행하게 정렬되어 있고, 저항이 크고, 근육이 수축될 때 단일방향에 인장력이 부하된다. 인대에서는 교원질이 평행하지만, 엮여있다. 이러한 정렬은 인대 기능에 적합하고, 인대의 장축은 커다란 장력 부하에 저항할

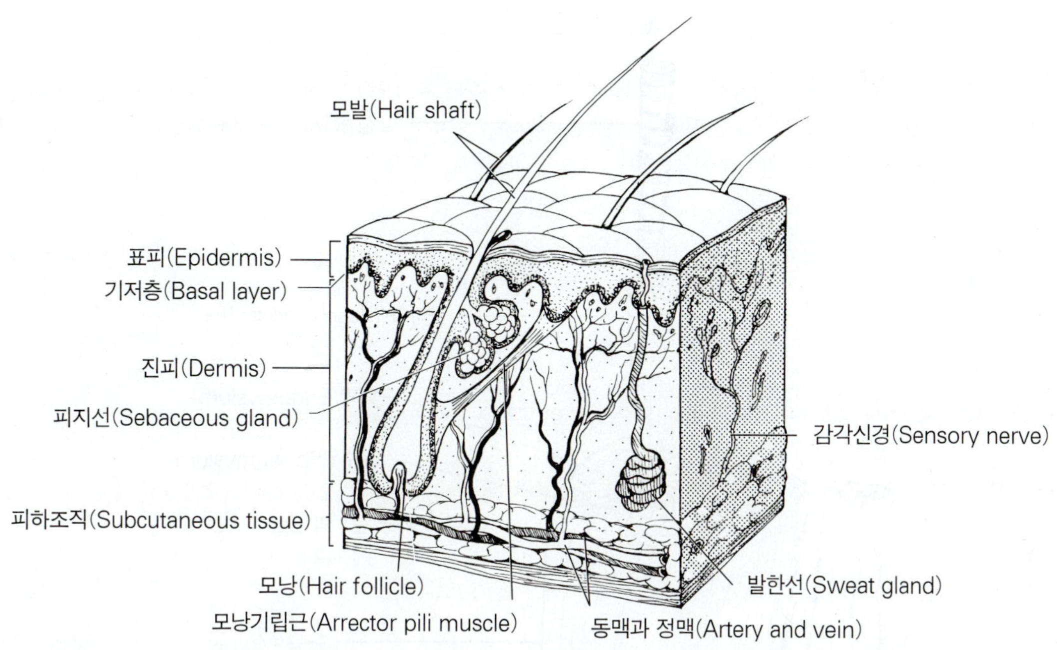

➤ 그림 6.8. **피부**. 구조는 표피와 진피가 포함된다.

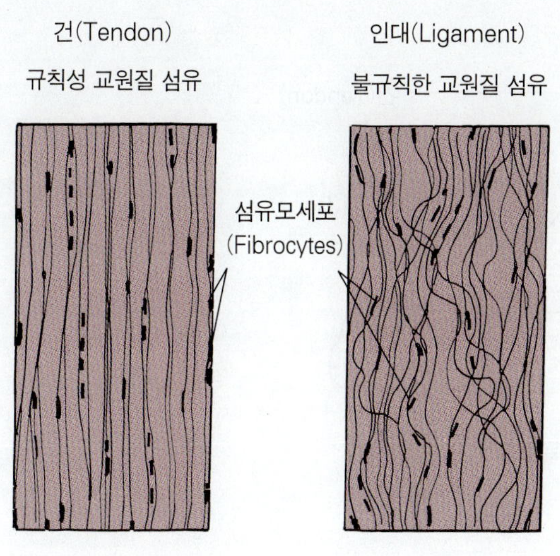

➤ 그림 6.9. **건과 인대조직에서 교원질 정렬.**

수 있지만, 다른 방향의 작은 장력 부하에도 저항할 수 있다.

인대는 건보다 더 많은 탄력소를 포함한다. 건은 근육의 끝에 붙어있는데 반해, 인대는 뼈의 양끝에 연결되어 있기 때문에, 기능적인 견해에서 조직에 약간의 탄력성을 가지고 있다는 것은 중요하다. 대부분의 인대는 약간의 탄력소를 포함할 지라도, 척주의 황색인대는 탄력섬유가 2/3이고, 교원질 섬유 1/3로 구성된다. 이 인대는 여러 분절의 척주에 안정성을 제공하는 특별한 역할을 하고, 척주 굴곡을 허용하기 위하여 신장되지만, 척주가 중립자세에 있을 때 팽팽하게 된다.

건막은 밀도가 높고, 규칙적인 결합조직으로 형성된 다른 구조이다. 이것은 강하고 , 편평하고, 종이 같은 조직으로 근육에서 다른 근육 또는 뼈에 부착된다.

➤ *근육(Muscle)*

근육은 체계화된 조직이다. 각 근육조직 또는 섬유는 근내막(endomysium)으로 알려진 초(sheath)에 싸여있다. 적은 수의 섬유는 근주위막(perimysium)이라 하는 밀도 높은 결합조직에 의한 근막에 묶여 있다. 근육은 근외막(epimysium)으로 둘려 싸인 여러 근막으로 구성된다(**그림 6.10**).

근육의 구조와 구성은 탄력성과 신장력을 결정하는 **점도탄력형**(viscoelastic fashion)에서 근육의 기능을 가능하게 한다(**글상자 6.2**). 신장성은 길이가 신전되거나, 늘어나는 능력이고, 반면에 탄력성은 길어지거나, 신전된 후에 정상 길이로 회

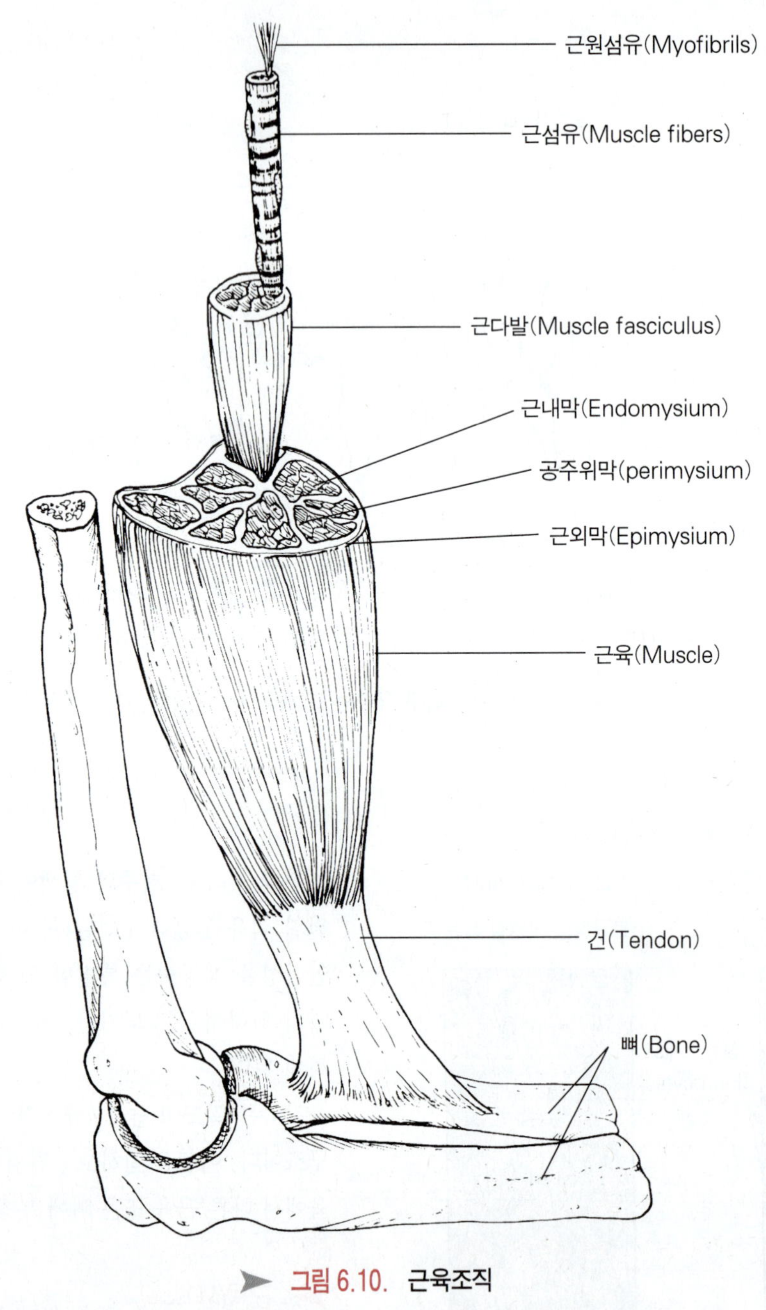

➤ 그림 6.10. 근육조직

> ➤➤ 글상자 6.2
>
> **근육의 특성은**
>
> - 신전되거나 길이가 끊어질 수 있다*(신장성)*
> - 길어지거나 또는 짧아진 후에 정상 길이로 회복될 수 있다*(탄력성)*
> - 자극에 반응할 수 있다*(흥분성)*
> - 장력을 증가시킬 수 있다

복되는 능력이다. 근육 신전성의 점도탄성은 근육이 인장력을 받은 상태에서 더 길이를 신장시키게 한다. 30초 동안 정적 신장을 유지하는 것은 단기 탄도신전보다 근육 길이를 증가시키는데 더 효과적이다.

다른 근육의 특징적인 요소는 자극에 반응하는 능력이다. 근육에 영향을 미치는 자극은 부착된 근육의 활동전위인 전기화학적 또는 근육에 외부 충격인 기계적인 것 모두 일 수 있다. 자극의 크기가 충분하다면, 근육은 발달된 긴장에 의하여 반응한다.

장력을 발달시키는 능력은 근육의 유일한 특성이다. 몇 몇 근원의 이러한 능력을 수축성(contractility)라고 할지라도, 장력이 발달이 될 때, 근육은 수축될 수도 있거나 수축되지 않을 수 있다. 예를 들면, 등척성 수축은 관절 움직임이 없고, 근육의 길이에는 변화가 없고, 원심성 수축은 장력이 증가되어 근육의 길이가 늘어난다. 근육이 구심성으로 장력이 증가될 때, 근육의 길이는 짧아진다. 자극된 근육의 장력이 증가될 때, 장력의 정도는 근육과 건 전체에 같이 존재한다.

피부 손상 분류 (Skin Injury Classifications)

힘은 신체에 다른 방법과 다른 방향으로 적용되어 다른 유형의 손상을 유발한다. 피부가 손상에 대항하는 신체의 첫 번째 층이기 때문에, 가장 많이 손상되는 신체 조직이다.

찰과상(abrasion)은 가장 경미한 피부손상이고, 피부가 거칠거칠한 표면에 대개 단일 한방향인 힘으로 긁혔을 때 전단에 의하여 유발된다. 커다란 힘이 적용되면, 피부 대부분의 층이 긁혀진다.

물집은 경미한 손상이고, 발이 전 · 후로 신발에서 마찰될 때 일어나는 것처럼, 한 방향 또는 더 많은 방향에 반복적인 전단에 의해서 유발된다. 진피와 표피 사이에 손상된 부위에 체액이 이동되어 체액의 주머니가 형성되어 유발된다.

피부 멍(bruises)은 충돌로 인한 압박으로 인한 손상이다. 모세혈관 아래의 손상은 피부내 혈액의 축적을 유발한다.

절개, 열상, 찢김과 관통은 손상으로 피부가 파열된 것이다. 절개(incision)는 절단이고, 날카로운 모서리에 신장된 것처럼 피부에 인장력이 적용된 것이다. 열상(laceration)은 피부에 불규칙적인 파열이고 대표적으로 긴장과 전단이 복합되어 유발된다. 찢김(avulsion)은 심한 열상이며 조직 아래의 피부가 완전하게 분리되는 것으로 유발된다. 관통상처(puncture wound)는 날카롭고, 원통 모양의 물체로 인장부하로 조직 아래와 피부가 관통될 때 유발된다.

➤ ➤ 글상자 6.3

타박상의 징후와 증상

- 급성 발병의 병력
- 기전은 대개 압박력이다
- 통증은 손상된 부위에 있다
- 반상출혈은 표면에 출혈이 있다면 나타날 수 있다
- 가동범위는 부종과 출혈 때문에 제한될 수 있다
- 부종은 신경을 압박할 수 있고, 통증과 일시적인 마비를 일으킬 수 있다
- 압박력이 크다면, 근육조직도 손상될 수 있다 (좌상)

다른 연부조직 손상 분류 (Other Soft-Tissue Injury Classifications)

피부아래 연부조직의 손상도 위치(표면 대 심부)와 조직에 함유된 재질 구성요소처럼 원인이 되는 힘의 특성에 따라 결정된다. 근육 **좌상** 또는 멍은 강렬한 충돌과 직접 압박을 받아 유발된다. 이와 같은 손상들은 혈관이 파열된 부분이 깊고 넓고 다양하다(**글상자** 6.3). **반상출혈**(ecchymosis) 또는 변색은 표면에 출혈이 있을 때 나타날 수 있다. 손상 부위에 혈액과 림프가 흐르면 부종이 유발되고, 가끔 혈액으로

표 6.1 타박상의 분류

	첫째 등급	두 번째 등급	세 번째 등급
조직 손상	표면조직이 압박된다	표면과 약간의 심부조직이 압박된다.	심부조직이 압박된다 (근육을 싸고 있는 근막 파열, 조직이 부어 돌출된다
약화	없다	약간-중간	중간-심한
근육경련	없다	없다	가능하다
기능상실	약간	중간	심한
반상출혈	약간	중간	심한
부종	약간	중간	심한
가동범위	제한 없음	감소	부종 때문에 확실하게 감소

구성된 딱딱한 결절의 혈종이 나타나는데, **혈종**은 죽은 조직이다. 이 결절은 관절 움직임을 제한시킬 수 있다. 신경압박은 대개 통증과 일시적인 마비를 유발하는 손상과 동반된다.

근육 좌상은 관절 가동범위와 관련된 손상과 동반된다(**표 6.1**). 1도 좌상은 약간 또는 관절움직임의 제한이 없거나 약간 있고, 2도 좌상은 가동범위의 감소를 확인할 수 있고, 3도 좌상은 심한 움직임 제한을 유발한다. 3도 좌상에서는 근육 주위를 감싸는 근막이 파열될 수 있고, 부은 근육조직이 돌출될 수 있다.

근육과 건(좌상)과 인대(염좌)에 외상성 손상은 간접력에 의하여 유발되며(예, 비정상적인 높은 인장력), 조직 파열과 출혈과 부종이 있다(**글상자 6.4**). 염좌와 좌상은 힘의 크기와 구조의 단면에 의해 결정된다. 근육의 단면이 크면 클수록 근력도 커진다. 이것은 더 큰 힘을 생성할 수 있고 그 힘이 부착된 건에 전이된다는 것을 의미한다. 그러나 건의 가장 큰 단면 부위는 큰 단면 부위가 스트레스를 감소시키기 때문에 커다란 힘을 견딜 수 있다. 근건 단위의 근육 부분은 거의 첫 번째로 파열되고, 건이 이들이 부착되는 근육보다 두배 정도 더 강하다. 근육 좌상은 근육 단면 부위가 가장 작은 부위인 근건 접합부에서 유발된다. 건은 정상 길이의 약 5-8%정도 신장될 때 파열되기 시작한다(1).

좌상과 염좌는 첫 번째, 두 번째, 세 번째 등급으로 분류된다(**표 6.2와 6.3**). 첫 번째 등급의 좌상 또는 염좌는 통증을 동반하지만, 증상이 관찰 되지 않는 교원질 섬유에 미세한 파열이 있을 수 있다. 약간의 불편함, 국소 압통, 약간의 부종, 그리고 반상출혈이 나타나지만, 기능상실은 없다. 두 번째 등급은 조직의 인장손실이고, 더 심한 통증, 조직의 더 과다한 파열, 관절 불안정, 근육약화가 특징이다. 세 번째 등급의 손상은 심한 통증, 조직 연속성의 상실, 가동범위 상실, 그리고 관절의 완전한 불안정성이 특징이다.

손상과 관련이 없을지라도, **근경련**과 **연축**은 통증이 있고, 불수의적인 근수축은 스포츠현장에서 일반적으로 나타난다. 경련은 통증이 있는 불수의적인 수축이고, 수축과 이완이 교대로 나타나는 간헐적 경련, 또는 기간 동안 지속적인 경련이 나타나는 강직성 경련이 있을 수 있다. 경련은 생화학적 불균형에 의해서 나타나고, 가끔 근육 피로와 관련이

➤➤ 글상자 6.4

염좌와 좌상의 징후와 증상

염좌

- 급성 발병의 병력
- 손상의 기전은 과부하 또는 과신장이다
- 통증은 손상부위인 근건접합부 근처 또는 부위에 국소로 나타난다.
- 변색은 심하고, 외상 부위의 원위에 혈액 울혈에 의하여 나타난다
- 중증이라면, 근육약화가 나타난다

좌상

- 급성 발병의 병력
- 손상의 기전은 과부하 또는 과신장이다
- 통증은 손상부위 위에 국소로 나타난다
- 관절에 부종이 나타나기 전에 측정한다면, 관절 불안정성을 발견할 수 있다
- 심한 경우라면, 손상은 관절의 아탈구 또는 탈구가 나타날 수 있다

표 6.2 좌상 분류

	1도	2도	3도
근섬유의 손상	근섬유가 약간 파열	근섬유의 1/2 파열	모든 근섬유 파열
약화	약간	중간-심한(반사억제)	중간-심한
근육경련	약간	중간-심한	중간-심한
기능상실	약간	중간-심한	
부종	약간	중간-심한	중간-심한
촉진으로 발견할 수 있는 것	없음	없음	있음(초기라면)
수축으로 통증	약간	중간-심한	없음-약간
신장으로 통증	있음	있음	없음
가동범위	무제한	감소	부종에 따라 증가될 수 있고, 감소될 수 있음

표 6.3 염좌의 분류

	첫째 등급	두 번째 등급	세 번째 등급
인대손상	약간의 인대섬유 파열	섬유의 약 1/2 파열	인대섬유의 완전 파열
스트레스검사로 신연	<5 mm 신연	5-10 mm 신연	>10 mm 신연
약화	약간	약간-중간	약간-중간
근육경련	없음	없음-약간	없음-약간
기능상실	약간	중간-심한	심한(불안정)
부종	약간	중간	중간-심한
수축으로 통증	없음	없음	없음
신장으로 통증	있음	있음	없음
가동범위	감소	감소	부종에 따라 증가될 수 있고 감소될 수 있음, 탈구와 아탈구가 있을 수 있음

있다. 근육경련은 근육과 신경의 기계적 충격에 의하여 유발되거나, 시작되는 생화학적인 반사 작용에 의해서 나타나는 단기간의 불수의적인 수축이다.

근염(myositis)과 **근막염**(fascitis)은 근육에 결합조직의 염증이고, 근육 부분을 감싸고 있는 근막의 염증이다. 이러한 만성상태는 반복적인 신체 움직임으로 조직을 자극하여 나타날 수 있다.

건염(tendinitis)과 **건초염**(tenosynivitis)은 건내의 염증이거나, 건초의 염증이다. 건염은 정상적인 노화과정, 건 내의 퇴행적인 변화와 밀접한 관련이 있고, 건 움직임으로 인한 통증과 부종이 특징이다(**글상자 6.5**). 건초염은 급성 또는 만성이 될 수 있다. 급성 건초염은 움직임으로 인한 염발음, 염증,

> ➤ ➤ 글상자 6.5
>
> **건염의 징후와 증상**
>
> - 만성 발병의 병력
> - 손상의 기전은 과사용 또는 반복적인 과신장 또는 과부하로 유발된다
> - 통증은 건의 전체에 나타나고 촉진으로 증가한다
> - 부종은 약간-중간정도로 나타나고 건이 두껍게 될 수 있다
> - 염발음이 나타날 수 있다
> - 통증의 과도한 수동가동범위(PROM)과 능동가동범위(AROM)에서 나타난다
> - 통증은 신장하고 저항가동범위(RROM)을 수행하는 동안 증가하고, 통증으로 근력이 감소한다

그리고 국소 부종이 특징이다. 만성 건초염은 건초에 결절 형성의 부가적인 증상이 있다.

근육과 건의 만성 염증은 손상된 조직에 미네랄 침착이 나타나고, 이 과정은 이소성 석회화(ectopic calcifi-cation)라고 알려져 있다. 근육에 미네랄이 침착되는 것을 **화골성 근염**(myositis ossificans)이라고 한다. 가장 많이 나타나는 부위가 대퇴사두근 부위이다. 이러한 상태에서, 표면 타박상이 나타날 수 있고 손상 부위와 가까운 원위 관절이 삼출된다. 전형적으로 근육은 매우 부드러운데, 화골성으로 악화된 것처럼 딱딱한 결절이 근육 내에서 만져질 수 있다. 건에서는 이러한 상태를 **석회성 건염**(calcific tendinitis)이라 한다.

과사용 손상은 내재적 요인(예, 정렬되지 않은 사지, 근육 불균형, 다른 해부학적 요인) 또는 외재적 요인(예, 잘못된 훈련, 잘못된 기술, 부적절한 표면과 장비, 열악한 환경상태)으로 유발될 수 있고, 통증과 기능상실이 특징이다. 대표적으로, 과사용 손상들은 4단계로 분류한다.

1 단계: 활동 후 통증
2 단계: 수행에는 제한되지 않고 활동하는 동안 통증
3 단계: 수행 제한과 활동하는 동안 통증
4 단계: 만성, 안정 시에도 끊임없는 통증

활액낭염은 하나 또는 그 이상의 활액낭이 자극된 것이고, 관절을 감싸고 있는 조직 체액이 가득찬 낭에 마찰을 감소시켜야 한다. 활액낭염은 급성 또는 만성이 될 수도 있고,

단순 외상성 압박 또는 관절의 과사용과 반복적인 압박으로 유발될 수 있다. 활액낭의 국소 부종은 매우 많이 나타나고, 특히 팔꿈치(주두활액낭염)와 슬개골(슬개하 활액낭)에 나타난다. 부위는 압통점이고 접촉에도 상태가 악화된다.

A 처음에, 질문은 해부학적 구조와 기능에 근거한 건과 인대의 잠재적 손상과 관련이 있다. 건이 근육보다 더 강하기 때문에 특히, 근건단위에 부하될 때 건보다 근육이 더 많이 파열된다. 인대가 뼈의 양 끝에 부착되기 때문에 건보다 더 탄력적이라고 하더라도, 이들은 관절에서 뼈가 편위될 때 파열되거나, 신장되는 경향이 있다.

연부조직 치유(Soft-Tissue Healing)

손상된 연부조직의 회복과정은 물리적 작용과 화학적 작용과 밀접한 관계가 있다. 정상 치유과정은 규칙적이고 예측할 수 있는 현상이고, 트레이너는 손상 부위의 치유과정에서 나타나는 다양한 징후와 증상을 알 수 있다. 이것은 재활을 시작하기 적합한 시기와 선수가 경기에 다시 참여할 시기를 결정한다.

연부조직의 치유는 염증기, 분열증식기, 성숙기의 3단계 과정으로 구성된다. 이들이 서로 다른 단계의 용어로 치유과정을 설명할지라도, 이러한 과정들은 상처내에서 서로 일시적으로 겹쳐진다는 것을 인식해야 한다.

➤ 염증기(0-6일)(Inflammatory Phase[0-6Days])

염증의 흔한 증상은 오랜 기간 인식되어 왔고, 그리스와 로마 의사는 rubor(발적), calor(국소 열), tumor(부종), dolor(통증), 그리고 심한 경우는 functio lasea(기능상실)로 기록하였다. 염증이 감염 항원에 대응하는 반응에 의해 유발된다고 할지라도, 여기에서는 손상 후 염증반응의 특징적인 과정에 초점을 맞추었다. 원인이 되는 힘의 특성에 따라, 염증은 급성 또는 만성이 될 수 있다. 급성 염증반응은 단기간의 반응으로 **삼출액**(exudate)을 유발시키고, 조직외 또는 조직외의 모세혈관에 단백질과 과립 백혈구로 구성된 혈장과 같은 체액을 삼출시키는 혈류역학적 작용(hemodynamic activity)이 특징이다. 만성 염증반응은 장기간이며 비과립형 백혈구가 나타나고 반흔조직이 나타난다.

급성 염증단계의 시작은 상처로부터 혈액을 멈추게 하는 작용을 하는 3가지 기전의 활동을 포함한다. 첫째, 몇 초에서 10분 정도로 긴 시간동안 국소 혈관수축이 일어난다. 큰 혈관은 신경절단물질의 신호반응으로 수축하고, 모세혈관과 작은 동맥과 동맥은 손상되는 동안 혈장과 혈소판에서 방출된 카테콜라민(cathecolamine)과 세로토닌(serotonin)의 영향으로 인하여 수축된다. 결과적으로 부위에 혈류의 용적을 감소시키고, 이로 인하여 손상부위에 혈액손실을 감소시킨다.

혈액손실의 두 번째 반응은 혈소판(platelet)의 반작용이다. 혈소판 반작용은 파열된 혈관의 끝을 차단하는 기계적인 플러그를 형성하는 피브린이 각각 다른 것과 결합하여 세포에 응고를 유발시킨다. 혈소판은 염증과 치유의 분열증식기에 확실하게 작용을 하는 많은 화학적 조정자를 발생시킨다. 염증반응에 중요하게 작용하는 물질은 세로토닌, 아드레날린(adrenaline), 노르아드레날린(noradrenaline), 그리고 히스타민(histamine)이 포함된다. 혈소판에는 아데노신 삼인산효소(adenosine triphosphatase: ATPase)도 발견되고, 치유에 필요한 에너지 공급에 중심이 된다.

세 번째 반응은 응고의 연속단계(coagulation cascade)의 작용이다. 연속단계는 여러 다른 상호관계 과정으로 구성되어 생리학적 반응이 높다. 섬유분자(fibrogen molecule)가 두가지 다른 방법으로 응고 형성을 위하여 피브린에 덮여 있다. 외재적 방법은 손상된 조직에서 방출되는 트롬보플라스틴(thromboplastin)의 작용이다. 내재적 방법은 혈관 내에 혈소판과 하게만 인자(hageman factor)에 의해서 가능하다. 두 가지 방법은 트롬빈 내에 프로트롬빈에 덮인 프로트롬빈 작용자의 형성으로 유발된다.

혈관수축 후, 혈관확장은 국소 축삭반사와 보체와 키닌 단계에 의해 유발된다. 보조 단계에서, 약 20개 단백질이 활동하지 않은 형태가 혈액에서 정상적으로 순환되고, 치유에 필요한 다양한 활동을 증진시키게 된다. 작용되는 과정은 **식작용**(phagocytosis)을 통한 감염성 항원과 손상 부위의 파편을 제거하기 위하여 거대세포(macro-phage)와 호중구(neutrophils)를 유인한다. 손상된 부위에 혈액 흐름이 느린 것처럼, 이러한 세포는 내피(endothelial)에 유착이 되는 말초에서 재분배된다. 거대세포(mast cell)와 호염기(basophil)는 혈관수축을 유발하는 히스타민의 방출을 촉진한다. 키닌단계는 혈관과 조직 모두에서 브래드키닌(bradykinin)이 작용하기 위한 비활성인 칼리크레인(kallikrein) 효소의 전환을 유발한다. 브래드키닌은 혈관수축을 유발시키고, 혈관벽의 투과성(permeability)을 증가시키고, 조직에 삼출액을 형성시킨다.

이것과 관련해서 증가된 혈류는 부종을 일으킨다. 찢어진 혈관과 손상된 조직의 혈액은 헤마토마(괴사성 조직의 결합)와 **1차 주요 손상 부위**를 형성한다.

손상 후 약 1시간은 **부종**(swelling or edema), 혈관벽의 투과성이 크고 내부조직에 혈장 삼출에 대한 혈관 내에 압력을 증가시키게 된다(**그림 6.11**). 이러한 혈관벽의 투과성 또는 다공성(porosity)은 오직 경한 외상의 경우에 몇 분 동안 존재하고, 20-30분 내에 투과성은 정상적으로 회복된다. 더 심한 외상은 투과성이 장시간 나타나고, 가끔 근본적인 손상이 경과될 때까지 부종은 나타나지 않는다. 조직 삼출액은 상처에서 독소를 여과시키고, 손상된 조직을 제거하고, 재건하기 위하여 세포를 이동시키는 것 모두에서 신체의 밀도가 중요한 부분에게 나타난다.

보조와 키닌단계는 삼출액에서 회복시키는 세포에 빠른 출현에 작용한다. **거대세포**는 응고를 지연시키는 헤파린과 히스타민을 이송하는 결합조직세포이다. 혈소판과 호중구 백혈구도 혈관수축과 혈관 투과성을 증대시키는 히스타민을 이송한다. 백혈구는 아라키돈산(arachi-donic acid)을 발생시키기 위한 세포막에서 인지질(phospho-lipid)과 상호작용하는 효소를 방출한다. 아라키돈산은 프로스타글라딘(pros-tagladin)과 류코트리엔(leukotri-enes)과 같은 화학적 조절자의 발생을 통하여 손상받은 세포의 염증에 작용한다. 염증기간 동안 중요한 혈장 단백분해효소(plasma protease)인 브래드키닌은 혈관 투과성을 증가시키고, 통증을 유발하는 신경종말을 자극한다. 이러한 일련의 화학적 활동은 염증, 부종, 그리고 저산소증에 영향을 받는 모든 조직인 **이차적 손상 부위**에서 발생한다. 손상된 조직에서 생긴 대사산물과 파편이 식작용을 통하여 제거된 후, 백혈구는 혈류로 다시 들어가고 급성 염증 반응은 없어진다.

➤ 분열증식기(The Proliferative Phase: 3-21 Days)

분열증식기는 손상된 조직의 회복과 재건이고, 염증기의 마지막 부분과 겹치는 손상 후 3일에서부터 3-6주 동안 나타난다. 분열증식 과정은 새로운 혈관형성(혈관형성), 섬유성조직 형성(섬유증식), 새로운 상피조직의 형성(상피세포 재형성), 그리고 상처 수축이 나타난다.

새로운 조직을 성장시키기 위한 공간을 확보하기 위하여 혈종의 크기가 감소될 때 이 단계가 시작된다. 피부가 새로운 피부 조직을 재형성시키는 능력이 있을지라도, 다른 연부조직으로 반흔조직과 손상된 세포를 대체한다.

반흔 형성을 통한 치유는 고농축된 단백질과 손상된 세포조직을 포함한 삼출된 체액이 축적되는 것으로 시작된다. 이러한 축적은 교원질을 모으는 능력이 있는 세포인 섬유모세포(fibroblast)가 포함된 미발달된 결합조직에 혈관이 많이 분포하게 하기 위한 기초를 형성한다. 섬유모세포는 섬유증식(fibroplasia)으로 알려진 과정을 통하여 미성숙한 교원질을 발생시키기 시작한다.

섬유증식과 혈관형성(angiogenesis)은 서로 의존하는 과정이고, 새로운 결합조직은 혈관이 공급하는 영양분에서 세포간질을 보급 받고, 새로운 혈관형성은 세포간질에서 기계

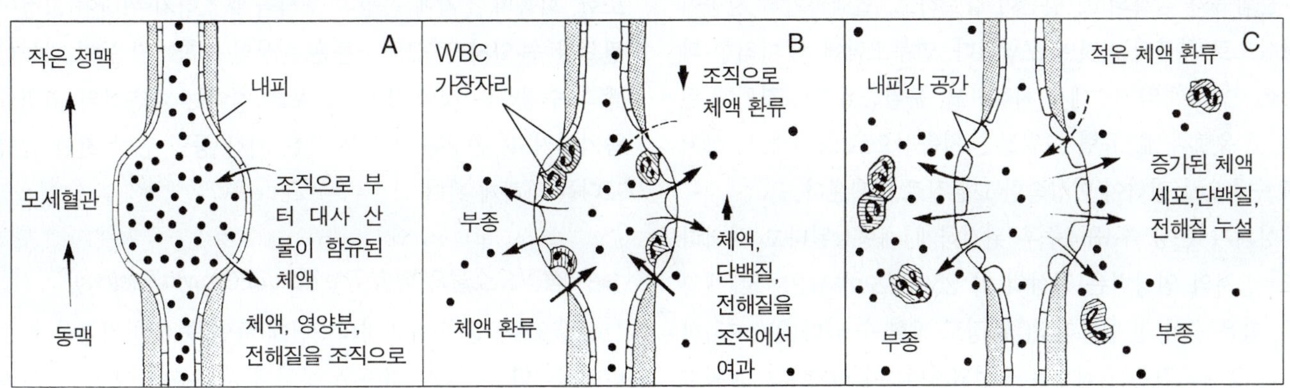

➤ **그림 6.11. 급성 염증과정.** 조직화학적 물질이 혈관 벽에서 개방될 때, 내부공간으로 혈장이 이동하여 부종이 형성된다.

적 지지와 방어에 독립적이다. 상처부위에서 결합조직은 Ⅰ 유형과 Ⅲ 유형 교원질, 세포, 혈관과 당단백(glycoproteins)과 프로테오글리칸(proteoglycan)을 함유한 세포간질이 중요하다. Ⅲ 유형 교원질은 상처부위의 안정성을 만드는 빠른 교차결합 형성의 능력이 있기 때문에 특히, 이 단계에서 유용하다. 섬유모세포는 교원질을 분비하는 부위에 화학적 긴장이 나타난다. 교원질에서 발생하는 효소의 반응은 상처의 미세환경 내에서 산소, 아스코르빈산, 철 이온과 젖산의 특별한 농축에 의하여 결정된다.

섬유모세포는 기저막(basement membrane) 교원질에 발달된 혈관의 부착을 돕는 것으로 인하여 혈관생성이 증진되는 부착 요인들을 발생시킨다. 그러나 혈관생성을 중요하게 조정하는 힘은 혈소판 반응이고, 저산소 환경에서 나타난다. 새로운 혈관 형성은 그들의 기저막을 분해하고 상피세포에 작용하기 위하여 혈관에 존재하여 작용하는 성장요인에 의한 효소의 활성으로 시작된다. 그 후 이러한 세포는 새로운 혈관을 형성하고, 이들을 용해시키는 상처 내의 저산소 부위에 화학적으로 긴장되게 한다.

분열증식기의 다른 특징은 혈관수의 증가, 손상 부위에 수분함량의 증가, 그리고 말초에서 상처 중심 쪽으로 상피세포의 이동에 의하여 상피세포의 재형성을 유발한다.

➤ *성숙기(Maturation Phase[Up to 1+ Year])*

연부조직의 손상 회복의 마지막 단계는 성숙 또는 재형성 기간으로 알려져 있다. 이 기간은 반흔 조직에 새롭게 형성된 조직의 성숙을 포함한다. 관련된 과정은 섬유모세포 작용을 감소시키고, 세포외 간질의 체계를 증가시키고, 조직의 수분함유가 감소되고, 혈관이 감소하고, 혈액화학적 활동이 정상으로 회복되는 것이 포함된다. 연부조직에서, 이러한 과정은 손상 후 약 3주에서 시작하고, 분열증식기와 겹치게 된다. Ⅰ 유형과 Ⅲ 유형 교원질은 지속적으로 증가하고, 상처의 수축으로 인하여 미성숙한 교원질로 대체된다.

상피가 손상 후 3-4주후 완전하게 재형성된다고 하더라도, 상처의 인장력은 정상의 약 25%정도이다(2). 몇 개월 후, 힘은 손상 전 힘보다 30% 정도 약할 수 있다(3). 이러한 것은 정상조직은 횡적으로 구성되지만, 이 시기에는 교원질 섬유가 수직으로 구성되기 때문이다. 새롭게 치유된 반흔에 교원질의 대체율이 매우 높으므로 상처부위를 지지하지 못할 수 있다.

반흔 조직은 섬유성, 비탄력성과 혈관이 없으므로, 근본적인 조직보다 기능이 덜하고 덜 강하다. 반흔의 발달은 특히 상처가 줄어들고, 결과적으로 손상 후 영향을 받은 조직의 유연성은 감소한다.

일 년 또는 그 이상의 교원질의 지속적인 재형성은 조직에 물리적인 스트레스를 형성시킨다. 반흔 조직에 인장력은 손상 후, 2년 동안은 지속적으로 증가될 수 있다. **글상자 6.6**은 치유과정의 3단계를 요약한 것이다.

근육섬유는 손상 또는 훈련의 반응에서 재발생 또는 분열증식하지 않는 영구적인 세포이다. 그러나 각 근섬유의 기저막에 있는 예비세포는 손상 후 근섬유를 재형성 한다. 심한 근육 손상은 근육 내에 **유착형성** 또는 반흔을 유발시킬 수 있고, 이것은 섬유 재형성을 억제시킨다. 결과적으로, 심한 손상 후, 근육은 이전 근력의 약 50%정도 회복할 수 있다.

건과 인대는 약간의 회복이 되는 세포이기 때문에, 이러한 구조는 치유과정이 1년 이상으로 지연된다. 다른 연부조직과 근접하여 증진되는 재형성은 화학적 조절자의 공급을 도울 수 있다. 이러한 이유로, 전방십자인대와 같이 파열된 인대는 치유가 불량하다(4). 건과 인대에 반흔이 완전하게 형성되기 전에 높은 인장력이 적용된다면, 새롭게 형성된 조직은 늘어날 것이다. 이것이 인대에서 유발된다면, 관절의 불안정성이 나타난다.

기계적 스트레스의 반응으로 건, 인대와 근육은 **비대**(크기 증가)와 **위축**(크기 감소)이 되기 때문에, 손상으로 인한 고정은 위축이 되고, 근력 상실로 인하여 조직에 치유율을 감소시킨다. 위축의 정도는 고정의 시간과 비례하여 발생한다. 또한, 회복의 초기에 손상된 조직을 보호하기 위하여 고정이 필요할 수 있지만, 근력운동은 손상의 재활기간 동안 가능한 빨리 수행하는 것이 좋다. 스포츠 참여는 재손상의 위험을 증가시키고, 손상된 조직은 오랜 기간 동안 손상 전의 근력보다는 약하게 된다.

➤ *성장요소들의 역할(The Role of Growth Factors)*

성장요소들은 치유과정의 3단계 동안 중요한 작용을 하는 단백질이다. 이들의 기능은 상처에 세포부착, 분열증식 촉진, 그리고 세포외 간질이 직접 침전되게 하는 것이다.

첫째는 혈소판의 미립자에서 발견되고, 혈소판 유도성장

➤ ➤ 글상자 6.6

연부조직의 상처 치유 기간

염증기(0-6일)

- 혈액 점도가 증가(두꺼워짐)하여 혈관수축 증가, 출혈로 인한 혈액상실 감소
- 혈소판 작용은 응고시키고, 손상된 부위에 재생세포를 유인하는 성장요인을 방출한다.
- 응고단계는 응혈형성에 영향을 준다.
- 보조단계와 키닌단계는 혈관을 수축시키고, 혈관벽 투과성을 증가시키고, 식작용을 통하여 부위를 깨끗하게 하기 위하여 혈장에서 호중구와 거대세포의 이동을 촉진한다.

분열증식기(3-21일)

- 섬유모세포는 Ⅰ형과 Ⅱ형의 교원질의 지지체계를 만든다
- 혈소판이 반응하고, 저산소 상처환경은 혈관생성을 촉진한다.
- 상피세포는 상피재형성을 위하여 말초부분에서 상처의 중심으로 이동한다.

성숙기(1년 이상)

- 섬유모세포 작용은 감소하고, 세포외 간질 구조를 만든다
- 혈액화학적 작용은 정상적으로 회복되고, 수분함유와 혈관분포를 감소시킨다.
- Ⅰ형과 Ⅱ형의 교원질은 지속적으로 분열증식하고, 미성숙한 교원질 전구물질로 대치되어 상처가 수축하게 된다.
- 반흔조직 형성으로 조직의 유연성과 크기를 감소시키게 된다.
- 재형성은 습관적인 스트레스에 따라 교원질 섬유가 정렬되게 하고, 인장력은 손상 후 2년 후에 증가된다.

요소(plateletederive growth factor: PDGH)는 거식세포, 상피세포, 혈관 평활세포, 그리고 섬유모세포에서도 방출된다. PDGH는 치료의 첫 번째, 두 번째 단계에서 가장 중요한 요인 중의 하나이다. 혈소판 유도성장요소는 섬유모세포, 호중구와 거대세포의 화학적 유인제로 작용하고 섬유모세포와 혈관 평활근세포의 대치도 증진시킨다. 이것은 또한 거대세포에 작용하고 Ⅰ 유형과 Ⅲ 유형의 교원질을 분비하기 위한 섬유모세포를 촉진시킨다.

성장요인-β(TGB-β)를 변환시키는 다른 중요한 성장요소는 구조와 화학적 구성이 유사한 여러 다른 단백질 그룹이다. 성장요인-β의 변환은 혈소판, 거대세포, 골세포, 단핵구(monocyte), 임파구에 의해서 발생하며, 섬유모세포의 촉진과 억제 모두가 가능하다. 변환된 성장요인-β는 혈관생성도 촉진시키고 교원질을 축적시킨다.

헤파린과 밀접한 관계가 있는 다른 단백질 그룹은 기본 섬유모세포 성장요소(basic Fibroblst Growth Factor: bFGF)이다. 혈소판 유도 효소 헤파리티나아제(heparitinase)는 화학적으로 헤파린에서 bFGF를 분리시킨다. bFGF는 상피세포의 분열증식을 촉진하고, 상피세포, 거대세포, 그리고 섬유모세포를 분산시킨다. 이들은 혈관생성에도 중요한 역할을 하며, 새로운 혈관을 생성하기 전에 상피세포를 분열시키는 기저막 붕괴효소(basement membrane-degrading enzymes)를 방출한다.

밀접한 두 개의 성장요소는 상피성장요소(epidermal growth factor: EGF)와 변화된 성장요소-α(transforming growth factor-α: TRF-α)이다. 모두 막전위 단백질(transmembrane protein)에서 기원하며 EGF 수용체에 작용한다. 반면 이러한 모든 성장요소들은 육아세포의 발달을 촉진하고, TGF-α도 상피의 재성장을 증진시키고, 혈관생성을 재조정한다(5).

연부조직 상처관리(Soft-Tissue Wound Care)

위에서 설명하였듯이, 연부조직 손상은 개방상처(찰과상, 찢김, 열상, 관통상차) 또는 폐쇄상처(타박상, 좌상, 염좌, 멍)로 구분될 수 있다. 이 부분에서는 연부조직 손상의 광범위한 두 가지 분류의 관리를 설명할 것이다.

➤ *개방성 연부조직 손상 관리(Open Soft-Tissue Injury Care)*

개방성 연부조직 손상의 상처관리에서, 기본적으로 감염

과 예방조치가 중요하다(**실전전략** 6.1). 안전한 장비 사용에서, 상처관리에 사용되는 장비와 재료, 그리고 오염된 재료, 전반적인 상처관리의 여러 단계는 트레이너에 의해서 다음과 같이 수행된다.

- 가능하다면, 치료를 수행하기 전에 손을 씻는다.
- 장갑을 착용하고 무균거즈 또는 붙지 않는 재료로 상처를 직접 압박한다.
- 식염수 또는 베타딘과 같은 소독약으로 상처와 상처 주위(적어도 상처의 두 배)를 소독한다.
- 상처부위를 드레싱하고 밴드를 붙힌다.
- 드레싱과 연고 또는 크림을 사용하거나, 사용하지 않을 수 있다. 사용한다면, 드레싱 위를 덮고 탄력 접착성 테이프를 사용한다.
- 감염의 징후를 살피고 필요하면 드레싱을 교환한다(국소열, 부종, 발적, 통증, 수포, 체온 상승).

특별한 손상을 위하여, **실전전략** 6.2에서는 일반적인 피부손상의 기본적인 관리를 설명하였다. 트레이너가 이미 장갑을 착용하고 있다는 것을 전제로 한 것이다. 이러한 기술은 다른 개방성 상처에도 적용할 수 있다.

➤ *폐쇄성 연부조직 손상관리(Closed Soft-Tissue Injury Care)*

폐쇄성 상처 관리는 감염, 통증과 이차적인 저산소증을 감소시키는데 중점을 둔다. 일반적인 급성관리에서 트레이너가 수행하는 여러 단계는 다음과 같다:

- 손상 후 가능한 빨리 피부에 얼음주머니를 댄다.
- 타올 또는 탄력 덮개(건조 또는 습기가 있는)는 피부와 얼음주머니 사이에 놓지 말아라
- 30분 동안 얼음-차가운 주머니를 댄다(대퇴사두근과 같은 큰 근육은 40분 정도).
- 신체 부분을 심장높이에서 적어도 6-10인치는 올린다.
- 처음 얼음치료 후, 얼음주머니는 치우고, 압박 덮개로 대체하고, 지속적으로 거상시킨다.
- 선수가 잠자리에 들기 전까지 매 두 시간마다 얼음주머니를 댄다(선수가 목발로 걷기 또는 샤워와 같은 활동을 하는 사이에는 1시간마다 댄다).
- 압박 덮개는 밤에도 덮고 있어야 한다.

실전전략 6.3은 급성치료계획 후에 수행되는 폐쇄성 연부조직 손상의 기본적 관리를 설명한 것이다. 손상 정도 범위

실전 전략 6.1 혈액에서 유발되는 병원체의 번식을 예방하기 위한 전반적인 지침

- 라텍스 장갑은 항상 착용하여야 한다. 혈액 그리고/또는 다른 신체의 체액이 튀고, 분출하고, 또는 퍼질 때 착용하여야 하는 보호 장비는 다음과 같다.
  - 귀 마개/안면 보호대
  - 마스크 그리고/또는 보호대
  - 가운 또는 앞치마
- 감염성 조직이 노출 된 후, 즉시 손과 다른 피부 표면을 닦아내고 소독한다.
- 신체 체액의 과다 누출과 오염된 부위에 혈액에 유발되는 병원체는 누출을 멈추기 전에 소독하여야 한다.
- 수평면(예, 치료테이블, 테이핑 테이블, 작업 공간, 그리고 바닥)을 모두 규칙적으로 사용 후, 누출 또는 더럽혀진 후, 즉시 소독한다. 문지르면서 수행한다.
- 1:10-1:100 용액(표백제)의 소독용액으로 소독한다. 이러한 용액은 표백제의 부식성 성분 치료 양식 또는 피부근처에서 사용 때에는 주의하여야 한다. 용액은 매일 혼합하는 것이 효과적이다.
- 더럽혀진 린넨과 타올은 장갑을 착용하고 분리하여야 하고, 생물학적 위험 항목으 로 디자인된 곳에 놓아야 한다.
- 모든 항목은 25분 동안 최소 71℃(160℉)인 물과 세정제로 닦아야 한다. 소독용액을 물에 추가하여야 한다.
- 모든 1회용 물질(예, 거즈, 종이 타올, 면봉)은 장갑을 착용하고, 만지고, 생물학적 위험한 곳에 놓아두어야 한다.
- 날카로운 용기는 빨리 사용하고, 구멍을 방지하고, 빨간 색깔, 그리고 위험한 신호로 디자인되어 있어야 한다. 가위 또는 겸자 끝과 같이 재사용할 수 있는 날카로운 것은 사용 후 소독하여야 한다.
- 1회용 항목의 처리와 날카로운 그릇은 OSHA 기준을 받아들이는 것이어야 한다.

실전 전략 6.2 개방성 상처 관리

찰과상

1. 거즈로 닦아내고 물로 오염균을 제거하고 소독한다.
2. 상처 부위와 상처 주위를 소독용액으로 닦아낸다.
3. 상처를 단단하게 붕대로 감는다.
4. 오염된 찰과상 또는 파상풍 예방접종을 한지 5년이 지났을 때는 의료관리를 위하여 의뢰한다.

물집

1. 상처 부위와 상처 주위를 소독용액으로 닦아낸다.
2. 24시간 후에 물집을 제거하지 않고, 항생제를 바르고 무균거즈를 부친다. 혈액이 찬 물집은 빨아내지 않는다.
3. 물집이 크고 지속적으로 압박한다면, 작은 무균 주사기로 액체를 빨아내거나, 또는 치료계획에 따라 물집의 피부를 절개한다.
4. 체액이 제거되면, 소독용액으로 다시 소독한다.
5. 접착성 연한 재질인 NEW SKIN® 또는 2nd SKIN®으로 피부를 덮는다(도넛 모양의 패드).
6. 하루 종일 상처부위에 밴드를 부친다.

찢김 또는 열상

1. 상처부위와 상처 주위를 소독용액으로 닦아낸다.
2. 상처 아래와 위에 면이 붙여진 접착성 스프레이 테입을 부친다.
3. 상처의 중간에서 시작하여 상처아래에 무균 거즈로 끝은 든든하게 한다. 상처 위를 든든하게 하고 들어올린다. 상처의 끝을 확실하게 고정한다.
4. 같은 방법을 첫 번째 부친 것에 근접하게 두 번째 무균 거즈를 부친다. 전체 상처가 덮힐 때까지 교대로 부친다.
5. 무균 드레싱 또는 차단으로 부착된 것으로 상처를 덮는다.
6. 봉합은 특히, 얼굴주위에 열상이 깊을 때 수행하는 것이 바람직하다. 그러나 진피 부분이 완전히 개방된 상처는 손상 후 10시간 전에 봉합하여야 한다.
7. 파상풍 예방접종을 한지 5년이 지났거나, 또는 감염징후가 나타난다면, 의료관리를 위하여 의뢰한다.

4 2 1 3 5

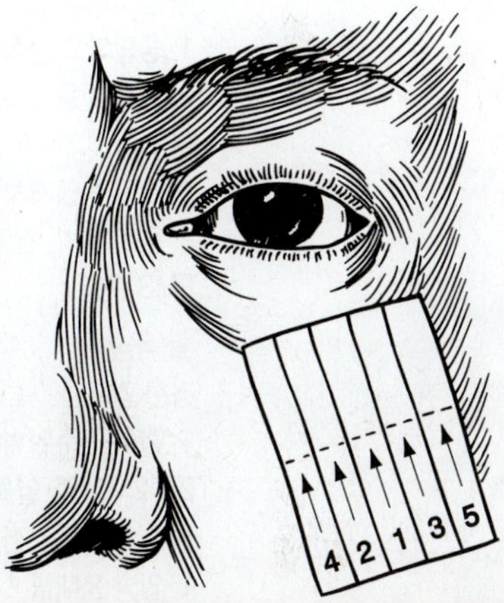

실전 전략 6.3 폐쇄성 상처 관리

타박상

표면 타박상은

1. 외부 커버처럼 닫힌 세포 재질과 피부의 연성 재료로 패드를 댄다.
2. 연성물질 또는 고체를 유지하여 타박상을 입힌 부위를 구멍을 낸다.
3. 탄력 운동 테이프 또는 탄력붕대로 패드를 견고하게 한다.
4. 운동 후, 그리고 다음 며칠 동안 주기적으로 얼음, 압박을 적용하고, 부위를 올린다.
5. 통증과 부종이 없어질 때 까지 반복한다.

심부 타박상에서, 일시적인 마비가 없어진 후 불안정성을 판단하기 위해:

1. 중간 그리고 심한 경우에, 근육을 신장된 자세로 적어도 24시간동안 급성 치료계획을 수행한다.
2. 진통보행이 있다면, 부분적 또는 비체중부하 보행을 위하여 선수에게 목발의 사용을 교육한다.
3. 합병증에 대한 의학적 서비스를 수행하여야 한다.

근육 좌상

경한 좌상:

1. 근육 중심부와 건에 압박붕대 (탄력, 메리야스 또는 운동 테이프)를 사용한다.
2. 운동에 다시 참여하기 전에 얼음을 즉시 적용한다면, 다시 참여하기 전에 압박붕대 를 착용하고 약간의 준비운동을 한다.
3. 72시간 후에는 열을 적용한다.

중간 그리고 심한 경우는 급성관리 치료계획과 의료관리를 위하여 의뢰하여 치료한다:

1. 좌상의 위와 아래 관절을 중립, 신장된 자세로 유지한다.
2. 필요하다면, 고정을 하고 일상 활동을 변경한다.
3. 1-2일내에 부종이 증가되지 않을 때 열을 적용하고, 압통점과 통증은 움직임동안 최소화하여야 한다.

계속

실전 전략 6.3	폐쇄성 상처 관리 *(계속)*

건 손상:

경한 손상

1. 얼음과 내성이 있는 등척성 또는 원심성 운동을 한다.
2. 72시간 후 열을 적용하고, 신장과 근력강화를 혼합한다.

중간 그리고 심한 경우는 급성관리 치료계획과 의료관리를 위하여 의뢰하여 치료한다:

1. 좌상의 위와 아래 관절을 중립, 신장된 자세로 유지한다.
2. 필요하다면, 고정을 하고 일상 활동을 변경한다.
3. 1-2일내에 부종이 증가되지 않을 때 열을 적용하고, 압통점과 통증은 활동 움직임동안 최소화하여야 한다.

인대 손상

경한 손상

1. 끝 범위에서 관절의 이완을 제한하기 위하여 스포츠 테이프 또는 보호 장비(보조기) 를 사용한다.
2. 운동에 다시 참여하기 전에 얼음을 즉시 적용한다면, 다시 참여하기 전에 압박붕대 를 착용하고 약간의 준비운동을 한다.
3. 부종이 없어질 때 열을 적용할 수 있고, 움직임에서 촉진성 통증은 최소화한다.

중간 그리고 심한 경우는 급성관리 치료계획과 의료관리를 위하여 의뢰하여 치료한다:

1. 중립되고 안정된 자세에서, 필요하다면, 얼음과 고정을 사용하기 위하여 일반적인 지침을 따른다.
2. 일상 활동, 스포츠 활동의 정도 또는 장비를 변경한다.

탈구:

1. 표준 응급처치 절차를 사용하여 고정하고, 의료관리를 의뢰한다.
2. 원위 맥박, 감각, 그리고 움직임을 평가하고, 필요하다면, 쇼크를 치료하고 응급의료 서비스(EMS)를 수행한다. EMS 수행

활액낭

경한 경우:

1. 활액낭 주위 부위에 패드(도우넛 패드)를 댄다.
2. 72시간 후 열을 적용하고, 통증이 없을 때까지 패드를 계속 착용한다.

중간 그리고 심한 경우:

1. 압박 붕태를 사용하여 활액낭 위에 압박 패드를 사용하여 움직임을 제한한다.
2. 통증과 염증을 조절하여야 할 때 열을 적용한다.

감염된 활액낭:

1. 관절을 고정시키고 온찜질을 적용한다.
2. 의료관리를 위하여 전문의에게 의뢰한다. 항생제를 처방할 수 있다.

가 경한 것에서 심한 것까지 있기 때문에, 이러한 지침서는 전반적인 지침을 제공하는 것이다. 각각의 손상은 평가되어야 하고 이에 근거하여 치료되어야 한다.

뼈 손상(BONE INJURIES)

Q 축구선수는 발목관절의 약 3인치 근위의 외측 다리에 국소 통증을 호소한다. 통증은 3주 동안 지속되었고 특히, 체중부하를 하는 동작에서 더 심하였다. 어떠한 손상이 예상되는가? 선수의 지속적인 훈련을 위하여 관련된 것은 무엇인가?

뼈는 구조적 구성과 구성성분을 유지하면서 스트레스에 반응한다. 뼈의 구성과 구조는 체중을 부하하는 동안 강해진다.

뼈의 해부학적 특징 (Anatomical Properties of Bone)

뼈의 중요한 성분은 탄산칼슘(calcium carbonate), 인산칼슘(calcium phosphate), 교원질, 그리고 수분이다. 무기질은 뼈 무게의 약 60-70%를 차지하고, 압박에 대항하는 힘과 강도를 제공한다. 교원질은 약간의 유연성과 긴장에 대항하는 힘을 제공한다. 노화는 점진적인 교원질 감소를 유발시

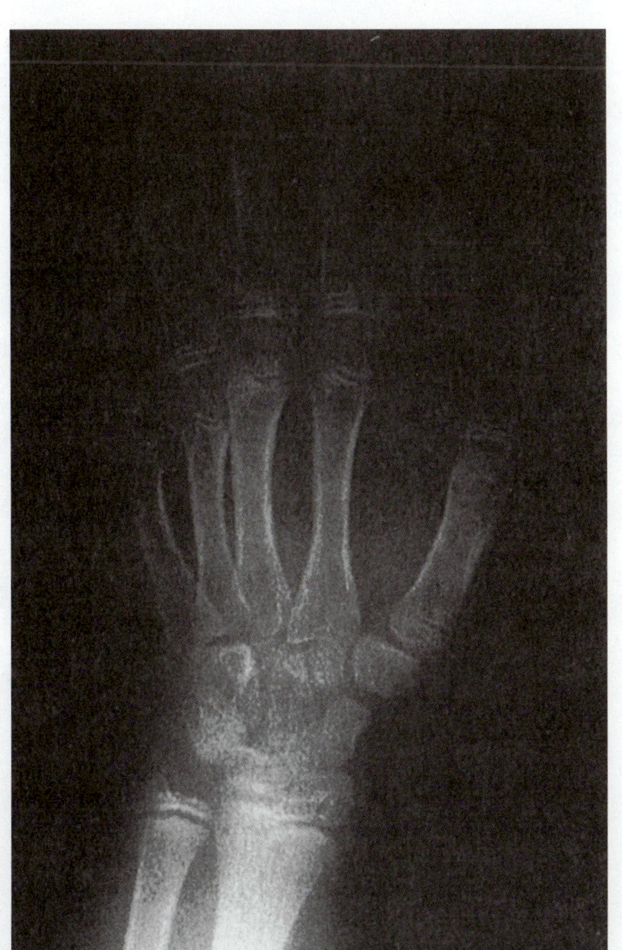

➤ 그림 6.12. 골단 성장판.

켜 부러지기 쉬운 뼈로 만든다. 또한 어린이의 뼈는 성인의 뼈보다 더 유연하다.

뼈의 성장에서, 길이 성장은 뼈에 지속적으로 남아있는 골단판 또는 성장판에서만 일어난다(**그림 6.12**). 골단판은 연골성 원판으로 장골의 끝 부분에서 발견된다. 이것은 장골 성장이 일어나는 부위이고, 판의 골간측에 위치한다. 청소년기 동안 또는 후에, 판은 사라지고, 뼈와 융합되고, 길이 성장은 멈춘다. 대부분의 골단판은 18세 정도에 폐쇄되지만, 25세까지 나타나는 경우도 있다.

성인기 전에 뼈가 대부분 빠르게 성장할지라도, 뼈의 부피 성장은 일생동안 지속된다. 골막의 내층은 새로운 뼈 조직이 밀집된 뼈 조직을 형성한다. 동시에, 뼈는 골수강 측면의 주위에서 흡수되거나 제거되고, 강의 직경은 지속적으로 확장된다. 새로운 뼈를 형성하는 골세포를 골모세포(osteoblast)라고 하고, 뼈를 재흡수하는 것을 파골세포(osteoclast)라 한다. 건강한 성인의 뼈에서 뼈의 재형성과 관련이 있는 골모세포와 파골세포의 작용은 균형을 이루어야 한다. 뼈의 전체양은 뼈 부피가 감소하는 시기인 여성은 40세 그리고 남성은 60세가 될 때까지 거의 일정하다. 이러한 연령이상의 사람이 운동 시에는 골절의 위험이 증가할 수 있다. 그러나 규칙적인 체중부하운동은 노화와 관련된 뼈 상실을 감소시키는데 효과적이라는 것이 입증되었다.

운동선수의 나이가 어떻든 간에, 뼈의 내성 구성요소로 골절을 예측할 수 있다. 뼈 조직은 다공성이 낮다면(비무기질 조직이 5-30%), **피질골**(cortical)이고, 다공성이 높다면(비무기질 조직이 90%이상), **해면골**(cancellous)이라고 분류하였다(**그림 6.13**). 인간의 뼈는 해면골이 안쪽에 있고, 피질골이 외측에 있다. 피질골은 더 견고하고, 해면골보다 스트레스를 많이 받지만 스트레인은 적다. 그러나, 해면골은 피질골보다는 더 구멍이 많은 장점이 있고, 골절되기 전에 더 많은 스트레인이 될 수 있다는 의미이기도 하다. 해면골의 무기질은 개인의 나이와 뼈의 위치에 따라 변한다. 피질골과 해면골 모두는 이방성이고, 이것은 다른 방향으로 적용되는 힘의 반응에서 다른 힘과 강도를 가지고 있다는 의미이다. 뼈는 압박 스트레스의 저항에 가장 강하고, 전단 스트레스에는 가장 약하다.

뼈의 크기와 모양도 골절에 영향을 준다. 힘의 방향과 크기도 뼈의 형태와 크기에 따라 결정된다. 새로운 뼈조직이 형성된 곳에 힘의 방향은 부하에 최고로 저항하는데 특히, 대퇴골경과 같이 스트레스가 높은 부위에서 발견된다. 뼈의 무기질과 둘레는 스트레스에 반응하기 위하여 증가한다. 예를 들면, 테니스선수와 야구선수의 팔의 뼈는 주로 사용되지 않는 팔의 뼈보다 더 크고 강하다.

뼈 손상의 분류 (Bone Injury Classifications)

골절은 뼈의 연속성이 붕괴된 것이다(**그림 6.14**). 골절의 유형은 손상 시기에 뼈의 건강과 성숙과 마찬가지로 골절을 유발시키는 기계적 부하의 유형에 따라 결정된다. 골절은 뼈의 끝이 연부조직 내에 남아 있을 때 폐쇄성이라고 하고, 피부에 하나 또는 양쪽 뼈의 끝이 돌출될 때를 개방성이라고 한다.

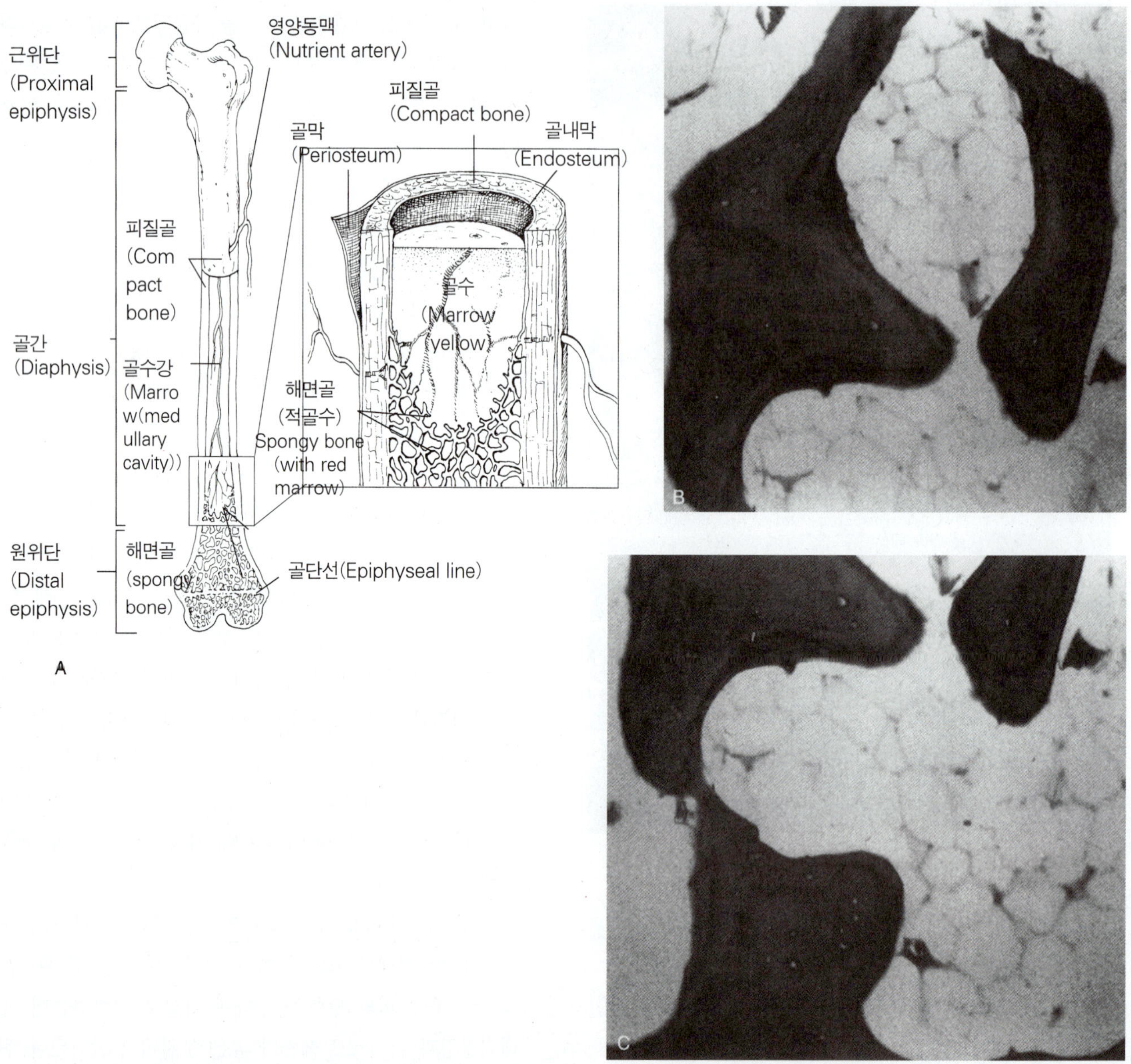

➤ **그림 6.13.** **골의 거대구조.** 골단 성장선은 뼈의 양쪽 끝에 있다(A). 피질골, 해면골과 골수강을 감싸고 있다. 전자현미경사진(electron micrograph photo)에서 보여 지듯이 해면골은 피질골보다 구멍이 더 많다(B, C).

스키 사고로 인한 경골골절이 좋은 예인 과도한 염전부하와 굴곡부하는 가끔 장골에 회선골절을 유발시킨다. 전단과 긴장이 결합된 부하로 인한 골절은 뼈의 장축에 사선각도의 기능장애를 유발한다.

뼈가 긴장과 전단보다 압박 저항에서 더 강하기 때문에, 급성 압박골절은 거의 없다. 그러나 염전 부하와 복합된 부하 골절은 압박부하에 의하여 영향을 받을 수 있다. 충격골절(impacted fracture)은 골절의 반대측에서 함께 압박되는 것이다. 조직 내에 뼈 조각의 압박으로 인한 골절은 압박되었다는 용어를 사용한다.

어린이의 뼈는 성인의 뼈보다 교원질을 많이 함유하고 있기 때문에, 더 유연성이 있고 성인의 뼈보다 골절이 잘 유발되지 않는다. 결과적으로, 성인보다 어린이에게 불완전굴곡골절(greenstick fractures) 또는 불완전 골절(incomplete fracture)이 더 많다. 불완전 굴곡골절은 굴곡 또는 염전부하에 의하여 유발되는 대표적인 불완전골절이다.

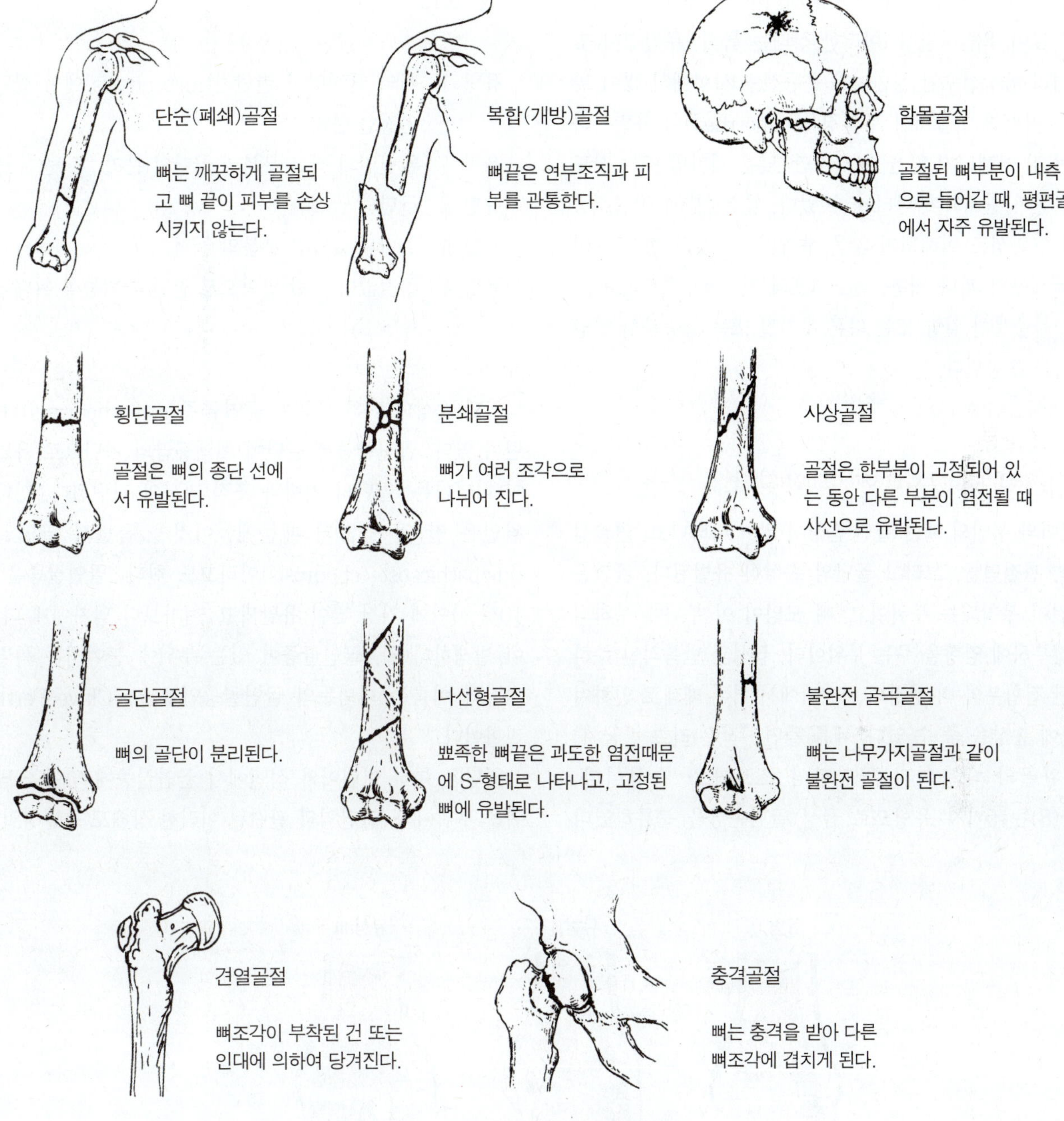

➤ 그림 6.14. 골절의 유형

긴장부하에 의하여 유발되는 다른 골절의 유형은 견열(avulsion)이고, 건 또는 인대가 뼈의 작은 조각을 당겨서 떨어져 나오게 된다. 폭발적인 투구와 점프 움직임은 견열골절을 일으킬 수 있다. 부하가 매우 빠를 때, 골절은 여러 조각으로 분쇄된다.

피로골절(fatigue fracture)로 알려진 **스트레스 골절**(stress fracture)은 적은 힘의 반복으로 유발된다. 스트레스 골절은 급성 골절과 다르고, 피질골의 외부층에 연속성의 작은 파열로 시작하여 장시간 악화되고, 뼈끝이 편위되어 피질골이 완전하게 골절되는 것이다. 중족골, 대퇴경, 그리고 치골의 스트레스 골절은 과도한 훈련을 하는 육상선수에게서 발생되며, 요추의 관절와 부분의 스트레스 골절은 미식축구 라인맨과 여자 체조선수에게서 자주 발생된다.

골의 무기질 밀도가 감소된 상태인 **골감소증**(osteopenia)

은 모든 종류의 골절을 쉽게 유발시키지만, 특히 스트레스 골절을 많이 유발시킨다. 이러한 상태는 특히, 무월경이 있는 장거리 육상선수인 성인여자 운동선수 사이에서 많이 발견된다. 이러한 그룹에서 **무월경**(amenorrhea)이 유발된다는 것이 잘 이해되지 않을 수 있지만, 낮은 체지방 또는 강도 높은 훈련과 관계되어 나타날 수 있다. 월경중단과 골감소증 사이의 연관성도 이해되지 않을 수 있다. 이것의 형성 요인은 파골세포의 과다 작용, 골모세포의 저작용, 호르몬요인, 그리고 불충분한 칼슘 또는 다른 무기질 또는 불충분한 영양분 식사를 포함한다.

골단손상 분류 (Epiphyseal Injury Classifications)

어린이와 성인의 뼈는 골단 손상이 많이 나타나고, 연골성 골단판, 관절연골, 그리고 골단의 손상이 유발된다. 골단은 뼈에 건이 부착되는 부위이고, 뼈 모양이 이 부위에 부하되는 인장부하에 영향을 주는 부위이다. 급성과 반복적인 부하는 골단 접합부와 뼈 성장의 마지막에서 이른 폐쇄로 인하여 성장판에 손상을 줄 수 있다. 예를 들면, "작은 리그 팔꿈치"는 상완골의 내측외과 골단판의 스트레스 손상이다. Salter(8)는 5가지 유형으로 급성 골단손상을 분류하였다 (**그림 6.15**):

- 유형 Ⅰ: 뼈의 골절없이 골단간(metaphysis)에서 골단의 완전한 분리
- 유형 Ⅱ: 골단간의 작은 부분과 골단의 분리
- 유형 Ⅲ: 골단의 골절
- 유형 Ⅳ: 골단과 골단간 부분의 골절
- 유형 Ⅴ: 골절없이 골단 압박으로 골단의 기능을 위태롭게 함

골단 손상의 다른 분류는 **골연골증**(osteochodrosis)과 관련이 있다. 골연골증은 골단에 혈액공급의 차단으로 유발되어 나타나는, 골단의 기형과 조직 괴사와 관련된다. 상태의 원인은 잘 알수 없기 때문에, 이것을 특발성 골연골증(idiopathic osteochodrosis)이라고도 한다. 골연골증은 3-10세 사이에 가장 많이 유발되고, 여자보다 남자에게 더 많이 발생한다(8). 골연골증이 있는 부위에 붙여지는 특별한 질병의 이름은 대퇴두의 골연골증인 Legg-Clave-Perthes 질환이다.

골단은 특히 어린이와 성인에서 골연골증에 영향을 받기 쉬운 부위이다. 골단염과 관련된 이러한 상태도 특발성일 수

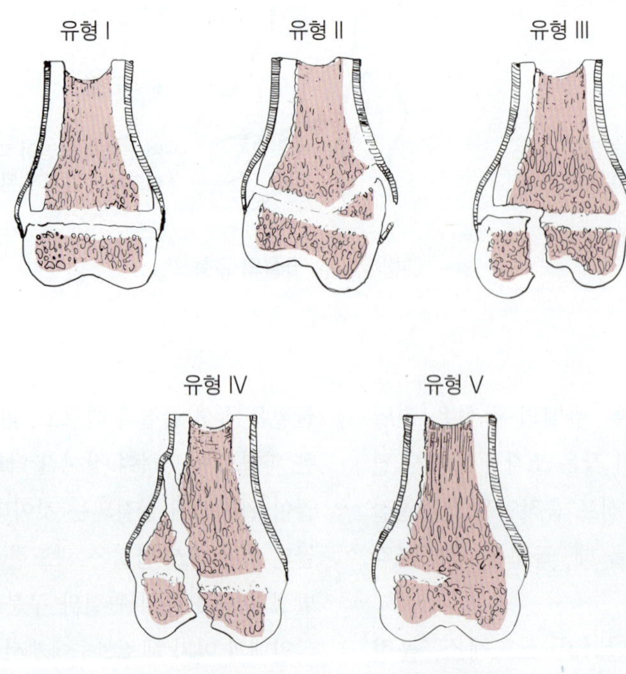

➤ 그림 6.15. 골단의 골절

있다. 가끔 외상성 견열 유형의 골절이 유발될 수 있다. 골단염이 가장 많이 유발되는 부위는 종골(Sever 질환)과 슬개건이 부착되는 부위인 경골결절(Osgood-Schlatter 질환)이다.

뼈 조직 치유 (Bony Tissue Healing)

급성 뼈 골절의 치유는 연부조직 치유와 같이 3단계 과정이다. 급성 염증시기는 약 4일 정도 지속된다. 골막과 주위 연부조직의 손상은 골수강과 주위 조직에 혈종을 형성한다. 염증반응은 혈관수축, 부종형성과 연부조직과 관련된 혈액 화학적 변화이다.

회복과 재형성을 하는 동안, 파골세포는 손상된 뼈 조직을 흡수하고, 반면에 골모세포는 뼈를 생성한다. 골절된 뼈 끝 사이에, 섬유성 조직, 혈관조직을 **가골**(callus) 형성이라고 한다(**그림 6.16**) 가골은 뼈가 재형성하는 동안 강해지는 약하고, 미성숙한 뼈 조직이다. 가골 형성과정을 내연골성 뼈(enchondral bone)라고 한다. 직접 뼈 치유라고 알려져 있는 대안적인 과정은 골절된 뼈의 끝이 다른 것과 직접 접촉하여 고정될 때 유발된다. 이것은 새로운 조직의 가골 형성에 뼈 조직이 조화를 이루게 한다. 골절이 금속판, 나사 또는 막대로 고정된다고 할지라도, 치유는 정상적으로 내골성 과정으로 일어난다. 비침습적인 치료를 더 많이 수행하기 때문에 고정기구는 골절이 치료가 잘 되지 않을 때 주입한다.

뼈 조직의 성숙과 재형성은 압박이 부하된 골절의 오목한 측면에 골모세포가 작용하고, 파골세포는 긴장이 부하되는 골절의 볼록한 측면에 작용한다. 정상 모양이 될 때까지 지속되는 과정은 뼈에 일반적으로 가해지는 부하와 균형을 이루는 뼈 강도가 회복되는 과정이다.

스트레스 골절은 장기간 과부하가 가해져 악화가 지속되기 때문에, 이러한 손상이 쉽게 유발된다고 인식하는 것이 중요하다. 골절을 일으키는 반복적이고 기계적인 스트레스의 감소 또는 제거는 치유에 필요한 중요한 요소이다. 이것은 뼈에 골모세포와 파골세포 작용에 적합한 균형의 점진적인 회복을 허용하는 것이다.

뼈 손상 관리 (Bone Injury Management)

골절은 촉진, 타진, 진동, 압박, 그리고 신연으로 발견될 수 있다(그림 4.6 참조). 촉진으로 골절된 부위의 변형, 염발음, 부종 또는 통증 증가를 발견할 수 있다. 타진은 뼈구조 위에 손가락으로 두드려서 수행한다. 진동은 뼈를 흔드는 방법으로 수행하여 골절부위에 통증을 증가시킬 수 있다. 압박은 뼈의 원위부에서 근위부로 부드럽게 압박하여 수행하거나 또는 신체 부분(예 발 또는 손)을 부드럽게 비틀고, 골두를 압박한다. 골절이 있다면, 골절된 부위에 통증이 나타날 것이다. 신연은 인장력이고, 뼈의 양쪽에 견인을 적용하고 골절된 부위에 통증을 완화시키는데 도움을 준다. 골절의 징후는 부종과 멍(변색), 변형 또는 사지 단축, 압통점, 방호 또는 장애, 그리고 뼈의 끝이 노출되는 것이 포함된다.

예상되는 골절은 주위 인대, 건, 혈관, 그리고 신경의 손상을 피하기 위하여 움직이기 전에 부목으로 고정시켜야 한다. **실전전략** 6.4는 골절의 관리를 설명한 것이다.

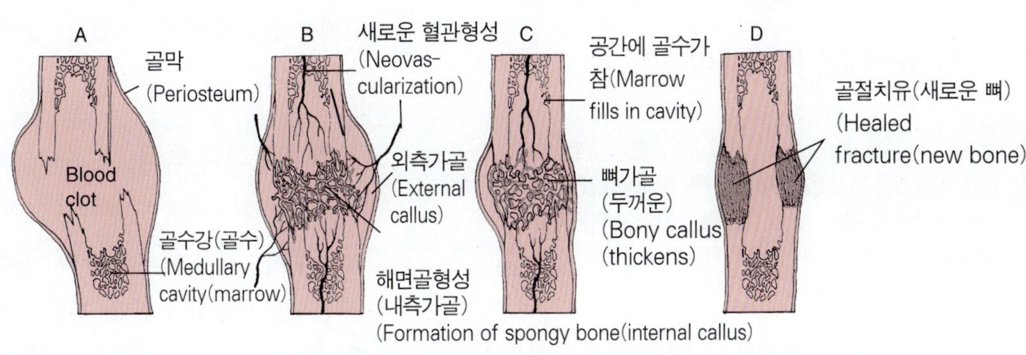

➤ 그림 6.16. **뼈 치유.** 가골형성을 통한 내연골성 뼈 치유 과정

실전 전략 6.4 뼈 손상의 관리방법

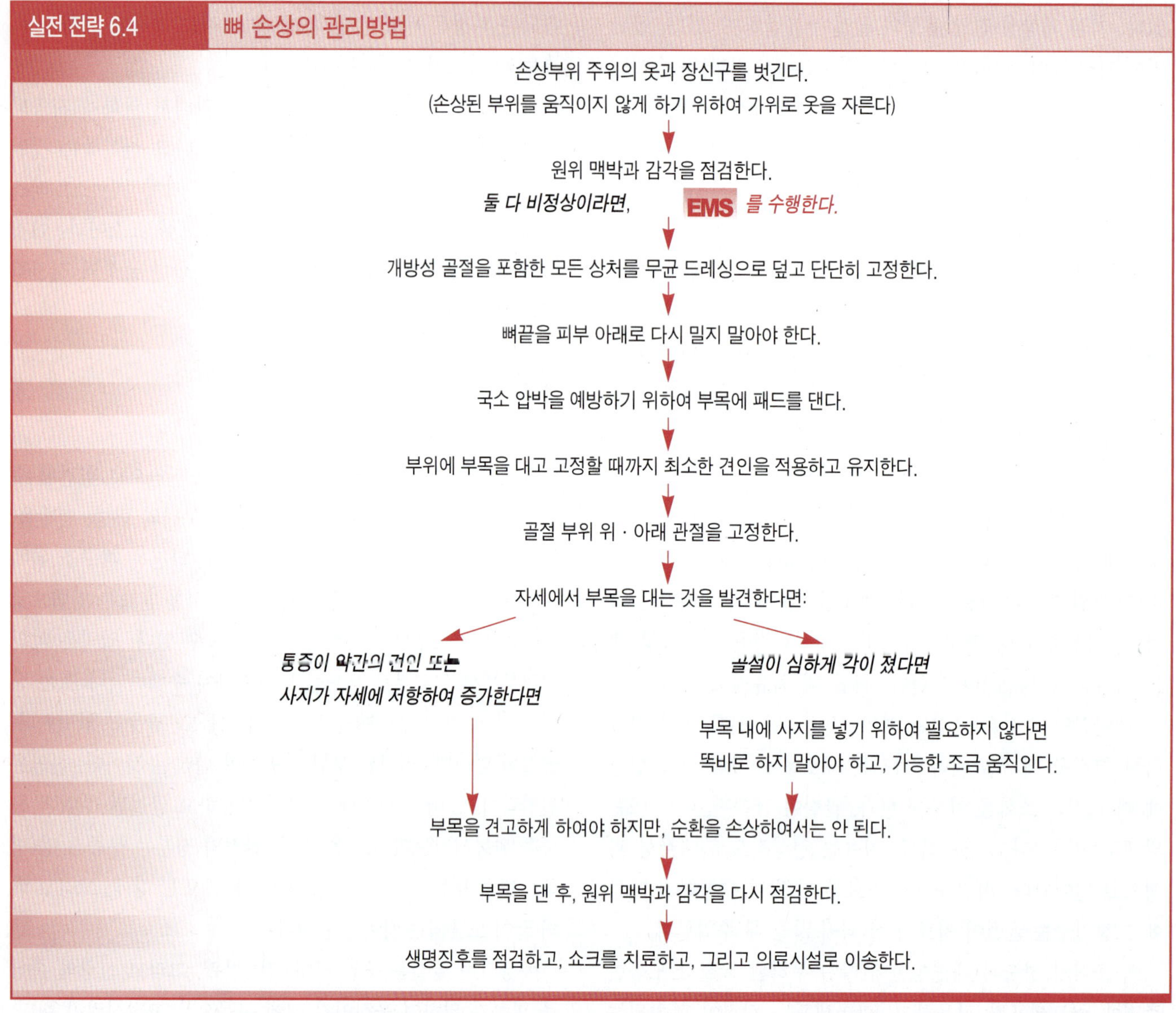

A 뼈 위에 국소 통증은 체중을 부하하는 동안 통증이 있는 스트레스 손상의 증상이다. 축구선수는 전문의에게 의뢰하여야 한다. 골절이 있다면, 활동은 손상이 치유될 때까지 수행하지 말아야 한다.

신경손상(NERVE INJURIES)

Q 수영선수는 오른쪽 팔 특히 팔을 머리 위로 들었을 때, 내측면 아래로 방사되는 무감각과 저린 증상을 호소한다. 그녀는 또한 연습 기간 동안에도 일찍 피곤해 하는 것 같았다. 어떠한 연부조직이 손상되었을까? 의학적 의뢰가 필요한가?

신경계는 뇌와 척수로 구성된 중추신경계와 12쌍의 뇌신경과 31쌍의 척수신경으로 구성된 말초신경으로 나뉜다(그림 6.17). 이것은 8쌍의 경추신경(C_1-C_8), 12쌍의 흉추신경(T_1-T_{12}), 5쌍의 요추신경(L_1-L_5), 5쌍의 천추신경(S_1-S_5), 그리고 1쌍의 가는 미추신경이 있다. 이러한 신경의 손상은 사람에게 손상을 입힐 수 있고, 일시적 또는 영구적인 장애를 일으킨다.

신경의 해부학적 특징 (Anatomical Properties of Nerves)

각각의 척수신경은 추간공에서 통합되는 척수신경의 전근과 후근으로 형성되어 있다. 후방 가지는 **구심성**(감각) **신경**(afferent nerve)이고 피부, 건, 인대, 그리고 근육의 감각수용기로부터 얻는 정보를 중추신경으로 전달한다. 전방 가지

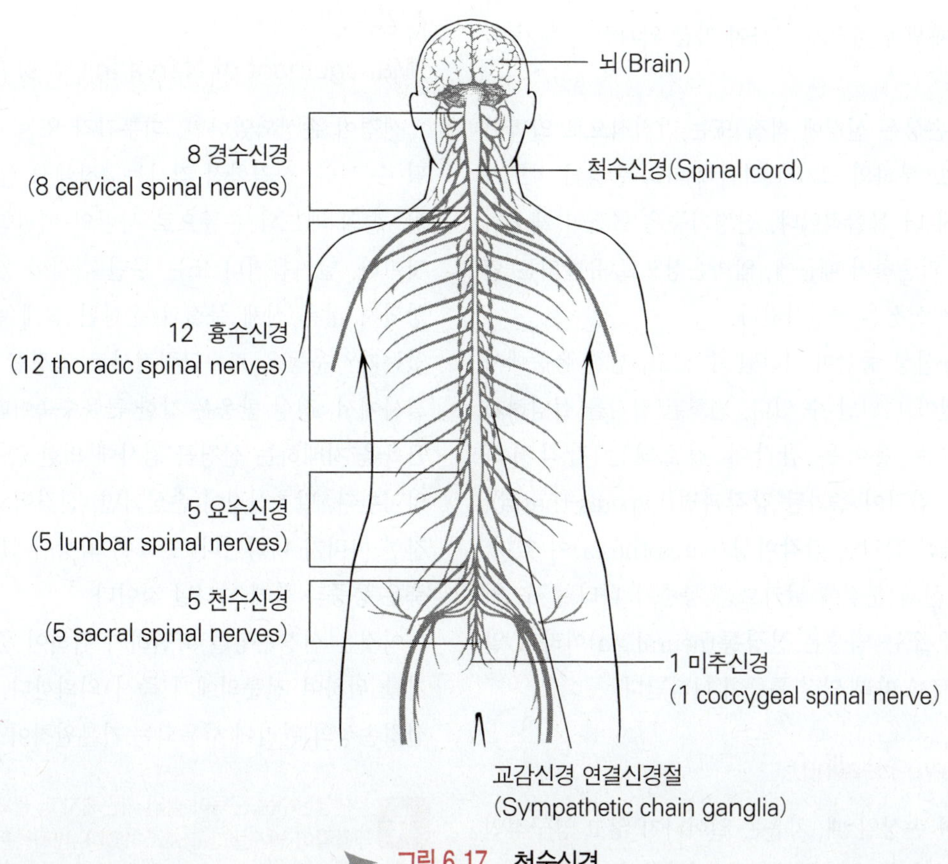

➤ 그림 6.17. 척수신경

는 **원심성**(운동) **신경**(efferent nerve)이고 근육을 조절하기 위한 신호를 전달한다. 신경섬유는 여러 층으로 감싸여 있고, 분절성 보호막을 수초(myelin sheath)라고 한다. 수초는 신경을 보호하고 전기적으로 섬유를 절연시켜, 신경흥분의 전달 속도를 증가시킨다. 수초가 축삭을 감싸고 있는 유수섬유(myelinated fiber)는 신경흥분을 빠르게 전도하지만, 반면에 무수신경(unmyelinated fiber)은 흥분을 느리게 전도하는 경향이 있다.

신경손상의 분류 (Nerve Injury Classifications)

신경을 가장 많이 손상시키는 것은 인장력 또는 압박력이다. 인장력은 자동차 사고 또는 접촉성 스포츠에서 충돌과 같은 심한 고속사고에서 대표적으로 유발된다. 긴장이 신경에 부하될 때, 신경섬유는 주위 결합조직막이 파열이 되기 전에 먼저 파열이 되는 경향이 있다. 척수신경의 신경근은 결합조직으로 보호가 되지 않기 때문에, 이들은 특히, 경추 신경근 또는 상완신경총의 신장인 인장손상이 더 유발될 수 있다.

인장력에 의해서 유발되는 신경손상들은 3개로 등급화된다. Ⅰ등급 손상은 가장 가벼운 병변인 **신경차단**(neurapraxia)이다. 신경차단은 국소적으로 전도가 차단된 것이며 축삭의 손상 없이 수초의 선택적인 탈수초로 인하여 감각 그리고/또는 운동의 일시적인 상실이 나타난다. 대개 며칠 또는 몇 주내에 회복된다. Ⅱ 등급은 **축삭절단 손상**(axonotmesis injury)이라고 하며 최소한 2주 정도 확실한 운동결함과 약간의 감각결함이 유발된다. 축삭절단은 축삭과 수초가 파열된 것이지만 신경외막(peineurium)은 손상되지 않은 상태이다. 신경외막은 신경줄기와 신경다발을 감싸고 있는 결합조직이다. 축삭은 하루에 1-2mm로 다시 성장하고, 완전 또는 정상적인 기능으로 대개 회복된다. Ⅲ 등급손상은 **신경절단손상**(neurotmesis injuries)이며, 신경외막도 파열된 상태이다. 이러한 심한 손상은 예후가 좋지 않으며, 운동과 감각결함이 1년 이상은 지속된다. 예후불량 또는 불완전한 재생을 피하기 위하여 가끔 외과적 중재가 필요할 수 있다.

신경의 압박 손상은 신경에 직접 또는 간접적으로 압박이 가해지는 것이고, 부하의 크기와 기간에 따라 손상의 정도가 결정되기 때문에 더 복합적이다. 신경기능은 혈관이 제공하는 산소에 많이 의존하기 때문에, 압박손상으로 유발되는 혈액공급의 손상은 신경을 손상시킨다.

신경손상은 구심성 증상이 나타날 수 있고, 심한 통증에서 완전한 감각상실이 나타날 수 있다. 변화된 감각을 설명하기 위하여 사용되는 용어는 감각이 감소되는 **감각저하**(hypoesthesia), 감각이 증가된 **감각과민**(hyperes-thesia), 무감각, 또는 저린 감각인 **감각이상**(pares-thesia)이 있다. 신경의 압박은 신체 분절에 날카로운 통증이 나타날 수 있다. 신경의 자극 또는 염증은 **신경통**(neuraligia)이라고 알려진 신경의 경로를 따라 만성 통증이 나타난다.

신경 치유(Nerve Healing)

신경이 심각한 손상일 때, 치유는 일어나지 않고 영구적인 기능상실이 나타난다. 손상을 수술로 회복한다고 하더라도, 신경의 재성장은 거의 일어나지 않고, 신경종(neuroma) 또는 신경 종양을 형성시킨다.

신경섬유가 인장손상으로 파열되었지만, 주위 수초가 손상되지 않았다면, 가끔 수초가 남아있는 경로를 따라 신경이 재생될 수 있다. 그러나 이와 같은 재생은 한 달 동안 2.5cm 또는 하루에 1mm보다 더 작은 비율로 느리게 성장한다(1).

신경손상의 관리 (Management of Nerve Injuries)

신경이 손상되었다면, 피부감각 또는 근육 움직임이 손상될 수 있다. 신경학적 검사는 4장에서 설명하였다. 면봉, 클립, 손의 패드와 손톱으로 사람의 예민함, 접촉을 측정하는 것이다. 날카롭거나 또는 무딘 감각이 있는지 물어본다. 손상되지 않은 신체 분절과 손상된 신체 분절에 같은 느낌이 있는가? 운동은 도수근력검사로 측정할 수 있다. 근육분절 검사에서, 정상 반응은 강한 근육수축이다. 약한 근육수축은 근육을 지배하는 신경근 검사에 의한 근육의 부분적 마비를 의미한다. 말초신경이 손상되면, 신경이 지배하는 근육은 완전한 마비가 나타난다. 근육에 좌상이 있다면, 약한 근육 수축은 통증과 함께 나타날 것이다.

이것은 신경손상을 확인하기 위하여 중요하고 더 많은 평가를 위하여 전문의에게 즉시 의뢰한다. **실전전략** 6.5에는 신경손상의 관리에 사용되는 기본원칙이 설명되어 있다.

A 수영선수는 근육이 빨리 피곤해지고, 팔의 내측면으로 저림과 무감각이 방사된다고 호소하였다. 방사통은 신경변병의 증상이다. 운동선수를 평가하기 위하여 전문의에 즉시 의뢰하여야 한다.

통증(PAIN)

Q 동시에 염좌되어 발목에 재활을 하고 있는 두 명의 선수에게 주목하고, 한 선수는 과도한 통증 때문에 운동을 하지 못하지만, 반면 다른 선수는 증상이 없어 재활을 수행하고 있다. 재활에 어떠한 변수가 있을 수 있는가?

실전 전략 6.5 신경손상의 관리

경한 경우: 사지를 안정시킨다

1. 얼음, 경피신경전기자극, 초음파, 그리고 비스테로이드성 항염증약을 통증과 압통이 있을 때 사용할 수 있다.
2. 반복적인 압박 또는 과도한 긴장력을 감소시키기 위하여 보호 패드와 보조기를 사용한다.
3. 운동선수는 운동과 감각기능이 정상으로 회복이 될 때 운동에 참여할 수 있다.

중간과 심한 경우 전문의에게 의뢰가 필요하다. 적합한 급성관리 치료계획 후:

1. 병변부위에서 먼 곳부터 신경조직의 가벼운 가동법을 수행하고, 손상된 신경 맞은 편에 가벼운 움직임 또는 인장력을 적용한다.
2. 손상된 부위에 근력강화운동을 수행하고, 적합한 기술로 주의 깊게 관찰한다.
3. 운동선수에게 적합한 자세, 근육긴장, 그리고 관절 안정성을 가르친다.
4. 손상을 유발시킬 수 있는 생체역학적 요인을 바르게 한다.
5. 운동선수가 증상이 없어질 때 까지 활동을 허용하여서는 안 된다.

통증은 확실하거나 또는 감정적인 조직 손상과 관련된 부정적인 감정이며 감정적인 경험이고, 또한 대부분의 손상에 나타나는 공통적인 증상이다. 통증의 개인적 인지는 다양한 신체적, 화학적, 사회적 그리고 정신적 요인이 영향을 미친다.

통증의 신경학적 근거 (The Neurological Basis of Pain)

통증은 체성, 내부 장기, 그리고 정신적 원인에서 유래될 수 있다. 체성통증(somatic pain)은 피부, 근육조직의 내부 구조에서 일어난다. 내부장기 통증은 손상부위에 국소적인 것과 연관되거나 또는 확산되고, 내부 장기에서 일어난다. 정신적 통증은 통증의 신체적 원인은 없으면서, 통증의 감각을 느끼는 것이다.

특수한 구심성 신경종말 자극은 통증감각을 유발시키는 **유해수용기**(nociceptors)라고 한다. *유해수용기*라는 이름은 신체에 위험하거나 또는 해를 끼치는 의미인 유해한(noxious)이라는 단어에서 유래한 것이다. 유해수용기는 피부, 수막(meninges), 골막(periosteum), 치아, 그리고 몇몇 내부 기관에 분포한다.

대부분의 스포츠와 관련된 급성 손상에서, 통증은 **기계적 감각** 유해수용기(mechanosensitive nociceptor)에 의해서 일어나고, 손상을 유발하는 외상성 힘에 반응한다. 만성손상과 급성손상 치유의 초기 단계에서, 통증은 **화학적 감각** 유해수용기(chemosensitive nociceptor)의 작용으로 나타난다. 브래드키닌, 세로토닌, 히스타민, 그리고 프로스타글라딘은 모두 화학적 감각 유해수용기가 작용하는 염증기간 동안 손상부위에 화학적으로 이동하게 된다. 뜨거운 것도 통증을 유발시키기 위하여 다른 특정한 유해수용기를 자극할 수 있다.

두 가지 유형의 구심성신경은 척수에 통증 감각을 전달한다. 작은 직경, 느린 전도 그리고 무수신경인 C섬유는 무디거나 쑤신다고 표현되는 낮은 정도의 통증을 전달한다. 날카롭고, 찌르는 통증은 크고, 빠르고 얇은 유수신경인 A섬유로 전달된다. 통증은 체성과 내부 장기로부터 모든 구심성신경을 따라 전달될 수 있다. 내부 장기에서 A섬유와 C섬유의 작용은 혈압, 심박동수, 그리고 호흡 변화와 같이 자동적인 반응을 일으킬 수 도 있다.

통증 흥분을 전달하는 구심성신경은 촉각, 온도, 그리고 구심성 지각과 같은 감각을 전달하고, 모든 감각은 척수 후각의 아교질(substantia gelatinosa: SG)에 척수신경을 통하여 연결된다. 그 후 흥분신호를 전달하는 특정한 T세포가 척수로 전달된 모든 구심성 섬유의 흥분을 뇌로 전달한다. 뇌에서, 통증 흥분은 시상, 특히 배측 후방외측핵(ventral posterior lateral nucleus : VPL)에 전달되고, 통증을 지각하는 부위인 체성감각 피질로 전달된다.

1965년에 Melzack와 Wall의 통증 관문조절이론(gate control theory)에 따르면, SG는 각 T세포에 의하여 전달되는 통증 반응 또는 다른 구심성 감각을 관문에 남겨두는 작용을 한다고 하였다(9). 이론은 증가된 감각입력이 통증의 감각을 감소시키는 것을 관찰하여 입증되었다. 예를 들면, 과도한 차가움은 무감각 통증을 일으킬 수 있다. 그러나 수백 또는 수 천개의 "관문"이 작용하기 때문에, T세포를 통하여 흥분이 되는 통증의 감각을 제거하는 것보다 감각 입력을 감소시키는 것이 더 일반적인 것이다.

통증 조정 요인 (Factors That Mediate Pain)

몇몇 뇌세포는 베타 엔돌핀(beta-endorphin)과 메티오닌 엔케팔린(methionine enkephalin)과 같은 아편수용체(opioid peptide)라고 알려진 마약과 같이 통증을 감소시키는 화합물을 발생시키는 능력을 가지고 있다. 이것은 통증을 전달하는 신경수용기 부위를 차단하는 작용을 한다. 뇌의 여러 다른 부위에서 엔돌핀을 생산한다. 운동, 정신적 스트레스, 그리고 전지자극과 같은 스트레스는 뇌척수액에 엔돌핀을 방출시킨다. 이것을 엔돌핀을 방출시키는 것이라고 간주하고 장거리 육상선수에게서 일어나는 황홀한 느낌을 " 육상선수의 하이(runner's high)" 현상이라고 한다. 교뇌와 뇌하수체는 엔케팔린을 분비한다. 엔케팔린은 척수의 후각에서 통증 신경전달물질을 차단한다.

중추신경계는 통증 지각과 지각된 통증의 표현 모두를 **인지적인 것**(지각 또는 지식 정도)과 **정서적인 것**(느낌 또는 정신 상태와 관계된)의 여과도 담당한다. 사회적 그리고 문화적인 요인도 통증에 강력한 영향을 주는 것이다. 예를 들면, 미국사회에서는 통증의 느낌을 남성보다 여성이 더 많이 표현한다. 성격과 정신 집중 상태도 통증을 확실하게 조절할 수 있다.

연관통과 방사통 (Referred Pain and Radiathing Pain)

연관통은 통증을 일으키는 조직 부위보다 먼 부위에서 지각된다. 연관통의 제안된 설명은 신경이 척수신경내의 여러 가지로 통증 흥분을 전달한다는 것이다. 이러한 가지가 다른 통증전달 섬유와 연결되어 있다고 할지라도, 몇몇은 피부에서 구심성신경로로 연결되어 있다. 이러한 교차가지(cross-branching)는 통증의 위치를 뇌에 잘못 전달할 수 있다. 몇몇 경우에, 연관통은 국소적 현상과 예측할 수 있는 현상이 있다. 예를 들면, 내부 장기의 통증은 이와 관련된 피부의 **피부분절**로 나타난다. 예를 들면, 심장발작은 상부 흉추벽과 왼쪽 팔의 내측면에 통증을 유발시킨다. 많은 경우, 영향을 받은 내부 장기와 이와 관련된 피부분절은 같은 척수신경근이 지배한다.

연관통은 방사통과 혼돈하지 말아야 하고, 통증은 통증의 원인 부위와 신경을 따라 모두에서 느낄 수 있다. 좌골신경근의 압박은 신경의 경로인 다리 후측면을 따라 통증이 방사될 수 있다.

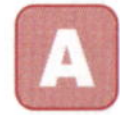
통증 지각과 내성의 다른 점은 손상의 정도와 치유과정의 예후가 다른 것처럼 화학적, 사회적, 그리고 심리적인 다른 영향에 의해서 유발될 수 있다.

요약(Summary)

1. 힘이 작용할 때, 목표가 되는 조직에 가속 또는 속도 변화, 변형 또는 형태 변화와 같은 두 가지 영향을 일으킨다.
2. 조직에 손상을 일으킬 수 있는 두 가지 요인은 조직에 가해지는 힘의 크기와 조직의 구성요소이다.
3. 생체 조직은 대부분 영향을 받기 쉬운 부하의 형태로 저항에 가장 강하다.
4. 항복점까지의 과도한 힘은 구조의 파열 또는 골절을 일으킨다.
5. 손상의 가장 많은 기전은 물체를 압박하거나, 압축하는 축 부하로 인한 압박력, 물체를 긴장시키거나, 견인하는 인장력, 물체의 면을 통과하여 평행하게 작용하는 전단력이다.
6. 건에서, 교원질은 평행하게 정렬되어 있고, 부착된 근육이 수축할 때, 단일방향의 긴장부하에 저항이 강하다.
7. 인대에서, 교원질은 크고 평행하지만, 서로 엮여 있어 인대의 종축에 큰 인장부하에 저항을 제공하고 다른 방향에는 작은 인장부하를 제공한다.
8. 근육 신장성의 점탄성인 측면은 인장력을 지탱하기 위한 반응에서 장시간 근육이 최대의 길이로 신장되는 것을 가능하게 한다.
9. 상처치유는 염증기, 분열증식기, 성숙기(재형성)의 겹쳐진 3기간이 포함된다. 염증기에는, 혈액상실이 감소되고, 혈액이 응고되고, 혈액화학적 단계는 응고, 혈관수축을 증가시키고, 상처부위에 이물질 또는 감염원을 제거하기 위한 특정한 세포 유인이 일어난다. 분열증식기에는 혈관재생, 생체형성, 상피재형성, 그리고 상처 수축이 일어난다. 성숙기에는 새롭게 형성된 조직의 재형성이 일어난다.
10. 성장요인은 상처에 세포를 유인하고, 분열증식을 촉진하고, 세포외 간질을 침전시키는 단백질이다.
11. 뼈의 무기질과 부피는 스트레스의 정도가 증가하는데 반응하여 증가한다.
12. 뼈는 인장력, 전단력보다 압박력에 가장 저항이 강하기 때문에, 급성 압박골절은 거의 나타나지 않는다. 대부분의 골절은 뼈에 긴장이 가해지는 측면에서 일어난다.
13. 뼈 조직의 성숙은 압박이 부하되는 골절의 오목한 측면에서 파골세포 작용, 그리고 긴장이 부하되는 골절의 볼록한 측면에 골모세포의 작용으로 나타난다.
14. 인장력에 의하여 유발되는 신경손상은 일시적으로 감각 또는 운동기능이 상실되는 신경 차단, 약 2주정도 확실한 운동과 신경결함이 나타나는 축삭절단손상, 1년 이상 확실한 운동과 신경결함이 나타나는 신경절단의 3 등급으로 나뉜다.
15. 손상과 관련된 통증은 유해수용기라고 불리는 구심성 신경종말로 전달된다. 기계적 감각 유해수용기는 손상을 유발하는 외상성 힘에 반응한다. 화학적 감각 유해수용기는 급성손상 치료의 초기 단계에서 작용하고 만성손상에 반응한다.
16. 통증은 2개의 구심성 신경을 따라 전달되는데 작은 직경, 느린 전달, 낮은 강도의 통증을 전달하는 무수신경

인 C섬유와 직경이 크고, 빠른, 날카로운 통증을 전달하는 유수신경인 A섬유이다.

17. 구심성 전달 신경은 척수 후각의 SG를 통하여 척수신경에서 시상으로 흥분을 전달하고, 통증을 지각하는 체성감각 피질로 전달한다.
18. 운동, 정신적 스트레스 그리고 전기자극과 같은 스트레스 요인은 뇌척수액에 엔돌핀을 방출시키고 통증 지각을 조정한다.

참고문헌(References)

1. American Academy of Orthopaedic Surgeons. Athletic Training and Sports Medicine. Park Ridge, IL: American Academy of Orthopaedic Surgeons, 1991.
2. Wong ME, Hollinger JO, Pinero GJ. Integrated processes responsible for soft tissue healing. Oral Surg Oral Med Oral Pathol 1996;82(5):475-492.
3. Orgill D, Demling RH. Current concepts and approaches to wound healing. Crit Care Med 1988;16:899.
4. Hefti F, Stoll TM. Healing of ligaments and tendons. Orthopedics 1995;24(3):237-245.
5. Rappolee DA, et al. Wound macrophages express TGF-alpha and other growth factors in vivo: analysis by mRNA phenotyping, Science 1988;241:708.
6. Jones HH, et al. Humeral hypertrophy in response to exercise. J Bone Joint Surg Am 1977;59:204-208.
7. Watson RC. Bone growth and physical activity. In: International Conference on Bone Measurements. Edited by Mazess RB. DHEW Pub No. NIH 75-683, Washington, DC, 1973.
8. Salter RB. Textbook of Disorders and Injuries of the Musculoskeletal System. Baltimore: Williams & Wilkins, 1999.
9. Malzack R, Wall PD. Pain mechanisms: a new theory. Science 1965;150(699):971-979.

제 7 장

치료방법 (Therapeutic Modalities)

결과

1. 전자기장 스펙트럼과 관련된 원리를 설명하고, 스펙트럼의 비이온화 범위에서 발견되는 에너지의 다른 형태를 구분한다.
2. 사물 간에 에너지의 전달을 설명하고, 전달에 관여하는 요소를 구분한다.
3. 냉치료와 온열치료의 생리적인 효과를 설명한다.
4. 초음파와 투열치료를 포함한, 냉이나 온열치료에 적응증과 금기증을 구분한다.
5. 초음파의 원리와 적용방법에 따른 생리학적인 효과를 설명한다.
6. 전기의 원리를 설명하고, 전류의 종류를 구분한다.
7. 원하는 효과를 얻기 위한 전기치료의 다양한 파라미터를 설명한다.
8. 전기자극기의 종류와 이에 대한 사용법을 설명한다.
9. 5가지 기본 마사지법에서 얻어지는 효과를 설명하고, 적용할 수 있다.
10. 견인과 지속적인 수동 운동(CPM)의 원리를 숙지한다.
11. 치료를 증진시키기 위해 사용되는 치료적 약물의 다양한 카테고리를 숙지하고, 각 카테고리에서 일반적인 약물의 예를 제시한다.

재활의 궁극적인 목표는 대상자를 활동적으로 만들고, 통증없이 기능을 최대로 회복시키는 것이다. 재활과정은 통증과 염증조절, 정상 관절가동범위(ROM), 유연성, 근력, 지구력, 협응력, 힘의 재획득에 초점을 맞춘다. 치료기기나 약물은 염증과정과 통증사이클을 깨트려 손상회복에 있어 최적의 환경을 만들어 준다. 몇몇 기기들은 손상부위와 형태, 정도에 따라 의사의 처방이 필요하다. **적응증**은 특별한 기기로 질병 치료에 도움을 줄 수 있는 경우이고, 반면에 **금기증**은 질병에 부작용이 생길 수 있는 경우이다. 어떤 경우는 한 치료기기가 같은 질환에서 금기증이나 적응증으로 나타날 수 있다. 예로, 열치료는 건염(tendinitis)의 운동프로그램의 초기에는 금기증이지만, 일단 급성 염증이 조절되면 적응증이다. 대상자의 치료과정에 대한 지속적인 평가는 적절한 치료기기를 사용할 수 있도록 도와준다.

이 장에서는 전자기장 스펙트럼의 기본원리와 에너지전달의 효과를 앞부분에 설명한다. 스포츠손상과 관리에 사용되는 일반적인 치료기기는 뒤이어서 설명한다. 이장에서는 실질적으로 사용되는 다양한 치료기기의 일반적인 개관이 포함되어 있다. 임상 현장의 임상기술이나 자세한 정보는 치료기기의 적용과 정확한 이해가 필요하기 때문에 이 장의 내용이 치료테크닉의 특별한 과정으로 사용되어선 안된다. 선수트레이너에 입문하기 위한 학생에 필요한 내용이다.

전자기장 스펙트럼(ELECTROMAGNETIC SPECTRUM)

Q 운동 후, 단거리선수가 오른쪽 외측 뒤넙다리근(hamstring)에 통증을 호소하였다. 평가에 따라, 대퇴이두근(biceps femoris)에 염좌인지를 결정하고; 급성치료지침에 따라서, 냉, 압박, 거상의 적용을 결정한다. 얼음과 연부조직사이의 에너지 전달은 어떻게 이루어 지는가?

> **글상자 7.1**
>
> **전자기 에너지의 특성**
>
> - 전자기 에너지는 순수에너지(pure energy)로 구성되고, 덩어리(mass)를 만들지 않는다.
> - 에너지는 광속으로 전진한다(초당 3000 km의 속도)
> - 에너지파형은 직진하고, 진공에서도 전파가 가능하다.

우리는 환경에서 다양한 에너지의 형태와 매일 부딪힌다: 태양광선, 전파, 오븐의 열, 얼음의 냉각 에너지는 **전자기를 방출**하고 주파수나 파장에 따라 **전자기장 스펙트럼**에 위치하고 있다(**그림 7.1**). 전기치료기기들은 전자기장스펙트럼에 속하는 주파수를 사용한다. 스펙트럼은 크게 이온화범위와 비이온화범위 2구역으로 구분한다. 범위는 구분되어 있지만, 전자기에너지는 몇가지 일반적인 특징을 갖는다(**글상자 7.1**).

이온화 범위(Ionizing Range)

이온화 범위의 에너지는 쉽게 원자(전자, 양성자, 중성자)의 형태로 바뀐다. 이런 방출은 조직에 쉽게 침투되고, 세포에 에너지를 저장한다. 에너지가 높다면, 세포는 재생능력을

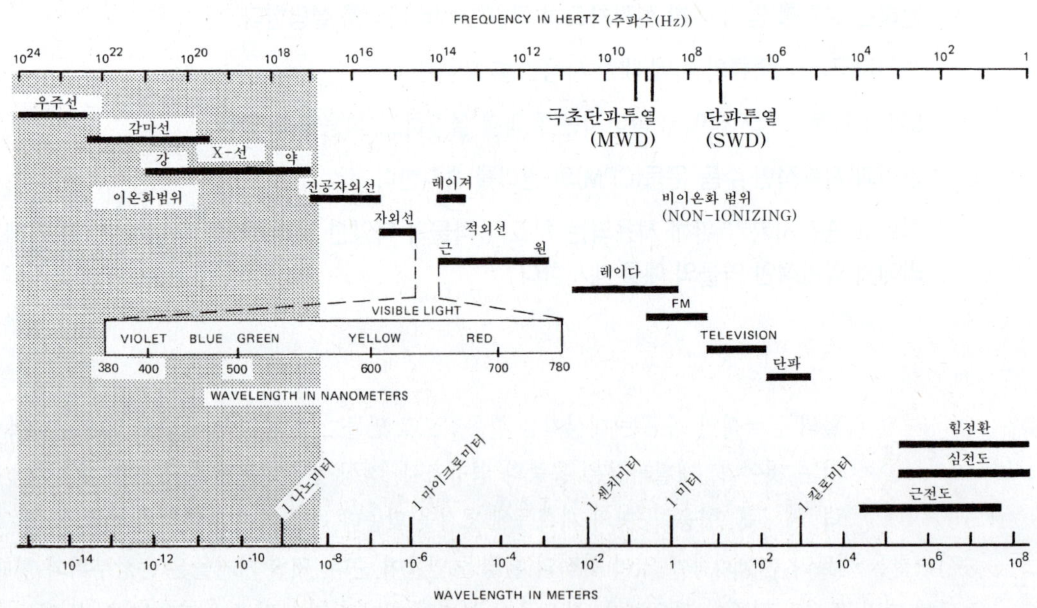

그림 7.1. 전자기 스펙트럼

잃고 괴사하게 된다. 진단으로 X-선(세포사보다 낮은 용량)과 암치료(역치이상 용량)에 사용되고 있지만, 용량은 환자의 손상예방을 위해 엄격히 조절되고 모니터된다. 이런 기기는 물리치료사나 선수트레이너가 사용할 수 없다.

비이온화 범위 (Nonionizing Range)

비이온화 범위에 있는 에너지는 주로 근골격계 질환에 사용한다. 이 스펙트럼의 범위에는 자외선, 가시광선, 적외선이 있다. 전자기파는 온도가 상승하거나 전자의 활동이 증가하면 발생한다. 자외선은 가시광선보다 짧은 파장을 가지므로 사람의 눈에는 보이지 않는다. 이 에너지원은 피부에 화학적 변화를 일으키는 원인으로 피부질환의 치료에 사용되기도 한다. 과도한 자외선의 노출은 화상을 입기도 한다. 가시광선보다 파장이 긴 것은 적외선이고, 조직의 5-10mm까지 침투하여 열효과를 줄 수 있다. 원적외선은 피부 표면(〈2mm 깊이)에 더 열을 줄수 있다. 좀 더 긴 파장은 투열치료로 알려져 있고, 변환의 과정을 거쳐서 조직의 온도를 상승시킬 수 있다. 극초단파(microwave)와 단파투열치료기(shortwave diathermy)가 그 예이다.

에너지의 전달(Transfer of Energy)

전자기에너지는 매질이 없는 진공상태에서도 전달이 가능하다. 에너지의 이동은 기계적인 파동, 전자, 양자나 분자의 이동처럼 고농도에서 저농도로 일어난다. 열 형태의 에너지 흐름은 운동에너지나 위치에너지의 교환을 일으키고, 방사(radiation), 전도(conduction), 대류(convection), 전환(conversion), 증발(evaporation)을 통해 전달된다.

➤ 복사(Radiation)

복사는 물리적인 접촉이 없이 적외선(복사열)의 형태로 에너지가 전달된다. 모든 물질은 열형태의 에너지를 방사한다. 일반적으로 체온은 환경보다 따뜻하고, 복사열에너지는 고체나 찬물질에 둘러 쌓인 공기를 통해 분산된다. 주변온도가 피부온도보다 높으면, 복사열은 피부에 흡수된다. 단파나 극초단파 투열기는 복사에너지 전달과 전환에 의해 열을 발생시키는 예이다.

➤ 전도(Conduction)

전도는 물리적인 접촉이 있는 두 물체 사이에서 일어나는 에너지의 직접전달 방식이다. 온도의 차이가 한 분자에서 다른 분자로 운동학적 에너지의 움직임을 시작하기 위해 필요하다. 그리고, 에너지는 고온부위에서 저온부위로 움직인다. 전도열을 이용한 치료기기는 얼음주머니(ice bags), 얼음팩(ice packs), 습열팩(moist hot packs), 파라핀(paraffin)이 있다.

➤ 대류(Convection)

대류는 공기나 물같은 매질을 통해 전도보다 빠르게 체온의 변화를 줄 수 있다. 대류에 의한 열의 감소나 증가는 일단 따뜻해졌으면, 얼마나 빨리 몸 근처의 공기나(물)이 움직여 가는 가에 달려 있다. 예로, 공기의 흐름이 느리고, 피부근처의 공기가 따뜻하다면, 공기가 절연체의 역할을 한다. 반대로, 따뜻한 공기분자가 찬공기분자로 계속적으로 교환된다면(미풍이 부는날, 방안에 환풍기) 공기의 흐름이 열을 빼앗아 온도의 감소가 증가된다. 수치료나 월풀은 대류에 의한 에너지 교환의 치료기기의 예이다.

➤ 전환(Conversion)

전환은 다른 형태의 에너지(초음파, 전기, 화학약품)를 열에너지로 바꾼다. 초음파치료에서 높은 주파수의 음파에 의해 생성된 기계적인 에너지가 조직사이에서 열에너지로 전환이 된다. 극초단파투열기는 높은 전자기에너지를 열로 전환시키고, 심부조직에 열을 줄 수 있다. 피부연고(liniments)나 진통제(balms)같이 바르는 화학약품은 상피감각신경 말단에 항자극제로서 열을 만들고, 신경아래의 통증전달을 감소시킨다.

➤ 증발(Evaporation)

열의 손실은 증발의 과정에서도 일어날 수 있다. 한 예로 냉각기 스프레이(vapocoolant sprays)는 피부 위에 액체를 뿌린다. 액체의 냉각제에 흡수된 열은 기체상태로 변화된다. 증발은 땀증발에 의해 체온을 내리는 수단이다.

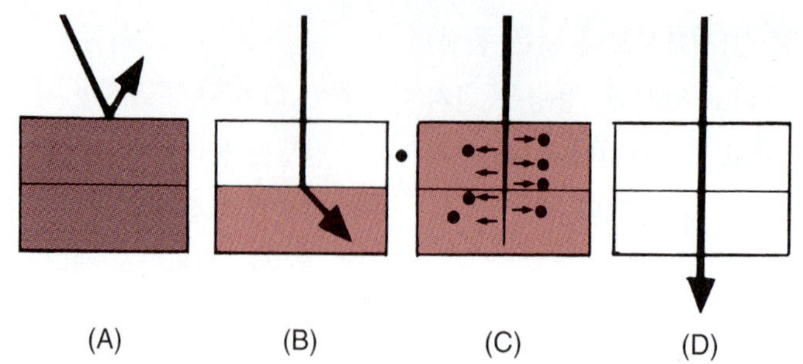

➤ 그림 7.2. **에너지 전파에 영향을 주는 요인.** A. 반사. 에너지파동은 조직층에서 부분적이나 전부 반사가 일어날 수 있다. B. 굴절. 에너지파동은 밀도가 다른 두 층 사이를 부딪히면 휘어진다. C. 흡수. 에너지는 심부조직으로 갈수록 조직에 흡수되어 감소된다. D. 투과. 어떤 에너지는 반사나 흡수되지 않고, 다른 밀도의 층을 만나기 전까지 그대로 통과한다. 이것은 다시 매질을 통해서 다시 반사나 굴절, 흡수, 투과될 수 있다.

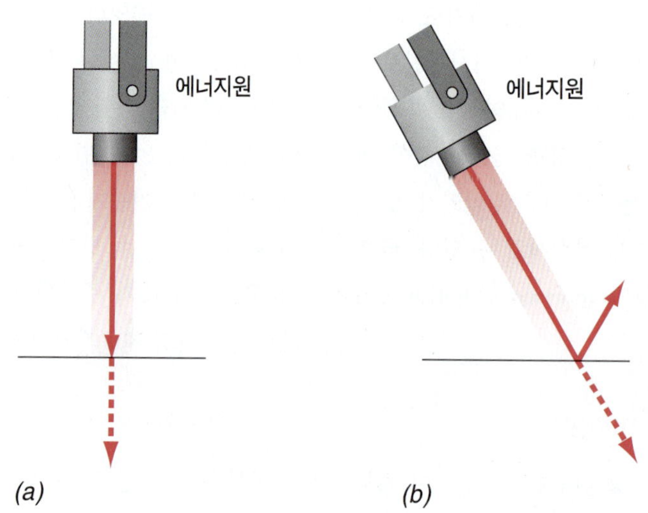

➤ 그림 7.3. **코사인 법칙(The cosine law).** 에너지가 신체에 적용될 때 직각(90°)으로 신체에 부딪히면 최대의 효과가 난다. 직각에서 벗어나면, 일부 에너지는 목표부위에서 반사되어 결국, 흡수되는 양은 적어진다.

에너지 전달에 영향을 주는 요인 (Factors Affecting Energy Transfer)

전자기에너지는 진공상태에서 직선으로 움직인다. 그러나, 물리적인 매질을 통과할 때는 매질의 밀도에 따라서 반사, 굴절, 흡수되거나 밀도에 영향을 받지않고 물질을 통과하기도 한다(**그림 7.2**). **반사**(reflection)는 파동이 물질에 부딪혀 구부러져 나가는것이다. 반향(echo)은 소리가 반사되는 예이다. 반사는 전부나 부분적으로 일어날 수 있다. **굴절**(refraction)은 파동이 다른 밀도의 매질사이를 통과할 때, 흡수속도의 변화 때문에 휘어짐에 의해 생긴다. 만약 에너지가 고밀도층을 지나 저밀도층으로 간다면 속도는 증가되고, 반대의 경우는 감소할 것이다. **흡수**(absorption)는 파동이 매질을 통해 지나고, 운동에너지라 부분적이나 전체적으로 조직에 흡수될 때 발생한다. 조직층에서 반사나 흡수가 일어나지 않는 에너지는 다른 밀도의 층을 만나기 전까지 그대로 통과한다. 이것은 다시 매질을 통해서 다시 반사나 굴절, 흡수, 투과될 수 있다. 매 시간마다 파동은 부분적으로 반사, 굴절, 흡수되어 깊은 조직으로 갈수록 에너지는 감소된다.

이런 역비례 관계를 **그로투스-드래퍼**(Grotthus-Draper) **법칙**이라 한다: 표피조직일 수록 많은 에너지가 흡수되고, 조직 깊이가 깊어질수록 에너지는 덜 전달된다.

에너지 흡수에 따른 조직의 효과 (Energy' s Effect on Tissue)

효과적인 치료란 의도한 깊이에 있는 조직에 치료기기를 통해 원하는 효과를 만들어내야만 한다. 몸에 에너지가 전달되었을 때, 최대의 효과는 에너지 광선이 몸에 90° 각도로 조사되었을 때 일어난다. 90° 각도에서 벗어나면, 에너지의 일부가 치료부위에서 반사되어, 흡수가 줄어든다. **코사인법칙**(cosine law)(**그림 7.3**)은 90° 각도에서 벗어난 에너지가 코사인 각에 의해 변하는 것을 말한다.

효과적인 에너지 = 에너지 × 투사각의 코사인

복사에너지에서, 직각으로부터 ±10°의 차이는 허용할 수 있는 범위이다(1). 에너지 흡수에 대한 다른 법칙은 **거리제곱반비례의 법칙**(inverse square law)(**그림 7.4**)이 있다. 이 법칙은 조직에 도달하는 복사에너지의 강도가 에너지원과 조직사이의 거리제곱에 반비례한다는 것이다.

$E = Es/D^2$

Es= 에너지원으로부터 나오는 양

D^2= 에너지원과 치료부위사이 거리의 제곱

E= 조직에 흡수되는 에너지

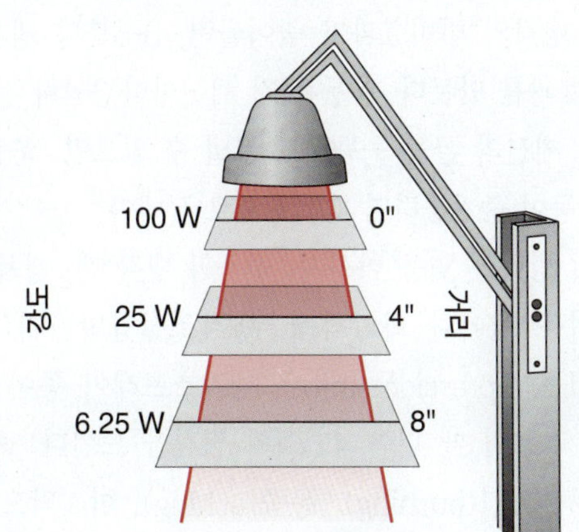

➤ 그림 7.4. **거리제곱반비례의 법칙**(The inverse square law). 열효과는 피부와 에너지원의 거리가 반으로 줄어들 때, 4배 증가한다.

이것은 매시간 에너지원과 조직사이의 거리가 두배가 되면, 에너지의 강도는 4배로 감소한다는 것이다.

A 단거리선수는 급성 대퇴이두근 염좌이다. 얼음주머니를 사용한다면, 열에너지는 전도에 의해 피부에서 얼음주머니로 이동할 것이다.

냉치료(CRYOTHERAPY)

Q 단거리선수에게 얼음주머니의 사용을 결정했다면, 어느 정도의 시간까지 적용할 것인가? 얼음주머니를 적용할 때, 예방하기 위한 금기증은 무엇인가?

냉치료는 적외선 방사로 구분되는 전자기에너지의 형태를 사용한 냉적용의 다양한 종류로 설명할 수 있다. 냉이 피부(따뜻한 물질)에 적용이 되면, 열은 사라지거나, 옮겨진다. 이는 열 분리(abstraction)로 설명할 수 있다. 냉적용에 의한 열전도의 일반적인 방법은 전도나 증발이다. 15분이하의 냉적용은 즉시 피부를 냉각시키고, 약간의 적용시간 지연은 피하조직을 냉각시키고, 좀 더 긴 적용은 근육을 냉각시킬 수 있다(2). 냉의 침투 깊이는 5cm이다(1). 온도변화의 크기는 다음에 의해 결정된다:

1. 냉각물질의 종류(얼음 대 물)
2. 냉각물질과 조직간의 온도 차이
3. 피하조직에 절연물질의 양(지방)
4. 냉각시키려는 부위의 열전도도
5. 사지의 순환
6. 적용 시간(2)

피부와 냉각물질사이의 온도 경사가 크면 클수록, 조직의 온도변화는 크다. 마찬가지로 조직이 깊으면 깊을 수록, 냉각시키는데 많은 시간이 필요하다. 지방조직은 절연체로써 열전달을 방해한다; 열획득과 열손실 둘 다에서 지방조직의 양은 근육이 냉각되고, 냉각전의 온도로 돌아오는 정도에 영향을 미친다.

냉적용은 세포단계에서 혈관수축을 일으키고, 조직대사양을 감소시켜서(산소요구도의 감소), 이차적인 저산소증(hypoxia)를 줄인다. 모세혈관 투과성과 통증을 감소시키고,

염증 매개물을 분비하고 프로스타글라딘(prostaglandin)의 합성을 억제한다. 말초신경에 온도가 내려가면, 신경시냅스의 신경전도속도가 느려지고 이에따라 신경을 흥분시키는 역치가 높아지게 된다. 통증의 관문조절이론에서 냉은 척수에 굵은 신경섬유를 자극하여 통증전달을 억제하고, 항자극제의 역할과 통증 인지를 방해한다고 언급하였다. 냉 적용은 신경과 근방추의 억제 때문에 근육경직이 풀리고, 통증-경직 사이클을 방해할 수 있어 **진통제**나 통증억제의 효과를 낼 수가 있다. 냉을 적용하는 동안, 빠른-수축 근육섬유(fast-twitch muscle fiber)의 수축이 감소하게 되고, 그 결과 좀 더 강한 느린-수축 근육섬유의 동원이 이루어져 지구력을 증가시킬 수 있다는 연구결과가 있었다(3).

혈관수축은 대사율, 염증, 통증의 감소를 가져오기 때문에, 냉치료는 손상의 급성기에 선택되는 치료방법이다. Starkey에 따르면, 냉치료의 적용 온도범위는 0°-18℃이다(1). 그러나, 연구자들은 국소혈류의 감소가 12.83°-15℃범위의 온도에서 일어난다고 보고 하였다(4,5). 냉치료는 얼음주머니(분쇄얼음이나 각얼음), 상업용 아이스팩, 냉수욕(침수용이나 월풀), 냉각스프레이로 적용할 수 있다. 현재는 냉각커프(cryocuff)나 냉온도조절치료기(controlled cold therpy(CCT))같은 새로운 냉 적용기술이 보급되고 있다.

냉치료는 일반적으로 표면과 심부에 최대의 냉각효과를 주기위해 20-30분 정도 적용이 된다. 냉각물질과 피부사이에 장애물의 사용은 열분리에 영향을 줄 수 있다. 마른수건이나 비닐은 30분 이내의 치료시간에는 사용하지 않는 것이 좋다고 연구자들이 보고한 바가 있다. 게다가, 적당한 치료효과를 위해 냉각물질을 직접 피부에 적용하였다(6,7). 냉적용은 손상 후 24-72시간 동안이나, 급성출혈이나 모세혈관 출혈이 멈출 때까지 지속한다. 다른 고려사항은 상처부위가 다시 체온을 회복하는데 걸리는 시간이다. Knight는 손가락을 제외하고, 정상체온을 회복하는 시간은 적어도 90분이라고 보고 하였다(9). 얼음주머니를 20-30분 적용하는 치료 프로토콜(protocol)은 체온을 회복하는 90분의 시간을 염두에 둔 것이다. 손가락은 똑같이 20-30분을 적용해도 순환이 증가되어 빠르게 체온이 회복된다. 손가락은 체온을 회복하는데 20-30분의 시간이 필요하다.

냉치료는 무릎 관절경 수술 후에 많이 사용되어왔다. 일부의 연구자들이 관절경 수술 후에 운동요법과 함께 냉적용은 회복율을 증가시키고, 체중부하를 개선시키고, 약사용을 줄이는 이점이 있다고(8) 보고했지만, 다른 연구자들은 냉적용에 의구심을 가지고 있다(9,10).

어떤 냉치료의 방법은 초기 관절가동범위(ROM) 운동에 사용되고, 운동 후에 사용되기도 한다(**글상자 7.2**). 운동 전 냉치료의 적용은 **한냉운동학**(cryokinetics)이라고 한다. 한냉운동학은 얼음마사지, 얼음팩, 냉욕, 냉수건등의 사용과 능동적인 운동을 번갈아 하는 것이다. 손상부위는 일반적으로 침수 후 10-20분 정도면 감각이 둔해지고, 이때 단계적으로 운동을 시작한다. 처음에는 간단하고, 체중을 부하하지 않는 ROM운동으로 시작하고, 점차적으로 복잡하고 체중을 부하하는 운동을 한다. 모든 운동은 통증이 없는 상태에서 실시한다. 냉각의 마비효과가 줄어들면, 3-5분의 냉치료로 다시 마비효과를 만든다. 운동은 각 세션마다 3-4회 정도 반복한다. 각 세션의 끝을 운동으로 끝낼 수 있으면, 운동으로 끝내고, 운동이 불가능하면 냉적용으로 끝낸다.

냉치료의 방법은 얼음 마사지, 얼음과 냉각 팩, 냉욕과 냉월풀, 상업용 젤이나 화학적팩, 냉각조절압박기기(controlled cold compression units), 냉각스프레이 등이 있다. 각 방법은 적용될 때 다음 4단계의 감각을 느낀다: 차가움(cold), 타는 느낌(burning), 통증(aching), 마지막으로 **진통**(analgesia).

➤➤ 글상자 7.2

냉치료의 적용

적응증	금기증
급성 또는 만성통증	냉감각 저하나, 과민
급성 또는 만성 근육경직/보호반응(guarding)	냉각 알러지
급성염증 또는 손상	순환이나 감각손상
수술후 통증이나 부종	레이노드 질환이나, 냉 두두러기(urticaria)
표피에 1도화상	고혈압
운동과 함께사용:	아물지 않은 개방상처
움직임 촉진	심장이나 폐질환
통증감소	신경마비
근육강직감소	관절염

얼음 마사지(Ice Massage)

얼음 마사지는 값싸고, 효과적인 냉치료법이다. 근복, 건, 점액낭, 발통점(trigger point;근육에 국소적 경직이 생긴 부위)같은 작은 부위에 적용 시에는 피부의 냉각과 넓은 반사적인 **충혈** 또는 혈류의 증가 등이 치료가 끝난 후에 나타날 수 있다. 이런 이유로 급성 손상에는 잘 사용하지 않는다. 얼음 마사지는 근육의 스트레칭을 억제하여 통증을 감소시키는데 유용하고, 복잡한 스트레칭 후에 근피로를 감소시키는데 효과가 있다(2). 얼음 마사지는 만성 건염이나 근육 염좌의 치료에 ROM운동이나 심부 마찰마사지(deep friction massage)를 적용하기 전에 사용한다. 치료는 컵에 얼린 얼음으로 5-10분 정도 원을 그리며, 교차시켜 10×15cm 부위를 문지른다. 지속적인 움직임은 조직손상을 예방한다. 적당히 적용이 된다면, 15℃이하로는 피부온도가 떨어지지 않는다(2). 얼음에 나무로 된 손잡이(wooden tongue depressor)를 끼우면 적용하기가 용이하다. 얼음마사지 적용시 1-2분 정도면 빠르게 냉감각, 타는감각, 통증을 느낀다. 지속적으로 통증이나 타는 감각을 느낀다면, 치료부위가 넓거나, 과민한 경우이다.

얼음 팩과 제작된 냉각커프 (Ice Packs and Contoured Cryocuffs)

얼음 팩은 값이 싸고, 온도를 일정하게 유지할 수 있고, 냉각된 조직에 효과적으로 적용할 수 있다. 조각난 얼음이나, 얼음큐브로 채워진 얼음 팩은 피부에 동상의 위험없이 안전하게 30-40분정도 적용할 수 있다. 뿐만아니라, 몸에 맞게 제작할 수도 있어서, 냉압박으로 감쌀 수도 있고, 부종과 세포 간질액의 울혈을 최소화하기 위해 심장보다 높게 올리는 것도 가능하다(**그림 7.5A**). 초기 치료시 피부에 **부스럼**(wheal)이나 수포(blister)가 생기는지 자주 살펴봐야 한다(**그림 7.5B**).

제작된 냉각커프는 절연된 보온통에 얼음물을 넣어 사용한다. 신체부위 위로 보온통을 위치시키고, 냉각 팩으로 물을 흘리면, 5-7시간 정도 냉각압력을 유지한다(**그림 7.6**). 얼음 팩보다는 비싸지만, 냉각과 압력을 동시에 줄 수 있고, 동상의 위험 없이 장시간 사용이 가능하다.

냉욕(Ice Immersion)

냉욕은 사지의 전체(손, 팔, 발목, 발) 온도를 빠르게 내리고자 할 때 사용한다. 다양한 용기가 사용될 수 있다. 진통의 효과와 물의 부력을 이용하는 냉욕이나 냉월풀(whirlpools)은 blunt 손상 후에 염증기 부종감소를 위해서 주로 사용된다(**실전 전략 7.1**). 냉월풀 욕조는 물마사지 효과를 준다. 이것은 전기터빈을 통해서 공기를 불어넣어 발생시킨다. 터

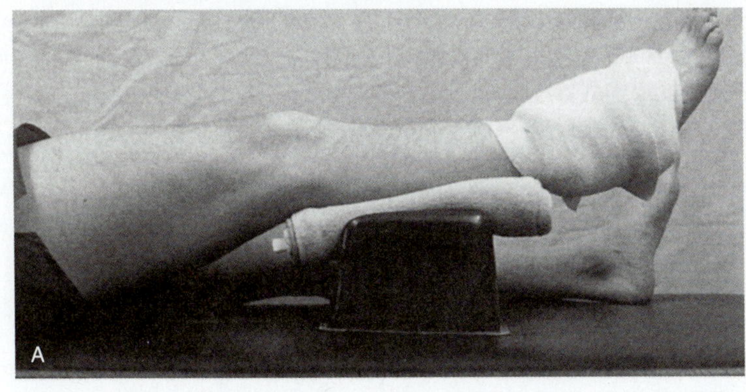

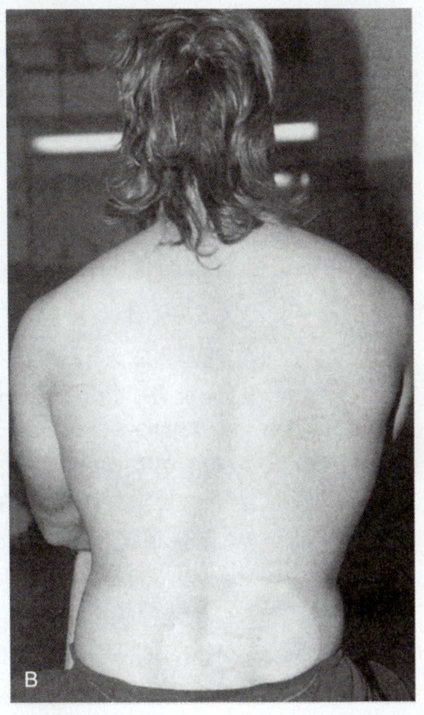

➤ 그림 7.5. **냉치료.** A, 얼음, 압력, 거상은 급성염증을 감소시킨다. B, 냉에 민감하거나 알러지가 있는 사람은 냉적용 후, 약간 부풀어올라 자극이 생길 수 있다.

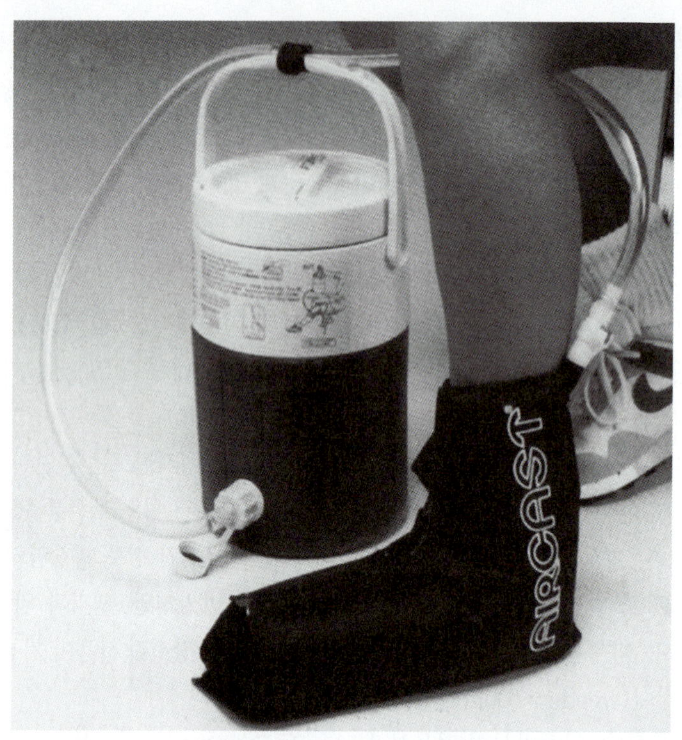

➤ 그림 7.6. 제작된 냉각커프(Contoured Cryocuffs). 보온통을 신체부위 위에 위치시키고, 냉각 팩으로 물을 흘리고, 5-7시간 동안 냉각 압력을 유지시킨다.

빈은 위 · 아래로 조절하거나, 각도를 정해서 직접 발생시키고, 위치를 고정할 수도 있다. 월풀터빈은 추진기 위로 물이 차지않으면, 작동하지 않는다. 급성염증뿐만 아니라, 냉월풀은 연부조직 손상을 줄이고, 장기간 고정 후 능동적 ROM의

실전 전략 7.1 외류욕(회전욕) 사용법

1. 전기시스템을 점검한다. 전기사고를 예방하기 위해 꽂음접속식 누전차단기나 과부하방지기를 반드시 설치한다.
2. 선수가 개방상처가 있으면, 베타딘(Betadin)을 첨가하거나, 항박테리아제인 클로라민-T:클로라젠(chloamine-T(Chlorazene))을 100-200 ppm 농도로 희석한다.
3. 추천하는 온도와 시간은:

냉월풀	55-65℉	5-15 분
온월풀		
사지	98-110℉	20-30 분
전신	98-102℉	10-12 분

4. 입수 시에 환자를 잘 도와주고, 몸을 덮고 건조를 막기 위해 수건을 제공한다.
5. 터빈을 켜고, 상처로부터 6-8인치 떨어진 곳으로 물을 흐르도록 조정한다.
6. 가능한 범위에서 ROM운동을 하도록 가르킨다. 이것은 혈류를 촉진하고, 딱지제거를 돕고, 균형과 고유수용기의 감각을 개선한다.
7. 터빈을 끈 후, 환자를 욕조 밖으로 옮기시오. 치료된 부위를 건조하며 환자를 월풀욕조 밖으로 나오게 보조하시오.
8. 매 사용후 물을 빼고, 월풀욕조를 청소한다. 글루타르알레히드(glutaraldehyde), 포르말린 알코올, 산화에틸렌(ethylene oxide), 베타플로피오락톤(beta propiolactone)로 손이 닿지않는 부분은 소독하고 박테리아를 없앤다. sodium hypochlorite 용액은 혈액이나 점액등이 묻은 흔적을 없애는데 효과적인데, 500 ppm(1:100희석)-5000 ppm(1:10희석)의 농도로 사용을 한다.
9. 매달 월풀터빈이나 배출구에서 물을 채취해서 박테리아나 균류 배양검사를 한다.

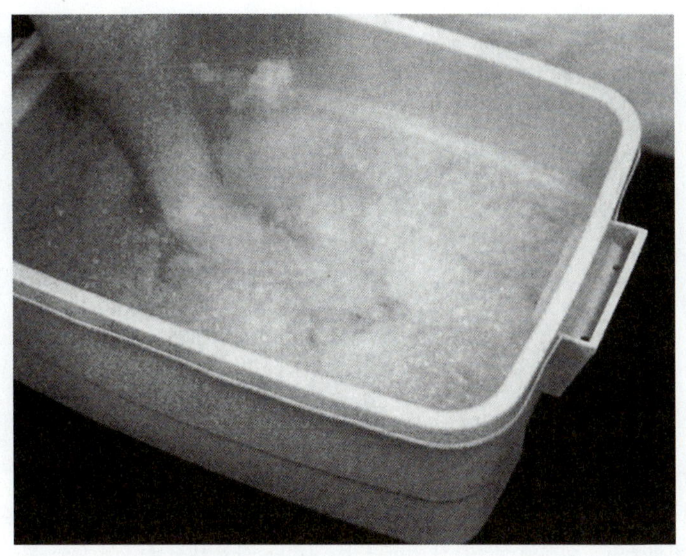

➤ 그림 7.7. **냉욕.** 이 테크닉은 말단 사지의 표면 전체의 체온을 빠르게 떨어뜨릴 수 있다. 발가락 덮개는 동상예방을 위해 사용한다.

증진을 위해서도 사용된다.

만약 목표가 부종의 감소라면, 치료부위를 고정된 위치로 심장보다 낮게 위치시키는 것은 금기이다. 이것을 해결하기 위해선 압박대를 치료부위에 감던지, 능동적인 근육수축을 시행하면서 냉욕을 한다. 네오프렌 재질의 발가락 덮개(Neoprene toe caps)는 발가락의 불편함을 해소하기 위해서 사용된다.

양동이나 월풀에 물과 얼음으로 채우고(**그림 7.7**), 양동이는 4°-10℃를 유지하고, 월풀은10°-15℃을 유지하면, 얼음 팩만큼이나 효과적으로 조직을 냉각시킬 수 있다. 물의 온도가 낮을 수록 냉욕의 시간은 짧게 한다. 치료는 5-15분 지속하고, 통증이 사라지면, 물에서 빼내어 기능적인 운동을 하고, 다시 통증이 생기면, 냉욕을 되풀이해서 3-4회 정도 사이클을 반복한다.

교대욕(Contrast Bath)

교대욕은 냉수나 온수 욕조에 번갈아 들어가는 것이다. 이것은 부종을 감소시키기 위해서 국소의 혈관수축-혈관이완 변동을 유도하고, 아급성이나 만성 손상의 ROM 회복을 위해서 이용된다. 두 개의 욕조나 월풀이 서로 근처에 있어야 한다. 하나는 냉수와 얼음을 채워 10°-18℃로 유지하고, 다른 하나는 온수로 38°-44℃를 만든다(11). 손상받은 사지는 두 욕조에 번갈아 담근다. 1회 치료는 20분으로 온수과 냉수를 3:1이나 4:1의 비율로 교대욕을 한다. 아급성질환은 운동치료 전에 시행하고, 냉수로 시작해서 냉수로 끝나도록 한다. 만성질환은 좀 더 온수로 끝내는 횟수를 늘린다. 두 번째 방법은 다양한 시간배정에 의한 치료이다. 처음에는 냉수에 75%의 시간과 온수에 25%시간을 두 번째에는 냉수 50%에 온수 50%시간, 세 번째에는 냉수 25%와 온수 75%의 시간으로 변화를 준다. 그러나, 연구자들이 피부와 피하지방 1cm 아래 근육 내 조직에 확실한 생리학적인 효과는 발견하지 못했다(12,13). 그러므로, 교대욕은 실용적인 치료방법으로 재고할 필요가 있다.

시판용 젤과 화학적 팩 (Commercial Gel and Chemical Packs)

시판용 젤 팩은 유연성있는 젤라틴 물질이 강한 비닐이나 플라스틱 케이스에 쌓여있고, 신체 체형에 맞게 다양한 크기와 모양이 있다(**그림 7.8A**). 압박과 거상을 함께 사용할 때 효과적으로 냉각효과를 줄 수 있다. 팩은 적용전 2시간 정도 약 -5℃의 온도에 보관해야 한다(2). 팩이 영하의 온도에 보관되기 때문에 부적절한 사용은 동상을 일으킬 수 있다. 팩과 피부사이에 젖은 수건이나 옷을 넣으면 동상의 예방과 위생에도 좋다. 치료시간은 15-20분 정도가 적당하다.

화학적 팩은 트레이닝 키트에 넣어 다니기 편리하고, 일회용이고, 신체에 잘 맞게 만들어져 있다는 점에 유리하다.

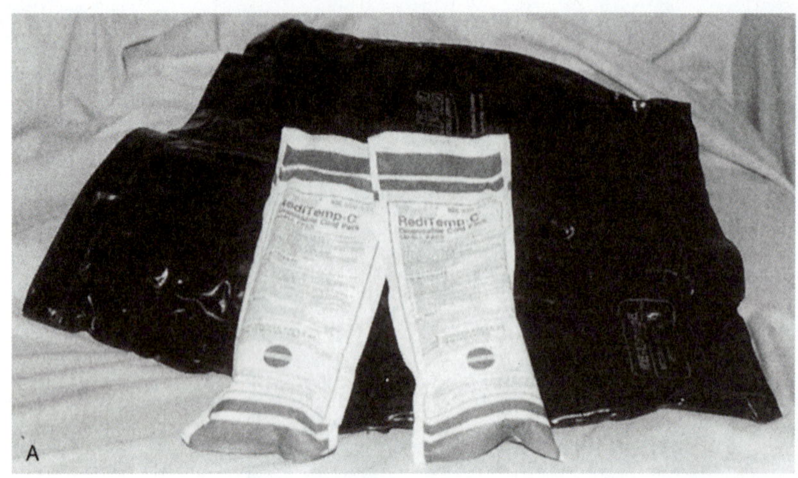

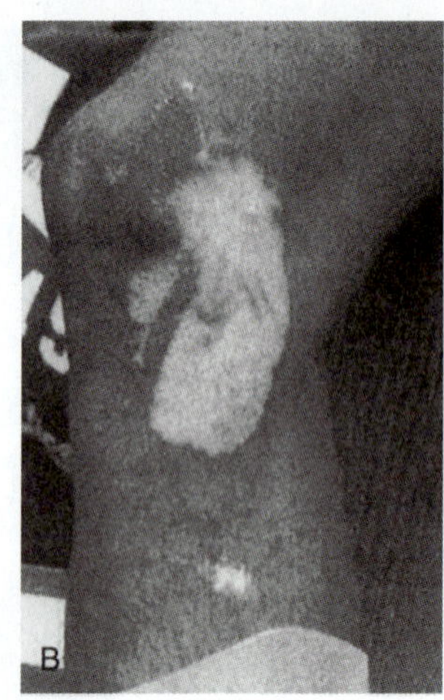

➤ 그림 7.8. **시판용 냉각팩이나 화학 냉각팩.** A, 시판용 젤팩은 다양한 신체 모양에 맞게 만들어졌다. 화학 냉각팩은 트레이닝 키트에 넣고 다니기 편리하고, 일회용이고 신체에 적용하기 편하다. B. 그러나, 화학 냉각팩이 샐 경우, 피부에 화상을 입을 수 있다.

그렇지만 비싸다는 단점이 있다. 팩은 딱딱한 부위에 치거나 비틀어 사용한다. 화학적 물질은 알칼라인 pH를 포함하고 있어, 팩이 새어서 내용물이 피부에 접촉되면 화상을 입을 수 있다(**그림** 7.8B). 이런 이유로 얼굴 앞에서 팩을 비틀거나 사용해서는 안되고, 가능하면 다른 프라스틱 가방안에서 비튼다. 치료시간은 15-20분이고 치료시간이 길어지면, 냉각효과가 떨어지고 비효과적이다. 일부 시판용 팩은 재냉각과 재사용이 가능하다.

간헐적 압력기기 (Intermittent Compression Units)

Cryotemp같은 간헐적 냉각-압력 기기(intermittent cold-compression units)는 사지의 혈류를 감소시키고, 정맥순환을 돕기위해 압력과 거상을 사용한다. 그래서 부종을 감소시킬 수 있다. 손상된 사지에 장화나 소매를 입힌다. 냉각된 물은 소매나 장화를 통해 순환한다. 압력은 장화나 소매에 공기가 간헐적으로 충만되면 발생한다. 사지의 부종액을 감소시키기 위해 하루에 몇 번씩 20-30분 정도 사용한다(**그림** 7.9). 압력이 제거되었을 때, 환자는 능동적인 ROM운동을 실시해서 손상된 부위에 혈류의 흐름을 증진시킨다. 하루에 몇 번씩 사용해도 되지만, 구획증후군(compartment syndrome), 골절, 말초혈관장애, 순환장애가 예상되는 사람은 절대로 사용해서는 안된다.

냉각 스프레이(Vapo-coolant Sprays)

플로르메탄(fluoromethane)은 근육 스트레칭 전 피부에 빠른 화학적 증발을 위해 사용되는 불화성, 무독성 스프레이이다(**그림** 7.10). 효과는 일시적이고 표면적이다. 발통점이 없는 부위에 ROM을 증가시키기 위해서 사용하고, 환자는 근육을 수동적으로 스트레칭한 자세에서 편안하게 치료를 받는다. 스프레이는 피부에서 12-18인치 떨어뜨리고, 거꾸로 세워 30°-45°로 기울여 분사한다. 전 근육에 여기저기 분사하지 않고, 근육결을 따라 나란하게 똑바로 점차적으로 스트레칭시키면서 2~3회 분사한다.

발통점이나 근막통에 스프레이를 사용하기 전에 우선 활동성 발통점이 있는 지를 확인해야 한다. 근육을 적절한 긴

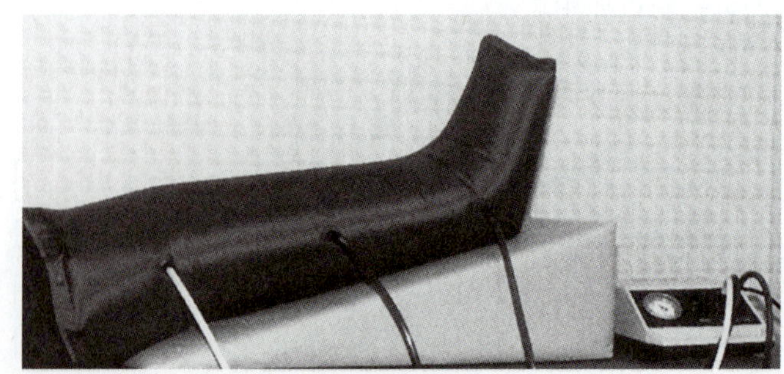

➤ 그림 7.9. **냉압력기기(controlled cold compression unit). 공기 또는 물을 채운 부츠나 소매로 간헐적인 압박을 제공하여 부종을 감소시킨다.**

장 상태에서 통증 부위에 5~10초 정도 지긋이 압을 가하면 알 수 있다. 다른 방법으로는 점프 반응(jump response)을 유도하는 것으로 과민화된 근육에 지긋이 압을 가하며 손의 지복(pad) 부위로 단단해진 근육의 끝 지점(tight band of muscle)을 가로질러서 근조직을 늘리면서 서서히 끌어 당기면, 환자가 몸을 움치리거나 소리를 지르게 된다. 이런 반응이 나타난다면, 활동성 발통점이 있는 것이다. 손상된 근육은 스트레칭해서 잘 지지해주고, 편한 자세로 긴장을 푼다. 스프레이는 통증부위에 피부로부터 12인치 정도 거리를 두고 예각으로 분사한다. 환자가 견디는 범위 내에서 부드럽게 스트레칭을 하면서 통증부위를 포함한 전체 근육에 분사한다. 여러번 평행으로 근육결에 나란히 분사하고 지속적인 수동적 스트레칭 후, 근육에 핫팩이나 마사지를 시행한다. 환자가 전체 ROM 범위를 통해 능동적이고, 부드럽게 움직이도록 도와준다.

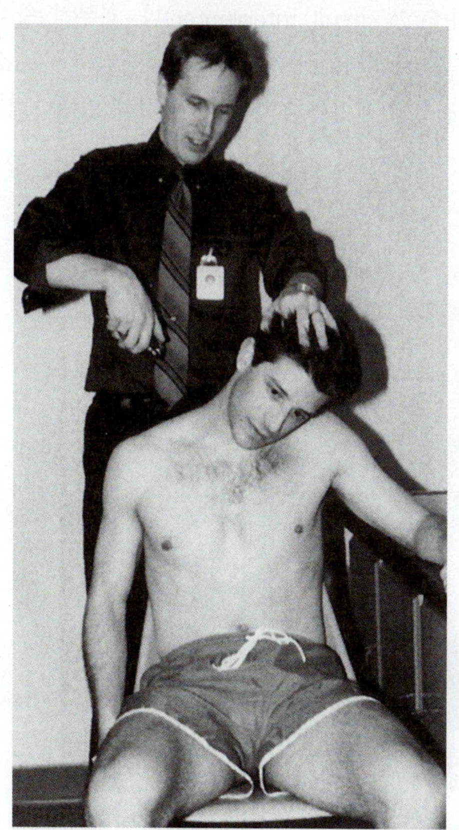

➤ 그림 7.10. **냉각스프레이.** 스프레이가 일시적으로 피부표면조직을 얼리고, 스트레칭운동 전에 통증-경직사이클을 감소시킨다.

A 단거리선수의 후대퇴부에 얼음 팩을 20-30분 적용한다. 조직이 다시 체온을 회복하도록 90분정도 여유를 두고, 그 다음 다른 냉치료법을 시행한다. 만약 피부창백, 무감각, 타는 감각, 쑤시는 감각이 느껴지면 중단한다.

열치료(THEMOTHERAPY)

Q 단거리선수가 지난 5일간 비록 근력은 정상으로 회복되지 않았지만, 부종, 압통, ROM은 확연히 개선되었다. 열치료를 적용해도 되는가? 부종이 재발하지는 않을까?

열치료는 상처부위에 치료를 촉진하고, 혈류를 증가시키기 위해 사용되는 전형적인 재활의 2단계 방법이다(**글상자 7.3**). 급성염증기에 사용한다면, 손상된 혈관과 림프관이 출혈과 부종의 증가를 일으킨다. 하지만 적절한 시기에 적용이 되면, 순환과 세포대사를 증가시키고, 진통작용을 하고, 진정작용을 하며, 그리고, 통증과 근육경직의 해결에 도움을 준다. 혈관 이완과 순환의 증가는 손상된 부위에 영양과 산소공급의 유입을 돕는다. 노폐물은 손상부위에서 제거된다. 스트레칭운동, 관절운동, 능동적 운동 전에 열적용은 결합조직의 신장성을 증가시켜 ROM을 증가시킨다. 냉적용과 같은 방법으로 열은 조직을 통해 이동하며, 조직의 형태에 따라 다르게 반응한다. 이것을 열 전도도(thermal conductivity)라고 한다. 표면 열치료기에 의한 표면조직의 온도변화는 다음에 의해 결정된다:

➤➤ 글상자 7.3

열치료의 적용

적응증	금기증
아급성 또는 만성 손상중 다음을 위해:	급성염증 또는 손상
부종, 종창과 반상출혈의 감소	순환장애나 손상
근육경직/보호작용 감소	아급성 또는 만성통증
혈류증가, 다음을 위해:	감각 손상이나 이상
운동 전 ROM증가	열조절기능 손상
혈종제거	악성종양
조직치유 촉진	
관절 구축 예방	
감염에 대항	

- 적용된 열의 강도
- 열에 노출된 시간
- 표면열을 위한 온도 매개체

최고의 온도상승을 보이는 부위는 피부표면 0.5cm 안에 피부와 피하조직이다. 순환이 잘되는 부위여서 6-8분정도의 노출은 온도를 상승시킨다. 1-2cm 깊이의 근육온도는 덜 증가되고, 최고값에 도달하려면 긴 시간의 노출이 필요하다(15-30분)(14). 최고온도에 도달한 후에는, 피부온도에 안정기효과(plateau effect)나 약간의 감소를 보인다. 이것은 지방이 절연체로서의 역할을 하고 낮은 열전도도를 가지고 있기 때문이다. 그러므로, 지방이 많은 부위에 표면 열치료기는 효과적이지 않다. 그래서 피부나 피하조직에 화상없이 심부조직에 원하는 온도를 적용하기 위해서 나온것이 심부열치료기로 지속적 초음파나 단파투열치료기가 있다.

표면 열치료기에서 열은 전도, 대류, 방사에 의해 전달된다. 일반적인 표면 열치료기는 와류욕, 온수욕조, 분류식 기포욕(Jacuzzis), 습열팩, 파라핀욕이 있다. 심부치료기는 초음파, 음성영동법(phonophoresis), 투열기가 있고 다음 장에서 자세히 다룬다.

와류욕과 침수욕 (Whirlpool and Immersion Baths)

와류욕과 침수욕은 피부표면의 온도를 올리기 위해 온수와 물마사지 효과를 결합시킨 것이다(**그림 7.11**). 욕조는 고정식이나 이동식이고, 일반적으로 하바드욕조나 보행욕조 같은 사지욕조나 전신욕조가 있다.

생리학적으로 온수 와류욕은 진통효과로 근육경직을 풀어주고, 관절통증과 경직을 감소시켜, 기계적으로 딱지를 제거하고, 장기간 고정 후 ROM을 촉진한다. 냉와류욕이나 냉욕처럼, 부력이 ROM을 촉진하고, 전기터빈에 의해 물마사지의 효과가 조절된다. 회전이 클수록 물의 요동이 크다. 터빈은 위 · 아래로 조절하거나 각도를 정해서 직접 발생시키고, 위치를 고정할 수 있다. 치료시간은 20-30분 범위로 하고, 전신욕은 20-30분을 초과하면 탈수가 생겨 어지러움증이나 신체 중심온도가 상승(high body core temperature)될 수 있다. 단순한 부분욕은 **실전전략** 7.1에 기기의 사용이 설명되어 있다.

안전한 사용을 위해 모든 소켓은 꽂음접속식 누전차단기(ground-fault circuit interrupter)나, 과부하 방지기를 설치하며 욕조에서 1.5m 이내 설치한다. 감지기는 소켓에 공급되는 전선에 설치한다. 피부가 안전한 최대 전류가 5mA

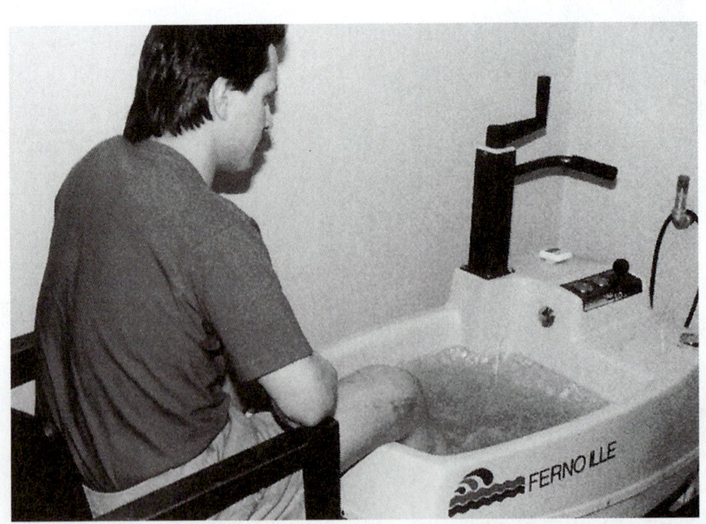

➤ 그림 7.11. **와류욕(회전욕)**. 온월풀은 피부표면의 체온을 올려, 근육경직과 통증을 감소시켜 진통효과를 내고, ROM운동을 촉진하고, 치유를 증진시킨다.

이기 때문에, 누전차단기는 이 단계에서 작동을 하고, 소켓에 공급되는 모든 전류를 빠르게 멈출 수 있다. 이런 소켓 등 전기기구는 매년 점검을 받아야 한다.

열증기욕과 분류식 기포욕 (Hot Tubs and Jacuzzis)

선수트레이닝실에는 일반적인 치료기는 아니지만, 개인이 열증기욕탕과 자꾸지를 접하고 있다. 미생물오염, 고온, 난류가 박테리아제재인 염소(chlorine)의 효과를 떨어뜨리기 때문에, 모낭염(folliculitis)의 원인인 녹농균(Pseudomonas aeruginosa)감염이 경고되고, 문제가 증가되고 있다. 감염을 예방하기 위해선 증기욕탕은 좋은 정수와 염소소독 시스템을 가져야한다. 염소와 pH농도는 사용이 많은 경우, 매시간 측정해야 하고, 칼슘농도는 매주 측정을 한다(11). 물은 3개월에 한번 뽑아내서 고농도 염소처리를 하고 다시 채워놓는다. 물온도는 38.9℃를 초과하지 않도록 한다.

습열팩(Moist Hot Packs)

습열팩은 표면열을 제공하고, 전도의 방법으로 에너지를 피부에 전달한다. 전도를 통해 각 피하조직층이 데워지고, 월풀보다 약간 깊은 조직에 도달한다. 다른 표면열처럼 근육층을 포함한 심부조직은 잘 데워지지 않는다. 피하지방의 절연체역할과 외부에서 적용된 열이 지나간 부위로부터 증가된 혈류가 열전달을 방해한다. 습열팩은 주로 통증감소, 표면 가까이에 있는 근육의 경직 그리고 조직의 신장성을 증진시키기 위해 사용한다.

팩은 천이나, 나이론 케이스 안에 수용성 규산염이나, 다른 수용성 물질 또는 모래가 채워져 있다. 팩은 70°-75℃의 온열팩통에 보관한다(**그림 7.12**)(14). 온열팩통에서 팩을 꺼내서, 시판용 패드나, 6-8장의 수건으로 싸고, 손상부위에 직접 20분 정도 올려놓는다. 시판용 패드는 2장의 수건으로 싸서 적당히 절연을 하는 것이 좋다.

팩은 손상부위를 견고하게 싸야 한다. 다른 열적용보다 온도가 낮게 느껴질 수도 있다. 환자는 민감한 피부가 화상을 입을 수 있으므로 절대로 팩위에 눕지 말아야한다. 치료 5분 후에 치료부위가 붉어지거나, 화상의 징조가 있는지 확인한다.

온열팩이 새는 곳이 없는지 정기적으로 확인하고, 새는 것은 버린다. 온열팩통을 청소하다 보면 발견할 수 있다. 수용성 규산염은 온열팩통 바닥에 축적되기도 하는데, 제거하도

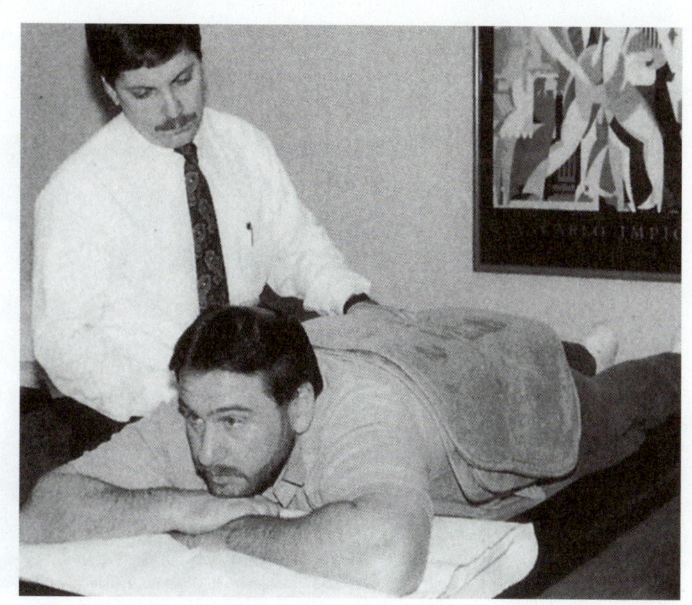

➤ 그림 7.12. **습열팩.** 습열치료는 민감한 피부에 화상를 입힐 수 있다. 화상을 피하기 위해선 시판용 패드나 6-8장의 수건으로 잘 싸고, 수시로 피부의 상태를 점검한다.

록 한다.

파라핀욕(Paraffin Baths)

파라핀욕은 몸 체형(발, 손, 손목)에 맞게 구석까지 열을 제공할 수가 있다. 관절경직이나, ROM 감소가 있는 아급성이나, 만성 류마티스성 관절염의 치료나, 기타 일반적인 만성질환에 적용이 된다. 파라핀과 미네랄오일의 혼합비율은 6:1이나 7:1이고, 가열되는 용기의 온도는 48°-52℃이다.

2가지 기본적인 적용법이 있다: (1) 담그고 감싸기 (2) 반복담그기. 2가지 방법 모두 치료부위를 깨끗이하고, 건조시키고, 악세사리는 제거한다. 치료부위에 긴장을 풀고, 욕조에 여러번 담그는데, 먼저 담근 파라핀이 굳도록 시간을 둔다(**그림 7.13**). 환자는 손가락이나 발가락을 움직이지 말고, 형성된 파라핀 코팅을 부수지 않는다. 그리고, 가장 바깥쪽의 파라핀층은 화상의 위험이 있으므로 다른 피부에 닿지 않게 주의한다. 담그기가 끝났으면, 비닐팩이나 타올로 부위를 감싸고, 열이 발생하지 않을 때까지 15-20분 정도 유지한다.

반복 담그기법은 왁스장갑이 만들어지면, 15-20분 동안 욕조 안에 다시 담그고 있는 방법이다. 이 방법은 좀 더 확실하게 온도상승과 혈류변화를 줄 수 있다. 그러나, 부종이 생길 위험이 있거나 앉는 자세를 취할 수 없는 사람은 사용하지 않는다.

치료가 끝나면, 왁스는 벗겨서 욕조에 넣는다. 왁스 안에 미네랄오일은 마사지하는 동안에 피부를 부드럽고 유연하게 유지시켜 준다. 다른 열치료기기에 비해서 파라핀욕은 통증감소나 ROM 증진에 효과적이지 않다. 감각이상, 개방상처, 얇은 흉터, 피부발진, 말초혈관장애에는 적용하지 않는다.

유체치료 (Fluidotherapy)

유체치료는 급성손상이나 상처, 통증과 부종감소, ROM과 부적절한 혈류증진을 위해 사용되는 건열치료기기이다. 건열공기의 흐름이 세밀한 셀룰로스 조각을 띄워서 물이 흐르는것 같은 작용을 한다. 온도나 조각의 동요는 조절이 가능하다. 치료 온도는 38.8°-47.7℃ 범위를 유지한다. 이 기기는 치료시간 동안 운동을 할 수 있는 이점이 있고, 높은 치료온도도 참을만 하다. 신체부위에 개방상처가 있으면, 프라스틱 장애물을 상처 위에 놓아서 셀룰로스 조각에 의한 감염을 줄일 수있다. 치료시간은 15-20분 정도 한다.

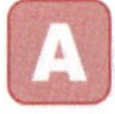

냉치료 받은 5일 후, 확실한 개선이 보였다. 환자가 압통을 호소하지 않는 한 열치료를 시작해도 좋다. 열은 국소순환 증진과 치유촉진에 이용되고, 손상근육의 강화를 위한 가벼운 운동과 스트레칭에 같이 사용될 수 있다.

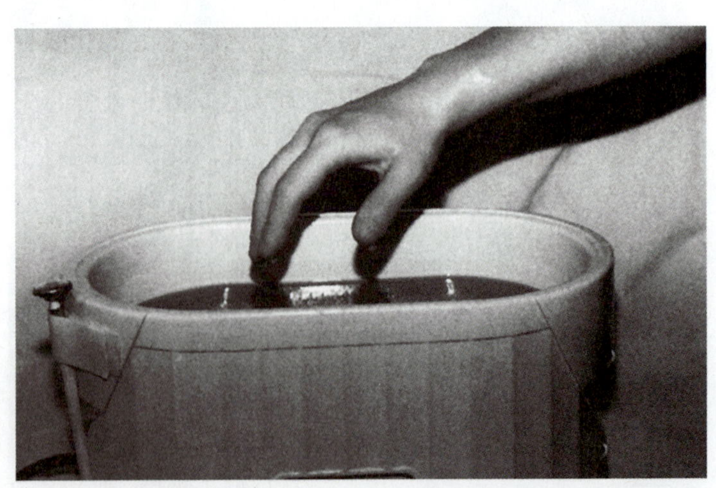

➤ 그림 7.13. **파라핀욕.** 사지를 청결히 하고 파라핀용액에 여러번 담근다. 담근 부위를 비닐로 감싸고 타올로 열을 보존하거나, 다시 담가 치료시간 동안 욕조 안에 움직이지 않고 있는다.

초음파치료(ULTRASOUND)

Q 2주 후 단거리선수의 압통점은 사라졌지만, 여전히 작고, 만져지는 부은 부분이 biceps femoris의 단두에 있었다. 어떤 열치료가 현 시점의 치료과정에서 필요한가?

이전 장에서 언급했던 표면열치료기는 피부와 피하조직에 1-2cm 정도 깊이에 열을 줄 수가 있다. 그렇지만, 초음파치료는 전자기에너지가 아닌 높은 주파수의 음파를 사용해서 3-5cm의 심부 조직에 열효과와 비열효과를 줄 수가 있다. 이런 에너지의 전달방식은 표면에 과도한 열을 주지 않아도 가능하다. 초음파치료의 실제 기전은 **역압전효과**(reverse piezoelectric effect)로 치료기 헤드에 있는 압전수정(piezo-electric crystal(석영, 바리윰 티탄산염, 연지르콘산염 티탄산염))에 전류가 지나면서 기계적인 에너지로 변환한다. 수정의 진동은 심부조직 안에 세로의 파형이 열효과와 비열효과(기계적,화학적 효과)가 생기도록 유기체 분자를 움직인다. 열효과는 콜라겐조직의 신장성, 혈류, 신경과 운동신경의 속도 그리고, 효소의 작용을 상승시키고, 근육경직, 관절경직, 염증과 통증을 감소시킨다. 비열효과는 세포벽과 혈관벽의 투과성이 증가되서 생긴 부종을 경감시키고, 치유과정과 관계된 혈류, 단백질합성, 조직재생을 개선시킨다.

초음파(The Ultasound Wave)

전자기에너지와는 다르게 초음파는 진공에서 전파되지 않는다. 사람의 목소리에서 만들어지는 음파는 모든 방향으로 발산된다. 이런 원리로 우리는 뒤에서 누군가가 말을 걸어와도 알 수가 있다. 주파수가 증가하면 이러 발산의 단계가 줄어든다. 초음파치료에 사용되는 주파수대의 음파는 후레쉬 불빛과 비슷한 평행한 원통형의 빔을 만드는데 치료기 헤드의 직경보다는 약간 작은 너비를 갖고 있다. **효과적인 방사 범위**(effective radiation area (ERA))는 실제로 만들어지는 초음파 치료기 헤드의 크기에 좌우된다.

주파수와 감쇄(Frequency and Attenuation)

초음파의 주파수는 메가헤르츠(MHz)로 측정되고, 1초에 발생한 음파의 수로 표시한다(in millions). 주파수의 범위는 0.75와 3.3 MHz 사이이다. 주어진 음원의 주파수가 높으면 높을 수록, 발산되는 음파는 적게 분산된다. 예로, 저주파 초음파기기는 평행한 빔을 발사하는 고주파 초음파기기보다 넓게 분산된다. 일반적으로 사용되는 1.0MHz발생 초음파기기는 표면조직을 통과하고 3-5cm 깊이에 심부조직에 먼저 흡수된다.

음파에 포함된 에너지는 조직을 통과하면서 약해진다. 흡수의 정도는 조직의 종류에 따라 다르다. 고단백질 조직(신경이나 근육조직)은 쉽게 초음파를 흡수한다. 반향(반사나 굴절)은 이질의 조직일수록 크게 나타는데 특히, 뼈-근육의 사이에서 가장 크게 굴절된다. 이런 반향은 열을 증가시키는 지속파(standing wave)를 만든다. 지속파는 조직을 통해서 흡수되거나, 굴절되지 않는다.

소리의 흡수, 즉 감쇄는 주파수가 높을수록 증가한다. 주파수가 높을수록, 분자들은 빠르게 저항에 부딪힌다. 흡수가 증가되기 때문에 조직을 통해서 발생되는 에너지의 효가가 떨어진다. 1MHz의 기기는 지방조직이 많은 사람이나 심부조직에 효과를 주기 위해 주로 사용한다. 그리고, 손상 후 건섬유모종세포(tendon fibroblast)에서 콜라겐 합성을 자극하고, 세포증식기에 세포분화를 자극한다(15). 또한, 수술 후 2-4일이 지나서 건에 장력을 증가시키기 위해 사용되기도 한다. 그러나, 5일 후에는 장력을 감소시킬 수 있다(16).

3MHz의 초음파기기는 1-2cm 깊이 표면조직과 건을 치료하기 위해 사용된다. 낮은 침투깊이는 비교적 한정된 조직 깊이에 에너지의 제한된 전파, 빠른 에너지의 흡수, 높은 가열율이 관련된다.

파형의 종류(Types of Waves)

음파는 지속파와 펄스파가 있다. 지속파는 음파의 강도가 계속되는 것이고, 펄스파는 간헐적으로 끊어짐이 있는 파형이다. 펄스파는 시간의 변화에 의해 파형의 윤곽을 만들어 내는데, 1회의 펄스나 동작비율(duty cycle) 위에 음파가 실린다. 공식은 다음과 같다.

동작비율 = 펄스기간(시간 on) × 100회 펄스기간
(시간 on + 시간 off)

펄스파에서 전형적인 동작비율은 0.05(5%)에서 0.5 (50%)의 범위에 있고, 가장 많이 사용하는 효율사이클은

0.02(20%)이다(17). 지속파는 열효과와 비열효과를 줄 수 있고, 심부에 열을 제공하기에 좋다. 펄스파와 저강도 지속파는 일차적으로 비열효과를 줄 수 있고, 연부조직 손상이나 치유 촉진을 위해 이용된다.

강도(Intensity)

치료의 강도는 단위면적당 와트로 표시를 하고(W/cm^2), 범위는 0.25-2.0W/cm^{2}이다. 강도가 셀수록, 온도를 상승시키는 효과가 있다. 5cm 깊이에 조직을 7-8°F정도 상승시킬 수 있다(1). 초음파는 콜라겐으로 구성된 조직에 잘 흡수되고 특히, 뼈와 근육사이에는 반사를 일으킨다.

초음파의 임상적용 (Clinical Uses of Ultrasound)

초음파는 건염, 점액낭염, 근육경직같은 연부조직 질환을 치료하기 위해 이용된다; 연부조직의 칼슘 침착물의 재흡수, 관절구축, 통증감소와 흉터조직 회복에 적용된다(**글상자 7.4**). 저강도 펄스파가 상처치유에 도움이 되는데, 손상 후 2주째에 치유단계 중 증식기에 사용하는 것이 좋다. 조직치유는 비열효과에서 잘 일어난다고 여겨지고 있다. 표피상처의 치유에는 20%의 펄스파로 0.5-1.0 W/cm^{2}의 강도를 추천한다. 피부나 궤양엔 3MHz나, 그 이상의 주파수를 추천한다(17).

➤➤ 글상자 7.4

초음파치료의 적용

적응증	금기증
심부조직 가열	급성이나 급성 후 출혈
염증감소와 혈종제거	감염
근육경직/강직 감소	혈전정맥염(thrombophlebitis)
통증 감소	악성종양/종양의심 부위
콜라겐조직의 신장성 증가	순환이나 감각손상 부위
신경종(neuroma) 통증 감소	피로골절 부위
관절유착이나 구축 감소	성장판 부위
화골성근염(myositis ossificans)의 급성 후 치료	눈, 심장, 척추, 생식선 부위

초음파는 다른 치료기기들과 자주 같이 사용되는데, 온열팩과 같이 사용하면, 근육 경직이나 근방호(muscle guarding)의 감소에 효과가 있다. 온열팩은 초음파치료시 표면열을 줄 수 있고, 초음파는 1MHz의 주파수로 심부조직에 열을 줄 수가 있다. 초음파가 심부조직에 혈류를 증가시킬 수 있기 때문에, 전기자극기기(electrical stimulation units)로도 사용한다. 초음파가 순환증가와 심부열효과가 있는 반면, 전류는 근육수축이나 통증을 조절한다. 이런 치료 프로토콜의 결합은 발통점이나 침점에 효과적이다.

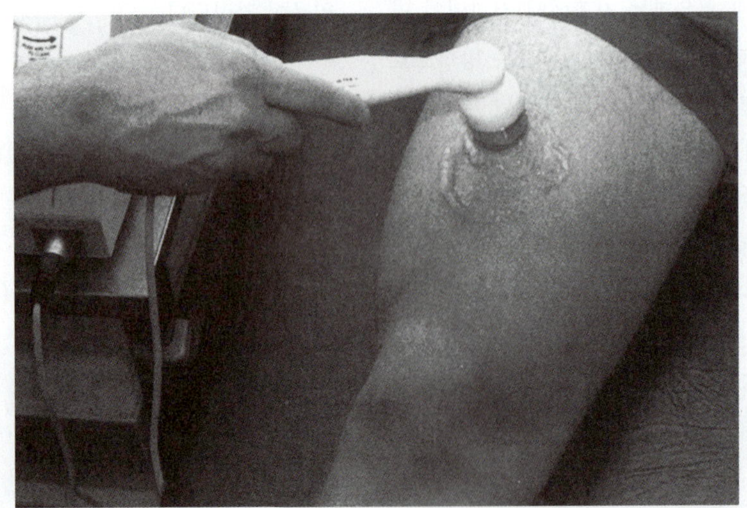

➤ 그림 7.14. **초음파.** 치료부위와 치료기 헤드사이에 젤(coupling agent)을 바른다. 조직의 손상을 줄이기 위해 가능하면, 헤드는 작은 원이나 세로패턴으로 문지른다.

적용(Application)

초음파는 공기 중을 이동할 수 없기 때문에 피부와 치료기 헤드사이에 매질이 필요하다. 젤은 치료부위 위에 충분히 바른다. 치료기 헤드로 치료부위를 천천히 문지른다(**그림 7.14**). 문지르기는 심부조직에 **공동화**(cavitation: 가스 거품 형성)가 일어나지 않도록, 가능한한 초당 4cm정도로 작은 원이나 세로 패턴을 지속적으로 그리면서 진행한다(17). 치료부위는 매 5분정도의 노출시간에 헤드의 크기에 2-3배 정도로 한다. 치료부위가 클 경우, 어떤부위는 치료효과나 열 상승이 감소된다. 견고하고, 일정한 압력으로 헤드와 치료면에 에너지의 전파가 잘 일어나도록 해야 한다.

굴곡이 있는 부위(손목, 손, 발목, 발)의 치료는 물 속에서 시행한다. 철로된 욕조나 월풀은 일부 초음파가 반사를 일으켜서, 철 근처의 부위는 강도가 세어질 수 있다. 게다가, 월풀은 많은 공기방울이 있어서, 초음파의 전파가 감소되는 경우가 있다. 이런문제는 초음파를 사용하기전에 터빈을 사용하게 되면 현저하게 나타난다. 이런 이유들 때문에 수중치료에서는 철로된 월풀이나 욕조를 사용하지 않는다. 수중치료는 치료부위와 헤드사이에 0.5-3cm정도의 거리를 두고 시행한다. 수중치료에서의 강도는 공기나 미네랄의 영향을 보상하기 위해 0.5 W/cm^2 정도 올려서 사용한다(1). 이 방법을 사용하면 헤드나 치료부위 표면에 작은 기포가 축적되는 경향이 있다. 치료사는 기포를 즉시 제거한다. 장신구는 벗어놓고, 물밖에 치료기 헤드가 방치되어서는 안된다.

치료부위를 물속에 담글 수 없는 경우는 물주머니 테크닉을 사용하는데, 이것은 작은 풍선에 물을 채우고, 치료기 헤드와 치료부위 사이에 두고 초음파를 전달하는 방법이다. 풍선의 양쪽면(헤드와 치료부위)에 젤을 충분히 바른다.

직접 접촉방법이 수중치료법 보다는 좀더 많은 열효과를 줄 수 있다(18,19). 최근 젤패드사용은 골곡이 있는 부위나 뼈가 돌출된 부위에 많이 사용되는 방법이다. 이 패드는 전형적인 수중치료법보다 효과적이다(20). 손상정도, 사용파형, 원하는 침투 깊이, 환자의 인내력에 따라 젤이나 수중치료를 선택한다. 환자는 미열의 따뜻함을 느낀다.

치료목적이 열효과이고 부위가 넓다면(엉덩이, 등), 전형적으로 1.5-2.0W/cm^{2}의 강도로 지속파를 사용한다. 저강도(0.5-1.0W/cm^2) 고주파수는 피부표면에 뼈와 가깝게 위치한 부위를 치료할 때 사용한다. 조직-뼈 사이의 치료시는 약 35%의 반사가 일어나기 때문에 뼈를 감싸는 연부조직에 강도가 증가하는데 특히, 골막에서 발생한다(18). 신장력을 증가시키기 위해서는 환자가 온감을 느끼기 시작한 후 5분 정도 치료해야 한다. 원하는 치료의 깊이가 3cm보다 깊다면, 환자가 온감을 느낀 후 최소 8분정도 치료를 해야 한다(21).

음파영동치료(Phonophoresis)

음파영동치료는 항염증제(코티솔, dexamethasone, salicylates)나 진통제(리도카인)의 피부를 통한 피하조직으로의 흡수를 돕기 위해 초음파의 기계적인 효과를 사용하는 치료법이다. 장점은 원하는 부위에 직접 약물을 전달할 수 있다는 것이다. 고강도의 초음파를 사용하여 5-6cm 아래 깊이에 있는 골격근이나, 말초신경에 약물을 전달한다(18).

이 테크닉은 급성후 단계에 통증성 발통점, 점액낭염, 좌상, 만성연부조직 질환에 사용한다. 일반적인 젤이 아닌 약제가 포함된 젤을 사용한다. 약제가 포함된 시판용 chem-패드는 쉽게 사용할 수 있고, 전형적인 연고 대신으로 사용이 가능하다. 지속파에 의해 발생하는 열효과 때문에 조직의 투과성이 증가해서 약물이 쉽게 흡수된다. 치료는 1-1.5 W/cm^2 의 낮은 강도로 5-15분 정도 시행한다.

A 대퇴이두근 염좌의 치료에 초음파가 좋다. 이 기기는 열이나 비열효과를 이용해서 순환, 혈류, 조직의 신장력을 증가시키고, 혈종형성을 감소시키고, 치유를 촉진한다.

투열치료(DIATHERMY)

Q 투열치료는 단거리 선수의 대퇴이두근 염좌에 사용할 수 있는 열치료 중에 하나이다. 이 치료기기는 어떤 조직에 흡수가 잘 되는가? 흡수율을 제한하는 조직은 무엇인가?

투열치료의 사전적 의미는 열을 통과시킨다는 것으로 스펙트럼의 비이온화 라디오 주파수로부터 나온 전자기 에너지를 사용한다. 임펄스의 기간이 짧아서 이온의 움직임이 없다. 그 결과 운동이나 감각신경의 자극은 없다. 지속적인 단파투열기기(continuous shortwave diathermy (CSWD)) 파형의 빠른 진동은 몸에 흡수되고, 저항을 가지는 조직에 의해 열을 발생시킨다. 이것은 심부조직에 열효과를 줄 수 있다. 일정한 간격으로 단락을 시키면 펄스파가 조직에 전달되고, 이를 펄스 라디오주파수 방사(pulsed radiofrequency radiation(PRFR))라고 한다. 펄스 라디오주파수 방사는 조직에 열과 비열효과를 둘 다 낼 수 있다; 저강도는 비열효과를 고강도는 열효과를 낸다.

CSWD나 PRFR을 발생시키는 치료기기는 10-50 MHz 사이의 특별한 라디오주파수들을 진동시켜 고주파수의 교류를 만들어 사용한다. 주로 사용되는 라디오주파수는 27.12 MHz이다. 극초단파 투열기는 전자기 방사의 다른 형태로 몸에 직접 쏘일 수 있고, 피부에 반사될 수도 있는데, 2450 MHz의 초고주파(ulatra-high frequency(UHF))를 사용한다. 극초단파투열기는 최근 잘 사용하지 않아서, 이번 섹션에서 언급하지 않는다.

지속형 단파투열치료 (Continuous Shortwave Diathermy)

CSWD의 치료목적은 심부조직(2.5-5cm)에 생리학적인 효과범위인 37.5°-44℃(99.5°-111.2°F) 이내로 조직의 온도를 상승시키는데 있다. 이 치료기는 출력전력 80-120W에 고주파수의 전류를 사용한다. 침투의 깊이와 열발생은 주파수, 조직의 전기적특성, 적용기의 형태에 따라 다르다.

생리학적인 효과는 다른 열치료기기와 비슷하다. 약한 열은 급성 골격근질환에 사용하고, 강한 열은 만성질환에 사용한다. 심부조직에 열을 줄 수 있기 때문에 CWSD는 심부콜라겐조직에 신장성 증가, 관절경직 감소, 통증과 근육 경직 감소, 혈류증가와 연부조직손상 치유 촉진을 위해 급성기 이후에 사용한다(**글상자 7.5**)

가열의 방법에는 두가지가 있다. 첫 번째는 두 개의 콘덴서 패드를 손상부위의 양쪽에 놓고, 전기 회로 안에 환자를 위치시킨다. 두 번째는 치료부위를 유도코일로 감싸서 전자기장 안에 환자를 위치시키는 방법이다. 가열은 **주울의 법칙**에 따라 조직마다 저항과 임피던스가 다르기 때문에 저항이나 임피던스가 클수록 열이 많이 발생한다. 물을 많이 포함한 골격근이나 관절주위는 에너지의 흡수가 많아 열이 잘 발생하고, 지방조직은 반대이다. 피부에 직접 접촉해서 치료하는 것이 아니기 때문에 피부가 벗겨졌을 때, 부종이 발생하지 않는 동안 골격근 가열을 위해 사용될 수 있다.

➤➤ 글상자 7.5

투열치료의 적용

적응증	금기증
점액낭염	신체내,외 금속물질이 있는 부위
관절낭 구축	금속이식부위
퇴행성관절질환	자궁내 금속장치가 있는 여성의 복부, 요추, 골반
천장골 염좌	치료부위에 인접한 금속물질
심부근육 경직	보호되지않는 심장박동기
강직성척추염	눈, 음낭, 액체가 찬 관절
골관절염	허혈, 출혈, 급성염증조직, 악성종양
만성골반염증	습기있는 상처 그레싱, 옷, 땀이 많은 부위
상과염	임신부의 복부
아급성염증	혈우병환자의 골단

맥동형 단파투열치료 (Pulsed Shortwave Diathermy)

맥동 단파투열치료(PSWD)는 투열치료에 비교적 새로운 방법으로, 27.12MHz의 주파수를 전기적으로 단락시키는 시간 회로를 이용하고, 사인파형을 가지는 고파수의 펄스를 만들어낸다. 각각의 맥동파는 미리 설치된 time on을 가지고 있고, 주파수에 의해 결정되는 time off에 의해 연속되는 맥동으로부터 분리된다. 맥동 주파수는 기기에 설치된 맥동-주파수 조절기를 조작해서 초당 1-700펄스로 다양하게 조절할 수 있다.

열의 생산은 최대 맥동 힘(peak pulse power), 맥동 주파수, 맥동 기간에 따라 조절된다. 열 생산의 측정은 평균힘이고, 이 값은 대부분 CSWD치료 동안 80-120W보다 작게 나온다. 비열효과는 평균힘값이 38W 보다 작을 때 나오고, 38W보다 크면 열효과가 발생한다. 38-80W의 평균힘 값은 급성이나 아급성기의 염증질환의 치료에 적당하고, 혈종흡수, 발목 부종 감소, 콜라겐 형성 촉진을 돕는다. CSWD와 같은 방법으로 환자에게 적용을 한다. 대부분의 PSWD 기기는 유도 적용기가 드럼 형태로 되어 있어, 표피지방은 덜 가열하고, 높은 전해질의 표피근육은 좀 더 가열할 수 있다. 적응증과 금기증은 CSWD나 PSWD나 같다.

A 단파투열치료기가 물을 많이 가진 조직인 근육같은 심부조직에 열을 가할 수는 있지만, 피하지방층의 두께에 따라 방해 받을 수 있다. 그러므로, 심부열을 대퇴이두근 염좌에 적용할 때는 다른 치료 기기가 더 효과적일 수 있다.

전기치료(ELECTROTHERAPY)

Q 어떤 종류의 전기치료가 염좌가 있는 대퇴이두근에 근육보호작용과 위축을 감소시키기 위해 열치료와 함께 사용해서 근육의 수축을 유도해 낼 수가 있는가?

전기치료는 근육이 약해졌을 때, 운동의 초기에 손상되고, 고정된 근육에 사용되는 일반적인 치료법이다. 전기치료가 다양한 형태로 사용된다:통증감소; 혈류와 ROM증가, 근육강화; 근재교육; 손상부위의 항염증물질, 진통제의 흡수 촉진; 상처치유의 증진. 전기자극기의 임상적인 사용에는 전기의 기본적인 원리에 대한 이해가 필요하다.

전기의 원리 (Principles of Electricity)

전기 에너지는 두 점 사이를 흐른다. 원자에서 양성자는 양성을 띄고, 전자는 음성을 띄며, 중성자는 전하를 가지지 않는다. 같은 수의 양성자와 전자는 원자에 균형을 만들어 중성을 만든다. 한 원자에서 다른 원자로 에너지가 옮겨지면 핵으로부터 전자의 움직임이 생기고, 전기적 균형이 깨진다. 이러한 전자의 이탈과 추가가 원자에 전기적인 전하를 갖게 하는 원인이고, 이런 원자를 이온이라고 한다. 전자를 많이

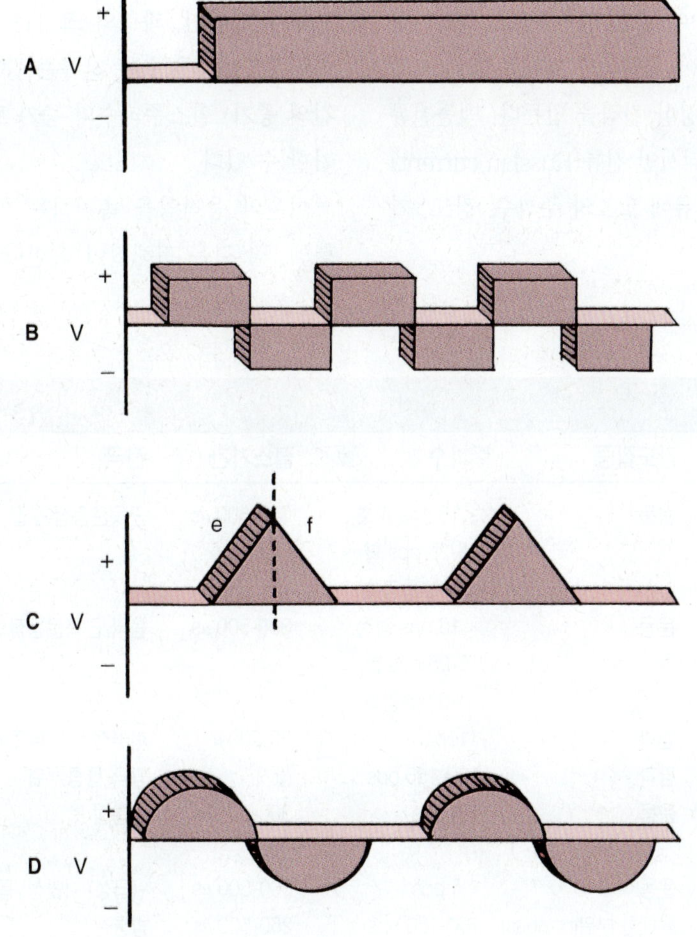

➤ **그림 7.15. 전류의 4가지 형태.** 상승률과 감쇄율을 변화시켜 전류의 파형을 얻을 수 있다. A, 사각파형 직류; B, 사각파형 교류; C, 삼각 단위상 파형 e=상승율; f=감쇄율; D, 정현(sine) 양위상 파형.

갖고 있으면, 음성전하(음성)를 가졌다고 하고, 양성자가 많으면 양성전하(양성)를 가졌다고 한다. 같은 전하의 이온은 서로 밀어내고, 다른 전하는 서로 끌어들인다. 힘의 강도와 이온사이의 거리는 얼마나 빠르게 에너지가 전파되는 지를 결정한다.

전류의 종류(Types of Currents)

조직에 적용되는 전류의 종류는 4가지가 있다(**그림 7.15**). 전류의 지속성에 따라 직류와 교류 두가지로 나눌 수 있다: 직류(DC)는 이온의 흐름이 지속적으로 한방향으로 흐르는 것이고, 통증조절이나 근수축 유발, 이온의 움직임을 만들기 위해 사용된다. 교류는 이온이 지속적으로 두방향으로 흐르는 것이고, 통증조절이나 근수축에 이용된다. 맥동전류는 교류나 직류에 짧은 단락이 있는 이온의 흐름이다. 맥동전류은 단상(one-directinal,monophasic), 양상(two-directional, biphasic)또는 다상(polyphasic)이 있고, 일반적으로 3개 이상의 맥동전류가 그룹지어 있다. 이런 맥동의 그룹은 짧은 시간의 단락과 단락의 반복으로 일정한 간격을 만든다. 맥동전류는 간섭전류(interferential)나 러시안 전류(Russian current)라고 불린다. 치료는 각각의 전류에 펄스의 주파수, 강도, 기간을 변화시키며 적용한다.

전류 변화(Current Modifications)

일단 기본적인 전류의 파형을 알면, 몇가지 파라미터를 사용해서 원하는 효과를 줄 수 있다. 파라미터에는 진폭, 주파수, 펄스기간, 펄스전하, 전극배치, 극성, 모드(mode), 동작비율, 치료시간이 있다. **표 7.1**은 치료효과를 내기 위한 파라미터 변경의 가이드라인이다. 원하는 전류의 형태를 만들 전기치료기기를 선택하고 원하는 효과를 위해 기기를 조작한다.

➤ *진폭(Amplitude)*

진폭은 전류를 유도하는 힘이나 강도의 크기이다. 최대의 진폭은 각 위상의 꼭대기나 가장 높은 점이다. **전압**과 동의어로 쓰이고, 단위는 mV로 표시하는데 일부 단위는 진폭의 크기를 mA로 사용하기도 한다. 전압은 이온을 움직이게 하는 힘이지만, 실제의 움직임은 **전류**라고 한다. 전류를 그래프로 나타내면, 파형의 크기는 전압을 나타낸다. 저항이 같다면, 전압이 클수록 전류는 증가한다. 평균 전류는 펄스기간의 증가, 펄스주파수의 증가 또는 이 둘의 결합에 의해 증가할 수 있다.

이온의 움직임을 촉진하는 매개물을 **도체**라고 하고 물, 혈액, 땀 같은 전해질이 속한다. 이온의 움직임을 방해하는

표 7.1 전기치료 파라미터

효과	전류형태	강도집중	주파수	펄스기간	전극	모드
근수축	양위상	운동	<15 pps 경축, 15-25 pps 합, >40 pps강축	300-500 μs	근육운동점의 끝	동작비율
	단위상	운동	<15 pps 경축, 15-25 pps 합, >40 pps강축	300-500 μs	음극/근육운동점의 끝	교대 또는 왕복 동작비율
통증조절	양위상	감각	110pps	30-200 μ	피부절신경 루트에 직접	변조
	단위상	감각	100-150 pps	짧게	양극/통증부위	지속
마약 (내제통증 억제) 물질 분비	양위상	운동	1-5 pps	300-500 μs	발통점	파열
	단위상	운동	1-5 pps	300-500 μs	+(급성) - (만성)/통증부위	지속
중추성 편재(bias)	양위상	유해한 부위(noxious)	100-150 pps	250-500 μs	발통점	변조
종창 감소	단위상	감각	80-150 pps	20-200 μs	음극/종창부위	지속

주의: 비슷한 파형으로 근수축, 통증조절, 마약물질분비을 위해 간섭자극을 사용할 수 있다. 러시안전류는 pps를 bps로 대신하여 사용할 수 있다. Holcomb WR, J Sport Rehab 1997;6(3):280에서 인용.

매개물은 **저항체**라고 하고, 피부, 지방이나 로션이 있다. 전압, 전류, 저항의 결합은 옴(ohm)으로 측정을 한다. **옴의 법칙**(I=V/R)은 도체의 전류(I)가 전압(V)이 클수록, 저항(R)이 작을 수록 증가한다는 것이다. 1V는 1옴의 저항을 통해서 1 암페어의 전류를 보내는데 필요한 전기의 힘이다.

➤ 주파수(Frequency)

주파수는 교류, 단상이나 양상의 초당 펄스의 수(pulse per second) 또는 러시안 자극기에서의 초당파열수(bursts per second)에서 초당 만들어지는 파형(waveform)의 사이클 수를 말하고 cps(cycle per second)나, Hz, pps, bps로 표시한다. 교류 주파수의 사용 목적 중에 하나는 신경근자극으로 근수축을 유도하는데 있다. 저-주파수 자극은 각 펄스, 사이클, 파열마다 근육에 경축을 일으킨다. 고-주파수는 빨라서 휴식기가 없고, 최대의 수축(강축)을 만들어 낸다. 근육의 피로회복을 위해서라면, 치료사는 이런 효과를 위해 적당한 주파수를 선택할 수 있어야 한다.

➤ 맥동기간(Pulse duration)

위상기간(phase duration), 동전기간(current duration)이라고도 불리는데 전류가 흐른 기간의 길이이다. 맥동기간은 단상(monophasic)이나, 양상(biphasic) 전류의 단일 펄스의 길이이다. 단상전류에서는 위상기간과 펄스기간이 동의어이지만, 양상전류에서는 두 개 위상의 합 펄스기간을 나타낸다. 연속되는 맥동사이의 시간은 맥동간 간격(interpulse interval)이라고 한다. 맥동간 간격과 맥동기간의 합이 맥동기간(pulse period)이다. 강한 근육 수축은 300-400μs 맥동기간에 만들어 진다.

➤ 맥동 전하(Pulse Charge)

단일 위상에서, 맥동전하 또는 전류의 양(quantity of an electric current)은 위상기간과 진폭에 의해 만들어 지고, 각각 맥동기간 동안 개개에 전달되는 총 전기의 양을 나타낸다. 진폭, 맥동기간, 맥동사이 간격, 맥동전하는 **그림 7.16**에 나타내었다.

➤ 전극 배치(Electrode Setup)

전기는 전극과 전도물질을 통해 몸속으로 흐른다. 작은 활성패드(active pad)일수록 더 큰 전류 밀도를 가지고 몸안으로 전류를 흘린다. 작동전극의 크기는 아주 작은 패드부터 4인치 면적의 크기까지 다양하다. 물이나 전해질 젤은 높은 전도도를 얻기 위해 사용한다. 패드의 배열(arrangement)은 작동패드의 극성에 의해 좌우되고, 사이즈나 수량은 관계없다. 한 개의 작동전극만 사용한다던지, 작동전극들이 같은 전하라면, 배열은 단극(monopolar)이다. 이런 패턴에서 완전한 회로를 만들려면 작동패드에 반대 전하를 띄기 위해 넓

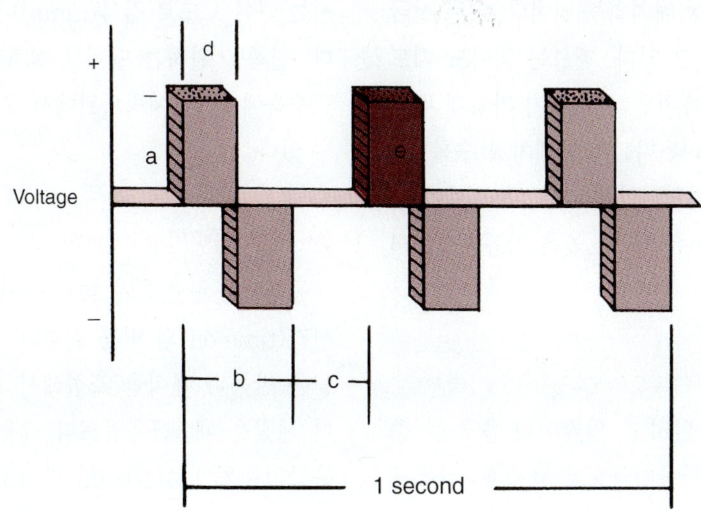

➤ **그림 7.16. 위상전류.** a = 진폭(강도); b = 맥동기간; c = 맥동간격 사이; d = 맥동기간; e = 맥동전하. 주파수=3pps

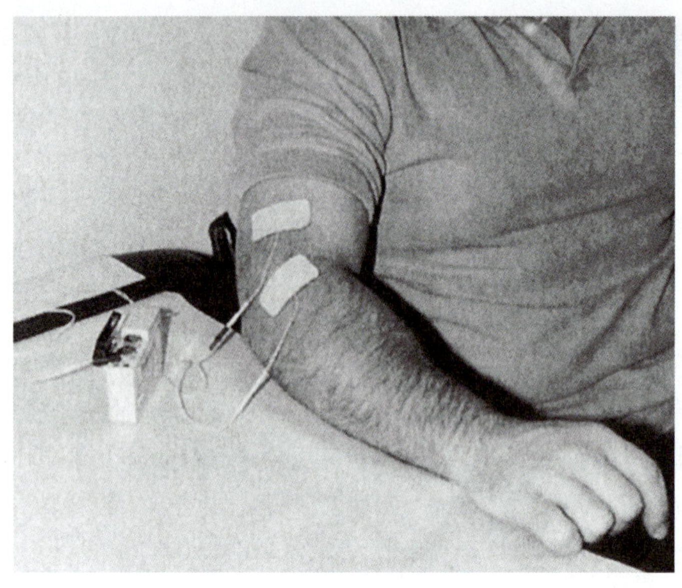

➤ 그림 7.17. **경피신경전기자극.** 경피신경전기자극은 상처부위에 급성이나, 만성 통증을 감소시키기 위해 이용한다.

은 분산패드(dispersal pad)가 필요하다. 몸에서부터 전자가 떠나는 분산패드가 클수록 전류의 밀도는 줄어든다. 낮은 전류밀도는 분산패드 아래에 감각을 자극하지 않는다. 작동패드가 반대의 극성일 때의 배치는 양극성(bipolar)이다. 이런 배치는 완전한 회로를 만들기 때문에 분산패드가 필요없다. 간섭자극(interferential stimulation)은 4극성전극(quadripolar) 패드 배치가 필요하다. 이것은 치료부위에 가로지르는 2채널의 양극배치를 2개이상 배치하는 것이다. 이런 전극배치를 **그림 7.17**에서 보여주고 있다. 패드는 적어도 패드 한 개의 간격만큼은 떨어뜨려 배치한다. 패드가 가깝게 배치되면 될수록, 수축은 얇고, 분리된다; 넓게 배치될 수록, 깊고 강한 수축이 일어난다. 생리학적인 효과는 패드 사이 어디에서도 일어날 수 있지만, 전류밀도가 높은 작동패드에서 많이 일어난다.

➤ 극성(Polarity)

극성은 전류 흐름의 방향을 말하고, 양극이나 음극 둘 중에 하나로 존재한다. 직류가 단상자극으로 흐를때, 작동전극은 양극이나 음극 둘 중에 하나의 극성을 가질 수 있고, 전류는 예정된 방향으로 흐른다(음성 전극에서 멀어지는 방향). 교류나 양위상 자극에서는 작동패드의 극성이 전류의 위상에 따라서 양극과 음극을 번갈아 변한다.

➤ 모드(Mode)

단극배치에서 모드는 작동전극을 통한 전류의 교대(alternating)나 지속(continuous)을 의미한다. 교대는 작동전극들이 교대로 전류를 받는 것이고, 지속은 각각의 작동전극이 치료시간내내 전류를 받는 것이다. 신경근자극을 위해서는 다른 모드로 경사(ramp)나 급등(surge) 진폭을 사용한다. 진폭을 원하는 단계로 점차적으로 늘려가는것은 강력한 근수축에 대한 예방차원에서 환자에게 안정과 편안함을 줄 수 있다.

➤ 활성주기(Duty Cycle)

동작비율은 전류가 흐르는 시간(time on)과 흐르지 않는 시간(time off)의 비를 말한다. 신경근 자극에 있어, 동작비율은 반복과 휴식을 조절해서 피로의 발생을 늦춘다. 부종이 생겼을 때, 근육펌프의 작용을 한다. 신경근자극에서는 동작비율을 1:4(10s on 과 40s off) 또는 초기 20%의 사용이 권장되고, 피로를 감소시키기 위해서 점차적으로 증가시킨다. 동작비율의 수동조작은 환자의 불편함을 예방할 수 있다.

➤➤ 글상자 7.6

신경근 전기 자극의 적용

	적응증	금기증
TENS	↓ 손상 후 통증, 급성, 만성 ↓ 수술 후 통증 ↑ 진통효과	심장박동기 착용환자 임산부(복부나 골반부위) 원인을 모르는 통증
고-전압 펄스	↑ 순환과 관절운동성 ↑ 근육 재훈련 및 강화 ↑ 상처나 골절치유 ↑ 비유합골절부위 치유 ↓ 근육경직/강직 ↓ 통증이나 종창 ↓ 무용성 위축 말초탈신경손상	심장박동기 원인을 모르는 통증 임산부(복부나 골반부위) 혈전성정맥염 피부표면질환 또는 감염 암성(cancerous)부위 골절예상부위
간섭전류	↑ 순환이나 상처치유 ↓ 통증, 급성이나 만성 ↓ 근육 경직/보호작용 ↓ 손상 후 만성 종창 ↓ 복부 내장기관 이상	심장박동기 원인을 모르는 통증 임산부(복부나 골반부위) 혈전성정맥염 과사용(근육통(soreness)를 증가 시킬 수 있다)
저-강도 자극	↑ 비유합상처 치유 ↑ 골절 치유 이온도입	악성종양 민감피부 일부약물 알러지

➤ *치료시간(Duration of Treatment)*

치료시간은 환자가 전기자극을 받는 총 시간이다. 많은 기기가 타이머를 내장하고 있고, 보통 치료시간은 15-30분이다.

전기자극 기기 (Electrical Stimulating Units)

글상자 7.6에 전기치료기기의 몇가지 종류를 소개했다. 자극장치의 특성 따라 생기는 전류의 형태에 맞추어 기기명을 정하면 좋겠지만, 그렇지 못하다. 기기명은 기기의 파라미터와 특성, 적응증 사이에 구별을 보여주기 위해 사용한다. 불행히도, 많은 기기들이 같은 타이틀로 구분되고 있다. 더 복잡한 문제는 직류(Galvanic), 교류(Faradic), 러시안(Russian) 자극 같은 일반적인 기기명이 아직도 사용되고 있고, 이 문제는 이 장 후반부에 논의 될 것이다.

➤ *경피신경전기자극(Transcutaneous Electrical Nerve Stimulation)*

경피신경전기자극치료기는 전형적인 휴대용 양상발생기로 고주파, 저주파, 짧은-강한자극을 사용하여 통증을 조절하는데 쓰인다(**표 7.2**). 치료기기는 진통효과를 줄 수 있고, 급성, 만성통증 그리고, 오래된 근육통에 이용된다. 경피신경전기자극 치료기기는 수술후 하루에 여러번 30-60분정도 사용한다. TENS는 신체 내부에서 발생하는 통증신호를 억제하거나(관문조절설), 엔돌핀의 분비를 자극한다. 이 기기는 전기 펄스를 피부로 전달하기 위해 작은 탄소 실리콘 전극을 사용한다(그림 7.17 참조). 대부분의 기기들은 허리에

표 7.2 경피신경전기자극 적용 프로토콜

파라미터	고-TENS	저-TENS	짧은-강도(brief-intense)
강도집중	감각	운동	위해성
펄스 주파스	60 - 100 pps	2 - 4 pps	가변(variable)
펄스기간	60 - 100 μsec	150 - 250 μsec	300 - 1000 μsec
모드	변조율(modulated rate)	변조 파열(modulated burst)	변조 진폭(modulated amplitude)
기간	필요한 만큼	30 분	10 - 30분
통증경감 발생	<10 분	20 - 40 분	<15분
통증경감 지속	몇 분-시간	몇시간	<30분

Starkey(1),page 229에서 인용

찰 수 있을 정도로 작고, 건전지를 사용한다. 전극은 피부나 통증부위에 감아서 사용할 수 있지만, 말초신경이나 척수신경로를 따라 사용하는 것은 안전하지 않을 수도 있다. 접착테입에 알러지가 있는 사람이나, 반복 사용으로 피부 찰과상이 있는 사람은 접착전극을 사용하는 것이 좋다.

➤ 고전압 맥동 자극(High-Voltage Pulsed Stimulation)

고전압 맥동 자극(HVPS)기는 짝정점 파형(twin-peak wave form), 짧은 맥동기간, 긴 맥동간 간격을 가진 단상전류로 진폭의 범위가 약 150mV(22)이다. 고전압 자극 기기는 근육 재훈련에 주로 사용한다; 관절가동범위 증가; 상처치유 촉진; 통증, 부종, 근위축 감소에 사용한다. 그렇지만, 근육통(soreness)를 감소시키거나, ROM의 감소, 지연성근육통(delayed-onset muscle soreness(DOMS))으로 생긴 근력약화에는 효과적이지 않다.

➤ 신경근 전기자극(Neuromuscular Electrical Stimulation)

신경근 전기자극(NMES)기는 근수축을 유발하기 위해서 동작사이클을 가지는 양상전류이다. 고전압 전기자극은 100-500V의 출력을 사용하고, 급성시 부종, 통증, 근육경직에 적용된다. 또한, 근육을 운동시키거나 위축을 지연시키고, 고정기간동안 근육 크기나 근력을 유지하고, 근재훈련이나, 조직에 혈류증가를 위해서도 이용된다(**그림 7.18**). 직

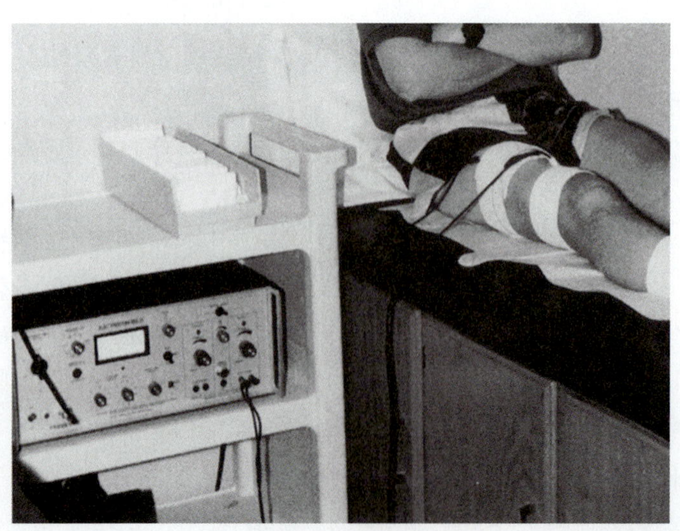

➤ 그림 7.18. **전기근육자극.** 이 치료기는 고정기간 동안에 근육크기나 근력유지, 근재훈련, 근위축예방을 위해 근육을 자극하거나, 통증과 경직을 감소시키기 위해 조직에 혈류를 증가 시킨다.

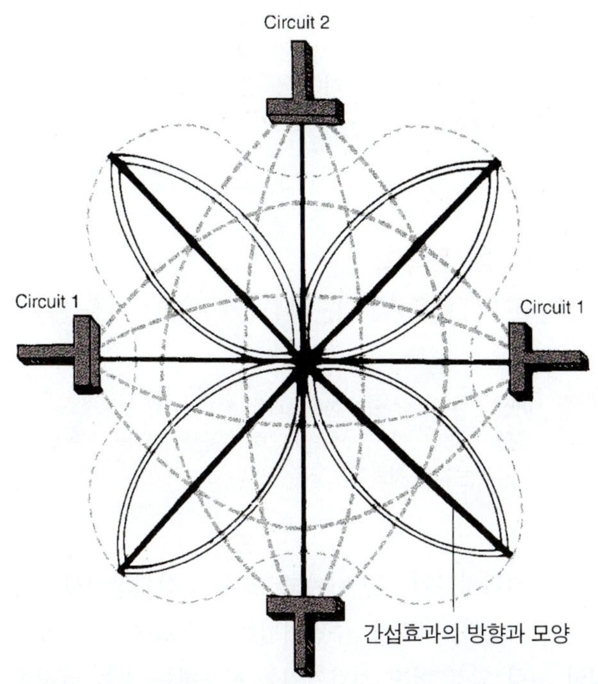

➤ 그림 7.19. **간섭전류.** 사각형으로 배치할 때, 4개의 전극은 실제로 두개의 채널로 양극배열을 한다. 전기장은 전류가 흐르는 선 사이에서 형성된다. 최대 간섭효과는 치료부위 위의 중심 근처에서 발생한다.

류는 탈신경근육에 우선 이용되고, 나아가 상처 치유나 이온 도입법에 사용된다.

➤ 간섭 자극(Interferential Stimulation)

간섭전류는 두 개의 발생기를 사용하고, 4전극 배치법으로 조직에 AC전류를 동시에 적용한다. 두쌍의 패드는 서로 직각이 되게 위치시키고, 전류는 중간지점을 가로질러 흐른다(**그림 7.19**). 간섭패턴은 치료의 중심에서 45°로 벌어져 간섭효과가 발생하는데 네잎클로버 모양이다. 이 지점에서 최대의 치료효과를 기대할 수 있다. 전극이 적절히 배치가 되면, 전극 바로 아래가 아닌 전극사이에서 자극을 느낄 수 있어야 한다. 전류의 범위는 1-10Hz(1-100μA)이고, 한 쌍의 패드는 +1Hz 차이가 난다(1). 높은 주파수는 피부저항을 낮추기 때문에 적은 전류 강도로 강한 반응을 유도할 수 있다. 더구나, 패드들 사이에서 감각인식이 낮기 때문에 높은 전류를 사용해도 되고, 이는 자극을 증가시킨다. 진폭이나, 비트 주파수(beat frequency)는 각각 스캔모드나, 스윕(sweep)모드를 선택해서 조절할 수 있다. 간섭자극(IFS)은 통증, 급성이나 만성 부종 그리고, 근육경직 감소에 사용된다; 약해진 근육 강화; 혈류의 개선; 만성상처 치유; 그리고, 복부내장기관 장애에도 이용된다.

➤ 저강도 자극(Low-Intensity Stimulation)

저강도 자극(LIS)은 원래에 미세전류 신경자극기(microcurrent electrical nerve stimulators(MENS)를 최근에 부르게 된 이름이다. 저강도 자극기는 수정된 단상 파형(modified monophasic wave)에서 양상 사각파형(biphasic square wave)까지 다양한 파형을 만들 수 있다. 이 기기는 1,000μA의 전류로 미세한 감각이나 감각을 느끼지 못할 정도의 전류가 만들어진다. 이 기기는 TENS보다 1/1,000A 정도 적은 전류를 공급하지만, 맥동기간은 2,500배 길다. 말초신경이 어떻게 자극되고, 근수축을 유발하는 지의 자극 경로는 아직 밝혀지지 않았지만, 급성이나 만성 통증, 염증의 감소; 부종 감소를 위해; 표면의 상처, 염좌, 골절, 신경병증의 치유를 촉진하기 위해 사용된다. 미세전류치료의 효과는 유의한 연구보다는 임상에서의 경험으로 먼저 발견되었다. 미세전류가 체내의 정상 전류를 흉내내어 손상을 혼란스럽게 해서 통증과 경직을 감소시키고, 치유를 촉진한다는 이론이 있다(22). 몇몇 연구들이 통증의 감소와 지연성근육통(DOMS)과 연관된 근육기능의 증진에는 효과가 적다고 보고 하였다(24,25).

➤ 평류 자극(Galvanic Stimulation)

평류 자극은 직류를 사용하는 자극의 일반적인 이름이다.

➤ 러시안 전류(Russian Current)

러시안 전류는 2000-10000Hz 주파수대의 교류를 사용하는 신경근자극의 한 형태이다. 이 전류는 파열(burst)이나, 파열사이 간격(interburst intervals)으로 만들어진다. bps의 수는 치료범위에서 조절이 가능하다. 예로, 고주파 AC 전류는 피부에 쉽게 침투하고, 근육에 고진폭과 저주파(bps)전류를 공급한다. 러시안 전기자극은 등척성수축과 근재훈련을 위해 고안되었다. 이 전류가 등장성보다는 등척성 수축을 유도하기 때문에, 근력강화가 관절 전체에 일어나지 않고, 자극 받은 근육에만 제한적으로 나타난다. 그러나, 러시안 전류가 자극을 따라서 능동적인 수축이 가능하고, 적당한 수축과 휴식이 제공되기 때문에 환자에게는 편안한 느낌이다.

➤ *유도전류(Faradic Current)*

유도전류는 특이하고, 비대칭적인 양위상파형이다. 비록 과거에는 인기가 있었지만, 현재는 대칭적인 파형보다 비효과적이라는 생각이다(22).

➤ *이온도입(Iontophoresis)*

이온도입은 항염증제(하이드로코티손), 마취제(리도카인), 진통제(아스피린, 아세타미노펜)같은 약물에 전하를 띤 분자를 손상부위에 침투시키기 위해 직류를 사용한다. 이것은 부종이 감소된 염증질환이나 피부질환을 치료하기 위해 국소마취제의 역할로 사용한다. 금기증은 이온사용에 알러지나 감각저하, 치료되지 않은 상처나 부분적으로 치료된 부위 또는 피부재생 부위에 직접 전극을 직접대는 것이다. 금속이나 탄소-고무전극이 직접 피부에 접촉하지 않도록 하고, 전극은 전원을 끌 때까지 옮기거나, 재배열하지 않는다. 코티코스테로이드 덱사메타손은 과사용 질환, 근막증후군, 발바닥 근막염(planta fasciitis)에 매우 효과적이다(26). 이온도입은 비침습성이고, 통증이 없고, 멸균해서 사용하기 때문에 주사에 두려움이 있는 환자에게 매우 탁월하다. 이온도입은 주사보다는 조직에 침투되는 양은 적지만, 위장관에 생기는 효소의 감퇴가 없기 때문에 경구용 보다는 효과가 좋다. 이 치료의 불편함은 직류에 의해 몸속에 침투되는 염화나트륨 전해질이다. 이 전해질은 양극에서는 pH(산성)를 증가시키고, 음극에서는 pH(알칼리성)를 떨어뜨린다. 이러한 pH의 변화는 조직에 화상을 입힐 수 있고, 특히, 고강도나 장시간 적용 시 손상을 입는다. 그러므로, 음극은 양극의 2배 정도로 크게 해서 전류의 밀도를 줄이는 것이 좋다. 새로운 조절가능한 발생기나 완충전극을 사용하면, 치료사가 화상의 위험에서 벗어나 음극에 발생하는 전류밀도를 선택적으로 감소시킬 수 있다.

치료전에 피부는 청결히 하고, 다음에 피부염증이 보이지 않는다면, 염증이나 통증 조직의 국소부위에 잘 적신 전극을 부착시킨다. 약물의 극성은 전극에 따라 결정한다. 약물은 전극과 같은 극성으로 전극아래에 바른다. 전류가 흐르면, 분자들은 전극으로부터 밀려서 피부로 들어가 손상부위로 간다. 이런 국소 치료가 파괴적인 시스템 치료보다 선호된다.

A 선수트레이너는 대퇴이두근육에 혈류를 증가시키기 위해 초음파와 고전압맥동자극기 또는 간섭자극기를 복합적으로 적용한다. 전류는 근수축을 자극하여 근육펌핑과 위축지연, 근력강화를 위해 사용될 수 있다.

그 밖의 치료방법 (OTHERTREATMENT MODALITIES)

Q 어떤 임상현장에서는, 선수트레이너가 값비싼 전기치료기기를 사용할 수 없다. 단거리선수의 대퇴이두근의 염좌를 치유하기 위해 사용되는 다른 치료기기들은 무엇이 있는가?

많은 전기치료기기는 비싸고, 모든 임상현장에서 사용하기가 쉽지않다. 게다가, 주면허법은 선수트레이너들이 전통적인 세팅 외로 어떤 치료기기를 사용하는 것을 금지한다. 이러한 이유로 동일한 효과를 얻기 위해 다른 치료기기들이 필요하게 되었나.

마사지(Massage)

마사지는 피부순환, 세포대사, 정맥이나 림프순환(부종을 없애기 위한)을 증가시키기 위한 연부조직의 도수치료방법이다; 표면에 상처조직을 스트레칭하고; 연부조직 유착을 경감시키고; 신경근 흥분성을 감소시킨다(**글상자 7.7**). 이러한 결과로 이완, 통증감소, 부종감소, ROM증가가 일어난다. 환자의 피부와 치료사의 손에 마찰을 줄이기 위해(특히 털이난 부위) 윤활제(마사지 로션, 땅콩오일, 코코낫오일, 파우더)를 주로 사용한다. 이런 윤활제는 라놀린(lanolin)을 기초로 하고 무알콜이다. 마사지는 5가지 기본방법이 있다: effleurage(stroking: 스트로킹), petrissage(kneading: 유연법), tapotement (percussion: 경타법), vibration(진동법), friction(마찰법)이다. **표 7.3**에 치료적 마사지를 사용한 다양한 테크닉을 소개하였다.

에플루라지(쓰다듬기법)은 표면적이고, 길다랗게 쓰다듬는데 환자를 이완시키기 위해 사용한다. 심장을 향하여 적용을 하면, 부종감소와 정맥순환을 돕는다. 이것은 가장 일반적으로 사용되는 마사지 기법으로 각 마사지의 시작과 끝에 사용한다. 에플루라지는 치료사가 환자의 상태를 평가하고, 윤활제를 바르고, 피부와 표면조직을 따뜻하게 하고, 이완을 증진시키기 위해 사용한다.

➤➤ 글상자 7.7

치료적 마사지의 적용

적응증	금기증
국소 순환증가	급성좌상, 염좌
정맥과 림프순환 증가	골절부위
통증 감소	개방상처
근육경직감소	다음과 같은 질환: 급성정맥염, 혈전증,
표피상처조직 신장	심한 정맥류, 봉소염(cellulitis),
전신이완의 개선	활막염, 동맥경화, 암성부위
만성근염, 점액낭염, 건염, 건활막염, 섬유염	

페트리사지(주무르기법)는 손가락과 손을 사용하여 근육에 압력이나 회전을 준다. 이러한 젖짜기(milking)기법은 심부조직이나 근육에 정맥과 림프순환을 돕고, 손상부위의 대사산물을 제거한다. 또한, 유착조직을 떼어주고, 섬유조직을 부드럽게 하고, 피부에 탄력성을 증가시킨다.

경타법은 손날 치기(hacking), 손바닥 치기(slapping), 반쯤주먹쥐고 치기(beating), 컵모양 치기(cupping), 손가락끝 치기(clapping)처럼 빠르고, 날카로운 반복적인 빠른 손놀림으로, 혈류증가나 말초신경말단을 자극하기 위해 사용한다. 이 방법은 자극적이기 때문에 이완을 위해서 사용하지 않고, 모든 마사지에서 사용하는 방법은 아니다.

진동법은 하부조직에 진동을 주기위해 손가락을 부드럽고, 율동적으로 움직이는 것으로 이완 또는 자극을 줄 수 있다.

마찰법은 마사지의 심부적용 방법으로 손상부위에 수직으로 손가락 끝이나 엄지, 손가락관절마디들을 사용하여 심부에 회전동작을 가하는 것이다. 이러한 심부회전동작은 섬유의 유착조직(scar)을 풀어주고, 부종의 흡수를 돕고, 국소 근육경직을 감소시킨다. 횡마찰법은 인대, 건덮개, 근육 결에 직각으로 심부마찰을 시행한다. 이런 횡마찰법은 유착을 떼거나, 근육이나 인대 손상의 치유증진에 효과적이다.

견인(Traction)

견인은 신체부위를 당겨 신장시키는 방법이다. 가장 일반

표 7.3 마사지 기법

기술	사용	적용방법
에플루라지 (Effeurage(stoking))	환자이완 윤활제 바르기 표면 순환증가	심부근육의 움직임이 없게 피부 위를 미끌어지듯 문지른다. 손바닥으로 압을 주고; 손가락과 엄지는 편다; 심장쪽으로 쓰다듬는다. 마사지의 시작과 끝에 사용.
페트리사지 (Petrissage(kneading))	순환증가 정맥이나 림프순환개선 표면결합조직의 유착개선 피부 탄력성증가	손이나 손가락으로 근육을 굴리거나 잡는다.
경타법 (Tapotement(percussion))	순환의 증가 피하구조물 자극	빠른 손놀림으로 친다: 손날 치기(hacking) 손바닥 치기(slapping) 반쯤주먹쥐고 치기(beating) 손가락끝 치기(tapping) 컵모양 치기(cupping)
진동법(Vibration)	사지의 이완	치료부위에 손가락으로 압을 주면서 미세한 진동을 준다.
마찰법(Friction(rubbing))	섬유성 상처(scar)조직 풀기 종창의 흡수에 도움 염증감소 근육경직 감소	손가락, 엄지, 수근(heel of hand)을 이용하여 작은 원을 그리며, 섬유조직에 직각으로 횡마찰을 실시한다.

적인 방법은 경추와 요추 견인이다. 척추견인은 다른 치료법으로도 많이 사용되지만, 주로 척수신경 압박을 유발하는 작은 추간판 수액탈출에 많이 사용된다(**글상자 7.8**). 척추견인의 효과는 추체를 당기고, 추간공을 넓혀 추체 관절(facet)의 당김과 활주의 복합운동을 만들고, 척추부위의 인대구조와 척추주변(paraspinal) 근육의 스트레칭과 이완을 시킨다. 견인하는 힘은 기계나 치료사의 도수로 적용한다. 지속적인 낮은 견인력은 몇시간 정도 적용될 수도 있다; 정적으로 유지된 견인력은 총 치료시간에 30분정도 적용한다; 또는 간헐적인 견인과 해제는 치료시간 동안 몇초씩 반복 적용되기도 한다. 예로, 요추견인은 마찰을 줄인 분리 테이블을 사용한다. 환자에게 편안한 견인력을 전달하기 위해, 그리고 요추견인 시 몸통과 흉추에 안정성을 주기위해서 비닐로 안감을 댄 특수한 미끄럼 방지 벨트를 사용한다. 견인력은 환자 몸무게의 1/2에서 시작하고, 매일 30분씩 2-4주간 적용한다. 간헐적인 견인이 환자에게는 편안하기는 하지만, 지속적 견인이 요추 디스크 문제에는 효과적이다. 경추견인은 바로눕거나, 앉아서 치료를 받는다. 환자에게 편안한 견인력을 제공하기 위해 턱과 머리뒤에 미끄럼방지 벨트를 착용한다. 10-30(4.5-14kg) 파운드의 견인력을 추천한다.

도수견인은 치료사가 몇초간 견인력을 제공하고, 가끔씩 갑자기 빠르게 비틀기(thrust)를 한다. 이 방법은 관절가동범위가 정상인 범위에서 견인을 적용하여 관절통증을 감소시키는데 효과적이다. 치료사가 이완과 저항을 느낄 수가 있기 때문에, 도수견인은 환자의 자세, 힘의 방향, 힘의 크기, 치료시간을 즉시 변화시킬 수 있어서 기계견인보다 유연성있게 치료할 수 있다.

➤ ➤ 글상자 7.8

견인 치료의 적용

적응증	금기증
디스크 돌출	불안전한 척추
척수신경 충돌(impingement)	급성요통
척수신경염증	광범위한 폐기종
관절의 운동성이 떨어질 때	S4 신경 근 증상
추간공의 협착	측두하악 이상
퇴행성관절 질환	환자가 불안해 하는 경우
척추전방전위증	
근육경직과 보호작용	
관절통증	

지속적인 수동운동 (Continuous Passive Motion)

CPM은 미리 세팅된 범위안에서 관절을 움직이는 외부 힘이 적용되는 치료기기이다(**그림 7.20**). 이것은 무릎 수술 후나, 무릎 정복 후 대부분 관절의 관절내 · 외 골절의 고정후에 사용된다. 또한, 상처 치유의 개선이나, **관절혈종**의 제거나 패혈성 관절염에 의한 연골 퇴행을 예방하기 위해 사용한다(**글상자 7.9**). 통증감소, 내부적 치유과정 자극; 관절연골 영양유지; 무용성 위축예방; 관절경직과 통증경직 사이클 지연; 그리고, 콜라겐 리모델링, 관절 할동성에 도움을 준다(1,29).

A 마사지는 급성기가 지난 후에 사용한다. 심장쪽으로의 마사지는 몇가지 이득이 있으나 때론 가벼운 운동이 더 효과적이다.

약물(MEDICATIONS)

Q 이 손상을 치유하기 위해 도움이 되는 약은 무엇인가? 선수트레이너가 추천하고 조제할 수 있는 약은 무엇인가?

상처나 질병을 치료하기 위한 **치료약**은 일반의약품(over-to-counter)과 전문의약품(처방약: prescription) 두 가지가 있다. 통증, 염증, 근육경직을 조절하기 위해서 사용되는 일반적인 약은 마취제, 진통제, 비스테로이드성 항염증제(nonsteroidal anti-immflammatory drugs(NSAID)), 부신피질스테로이드(adrenocorticosteroid), 근육이완제가 있다. 좀 더 자세한 치료약의 소개는 26장에 있다.

국소 마취제는 말초신경을 따라 올라가는 감각신경을 차단하여 특별한 신체부위에 임시적으로 통증감각을 없애준다. 이런 종류의 약의 어미에는 -카인(-caine)이 붙는다(리도카인, 프로카인, 벤조카인). 국소적으로 작은 상처가 난 피부(화상, 찰과상, 약한 염증)에 적용되기도

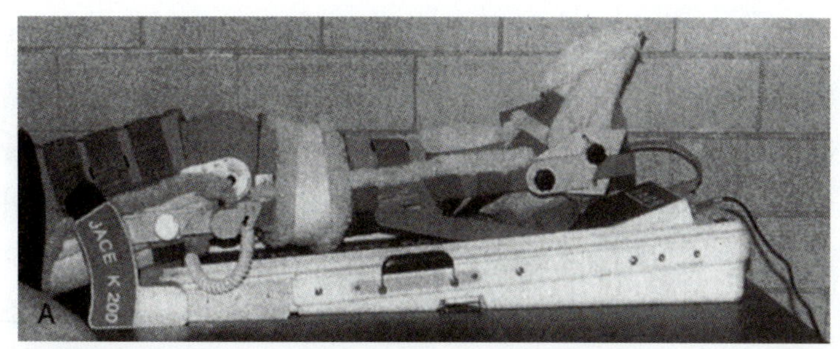

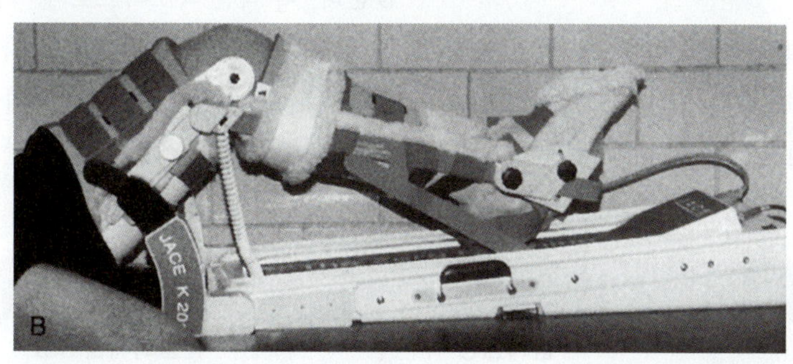

➤ 그림 7.20. **지속적인 수동운동.** 이 치료기는 수술 후 수동적으로 ROM에 제한이 있는 관절을 움직일 때 사용한다. A, 시작자세 B, 끝자세

하고, 음파영상치료나 이온도입을 통한 피하조직(점액낭염, 건염, 좌상)에 치료, 열상을 꿰매기 위한 마취주사제, 또는 말초신경전달 차단(nerve block)을 위한 주사제로 사용된다.

아스피린은 가장 흔한 통증과 소염제이다. 항혈전의 특성이 있어 급성 치료단계에서는 사용하지 않는다. 아스피린은 위장관 자극의 부작용이 있을 수 있다. 위에 통증은 코팅된 아스피린을 복용하여 소장에 도달하게 하거나, 아스피린 중화제를 함께 복용하여 아스피린이 위에서 산성효과를 내는 것을 줄이면 감소한다. 만성복용이나 과용(10-30g)은 신장질환, 간독성, 울혈성심장질환, 고혈압, 아스피린중독을 일으킬 수 있다. 정상 용량은 매 4시간마다 325-650mg이다.

아세타미노펜(Tylenol)은 진통제나 **해열제**로 쓰이지만, 항염증이나, 항혈전효과는 없다. 아스피린과는 다르게 위장관 자극이 없다. 그러나 과용은 간에 독성을 일으키고 사망할 수도 있다.

비스테로이드성 항염증제(NSAID)는 혈관을 확장하거나 프로스테글란딘(prostaglandin)의 생산을 억제한다. 어떤 프로스테글란딘은 염증과 관련된 국소혈류, 모세혈관투과성, 홍반, 부종을 증가시키고, 브레디키닌(brady-kinin)같은 통증관련 물질들의 통증감수기의 민감도를 감소시킨다고 알려져 있다(1.16). 그러므로, 이러한 약물들은 염증을 감소시키고, 경증이나 중증도 통증을 감소시키고, 발열과 관련해서 체온을 내리고, 콜라겐 강도를 증가시키고, 혈전을 억제한다. 비스테로이드성 항염증제의 복용의 최적기는 프로스테글란딘이 통증과 부종의 유해한 효과를 만드는 손상초기이

➤ ➤ 글상자 7.9

지속적인 수동운동의 적용

적응증	금기증
수술후 재활: 통증감소 일반적인 순환증가 관절영양공급 관절구축예방 콜라겐 재형성 무릎 도수치료 후에 무릎 괴사조직제거 후에 반월판이나 골연골 수복 후 건 열상	지시에 따르지 않는 환자 수술 후 수술 수복이 풀리고, 골절 고정이 흔들리고, 출혈이 생기는 경우 기계의 오작동 시

다. 장기간 복용(2주 이상)하는 것은 치유과정을 지연시킬수 있다. 비스테로이드성 항염증제로는 이부프로펜(ibuprofen)(예, Advil, Nuprin, Motrin, Rufen), 나프로센나트륨(naproxen sodium)(예, Aleve), 이도메타신(indomethacin)(예, Indocin)과 피록시캄(piroxicam)(예, Feldene)가 있다. **표 7.4**에는 일반적인 비스테로이드성 항염증약물과 복용량을 요약하였다.

이부프로펜(Ibuprofen)과 다른 비스테로이드성 항염증제(NSAID)는 통증감소와 항염증효과가 우선 나타나지만, 아스피린보다 비싸다. 비록 위통이 있기는 하지만, 많은 환자들이 복용을 한다. 식후 복용이나, 우유나, 물과 함께 복용해서 위의 불편을 줄이려고 한다.

부신피질스테로이드(Adrenocorticosteroid)는 부신피질에서 생산되는 스테로이드 호르몬이다. 약물로 사용되는 용량은 주로 내분비계장애를 치료하기위해 사용되고, 부종, 염증, **홍반**(erythema), 압통을 감소시키기 위해서는 사용되지 않는다. 이 약은 국소적으로 경구용이나 건이나 관절같은 특별한 부위에 주사를 놓는다. 이 약에는 코르티손(cortisone), 프레드니손(prednisone), 하이드로코르티손(hydrocortisone)이 있다. 이 약들의 대부분이 구조를 파괴할 수 있고,

표 7.4 비스테로이드성 항 염증 약물(NSAIDs)

일반명(generic name)	상표명	일회용량	일일최대섭취량	지속시간
		일반의약품		
ibuprofen	Advil, Nuprin, Motrin IB	2×200 mg 매 4-6시간마다	1200 mg	짧음
ketoprofen	Actron, Orudis KT	1×12.5 mg 매4-6시간마다	75 mg	짧음
naproxen sodium	Aleve	2×220 mg 매 8-12시간마다	660 mg	중간
		전문의약품(처방약)		
Bromfenac	Duract	25 mg	150 mg	짧음
Diclofenac Potassium	Cataflam	50 mg	200 mg	짧음
Diclofenac Sodium	Voltaren	25,50,75 mg XR 100 mg	200 mg	짧음
Etodolac	Lodine	200,300,400,500 mg XL 400,600 mg	1200 mg	중간
Fenoprofen Calcium	Nalfon	200,300,600 mg	3200 mg	짧음
Flurbiprofen	Ansaid	50,100 mg	300 mg	짧음
Ibuprofen	Motrin, Rufen	300,400,600,800 mg	3200 mg	짧음
Indomethacin	Indocin	25,50 mg SR75 mg	200 mg	짧음/중간
Ketoprofen	Orudis, Oruvail	50,75 mg SR100,150,200 mg	300 mg	짧음
Ketorolac	Toradol	10 mg	40 mg	짧음
Meclorfenamate	Meclomen	50,100 mg	400 mg	짧음
Mefenamic Acid	Ponstel	250 mg	1000 mg	짧음
Nabumetone	Relafen	500,750 mg	2000 mg	길다
Naproxen Sodium	Anaprox	275,550 mg	1375 mg	중간
Naproxen	Naprosyn	250,375,500 mg	1500 mg	중간
Naproxen	EC-Naprosyn, Naprelan	375,500 mg	1500 mg	중간
Oxaprozin	Daypro	600 mg	1800 mg	매우 길다
Piroxicam	Feldene	10,20 mg	20 mg	매우 길다
Sulindac	Clinoril	150,200 mg	400 mg	중간
Tolmetin Sodium	Tolectin	200,400,600 mg	2000 mg	짧음

장기간 복용은 부신을 압박하고 골다공증의 위험이 있다.

골격근 이완제는 근육경직(muscle spasm)에 사용한다. 근육경직은 골격근 손상이나 염증에 의해 유발된다. 근육에 무의식적인 경직이 이완되지 않으면, 통증이 생기고, 통증매개 대사물질(젖산(lactate))이 생긴다. 통증은 경직을 증가시키고, 경직은 통증을 증가시키는 나쁜 사이클이 반복된다. 골격근 이완제는 지속적인 근수축의 원인인 신경활동을 억제하고, 근육의 흥분성을 감소시켜 통증-경직 사이클의 고리를 깬다. 근육이완제는 근수축을 예방하지는 않고, 통증을 감소시키고, 운동기능을 개선시켜서 근육의 흥분성이 정상화되도록 시도한다. 근육이완제에는 Flexeril, Soma, Dantrium이 있다.

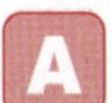

법적인 문제 때문에 선수트레이너들은 전문의약품을 처방하거나, 추천할 수 없다. 팀의사의 진찰후 NSAIDs를 처방받거나, 필요한 경우 일반의약품을 살 수 있다. 그러나, 선수트레이너들은 선수들이 제시된 매뉴얼대로 복용하는 지를 모니터해야한다.

요약(Summary)

1. 재활은 손상평가 후, 통증, 염증, ROM 감소를 막기 위해 치료방법의 선택을 바로 시작한다.
2. 초음파를 제외한 치료기기들은 파장 또는 주파수가 전자기 스테트럼에 속한다. 모든 전자기에너지는 진공에서 빛의 속도로 직진한다(초당 3백만km).
3. 매질에 부딪히면, 에너지는 반사, 굴절, 흡수 또는 전파된다.
4. 냉치료, 온치료, 초음파, 투열치료, 전기자극, 마사지, 견인, CPM등의 일반적인 치료기기들이나 약은 치료를 증진시킨다. 많은 방법들이 근골격계 손상의 치료에 이용되지만, 주정부에 면허를 받은 사람의 지도 하에 사용되어야 한다. 선수 트레이닝 현장에서 치료사들이 치료기기를 사용해서는 안된다.
5. 냉치료는 통증, 염증, 근방호나 경직을 감소시키고, 움직임을 촉진시키기 위해 사용된다.
6. 열치료는 아급성이나 만성손상에 부종, 종창, 반상출혈(eccymosis)과 근육경직을 감소시키고; 혈류와 ROM증가; 조직치유 촉진; 관절구축 예방; 그리고 감염과 싸우기 위해 사용된다.
7. 초음파는 열효과와 비열효과가 있다. 열효과는 혈류, 콜라겐조직의 신장성, 감각과 운동신경 전도속도, 효소활동을 증가시키고; 근육경직, 관절구축, 염증, 통증을 감소시킨다.
   비열효과는 부종을 감소시키고, 혈류, 세포막과 혈관투과성, 단백질합성, 조직재생, 치유촉진을 증가시킨다.
8. 투열치료는 관절염증(예,점액낭염, 건염, 활액낭염), 관절낭 구축, 심부조직층에 아급성이나 만성염증질환, 골관절염, 강직성척추염, 만성 골반염증 질환에 이용된다.
9. 전기치료는 통증감소, 근수축을 자극시켜 말초신경 재훈련과 탈신경화와 무용성위축을 지연시키고, 사고후 부종을 감소시키고, 근육경직감소, 강직 억제, 부분탈신경근육 재훈련 그리고, 자발적인 운동기능을 촉진시켜서 ROM을 유지시킨다.
10. 이온도입은 직류를 사용하여 몸안으로 이온을 침투시키기 위해 사용된다. 이 치료는 염증, 근육 경직, 허혈, 부종을 감소시키는 효과가 있다.
11. 마사지는 피부순환, 세포대사, 정맥이나 림프순환(부종을 없애기 위한)을 증가시키기 위한 연부조직의 도수치료이다; 표면의 흉터조직을 스트레칭시키고; 연부조직 유착을 경감시키며; 신경근 흥분성을 감소시킨다. 기법에는 에플루라지[(effleurage; stroking): 쓰다듬기], 페트리사지[petrissage(kneading): 주무르기], 경타법[tapotement (percussion): 치기], 진동법(vibration: 진동), 마찰법(friction: 마찰)이 있다.
12. 견인은 신체의 일부를 당기는 것으로 일반적으로 수핵탈출, 척수신경염증 또는 압박, 추간공 협착, 근육경직이나 통증에 이용된다.
13. 지속적인 수동운동은 미리 세팅된 범위안에서 관절을 움직이는 외부힘이 적용되는 치료기기로 무릎 수술 후나, 무릎 정복 후 대부분 관절의 관절내.외 골절의 고정 후에 사용된다.
14. 비테로이성 항염증제들은 혈관을 확장하거나, 프로스테글란딘(prostaglandin)의 생산성을 억제하여 염증을 감소시키고, 경증이나 중증도 통증을 감소시키고, 발열과 관련된 체온을 내리고, 콜라겐 강도를 증가시키고, 혈전을 억제시킨다.

15. 각각의 치료기기가 복잡하기 때문에, 학생들은 치료기기를 바르게 실습하고, 적용할 수 있는 학회에 가입해서 기술을 습득해야한다.
16. 치료기기를 사용함에 있어서, 환자가 통증을 느끼거나, 부종, 불편함, 저림, 감각 저하를 호소하면 즉시 치료를 중단한다. 그리고, 현재 치유단계에서 가장 적절한 치료기가 무엇인지 결정하기 위해 환자를 재평가한다.

참고문헌(References)

1. Starkey C. Therapeutic Modalities for Athletic Trainers. Philadelphia: FA Davis, 1999.
2. von Nieda K, Michlovitz SL. Cryotherapy. In: Thermal Agents in Rehabilitation. Edited by Michlovitz SL. Philadelphia: FA Davis, 1996.
3. Kimura IF, Gulick DT, Thompson GT. The effect of cryotherapy on eccentric plantar flexion peak torque and endurance. J Ath Train 1997;32(2):124-126.
4. Ho SS, et al. comparison of various icing times in decreasing bone metabolism and blood flow in the knee. Am J Sports Med 1995;23(1):74-76.
5. Knight KL, Bryan KS, Halvorsen JM. Circulatory changes in the forearm in 1, 5, 10, and 15˚C water, Int J Sports Med 1981;4:281.
6, Tsang KK, et al. The effects of cryotherapy applied through various barriers. J Sport Rehab 1997;(4)343-354.
7. Knight KL. Cryotherapy in Sport Injury Management. Champaign, IL: Human Kinetics, 1995.
8. Lessard LA, et al. The efficacy of cryotherapy following arthroscopic knee surgery. JOSPT 1997;26(1):14-22.
9. Edwards DJ, Rimmer M, Keene GC. The use of cold therapy in the postoperative management of patients undergoing arthroscopic anterior cruciate ligament reconstruction. Am J Sports Med 1996;24(2):193-195.
10. Konrath GA, et al. The use of cold therapy after anterior cruciate ligament reconstruction. Am J Sports Med 1996;24(5):629-633.
11. Walsh MT. Hydrotherapy: the use of water as a therapeutic agent. In: Thermal Agents in Rehabilitation. Edited by Michlovitz SL. Philadelphia: FA Davis, 1996.
12. Myrer JW, Draper Do, Durrant E, Contrast therapy and intra muscular temperature in the human leg. J Ath Train 1994;29(4):318-322.
13. Myrer JW. et al. Cold-and hot-pack contrast therapy: subcutaneous and intramuscular temperature change. J Ath Train 1997;32(3):238-241.
14. Rennie FA, Michlovitz SL. Biophysical principles of heating and superficial heating agents. In: Thermal Agents in Rehabilitation. Edited by Michlovitz SL. Philadelphia: FA Davis, 1996.
15. Ramirez A, et al. The effect of ultrasound on collagen synthesis and fibroblast proliferation in vitro. Med Sci Sports Exerc 1997;29(3):326-332.
16. Houglum PA. Soft tissue healing and its impact on rehabilitation. J Sport Rehab 1992;1(1):19-39.
17. McDiarmid T, Ziskin MC, Michlovitz SL. Therapeutic ultrasound. In: Thermal Agents in Rehabilitation. Edited by Michlovitz SL. Philadelphia: FA Davis, 1996.
18. Draper DO, Castel JC, Castel D. Rate of temperature increase in human muscle during 1 MHZ and 3 MHZ continuous ultrasound. JOSPT 1995;22(4):142-149.
19. Forest G, Rosen K. Ultrasound treatments in degassed water. J Sport Rehab 1992;1(4):284-289.
20. Klucinec B. Effectiveness of the Aquaflex gel pad in transmission of acoustic energy. J Ath Train 1996;31(4):313-317.
21. Draper DO, et al. A comparison of temperature rise in human calf muscles following application of underwater and topical gel ultrasound. JOSPT 1993;17(5):247-251.
22. Holcomb WR. A practical guide to electrical therapy. J Sport Rehab 1997;6(3):272-282.
23. Butterfield DL, et al. The effects of high-volt pulsed current electrical stimulation on delayed-onset muscle soreness. J Ath Train 1997;32(1):15-20.
24. Bonacci JA, Higbie EJ. Effects of microcurrent treatment on perceived pain and muscle strength following eccentric exercise. J Ath Train 1997;32(2):119-123.
25. Denegar CR, et al. The effects of low-volt, microamperage stimulation on delayed onset muscle soreness. J Sport Rehab 1992;1(2):95-102.
26. Guerman SD, et al. Treatment of plantar fasciitis by iontophoresis of 0.4% dexamethasone: a randomized, double-blind, placebo-controlled study. Am Sports Med 1997;25(3):312-316.
27. Shoemaker JK, Tiidus PM, Mader R. Failure of manual massage to alter limb blood flow: measures by Doppler ultrasound. Med Sci Sports Exerc 1997;29(5):610-614.
28. Tiidus PM. Manual massage and recovery of muscle function following exercise: a literature review. JOSPT 1997;25(2):107-112.
29. Chiarello CM, Gundersen L, O'Halloran R. The effect of continuous passive motion duration and increment on ROM in total knee arthroplasty patients. JOSPT 1997;25(2):119-127.

제8장

운동치료 (Therapeutic Exercise)

결과

1. 손상에 대한 환자의 적응을 묘사한 인식 모델의 원리를 설명한다.
2. 손상을 입은 환자에게 미칠 수 있는 다양한 심리적인 작용을 확인하고, 이런 작용을 이끌어 내기 위한 전략이나 중재기술을 설명한다.
3. 운동치료 프로그램 중에 발생할 수 있는 환자의 심리적인 관심사를 다루는 것에 대한 중요성을 설명한다.
4. 운동치료 프로그램의 개발에서 중요 요소를 설명한다.
5. 운동치료 프로그램의 4가지 단계와 이들 단계의 목표, 성취의 방법론을 설명할 수 있다.
6. 스포츠나 신체적인 활동으로 복귀하기 위해 환자가 해결해야 하는 문제를 나열한다.

운동치료의 궁극적인 목표는 통증없이 완전한 기능적인 활동에 복귀하는 것이다. 이것이 성취되기 위해서는 통증조절, 정상 관절가동범위(ROM), 운동성, 유연성, 근력, 지구력, 협조성, 힘의 재건에 초점을 맞추어야 한다. 나아가, 심혈관 지구력과 근력은 손상되지 않은 사지에서 유지되어야 한다.

심리적인 작용은 운동치료프로그램의 진행을 방해할 수도 있고, 고양시킬 수도 있다. 재활기간 중에 환자에게 영향을 미치는 신체적, 심리적, 감정적, 사회적 그리고 행동 요소들의 인식이 중요하다. 이런 각각의 요소는 잘 짜여진, 개인에 맞는 운동 프로그램으로 나타날 수 있다.

이 장에서는, 환자에게 영향을 줄 수도 있는 여러가지의 감정적이고 심리적인 요소를 설명한다. 이 요소는 재활프로그램을 통해서 발전을 억제하거나 강화할 수도 있다. 다음은, SOAP (주관적 평가(subjective evaluation), 객관적 평가(objective evaluation), 치료효과 평가(assessment) 그리고 계획(plan)) 노트 형식을 따르는 운동치료 프로그램을 설명한다. 운동치료프로그램의 단계을 설명하고, 프로그램에서 환자가 다음 단계로 발전하는 것을 결정하는데 사용되는 기준을 설명하는데, 궁극적인 목표는 스포츠활동으로 돌아가는 것이다. 다양한 신체 부위에 대한 도구의 실제적인 적용은 10장~17장에 설명되어 있다. 한 장에서 제공하는 광범위한 정보로는 부족하기 때문에, 학생은 주제에 맞는 운동치료학회에 가서 배우거나, 통합적인 재활프로그램을 발전시키기 위해 필요한 임상기술을 배우는 것이 좋다.

부상선수의 심리적인 측면 (PSYCHOLOGICAL ASPECTS OF THE INJURED PARTICIPANT)

Q 고등부 축구선수가 포스트 시즌경기 2일 전에 급성 아킬레스 건염이 나타났다. 그리고, 나머지 시즌도 참가하지 못한다는 것을 안다. 경기에 참여할 수 없다는 것에 이 선수는 어떻게 반응할까? 이러한 반응과 개선을 위한 노력간에 어떤 충돌이 있을까? 운동치료프로그램 과정에 숨어있는 신체적, 심리적, 감정적인 효과가 나타나도록 어떻게 트레이너가 도울 수 있을까?

스포츠와 신체활동을 즐기는 사람에게 손상은 피해를 준다. 많은 면에서, 건강한 신체의 유지와 발전은 자존심에 중요한 사회적, 경제적으로 성공할 수 있는 초점을 제공한다. 운동치료프로그램은 개인 활동에 복귀할 수 있는 신체적인 요구뿐만 아니라, 감정적인 그리고 심리적인 요구를 포함해야 한다.

일반적으로 손상에 대한 개인의 적응은 2가지 모델이 있는데, 주로 **단계모델**(stage model)과 인식모델(cognitive model)이다. 단계모델은 개인이 불행에 직면했을 때 적응하는 Kubler-Ross 감정단계와 관련이 있다. 이 단계는 부인(denial), 고립(isolation), 화냄(anger), 흥정(bargaining), 우울(depression), 수긍(acceptance)이다. 이 모델이 직관적인 표현이지만, 독특한 감정반응의 동일한 패턴은 경험적인 조사가 부족하다(1). 그럼에도 불구하고, 개인이 동일한 방법으로 반응을 한다면, 그때, 치료사는 재활 시 환자의 단계를 예상할 수 있을 것이다. 이것이 흔한 경우는 아니다.

각각의 사람은 손상에 다르게 반응을 하고, 개인과 주변요

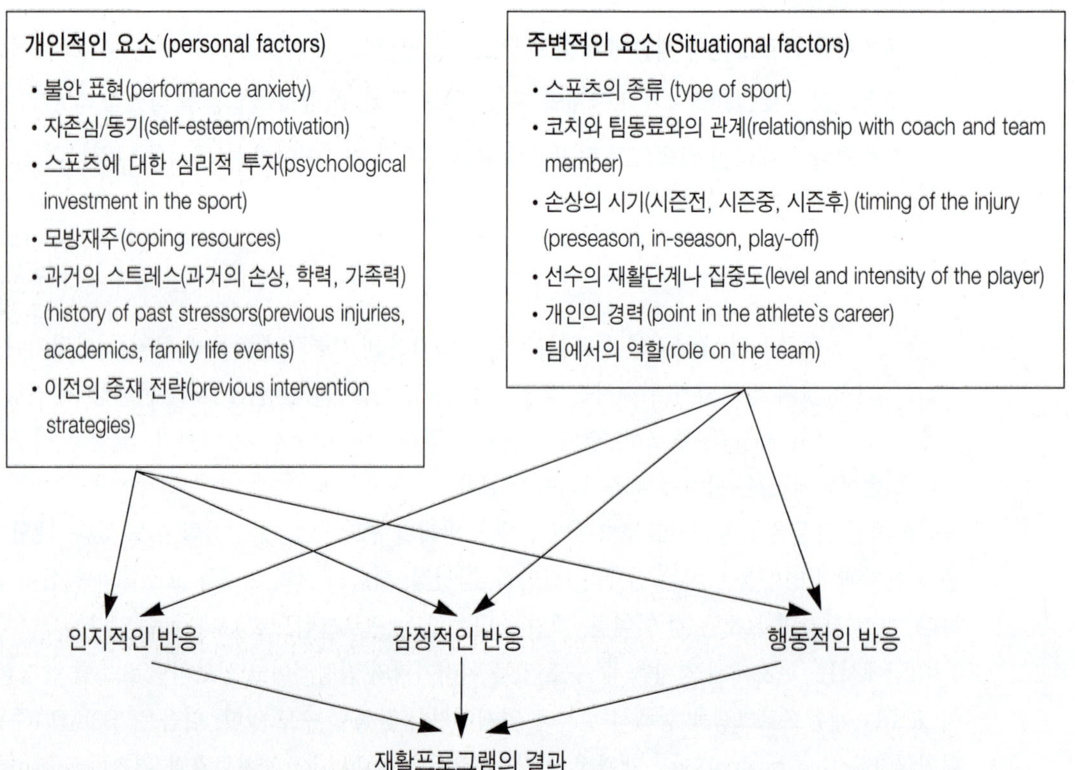

➤ **그림 8.1. 선수손상의 인식 모델.** 개인적인 요인들과 주변적인 요인들이 환자의 운동치료 프로그램에 성공 또는 실패의 영향을 끼치는 인식적, 감정적, 행동학적 반응과 상호작용한다.

소의 상호작용으로 생기는 개인의 모방기전에 의존한다(**그림 8.1**). 이러한 차이를 설명하기 위해 **인식모델**이 발전되었다. 화의 표현, 자존심/동기부여, 외향성/내향성, 스포츠에 대한 심리적인투자, 모방 재주, 과거의 스트레스(예를 들면, 과거의 손상, 학력, 가족력), 그리고, 이전의 중재 전략 같은 개인적인 요소들이 환자를 어떻게 재활과정에 접근시킬지에 영향을 미친다. 주변요소는 스포츠의 종류, 코치나 동료들과의 관계, 손상의 특성(정도, 병력, 형태), 손상의 시기(시즌 전, 시즌 중, 시즌 후), 선수의 재활이나 집중도, 개인의 경력, 팀에서의 역할이 있다. 이 요소들 각각은 운동치료프로그램의 성공이나 실패를 좌우하는 환자의 인식적인, 감정적인, 행동 반응들과 상호작용한다. 인식평가질문: "이 손상에 대해 어떻게 생각하십니까?" 감정반응은 환자의 느낌을 대변하는 것이고, 행동 반응은 환자가 무엇을 할 것인가에 초점을 맞춘것이다: "행동 재활결과는 무엇입니까?"(1)

목표설정(Goal Setting)

목표설정은 회복프로그램에 있어 환자에게 동기를 부여하는 일반적인 방법이다. 이 방법은 직접적으로 환자의 노력을 이끌어 내고, 동기, 약속, 끈기를 가지고 다음단계로 넘어갈 수 있도록 촉진한다. 각 훈련마다 특별한 목표를 가진 사람은 수행에 있어서 자기만족과 최대의 결과를 보였다(2-5).

진행과정은 손상전의 상태로 되돌리려는 치료사와 환자간의 강한 유대감 형성에서부터 시작된다. 성공을 위해서는, 치료사는 반드시 환자와 진실한 유대감을 형성하고, 환자가 무엇을 느끼고, 느끼지 않는지를 주의 깊게 살핀다. 목표는 현실적이고, 객관적이고, 측정가능하고, 달성가능한 것으로 한다. 운동치료의 목표설정은 **글상자 8.1**에서 볼 수 있다. 장기간 목표는 미래에 대한 앞날의 두려움을 감소시키지만, 환자가 매일매일에 동기를 부여하지는 못한다. 그러므로, 단기간 목표는 매일 동기부여가 되게 세우는 것이 좋다. 목표는 개인적이고, 도전할만하고, 현실적인게 좋다. 경기에 대한 예정표를 세우고, 진행과정을 모니터한다.

침체나 후퇴는 무엇인가 환자의 진행과정을 방해해서 발생한다. 이런 장애물에는 일반적인 4가지 종류가 있다: 지식의 부족, 기술의 부족, 위험관리능력 부족, 사회적지원의 부족.

➤➤ 글상자 8.1

운동치료 목표설정을 위한 가이드

목표는 다음과 같다:

특별하고 측정가능 해야 한다. 선수는 정확히 무엇을 하는지 알아야하고, 목표가 달성되었는지 아닌지를 알 수 있어야한다.

긍정적인 말 Vs 부정적인 말. 무엇을 회피해야 하는 지를 아는 것은 건설적인 대안을 제공하지 않고, 오류를 통해 초점을 새로 만드는 반면에, 무엇을 해야 하는지 아는 것은 행동을 이끌어낸다.

도전적이지만 실현가능해야 한다. 어려운 목표의 중복은 실패하거나, 선수를 거만하게 만든다. 자신감이 낮으면 낮을 수록, 성공을 더 바라게 되고, 성취할 수 있는 목표의 설정이 더욱 중요하게 된다.

성취를 위한 시간표 짜기. 이것은 과정을 점검하게 하고, 목표설정이 실현가능한지 아닌 지를 평가할 수 있다.

단기목표, 중간목표, 장기목표를 통합한다. 포괄적인 프로그램은 매일의 활동과 전문적인 경기, 시즌, 전문적인 목표를 위한 예상과 연결된다.

개인화와 주관화. 선수가 목표를 스스로 채택해야 하고, 외부에서 어떤 압력이 있어서는 안된다.

관찰되고 평가되어야 한다. 목표를 평가하기 위해서는 반드시 피드백이 있어야 하고, 목표는 과정 중에 수정될 수 도 있다.

삶의 목표와 연결되야 한다. 이것은 스포츠와 재활을 생활에 대해 배우는 경험으로 인식하게 하고, 선수가 스포츠를 넓은 시각으로 보게 돕는다. 이것은 선수가 스포츠 복귀에 의구심을 가질 때 특히 중요하다.

➤ *지식의 부족(Lack of Knowledge)*

손상과 회복의 진행에 대해 환자에게 알려주는 것은 매우 중요하다. 특별한 치료의 사용, 최대의 목표, 부작용등 예상되어지는 것들을 환자에게 설명하여야 한다. 이것은 환자가 과정을 이해하도록 돕고, 놀라거나, 과도한 기대를 피하고, 환자가 경험할 수도 있는 화(anxiety)를 줄일 수 있다(6).

➤ *기술의 부족(Lack of Skill)*

이것은 환자에게 적용될 다양한 테크닉을 설명하거나 보여주는데 중요하다. 어떤 경우는, 환자가 운동에 정통하지만, 테크닉이 정확하지 않을 수 있다. 예로, 무릎재활에서 측면수축(lateral set-ups)를 하는 환자가 뒤꿈치를 바닥에 대고 대퇴사두근을 사용하는 것이 아니라 저측굴곡근을 사용하여 몸을 들어 올린다면, 운동은 비효율적일 것이다. 그러므로, 치료사는 항상 기술을 보여주고, 환자가 완벽하게 따라할 수 있도록 한다. 테크닉에서의 실수를 교정하기 위해 긍정적인 강화와 제시가 필요하다.

➤ 위기대처능력의 부족(Lack of Risk-Taking Ability)

대부분의 사람들은 미지(unknown)에 대해서 일정 단계의 두려움이나 화를 경험한다. 운동치료프로그램에서 감정은 개인의 능력발휘를 방해한다. 예로, 운동 중 통증의 증가, 불편함, 재손상의 두려움은 개인의 충분한 능력발휘를 위한 동기부여를 방해한다. 치료사가 주는 지속적이고, 긍정적인 피드백은 이러한 장애물들을 극복하도록 돕는다.

➤ 사회적 지원(Social Support)

환자는 외롭거나, 고립된 느낌이 아닌 정상적인 사람만큼 중요하다는 느낌이 필요하다. 친구, 동료, 코치, 선수트레이너는 환자가 팀에서 가치있고, 현재의 진행과정을 인식할 수 있도록 감정이나 도전할 목표, 정보의 지원을 제공할 수 있어야한다. 인간으로서 환자의 가치를 강조하는 것이 중요하고, 팀, 친구, 가족 또는 주변인들과의 관계를 유지해야 한다.

심리적인 영향 (Psychological Influences)

재활과정에서는 5가지 요소가 중요한 영향을 미친다: 자신감, 동기, 화, 집중(focus), 통증관리

➤ 자신감(Confidence)

자신감은 완전한 회복에 아마도 가장 중요한 요소일 것이다. 자심감 부족은 부정적인 생각과 말을 만들고, 화와 부정적인 감정(예, 괴로움, 혼란, 화, 죄책감)을 이끌며, 개인의 집중을 방해한다. 4가지 자심감의 주요한 형태는 환자의 회복에 영향을 준다: 계획(program), 끈기(adherence), 신체적 자신감, 복귀에 대한 신념(return-to-sport). 계획에 대한 자신감은 재활프로그램이 회복을 시켜준다는 환자의 강한 신념을 나타내고, 치료사의 프로그램 효과에 대한 자신감에 의해 중대한 영향을 받는다. 끈기에 대한 자신감은 운동프로그램을 끝까지 완수하려는 환자의 신념을 나타낸다. 끈기는 목표설정이나, 재활의 과정을 이해하는 것과 같이 스포츠에서 배운 기술을 보여줌으로 상승된다. 신체적 자신감은 개인의 신체가 재활이나, 다음에 있을 경기 시에 발생되는 요구를 수용할 능력이 있다는 것이다. 운동프로그램에 잘 반응하고, 재활의 강도에 긍정적인 태도를 유지하고, 이미지를 사용하는 것은 신체적 자신감을 증진시킬 것이다. 복귀에 대한 신념은 손상 전 상태보다 더 좋아지거나, 경기로 돌아가려는 개인의 신념과 관계가 있다(7).

➤ 동기(Motivation)

동기는 재활의 끈기에 가장 큰 영향을 미친다. 낮은 동기는 참여저조, 불완전한 운동, 노력과 집중력의 저하, 주의력 부족, 불확실한 목표, 운동을 피하기 위한 꾀병, 이유없는 변명을 유발할 수 있다. 동기는 완전한 회복을 위한 분명한 방향, 의무감, 운동수행의 형태를 재고하는 목표설정과 심사숙고하는 과정을 통해 증진된다. 높은 동기는 자신감을 높이고, 화와 통증인식을 줄이고, 재활의 부정적인 면보다는 긍정적인 면에 초점을 맞추게 한다(3,5).

➤ 화(Anxiety)

화는 부정적이고, 손상에 대한 심리적, 신체적 반응을 위협하고, 신체적, 인지적, 감정적, 사회적, 실행에 있어 광범위한 문제을 만든다. 이런 증상 중에 대부분은 **글상자 8.2**에 정리하였다. 화는 통증, 회복지연, 낮은 자신감, 타인이 주는 중압감과 친밀감, 예지력, 조절력의 부족 같은 요소들의 숫자가 원인이 된다. 화는 산소섭취와 혈류를 저하시키고, 근육긴장과 통증을 증가시켜 자심감과 동기 결여를 유발해 결국 재활의 부정적인 면을 부각 시키게 된다. 능동적인 사람은 심호흡과 수동이나 능동적인 이완, 조용한 음악, 미소, 치료적 마사지를 통해 화를 다스린다. 재활의 기본은 당일의 목표를 확인, 자신감, 동기, 초점을 위한 정신각오를 재확인하고 스트레칭과 준비운동(warm-up)을 통해 환자의 회복에 도움을 주는 총체적인 준비 활동이다(7).

➤ 초점(Focus)

어떤 문제를 이해하지 못하거나 무시를 할 때, 집중은 재활과정에서 중요하다. 본질에 있어서, **초점**은 다양한 내적신호(예,사고,감정,신체적반응)와 외적신호(예,장면,소리)를 인식하는 능력이다. 그리고, 필요할 때 다른 신호에도 자연스럽게 초점을 맞출 수 있다. 초점은 집중이 장시간 동안 한 가지 일에 몰두한다는 것에서 집중과는 다르다. 반대로, 초

➤➤ 글상자 8.2

재활에서 화의 증상

신체적	근육 긴장과 보호작용; 짧고, 고르지 못한 호흡; 협응성 감소; 피로; 빠른 대화; 작은 이차적인 손상 또는 지속되는 질병으로 재발되는 신체의 불만; 수면장애
인지적	과도한 부정적 사고나 자책감, 재활에 있어 낮은 자신감, 많은 생각과 비현실적인 예상, 편견.
감정적	분노, 우울, 과민, 변덕, 성급
사회적	타인과 대화가 줄고, 사회적으로 위축되고, 참지 못하고, 퉁명스럽다.
행동	재활의 동기나 즐거움이 줄어들고, 스포츠와 다른 활동의 흥미가 감소하고, 신경질적이고, 치료동안 신체적인 긴장을 늦추진 않고, 장애물을 포기하거나 피하려고 반응하고, 학교나 직장생활이 감소한다.

점은 동시에 일어나는 다양한 신호에 반응할 수 있는 능력이고, 필요한 신호로 초점을 옮길 수 있다. 예로, 환자가 운동에 핑계를 대고, 지도를 듣는 외적인 방법으로 초점을 옮기려고 한다. 환자는 이때 의식적으로 긴장과 통증을 모니터하기 위해 내적으로 초점을 맞추는 것이 필요하다. 초점을 맞추는 능력은 광선이 넓은 곳을 비추기 위해 조정되거나 좁은 곳을 밝히기 위해 초점을 맞추어야 된다는 점에서 Mag-Lite 후레쉬빛의 광선과 비유가 된다(7).

재활을 방해하는 신호는 부정적인 사고, 화, 통증(억제자로서), 스포츠복귀 후 손상에 대한 선입견, 빨리 회복하려는 중압감, 물리치료동안의 산만함, 그리고 스포츠에 복귀한 다른 사람과의 비교가 있다. 신호를 촉진하는 것은 통증(정보로서의), 고유수용기의 반응, ROM과 근력 같은 신체적인 치수, 치료사가 제공하는 정보, 타인의 지원, 그리고 운동치료장비로부터 오는 피드백이 있다. 최상의 초점을 유지하기 위해서는, 환자는 단기목표와 장기목표의 초점에 균형을 이루어야 하고, 초점의 4가지 원리(principles(Ps))에 주의해야 한다. 일반적으로 환자는 다음에 초점을 맞춘다:

재활의 부정적인 특성보다는 *긍정적인* 특성(Positive attribute)

과거의 상태보다는 *현재*(Present)의 상태

회복 증진을 위하여 매일매일 기초로 해야 할 것은 무엇인가와 *과정*(Process)

재활프로그램을 통한 움직임의 *발전*(Progress)

환자는 운동중에 산만해서는 안된다. 아주 빈번히, 치료실 안의 산만함(소음, 대화, 음악)은 운동 중에 내적초점보다는 소리나는 쪽으로 주의를 빼앗게 된다. 그래서, 눈을 조절하는 법과 완전한 운동수행을 위한 방법을 배우는 것은 중요하다. 핵심어나 재활이미지를 사용하는 것도 도움이 된다. 예로, 근육긴장이 있으면, 이완이라는 단어를 떠올리고, 근육을 이완 신장시킨다. 이러한 각각의 신호는 환자가 손쉽게 과제를 수행하도록 돕는다.

➤ *통증관리(Pain Management)*

통증은 재활과정에서 극복해야 할 가장 위험한 장애물이다. 통증은 환자에게 신체적, 심리적, 감정적으로 중요한 영향을 미친다. 능동적인 사람은 양성통증과 해로운 통증을 구별할 수 있을 것이다. **양성통증**(benign pain)은 무디고(dull), 일반적으로 운동 후 오래 지속되지 않고, 부종, 국소적 압통과 지속되는 근육통과는 관계가 없는 특징이 있다. 반면에, **해로운 통증**(harmful pain)은 날카롭고, 손상부위가 국소적이고, 운동 후 지속되며, 부종, 국소압통, 지속되는 근육통과 연관이 있다.

비록 통증이 약물로 조절되기는 하지만, 통증 감소(pain reduction)와 통증초점(pain focusing)의 비약물적인 2가지 방법을 사용할 수도 있다(**글상자** 8.3). 통증 감소 기술(예, 음악이완훈련, 심호흡, 묵상, 치료적 마사지)은 현재 존재하는 통증의 양을 감소시키는 통증의 심리적인 측면에 직접적인 영향을 주는 방법이다. 통증초점은 통증에 대한 인식을 감소시키거나 변경시켜서, 주의를 직접 분산(dissociation)시키거나 결합(association)시키는 것이다. 이 방법은 활동에 열중하고, 기쁨이나 중용의 이미지, 율동적인 인식활동, 극적인 모방, 그리고 상황평가 같은 외적초점을 포함하는 전략을 가지고 있다(7).

중재(Interventions)

환자가 손상의 신체적, 심리적, 사회적, 그리고 파생된 행동에 관심을 가지고 있다는 것을 알기 때문에, 치료사는 다양한 테크닉을 이용하여 환자가 근심을 직면하고 극복할 수 있도록 도와 줄 수 있다. 일반적인 테크닉은 다음에 설명할

➤➤ 글상자 8.3

통증관리 기술

통증 감소(Pain Reduction)

심호흡	천천히, 깊고, 리듬감 있게 호흡
근육 이완	수동적 또는 진행적인 이완
명상	반복적인 주문이나 호흡에 초점을 맞춘다.
치료적 마사지	근육, 건, 인대의 도수치료(6장을 보시오)

통증 초점(Pain Focusing)

외부적 집중	이완이나 감격을 주는 음악감상, 영화보기, 체스두기
진정시키는 상상	조용한 이미지를 떠올린다(해변에 누워있거나 공간에 떠있는 상상)
중화시키는 상상	체스놀이하는 상상, 비행기 모형을 만드는 상상
율동적 인지활동	알파벳 거꾸로 말하기; 명상
통증 인지	통증을 빨간색같은 "뜨거운" 색깔이라고 하고, 이때 덜아픈것은 파란색같은 "차가운" 색깔로 변화시킨다.
극적인 모빙	통증을 극복할 수 없는 차이를 극복하려는 도전으로 본다.
상황평가	통증을 감소시키기 위한 단계를 거치기 위해서 통증의 원인을 평가한다.

것이다.

➤ 인식의 재형성(Cognitive Restructuring)

치료사는 부정적인 사고가 재활에 개입될 때를 알아차려야 한다. 환자가 과정을 보는 방법을 재형성하는 것으로 부정적인 효과를 막을 수 있다. 예로, 만약 환자가 운동프로그램이 지속되는 것을 예상하고 힘들어한다면, 치료사는 휴식을 취하게 하거나 연구하도록, 무시해왔던 다른 과제를 완성하거나, 이전과제를 간단히 재평가하거나, 계속되는 훈련과 경쟁의 압박에서 벗어나 즐기는 방법을 지시할 수 있다.

➤ 집중하는 기술(Concentration Skills)

스포츠에서 복귀에 대한 성공은 부정적인 과정을 극복하게 하는 기술을 개인이 습득하도록 가르치는 것에 달려있다. 올바르게 먹는것, 충분히 쉬는 것, 효과적으로 시간관리하는 것, 그리고 재손상이 생길 수 있는 상황을 피하는 것, 이 모두가 재활프로그램 동안에 어떤 목표를 달성하게끔 도와 줄 수 있다.

➤ 자신감 훈련(Confidence Training)

환자는 자신의 활동과정이나 성공의 결실을 통해 격려를 받을 수 있다. 그렇게 하는 동안, 환자는 자신감에 영향을 주는 내 · 외적 요소를 자각할 수 있고, 개인의 이익을 위해 사용하는 방법을 배운다.

➤ 모방연습(Coping Rehearsal)

오디오테잎이나 비디오테잎을 사용하여 환자가 도전할 수 있는 준비를 갖출 수 있다. 이런 정보는 환자가 스포츠에 복귀하였을 때 발생할 수도 있는 여러 가지 문제점에 대해 생각할 수 있는 기회를 제공한다. 또한, 환자가 실제 스포츠에 복귀하기 전에 문제점과 발전전략에 초점을 맞추도록 한다.

➤ 이미지 훈련(Imagery)

이미지 훈련은 훈련과정에서 수행을 증진시키기 위해 오랫동안 사용해 왔다. 실제로 기술을 수행하기 전에 정신적인 실행연습을 하는 것이다. 재활과정에서 이미지 훈련은 정신적으로 기술을 실행하거나, 치유, 통증감소, 실행(예, 적절한 운동기술)을 상상하는 것과 같은 안전한 복귀활동으로 촉진될 수 있다. 이미지훈련은 수동적이고 지속적인 이완운동을 통해 증진될 수 있다. 이완은 화나 육체적인 통증을 감소시키고, 생동감이나 이미지훈련을 증진시킨다. 정신이미지 훈련은 환자가 이런 기술이 스포츠 복귀를 촉진시킨다는 동기를 부여하는데 도움을 준다.

➤ 긍정적인 독백(Positive Self-Talk)

환자는 자주 손상에 대해서 부정적인 느낌을 스스로 표현하고, 경우에 따라서는 코치나 팀동료에게 말하기도 한다. 이런 부정적인 느낌은 환자를 억압하고, 스스로 패배자라는 태도를 만든다. 이런 사고나 느낌은 재활과정에서 성공하려는 동기를 주는 긍정적이고, 목적지향적인 사고로 바뀌어야 한다.

선수트레이너의 역할 (The Athletic Trainer's Role)

손상에 대한 인식 또는 지식, 평가, 반응은 환자의 손상에 대한 재인식, 목표설정의 이해, 그리고 개인의 신념에 의해서 영향을 받는다. 그러나, 선수트레이너는 운동프로그램에서 나타날 수 있는 감정적인 반응을 부인해서는 안된다. 계속되는 손상은 환자에게 두려움, 사회적 고립, 수입감소의 경험을 줄 수도 있다. 미지(unknown)에 대한 두려움은 긴장, 화, 우울증을 증가시킨다. 환자가 점차적으로 회복되고 있다고 인식하지 못한다면, 좌절과 권태가 성공적인 결과를 방해한다. 선수트레이너는 환자가 사회적 지원 네트워크나 통증 조절을 위한 심리적인 기술을 통해 긍정적인 태도를 가지도록 격려해야 하고, 이런 방법을 통해서 치료프로토콜에 환자가 순응하도록 한다. 긍정적인 격려는 환자가 불쾌감, 피로, 통증에도 불구하고 높은 강도의 치료를 기분 좋게 받을 수 있도록 한다.

재활과정의 구성요소로서 환자를 스포츠 의학 팀에 포함하는 것이 중요하다. 운동프로그램을 바로잡는 목표가 세워졌을 때 특히 중요하다. 목표는 반드시 현실적이어야 하고, 환자가 점차적인 회복을 인식할 수 있도록 측정가능해야 한다. 가능할 때는 언제든지, 재활프로그램은 강도의 단계, 주기와 기간을 포함하는 환자의 일상적인 훈련프로그램을 반영해야 한다. 환자가 능동적인 경우에는 팀운동이나 제한된 운동이 가능하게 창조적인 운동을 한다. 이것은 고립감과 코치와 다른 동료들과의 상호작용에서 이탈되는 느낌을 줄여준다. 그래프나 챠트를 사용하여 개인의 발전을 보여준다면 도움을 줄 수 있다. 선수트레이너는 신체적이나 심리적인 회복을 돕기 위해 환자와 긍정적이고 전문적인 관계로 발전시켜야 한다.

심리적인 문제를 위한 의뢰 (Referral for Psychological Problems)

선수트레이너들은 심리적인 문제를 다루기 위한 임상적인 훈련이나 이해가 부족하다. 선수트레이너의 최근연구에서, 90%가 손상에 심리적인 측면을 다루는 것이 중요하다고 지적하였지만, 25%미만의 전문가에게 선수를 의뢰한 경험이 있었고, 단지 8%만이 의뢰의 표준절차를 밟았다고 보고하였다(8). **글상자 8.4**는 선수트레이너를 잘 안내해 줄 것이다. 초기의 항목들은 심리적인 억압이나 임상적인 문제가 발견되었을 때 단계적으로 접근할 수 있도록 되어있다. 재활동안에는 화, 우울증, 분노, 통증과 치료에 부적응을 포함한 몇가지 심리적인 요소들이 부각된다.

일반적인 방법으로, 며칠동안 지속되고 재활과정을 방해하는 심리적인 문제는 면허받은 임상심리상담사나 적절한 상담센타에 의뢰할 수 있다. 문제점들에 대한 상담이 이루어지지 않는 경우 환자의 좌절과 압박감이 단계적으로 심해진다. 문제가 표출되면, 선수트레이너는 환자를 의뢰해야하는지를 임상심리상담사와 전화통화로 상담할 수 있다. 만약 의뢰가 결정되면, 환자와 상의하여 과정을 진행시킨다. 환자의 회복과 현장으로의 복귀를 도울 수 있는 긍정적인 방향으로 의뢰가 이루어져야 한다. 가능하다면, 심리상담사의 도움을 받은 다른 환자의 경우를 언급하는 것도 도움이 된다. 이런 방법으로 환자는 심리 상담을 재활과정의 긍정적이고 정상적인 의뢰라고 생각할 것이다(8,9).

일단 의뢰가 이루어지면, 선수트레이너는 임상심리상담사를 믿고, 환자의 상태에 대한 추가정보를 제공하는 것이 중요하다. 환자의 허락 없이는 정신건강전문가에게 정보를 제

➤➤ 글상자 8.4

의뢰하기 위한 심리적인 문제 체크리스트

방법. 선수에게서 관찰되는 행동을 V표 한다. 이러한 행동들이 지속되면 의뢰의 근거가 된다. 많은 항목에 체크가 될수록, 의뢰가 더욱 필요하다.

1. ____ 손상을 인정하지 않는다.
2. ____ 손상의 심각성을 부인한다.
3. ____ 우울증을 보인다.
4. ____ 화를 낸다.
5. ____ 분노 또는 불안을 보인다.
6. ____ 자신의 재활을 위한 책임을 피한다.
7. ____ 재활프로그램에 집착하지 않는다.
8. ____ 약속을 지키지 않는다.
9. ____ 재활을 지나치게 한다.
10. ____ 재활전문가와 협조하지 않는다.
11. ____ 재활전문가에게 과도한 치료를 요구한다.
12. ____ 손상과 재활에 대해 부정적인 말을 자주 한다.
13. ____ 물리치료 시에 노력을 하지 않는다.
14. ____ 물리치료 시에 집중력이 떨어진다.
15. ____ 통증에 대한 보고서를 믿지 않는다.
16. ____ 재활외 시간에는 제멋대로 행동한다(예, 손상부위의 사용).
17. ____ 부적절한 감정들이 있다.
18. ____ 감정이 급변한다.

출처: permission from Taylor(7), page 70.

공하면 안된다는 윤리적인 문제도 잊어서는 안된다. 정보의 제공을 반대하는 선수가 있는 경우에는, 앞으로 이러한 동의를 받는 것이 좋고, 심리상담사와 선수트레이너가 선수의 상태를 토의할 수 있도록 허용해서, 재활과정의 촉진을 위한 전략을 발전시킨다. 개인사무실에 있었거나, 스포츠재활 세팅에서 근무했던 임상적인 경험은 어려움이 있다. 단과대학이나 대학교에 있는 인원들을 이용하는 것도 연구하는데 도움이 될 수 있다. 많은 학교에는 스포츠손상재활에 경험이 많은 임상심리상담사가 있다. 병원에는 정신과의사나 정신의학과가 있기 때문에, 병원을 찾는 것도 한 방법이다.

A 축구선수는 남은 시즌에 참여할 수가 없다. 분명히 그의 감정과 심리적인 상태는 운동프로그램의 성공과 실패에 많은 영향을 준다. 목표설정과 중재전략은 프로그램을 방해하는 심리적인 작용을 해결하는데 도움을 준다. 예상했던 심리적인 문제로 며칠간 과정이 발전이 없으면, 임상전문가의 도움을 받거나 의뢰를 한다.

운동치료 프로그램 개발(DEVELOPING THERAPEUTIC EXERCISE PROGRAM)

Q 고등부 축구선수가 아킬레스 건염을 입었다. 환자는 능동적으로 저측굴곡 시 통증이 증가하고, 근육의 약화가 동반되었다. 선수트레이너와 선수가 운동치료프로그램에서 세워야하는 단기목표와 장기목표는 무엇인가? 어떻게 진행과정을 평가할 것인가?

개인에 맞는 운동치료 프로그램을 만들 때, 환자의 요구를 확인하는 몇 가지 단계절차가 있다(**글상자 8.5**). 첫째, ROM, 근력, 신경통합, 관절안정성, 기능적 활동의 질같은 개인기능의 단계가 평가되어야 한다. 둘째, 구조적 기능적 결함을 확인하기 위해 평가를 해석할 수 있어야한다. 특이한 결함이 있으면, 안전한 복귀를 위해 단기목표와 장기목표의 리스트를 작성해야 한다. 그 다음에, 운동프로그램은 각 문제점에 맞게 짜여진다. 이런 과정은 재활내내 계속 반복된다. 운동프로그램을 계속적으로 평가할 때, 단기목표의 수정은 치료와 운동과정에 변화를 준다. 운동치료프로그램은 환자의 진행과 적응과정에 따라 변경된다.

➤➤ 글상자 8.5

재활과정

1. 수치측정, 관절각도기 사용, 근력 검사, 신경검사, 스트레스 검사, 기능적인 활동을 통해 기능적인 것과 기능이상의 현재 단계를 평가한다.
2. 정상에서 벗어난 요인을 확인하기 위한 평가를 조직화하고 해석한다.
3. 장 · 단기 목표를 세운다.
4. 치료계획, 운동치료, 치료기기, 약물의 사용을 계획하고 관리한다.
5. 계획의 진행을 재평가하고 필요하면 조정한다.

환자 평가(Assess the Patient)

주관적인 평가(다시 말하면, 손상의 병력)는 SOAP 노트에 Subjective 또는 S로 표기하고, 주증상, 손상의 기전, 증상의 특징, 기능적인 손상, 같은 부위의 이전 손상, 가족력등을 기록한다. 객관적인 평가(예를 들면, 관찰, 시진, 촉진, 물리적인 검사)는 측정 가능한 기준을 세우고, Objective 또는 O로 표기한다. 이러한 정보는 손상부위에 시각적인 분석, 체형의 균형을 언급하고, 골절이 있는지, 뼈나 연부조직에 비정상적인 임상소견이 있는지 확인하고, 기능적 평가를 하고(예를 들면, 능동, 수동, 저항운동범위), 건이나 관절낭 손상이 없는지, 신경학적인 검사 그리고, 스포츠와 관련한 특별한 검사를 한다. 검사는 기능이상이 있는 곳과 없는 곳 모두 수행하여 양쪽기능에 기준을 정해야 한다.

평가의 해석 (Interpret the Assessment)

평가가 완성되면, 같은 나이의 체력단계에 있는 사람과 비교하여 자료를 해석한다. 일차적인 결함이나 약화를 확인한다. 이런 결함은 장기간 고정, 비활동의 연장 또는 중재의 부족을 유발하는 이차적인 결함을 만들기 때문에 제일 먼저 관심을 가져야 한다. 주의깊게 살펴야 할 것들은 ROM감소, 근육약화와 경직, 관절구축, 감각변화, 보행불능, 활동 시 통증증가이다. 신체적인 자질이 현재 개인의 기능적인 상태 검사로 확인된다. 예로, 양측 정상보행, 동일한 ROM이라고 적어놓았다. 특별한 문제점을 적는 부분을 문제리스트(Problem list)라고 부르고, 이것은 평가(Assessment)의 한 부분이고, 평가는 Assessment나 A로 SOAP 노트에 표기한다.

목표 설정(Establish Goals)

장기목표는 개인에게 예상되는 운동프로그램의 결과를 세우고, ADL(일상생활동작)의 기능적인 결함에 초점을 맞춘다. 이런 목표에는 신체양측의 동일한 ROM, 유연성, 근력, 지구력, 체력, 이완훈련 그리고 협응성과 심폐지구력 훈련이 있다. 단기목표는 장기목표를 달성하기 위해 필요한 특별한 기술을 포함한다. 선수트레이너와 환자는 목표에 대하여 서로 상의하고 발전시켜야 한다. 이것이 정해진 목표를 달성하기 위해 환자가 더 열심히 배울 수 있고, 동기를 부여하기 때문에 환자는 과정의 일부분에 반드시 동참해야 한다. 스포츠의 필요사항; 경기의 포지션; 남아있는 시즌; 정규시즌 대 시즌 후; 토너먼트경기; 경기규칙과 보조장구 또는 안전장비에 대한 규정; 손상의 부위, 성질과 정도; 그리고 환자의 정신 상태같은 스포츠에 관련된 특별한 요소 들이 목표의 개발에 영향을 줄 수 있다.

단기목표는 평가 중에 확인된 문제리스트를 포함하여 단계적으로 개발한다. 예로, 최우선순위의 단기목표는 통증, 염증, 경직의 조절이다. 각각의 단기목표는 약간은 어렵지만, 실현가능한 것으로 정한다. 특별한 하위목표에는 목표를 달성하는데 필요한 대강의 시간표를 포함시킨다. 이러한 하위목표는 손상전에 개인들마다 체력, 기능적인 상태, 손상정도, 목표를 달성하려는 의지 등이 차이가 있기 때문에, 시간 의존적이지만 고정되어 있지는 않다. 하위목표를 달성시키기 위한 선수트레이너의 지속적인 강화는 장기목표로 가는 자극제 역할을 한다. 장 · 단기목표는 SOAP 노트에 평가(assessment) 또는 A로 기록한다; 그러나, 많은 선수트레이너들이 노트의 객관적 평가(objective)에 치료계획(treatment plan) 또는 P로 작성을 한다. 손상받은 축구선수의 단기목표의 예를 **글상자** 8.6에 제시하였다.

➤➤ 글상자 8.6

단기목표

주차	목표
1	오른쪽 아킬레스건 부위의 염증, 통증, 부종을 조절한다. 견딜 수 있는 범위에서 능동적 ROM(AROM)과 수동적 ROM (PROM)을 회복한다. 손상부위를 보고하고 활동의 단계를 줄인다. 무릎, 발목, 발의 근력을 유지한다. 체중지지(weight-bearing)운동으로 심혈관 지구력을 유지한다.
2	발목에 양쪽 모두 완전한 AROM, PROM을 회복한다. 손상하지의 근력운동을 시작한다. 무릎, 발목, 발 양측의 근력을 회복한다. 심혈관 지구력과 일반적인 체력을 유지한다.
2-3	fair에서 good까지 저측굴곡근의 근력을 개선한다. 무릎, 발목, 발의 완전한 ROM을 유지한다. 심혈관 지구력을 개선한다. 스포츠-특이성 기능적 패턴을 저항없이 시작한다.
3-4	하지 근력, 지구력, 체력을 증가시킨다. 심혈관 지구력을 개선시킨다. 증간정도의 저항으로 스포츠-특이성 기능적 패턴을 회복한다. 필요한 조정을 통해서 활동에 기능적인 복귀를 시작한다.
4-5	일반적인 근력, 지구력, 체력을 개선한다. 심혈관 지구력을 개선한다. 스포츠-특이성 기술에 속도와 저항을 증가시킨다. 견딜 수 있다면, 완전한 기능적인 활동으로 복귀한다.

치료계획의 개발과 관리 (Develop and Supervise the Treatment Plan)

목표를 달성하기 위해 사용되는 운동치료나 치료기기는 Plan 또는 P로 의사의 처방약물과 함께노트에 작성한다. 안전한 복귀를 위해서 운동치료프로그램를 4가지 단계로 나눈다. 한 단계의 종료와 다음 단계의 시작은 중첩된다. 그러나 각각의 단계는 특별한 역할을 가지고 있다. 첫 번째 단계에서는, 염증반응, 통증, 부종, 반상출혈을 조절한다. 두 번째 단계는 손상관절에 ROM과 고유수용기 감각을 회복한다. 세 번째 단계는 손상된 사지의 근력, 지구력, 체력을 회복한다. 네 번째 단계에서는 스포츠에 관련된 특별한 기술 훈련과 협조성, 심혈관계 개선 등 개인에 맞게 복귀를 준비한다. 이러한 단계들과 예상되는 결과는 다음 장에서 자세히 다룬다. **글상자** 8.7은 운동치료프로그램의 다양한 단계를 나열하였다.

운동프로그램의 각 단계는 관리를 하고 기록한다. 또한, 경과노트(progress note)는 1주나 2주 단위로 작성한다. 많은 건강관리자료들 중에서, 이런 기록들은 보험회사의 변상문제나 소송이 발생했을 때 이용되기도 한다.

프로그램진행의 재평가 (Reassess the Progress of the Program)

단기목표는 개인의 진행에 맞추어 유동적이다. 예로, 치료기기나 약물의 사용으로 단기목표가 예상보다 빨리 달성되면 단기목표를 새롭게 작성한다. 종창, 출혈, 근경직, 위축 또는 감염같은 상태에서는 치유과정이나 단기목표의 달성이 늦어지기도 한다. 주기적인 ROM, 근력, 지구력, 체력, 심혈관 기능의 평가는 발전이 있는지 없는지를 알수 있다. 만약 발전을 보이지 않는다면, 재평가를 한다. 선수트레이너는 만약 지연의 원인이 신체적 문제, 부적응 또는 심리적인 영향 때문이라면 전문가(예를 들면, 의사, 임상심리상담가)에게 의뢰가 필요한지를 판단해야 한다. 이런 과정으로 환자는 단기목표를 계속할 수 있고 장기목표를 달성할 수 있다. 그리고, 환자는 완전한 활동을 얻을 수 있다.

A 축구선수를 위한 장기목표: ROM , 근력, 지구력과 체력이 통증없이 양측이 동일; 심혈관지구력 유지; 관절의 정상 생역학적 움직임 회복; 고유수용기감각이나 협조성 회복; ADL의 회복; 스포츠 관련 특별한 기술이 통증과 제한없이 가능. 단기목표는 글상자 8.6에 있다.

1단계: 염증조절(PHASE ONE: CONTROLLING INFLAMMATION)

Q 축구선수가 아킬레스 건의 원위부에 통증과 압통을 호소하고, 능동적인 저측굴곡에 약화가 있다. 급성치료 프로토콜에 맞게, 분쇄한 얼음팩을 손상부위에 적용한다. 손상관리의 시작단계동안에 어떤 재활운동을 시작하는 것이 적당한가?

➤ ➤ 글상자 8.7

운동치료 프로그램

1단계: 염증 조절

- 염증단계를 조절하고 **PRICE** 원칙(보호, 고정, 얼음, 압박, 거상)을 사용한 냉치료로 반흔조직을 최소화 한다.
- 이완과 복제기법을 가르킨다.
- 정상측 사지의 ROM, 관절유연성, 근력, 지구력, 체력을 유지한다.
- 심혈관 지구력을 유지한다.

2단계: 움직임의 회복

- 정상측의 80%까지 ROM을 회복한다.
- 정상측과 같은 관절유연성을 회복한다.
- 닫힌 등장성 사슬운동을 통해 고유수용기 자극을 시작한다.
- 손상측에 통증이 없는 범위에서 등척성운동을 시작한다.
- 저항과 통증이 없는 범위에서 스포츠-특이성 움직임을 시작한다.
- 정상측의 근력, 지구력, 체력을 유지한다.
- 심혈관 지구력을 유지한다.

3단계: 근력, 체력, 지구력의 증가

- 손상측 사지의 완전한 ROM과 고유수용기 감각을 회복
- 점진적인 저항운동(PRE)을 통해 근력, 지구력, 체력을 회복한다.
- 심혈관 지구력을 유지한다.
- 최소-중간정도의 저항으로 스포츠-특이성 기능적 패턴을 시작한다.

4단계: 스포츠 활동의 복귀

- 기술수행을 평가하고, 생체역학적으로 비효율적인 움직임을 교정한다.
- 근력, 지구력, 체력을 증가시킨다.
- 협응성과 균형을 회복한다.
- 심혈관 지구력을 증가시킨다.
- 스포츠-특이성 기능적 패턴을 증가시키고, 견딜 수 있는 범위에서 보호적인 활동으로 복귀한다.

운동프로그램의 1단계는 손상평가 후 바로 시작한다. 최초의 목적은 출혈, 부종, 삼출, 근육경직 그리고 통증을 유발하는 염증의 조절이다. 다음의 목표가 달성되면 2단계로 넘어간다:

- 부종, 종창, 근경직과 통증이 줄어들어 염증이 조절
- ROM, 관절 유연성, 근력, 지구력과 체력이 일반적인 상태로 유지
- 심혈관 기능이 손상 전 단계로 유지

손상된 조직에서의 콜라겐 반흔 형성, 손상된 연부조직이 재생, 그리고 회복의 자연적인 요소는 본래 조직의 성질보다 효과와 인장력이 많이 감소한다. 염증반응의 기간은 반흔조직에 최적의 안정성과 기능에 영향을 미치는 중요한 요소이다. 염증과정이 길어지면 길수록, 반흔조직은 치밀도가 떨어지고 스트레스에 약하다. 그러므로, 2~3주가 넘는 기간 동안의 고정(immobilization)은 근섬유 재생을 억제하는 관절 유착을 만들 수 있다. 그래서, 모든 염증의 증상은 가능한한 빠르게 조절해야 한다. PRICE는 Protect(보호), Restrict activity(고정), Ice(얼음), Compression(압박), Elevation(거상)으로 손상부위에 급성증상을 줄이기 위해 사용하는 것으로 잘 알려져 있다.

염증 조절 (Control of Inflammation)

손상을 입으면, 손상부위의 출혈과 종창은 조직액과 통증과 근경직을 일으키는 혈액생성물인 울혈을 만든다. 압력이 증가하면 손상부위의 혈류는 감소하고 저산소증(다시 말하면, 산소의 결핍)을 유발한다. 통증은 지속되고, 통증의 역치가 낮아진다. 이러한 일련의 반응은 통증-경직-저산소증-통증의 사이클 패턴을 유도한다. 이러한 이유로, 급성염증기에 순환, 세포대사, 산소의 요구도와 통증-경직 신경신호의 신경전달 속도를 경감시키기 위해서 냉치료(다시 말하면, 얼음, 압박, 거상)가 이용된다. 탄력압박붕대는 출혈과 혈종 형성을 감소시킬 수 있지만, 심한 부종을 일으킬 수도 있다. 거상은 손상 주변조직 공간으로부터 들어오는 액체를 방지해서 정맥과 림프의 허혈과 압력을 줄이기 위해 중력을 이용한다. 이러한 조치의 결과는 조직괴사와 국소 노폐물이 감소하고, 염증기간을 단축시킨다. **실전 전략** 8.1에 PRICE의 원리를 이용한 연부조직손상의 응급조치를 설명하였다.

냉치료, 간헐적 압박, 전기근육자극기는 출혈을 조절하고 종창을 제거하기 위해 사용되기도 한다. 전기치료는 통증과 근경직을 감소시키고, 약화된 근력을 강화시키고, 손상부위에 혈류를 개선시키고, 손상된 건의 치유를 촉진한다. 경피신경전기자극 치료는 통증을 조절하기 위해서 사용되기도 한다(7장을 보시오). 치료기기의 선택은 손상부위의 위치와 크기, 치료기기의 적용가능 여부, 그리고 건강관리자의 선호도에 따라 결정된다. 치료의 중단이나 다른 치료기기의 사용은 염증의 정지에 근거한다. 손등을 손상부위에 올려 정상부위와 체온을 비교할 수 있다. 체온이 상승되어있으면, 염증과 종창이 아직 남아있음을 의미한다. 더 차가운 부위는 순환이 감소되었음을 나타낸다.

고정의 영향 (Effects of Immobilization)

고정은 신체의 다양한 조직에 영향을 미친다. 근신장력, 근육과 건 위축, 순환감소 그리고, 움직임의 감소가 손상조직의 회복과 재생을 늦춘다.

➤ *근육(Muscle)*

고정은 24시간 안에 근력의 감소를 가져온다. 이것은 근섬유 크기, 총 근육무게, 미토콘드리아(세포의 에너지 공급) 크기와 수, 근신장력 감소, 글리코겐과 ATP의 저장감소로 인한 지구력 감소를 유발한다. 운동신경은 근육섬유의 동원과 자극에 효율이 떨어진다. 고정은 산소용량을 감소시켜, 근육피로도를 증가시킨다. 고정의 초기에 근육질량의 감소율이 빠르게 증가한다; 그러나, 5~7일 후에는 줄어든다(10). 느린-수축(slow-twitch(Type I))과 빠른-수축(fast-twitch(Type II))근육섬유 둘 다에서 위축이 생기지만, 일반적으로 고정에 의해서는 느린-수축 섬유가 많은 영향을 받는다. 신장되거나 중립위치에서 고정된 근육은 근육무게나 섬유 횡단면이 짧은 위치에서 고정된 근육보다 잘 유지된다. 짧게 유지된 근육섬유의 길이는 감소하고, 결합조직이 증가하고, 근육신장력이 감소한다. 짧은 위치에서 고정된 근육은 위축이 빨리 진행되고, 수축기능의 감소도 빠르다.

실전 전략 8.1 **연부조직 손상의 급성 관리**

얼음 적용

- 분쇄한 얼음을 피부에 30분 동안 직접 적용한다(대퇴사두근 같은 큰 근육은 40분 동안).
- 얼음적용은 깨어있는 동안 매 2시간마다 반복해서 적용하고(활동적인 사람은 한시간마다), 손상후 72시간 동안에 적용할 수 있다.
- 급성부종이 가라앉으면, 피부온도를 확인한다. 예로, 양쪽을 비교해서 만졌을때 더 따뜻하다면, 부종이 계속되고 있는 것이다. 부종이 의심되면, 얼음적용시간을 늘린다.

압박

- 사지를 손가락쪽으로 외세포액이 흘러가지 않게 원위에서 근위부로 감싼다.
- 너무 단단히 감겨 있지 않게 원위부 맥박을 재본다.
- U자형편자(horseshoe)-패드 착용은 발목의 복숭아뼈 주변에 부종감소를 위한 탄력붕대 또는 테이핑의 효과를 준다.
- 최초 24시간 동안 손상부위에 지속적인 압박을 유지한다.

거상

- 심장보다 6-10 인치 정도 높게 신체부위를 거상한다.
- 잠자는 동안에는 베개 등을 이용하여 높여준다.

활동제한과 손상부위 보호

- 환자가 절룩거리며 걷는다면, 손상관절에 불필요한 움직임을 줄이기 위해 목발이나, 적당한 보호 장비를 사용한다.
- 환자가 상지에 손상이 있다면, 상지를 움직일 때마다 통증이 있다. 이 때에는 적당한 보조기나 슬링을 사용한다.

➤ *관절 연골(Articular Cartilage)*

고정으로 인한 관절연골의 피해가 가장 큰데, 고정 1주일이면 변화가 나타나기 시작한다. 고정기간, 관절의 위치, 관절부하에 영향을 받는다. 활액관절의 간헐적인 부하와 비부하는 정상적인 기능을 위한 적절한 대사작용을 하기 위해 필요하다. 관절의 접촉상태가 지속되면, 연골세포(chondrocyte)와 괴사가 일어난다. 반대로, 관절의 두면이 접촉되어있지 않으면, 관절안에 결합조직의 성장을 촉진한다. 체중부하가 감소하면, 뼈의 흡수가 증가하게 된다. 일반적으로 관절연골은 부드러워야한다. 고정이 30일 넘게 계속되면, 진행성 골관절염을 일으킬 수 있다.

➤ *인대(Ligaments)*

뼈와 비슷하게 인대는 기계적인 요구에 반응하여 재형성되어 정상적인 스트레스를 견디게 된다. 스트레스는 강한 인대를 만들고, 고정은 약한 인대을 형성한다. 이것의 원인은 신장력의 감소이고, 결국 관절의 안정성을 제공하는 인대의 능력이 감소한다.

➤ *뼈(Bone)*

뼈에 생기는 기계적인 압력은 골형성(osteoblastic)과 골파괴(osteoclastic)활동에 영향을 준다. 뼈에서 고정의 영향은 다른 결합조직과 비슷하다. 체중부하나 근육활동의 제한은 뼈의 감소를 유발하고, 고정 후, 2주 안에 일어난다(10). 고정 시간이 증가할 수록 뼈의 흡수가 증가하고 결과적으로 골절을 일으키기가 쉽다. 무용성 위축(disuse atrophy)은 뼈에 생긴 대사장애보다 뼈의 감소로 인한 것이 5-20배 정도 더 크다(11). 그러므로, 체중부하없는 고정의 시간은 가능하면 짧게 유지해야 한다.

재움직임의 효과 (Effects of Remobilization)

초기의 조절된 움직임은 치료과정을 도울 수 있다. 뼈와 연부조직은 손상부위에 가해지는 물리적인 자극에 반응하고, 스트레스 방향을 따라 콜라겐을 재배열하고, 리모델링해서, 관절을 생역학적으로 증진시킨다(볼프법칙 또는 **울프법칙**(Wolff's law)). 지속적인 수동운동(CPM)은 관절유착이나 강직을 예방하고, 혈관절증(hemarthrosis, 관절 안에 피가 고임)과 통증을 감소시킨다. 초기 움직임이나 부분적인 체중부하를 통한 관절에 부하나 비부하 운동은 관절연골, 반월판, 인대에 영양을 공급하여 윤활과정을 유지시킨다. 이런 효과는 적당한 콜라겐 섬유의 형성을 위한 적절한 환경에서 이뤄진다. 움직임에 다른 회복율은 조직에 따라 다르다; 근육의 회복이 빠르고, 관절연골이나 뼈의 반응은 좀 느리다.

➤ 근육(Muscle)

근육의 재생은 운동 후 3-5일 후에 시작한다. 6주 정도면 속근(fast-twitch)이나 느린 지근(slow-twitch) 모두에서 완벽하게 회복된다. 근육의 수축활동은 빠르게 단백질 합성을 증가시킨다. 그러나, 최대 등척성긴장도는 운동 후, 4개월까지 정상으로 회보되지 않을 수 있다. 전기치료의 이용(예, 전기근육자극(EMS))은 근육재훈련, 통증감소, 경축감소 그리고 근육 수축을 통한 펌프작용으로 삼출물 감소에 도움을 준다. 불행히도, 전기자극이나 등척성운동 둘 다 무용성 위축(disuse atrophy)에는 효과적이지 않다.

➤ 관절 연골(Articular Cartilage)

고정 때문에 관절면 사이의 접촉과 비접촉이 이루어지지 않아 연골의 영양공급이 방해를 받는다. 관절연골은 일반적으로 기계적인 자극에 잘 반응하여, 운동 후 구조적인 조정이 일어난다. 연부조직의 변화는 30일이 초과되지 않았다면 가역적이다. 이런 구조적인 변화는 30일이 넘게 고정이 되면, 비가역적이 된다.

➤ 인대(Ligaments)

뼈-인대 접합부는 인대의 중심부보다 천천히 회복된다. 게다가, 비손상 부위도 사용하지 않아 약해진다. 회복은 고정의 기간에 따라 달라진다. 연구결과에서 12주의 고정기간 후 인대에 가해지는 스트레스의 형태와 재손상의 예방에 따라 정상적인 인대 회복의 50%에 도달하는 기간이 6개월, 80%는 1년, 100%의 회복은 1년에서 3년이 걸린다고 보고하였다(12). 인대의 특성이 재움직임으로 정상으로 돌아가기는 하지만, 뼈-인대 접합부는 정상으로 회복되는데 많이 시간이 걸린다. 뼈-인대 접합부는 재활프로그램 계획 시에 반드시 고려해야할 사항이다.

➤ 뼈(Bone)

비록 뼈는 고정 동안에 잃었던 것을 회복하지만, 고정기간의 몇 배의 기간이 걸린다. 불용성 골다공증은 뼈조직의 양이 감소하는 질환으로, 뼈의 손실은 사지의 재움직임으로 비가역적일 수 있다. 고정기간 중에 등장성이나 등척성 운동은 일부 뼈 손실을 감소할 수 있고, 정상적인 체중부하 환경으로 돌아온 후 회복을 돕는다.

손상 후 보호(Protection After Injury)

보호의 형태와 기간은 손상정도, 손상받은 구조, 건강관리 제공자의 소신에 따라 다르게 나타난다. 탄력붕대, 패드, 슬링, 관절보조기(hinged brace), 스프린트(splints), 석고고정(casts), 목발(crutches)같은 재료가 손상부위를 보호하기 위해 사용된다. 이런 아이템의 대부분은 4장에서 설명하였다. 환자가 통증이 있어 걸을 수 없거나 절룩거리며 걷는다면, 목발이 추천될 것이다. 적당한 목발의 착용과 사용은 **실전 전략 8.2**에 요약하였다.

활동의 제한이 활동의 중지를 의미하는 것은 아니고, "전에 비해 휴식을 갖거나", 스포츠에서 필요한 것보다 활동을 줄여서 최근의 손상된 조직이나 관절이 참을 수 있도록 하는 것이다. 훈련효과의 **감소**(Detraining) 또는 신체훈련을 통해 얻어진 이익의 감소는 1-2주의 비활동으로 나타날 수 있고, 대사량(metabolic)과 운동량(working capacity)에서 중대한 감소가 일어난다(13). 웨이트 리프트 프로그램(weight-lift program)을 통한 근력운동은 조깅, 수영, 고정식 자전거, 상체 자전거(upper body ergometer)같은 심혈관계 운동으로 변경해야 한다. 이런 운동은 비활동으로 경험할 수 있는 우울증을 예방하고, 손상부위에 염증이나 자극을 피해서 1단계의 운동으로 동시에 수행할 수 있다.

A 아킬레스건 손상의 급성치료 프로토콜을 한 후, 조기의 조절된 운동, 발목에 통증이 없는 범위에서 ROM, 그리고, 체중부하, 근력강화, 심혈관계 운동을 손상부위에 자극이 가지 않게 실시한다.

실전 전략 8.2 **목발과 지팡이 길이 측정과 사용**

목발 길이 측정

1. 편평한 신발을 신고 두발을 모아 바르게 선다.
2. 목발의 끝을 5번째 발가락으로부터 밖으로 6인치, 앞으로 2인치에 위치시킨다.
3. 신경혈관 구조물의 압박을 피하기 위해 목발패드와 액와 피부 주름사이에 손가락 2개가 들어갈 정도의 공간으로 길이를 조절한다.
4. 손잡이는 잡았을 때 주관절이 25-30° 정도 굴곡되게 하고, 고관절 근처(대전자)에 위치하도록 한다.

지팡이 길이 측정

1. 위와 같이 환자를 세우고, 손잡이를 잡았을 때 주관절이 25-30° 정도 굴곡되게 하고, 고관절 근처(대전자)에 위치하도록 한다.

건너뛰기 보행(swing through gait(체중지지 없음))

1. 건측다리로 선다. 앞으로 기대면서 양측 목발을 위치시킨다. 환측다리를 몸 앞으로 12-24인치 앞에 놓는다.
2. 몸무게를 손힘으로 지탱한다. 액와 패드에 몸무게가 실리지 않게 한다.
3. 건측다리를 이용하여 정상처럼 목발을 통해 걷는다. 과정을 반복한다.
4. 가능하면 대퇴사두근의 위축을 방지하기 위해 환측다리를 쭉 편다.

3점 보행(three-point gait(부분적인 체중지지))

1. 이 보행은 한 다리가 체중을 지지할 수 있고, 환측다리를 바닥에 댈 수 있거나, 부분적인 체중지지가 가능할 때 사용한다.
2. 견딜 수 있을 만큼 환측에 체중을 지지하고, 손으로 들어 휴식을 취할 수 있다.
3. 바른 뒤꿈치-발가락 테크닉이 사용되고, 발뒤꿈치가 먼저 바닥에 닿으면, 발바닥 구에 체중이 몰린다.
4. 팔을 통한 무게 지탱을 줄이면 체중지지가 증가한다; 정상보행의 모방

계단오르내리기

1. 난간 반대편 팔아래에 양쪽 목발을 위치시킨다.
2. 계단을 **올라갈 때는** 난간에 기대면서 **건측다리를 먼저 올린다.**
3. 계단을 **내려올 때는** 다음 계단에 목발을 위치시키고, **환측다리를 먼저 내려온다.**

목발 한쪽이나 지팡이의 사용

1. 건측에 목발이나 지팡이를 잡고, 환측과 같이 앞으로 움직인다.
2. 목발이나 지팡이에 심하게 기대지 않는다.

2단계: 움직임의 회복(PHASE TWO: RESTORATION OF MOTION)

Q 현재 손상후 4일이 지났다. 급성염증 증상은 가라앉았다. 아킬레스건의 유연성과 근력을 증가시키기 위해 사용해야 하는 운동은 무엇인가? 운동프로그램을 보충하기 위해 사용될 수 있는 치료방법은 무엇이 있는가?

2단계는 염증이 조절되면 즉시 시작한다. 이 단계에서는 일반적인 체력이나 심혈관계 지구력의 유지뿐만 아니라, 손상부위의 ROM, 유연성회복에 초점을 맞춘다. 부종이 없을 때, 손상 4일 후부터 시작할 수 있지만, 몇 주를 기다려야 하는 경우도 있다. 손상부위가 아직 건드리면 통증이 있지만, 초기보다 덜 아프고, 능동적이나 수동적 ROM에 통증이 줄었으면 시작한다. 환자가 고정기(immobillizer)나 스프린트를 착용하고 있으면, 치료나 운동 시에 제거하고 끝나면 다시 착용하도록 한다. 환자가 다음의 항목을 완수하면 3단계로 넘어간다:

- 염증과 통증이 조절
- 정상사지의 80%까지 ROM이 회복
- 양쪽 관절의 유연성이나 고유수용기 감각이 회복
- 심혈관계 지구력이나 일반적 체력이 손상 전으로 유지

정상 ROM의 측정은 관절각도기(goniometer)를 사용하여 양측을 잰다(5장 참고). 냉치료는 운동 전에 사용하여, 통

➤ ➤ 글상자 8.8

관절 움직임의 제한 요인

- 뼈의 돌출
- 관절유착
- 근육단축
- 피부의 탄력 저하 또는 비탄력성 치밀 반흔조직
- 부종
- 통증
- 지방 또는 정상 움직임을 방해하는 다른 연부조직

증을 줄이고, EMS나 열치료를 사용해 조직의 순환을 돕거나 열을 준다. 조직이 가열되면, 마찰법 마사지(friction) 혹은 관절도수치료를 이용하여 정상 움직임을 회복하도록 반흔조직의 제거를 돕는다.

이 단계에서의 진행은 ROM, 고유수용기, 관절의 유연성을 회복하기 위해 서서히 실시한다(**글상자 8.8**). 장시간의 고정은 근육의 유연성을 감소시키고, 단축된 상태가 되는데 이것을 **구축**(contracture)이라고 한다. 관절주위의 결합조직은 수축성 특성을 잃게 된다. 결합조직은 스트레칭으로 천천히 유연하게 신장되지만, 고정이 되면 근육처럼 짧아진다. 결합조직이나 근육은 수동적이거나 능동적 스트레칭과 고유수용성 신경근 촉진법(proprioceptive neuromuscular facilitation(PNF))으로 늘릴 수 있다.

수동 관절가동운동 (Passive Range of Motion)

관절이 정상적으로 움직이기 위해서는 2가지 형태의 운동이 있다. 생리학적 운동(physiologic motion)은 기본선을 따라 굴곡-신전, 외전-내전, 회전이 일어나고, 관절각도기로 측정한다. 종속운동(accessory motion)은 **관절운동학**(arthrokinematics)이라고도 하고, 생리학적 운동과 함께 일어나는 불수의적 관절운동으로 정확한 측정이 어렵다. 종속운동은 회전(spinning), 구르기(rolling), 활주(gliding)를 통해 관절표면에서 운동이 일어난다. 정상 보조운동은 전체 생리학적 운동범위에서 반드시 일어난다. 만약 종속운동의 요소에 제한이 생기면, 정상적인 생리학적 운동은 일어날 수 없다.

제한된 수동운동범위(passive range of motion (PROM))를 **저운동성**(hypomobility)라 한다. 이런 움직임의 제한은 통증없이 회복되는 것을 방해하고, 환자가 기존 손상에 다시 염증을 일으키는 미세손상에 관심을 기울이게 한다. PROM의 회복은 퇴행성 관절의 변화를 예방하고, 치유를 증진한다.

➤ *관절가동술(Joint Mobilization)*

관절가동술은 경직관절이 "느슨한(free up)" 한 열린 사슬 자세(open packed position)에서 적용되는 다양한 진동을 사용한다. 진동은 다음과 같은 중요한 도움을 준다:

- 유착을 제거하고, 관절제한을 줄인다.
- 조직들의 충돌을 견인한다.
- 정상관절 연골에 윤활작용을 증가한다.
- 통증과 근육경직을 줄인다.
- 완전한 ROM과 치유를 촉진한다.

그러나. 관절가동술은 몇 가지 사례에서 금기증이 있다(**글상자 8.9**). Maitland는 도수치료의 5가지 등급을 다음과 같이 설명하였다(14).

- *Grade I* : ROM의 시작부분에서 작은 크기의 움직임. 통증이나 경직이 초기에 ROM에서 움직임을 제한할 때

➤ ➤ 글상자 8.9

관절 도수치료의 금기증

급성 염증
골관절염의 진전
선천적인 골변형
골절
과운동성
감염
악성종양
신경학적 증후
골다공증
외과용 구조물에 빠른 자극
류마티스 관절염
혈관질환

사용한다.

- *Grade II* : 중간 ROM에서 큰 크기의 움직임. 경직이 움직임을 제한할 때 느린 진동보다는 빠른 진동으로 적용하거나, 운동범위의 중간부분에서 통증이 증가할 때 사용한다.
- *Grade III* : 생리적 ROM의 범위에서 큰 크기의 움직임. 통증이나 경직, 비활성조직의 경직, 또는 조직압박으로 인한 제한이 운동범위의 끝부분에서 생길 때 이용한다.
- *Grade IV* : ROM의 거의 끝부분에서 작은 크기의 움직임. 통증이나 경직이 없는 상태에서 저항이 움직임을 제한할 때 사용한다.
- *Grade V* : 소리가 날 정도로 수행되는 ROM의 끝부분에서 전달되는 가속 밀치기(quick thrust)로 작은 크기의 움직임. 작은 저항이 ROM의 끝부분에서 제한될 때 사용한다. 도수치료는 밀치기의 힘보다는 속도로 최상의 효과를 낼 수 있다.

관절가동술 시에 환자는 열린사슬 자세로 관절을 유지하고 편안한 자세를 취한다. 이런 자세는 주변조직을 가능한 느슨하게 하고, 관절내 공간을 최대한 넓혀준다. 힘의 방향은 관절면의 모양에 따라 달라진다. 오목-볼록관절 법칙(concave-convex rule)은 볼록관절면이 고정되고, 오목관절이 움직일때, 오목관절은 제한이 있는 방향과 반대방향으로 관절면을 활주시킨다. 오목관절면이 고정되고, 볼록관절이 움직인다면, 제한이 있는 방향으로 볼록관절을 활주시킨다 (**그림 8.2**). 전형적인 치료방법은 3-6회의 도수치료를 30초간 지속하고, 초당 3회의 진동을 적용한다(14). **그림 8.3**은 관절도수치료 기법의 예이다.

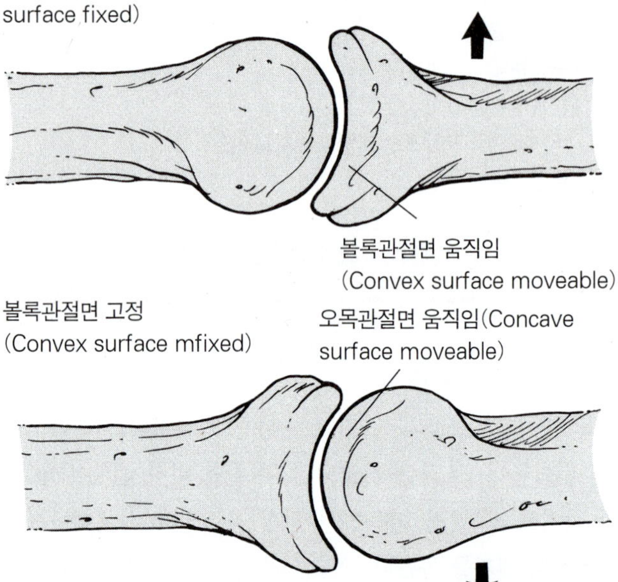

➤ *유연성(Flexibility)*

유연성은 관절에서 일어나는 모든 면의 ROM이 가능한 것이다. 관절 유연성은 정상관절 구조, 연부조직의 운동성, 근육의 신장력이 복합적으로 작용하는 것이다. 예로, 고관절이 완전수동운동범위에서 움직임이 가능하지만, 앉은 자세에서 능동적인 고관절 굴곡을 할 때 발가락이 바닥에 닿으면서, 짧아진 슬굴곡근이 고관절 굴곡의 ROM을 제한할 수도 있다. 이런 형태의 저항은 근섬유나 결합조직의 긴장으로 발

➤ 그림 8.2. **오목-볼록 법칙(concave-convex rule).** 움직이는 관절면이 오목관절이면, 동작의 제한이 있는 반대방향으로 관절을 움직인다. 만약 볼록관절이 움직이면, 동작의 제한이 있는 방향으로 움직인다.

생할 수 있다.

근육은 두 개의 기본적인 고유수용기를 가지고 있고, 신장시 자극을 받는데, 주로 근방추와 골지건기관이다. 근방추는 근섬유와 평행하게 있기 때문에, 근육과 함께 신장된다(**그림 8.4**). 근방추가 자극을 받으면, 근방추 감각섬유가 흥분을 하고, 척수에 신호를 전달하여 반사적으로 근육을 수축시키고, 결과적으로 신장을 억제한다. 원하는 운동을 수행하는 근육을 **주동근**(agonist)이라고 한다. 근방추와는 다르게, 골지건기관은 건이나 관절인대 안에 섬유와 직렬로 연결되어 있고, 근의 길이(length)보다는 긴장(tension)에 반응한다. 만약 신장시간이 길어지면(예, 6~8초 이상), 골지건기관은 자극을 받는다. 이 자극은 근방추와는 다르게 **길항근**(antagonist)을 억제한다. 이런 감각구조는 근육섬유에 손상을 줄 수 있는 과도한 신장력으로부터 근육인대조직을 보호한다.

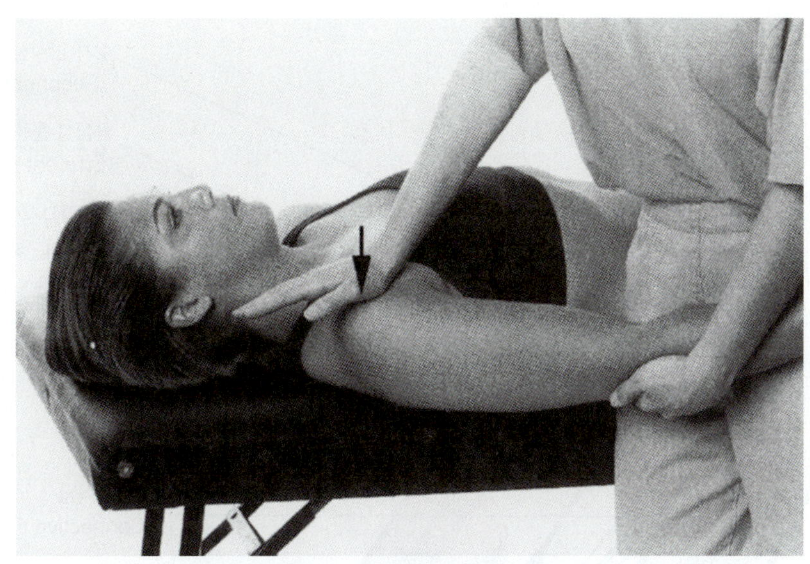

➤ 그림 8.3. **관절가동술(joint mobilization technique).** 후방 견관절 미끄러지기(posterior humeral glide)는 이 지점에서 굴곡과 내측 회전을 증가 시키기기 위해 한손으로 주관절을 잡고, 다른 한 손으로 견관절 머리를 후방(화살표 방향)으로 미끄러지게 한다.

유연성은 반동적인(ballistic) 또는 정적인(static) 신장으로 증가시킬 수 있다. **반동적인 신장**은 가능한 ROM의 끝 부분에서 반동을 주는 동작을 반복한다. 근방추가 반복적으로 신장되지만, 짧은 시간의 반복이기 때문에 골지건기관은 흥분하지 않는다. 이것만으로도, 근육은 쉽게 이완되지 않는다. 정상 ROM 범위 안에서 운동이 전달되기 때문에, 근육이 수축된 상태로 남아있어, 근육인대조직의 미세손상이나 과도한 신장을 예방할 수 있다. **정적인 신장**은 느리고 서서히 진행되는 움직임이다(**글상자 8.10**). 골지건기관은 근방추에서 나오는 흥분과 겹쳐져서 근육의 신장이 안전하고 효과적으로 일어나게 한다. 근육을 미열이 느껴질 정도로 신장하고, 관절위치를 15초정도 고정해서, 몇 번을 반복한다. 이 기술은 근막발통점에 감각을 떨어뜨리기 위해서 냉각스프레이(vapo-coolant spray)와 함께 사용한다.

고유수용성신경근 촉진법(PNF)은 고유수용기를 자극하여 신경근의 반응을 빠르게 하거나 증진시킨다. 환자는 도수접촉(피부)과 청각 입력을 통해 운동을 어떻게 수행해야 하는지 배운다. 환자는 검사자가 움직여주는 사지의 시작과 끝 동작을 보면서 배운다. 구령은 반사적인 반응과 자발적인 노력이 조화를 이루기 위해 사용한다. "밀기(push)" 또는 "당기기(pull)"와 같은 단어는 주로 등장성 수축에 사용하고, "이완(relax)"다음으로 하는 "유지(hold)"는 등척성이나 안정성을 위해 사용한다. 도수접촉은 반사반응이 압력수용기에 의해 최대로 영향을 받기 때문에, 움직임의 방향을 이끌고, 최대의 반응을 촉진한다.

이런 운동은 한 근육그룹(다른 말로, 주동근)에 유연성을 증가시키고, 동시에 다른 근육군(다른 말로, 길항근)을 강화시킬 수 있다. 그러므로, 초기 운동프로그램에 시작하면, PNF 신장은 반흔조직의 신장에 도움을 줄 수 있다. 반흔조직의 밀도가 증가하고 성숙될수록, 짧은 신장은 덜 효과적이기 때문에 조직의 변형이 길수록 장시간 신장이 필요하다.

PNF 기법은 주동근이 협조성을 갖게 근육의 수축을 재훈련시키고, 길항근은 ROM 범위에서 움직이도록 한다. **능동억제**(active inhibition)는 신장 전에 반사적으로 근육그룹을 이완시키는 방법이다. 일반적으로 수축-이완(contract-relax), 유지-이완(hold-relax), 느린 역-유지-이완(slow reversal-hold-relax)방법이 있다(**글상자 8.11**). 검사자는 운동시키려는 사지를 고정한다. 근육군에 수축과 수동적 신장을 번갈아 시행한다(**그림 8.5**). 수축은 3,6, 또는 10초를 유지한다. 수축시간에 따른 결과는 비슷하다(15).

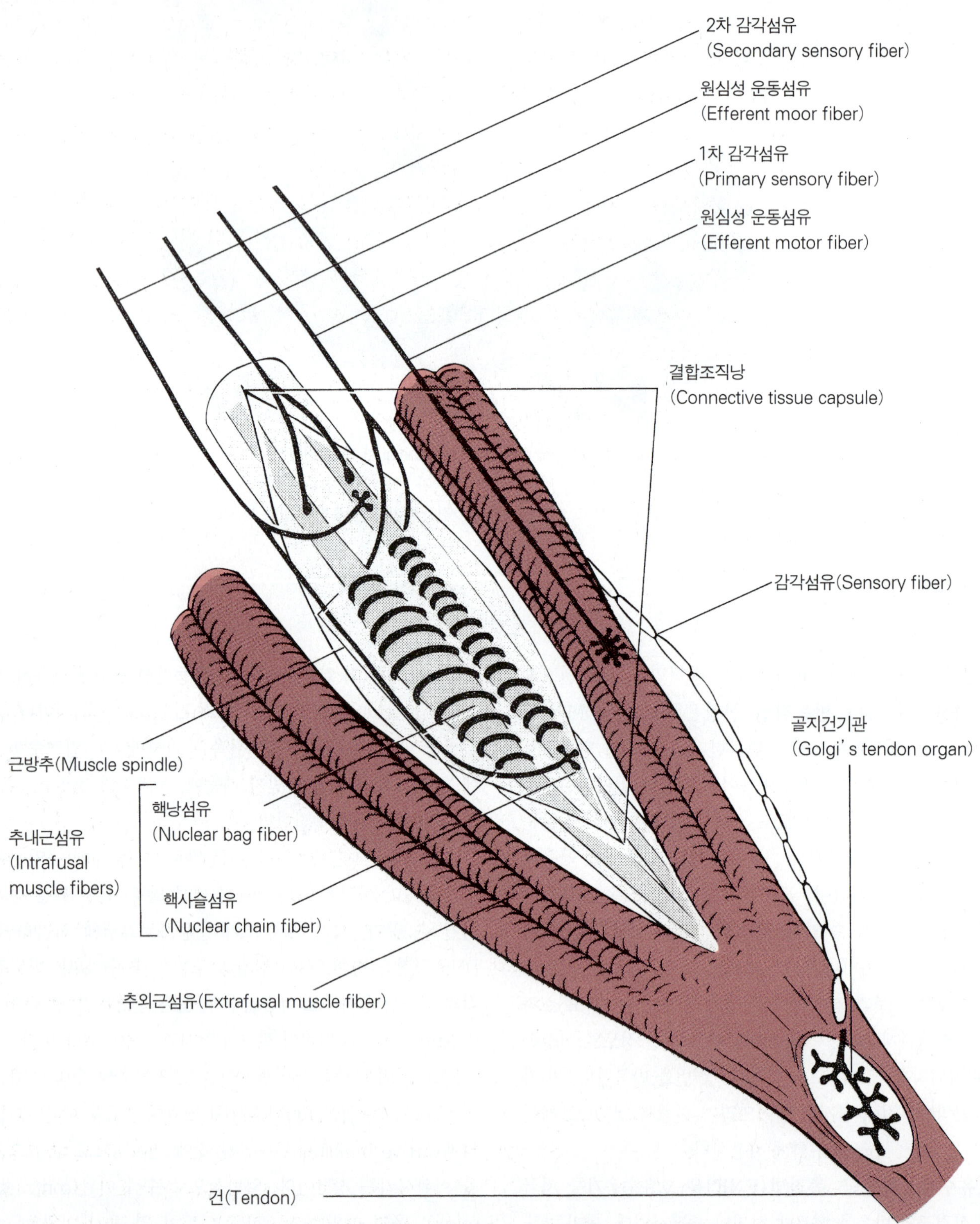

➤ 그림 8.4. 근방추와 골지건기관의 해부

➤ ➤ 글상자 8.10

유연성 증가를 위한 정적인 신장 방법

1. 따뜻한 신체조직은 신장이 촉진된다; 그러므로, 준비운동(warm-up)이 추천된다. 가벼운 조깅이 어렵다면, 표면열치료 후에 신장을 실시한다.
2. 신장 자세에서 약간의 긴장이 느껴질 정도로 자세를 취한다.
3. 반동을 주지 않는다; 이완의 느낌이 느껴질 때까지 10-30초를 유지한다. 이완이 느껴지거나 늘어나는 감이 있다. 6-8회 정도 반복한다.
4. 호흡은 천천히 리듬감을 가지고 호흡한다. 호기 시 신장한다.
5. 과도하게 신장하지 않는다. 4-6주 정도는 유연성 증가를 못 느낄 수도 있다.
6. 특정 부위에서 신장 시 저항감을 느끼면, 파트너 신장이나 , 고유수용성 신경근촉진법(PNF) 을 사용한다.
7. 다음 상태에서 과도한 신장을 피한다.
   - 최근의 골절 후
   - 장시간의 고정 후
   - 관절안이나 주변에 급성 염증이나 감염
   - 뼈 돌출로 인한 움직임 제한
   - 근육 구축 또는 관절유착으로 움직임 제한
   - 신장 시에 급성통증

두 번째 기법인 **상반지배억제**(reciprocal inhibition)는 짧아진 길항근의 이완과 능동적인 주동근의 수축을 사용한다. 이 기법에서 환자는 짧아진 근육의 반대 근육을 저항에 대항하여 수축한다. 이것은 짧아진 근육의 상반지배억제로 근육이 늘어나기 때문이다. PNF운동의 이점은 통증이 있거나 초기 치유에 있는 짧아진 근육을 늘릴 수 있다는데 있다. 게다가, 동작이 실제 운동을 흉내내는 대각선 패턴의 면에서 일어난다.

능동 보조 가동범위 (Active Assisted Range of Motion)

손상관절에서는 아마도 근육의 위축 때문에 능동적인 운동보다는 PROM이 좋다. 사람이 테이블위에 걸터 앉아 발을 번갈아 움직이는 것은 가능하다. 그러나, 만약 사람이 테이블위에 걸터 앉아 무릎을 펴는 것을 시도한다면, 완전히 편 상태에서는 자발적인 움직임이 어려울 수도 있다. 이런 상황에서는 정상 관절구조와 완전한 PROM을 가지고 있다. 그러나, 완전한 능동 ROM을 얻기 위해서는 선수트레이너, 기계적인 장치, 혹은 반대쪽 사지(능동보조운동, AAROM)

➤ ➤ 글상자 8.11

능동 억제 기술(active inhibition technique)

3가지 PNF 기술을 사용한 슬건근 그룹의 신장 방법은 다음과 같다:

수축-이완(contract-relax)

1. 대퇴를 고정하고 슬건근에 제한이 느껴질때까지 주동근 패턴으로 수동적인 고관절 굴곡을 한다.
2. 환자는 그때 길항근 패턴으로 등장성 수축을 한다.
3. 제한이 느껴질때까지 주동근 패턴으로 수동적인 신장을 적용한다; 이 과정을 반복한다.

유지-이완(hold-relax)

1. 슬건근에 저항이 느껴질때까지 주동근 패턴으로 다리를 수동적으로 움직인다.
2. 환자는 그때 약 10초간 유지자세로 등척성수축을 한다.
3. 약 5초간 이완시킨다.
4. 제한이 느껴질 때까지 주동근 패턴으로 수동적 신장을 적용한다; 이 과정을 반복한다.

느린 역 유지-이완(slow reversal-hold-relax)

1. 주동근 패턴으로 대퇴사두근을 구심성 수축을 하는 동안에 슬건근은 의식적으로 이완한다.
2. 환자는 그때 길항근패턴으로 저항에 대항해서 등척성 수축을 10초간 실시한다.
3. 10초간 이완한다.
4. 환자는 주동근 패턴으로 신체부위를 능동적으로 움직인다; 이 과정을 반복한다.

가 필요할 수도 있다. 통증이 없는 범위에서 도움을 받아 사지가 운동을 하는 것이 제한된 자발적인 운동보다 빠르게 정상 능동ROM을 회복할 수 있다.

능동가동범위 (Active Range of Motion)

능동가동범위(AROM) 운동은 근육 수축과 이완 동안에 펌핑운동을 통해 순환을 증가시키는 운동이다. 근력운동이 시작되기 전까지 완전한, 통증이 없는, AROM은 필요하지 않지만, 던지기나 쪼그리기, 민첩성 훈련 같은 완전한 기능적인 움직임이 필요한 훈련이나 기술은 적절한 관절구조를 회복할 때까지 기다려야 한다. 능동운동은 비교적 통증이 없는 상태에서 시행되고, 진통효과나 중력 제거를 위해서 월풀에서 운동을 촉진할 수 있다. 능동운동의 예로는 발목으로 알파벳의 A를 따라 그리기, 관절운동성을 개선하기 위해 지

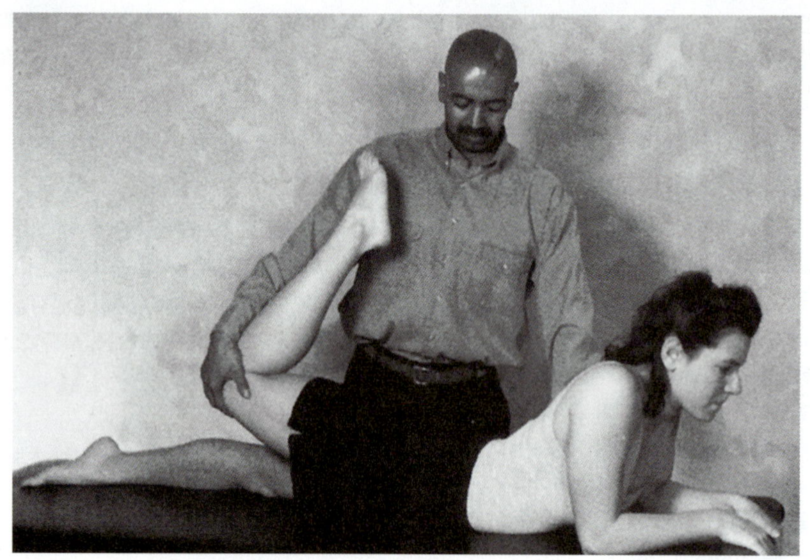

➤ 그림 8.5. **고유수용성 신경근 촉진법.** PNF 신장에서 선수트레이너는 수동적으로 근육그룹을 신장시킨다. 약간의 신장이 느껴지면, 환자는 저항에 대항하여 3, 6, 10초 정도 등척성 수축을 한다. 근육을 다시 수동적으로 신장시킨다. 4-5번 정도 이 과정을 반복한다.

팡이나 막대기를 이용한 상지운동이 있다(**실전 전략** 8.3).

저항적 가동범위 (Resisted Range of Motion)

저항적 가동범위(RROM)은 정적(static)이나 동적인(dynamic) 특징을 둘 다 가지고 있다. 정적인 운동은 등척성 근육수축으로 측정하고, 통증이 없는 호(arch)에서 1-2단계의 운동프로그램에 사용될 수 있다. 동정인 저항운동(dynamic strengthening)은 다음 섹션에서 언급할 것이다.

등척성 훈련은 정적인 힘을 만들어 낼 수 있는 근육의 최대 잠재력를 측정한다. 근육은 근육의 길이나 관절각도를 동시에 유지하면서 지속적인 긴장상태로 있다. 예로, 문에 서서 문을 문틀에 대항하여 최대의 근육수축으로 밀면, 상지의 관절움직임은 보이지 않는다. 등척성운동은 다음과 같을 때 유용하다: (1) 움직임이 질병이나 보조기에 의해 금기일 때 (2) **붙은 지점**(sticking point)이라 불리는 특별한 각도에 근육의 약화가 있어 움직임이 제한되는 경우 (3) 통증호가 있는 경우. 등척성 근력 운동은 비록 근력이 증가하기는 하지만, 관절각도의 10° 안팎으로 제한되어 있기 때문에 많은 효과를 기대하기 어렵다. **역효과**로 숨을 참고 운동을 하면, 혈압이 빠르게 증가한다(Valsalva 효과). 이것은 적당한 호흡법으로 바꾸어야 한다. 등척성 수축을 수행할 때, 검사자의 손같은 물체에 대항하여 최대의 힘을 약 10초 간 발생시키고, 한 세트 당 10회 반복한다. 가능한 ROM에서 매 20° 씩 증가시키며 수행하는 수축을 다각도 등척성 운동(multiangle isometric exercise)이라고 한다.

고유수용기 (Proprioception)

고유수용기는 관절 움직임의 **감각**(kinethesia)이나 관절의 위치를 감지하는 감각 수용기의 특이한 형태이다. 감각수용기는 피부, 근육, 건, 인대, 관절에 위치하고 조직의 변형과 관계있는 중추신경계로 입력을 제공한다. 시각과 전정기관의 중추도 신체의 위치와 균형에 대한 구심성 정보를 중추신계로 전달한다. 신체 위치를 감지하는 기능은 피부, 근육, 관절의 기계적 수용기(mechanoreceptor)의 중계에 의해 작동한다.

➤ *관절 기계적 수용기(Joint Mechanoreceptors)*

관절의 기계적 수용기는 관절낭, 인대, 반월판, 관절순(labra), 지방패드에서 발견되고, 4가지 종류의 신경종말이 나온다: 루피니소체(Ruffini s corpuscles), 골지수용기, 파

실전 전략 8.3 상지와 하지의 관절가동범위운동

A. **발목.** 발목으로 알파벳을 쓴다. 모든 글자를 3번 반복.

B. **아킬레스건.** 앉은 자세에서 앞 발바닥에 타올을 대고, 천천히 건을 신장시킨다.

C. **무릎.** 앉은 자세에서 천천히 무릎을 굴곡시키고, 하지를 타올로 감싸 발목과 발을 엉덩이 쪽으로 가져온다.

D. **고관절.** 바로 누워서 한쪽 무릎을 가슴으로 가져온다. 다른 쪽도 반복한다.

E. **손목과 주관절.** 건측 손을 이용, 환측의 손목이나 주관절을 굴곡, 신전시킨다.

F. **견관절 굴곡.** 지팡이나 막대기를 사용하여 건측 팔을 머리 위로 천천히 올린다.

G. **견관절 외회전.** 지팡이나 막대기를 사용하여 건측 팔로 천천히 상완관절의 외회전을 시킨다.

H. **견관절 내회전.** 지팡이나 막대기를 사용하여 건측 팔로 천천히 상완관절의 내회전을 시킨다.

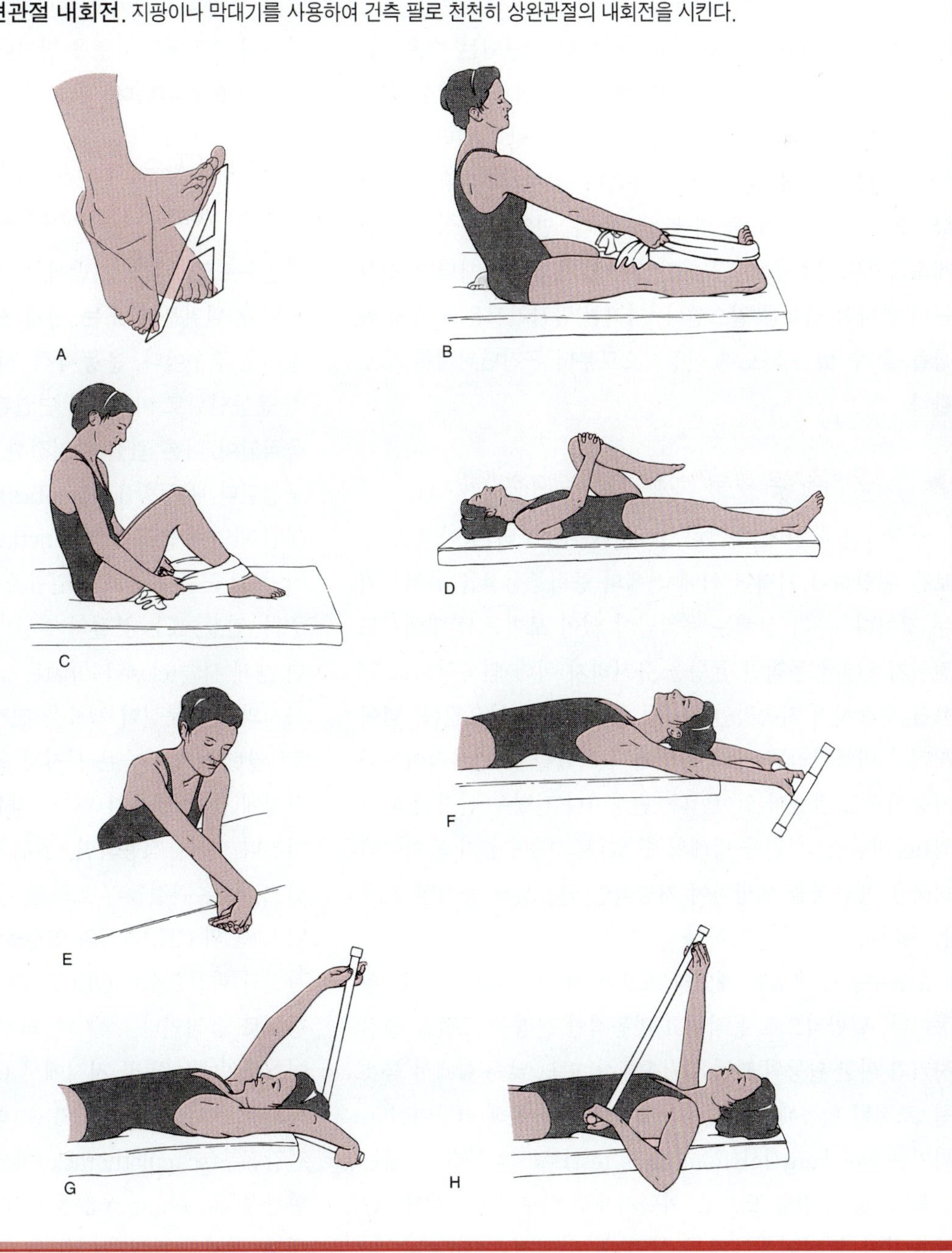

치니안소체(pacinian corpuscles), 자유신경종말(free nerve endings). 루피니소체는 관절낭의 압력이나 신장에 반응한다. 골지감수기는 인대 내에 있고, 관절움직임의 끝부분에서 인대가 긴장을 하면 반응한다. 파치니안소체는 고주파수의 진동이나 압력에 반응한다. 그리고, 자유신경종말은 물리적인 스트레스나 변형 그리고 관절을 구성하고 있는 연부조직에 부하가 걸리면 작동한다.

➤ *근육 기계적 수용기(Muscle Mechanoreceptors)*

앞에서 언급했듯이, 근육과 인대에서 발견되는 수용기는 근방추와 골지건기관이다. 근방추는 구심성과 원심성 신경섬유에 둘다 연결되어 있고, 근육의 길이뿐만 아니라 근육길이의 변화율에 더 민감하게 반응한다. 골지건기관은 근건접합부의 수축과 신장 둘 다에 반응한다. 만약 신장이 장시간 계속되면(6-8초이상), 골지건기관이 자극을 받게되고 길항근의 반사적 억제를 일으킨다. 이러한 감각기전은 근육에 손상을 줄 수 있는 과도한 신장력으로부터 근건단위체를 보호한다.

➤ *고유수용기의 회복(Regaining Proprioception)*

균형이란 몸안에 다양한 고유수용기로부터 들어오는 정보를 통합하여 기저면 위에 신체의 중력중심점을 위치시키는 것이다. 우리 신체는 움직임이 없어 보이는 상태에서도 정위자세에서 동적인 균형을 유지하기 위해 연속적으로 근육을 수축시켜 지속적인 자세동요(sway)를 일으킨다. 넘어지거나 비틀거리는 것 같이 균형이 깨졌을 때 반사적이거나 자동적으로 반응이 일어난다. 손상이나 질병은 신경근 되먹임(feedback) 기전을 방해할 수 있다. 고유수용기 되먹이의 회복은 재손상을 예방하여 기능적인 안정성과 동적인 관절을 유지하기 위해 필요하다.

고유수용기 운동은 개인의 스포츠 참여에 맞는 특별한 활동이다. 일반적으로 동적이고 반동적인 신경근 조절을 증진시키기 위한 활동의 과정은 저속에서 고속, 낮은 힘에서 높은 힘, 조절된 활동에서 조절되지 않은 활동을 통해 이루어진다. 환자는 Romberg검사(Romberg's test)로 시작한다. 검사는 눈을 감고, 두발을 모으고, 차렷자세로 바로 선다. 검사자는 흔들림이나 넘어지는지를 살핀다. 한발서기(single-leg stance)검사(예, stork stand)는 두 눈을 감은 상태에서 일정 시간동안 한발로 서서 균형을 잡는다. 다음 단계에서는 눈을 뜨고 볼 잡기를 진행한다. 이 운동은 트렘플린(trampline)위에서 실시하면 더 어렵다. 생체역학적인 발목 플랫폼 시스템(biomechanical ankle platform system(BAPS)) 보드를 사용해서 양측 균형잡기를 시작할 수 있고, 한발균형, 농구공 드리블, 공잡기로 진행시킬 수 있다. 이 운동의 대부분은 상지에 적용시킬 수 있다. 상체밀기(push-up)자세로 시작해서 체중을 한손에서 다른 손으로 이동하고, 등척성 또는 등장성으로 상체를 일으키고, 한손으로 균형을 유지하거나, BAPS 보드나 볼위에서 균형을 잡거나, 다른 밀도나 높이의 재료 위에서 손으로 걷는다.

열린 생체 사슬운동 대 닫힌 생체 사슬운동 (Open versus Closed Kinetic Chain Exercise)

운동프로그램의 개발에서 일반적인 실수는 전체 사지의 근위와 원위분절 또는 생체 사슬(kinetic chain)의 평가가 실패한 경우이다. **운동학적 사슬**(kinematic chain)은 복잡한 운동단위로 이루어진 연결된 관절의 연속으로, 한 관절에 움직임이 다른 관절에 일정한 움직임을 만들어내기 위해서 구성된다. 운동학(kinematics)이 움직임의 모양을 나타내는 것인 반면에 **운동역학**(kinetics)은 움직임에 영향을 주는 내적인(예,근육수축 또는 결합조직의 억제력) 또는 외적인(예, 중력, 관성, 또는 분절의 질량) 힘이 포함된 것이다. 먼저, 닫힌 생체 사슬(closed kinetic chain (CKC))은 기립자세에서 사지의 원위분절이 체중을 지지하는 특징을 가진다. 다음으로, 열린 생체 사슬은 사지의 원위분절이 체중지지없이 다른 관절에 영향을 주지 않고, 자유로운 운동이 가능한 특성을 가진다. 힘이 적용되면, 원위분절이 독립적으로 기능할 수 있고, 다른 관절들과 조화를 이룰 수 있다. 많은 근위관절들이 OKC와 CKC자세의 영향을 받는다. 예로, 발목, 무릎, 고관절의 회전요소는 OKC로부터 CKC자세로 움직일 때 역방향으로 움직인다. 상지와 하지사이의 부조화 때문에 특히, 어깨부위에서 몇몇 저서에서 OKC와 CKC자세의 전통적인 정의를 논의해 왔다(16-18). 하지의 CKC와 같은 방법처럼 견갑흉부(scapulothoracic)에서 근육을 안정시키는 것은 상완관절(glenohumural)을 안정화시키는 관절 압력을 만들어낸다. 상지와 관련된 CKC와 OKC의 정의가 아직 논의 중이지만, CKC와 OKC 운동 둘 다 상지나 하지 재활프로그램에

➤➤ 글상자 8.12

닫힌 운동역학적 사슬 운동의 장점

- 큰 관절 압축력을 제공한다.
- 체중지지(weight-bearing)와 근육 수축을 통해 많은 관절을 운동시킬 수 있다.
- 속도와 토크를 좀 더 조절할 수 있다.
- 관절전단력이 감소된다.
- 관절 협동을 증가시킨다.
- 고유수용기 감각을 재교육시킨다.
- 정적인 안정성과 동적인 안정성 기술이 촉진된다.
- 운동은 대각선과 나선 패턴으로 일어난다.

포함되야 한다는 것에는 일반적으로 동의하고 있다.

손상과 그에 따른 고정은 골격근, 건, 관절에 있는 고유수용기에 영향을 미친다. 재활에서, 감각입력에 반응하기 위한 관절과 근 고유수용기의 회복은 CKC 운동을 이용하는 것이 중요하다. 닫힌 생체 사슬 운동들은 몇가지 이유에서 추천된다(**글상자** 8.12). 닫힌 생체 사슬 운동은 고유수용기를 자극하고, 관절 안정성을 증가시키고, 근육 협조성을 증가시키고, SAID원리(주어진 요구에 특별한 반응: specific adaptations to imposed demands)의 사용을 쉽게 한다. 그리고, 움직임이 좀 더 기능적인 패턴을 수행할 수 있게 하고, 선수 활동의 특성에 맞게 수행할 수 있다.

반대로, OKC운동은 특별한 근군에 근력과 지구력운동을 분리해서 할 수 있다. 게다가, 근육대체(muscle substitution) 때문에, CKC시스템에서는 제대로 기능하기 못하는 매우 약한 근육을 강화시킬 수 있다. OKC운동들이 최대의 힘을 만들어 낼 수는 있지만, 운동들은 단면에서 한 관절에 제한되고, 관절 전단력(shear)에 큰 잠재력을 가지고 있고, 기능적인 적용은 제한되고, 원심성 수축과 고유수용기 회복도 제한된다. 그러나, OKC운동들은 단면과 다면 도수치료 기술을 통해 환자-선수트레이너의 유대감 형성을 돕는다. **그림** 8.6은 하지의 열린과 닫힌 운동역학적 사슬 운동을 보여준다.

ROM이 가능하면, 실제의 기술운동의 반복을 통해 개인에 맞는 3단계 프로그램은 협조성과 관절구조를 개선시킬 수 있다. 예로, 투수는 자신의 동작을 볼 수 있게 거울 앞에서 저항이나 힘이 들어가지 않게 투구를 시작할 수 있다. 이것은 선수가 운동치료프로그램 단계를 계속할 수 있게 동기 부여를 해 준다.

A 2단계에서 수동적 신장과 AROM 운동들을 발목에 적용한다. 특히, 알킬레스건 신장과 저측굴곡근의 근력강화는 재활 계획에 중요한 부분이다. 냉치료, 열치료, EMS, 마사지가 운동 프로그램에 보충적인 치료로 사용될 수 있다. 축구선수는 선수훈련실에서 가능한 운동프로그램을 보충하기 위한 운동의 대부분을 집에서도 계속 할 수가 있다.

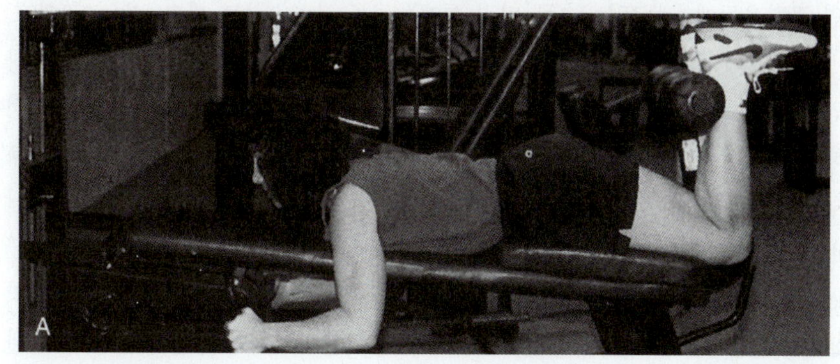

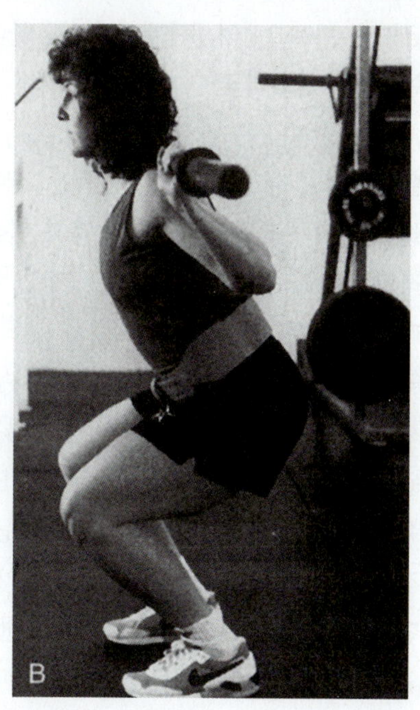

➤ 그림 8.6. **하지의 열린, 닫힌-생체 사슬 운동.** A, 슬건근의 열린-생체 사슬 운동. B, 고관절과 무릎관전을 위한 닫힌-생체 사슬 운동.

3단계: 근강도, 지구력, 근력 증진(PHASE THREE: DEVELOPING MUSCULAR STRENGTH, ENDURANCE, AND POWER)

Q 축구선수가 정상ROM을 회복하고, 실내축구를 시작하길 원한다. 이것이 좋은 생각인가? 재손상이 일어날 것 같은가?

3단계는 손상이 없는 사지처럼 손상사지의 근력과 지구력, 체력을 증진시키는데 초점을 맞춘다. 다음 단계가 완성되면 4단계로 넘어간다:

- 양측 ROM과 관절 유연성이 회복되었다.
- 손상된 사지의 근력, 지구력, 체력이 정상측과 같거나 더 좋다.
- 저-중간강도 저항을 이용해서 스포츠-특이성 기능적 패턴을 완성한다.
- 환자가 심리적으로 보호운동에 복귀할 준비가 되어 있다.

근강도 (Muscular Strength)

근강도는 한 개 근육이나 근군이 최대의 노력으로 힘을 만들어 낼 수 있는 능력이다. 정적인 근강도(등척성근력)는 통증이 없는 움직임이 가능한 1-2단계에서 사용하며, 동적인 근력은 프로그램의 3단계에서 사용한다. 동적인 근력운동에는 2가지 종류의 근수축이 있다:

구심성 수축은 연결된 관절의 각이 줄어들면서 근섬유가 짧아지는 것이고, **원심성** 수축은 각이 증가하면서 근육이 늘어나는 수축이다. 구심성 수축과 원심성 수축은 각각 양성적인 일(positive work)와 음성적인 일(negative work)이라고도 한다. 구심성 수축은 사지를 가속(accelerate)하는 역할을 한다. 예로, 대둔근과 대퇴사두근은 쪼그려 앉은 자세에서 신체를 일으켜 세우는 구심성 수축을 한다. 반대로, 원심성 수축은 사지를 감속(decelerate)하는 역할과 충격흡수를 하는데, 특히 고속의 동적인 활동에서 나타난다. 예로, 견관절의 외회전근은 머리 위 던지기(overhead throw)의 던지기 추가(follow-throw) 시기에 견관절을 감속하는 역할을 한다.

원심성 수축은 등척성 수축보다 큰 힘을 만들어 내고, 등척성 수축은 구심성 수축보다 큰 힘을 낸다. 또한, 원심성 수축에는 적은 힘이 든다. 그러나, 원심성 훈련의 주요한 단점은 지연성 근육통이다(delayed-onset muscle soreness (DOMS)). 지연성 근육통은 과도한 근육사용 후에 근육통증이나, 불편함이 1-5일 정도 지속되는 것이다. 이것은 관절부종과 약화에도 관련이 있고, 통증이 중지된 후에도 지속될 수 있다. 속발성 근육통은 운동이 한 차례가 끝난 후 운동 중지 시에 일어난다. 지연성 근육통을 예방하기 위해선, 원심성 수축운동을 단계적으로 수행해야 한다. 동적인 근력운동은 등장성 또는 등척성 운동을 통해 얻어진다(**그림 8.7**).

➤ *등장성 훈련(다양한 속도/고정된 저항)(Isotonic Training(Variable Speed/Fixed Resistance)*

근력훈련의 일반적인 방법은 등장성 운동 또는 **점진적인 저항운동**(progressive resistance exercise(PRE))이다. 이 기술에서, 최대 근수축은 다양한 속도로 ROM을 통해 지속적인 부하에 대항하여 움직임을 만들어낸다. 구심성과 원심성 수축은 둘 다 프리웨이트(free-weight), 탄력 또는 고무탄력 튜브, 웨이트 기구를 사용하여 만들어 진다. 프리웨이트(free-weight)는 값이 싸고, 스포츠-특이성 기술에 맞게 대각선 패턴으로 사용할 수 있지만, bar에서 웨이트의 탈부착이 번거롭다. 게다가, 무거운 무게를 떨어뜨리는 것을 방지하기 위해 감시인이 필요하다. 테라밴드(TheraBand) 또는 고무 탄력 튜브(surgical tube)는 싸고, 셋업이 쉽고, 스포츠-특이성 기술을 위한 대각선 팬턴의 사용이 가능하고, 다양한 장력의 밴드를 사용해서 환자의 근력단계를 조정할 수 있다. 시판용 기계에 사용하는 웨이트는 탈부착이 빠르다. 프리웨이트(free-weight)와 시판용 기계에서 여러 단을 사용했을 때, 환자는 단일운동 세션에서 복합적인 근육군에 강화를 위한 서킷(circuit) 훈련을 수행할 수 있다. 그러나, 기계는 크고, 비싸고, 단일면에서만 운동이 가능하고, 환자의 신체 크기나 생체역학적인 구성에 일치하지 않을 수 있다.

등장성 훈련은 다관절의 운동을 동시에 할 수 있고, 원심성과 구심성 수축을 둘다 할 수 있다. 그리고, 체중지지(weight-bearing), 닫힌 생체 사슬 운동이 가능하다. 단점은 부하가 적용될 때, 근육에 가장 약한 부분에 가능한한 많은

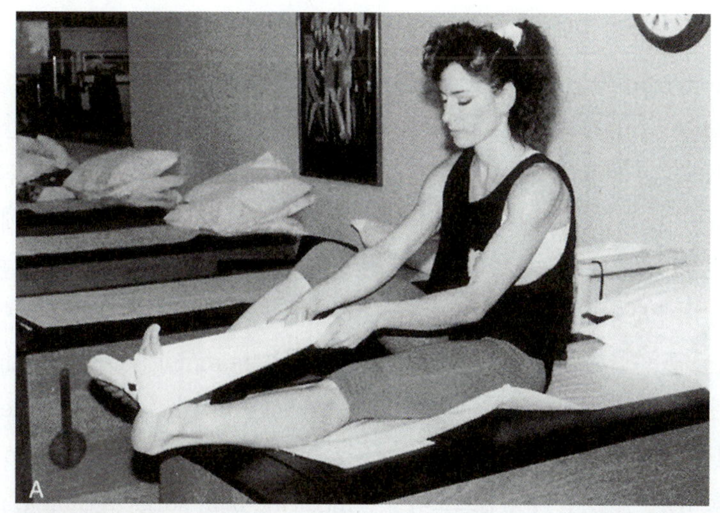

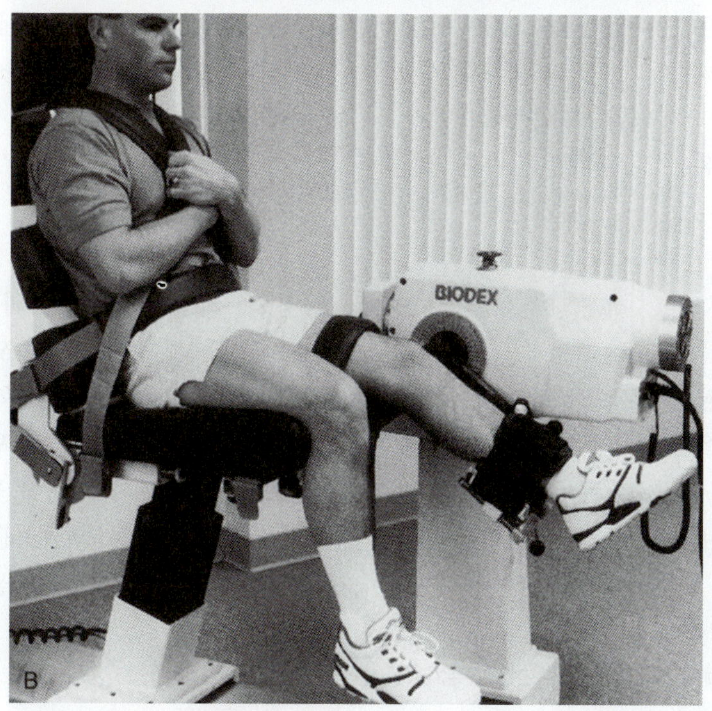

➤ **그림 8.7. 동적인 근력강화.** 동적인 근력강화는 다음과 같은 방법으로 얻는다. A, 등장성 운동, 또는 B, 등속성 운동

부하가 적용되야 효과가 나타난다. Nautilus나 Eagle 장비는 타원형 캠으로 다양한 저항을 줄 수 있는 기계의 예이다. 캠 시스템은 비교적 적은 저항이 필요한 부분(즉, ROM의 초기와 말기)에는 최소의 저항을 제공하고, 최적의 길이-장력과 구조적 이득이 필요한 부분(즉,일반적으로 중간부분)에는 최대의 저항을 제공한다. 회전축은 등속성과 비슷한 효과를 내지만, 각속도는 조절되지 않는다.

➤ *등속성 훈련(고정된 속도/ 다양한 저항)*
(Isokinetic Training(Fixed Speed/Variable Resistance)

등속성 훈련 또는 조절 가능한 저항 훈련은 환자가 조절된 속도 또는 고정된 속도에 대항하여 레버 암을 회전시켜 근육의 과부하나 각 움직임을 얻을 수 있도록 도와 준다. 이론적으로, 등속성 훈련은 최대 운동단위를 활성화시킬 수 있고, 근육을 과부하시키고, 비교적 약한 부분에 균일하게 ROM의 여러 지점에서 최대 긴장과 힘을 낼 수가 있다. Cybex, Biodex,

Kin Com들은 근력훈련에 쓰이는 기구의 예이다. 컴퓨터나 소프트웨어를 사용하면, torque-motion 곡선, 총 일율, 평균 힘, torque-to-body weight 측정을 즉시 객관적으로 계산할 수 있다. 등속성 훈련의 두가지 장점은 완전한 ROM을 통해 근육그룹을 최대로 수축시킬 수 있고, 통증이 있다면, 저항을 효과적으로 제거해서 근육의 피로를 줄일 수 있다. 반대로 등장성 훈련은 등장성 수축으로 저항이 계속되고 운동단위를 동원하기 때문에 힘은 증가되지만, 근육에 피로를 줄 수 있고, 정확한 반복운동이 실패하게 된다. 이론적으로 재활 시에 등장성훈련은 매일 조절된 점진적 저항운동(daily adjusted progressive resistance exercise (DAPRE))을 수행함으로써 등속성 운동보다 효과적이다(19). 등속성 운동의 2가지 단점은 기계, 컴퓨터, 소프트웨어 패키지의 가격이 비싸고(보통 25,000달러에서 60,000달러), 단지 열린 사슬운동에만 가장 효과적이라는 것이다. 이런 이유로, 등속성훈련은 다른 저항 훈련의 방식과 함께 사용한다.

근 지구력 (Muscular Endurance)

근 지구력은 근조직이 신장된 기간 동안에 반복적으로 일할 수 있는 능력이다. 근피로율은 근지구력과 관계가 있다(즉, 근피로가 빠를 수록, 지구력은 줄어든다). 근력과 지구력사이에는 직접적인 관련이 있다. 근 지구력이 발달할수록, 모세혈관의 밀도가 증가하고, 많은 혈액을 공급하게 되면, 근육이 일을 하는데 산소의 공급이 늘어나게 된다. 근 지구력의 증가는 근력의 증가에 영향을 주지만, 근력의 증가가 근 지구력을 증가시키지는 않는다. 근 지구력은 운동세션에서 적은 부하를 빠른 속도로 수축하고 반복시킴으로서 얻어지거나, 고정식 자전거 또는 수치료, 계단운동(Stair Master), 노르딕스키(Nordic Tract), 미끄럼 보드(Slide Board)를 사용해서 증가시킬 수 있다.

근력(Muscular Power)

근력은 근육이 주어진 시간에 힘을 생산하는 능력이다. 체력훈련은 손상된 사지의 근력이 적어도 정상 사지의 80%정도 회복되었으면 시작한다. 체력회복은 빠른 수축의 웨이트 트레이닝 또는 프라이오메트릭 운동(plyomet-ric exercise)을 통해 얻어진다.

프라이오메트릭 운동은 최초 빠른 근육의 원심성 전신장(prestretching) 후에 척수에 강한 자극이 전달되어 폭발적인 구심성 수축의 신장반사를 만들어내 근육을 수축시키는 방법이다. 구심성 수축 전에 근육의 휴식기 길이로부터 즉각적인 신장이 크면 클수록, 근육에 생기는 부하의 크기는 커진다. 이 운동을 시작하기 전에 환자는 완전한 ROM, 유연성, 거의 정상근력을 가지고 있어야 한다. 프라이오메트릭 운동에는 standing jump, multiple jumps, box jumps 또는 다양한 방법(height, single-leg hops, double-leg hops, bounding, leaps, skips)의 drop jump가 있다. 상지에서는 medicine ball, surgical tubing, plyoback, boxes 가 사용될 수 있다. 잔디에서 점프나 skipping 운동은 착지 시에 하지의 충격을 감소시킨다. 이러한 운동들은 근피로가 회복되면, 매일 3일간 실시할 수 있다.

운동의 기능적인 적용 (Functional Application of Exercise)

근강도, 지구력, 근력은 **과부하의 원리**(overload principle)에 의해 증가 시킬 수 있고, 생리학적인 개선은 환자가 정상적인 필요성보다 생리학적으로 많은 노력을 할 때 얻어진다. 이런 철학은 SAID의 원리에 기초를 두었고, 이것은 신체가 특별하고 가능한 적응을 통해 주어진 요구에 반응한다는 것이다. 과부하(overload)는 강도, 기간, 빈도, 특이성, 속도, 운동프로그램의 진행을 조절함으로써 얻어질 수 있다.

➤ *강도(Intensity)*

강도는 일에 대한 칼로리소모와 작동하는 에너지 시스템에 달려있다. 근력을 얻기 위해서는 기초적으로 과부하의 강도가 요구되지만, 특별한 훈련방법을 사용하지는 않는다. Knight의 DAPRE는 환자의 근력을 증가 또는 감소시킬 수 있는 저항 증가의 객관적인 방법 중의 하나이다(20). 첫 번째나 두 번째 세트에서는 한 번에 들어올릴 수 있는 최대 무게의 50%나 75%를 들어올린다. 최대저항 최대 반복(maximum repetitions of the resistance maximum(RM))은 세 번째 세트에서 들어올린다. 네 번째 세트나, 다음 세션의 첫 번째 세트에서는 무게의 양을 증가시키거나 감소시켜서 적응을 한다. DAPRE의 가이드 라인은 **표 8.1**에 있다. 만약 무게가 적당하다면, 환자는 최대한 6번 반복할 수 있고, 6번이상 반복한다면 무게가 너무 가볍고, 6번을 들어올리지 못하면 너무 무거운 것이다.

만성손상 또는 수술 후 초기 재활 환자를 위해서, DAPRE 방법은 적절하지 않다. 대신에, 많은 반복, 적은 무게의 운동이 초기 단계에서는 좀 더 생산적이다. 큰 무게는 잠재적으로 연부조직 구조의 지지를 무너뜨리고, 컨디션을 악화시킬 수 있다. 작은 무게와 중간정도의 강도는 혈류의 흐름을 자극하고 조직의 손상을 막을 수 있다. 근력과 지구력을 기르기 위해서는 많은 반복이 필요하다. 환자는 두 번째 또는 세 번째 세트를 10회 반복으로 시작하고, 견딜 수 있다면 5번째 세트에 10번 반복으로 진행한다. 환자가 50회 반복이 가능할 때, 1 파운드를 늘리고, 세 번째 세트를 10회 반복으로 줄인다. 모든 운동은 천천히 시행하고, 정확한 기술로 수행한다. 근력 증강에는 DAPRE 방법이나 다른 종류의 점진적인 저항운동이 사용될 수 있다.

➤ 기간(Duration)

기간은 개인이 100% 활동으로 복귀할 수 있는데 걸리는 시간으로 다시 말해, 일회 운동 세션의 길이이다. 이 시간은 통증, 부종, 근육통이 발생하면 더 짧아질 수 있다. 일반적으로, 적어도 20분 정도의 지속적인 활동은 최대심박수의 70%에 이르게 한다. 이것은 특히, 다음 장에 설명할 심혈관계 지구력에 있어 매우 중요하다.

표 8.1 매일 조절된 점진적인 저항운동 프로그램

세트	무게	반복
1	RM의 50%	10
2	RM의 75%	6
3	RM의 100%	최대
4	조절*	최대
3세트에서 반복수	**4세트에서 조절된 무게**	**하루의 운동세션 동안 4세트무게**
0-2	5-10 lb 감소와 세트 반복	같게 유지
3-4	0-5 lb 감소	같게 유지
5-7	같게 유지	5-10 lb 증가
8-12	5-10 lb 증가	5-15 lb 증가

* 조절된 무게는 3세트에서 완성된 개인의 차이를 나타낸다.
다음날을 위한 조절된 무게는 4세트에서 완성된 개인이 차이를 나타낸다.

➤ 빈도(Frequency)

빈도는 하루나 일주일 동안에 운동 세션의 수를 말한다. 비록 운동을 하루에 한번 하는 것보다 두 번하는 것이 커다란 개선을 가져오지는 않지만, 운동프로그램은 대부분 주 3-4회 시행한다. 근피로와 근육통을 회복하기 위해서는 같은 근육그룹을 하루에 연속해서 쓰지않는 것이 중요하다. 매일 운동프로그램을 계획하면, 심혈관계 지구력에 따라 근력이나 체력 운동은 변경될 수도 있고, 상지운동에 따라 하지의 운동이 변경될 수도 있다.

➤ 특수성(Specificity)

운동프로그램에는 환자의 요구에 맞는 특이성이 포함되어야 한다. 예로, 던지기와 유사한 운동은 투수에게는 이익이 될 수 있지만, 축구선구에겐 아닐 수도 있다. 만약, 운동이 환자의 스포츠 실제의 기술을 자극할 수 있다면, 환자에게 좀 더 동기를 부여할 수 있다. 운동의 형태(예, 등척성, 등장성, 등속성) 또한 중요하다. 환자가 원심성 수축을 많이 사용한다면, 재활프로그램에 원심성훈련이 반드시 포함되야 한다. 훈련 속도에 따라 지속적으로 발생하는 최대의 근력 이득과 리듬 또는 속도도 특별한 스포츠 기술을 위해 필요하다 (21).

➤ 속도(Speed)

속도는 운동이 실행되는 정도를 말한다. 초기에 운동은 약 초당 60°의 속도로 천천히 신중한 방법으로 시행하고, 구심성 수축과 원심성 수축이 일어나는 곳을 강조한다. 환자는 완전한 ROM을 통해 운동할 수 있고, 운동의 끝에서 멈춘다. 큰 근육군들은 먼저 운동하고, 작은 군은 그 다음에 한다. 또한, 운동속도는 다양하게 변화를 준다. 근강도, 지구력, 근력이 증가하는 것처럼 기능적인 움직임도 속도와 함께 증가한다. 고무 탄력 튜브는 구심성수축과 원심성 수축의 연합패턴을 증가시키기 위한 빠른-속도 방법으로 사용될 수 있고, 등속성 기계도 아주 빠른 속도로 사용할 수도 있다.

➤ 진행과정(Progression)

환자의 동기유발과 참여를 유지할 수 있다면, 반복 또는 강도의 증가를 통해서 매일 객관적인 개선을 보일 것이다.

실전 전략 8.4 **근력과 근강도**

계단

- 낮은 보폭으로 팔은 많이 흔든다.
- 3계단: 걸음만 걷는다. 계단 아래서 위까지 경쾌하게 걸어 올라갔다 내려온다. 회복으로 계단 내려오기를 이용한다.
- 2계단: 테크닉을 강조한다.
- 한 계단: 속도를 강조한다.

뛰어오르기(bounding)

- 한발로 30-40 yards를 뛰어올랐다 내려온다. 강한 움직임을 위해 팔을 강하게 휘두른다.
- Run-Run-Bound: 반복횟수와 세트의 수를 안정시킨다.
- 거리: 주어진 거리에서 뛰어오르기 수를 안정시킨다.

깡충뛰기(hops(한발이나 두발로 시행할 수 있다))

- 한발 목표(single goal): 40-50 yards.
- 두발 목표(double goal): 3세트 각각에 10회 연속뛰기.

언덕 뛰기(uphill running)

- 보폭을 줄이고, 발바닥 닿기가 몸의 앞쪽보다는 아래쪽에 일어나게 한다.
- 발 뒤꿈치가 아닌 앞발이나 발가락이 착지하게 한다.

바벨을 사용한 bench step

- Step up, up, down, down. 가벼운 무게를 이용해서 시작하고, 정해놓은 시간동안 연속적인 step-up이 가능할 때까지 매일 1분씩 증가시킨다.

근력은 주 3회 훈련으로 주요한 근육그룹을 일회당 8-10회 운동을 12-15회 반복하면 강화가 된다(13). 환자가 통증, 부종, 근육통을 호소하면, 프로그램은 강도를 줄이거나 변화를 주어야한다. 그러나, 순차적인 진행과정은 ROM 운동, 등척성, 등장성, 등속성 그리고, 환자의 치유과정이 허락되는 범위 내에서의 기능적인 활동 순으로 이루어진다. **실전 전략 8.4**는 근력과 근강도를 강화시키기 위한 운동들이다.

A 축구선수는 발목에 완전한 ROM이 가능하면, 실내축구팀에서 훈련을 해도 되냐고 물을 것이다. 그러나, 손상된 사지의 근력, 지구력, 체력이 더 개선되어야 하고, 재손상 방지를 위해 정상측 사지의 상태와 비슷해야 한다.

4단계: 스포츠활동으로의 복귀 (PHASE FOUR: RETURN TO SPORT ACTIVITY)

Q 축구선수의 손상된 사지의 근력이 정상측과 거의 비슷하게 회복되었고, 심혈관계 지구력도 고정식 자전거 타기로 정상범위를 유지하고 있다. 환자가 완전한 활동으로 복귀하기 위해서 준비해야할 추가적인 요소는 무엇이라고 생각하는가?

환자는 근력, 지구력, 근강도가 회복되는 즉시 환자에 맞는 스포츠 활동으로 복귀할 수 있다. 4단계에서는 움직임에 있어서 생체역학적 비효율성을 교정하고; 스포츠-특이성 기술에 있어서 협조성, 근력, 지구력, 근강도를 회복하고; 심혈관계 지구력을 개선해야 한다. 환자는 다음의 목표를 달성하면 활동에 복귀할 수 있다:

- 협조성과 균형이 정상.
- 손상된 사지에 스포츠-특이성 기능적 패턴(sport-specific functional pattern)의 회복.
- 손상된 사지의 근력, 지구력, 체력이 정상측과 같다.
- 심혈관계 지구력이 손상전과 같거나 좋아졌다.
- 관리의사로부터 복귀해도 좋다는 명확한 확인을 받았다.

협응성(Coordination)

협응성은 부드럽고, 유연하고, 정확하게 조절된 움직임이 가능하게 하는 신체의 능력이다. 머리빗기같은 간단한 움직임도 정확한 속도, 거리, 리듬, 방향, 과제 수행을 위한 근 수축의 복잡한 통합과정이 필요하다. 협응성은 2개로 구분할 수 있다: 대운동(gross moter movement)은 큰 근육군이 작용하고, 섬세한 운동(fine motor movement)은 작은 근육군이 작용한다. 대운동은 서기, 걷기, 깡총뛰기(skipping), 달리기 같은 활동이 있다. 섬세한 운동은 테이블 위에 동전 집기, 실뜨기, 글러브로 땅볼 잡기같은 세밀하고 정확한 활동이다. 협응성과 고유수용기는 직접 연결되어 있다. 손상을 입고, 사지가 고정되면, 고유수용기나 운동명령으로부터의 감각 입력이 방해를 받고, 협응성이 떨어지는 결과를 초래한다.

운동프로그램 중 2단계에서 닫힌 생체 사슬 운동을 실행하는 것은 고유수용기 입력과 협응성 개선에 도움을 줄 수 있다. 운동 활동의 지속적인 반복, 감각입력(즉,촉각, 시각, 고유수용기), 속도의 증가는 3단계나 4단계에서 협응성을 증가시킬 수 있다. 흔들림 판(wobble board), 시이소 판(teeter board), ProFitter, BAPS의 사용은 하지의 감각입력과 균형에 도움을 주기 위해 사용한다. 고용수용성 신경근 촉진법(PNF)이나, ProFitter는 또한 상하지의 감각입력을 개선하기 위해 사용될 수도 있다. **실전 전략** 8.5는 하지의 협응성과 균형을 증진시키기 위한 몇가지 운동을 기술하였다.

스포츠-특이성 기술 조절 (Sport-Specific Skill Conditioning)

스포츠에서는 다양한 기술이 필요하기 때문에, 운동치료는 개인에게 맞는 부하와 속도로 진행되어야 한다. 예를 들어, 배구선수는 축구선수와는 다른 속도와 강도에서 기술을 발휘한다. 그러므로, 운동은 반드시 기능적인 훈련과 스포츠의 생리적인 요구에 맞는 특이성 훈련이 결합되어야 한다.

ROM, 근력, 협응성이 회복되면, 환자는 기능적으로 대각선이나 스포츠-특이성 패턴에 맞게 손상된 사지를 운동시켜야 한다. 예로, 3단계에서 투수는 저강도에서 중간 정도의 저항으로 손상된 상지의 던지기 훈련을 할 수가 있다. 4단계에서는 저항과 움직임의 속도를 증가시킨다. 고무 탄력 튜브에 부착된 볼을 사용하여, 기능적인 패턴에서 움동감각의 인식을 발달시킬 수 있다. 조절된 운동이 통증이 없이 가능하면, 실제로 투구를 시작할 수 있다. 먼저, 저강도로 짧은 투구를 시작하고, 긴 투구에 저강도로 진행한다. 선수가 편

실전 전략 8.5 균형과 고유수용기감각을 증진시키기 위한 하지의 운동

평편한 발로 균형 운동(flat foot balance exercise)

1. 한발로 서서(황새서기) 3-5분간 균형을 잡는다.
2. 한발로 서서 발가락을 바닥에 들어올리고, 3-5분간 균형을 잡는다.
3. 한발로 서서 농구공을 드리블한다.

발가락으로 균형잡기(balancing on the toes)

1. 두발의 발가락이나, 앞발로 서서 3-5분간 균형을 잡다가 한발로 선다.
2. 발가락으로 균형을 잡으면서 공을 드리블 한다.

Profitter 운동

1. 튼튼한 핸드레일 안에서, ProFitter 위에 레일의 장축에 직각으로 발을 두고 선다. 부드럽게 side-to-side로 미끌어지고, 처음에는 발가락으로 압력을 주어 위치하고, 다음엔 뒤꿈치로 위치시킨다.
2. 좀더 빠른 움직임으로 진행한다. 발이 편안할 때, 손의 지지 없이 미끌어지는 운동을 한다. 반복과 세트를 구성한다.

BAPS 보드 운동

1. 발을 시계방향으로 돌리면서 앉은자세에서 시작하고, 시계반대방향으로 한다.
2. 지지하고 두발로 보드위에 선다. 시계방향으로 움직이고, 다시 시계반대방향으로 움직인다; 그 다음에 한발로 진행한다.
3. 지지 없이 두발로 균형을 잡는다; 지지없이 한발로 균형을 잡는다.
4. 균형을 잡으면서 농구공 드리블이나 공잡기를 한다.

실전 전략 8.6 심혈관계 컨디셔닝 운동

줄넘기(Jumping rope). 줄은 양쪽 겨드랑이 사이 두발 아래를 지나야 한다. 팔은 갈비뼈 근처 45° 각도에 위치하고, 손과 손목을 사용하여 돌린다. 지면에서 최소한만 뛰어오른다.

두발 줄넘기(two-footed jumps)

두발의 볼을 이용하여 뛴다.

한번 점프에서 다른 발의 발가락이 한 발의 뒤꿈치를 가볍게 치게 한다. 바꾸어서 한다.

Pepper

팔과 다리 교차

한발 점프

한발 뛰기

록커 스탭. 앞으로 발을 벌리고, 발을 앞뒤로 흔든다.

뒤꿈치 닿기와 발가락 가볍게 치기

조깅스탭

Stair Master. 일주일에 3-4회 20분 정도가 좋다

시작단계

2-3단계에서 수동 또는 Pike's 모드로 5분.

8, 10, 15 그리고 20분으로 시간을 증가시킨다.

숙련단계

20분 정도가 편안할 때, 시간을 5-8분으로 줄이고, 강도를 높이고 다시 시간을 늘린다.

강도가 증가되면, warm-up과 cool-down시간을 포함시킨다.

Treadmill

시작단계

수동모드로 경사없이 2.5 mph로 5분간 시작한다.

시간을 8, 10, 15, 20분으로 증가시킨다.

중간단계

20분이 편안하면, 속도를 3-5 mph로 증가시키고, 시간을 8, 10, 15, 20분으로 진행한다.

warm-up과 cool-down 시간을 포함시킨다.

예: warm-up 2.5 mph에서 5분

속도를 4.0-5.0 mph로 증가시키고 10분

cool-down 2.5 mph에서 10분

총 일= 20분

숙련단계

warm-up 동안에 경사를 증가시키고, cool-down 시기에 경사를 줄인다.

상체 측정기(Upper Body Ergometer)

시작단계

120 rpm에서 4분으로 시작하고, 방향을 번갈아 가면서 실시한다: 앞으로 2분, 뒤로 2분.

중간단계

90 rpm으로 하고 시간을 6, 8, 10분으로 한다.

숙련단계

참을 수 있는 범위에서 방향을 번갈아 가면서 하고, 12분을 초과하지 않도록 한다.

예: warm-up 90 rpm으로 2.5분

60 rpm에서 5분

cool-down 120 rpm으로 2.5분

안한 느낌이 들고 통증이 없으면, 투구 횟수와 강도를 증가시킨다. 이런 비슷한 프로그램을 다른 스포츠에 적용시킬 수 있다. 이 단계에서 실행할 수 있는 다른 스포츠-특이성 기술로는 전력질주(sprint work), 민첩하게 뛰기(agility run), 8자로 뛰기(figure eights), 옆걸음 뛰기(side stepping), 왕복달리기(shuttle runs), 인터벌훈련(interval training; 강도있는 훈련과 회복 기간을 변경시켜가며 하는 것)등이 있다.

심혈관 지구력 (Cardiovascular Endurance)

심혈관 지구력은 보통 유산소 능력이라고도 하는데, 장시간동안 최대하 운동을 수행할 수 있는 신체의 능력으로 호흡기나 심혈관계 시스템이 관여한다. 손상을 입은 환자는 유산소 훈련을 지속할 수 없거나 멈추는데 1-2주이내에 훈련중지 상황이 발생할 수 있다(13). 만약 환자가 심혈관 지구력을 회복하지 않고 활동에 복귀를 한다면, 피로가 빨리 오고 재손상의 위험이 높다.

근력훈련과 비슷하게, 심혈관 지구력의 유지나 개선은 빈도, 기간, 강도의 상호작용에 영향을 받는다. 미국대학스포츠의학회(ACSM)에서는 유산소훈련은 주 3-5회, 20분이상 지속할 수 있는 강도의 운동으로 최대심박수(HRmax)의 60-90%가 좋다고 하였다(22). 목표하는 심박수의 계산은 두가지 방법이 있다:

1. 남녀 모두 측정된 최대심박수(HRmax)는 분당 220회인데, 나이에 따라 감소하므로 다음과 같이 계산한다:

   HRmax = 220-나이

   〔20세인 사람이 최대 심박수의 80%로 맞추고 싶다면: 0.8×(220-20) 또는 분당 160회로 한다.〕
2. 다른 공식은 Karvonen 공식으로 목표하는 심박동 범위를 60%와 90%사이로 가정한다면.

   목표 심박동 범위 = 〔(HRmax - HRrest) × 0.60과 0.90〕+HRrest

〔개인의 HRmax가 180회/분이고 HRrest가 60회/분이라면, 이 방법은 목표하는 심박동수의 범위를 132와 168회/분로 계산할 수 있다.〕

특히 환자가 하지에 손상이 있을 경우, 체중부하가 없는 수영과 노젓기(rowing), 자전거, UBE의 사용은 치료프로그램의 초기에 매우 유용하다. 걷기, 크로스-컨트리 스키(cross-country skiing) 줄넘기, 달리기는 컨디셔닝 운동으로 이용할 수 가 있다. **실전 전략** 8.6은 심혈관계 컨디셔닝 운동들을 소개하였다.

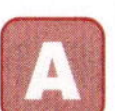
축구선수가 완전한 활동에 복귀하기 위해서는 4단계에 나열된 목표를 모두 완수해야 하고, 의사의 의학적 소견이 문제가 없어야 한다. 환자에게 적절한 테이핑이나 보호장비가 안전한 복귀를 위해 사용될 수도 있다. 사용된 운동프로그램의 문서나 의사의 소견서는 안전한 장소에 최소한 3-5년간 보관한다.

요약(Summary)

1. 운동치료 프로그램에는 환자의 신체적인 요구뿐만 아니라 감정적, 심리적인 요구도 포함시킨다.
2. 재활과정에 영향을 줄 수 있는 개인적인 반응 요소에는 다음이 포함된다:
   - 화의 표현
   - 자존심/동기부여
   - 외향성/내향성
   - 스포츠에 대한 심리적인투자
   - 모방 재주
   - 과거의 스트레스(예, 과거의 손상, 학력, 가족력)
   - 이전의 중재 전략
3. 목표설정은 회복프로그램에서 선수트레이너가 환자에게 동기를 부여하기 위해 사용되는 일반적인 방법이다.
4. 재활과정에서 환자의 성공에 영향을 주는 심리적인 요소는 자신감, 동기, 화, 초점, 통증의 관리이다.
5. 일반적으로 심리적인 어려움이 몇일 간 지속된다면, 면허받은 심리상담사나 전문 상담센터에 의뢰를 한다.
6. 재활은 손상평가 후 바로 시작한다:
   - 정상적인 기능과 기능부전의 평가
   - 결과는 조직화하고 해석가능해야 한다.
   - 환자의 문제점을 공식화 한다.
   - 장,단기 목표를 세운다.
   - 치료계획에는 운동치료, 치료기기, 약물을 포함한다.
   - 프로그램은 계속 관찰하고, 변화가 생기면 정기적으로 재평가를 한다.

7. 운동 프로그램 중 1단계는 환자 교육과 염증, 근경직, 통증의 조절에 초점을 맞춘다.
8. 2단계는 정상측과 비교해서 부족한 ROM이나 고유수용기 감각을 회복한다.
9. 3단계는 손상 사지의 근력, 지구력, 체력을 회복한다.
10. 4단계는 환자가 활동에 복귀할 준비를 하고, 움직임의 분석, 스포츠-특이성 기술 훈련, 협응성의 회복, 심혈관 지구력의 조절이 이루어진다.
11. 재활 프로그램의 결과에 있어, 환자가 완전한 활동에 복귀하느냐 마느냐는 관리의사의 결정이 필요하다. 이 결정은 다음과 같은 관점에서 이루어진다:
    - ROM과 유연성
    - 근력, 지구력, 체력
    - 생체역학적 기술 분석
    - 고유수용기 감각과 협응성
    - 심혈관 지구력
12. 추가적으로 보호장비가 필요하다면, 보조기, 패딩, 테이핑을 사용하여 안전한 복귀를 돕고, 개인파일에 기록을 한다. 보호장비의 사용이 컨디셔닝 운동의 유지 프로그램을 대신할 수는 없다.
13. 선수트레이너는 환자가 활동에 복귀할 때, 주의 깊게 살펴야 한다. 환자가 통증, 부종, 불편함을 호소하면, 운동 프로그램을 계속해야 하는지, 수정해야 하는지를 결정해야 한다.

참고문헌(References)

1. Wagman D, Khelifa M. Psychological issues in sport injury rehabilitation: current knowledge and practice. J Ath Train 1996;31(3):257-261.
2. Scherzer CB, et al. Psychological skills and adherence to reabilitation after reconstruction of the anterior cruciate ligament. J Sport Rehab 2001;10(3):165-172.
3. Shelley GA, Trowbridge CA, Detling N. Practical counseling skills for athletic therapists. Ath Ther Today 2003;8(2):57-62.
4. Theodorakis Y, et al. The effect of personal goals, self-efficacy, and self-satisfaction on injury rehabilitation. J Sport Rehab 1996;5(3):214-223.
5. Theodorakis Y, et al. Examining psychological factors during injury rehabilitation J Sports Rehab 1997;6(4):355-363.
6. Petitpas AJ. Going for the goal. Ath Ther Today 1997;2(4):30-31.
7. Taylor J, Taylor S. Psychological Approaches to Sports Injury Rehabilitation. Gaithersburg, MD: Aspen, 1997.
8. Larson GA, Starkey C, Zaichknowsky LD. Psychological aspects of athletic injuries as perceived by athletic trainers. Sport Psychologist 1996;10(1):37-47.
9. Heil J. Psychology of Sport Injury. Champaign, IL:Human Kinetics, 1993.
10. Harrelson GL. Physiologic factors of rehabilitation. In: Physical Rehabilitation of the Injured Athlete. Edited by Andrews JR, Harrelson GL, Wilk KE. Philadelphia: WB Saunders, 1998.
11. Mazess RB, Whedon GD. Immobilization and bone. Calcif Tissue Int 1983;35:265-267.
12. Harrelson GL, Leaver-Dunn D. Range of motion and flexibility. In: Physical Rehabilitation of the Injured Athlete. Edited by Andrews JR, Harrelson GL, Wilk KE. Philadelphia: WB Saunders, 1998.
13. McArdle WD, Katch FI, Katch VL. Exercise Physiology: Energy, Nutrition, and Human Performance. Baltimore: Lippincott Williams & Wilkins, 2001.
14. Maitland GD. Extremity Manipulation. London: Butterworth, 1977.
15. Nelson KC, Cornelius WL. The relationship between isometric contraction durations and improvement in shoulder joint ROM. J Sports Med Phys Fit 1991;31(3):385-388.
16. Wilk KE, Arrigo CA, Andrews JR. Closed and open kinetic chain exercise for the upper extremity. J Sports Rehab 1996;5(1):88-102.
17. Lephart SM, Henry TJ. Functional rehabilitation for the upper and lower extremities. Orthop Clin North Am 1995;26(3):579-592.
18. Dillman Ch, Murray TA, Hintermeister RA. Biomechanical differences of open and closed chain exercises with respect to the shoulder. J Sports Rehab 1994;3(3):228-238.
19. Knight KL, Ingersoll CD, Bartholomew J. Isotonic contractions might be more effective than isolinetic contractions in developing muscle strength. J Sports Rehab 2001;10(2)124-131.
20. Knight KL. Rehabilitating chondromalacia patellae. Phys Sportsmed 1979;7(10):147-148.
21. Harrelson GL, Leaver-Dunn D. Introduction to rehabilitation. In: Physical Rehabilitation of the Injured Athlete. Edited by Andrews JR, Harrelson GL, Wilk KE. Philadelphia: WB Saunders, 1998.
22. American College of Sports Medicine. The recommedned quantity and quality of exercise for developing and maintaining cardiorespiratory and muscular fitness in healthy adults. Sport Med Bull 1990;13(3):1-4.

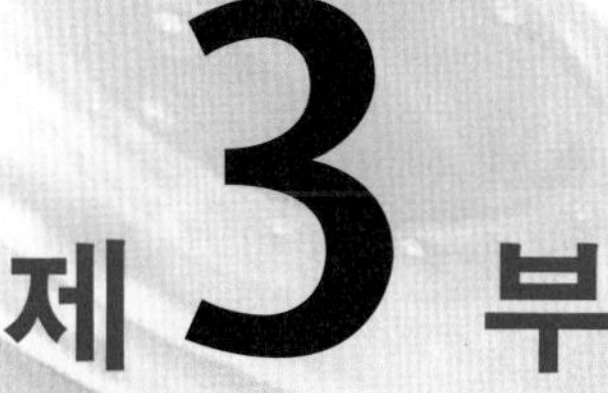

축성부위의 손상(Conditions to the Axial Region)

제 9 장

머리와 안면 손상 (Head and Facial Conditions)

결론

1. 머리와 안면부위의 중요한 골격의 위치와 연부조직의 구조를 알 수 있다.
2. 머리와 안면부위의 손상을 예방하기 위한 보호 장비 착용의 중요성을 이해한다.
3. 뇌손상의 원인이 되는 외력을 확인할 수 있다.
4. 두개골 골절과 관련된 징후와 증상을 설명할 수 있다.
5. 국소 또는 미만성 뇌손상을 나타내는 중요한 징후와 증상을 확인할 수 있다.
6. 뇌손상의 관리와 평가를 설명할 수 있다.
7. 안면 골절을 나타내는 징후와 증상을 확인할 수 있다.
8. 코출혈(epistaxis), 중격(spetum) 일탈, 코 골절의 징후와 증상을 설명할 수 있다.
9. 치아 손실과 치아 골절 또는 탈구 관리에서 다른 점을 설명할 수 있다.
10. 일반적인 귀의 외부와 내부 질환을 확인하고 이것의 관리를 설명할 수 있다.
11. 코와 귀의 질환을 평가하기 위한 이경(otoscope)의 사용을 설명할 수 있다.
12. 즉시 전문의에게 의뢰하여야 할 심각한 코, 귀 또는 눈 손상의 징후와 증상을 확인할 수 있다.
13. 눈 손상 평가와 검안경(ophthalmoscope)의 사용법을 설명할 수 있다.

머리와 안면부위는 열상(laceration), 타박상(contusion)과 경미한 뇌진탕(concussion)과 같은 경한 손상을 자주 일으키는 부위이다. 두개내 손상이 스포츠와 관련된 사고에서 많이 발생한다고 할지라도, 보호 장비의 규격 강화, 머리 접촉을 금지시키는 규정 변화, 안면 마스크 사용의 발전으로 1970년대 중반 이후부터 부상 발생률이 확실하게 감소되었다. 게다가, 보호 장비를 착용하였을 때 눈, 귀와 치아의 손상도 확실하게 감소되었다.

이 장은 머리와 안면부위의 해부학을 검토하는 것으로 시작할 것이다. 예방적인 측정은 뇌손상과 가장 많이 관련된 손상 기전에 대한 정보에 대해서 설명할 것이다. 그 다음은 국소 또는 미만성 뇌손상의 징후와 증상, 뇌손상의 관리와 머리 손상의 평가를 설명할 것이다. 마지막 부분은 안면, 코, 귀와 눈의 손상과 관리에 대해서 설명할 것이다.

머리와 안면부위의 해부학적 검토 (ANATOMICAL REVIEW OF THE HEAD AND FACIAL REGION)

Q 야구선수는 뒤로 넘어져 바닥에 머리를 부딪쳐서, 머리 뒷부분이 찢기고 많은 출혈이 있다. 어떤 부위의 해부학적 구조가 손상된 것일까? 얼마나 심각한 손상일까?

해부학적 검토는 뇌와 외피, 눈, 귀와 코를 포함한 안면부위와 이 부위에 혈액공급과 신경에 중점을 둘 것이다. 안면과 턱의 많은 근육들은 말하고, 씹고, 얼굴 표정을 가능하게 할지라도, 이러한 근육들은 스포츠로 인한 손상에는 포함되지 않으므로 여기서는 언급하지 않을 것이다.

두개골(Bones of the Skull)

두개골은 평편골로 구성되어 있고 부동관절인 이들 결합을 봉합(sutures)이라 한다(**그림 9.1**). 두개골을 구성하는 뼈는 뇌를 보호한다. 두개골에서 얇은 뼈는 2개의 측두골, 2개의 두정골인 전두골, 후두골, 접형골과 사골을 포함한다. 두개골의 두께와 물질적인 특성은 변화될 수 있지만, 가장 강한 부분은 후두골이고, 가장 약한 부분은 측두골이다. 안면골은 안면을 구성하고 동(sinuse), 눈의 안와(orbit), 비강(nasal cavity)과 입을 형성한다. 이러한 뼈들은 좌 · 우에 위치한 상악골(maxilla), 관골(zygomatic), 구개골(palatine), 비골(nasal), 누골(lacrimal), 서골(vomer)과 하악골(mandible)과 연결된 코선반뼈(inferior nasal concha)이다. 두개골의 기저에는 커다란 통로가 있고 척주의 맨 윗부분인 이 부위를 대후두공(foramen magnum)이라 한다.

두피(The Scalp)

두피는 피부, 피하 결합조직, 두개골막의 세 부분으로 구성되어 있다. 이러한 조직의 보호 기능은 머리에 충격이 가해졌을 때, 힘을 분산시킬 수 있는 모발과 이완된 두피에 의해서 강화될 수 있다. 두피와 머리는 넓은 부위에 혈액을 공급하므로 표면 열상에도 과다한 출혈을 일으키는 경향이 있다.

뇌(The Brain)

뇌의 중요한 부위는 대뇌반구, 간뇌, 뇌교와 소뇌이다. 뇌 전체와 척수는 수막으로 알려진 3겹의 보호조직으로 감싸여져 있다(**그림 9.2**). 가장 외측 막인 경막(dura mater)은 얇고, 경막동을 감싸고 있는 섬유성 조직이며 뇌에서 목의 경동맥으로 혈액을 이동시키는 작용을 한다. 지주막(arachnoid mater)은 경막 내의 얇은 막이고, 경막하 공간에 의하여 경막과 분리되어 있다. 지주막 바로 밑은 뇌척수액(cerebrospinal fluid; CSF)이 차여있는 지수막하상이고, 뇌에 공급되는 가장 큰 혈관이 위치하고 있다. 지주막은 망상조직인 내측의 연막(pia mater)과 연결되어 있다. 경막과 지주막은 느슨한 조직인 반면에, 연막은 대뇌피질과 직접적으로 접촉되어 있고, 다수의 작은 혈관이 분포되어 있다.

눈(The Eyes)

눈은 움푹 패인 구형으로 성인의 직경은 약 2.5cm (1inch)이다(**그림 9.3**). 눈의 전면은 눈꺼풀(eyelids), 속눈썹(eyelashes)과 결막으로 보호를 받는다. 결막은 눈꺼풀과 정렬되어 있고, 눈의 외측 면에 위치하고, 눈의 바깥 부분에서는 윤활제 역할을 하는 점액을 분비한다. 눈물샘(lacrimal gland)은 눈의 외측 끝부분 위에 위치하며, 작고 많은 관을 통하여 눈물을 지속적으로 방출한다. 눈물관은 눈의 내측 모서리 부분에 위치하고 눈의 건조를 방지하기 위하여 눈물을 유출시키며 눈물주머니(lacrimal sac)와 비강으로 연결된다.

뇌와 같이 안구도 3겹의 보호 결합조직으로 감싸여 있고, 이것을 안구층(tunics)이라고 한다. 가장 외측 층은 공막(sclera)으로 두꺼운 백색 결합조직이고, "눈의 흰자위"를 형성한다. 각막(cornea)은 눈의 흰자위 중심 부분이고, 눈

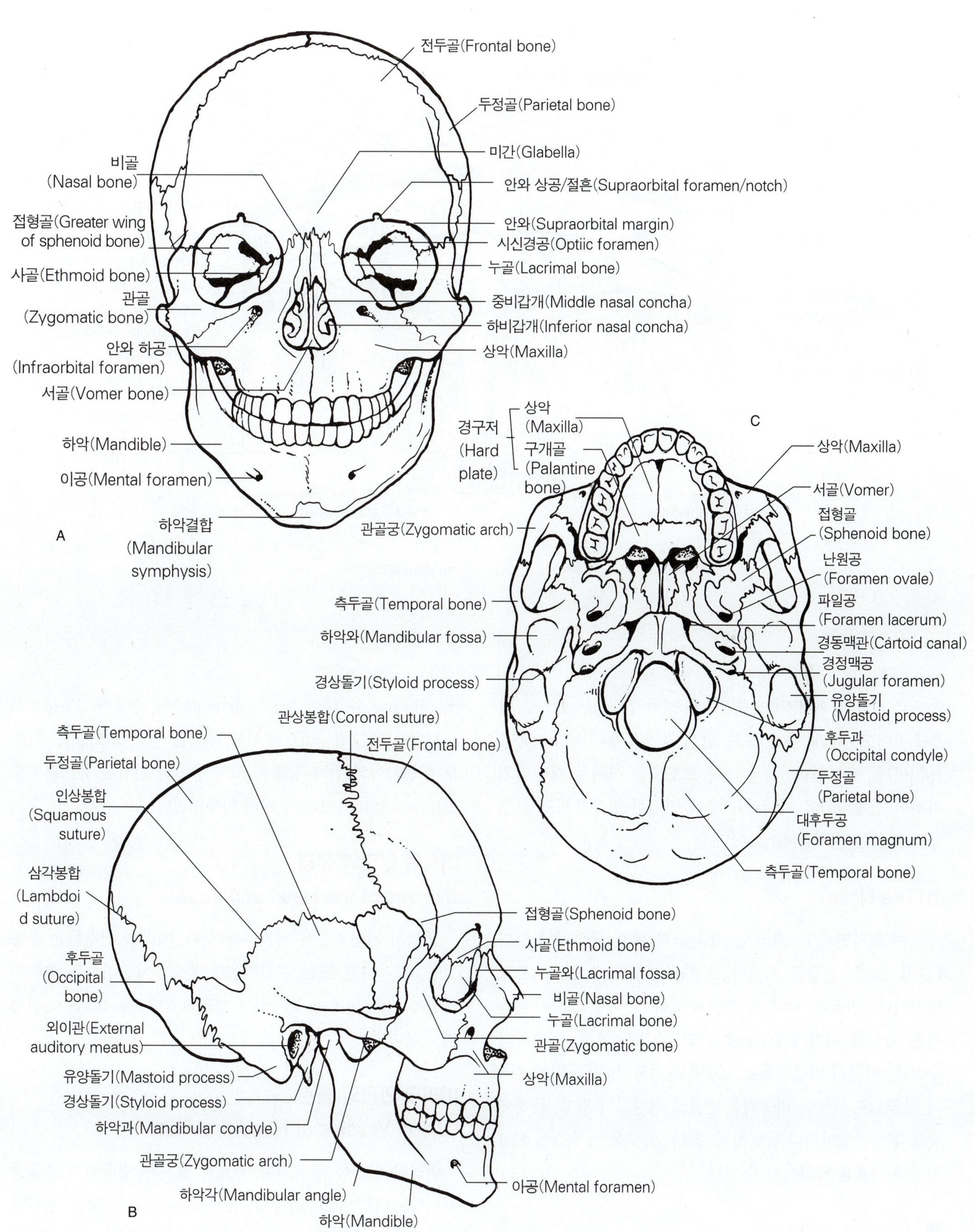

➤ 그림 9.1. 두개골. A, 전면. B, 측면. C, 하부면

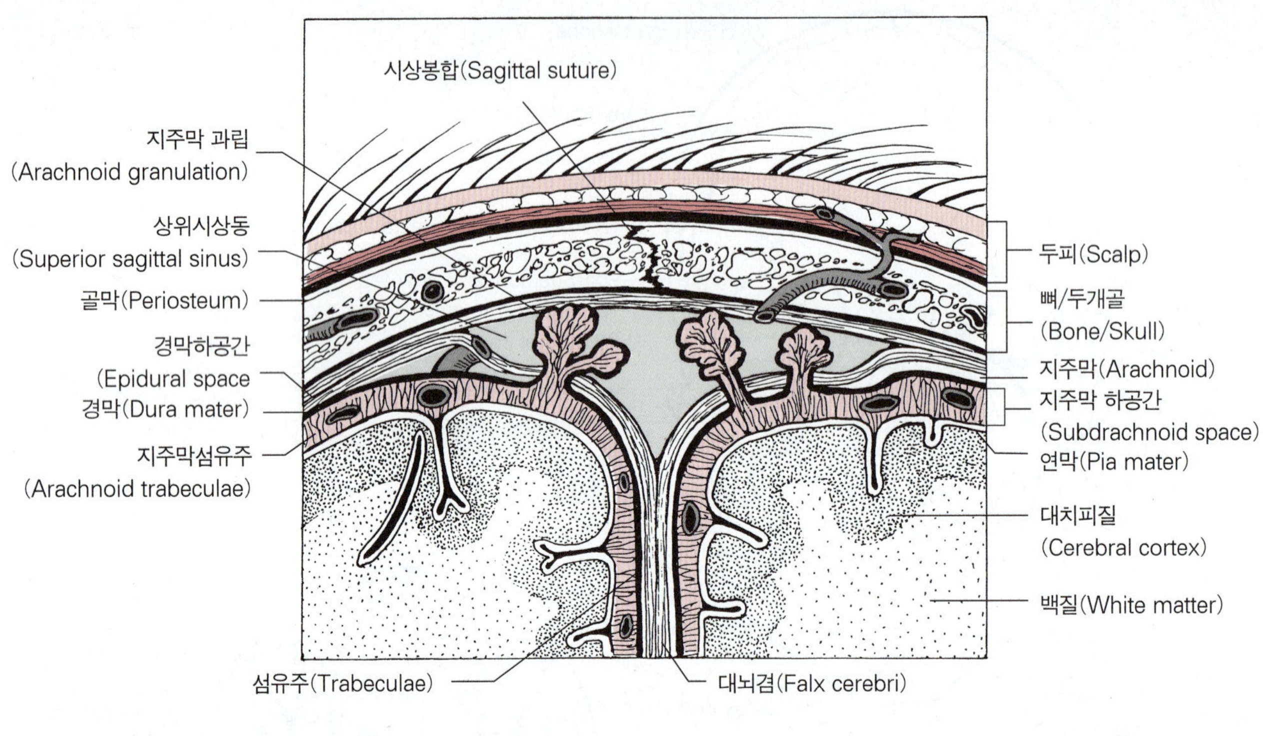

➤ 그림 9.2. 수막(Meninges)

속으로 빛을 통과시킨다. 중간층은 맥락막(choroid)으로 혈관조직이고, 대개 푸른 또는 갈색 눈으로 나타나고, 동공(pupil)을 포함한다. 가장 내측 보호층은 시각을 제공하기 위하여 신경말단을 자극하는 빛에 민감한 광수용세포를 포함하고 있는 망막(retina)이다.

코(The Nose)

코는 초자연골(hyaline cartilage)과 뼈로 구성되어 있다(**그림 9.4**). 천장은 사골의 사상판(cribriform plate)으로 형성된다. 비골은 코의 교량을 형성하고, 아랫부분의 외측벽은 사골의 비갑개골(conchae)의 중간과 상부, 구개골의 수직판, 비골의 비갑개골로 모양이 형성된다. 비강을 오른쪽과 왼쪽으로 나누는 비중격은 연골로 형성되어 있고, 물체에 맞는다면 골절되거나 일탈될 수 있다. 이것은 연부조직 손상 평가와 치료를 악화시킬 수 있다.

귀(The Ear)

귀는 외이(귓볼 auricle과 외이도), 중이(고막 tympa-nic membrane)와 내이(미로 labyrinth)의 중요한 3부분으로 나누어진다(**그림 9.5**). 중이와 내이는 청력에 도움을 주고, 두 부분사이의 압력 평형은 코와 중이가 연결된 유스타키오관(eustachian tube)에 의해 이루어진다.

머리와 안면의 신경 (Nerves of the Head and Face)

12쌍의 뇌신경들은 뇌가 지배한다. 이러한 신경들은 운동기능, 감각기능 또는 혼합기능을 한다. 뇌신경들은 그들의 기능에 따라 번호가 붙여졌고 명명되었다. **표 9.1**은 뇌신경의 목록이다.

머리와 안면의 혈관 (Blood Vessels of Head and Face)

머리와 안면에 공급되는 중요한 혈관은 경동맥과 추골동맥이다(**그림 9.6**). 경동맥(carotid artery)은 목을 통하여 올라가서 턱의 바로 밑에서 내경과 외경동맥으로 나뉜다. 외경동맥은 대부분 뇌의 외부와 얼굴에 혈액을 공급한다. 중뇌

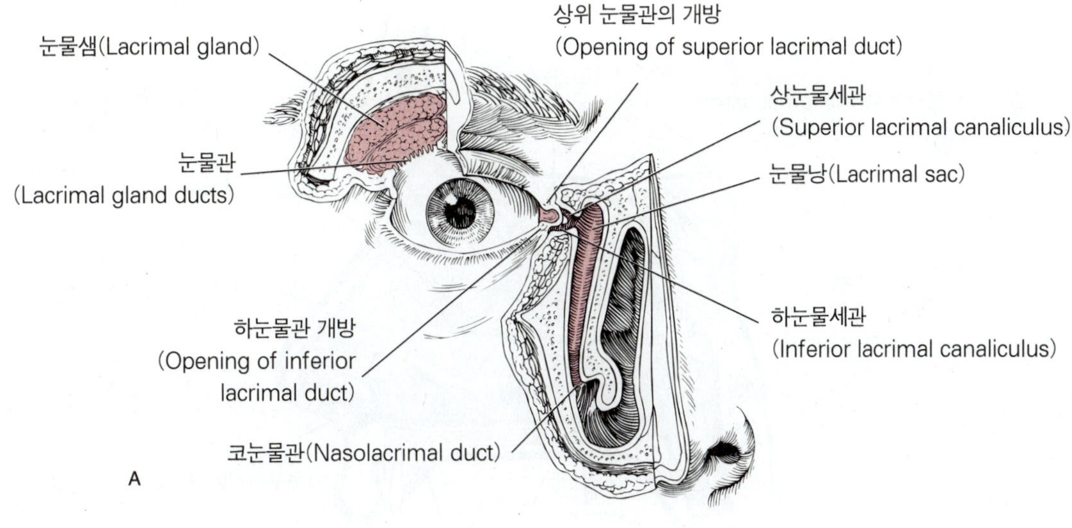

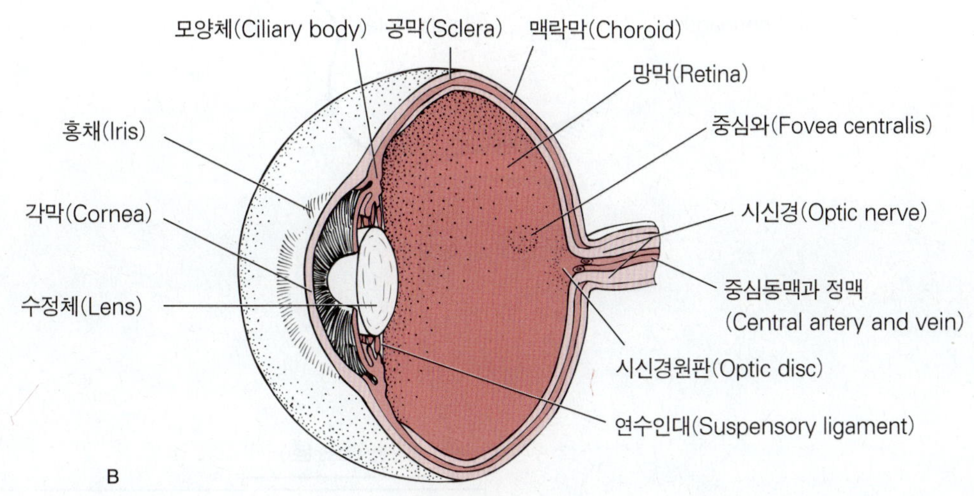

➤ 그림 9.3. 눈. A, 눈의 눈물 기관. B, 안구의 내측 구조

막동맥(middle meningeal artery)은 두개골과 경막에 혈액을 공급하고, 만약 이 동맥이 손상된다면, 심각한 경막외 출혈을 초래한다. 내경동맥은 눈과 대뇌반구 그리고 뇌의 두정엽과 측두엽에 혈액을 공급한다. 왼쪽과 오른쪽 추골동맥과 이들의 가지는 뇌의 후면부에 혈액을 공급한다.

A 두피와 얼굴에 심한 출혈이 있는 것은 머리의 표면 열상으로 과도한 출혈이 있을 수 있다. 뇌진탕(이 장의 후반부에서 설명될 것이다)의 징후가 없다면, 손상은 두피가 표면 열상으로 나타날 수 있다. 이것은 심각한 출혈이 아니고 조절될 것이다.

머리와 안면 손상의 예방(PREVENTION OF HEAD AND FACIAL INJURIES)

머리와 안면부위손상의 가장 중요한 예방은 보호 장비를 착용하는 것이다. 야구/소프트볼, 자전거경기, 펜싱, 하키, 축구, 아이스하키, 라크로스, 씨름과 같은 다양한 스포츠에 참가하기 위해서는 머리 또는 안면 보호 장비를 착용하여야 한다. 보호 장비는 사고와 반복적인 손상으로부터 머리와 안면부위를 보호할 수 있다. 그러나 보호 장비가 모든 손상을 예방할 수 없다는 것을 인식하는 것이 중요하다. 장비는 적합하고, 확

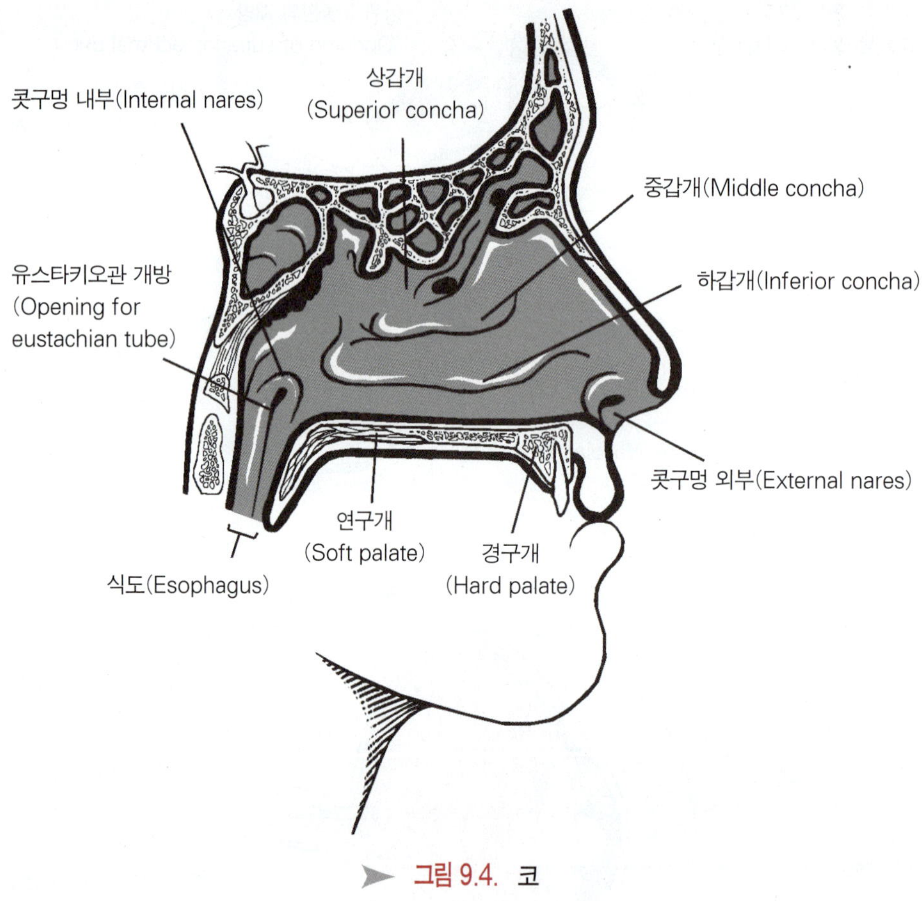

➤ 그림 9.4. 코

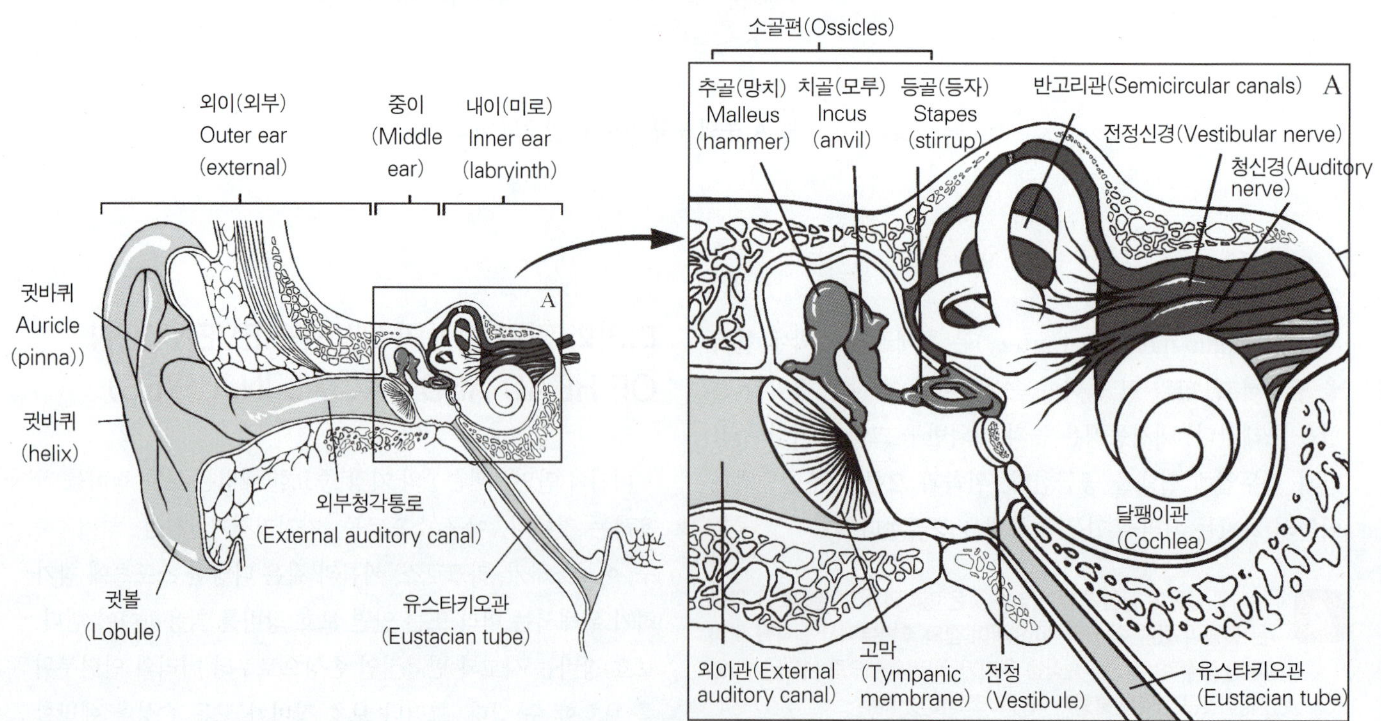

➤ 그림 9.5. 귀. 귀는 외이(귓볼과 외이도), 중이(고막)와 내이(미로)의 중요한 3부분으로 나뉘어진다.

표 9.1 뇌신경(THE CRANIAL NERVE)

번호	이름	감각	운동	기능
I	후신경	×		후각
II	시신경	×		시각
III	동안신경		×	눈의 외안근 조절
IV	활차신경		×	동안신경이 지배하는 나머지 외안근 조절
V	삼차신경	×	×	안면부위 감각과 턱 근육의 움직임
VI	외전신경		×	눈의 외측 움직임 조절
VII	안면신경	×	×	안면 운동, 맛과 눈물과 타액 분비조절
VIII	전정신경	×		청각과 평형감각(귀)
IX	설인신경	×	×	미각, 혀와 인두, 타액분비
X	미주신경	×		미각, 후두, 인두, 기관과 기관지 감각
XI	부신경		×	후두, 인두, 머리와 어깨의 움직임 조절
XII	설하신경		×	혀의 움직임조절

실하고, 일상적으로 사용하고, 고안된 방법으로 사용하는 것이 효과적이다.

보호 장비는 헬멧, 안면 보호대, 구강 보호대, 안경류, 귀 보호대와 기관 보호 장치가 있다. 헬멧은 충격을 흡수하고 분산시켜 두개골을 보호하고, 뇌 외상을 감소시킨다. 안면 보호대는 날아오는 물체로부터 안면부위를 보호한다. 구강 보호대는 뇌진탕, 턱 골절과 측두하악관절 손상처럼 치아와 구강의 연부조직 손상을 감소시키기기 위한 것이다. 안경류, 귀마개와

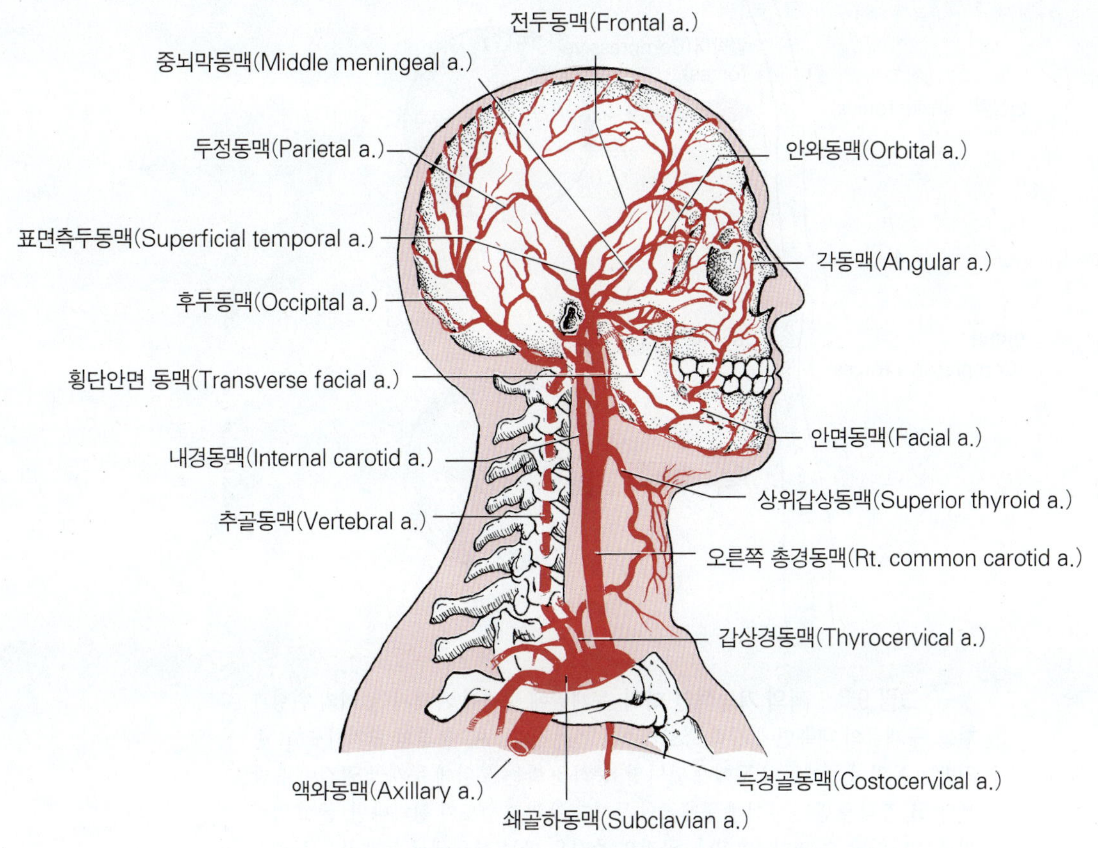

➤ 그림 9.6. **머리의 혈액공급.** 오른쪽 측면

기관 보호 장치는 이 부분을 보호하여 손상을 감소시킨다. 머리와 안면 보호장비는 3장을 참고하라.

두피 손상(SCALP INJURIES)

두피는 두개골의 가장 외측에 있는 해부학적 구조로 외상 시, 가장 먼저 접촉되는 부위이다. 두피에는 많은 혈관이 분포하여 찰과상, 열상, 타박상 또는 조직층 사이에 혈종을 자주 만들 수 있다. 두피 열상과 관련된 중요한 것은 출혈을 조절하고, 감염을 예방하고, 두개골 골절을 평가하는 것이다.

라텍스 장갑은 개방성 상처 관리에서는 착용하여야 한다. 출혈이 있는 부위는 출혈이 멈출 때까지 거즈로 경미한 압박을 가한다. 상처는 두개골 골절의 징후 또는 이물질이 있는지 면밀히 살펴야 한다. 두개골 골절이 있다면, 상처는 소독약 또는 식염수로 소독하고, 무균 드레싱을 하고, 봉합이 가능한 전문의에게 의뢰하여야 한다.

찰과상과 타박상은 혈종에 정화, 국소 항균약과 얼음으로 치료할 수 있다. 혈종, 또는 "거위 알"은 두개골과 두피 사이 층에 혈액이 모여 있는 것이다. 압박 얼음과 압박 밴드는 혈종과 부종을 치료하기 위하여 사용된다. 24시간 내에 증상이 악화된다면, 전문의에게 의뢰하여야 한다.

뇌손상 기전 (CRANIAL INJURY MECHANISMS)

두개골 골절 또는 두개 내 손상의 발생은 두개골의 특성, 특정한 부위에 얇은 두개골, 직접적인 충격의 크기, 충격부위의 크기에 의하여 결정된다. 6장에서는 변형과 가속이라고 하는 두 가지 현상을 유발시키는 직접적인 충격을 설명하였다. 두개골에 충격, 뼈의 변형과 함몰, 두개골의 내측 면에 장력 변형이 있다는 것은 외측 면이 압박된다는 것이다(**그림 9.7A**). 충격이 크고 두개골에 충격을 받는 부위가 얇다면,

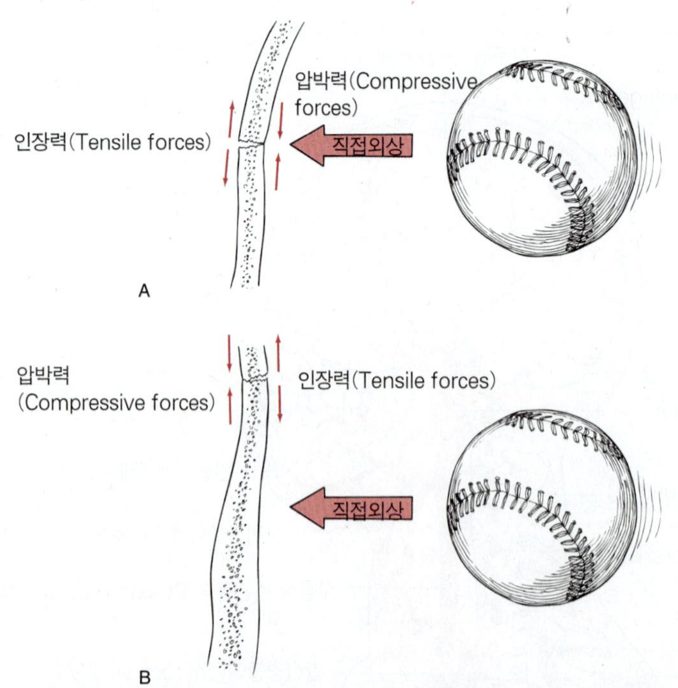

➤ 그림 9.7. **뼈의 기능적인 파괴.** 두개골에 충격이 가해지면, 뼈의 변형과 함몰, 두개골의 내측면에 장력 스트레스가 가해진다. A, 충격의 크기가 크고 충격받는 부위의 두개골의 두께가 얇다면, 충격을 받는 부위에 두개골 골절이 유발된다. B, 충격을 받는 부위에 두개골의 두께가 두껍고 강도가 강하다면, 골절 없이 함몰이 나타날 수 있다. 그러나, 골절은 충격을 받는 부위에서 두개골의 두께가 얇은 부위에 나타날 수 있다.

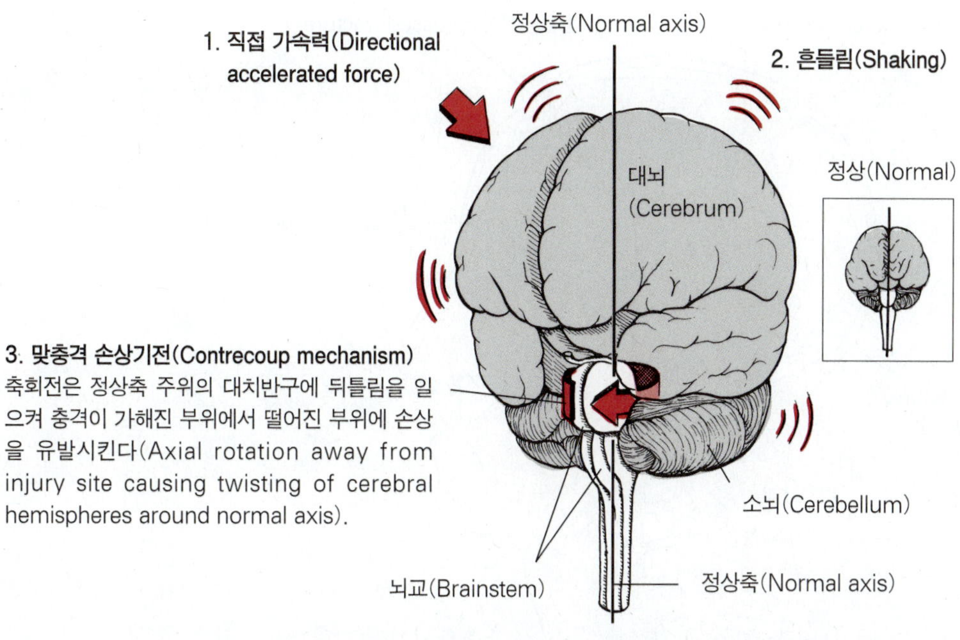

➤ **그림 9.8. 맞충격 손상.** 가속과 함께 일어나는 축회전을 맞충격 손상이라 하고, 충격이 가해지는 부위와 떨어진 부위에도 손상이 나타날 수 있다.

장력 부하를 일으키는 부위의 두개골이 골절될 것이다. 반면에, 충격이 가해지는 두개골의 두께가 두껍고 강도가 크다면, 골절없이 함몰될 수 있다. 골절은 충격을 받는 부위 두개골의 두께가 얇은 부위에 나타날 수 있다.(**그림** 9.7B)

사실, 충격은 두개골을 통하여 뇌에도 전해지고, 가속을 유발한다. 이러한 가속은 뇌에 전단, 장력과 압박 변형을 일으킬 수 있으며, 이 중 전단이 가장 위험하다. 가속과 함께 나타나는 축회전은 **맞충격 손상**(contrecoup injures)(**그림** 9.8)이며, 충격이 가해지는 부위와 떨어진 부위에도 손상을 일으킬 수 있다.

뇌외상은 부분적 손상(예, 경막외, 경막하, 구개내 혈종)과 같은 **국소 손상**(focal injuries), 또는 전체적인 파괴 그리고 뇌구조 그리고/또는 기능 손상과 같은 **미만성 손상**(diffuse injuries)을 일으킬 수 있다. 머리 외상으로 유발되는 미만성 손상의 치명률이 1/4정도라 할지라도, 이것은 장기간 신경학적 결함을 일으킬 수 있는 경향이 있다. 뇌손상은 즉시 치료하여야 한다는 것을 인식하고 있다면, 초기의 구조적 손상을 감소시킬 수 있을 것이다. 그러나, 허혈, 저산소증, 뇌부종 그리고 뇌 주위에 출혈과 같은 다른 요인들이 있다면, 부가적인 손상과 신경학적 장애가 올 수 있다. 그러므로, 머리 손상의 정확한 측정은 손상에 복합적으로 나타날 수 있는 심각한 문제들을 일으키지 않게 하기 위하여 의학적 주의를 증가시키는 것이므로 필수적인 것이다. 인지, 보행은 가벼운 손상을 확인할 수 있는 것은 아니지만, 더 심각한 질환을 나타내는 외상 후 징후 또는 증상이 있는 것을 확인하기 위하여 지속적으로 평가되어야 한다.

두개골 골절 (SKULL FRACTURES)

Q 타격 연습을 하는 동안, 파울볼이 더그아웃 근처에 서있는 야구선수의 머리를 맞혔다. 피부에는 상처가 없었지만, 두통, 방향감각 혼란과 시야가 흐려짐을 호소하고, 어떤 사고가 일어났는지 알지 못한다. 이러한 증상과 징후로 두개골 골절이 있다고 할 수 있을까?

두개골 골절에는 선상골절, 분쇄골절(여러 조각), 함몰골절(골편이 뇌 쪽으로 향하여 있고), 기저골절(두개골의 기전 부분)(**그림** 9.9)이 있을 수 있다. 골절 부위에 피부 열상과 **경막 아래가 파열**되었다면, 두개강 내에 세균감염의 위험

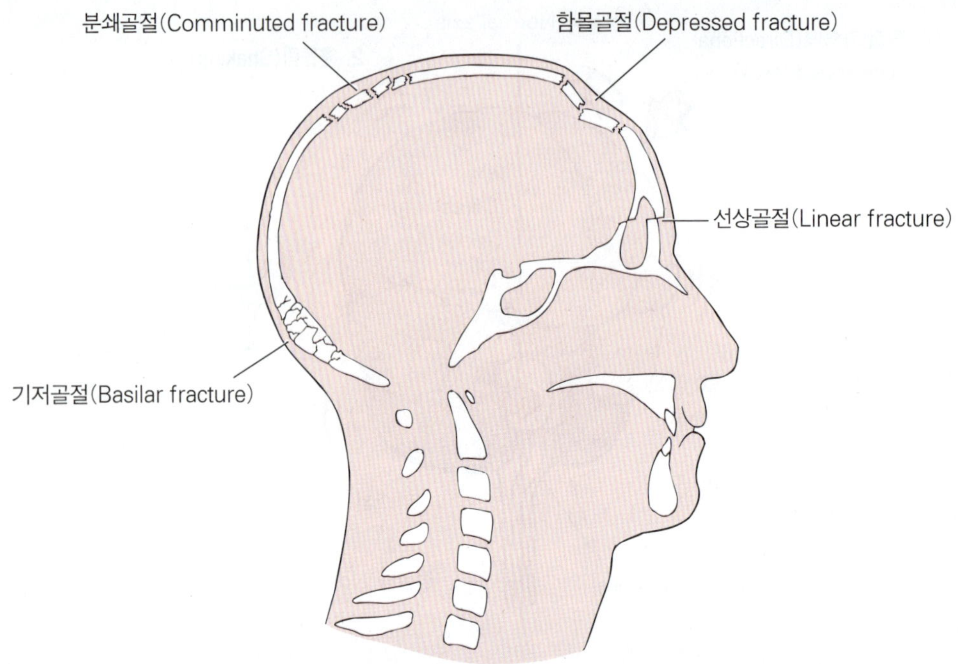

➤ **그림 9.9. 두개골 골절.** 두개골 골절은 선상, 분쇄, 함몰, 기저골절로 분류한다.

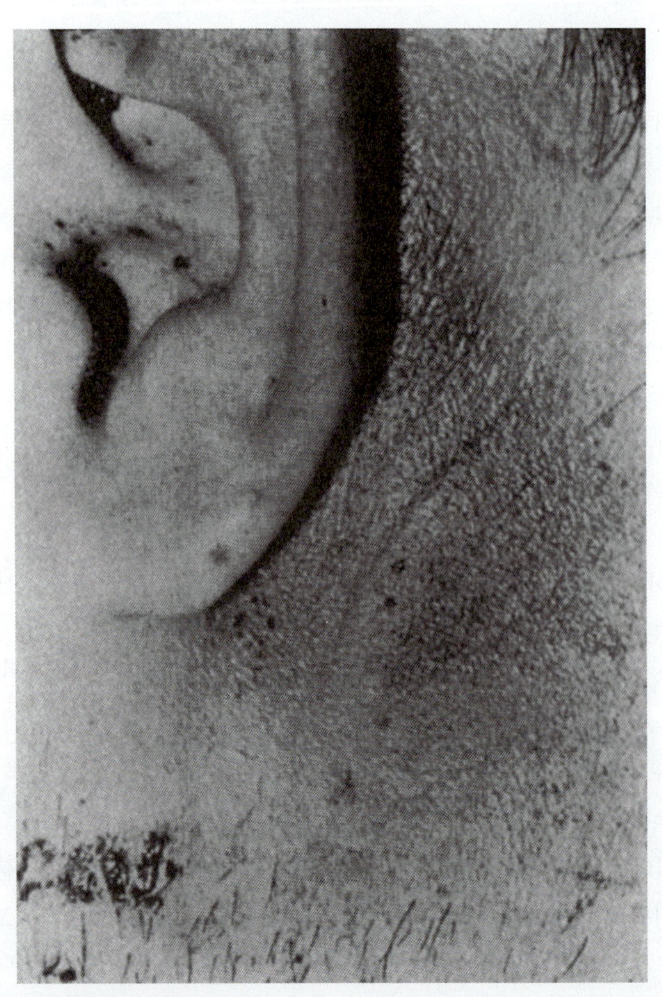

➤ **그림 9.10. 두개골 골절의 징후.** 유양돌기에 반상출혈(Battle 징후)은 기저골절을 나타내며 몇 분 내로 귀 뒤에 변색이 나타난다.

➤➤ 글상자 9.1

두개골 골절에 나타나는 징후

- 눈으로 확인할 수 있는 변형: "거위 알"로 확인 할 수 없고, 골절은 아래 부위에 있을 수 있다.
- 두피에 심부 열상 또는 심각한 타박상
- 함몰 촉진 또는 염발음
- 불균등한 동공
- 눈(너구리 눈)과 귀 뒤(Battle 징후) 모두에 변색
- 코 그리고/또는 귀로 혈액 또는 뇌척수액 누출
- 후각 상실
- 시력 상실 또는 시야 장애
- 머리에 직접 외상 후, 2분 이상 무의식 상태

이 있을 수 있고, 감염성을 유발할 수 있다. 머리에서 과도한 출혈이 있을 때에는, 두개골 골절을 의심하여야 한다. 그러나 심부 두피 혈종을 찾는 것은 어려울 수 있다.

징후와 증상. 골절된 부위에 따라 다른 징후가 나타날 수 있다(**글상자 9.1**). 예를 들면, 안구 부위에 골절이 있다면 전두개 그리고 전두동에 영향을 줄 수 있고, 눈 주위에 변색(**너구리 눈처럼**)을 야기 시킬 수 있다. 뼈의 파편으로 인한 시신경 또는 후신경의 손상은 시각과 후각의 손실을 일으킬 수 있다. 귀의 뒤와 윗부분에 유발하는 기저골절(basilar fracture)은 Battle's **징후**가 나타날 수 있고, 몇 분 내에 귀 뒷부분에 변색이 나타난다(**그림** 9.10). 혈액과 뇌척수액은 귀 또는 코로 누출될 수 있다. 누출되는 액을 흡수하는데 거즈를 사용하고, 혈액과 뇌척수액을 분리시키는 것이 가능한지 관찰한다. 이것을 약물 표적화(targeting) 또는 달무리 검사(halo test)라고 부르지만, 항상 가능한 것은 아니다. 청력 손실 또는 안면마비도 나타날 수 있다. 측두 부위 골절은 뇌막 동맥에 손상을 일으키고, 두개골과 경막 사이에 경막외 출혈을 유발 시킨다(경막외 혈종). 이것은 국소 뇌손상 부분에서 더 자세하게 설명될 것이다.

치료

EMS *두개골 골절은 생명에 위험을 줄 수 있다. **글상자** 9.1에서 언급한 징후와 증상이 있다면, 응급의학서비스(emergency medical service: EMS)를 받는 것이 필요하다. **실전 전략** 9.1은 두개골 골절의 관리를 요약한 것이다.*

A 변형, 불균등한 동공, 눈과 귀 뒷부분 모두 변색, 코 그리고/또는 귀로 혈액 또는 뇌척수액 누출, 그리고 시력과 후각 손실. 야구선수는 이러한 위험 신호가 나타나지 않는다고 하더라도, 머리 외상을 평가하여야 한다. 평가하는 동안 어떠한 징후라도 나타난다면, EMS로 이송하여야 한다.

실전 전략 9.1 두개골 골절의 평가와 관리

1. 머리와 목 고정
2. 응급의학서비스(EMS) 작동
3. 기도, 호흡과 순환(ABCs) 점검
4. 생명징후(vital sign): 맥박, 호흡과 혈압
5. 관찰 :
   눈 또는 귀 뒷부분 부종과 변색
   코 또는 귀로 혈액과 뇌척수액 누출
   동공크기, 빛에 동공 반응과 안구 움직임
6. 함몰, 혈액과 염발음 촉진. 목 손상과 관련된 경추 촉진
7. 무균 거즈로 개방성 상처를 덮어주지만 압박하지 않는다.
8. 쇼크 또는 목, 척수 손상이 없다면 상체와 목을 거상시키고, 손상이 없다면 바로 누운 자세를 유지한다.
9. 쇼크 치료와 기도, 호흡과 순환 관찰
10. EMS에 도착할 때까지 5분마다 생명징후와 증상 재검사

국소 뇌손상 (FOCAL CEREBRAL CONDITIONS)

Q 주자가 유격수와 충돌하여 머리 측면을 팔꿈치로 맞았다. 주자는 멍한 상태로 교체되었다. 부딪친 부위에 15분 동안 얼음으로 치료한 후에도, 두통, 구역질이 악화된다고 호소하였고, 햇빛에 예민하였다. 그녀는 방향감각에 혼란이 있고 무기력이 있다. 이것은 어떤 증상을 나타내는가? 이러한 손상은 관리를 어떻게 해야 하나?

국소 뇌손상은 국소 혈액 응고 또는 혈종의 결과가 나타난다. 두개골 내에는 부가적인 혈액 또는 뇌척수액의 가속은 없다. 두개강 내의 이물질은 뇌 압박을 증가시키고, 신경학적 기능을 변화시킨다. 혈액이 응집된 경막 부위에 따라, 혈종은 경막외(경막의 외측) 또는 경막하(경막의 심부)로 분류된다. 뇌좌상(cerebral contusion)은 국소 손상으로 분류되지만, 이러한 질환과 관련된 병변을 일으키지 않아야 한다.

경막외 혈종(Epidural Hematoma)

스포츠 손상에서 경막외 혈종은 거의 없다. 일반적인 질환은 머리의 측면을 직접적으로 맞아서 유발되고, 거의 두개골 골절과 관련이 있다(**그림 9.11A**). 대동맥 또는 가지가 파혈되었다면, 동맥 출혈은 경막외에서 "높은 압력"을 일으킬 수 있다. 중대뇌동맥도 손상될 수 있으며 서서히 증상이 나타날 수 있다.

징후와 증상. 손상 시기에 의식이 없는 것을 경험할 수 있고, 비교적 정상적으로 자각증상이 없을 것이다. 그러나, 10-20분 내에 점차적으로 의식이 감소되면 뇌 외측에 혈종이 생성되고 뇌를 압박할 수 있다. 다른 징후와 증상은 두통, 구역질, 구토, 나른함이 증가되고, 의식은 감소하고, 혈종이 있는 부위의 동공 확대 그리고 반대측 약화와 자세를 취할 수 없게 된다. 그러나, 이러한 3가지 증상은 경막외 혈종이 있는 사람의 1/3에서만 나타난다.

치료

EMS *응급실로 이송이 필요하다. 검사자는 기도, 호흡과 순환을 지속적으로 유지시켜야 하고, 생명징후는 평가하고, 쇼크를 치료한다. 혈종* ***감압*** *과 동맥 출혈을 위해서 즉각적인 수술을 하여야 한다.*

경막하 혈종 (Subdural Hematoma)

경막하 혈종은 경막외 혈종보다 약 3배정도 많이 발생하고, 축구선수의 비극적인 사망의 원인이기도 하다(1). 뇌와 경막하 사이의 교량 정맥이 파열되었을 때 출혈이 유발된다.

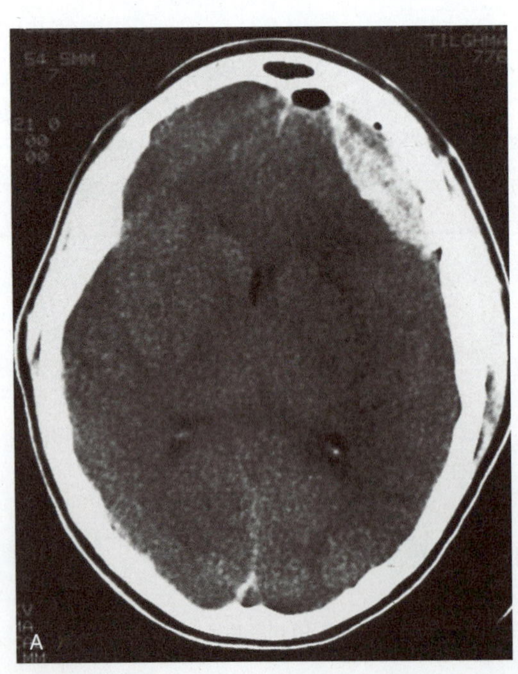

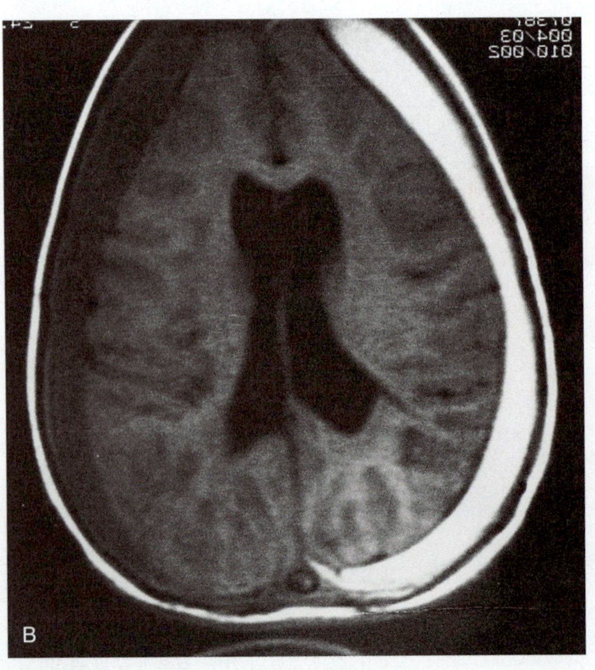

➤ 그림 9.11. **뇌혈종.** **A**, 안와 그리고 동(sinus) 부위 골절로 경막외 출혈이 유발되었고, 뇌의 오른쪽 전두엽에 출혈이 있다, **B**, 오른쪽 뇌의 상당히 넓은 부위에 경막하 출혈이 있다.

이것은 충격보다는 뇌에 가속적인 충격에 의해서 일어난다. 경막하 혈종은 손상 후, 24-72시간 내에 나타나는 급성과 나중에 다양한 임상적 징후가 나타나는 만성(**그림 9.11B**), 단순과 복합으로 분류할 수 있다. 단순 경막하 혈종은 경막하에 혈액이 응고되어 있지만, 뇌손상은 일어나지 않는다. 복합 경막하 혈종은 뇌 표면의 타박상이 특징이고, 두개 내 압박을 증가시키는 뇌부종과 관련 있다. 단순 경막하 혈종의 사망률은 거의 20%인 반면, 복합 경막하 혈종의 사망률은 50%이다(2).

징후와 증상. 단순 경막하 혈종에서 무의식은 거의 나타나지 않는다. 이것은 의식 수준이 거의 악화되지 않는다는 것을 의미하고, 의식의 명료기간은 15%보다 적다. 복합 경막하 혈종은 일반적으로 사망하게 되고 무의식이 지속된다. 손상된 측에 동공확장과 망막변화는 일반적으로 나타난다. 다른 징후는 맥박 감소, 점진적인 혈압증가, 구토와 호흡곤란(짧은 호흡)이 나타난다. 손상 후, 징후와 증상이 몇 시간, 며칠, 또는 몇 주 나타나지 않을 수 있고, 이 이후에 응고된 혈액은 뇌척수액에 흡수되어 없어지게 된다(**글상자 9.2**).

치료

EMS *응급실로 이송하여야 한다. 검사자는 기도, 호흡과 순환을 지속적으로 유지시켜야 하고, 생명징후는 평가하고, 쇼크를 치료한다.*

경막하 혈종의 초기 진단은 성공적인 회복을 위하여 필수적인 것이다. 손상 후, 4시간 이내에 혈종의 외과적 배액은 사망률을 40%이하로 감소시킬 수 있다. 4시간 이상 수술이 지연된다면, 사망률은 80%로 증가할 것이다.

> ➤➤ 글상자 9.2
>
> **나타(NATA) 스포츠 트레이닝 교육 분야**
>
> - 신체 활동이 많은 사람들을 위한 위험 관리와 부상 예방
> - 부상과 질병의 병리학
> - 평가와 판단
> - 부상과 질병 응급 치료
> - 약리학
> - 치료 요법
> - 신체 활동이 많은 사람들을 위한 치료적 운동
> - 일반 의료 상황과 장애
> - 부상과 질병의 영양적 측면
> - 심리 사회적인 중재와 진료 의뢰
> - 건강 관리 행정
> - 전문적 사항과 책임

뇌타박상 (Cerebral Contusion)

뇌타박상은 국소 손상이지만, 혈종을 유발하지는 않는다. 대신에, 뇌의 미세출혈, 뇌경색, 괴사, 부종을 유발한다. 이것은 뇌 조직에 산재해 있는 고밀도 혈액 부위를 컴퓨터단층촬영(computed tomography: CT)으로 확인할 수 있다. 타박상은 충격이 가해진 두개골의 내측으로 가속-감속의 기전으로 가장 많이 유발된다. 축구에서, 가속력은 선수의 머리가 상대선수 또는 공과 부딪쳤을 때 유발되고, 최대 손상 부위는 대개 충격이 가해진 부위이다(타격 손상). 감속력은 선수의 머리가 지면과 부딪쳤을 때 유발되고, 최대 손상 부위는 충격이 가해진 반대측 부위이다(맞충격 손상). 뇌가 두개골에 저항하여 반동되거나, 충격 부위 실질 내에 진공현상으로 인하여 손상이 유발된다. 맞충격 병변은 충격이 가해진 반대편의 대뇌조직, 특히, 전두엽과 측두엽 표면에 출혈을 일으킨다. 타박상이 대뇌피질, 뇌교 또는 소뇌부분에 일어난다고 할지라도, 해부학적으로 전두엽과 두개골 모서리가 근접하여 있어, 특히 이 부위가 많이 유발되는 부위이다.

징후와 증상. 임상적 징후와 증상은 손상된 부위와 출혈부위에 따라 다르다. 뇌타박상은 손상 후 몇 시간과 며칠 후에도 나타날 수 있다. 뇌타박상은 정상적 기능이 있을 수 있거나 혼수상태와 같은 신경학적 악화도 나타날 수 있다. 가끔, 전두엽과 측두엽 손상으로 인하여 행동 또는 정신 질환상태가 나타날 수도 있다(4). 위험한 신호는 신경학적 검사는 정상이었지만, 두통, 현기증 또는 구역질이 지속되는 것이다.

치료

EMS *응급실로 이송하여야 한다. 검사자는 기도, 호흡과 순환을 지속적으로 유지시켜야 하고, 생명징후는 평가하고, 쇼크를 치료한다. 이러한 환자는 CT와 같은 더 정확한 검사를 위해서 전문의에게 즉시 의뢰되어야 한다.*

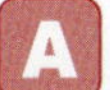

소프트볼 선수는 두개강 내 압력이 증가하는 것을 경험하였다. 두통과 구역질은 두개 내에 심각한 출혈을 나타내는 "적신호"이다. 이러한 환자는 가장 가까운 의료시설의 응급실로 이송하여 한다. 기도, 호흡과 순환을 지속적으로 유지시켜야 하고, 생명징후를 평가하고 쇼크를 치료한다.

미만성 뇌손상(DIFFUSE CEREBRAL CONDITIONS)

Q 수영선수는 벽과 거리를 잘못 판단하여 벽에 머리를 먼저 부딪쳤다. 잠시 "별이 보이는" 멍한 상태였고, 약 30초 동안 시야가 흐렸다. 3 또는 4분 후에는 두통이 더 심해졌다고 하였다. 수영선수는 다시 활동을 할 수 있을까?

미만성 **손상**은 물리적인 힘으로 유발되며, 의식과 가끔 관련이 있다. 이러한 상태는 의식 변화, 시각과 평형장애와 같은 신경학적 기능이 즉시 그리고 일과성 손상이 된다는 것이 특징이다. 정상적인 상태에서는 10억 개의 뇌세포에서 전기화학적 현상이 연속적으로 일어난다. 흔들리거나, 충격이 가해졌을 때, 뇌의 기능은 뇌세포 손상이 없더라도 일시적인 장애가 나타난다. 예를 들면, 경한 외상은 뇌기능의 혼란을 가져올 수 있다. 징후와 증상은 일과성과 비가역적, 경증과 심각한 증상으로 나타난다. 이것의 원인은 연부조직에 최소한의 손상일 수 있다. 충격의 크기는 가속 손상으로 증가되고, 뇌기능과 구조손상으로 더 심각한 징후와 증상을 일으킬 수 있다. 이러한 증상은 의식 손실, 두통, 혼란, 기억상실, 구역질, **이명**, 동공 변화, 현기증과 협응력 감소이다. 미만성 손상과 관련된 다른 질환은 외상 후 두통, 뇌진탕후증후군과 이차-충격증후군과 같은 머리 외상으로 인하여 유발될 수 있다.

뇌진탕(Concussions)

뇌진탕은 가속력과 감속력으로 유발될 수 있다. 혼란과 기억력 상실이 특징적인 징후이지만, 의식 저하는 일어날 수도 있고 일어나지 않을 수 도 있다.

➤ *뇌진탕의 분류(Classifications Of Concussions)*

뇌진탕으로 유발되는 뇌기능 장애는 16가지 분류로 정의하였다. 분류 중 가장 많은 4가지는 **표 9.2**에 설명하였다. 신경외과의사인 Robert C. Cantu는 분류를 발전시켜 스포츠의학 전문의로 많은 인기를 얻었다(5). 경증, 중증, 심각한 손상의 등급 척도의 구분은 의식 감소와 외상 후 기억력 상실 기간으로 정하였다. 정형외과의사인 Joseph S, Torg는 뇌진탕을 6등급으로 분류하여 발전시켰다(3). 얼굴표정 평가, 시간, 위치와 사람 인식으로 결정, 외상 후 검사, 기억력 상실 회복 정도와 보행 평가로 평가하였다.

James Kelly 박사가 Colorado 고등학교 축구선수가 이차충격증후군으로 사망한 단순 머리 손상을 담당하게 되었다. 머리 손상을 Colorado 의료협회에서 연구하였고 관리하였다. 1991년 스포츠에서 *뇌진탕의 관리 안내지침서*『*Guidelines for the Management of Concussion in Sports*』에서 새로운 분류 척도를 완성하였다(6). 안내지침서는 심각한 뇌진탕을 평가하기 위한 엄격한 필요성과 단지 몇 초, 장기간 동안 무의식이 있었던 모든 사람을 가까운 병원으로 응급 이송을 하여야 한다는 것을 확립하였다.

뇌진탕의 정의를 확립하기 위한 노력으로 미국 신경학 학

표 9.2 운동선수의 머리 손상 등급척도

	등급 I / 경증	등급 II / 중증	등급 III / 심각한
Cantu	LOC 또는 PTA 없음	LOC < 5분	LOC > 5분
	< 1시간		
	PTA 1-24시간	PTA > 24시간	
Torg	(등급 I -II)	(등급III-IV)	(등급 V-VI)
	LOC 또는 기억력 손실	LOC ‹몇 분	LOC/혼수질환, 혼란, 기억상실
	(PTA 예외)	PTA 또는 역행기억상실	
CMS	기억력 손실 없이 LOC 혼란	기억력 손실 없이 LOC 혼란	LOC
AAN	LOC 없음	LOC 없음	약간의 LOC
	Sxs <15분	Sxs >15분	

AAN=미국 신경학 학회, CMS=Colorado 의학협회, LOC=의식 감소, PTA=외상 후 기억력 감소, Sxs=증상(예, 혼란, 기억상실 등.).

글상자 9.3

자주 관찰되는 뇌진탕의 형태

- 멍하니 쳐다본다(어리둥절한 얼굴 표정)
- 어눌한 말과 운동반응 지연(질문 또는 명령에 대답 느림)
- 주의 집중력 장애와 혼란(정상적인 활동이 불가능하고 쉽게 혼란된다)
- 방향감각상실(잘못된 방향으로 보행, 시간, 날짜, 장소 알지 못함)
- 말에 논리가 없고, 발음이 불확실함(이해할 수 없는 상태)
- 비협응 관찰(직렬/직선으로 걷지 못하고, 비틀거린다)
- 감정을 조절하지 못한다(이유 없이 울고, 말하지 않기)
- 기억력 손실(이미 했던 질문을 반복적으로 질문 하거나 5분에 3개의 단어와 3개의 물체를 기억하거나 회생하지 못한다.)
- 의식 손실의 기간(마비성 혼수질환, 각성에 바로 반응하지 못함)

글상자 9.4

뇌진탕의 증상

초기(몇 분 그리고 몇 시간)

- 두통
- 현기증 또는 어지러움
- 자각 감소
- 구역질 또는 구토

후기(몇 주)

- 장기적인 두통
- 증상이 경미한 두통
- 머리가 어찔어찔함
- 주의력과 집중력이 좋지 않음
- 잦은 피로감
- 성급함과 인내력 감소
- 시각에 초점을 맞추기 어렵거나 밝은 빛에 과민함
- 귀에서 소리가 들리고, 적은 소음에 민감함
- 불안 그리고/또는 우울한 감정
- 수면장애

회에 분과위원회는 1997년 *치료 지표: 스포츠에서 뇌진탕 관리(The Practice Parameter: The Management of Concussion in Sports)*로 더 발전시켰다(7). 설명서는 Colorado 안내지침서를 몇 가지 변경하여 만들었다. 이러한 변경은 자주 관찰되는 9가지 뇌진탕(**글상자 9.3**)과 초기와 마지막 뇌타박상 증상(**글상자 9.4**)이다. 혼란과 기억상실이 지속되는 것이 가장 많이 나타나는 증상이라고 할지라도, 기능적 뇌외상으로 인한 신경기능의 장애는 뇌진탕의 확실한 증상이다.

각각의 문제를 확인하기 위해서는 여러 분류를 확인하는 것이 필요하다. 의식 감소가 일시적으로 나타났다면 확인하기 어려울 것이다. 운동 트레이너 또는 전문의가 운동 장소에서 뇌진탕을 발견하게 되면, 당황할 수 있고, 의식 감소를 확인하는 것은 불가능 할 수 있다. Cantu의 분류 척도를 사용하여 자각증상 없이 회복한 일시적 의식감소를 2등급(중증)으로 분류할 수 있고, 일주일 정도 운동은 쉬게 한다. 반면에 Colorado 안내지침서에는 똑같은 경우라도, 3등급(심각한) 손상으로 분류하였고, 선수를 병원으로 이송하고 한달 정도 운동을 쉬게 한다. Torg 분류에서, 1-3등급은 외상 후 정도 변화와 기억력 회복이 있는 정상적인 의식이다. 4등급(경증)은 마비성 혼수질환처럼 5분 이하의 의식 감소가 특징이다. Cantu와 Torg 척도 모두 정신 상태 검사(혼란과 기억상실)에 초점을 맞추었고, 휴식상태에서 증상 회복, 격렬한 활동을 하는 동안 악화되지 않는 증상인 신체 활동 검사는 제외시켰다.

의식이 없는 모든 사람을 Colorado 의학협회 안내지침서에서는 즉시 CT 또는 자기공명영상(magnetic resonance imaging: MRI)과 같은 신경학적 평가를 하기 위하여 가장 가까운 병원에 이송하여야 한다고 하였다. 이러한 상태는 실질적인 부분이 아니기 때문에, 전문의 또는 운동 트레이너가 일상적으로 실전에서 치료할 수는 없다.

AAN 지침에서 언급한 문제점은 치료 선택과 같은 부분이며, 표준 또는 안내지침서에는 포함되어 있지 않다는 것이다. 표준은 잘 계획된 연구 실험 근거 또는 임상 연구 결론을 반영한다. 안내지침서는 임상에서의 확실하고, 특별한 전략 또는 전략들을 반영한 것이다. 반면, 선택은 다른 전략들을 반영한 것이고, 이것은 모순되지 않거나, 모순되는 증거 또는 선택에 근거한 불확실한 임상적 확실성으로 환자를 관리하는 것이다.

더 확실한 정의가 필요로하기 때문에 더 많은 실전 연구들이 뇌진탕의 정의를 분류하기 위하여 필요하다. 최근 의식 평가와 관리에서 운동 트레이너의 훈련 형태를 살펴보면, 뇌진탕 등급 척도를 사용하는 안태지침서에서도 척도가 일치하지 않았다. Colorado 안내지침서 28%, Cantu의 분류체계 19.3%, 18.4%는 등급척도를 사용하지 않았고, 18%는 다른 척도를 사용하였다. 그리고 13.1%는 미국 신경학학회 안내지침서를 사용하였다(8). 이것은 뇌진탕 분류에 뇌타박상도 포함된다는 것을 나타내는 것이다.

임상적 검사와 증상 체크목록의 유용성은 뇌진탕을 평가하기 위하여 운동 트레이너가 제정하였다. 다음은 Colorado 의학협회 안내지침서와 미국 신경학학회에서 권유하는 복합적인 척도를 설명한 것이다. 이러한 안내지침서는 손상의 정도를 정의하고 손상이 의심되는 행동을 설명한 것이다.

➤ 1등급 뇌진탕(Grade 1 Concussion)

징후와 증상. 가장 일반적인 뇌진탕이라고 하지만, 인식하기 가장 어렵다. 선수는 무의식이 나타나지 않고 기억력 손실 없이 잠시 혼란만을 겪을 수 있다(예, 산만함, 집중력 부족, 정보과정 또는 연속적인 과제 장애). 환자는 단순하게 "나는 벨을 울렸다"라고 말할 것이다. 검사에서 대개 비정상적인 의식 증상 또는 정신 상태는 15분 이하로 나타난다. 확실한 혼란, 기억장애, 현기증, 두통 또는 다른 비정상적인 신경학적 증상이 15분 이상 지속된다면, 더 심각한 뇌진탕이라고 할 수 있다(4).

치료. 선수는 시합을 취소하고 즉시 그리고 휴식 또는 활동 시에도 5분 간격으로 기억력 손실 또는 뇌진탕후 증상이 있는지 검사하여야 한다(뇌손상 평가 참조). 초기에 뇌진탕후 증상(예, 불균형[**어지러움**], 두통, 구역질, 빛의 민감성[**광선 공포**])이 나타난다면, 선수는 시합 또는 연습에 참여하지 말아야 한다. 약 15분 동안 이러한 증상이 없는 선수는 시합 또는 활동에 참여하여도 된다. 같은 게임을 하는 동안 이차적 경증 뇌진탕이 제거되고 적어도 1주일 동안 휴식과 운동을 할 때 증상이 없다면, 선수는 시합 또는 일상 생활에 참여하여도 된다.

➤ 2등급 뇌진탕(Grade 2 Concussion)

징후와증상. 2등급 뇌진탕은 일시적 혼란은 있지만, 의식 감소는 없다. 15분 이상 뇌진탕 증상 또는 비정상적인 정신상태가 나타난다. 이러한 비정상적 상태는 집중력 감소, 손상 후, 손상 시 사건에 대한 기억상실(**역행기억상실**), 또는 손상 후 사건의 기억상실(**전향기억상실**)이 나타날 수 있다. 이러한 기억상실은 감소될 수 있지만, 선수들은 손상과 관련된 기억상실이 있을 수 있고, 어느 정도의 변수는 있을 수 있다. 다른 징후는 경한 현기증과 불균형적인 보행, 흐려진 시야, 이명 그리고 두통이 있을 수 있다.

치료. 2등급 뇌진탕은 일상생활을 하지 말아야 한다. 가끔 검사에서 두개강 내 병변을 포함한 징후가 나타날 수 있다. 전문의와 신경학자들은 다음 날 선수를 재검사하여야 한다. 휴식과 활동에도 1주일 정도 증상이 나타나지 않은 후에야 연습 복귀가 가능하다. 증상이 1주일 이상 지속 또는 악화되는 증상과 관련된 다른 것 또는 두통 부위를 CT 또는 MRI로 검사할 수 있다. 2등급 뇌진탕 후에, 경기 참여는 휴식과 활동에도 2주 동안 증상이 나타나지 않아야 가능하다. 뇌부종, 타박상 또는 다른 두개강내 병변이 CT 또는 MRI에서 확인된다면 활동을 마무리 하여야 한다. 선수는 몇 주 후에 "뇌진탕후 증후군"으로 악화될 수 있다.

➤ 3등급 뇌진탕(Grade 3 Concussion)

징후와 증상. 3등급 뇌진탕은 잠시(몇 초) 또는 지속적인(몇 분) 의식상실이 나타난다. 심각한 뇌진탕은 피질제거(팔꿈치, 손목과 손가락 굴곡과 다리 신전) 또는 대뇌제거(모든 사지 신전)가 가끔 나타날 수 있다(그림 5.15 참조). 뇌진탕으로 심폐계의 경련 또는 허탈이 나타날 수도 있다.

치료

EMS *가장 가까운 병원 응급실로 이송시켜야 한다. 경추 보호대와 척추 보호대를 사용하여야 한다. 신경학적 검사는 반드시 수행하여야 한다. 무의식이 잠시(몇 초) 있다면, 선수는 활동과 휴식을 취하며 1주 정도 증상이 나타나지 않을 때까지 운동을 하지 말아야 한다. 무의식이 지속된다면(몇 분), 휴식과 활동을 취하며 2주 정도 증상이 나타나지 않을 때까지 운동을 하지 말아야 한다. 이차적 3등급 뇌진탕 후, 선수는 최소한 한 달 동안 증상이 나타나지 않아야 운동에 참여할 수 있다. 관리하는 치료사는 한 달 이상 운동에 참여하지 않는 것을 결정할 수 있다. 2등급 뇌진탕에서, CT 또는 MRI로 1주 이상 지속되거나 악화된 증상과 관련된 다른 부위또는 두통의 위치를 확인할 수 있다. 이러한 검사에서 뇌부종, 뇌좌상 또는 다른 두개강 내 병변이 확인된다면, 더 이상 경기에 참여하여서는 안되고, 다음 시즌에 참여하도록 단념시켜야 한다. **표 9.3**은 뇌진탕의 등급에서 경기에 다시 참여하는 것을 결정하는데 사용되는 안내지침서를 요약한 것이다.*

외상 후 두통 (Post-traumatic Headaches)

외상 후 혈관성 두통은 경증 뇌진탕 또는 뇌진탕 후 두통과 혼란될 수 있다. 혈관성 두통은 혈관경련으로 나타날 수 있지

표 9.3 경기에 다시 참여할 시기

뇌진탕 등급	경기에 참여할 때 까지 시간*
다양한 1등급 뇌진탕	1주
2등급 뇌진탕	1주
다양한 2등급 뇌진탕	2주
3등급: 잠시 동안 의식상실(몇 초)	1주
3등급: 지속된 의식상실(몇 분)	2주
다양한 3등급 뇌진탕	1달 또는 그 이상, 주치의 평가에 기준

* 오직 휴식과 활동 시에 정상적인 신경학적 평가와 증상이 나타난다.
Quality Standards Subcommittee of American Academy of Neurology(7), P 584 인용

만, 충격으로 나타나지 않고, 그 후에 나타난다.

징후와 증상. 번쩍 번쩍 빛나는 색으로 된 흔들리는 빛이 나타날 수 있는(섬광 암점) 국소부위의 문맹과 같은 증상은 가끔 나타날 수 있다. 축구선수의 편두통과 연관이 있는 외상 후, 편두통은 반복적으로 공을 헤딩한 후 축구선수에게 나타난다고 기록되어 있다. 또한, 편두통은 시력 또는 위장 문제의 유·무와 함께 갑작스런 심각한 두통이 재발된다는 것이 특징이다.

치료

EMS *평가와 관리를 위해서 임상의에게 즉시 의뢰하여야 한다.*

뇌진탕 후 증후군 (Postconcussion Syndrome)

뇌진탕 후 증후군은 뇌진탕 후에 나타날 수 있고, 남자보다 여자에게 더 자주 나타나는 경향이 있다. 인지손상은 외상 후 48시간 지속될 수 있고, 손상 후 몇 주에서 몇 달 후에도 나타날 수 있다. 증상이 지속되는 기간은 신경전달 기능 변화와 관련이 있다.

징후와 증상. 증상은 주의력 기간이 감소되고, 지속적인 두통, 흐려진 시야, 현기증, 기억상실, 성급함, 가장 간단한 과제에서도 집중력 장애가 특징이다. 운동은 두통, 현기증과 잦은 피로를 유발시킬 수 있다. 이러한 증상으로 이차 충격 증후군이 나타날 수도 있다.

치료. CT로 확인할 수 있지만, 정밀검사에서는 정상일 수 있다. 이것은 두통을 조절하기 위한 증상 측정보다 결정적인 치료는 없다. 전문의는 활동을 감독하고 증상이 없어질 때까지 활동을 금하여야 한다.

이차 충격증후군(Second Impact Syndrome)

이차 충격증후군은 대개 뇌진탕과 같이 초기 머리 손상, 이전 증상 전에 이차 머리 손상이 지속될 때 나타날 수 있다. 대부분의 경우가 아이스하키, 축구와 권투와 관련이 있다고 할지라도, 어린이와 성인에서도 나타날 수 있다(9).

징후와 증상. 손상 초기에, 시각, 운동 또는 감각 변화가 나타나고, 기억과 생각에 어려움을 느낄 수 있다. 며칠 또는 몇 주동안 이러한 증상이 사라지기전에, 경기에 다시 참여할 수 있고 머리에 이차 충격을 받는다. 이러한 이차 충격은 상대적으로 약할 수 있다. 선수는 기절할 수 있지만, 가끔 경기와 경기장에서 도움을 받지 않는다. 두개의 혈관성 충혈은 두개강내 압력을 증가시키고, 뇌교도 손상시킨다. 빠른 동공 확장, 점진적 안구 움직임 감소, 혼수상태, 그리고 호흡 기능 상실은 선수를 극도로 악화시킬 수 있다.

치료. 이차 충격에서 뇌교 기능상실의 기간은 대개 2-5분으로 짧다(10). 관리는 EMS로 즉시 이송하여야 하고, 기본적인 생활 보조를 유지하여야 한다.

이러한 문제를 예방하기 위해서, 두통, 머리 어찔함, 시각장애, 또는 다른 신경학적 증상이 있는 사람은 전체적으로 증상이 나타나지 않을 때까지 어떠한 활동도 하여서는 안되는 것이 중요하다.

A "별이 보이고" 잠시 기절하였으며, 시야가 흐렸다. 이것은 1등급 뇌진탕에서 일반적인 증상은 아니다. 그러나, 두통은 주의를 하여야 하는 증상이다. 이러한 사람들은 두통 증가, 불안정한 보행, 구역질, 광선 민감 또는 감정동요를 주의 깊게 관찰하여야 하고, 전문의에게 즉시 검사를 의뢰하여야 한다.

뇌손상 상태 평가(ASSESSMENT OF CRANIAL CONDITIONS)

Q 스케이트 선수는 얼음에 넘어져서, 얼음에 머리를 부딪쳤다. 이 선수는 방향감각 손상, 현기증, 가벼운 두통을 호소하였지만, 시력은 정상이었다. 상태가 악화되는 위험한 징후는 무엇이고 어떤 의학적 관리를 즉시 수행하여야 하는가?

충격을 받거나 또는 머리에 확실한 가속력-감속력이 있는 사람은 철저한 검사를 하여야 한다. 머리 손상에서는 병력 수

집, 외상의 징후가 있는지 머리와 안면부위 관찰과 시진, 그리고 정신상태, 신경학적 통합 평가, 외적 유발검사(provocative test)를 수행하여야 한다. 이러한 검사가 명확한 것은 아니지만, 동시에 수행하여야 한다.

확실한 머리 외상은 목 손상도 일으킬 수 있으므로, 항상 경부 손상도 함께 평가하여야 한다. 검사자는 손상 기전에 대한 병력, 무의식 기간, 사고현장에서의 다른 정보도 수집하여야 한다. 기도 개방을 수행하고 유지하여야 한다. 선수가 엎드려 있다면, 머리와 목을 고정하여야 하고, 경추를 고정한 상태에서 바로 누운 자세로 몸을 돌린다. 구강보호대, 의치, 또는 부분 보호대는 기도폐쇄를 예방하기 위하여 제거하여야 한다. 호흡 구조와 심폐소생술은 처음에 수행하여야 한다.

생명징후(Vital Sings)

생명징후는 선수의 질환이 좋아지거나 악화되는지 확인하기 위하여 정기적으로 재점검하여야 하고, 이러한 정보의 기준을 확립하기 위하여 처음부터 수행한다. 생명징후는 맥박, 호흡, 혈압과 체온이다. 그러나, 머리 외상이 있는 사람의 체온은 다른 징후보다 위험하지 않다. 맥박 저하, 혈압 상승, 또는 불규칙한 호흡과 같은 비정상적인 변화는 두개강 내 압력이 증가된 것을 의미한다.

1. **맥박**(Pulse)
   - **작고 약한 맥박.** 맥박압이 감소되고, 맥박이 약하고 작게 느껴진다. 이것은 심박출량 감소와 말초저항 증가로 유발된다.
   - **짧고, 빠르고 약한 맥박.** 심장마비 또는 쇼크를 의미한다.
   - **느린 도약성 맥박.** 두개강 내 압력이 증가된 것을 의미한다.
   - **가속 맥박.** 150회/분 이상의 빠른 맥박은 뇌기저 압박을 의미할 수 있다.
2. **호흡**(Respiration)
   - **느린 호흡(완서 호흡).** 12회/분 이하의 호흡은 두개강 내 압력이 증가된 것을 의미한다.
   - Cheyne-**발작성 호흡.** 심호흡 기간과 무호흡 기간이 교대로 나타나는 것은 뇌손상을 의미한다.
   - **운동실조성**(Biot) **호흡.** 예측할 수 없는 불규칙한 호흡이 특징이다. 반면에, 호흡은 얕거나 깊은 호흡, 짧은 기간 정지는 호흡 억제와 특히 연수부위의 뇌손상을 의미할 수 있다.
   - **지속성 흡식호흡.** 호기를 시도하여도 지속적인 흡기가 특징이다. 이것은 뇌교의 외상을 의미한다.
3. **혈압**(Blood pressure). 수축기혈압의 상승 또는 이완기혈압의 감소는 두개강 내 압력이 증가된 것을 의미한다. 머리 손상에는 낮은 혈압이 거의 나타나지 않지만, 경부 손상 또는 신체 다른 부위의 손상으로 심각한 혈액 손실을 의미할 수 있다.
4. **맥압**(Pulse pressure). 수축기혈압과 이완기혈압의 정상적인 차이는 거의 40mmHg이다. 맥박압이 50mmHg보다 큰 것은 두개강 내 출혈 증가를 의미한다.

병력과 정신상태 검사 (History and Mental Status Testing)

혼란과 기억상실은 뇌진탕의 위험한 징후들이다. 방향감각 손상이 있을 수 있다고 하더라도, 혼란의 기본적 양상은 (1) 집중력 감소와 수면장애, (2) 집중적인 생각 유지장애, (3) 목적이 있는 연속적인 움직임 수행장애이다(11). 혼란과 기억력 장애는 손상 후 즉시 나타나거나, 몇 분 후 지연되어 나타날 수 있다. 이처럼, 반복되는 폐쇄 관찰과 평가는 신체적 징후와 증상 또는 기억장애 악화를 유발하는 뇌진탕과 관련된 신경병리학적 변화가 있는지 판단하기 위하여 필요하다. 처음에, 검사자는 반응을 확인하기 위하여 환자의 이름을 부르고, 팔 또는 턱을 두드린다. 분명하지 않은 발음, 문장 구성 어려움, 또는 명령 이해 장애는 반드시 기록하여야 한다. 머리와 목은 평가를 수행하는 동안 고정하여야 한다. 다음은 손상의 병력 수집과 정신 상태를 검사하는데 사용될 수 있는 것 들이다.

1. **지남력**(orientation). 시간, 장소, 사람과 상황(예, 손상 기전을 포함한 환경)에 대하여 질문.
2. **집중력**(Concentration). 선수에게 3개의 숫자를 암기하게 하고 나중에 숫자를 물어본다. 그 다음에는 4개의 숫자, 5개의 숫자를 암기하게 한다(예, 3-1-7, 4-6-8-2, 5-3-0-7-4). 예비 질문은 한 해의 각 달을 말하게 한다.

3. **기억력**(Memory). 이전 경기에서 상대팀의 이름을 말하게 한다. 3가지 단어 이름 또는 3개 물건을 확인하고, 0과 매 5분마다 단어와 물건을 기억하게 한다. 선수는 시합에 대해서 자세하게 설명하거나 최근 사건을 기억하도록 한다.
4. **행동**(Behavior). 개인의 행동, 태도, 품행은 뇌외상 후에 변할 수 있다. 이것은 이성적이지 않고, 적합하지 않은 행동, 투쟁 또는 다른 사람에게 욕설 또는 신체학대를 할 수 있다.
5. **증상**(Symptoms). 선수는 두통과 이명이 있는가? 점진적 두통은 두개강 내 압력 증가를 의미하는 위험한 신호이다. 구역질을 느끼는가? 두개강 내 압력은 구역질과 구토의 반응을 촉진시킨다. 이러한 증상이 나타난다면, 두개강 내의 심각한 손상을 의미하는 것이다.
6. **의식 상실**(Loss of Consciousness). Glasgow 혼수상태 척도는 의식수준을 측정하는데 사용된다(**표 9.4**). 이러한 정보는 질환이 호전되거나, 악화되는 것을 판단하기 위하여 정기적으로 재검진 한 기본 자료를 제공한다. 선수는 반응이 없고, 혼란스럽거나, 방향감각을 상실하였는가? 의식 상실이 있는가? 만약 있다면, 충격 즉시 나타났는가? 또는 점진적인 무의식이 나타났는가? 얼마동안 무의식 상태였는가? 통증 자극(예, 상완 삼두근 비틀기, 엄지와 시지로 겨드랑이 연부조직 꼬집기, 흉골을 주먹으로 치기, 또는 아킬레스건 비틀기)에 반응 하는가? 발작이 있는가? 발작을 하는 동안 혀를 깨물 수 있으니 혀를 관찰하여야 한다. 과거에도 머리 손상이 있었는가?

관찰과 시진 (Observation and Inspection)

얼굴표정과 기능 관찰은 평가(뇌신경 평가)를 통하여 수행된다. 다음과 같은 상태는 평가의 관찰 요소로 측정될 수 있다.

1. **뇌척수액의 누출**(Leakage of cerebrospinal fluid: CSF). 뇌척수액은 뇌와 척수의 충격을 흡수하고, 보호하는 맑고 투명한 액체이다. 두개골의 기저골절로 혈액과 CSF가 귀로 누출될 수 있다. 전두면 부위의 체판

표 9.4 GLASGOW 혼수상태 척도*

눈	뜨기	자발적으로	4
		구두 명령으로	3
		통증을 주어서	2
		무반응	1
운동반응	구두 명령	명령에 따른다	6
	통증 자극+	국소 통증으로	5
		굴곡-회피	4
		굴곡-비정상(피질제거 강직)	3
		신전(대뇌제거 강직)	2
		무반응	1
구두 반응++		지각력 있게 이야기 하다	5
		집중하여 이야기하다	4
		부적합한 단어	3
		이해할 수 없는 소리	2
		무반응	1
합 계			3-15

* GLASGOW 혼수상태 척도는 눈 뜨기, 운동과 구두 반응이 기본이며 의식수준 변화를 관찰하는데 사용된다. 척도에서 반응을 숫자로 나타내며, 손상된 부분의 반응은 합계 숫 자로 나타난다. 가장 낮은 점수는 3이고, 가장 높은 점수는 15이다. 점수가 12이거나 이보다 크다면 경증 손상이고, 9-11은 중증 손상, 8 또는 이하라면 심각한 머리 손상을 의미한다.

\+ 상완삼두근 비틀기, 두 손가락으로 연부조직 또는 겨드랑이 꼬집기, 흉골을 주먹으로 치기; 팔 관찰하기.

++ 필요하다면 통증으로 손상된 부분을 자극한다.

(cribriform plate)골절은 코로 혈액과 CSF가 누출될 수 있다.

2. **외상의 징후**(Signs of trauma). 눈(너구리 눈)과 귀 뒷부분(Battle 징후)의 변색은 두개골 골절을 의미할 수 있다. 함몰, 고위, 또는 출혈은 두개골 골절, 열상 또는 혈종을 나타낼 수 있다. 두개저 전면 골절로 코 고는 것이 나타날 수 있고, 이것은 기록하여야 한다.
3. **피부색**(Skin color). 피부색과 수분 또는 땀은 평가하여야 한다. 쇼크가 악화된다면, 피부는 극도로 창백하고, 습기가 있고 차가울 수 있다.
4. **감정 조절 상실**(Loss of emotional control). 화를 잘 내고, 공격적인 행동, 또는 이유 없이 조절할 수 없는 울음은 뇌의 기능장애를 의미한다.

EMS *만약 증상이 나타난다면, 응급실로 이송하여야 한다.*

촉진(Palpation)

두개골 또는 안면 골절을 결정하는데 촉진이 도움 될 수 있다. 검사자는 압통 부위, 염발음, 함몰, 고위, 부종, 출혈 또는 피부온도 변화를 알고자 촉진하여야 한다. 촉진할 수 있는 부위는 다음과 같다.

1. 두피와 모발
2. 두개저(후두골), 외이와 귓바퀴 부분
3. 측두하악관절
4. 경추 극돌기
5. 설골과 연골
6. 하악골
7. 상악골
8. 치아
9. 관골궁(턱)
10. 전두골과 전체 안와
11. 비골과 비연골

신경학적 검사 (Neurologic Tests)

근육분절(myotomes)과 피부분절(dermatomes)의 사용은 척주와 척수신경과 관련된 하위운동신경기능을 평가하는 것이기 때문에 뇌손상 평가를 수행하기에 효과적인 기술은 아니다. 이 부분에는 협응, 감각과 민첩성을 통하여 뇌의 상위운동신경 기능을 직접적으로 평가하는 검사를 목록화 하였다.

표 9.5 뇌신경 평가

번호	신경	운동기능
I	후신경	냄새를 확실하게 구별한다(초콜렛, 커피)
II	시신경	시야 검사: Snellen 챠트(흐린 시야 또는 겹쳐진 시야)
III	동안신경	빛에 동공반응 검사 위와 아래 방향 응시 검사
IV	활차신경	아래와 측면 응시 검사
V	삼차신경	얼굴 접촉에서 감각의 다른점 이를 꼭 다문다; 턱을 벌리기 위하여 뺨을 아래로 민다
VI	외전신경	외측과 내측 응시
VII	안면신경	눈을 꼭 감는다 이가 보이도록 웃는다
VIII	전정신경(청신경)	귀 근처에서 손가락으로 두드리는 소리 구별 균형과 협응(똑 바로 서서)
IX	설인신경	구역질 반사: 삼키라고 한다
X	미주신경	구역질 반사: 삼키라고 하거나, "하하하"라고 말하라고 한다
XI	부신경	어깨 거상 저항
XII	설하신경	혀를 앞으로 내민다

1. **뇌신경 평가**(Cranial nerve assessment). 뇌신경의 통합은 후각, 시각, 시표 추적(eye tracking), 미소, 턱 다물기, 청각, 균형, 미각, 말하기와 견관절 거상 근력을 평가할 수 있다(**표** 9.5).
2. **비정상적인 동공**(Pupil abnormalities). 동공크기와 빛에 적응하는 능력은 양쪽 눈이 같아야 한다. 한쪽의 동공 확장은 경막하 또는 경막외 혈종을 의미할 수 있다. 양쪽 눈의 동공 확장은 사망과 관련된 심각한 뇌손상을 의미한다. 검사자는 위와 아래 그리고 측면을 쳐다보라고 한다(시각의 6번째 뇌신경). 양쪽 눈의 움직임과 협응은 기록하여야 한다. 충격으로 흐려지거나 또는 겹쳐 보이는 보이는지, 또는 "별"이 보이거나 번쩍임이 보이는지 물어본다. 흐려지거나 겹쳐 보이는 시야, 눈의 비정상적인 진동 움직임(안구진탕), 또는 기본면

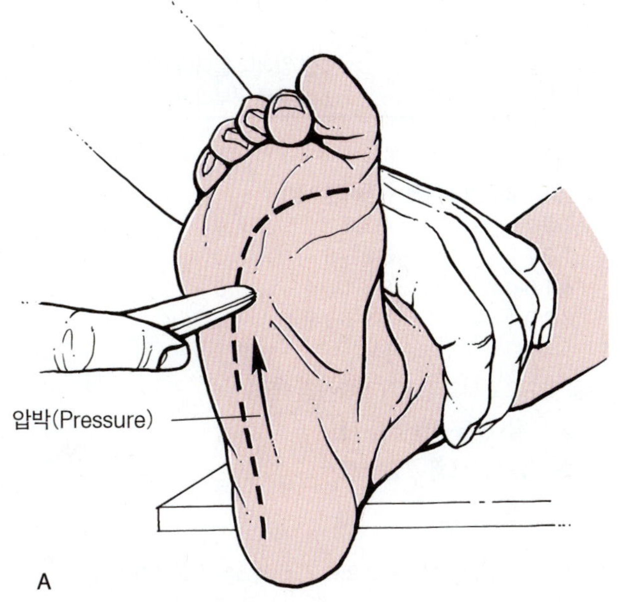

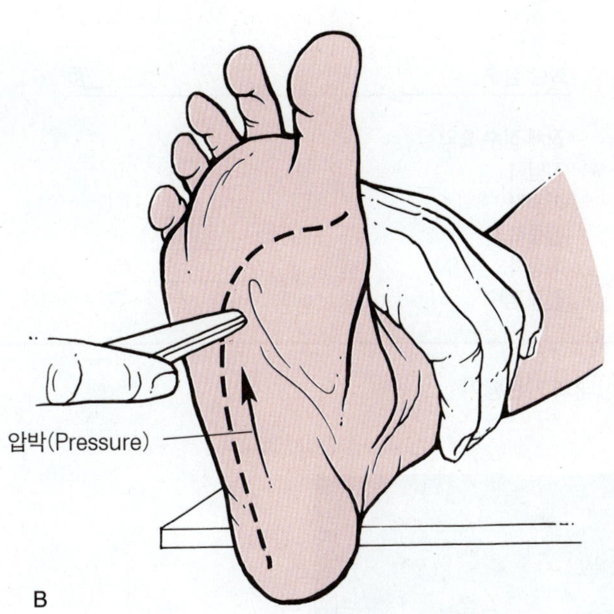

➤ 그림 9.12. Babinski 반사. 발뒤꿈치에서 발바닥의 측면을 따라 쓰다듬는다. A, 정상 징후는 발가락을 움츠린다(굴곡). B, 비정상적 징후는 발가락을 위로 벌린다.

(cardinal plane)의 비협응된 움직임은 눈과 눈 주위 근육을 지배하는 뇌신경의 장애를 의미한다.

3. Babinski **반사**(Babinski's reflex). 눈을 감고, 바로 누운 자세에서 다리를 약간 거상시키고, 굴곡시킨다. 대상자의 발바닥 측면을 따라 쓰다듬는다(**그림** 9.12). 정상적인 징후는 발가락이 굴곡과 내전되면서 아래로 움츠리는 것이다. 양성 징후는 상위운동신경 병변을 의미하는 것으로 엄지발가락이 신전되고 다른 발가락은 외전 된다.
4. **근강도**(Strength). 검사자는 선수와 손을 잡고, 악력을 비교하기 위하여 양측 손을 꽉 쥐라고 한다.
5. **신경심리학적 평가** (Neuropsychological assessment)
 - **뇌진탕의 표준 평가**(Standardized Assessment of Concussion; SAC). 뇌진탕의 표준평가(12-15)는 심리측정학 검사에서 전문적인 기술이 없는 의료인을 위한 간략한 신경 인지 검사이다. SAC는 전체 합계가 30점인 4가지 중요한 정신기능(지남력, 기억력, 집중력, 회상력)을 평가하고, 약 5분정도의 시간이 필요하다(**그림** 9.13). 표준 신경학적 검사는 머리 외상으로 인한 근력, 감각과 협응 결함을 측정하는 것이다. 기본적인 정보와 이에 수반되는 검사를 기록하기 위하여 사용되는 양식은 검사수행을 이해하기 위한 안내지침서이며, 확정된 점수는 없다. 검사 도구의 사용은 운동경기가 없거나 운동경기 전에 선수의 기본적이고 정상적인 자료를 수집하여 그 후 손상된 선수와 비교한다.

   심각한 손상과 그 후 선수의 회복을 판단하기 위하여 뇌진탕 평가를 수행한다.
 - **다른 검사들**(Other tests). 많은 부가적인 검사 도구들은 언어 학습, 언어 스캐닝, 주의력, 집중력, 단기 기억력, 시지각과 시표 추적과 일반적 뇌기능에 초점을 맞추었다. 이러한 검사들은 Hopkins 언어학습 검사(John Hopkins 대학, Baltimore, MD), Trail Making A & B(Reitan 신경심리학적 실험, Tucson, AZ), Wechsler Digit Span 검사(신경학협회, San Antonio, TX), Stroop Color-Word Interference 검사(Stoelting Co., Wood Dale, IL), Symbol Digit Modalities 검사(서부 신경학 서비스, Los Angeles, CA), 그리고 Controlled Oral Word 협회 검사(COWAT; 신경학 협회 출처, Inc. Odessa, FL)(16).
6. **협응과 균형**(Coordination and Balance)
 - **코에 손가락 닿기 검사**(Finger to nose test). 이 검사로 균형, 지각과 물체에 초점을 맞추는 능력을 평가할

I. 지남력 (각 1점)

달	0	1
날짜	0	1
요일	0	1
년	0	1
시간(1시간 내)	0	1
지남력 점수		_/5

II. **기억력**(정확한 반응 1점. 단어의 목록은 각각 정확한 반응에 점수를 주며, 연속적으로 3회 반복. 3번의 실험은 1과 2의 결과에 따라 완벽하게 하여야 한다: 전체 점수는 전체 3회의 합이다)

	실험 1	실험 2	실험3
단어 1	0 1	0 1	0 1
단어 2	0 1	0 1	0 1
단어 3	0 1	0 1	0 1
단어 4	0 1	0 1	0 1
단어 5	0 1	0 1	0 1
기억력 점수			_/5

"기억력" 과 "회상" 검사는 기억력, 뇌기능과 근력을 위한 검사를 수행한다.

신경학적 검사:

의식 상실 (발생; 기간):

손상 전과 후의 사건 회상:

근력

감각:

평형:

격렬한 활동 연습 (적합할 때)

36m 전력질주	5번 앉아다 일어나기
5회 점프	5회 무릎 구부리기

III. 집중력

숫자 (모두 정확하게 수행하면 1점)

2-9-1	4-8-3	0	1
1-9-7-3	6-8-3-5	0	1
4-1-6-9-7	8-6-1-5-4	0	1
8-3-9-1-4-9	1-5-2-9-8-4	0	1

달을 역순으로 나열(전체가 정확하면 1점)

12월-11월-10월-9월-8월-7월- 0 1

-6월-5월-4월-3월-2월-1월-

집중력 점수 _/5

IV. 회상력 (각 1점, 이것은 기억력 검사 약 5분 후에 수행한다.)

단어 1	0	1
단어 2	0	1
단어 3	0	1
단어 4	0	1
단어 5	0	1
회상 점수		_/5

전체 점수 요약

지남력	______/5
기억력	______/15
집중력	______/5
회상력	______/5
전체 점수	______/30

➤ 그림 9.13. **의식상태의 기본평가**

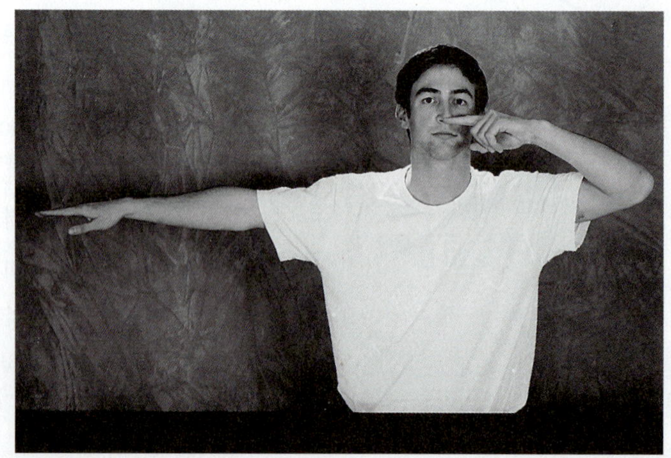

➤ 그림 9.14. **코에 손가락 닿기.** 눈을 뜨고, 팔을 측면에 놓고, 두 번째 손가락을 코에 닿게 하고, 그 후에 다른 손을 교대로 코에 닿게 한다. 검사자는 코에 닿기 장애 또는 동요를 관찰할 수 있다. 그리고 몇 발자국 앞에 서서 손을 들고 선수에게 왼손과 오른손을 교대로 닿게 한다. 전체 검사의 수행 장애는 신체 방향상실과 협응력 상실을 의미하고, 운동을 다시 하는 것은 불가능할 수 있다.

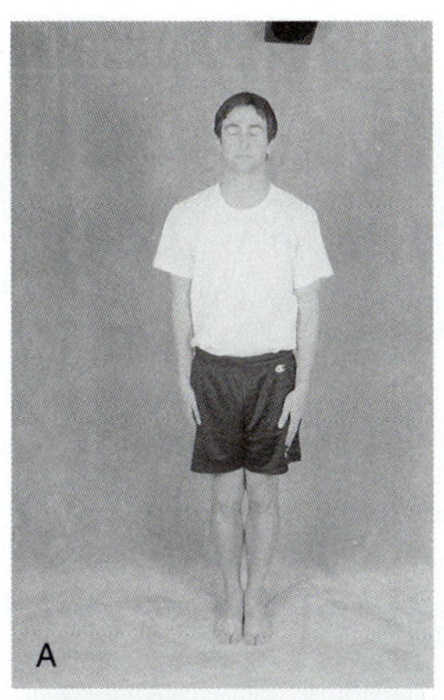

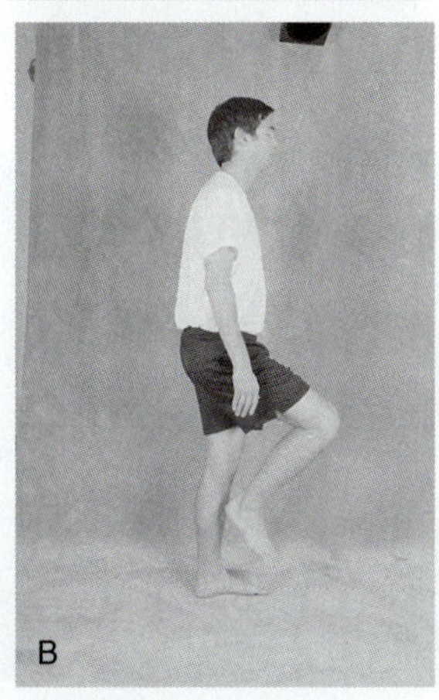

➤ **그림 9.15.** **Romberg 검사.** A, 팔을 옆에 오게 하여 서게 하고, 눈을 감고 있는 동안 자세를 유지하도록 한다. 약간의 동요는 균형과 감각 결여를 의미한다. B, 균형을 유지하는 동안 머리를 뒤로 기울이고, 한쪽 다리를 들어올리는 것은 검사의 변화된 형태이다. 다시, 약간의 동요는 양성 징후이고 경기에 참여하는 것은 불가능할 수 있다.

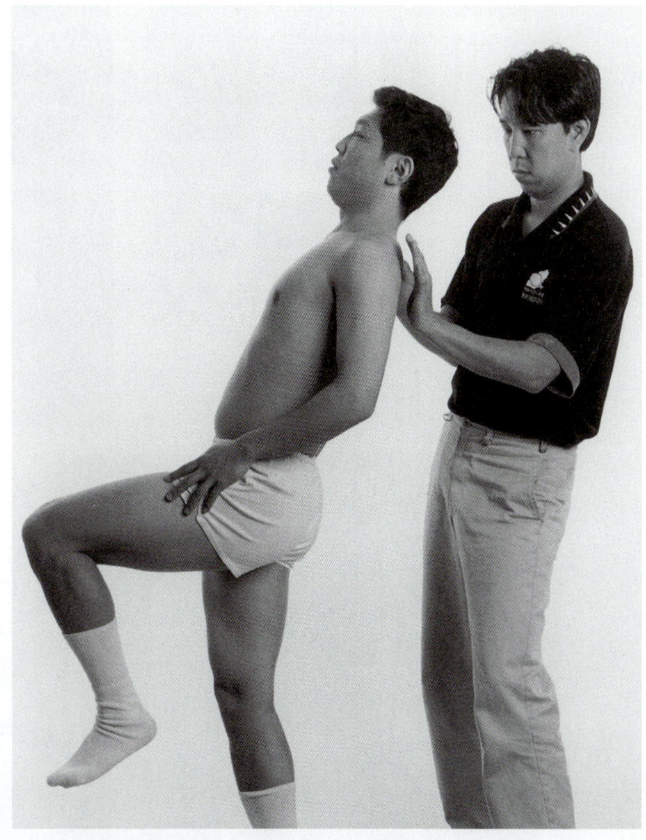

➤ **그림 9.16.** **한 다리로 서기.** 한 다리로 균형을 잡고, 서라고 한다. 이것이 가능하면 등을 기대로 서라고 한다.

수 있다. 눈을 뜨고 팔을 측면에 놓고, 두 번째 손가락을 코에 닿게 하고, 그 후 다른 손을 교대로 코에 닿게 한다. 검사자는 코에 닿기 장애 또는 동요를 관찰할 수 있다. 그리고 몇 발자국 앞에 서서 손을 들고, 선수에게 왼손과 오른손을 교대로 닿게 한다(**그림 9.14**). 검사자는 두 번 또는 세 번 닿은 후에 손가락의 위치를 변화시킨다. 검사자의 손가락에 닿게하고, 선수의 코에 손가락을 닿게하는 것으로 변화를 준다. 코와 손가락 사이에 닿기 속도를 점진적으로 증가시킨다.

- **보행**(Gait). 직선에서 보행하는 것을 관찰하고, 보행 시 동요 또는 불안정은 기록하여야 한다. 뒤꿈치-발가락 보행(일렬 보행)도 수행되어야 한다.
- Romberg **검사**(Romberg test). 발을 모으고, 팔을 옆에 오게 하여 서게 하고, 눈을 감고 있는 동안 균형을 유지하게 한다(**그림** 9.15). 필요하다면, 환자를 기저면의 외측 또는 위쪽으로 서게 하고, 검사자가 신체 동요를 관찰하게 되면 양성검사이다. 변화는 팔을 90°로 하고 일어서기, 발가락으로 서기, 눈을 감은 상태에서 손을 코에 닿기(코에 손가락 닿기), 불규칙한 지면에서 일렬 자세로 서기, 그리고 한 다리를 들어올리는 동안 머리를 후방으로 기울이기이다. 표준 Romberg 검사는 최근 양성검사를 유발시키는데 필요한 스트레스 양에 따라 민감성과 객관성이 결여되었다고 비난받아 왔다.
- **한 다리로 서기**(**황새처럼 서기**)(One-legged stand(stork stand). 눈을 감고 뒤로 기대고 한 다리로 서게 한다. 행동 수행에 어려움이 있다면, 기록한다(**그림** 9.16).

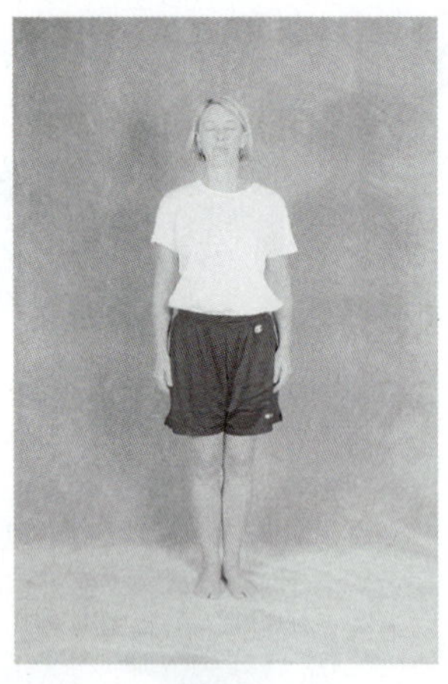
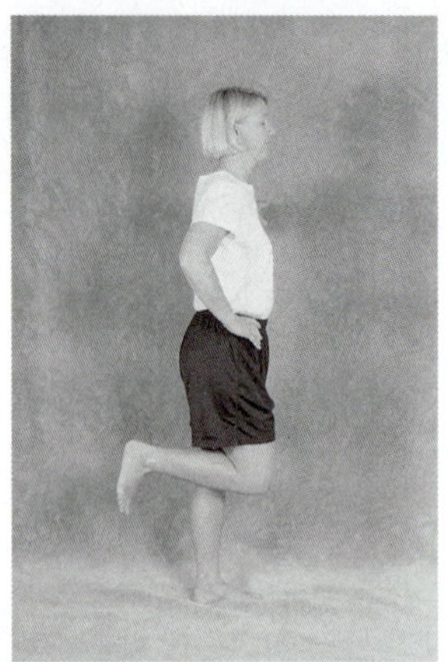
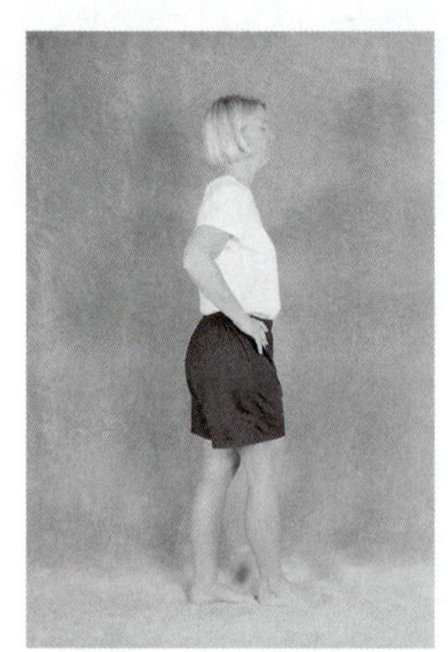
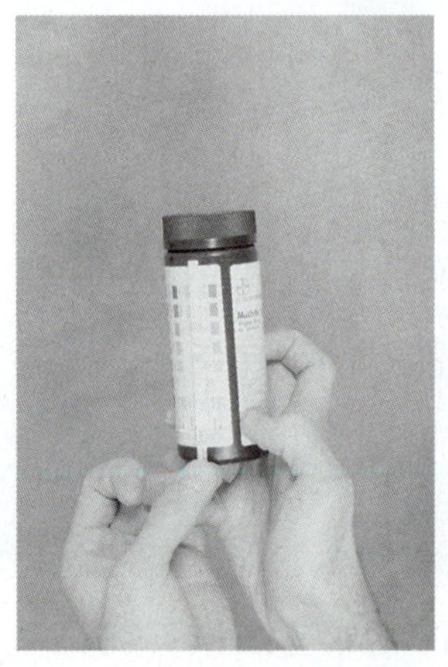
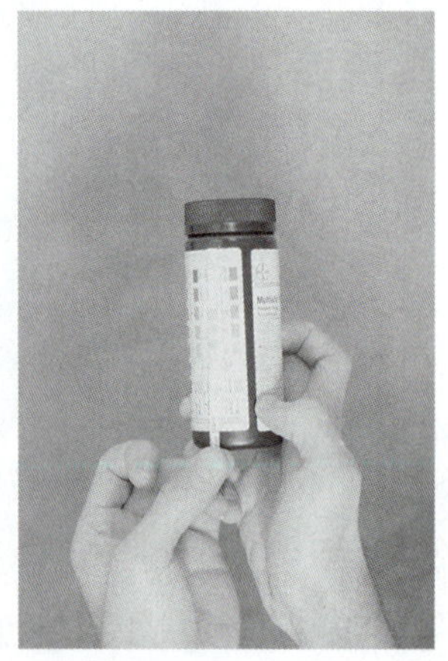
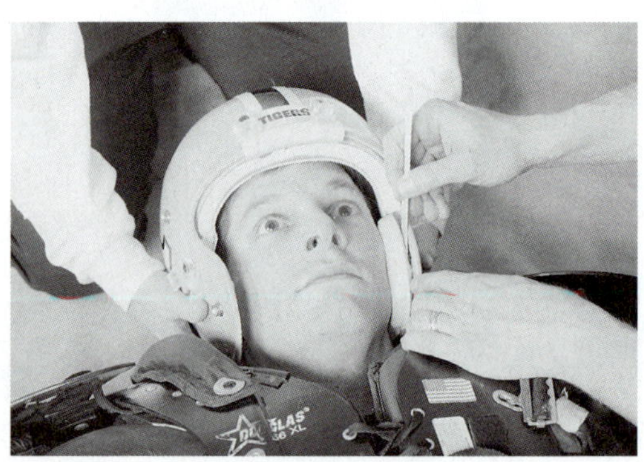

➤ **그림 9.17. 균형 오류 점수 체계(BESS).** 이 검사는 3가지 다른 자세로 서있는 것(양 다리로 서 있기, 한 다리로 서 있기, 일렬 자세로 서 있기)이 포함되어 있고, 각각 두 번씩 수행하고, 평편한 지면에 서 있고, 다시 불규칙한 지면에 서 있도록 한다. 관련된 검사는 머리손상 후 평가에 기본적인 정보를 제공하기 위하여 경기 시즌이 시작되기 전에 수행한다. 손상 후, BESS는 시즌 전 점수와 비교한 결과와 임상 또는 측면에 도움을 줄 수 있다.

- **균형 오류 점수 체계**(Balance error scoring system: BESS). 새로운 임상검사는 신체 활동에서 균형과 협응 손상을 평가하기 위하여 발전된 것이 BESS이다. 이 검사는 3가지 다른 자세로 서있는 것(양 다리로 서 있기, 한 다리로 서 있기, 일렬 자세로 서 있기)이 포함되어 있고, 각 각 두 번씩 수행하고, 평편한 지면에서 서 있고, 다시 불규칙한 지면에 서 있도록 한다(**그림 9.17**). 관련된 검사는 머리손상 후 평가에 기본적인 정보를 제공하기 위하여 경기 시즌이 시작되기 전에 수행한다. 손상 후, BESS는 시즌 전 점수와 비교한 결과 그리고 임상 또는 측면에 도움을 줄 수 있다.

외적 유발검사(External Provocation Tests)

이 검사는 선수에게 뛰기 또는 팔굽혀펴기와 같은 격렬한 활동을 하도록 하는 것이 필요하다. 증상과 관련된 것이 나타난다면 비정상이다(예, 두통, 현기증, 구역질, 불안정, 광선민감, 흐려진 또는 겹쳐진 시야, 감정조절 상실 또는 정신질환 변화). 두개강 내 손상의 가능성을 판단하기 위하여 이미 평가를 하였다면, 이 검사는 수행하지 않아야 한다. 그러나, 두개강 내 손상을 아직 판단하지 않았다면, 다음의 검사를 수행할 수 있다.

1. 36m 전력질주
2. 5회 점프
3. 5회 앉았다 일어나기
4. 5회 팔굽혀 펴기
5. 5회 무릎 구부리기

글상자 9.5

머리손상의 사후관리에서 정보 문헌

________는 최근 운동을 하는 동안 머리 손상을 받았지만, 지금까지 심각한 증상은 나타나지 않았다. 가끔 머리손상의 징후와 증상은 있지만, 처음 손상 후 1시간까지는 나타나지 않았다. 이와 같이, 지금부터 24시간 동안 본 안내지침서로 방심하지 않기를 바란다.

휴식하는 동안 ____________은 다음을 수행하여야 한다.

1. 적어도 24시간은 조용히 휴식한다.
2. 다음 8-24시간은 수분을 섭취한다.
3. 불편함과 부종이 제거될 때까지 매시간 15-20분정도 머리에 냉치료를 적용한다.
4. 전문의의 허락 없이는 24시간동안 아스피린 또는 다른 약물은 복용하여서는 안된다. 타이레놀은 복용할 수 있다.
5. 알콜 섭취 또는 자동차를 운전하여서는 안된다.

24시간 동안 매 2시간마다 관찰하여야 한다. 다음과 같은 징후와 증상들이 관찰된다면, **즉시** 의료시설을 찾아야 한다.

- 두통이 있거나 악화되며 특히, 48시간 이후에 나타나거나 국소적으로 나타난다.
- 구역질 그리고/또는 구토가 있거나 악화
- 정신혼란, 방향감각 상실, 화를 잘 냄, 또는 점진적으로 악화되는 건망증
- 식욕 감퇴
- 식곤증, 무기력, 졸음 또는 아침에 눈을 뜨기 어려움
- 시각 장애, 현기증, 또는 이명
- 불균등한 동공 크기; 빛에 동반 반응이 느리거나 무반응
- 코 또는 귀에서 출혈 그리고/또는 맑은 액체 누출
- 의식의 점진적 또는 갑작스러운 손상
- 호흡유형 변화 또는 불규칙한 심박동
- 말하기가 어렵거나 느려진 말투
- 경련 또는 떨림(tremor)

선수는 의사의 의학적 허가 없이 운동을 하거나, 경기에 참가하여서는 안된다.

응급실 전화번호:
앰블런스 119
병원 ______________
주의: 목록에 있는 증상 또는 징후가 나타난다면, 의학적 치료를 지연하여서는 안된다.

결과 판단 (Determination of Findings)

위험한 상태가 아니라면, 생명징후, 정신상태 그리고 신경학적 검사는 상태를 점진적으로 판단하기 위하여 매 5-7분 수행하여야 한다.

팀 전문의에게 검사를 받고 징후와 증상이 있지만 경한 상태라면, 부모 또는 룸메이트가 가까이 있어야 하고, 손상의 상태를 알려 주는 행동, 불안전한 보행, 느려진 말하기, 점진적인 두통 또는 구역질, 침착하지 못함, 정신혼란 또는 졸음과 같은 징후를 지켜보도록 한다. 이러한 위험한 징후들은 관찰자에게 충분히 설명하고 뇌손상 평가를 요약한 **글상자** 9.5, **실전 전략** 9.2와 같은 문서로 정보를 제공한다.

A 스케이트 선수는 방향감각 상실, 현기증과 가벼운 두통이 있었으나 시야는 정상이었다. 약간의 머리 손상이 있다고 할지라도, 점진적 두통, 혼란, 기억상실, 구역질, 불안정한 보행 또는 맥박수 감소와 혈압 상승은 심각한 손상을 의미하는 것이다. 이러한 징후는 두개강 내 압력이 증가한 것을 의미한다. 이러한 징후가 있다면, 응급실로 이송하여야 한다.

안면손상(FACIAL CONDITIONS)

Q 여자 라크로스 선수는 공을 찬 선수 앞에 서서 공에 턱을 부딪쳤다. 그녀가 구강보호대를 착용하고 있었을지라도, 구강 출혈은 있을 수 있고, 치아를 정렬하여 입을 다물기가 어렵다. 어떠한 손상이 예상되는가? 이러한 손상은 어떻게 관리하여야 하는가?

뺨, 코, 입술과 턱 손상은 추진력으로 움직이는(예, 스틱, 공, 배트, 라켓) 스포츠, 물체와 충돌하는 스포츠(예, 다이빙, 스키, 아이스하키, 수영)에서 많이 일어난다. 이러한 많은 손상들은 안면 보호대와 구강보호대를 착용하여 예방할 수 있다. 얼굴 부위는 많은 동맥체계가 있기 때문에, 손상 후에는 열상 출혈과 급성 부종이 나타난다. **글상자** 9.6은 전문의의 검사를 필요로 하는 심각한 안면손상의 징후와 증상을 요약한 것이다.

안면 연부조직 손상 (Facial Soft-Tissue Conditions)

안면 타박상, 찰과상과 열상은 신체의 다른 부분과 같이 관리 되어야 한다. 타박상은 부종과 출혈을 조절하기 위하여 얼음으로 치료하여야 한다. 찰과상 또는 열상이 있다면, 상처는 식염수로 청결하게 하고, 항생제 연고, 드레싱 거즈 또는 테입도 발라준다. 작은 열상(길이가 1인치보다 작고 깊이는 1인치의 1/8)은 나비형 붕대 또는 무균 띠를 붙여서 상처

실전 전략 9.2 뇌손상 검사

1. 머리와 목의 안정성
2. 기도, 호흡과 순환 점검(헬멧을 착용하고 있다면, 안면 보호대는 제거하지만, 헬멧과 턱 고리는 제거하지 않는다).
3. 초기 의식 수준을 판단한다.
4. 필요하다면 응급실로 이송한다.
5. 생명징후 체크(맥박, 호흡과 혈압)
6. 병력과 정신질환 검사:
   지남력(시간, 장소, 사람과 상황)
   집중력(주문하는 대로 숫자를 세거나 12달을 센다)
   기억력(이전 경기의 팀 이름, 3가지 단어 또는 3가지 물건을 기억하고,
   최근 새로운 사건을 기억하거나 경기를 자세하게 설명한다)
   증상(두통, 구역질 또는 이명)
7. 관찰과 시진
   뇌척수액 누출
   외상의 징후(변형, 신체 자세 또는 눈 주위와 귀 뒷부분의 변색)
   감정조절 상실(화를 잘 냄, 공격적이고 조절하지 못하는 울음)
8. 촉진
   압통 부위의 뼈와 연부조직 구조, 연발음, 함몰, 고위, 부종, 출혈 또는
   피부온도 변화
9. 신경학적 검사
   뇌신경 평가
   비정상적인 동공(동공크기, 빛에 대한 반응, 안구 움직임, 안구진탕증, 또는 흐려지거나 겹쳐진 시야)
   Babinski 반사
   근력
   신경심리학적 평가
   협응과 균형(코에 손가락 닿기, 보행, Romberg 검사, 한 다리로 황새처럼 서기 또는 균형 오류 점수 체계)
10. 외적 유발검사
    36m 전력 질주
    5회 앉았다 일어나기
    5회 팔굽혀 펴기
    5회 무릎 구부리기
11. 생명징후를 체크하고 매 5-7분마다 재체크한다.

➤➤ 글상자 9.6

안면손상에 다음과 같은 "적신호"가 나타난다면 전문의의 검사가 필요하다.

- 확실한 변형과 연발음
- 긴 얼굴이 나타남
- 촉진으로 통증 증가
- 불규칙한 안구 움직임 또는 빛에 적응하지 못함
- 치아의 교합장애

가 봉합되는 것을 촉진시킨다. 상치에는 무균거즈와 테입으로 보호하는 것이 필요하다. 사건을 판단하여 운동을 다시 할 수 있지만, 봉합술이 필요하다면 전문의에게 의뢰하여야 한다. 모서리에 찔리거나, 신경, 정맥, 뼈 손상과 같이 상태를 더 악화시키는 손상들은 즉시 전문의에게 의뢰하여야 한다.

측두하악관절 손상 (Temporomandibular Joint Conditions)

측두하악관절은 인대로 고정되어 있는 활주 접번관절이며, 위와 아래 부분은 섬유성연골 반월판으로 분리되어 있다. 손상은 하악골의 관절융기가 움직일 수 있는 충격이 가해졌을 때 유발된다. 이 부위의 손상은 관절낭 내 출혈(출혈관절증), 관절낭 인대의 감염(관절낭염), 반월판 전위, 관절융기의 아탈구/탈구 또는 골절이다.

징후와 증상. 일반적으로 입을 벌리지 못하고(정상 >40mm), 입을 벌릴 때 손상된 측면 턱의 편위, 입을 벌릴 때 날카로운 통증, **교합장애**(맞물림의 변화), 관절 소음(예, 딸깍하는 소리, 연발음), 입을 다물 수 없음(탈구와 반월판 전이)이 징후와 증상이다(17).

치료. 검사자는 턱에서 머리까지 탄력성 붕대로 감싸 턱을 일시적으로 고정시킨다. 치료는 7-10일 정도 입을 벌리는 것을 삼가하게 하고, 부드러운 음식을 먹고, 부종과 통증을 감소시키기 위하여 냉치료를 하고 그 후에 온열치료를 한다. 항염증성약물은 통증과 염증을 감소시키는데 도움을 줄 수 있다. 급성기에는 무거운 물건을 들지 말아야 한다.

안면골절(Facial Fractures)

직접 충격은 하악골(턱), 상악골(윗 턱), 관골(빰) 또는 비골과 같은 안면골에 골절이 있을 수 있다. 가장 많은 골절은 관골과 하악골 다음으로 비골골절이다.

➤ *관골 골절(Zygomatic Fractures)*

징후와 증상. 관골에 직접적인 충격으로 빰이 함몰되거나 평편하게 된다. 눈의 부종과 반상출혈(ecchymosis)은 시각과 안구 내의 손상을 일으킬 수 있다. 근본적으로, 골절된 부위의 눈은 움푹 들어가거나, 반대로 눈은 부을 수 있다. 겹쳐진 시야는 일반적으로 나타나고, 빰에 감각이상 또는 무감각이 나타날 수 있다.

치료. 부종을 조절하기 위하여 얼음주머니를 눈 위에 올려놓을 수 있다. 그러나 골절 부위를 누르거나 압박하여서는 안되며, 즉시 전문의에게 의뢰하여야 한다. 대부분의 경우, 상태가 수술로 쉽게 완화될 수 있지만, 내적 고정이 필요하지 않을 수 있다. 안와에 골절이 있을 때에는 예외이며, 수술적 회복은 더 광범위하게 될 수 있다. 치유는 대개 6-8주 정도 걸린다. 특별한 안면 보호 장비를 3-4개월 착용하여야 한다. 합병증으로 흐려진 시야가 장시간 나타날 수 있다. 이처럼, 눈-손 협응이 필요한 활동은 이전의 수준으로 되돌아 오기 전까지는 활동을 하여서는 안된다.

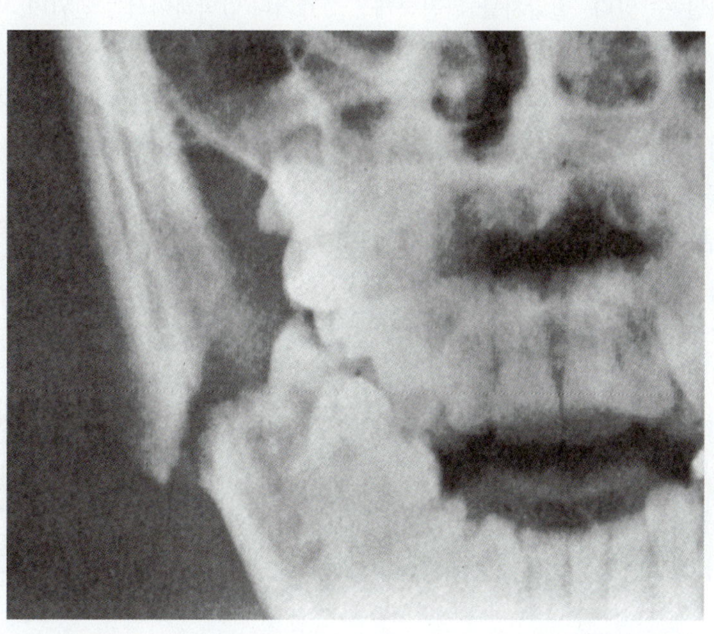

➤ 그림 9.18. **하악골 골절.** 하악골 골절에서 가장 많이 손상되는 부위는 치아의 부정교합을 일으키는 턱의 각 부근이다.

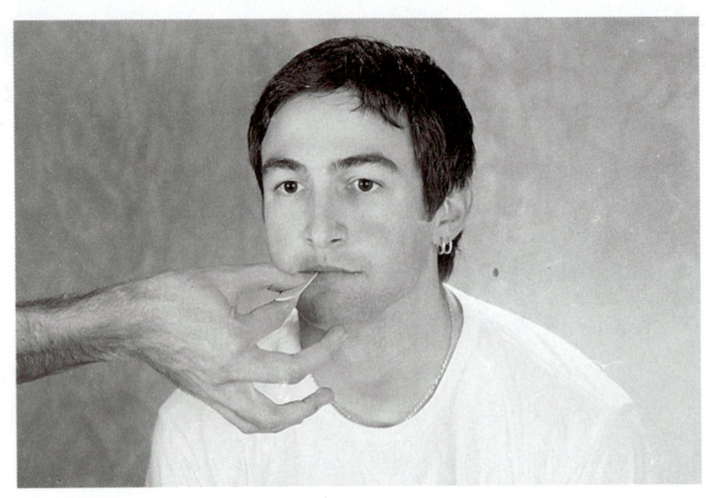

➤ **그림 9.19. 설압자 검사(Tongue Blade Test).** 상악골 골절이 예상되면, 혀 칼(설압자) 입에 위치하게 한다. 그 위에 설압자를 고정시키고, 검사자는 설압자를 회전시키거나, 비꾼다. 설압자를 완전하게 물어 고정시킬 수 없거나, 설압자의 움직임에 통증이 증가하는 것은 양성징후이다.

➤ *하악골 골절(Mandibular Fractures)*

징후와 증상. 이 손상은 단순 골절로 나타나지 않고, 대부분 이중 골절 또는 골절-탈구가 일어난다. 가장 많이 손상 받는 부위는 하악각(mandibular angle)과 관절융기이고, 두 부위 모두 교합장애를 일으킨다(**그림 9.18**). 발음이 불가능하므로, 말에 변화가 나타난다. 구강보호대로 인하여 구강 출혈이 나타날 수 있지만 착용하여야 한다. 통증, 변색, 부종과 안면 비틀림이 나타날 수 있다. 설압자를 완전하게 맞무는 것을 유지할 수 없다(**그림 9.19**).

치료. 이러한 골절의 경우, 혀가 기도를 막을 수 있으므로 기도 개방을 유지하는 것이 중요하다. 개방성 상처를 소독하고, 턱에서 머리까지 탄력성 밴드로 묶어 턱을 고정시켜 관리한다. 얼음주머니는 부종을 조절하기 위하여 사용할 수 있지만, 골절부위를 누르거나, 압박하여서는 안되며 즉시 전문의에게 의뢰한다. 스포츠를 다시 할 수 있도록 내적고정(턱을 고정시키는 철선술)을 하는 뼈 판을 사용하여 회복시킨다. 치료기간동안, 고단백, 고탄수화물 음식을 공급한다. 5-10%의 체중감소가 나타날 수 있다. 고정 자전거, 수영, 가벼운 저항과 같은 활동은 근육 긴장과 상태를 유지하기 위하여 추천할 수 있다.

➤ *상악골 골절(Maxillary Fractures)*

징후와 증상. 위 턱, 또는 얼굴중간의 골절(LeFort 골절) 되었다면, 상악골은 움직일 수 있고, 얼굴이 길어진다(**그림 9.20**). 비 출혈, 뺨 또는 구강 부분의 반상출혈, 부정교합, 코 변형 또는 코-안와 부위가 평편해지는 증상이 나타날 수 있다.

치료. 치료는 기도를 유지하여야 한다. 앞으로 구부려 앉는 자세는 타액과 혈액을 배액하기 위한 자세이다. 얼음주머니는 부종을 조절하기 위하여 사용할 수 있지만, 골절된 부위를 누르거나 압박하여서는 안되며, 즉시 전문의에게 의뢰하여야 한다. 부위를 고정하기 위하여 정복과 내적고정이 사용된다고 할지라도, 광범위한 수술과 이차적 재건술은 근본적으로 상태를 치료하기 위하여 필요하다.

A 부정교합과 턱을 다물 수 없는 것이 나타난다는 것은 라크로세 선수의 턱은 골절될 수 있다. 검사자는 탄력붕대로 턱에서 머리까지 묶어서 즉시 전문의에게 의뢰하여야 한다.

코 손상(NASAL CONDITIONS)

Q 타격을 막아낸 3루 내야수는 공이 예측할 수 없게 튀어 코의 측면을 맞았다. 코출혈과 콧등이 부어올랐다. 이러한 징후와 증상이 의미하는 것은 무엇이고 임상의에게 즉시 의뢰하여야 하는가?

코 손상은 안면보호대를 착용하지 않은 스포츠에서 많이

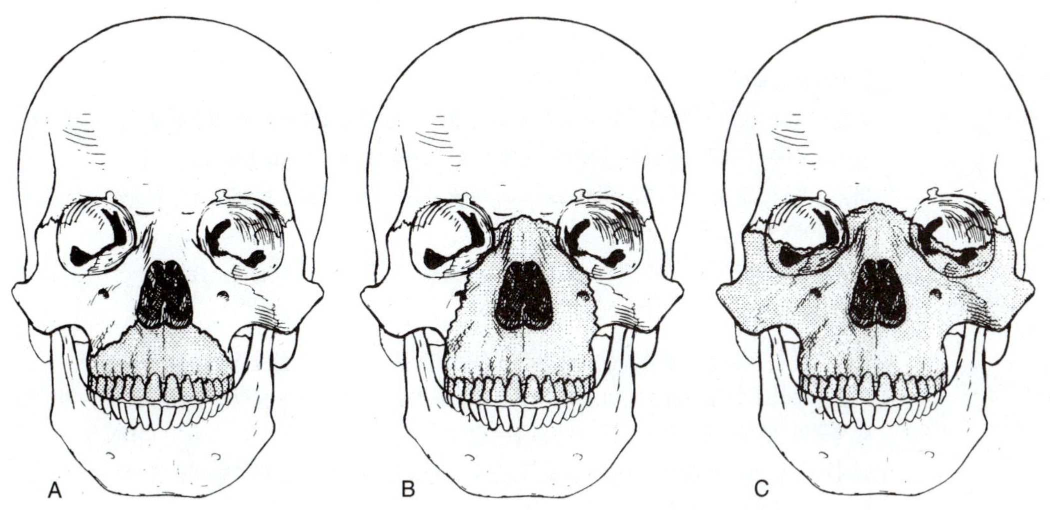

➤ 그림 9.20. **상악골 골절.** 상악골 골절은 구개가 분리될 수 있다 (A), 코 부위로 확장 (B), 또는 완전한 두개안면 분열 (C), 중간 얼굴 골절은 일반적으로 LeFort 골절이라고 한다.

나타난다. 코출혈(코피), 중격 분리와 비골 골절은 코 부위에서 가장 많이 유발되는 손상이다. **글상자 9.7**은 전문의의 검사에 필요한 코 손상 질환의 징후와 증상을 요약한 것이다.

코피(Epistaxis)

징후와 증상. 코피 또는 코출혈은 전면 또는 후면 모두에서 나타날 수 있다. 전면 중격의 표면 혈관에서 전면 출혈은 외측 벽의 후면 출혈보다 더 많이 발생한다.

치료. 대부분의 코피는 콧등에 약간의 압박을 적용하면 멈추지만, 얼음도 많은 출혈을 멈추기 위하여 사용된다. 구인두로 혈액이 넘어가는 위험을 감소시키기 위하여, 머리를 약간 앞쪽으로 기울인다. 코막기 또는 외과용 거즈를 사용할 수 있지만, 거의 필요 없을 수 있다. 만약 사용한다면, 코막기는 수염제 또는 탄닌산 또는 1% 염산페닐 에프린 용액과 혈관수축제에 적셔서 사용할 수 있고, 알러지가 없어야 한다. 코막기의 크기는 적어도 1/2인치는 되어야 한다. 콧등 압박과 얼음을 사용하여도 5분 이상 출혈이 지속된다면, 전문의에게 의뢰하여야 한다. 코피가 난 후에 코를 풀어서는 안 된다. 재발성 코피는 코 소작술(nasal cauterization), 질산은 막대 또는 국소마취와 전기응고술(electrocautery)을 사용하여 치료할 수 있다.

> ➤➤ 글상자 9.7
>
> **코 손상에 다음과 같은 "적신호"가 나타난다면 전문의의 검사가 필요하다.**
>
> - 코에서 혈액 또는 뇌척수액 누출
> - 후각 상실
> - 코 변형 또는 골절
> - 5분 이상 멈추지 않는 코피
> - 쉽게 제거되지 않는 이물질

삐뚤어진 중격(Deviated Septum)

코중격은 코의 오른쪽과 왼쪽 사이에 위치한다. 삐뚤어진 코 중격은 선천성일 수 있고 증상이 없을 수 있다. 그러나, 코 골절 또는 코 부위에 외측 압박과 같은 코 외상은 중격의 이동으로 호흡하기가 힘들 수 있다. 정상 상태에서, 한 쪽 콧구멍을 막고 다른 콧구멍으로 숨을 쉬게 할 때, 흡기하는 동안 콧구멍은 닫히고 호흡은 방해되지 않고, 호기도 쉽고 부드럽게 된다.

징후와 증상. 가장 분명한 징후는 한쪽 콧구멍이 막혔을 때 코의 두 면사이의 공기 흐름이 다르다는 것이다. 검이경(otoscope)을 사용한 시진으로 코중격의 편위를 확인할 수 있다(**실전 전략** 9.3). 외상으로 인한 손상이 있다면, 중격 혈종은 검이경으로 확인할 수 있다.

실전 전략 9.3 코와 귀를 시진하기 위한 검이경 사용

코를 시진하기 위한:

1. 가장 큰 검이경을 사용한다. 선수의 머리를 뒤고 젖히고, 이경을 부드럽게 각 콧구멍에 예민한 부위를 접촉하지 않으면서 넣는다. 선수의 턱과 전문의가 움직이지 않게 하기 위하여 한 손으로 검이경을 고정한다.
2. 이경을 후방으로 향하게 하고, 하부와 중격과 이들 사이의 좁은 통로가 보일때 까지 약간씩 위로 올린다. 두 측면이 약간 비대칭이어도 정상이다.
3. 중격을 덮고 있는 코 점막과 부종, 출혈 또는 삼출물을 점검한다. 중격의 편위, 감염 또는 천공은 기록한다.

귀를 시진하기 위한:

1. 관은 가장 큰 이경을 사용하고 선수의 머리는 전문의가 편안하게 시진할 수 있는 자세를 취한다.
2. 이관을 똑바로 하게 하기 위하여 귓바퀴를 부드럽게 위로, 뒤로 당기는 움직임(당기기 검사)은 외이염(이관 감염)이 있을 때 통증이 있지만, 중이염이 있을 때는 통증은 없다. 귀 뒤의 압통은 중이염이 있을 때 나타날 수 있다.
3. 엄지와 검지 사이에 검이경 손잡이를 잡고, 선수의 얼굴을 고정시킨다. 이경을 이관에 부드럽게 넣고, 아래와 전방에 무엇이 있는지 확인한다.
4. 어떠한 배출물, 이물질, 피부 발적 또는 부종을 관찰한다. 귀지는 노랗고, 여러 조각에서 갈색이고, 검은 색에 딱딱한 것까지 색깔은 다양하고, 시야를 부분 또는 전체 차단할 수 있다.
5. 고막의 색깔과 형태도 관찰한다

출처: Bickley LS, Szilagyi PG(18). Bates' Guide to Physical Examination and History Taking. Philadelphia: Lippincott Williams & Wilkins, 2003.

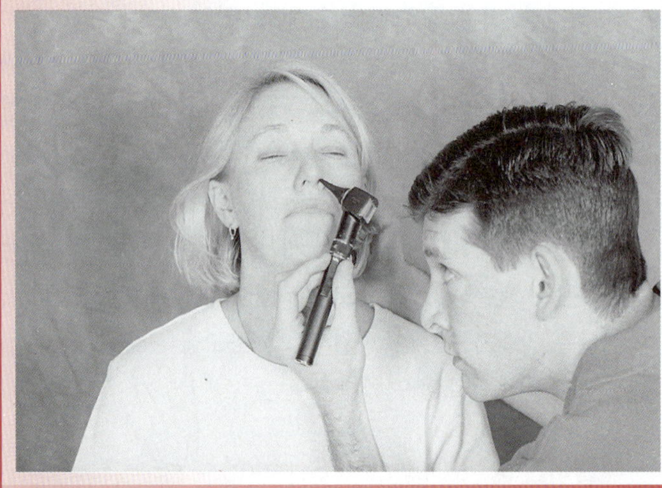

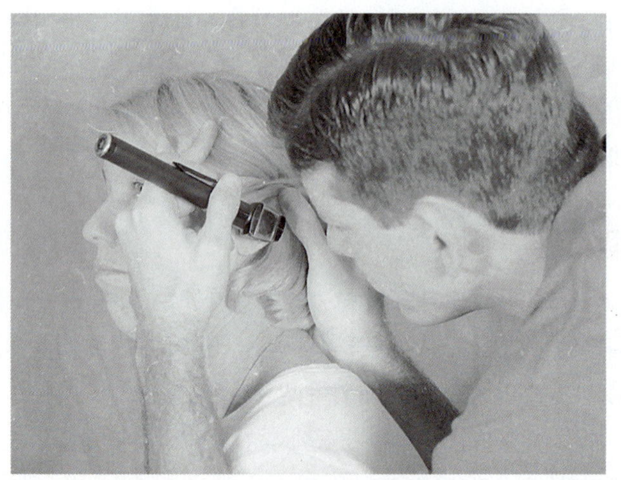

치료. 중격 편위가 예측된다면, 관리를 위해서 전문의에게 의뢰하여야 한다. 수술은 대개 중격 혈종 배액과 중격 편위를 회복하기 위하여 수행된다. 이것은 코 연골과 뼈의 모양을 다시 만드는 것이고, 비중격성형술(septoplasty) 또는 점막하절제술(submucous resection)이라고도 한다.

코 골절(Nasal Fractures)

징후와 증상. 코피가 대개 나타나고, 코가 평평하고, 비대칭이 나타날 수 있다. 이것의 돌출부 때문에, 코는 특히 외측 편위의 가능성이 있다(17). 손상의 범위는 코의 뼈와 연골 부분이 약간 함몰된 불완전굴곡골절(청소년)에서 전체 편위 그리고/또는 붕괴까지 나타난다. 비강 기도는 뼈 조각으로 막힐 수 있거나 골절은 두개 부위로 확장될 수 있고 CSF의 누출을 일으킬 수 있다. 콧등 위의 연발음과 눈 위에 반상출혈이 있을 수 있다.

치료. 코가 중심에 있는지 확인하기 위해서 가상의 선을 그려서 코를 관찰할 수 있다. 작은 거울을 사용하여 정상인지 확인하기 위하여 코를 관찰한다. 치료는 출혈 조절, 부종과 혈종을 조절하기 위하여 얼음을 적용하고, 검사를 하기 위하여 전문의에게 의뢰하여야 한다. 코 보호대는 부가적인 손상을 예방하기 위하여 며칠 동안 착용할 수 있다. **실전 전략 9.4**는 코 손상을 관리하고 평가하기 위한 안내지침서이다.

실전 전략 9.4 코 손상의 평가와 관리

1. 기도, 호흡과 순화점검, 뼈 조각은 기도를 폐쇄할 수 있다
2. 반응 판단
3. 뇌진탕 그리고/또는 두개골 골절의 징후 점검
4. 병력
   - 주요 호소증상(통증, 이명, 방향감각상실, 구역질, 시각장애 또는 이명)
   - 손상기전
   - 손상으로 인한 장애(한쪽 콧구멍으로 호흡 장애)
5. 관찰과 시진
   - 심각한 손상 또는 비정상적인 편위
   - 코로 혈액 그리고/또는 뇌척수액 누출
   - 동공 크기, 빛에 동공반사, 안구 움직임, 안구진탕증, 또는 흐려지거나 겹쳐진 시야는 뇌손상을 의미할 수 있다.
   - 환자 앞에 서서 가상의 선을 그려 코의 편위를 확인한다.
6. 촉진
   - 엄지와 다른 손가락으로 두개의 비골 촉진(부종, 함몰, 연발음, 움직임, 등 점검)
   - 코 내부 구조의 비정상 점검
7. 출혈을 조절한 후, 내부 구조의 비정상 시진
8. 혈종을 조절하기 위하여 얼음으로 치료하고, 관리를 위하여 임상의에게 의뢰한다.

A 심각한 코 손상을 의미하는 징후와 증상은 코에서 과도한 출혈 또는 CSF 누출, 후각상실, 코 변형 또는 골절, 또는 코피가 5분 내에 멈추지 않는 것이다. 이러한 증상이 있다면, 선수를 즉시 전문의에게 의뢰하여야 한다.

구강과 치아 손상(ORAL AND DENTAL CONDITIONS)

Q 야구선수는 팔꿈치로 입을 부딪쳤다. 윗입술에 출혈이 있다. 3개의 치아가 빠졌고, 하나의 치아는 1/2가 부러졌다. 이러한 손상은 어떻게 관리하여야 하는가?

가장 많은 치아손상은 전체 치아손상의 80%인 중간 앞니 손상이다(18). 스포츠와 신체활동을 수행하는 동안, 이와 같은 모든 손상은 구강보호대의 착용으로 예방할 수 있다. 구강보호대는 충격 흡수, 충격 분산, 위와 아래턱 사이의 충격을 흡수하여 입술, 치아, 뺨, 혀, 하악골, 목, 측두하악관절 그리고 뇌를 보호하고, 윗니로부터 윗입술을 보호한다. 구강보호대를 필요로 하는 스포츠(예, 축구, 권투, 하키, 라크로스)라고 할지라도, 몇몇 코치와 책임자는 다른 접촉과 충격 스포츠에서는 다른 장치를 권유한다. **글상자 9.8**은 전문의가 검진하기 위해 필요한 구강과 치아 손상상태의 징후와 증상을 요약한 것이다.

➤➤ 글상자 9.8

구강과 치아 손상에 다음과 같은 "적신호"가 나타난다면 전문의의 검사가 필요하다.

- 입술, 입술의 외측 가장자리, 또는 혀의 열상
- 외측 편위, 침습 또는 돌출된 치아동요
- 조각난, 금이 간, 골절된 또는 빠진 치아
- 차갑거나 뜨거운 음식에 예민하거나 치통을 호소
- 턱을 다무는 것이 어려움
- 치아의 부정교합

치주질환(Periodontal Disease)

치주질환(잇몸질환)은 **치주염**으로 잇몸에 경한 염증(**잇몸염**)이 있는 질환이고, 치아를 제위치에 정상적으로 고정시키는 심부 잇몸조직의 염증이다. 미국 성인의 약 80%가 약간의 잇몸질환을 가지고 있다. 잇몸질환은 대개 잇몸을 자극하는 세균에 의해서 생기고, 부종과 출혈을 일으킨다. 타액의 무기염류, 치석은 잇몸을 자극하고 악화시키는 세균에게 이로운 환경을 만든다. 관리가 되지 않는다면, 잇몸염

(gingivitis)은 치주염이라고 하는 더 심각한 형태의 잇몸질환을 유발시킬 수 있다. 장기간 염증으로 인하여 결국에는 치아가 빠지게 된다. 매일 칫솔질, 규칙적인 치실, 그리고 가끔 전문적인 구강청소는 심각한 잇몸염의 악화를 감소시킨다.

징후와 증상. 잇몸염의 초기 징후는 특히, 칫솔질을 할 때 압통, 부종 또는 잇몸 출혈이 나타나고, 잇몸 색이 분홍에서 검붉은 색으로 변한다. 타액의 염분, 단백질의 하얀 형태인 치태(plaque)와 세균도 치아를 덮고 있어 잇몸염을 일으키지만, 쉽게 눈으로 볼 수는 없다. 치주염의 징후와 증상은 잇몸이 부었거나 움푹 들어가고, 입에서 불쾌한 맛이 나고, 숨쉬기 나쁘고, 특히 뜨겁고, 차갑고 또는 달콤한 음식을 먹을 때 치통이 있고, 다무는 것에서 변화, 그리고 치아 주위의 고름 또는 배액이다.

치료. 잇몸염은 치과의사 또는 치과위생사에게 전문적 구강청소를 받아야 하고, 후에 매일 구강 위생에 신경 써야 한다. 구강청소는 치아에서 모든 치석과 치태를 제거하는 것이다. 치석과 치태제거는 잇몸을 자극하는 것을 제거하여 잇몸을 치유하게 된다. 잇몸염이 치주염으로 악화된다면, 더 많은 치료가 필요할 것이다. 치과의사는 잇몸과 치아 사이의 세균을 제거하기 위하여 항생제를 처방할 수 있다. 잇몸과 치아표면의 치석과 세균을 제거하기 위한 다른 비수술적 치료는 치석제거(scaling), 초음파 장비 사용이 있다. 치근평활(root planing)로 알려진 기술은 치석축척이 되지 않게 치근표면을 부드럽게 하는데 사용된다. 치주염이 악화된 시기에는 수술을 하는 것이 필요하다.

충치
(Dental Caries (Tooth Decay))

충치는 거의 치태에 의해서 유발된다. 치태가 축적되어 딱딱해져서 치석이 형성된다. 치태 내의 세균은 산을 함유하고 있어 치아의 에나멜을 분해하기 시작한다. 이러한 문제점은 치아 에나멜에 틈이 생기고, 그 후 세균이 치아의 중심(치수)을 침입하게 한다. 이러한 질환은 산이 풍부하거나 당분과 전분이 풍부한 음식을 섭취하면, 더 악화된다. 좋지 않은 구강질환은 통증이 있는 치아에 구멍이 생길 수 있다. 이러한 질환을 무시한다면, 세균침입은 치수에서 치아근으로 퍼질 수 있고, 결국에는 치아를 지지하는 뼈까지 퍼질 수 있다. **치아 농양**(abscessed tooth)은 잇몸과 치아 사이 또는 치아근에 침입하여 통증이 있다. 심각한 충치가 유발되지 않을지라도, 이러한 질환은 잇몸염 또는 치아가 부러지거나 금이 가는 것과 같은 치아 외상을 일으킬 수 있다.

징후와 증상. 충치가 있는 치아는 특히, 껌을 씹을 때 통증이 있고, 뜨겁거나 차가운 음식물과 청량음료를 마실 때 예민하다. 치아 농양이 있다면, 욱신거리는 통증 또는 날카로운 통증이 일반적으로 나타난다. 다른 증상은 열, 입의 쓴맛, 호흡장애, 목에 있는 선(gland)의 부종, 불편함, 아픈 느낌, 잇몸 발적과 부종, 잇몸에서 농 배액이다. 감염으로 인한 치근이 없어진다면, 치통은 없어질 수 있다. 그러나, 이러한 상태가 감염이 치료된 것을 의미하는 것은 아니고, 감염은 활동하고 있고 지속적으로 퍼져서 조직을 파괴할 것이다. 그러므로 어떠한 증상이라도 나타난다면, 즉시 치과의사에게 의뢰하여야 한다.

치료. 경증 충치에서, 치과의사는 충치부위를 벗겨내고 다른 물질로 채워 넣는다. 더 심각한 질환라면, 치아 농양과 치아 침식증을 평가하기 위하여 X 선을 찍을 수 있다. 감염을 제거하기 위하여, 농은 치아 근관을 통하여 배출하는 것이 필요할 수 있다. 치아 근관 수술은 감염 후, 치아근조직 질환을 제거하기 위하여 추천할 수 있다.그 후에 인공치관을 치아 위에 덮을 수 있다. 치아는 돌출될 수 있고, 치조와를 통하여 배출하여야 한다. 마지막으로, 농을 배농하기 위한 세 번째 방법은 부종이 있는 잇몸조직을 절개하는 것이다. 항생제는 감염에 도움을 줄 수 있다. 따뜻한 소금물로 입을 헹구고, 통증을 감소시키는 약물투여는 치아 농양과 관련된 불편함과 통증 완화에 사용될 수 있다.

구강 열상
(Mouth Lacerations)

치료. 약간의 열상된 치료는 다른 열상과 같다. 지혈하기 위하여 손상된 부위에 압박을 가하고, 식염수로 상처를 청결하게 하고, 필요하다면 무균드레싱하고, 무균 밴드를 사용하여 건조해지면 상처에 부친다. 입술 또는 혀가 완전히 찢어진 열상은 특별한 봉합이 필요하다. 혀에 흉터가 남으면, 맛과 말 하는 유형에 영향을 줄 수 있다. 혀 열상은 물 또는 구강세정제로 헹구고, 봉합이 필요하면 전문의에게 의뢰한다. 상처가 치유될 때까지 운동에 참여하는 것을 허락하여서는

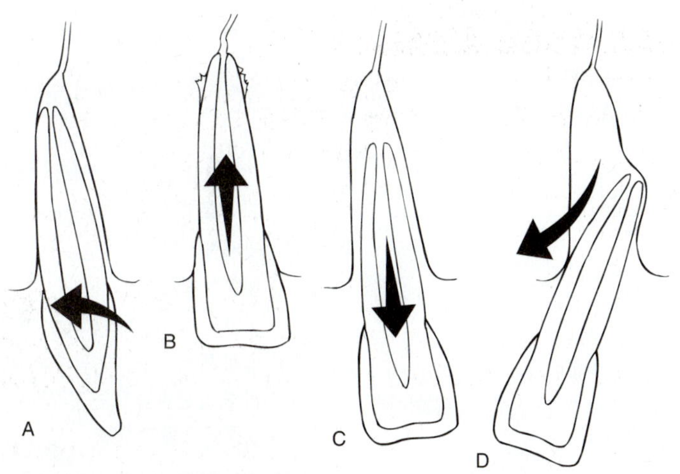

➤ 그림 9.21. **치아동요.** 치아동요는 부분 편위(A), 침습(intrusion)(B), 돌출(extrusion)(C), 적출(D)이 있다.

안된다. 봉합을 하였다면, 약 7일 정도는 지속적으로 보호하여야 한다.

치아 흔들림(Loose Teeth)

치료. 흔들리는 치아는 부분적으로 편위, **침습**, **돌출** 또는 적출될 수 있다(**그림 9.21**). 치아가 바깥쪽 또는 외측으로 편위가 되었을 때, 검사자는 힘을 가하지 않고, 정상 위치에서 후방으로 치아를 움직이도록 한다. 침습된 치아가 남겨져 있을 수 있고, 치아를 움직이기 위하여 시도하면 영구적으로 치아가 손실되거나, 영구치가 손상될 수 있다. 즉시 치과의사에게 의뢰하여야 한다. 치아 방사선 사진은 잇몸 선의 손상은 나타나지 않고, 대체된 치아만 나타난다. 그 후 손상된 치아는 2-3주 동안 치아 주위를 고정시킨다.

치아골절(Fractured Tooth)

징후와 증상. 골절은 에나멜, 치수, 치근에 나타난다. 에나멜 골절은 증상이 없이 유발되고, 구강의 내측과 입술의 손상이 악화되는 것을 예방하기 위하여 치과의사가 치료한다. 상아질(dentin)로 확장된 골절은 통증을 일으키고 차갑고 뜨거운 음식에 예민함이 증가한다. 치수 또는 치근까지의 골절은 심한 통증과 예민성을 야기시킨다.

치료. 손상된 부위까지 진정 치료를 수행한 후, 영구적인 유합, 합성, 치아관을 수행할 수 있는 치과의사에게 의뢰하여야 한다. 치수까지의 골절은 넓은 부위를 치료하여야 한다. 치수가 작게 골절 되었다면, 치수는 손상된 부위에 수산화칼슘으로 치수복조(pulp capping)를 수행하여 손상된 부위에 가공의치(bridge)를 만들 수 있다. 이 기술이 성공적이라면, 치근관을 제거한다. 다른 치료는 치근관에서 손상된 치수는 제거하고 손상되지 않은 치수 부분을 남겨두는 방법이 있다. 이러한 방법은 젊은이에게는 성공적이지만, 완전하게 치근을 형성하지는 못한다. 마지막 치료방법은 치수를 완전하게 제거하는 것이다.

치아적출(Dislocated Tooth)

치료. 입 또는 잇몸에 위치한 치조와(tooth socket)에서 완전하게 적출될 수 있다. 이러한 치아는 유지될 수는 있지만 시간이 필요하다. 적출된 치아는 치관으로 고정시켜야 한다. 이것은 치아를 마찰시키거나 또는 이물질을 제거하기 위하여 중요한 것은 아니다. 치아를 우유나 식염수로 헹구고 30분 내에 구강내의 치조와가 대체된다면, 치아 재식술(replnting)의 성공률은 90%이다. 두드리거나 물을 마시는 것은 치근면의 치주인대세포에 손상을 줄 수 있고 치아이식(implantation)을 손상시킬 수 있다. 치아이식의 95% 실패율은 2시간 후에 일어난다(20). 7-10일 정도의 반경직 고정(semirigid fixation)은 치관 치료 후 수행할 수 있다. 천공기 사용과 경기는 이 기간 동안은 제한하여야 하고, 적합한 안면 또는 구강보호대는 손상을 예방하기 위하여 착용하여야 한다.

A 야구선수의 반응에서, 검사자는 (1) 라텍스 장갑을 착용하고, (2) 지혈하기 위하여 무균거즈로 압박한다, (3) 식염수로 입을 청결하게 한다, 그리고 (4) 즉시 치과의사에게 의뢰한다. 치과의사는 영구치관을 수행할 수 있어야 한다.

귀 손상(EAR CONDITIONS)

Q 레슬링 선수는 연습을 하는 동안 보호용 귀마개는 착용하지 않는다. 그가 지금 호소하는 증상은 외이가 화끈거리고 통증 감각이 있다는 것이다. 접촉에도 예민해지고 염증이 있지만 부종은 없다. 이러한 손상은 어떻게 관리하여야 하는가? 더 심각한 문제를 의미하는 징후는 어떤 것인가?

심각한 상태는 귀에 영향을 줄 수 있다. 귀에 이물질은 대개 위험하지 않고 쉽게 제거될 수 있다. 귀의 외상은 귓바퀴 혈종 또는 "양배추꽃"을 유발할 수 있고, 이것은 레슬링 선수에게 일반적으로 나타나고 보호용 모자를 사용하면 완전하게 예방될 수 있다. 귀의 감염은 청관(외이)의 국소 염증, 귀지에 영향을 줄 수 있고, 중이 또는 고막이 찢어질 수 있다. **글상자 9.9**는 전문의의 검사가 필요한 귀 손상 질환의 징후와 증상을 요약한 것이다.

➤➤ 글상자 9.9

귀 손상에 다음과 같은 "적신호"가 나타난다면 전문의의 검사가 필요하다.

- 이관으로 혈액 또는 뇌척수액 누출
- 귀 뒤쪽 출혈 또는 부종(Battle 징후)
- 귓바퀴에 혈종과 부종
- 이명과 청각손상
- 귀안이 차있는 듯 한 느낌; 현기증
- 쉽게 제거되지 않는 귀 속의 이물질
- 귀 속의 연발음 또는 가려움
- 귀를 당겼을 때 통증

외이 손상(External Ear Conditions)

징후와 증상. **귓바퀴 혈종**(auricular hamatoma) 또는 "양배추 꽃"은 연골막에서 연골을 당기는 둔한 외상의 반복으로 유발될 수 있다. 귀의 연골과 연골막사이에 혈종이 형성되고, 연골에 혈액공급이 손상된다. 치료하지 않는다면, 혈종은 피부에 섬유성 조직을 형성하게 되고, 귓바퀴 연골은 괴사되어, 결과적으로 특징적인 "양배추 꽃"이 나타나게 된다(**그림 9.22**).

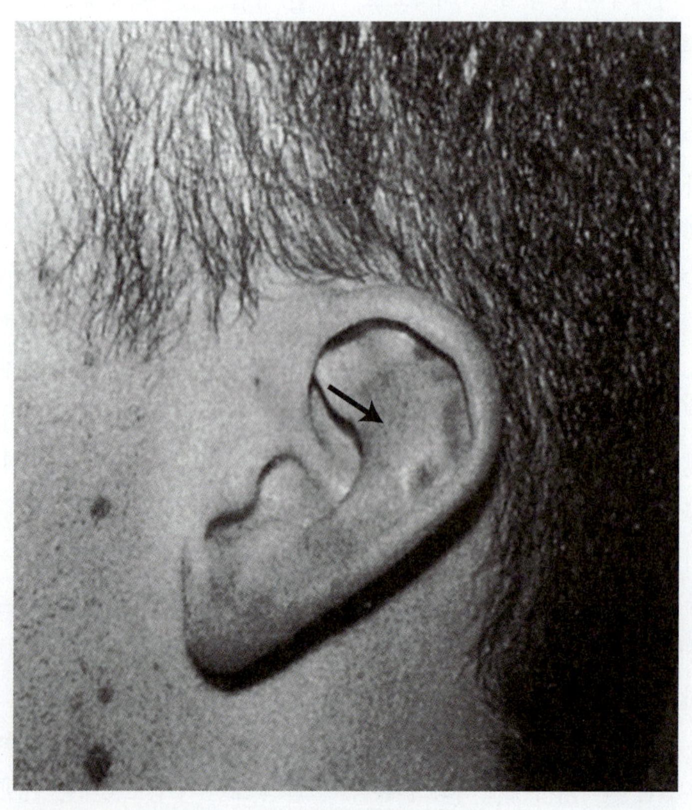

➤ 그림 9.22. **양배추 꽃 변형.** 귀 연골로부터 피부를 당기는 것을 주의한다.

치료. 즉각적인 치료는 부종과 통증을 감소시키기 위하여 손상부위에 얼음을 적용한다. 얼음주머니를 약 20분 정도 탄력 붕대로 고정시켜 놓는다. 부종이 여전히 남아 있다면, 영구적인 연골손상과 압박을 피하기 위하여 전문의가 혈종을 흡입기로 빨아내야만 한다. 흡입기로 빨아내고 압박 드레싱을 적용한다. 며칠동안 아스피린 또는 비스테로이드성 항염증 약물은 복용하지 않는다. 재발을 방지하기 위하여 필수적으로 보호용 귀마개를 착용하여야 한다.

내이 손상 (Internal Ear Conditions)

귀의 충격, 압박 변화(다이빙과 스쿠버다이빙 참조), 감염은 외이도와 고막에 손상을 줄 수 있다. 특히, 물에서 수행하는 스포츠에서 나타날지라도, 내이 손상은 축구에서 공에 부딪쳤을 때 손상이 일어날 수 있다. 귀에 심한 통증, 가득 찬 느낌, 구역질, 이명, 현기증 또는 청각 손실이 있다면 전문의에게 즉시 검사받아야 한다. 고막이 파열되었다면, 대부분 약간의 파열은 동시에 치유된다. 심한 파열은 수술적 회복을 수행하여야 한다.

➤ *꽉 채워진 귀지(Impacted Cerumen)*

귀지 또는 이구(ear wax)는 외이관의 아포크린 선에 위치한 귀지 샘에서 유발된다. 귀지는 이관에서 이물질과 곤충을 잡기위한 딱딱한 물질이다. 대부분의 경우, 귀는 자연적으로 귀지가 건조해져 청결해지고, 그 후에 외이관으로 빠져 나온다. 어떤 사람들은, 귀지가 과도하게 생성되고 꽉 채워져 청각이 손실될 수 있다.

징후와 증상. 꽉 채워진 귀지로 인하여 약간의 청각 손실 또는 소리가 약하게 들릴 수 있다. 감염이 없기 때문에 통증은 나타나지 않는다.

치료. 과도한 귀지는 따뜻한 물로 이관을 자극하여 제거할 수 있다. 면봉은 꽉 들어찬 것을 밀착시키고 고막에 손상을 증가시킬 수 있으므로 사용하여서는 안 된다. 이 방법이 성공적이지 못하다면, 큐렛으로 귀지를 제거하기 위하여 전문의에게 의뢰하여야 한다.

➤ *외이염(Otitis Externa)*

외이염은 외이관의 세균 감염이고, 물속에서 활동하는 사람들에서 유발하기 때문에 일반적으로 "수영선수의 귀"라고 칭한다. 물이 귀에 들어간 후에 건조시키지 못한 사람에게서 가끔 일어날 수 있고, 그러므로 이관의 피부에 pH가 변한다.

징후와 증상. 급성질환에서, 대부분 통증이 나타난다. 만성 경우에서, 가려움이 가장 많은 호소 증상이고, 통증과 불편함은 이차적으로 나타난다. 고름 배농이 있을 수도 있고 없을 수도 있다. 외이 주변에 부드러운 압박과 귓바퀴를 당기는 것은 통증을 증가시킬 수 있다. 이것이 치료되지 않는다면, 감염은 중이로 번질 수 있고 균형 장애 또는 청각 손실을 유발시킬 수 있다. 귀마개는 이러한 질환을 예방하는데 도움을 주지 않을 수 있다.

치료. 청각학자 또는 귀후두 전문의의 귀마개는 필요할 수 있다. 이러한 상태에는 관을 건조시키기 위하여 귀물약을 사용하여 예방할 수 있다. 귀물약은 알루미늄 아세트산 또는 식초를 함유한 산성화 약물이다. 손수 만든 치료약은 식초(아세트산), 70% 알콜과 물을 같은 분량으로 섞어야 한다. 샤워 후의 한 방울 또는 두 방울 떨어뜨리는 것은 추천한다. 만약 호전되지 않는다면, 항생제가 함유된 약을 처방할 수 있는 의사에게 의뢰하여야 한다.

➤ *중이염(Otitis Media)*

중이의 국소 염증은 상부 순환기 감염에 이차적으로 유발될 수 있고, 가끔 세균, 바이러스에 의해서 유발될 수도 있다. 세균성과 바이러스성 감염은 같은 징후와 증상을 나타낸다.

징후와 증상. 유양돌기 부위를 눌렀을 때, 귀에 통증과 가득 찬 느낌과 같은 증상을 호소한다. 점막의 부종은 유스타키오관(중이와 인두사이 연결)을 부분적으로 또는 완전하게 폐쇄할 수 있고, 또한 청력이 감소된다. 고막(tympanic membrane)은 발적과 팽륜될 수 있다. 심각한 이염은 중이염과 상기도 감염과 관련될 수 있다. 노란색 또는 혈액은 이관을 통하여 발견할 수 있고 "귀 연발음"의 호소증상이 나타난다.

치료. 감염이 있다면 항생제 또는 부어오른 점막을 줄어들게 하는데 사용되는 충혈제거제를 약 10일 동안 처방하여 전문의가 관리하여야 한다. 중이는 액체로 완전하게 차있고, 공기 이동은 차단될 수 있다. 귀에 공기와 액체가 차있다면, 유스타키오관은 작용하지 않고, 공기방울은 위로 퍼질 수 있고 아래에 접촉할 것이다. 공기방울의 오름과 내림 모두는 심한 통증을 유발할 수 있고 고막을 파열시킬 수 있다. 게다가, 내이와 중이를 분리시키는 고막의 파열은 파국적인 결과를 유발할 수 있다. 그러므로 공기는 중이가 정상적으로 기능과 모습이 회복될 때 까지 이동하여서는 안 된다.

➤ 고막파열(Tympanic Membrane Rupture)

고막은 음파와 충돌하였을 때 진동하여, 음파를 뇌에 전달하는 신경자극으로 전환시키는 과정을 시작한다. 고막 손상은 듣는 과정에 장애가 유발되어 청각이 손상 될 수 있다. 고막은 또한 세균과 같이 내이로 침입하는 외부물질을 차단하는 방벽과 같은 역할을 한다. 고막의 파열(구멍 난)은 고막이 찢어지거나 구멍이 난 상태이고, 이러한 상태는 세균을 중이로 침투되게 하여 감염을 일으킬 수 있다. 파열된 고막은 감염(예, 중이염), 직접 외상(예, 외이를 공으로 맞았거나 넘어짐), 압력 변화(예, 액체 또는 액체 면에서 빠른 오르내림), 소음, 갑작스러운 소음(예, 폭발) 또는 귀안에 이물질(예, 이관에서 너무 깊게 면봉 또는 머리핀을 밀어 넣음)로 유발될 수 있다.

징후와 증상. 고막파열은 초기에는 매우 통증이 심하다. 다른 징후와 증상은 날카롭고 갑작스러운 귀의 통증 또는 불편함, 이명, 귀에서 맑은 액체 또는 고름이 차있거나 혈액의 배액, 배액에 의해서 귀의 통증의 감소, 그리고 청각손실이다.

치료. 이검경을 사용하여 손상부위를 확인할 수 있다(실전전략 9.3). 더 많은 관리를 위하여 전문의에게 즉시 의뢰하여야 한다. 약간의 고막 천공은 몇 주내에 치료되지 않고 몇 달이 소요된다. 고막 파열 또는 천공이 자연치유가 되지 않는다면, 고막 부착포 또는 수술로 치료한다. 샤워, 목욕 또는 수영을 하는 동안 귀 안으로 물이 들어가 내이 감염의 유발을 예방하기 위하여 귀를 막는 것은 필수적이다. 청력은 증진되고 이명은 감소된다. 천공의 회복은 중이에 피부 낭종(진주종 cholesteatoma)이 유발되는 것을 예방할 수 있고, 피부 낭종은 만성 중이염으로 발전되고 귀의 구조를 손상시킨다.

A 얼음은 레슬링선수의 귀에 부종을 조절하기 위하여 적용한다. 귓바퀴 또는 주름이 평편하게 연골과 연골막 사이에 부종과 혈종이 있다면, 즉시 사후관리를 위해서 전문의에게 의뢰하여야 한다. 귀마개는 연습과 시합 때마다 착용하게 한다.

눈 손상(EYE CONDITIONS)

Q 농구선수는 공을 잡기위해 튀어 올라 상대편 선수의 손가락에 눈을 맞았다. 눈은 부어올라 뜰 수가 없다. 눈을 뜨게 하기 위하여 시도하는 것은 과도한 파열이나 불편함을 줄 수 있다. 이렇게 심각한 상태를 나타내는 징후와 증상은 무엇인가?

눈은 외상과 손상에 매일 노출되어 있고, 많은 눈 손상은 보호용 안경을 착용한다면 예방 될 수 있다. 특히, 라켓볼과 스쿼시 선수들은 라켓을 스윙하고 빠른 스피드의 공이 움직이는 공간이 한정되어 있다. 교정렌즈를 착용한 선수는 강한 플라스틱 또는 반경직 고무를 사용하여야 하고, 보호용 안경 그리고/또는 안면보호대를 손상 위험이 높은 스포츠에서는 착용하여야 한다. 좋은 눈을 가진 스포츠 참가자는 특별한 활동 참가를 결정하기 위하여 안과의사에게 상담하여야 하고, 손상을 예방하기 위하여 보호용 안경을 착용하여야 한다. **글상자 9.10**은 전문의의 검사를 필요로 하는 눈 손상의 징후와 증상을 요약한 것이다.

안와주위 반상출혈 (Periorbital Ecchymosis)

징후와 증상. 눈꺼풀 주위의 부종과 출혈은 충격에 의해서 유발된다. 이러한 변색을 **안와 주위 반상출혈**이라 하거나, 일반적으로는 멍든 눈이라 한다.

치료. 눈의 외상은 심각한 비정상을 검사하기 위한 시진이

> ➤➤ 글상자 9.10
>
> **눈 손상에 다음과 같은 "적신호"가 나타난다면 전문의의 검사가 필요하다.**
>
> - 시야장애 또는 시각 손실
> - 불균등한 동공 또는 양측 동공 확장
> - 불규칙적인 안구 움직임 또는 빛에 적응 장애
> - 각막 찰과상 또는 각막 열상 예상
> - 각막소체의 찰과상 또는 찢김이 예상될 때
> - 전면부 출혈
> - 깊숙이 파묻힌 이물질
> - 번쩍이는 빛 또는 "눈 위에 커튼이 가리워 진" 것과 같은 증상 호소
> - 가렵고 화끈거리고 체액이 많은 충혈된 눈이 나타난다.
> - 쉽게 제거되지 않는 콘텍트렌즈 편위

실전 전략 9.5 **눈에서 이물질 제거**

1. 눈의 아래쪽 피부를 부드럽게 당겨 아래 눈꺼풀을 검사한다. 선수에게 위를 보라고 하고, 안구의 아래 부분과 눈꺼풀을 관찰 한다.
2. 아래를 보라고 말하고, 위 눈꺼풀을 검사한다.
3. 속눈썹을 잡고, 아래로 당긴다.
4. 위 눈꺼풀 외측 부분에 면봉을 댄다.
5. 눈꺼풀을 당기고, 안와의 위 뼈 가장자리에서 눈꺼풀을 고정시키고 둥글게 만다.
6. 무균 거즈, 습기 거즈로 이물질을 제거한다. 이물질을 성공적으로 제거할 수 없다면, 양측 눈에 무균안대를 착용하고, 거즈로 압박하지 않고, 즉시 관리를 위하여 전문의에게 의뢰한다.

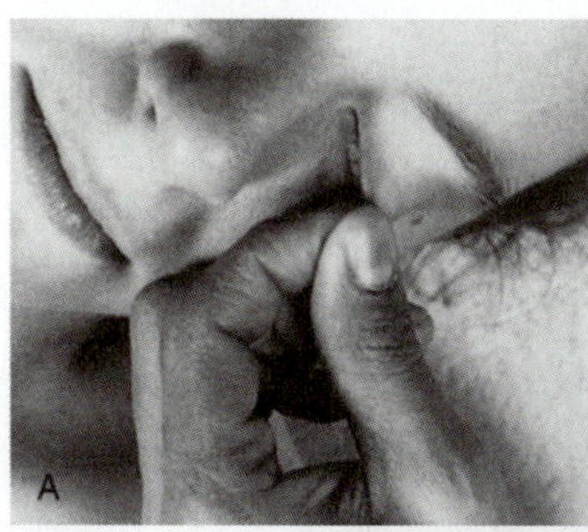
A

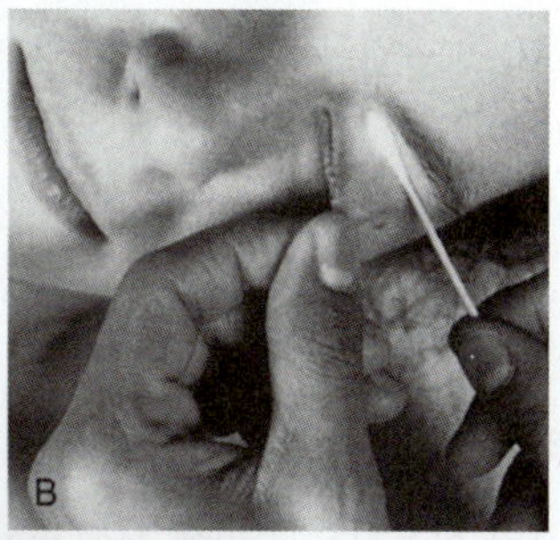
B

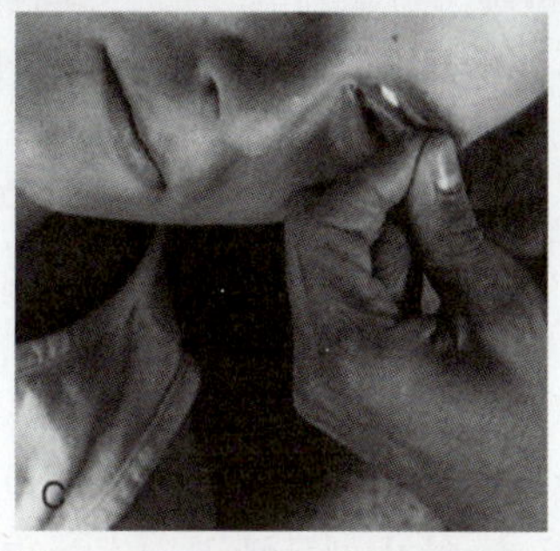
C

필요하고, 안와골절 가능성을 검사하기 위한 촉진과 눈에 빛을 비추어 동공반응을 평가하고, 양측의 수축률을 기록한다. 물체에 초점을 맞추는 능력은 평가하여야 한다. 눈의 전방은 심각한 출혈이 있는지 확인하여야 한다(전면 출혈 참조). 라텍스 수술용 장갑에 분쇄한 얼음 또는 얼음물을 넣어 사용하여 부종과 출혈을 조절하는 치료를 한다. 장갑에는 로숀 또는 다른 물질을 바르지 않아야 한다. 누설의 가능성 때문에, 화학적 얼음 주머니는 사용하지 않는다. 이러한 질환은 안구 손상 또는 골절을 검사하기 위하여 안과의사에게 의뢰하여야한다.

이물질 (Foreign Bodies)

징후와 증상. 눈에 먼지 또는 티끌은 통증과 눈물을 유발한다. 선수는 눈을 관찰하기 위하여 눈꺼풀을 열때 저항할 수 있다.

치료. 이물질이 깊숙이 박혀있지 않고 각막에 있다면, 제거하고 상처, 찰과상 또는 열상이 있는지 확인한다(**실전전략** 9.5).

EMS *깊숙이 박힌 이물질은 접촉하여서는 안되고, 제거하기 위하여 시도하지 말아야 한다. 응급실로 이송한다. 의학적으로 훈련된 사람이 안와에 경직보호대를 제공한다. 각막에 형광물질은 물체를 제거하고 국소마취는 전문의가 검사를 위한 촉진을 하기 위하여 필요할 수 있다.*

다래끼(Sty)

징후와 증상. 다래끼는 속눈썹의 피지선 또는 소낭의 감염이다. 이러한 질환은 붉은 결절로 시작되고, 며칠 간 통증이 있는 농포로 진전된다.

치료. 뜨겁고 습기 있는 압박으로 치료한다. 농포가 2일내에 악화되지 않는다면, 전문의는 국소연고를 처방할 수 있다.

결막염(Conjuntivitis, Pinkeye)

징후와 증상. 결막염은 안구 전면과 눈꺼풀의 내측선사이막, 결막의 세균감염 또는 염소자극으로 인하여 야기될 수 있는 염증이다. 이러한 질환은 가려움, 화끈거림과 체액이 많은 눈이 나타나고 결막은 감염되고 빨갛게 되어 충혈 된 눈이 나타난다.

치료. 세균 질환으로 더 심한 감염이 될 수 있으므로 즉시 의학적 치료를 할 수 있는 전문의에게 의뢰하여야한다.

각막 찰과상(Corneal Abrasion)

징후와 증상. 근본적으로 이물질은 각막에 상처를 내고, 이로 인하여 갑작스런 통증, 눈물과 눈부심이 나타난다. 눈의 깜빡거림과 움직임은 이러한 질환을 악화시킨다. 검사로 이물질은 제거할 수 없지만, 선수는 지속적으로 눈에 무엇인가가 있다고 호소한다.

치료. 초기 관리는 건조한 무균 드레싱으로 눈을 덮는다. 각막 찰과상은 플루오레세인 건조 띠를 사용하는 것이 가장 좋다. 이들이 색소를 흡수하고 악화시킬 수 있기 때문에 부드러운 접촉을 수행하기 전에 색소는 제거한다. 오렌지색 색소는 푸른빛을 사용하면 증가되고, 오렌지 색소는 밝은 녹색으로 변하고 찰과상을 비춘다. 치료는 대개 통증을 감소시키기 위하여 2% 호마트로핀과 같은 국소 연고, 섬모체근(ciliary muscle) 경련 이완, 이차적 세균 감염 예방하는 것이다. 안대는 24-48시간 착용한다. 착용한다면 안대는 눈을 뜨거나 감는 것을 예방하고 눈꺼풀과 안대를 가깝게 하기 위하여 꽉 조여야 한다.

각막 열상(Corneal Laceration)

징후와 증상. 각막 열상은 손톱, 화살, 스케이트 날 또는 유리조각과 같은 날카로운 물체에 의해서 유발된다. 징후와 증상은 심한 통증, 불편함, 시력 감소, 동공의 편위와 찌그러짐이 나타날 수 있다.

치료. 동공은 반대편 눈과 대칭이 되는지 확인하여야 한다. 각막의 열상은 가끔 홍채조직이 감금되고, 동공의 편위와 찌그러짐을 유발한다. 열상이 예상된다면, 안구 내 돌출을 예방하기 위하여 안구에 어떠한 압박도 가하지 말아야 한다. 눈은 즉시 보호용 방어물로 연부조직은 압박하지 않고 안와뼈를 압박하며 덮는다. 바로 누운 자세 또는 직립자세에서 이동할 수 있다(엎드리거나 고개를 숙인 자세는 피한다). 그 후 가장 가까운 의료시설의 응급실로 이송한다.

결막하 출혈(Subconjunctival Hemorrhage)

징후와 증상. 직접 외상으로 **결막하 출혈**을 일으킬 수 있다. 작은 모세혈관이 파열되고, 눈의 하얀 공막은 붉게 되고, 얼룩이 많이 생기고 감염된다. 이러한 질환은 심각한 질환은 아니지만 나타날 수 있다.

치료. 격막하 출혈은 거의 유해한 질환이 아니므로 치료는 필요하지 않고 1-3주에 없어질 수 있다. 그러나 시야가 흐리고, 통증, 안구 움직임 제한 또는 전면에 혈액이 있다면, 즉시 안과의사에게 의뢰하여야 한다.

안구전면 내에 출혈 (Hemorrhage into the Anterior Chamber)

안구전면 내에 출혈(**전방출혈**)은 대게 작은 공(예, 스쿼시 또는 라켓볼), 하키 퍽, 스틱(예, 필드하키와 아이스하키), 또는 라켓의 스윙(예, 스쿼시 또는 라켓볼)으로 인한 외상으로 나타날 수 있다. 물체의 크기가 안와의 경계 내와 일치할 수 있고, 눈에 직접적인 손상을 줄 수 있다.

징후와 증상. 안구전면에 붉은색은 초기에 나타날 수 있지만, 몇 시간 내에 혈액은 전면에 특징적으로 확실한 반달 모양이 나타난다(**그림 9.23**). 가끔, 현미경으로 관찰할 수 있어, 쉽게 보지 못할 수 있다. 만약 이러한 상태가 나타나더라도, 시력은 손상 받지 않는다. 그러나, 안구 내 손상을 의미하는 출혈은 재발성 출혈을 예방하기 위하여 확인하여야 하며, 이것은 대량 출혈과 파괴를 유발할 수 있다.

치료. 이러한 상태는 약간 기대거나, 앉은 자세로 응급실로 이송하여야만 한다. 입원, 안정, 양측 눈 안대, 그리고 진정이 필요할 수 있다. 비아스피린성 진통제도 가끔 필요하다. 초기 출혈 중 대개 며칠 내에 없어지는 것은 완전하게 회복될 수 있는 좋은 예후이다.

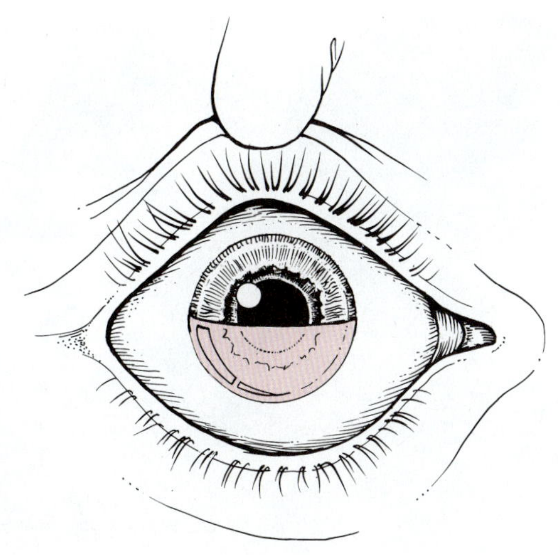

➤ 그림 9.23. **전방출혈(hyphema).** 눈의 전면에 출혈은 심각한 눈 손상을 의미한다.

망막의 분리(Detached Retina)

눈의 후면 손상은 전면부위에 손상이 있을 수 있고, 없을 수도 있다. **망막의 분리**는 각막 파열로 체액이 스며 나오고 망막상피에서 망막의 감각신경이 분리될 때, 유발된다. 이러한 상태는 처음 외상 후 며칠 또는 몇 주 후에 나타날 수 있다.

징후와 증상. 선수는 이러한 상태는 "눈 위에 무언가 떨어진 것" 또는 "빛이 번쩍거렸다 없어졌다" 와 같이 설명한다. 부유물과 빛의 섬광은 망막손상의 초기 증상이다. 검안경(opthalmoscope)은 각막 혈관과 시각신경원반(optic disc)을 관찰하기 위하여 사용할 수 있다(**실전 전략** 9.6).

치료. 망막의 분리가 예상된다면, 양쪽 눈에 안대를 착용하게 한다. 수술이 필요하기 때문에 즉시 안과의사에게 의뢰하여야 한다.

안와 "파열" 골절(Orbital "Blowout" Fracture)

파열골절은 물체의 충격에 의하여 유발될 수 있고, 대개 안와보다 크다. 충격에서, 힘은 안와가 안와 벽에 후방으로 세게 부딪치게 한다. 안와내 압력의 갑작스런 증가는 특히, 안와 하벽(orbital floor) 부위를 누출시킨다.

징후와 증상. 검사로 **복시**(겹쳐진 시야)가 나타나고, 골절이 예상되는 부위를 누르거나, 압박을 가하지 않게 주의하여야 한다. 전문의에게 즉시 의뢰하여야 한다. 단층촬영 또는 방사선사진은 골절을 확인하는데 필요하고, 안와 하벽의 회복은 수술을 수행한다(**그림** 9.24).

치료. 골절이 예상되는 부위 위에 압박을 가하지 않게 주의

실전 전략 9.6 검안경 사용

1. 어두운 방에서 검안경 불빛을 켜고, 크고 하얀 불빛이 보일 때까지 렌즈 원반을 켠다. 손등에 빛의 형태를 점검하고, 원하는 불빛이면, 검안경을 전기를 방전시킨다.
2. 렌즈 원반을 0 디옵터로 돌린다(디옵터는 렌즈에 적용범위 또는 분산되는 빛의 힘을 측정하는 단위). 0 디옵터에서, 렌즈는 거의 적용되지 않거나, 거의 빛이 분산된다. 렌즈 원반의 모서리를 손가락으로 잡고 안구를 검사하는 동안 렌즈에 초점을 맞추기 위하여 원반을 돌릴 수 있다.
3. 오른쪽 눈을 검사할 때는 검사자의 오른손으로 검안경을 잡는다. 이것은 환자의 코에 덜컥거리지 않게 잡고, 안구를 확인하기 위하여 가깝게 더 움직인다. 처음에는 안구를 관찰하는 것이 어려울 수 있지만 연습을 하면 가능해진다.
4. 안와의 내측면에 검안경안 완전하게 잡고, 수직에서 약 20° 외측으로 기울인다. 렌즈를 통해서 확실하게 볼 수 있는지 점검한다. 환자에게 벽 앞 지점의 치료사의 어깨 위를 보라고 지시한다.
5. 환자의 시선에서 외측으로 약 15°와 환자에서 15인치 정도 멀리 위치한다. 동공에 빛을 쏘이고, 동공에서 오렌지 홍조를 확인한다. 불투명한 적색반사라도 기록한다.
6. 다른 손의 엄지손가락으로 선수의 눈썹 위에 놓는다(이 기술은 고정하는 것을 돕는데 필요하지만, 필수적인 것은 아니다). 적색반사에 초점을 맞춘 빛을 유지하고, 환자의 속눈썹에 거의 닿을 때까지 15° 검안경을 움직인다.

마치 먼 곳을 응시하는 것처럼 두 눈을 편안하게 떠서 원근 조절을 할 때 변화하는 움직임을 최소화시킨다. 검사 시 환자에게 편암함을 주기위해 낮은 밝기의 빛을 사용하여 동공의 발작적 수축(동공 변동, *hippus*)을 피하고 세밀히 관찰한다.

출처: Bickley LS, Szilagyi PG (18). Bates's Guide to Physical Examination and History Taking. Philadelphia: Lippincott Williams & Wilkins, 2003.

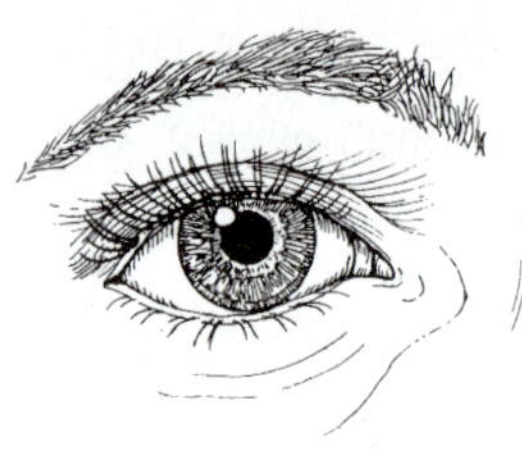
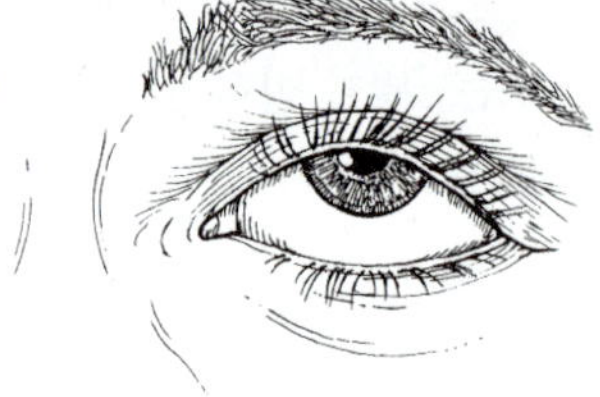

오른쪽 눈은 상향 응시를 할 수 없다. 정상적인 상향 응시 위치

➤ **그림 9.24. 안와 "파열" 골절.** 안와 골절은 하직근에 문제를 일으켜, 안구 거상 장애를 일으킬 수 있다.

하여 얼음을 적용한다. 전문의에게 즉시 의뢰한다. 단층영상 또는 방사선사진은 확실한 골절을 확인하기 위하여 필요하고, 안와저 결손은 수술로 회복될 수 있다.

콘택트렌즈 편위 (Displaced Contact Lens)

경성 콘택트렌즈는 각막 찰과상을 유발할 수 있다. 렌즈의 아래에 이물체가 있어 각막에 손상을 주거나 또는 각막은 렌즈를 착용하고 빼는 동안 손상될 수 있다. 자극이 있다면, 렌즈를 제거하고 청결하게 한다. 경성 콘택트렌즈는 **근시**(가까운 물체 볼 수 없음)의 퇴행을 늦출 수 있지만, 스포츠에서는 연성 콘택트렌즈를 권한다. 이것은 눈의 적응과 조절 시간이 적게 들고, 렌즈를 쉽게 교체할 수 있고 장기간 착용할수 있기 때문이다. 눈 손상에서, 선수는 그들 스스로 렌즈를 제거하는 것이 가능할 수 있다. 통증 또는 눈부심은 이것을 제거하면 나타나지 않을 수 있기 때문에 렌즈제거가 필요할 수 있다(**그림 9.25**). **실전전략** 9. 7은 눈 손상의 전체적 평가를 설명한 것이다.

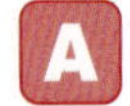

야구선수는 손가락으로 눈을 맞았다. 눈을 뜬 상태는 부종을 의미하고, 눈을 감은 상태는 선수가 불편하다는 것과 과도한 파열을 유발한다. 비정상적인 시력, 망막열상 또는 찰과상, 전방출혈과 같은 상태는 심각한 손상을 의미하는 증상과 징후이다.

요약(Summary)

1. 보호 장비 착용은 심각한 머리와 안면 손상의 유발을 확실하게 감소시킨다.
2. 코피, 타박상, 찰과상, 열상과 가벼운 뇌진탕과 같은 가벼운 손상은 검사자에 의해서 쉽게 치료될 수 있다.

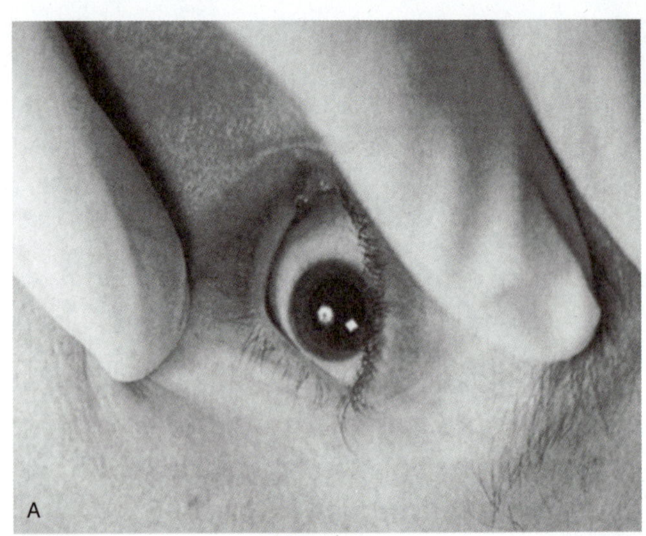

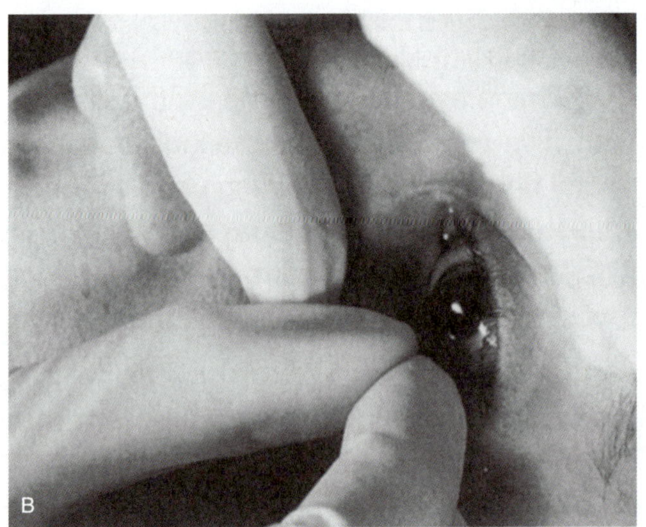

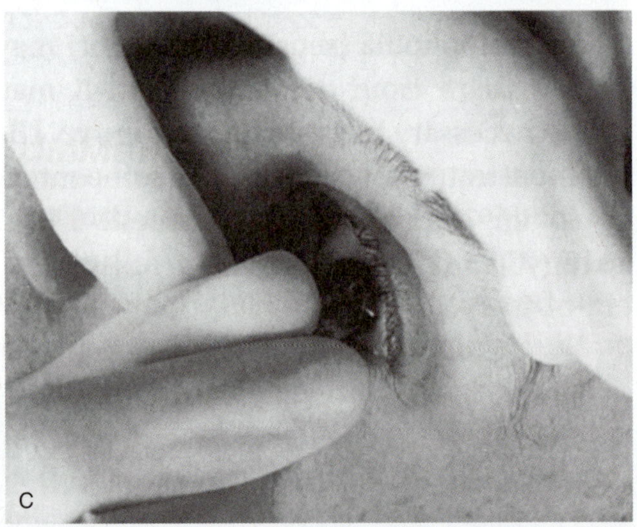

➤ **그림 9.25. 연성 콘택트렌즈 제거.** 렌즈를 제거하기 전에 착용한 라텍스 장갑에 로진 또는 다른 물질을 바르지 않는다. A, 콘택트렌즈를 보기 위하여 위와 아래 눈꺼풀을 연다. B, 동공 바로 밑에서 렌즈를 처리한다. C, 엄지와 다른 손가락으로 렌즈를 집어 제거한다. 렌즈는 콘택트렌즈 용액에 넣어둔다.

실전 전략 9.7 **눈 평가**

1. 기도, 호흡과 순환 점검
2. 반응 판단.
3. 병력
   - 주요한 호소증상 판단. 통증, 불편함의 정도, 수의적인 눈꺼풀 움직임, 시력의 정도를 물어본다.
   - 손상기전 판단. 안와보다 큰 물체는 안와 골절을 유발시킬 수 있다. 안와보다 작은 물체는 안구에 직접 외상을 일으킨다. 외상은 무딘, 날카로운 물체 또는 날라온 물체로 인한 외상인가?
4. 관찰과 시진
   - 안와 주위의 확실한 변형 또는 비정상적인 편위 관찰
   - 눈꺼풀과 조직 주위의 부종 정도와 반상출혈 관찰. 눈꺼풀이 부었다면 수의적으로 눈을 뜰 수 없고, 강제적으로 눈을 뜨게 해서는 안 되고, 이것은 더 많은 손상을 유발시킬 수 있다.
   - 눈꺼풀의 심부 열상으로 인한 출혈 관찰
   - 양쪽 동공의 정도와 전면 또는 후면 안구 편위, 각막 열상, 전면 출혈 관찰
   - 동공크기, 빛에 대한 조절, 빛의 예민함 시진
5. 촉진
   - 안와 모서리 뼈, 관골의 부종, 함몰, 연발음 또는 움직임을 주의 깊게 촉진
   - 출혈 조절
6. 특별한 검사
   - 시야 결정, 손상된 눈과 손상되지 않은 눈 비교. 흐려진, 빛에 예민 또는 복시가 있는가? 시야의 1/4에서 손가락을 구별할 수 있는가? 가까운 물체와 멀리 있는 물체를 구별할 수 있는가?
   - 안구움직임 판단. 시야의 6개의 기본적인 면을 통하여 손가락을 움직인다. 눈이 협응하여 움직이는가? 고정 자세에서 한쪽 눈이 위로 움직이고 다른 눈은 그대로 있다면, 안와 골절 때문에 하직근이 손상된 것일 수 있다.
   - 흐려진 시야, 복시와 같은 시야 장애, 빛에 예민함, 시야의 부분 또는 전체 상실, 동공확장, 비정상적인 안구움직임, 그리고 욱신거리는 통증 또는 두통은 심각한 눈 손상을 의미하므로 즉시 전문의에게 의뢰하여야 한다

합병증이 나타나거나 또는 질환이 호전되지 않는다면 검사자는 즉시 전문의에게 상담하여야 한다.

3. 두개골 골절을 의미하는 징후
   - 변형
   - 불균등한 동공
   - 양 쪽 눈 주위와 귀 뒷부분의 변색
   - 코 그리고/또는 귀로 혈액 또는 뇌척수액 누출
   - 시각과 후각 상실
4. 머리 외상 후, 두개강 내 압력 증가의 징후와 증상
   - 심한 두통
   - 불규칙한 동공 또는 불규칙한 시표추적
   - 혼란 또는 점진적이거나 갑작스런 의식 손상
   - 혈압 상승과 맥박 감소
   - 격렬한 감정조절 변화
5. 뇌진탕의 징후와 증상
   - 두통
   - 현기증 또는 어지러움
   - 주변 자각 결여
   - 구역질 또는 구토
   - 의식 수준 변화
   - 높은 주의산만과 경계 장애
   - 집중적인 생각유지 장애
   - 목적이 있는 연속적인 움직임 수행 장애
6. 손상은 두개강 내 압력 증가, 기억 장애, 또는 비형응성이 나타나면, 전문의에게 즉시 의뢰하여야 한다.
7. 안면골의 골절은 부정교합을 유발할 수 있다.
8. 코는 특히 외상으로 외측 편위된다. 동시에, 외상으로 뇌좌상을 유발할 수 있다.
9. 치아가 외측 또는 바깥측으로 흔들릴 때, 검사자는 힘을 가하지 않고 정상위치로 다시 회복시키도록 노력하

여야 한다. 침습된 치아는 남아 있을 수 있고 치아 제거를 시도하면 영구적으로 치아가 손실되므로, 즉시 치과의사에게 의뢰하여야 한다.

10. 치아 탈구는 부분적일 수 있고, 우유 또는 식염수 용액으로 입을 헹구고, 치조 내 구강에 다시 위치하게 한다. 치아 대치를 위하여 30분 내에 치과의사에게 보여야 한다.
11. 양배추꽃 귀는 레슬링선수에게 공통적으로 나타나고, 매트에서 운동할 때 귀마개를 착용하면 완전하게 예방할 수 있다.
12. 외이염은 외청관의 세균 감염이고, 일반적으로 "수영선수의 귀"라고 한다. 중이염은 중이의 국소 감염이다.
13. 눈에 이물질이 깊숙이 박히거나 또는 각막에 있다면 제거하고, 긁힘, 찰과상, 또는 열상을 관찰한다.
14. 눈에 직접 외상은 각막 열상, 안구 파열, 안구 전면 출혈, 망막 분리, 또는 안와골절을 유발시킬 수 있다. 시력손실, 비정상적인 안구움직임, 복시, 눈 아래 감각이상 또는 안구의 아래쪽 편위는 심각한 질환을 의미하는 신호이다. 이러한 선수들은 안과의사에게 즉시 의뢰한다.

참고문헌(References)

1. Ghiselli G, Schaadt G, McAllister DR. On-the-field evaluation of an athlete with a head or neck injury. Clin Sports Med 2003;22(3):445-465.
2. Logan SM, Bell GW, Leonard JC. Acute subdural hematoma in a high school football player after 2 unreported episodes of head trauma: a case report. J Ath Train 2001;36(4):433-436.
3. Vegso JJ, Torg JS. Field evaluation and management of intracranial injuries. In: Athletic injuries to the Head, Neck, and Face. Edited by Torg JS. St. Louis: Mosby-Year Book, 1991.
4. Bailes JE, Hudson V. Classification of sport-related head trauma: a spectrum of mild to severe injury. J Ath Train 2001;36(3):236-243.
5. Cantu RC. Guidelines for return to contact sports after cerebral concussion. Phys Sportsmed 1986;14(10):75-83.
6. Colorado Medical Society. Report of the Sports Medicine Committee: Guidelines for the management of concussion in sports(rev). Denver: Colorado Medical Society, 1991.
7. Quality Standards Subcommittee of the American Academy of Neurology. Practice parameter: the management of concussion in sports. Neurology 1997;48(3):581-585.
8. Ferrara MS, McCrea M, Peterson CL, Guskiewicz KM. A survey of practice patterns in concussion assessment and management. J Ath Train 2002;36(2):145-149.
9. Mccrory PR, Berkovic SF. Second impact syndrome. Neurology 1998;50(3):677-683.
10. Cantu RC, Voy R, Second impact syndrome: a risk in any contact sport. Phys Sportsmed 1995;23(6):27-34.
11. Kelly JP, Rosenberg JH. Diagnosis and management of concussion in sports. Neurology 1997;48(3):575-580.
12. McCrea M, Kelly JP, Randolph C. Standardized Assessment of Concussion(SAC): Manual for Administration, Scoring and Interpretation. Waukesha, WI: CHS, 1996.
13. McCrea M, et al. Standardized assessment of concussion in football players. Neurology 1997;48(3):586-588.
14. McCrea M, Kelly JP, Randolph C. Standardized Assessment of Concussion(SAC): Manual for Administration, Scoring and Interpretation. Waukesha, WI:CHS, 2000.
15. McCrea M. Standardized mental status testing on the sideline after sport-related concussion. J Ath Train 2001;36(3):274-279.
16. Guskiewicz KM. Concussion in sport: the grading-system dilemma. Ath Therapy Today 2001;6(1):18-27.
17. Tu HK, Davis LF, Nique TA. Maxillofacial injuries. In: The Team Physician's Handbook. Edited by Mellion MB, Walsh WM, Shelton GL. Philadelphia: Hanley & Belfus, 1997.
18. Bickey LS, Szilagyi PG. Bates' Guide to Physical Examination and History Taking Philadelphia: Lippincott Williams & Wilkins, 2003.
19. Woodmansey KF. Athletic mouthguards prevent orofacial injuries. Col Health 1997;45(5):179-182.
20. Kumamoto DP, Jacob M, Nickelsen D. Oral trauma: on-field assessment. Phys Sportsmed 1995;23(5):53-62.

제 10 장

척추 손상 (Spinal Conditions)

결과

1. 척추의 골격과 연부조직 구조의 기능을 설명하고 위치를 알 수 있다.
2. 척추의 다른 부위에서 움직임의 능력을 설명할 수 있다.
3. 척추에 기계적 부하를 일으키는 원인들을 확인할 수 있다.
4. 일상생활에서 척추 스트레스를 감소시키기 위한 특별한 전략들을 확인할 수 있다.
5. 척추손상을 일으킬 수 있는 해부학적 변화를 확인할 수 있다.
6. 척추부위의 손상을 예방하기 위하여 사용되는 측정을 설명할 수 있다.
7. 척추와 요부(low back)에서 나타나는 일반적인 스포츠 손상과 질환을 설명할 수 있다.
8. 척추의 평가를 설명할 수 있다.
9. 척추부위의 재활운동을 확인할 수 있다.

척주는 상지와 하지 사이의 부하를 이동시키는 복합적으로 연결된 체계이고, 모든 3개의 면에서 체간은 움직일 수 있고 척수를 보호한다. 등의 대부분의 손상은 타박상, 근육 좌상과 인대 염좌와 같은 경미한 손상이다. 그러나 급성 척추골절과 탈구는 심각하고 마비와 사망을 유발시킬 수 있다. 매년 전체 척수손상의 약 27%에 해당하는 스포츠와 관련된 경추손상은 어린이에게서 일어나고, 성인 남성에서 가장 일반적인 손상은 대부분 미식축구에서 발생한다(1). 불행하게도, 최근 여가시간에서 척추손상에 대한 유병률은 증가하고, 척수손상과 요통의 발생률도 동시에 증가하여 왔다. 특히, 요부 문제는 역도, 아이스하키, 체조, 다이빙, 축구, 레슬링과 에어로빅에서 가장 많이 나타난다.

이 장에서는 척주의 복잡한 해부학적 구조와 척주의 운동역학과 운동학을 설명할 것이다. 척수손상을 유발하는 해부학적 변화는 손상을 예방하기 위하여 사용되는 전략으로 설명할 것이다. 스포츠에 참여하는 동안 척주의 여러 부분에 유발되는 일반적인 손상 정보는 척수손상 평가에 사용되는 기술 다음에서 설명될 것이다. 마지막으로, 일반적인 재활운동의 사례를 설명할 것이다.

척주의 해부학 검토(ANATOMY REVIEW OF THE SPINE)

경추, 흉추, 요추, 천추, 미추인 척주의 5부분은 모두 구조적으로 기능적으로 구분이 되어 있고, 4개의 정상 척추 만곡이 있다(**그림 10.1**). 측면의 관점에서 흉추와 천추는 후만되어 있고, 요추와 경추는 전만 되어 있다. 자세를 만들어 내기 위하여 만곡이 형성되고 주요한 요인에 의해서 조절된다. 이러한 요인들은 유전, 질병과 척주에 작용하는 힘이다. 비정상적인 척주 만곡은 이장의 후반부에서 설명될 것이다.

척주와 척추 (Spinal Column and Vertebrae)

척주는 33개의 척추로 구성되어 있고, 이것의 대부분은 섬유성 연골로 구성된 추간판에 의해서 분리되어 있고 충격을 흡수한다. 척주의 5부분은 척추의 구조와 기능의 기본이 된다. 7개 경추, 12개 흉추, 5개 요추, 융합된 5개 천추 그리고 융합된 4개의 작은 미추로 형성된다. 척추와 늑골의 구조는

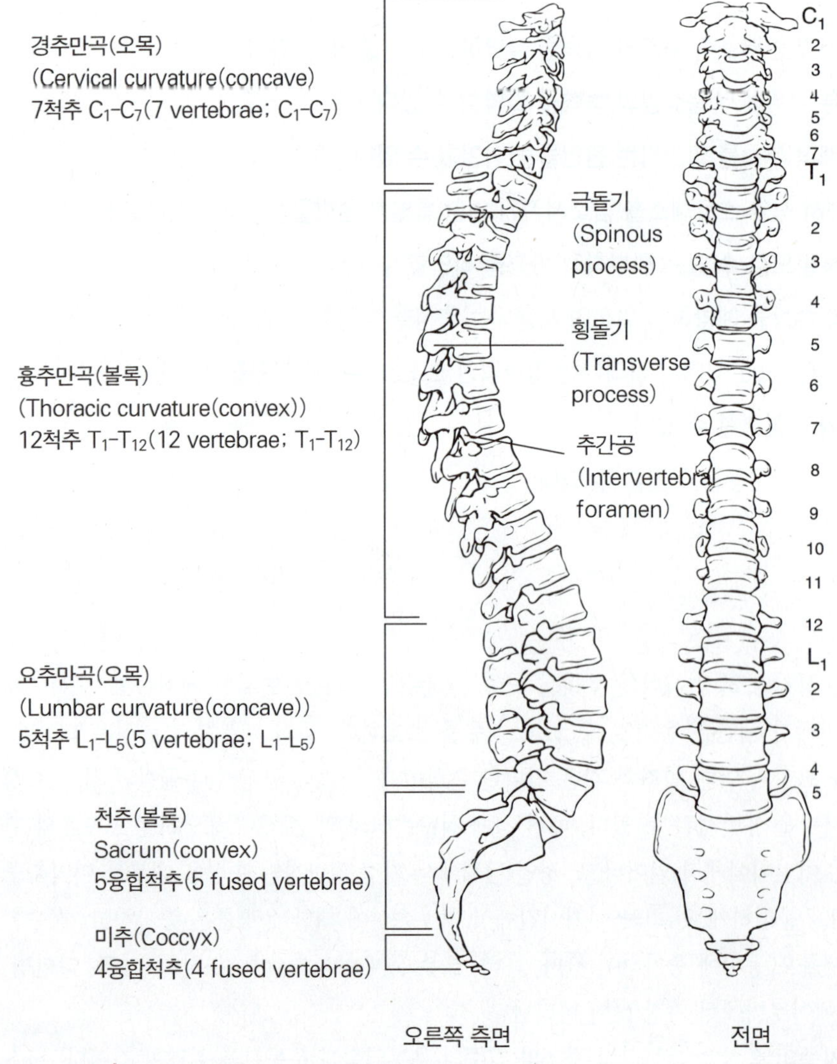

➤ 그림 10.1. **척주.** 4개의 특징적인 척주 만곡은 외측 면에서 관찰할 수 있다.

경추, 흉추 그리고 요추 부분 전체가 다양한 척주 움직임을 유발한다. 이러한 부분 내에, 두 개의 근접 척추와 연부조직 사이는 가동 분절이다. 가동 분절은 척주의 기능적 단위이다(**그림** 10.2).

척추 뼈는 몸체(body), 척추궁으로 알려진 오목 고리와 여러 개의 돌기로 구성되어 있다(**그림** 10.3). 상부와 하부 관절 돌기는 후방관절(facet joint)과 근접한 척추의 관절 돌기와 만나게 된다. 오른쪽과 왼쪽 척추궁근(pedicle)은 상부와 하부 면에 절흔이 있고, 근접한 척추궁근 사이는 구멍이 있고, 이를 척추공이라 한다. 척수신경은 이 척추공을 지난다. 극돌기와 횡돌기는 근육 부착점이다. 쌓아올려져 형성된 척주, 신경궁, 추골의 후면과 추간판은 척수신경을 보호하기 위한 통로이며 혈관과도 관련된다. 가장 얇은 신경궁의 부분은 관절간이다(그림 10.14 참조). 이 부분은 스트레스 골절이 가장 많은 부분이다.

척추크기는 경추에서 요추로 내려갈수록 커진다. 이것은 신체가 직립자세일 때, 척추는 윗부분의 체간, 머리, 팔의 체중을 지지하여야 하는 기능적 목적에 의한 것이다. 척추돌기의 크기와 모서리는 척주의 부분마다 다르다. 이것은 후궁관절의 방향이 변하는 것이고, 이것으로 인하여 척주의 다른 부분에서 가동범위가 제한된다(**그림** 10.4).

추간판(Intervetebral Discs)

섬유연골성 원판은 추체 관절 사이에서 충격흡수를 한다. 추간판은 섬유성연골의 얇은 고리, 수핵을 감싸는 아교질인 섬유륜으로 구성된다. 원판은 충격 흡수와 척주굴곡을 허용한다. 원판에는 혈액공급이 없고, 펌핑 움직임을 유발하기 위하여 자세와 신체 위치에서 변화하고, 영양소를 가져오고, 내부와 외부 체액과 대사산물을 밖으로 유출한다. 고정된 자세를 유지하는 것은 이러한 펌핑 움직임을 감소시키기 때문에, 장기간 한 자세로 앉아 있는 것은 원판에 부정적인 영향을 준다.

척주의 인대 (Ligament of the Spine)

많은 인대들이 척주를 지지한다(그림 10.2 참조). 전종인대와 후종인대(anterior and posterior longitudinal ligament)는 경추, 흉추, 요추 부위의 척추 가동분절을 연결시킨다. 극상인대(supraspinous ligament)는 척주 전체의 극돌기에 부착되고, 경추부위는 항인대(ligamentum nuchae)로 확장되

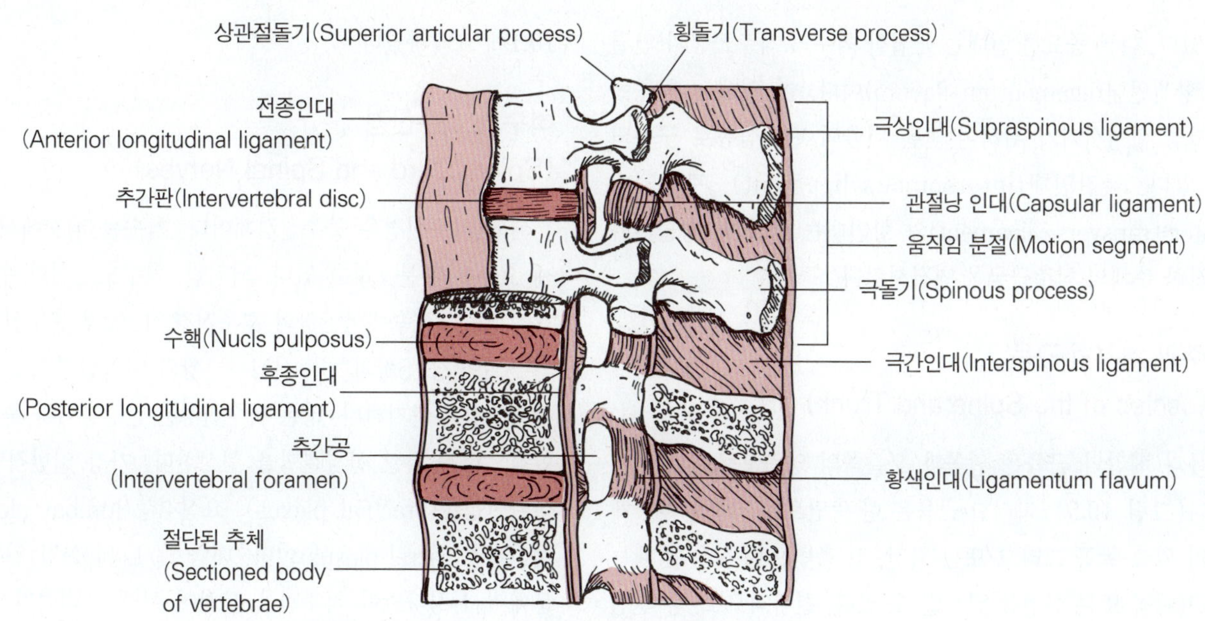

➤ 그림 10.2. **척주의 가동 분절.** 가동분절은 두 개의 근접한 척추와 이들 사이의 연부조직에 있다. 이것은 척주의 기능적 단위로 볼 수 있다.

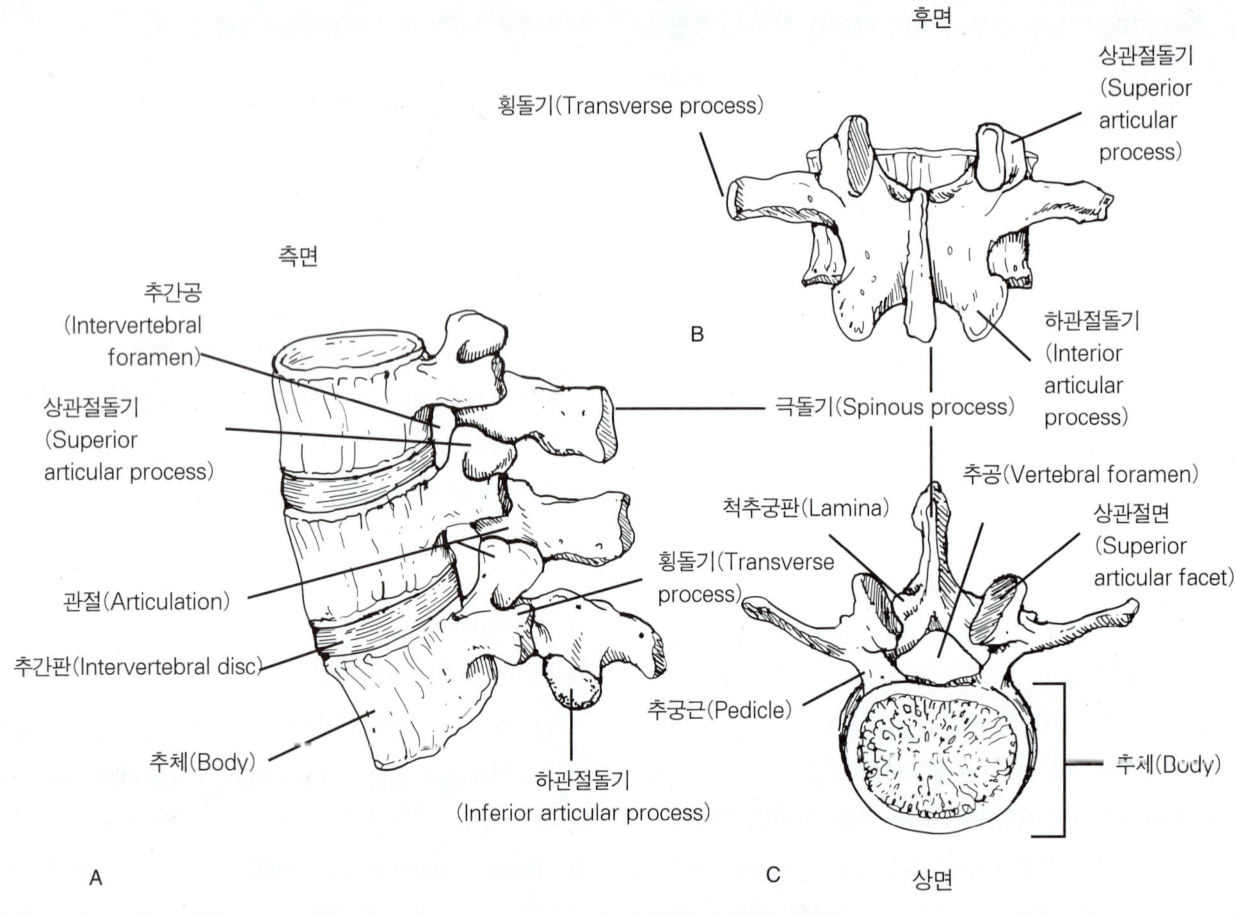

➤ 그림 10.3. **전형적인 척추의 구조.** A, 외측면 B, 후면 C, 상부면

어 있다. 다른 중요한 인대는 근접한 척추의 척추근궁과 연결된 황색인대(ligamentum flavum)이다. 이 인대는 척주에 안전성 형성시키기 위하여 높은 비율의 탄력섬유로 구성되어 있다. 극간인대(interspinous ligament), 추간인대(inter-transverse ligament)와 항인대는 극돌기, 횡돌기와 근접한 추체의 척추근궁을 연결시킨다.

척주와 체간의 근육 (Muscles of the Spine and Trunk)

목과 체간의 근육은 왼쪽과 오른쪽의 양측으로 형성되어 있다(**그림 10.5**). 이러한 근육은 한 측면으로 작용할 때, 체간의 외측 굴곡 그리고/또는 회전, 양 측면으로 작용할 때는 체간 굴곡 또는 신전을 일으킬 수 있다. 결과적으로, 등 신전의 중요한 근육을 척추기립근(elector spinae muscle)이라 한다. 체간의 중요한 근육의 부착점, 작용과 신경지배는 **표 10.1**에 요약하였다.

척수와 척수신경 (Spinal Cord and Spinal Nerves)

뇌와 척수신경은 중추신경계이다. 척수는 뇌교에서 1-2번째 요추까지 분포하고 있다. 뇌처럼, 척수도 3개의 수막으로 쌓여 있고, 척수에서 8쌍의 경추신경, 12쌍의 흉추신경, 5쌍의 요추신경, 5쌍의 천추신경과 1쌍의 미골신경으로 31쌍의 척수신경이 분지하다. 많은 척수신경은 신경총이라 불리는 복합적으로 연결된 신경결합을 형성한다. 가장 일반적인 것은 상완신경총(brachial plexus), 요신경총(lumbar plexus)과 천신경총(sacral plexus)이다. 대략 L_1-L_2의 신경 원위 끝부분에서 신경다발이 척추관을 통하여 아래로 내려가고, 말의 꼬리와 유사하다고 하여 이것을 마미신경총(cauda equina)이라 한다.

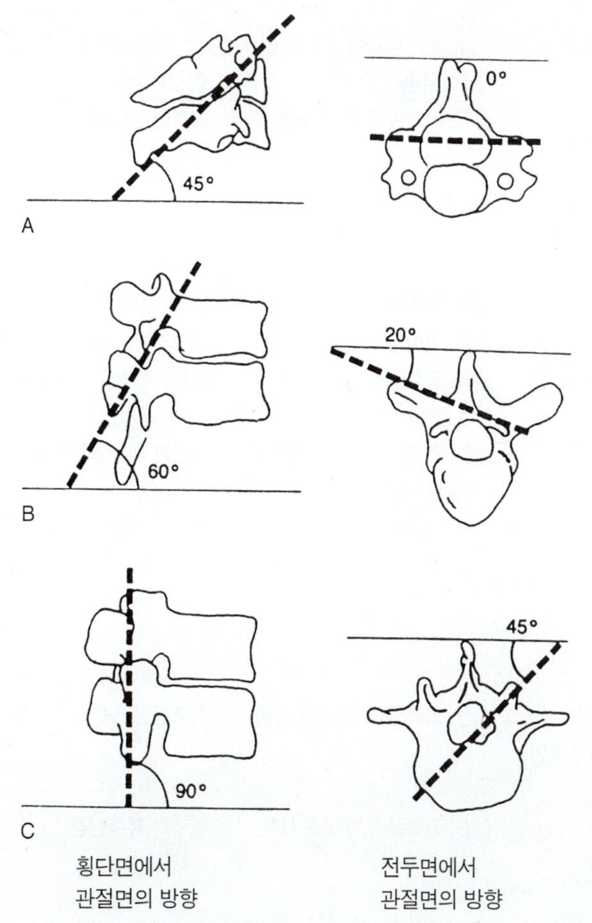

➤ **그림 10.4. 후궁관절의 접근 위치.** 시상면(외측면)과 횡단면(상부면)에서 후궁관절의 위치는 척주 길이 전체에서 점진적으로 기운다. A, 경추(C_3-C_7). B, 흉추. C, 요추

척수신경은 뇌로 감각정보를 전달하고, 뇌에서 운동정보를 전달하는 주요한 신경통로이다. 이것은 또한 직접적인 반사전달도 가능하다. 심부건반사(Deep tendon reflex)는 척수신경손상의 가능성을 판단하기 위하여 손상평가에 사용된다. 과반사, 잘못된 반사, 무반사는 신경계 손상을 의미하고, 가끔 다른 징후가 나타나기 전에 나타난다.

➤ *상완신경총(The Brachial Plexus)*

어깨 부위와 상지는 상완신경총이 지배하며, 전신경갈래는 C_5-T_1 까지 신경근으로 형성된다. 신경근은 신경간, 신경갈래(division), 다발(cord)과 마지막으로 팔, 전완과 손을 지배하는 원위 분지로 모이고 분리된다(**그림 10.6**). C_5-C_6 신경근은 상위 신경간, C_7은 중간 신경간, 그리고 C_8과 T_1은 하위 신경간을 형성한다. 각 신경간은 그 후에 전 · 후 신경갈래(anterior and posterior division)로 나뉘고, 후신경갈래는 후다발에서 모두 모이고, 외측 다발의 상부와 중간 체간이 모인 전신경갈래, 반면에 하부 체간의 전신경갈래는 내측 다발을 형성한다.

액와신경과 요골신경은 후다발에서 분지하고, 어깨, 팔꿈치, 손목과 손가락 신전근을 지배한다. 해부학적 자세로 팔을 위치하게 하고, 외측 다발의 내측 1/2과 내측 다발의 외

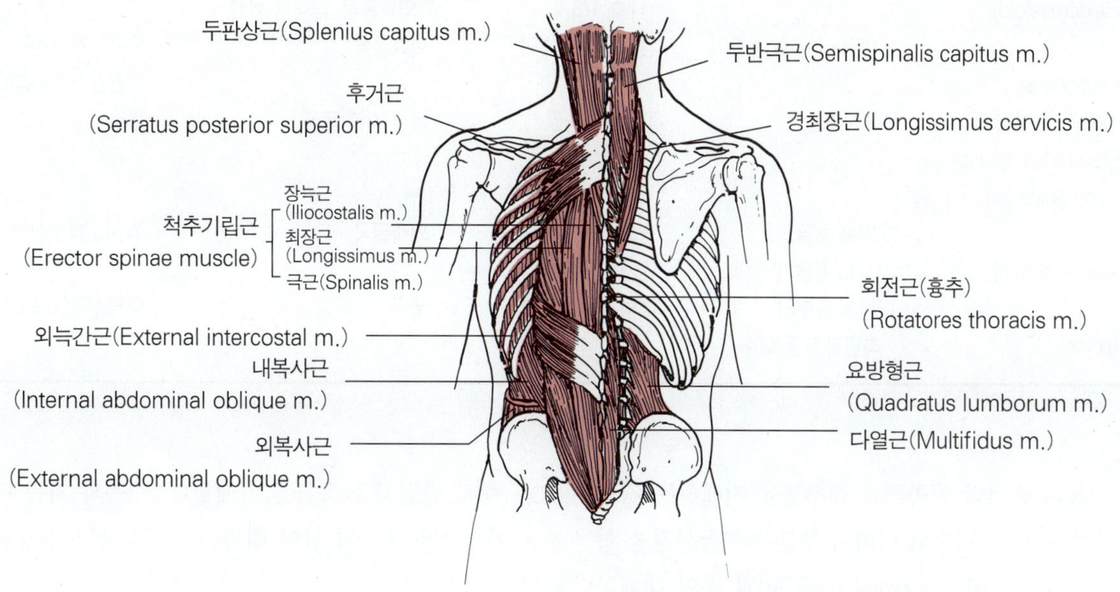

➤ **그림 10.5. 척주에 부착된 체간 등 후면의 심부 근육**

표 10.1 척주 근육

근육	근위 부착점	원위 부착점	주요 작용	신경지배
척주주위 근육(전두직근, 외측두직근, 두장근 (Rectus capitis anterior, rectus capitis lateralis, longus capitis)	후두골의 전방과 경추	경추와 1-3번째 흉추 전면	굴곡, 외측굴곡, 측면 회전	경추신경 (C_1-C_6)
복직근(Rectus abdominalis)	5-7번째 늑골의 늑연골	치골릉	굴곡, 외측굴곡	내늑간신경(T_6-T_{12})
외복사근(External oblique)	4-12번째 늑골의 외측면	백선과 장골능의 전방	굴곡, 외측굴곡, 반대편 회전	내늑간신경(T_7-T_{12})
내복사근(Internal oblique)	백선과 8-12번째 늑골	서혜인대, 장골능과 요천추근막	굴곡, 외측굴곡, 동측 회전	내늑간신경(T_7-T_{12}, L_1)
두판상근과 경판상근 (Splenius capitis and cervicis)	측두골의 유상돌기, C_1-C_3 횡돌기	항인대의 하부 1/2, C_7-T_6 극돌기	신전, 외측굴곡, 동측 회전	중간과 하부경추신경 (C_4-C_8)
후두하근(상두사근과 하두사근, 대와 소 후두직근)(obliquus capitis superior and inferior, rectus capitis posterior major and minor)	후두골, C_1의 횡돌기	후면, C_1-C_2 척추	신전, 외측굴곡, 동측 회전	후두하신경(C_1)
척추기립근(극근, 최장근, 장늑근) (Spinalis,longissimus, iliocostalis)	항인대의 하부, 경추, 흉추, 요추 후방, 3-12늑골, 장골능, 천골후방	측두골의 유상돌기, 경추, 흉추, 요추후면, 12번째 늑골	신전, 외측굴곡, 반대편 회전	척수신경(T_1-T_{12})
반극근(두반극근, 경반극근, 흉반극근)(Semispinalis capitis, cervicis, thoracis)	후두골, T_2-T_4 극돌기	C_7-T_{12}횡돌기	신전, 외측굴곡,반대측 회전	경추와 흉추신경 (C_1-T_{12})
심부 척주신경(다열근, 회전근, 극간근, 극횡근, 늑골거근) (multifidus, rotators, interspinales, intertransversarii,levatores costarum)	모든 척추의 후면 돌기, 천골 후면	근위 부착점 아래 척추의 수판과 극돌기와 횡돌기	신전, 외측굴곡, 반대측 회전	척수신경과 내늑간신경 (T_1-T_{12})
흉쇄유돌근 (Sternocleidomastoid)	측두골의 유양돌기	흉골상부, 쇄골의 내측 1/3	목의 굴곡, 머리 신전, 외측굴곡, 반대측 회전	부신경과 C_2 척수신경
견갑거근 (Levator scapulae)	1-4번째 경추의 횡돌기	견갑골의 척추면	외측굴곡	C_3-C_4 척수신경, 견갑배측신경(C_3-C_5)
사각근(전사각근, 중사각근, 후사각근)(Scalenus anterior, medius, and posterior)	C_1-C_7 횡돌기	1-2번째 늑골	굴곡, 외측굴곡	경추신경(C_3-C_8)
요방형근 (Quadratus limborum)	12번째 늑골, L_1-L_4 횡돌기	장요인대, 장골능에 근접한 요추	외측굴곡	T_{12}-L_4 척수신경
대요근 (psoas major)	12번째 흉추의 측면과 모든 요추	대퇴골의 소전자	굴곡	대퇴신경(L_1-L_3)

측 1/2는 손목과 손가락 굴곡근의 대부분을 지배하는 정중신경을 형성한다. 내측 다발의 나머지 부분은 척골신경을 형성하고, 척측수근굴근(flexor carpi ulnaris)과 손의 내재근을 지배한다. 외측 다발의 나머지 부분은 근피신경을 형성하고, 주로 팔꿈치 굴곡근을 지배한다. 내측과 외측 다발의 작은 가지들은 흉근과 팔의 내측과 전완의 피부신경을 지배한다.

1. 견갑하배신경(Dorsal subscapular n.)
2. 상위신경간(Superior trunk)
3. 중간신경간(Middle trunk)
4. 하위신경간(Inferior trunk)
5. 장흉신경(Long thoracic n,)
6. 외측흉신경(Lateral pectoral n.)
7. 내측흉신경(Medial pectoral n.)
8. 외측다발(Lateral cord)
9. 후측다발(Posterior cord)
10. 내측다발(Medial cord)
11. 견갑하신경((2) Subscapular nn.)
12. 흉비신경(Thoracodorsal n.)
13. 근피신경(Musculocutaneous n,)
14. 액와신경(Axillary n.)
15. 요골신경(Radial n.)
16. 정중신경(Median n.)
17. 척골신경(Ulnar n.)
18. 정중근피신경(Medial cutaneous nn.)

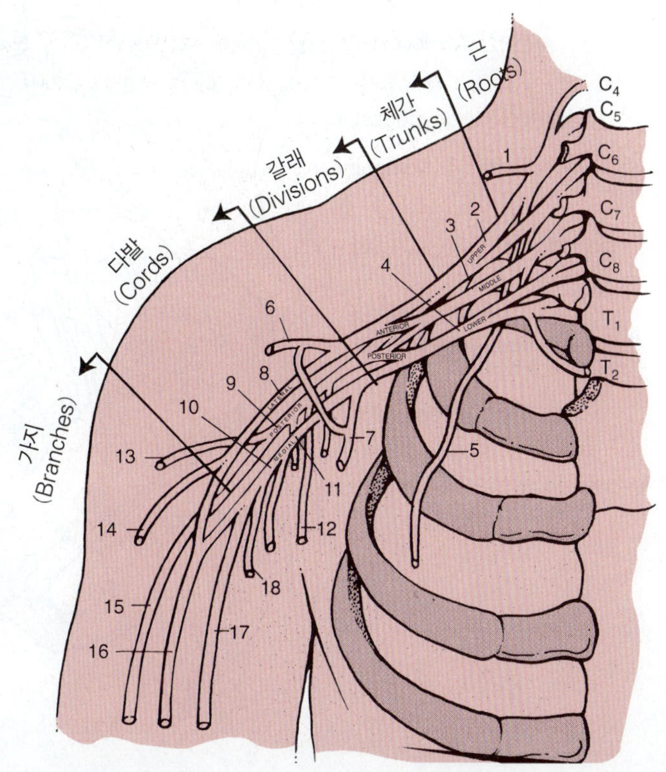

➤ 그림 10.6. **상완신경총(brachial plexus).** 상완신경총은 C_5-T_1의 신경분절로 형성된다.

➤ *요신경총(The Lumbar Plexus)*

허벅지 부분의 전면과 내측 근육은 요신경총이 지배하고, T_{12}-L_5의 신경근에 의해서 형성된다(**그림 10.7**). L_2-L_4 신경근의 후면 가지는 대퇴신경(femoral nerve)을 형성하고, 대퇴사두근을 지배한다. 반면, 전면 가지는 폐쇄신경(obturator nerve)을 형성하고, 대부분의 내전근을 지배한다.

➤ *천신경총(The Sacral Plexus)*

요신경총(L_4, L_5)의 부분은 요천추신경을 형성하고 아래로 내려가 천신경총의 상위 부분을 형성한다(**그림 10.8**). 이 신경총은 좌골신경을 통하여 둔부 근육, 허벅지 후면과 전체 종아리의 근육을 지배한다. 좌골신경은 경골신경(tibial nerve)과 총비골신경(commom peroneal nerve)의 두 개의 신경으로 나뉜다. 경골신경은 상부 5개 신경근의 전면 가지에 의해서 형성되고, 대퇴이두근의 단두를 제외한 다리 후면의 근육을 지배한다. 총비골신경은 전추 4개신경근의 후면 가지로 형성되고, 대퇴이두근의 단두를 지배하고, 그 후 비골두 근처에서 심부 비골신경(deep peroneal nerve)과 표면 비골신경(superficial peroneal nerve)으로 나뉘어진다. 이러한 신경들은 종아리의 전 구획과 외측 구획을 지배한다.

척주의 운동학과 중요한 근육 작용 (KINEMATIC AND MAJOR MUSCLE ACTIONS OF THE SPINE)

척추관절은 회선(circumduction)과 같이, 움직임의 모든 면에서 움직임이 가능하다(**그림 10.9**). 그러나, 근접한 두 척추 사이에서 허용되는 움직임이 작기 때문에, 척주 움직임은 많은 수의 가동분절에서 유발된다. 각 가동분절에서 가능한 ROM은 척주의 경추, 흉추와 요추에 따라 변화되는 해부학적 제한에 의해서 결정된다.

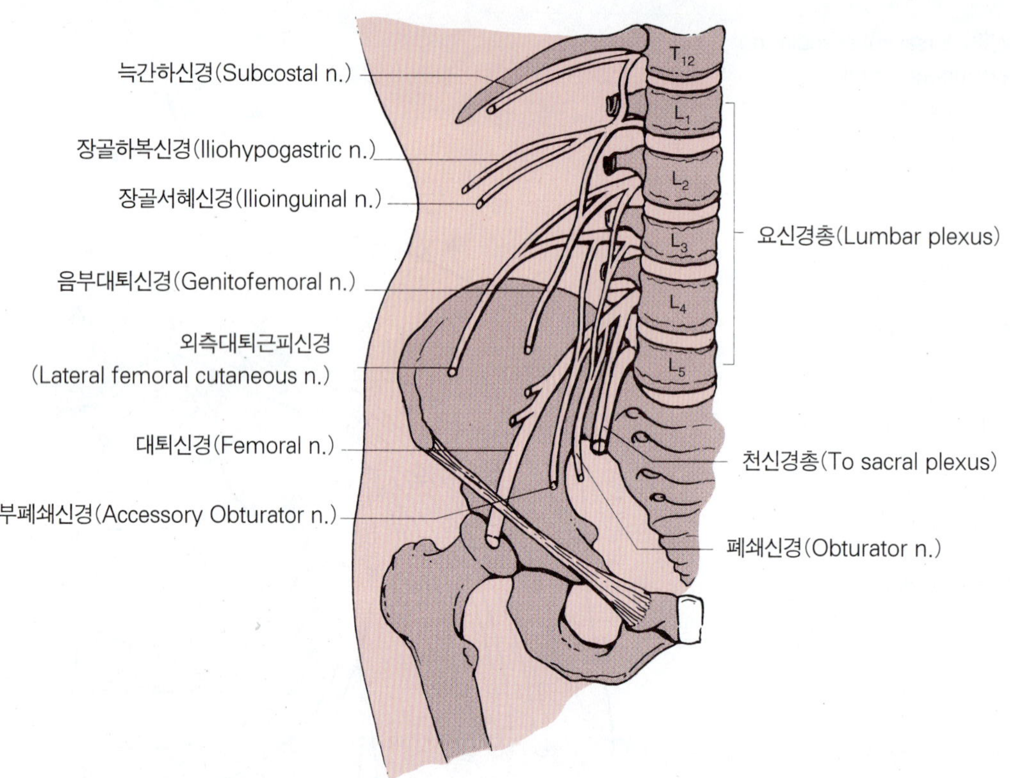

➤ **그림 10.7. 요신경총(lumbar plexus).** 요신경총은 T_{12}-L_5의 신경분절로 형성된다. 천신경총의 상부와 신경총의 하부는 요천추 체간을 형성한다는 것에 주의하여야 한다.

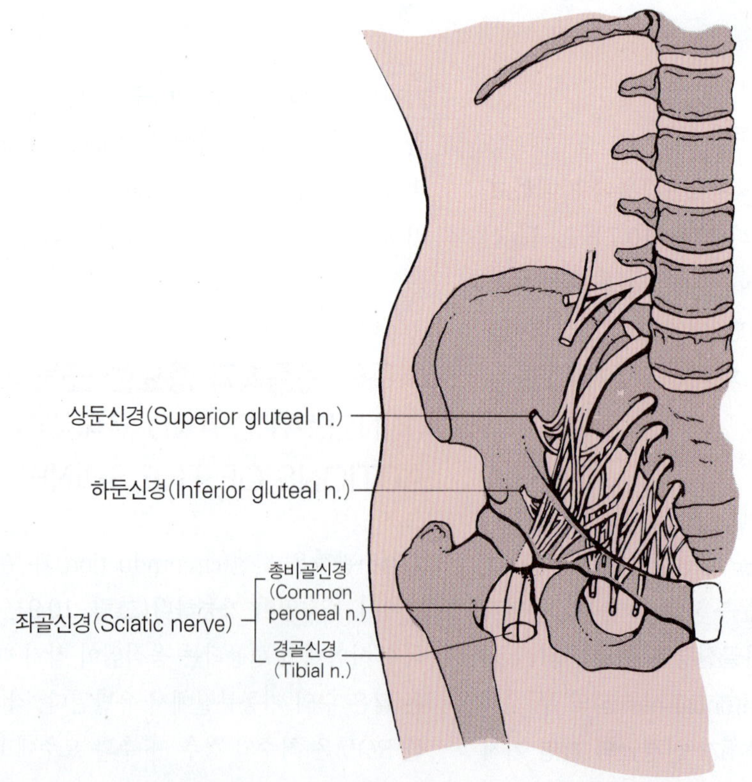

➤ **그림 10.8. 천신경총(sacral plexus).** 천신경총은 L_4-S_5의 분절 신경으로 형성된다. 이 신경총은 종아리, 발목과 발을 지배하며 경골신경과 총비골신경으로 구성된다.

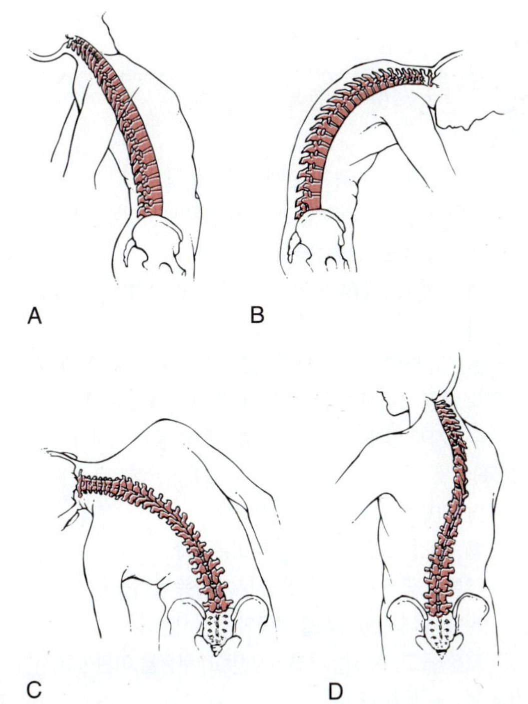

➤ 그림 10.9. **체간의 움직임.** A, 시상면에서 과신전. B, 굴곡. C, 전두면에서 외측 굴곡. D, 횡단면에서 회전. 신전은 굴곡 자세에서 해부학적 자세로 회복되는 것이고, 회선(circumduction)은 머리에서 원 모양이며 움직임은 설명하지 않았다.

굴곡, 신전과 과신전 (Flexion, Extension and Hyperextension)

척주 굴곡은 시상면에서 척주를 앞으로 구부리는 것이고, 신전은 굴곡의 자세에서 해부학적 자세로 다시 회복되는 것이다. 척주에서 가동분절의 굴곡/신전 능력은 다르며, 경추부위는 약 8-18°, 요추부위는 약 12-20°이다(2). 흉추부위에서 굴곡/신전은 늑골에 의해서 제한되고, 상위 흉추 분절에서는 약 4°, 중간 흉추 분절에서 약 6°, 2개의 하위 흉추 분절는 12°정도 굴곡/신전이 가능하다(2).

발가락 닿기와 같은 행동을 하는 동안 3부분에서 움직임이 일어날지라도, 고관절 굴곡 또는 전방 골반경사와 함께 척주 굴곡을 하는 것은 피하는 것이 중요하다. 고관절 굴곡은 대퇴골이 전방으로 시상면 회전이 된 것이고, 전방 골반경사는 치골결합에서 전상 장골극이 앞쪽으로 움직인 것이다.

척주가 시상면의 해부학적 자세에서 후방으로 신전될 때, 이 움직임을 **과신전**이라는 용어를 쓴다. 척주 과신전의 ROM은 경추와 요추부위에서 관찰되며, C_5-C_6에서 약 17°, L_5-S_1에서 약 21° 정도로 높게 나타난다. 과신전 ROM은 경추부위에서 64°로 가장 크고, 그 다음이 54°로 요추부위, 다음이 22°로 흉추부위이다. 요추 과신전은 대부분의 수영기술, 높이 점프와 장대 뛰기, 레슬링과 수많은 체육 기술과 같이 많은 스포츠에서 필요하다. 반복적인 요추 과신전은 척추전방전위(spondylolysis)의 위험 증가와 척주의 관절와 부분(interarticular pars)의 피로골절과 관련이 있다.

외측 굴곡과 회전(Lateral Flexion and Rotation)

정중면의 해부학적 자세에서 외측 방향으로 척주가 멀어지는 움직임을 외측 굴곡이라 한다. 흉추 부분에서, 외측 굴곡의 ROM은 약 31°이고, 경추와 요추에서는 약 23°와 24°이다. 척주 회전은 경추 부분에서 C_1-C_2가 50°로 가장 크다. 흉추 부분에서는 상부 6개 분절에서 약 9° 회전이 일어지만, T_7-T_8에서 아래로 내려가면서 회전 ROM은 점진적으로 감소하고, 요추에서는 관절돌기가 연결되어 있기 때문에 약 2°만의 움직임이 일어난다.

척주 역학 (KINETICS OF THE SPINE)

Q 체력 훈련 운동을 수행하는 동안 직립 자세에서 척주가 유지하여야 하는 중요한 이유는 무엇인가?

체중, 척주 인대의 긴장과 척추주위 근육, 복부 내 압을 포함한 척주에 가해지는 힘은 외력으로 작용한다. 신체가 직립자세일 때, 척주 부하의 가장 중요한 형태는 축이다. 이 자세에서, 체중, 손에 부하되는 무게, 근육과 인대 주위의 긴장은 척주에 압박을 가한다. 반면, 복부내압은 압박 부하를 부분적으로 유발하는 인장력 형성에 의해서 근접 요추를 지지하는 복강 내에 작용한다. 기전을 이해하지 못할지라도, 복강 내 압력은 무거운 부하를 들기 전에 증가한다.

척주 대부분의 축에 형성되는 압박이 척추체와 원판에 부하된다고 할지라도, 후방관절(facet joint)에도 부하된다. 척주가 과신전될 때, 후방관절은 부하의 약 30%를 지탱할 수 있다.

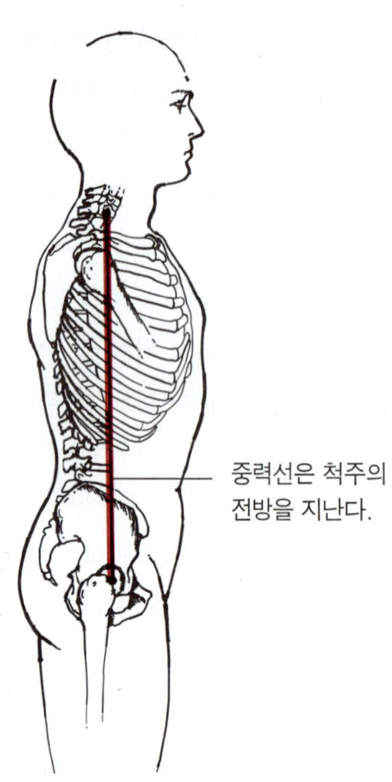

➤ **그림 10.10. 중력선.** 머리와 체간을 지나는 중력선은 직립자세에서 척주의 전면을 지난다. 척추관절에 가해지는 머리/체간 무게의 팔 운동량은 척주와 중력선 사이의 직립거리이다.

신체자세가 미치는 영향 (Effect of Body Position)

척주 부하에 영향을 줄 수 있는 하나의 원인은 신체자세이다. 직립자세일 때, 중력선은 척주의 전방을 지난다(**그림 10.10**). 결과적으로, 척주는 전방 굴곡운동을 할 때도 지속된다. 체간이 점진적으로 굴곡 될 때, 중력선의 축은 척주에서 멀어진다. 척주에서 중력선이 멀어질 때, 체중에 대하여 팔의 운동량이 가장 크고, 가장 큰 굴곡 운동량이 유발된다. 자세를 유지하기 위해서, 이 운동은 등 근육의 긴장에 의해서 제한된다. 자세를 유지하기 위한 이러한 근육에는 많은 긴장이 요구되며, 척주에 가장 큰 압박 부하를 가하게 된다. 기립자세에서의 부하를 비교하면, 요추에 압박은 앉아 있을 때 증가하며, 척주 굴곡에서는 더 증가하게 되고, 몸을 구부리고 앉은 자세에서 가장 많이 증가한다. 물건을 들고 옮기는 동안, 체간 가까이에 부하를 고정시키는 것이 등에 최소의 부하를 가하게 되는 것이다. **글상자 10.1**은 일상활동에서 척주 스트레스를 감소하기 위한 안내서를 설명한 것이다.

➤➤ 글상자 10.1

일상생활동작에서 요부 손상 예방

앉아 있을 때

- 의자에 등을 곧게 펴고, 완전하게 앉는다.
- 가능한 등을 구부리지 말고, 의자 전체에 둔부를 둔다.
- 지면에 발을 놓고 앉는다.
- 특히, 무릎을 완전하게 펴고, 장시간 동안 앉는 것은 피한다.

운전할 때

- 무릎은 둔부로 향하게 하고 앉고, 페달 가까이에 두지 않는다.
- 왼쪽 발을 사용하지 않는다면, 바닥에 올려 놓는다.
- 구부러지지 않게 똑바른 자세로 시트에 등을 기댄다.

서 있을 때

- 한 부위에 장시간 서있어야 한다면:
  - 체중을 한발에서 다른 발로 이동한다.
  - 무릎을 굴곡하기 위하여 가구에 발을 올려놓는다.
  - 신발 내에서 발가락을 굴곡과 신전시킨다.
  - 턱을 들고, 어깨를 구부리지 말고, 무릎을 이완한다.

물건을 들거나 옮길 때

- 무거운 물건을 들 때에는 요천추 벨트를 사용하거나 또는 도움을 받는다:
  - 물건을 신체 가까이에 두어라.
  - 무릎을 구부리고, 허리와 등은 곧게 편다.
  - 복근을 긴장시키고 물건을 드는 동안 흡기한다.
  - 들고 있는 동안 호기한다.
  - 들고 있는 동안 비틀지 않는다.
  - 무거운 물건을 옮기기 위해서는:
  - 물건을 허리 높이에서 신체 가까이에 둔다.
  - 신체의 중심에서 물건을 옮긴다.

잠잘 때

- 딱딱한 매트에서 잔다. 필요하다면, 매트 밑에 3-4인치 나무를 깐다.
- 측면으로 잠을 잔다면, 다리 사이에 베개를 넣는다.
- 바로 누운 자세에서 잠을 잔다면, 무릎 아래 베개를 넣는다. 엎드린 자세에서는 잠을 자지 않는다.
- 물침대는 신체의 만곡을 지지하기 때문에, 요통을 완화시킬 수 있다.

움직임 속도와 충격이 미치는 영향 (Effect of Movement Speed and Impact)

척주부하에 영향을 주는 다른 원인은 신체의 움직임 속도이다. 이것은 매우 빠르게 물건을 들 때 나타나며, 갑작스런 움직임은 척주에서 척주주위의 긴장과 같이 압박과 전단력을 증가시킨다(4). 그러므로 등장성 저항훈련운동은 항상 느리게 수행하여야 한다.

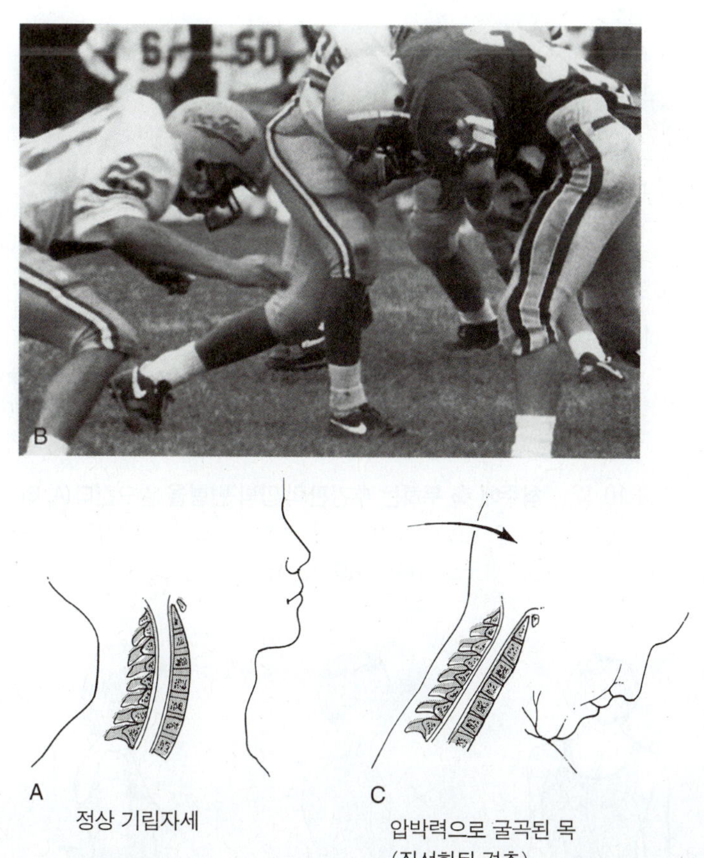

➤ **그림 10.11. 축 부하.** 정상 직립자세에서, 경추는 약간 신전 된다 (A), 머리가 약 30° 굴곡 된 자세로 축구 태클을 수행한다 (B), 경추는 척주에 정렬되고 압박력이 가해지고, 경추근육 수축이 유발되고 축에 부하가 가해진다 (C).

높은 속도의 충격과 접촉 스포츠에 참여하는 선수들에서, 충격력은 잠재적인 척주손상의 위험이 있다. 경추의 ROM은 굴곡에서 가장 크기 때문에, 머리가 굴곡된 자세에서 가장 큰 운동량이 유발된다. 이것이 축 압박 부하와 결합될 때, 경추 손상을 유발하는 손상 기전으로 작용한다. 예를 들면, 머리가 굴곡된 자세에서 축구 태클을 수행할 때, 경추는 분절된 척주에 정렬되고, 커다란 압박력이 가해지고, 경추 근육이 긴장되어, 축에 충격이 가해진다(**그림 10.11**). 충격은 경추의 종축에 부하가 가해지고, 압박 변형을 일으킨다. 추간판은 처음에 에너지를 흡수하지만, 힘이 지속적으로 가해지면, 더 많은 변형과 휘어짐이 일어나고, 추간판, 경추 또는 이들 모두에서 기능이 상실되어(**그림 10.12**), 하나 또는 더 많은 척주에서 아탈구, 추간판 탈출, 후방관절 탈구 또는 골절-탈구로 유발된다.

A 체간을 곧게 하고 물건을 드는 것은 요추의 긴장이 최소가 되고, 이것은 체중에 팔의 운동량이 가장 작기 때문이다. 체간 굴곡을 포함한 운동은 느리게 수행하여야 하고, 요추 신전근에 점전적으로 근력을 향상시키는 방법으로 조절하여야 한다.

척주 손상이 유발된 선수의 해부학적 변화 (ANATOMICAL VARIATIONS PREDISPOSING INDIVIDUALS TO SPINAL CONDITIONS)

외측 척주 근육의 불균형 또는 반복적인 충격력으로 인한 기계적 스트레스는 허리 통증 그리고/또는 손상을 유발시킬 수 있다. 과도한 척주만곡은 선천성 또는 체력 훈련 또는 스포츠를 통하여 유발될 수 있다. 신경궁의 관절와 부분의 결

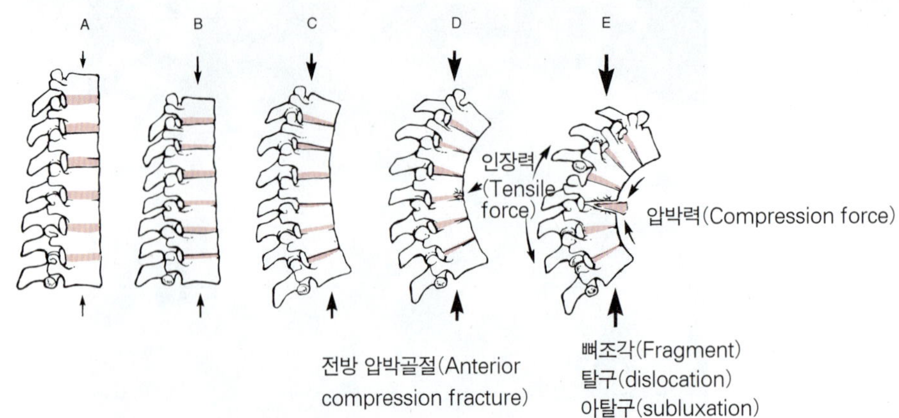

그림 10.12. **척주에 축 부하는 추간판의 압박 변형을 일으킨다**(A, B). 각형성과 비틀림은 지속적인 부하를 일으키고 최대 압박 변형을 일으키게 된다(C). 지속적인 힘은 전면에 압박골절, 아탈구, 탈구로 나타난다(D, E).

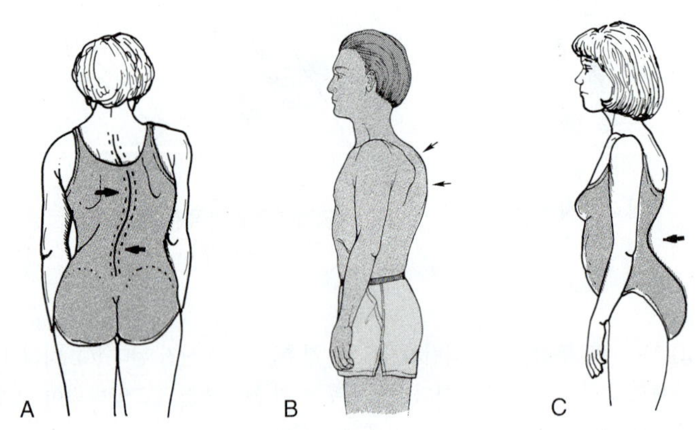

그림 10.13. **비정상 척추**. A, 측만증. B, 흉추 후만증. C, 전만증

손은 기계적 스트레스에 의해서 유발될 수 있고, 심각한 척추손상의 위험도 유발될 수 있다.

후만증(Kyphosis)

흉추만곡의 증가를 **후만증**이라 한다(**그림** 10.13). 후만증은 선천성, 특발성 원인(알수 없음), 또는 골다공증으로 인한 이차 손상이 원인일 수 있다. 선천성 후만증은 척추체 또는 전면과 후면 척추 구성요소 형성에서 결손으로 나타날 수 있다. Scheuermann's **질환**으로도 알려진 특발성 후만증 또는 척추의 골연골염(osteochondritis)은 일반적으로 성인에서 나타나고, 비정상적인 골단판으로 인한 흉추 또는 요추 부위에 하나 또는 그 이상의 쐐기 모양(wedge-shaped) 척추의 발달로 유발될 수 있다(그림 10.18B 참조). 특징적으로 굴곡된 어깨가 나타날 수 있고, 요통은 있을 수도 있고 없을 수도 있다. 과도한 접영 수영법 훈련으로 유발될 수 있어, "수영선수의 허리"라는 별명도 있다. 그러나 흉근을 과도하게 발달시킨 역도선수, 체조선수와 축구선수 또한 이러한 손상을 입을 수 있는 경향이 있다.

측만증(Scoliosis)

척추의 외측 만곡은 **측만증**으로 알려져 있다. 척추의 회전 변형과 함께 나타나는 외측 변형은 경증에서 심한 변형으로 나타난다. 측만증은 흉추와 요추에 "C" 또는 "S" 만곡 형태로 모두 나타날 수 있다. 측만증은 구조적 또는 비구조적 일 수 있다. 구조적 측만증(structural scoliosis)은 유연성이 없고 척추가 외측으로 유지된 만곡이다. 비구조적 측만증

(nonstructural scoliosis)은 유연성이 있고, 외측 굴곡을 교정할 수 있는 만곡이다. 선천성 비정상, 악성 종양, 다리길이가 차이가 측만증을 유발한다고 할지라도, 모든 경우의 약 70-90%는 특발성이다. 특발성 측만증(Idiopathic scoliosis)은 10-13세 연령에서 가장 많이 나타나지만, 다른 연령에서도 나타날 수 있고 대부분은 여성에게 유발된다.

측만증과 관련된 증상은 질환의 정도에 따라서 다르다. 경증인 경우,(만곡 〈20°)는 대개 증상이 없고 자기 제한이 있다. 재평가는 성인으로 골격이 발달 될 때까지 매 3-4개월마다 수행되어야 한다. 능동치료는 진행이 되지 않는 만곡에서는 필요하지 않다. 골격이 성장하지 않고 만곡이 증증(20-45°)이라면, 보조기 착용이 필요하다. 대부분 치료는 스포츠에 참여하는 일상에서도 보조기는 착용하여야 한다. 일반적으로, 측만증이 있는 모든 성인에게는 제한되지 않는 신체활동을 추천한다. 경증에서 중증의 경우 근력, 유연성과 일반적 스포츠 활동으로 치료할 수 있다. 과도한 외측 편위와 척주의 국소 회전으로 특징지어지는 많은 측만증은 통증과 변형이 있을 수 있고, 수술이 필요할 수 있다(척주기구고정술로 융합).

전만증(Lordosis)

비정상적으로 과도한 요추만곡 또는 **전만증**은 복근의 약화와 전방 골반경사와 관련이 있다.

원인은 선천성 척추, 변형, 복근 약화, 습관적인 잘못된 자세 그리고 체조, 피겨 스케이팅, 축구, 투창 또는 접영과 같이 반복적으로 요추 과신전이 요구되는 스포츠의 과도한 훈련에 의한 것이다. 전만증은 척추의 후면부위에 압박 스트레스를 부가시키기 때문에, 허리 손상으로 나타날 수 있는 요통이 일반적인 증상이다.

관절와 부위 골절 (Pars Interarticularis Fractures)

관절와 부위는 척추 신경궁에서 가장 약한 부위이고, 상부와 하부 후방관절 사이에 위치한다. 이 부위의 골절을 **척추분리증**(spondylolysis)이라 한다(**그림 10.14A**). 선천적으로 이 부분의 결손으로 나타날지라도, 굴곡, 과신전(허리-아치 쌓기)과 회전과 같이 반복적인 체중부하를 수행하는 동안 척추의 축 부하인 기계적 스트레스에 의해서 유발 될 수도 있다. 이러한 반복적인 움직임은 피로골절을 유발시키는 척추에 전단력을 일으킨다.

관절와 부위의 골절은 뼈에 금이 간 것에서 완전하게 분리된 상태로 나눌 수 있다. 척추분리증에서 뼈의 결손은 유아기에 많으며 특히, 8살이 되기 전에 많이 나타나고, 10-15살이 될 때 까지는 증상이 나타나지 않는다. 골절은 골막 가골로 치유될 수 있고 다른 부위의 골절보다 더 섬유성 결합의 형태가 나타나는 경향이 있다. 가족 구성원에서도 이 질환은 약 33%의 높은 유병률을 가지고 있으며 강한 유전적인 성향을 가지고 있다(5,6).

관절와 부분의 양측 분리를 **척추전방전위증**(spondylolythesis)라 하며, 결과적으로 아래 척추보다 상대적으로 전면 편위를 나타낸다(**그림 10.14B와 10.15**). 이 손상이 가장 많이 유발되는 부위는 요천추관절이고(L_5-S_1), 이

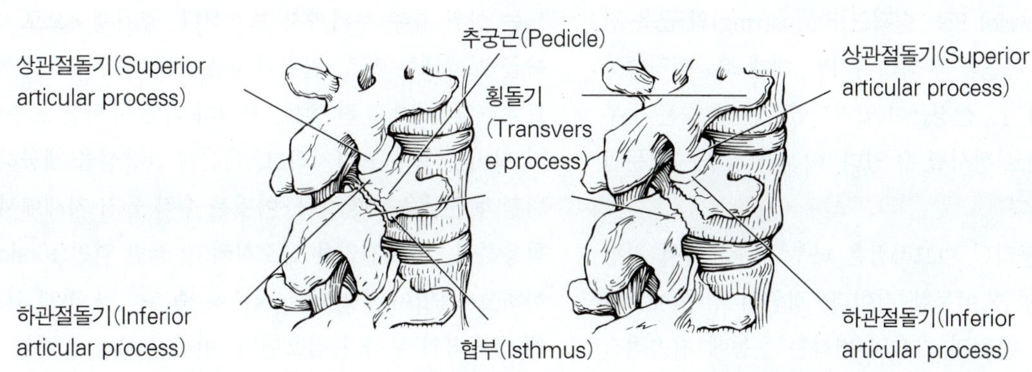

➤ 그림 10.14. **척추분리증은 관절와 부위의 피로골절이다(A).** 척추전방전위증은 관절와 부위의 양측 골절이며 추체의 전방 미끄러짐을 동반한다(B).

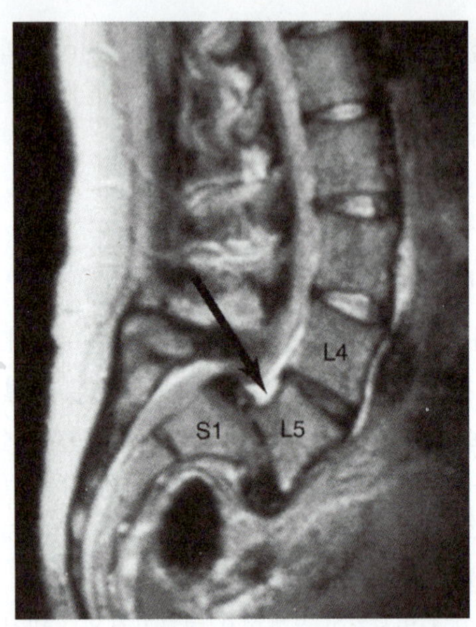

➤ 그림 10.15. **척추전방전위증.** 척추전방전위증의 자기공명영상에서, L_5 추체의 전면 축을 유념하여 보시오.

부위에서 90%가 미끄러짐이 유발된다. 척추전방전위증은 10-15세 어린이에게 나타나고, 남자어린이에서 더 많이 발생한다. 그러나 활주의 크기가 큰 것은 여성에게서 더 많이 나타난다(7). 대부분의 피로골절과는 다르게, 척추분리증과 척추전방전위증은 치료가 되지 않고, 스포츠에 참여를 하는 경우 그대로 유지되는 경향이 많다. 특히, 여자 체조선수, 실내 축구선수, 역도선수, 배구선수, 장대높이뛰기선수, 레슬링 선수와 조정선수에게서 이러한 질환을 예상할 수 있다.

대부분의 척수손상들은 증상이 반복적으로 기계적 스트레스를 일으킬 때에는 요통과 신경학적 증상과 관련된 것이 나타날 수 있다. 한쪽에 무딘 요통을 호소하는 선수는 과신전과 회전과 같은 활동에 의해서 악화될 수 있다. 척추기립근(elector spinae muscle) 또는 슬괵근(harmstring)의 근육 경련은 요천추만곡이 평편할 때 나타나지만, 대개 좌골신경증상은 나타나지 않는다. L_5 신경근이 압박되었다면, 통증은 둔부 또는 좌골신경 아래로 방사될 수 있다. 이러한 경우는 전문의에게 의뢰하여야 한다.

상부 척추체와 분리된 미끄러짐은 하부 척추체에서 전방으로 측정된 거리만큼 이동한 것이다. 경증의 경우(예, 0-25%의 미끄러짐), 훈련과 기술의 변화는 운동에 지속적으로 참여하기 위하여 수행할 수 있다. 그러나 중증의 경우(예, 25-50%의 미끄러짐)에서, 대부분의 전문의는 4주 동안 증상이 나타나지 않을 때까지 재활 활동은 시작하지 않게 한다. 이 기간 후에, 재활은 복근(abdominal muscle)과 등 신전근(back extensor)의 근력강화와 함께 슬괵근과 둔부근(gueteal muscle)의 유연성 증진에 중점을 둔다. 미끄러짐이 50%로 보다 크다면, 평편한 둔부, 긴장된 슬괵근과 보행 변화가 나타나고, 그리고 stepoff 변형은 손상된 부위에서 촉진할 수 있다. 이러한 선수는 증상이 나타나지 않고, 지속적인 미끄러짐이 나타나지 않을 때까지 스포츠에 참여해서는 안 된다.

척추손상의 예방(PREVENTION OF SPINAL CONDITIONS)

척추에서 척추체와 원반에 가장 많은 부하가 된다고 하지만, 후궁관절도 부하에 도움을 준다. 보호 장비는 척추부위, 특히 경추, 천추와 미추부위의 손상을 예방할 수 있다. 그러나 신체 상태는 전체 부위의 손상을 예방하는데 중요한 역할을 한다.

보호 장비 (Protective Equipment)

많은 장비는 척주를 보호하기 위하여 사용할 수 있다. 경추 부위에서, 목받침(neck roll) 또는 허벅지의 후외측 패드, 얇고 견고한 재료는 경추의 과도한 움직임을 제한하기 위한 견관절 패드로 부착할 수 있고, 반복된 장애의 유발을 감소시켜 왔다. 그러나 이와 같은 억제는 목의 유연성 제한시켜 경추 손상의 위험을 증가시킬 수 있다. 상체에서, 견관절 패드는 상위 흉추 부위까지 보호한다. 공기팽창으로 만들어진 늑골 보호대는 서로 연결된 원통으로 흉추부위를 제한하며 보호한다. 체력 훈련 벨트, 복대와 다른 유사한 요추/천추 지지 장비는 복부를 지지하고, 체간에 안정성을 제공하고 척추 변형과 손상을 예방한다. 이것은 수직 들기 자세에서 허리에 착용하여, 요추 전만을 감소시키고, 골반 염전(torsion)을 제한하고, 복압이 증가되어 척추에 축 부하가 적게 되고, 추체에 압박력의 부하가 감소된다. 이러한 보호 장비는 4장에서 설명하였다.

신체 상태 (Physical Conditioning)

등 근육의 유연성과 근력은 척주에 안정성을 제공하기 위하여 필수적인 것이다. 근력강화 운동은 경추, 흉추, 요추와 둔부의 ROM을 증가시킬 수 있다. 경추 부위에서 손은 천천히 움직여 다양한 움직임에서 신장을 제공할 수 있다. 경추 부위의 근력강화 운동은 등척성 수축, 도수저항, 또는 여러 무게 또는 특별한 역학을 사용한 체력 훈련을 수행할 수 있다. 운동은 목 굴곡, 신전, 외측 굴곡과 회전, 견갑골 거상을 수행한다. 경추의 안정성은 특히 목에 과도한 움직임이 지속되는 레슬링 선수와 축구선수에게 중요하다. 흉추와 요추 하부에서 근력강화 운동에는 등 신전, 외측 굴곡과 회전, 복부 근력강화, 그리고 하부 승모근(lower trapezius)과 광배근(latissimus dorsi) 운동도 포함된다. 이러한 운동은 **실전전략** 10.1에 설명되어 있다.

적당한 기술 기법 (Proper Skill Technique)

적당한 기술 기법은 척주손상 예방에서 중요한 것이다. 헬멧은 두개부위 손상을 예방하기 위하여 고안된 것이지만, 경추에 축 부하는 예방하지 못한다. 1976 법안이후 고등학교 축구에서 전단 금지가 바뀌었고, 지속적으로 전단의 유발이 일어난다고 할지라도, 파국적 척주 손상의 유발이 크게 감소되었다(8).

적당한 들기 기술도 척주 부하를 유발할 수 있다. 이것은 매우 빠르게 과도한 들기, 격동형성(jerking fashion)은 척주에 압박력과 전단력, 척주주위 근육에 긴장을 증가시킨다. 이러한 이유로 등장성 저항운동은 항상 느리게 수행되어야 하고, 격동은 조절되어야 하며, 들기를 시작할 때 심부 흡기를 하고, 들기의 마지막에 강하고 천천히 호기를 한다. 체력 훈력 지지 벨트 사용도 무거운 것을 드는 동안 요추 부위에 손상을 예방할 수 있다.

걷기, 앉기, 서기, 눕기와 뛰는 동안 나쁜 자세는 만성 허리 좌상 또는 인대 염좌를 일으킬 수 있다. 자세 변형의 경우 유발을 판단하기 위하여 평가를 하고, 적합한 운동프로그램은 결손을 보완할 수 있다.

경추 손상 (CERVICAL SPINE CONDITIONS)

Q 레슬링 선수는 연습 후, 목이 아프다고 호소하였다. 목은 완전 ROM이 있지만, 약간 오른쪽으로 머리를 돌릴 때 더 편안하였다. 목의 왼쪽 전외측에 근육결절의 압통점이 있다. 목 외측 굴곡 저항과 왼쪽에서 오른쪽으로 회전할 때, 통증이 증가하였다. 감각 또는 악력의 변화는 없다. 어떠한 손상을 예측할 수 있고, 이 손상은 어떻게 관리해주어야 하는가?

경추의 작은 크기는 경추의 후궁관절의 횡적 표시와 결합하고, 경추는 척주에서 가장 가동성이 큰 부위이다. 이처럼, 이 부위는 특히 손상받기 쉬운 부위이다.

경추 염좌(Cervical Sprains)

경추 염좌는 특히 과도한 움직임 또는 심한 근육 수축 또는 외력과 관련이 있다. 손상은 후방관절 주위의 관절낭 인대와 같은 경추를 가로지르는 중요한 인대에서 유발될 수 있다. 불편한 자세 또는 잠자는 자세에서 머리를 유지하는 것과 같은 행동 또한 목에 염좌를 유발할 수 있다.

징후와 증상. 증상은 통증, 경직과 ROM 제한이 나타나지만, 신경학적 또는 뼈의 손상은 나타나지 않는다. 경추 좌상 같지 않게, 염좌의 증상은 며칠 동안 나타난다.

치료. 초기 치료는 안정, 냉치료, 비스테로이드성 항염증 약물(NSAIDs) 처방으로 치료하고 지지를 위하여 경추 칼라를 사용한다. 사후치료는 지속적인 냉치료 또는 표면열, 간단한 신장과 등척성 운동을 수행한다. 축 압박의 유무와 관련없이 통증은 없고 ROM과 목 근력이 정상일 때까지 운동에 참여하여서는 안 된다. 이것은 팀 전문의와 협력하여 결정하여야 한다.

경추 좌상(Cervical Strains)

경추 좌상은 사각근, 견갑거근과 판상근에도 나타날 수 있지만, 대개 흉쇄유돌근 또는 상부 승모근에 나타난다. 경추 좌상은 경추 염좌를 유발하는 기전과 같고, 많은 경우에 두 손상이 동시에 일어날 수 있다.

징후와 증상. 증상은 통증, 경직과 ROM 제한이 나타난다. 능동 수축 또는 수동 신장을 수행하는 동안 근육 경련이 나타나고 통증이 증가된다.

치료. 냉치료, NSAIDs 처방, 부드럽고 간단한 신장, 근육

실전 전략 10.1 척주손상을 예방하기 위한 운동

유연성운동

A. **천장각-무릎-가슴 신장.** 바로 누운 자세에서, 손으로 한쪽 무릎을 가슴으로 당긴다. 등은 평평함을 유지한다. 다리를 반대로 바꾸어 반복한다.

B. **두 무릎-가슴 신장.** 바로 누운 자세에서, 손으로 두 무릎을 가슴으로 당긴다. 등은 평평함을 유지한다.

C. **앉은 자세에서 슬근 신장.** 다리를 바깥쪽으로 펴서 신장하고, 반대편 발은 둔부 쪽으로 접는다. 신장될 때까지 발을 잡는다.

D. **고관절 굴곡근 신장(내밀기).** 신장하기 위한 다리를 뒤에 둔다. 전면에 반대 편 다리를 둔다. 뒤에 있는 다리는 곧게 펴고, 체중을 앞으로 이동한다.

E. **앉은 자세에서 외회전근 신전.** 허벅지 위에 다른쪽 다리를 교차시키고, 무릎의 외측면에 팔꿈치를 위치하게 한다. 바닥에 골반이 닿게 하고, 신체를 교차시켜 굴곡된 무릎을 민다.

F. **하부 체간 회전 신장.** 바로 누운 자세에서, 발은 모으고 등은 평평하게 유지하고, 무릎을 굴곡시켜 한쪽으로 회전시킨다.

G. **화난 고양이 신장(후방 골반경사).** 둔부 넓이로 사지를 무릎 꿇은 자세를 취한다. 턱을 아래로 향하게 하고, 골반을 후방으로 경사지게 하는 동안, 등을 위로 휘게하고 둔부는 시킨다. 둔부를 이완시키고 골반을 아래로 전방으로 떨어뜨린다.

근력강화운동

H. **웅크리기.** 무릎을 구부리고 바로 누운 자세에서, 등은 평평하게 하고 바닥에서 머리와 어깨를 들어올리면서 웅크린다. 교대로 대각선 웅크리기와 둔부 구부리는 운동을 한다.

I. **엎드려 신전하기.** 엎드린 자세에서, 팔꿈치를 들어 올린다. 점진적으로 손을 올린다.

J. **교대로 팔과 다리 들기.** 완전하게 신전하고 엎드린 자세에서, 한쪽 팔과 반대편 다리를 약 3인치 들어올린다. 반대 다리와 팔을 반복한다.

K. **양쪽 팔과 다리 들기.** 완전하게 신전하고 엎드린 자세에서, 양쪽 팔과 다리를 지면에서 약 3인치 들어올린다. 시작자세로 다시 돌아온다.

L. **네발자세에서 교대로 팔과 다리 신전하기.** 네발자세에서 한 다리는 신체의 뒤쪽으로 들어올리고, 반대편 팔을 앞으로 들어올린다. 발목과 손목 무게는 저항으로 부가시킬 수 있다.

M. **등 신전하기.** 등 신전 기계 장치를 사용하거나, 발과 다리는 고정하고, 과신전 자세로 체간을 들어올린다.

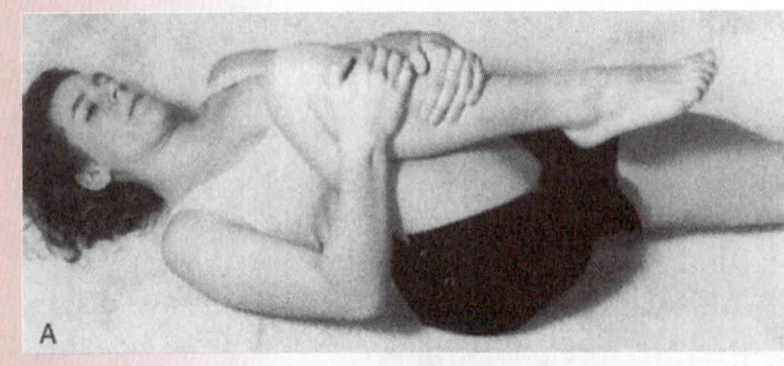
A

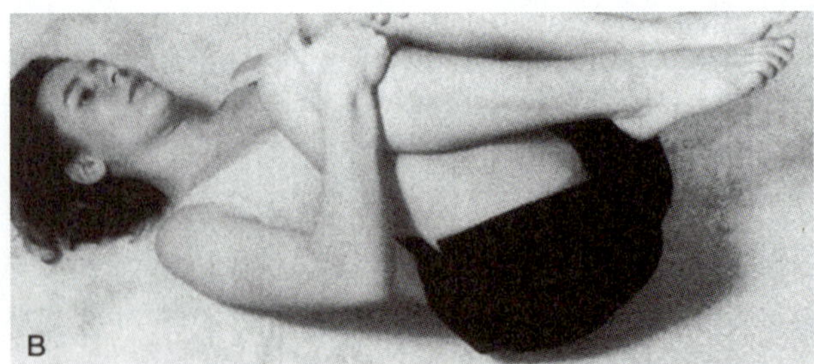
B

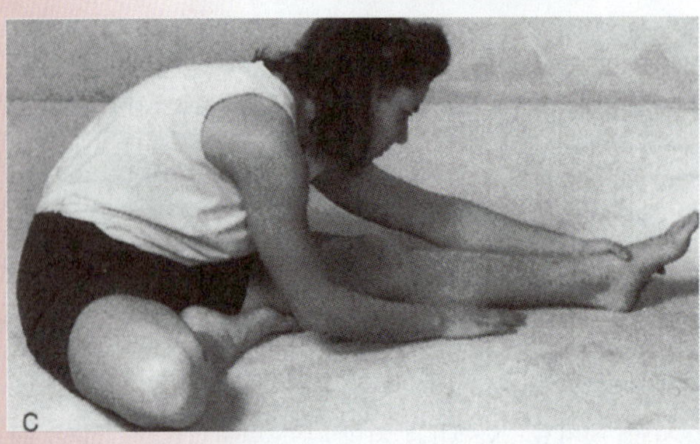
C

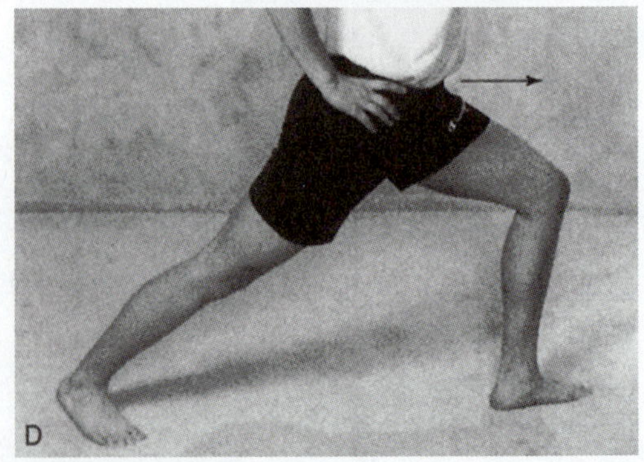
D

계속

실전 전략 10.1 척추손상을 예방하기 위한 운동(계속)

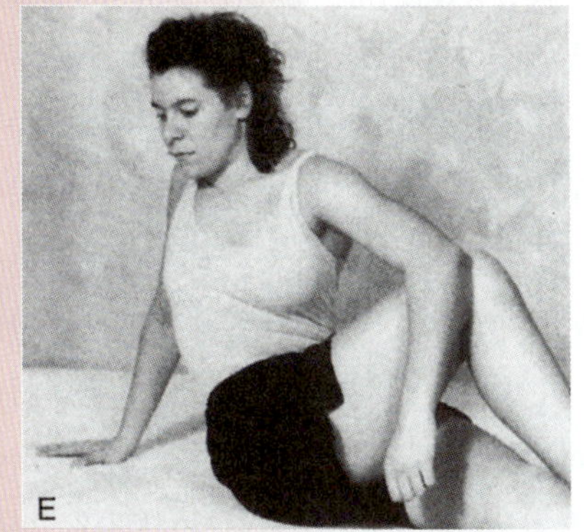
E

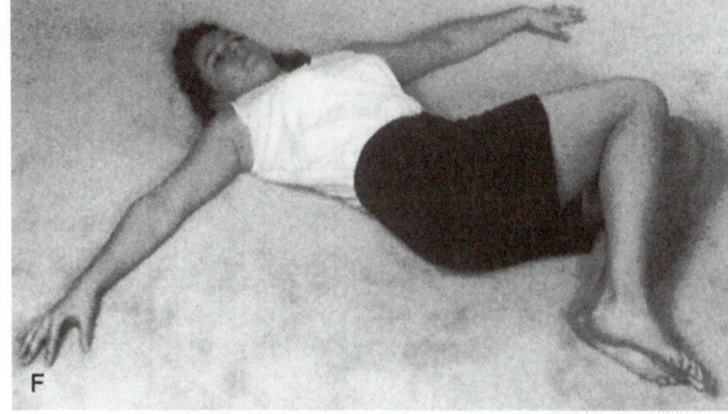
F

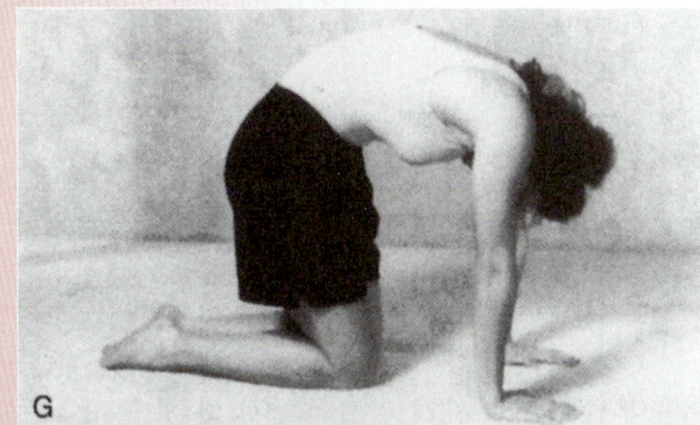
G

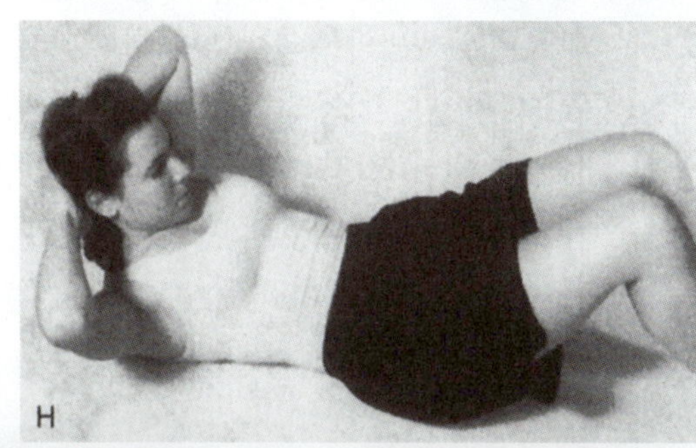
H

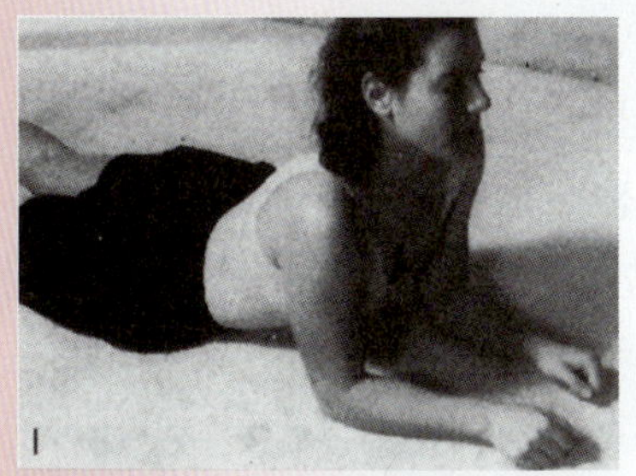
I

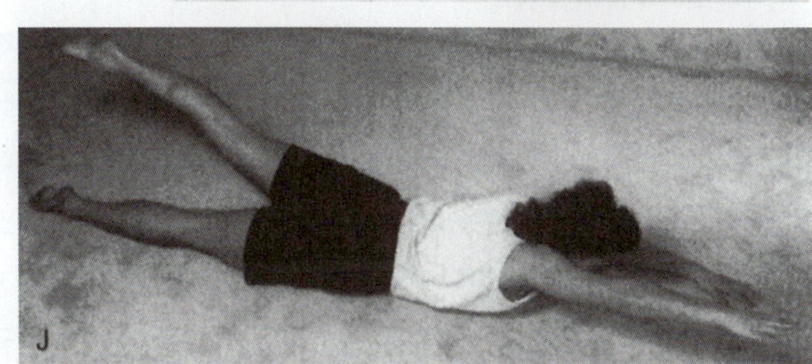
J

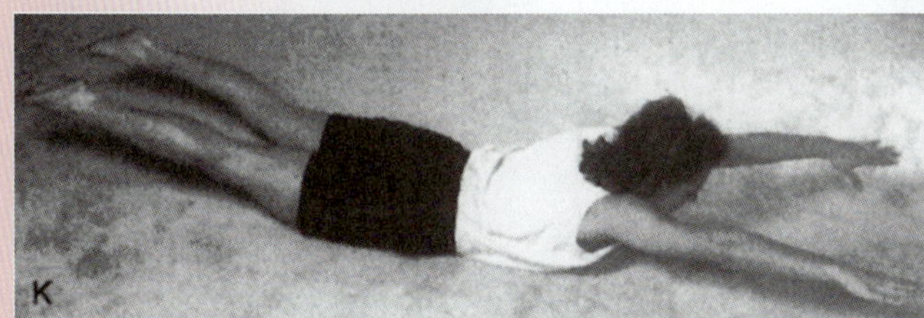
K

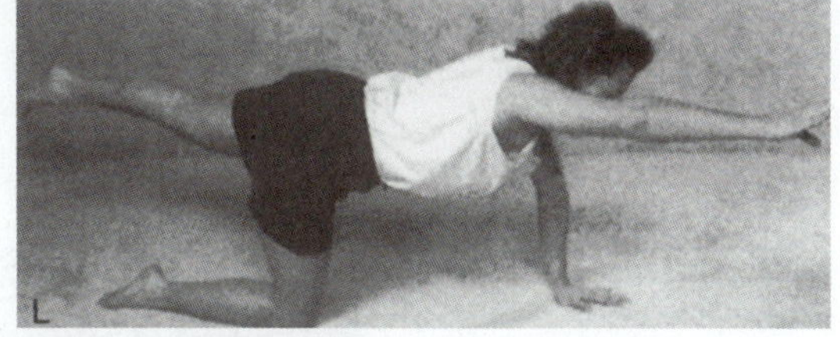
L

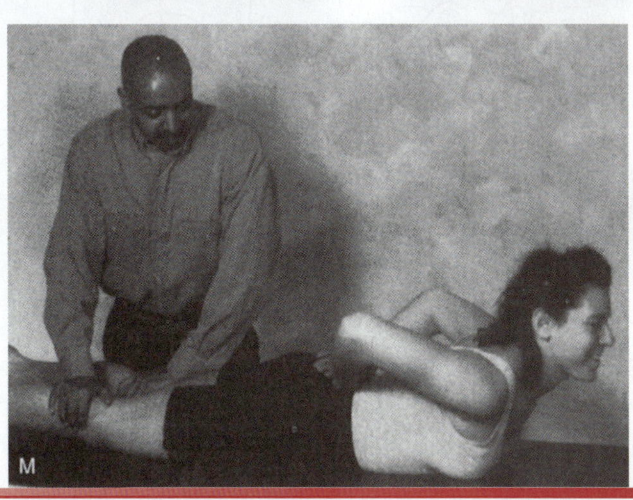
M

의 등척성 운동과 3-7일 동안 증상 완화를 위하여 경추 칼라 사용한다. 사후치료는 지속적인 냉치료 또는 표면열과 적합한 저항운동으로 목 근육에 근력강화를 수행한다. 축 압박의 유무와 관련없이 통증은 없고, ROM과 목 근력이 정상일 때까지 운동에 참여하여서는 안된다. 이것은 팀 전문의와 협력하여 결정하여야 한다.

경추 협착증(Cerviclal Spinal Stenosis)

구조적 척주 협착증은 추체의 직경과 비교하여 경추 척수강의 직경이 좁아진 것이라고 정의한다(Torg 비율) (9)(**그림 10.16**). 최근 비율 방법의 예측이 낮다고 여겨져 왔다. 더 정확한 협착증의 측정인 기능적 척추 협착증은 신경다발 주위의 뇌척수액 손실로 정의된다. 이것은 자기공명영상(MRI), 대조가 증가된 컴퓨터단층촬영영상(CT) 또는 척수조영술(myelography)로 증명되었다. CSF 감소의 결과는, 압력이 감소되어 척수 신경다발의 기능이 제한되고, 다양한 증상이 나타난다.

전두(과신전을 가하는 힘) 또는 후두(과굴곡)에 직접적인 충격에도 자각증상이 없는 선수도 신경학적 징후가 나타날 수 있다. 회전과 함께 빠른 외측 굴곡의 유발로 인한 외측 충격 또한 급성 증상이 나타날 수 있다. 경추 분절에 가장 많이 영향을 받는 부위는 C_5, C_6이다.

징후와 증상. 충격을 받으면, 선수는 즉시 두 팔, 두 다리 또는 사지에 감각 변화 또는 운동 결함과 사지마비로 악화될 수 있다. 감각변화는 작열통(burning pain), 무감각, 얼얼한 느낌 또는 전체 감각 상실이 나타날 수 있다. 운동변화는 약화 또는 완전 마비, 이차 타박상(멍이 든)으로 척수의 중간 부분(중심척수증후군)에 나타날 수 있다. 변화는 항상 양측에 나타나며, 항상 한쪽에만 나타나는 신경근 손상과는 다르다. 비록 몇몇의 경우이지만, 이러한 질환은 10-15분 동안에 완전하게 회복될 수 있고, 완전 회복은 36-38시간에 일어나지 않는다(11,12). 이러한 질환은 일시적인 신경학적 변화이기 때문에 가끔 **신경차단**(neurapraxia)이라 부른다. 협착증 또한 마미신경총 분절의 충돌로 요추 부위에 나타날 수 있다.

치료

EMS *EMS 이것은 심각한 손상이기 때문에, 응급실로 이송하여야 하고 선수에게 척주 받침대를 사용한다.*

구조적 척추협착증은 방사선사진으로 확인할 수 있지만, 기능적 협착증 부위를 확인하기 위하여 MRI가 필요하다. 구조적 척추협착증, 신경차단, 사지마비 증상의 유 · 무와 관련된 선수들은 신경학적 손상에 대한 치료는 하지 않아도 된다. 악화된 척추협착증 또는 선천성 비정상과 관련된 척추협착증은 스포츠 참여를 위하여 안전하게 회복될 수 있다. 그러나, 많은 전문의들은 경추 장애와 관련된 경추의 기능적 협착증, 또는 급성 또는 만성 추간판 질환은 스포츠 참여를 중단하여야 한

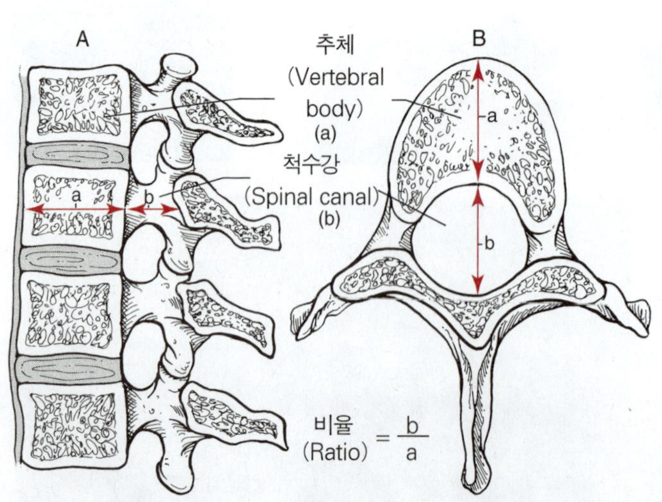

➤ 그림 10.16. Torg 비율. 척수강/척추체 비율은 척추체의 후면 측면에 중간지점에서 가장 가까운 지점(a)까지 척수층과 관련된 척추체의 전후 넓이(b)로 나누어지는 거리의 비율이다. Torg 비율은 a/b이다. A, 횡측면 B, 상위 측면

다고 충고한다(13).

투창 Tackler의 척주 (Spear Tackler's Spine)

이러한 손상은 근본적으로 1993년 이후 미식 축구협회에 머리와 목 손상에 등록되어 재검토된 자료를 설명한 것이다(14). 영구적인 신경학적 손상을 경험한 4가지 스포츠는 경추 신경관의 협착, 정상적인 경추 전만 만곡의 상실, 외상 후 방사선 사진에 뼈 또는 인대 손상 확인, 투창처럼 몸을 던지는 태클기술 사용의 과거 병력과 같은 공통적인 특징이 나타난 것을 발견하였다. 투창 태클에서 보여 지듯이, 목의 굴곡은 척주 분절에 곧은 척추를 유발하고, 축 부하와 함께 영구적인 신경학적 손상이 척추에 나타난다.

징후와 증상. 목의 파국적 손상에서, 손상된 부위에 감각 변화와 운동 상실로 즉시 통증이 악화될 수 있다. 감각변화는 작열통, 무감각, 얼얼한 느낌 또는 전체 감각 상실이 나타날 수 있다. 운동 변화는 약화 또는 완전한 마비가 나타난다.

치료

EMS *EMS 이러한 질환은 심각한 손상이기 때문에, 응급실로 이송하여야 하고, 선수에게 척주 받침대를 사용한다.*

손상을 입은 선수가 운동에 다시 참여하기 위해 사용되는 기준은 아직까지도 논쟁이 되고 있다. 몇몇 신경외과의들은 정상 경추 전만이 치료에 의해서 회복되고 투창 태클 기술을 삼가한다면, 손상의 높은 위험은 없다고 믿는다(15). 그러나 신경외과의는 이러한 손상은 접촉/충격 스포츠에 참여하지 말아야 하는 확실한 금기증이라고 하였다.

경추 디스크 손상 (Cervical Disc Injuries)

요추 디스크 손상보다는 적지만, 경추 디스크 손상은 대개 신체 활동을 하는 노인에게 영향을 준다. 중요한 기전은 스포츠를 하는 동안 반복적인 경추 압박, 축 부하 또는 과신전 손상이다. 디스크 질환은 연성 또는 경성 디스크로 분류될 수 있다. 연성 디스크 탈출증은 후섬유륜으로 수핵이 탈출되는 급성 과정과 관련된 것으로 척수와 신경근 압박의 징후와 증상이 나타난다. 스포츠에서 급성 경추 디스크 탈출증은 목 외측 굴곡을 조절하지 않아 유발될 수 있다(17). 반면에, 경성 디스크 질환은 만성이고, 디스크의 높이 감소와 주변 골증식체 형성과 같은 퇴행성 과정과 관련된다. 이러한 디스크 탈출증 증상이 나타나지 않는다면 대부분 손상은 대개 장년기에서 시작되고 연속적이고 단계적으로 진행된다.

징후와 증상. 퇴행성 디스크 질환과 급성 디스크 탈출증은 대개 통증의 정도는 다르지만, 팔 또는 어깨로 방사된다. 통증은 발살바 방법(예, 호흡을 참고, 신체를 긴장시키거나 기침을 한다)과 목 움직임으로 악화될 수 있다. Spurling 방법(예, 목을 신전시키고 머리를 회전한다)은 신경근을 압박하여 손상된 측 상지에 날카로운 방사통을 유발시킬 수 있다. 척수가 압박된다면, 양성 Babinski 징후가 나타난다(7). 많은 경우에, 팔과 다리의 마비와 같이 손상된 부위 이하에 운동기능이 완전히 상실될 수 있다. 스포츠에 참여하는 활동 인구에서 증상이 더 많이 나타나는 경향이 있다.

치료. 모든 경추 디스크 탈출 손상의 주요한 초기 치료는 비수술적인 방법이다. 치료는 안정, 1-3일 정도 경추 칼라로 고정, 활동 변경, 항염증 약물, 경추 견인과 근본적인 치료 주사가 포함된다(17). 치료적 운동은 증상 증진, 등척성 근력 강화와 경추 ROM, 그 후에 특정한 스포츠 운동과 반복연습을 수행할 수 있다. 완전한 근력과 가동성을 획득하고 증상이 없을 때 스포츠에 다시 참여할 수 있다.

경추 골절과 탈구 (Cervical Fractures and Dislocations)

낮은 물속으로 다이빙, 축구에서 비틀림 또는 체조 또는 트램폴린 활동을 하는 동안 목 후면으로 착지 하는 것과 같이 안전하지 않은 훈련은 축 부하와 심한 목 굴곡으로 인하여 경추골절과 탈구를 일으킬 수 있다. 극돌기 또는 한쪽 추궁판(laminar) 골절과 같은 골절은 경추 칼라로 고정하는 것이 필요하다. 반면, C_2의 양측 관절와 부위 골절("교수형의 골절")은 경추 칼라 또는 halo vest 고정으로 치료할 수 있다.

징후와 증상. 스포츠에서, 심각한 손상들은 4번째, 5번째, 6번째 경추에서 가장 많이 나타난다. 신경학적 손상은 척수가 안전하거나 완전한 절단으로 증상을 확인할 수 있다(**글상자 10.2**). 극돌기 위의 압통, 근육 경련, 또는 결합 촉진은 골절 또는 탈구를 의미한다. 방사통, 무감각, 근육 분절의 약화, 마비와 방광과 장의 조절 상실은 신경학적 손상의 확실

➤➤ 글상자 10.2

경추 손상을 의미하는 적신호

- 변형의 유 · 무와 함께 극돌기 위의 통증
- 심하지 않은 목 통증 또는 근육 경련
- 머리, 목, 체간 또는 상지에 비정상적인 감각
- 상지에 근육 약화
- 움직임의 협응 상실
- 신체 부분의 움직임 장애 또는 마비
- 무반사 또는 약한 반사
- 방광 또는 장 조절 상실
- 목의 심한 축 부하, 굴곡 또는 회전을 포함한 손상 기전

한 징후이다. 한쪽에 경추 탈구가 있다면, 목은 탈구된 쪽의 앞쪽으로 기울어지고, 볼록한 측면에 신장으로 인한 근육 긴장과 오목한 측면에 근육 이완을 확인할 수 있다.

치료. 척수손상은 마비 또는 사망을 일으킬 수 있기 때문에, 불안정한 목 손상이 예견되면 응급실에서 치료하여야 한다. 불안정한 목 손상은 의식은 있지만, 무감각 그리고/또는 마비가 있는 선수, 목 통증 또는 목 움직임으로 통증이 유발되는 신경학적으로 손상되지 않은 선수에서는 무의식이 예상될 수 있다. 머리의 움직임이 없거나, 목이 정렬이 되지 않았다면, 목은 안정성을 위하여 가벼운 경추 견인을 수행할 수 있고, 기도, 호흡과 순환(ABCs)은 위험한 상황을 대비하여 평가되어야 한다.

EMS *EMS 응급실로 이송하여야 하고, 선수에게 척주 받침대를 사용하기 위한 전문의의 치료가 필요하다.*

A 레슬링 선수가 목의 통증과 목의 왼쪽 전외측에 근육결절 위에 통증이 있다. 왼쪽에서 오른쪽으로 회전하는 목 외측 굴곡저항에 통증이 증가하였다. 이 선수는 아마도 왼쪽 흉쇄유돌근에 좌상이 있을 수 있다. 냉치료와 경추 칼라를 착용한 지지는 불편함을 감소시킨다. 약간의 신장 프로그램과 등척성 근력강화는 초기에 즉시 수행한다.

상완신경총 손상 (BRACHIAL PLEXUS CONDITIONS)

Q 쿼터백은 수비수를 향해 돌진하면서 공을 던지는 팔을 부딪혀 과도한 외회전, 외전과 신전이 가해졌다. 즉시 쿼터백의 팔에 작열감각이 아래로 전달되고, 지금은 엄지손가락에 저림이 있다. 어떠한 일이 일어났는가? 이것은 심각한 손상인가?

상완신경총은 복합적인 신경학적 구조로 상지를 신경지배하며 손상에는 두 가지 방법이 있다(**그림 10.17**). 머리를 반대방향으로 돌리고, 어깨를 둥글게 하고, 부딪치는 것처럼, 머리가 반대방향으로 빗나가게 하고, 인장력이 경추의 강한

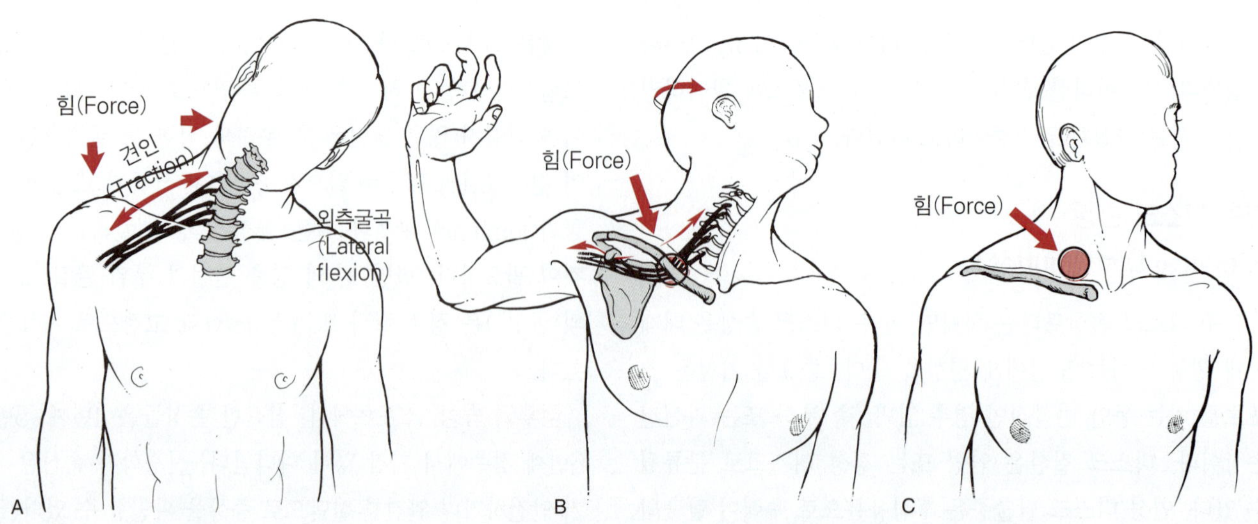

➤ 그림 10.17. **상완신경총 신장의 일반적인 기전.** 머리 외측 굴곡과 어깨 하강을 일으키는 충격은 상완신경총의 상부 체간에 견인 손상을 일으킬 수 있다(A). 쇄골상부 부분에 충격이 가해질 때 일어날 수 있는 손상은 충격으로 경추 신전과 회전과 함께 외측 굴곡을 일으킨다(B). 상완신경총이 가장 표면에 위치한 Erb 지점에 압박은 상지에 방사되는 통증과 마비를 일으킬 수도 있다(C).

표 10.2 신경손상의 분류

등급	손상	징후	예후
I	신경차단(Neurapraxia) 손상	일시적인 감각 상실 그리고/또는 운동기능 상실	며칠에서 몇 주내에 회복
II	축삭절단(Axonotmesis) 손상	확실한 운동과 경한 감각 결손	2주 정도 결손 재생은 느리지만, 완전 또는 정상기능이 대개 회복된다.
III	신경절단(Neurotmesis) 손상	운동과 감각 결손이 1년 동안 나타난다.	불량 예후 수술중재는 가끔 필요하다.

하방 견인을 유발할 때 나타날 수 있는 것이 신장손상이다. 신장손상은 또한 팔에 과도한 외회전, 외전과 신전의 힘이 가할 때 유발될 수 있다. 이 손상은 대개 상완신경총의 상위 체간(C_5, C_6)에 영향을 주고, 엄지손가락과 두 번째 손가락에 무감각 또는 감각 손실을 일으킨다. 손상의 다른 기전은 상완신경총이 가장 표면에 위치한 미식축구선수의 어깨 패드와 견갑골의 상부 내측 면 사이에 고정된 신경총의 압박이다. Erb 지점이라 하는 이 부위는 C_6 추체의 횡돌기 부위인 쇄골의 2-3cm 위에 위치한다.

손상은 3 가지로 등급화 하였다(**표 10.2**). 1 등급 손상은 신경차단(neuro praxia)이고, 가장 경미한 손상이다. 신경차단은 국소적인 전도차단으로 축삭의 파열 없이 축삭의 선택적 탈수초로 인한 일시적인 감각상실 그리고/또는 운동기능 상실이 나타난다. 대개 몇 주내에 회복된다. 2 등급 손상은 축삭절단(axonotmsis) 손상으로 확실한 운동과 경미한 감각 손실이 약 2주 정도 나타난다. 축삭절단은 축삭과 수초가 파괴된 것이지만, 신경외막(epineurium)은 손상되지 않은 질환이다. 축삭은 1-2mm/day의 비율로 재성장하고, 전체 또는 정상 기능이 회복된다. 3등급 손상은 신경절단(neurotmsis)손상으로, 신경외막이 파열된 질환이다. 이러한 손상은 예후가 불량하고, 1년 이상 운동과 감각 결손이 나타난다. 수술적 중재는 불완전한 재생을 막기 위하여 가끔 필요할 수 있다.

급성 손상(Acute Burners)

징후와 증상. 즉시, 작열통과 "burner" 또는 "침"과 같은 별명이 있는 쇄골 상부 부위에서 팔과 손아래로 따끔거리는 마비가 있는 선수는 주의 깊게 관찰한다. 통증은 대개 5-10분에서 없어지지만, 쇄골상부 압통과 어깨 약화는 손상 후, 몇 시간 또는 며칠 동안 나타날 수 있다. 근육 약화는 어깨 외전과 외회전과 같은 동작에서 확실하게 나타난다.

치료. 약화가 있을 때, 선수는 경기에 참여하여서는 안 된다. 신경근 관찰은 유니폼을 벗지 않은 상태에서 수행되어야 한다. 근육분절은 양측을 검사하여야 하고, C_5 신경근은 어깨 외전, C_6 신경근은 팔꿈치 굴곡근, C_7 신경근은 팔꿈치 신전근, C_8은 엄지손가락 신전근, T_1은 손가락 내전과 외전으로 검사한다. 상완신경총 견인 검사 또한 수행될 수 있다(평가 참조). 이 검사는 선수의 머리를 반대편 어깨에서 아래로 압박을 가하는 동안 한 측면으로 머리를 수동으로 굴곡시켜 검사한다. 통증 증가 또는 상완에 방사된다면, 이것은 상완신경총의 신장을 의미하는 것이다.

근력과 기능이 5분 내에 완전하게 회복된다면, 선수는 게임에 다시 참여할 수 있다(**글상자 10.3**). 그 이후에 신경학적 증상이 나타난다면, 경추와 상지에 완전한 근력, ROM과 감각이 회복될 때까지 운동 참여를 허락하여서는 안된다. 이것은 약화의 재발을 발견하기 위하여 운동 후 검사와 며칠동안 연속적인 검사를 시행하는 것이 필요하다.

치료는 근육 염좌의 이차적인 문제인 염증과 통증을 감소시키기 위하여 상부 승모근과 어깨에 얼음 마사지를 한다. 특히, 회전근개(rotator cuff muscle)의 약화에는 팔걸이(sling)가 필요하다. 2등급과 3등급 손상 후, 미발달된 운동

글상자 10.3

손상 후 경기 재참여 기준

- 목 통증, 팔 통증 또는 감각저하(감각 손상)
- 목과 상지에서 통증이 없는 완전한 가동범위
- 경기 전 측정과 비교하여 도수근력 검사에서 정상 근력
- 정상적인 심부건반사
- 상완신경총 견인 검사(-)

종판이 저항운동을 수행하는 동안 손상될 수 있기 때문에 근력강화 훈련은 초기 재활에는 금기이다. 경추의 관절가동범위 운동은 바로 누운 자세에서 시작하여 점차 앉은 자세로 수행한다. 등척성 근력강화 운동은 대각선 굴곡과 신전으로 발전시키고, 그 후 저항기계를 사용하여 운동한다. 모든 면에서 정상에 가까운 어깨 ROM 수행 후, 닫힌 사슬 근력강화는 초기에 시작하고, 점차적으로 등장성과 등속성 운동으로 수행한다. 근육 대치를 피하며, 견갑흉쇄 움직임은 부드럽게 분리시켜야 한다. 내회전과 외회전(45° 외전에서), 내전과 신전에서 구심성과 원심성 근력강화 운동을 수행한다(18).

만성 손상 (Chronic Burners)

징후와 증상. 반면, 만성 손상은 가끔 급성으로 판단되어지고, 부위에 무감각이 유발되지는 않는다. 어깨 근육에서 근육 약화는 처음 손상 후 몇 시간 또는 며칠 이후에 악화될 수 있고, 이로 인하여 어깨 근육에서 어깨가 쳐지거나 위축을 확인할 수 있다.

치료. 이러한 선수들은 초기 후 며칠까지 약화가 나타나지 않기 때문에 그 후 몇 주 후까지 몇 주 동안 게임 후에 검사하여야 한다. 초기 치료는 급성 손상과 같이 수행한다. 역도 선수들은 목의 기저부에 공급패드를 사용하거나, 어깨 패드의 후면 측면에 부착되는 경추 칼라에 의하여 공급되는 어깨 패드를 변경하는 것은 재발을 방지하기 위하여 과도한 외측 굴곡과 신전을 제한할 수 있다(그림 3.7 참조).

상부견갑신경 손상 (Suprascapular Nerve Injury)

상부견갑신경은 같은 기전으로 손상될 수도 있다. 이 신경은 극상근(supraspinatus), 극하근(infraspinatus)과 상완와관절(glenohumeral joint)을 지배한다. 던지고, 스파이크 또는 머리 위의 공을 받는 움직임은 과도한 속도와 회전력을 유발하고, 이 신경과 연결된 동맥은 빠르게 신장된다.

징후와 증상. 모든 근육에 약화와 위축이 나타나지만, 극하근은 승모근 아래에 있기 때문에 위축은 대개 더 많이 나타난다. 극상근과 극하근은 거의 기능을 하지 않기 때문에, 회전근개 건염, 충돌증후군, 상완이두근 건초염 또는 어깨의 활액낭염과 같은 다른 문제들은 나타날 수도 있고 이러한 상태에 가려질 수 있다.

치료. 만성 어깨 문제를 가지고 있는 사람이 기본적인 치료로 호전되지 않는다면, 더 많은 검사를 하기 위하여 전문의에게 의뢰하여야 한다. 유연성과 근력강화 프로그램에 잘 반응하는지 확인한다.

A 쿼터백은 상완신경총 신장손상을 경험하였다. 엄지손가락의 통증과 저림은 몇 분 안에 해결될 것이다. 손상이 남아 있거나, 근육 약화가 어깨 외전근 또는 외회전근에 있다면, 전문의에게 의뢰하여야 한다.

흉추 손상 (THORACIC SPINE CONDITIONS)

Q 15세 접영수영선수는 흉추 위 등의 중간 부위에 압통과 국소 통증을 호소한다. 통증은 오직 수영을 하는 동안 점진적으로 유발된다. 골절 검사는 음성이다. 다른 손상이 예상되는가?

보호 늑골 장비는 흉추 가동 분절에 움직임을 제한한다. 그러나 흉요추 접합은 체간을 굴곡과 신전하는 동안 스트레스를 많이 받는 부위이다. 이 부위는 타박상, 좌상, 골절과 골단염(apophysitis)의 손상이 유발된다.

흉추 타박상, 좌상과 염좌 (Thoracic Contusions, Strains, and Sprains)

스포츠를 수행하는 동안 등에 직접적인 충격은 가끔 흉추 부위에 근육좌상을 초래한다. 심각한 손상이지만, 일반적으로 통증, 경련, 반상출혈과 부종이 특징이다.

징후와 증상. 흉추 염좌와 좌상은 근육 수축이 심하거나, 수축이 유지되어 부위에 과부하 또는 과신전으로 인한 것이다. 등 근육에 통증이 있는 경련은 손상된 부위를 고정하기 위하여 보호기전을 사용하여야 하고, 좌상으로 교감신경 반응을 악화시킬 수 있다. 그러나 이와 같은 경련이 있는 것은 좌상 또는 염좌의 정확한 부위를 판단하기에 어렵다. 흉추 좌상에서 움직임은 24-48시간 후에 나타날 수 있다. 반면, 심각한 좌상은 3-4주 치료기간이 필요할 수 있다.

치료. 연부조직 손상의 초기 치료는 냉치료, NSAIIDs와 활동 변경으로 구성된다. 사후관리는 표면열, 초음파, 마사지와 개인의 회복에 필요한 적당한 신장과 저항운동이 포함된다.

흉추 골절과 골단염 (Thoracic Spinal Fractures and Appophysitis)

늑골은 흉추에 고정되어 있어 움직임에 제한을 주고, 그러므로 이 부위에 손상은 적을 수 있다. 흉추 골절은 흉추와 요추 만곡사이 하부 흉추 끝에서 발생하는 경향이 있다.

무거운 물건 들기, 미식축구 또는 럭비에서 머리 접촉 또는 썰매로 내려가는 동안 둔부로 착지 또는 스노모빌을 운전하는 동안 유지되는 커다란 압박부하는 척추종판에 골절이 되거나, 척추체 변형 모양에 의한(wedge fracture) **쐐기골절**을 유발한다(**그림 10.18A**). 뼈의 무기질 감소질환인 **골감소증**(osteopenia)이 있는 여성은 특히, 이러한 골절이 유발될 가능성이 있다. 일반적으로, 달리기와 작고 반복적인 부하를 가하는 활동을 수행하는 동안, 압박 스트레스는 약화된 추체에 점진적인 압박골절을 유발할 수 있다. 통증과 근방호가 골절된 부위에 나타난다. 이러한 경우는 전문의에게 의뢰하여야 한다.

성인에서 흉추골절을 일으키는 다른 원인은 Scheuermann's **질환**(Scheuermann' s disease)이다. 이러한 질환은 추체의 골단판 퇴행과 특히, 3개의 근접한 가동분절에 기계적 스트레스와 관련이 있다. 골단의 질환이 악화된다면, 축에 부가적 압박과 굴곡 과부하는 추체내의 추간판이 돌출된다(**그림 10.18B**). 이로 인하여 척추 높이가 감소되고, 흉추 만곡이 커져 후만증을 유발시킨다. 8-12세 아동기 후반에서 처음 유발되고, 더 확실한 변형은 12-16세에서 확인할 수 있다. 이 손상은 남자보다 여자가 두 배 정도 많다. Scheuermann 질환은 체조선수, 트램폴린 선수, 싸이클 선수, 레슬링 선수와 조정선수 사이에 발생률이 높다고 기록되어 있다. 전문의에게 의뢰한 후, 치료는 통증을 일으키는 활동을 변화시키는 것이다. 어깨, 목과 등 근육의 신장운동은 복근과 척추 신전근의 근력강화운동과 함께 수행되어야 한다. 후만증이 지속적으로 악화된다면, 운동프로그램과 함께 보조기를 착용하여야 한다.

흉추의 반복적인 굴곡-신전은 골단의 염증, 추체 중심부의 성장이 유발될 수 있다. Scheuermann 질환처럼, 골단염은

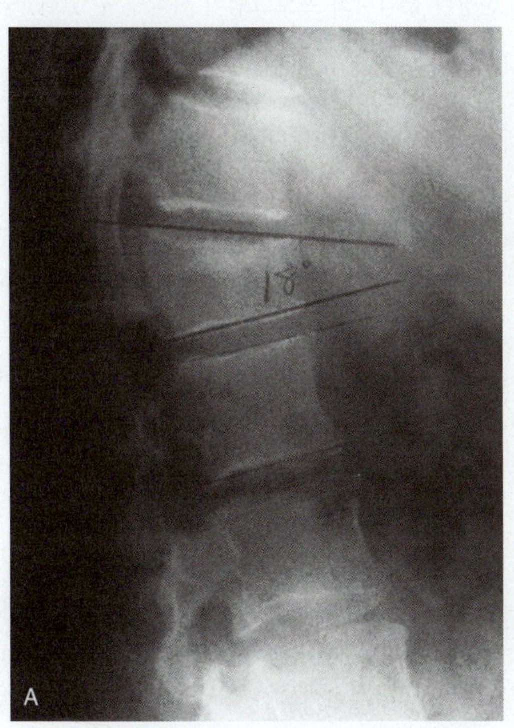

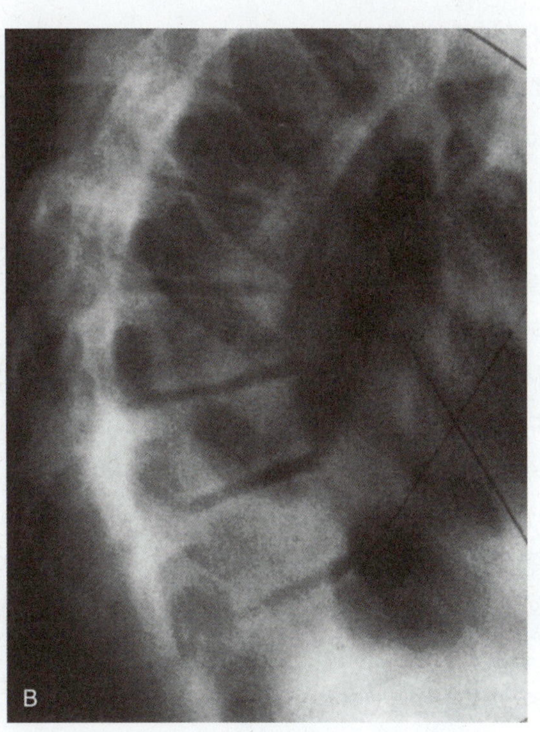

➤ **그림 10.18. 흉추 골절과 골단염.** A, 가동분절에 심한 압박으로 인한 흉추부위의 압박 쐐기골절의 방사선 사진. B, Scheuermann 질환은 골단 변화는 추체 전면에 침식을 일으켜 추체 전면으로 디스크가 돌출된다. 방사선 사진에서, 몇몇 골단 변화는 추체의 침식이 유발된 것을 볼 수 있다.

국소 통증과 압통으로 특징지어지는 진행성 질환이다. 치료사에게 의뢰한 후, 골단염 치료는 굴곡-신전 스트레스 감소와 복부와 다른 체간근의 근력강화이다.

A 수영선수는 접영수영을 하는 동안 반복된 굴곡-신전 움직임 때문에 골단염이 악화될 수 있다. 이 선수는 사후검사를 위하여 전문의에게 의뢰하여야 한다.

요추 손상 (LUMBAR SPINE CONDITIONS)

Q 역도선수는 훈련을 하는 동안 만성 요통을 경험하였다. 선수에게 훈련을 하기 전에 어떠한 조언을 해주어야 하는가?

요추는 머리, 체간과 팔의 무게와 머리에 부가되는 무게를 지탱하여야 한다. 게다가, 하부 두 개의 요추 가동분절(L_4-L_5, L_5-S_1)은 굴곡-신전 가동범위가 크다. 이처럼, 기계적 과사용은 매우 흔하며 이로 인하여 요통을 경험하거나, 하부 요추 디스크는 척주의 다른 부분보다 손상이 빈번하다.

요추 타박상, 좌상과 염좌 (Lumbar Contusions, Strains, and Sprains)

인구의 80%가 요통(low back pain: LBP)을 경험하였다. 통증의 97%가 근육, 인대, 또는 결합조직의 기계적 손상으로 인한 것이다(19) (**글상자 10.4**). LBP가 25-60세 사이의 사람들에게 특히 나타난다고 할지라도, 40세에서 가장 많이 유발되고, 범위가 10세 이하로 내려가서 성인과 어린이의 25%에서 유발된다(20). 여성과 남성은 거의 같은 비율로 발생한다.

LBP를 유발하는 병리학이 많이 알려져 있다고 할지라도, 척주 유연성 감소, 반복된 스트레스와 척추의 최대 신전을 요하는 활동은 만성 LBP을 유발한다. 성인에서 LBP의 발병이 나이와 함께 증가하고, 특히, 체조, 발레, 피겨스케이팅과 축구와 같은 스포츠로 인하여 증가한다.

징후와 증상. 통증과 불편함은 넓은 부위에서 한 부위 이상 국소부위에서 나타날 수 있다. 통증은 둔부 또는 후면 허벅지에 방사되지 않고, 이 부위는 근육 약화, 감각변화 또는 반사억제와 같은 신경학적 징후는 나타나지 않는다. 근육 좌상이 있다면, 통증은 수동 굴곡과 능동 또는 저항 신전에서 증가될 수 있다.

> ➤ ➤ 글상자 10.4
>
> **요통의 원인**
>
> - 근육 염좌와 좌상
> - 좌골신경통
> - 디스크 돌출 또는 탈출
> - 병리학적 골절
> - 디스크 공간 감염
> - 척추 감염(결핵)
> - 신생 종양(일차 또는 전이성)
> - 강직성 척추염(척추 관절염)
> - 양성 공간 점유 병변(Benign space occupying lesion)
> - 복대동맥 동맥류(Abdominal aortic aneurysm)

치료. 급성 계획은 통증과 혈종을 조절하는 것이다. 얼음치료 후에, 허리의 수동신장은 근육경련을 완화시키는데 도움을 줄 수 있다. 코르셋 유형 보조기는 이 부위를 압박하기 위하여 착용한다(그림 3.11 참조). 급성기 후에는, 점차적으로 신장과 근력강화 프로그램이 시작될 수 있다. 중증처럼 심한 경우에는 선수를 전문의에게 의뢰하고, 근육이완제 또는 NSAIDs도 처방할 수 있다.

육상선수에서 요통 (Low Back Pain in Runners)

많은 육상선수들은 고관절 굴곡근과 슬괵근에 근육 긴장이 있다. 고관절 굴곡근의 긴장은 신체를 앞으로 기울어지게 할 수 있고, 전방 골반경사와 요추의 과전만이 유발될 수 있다. 체간을 굴곡시킬 때 전체 체간의 전면 굴곡운동을 방해하기 위하여 요추 근육에 많은 긴장이 유발하기 때문에, 특히 이러한 근육에는 좌상이 유발될 수 있다. 이것은, 슬괵근 긴장과 함께 나타나고 보폭이 짧아질 수 있다.

징후와 증상. 증상은 능동과 저항 등 신전에서 국소 통증이 나타나지만, 방사통과 신경학적 결함은 나타나지 않는다. 요추의 전방 골반경사와 과전만증이 나타날 수 있다.

치료. 치료는 과도한 굴곡활동과 앉아 있는 자세를 피하는 것에 중점을 둔다(**글상자 10.5**). 굴곡은 후방 축으로 움직이게 하고, 가장 얇은 부위의 섬유륜을 압박하게 된다. 많은

> **글상자 10.5**
>
> **육상선수에서 요통을 감소시키는 요소**
>
> - 발 움직임을 조절하고, 최대 충격흡수를 제공하는 적합한 신발 착용
> - 고관절, 무릎, 발목 족저굴곡과 체간 신전근의 유연성 증가
> - 복근과 체간 신전근 근력 증가
> - 비만을 피한다
> - 달리기 전과 후에 사전 운동과 신장 운동
> - 몸을 앞으로 기울이는 것보다 똑바른 자세로 달린다
> - 과도한 측면 동요를 피한다
> - 평편한 지면에서 달리고 언덕 오르기 제한, 콘크리트에서 달리기는 피한다
> - 다리 충격을 증가시키고, 스피드를 증가시키기 위하여 과다한 보폭은 피한다
> - 거리, 강도와 기간은 점진적으로 증가시킨다. 일주일에 10% 이상 증가시키지 않는다
> - 보조기를 착용하고 통증이 있다면, 착용과 경직을 점검한다
> - 사이클, 조정 또는 수영과 달리기를 교대로 수행한다

경우에, 이러한 질환은 통증을 유발하지만, 다른 경우에는 디스크 탈출을 일으킬 수 있다. 게다가, 신체활동은 적당한 수분을 유지하기 위하여 척추 디스크를 통하여 체액을 끌어들이는 과정을 방해하고, 고정은 통증이 연장될 수 있다. 얼음, NASIDs, 근육이완제, 경피신경전기자극(transcutaneous electrical nerve stimulation: TENS)과 EMS는 통증과 염증을 감소시키는데 사용할 수 있다. 요추 안정성 운동은 신전운동, 점진적 활동과 초기 가동성을 혼합하여 수행할 수 있다. 걷기, 수영 또는 자전거와 같은 유산소운동은 모든 프로그램에 포함된다. 몇 주내에 증상이 호전되지 않는다면, 더 심각한 질환을 알아보기 위하여 전문의에게 의뢰하여야 한다. LBP의 유병률을 감소시키는 것은 적당한 거리의 훈련, 속도와 둔부와 허벅지 부위의 과도한 유연성 운동을 포함한 행동을 하는 것이다.

후방관절 병리학 (Facet Joint Pathology)

척추의 전체 종축은 3개로 구분되며 해부학적으로 척추는 척추 가동분절 즉, 전방, 중간과 후방 척추로 정의된다. 후방 척추는 관절와 부분, 후방관절과 극돌기가 포함되어 있고, 항인대와 극간인대에 의해서 지지된다. 후방관절은 척수신경에 근접한 두 개의 중요한 후방가지의 내측가지가 지배하는 활액관절이다. 후방관절의 관절낭은 과도한 요추 회전과 굴곡을 수동적으로 제한하고, 추간판을 보호하는 기전에 작용한다.

요추 후방관절 병리학은 후방관절에 아탈구 또는 탈구, 후방과전증후군(염증), 후방관절의 퇴행(관절염)이다. 정확한 병리생리학은 아직 밝혀지지 않았지만, 신경근 부위의 기계적 자극, 염증과정에서 나타나는 화학적 자극(예, 관절낭과 활액낭 염증), 연골 포착, 활액막 충돌, 관절 아탈구, 후방관절의 연골연화증, 관절낭에 기계적 손상과 정상 관절 움직임의 제한이 추측되고 있다(7).

징후와 증상. 징후와 증상은 심부의 비특정 허리, 고관절과 둔부 통증이다. 통증은 허벅지 후면에 방사될 수 있지만, 무릎 밑으로는 방사되지 않는다. 몇몇 환자는 아침에 통증이 있고, 휴식과 과신전 시에 더 악화된다고 설명한다. 요추의 전만 감소는 눈으로 확인할 수 있다. 압통점은 한 쪽 또는 양쪽 척추 주위에서 나타날 수 있다. 통증은 체간 회전, 완전한 신전 신장, 외측 굴곡과 이 부위에 염전 부하가 있을 때 더욱 악화된다. 신경근에 손상이 없다면 감각변화는 대개 나타나지 않는다.

골반 근육의 유연성 제한은 요천추에 직접적인 충격 기전으로 유발된다. 후방관절 병변이 있다면, 치료사는 비정상적인 골반경사와 슬근, 고관절 회전근과 대퇴방형근의 긴장으로 인한 고관절 회전을 관찰하여야 한다. 그러나 도수근력검사는 정상 그리고 척추기립근과 슬괵근에서 약화는 비정상적인 골반경사를 유발할 수 있다. 이러한 약화는 체간, 골반과 하지에 비대칭적인 신전으로 구별할 수 있다. 후방관절에 좁아진 신경공이 있다면, 신경근 충돌을 유발할 수 있고, 하지거상(SLR) 검사로 양성반응이 나타난다.

치료. 정의적 진단은 방사선 사진 또는 자기공명영상을 사용하거나 전문의가 마취제를 후방관절에 주입하여 증상에 어떠한 변화가 나타나는지로 알 수 있다(7). 초기 치료는 교육, 안정, 통증완화와 편안한 자세 유지, 운동과 약간의 치료방법에 중점을 둔다. 치료적 운동은 관절 손상 보호, 증상 감소와 더 많은 손상을 예방하기 위하여 일상생활동작에서 적합한 자세와 신체 역학을 교육한다. 통증을 유발하는 자세는 피하여야 한다. 표면열과 냉치료와 같은 치료방법은 근육을 이완시키고 통증을 감소시킨다. 게다가, 비스테로이드성 항

염증제와 같은 약물도 초기에 사용한다. 이 시점에서, 척추 가동법과 도수법은 통증 감소를 위하여 사용할 수 있다. 통증이 있는 증상들은 치료의 급성기 동안 조절하고, 요추의 신장과 근력강화운동은 초기에 수행한다.

좌골신경통(Sciatica)

좌골신경통은 좌골신경의 염증질환이고 4가지로 분류할 수 있다(**글상자 10.6**). 질환은 디스크 탈출, 섬유륜 파열, 근육과 관련된 질환, 척추협착증, 후방관절 위축 또는 이상근 사이의 신경 압박으로 유발될 수 있다.

징후와 증상. 디스크 탈출과 관련이 있다면, 허리 통증보다 다리 방사통이 더 크고, 앉은 자세와 앞으로 기울인 자세, 기침, 재채기와 좌상에서 증가한다. 통증은 동측에 하지거상검사에서 유발되고, 통증은 거상시킨 다리에서 나타난다(그림 10.35 참조). 섬유륜 파열에서는, 허리 통증이 더 많이 유발되고 하지거상으로 더욱 악화된다. 오한이나 기후변화로 나빠질 수 있는 아침 통증과 근육 경직(관절염과 같은 증후군)은 근육관련 질환이다. 특히 통증은 둔부와 허벅지 부위로 방사된다. 요추협착증이 있다면, 등과 다리 통증은 짧은 거리를 걷고 난 후 통증이 악화되고, 거리를 증가시켜 걸으면 통증도 증가한다. 통증은 하지거상검사로 다시 유발되지 않지만, 척추굴곡을 완화시키고 척추 신전을 할 때 다시 나타날 수 있다. 후방관절질환이 있다면, 통증은 척추 신전되는 관절 위에 국소적으로 나타나고 동측 외측 굴곡으로 더욱 악화된다. 이상근이 좌골신경을 압박하였다면, 통증은 고관절 내회전을 하는 동안 증가한다. **표 10.3**은 좌골신경통의 여러 병인과 동시에 나타나는 일반적 징후와 증상을 목록화 한 것이다.

치료. 심각한 상태를 확인하기 위하여 전문의에게 의뢰하는 것이 필요하다. 정상적인 환경에서, 무릎을 구부리고 옆으로 누운 자세에서 증상이 완화된다고 하더라도, 침상 안정은 대개 적합하지 않다. 들기, 구부리기, 비틀기와 장시간 앉기와 서기는 상태를 악화시키므로 이러한 자세는 피하여야 한다. 증상이 나타나지 않을 때, 복근과 신전근 근력강화운동을 시작하고, 점차적으로 일상활동에 복귀한다. 증상이 다

➤➤ 글상자 10.6

좌골신경통 분류와 관리

- 좌골신경통: 감각 또는 근육 약화 없다. 적합한 활동으로 변경과 재활과 예방프로그램 시작, 증가된 통증은 즉시 재평가하여야 한다
- 연성 징후와 좌골신경통: 약간의 감각변화, 약간의 반사 변화 또는 반사 변화 없음, 정상 근력, 정상적인 방광과 장 기능, 6-12주 운동 참여는 금한다
- 경성 징후와 좌골신경통: 감각과 반사 변화와 반복, 만성 또는 급성 상태로 유발되는 근육 약화, 정상적인 방광과 장 기능, 12-24주 운동참여는 금한다
- 심각한 증상과 좌골신경통: 감각과 반사 변화, 근육약화, 장 기능 변화, 즉시 감압술을 고려한다

표 10.3 좌골신경통의 징후와 증상

디스크 돌출	다리 방사통이 요통보다 더 크다 앉기와 앞으로 기대기, 기침, 비틀기와 좌상으로 통증이 증가한다 신경학적 결함은 대개 나타난다 동측 하지거상검사(+)
섬유륜 파열	요통은 다리 통증보다 더 많이 나타난다 앉기와 앞으로 기대기, 기침, 비틀기와 좌상으로 통증이 증가한다 근육경련과 전만 감소가 있다 동측 하지거상검사(+)
근육과 관련된 질환	오한과 기후가 변화할 때 아침 통증과 근육 경직 악화 통증은 한쪽 또는 양쪽에 나타나고, 중심선에 나타나지 않는다 통증은 단지 허벅지와 둔부에 나타난다 통증은 휴식, 지속되는 근수축과 수동신전으로 다시 나타난다 외측 굴곡으로 반대편에 통증이 나타난다
척추협착증	허리와 다리 통증은 짧은 거리를 걷고 난 후 악화되고, 거리를 증가시켜 걸으면 통증도 증가한다. 방사통 유, 무와 관계없이 다리 약화 또는 무감각이 나타난다 하지거상검사(-) 지속적인 척추 신전으로 통증이 나타나고, 척추 굴곡 시에는 통증이 완화된다
면관절 위축	척추신전 관절 위에 통증, 동측 체간 외측굴곡으로 통증 악화
이상근의 압박	요추 디스크 질환과 증상은 유사하지만, 신경학적 결함은 없다 고관절 내회전으로 통증 증가

시 나타난다면, 일상활동을 중단하고 전문의에게 의뢰하여야 한다. 근본적으로, 휴식은 전체적으로 증상이 없어지게 하기 위하여 필요하다. 확실한 디스크 돌출이 있다면, 수술을 적용할 수 있다.

요추 디스크 질환 (Lumbar Disc Conditions)

척추에 지속적인 기계적 부하는 섬유륜에 미세파열을 일으킬 수 있고, 이로 인하여 디스크의 퇴행이 유발된다(**그림 10.19**). 디스크의 팽륜 또는 돌출은 섬유륜을 미세하게 변형시켜 수핵의 원심성 축적과 관련이 있다. 원심성 수핵은 섬유륜 섬유를 지나 일을 하는 것과 같은 확실한 변형을 유발하고, 이것을 **탈출된 디스크**라 한다. 이것은 척수강으로 재질이 이동할 때를 **디스크 돌출**이라고 하고, 이 부위는 근접한 신경근에 충돌의 위험이 있다. 마지막으로, **파괴된 디스크**는 수핵이 디스크에서 분리되어 잠재적으로 이동한 것이다. 대부분 공통적으로 디스크 탈출은 L_4-L_5 과 L_5-S_1와 같은 하부 요추 디스크, 하부 경추 디스크에 나타난다. 대부분의 파열은 단순히 압박만이 아닌, 염전과 압박으로 인한 후방 또는 후외측으로 움직인다.

징후와 증상. 추간판에는 신경이 지배되지 않기 때문에, 주위 연부조직 구조에 닿기 전까지는 통증 감각은 나타나지 않는다. 척수신경의 좌골신경(L_3-S_3)이 위치한 곳이 압박될 때, 감각과 운동 결함은 신경근과 관련된 근육분절과 피부분절 유형에 반영된다(**그림 10.20**). 게다가, 건반사에서 변화가 나타난다. 디스크는 완전하게 돌출되지 않아도 증상이 나타난다. 증상은 돌출된 부위에 날카로운 통증과 근육경련이 나타나고, 가끔 하지의 좌골신경으로도 내려갈 수 있다. 선수들은 웅크린 자세로 걸을 수 있고, 병변이 있는 반대편으로 기댈 수 있다. 체간 전방굴곡 또는 하지거상검사(그림 10.35 참조)는 통증을 악화시키고 원위부의 증상을 증가시킨다. 하지에서 근육약화, 감각변화와 반사 감소와 비정상적인 방광 또는 장 기능과 같은 징후가 있다면, 전문의에게 즉시 의뢰하여야 한다. **표 10.4**는 허리 부위에 디스크 돌출과 관련된 신체 증상을 요약한 것이다.

치료. 경한 경우에, 충격, 들기, 구부리기, 비틀기와 지속된 앉기와 서기와 같은 활동을 피하여 척추에 최소한 부하를 가하는 것으로 치료한다. 통증이 있는 근육 경련은 냉 그리고/또

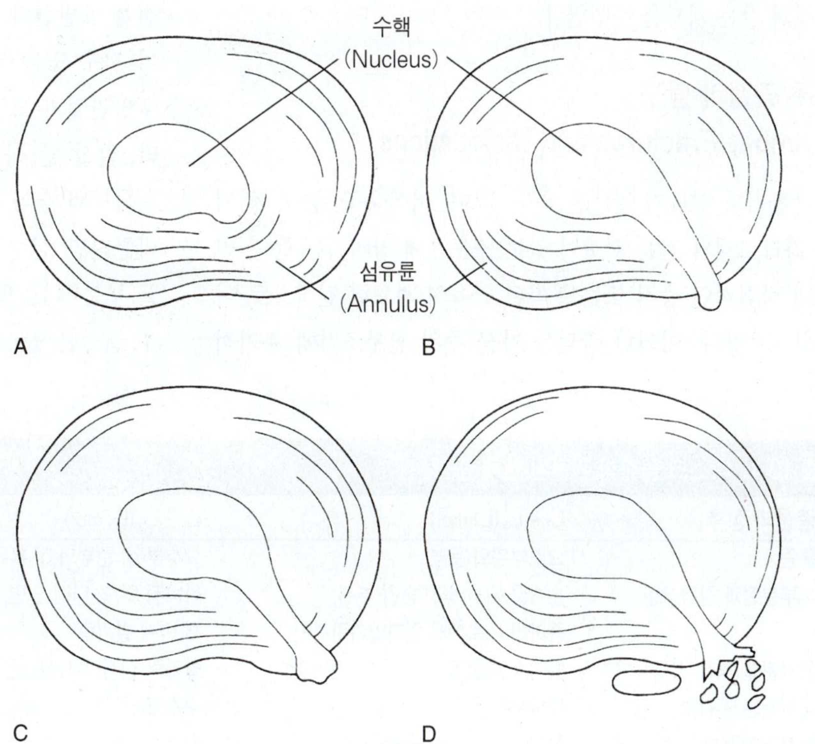

➤ 그림 10.19. **디스크 돌출.** 디스크 돌출은 원심적 부하로 수핵이 점진적으로 돌출로 이동하고(A) (B), 탈핵과 (C), 분출되고, 최고로 돌출되고(D) 수핵이 척수강으로 이동하여 근접한 척수신경에 부딪친다.

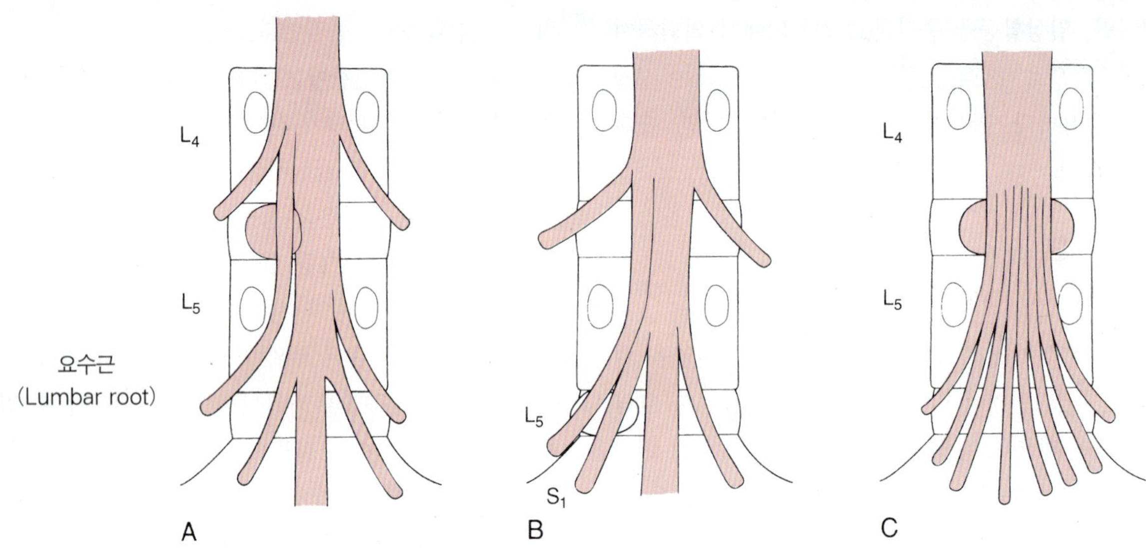

➤ **그림 10.20. 돌출된 부위에 따르는 척수와 척수신경에 미칠 수 있는 영향.** A, L_4와 L_5 사이의 돌출이 L_5 신경근 압박. B, L_5와 S_1 사이의 돌출은 디스크를 지나는 신경근(S_1)도 압박할 수 있고, 신경근은 추간공을 통하여 빠져나온다(L_5). C, L_4와 L_5에 후방 탈출은 전체 마미신경총의 경막을 압박할 수 있고, 방광과 장의 마비를 일으킬 수 있다.

는 온열, NASIDs 그리고/또는 근육이완제 처방 투약, 초음파, TENS, 수동운동과 부드러운 신장으로 완화될 수 있다. 경련과 급성통증이 완화된 후에, 스포츠와 일상활동에서 척추와 슬근 유연성, 척추 근력강화와 안정성 운동과 기능적 안정성 조절과 같은 재활을 수행한다.

요추 골절과 탈구 (Lumbar Fractures and Dislocations)

극돌기와 횡돌기 골절은 축구, 럭비, 미식축구, 농구, 하키와 라크로세와 같은 접촉이 있는 스포츠에 참여하는 동안 허리에 직접적인 충격 또는 부착된 근육의 과도한 긴장으로 나타날 수 있다. 이러한 골절은 가끔 주위 연부조직에 부가적인 손상을 일으킬 수 있지만, 심각한 압박골절은 유발되지 않는다. 압박골절은 흉요추 접합부의 L_1 척추체에 더 많이 나타난다.

체간의 과굴곡 또는 갑작스런 굴곡은 척추체의 전면에 골절을 유발한다. 일차적인 손상은 뼈 조각이 척수강으로 움직여 척수 또는 척수신경을 손상시키는 것이다. 요추부위에는 후방관절의 모양 때문에, 탈구는 골절이 있을 때에만 유발된다. 골절-탈구는 스포츠 참여로는 거의 나타나지 않는다.

징후와 증상. 증상은 국소적이고, 뼈 파편이 척수신경을 압박한다면 신경근 아래로 통증이 방사될 수 있다. 척수신경 끝 부분이 L_1 또는 L_2에 위치하기 때문에, 이 지점 아래의 요추 골절은 심각한 것은 아니지만, 마미신경총에 신경손상을

표 10.4 디스크 돌출과 관련된 신체 증상

증상과 징후	L_3 - L_4 (L_4 root)	L_4 - L_5 (L_5 root)	L_5 - S_1 (S_1 root)
통증	요추부위와 둔부	요추부위, 둔부와 SI 부위	요추부위, 둔부와 SI 부위
피부분절과 감각상실	슬개골 위 허벅지 중간 부위, 종아리 내측에서 엄지발가락까지	허벅지 외측, 다리 앞면, 발등, 세 번째 발가락	허벅지 후외측과 종아리에서 발의 외측과 다섯 번째 발가락
근육분절 약화	발목 배측굴곡	발가락 신전(무지신전근)	발목 저측굴곡(비복근)
심부건반사 감소	대퇴사두근	내측 슬근	아킬레스건
하지거상검사	정상	감소	감소

유발하지 않게 하기 위하여 치료하고 관리하여야 한다. 가능성이 있는 골절은 방사선사진 또는 CT로 확인할 수 있다.

치료

EMS *골절 또는 탈구가 예상된다면, 가장 가까운 의료시설의 응급실로 이송하여야 한다.*

보존적 치료는 3-6주 정도 증상이 없어질 때까지 침상 안정, 냉치료와 허리에 최소한의 기계적 부하를 가한다.

A 무거운 것을 드는 선수는 적합한 기술을 사용하도록 감독하여야 한다. 무게를 감소시키는 것이 필요할 수 있다. 더 나아가, 허리부위의 안정성에 도움을 주기 위하여 벨트를 착용하도록 하는 것이 좋다.

천골과 미골 손상(SACRUM AND COCCYX CONDITIONS)

Q 불규칙한 면을 달릴 때, 천골부위에 날카로운 통증을 호소한다. 통증은 장시간 앉아 있어서 나타나는 만성상태이다. 어떠한 손상이 존재하는가? 손상을 치료하기 위하여 무엇을 추천해주겠는가?

천골과 미골은 움직이지 않기 때문에, 이러한 부위의 잠재적인 기계적 손상은 감소한다. 스포츠 참여에서, 손상은 천장관절(sacroiliac joint: SI)위에 스트레스와 직접적인 충격으로 나타날 수 있다.

천장관절 염좌 (Sacroiliac Joint Sprain)

천장관절의 염좌는 굴곡 그리고/또는 비틀림, 들기와 같은 반복적인 스트레스, 둔부로 낙상, 달리기와 조깅하는 동안 과도한 측면 또는 위-아래 움직임, 불규칙한 지면에서 뛰기, 갑작스런 미끄러짐 또는 앞으로 비틀거림, 또는 새로운 신발 또는 보조기 착용과 같은 단순한 외상으로 나타날 수 있다. 손상은 천골결절 또는 천골극인대를 신장 시킬 수 있거나 또는 자극할 수 있고, 골반 한쪽 면이 반대편에 비해 전면 또는 후면 회전으로 야기될 수 있다. 과가동성은 골반 회전으로 인하여 나타난다. 치유되는 동안, 손상된 측의 관절은 과가동성이 될 수 있고, 전면 또는 후면 회전자세 모두에서 관절 아탈구가 될 수있다.

징후와 증상. 증상은 한쪽의 천골부위에 무딘 통증이 있고 둔부와 허벅지로 퍼진다. 위에서 관찰된 것은 전상 장골극(ASIS) 또는 후상 장골극(PSIS)이 양측을 비교하였을 때 비대칭적으로 나타난다. 또한 다리 길이도 차이가 날 수 있다. 근육 경련은 나타나지 않는다. 한 다리로 서기 그리고 계단 오르기로 통증이 증가된다. 전방 굴곡에서는 손상된 측에 PSIS가 정상적인 움직임이 나타나지 않는다. 손상된 측으로 외측 굴곡하고, 45° 이상 하지를 거상하면 통증이 증가한다.

치료. SI 염좌의 치료에는 냉치료, NASIDs 처방과 경직을 완화시키기 위한 부드러운 신장이 포함된다. 유연성, 골반 안정성운동, 손상된 관절의 가동화와 허리의 근력강화운동을 시작할 수 있다.

미골 손상 (Coccygeal Conditions)

이 부위에 직접 충격은 미골 타박상과 골절을 유발시킬 수 있다. 골절로 인한 통증은 몇 개월동안 지속된다. 이 부위에 지속적이거나 만성적인 통증은 미골신경총 자극으로 인하여 나타날 수 있다. 이러한 손상을 미골통(coccygodynia)이라 한다. 미골통 치료는 진통제, 보호용 패드 사용과 앉아 있는 동안 압박을 완화시키기 위한 고리모양의 방석 사용이 포함된다.

A 육상선수는 불규칙한 지면 위에서 달리는 동안 반복적인 스트레스로 SI 관절이 자극될 수 있다. 선수는 부위에 염증과 통증을 조절하기 위하여 얼음을 적용하고, 허리와 둔부부위의 신장과 더 평편한 지면 위에서 운동을 한다. 이러한 상태가 호전되지 않는다면, 더 많은 평가를 위하여 전문의에게 의뢰하여야 한다.

척추 손상 평가(ASSESSMENT OF SPINAL CONDITIONS)

Q 17세 여자 높이뛰기선수는 허리와 천장관절에 통증이 있고, 점프를 하는 동안 과신전과 굴곡에 의해서 통증이 악화된다고 한다. 손상의 정도와 범위를 판단하기 위한 평가는 어떻게 수행하겠는가?

척추의 손상 평가는 복합적이고 급진전된다. 외상에서, 의식이 있는 사람이 통증, 경련 또는 압통을 느끼지 못한다면, 확실한 척추 손상의 거의 없는 상태이다. 근육 좌상 또는 염좌와 같은 약간의 손상을 경험한 선수들이 더 많다. 신중한 방법으로 수행되는 손상 평가로 필수적인 것은 검사를 수행하기 위하여 필요한 것을 선택한다.

통증의 정도와 신경학적 증상의 유 · 무, 목 경련과 압통은 허리 보호대와 목의 안정성이 필요하다는 것을 의미한다(21). 의심이 된다면, 척추손상을 확인하여야 하고 응급실로 이송하여야 한다. 선수의 머리, 목 또는 척주는 움직이지 않고 헬멧도 벗기지 않는다. 평가가 완전하게 되지 않았더라도 확실한 신체 증상이 있다면, 신경손상의 가능성을 나타내므로 고정시키고, 즉시 가까운 의료시설로 이송하여야 한다. **글상자 10.7**은 응급실로 이송이 필요한 징후와 증상을 요약한 것이다.

훈련실에서 걸을 때 목 또는 허리 통증을 호소하는 경우에, 손상을 예측하여 안전하게 보호하면 심각한 척추 손상을 예방할 수 있다. 이 부분은 의식이 있는 선수의 척추 평가에 중점을 두었다. 특정한 정보는 적합한 부위가 포함된 급성 손상과 관련이 있다. **실전전략** 10.2는 평가절차를 요약한 것이다.

병력(HISTORY)

Q 높이뛰기선수는 허리와 천장 부위에 통증을 호소하고, 점프를 하는 동안 체간의 굴곡과 과신전으로 악화된다고 한다. 손상의 범위와 원인을 확인하기 위하여 필요한 질문은 무엇인가?

손상의 병력은 주된 호소증상, 손상기전, 증상의 특성, 손상으로 인한 장애, 손상 부위의 이전 손상과 이러한 특정한 상태와 관련이 있는 가족력과 같은 정보이다. 척수손상에서의, 질문은 통증의 위치(예, 국소 또는 방사), 통증의 유형(예, 무딘, 아픈, 날카로운 또는 작열통), 감각변화의 유 · 무(예, 무감각, 저림 또는 감각변화 없음)와 근육약화 또는 마비에 관해서 질문하여야 한다. 목에 손상이 있다면, 질문은 뇌진탕 또는 경막하 혈종을 의미할 수 있는 장 · 단기 기억상실 모두를 판단하기 위하여 질문을 하여야 한다. 질문에 반응하는 기간을 기록하는 것이 중요하다. 일반적인 질문은 **실전전략** 10.3에 있는 척수손상과 관련이 있다.

➤➤ 글상자 10.7

고정을 하여야 하는 상태와 전문의에게 즉시 의뢰하여야 하는 적신호

- 척주에 심한 통증, 압통점 또는 변형
- 신체 부위의 감각변화 또는 상실
- 신체의 부분을 움직임 마비 또는 장애
- 반사 감소 또는 반사 없음
- 근절에 근육 약화
- 사지에 방사통
- 내장기관과 관련된 체간 또는 복부 통증
- 어떤 부위 손상의 심각성 또는 특징 불확실

A 17세 높이뛰기선수는 7학년 이후부터 시합에 참가하였다. 높이뛰기를 할 때 통증이 있고, 과신전과 지속적으로 앉아 있을 때, 허리와 SI 부위에 날카로운 방사통이 악화된다고 한다. 이러한 상태는 4주정도 지속되어 왔고, 지금은 상태가 더 좋지 않다. 이 선수는 이러한 상태를 일으킨 어떠한 외상도 기억하지 못한다.

관찰과 시진(OBSERVATION AND INSPECTION)

Q 다른 통증 부위가 있는지 알기 위하여 어떤 적합한 검사를 수행하여야 하는가? 손상을 관찰하기 위한 관찰되는 특별한 요인은 무엇인가?

관찰은 진찰실에 들어서자마자 시작된다. 신체언어는 통증, 장애 그리고 근육약화의 신호를 알린다. 선수의 이동 능력, 일반적인 자세, 안정된 감정과 일반적인 태도를 기록하는 것이 필요하다. 옷과 보호 장비는 비정상적인 척추 정렬의 관찰을 방해할 수 있다. 이처럼, 선수의 옷은 등이 가능한 많이 노출되도록 하는 것이 좋다. 소녀와 여성의 경우, 브래지어, 상의 홀터 또는 수영복은 착용하게 한다. 관찰은 자세평가로 시작하여, 정밀검사와 보행분석으로 진행하고 손상부위의 시진으로 끝마친다.

자세(Posture)

자세평가는 손상을 유발할 수 있는 선천성 또는 기능적 문제를 발견할 수 있다. 검사는 선수에게 앉았다 서는 것으로 시작한다. 머리와 목의 위치를 관찰하여야 한다. 머리의 위치가 똑바른가 아니면 전방으로 이동하였는가? 비정상적인 척추만곡이 있는가? 선수들은 흉추 후만증 변화와 약간의 경

실전 전략 10.2 척추손상 평가 목록

병력

- ☐ 중요한 호소증상
  - 상태의 초기 발병과 위치 현재 특징
- ☐ 손상 기전
  - 스트레스 원인; 목, 체간 또는 허리의 자세; 직접적인 힘
  - 지면, 신발, 장비, 기술 또는 상태 양상 변화
- ☐ 증상의 특성
  - 발병, 상태, 위치, 혹독함의 평가와 통증 기간과 약화
- ☐ 손상으로 인한 장애
- ☐ 관련된 의학적 병력
  - 이 부위의 이전 손상, 선천성 비정상적인 상태, 또는 가족력

관찰과 시진

- ☐ 관찰로 평가되는 것
  - 전체적 외형
  - 자세와 신체 대칭
  - 정밀검사를 통한 일반적 운동기능
  - 보행분석
- ☐ 손상 부위의 시진
  - 변형, 부종, 변색, 비대 또는 근위축, 확인할 수 있는 선천성 변형 또는 수술 절개 또는 반흔

촉진

- ☐ 골절의 가능성을 확인하기 위한 뼈의 구조
- ☐ 피부온도, 부종, 압통점, 연발음, 변형, 근육 경련, 피부 감각과 맥박과 같은 연부조직 구조

기능검사

- ☐ 능동 움직임
- ☐ 수동 움직임과 끝느낌
- ☐ 저항 움직임

스트레스 검사

- ☐ 경추 검사
  - 상완신경총 견인검사
  - Spurling 검사
  - 어깨 외전검사
  - 경추 압박검사
  - 경추 신연검사
  - 척추동맥검사
- ☐ 후방관절 가동성을 위한 탄력성 검사
- ☐ 신경근 충돌
  - Valsalva 검사
  - Hoover 검사
  - 하지거상검사
  - 한쪽 하지거상검사
  - Kernig 검사
  - 대퇴신경 신장검사
  - Milgram 검사
  - Slump 검사
  - Well 하지거상검사
  - Brudzinki 검사
  - 긴장(활시위)검사
  - 한 다리로 서기 검사
- ☐ 천장관절 장애
  - 천장관절 압박(횡적 전방 스트레스)과 신연검사
  - 접근(횡적 후방 스트레스) 검사
  - "Squish" 검사
  - Gaenslen 검사
  - 다리 뻗고 앉기 검사

신경학적 검사

- ☐ 근절
- ☐ 반사
- ☐ 피부근절

스포츠-특별 기능검사

실전 전략 10.3	척추손상을 위한 병력 현상

현재 손상 상태

1. 기절하거나 무의식이 있었는가?
2. 손상이 어떻게 발생하였는가(기전)? 체간의 비틀림, 확실한 신전 또는 심한 굴곡 방법으로 손상되었는가?
3. 통증의 위치는 어디인가? 갑자기 또는 점진적으로 나타났는가? 통증은 어떻게 나타나는가? 통증(날카로운, 아픈, 화끈거리고, 방사, 심부 또는 표면)의 양상은? 심각한 증상은 자세를 변화시킬 때 변화하는가?
4. 신체의 어느 부위에 근육 경련, 무감각, 또는 감각의 변화가 나타나는가?
5. 손가락과 발가락을 움직일 수 있는가?
6. 양 손의 악력이 똑같은가?
7. 통증 때문에 특정한 활동을 수행하지 못하는가? (성을 기록, 요통은 여성에서 유병율이 높다.)
8. 지난주에 하였던 활동과 무엇이 다른가? (무거운 물건 들기 또는 옮기기, 또는 장시간 구부린 자세)
9. 통증을 악화시키는 자세가 있는가?

과거 손상 상태

1. 이전부터 허리에 통증이 있었는가? 언제부터? 어떻게 유발되었는가? 손상을 위해서 무엇을 하였는가?
2. 최근 의학적인 문제가 있었는가? (내장기관, 심장과 폐로 인한 연관통이 있는지 관찰.)
3. 복용하고 있는 약물이 있는가?
4. 신체 다른 부위에 근골격계 문제가 있는가? (척추 부위 구조에 비정상적인 힘을 가하는 보행 또는 기술 변화의 결과일 수 있다.)
5. 유사한 문제를 가지고 있는 가족이 있는가?

추 전만증을 가지고 있다. "전방"으로 이동한 머리(귀가 견봉돌기 전방으로 이동) 또는 경흉추의 과다한 만곡은 척주위에 지속적인 머리 굴곡 움직임을 일으킨다. 목의 직선에 턱이 위치하는가? 경추의 양측 근육 경련은 머리 외측 굴곡에서 머리를 측면으로 회전시키는 것으로 나타난다. 또한 턱이 경사된 반대 방향으로 회전될 수 있고, 이것을 **사경**(torticolis, "wry neck")이라 하고, 선천성 또는 흉쇄유돌근의 경련으로 나타난다.

무릎을 펴고 몸을 앞으로 기울여 발에 닿도록 한다(Adams 자세). 척추와 등의 윤곽을 관찰하여야 한다(**그림 10.21**). 둥근 언덕이 있건 한쪽에 견갑골이 돌출(만곡의 볼록면)되고, 다른 부위는 움푹 들어간 것(만곡의 오목면)은 측만증을 의미한다. 돌출과 움푹 들어간 것이 복합된 것은 척추 회전에 의해서 야기 된다. 서 있는 자세에서 외측 만곡이 나타나지만 굴곡시키면 없어진다면, 비구조적 측만증 만곡이 있다는 것이다. 이러한 상태가 구조적 상태라면, 만곡은 남아 있을 것이다.

어깨 또는 견갑골, 고관절 또는 슬개골의 불일치한 높이와 같이 눈에 띄는 비대칭이 있는가? 고관절 굴곡근의 긴장으로 둔부가 굴곡 되는 보상적인 결과는 경추와 요추의 만곡을 증가시킨다. 특히 가슴 전면 근육이 과다하게 발달하고 둥근

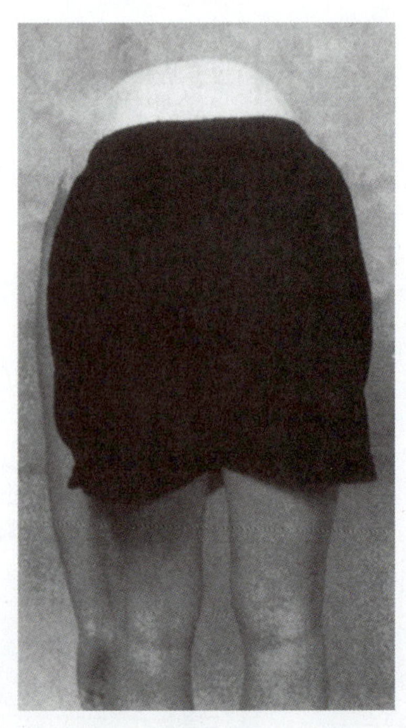

➤ **그림 10.21. 지평선(skyline).** 척주의 "지평선" 관정을 관찰 관정하는 것은 측만증을 평가하는데 도움을 줄 수 있다. 트레이너는 견갑골 거상과 척주만곡을 확인한다.

실전 전략 10.4 자세평가

전면

- 신체의 중심선에 머리와 목이 위치하는가? 코는 중앙에 있는가?
- 양쪽이 똑같이 어깨 근육이 경사지어 있는가? (우세한 측은 대개 비우세한 측 보다 아래에 있다)
- 양쪽 어깨가 뼈 구조의 돌출 없이 둥근가?
- 팔과 신체 사이의 공간이 양측이 같은가? 양 손을 같은 위치에 고정시킬 수 있는가?
- 늑골이 회전 없이 대칭적인가?
- 허리 주름이 같은 높이에 있는가?

측면

- 귀에서 어깨, 고관절, 무릎과 발목의 중심선까지 직선의 수직선을 상상하여 그릴 수 있습니까?
- 목 또는 등에 과도한 만곡이 있습니까?
- 팔꿈치를 완전 신전 상태로 유지할 수 있습니까?
- 가슴, 등과 복부근육은 가슴 변형 없이 좋은 긴장도를 가지고 있습니까?
- 골반 높이는 어떠합니까?
- 무릎이 일직선, 굴곡 또는 과신전이 있습니까?(정상적으로는 약간 굴곡 된 상태)

후면

- 머리와 목은 중심에 있습니까?(뼈 구조의 비정상적인 융기 또는 근육 위축)
- 척주 외형은 직선입니까? Adam의 자세에서 측만증을 발견할 수 있습니까?
- 견갑골은 같은 높이에 위치하고 같은 각도응 유지하고 있습니까? 양쪽 견갑골은 늑골에 평평하게 위치합니까?
- 어깨와 팔의 근육군에 위축이 있습니까?
- 각 팔꿈치의 주두돌기가 같은 높이에 있습니까? 양측에서 신체와 팔꿈치 사이의 공간이 같습니까?
- 늑골이 돌출되었습니까?
- 허리 주름 높이는 어떠합니까? 후면 둔부주름의 높이는 어떠합니까?
- 무릎 후면에 피부 주름의 높이는 어떠합니까?

어깨 또는 둥근 자세가 있는 비만은 흉곽출구증후군(thoracic outlet syndrome) 또는 다른 만성 염좌 형태가 나타날 수 있다. 한쪽 근육의 부피, 긴장도 그리고 비대/위축도 관찰하여야 한다. 후방 견갑골 근육의 위축은 경추 신경근 충돌 또는 상완신경총 손상으로 인하여 나타날 수 있다. 한쪽 어깨가 전방에 있기 때문에 체간이 회전되었는가? 한쪽 측면의 늑골이 더 돌출되었는가?

cafe-au-lait 점과 같은 피부 색소가 침착된 부위가 있는지 기록하여야 한다. 이것은 교원질 질환 또는 자연 조직의 비정상적인 성장(신경섬유종증 neurofibromatosis 1)을 의미한다. 하부 요추와 천골은 **잠재이분척추**(spina bifida occulta)를 나타내는 모발의 정도(Faun의 턱수염)도 관찰하여야 한다.

머리와 척주 부위를 관찰하기 위한 특별한 자세의 원인은 **실전전략** 10.4에 요약하였다.

정밀검사(Scan Exam)

통증이 척추주위에 있을 때 또는 운동/감각 결손이 있을 때 능동움직임은 수행할 수 없다. 이러한 경우가 아니라면, 정밀검사는 전반적인 운동기능을 평가하기 위하여 사용할 수 있다(**글상자** 10.8). 다른 관절의 손상을 발견할 수 있고, 중요한 손상 부위에 불편함 또는 통증의 원인도 검사할 수 있다. 척주의 능동 움직임은 이 단계에서 수행하고 특별한 검사로 반복 수행하지 않는다. 신체 부분을 움직이는데 주저함이 있거나 한 측면을 다른 부분 위에서 사용하는 것이 더 좋다면, 기록하는 것이 중요하다.

보행평가 (Gait Assessment)

검사자가 정상 신체 움직임을 관찰하는 동안 몇 Km 정도 걷도록 요구할 수 있다. 검사자는 선수의 뒤에, 앞에 그리고 옆에서 모든 각을 관찰할 수 있다. 후만증, 측만증, 전만증

➤➤ 글상자 10.8

척추 손상의 정밀검사

운동트레이너가 선수에게 수행하여야할 기술은 다음과 같다. 움직임을 수행하는 동안, 통증징후, 신체 부분의 움직임에 망설임, 또는 비정상적인 움직임 관찰, 증상이 나타난다면, 손상된 부분에 더 많은 평가를 수행하고, 필요하다면, 부위를 고정하고 관리를 위하여 선수를 전문의에게 의뢰한다.

- 가슴에 턱 닿기
- 등을 곧게 펴고 천장을 본다.
- 양 방향으로 머리를 측면으로 돌린다.
- 귀를 어깨에 닿도록 시도한다.
- 둔부를 고정시키고, 체간을 측면으로 회전한다.
- 앞으로 기대고 발에 닿는다.
- 체간을 과신전한 상태로 천장을 쳐다본다.
- 측면으로 기울이고 체간을 측면 굴곡 시킨다.
- 지지하기 위하여 테이블에 손을 올리고
    - 한 쪽다리를 전방, 후방과 측면으로 올린다.
    - 무릎을 굴곡 시킨다.
    - 발가락을 위로 올린다.
    - 발뒤꿈치로 균형을 잡는다.

또는 골반 경사와 같은 비정상적인 자세는 기록하여야 한다. 허리 손상은 앞으로 기울이고, 한측면으로 기울이거나 현저한 파행이 유발될 수 있다.

손상 부위의 시진 (Inspection of the Injury Site)

손상부위의 국소 시진은 변형, 부종, 변성, 근육 경련, 위축, 비대, 이전의 수술을 의미하는 반흔과 전반적인 피부상태를 관찰하는 것이다. 요추부위의 단계 변형(step deformity)은 요추의 척추전방전위를 의미할 수 있다.

전반적인 신경근 평가 (Gross Neuromuscular Assessment)

급성손상에서, 자세와 정밀검사는 가능하지 않다. 그러나 운동 그리고/또는 감각 결합을 발견하기 위하여 촉진 전에 신경근 평가를 수행하는 것이 더 효과적이다. 움직이지 않고, 양측 손 쥐기와 발목 배측굴곡을 최대한 수행하라고 한다. 이러한 두 가지 행동은 경추와 요추신경을 평가하는 것이다. 발과 손의 근육약화 그리고/또는 감각 감소는 심각한 손상을 의미한다. 어떠한 결함이라도 나타난다면, 즉시 응급관리계획과 응급실로 이송하여야 한다. 결함이 발견되지 않는다면, 신경학적 문제 또는 골절의 가능성은 없다. 그러므로 촉진은 자세를 유지하여 수행되어야 한다.

A 약간의 전만증과 전방골반경사는 높이뛰기선수에게 나타난다. 정밀검사를 수행하는 동안, 체간 굴곡과 신전은 허리에 무딘 통증을 유발하였다. 오른쪽에 외측 굴곡은 오른쪽 둔부와 다리 후면에 날카로운 방사통을 유발하였다. 오른쪽 다리를 전방으로 들어 올리는 것은 제한되어 무릎을 구부리지 않고 수행할 수는 없었다. 보행분석은 오른쪽에 짧은 보폭을 보였다. 시진에서 비정상적인 것은 보이지 않았다.

촉진(PALPATION)

Q 손상은 허리부위에 한정되었다. 손상이 뼈 또는 연부조직이 원인이라는 것을 판단하기 위한 촉진을 하기 위하여 필요한 특별한 구조는 무엇인가? 촉진을 수행하는 동안 신경학적 문제를 발견할 수 있는가?

신경학적 손상, 골절 또는 탈구가 없는 손상에서는, 다음과 같은 방법의 절차로 촉진할 수 있다. 뼈와 연부조직의 구조는 체온, 부종, 압통점, 변형, 연발음, 근육경련과 피부감각을 알기 위하여 촉진할 수 있다. 촉진은 앉아 있을 때, 서 있을 때, 바로 누워서 또는 엎드린 자세에서 수행할 수 있다. 목과 척추근육을 이완시키기 위하여, 선수는 테이블에 누울 수 있다. 목의 후면 구조 촉진에서는 바로 눕는다. 검사자는 양손으로 목의 주위를 잡고 손가락 끝으로 척주 양 측면을 촉진한다. 척추기립근, 흉쇄유돌근, 사각근 그리고/또는 상부 승모근의 근육 경련은 경추의 기능장애를 의미할 수 있다. 흉추와 요추부위는 엎드린 자세에서 수행한다. 베개 또는 담요는 골반의 후방경사와 요추만곡을 이완시키기 위하기 둔부 아래에 넣는다. 하부 척추기립근, 하부 승모근, 후거근(serratus posterior), 요방형근, 광배근 또는 대둔근의 근육 경련은 흉추 또는 요추의 기능장애를 의미한다. 표면해부학으로 확실한 촉진을 할 수 있다(**표 10.5**). 다음과 같은 구조 목록으로 촉진할 수 있다.

전면(Anterior Aspect)

1. 설골(hyoid bone), 갑상연골(thyroid cartilage), 기관

표 10.5 등의 표면 해부학

척추	뼈 표시
C_2	유상돌기에서 손가락 하나 넓이 정도 아래
C_6	윤상연골(cricoid cartilage)의 후면
C_7 와 T_1	목에 가장 돌출된 극돌기
T_2	견갑골의 가장 윗부분
T_4	견갑극의 기저면
T_7	견갑골의 하부각
T_{12}	가장 아래에 위치한 부유늑골
L_4	장골능의 가장 윗부분
L_{-5}	양측에 움푹 들어간 곳으로 구별
S_2	후상 장골극의 높이

(trachea) 그리고 경동맥(carotid arteries)

2. 흉쇄유돌근, 하악골, 쇄골과 쇄골상와(supraclavicular fossa)
3. 흉골, 늑골과 늑연골
4. 복부와 서혜부(inguinal area), 비정상적인 압통 또는 결절은 척추부위에 연관통을 나타내는 내부 병변을 의미하다는 것에 주의한다.
5. 장골릉(iliac crest), 전상 장골극과 치골결합(pubic symphysis)

후면 (Posterior Aspect)

1. 후두에 외부 융기
2. 극돌기. 압통, 연발음 또는 편위, 눈으로 확인할 수 있는 불일치는 골절 또는 척추 아탈구를 의미할 수 있다. 근육 움직임에 증상이 없는 통증과 압통의 원인은 근골격계 문제가 아니라는 것을 의미한다.
3. 후방관절. 후방관절은 극돌기의 양측면에 거의 엄지손가락의 폭 넓이에 위치한다. 특히, 동측의 신전과 회전으로 인한 이곳의 압통은 후방관절 통증으로 생각된다.
4. 극간인대, 극상인대, 황인대, 척추주위 근육과 요방형근. 척추주위와 견갑대 부위의 발통점은 더 원위부에 연관통을 유발할 수 있다. 근수축으로 증가되는 압통점은 국소 근육 좌상을 의미한다. 이 부위에 촉진으로 통증이 있지만, 근 수축을 하는 동안에는 통증이 없다면, 다른 부위로 인한 연관통을 의미한다.
5. 견갑골, 승모근, 광배근과 척추주위 근육. 척추주위근육에 긴장 또는 경련은 요추에 전만증을 증가시킨다.
6. 단계 변형(Step-off deformity). 요추 극돌기를 촉진하는 동안, 아랫부분보다 전면에 있는지 주의하라. 이것은 척추전방전위증을 의미하고, L_4-L_5 또는 L_5-S_1 사이에서 가장 많이 나타난다.
7. 장골릉, 후상 장골극과 천골. L_4-L_5의 사이공간은 장골능의 가장 윗부분과 같은 높이에 위치한다. S_2 극돌기는 후상 장골극 사이 중심선에 위치한다.
8. 좌골결절, 좌골신경과 대전자(**그림 10.22**).

A L_4-L_5에서 통증이 증가하였고, 압통점은 L_3와 S_1 사이의 요부에서 촉진되었다. 근경련은 다른 요추부위에서도 나타난다. 통증은 좌골결절과 대전자 사이의 중심선을 촉진하면 유발된다.

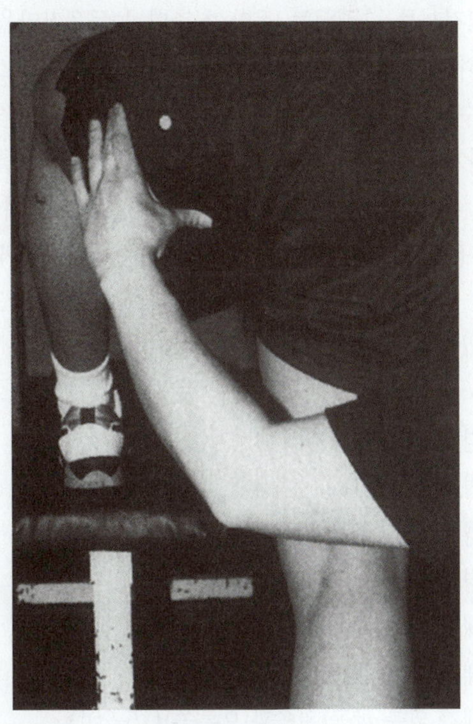

➤ 그림 10.22. **좌골신경.** 좌골신경을 촉진하기 위하여, 고관절을 굴곡하여 좌골결절과 대결절의 위치를 확인한다. 좌골신경은 중간지점에서 촉진할 수 있다. 그림에는 하얀 점으로 표시되어 있다.

신체 평가 검사 (PHYSICAL EXAMINATION TESTS)

Q 높이뛰기선수는 다리 후면을 지나는 좌골신경 위에 근육경련과 통증과 관련하여 L_4, L_5 부위에 통증이 있다. 뼈와 연부조직 손상인지 판단하기 위하여 어떠한 절차를 수행할 것인가?

척주 부위 손상은 매우 복합적이기 때문에 천천히 다른 검사를 수행하는 것이 필수적이다. 움직임이 급성 통증과 감각변화의 증가를 유발하거나, 척추의 움직임에 저항을 한다면, 확실한 손상을 추측할 수 있으며 응급실로 이송하여야 한다.

기능검사 (Functional Tests)

척추의 각도측정으로는 부분적 움직임을 측정하기 어렵기 때문에 사용하지 않는다. 커다란 움직임의 형태는 정상 ROM을 측정하는데 적절하다. 움직임에 제한이 있다면 더 많은 평가는 수행하지 않을 수 있다.

➤ *능동움직임(Active Movement)*

정밀검사를 수행하는 동안 척추의 능동움직임을 수행할 수 있다면, 다시 반복하지 않아도 된다. 개인이 스스로 움직임을 수행하는 것은 기록하여야 한다. 움직임이 자연스럽고 완벽한가? 통증, 경련 또는 경직으로 완전 ROM을 방해하는가? 왼쪽과 오른쪽의 움직임은 양쪽을 비교하여야 한다. 경추, 흉추와 요추움직임을 검사하여야 한다. 각 체간의 움직임을 목록화한 ROM은 요추움직임이고, 흉추는 포함시키지 않았다. 척주움직임은 다음과 같다.

1. 경추 굴곡(80-90°)
2. 경추 신전(70°)
3. 경추 외측 굴곡(왼쪽과 오른쪽)(20-45°)
4. 경추 회전(왼쪽과 오른쪽)(70-90°)
5. 체간 전방 굴곡(40-60°)
6. 체간 신전(20-35°)
7. 체간 외측 굴곡(왼쪽과 오른쪽)(15-20°)
8. 체간 회전(35-50°)

➤ *수동가동범위(Passive Range of Motion)*

수동움직임은 운동과 감각 결함이 있는 급성손상에서는 수행하여서는 안된다. 이러한 결함은 척수손상을 의미하는 것이고, 다른 움직임으로 파행될 수 있다. 운동과 감각 결함이 있을 수 있는 다른 손상에서도, 완전 ROM을 수행할 수 없다면, 수동 ROM을 수행할 수 있다. 수동움직임은 바로 누운 자세에서 수행한다. 경추부위는 수동으로 다양한 움직임을 수행한다. 경추의 정상 끝느낌(end feel)은 4가지 모든 움직임에 조직 신장이다. 흉추와 요추 수동움직임은 거의 수행하지 않는다. 끝느낌으로 과도한 능동움직임을 구별할 수 있다. 흉추와 요추움직임의 정상 끝느낌 또한 조직이 신장되는 것이다.

➤ *근육 저항검사(Resisted Muscle Testing)*

저항움직임은 능동움직임 검사와 같은 움직임의 전체 ROM에서 수행된다. 경추를 검사하는 동안 대상작용을 피하기 위하여 둔부와 체간은 고정시키는 것이 중요하다. 이것은 앉은 자세에서 한손은 어깨 또는 흉곽을 고정시키고 다른 손은 도수 압박을 가하여 수행할 수 있다. 흉추와 요추부위에 검사할 때, 체간의 무게로 둔부를 고정한다. 검사자는 검사하는 신체 부분을 움직이게 하여서는 안 된다. 최대의 힘은 약화를 발견하기 위하여 주요한 근육군에 검사할 때 적용할 수 있다. 빠르게 반복적인 부하, 연속적인 충격으로 저항을 가하는 것으로 미세한 약화를 발견할 수 있다. 경추움직임 평가는 **그림 10.23**에 설명하였다. 흉추와 요추를 검사하기 위한 움직임은 **그림 10.24**에 설명하였다.

스트레스와 기능검사 (Stress and Functional Tests)

척추 평가에 사용되는 많은 스트레스 검사를 설명하였고, 이것은 단지 관련된 것만을 수행할 수 있다. 통증 증가 또는 감각 변화가 유발된다면, 고정시키고 응급실로 이송한다.

➤ *경추 검사(Cervical Spine Tests)*

상완신경총 견인검사. 이 검사는 뼈 외상의 가능성이 발견될 때까지 수행하여서는 안 된다. 운동트레이너는 환자 뒤에 서고, 환자의 머리를 측면으로 굴곡시키고, 반대측 어깨는

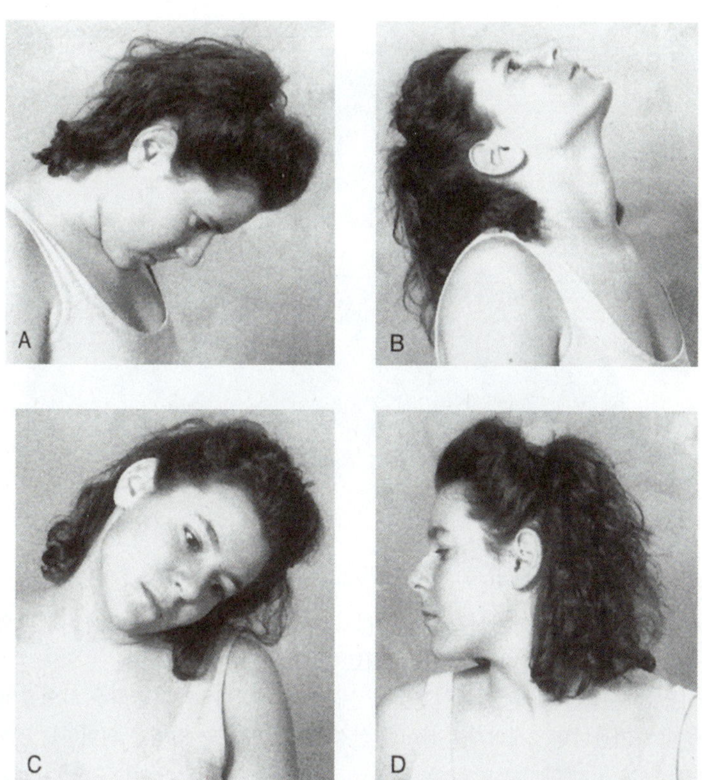

➤ **그림 10.23.** **경추 능동움직임.** A, 굴곡. B, 신전. C, 외측 굴곡. D, 회전

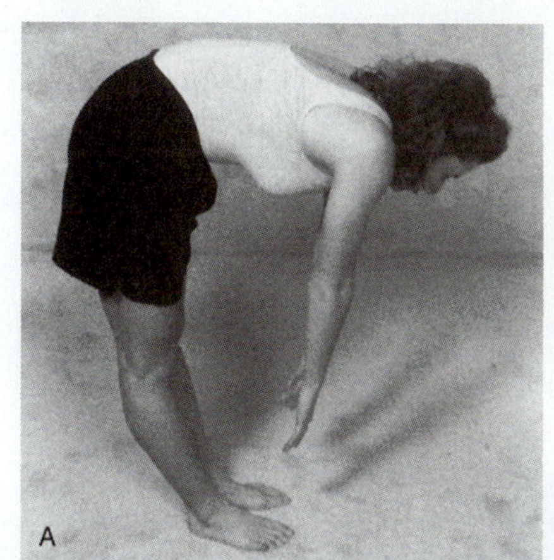

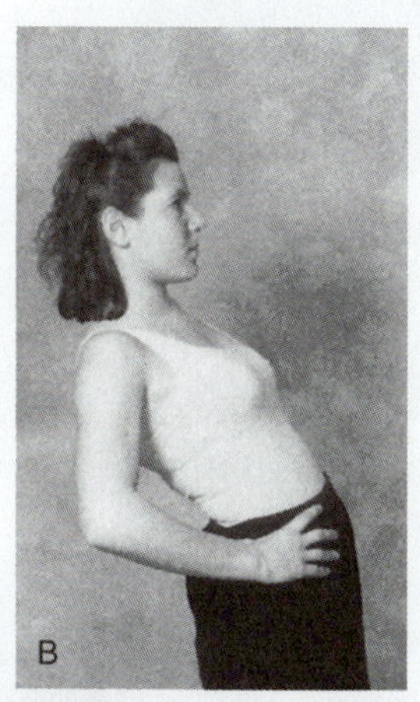

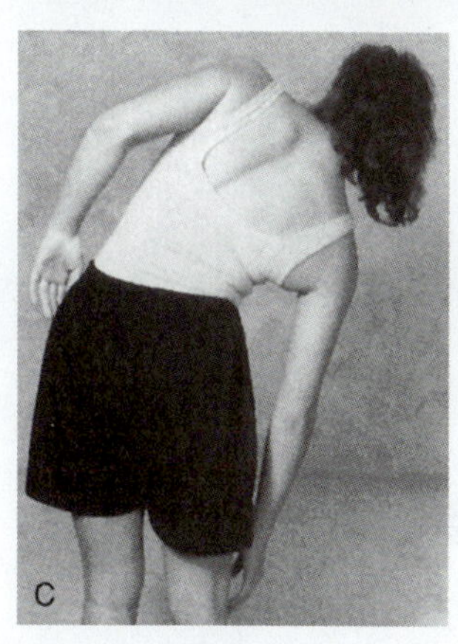

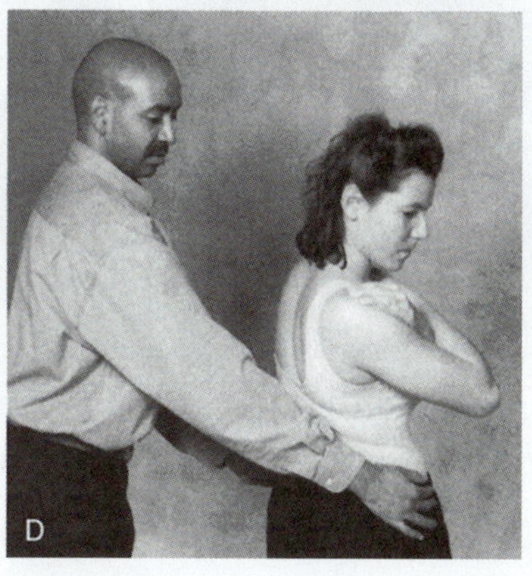

➤ **그림 10.24.** **흉추와 요추의 능동움직임.** A, 굴곡. B, 신전. C, 외측굴곡. D, 회전

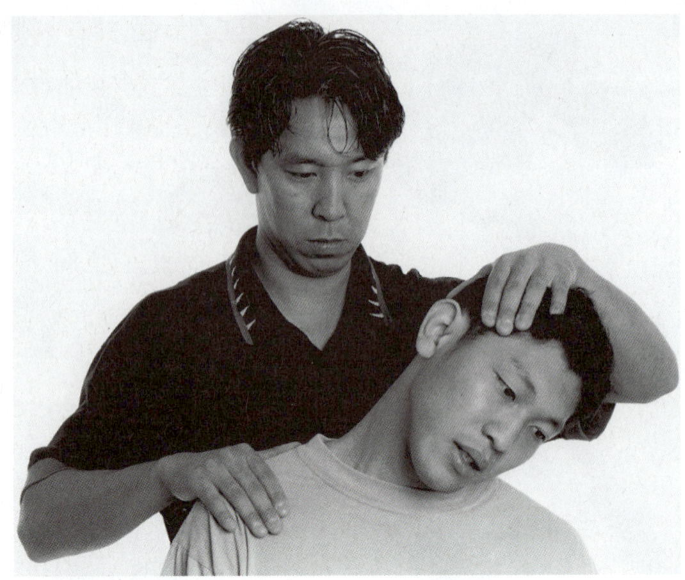

➤ 그림 10.25. **상완신경총 견인검사.** 수동으로 외측굴곡을 하여 아래로 압박을 가하는 동시에 반대측 어깨도 아래로 압박을 가한다.
방사통 또는 작열감각은 상완신경총의 손상을 의미한다. 외측 굴곡을 하였을 때 통증이 증가한다면, 2개의 척추사이에 신경근의 자극 또는 압박을 의미하는 것이다.

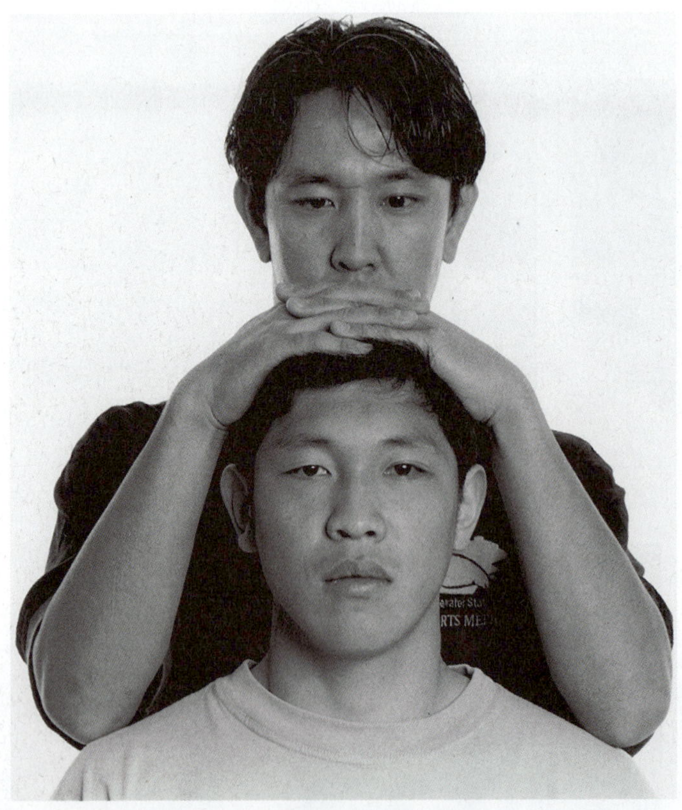

➤ 그림 10.26. **압박검사.** 목의 중립자세에서 선수의 머리를 조심스럽게 아래로 압박을 가한다. 통증증가 또는 감각변화는 신경근 압박의 양성징후이다. 이 검사는 또한 목을 한쪽으로 약간 기울이고 수행할 수도 있다.

아래 방향으로 압력을 가한다(**그림 10.25**). 통증 증가 또는 상완에 방사된다면, 상완신경총의 신장을 의미한다. 측면으로 굴곡 시켰을 때 통증이 증가한다면, 이것은 2개의 척추 사이에 신경근의 자극 또는 압박을 의미한다.

경추 압박검사. 압박검사는 신경공의 퇴행 또는 좁아짐으로 인한 경추신경의 압박이 나타날 수 있다. 고정된 의자 또는 테이블에 앉아 있는 동안, 압박은 선수의 머리에 수직 방향으로 적용한다(**그림 10.26**). 통증 증가 또는 감각변화는 양성 징후이고, 신경근의 압박을 의미한다. 통증 분포 또는 감각변화는 신경근이 손상된 부위에 나타날 수 있다.

Spurling 검사(추간공 압박검사). Spurling 검사는 경추 압박검사가 변화된 것이다. 목을 신전시키고, 같은 측의 목을 회전과 외측 굴곡 시키고 검사자가 머리의 위에서 아래로 압박을 가한다(**그림 10.27**). 압박을 가하던 가하지 않던 이 자세에서 상지에 방사통이 재발된다면, 신경근 충돌은 신경공이 좁아져서 유발될 수 있다. 통증의 분산과 감각 변화는 신경근이 분포한 부위를 의미한다.

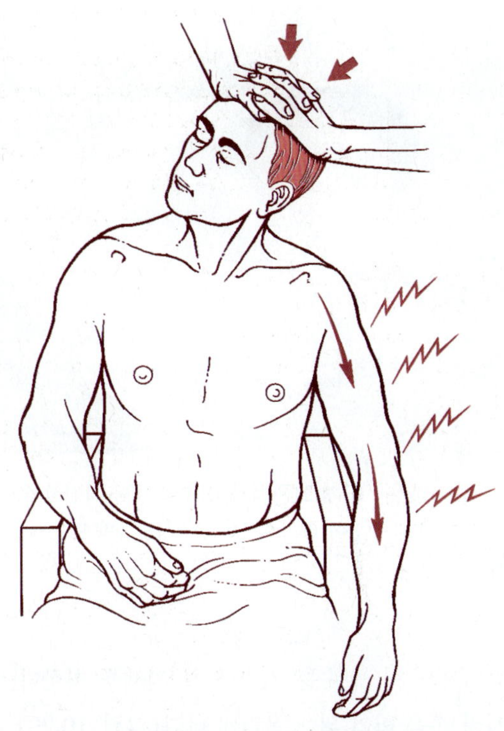

➤ 그림 10.27. **Spruling 검사.** 목을 신전, 회전과 외측으로 굴곡한다. 머리를 조심스럽게 아래 방향으로 굴곡 시킨다. 통증 증가는 경추신경 손상을 의미한다.

경추 신연검사. 턱 아래에 한 손을 놓고, 다른 손은 후두골 주위에 올려놓고, 가볍게 천천히 머리를 들어 올리면서 수행한다(**그림 10.28**). 이 검사는 머리를 들어올릴 때, 통증이 감소하거나 완화된다면 양성이고, 신경근 압박의 완화를 의미한다. 신연으로 통증이 증가한다면, 이것은 인대손상을 의미한다.

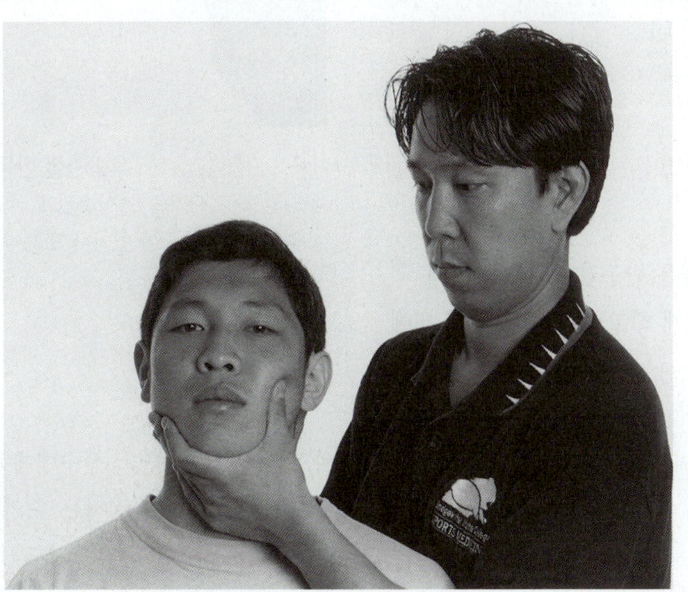

➤ 그림 10.28. **신연검사.** 머리를 천천히 들어올린다. 이 검사는 머리를 들어 올리면 통증감소 또는 제거가 된다면 양성이고, 신경근 압박을 제거하는 것이다. 신연으로 통증이 증가한다면, 인대손상을 의미한다.

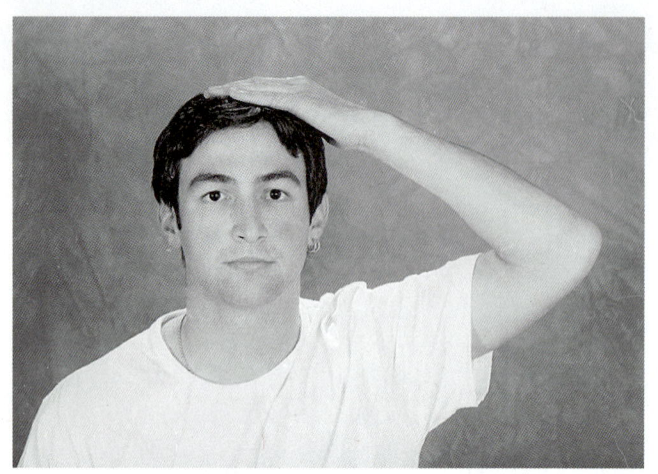

➤ 그림 10.29. **어깨 외전검사.** 선수는 팔을 외전시켜 머리 위에 손을 올려놓는다. 증상이 완화된다면, 신경근 압박 또는 디스크 돌출이 있다.

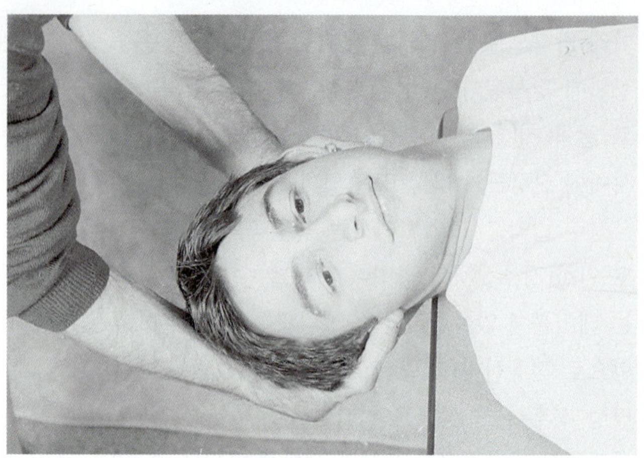

➤ 그림 10.30. **척추동맥검사.** 환자의 머리를 지지하며 수동으로 신전시키고, 머리를 외측 굴곡과 회전을 시키고, 이 자세를 30초간 유지한다. 이 상태에서 현기증, 혼란, 구역질 또는 비정상적인 안구 움직임이 나타난다면, 척추동맥이 폐쇄되어 있는지 확인하기 위하여 전문의에게 즉시 의뢰하여야 한다.

어깨 외전검사. 선수는 앉거나 선 자세를 취한다. 어깨를 외전시켜 손을 머리 위에 올리게 한다(**그림 10.29**). 증상이 감소되는 것은 디스크 돌출에 의한 신경근 압박을 의미한다.

척추동맥 검사. 선수는 바로 눕게 한다. 검사자는 선수의 머리 위에 앉아 양손으로 환자의 후두를 지지한다. 검사자는 같은 방향으로 경추의 수동 신전과 외측 굴곡과 회전을 약 30초간 유지한다(**그림 10.30**). 환자가 현기증, 혼란, 비정상적인 눈의 움직임(안구진탕), 한쪽 동공 변화 또는 구역질이 나타난다면, 경추 척추동맥 폐쇄를 예상할 수 있다. 이러한 선수는 다른 검사를 수행하기 전에 즉시 전문의에게 의뢰한다.

➤ *후방관절 가동성의 반동검사(Spring Test for Facet Joint Mobility)*

척추의 저가동성 특히, 후관절은 반동검사로 평가할 수 있다(**그림 10.31**). 환자는 엎드리게 하고, 검사자는 환자 위에 서서 엄지손가락을 검사하고자 하는 극돌기 위에 올려놓는다. 검사자는 극돌기를 조심스럽게 전방으로 밀고, 척추의 반동을 느낀다. 이 검사는 통증이 나타나거나 척추가 움직이지("반동") 않으면 양성이다.

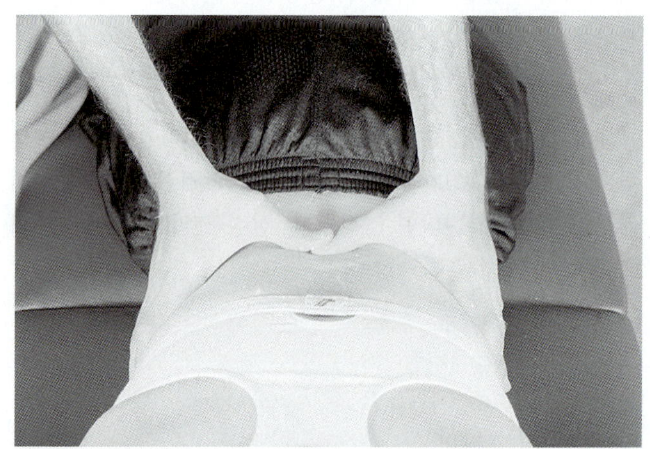

➤ 그림 10.31. **후방관절 반동검사.** 엄지손가락을 극돌기 위에 올려놓고, 검사자는 조심스럽게 극돌기를 전방으로 밀고, 척추의 반동을 느낀다. 통증이 있거나 또는 척추의 움직임이 없다면, 후방관절 병변이 있는 것이다.

➤ *신경근 충돌(Nerve Root Impingement)*

Valsalva 검사. 발살바 기법은 공간점유병변(예, 디스크돌출, 종양 또는 골증식체)의 유·무를 확인하는데 사용된다. 바로 누워 있는 동안, 선수에게 숨을 깊게 쉬고, 그대로 숨을 참으라고 한다. 이 검사는 주의하여 사용하여야 한다. 방법은 경막내 압력을 증가시키고, 맥박은 느릴 수 있고, 정맥환류는 감소되고, 정맥 압력을 증가시킨다. 이러한 작용으로 인하여 기절을 유발할 수 있다. 통증이 증가하는 것은 양성을 의미한다.

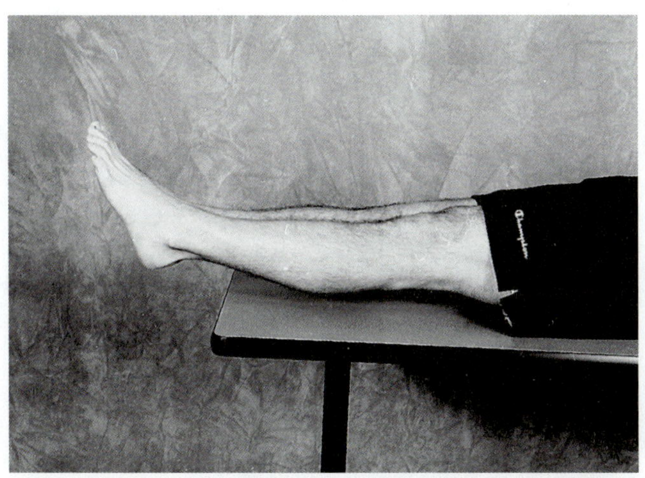

➤ 그림 10.32. Milgram 검사. 환자의 두 다리를 2-6인치 들어 올리라고 하고 30초간 유지하게 한다. 이 검사는 다리 또는 손상 받은 다리를 30초가 들어 올리지 못하거나, 손상된 증상이 다리에 재발된다면 양성이다.

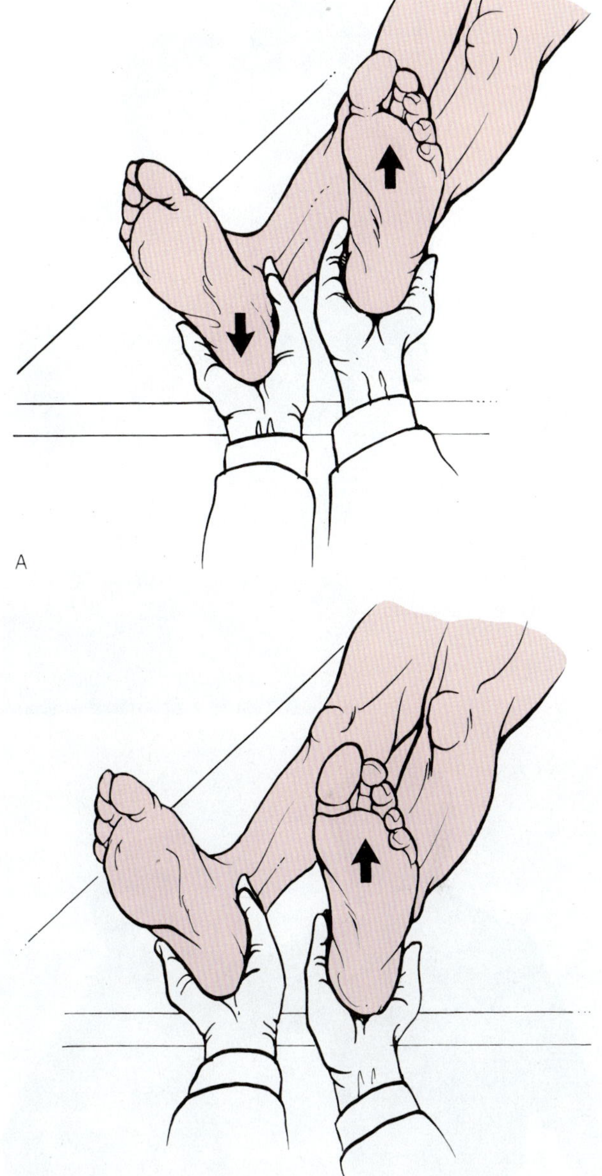

➤ 그림 10.33. Hoover 검사. A, 정상상태에서, 한쪽다리를 들도록 노력할 때, 다른 쪽 다리는 아래로 압력을 가하는 동작이 나타난다. B, "약한" 다리를 들어 올리고자 하지만, 반대(증상이 없는) 다리의 "도움"은 없고, 아마도 약화는 거짓일 수도 있다.

밀그램(Milgram) 검사. 이 검사는 경막내 압력을 증가시키기 위하여 수행하고, 요추부위에 수행돌출의 증가로 인하여 나타난다. 선수는 바로 눕고, 동시에 두 다리를 테이블에서 2-6인치 정도 들어올리고, 이 자세를 30초가 유지한다(**그림 10.32**). 이 검사는 사지 또는 손상이 있는 하지가 30초를 유지할 수 없거나 또는 증상이 손상이 있는 하지에 재발된다면 양성이다. 검사는 요추에 높은 스트레스 부하를 줄 수 있으므로 주의하여 수행하여야 한다.

후버(Hoover) 검사. 요추골반 병변의 평가를 수행하는 것이 어렵기 때문에, Hoover 검사는 선수의 꾀병 유 · 무를 판단하기 위하여 사용할 수 있다. 선수는 바로 눕게 한다. 검사 테이블에서 다리를 이완시키고, 검사자는 손으로 양쪽 뒤꿈치를 잡는다(**그림 10.33**). 그 후 하지직상검사와 같이 한쪽 다리를 편 상태에서 다리를 테이블에서 들어 올리라고 한다. 선수가 다리를 들어 올리지 못하거나 검사자가 반대편 뒤꿈치에 압박을 가하는 것을 느끼지 못한다면, 선수는 꾀병일 수 있다. 그러나 정상적으로 뒤꿈치에 압박이 증가한다면, 이것은 약한 다리를 들어올리기 위한 노력이 증가된 것을 나타내므로 들어 올리는 다리는 약화된 것이다. 그 후에는 차이점을 판단하기 위하여 양측을 비교한다.

슬럼프(Slump) 검사. 선수는 테이블에 앉고, 척주 굴곡과 어깨 전방으로 구부리는 것과 같은 "슬럼프"를 요구한다. 머리는 곧은 자세에 위치하고 슬럼프로 어떠한 증상이 유발되는지 물어본다(**그림 10.34A**). 증상이 없다면, 선수의 어깨를 전방으로 구부린 상태에서 목을 굴곡 시키고 머리를 유지시킨다(**그림 10.34B**). 증상이 유발되지 않는다면, 환자의

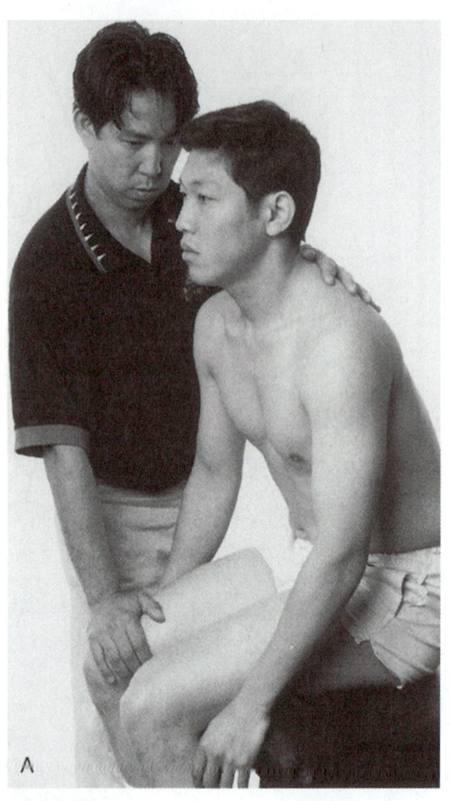

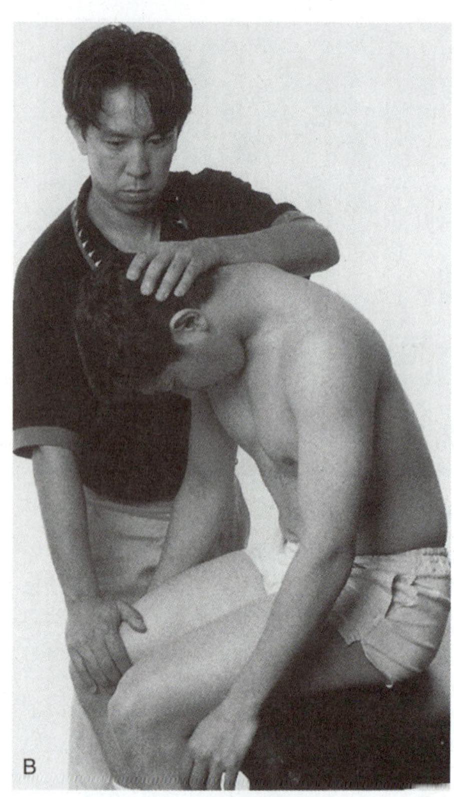

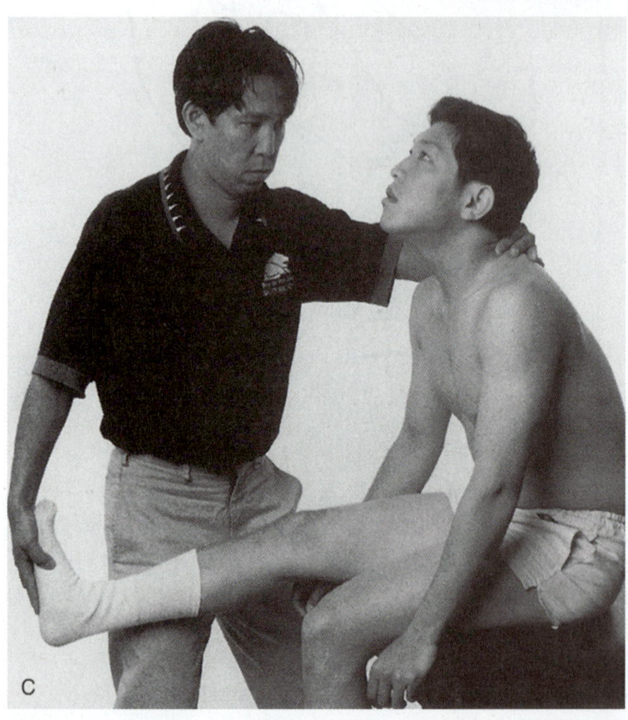

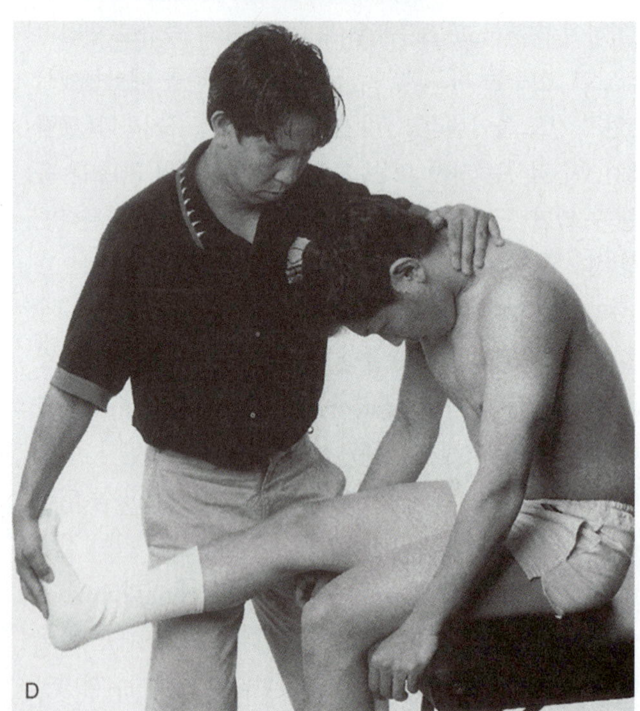

➤ **그림 10.34. 슬럼프 검사.** 이 검사는 여러 단계로 수행할 수 있다.

A, 선수를 테이블에 앉게 하고, 어깨를 전방으로 구부리고, 척주를 굴곡시키는 "슬럼프" 자세를 취하게 한다.

B, 어떠한 증상도 나타나지 않는다면, 어깨를 전방으로 구부린 상태에서 목을 전방 굴곡 시킨다.

C, 증상이 유발되지 않는다면, 선수의 무릎을 수동으로 신전시킨다.

D, 어떠한 증상도 나타나지 않는다면, 같은 쪽 다리의 발목을 수동으로 배측굴곡시키고 증상이 유발되는지 관찰한다. 좌골신경 증상이 재발된다면 양성징후이고, 경막과 척수신경 또는 신경근 충돌을 의미한다.

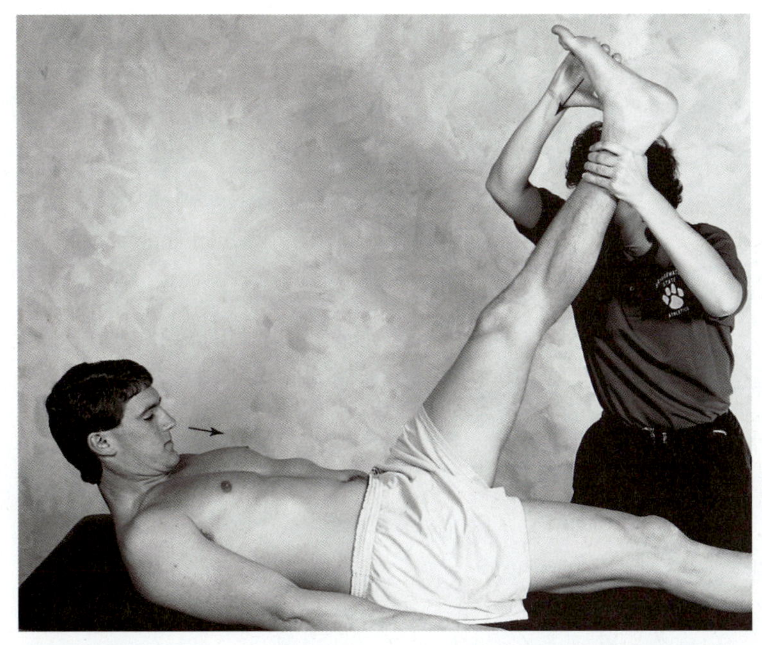

➤ 그림 10.35. **하지직거상 검사.** 무릎을 신전시킨 상태로 통증 또는 슬근에 긴장이 있을 때까지 들어 수동으로 고관절을 들어올린다. 통증과 긴장이 없어질 때까지 다리를 아래로 내린다. 그 후, 발목 배측굴곡, 목 굴곡 또는 두 가지를 동시에 수행한다. 통증이 발목 배측굴곡 또는 목의 굴곡으로 증가되지 않는다면, 슬괵근의 긴장을 의미한다.

한쪽 무릎을 수동으로 신전시킨다(**그림 10.34C**). 증상이 유발되지 않는다면, 같은 쪽 발을 수동으로 배측굴곡 시키고 어떠한 증상이 나타나는지 관찰한다(**그림 10.34D**). 반대편 다리에도 이러한 검사 과정을 반복한다. 이 검사에서 좌골신경통이 재발되어 양성 증상이 나타난다면, 경막과 척수신경 또는 신경근의 충돌을 의미한다. 통증은 대개 병변이 있는 부위에 나타난다.

하지직거상 검사. Lasègue 검사로도 알려져 있으며, 이 검사는 천장 관절, 좌골신경 자극, 슬괵근 긴장을 평가하기 위하여 사용된다. 바로누운자세에서 무릎을 신전하고, 고관절을 내회전 시킨다. 검사자는 선수의 한쪽 발꿈치를 잡고, 다른 손으로는 무릎 굴곡을 방지하기 위하여 슬개골을 잡는다. 다리를 통증이 유발되거나, 긴장이 있을 때 까지 천천히 올린다. 그 후 다리에 통증이 감소 될 때까지 다리를 내리게 하고, 선수에게 목을 전방 굴곡 시키거나, 발목 배측굴곡, 또는 동시에 두 동작을 함께 수행하게 한다(**그림 10.35**).

목 굴곡 움직임을 Hyndman **징후**(Hyndman's sign) 또는 Brudzinski **징후**(Brudzinski's sign)라고 한다. 목 굴곡 또는 발목의 배측굴곡으로 통증이 증가되는 것은 척수신경의 신장을 의미한다. 목 굴곡 또는 발목의 배측굴곡으로 통증이 증가되지 않는 것은 슬근의 긴장을 의미한다. 좌골신경은 고관절 70° 굴곡상태에서 완전하게 신장된다. 이처럼, 70°에서 나타나는 통증은 요추부위(후방관절) 또는 SI 관절의 통증을 의미한다. 반대편 다리를 들어 올릴 때 나타나는 통증은 공간점유병변을(예, 디스크 돌출) 의미한다.

Well 하지직거상 검사. Well 하지직거상검사는 이전의 검사와는 다르게 건측 다리를 들어 올리는 것이다. 건측 다리를 들어 올려 통증이 나타나는 양성 징후는 추간판 돌출과 같은 공간점유병변을 의미한다.

양측 하지직거상 검사. 검사자가 양쪽 다리를 동시에 들어 올리는 검사이다(양측 하지직거상검사). 검사자가 양쪽 하지를 들어 올려야 하기 때문에 검사자의 요추에 커다란 스트레스를 가할 수 있으므로 조심스럽게 수행하여야 한다. 고관절 70° 굴곡이 되기 전에 통증이 유발된다면, 병변은 SI 관절에 있을 수 있고, 70° 이후에 통증이 유발된다면, 요추부위에 병변이 있을 수 있다.

Brudzinski 검사. 이 검사는 하지직거상검사와 유사하지만, 움직임은 환자가 능동적으로 수행한다. Brudzinski 검사는 바로 누운 상태에서 손으로 머리를 전방굴곡 시킨다(**그림 10.36A**). 목과 허리에 불편함이 있고, 불수의적으로 무릎과 고관절이 굴곡되어 수막 자극이 완화된다면 양성징후이다.

Kering 검사. Kering 검사에서, 고관절은 굴곡 시키고 무릎은 신전시킨 상태로 바로 눕는다(**그림 10.36B**). 머리, 목 또는 허리의 통증은 수막자극을 생각할 수 있다. 무릎을 굴

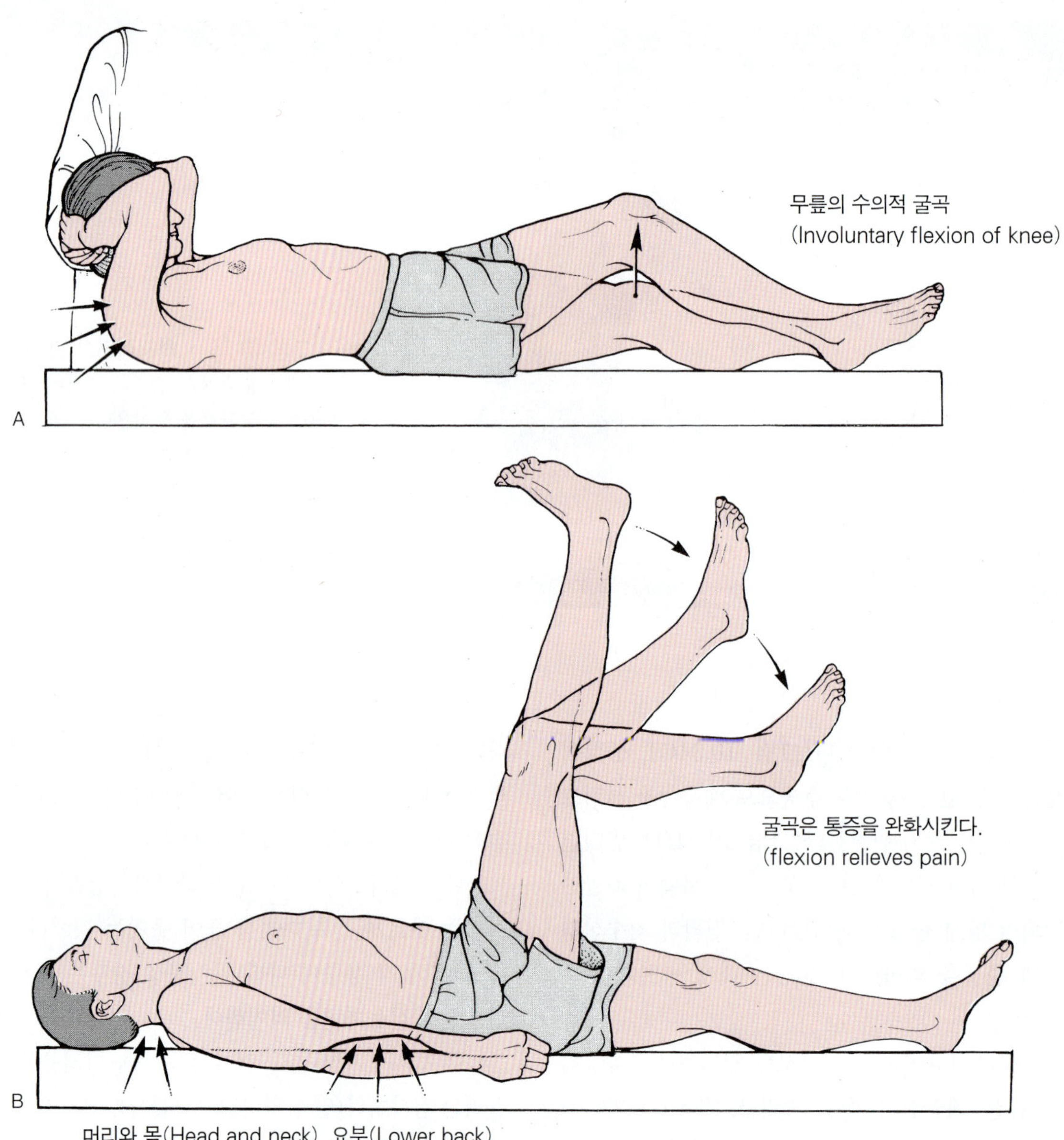

➤ 그림 10.36. **Brudzinski-Kernig 검사(Brudzinski-Kernig Test).** A, Brudzinski 검사에서, 바로 누워 목을 전방굴곡 시킨다. B, Kernig 검사에서, 무릎을 신전시킨 상태에서 능동으로 고관절을 굴곡 시킨다. 이 검사는 무릎 신전으로 야기된 머리, 목 또는 허리 통증을 무릎을 굴곡시켜 통증을 완화시키는 양성징후이다.

곡 시켜 통증이 완화된다면, 수막자극, 신경근 또는 경막 자극을 의미하는 양성징후를 의미한다. 두 검사(Brudzinski와 Kering)는 나누어 수행하거나 같이 수행할 수 있다.

긴장(활시위) 검사. 하지직상검사가 양성으로 나타난 후에 긴장 또는 활시위 검사를 수행할 수 있다. 검사자는 같은 자세에서 다리를 유지하고, 무릎을 약간 굴곡(20°)시키면, 증상이 감소한다. 좌골신경의 경골 부분 위를 엄지 또는 손가락으로 압박을 가하고 방사통 증상을 다시 유발하기 위하여 슬와 부위도 압박을 가한다. 이 검사로 좌골신경에 긴장 또는 압박을 알 수 있고, 하지직상검사의 변형된 검사이다. 다른 방법은 고관절과 무릎을 약 90°로 굴곡시킨다. 그 후 검사자는 슬와 부위에 압박을 가하는 동안 가능한 무릎을 천천히 신전시킨다. 압통 또는 방사통이 있다면 좌골신경 자극의 양성징후이다.

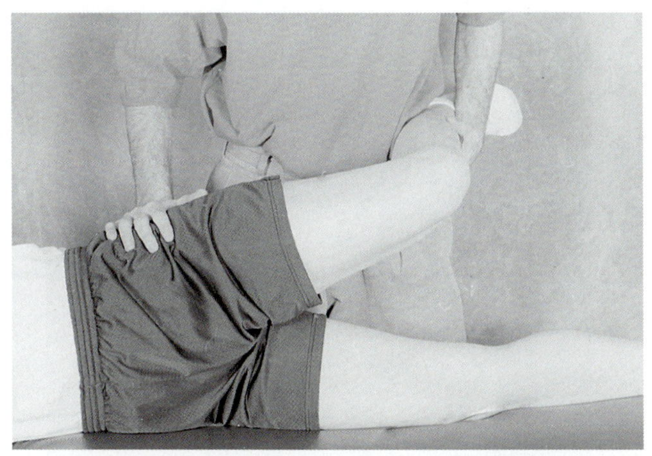

➤ 그림 10.37. **대퇴신경 신장검사.** 장골 후면을 고정하는 동안, 무릎을 90° 굴곡 시킨 상태에서 검사자는 수동으로 고관절을 신전시킨다. 전면 또는 후면 허벅지에 통증이 나타난다면, L_2, L_3 또는 L_4에 신경 충돌이 있을 수 있다. 대퇴사두근에 통증을 알아보기 위해서 검사자는 중심 자세에서 무릎과 고관절을 완전하게 굴곡 시킨다.

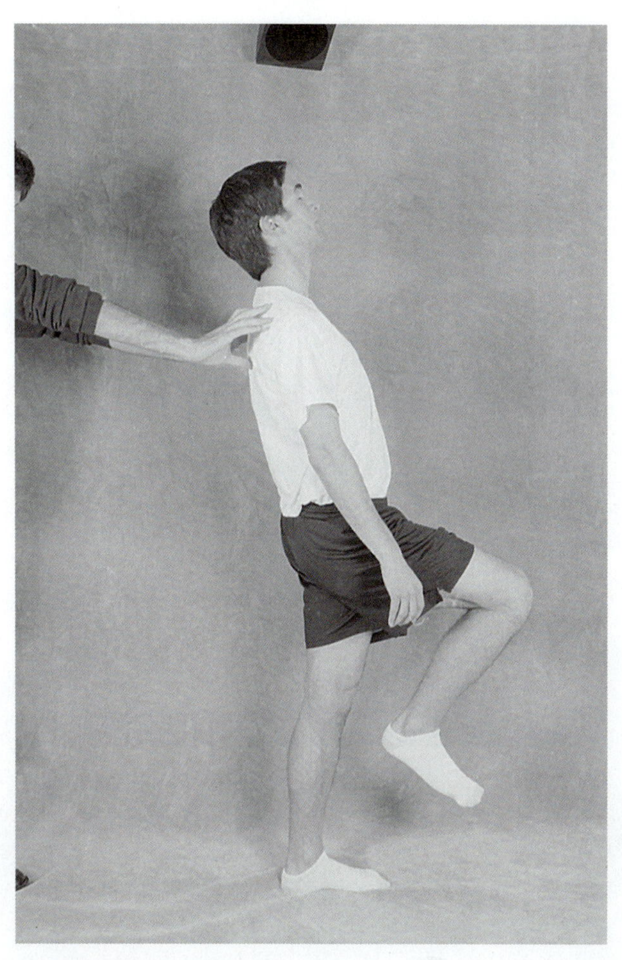

➤ 그림 10.38. **한 다리로 서기 검사.** 검사자는 척추를 신전시킨 상태에서 한 다리로 서서 균형을 잡는 동안 어깨 부위를 지지하기 위하여 환자의 뒤에 서는 것이 좋다. 다리를 올릴 때 반대편 등에 통증이 유발된다면, 관절와 부위 스트레스 골절을 의미하는 양성징후이다. 양측 관절와 골절은 모든 다리를 들어 올릴 때, 통증이 유발된다.

대퇴신경 신장검사. 이 검사는 L_2 또는 L_3 신경근 병변, 또한 대퇴신경 신장을 확인하기 위하여 사용된다. 옆으로 누운 자세에서 발이 둔부에 닿을 때까지 수동으로 무릎을 굴곡시킨다. 이 자세를 45-60초 유지한다(**그림 10.37**). 이 움직임을 수행하는 동안 고관절이 회전되지 않게 예방하는 것이 중요하다. 병리학적 병변 때문에 무릎이 90° 이상 굴곡 되지 않는다면, 무릎을 굴곡 시킨 상태에서 가능한 최대로 고관절을 수동으로 신전시킨다. 요추부위에 편측 통증이 나타난다면, L_2 또는 L_3 신경근 병변을 의미한다. 허벅지 전면 통증은 대퇴사두근의 긴장을 의미한다.

한 다리로 서기 검사. 한 다리로 서서 균형을 잡는 동안 척주는 신전시킨다(타격자세)(**그림 10.38**). 검사는 반대편 다리에 반복 수행한다. 관절와 부위 스트레스골절(척추전방전위증)과 관련된 허리 통증이 양성징후이다. 스트레스골절이 한쪽에만 있다면, 골절이 있는 동측 다리로 서면 더 많은 통증이 유발된다. 신전과 회전이 복합되어 통증이 나타난다면, 회전이 일어나는 부위에 후방관절 병변이 있을 수 있음을 의미한다.

➤ *천장관절 기능장애(Sacroiliac Dysfunction)*

천장관절 압박(횡단 전방 스트레스와 신연검사). 선수를 바로 눕게 하고, 검사자는 팔을 교차시켜 ASIS를 아래와 외측으로 압박한다(**그림 10.39**). 이 움직임은 천장관절이 분리되게 장골의 전면 부분에 압박을 아래로 반복하여 적용한다. 편측 둔부 또는 다리 후면의 통증은 전방 천장인대의 염좌를 의미한다. 장골릉의 양측 압박 또는 외측 압박으로 골반을 따라 날카로운 통증은 나타나는 것은 골반골절을 의미한다.

접근(횡단 후방스트레스) 검사. 옆으로 누운 자세에서 장골능 위에서 압박을 아래로 가한다(**그림 10.40**). 이 움직임은 천골에 전방 압박을 유발시킨다. 천장관절 압박의 느낌 또는 통증을 유발시키는 양성 검사는 후방 천장인대 염좌 또는 천장관절 병변 또는 모두를 의미한다. 장골릉에 날카로운 통증

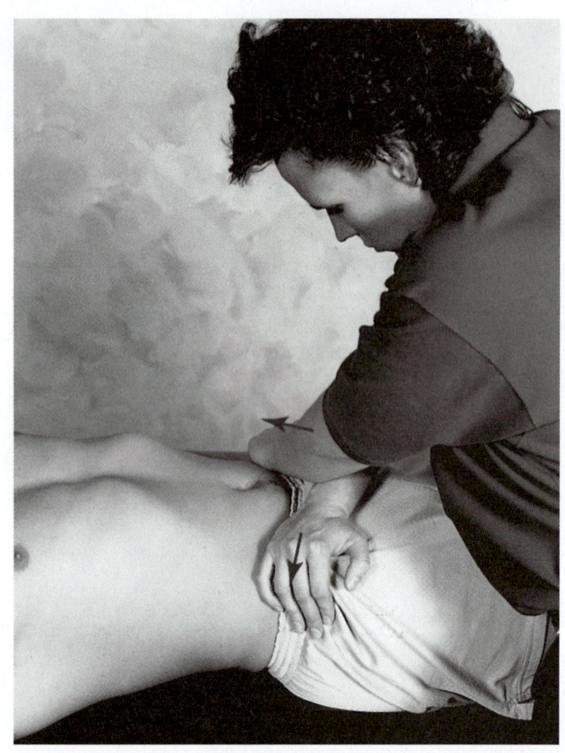

➤ 그림 10.39. **전상 압박과 신연검사.** 검사자는 전상 장골극(ASIS)에 팔을 교차하여 아래와 외측으로 압박을 가한다. 장골의 전면부를 아래로 가하여 천장관절까지 영향이 미치게 압박을 가한다. 편측 통증 또는 다리 후면 통증은 전방 천장인대 염좌를 의미할 수 있다. 날카로운 통증은 골반골절을 나타내는 것일 수 있다.

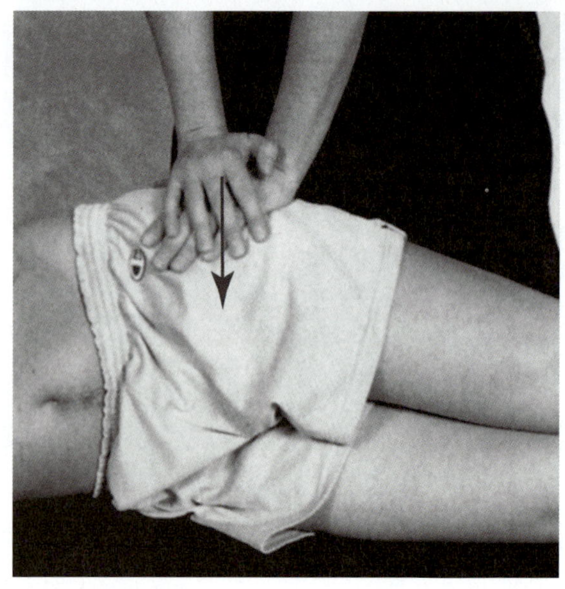

➤ 그림 10.40. **접근검사.** 옆으로 누운 자세에서, 검사자는 장골능 위에서 아래로 힘을 가한다. 통증 증가 또는 천장관절 위에 압박 느낌은 관절 염좌를 의미한다. 천장 관절에 통증 또는 압박은 후방 천장인대의 병변 또는 염좌 또는 모두를 나타내는 것일 수 있다. 날카로운 통증은 골반 골절의 가능성을 의미한다.

은 골절을 의미할 수 있다.

"찌그러트림(Squish)" 검사. 바로 누운 자세에서, 양쪽 ASIS는 45°에서 아랫방향과 안쪽으로 민다. 이 행동은 후방 천장인대에 스트레스를 가하고 통증이 있다면, 양성징후이다.

Fabere(Patrick) 검사. 바로 누운 자세에서, 손상된 측 다리의 발목과 발은 반대측 무릎에 저항을 가한다. 검사자는 반대편 ASIS에 손을 올려놓고, 다른 손은 굴곡 된 무릎의 내측면에 올려놓는다. 굴곡된 다리는 완전 외회전을 하고 그 후에 검사자는 무릎과 ASIS에 압박을 가한다(**그림 10.41**). 고관절 굴곡, 외전과 외회전과 신전(Fabere)의 자세는 반대측 다리 테이블 위에 다리를 올려놓거나 최대의 수평자세가 되게 한다. 손상이 있는 다리의 무릎과 반대측 장골능에 압박으로 손상된 측의 SI 관절에 통증을 유발시킬 수 있고, 이것은 SI 관절의 병변을 의미한다.

Gaenslen 검사. Gaenslen 검사는 과신전된 한쪽 고관절에 힘을 가하여 천장 관절에 회전성 스트레스를 가하기 위하여 사용된다. 선수는 테이블 모서리 아래로 고관절을 신전시킨 검사자세를 취한다. 양쪽 다리는 가슴에 모으고 그 후 한쪽 다리를 천천히 아래로 내려 신전시킨다(**그림 10.42**). 환자를 고정시키는 동안, 검사자는 가까운 다리가 과신전 되게 압박을 가한다. 천장 관절에 통증이 나타나는 것이 양성징후이다. 다른 자세는 옆으로 누워 위에 다리(검사 다리)의 고관절을 과신전한다. 아래 다리는 굴곡시킨다. 골반은 고관절이 최대로 신전하는 동안 고정한다. SI 관절 병변, 고관절 병변 또는 L_4 신경근 병변이 있는 부위에 통증이 증가될 수 있다.

다리 뻗고 앉기 검사. 다리를 펴고 바로 눕게 한다. 검사자는 내측 외과 위에 엄지손가락을 올려놓고, 외과를 잡는다. 선수에게 일어나 앉으라고 검사자는 움직이는 동안 한쪽 다리를 관찰한다. 한쪽 다리가 다른 쪽보다 더 위로 움직인다면, 골반 염전 또는 회전으로 유발되는 골반기능장애로 인하여 기능적 다리길이가 차이가 있다. 예를 들면, 오른쪽 다리는 근위로 움직인다면, 천골에 비해 오른쪽 장골이 전방 회전된 것을 의미한다. 만약 반대로 나타난다면(예, 다리 길이

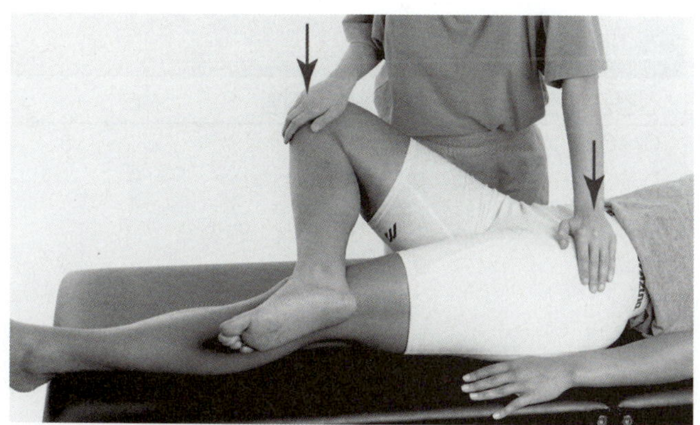

➤ 그림 10.41. Patrick (Faber)검사. 4가지 검사라 불리기도 하며, 다리의 발, 발목은 반대측 무릎에 저항을 가한다. 검사자는 무릎과 반대측 장골능에 저항을 가한다. 다리의 동측 천장관절에 유발되는 통증은 양성징후이고, 병변을 의미한다.

가 짧은 자세에서 긴 자세로 움직일 때 오른쪽이 움직인다), 천골에 비해 오른쪽 장골이 후방 회전된 것을 의미한다.

신경학적 검사 (Neurologic Tests)

머리 또는 척수외상은 **과다반사항진**(hyper-reflexia), 근육약화, 감각 상실과 운동실조(ataxia)가 나타날 수 있으므로, 상위와 하위운동신경병변을 평가하기 위하여 많은 검사를 수행하여야 한다. 상위 신경학적 관찰검사는 C_5-L_1 신경근의 외상을 검사하는 것이고, 하위 신경학적 관찰검사는 L_1-S_2 신경근 검사이다. 게다가, 방광과 장의 조절 기능 상실

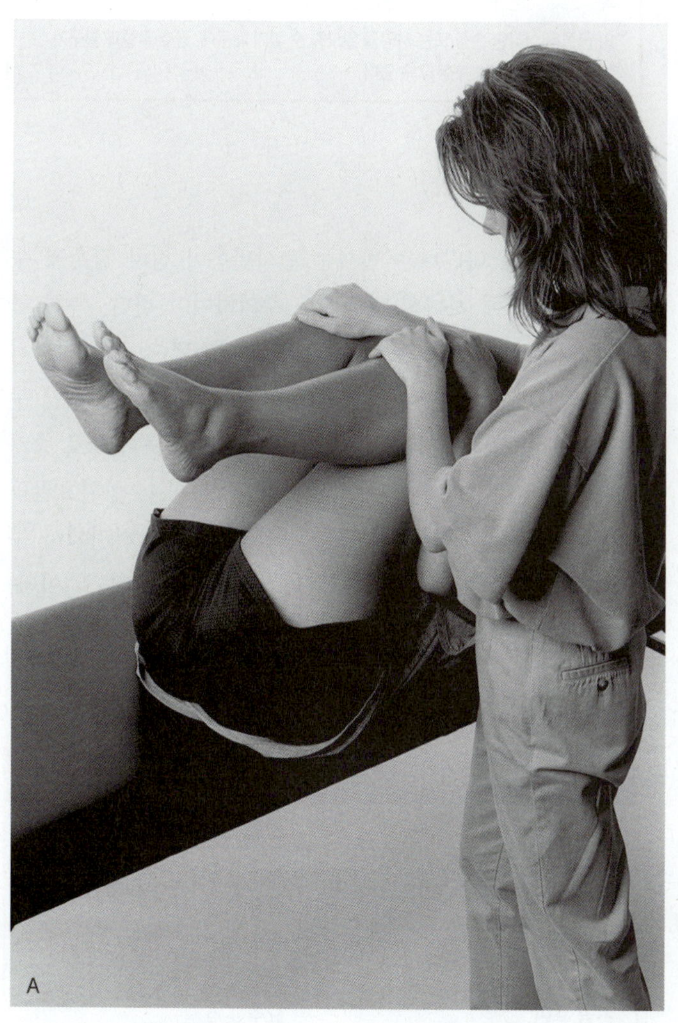

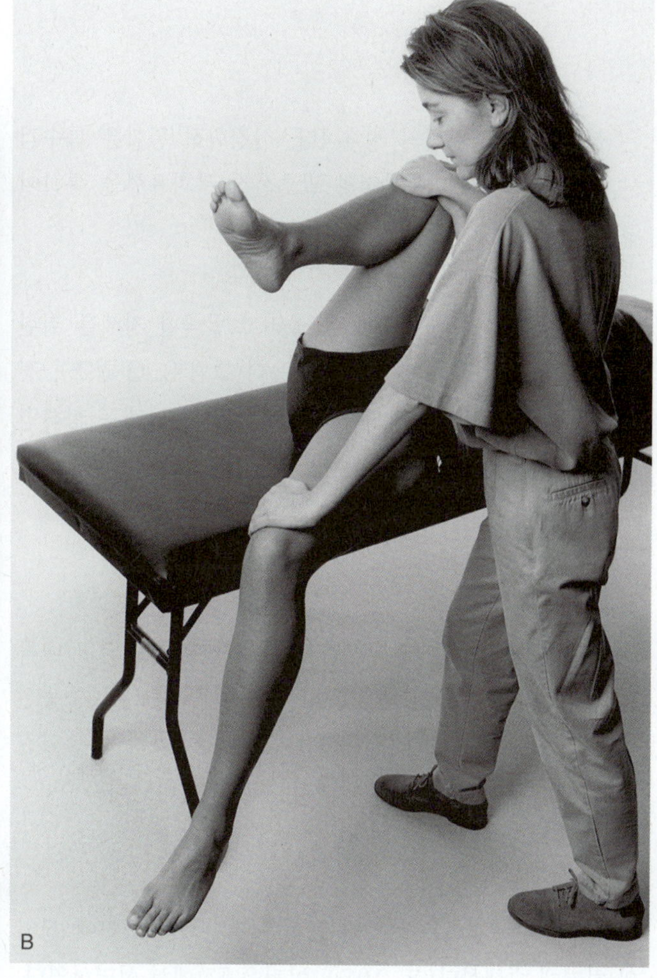

➤ 그림 10.42. Gaenslen 검사. A, 선수는 테이블 모서리 아래로 고관절을 신전시킨다. B, 양 다리를 가슴으로 모으고, 그 후 한쪽 다리를 천천히 아래로 신전시킨다. 통증이 증가되는 것은 동측 천장관절 병변, 고관절 병변 또는 L_4 신경근 병변의 신호이다.

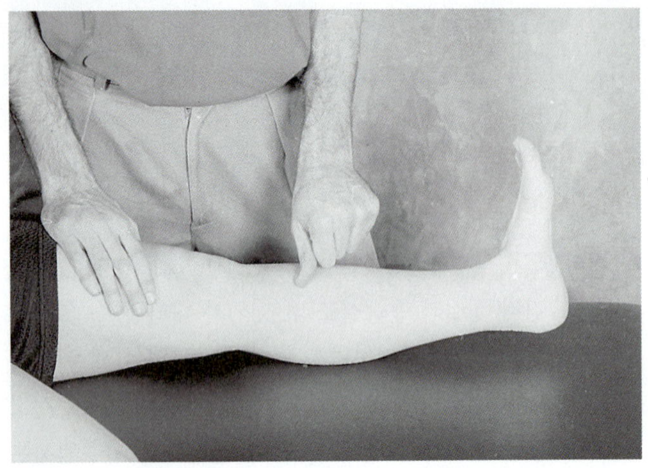

➤ 그림 10.43. Oppenheim 검사. 선수를 바로 눕게 하고, 검사자는 손톱으로 경골의 전내측면 능선을 따라 매끄럽게 쓰다듬는다. 만약 엄지발가락이 신전되고 다른 발가락이 양성을 벌어졌거나, 선수가 과민성을 보인다면, 이 검사는 양성을 나타낸다.

은 상위운동신경병변의 징후이다. 신경학적 통합은 특수검사, 근절, 반사와 피부분절과 말초신경 부피유형을 통하여 평가할 수 있다.

➤ Babinski 검사(Babinski Test)

눈을 감고 바로 누워 다리를 올리고 굴곡한 자세를 취한다. 물체로 발바닥을 따라 쓰다듬는다(그림 9.12 참조). 정상 징후는 엄지발가락이 굴곡과 내전되면서 아래로 향하면서 굴곡된다. 양성 징후는 상위운동신경병변을 의미하고, 엄지발가락이 신전과 외전을 하는 것이다.

➤ Oppenheim 검사(Oppenhem Test)

바로 눕는다. 손톱의 모서리를 사용하여, 경골의 전내측 능선을 쓰다듬는다(**그림 10.43**). 양성징후는 상위운동신경병변이고, 엄지발가락은 신전되고 다른 발가락은 외전(벌리기)하거나 검사에 예민해지는 것이 나타난다.

➤ 근절(Myotomes)

등척성 근육검사는 특정한 근절을 검사하기 위하여 상지와 하지에 수행한다(**표. 10.6**). 이것은 5장에서 설명하였다. 최대 힘은 중요한 근육군에 약화를 발견하기 위하여 검사할 때 적용할 수 있다.

표 10.6 신경을 검사하는데 사용되는 근육 분절

신경근 분절	검사하는 움직임
C_1 - C_2	목 굴곡*
C_3	목 외측굴곡*
C_4	어깨 거상
C_5	어깨 외전
C_6	주관절 굴곡과 손목 신전
C_7	주관절 신전과 손목 굴곡
C_8	엄지손가락 신전과 척골 편위
T_1	손의 내재근(손가락 외전과 내전)
L_1-L_2	고관절 굴곡
L_3	슬관절 신전
L_4	발목 배측굴곡
L_5	엄지발가락 신전
S_1	발목의 저측굴곡, 발 외반, 고관절 신전
S_2	슬관절 굴곡

* 이 근절은 심각한 손상 또는 사망을 일으킬 수 있기 때문에, 경추 골절과 탈구가 예상되는 선수에게는 수행할 수 없다

➤ 반사(Reflexes)

반복적으로 나타나는 반사는 반사반응이 점차 감소될 수 있지만, 반면에 하나의 반응에도 주의하여야 한다. 특히 근육이 발달된 사람에서 반사가 없거나 감소된 것은 병리학적으로 필요하지 않다. 상지 반사는 검사를 수행하는 동안 무릎을 비트는 것과 같이 등척성 수축을 수행하는 것으로 증가될 수 있다. 상지 반사는 상완이두근(C_5-C_6), 상완요골근(C_6)와 상완삼두근(C_7)이 포함된다(**표 10.7**). 하지에서 두 가지 중요한 반사는 슬개골(L_3-L_4)과 아킬레스 건(S_1)이다. 양측의 비대칭은 비정상에 대한 의심을 가질 수 있다.

표 10.7 심부건 반사

반사	분절 부위
상완이두근	경추 5, 6
상완요골근	경추 5, 6
상완삼두근	경추 7, 8
슬개골	요추 2, 3, 4
경골 후면	요추 4, 5
내측 슬근	요추 5, 천추 1
외측 슬근	천추 1, 2
아킬레스 건	천추 1, 2

➤ 피부 유형(Cutaneous Patterns)

광범위한 피부분절 신경지배와 주관적인 검사로 인하여 운동 또는 반사검사보다 유용하지 않다. 그러나 이 검사는 상지 말초신경 포착이 예상된다면, 말초신경분포에서 감각상실을 점검하기 위하여 사용된다. 분절신경 피부분절과 말초신경 피부 유형은 **그림 10.44**에 설명하였다. 날카롭고 무딘 접촉에 감각변화를 알기 위한 양측 검사는 목, 머리, 등, 흉곽, 복부와 상지와 하지(전면, 후면과 측면)위를 손톱과 손으로 시행한다. 환자는 다른 측과 비교하여 같은 감각이 있는지 물어본다.

➤ 연관통(Referred Pain)

여러 복부장기에서 흉추로 연관통이 있을 수 있다. **그림 10.45**는 몸통에 일반적으로 나타나는 연관통 부위를 설명한 것이다.

능동 특수 기능검사 (Activity-Specific Functional Testing)

검사를 수행하기 전에, 통증이 없는 ROM과 정상적인 신경학적 검사, 정상 양측 근력, 피부 감각과 반사검사를 수행하여야 한다. 머리 축 압박은 안전성을 점검하기 위하여 측면에서 수행할 수 있다. 통증이 있다면, 시합에 참여하지 말아야 한다. 걷기, 구부리기, 들기, 조깅, 뛰기, 8자 뛰기, karioka 뛰기와 특정한 스포츠 기술과 같은 스포츠 특수 기능검사를 수행 하여야 한다. 모두 움직임은 제한이 없고 통증 없이 수행하여야 한다.

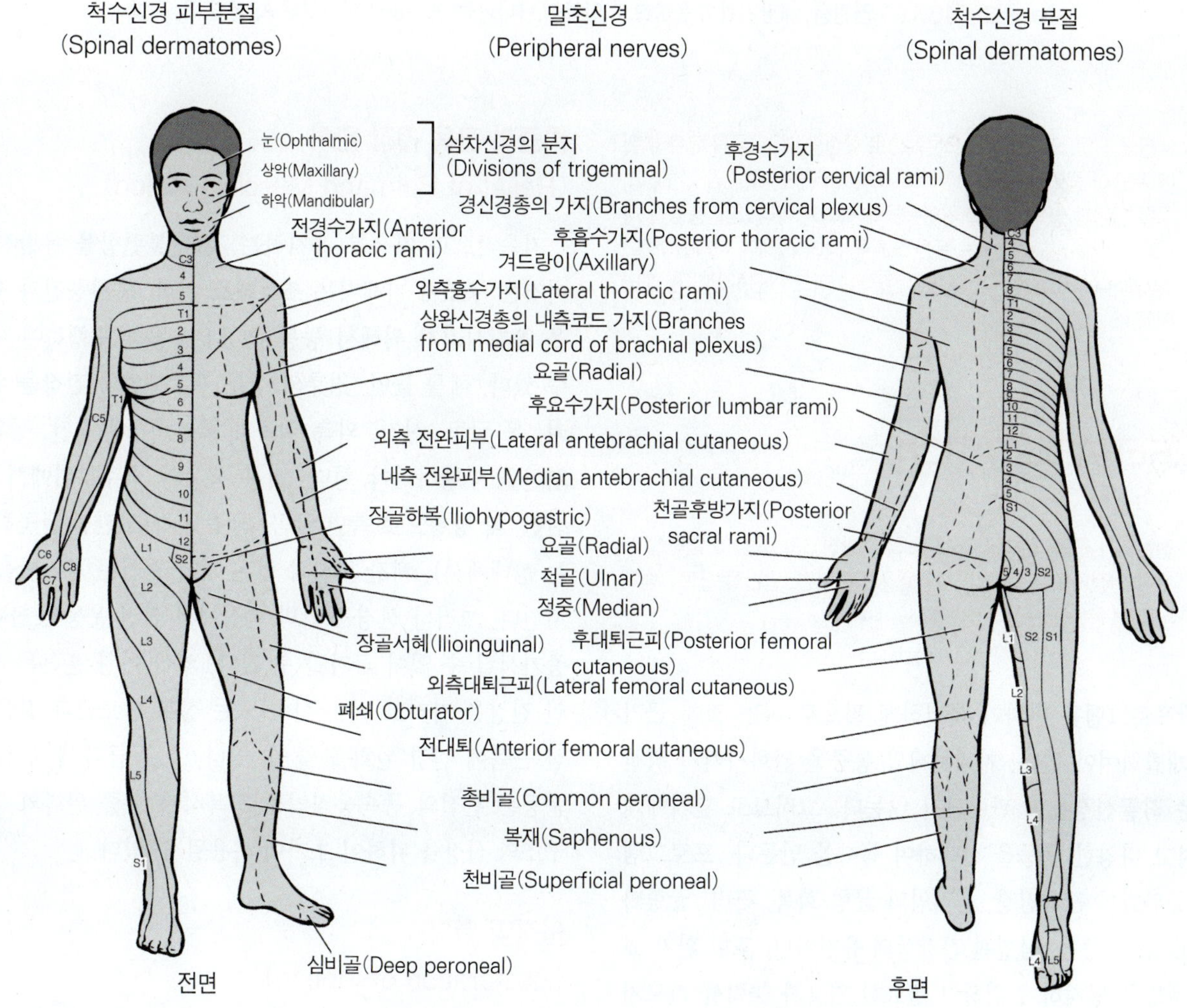

➤ 그림 10.44. **척수신경지배의 피부분절 형태와 말초신경 분포 형태.** A, 전면. B, 후면

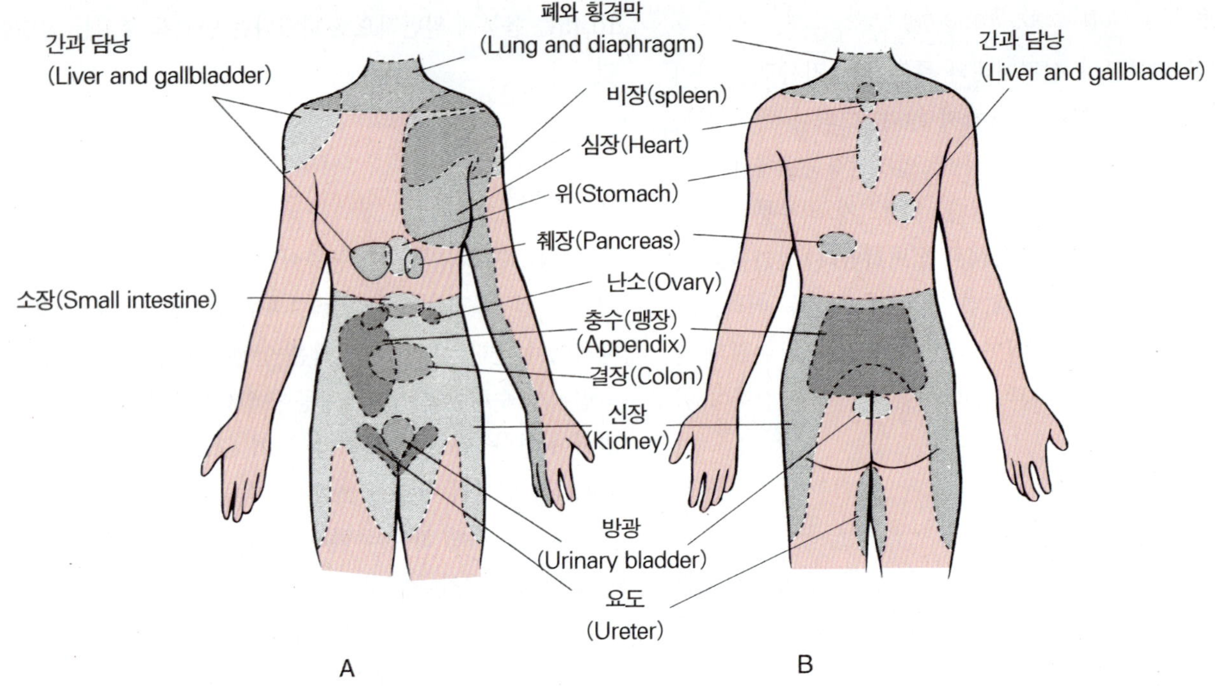

➤ 그림 10.45. **연관통.** 내장기관의 통증으로 인하여 나타나는 연관통의 피부형태 A, 전면. B, 후면

A 체간을 신전, 외측굴곡과 오른쪽으로 회전할 때, 오른쪽 요추 부위에 통증이 증가하였다. 오른쪽에 대퇴사두근 반사는 감소하였고, 무릎 신전과 발목 배측굴곡에는 근육 약화가 나타났다. 통증은 하지직거상검사를 수행하는 동안 오른쪽 다리 아래에 나타났다. L_4 레벨의 디스크 돌출로 인한 좌골신경통이라고 판단하였다면, 정답이다.

재활(REHABILITATION)

Q 전문의가 근육이완제와 NASIDs를 처방하였고, 증상이 없어질 때까지 안정하도록 하였다. 재활을 시작한다면, 일반적 프로그램에서 어떤 운동을 수행하겠는가?

재활프로그램은 환자가 특별하게 필요로 하는 것에 근거하여 개발하여야 한다. 자세문제와 통증을 완화시키기 위한 운동은 좌골신경통과 관련되지 않는다. 그러므로 환자에게 적합하고 다양한 운동을 선택하여 목록을 만든다. 프로그램은 통증완화와 근육긴장, 움직임과 균형 회복, 근력, 균형과 일률(power) 증진, 심혈관 건강상태 유지이다. 또한 환자 교육은 재발을 방지하기 위하여 필요한 기술과 능력을 가르치는 것이 중요하다.

통증과 근육 긴장 완화 (Relief of Pain and Muscle Tension)

지속적으로 자세를 유지하는 것은 불편함을 유발시킨다. 이것은 구조에 가해지는 스트레스 완화, 순환증진과 유연성을 유지시키기 위해서 능동 ROM 운동을 수행하여 예방할 수 있다. 예를 들면, 경추와 상부 흉추부위의 긴장을 완화시켜, 목 굴곡, 신전, 외측 굴곡과 회전, 어깨 회전, 상완관절 회선을 수행하여야 한다. 하부 흉추와 요추부위에서는, 등 신전, 각 방향으로 측면 굴곡, 척주 굴곡(고관절 굴곡하지 않는 상태에서), 체간 회전과 짧은 거리 걷기는 불편함을 완화시킨다. 그러나 신경근 압박 손상에서 신전 운동은 불편함을 증가시킬 수 있어 금기될 수 있다. 의식 이완 훈련은 전반적인 긴장을 가지고 있는 선수 또는 상부 승모근과 같은 특정한 근육에 긴장 완화를 줄 수 있다. Ⅰ 등급과 Ⅱ 등급 가동 운동은 관절의 종속움직임을 회복시켜 통증 완화와 긴장성 구조의 신장을 위하여 초기에 사용될 수 있다.

움직임 회복 (Restoration of Motion)

통증과 근방호를 완화시키기 위해서는 Ⅲ 등급과 Ⅳ 등급

가동운동을 시작할 수 있다. 부가적인 가동운동은 유연성과 ROM 운동으로 시작한다. 굴곡운동은 요추 근막과 근 신전근을 신장시키고, 추간공을 개방시키고, 후방관절의 신경 압박을 감소시키고, 고관절 굴곡근에 의해서 유발되는 요추 추체의 긴장을 완화시키고, 복근의 근력강화운동에 의하여 복강 내 압력을 증가시킨다. 굴곡운동의 예들은 실전전략 10.1에 설명되어 있고, 한쪽과 양쪽 무릎으로 가슴 신장, 슬근 신장, 고관절 굴곡근 신장, 외회전근 신장, 윗몸일으키기, 그리고 대각선 윗몸일으키기가 포함되어 있다. 상부 흉추와 흉근 부위, 체간 회전근과 외측 굴곡근, 그리고 고관절 내전근, 외전근, 신전근과 내외측 회전근 신장운동은 유연성을 증가시키기 위하여 부가적으로 사용할 수 있다. 다른 운동은 양쪽 무릎을 가슴에 닿기, 부드럽게 전 · 후, 위 · 아래로 흔들기, 서 있는 자세에서 둔부를 좌 · 우로 흔들기, 체간 외측 굴곡과 회전 운동이 포함된다. 굴곡이 기본이 되는 운동은 과가동성 또는 불안정이 예상되거나, LPB를 증가시키는 방법으로는 수행하지 않아야 한다.

신장운동은 척추 움직임을 증가시키고, 추간판의 부하를 감소시키고, 등 신전근의 근력을 강화시키고, 가동 부분의 자가 가동성(self-mobilization)을 가능하게 한다. 실전전략 10.2에서 등 신전근 운동은 엎드린 자세에서 신전운동은 팔꿈치를 펴고, 그 다음 손을 펴는 것으로 시작하고, 교대로 팔과 다리 들기, 양쪽 팔과 다리 들기, 그리고 교대로 네발자세에서 팔과 다리 신전하기가 포함된다. 다른 신전운동은 엎드린 자세에서 한쪽 고관절 신전하기와 테이블을 잡고 양다리 신전하기가 포함되고, 무릎 굴곡 시키고, 그 후 무릎을 신전시키는 것으로 시작한다.

골반과 복부안정성 운동은 반복적인 미세손상이 일어나는 동안 힘의 사용을 조절하고, 최대로 편안한 자세에서 척추를 유지하기 위한 중심 자세에서 고관절의 위치를 가르치는데 사용된다. 각각의 운동을 수행하는 동안, 선수들은 복근이 수축과 이완하는 동안 중심 자세에서 고관절을 유지하는 것에 중점을 둔다. 기능 활동을 수행하는 동안, 어떠한 움직임을 수행하기 전에 초기 안정성에 중점을 두어야 한다. 이것은 자세를 유지하고 등에 부하되는 스트레스를 감소시킬 수 있다. 이러한 많은 운동들은 실전전략 10.5에 설명하였다. 골반경사 방법은 요추 전만의 정도를 감소시키는데 도움을 줄 수 있고, 처음에 굴곡 시킨 무릎으로 서서 다리를 곧게 펴고 앉는 것으로 수행할 수 있다.

고유수용기와 균형 회복 (Restoration of Proprioception and Balance)

고유수용기와 균형은 상지와 하지의 닫힌 사슬운동(closed chain exercise)으로 회복될 수 있다. 예를 들면, 상부 흉추 부위는 팔굽혀 펴기, 흔들리는 발 받침대, 공에서 균형잡기, 또는 손으로 체중을 지지하는 동안 받침대 밀기가 효과적이다. 쪼그리고 앉기, 다리 밀기 또는 계단 위에서 운동, 받침대 밀기는 고관절과 하지의 고유수용기와 균형을 회복시킬 수 있다. "네발자세"에서 안정성 운동과 기능적 반복에 의한 튜빙도구의 정확한 사용은 고유수용기와 균형을 회복할 수 있다. 이러한 운동은 가능하다면, 거울 또는 비디오테입을 보면서, 자세와 역학을 관찰하면서 수행할 수 있다. 반면, 관리하는 치료사의 언어강화도 최대 되먹임이 될 수 있다.

근강도, 지구력과 근력 (Muscular Strength, Endurance, and Power)

목 근육의 근력강화를 위한 등척성 운동은 도수저항, 고무탄력 튜브를 이용할 수 있고, 내구력이 있는 기계장치를 사용할 수 있다. 목 근력은 경추 부위의 안정성과 근력이 부가적으로 필요한 레슬링 선수와 미식축구 라인맨에게 특히 중요하다. **실전전략** 10.5의 목록과 같은 복부 근력 운동은 기능적 전만을 감소시키기 위하여 골반경사, 윗몸일으키기, 대각선 윗몸일으키기와 함께 시작하여야 한다. 엎드린 자세에서 점진적인 신전운동과 등 저항운동은 척추기립근의 근력을 증가시킬 수 있다.

심혈관 운동 (Cadiovasvular Fitness)

수중운동은 예민한 구조에 부하를 감소시킬 수 있는 부력(buoyancy) 때문에 매우 효과적이다. 깊은 물에서는 중력과 관련된 통증 없이 모든 근육을 전체 ROM으로 운동할 수 있게 한다. 특별한 스포츠 기술 수행에서 물의 저항은 등속성 근력강화운동과 같이 근육에 일정하고 동등한 저항을 줄 수 있다. 상지 에르고미터, 고정 자전거, 계단오르기 또는 미끄러운 판은 요통이 있는 선수에게 운동시킬 수 있다. 조깅은 모든 증상이 없어졌을 때 시작한다.

실전 전략 10.5 골반고정과 복부 근력강화운동

A. **중심위치에서 안정성.** 등을 중심자세로 하여, 팔의 축이 전방으로 움직이도록 적절하게 골반을 움직인다. 이것은 등이 구부러질 수 있으므로, 전방과 후방 움직임을 수행하는 동안 복근을 점진적으로 긴장시키고 이완시킨다.

B. **"두 지점" 자세에서 안정성.** 오른쪽 다리와 왼쪽 팔로 균형을 잡는다. 중심자세를 잃지 않고, 전 · 후방으로 천천히 움직인다. 교대로 반대편 다리와 팔에 수행한다.

C. **다리 운동.** 등에 통증없이 다리를 후방으로 든다. 지면에서 몇 인치보다 더 많이 발을 들어 올리지 말라. 굴곡된 무릎을 신체의 측면으로 움직이는 변화를 주고, 그 후 다시 원래 자세로 돌아온다.

D. **무릎을 구부린 자세로 하기(돌진).** 고관절 중심자세를 유지하는 동안, 선 자세에서 움직인다. 양쪽 다리를 규칙적으로 민다, 여러 번 반복한 후, 전방다리와 바꾼다.

E. **골반 경사.** 발을 지면에 닿게 하고, 고관절과 무릎을 구부리고, 복근에 등척성 운동(후방골반경사)을 수행하고 유지한다. "위를 밀어 넣는 것"과 같이 말로 표현하여 정확한 움직임과 뜻을 전달하고, 그 후, 등에 만곡은 전방골반경사를 수행한다. 두 움직임이 교대로 될 때까지 골반 움직임을 조절한다.

F. **교량자세.** 중심자세에서 등을 유지하고, 고관절과 둔부를 바닥에서 들어올린다(복근 수축유지 자세). 5-10초 유지하고, 아래로 내리고 이완하며, 이를 반복한다. 변화는 (a) 부가적인 골반경사운동, (b) 지면에서 한 다리 들어올리기(중심자세에서 등을 유지한다), 그리고 (c) 혼합된 골반경사와 한 다리 올리기가 포함된다.

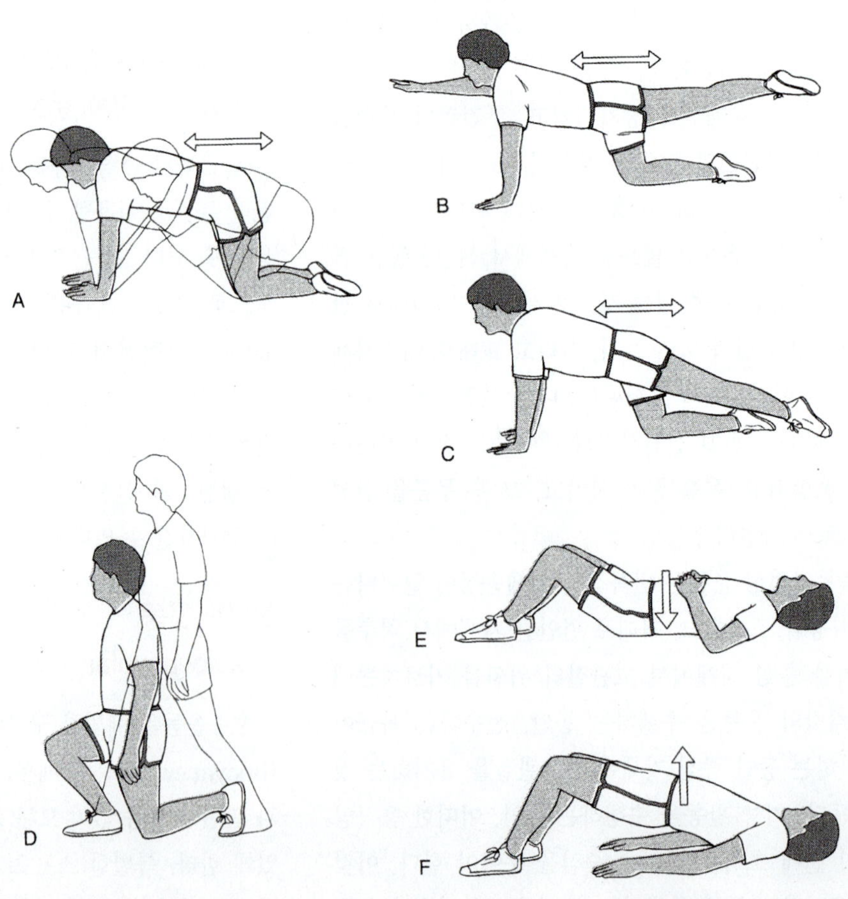

A 급성 증상이 없어졌을 때, 통증과 근긴장도 완화되어야 한다. 이상근, 둔부근육과 슬근의 신장은 복근을 신장시키고, 추간판에 압력을 감소시키기 위한 등 신전근의 근력강화를 위한 신전운동과 함께 수행할 수 있다. 안정성운동, 복부근력강화와 고유수용성신경근촉진(proprioceptive neuromuscular facilitation: PNF)을 사용한 고관절 내회전근 근력강화와 테라밴드 운동은 프로그램의 중요한 구성요소이다. 근력 회복과 같이 점진적인 완전 활동 회복과 같이 기능 활동도 함께 수행하여야 한다.

요약(Summary)

1. 척추는 상지와 하지 사이에 부하를 이동시키고, 3면(plane) 모두에서 움직임이 가능하고, 척수신경을 보호하는 서로 연결된 구조이다. 등에 대부분의 손상이 미약하여 PRICE 원리(예방, 제한 활동, 얼음, 압박과 거상)를 사용하여 성공적으로 관리를 한다고 할지라도, 척수 골절과 신경 손상은 유발된다.
2. 두 개의 연접한 추체와 연부조직 사이는 가동분절이다. 가동분절은 척주의 기능단위이다. 추간판은 추체 관절 사이에 충격흡수를 제공하는 섬유성연골 원반이다.
3. 극간인대, 횡간인대, 항인대는 극돌기, 횡돌기와 근접한 추체 관절판과 연결되어 있다. 전체적으로 등 신전의 중요한 작용을 하는 근육을 척추기립근이라 한다.
4. 척수신경은 뇌교에서 요추 첫 번째와 두 번째 사이 부위까지 연결되어 있다. 31쌍의 척수신경은 다발(cord)에서 분지하고, 척수신경의 원위 다발은 마미신경총으로 알려져 있다.
5. 해부학적 변화가 있는 사람은 후만증, 측만증, 전만증을 포함한 척추 손상이 나타날 확률이 높고, 관절와 골절은 척추분리증과 척추전방전위증을 유발할 수 있다.
6. 기능성 척추협착증은 척수신경 주위에 CSF 감소 또는 더 심한 경우에는 척수신경의 변형으로 정의한다. 경추 분절에서 가장 많이 영향을 받는 부위는 C_5와 C_6이다.
7. 심각한 경추 손상을 의미하는 징후와 증상은 다음과 같다.
   - 변형의 유 · 무와 함께 극돌기 위의 통증
   - 목통증 또는 경련이 감소되지 않음
   - 머리, 목, 체간 또는 상지에 비정상적인 감각
   - 상지에 근육 약화
   - 신체 부분의 마비 또는 움직임의 장애
   - 약화된 반사 또는 무반사
8. 척수손상은 마비 또는 사망을 일으킬 수 있기 때문에, 안정되지 못한 목손상은 응급실에서 치료하여야 한다. 전기적으로 근육 자극을 수행하고, 치료사에게 도움을 줄 수 있다.
9. 3 등급으로 나뉘어진 상완신경총 손상은 다음과 같다.
   - 신경차단 손상: 2주내에 회복되는 일시적인 감각상실 그리고/또는 운동기능 상실
   - 축삭절단 손상: 2주 이상 확실한 운동과 경미한 감각 결함.
   - 신경절단 손상: 1년 이상 심한 운동과 감각 결함과 예후 불량
10. 흉추골절은 흉추의 하부 끝부분에 집중되는 경향이 있다. 큰 압박부하는 쐐기골절을 유발시키거나, 척추체의 골단판의 퇴행성 변화를 일으키는 Scherermann 병변 유발시키고, 척추체 내의 추간판 탈출을 유발시킨다.
11. 육상선수는 특히, 고관절 굴곡근과 슬근 긴장으로 인한 요통이 있다. 등 신전근에 능동과 저항으로 증가되는 국소통증이 증상이지만, 방사통과 신경학적 결함은 나타나지 않는다. 골반 전방경사와 요추의 과전만증은 나타날 수 있다.
12. 좌골신경통은 디스크 탈출, 섬유륜 파열, 근육과 관련된 질병, 척추협착증, 후방관절 위축 또는 이상근 사이에 신경 압박에 의해서 유발된다.
13. 디스크 탈출이 가장 많이 나타나는 부위는 L_4-L_5, L_5-S_1 사이의 2개의 하부 요추 디스크이고, 경추도 하부 2개의 디스크에서 나타난다. 대부분의 파열은 염전과 압박으로 인하여 후방 또는 후외측 방향으로 움직인다.
14. 척수손상의 평가는 손상 병력을 검사하고, 신경 손상의 가능성을 결정하기 위하여 신경학적 검사를 수행한다. 통증의 정도, 신경학적 증상의 유 · 무, 목 경련과 압통은 목 안정성이 필요하다는 것을 의미한다.
15. 언제든지, 선수가 척추에 급성통증을 호소하고, 신체부위에 감각변화 또는 척추 움직임에 저항이 가해진다면, 손상이 확실하므로 응급실로 이송하여야 한다.

참고문헌(References)

1. Brown RL, Brunn MA, Garcia VF. Cervical spine injuries in children: a review of 103 patients treated consecutively at a level 1 pediatrictrauma center. J Pediatr Surg 2001;36(8):1107-1114.
2. Nordin M, Weiner SS. Biomechanics of the lumbar spine. In: Nordin M, Frankel VH, eds. Basic Biomechanics of the Musculoskeletal System, 3rd Ed. Philadelphia: Lippincott Williams &Wilkins, 2001, pp. 262-263.
3. Soler T, Calderon C. The Prevalence of spondylolysis in the Spanish elite athlete. Am J Sports Med 2000;28(1):57-62.
4. Hall SJ, Evans GG. Biomechanics. In: Mohnsen B, ed. Comprehensive Physical Education: What Every Student Needs to Know, 2nd Ed. Reston, VA: NASPE, 2003, p. 139.
5. Wilhite JM. Thoracic and lumbosacral spine. In: Mellion MB, Walsh WM, Madden C, Putukian M, Shelton GL, eds.The Team Physician's Handbook. Philadelphia: Hanley & Belfus, 2002.
6. Moeller JL. Contraindications to athletic participation: spinal, systemic, dermatologic, paired-organ, and other issues. Phys Sportsmed 1996;24(9):57-70.
7. Johnson RJ. Low-back pain in sports: managing spondylolysis in young patients. Phys Sportsmed 1993;21(4):53-59.
8. Heck JF. The incidence of spearing during a high school's 1975 and 1990 football seasons. J Ath Training 1996;31(1):31-37.
9. Torg JS, et al. Neurapraxia of the cervical spinal cord with transient quadriplegia. J Bone Joint Surg [Am] 1986;68A:1354-1370.
10. Cantu RC. Functional cervical spinal stenosis: a contraindication to participation in contact sports. Med Sci Sports Exerc 1993;25(3):316-317.
11. Moore J, Rice EL, Moore JM. Neck injuries. In: Mellion MB, Walsh WM, Madden C, Putukian M, Shelton GL, eds. The Team Physician's Handbook. Philadelphia: Hanley & Belfus, 2002.
12. Torg JS. Cervical spine stenosis with cord neurapraxia and transient quadriplegia. Ath Train 1990;25(2):138-146.
13. Cantu RC. The cervical spinal stenosis controversy. Clin Sport Med 1998;17(1):121-126.
14. Torg JS. et al. Spear tackler's spine: an entity precluding participation in tackle football and collision activities that expose the cervical spine to axial injury inputs. Am J Sport Med 1993;21(5):640-649.
15. Wilberger JE. Athletic spinal cord and spine injuries: guidelines for initial management. Clin Sport Med 1998;17(1):111-120.
16. Torg JS. Ramsey-Emrheim JA. Cervical spine and brachial plexus injuries: return-to-play recommendation. Phys Sportsmed 1997;25(7):61-88.
17. Zmurko MG, Tannoury TY, Tannoury CA, Anderson DG. Cervical sprains, disc herniations, minor fractures, and other cervical injuries in the athlete. Clin Sports Med 2003;22(3):513-521.
18. Nissen SJ, Laskowski ER, Rizzo RD Jr. Burner syndrome: recognition and rehabilitation. Phys Sportsmed 1996;24(6):57-64.
19. Kurizky L, White J. Low-back pain: consider extension education. Phys Sportsmed 1997;25(1):57-64.
20. Kujala UM, et al. Lumbar mobility and low back pain during adolescence: a longitudinal three-year follow-up study in athletes and controls. Am J Sports Med 1997;25(3):363-368.
21. Wiesenfarth J, Briner W. Neck injuries: urgent decisions and actions. Phys Sportsmed 1996;24(1):35-41.

제 11 장

목구멍, 흉곽과 내장기관 손상
(Throat, Thorax, and Visceral Conditions)

결과

1. 목구멍, 흉곽과 내장의 중요한 뼈와 연부조직의 구조를 확인한다.
2. 여성과 남성 생식기의 중요기관과 부속기관을 알 수 있다.
3. 인체에서 호르몬이 미치는 영향을 설명할 수 있다.
4. 목구멍, 흉곽과 내장기관 손상을 예방하기 위한 측정을 확인할 수 있다.
5. 목구멍, 흉벽과 복벽의 특별한 손상의 징후와 증상과 적절한 관리를 설명한다.
6. 위험한 상황을 일으킬 수 있는 직적접인 외상의 결과 또는 동시에 일어날 수 있는 흉곽 부위의 내부 합병증을 설명할 수 있다.
7. 흉골과 늑골 골절의 징후와 증상 그리고 이에 대한 관리를 설명할 수 있다.
8. 내부 복부 손상의 징후와 증상 그리고 이에 대한 관리를 설명할 수 있다.
9. 스포츠 참여와 관련된 성기의 손상과 질환을 확인한다.
10. 목구멍, 흉곽과 내장기관의 평가를 설명한다.

모든 스포츠에서 특히, 갑작스런 감속과 충격으로 몸통 손상이 유발된다. 그러나 여성에서는 생식기의 손상은 거의 없다. 전면 흉곽과 내장기관을 보호하기 위하여 보호 장비 또는 패드를 착용한다고 하더라도, 미식축구, 남자 라크로스, 아이스하키, 펜싱, 야구와 소프트볼에서 포수와 라크로스의 골키퍼와 하키에서는 중요한 부위를 위한 특별한 안정장비가 필요하다. 모든 스포츠 손상의 약 2%는 복부에서 나타내며, 가장 많이 손상 받는 복부 장기는 췌장, 간과 신장이다(1). 가장 많은 손상들은 표면적이고 쉽게 인식되고 관리 된다. 그러나 몇몇 손상에는 호흡기와 순환기가 함께 손상될 수 있고, 위험한 상황을 유발 할 수 있다.

이 장에서는 전면 기관, 흉곽, 내장기관의 해부학적인 재검토로 시작하고, 그 후 손상 예방에 대해서 설명하고자 한다. 일반적인 손상들은 그 후에 설명할 것이고, 그 다음에는 내부합병증 또는 동시에 파열을 유발할 수 있는 외상에 대하여 설명할 것이다. 마지막 부분에 설명할 단계적인 손상 평가는 손상의 심각성과 범위를 판단하는데 도움을 줄 수 있다. 이 부위의 재활은 대개 다른 부위도 함께 포함되기 때문에, 흉곽과 내장 부위의 특정한 운동은 설명하지 않았다.

목구멍의 해부학적 재검토(ANATOMY REVIEW OF THE THROAT)

목구멍(throat)에는 인두(pharynx), 후두(larynx), 기관(trachea), 식도(esophagus), 많은 선(gland)과 많은 주요한 혈관이 포함된다(**그림 11.1**). 목구멍의 손상은 특히, 생명 유지 기능이 있는 기관과 경동맥에 집중된다.

인두, 후두와 식도 (Pharynx, Larynx, and Esophagus)

일반적으로 목구멍으로 알려진 인두는 비강과 후두와 식도의 구강과 연결되어 있다. 인두는 두개 기저와 6번째 경추 사이에 위치한다. 갑상연골에 돌출된 후두는 인두 전면에 "아담의 사과"라고 알려져 있는 보호물이다. 스푼 모양 연골인 후두개(epiglottis)는 폐로 음식과 액체가 들어가는 것을 방지하기 위하여 삼키는 동안 후두의 상부를 덮는다. 이물질이 후두개로 미끄러져 들어가면, 기침반사(cough reflex)가 시작되고, 이물질은 정상적으로 인두 밖으로 배출된다. 후두에는 점막주름에 둘러싸여진 두 개의 탄력성 결합조직 띠인 성대도 포함한다. 폐에서 공기가 성대를 지나서 호기될 때, 발성이 가능하다. 다른 뼈와 직접 관절을 이루지 않는 인체에서 하나 뿐인 설골(hyoid bone)은 목 전면의 하악골 바로 아래에 위치한다. 이것은 측두골의 경상돌기(styloid process)의 좁은 경돌설골인대(stylohyoid ligament)에 의하여 고정되고, 삼키고, 말을 하는 동안 후두를 올리고 내리는 목 근육의 부착점이기도 하다. 식도는 기관에서 위로 음식과 물을 운반한다. 식도의 목 중간의 후두에서 시작하는 벽이 근육으로 형성된 관은 척주의 전면에 놓여 있다. 식도는 각각의 끝 부분의 상부와 하부 식도조임근(esophageal sphincter)으로 경추, 흉추와 복부 부위로 나뉘어 진다. 식도벽의 협응된 작용은 위로 음식을 몰아넣는다. 식도조임근은 식도로 위액, 인두로 식도내용물의 역류 움직임을 방어한다. 식도가 비었을 때 관은 허탈해진다.

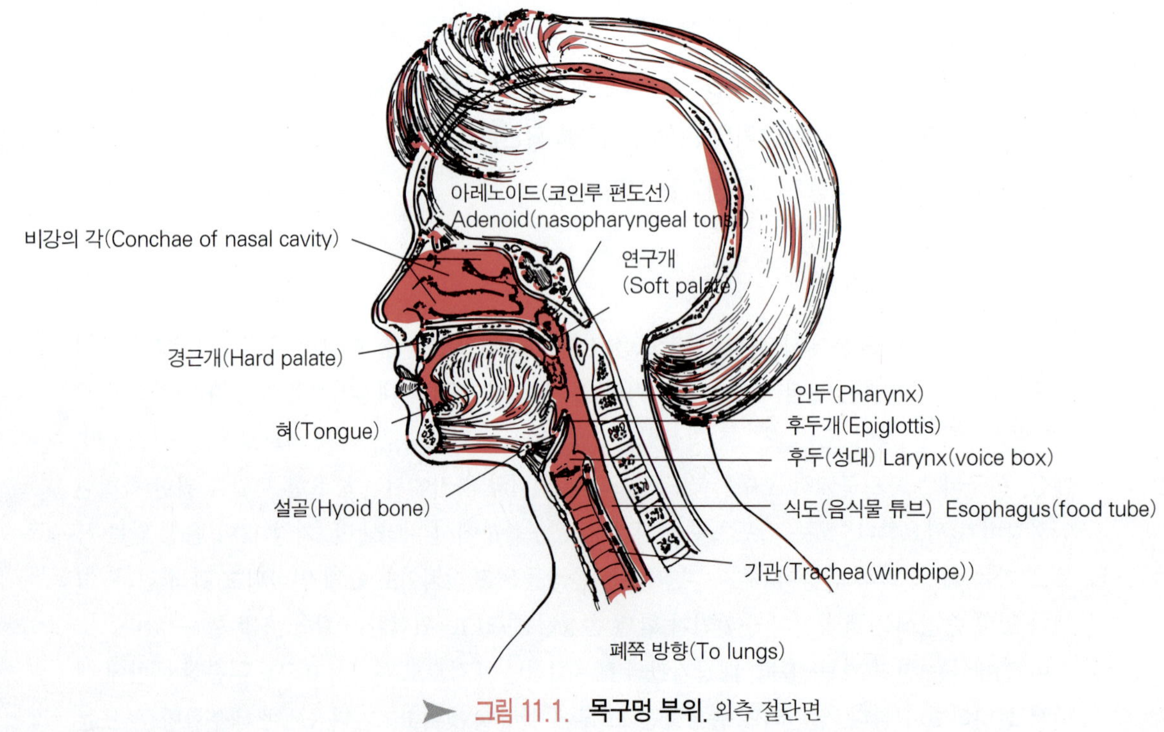

➤ 그림 11.1. **목구멍 부위.** 외측 절단면

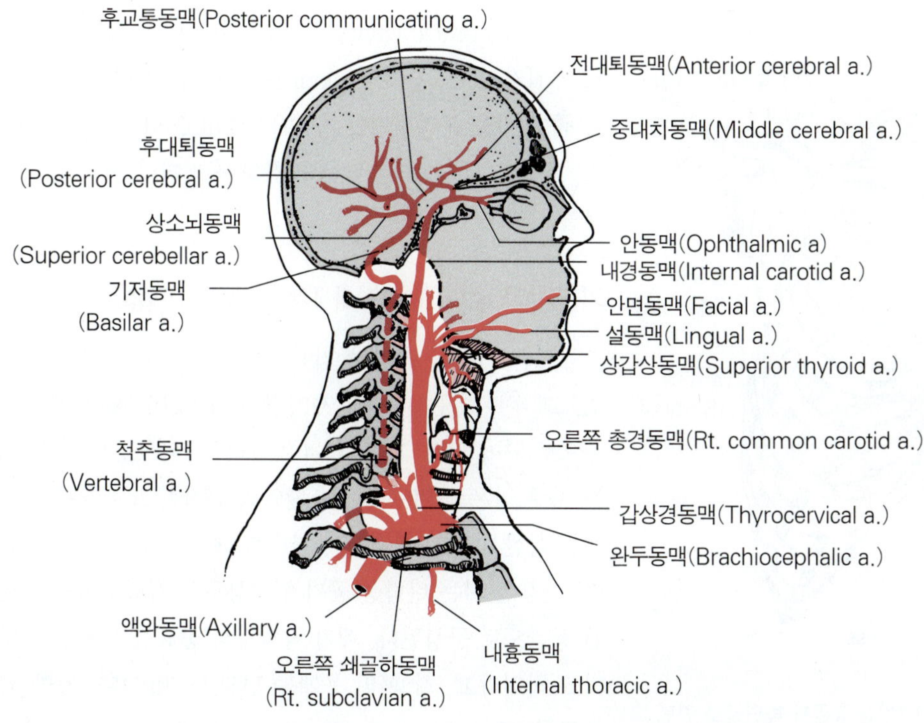

➤ 그림 11.2. 목과 기관 부위에 혈액공급.

기관(Trachea)

기관은 후두에서 오른쪽과 왼쪽 기관지로 나누어지는 목 아래 중간 흉곽까지 이어져 있다. 기도관은 "C" 모양의 섬유 탄력성 결합조직으로 결합된 초자연골(hyaline cartilage)로 형성되어 있다. "C" 모양으로 측면이 개방된 평활근 섬유의 기관근이고, 음식을 삼켜 통과시키는 식도의 후방에 근접하여 있다. 기침을 하는 동안 기관근의 수축으로 기도의 크기가 감소될 수 있고, 또한 근육의 압박을 증가시키기 위하여 기관 내측 압력을 증가시킨다.

목구멍의 혈관 (Blood Vessels of the Throat)

목에 가장 큰 혈관은 경동맥이다(**그림** 11.2). "아담의 사과" 높이에서 경동맥은 외경동맥과 내경동맥으로 나누어지고, 뇌, 머리와 얼굴에 중요한 혈액공급원이다. 경동맥의 가지에는 갑상선과 후두에 혈액을 공급하는 상부 갑상동맥, 얼굴과 동(sinus)에 혈액을 공급하는 안면 동맥, 그리고 입과 혀에 혈액을 공급하는 혀동맥(lingual artery)이 포함된다. 여러 동맥은 왼쪽과 오른쪽 쇄골하동맥에서 분지되고, 목의 후면을 통해서 위로 순환하며 목늑골동맥(costocervical trunk), 갑상경동맥(thyrocer-vical trunk)과 척추동맥(vertebral artery)이 포함된다.

흉곽의 해부학적 재검토(ANATOMY REVIEW OF THE THORAX)

흉곽은 척주의 전면에 위치하고, 쇄골에서 횡경막가지 확장되어 있다. 흉곽의 주요기관은 심장과 폐이다. 두 기관이 손상되지 않을지라도, 내부합병증은 스포츠에 참여하는 동안 외상 또는 손상으로 인하여 유발될 수 있다.

흉부외곽과 흉막(Thoracic Cage and Pleura)

흉곽은 흉골, 늑골, 늑연골과 흉추로 구성된다. 이 구조는 심장과 폐를 보호하기 위하여 형성되었다(**그림** 11.3). 흉골은 첫 번째와 두 번째 늑골과 관절을 이루는 흉골병(manubrium), 2-7번째 늑골과 관절을 이루는 몸체, 그리고 40세 정도에 골화되는 초자연골로 구성된 삼각형으로 투명

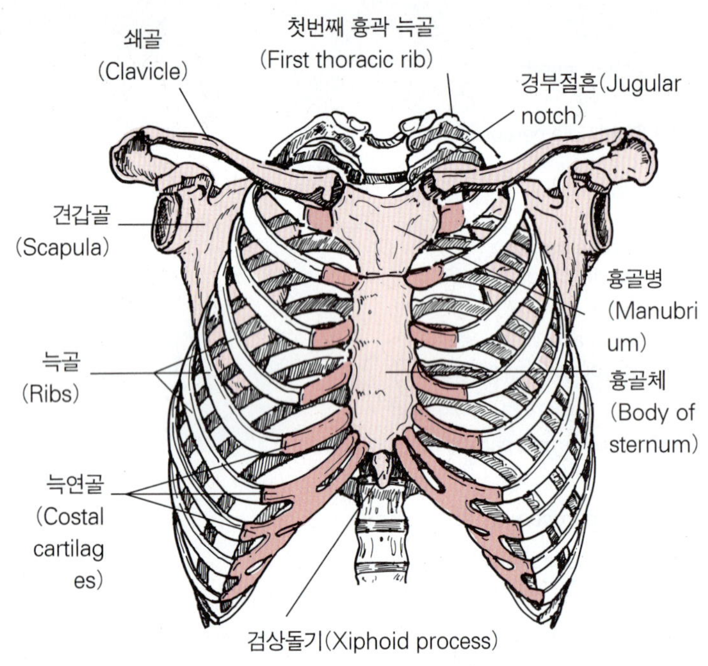

➤ **그림 11.3. 흉부외곽.** 늑골의 7쌍은 흉골과 늑연골로 전면에서 관절을 이룬다.

한 검상돌기(xiphoid process)로 구성되어 있다. 1-7번째 늑골의 늑연골은 흉골에 직접적으로 부착되고, 8-10번째 늑골의 늑연골은 상부 늑골의 늑연골에 부착된다. 마지막 두 쌍의 늑골은 어떤 다른 구조에 부착되지 않기 때문에 부유늑골이라고도 알려져 있다.

흉막강(thoracic cavity)은 얇고 흉막이라 하는 이중막으로 채워져 있다. 흉막강(pleura cavity)은 흉막 사이 공간으로 좁고 막을 분리시키는 흉수(pleural fluid)으로 채워져 있고, 호흡을 하는 동안 작은 마찰로 흉벽에서 폐가 움직이는 것을 가능하게 한다.

기관지와 폐(Bronchial Tree and Lungs)

중요한 기관지 가지는 기관에서 사선으로 아래로 내려가고, 그 후 가지는 마지막 세기관지(bronchioles)까지 약 23층으로 되어 있다(**그림 11.4**). 이러한 폐포(alveoli)라 불리는 아주 작은 공기주머니는 폐안의 근접한 모세혈관에서 산소를 확산시키고, 혈액에서 탄소를 폐에 전달하는 역할을 한다. 건강한 폐는 탄력성 공기 연결통로와 결합조직으로 결속된 공간으로 구성된다. 폐가 흉막강의 중요한 부분을 차지한다고 하더라고, 각 폐의 무게는 단지 0.6kg이다. 왼쪽 폐는 오른쪽 보다 더 작고, 심장이 자리 잡은 곳에 심장패임(cardiac notch)으로 알려진 오목면이 있다. 폐는 인구의 약 80%에서 12번째 늑골 부분 또는 바로 아래에 위치하고, 약 18%는 L_1 척추 높이에 위치한다.

심장(Heart)

심장과 폐는 신체적, 기능적으로 모두 밀접한 관계가 있다. 심장의 오른쪽은 혈액을 폐로 보내며, 이곳에서 이산화

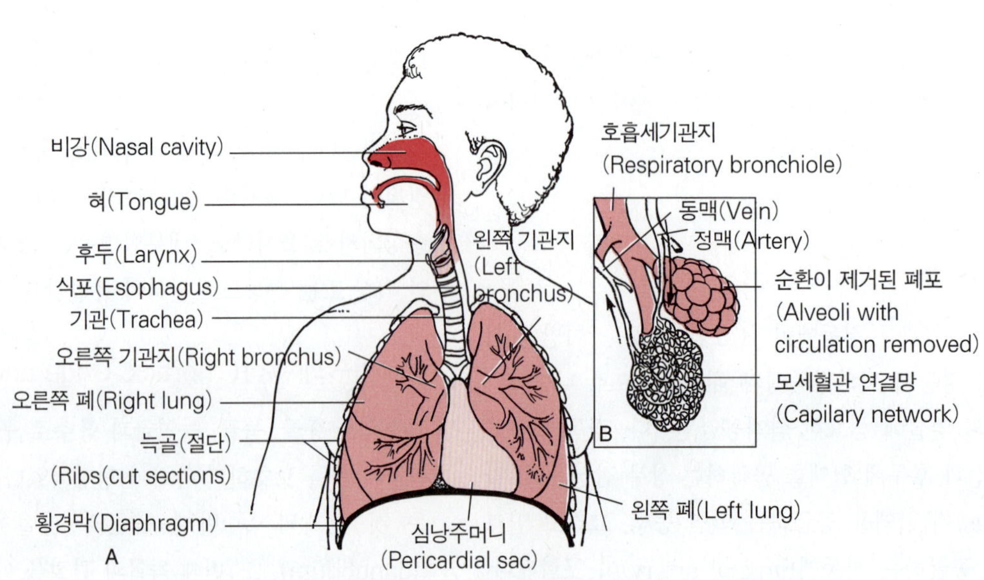

➤ **그림 11.4. 순환계.** A, 기관, 기관지와 폐. B, 기관지 가지의 종말과 폐포낭은 산소와 이산화탄소가 교환된다.

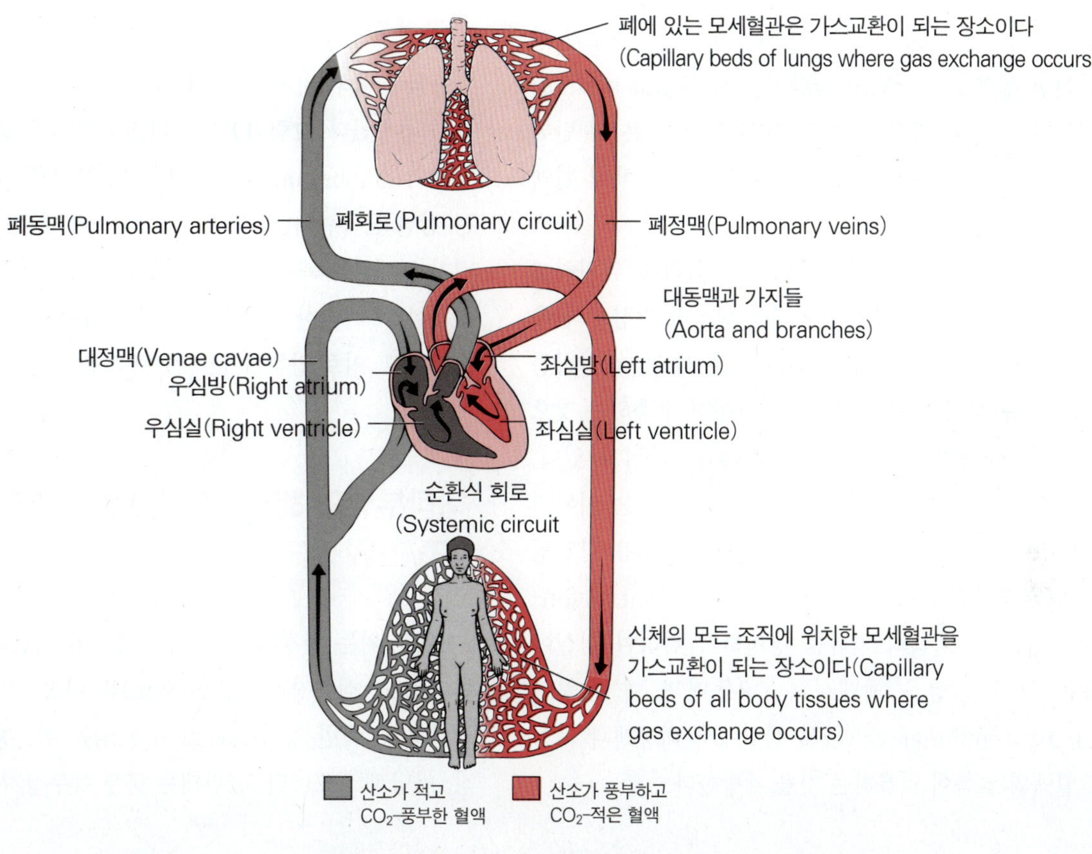

➤ 그림 11.5. 폐 회로와 순환식 회로.

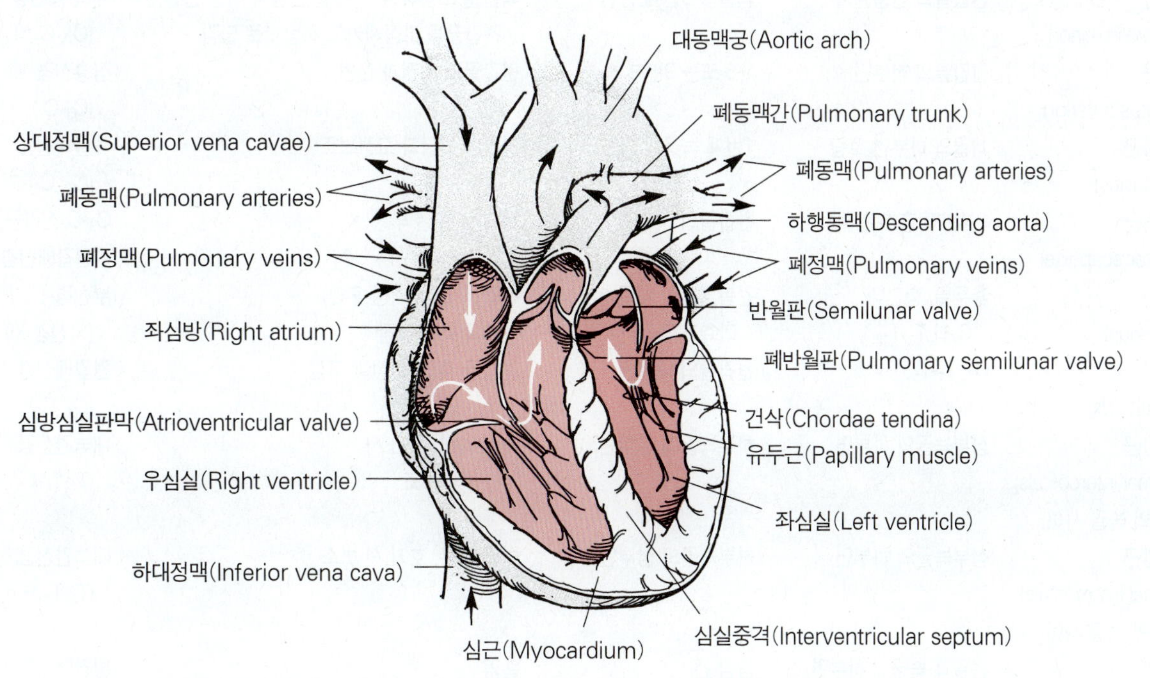

➤ 그림 11.6. **심장.** 화살표는 심실과 심방을 통한 혈액 흐름 방향을 의미한다.

탄소와 산소가 교환된다. 심장의 왼쪽은 폐로부터 산소가 풍부한 신선한 혈액을 공급받고 순환식 회로(circuit system)로 공급된다. 심장과 폐를 서로 연결시키는 혈관은 폐 단위로 알려져 있고, 순환식 회로로 알려져 있으며 인체에 혈액을 공급한다(**그림 11.5**).

심장은 인체 중심선에서 왼쪽으로 비스듬하게 위치하고 있고, 위쪽의 좌심방 · 우심방과 아래에 위치한 좌심실과 우심실로 4개의 방으로 나누어져 있다(**그림 11.6**). 심장박동은 두 심방의 동시 수축 즉시, 두 심실이 동시 수축하는 것으로 구성된다. 수축기간은 수축기(systole)로 알려져 있다. 심실과 심방이 이완되고 혈액으로 가득 차는 시기는 이완기(diastole)로 알려져 있다. 심장내의 두 쌍의 판막은 단일방향으로 혈액흐름이 가능하게 한다. 방실판막(atrioventricular valve)은 혈액의 역류를 방지하기 위하여 심실이 수축하는 동안 심방을 폐쇄한다. 대동맥과 폐 반월판(pulmonary semilunar valve)은 심실에서 대동맥과 폐동맥으로 혈액의 흐름이 역류하는 것을 예방한다.

흉곽의 근육(Muscles of the Thorax)

흉곽 근육의 위치, 작용과 신경지배와 호흡근은 **표 11.1**에 요약되어 있다(**그림 11.7과 11.8도** 참조). 중요한 호흡근은 횡경막(diaphrgam)이고, 흉막강과 복강을 완전하게 분리하는 강한 근육판이다. 이완을 하는 동안, 횡경막은 반구형 형태가 된다. 수축하는 동안은 평평해지면서, 흉막강의 크기가 증가한다. 이러한 흉막강 크기의 증가는 흉막강내 압력을 감소시키고, 이로 인하여 공기가 폐로 흡기된다.

내장부위의 해부학적 검토(ANATOMY REVIEW OF THE VISCERAL REGION)

내장부위는 횡경막과 골반저 사이의 기관과 구조이다(**그림 11.9**). 실질장기(solid organ)는 비장, 간, 췌장, 신장과 부신이다. 속빈 장기(hollow organ)는 위, 방광, 소장과 대장, 담낭과 요도이다. 골반대는 하부 복부장기를 보호한다.

표 11.1 흉곽의 근육

근육	근위 부착점	원위 부착점	중요한 작용	신경지배
소흉근 (Pectoralis minor)	견갑골의 견봉돌기	늑골 3-5번째 전면	늑골을 고정하여, 견갑골 전방과 하방 당김, 견갑골을 고정시키고 하방으로 당김	내측 흉신경 (C_7, C_8, T_1)
전거근 (Serratus anterior)	견갑골의 척추면	1-8 또는 9번째 늑골	견갑골의 회전과 전인	장흉신경 (C_5-C_7)
쇄골하근 (Subclavius)	쇄골의 하부면 고랑	1번째 늑골의 늑연골	견갑대 하강과 고정보조	쇄골하신경 (C_5, C_6)
견갑거근 (Levator scapulae)	1-4번째 흉추 횡돌기	견갑골의 척추면	목의 외측 굴곡	C_3-C_4신경근, 견갑배신경(C_5)
승모근 (Trapezius)	후두골, 항인대, C_7과 T_1-T_{12}	견봉돌기와 쇄골 외측과 견갑극	견갑골 고정, 거상,후인; 목의 외측 신전	부신경 (뇌신경 XI)
능형근 (Rhomboids)	C_7, T_1-T_5	견갑골의 내측면	견갑골 후인, 회전과 고정	견갑배신경 (C_4, C_5)
외늑간근 (External intercostals) (11쌍의 늑골 사이)	상부늑골의 하부면	하부늑골의 상부면	늑골 거상, 흡기 시 횡경막 보조	내늑간신경 (T_1-T_{11})
내늑간근 (Internal intercostals) (11쌍의 늑골 사이)	상부늑골의 하부면	하부늑골의 상부면	늑골 하강, 호기 시 보조	내늑간신경 (T_1-T_{11})
횡경막 (Diaphragm)	흉골과 늑골의 하부면, 6-12번째 늑연골, 요추	중심 건	흡기	횡경막신경 (C_3-C_5)

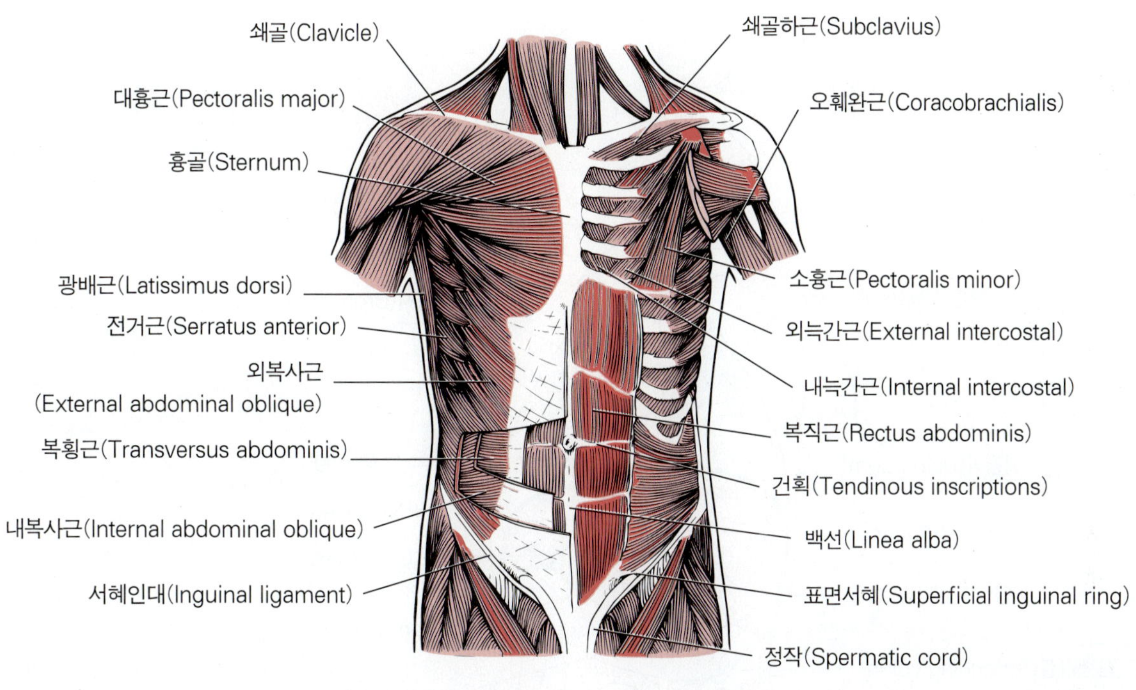

➤ 그림 11.7. 체간의 전면 근육

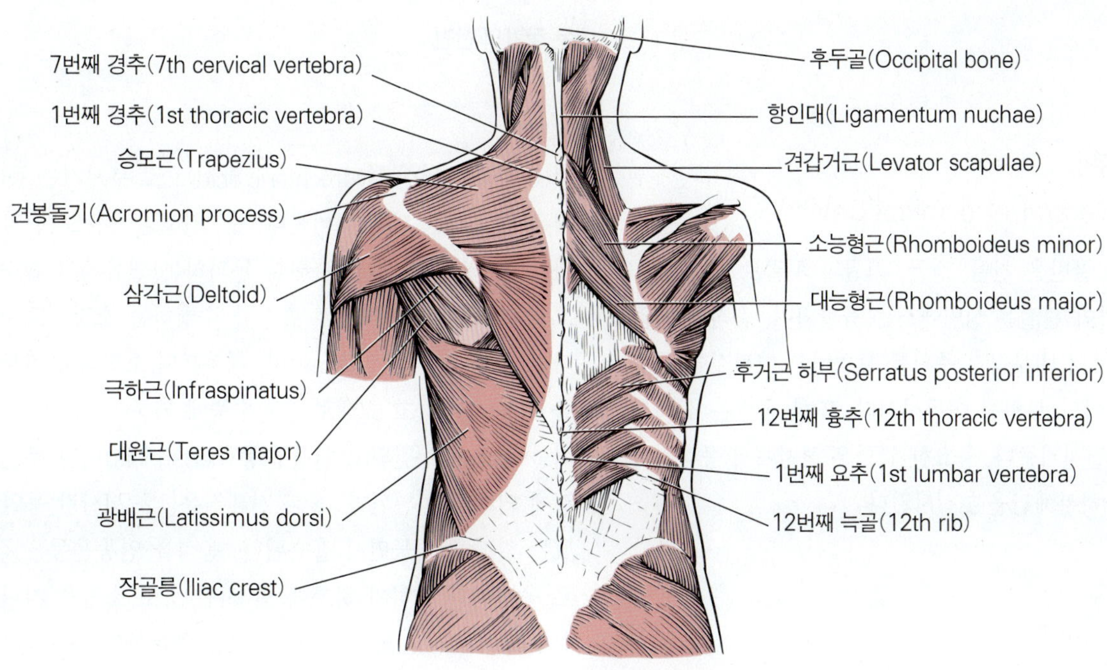

➤ 그림 11.8. 체간의 후면 근육

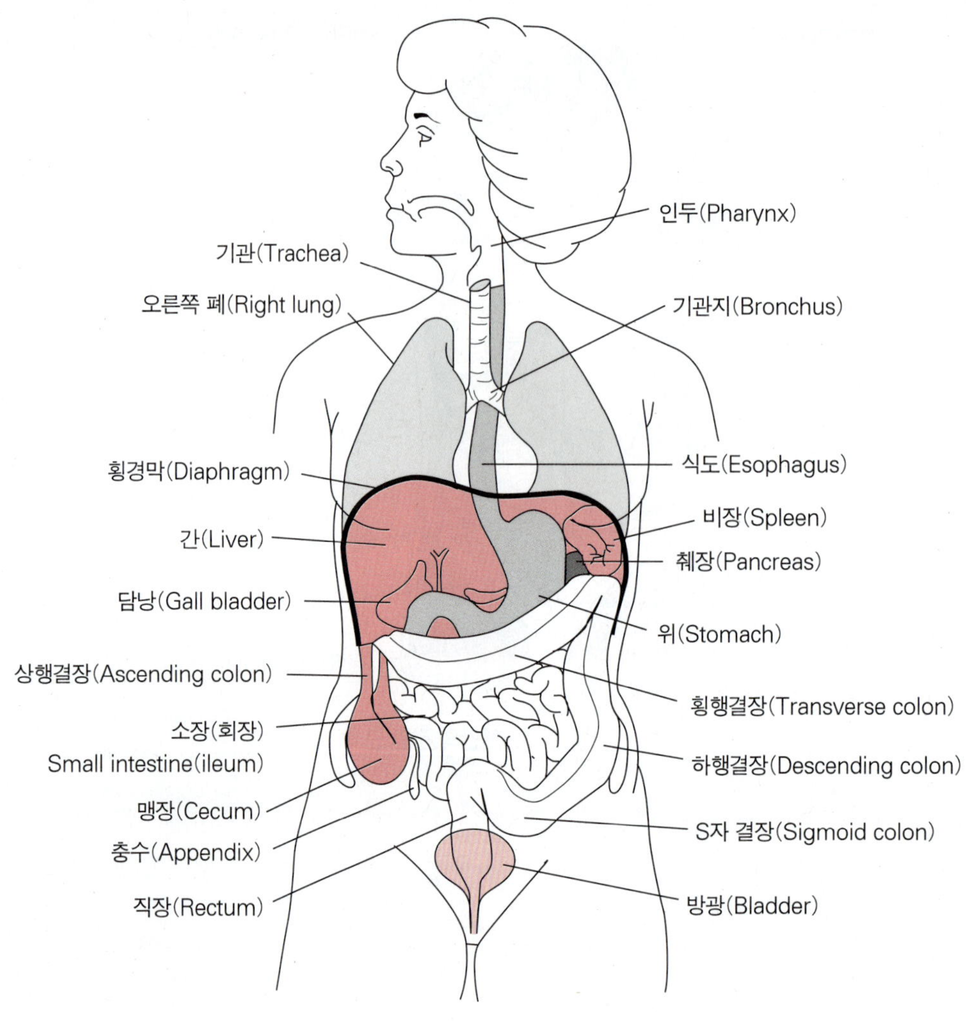

➤ 그림 11.9. 내부 장기의 전면

골반대와 복부강 (Pelvic Girdle and Abdominal Cavity)

골반대 또는 골반은 천골, 장골, 좌골과 치골로 구성된다. 이러한 뼈들 사이 관절은 성인에서는 융합되며, 움직임이 없다. 골반은 복부의 내부장기 주위를 보호하고 고관절을 통한 하지와 척추사이의 부하를 이동시킨다. 또한 골반은 상지와 하지사이를 연결시켜준다. 중요한 역할은 하지에서 움직임이 일어나는 동안 하부체간을 고정시킨다.

내부 장기 (Visceral Organs)

위는 식도와 소장 사이에 위치한 "J" 모양의 주머니이다. 음식은 **미즙**(chyme)이라고 알려진 죽과 같은 물질로 위에서 분비되는 염산(hydrochloric acid)으로 부서지는 동안, 음식은 약 4시간 위에서 머문다. 물, 전해질, 아스피린과 알콜과 같은 몇 가지 물질은 위를 통과하는 혈류에서 흡수된다. 그 후 미즙은 점진적으로 흡수를 수행하는 소장으로 이동한다. 소장의 길이는 약 2m이며, 대부분의 소화와 음식물 흡수를 가능하게 하고 교대로 순환수축에 의하여 약 3-6시간 장기를 통하여 추진되고 **연동운동**(peristalsis)이라 부르는 과정에 의해서 이완된다. 물과 전해질은 12-24시간 동안 대장 또는 결장에 머물면서 흡수된다. 음식물 연동운동은 직장으로 움직이기 위하여 하루에 몇 시간 정도 소장을 지나간다. 충수(vermiform appendix)는 오른쪽 복부의 하부 1/4 지점의 대장에 돌출되어 있고, 세균 축적의 환경을 예방하며, 이로 인하여 충수염(appendicitis)을 유발시킨다.

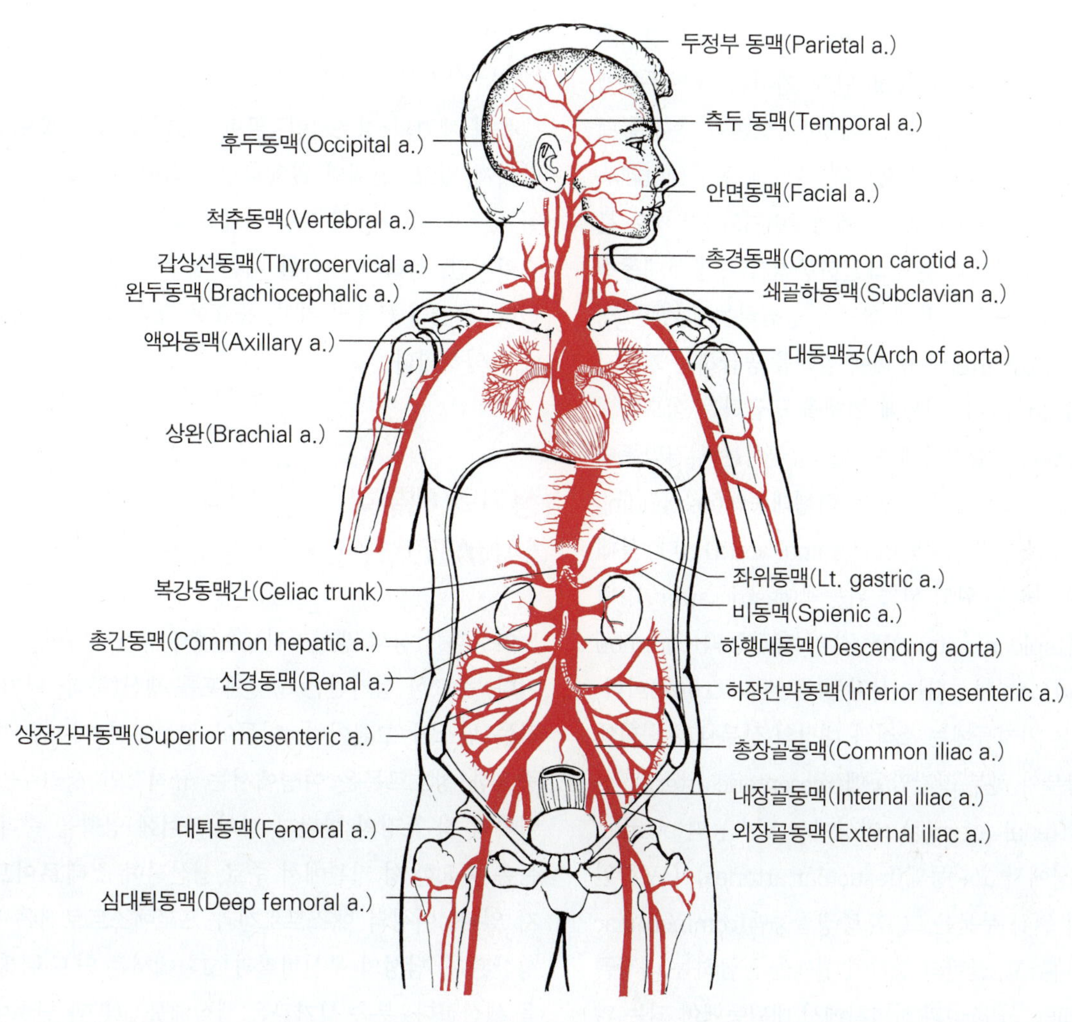

➤ 그림 11.10. 체간의 동맥조직

간은 횡경막 아래 오른쪽 1/4에 위치하고, 소장에서 지방 분해를 돕는 녹색용액인 담즙을 생산한다. 간은 혈류에서 과도한 포도당을 흡수하고, 나중에 사용하기 위하여 글리코겐으로 저장한다. 다른 기능은 지방과 아미노산을 처리하고, 혈액 단백질을 생산하고, 독물과 약물을 해독한다. 이러한 기능들은 알콜 남용에 의해서 손상되며, 간경화(cirrhosis)가 유발될 수 있다. **간염**(hepatitis)은 간의 염증이고, 바이러스 감염에 의해 유발되고 간의 능력을 저하시킬 수 있다. 담낭의 기능은 간의 부속기관이고, 담즙을 농축하여 저장하고 소장과 연결되어 있다.

가장 큰 임파 기관인 비장의 4가지 중요한 기능은 (1) 이물체, 세균, 바이러스의 혈액 정화, (2) 재생하기 위하여 과다한 적혈구 저장과 간에 의하여 처리되는 다른 기관에 혈액 방출, (3) 태아에서 적혈구 생산, 그리고 (4) 혈소판 저장이다. 췌장은 소화효소의 대부분을 분비하고, 소장에서 음식을 부수고 혈당을 저하시키고 상승시키는 인슐린과 글루카곤 호르몬을 분비시킨다.

신장은 혈액을 여과시키고 정화시킨다. 이들은 독소, 대사산물, 약물과 과다한 이온을 걸러내는 중요한 장기이고, 인체에서 소변으로 배출시킨다. 신장은 또한 물과 전해질과 같이 필요한 물질을 혈액으로 환류시킨다. 요관은 신장과 소변을 저장하는 주머니인 방광을 연결시킨다.

체간의 혈관(Blood Vessels of the Trunk)

체간의 중요한 혈관은 대동맥이고, 대동맥은 수많은 가지가 있다(**그림 11.10**). 왼쪽과 오른쪽 관상동맥들(coronary arteries)은 상행대동맥(ascending aorta)으로심장에 혈액을 공급한다. 동맥궁에서 분지된 첫 번째 가지는 상완두동맥(brachiocephalic artery)이고, 이것은 오른쪽 총경동맥(common carotid artery)과 오른쪽 쇄골하 동맥(subclavicular artery)으로 나뉜다. 동맥궁에서 2번째와 3번째로 분지된 것은 왼쪽 총경동맥과 왼쪽 쇄골하동맥이다. 흉부대동맥(thoracic aorta)은 흉곽 근육에 혈액을 공급하는 10쌍의 내늑간동맥(intercostal arteries), 폐에 혈액을 공급하는 기관지동맥(bronchial arteries), 식도에 혈액을 공급하는 식도동맥(esophageal artery), 횡경막에 혈액을 공급하는 횡경막동맥(phrenic arteries)으로 나뉘어 진다. 하행대동맥(descending aorta)의 원위 부분은 복대동맥(abdominal aorta)이다. 복대동맥의 첫 번째 가지는 위의 왼쪽 위동맥(gastric artery), 비장에 비장동맥(spleen artery)과 간의 총간동맥(common heparic artery)으로 형성되는 복강동맥(celiac trunk)이다. 복대동맥의 다른 가지들에는 소장과 대장의 상부 1/2에 혈액을 공급하는 상부와 하부 장간막동맥(mesenteric artery), 신장의 신장동맥(renal arteries), 여성에서 난소동맥(ovarian arteries)과 남성에서 고환동맥(testicular arteries)이 포함된다. 복대동맥의 원위 부분은 그 후 총장골동맥(common iliac arteries)으로 나뉘고, 골반의 장기에 혈액을 공급하는 내장골동맥(internal iliac artery)과 허벅지에서 대퇴동맥이 되는 외장골동맥(external iliac artery)으로 나누어진다.

골반대의 근육 (Muscles of the Pelvic Girdle)

목과 체간의 경우처럼, 골반부위의 근육은 쌍으로 이름이 붙여져 있고, 인체의 왼쪽과 오른쪽에 위치하고 있다. 이러한 근육은 한쪽만 수축할 때에는 외측 굴곡 또는 회전을 일으키지만, 양측이 수축할 때는 척주 굴곡 또는 신전을 일으킨다. 골반대 근육의 위치, 중요한 작용, 신경지배는 **표 11.2**에 요약하였다.

성기의 해부학 (ANATOMY OF THE GENITALIA)

여성과 남성의 생식기관에는 중요장기와 부속장기가 포함된다. 중요한 성기관은 생식세포를 생산(특히, 난자와 정자)하는 난소와 고환이며, 이들이 결합하면 태아로 발달된다. 중요한 성호르몬은 여성에서는 규칙적인 생리주기를 갖는 이차적 성 특징의 발달과 성의 차이에 영향을 준다. 성호르몬은 중요한 성 기관에서 주로 생산되며 **스테로이드**로 알려져 있다. 여성의 에스트로겐과 프로에스트로겐은 난소에서 생산된다. 남성의 부신피질과 고환에서는 **안드로겐 호르몬**을 생산한다. 부속 성기관은 생식체를 고환과 난소에서 이송하고, 보호하고 성장시키는 것들이다. 여성에서 부속 성기관은 난관(fallopian tube), 자궁(uterus), 질(vagina)과 음문(vulva)이다. 남성의 부속 성기관은 부고환(epididymis), 정관(ductus deferens), 정낭(seminal vesicles), 전립선

표 11.2 골반대 근육

근육	근위 부착점	원위 부착점	중요한 작용	신경지배
복직근 (Rectus abdominalis)	5-7번째 늑연골	치골릉	굴곡, 외측굴곡	내늑간신경 (T_6-T_{12})
외복사근 (External oblique)	8번째 이하 늑골 외측면	백선과 전방 장골릉	굴곡, 외측굴곡, 반대편 회전	내늑간신경 (T_7-T_{12})
내복사근 (Internal oblique)	백선과 4번째 이하 늑골	서혜인대, 장골릉과 요천추근막	굴곡, 외측굴곡, 동측 회전	내늑간신경 (T_7-T_{12}, L_1)
복횡근 (Transverse abdominis)	서혜인대, 요천추근막, 6-12번째 늑연골, 장골릉	백선과 치골릉	복부 압박	내늑간신경 (T_7-T_{12}, L_1)
요방형근 (Quadratus lumborum)	12번째 늑골, 1-4번째 요추 횡돌기	장골요추인대, 근접한 장골릉	외측굴곡	척수신경 (T_{12}, L_1-L_4)

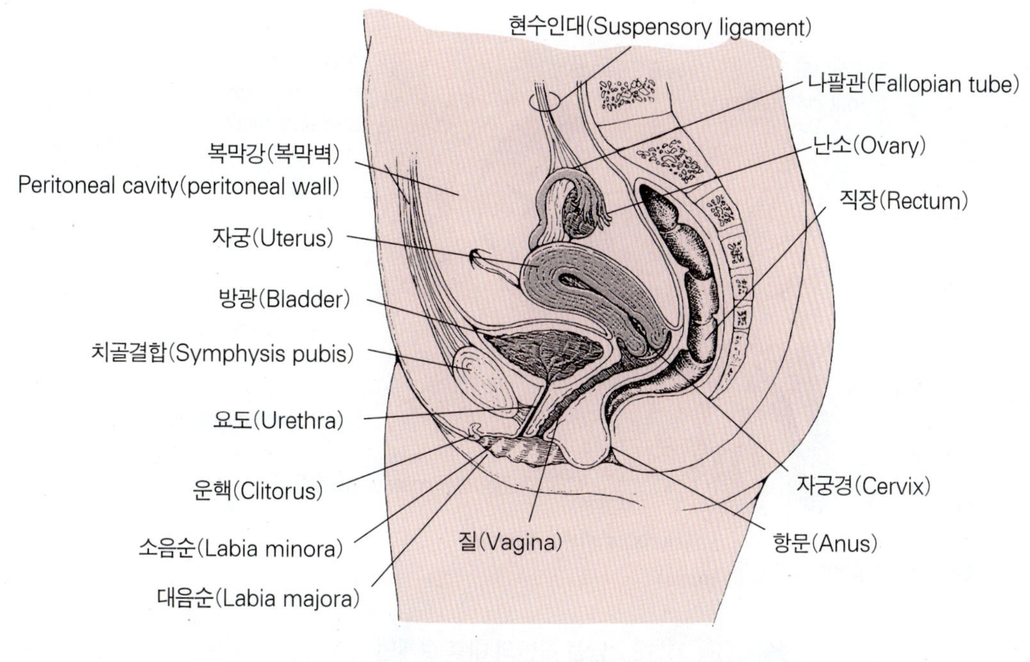

그림 11.11. 여성 골반의 내측 절개면

(prostate gland), 구요도선(bulbourethral gland), 음낭(scrotum)과 음경(penis)이다.

여성생식기관 (Female Reproductive System)

여성생식기관에는 난자를 생산하는 난소, 난자를 이동시키는 난관, 수정된 배아를 성장시키는 자궁, 정자를 저장하고 제공하는 질이 포함된다(**그림 11.11**). 이러한 구조는 골반대에 의해서 보호되고, 스포츠에 참여하는 동안 손상은 거의 없다.

난소주기(ovarian cycle)는 난소에서 난자를 방출하는 사춘기에서 시작된다. 배란으로 방출된 난자는 난관을 통해서 자궁으로 이동하고, 이곳에서 자궁벽에 간직하게 된다. 생리주기(menstrual cycle)는 28-40일이고, 자궁 내 반복된 변화가 나타나고, 난소주기에 의해서 조절된다. 생리는 생리주기에서 약 3-6일 정도 된다. 자궁의 혈관벽이 두꺼워질 때, 수정되지 않은 난자는 자궁내막의 손상된 혈관으로부터 혈액이 손실되게 된다.

에스트로겐과 프로에스트로겐은 난소에서 생산된다. **에스트로겐**은 규칙적인 생리주기를 돕고 가슴과 음모와 겨드랑이 털과 같은 여성의 신체적 특징을 발달시키고, 둔부와 가슴에 피하지방 증가와 골반이 넓고 길어지는데 영향을 준다. 에스트로겐은 또한 10-13세 소녀에서 빠르게 발달하고 방출된다. 그러나 이러한 성장은 15-18세 사이에 장골의 골단판을 조기 폐쇄시키는 에스트로겐 때문에 신장은 이 때에 단기간 성장하게 된다. 반면, 남성은 지속적으로 19-21세까지 성장할 수 있다. **프로테스테론**은 규칙적인 생리주기에 영향을 주고 임신을 준비하는 자궁막의 발달을 자극한다.

여성의 외부생식기관은 음문 또는 외음부로 알려져 있다. 외측의 둥근 주름인 대음순(labia majora)은 자궁의 개방과 질 안에 위치한 전정을 보호한다.

남성생식기관 (Male Reproductive System)

남성생식기관은 정자(spermatozoa)를 생산하는 고환, 정자를 저장하고, 이동하고 성장시키는 많은 여러 부속관은 정액을 형성하고, 소변과 정액이 통과하는 음경이 포함된다(**그림 11.12**). **테스토스테론**은 고환에서 생산되는 중요한 남성호르몬이고, 사춘기에 내부와 외부 생식기의 관을 발달시키고 성숙을 촉진시키며, 성적 동기에 반응한다. 이차 성적 특성은 음모와 겨드랑이와 안면 털의 출현, 가슴 또는 등의 털 성장 증가, 인두 비대로 인한 낮은 목소리로 테스트로겐

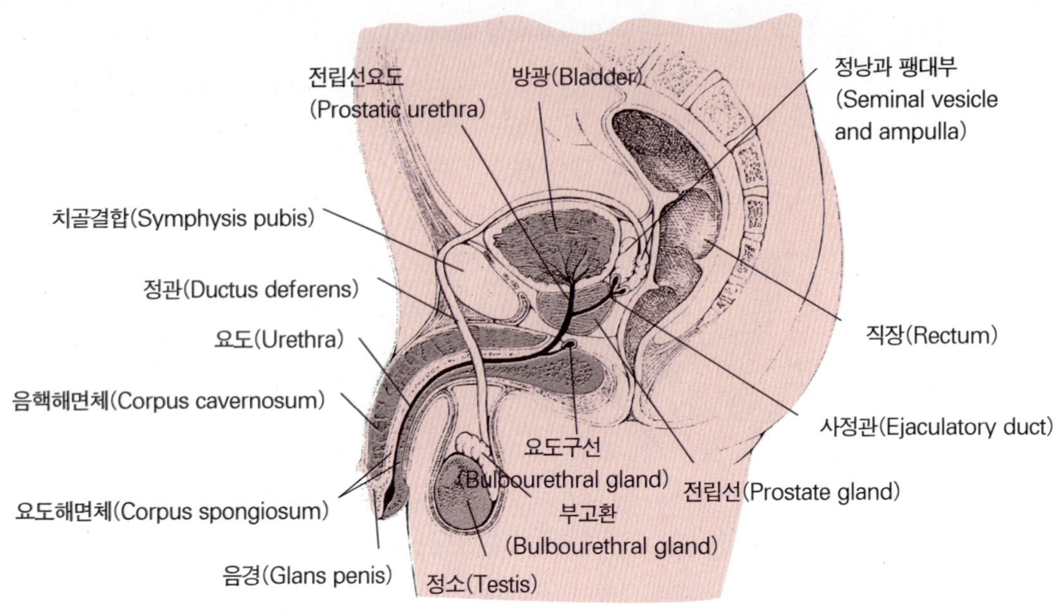

➤ 그림 11.12. **남성 골반의 내측 절개면**

의 영향에 의해서 나타난다. 안드로겐은 또한 뼈의 성장, 뼈 밀도와 골격근의 크기와 부피를 증가시킨다.

목구멍, 흉곽과 내부 장기의 손상 예방 (PREVENTION OF INJURIES TO THE THROAT, THORAX, AND VISCERA)

Q 목구멍, 흉곽과 내부 장기는 직접적인 충격 손상이 많이 있는 부분이다. 중요한 것은 이 같은 부위 손상은 생명에 위험을 줄 수 있다는 것이다. 이 부위의 손상을 예방하기 위하여 어떠한 측정을 할 수 있는가?

목구멍, 흉곽과 복부 손상은 모든 스포츠에서 일어날 수 있고, 몇몇 스포츠에서는 모든 선수의 보호장비 착용이 필요하다. 스포츠에 고속 추진이 있다면, 기도와 가슴 보호대는 특정한 위치 선수(예, 포수 또는 골키퍼)에게는 필요하다. 다른 신체 부위처럼, 신체 조절프로그램과 결합된 보호 장비는 손상의 위험을 감소시킨다. 손상을 예방하는 기술이 있다고 할지라도, 이 부위에서는 중요하지 않다.

보호 장비(Protective Equipment)

기도 보호와 함께 안면 보호대는 펜싱, 야구/소프트볼 포수, 그리고 하키, 아이스하키와 라크로스 골키퍼에게 필요하다. 라크로스와 아이스하키 선수는 기도 부위를 보호하기 위하여 보호대에 부가적로 패드를 착용한다. 펜싱, 아이스하키, 야구/소프트볼(포수), 그리고 하키와 라크로스(골키퍼)와 같이 충돌과 접촉을 하는 많은 스포츠 선수는 가슴과 복부에 보호대를 착용한다. 어린이 야구와 소프트볼 선수(12세 보다 어린)들은 모든 경기에 참여하는 선수들에게 가슴보호대를 착용하는 것을 제안하여왔다.

청소년의 늑골은 덜 경화되어 있어, 직접 충격으로 심장에 더 큰 위험을 줄 수 있다. 이러한 연령에서, 야구와 소프트볼 선수의 사망은 머리보다 가슴의 충격으로 일어난다. 어깨 패드는 상부 흉추부위를 보호하고, 늑골 보호대는 늑골, 상복부 또는 머리 위 타박상을 보호한다. 여성에서, 스포츠 브라자는 부가적인 지지를 해주며 운동을 하는 동안 과도한 수직과 횡단 가슴 운동을 감소시킨다. 복대 또한 디스크 탈출로 인한 불편함을 감소시키는데 사용할 수 있다. 남성 성기는 여성 성기보다 더 손상을 받을 수 있다. 보호용 받침대는 음경과 음낭을 보호하고 야구의 포수와 아이스하키 골키퍼에게 필요하다. 이러한 보호 장비는 3장에서 자세하게 설명하였다.

신체 컨디션조절 (Physical Conditioning)

체간 근육의 유연성과 근력 프로그램은 꼭 적용하여야 하지만, 등, 어깨, 복부, 그리고 둔부 부위에는 수행하지 않는다. 가동범위(ROM)와 근력강화운동은 열린 사슬운동과 닫힌 사슬운동 모두 수행할 수 있다. 기도와 복부 부위를 위한 운동은 둔부, 어깨와 척주를 설명한 장에 포함시켰으므로, 이 장에서는 다시 설명하지 않을 것이다. 독자들은 체간에 적합한 프로그램 발달을 위하여 적합한 실전전략을 재검토하여야 한다.

A 목구멍, 흉곽과 내부 장기의 손상은 적합한 보호 장비를 착용하여 예방할 수 있다. 신체 컨디션조절은 등, 어깨, 복부와 둔부부위에도 적합한 유연성과 근력강화 프로그램을 수행하여야 한다.

기도 손상(THROAT CONDITIONS)

Q 아이스하키선수의 측면부 안을 점검하였다. 선수는 상대편 선수의 팔꿈치에 전면 목부분을 맞았다. 선수는 얼음 위에 바로 누웠고, 기침을 하였고, 말하기와 삼키기가 힘들었다. 이러한 상태를 어떻게 관리하여야 하는가?

일반적이지는 않지만, 목의 열상이 일어날 수 있다. 심부 열상이라면, 과다 출혈이 있고, 목의 외측면의 심부에 있는 목정맥(jugular vein) 또는 경동맥에 손상이 있을 수 있다. 즉시 지혈시키는 것은 필수적이다. 게다가 과다 출혈은 공기가 정맥에 흡수되고, 심장으로 이동되어 사망의 원인이 되는 공기 색전증(air embolism)을 유발시킬 수 있다. 관리는 기도를 평가하여 상처 위를 확실하게 직접 압박한다. 지속적인 도수 압박은 가장 가까운 의료시설로 이송하는 동안에도 적용한다.

기관, 후두와 설골의 타박상과 골절은 가끔 갑상연골(아담의 사과)이 돌출될 때 목을 과신전하는 동안 유발되고 직접 충격에 손상되기 쉽다. 하키 크로스체크 또는 일격, 미식축구에서 클로스라인 태클, 또는 목을 맞거나 충격이 가해지면, 연골에 손상이 있을 수 있다. 거의 드문 경우지만, 이러한 손상은 후두 조직으로 혈액이 흘러 넘쳐 기도 부종과 폐쇄로 인한 질식(asphyxia)이 일어날 수 있다.

징후와 증상. 즉시 나타나는 증상은 쉰소리, 호흡곤란(호흡이 어려움), 기침, 삼키기 곤란, 후두 압통과 "ㅔ" 소리와 같은 고음을 낼 수 없는 것이다. 이 부위의 외상은 심한 통증, **후두연축**(laryngospasm)과 급성 호흡 통증을 유발시킬 수 있다(**글상자 11.1**). 후두연축은 후두덮개를 함께 당기는 성대의 내전근과 성대의 가장 윗면을 덮는 상부면에 유발되고 완전 폐쇄를 일으킨다. 선수가 현장에서 회복되고 집으로 돌아가기 위하여 경기장을 떠나면서 도중에 호흡문제가 나타날 수 있다. 내부 출혈과 부종 증가와 같이, 더 완전하게 폐쇄되어, 호흡은 더 어렵게 된다. 공황과 불안은 호흡을 증가시켜, 복합적인 문제가 나타날 수 있다. 부종은 대개 6시간 내에 최대로 나타나지만, 손상 후 24-48시간 후에도 나타날 수 있다. 청색증(cyanosis)과 의식 상실은 완전 폐쇄로 나타날 수 있다.

치료. 검사자는 즉시 갑작스런 호흡장애로 인한 공항과 불안을 감소시키기 위한 노력을 하여 선수를 안심시켜야 한다. 기도 개방을 유지하고 선수에게 호흡에 중점을 두도록 요구한다. 심각한 목 전면 외상 또는 경련이 있는 경우, 경추 손상도 함께 생각하는 것이 중요하다.

EMS *응급의료서비스(EMS). 선수의 목에 경추 칼라를 착용하는 동안 중심 자세를 조심스럽게 유지하여야 한다. 경련의 이완은 대개 몇 분 내에 나타나고, 흡기 시 시끄러운 소리는 가끔 듣게 된다. 선수를 즉시 의료시설로 이송한다. 선수가 현장에서 회복되었더라도, 지연된 호흡문제가 나타나지 않는지 몇일 동안 지속적으로 관찰하여야 한다.* ***실전전략 11.1****은 기관과 후두 손상 관리를 설명한 것이다.*

➤➤ 글상자 11.1

기관과 후두 손상을 의미하는 징후와 증상

- 약간 멍이 들고 발적
- 짧은 호흡
- 통증과 압통
- 피하 염발음
- 삼키기 또는 기침할 때 어려움
- 경련성 기침
- 쉰 목소리 도는 음성 상실*
- 후두경련
- 타액에 혈액이 있는 출혈의 현상*
- 갑상연골의 형태가 없어짐*
- 청색증 또는 호흡 시 통증

* 응급의료서비스가 필요한 "적신호"를 의미함

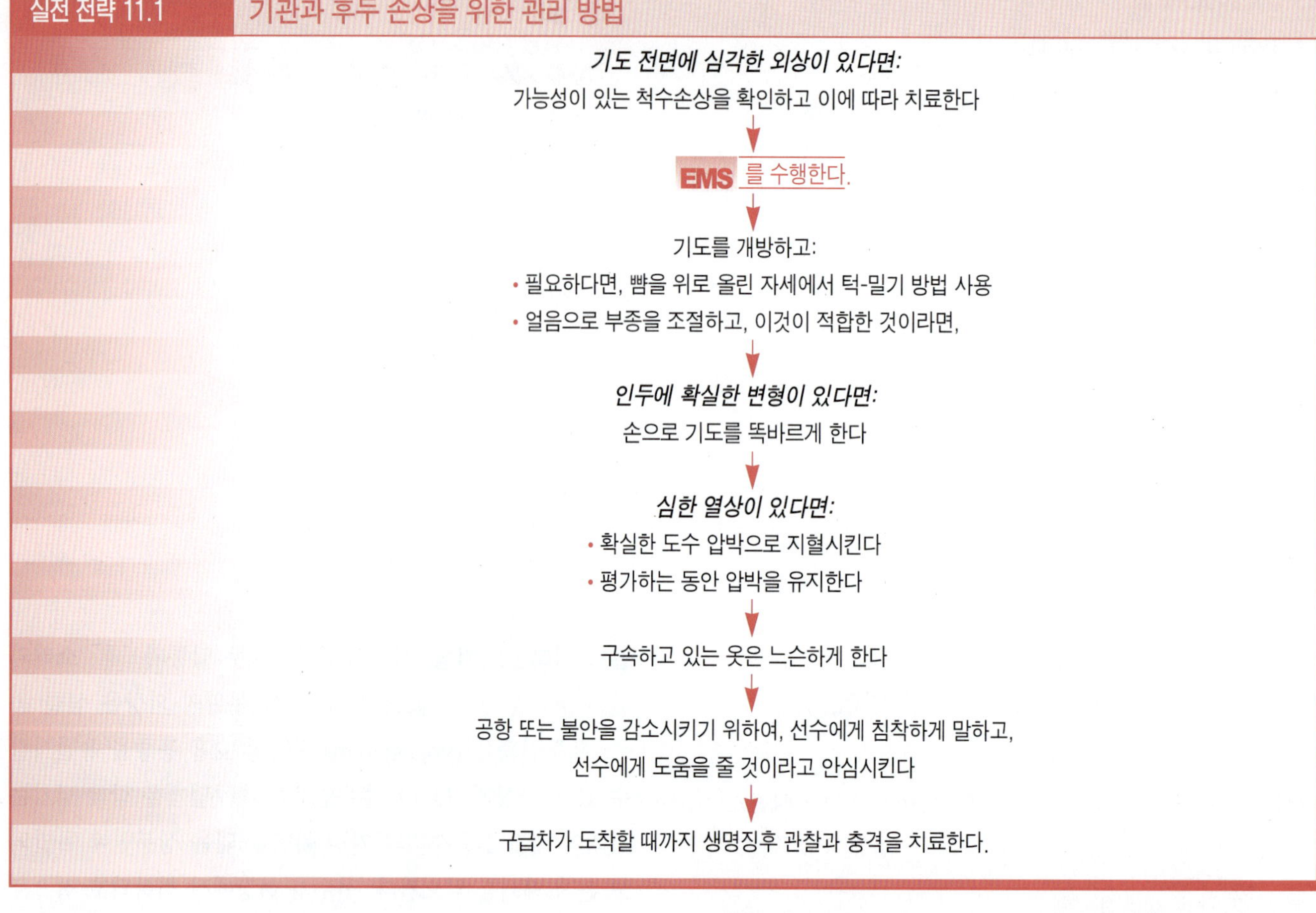

A 부상당한 아이스하키 선수를 안심시키고 기도 개방을 유지하도록 하여야 한다. 이것은 불안을 감소시키기 위하여 정상 호흡유형으로 흡기와 호기를 하도록 도울 수 있다. 몇 분내에 호흡이 정상적으로 돌아오지 않는다면, 응급의료서비스를 받아야 한다.

흉부 손상(THORACIC CONDITIONS)

Q 오토바이 경주에서 충돌로 운전자가 손잡이 전방으로 떨어졌고, 오른쪽 하부 늑골에 날카로운 통증을 호소하고 있고, 심호흡, 기침으로 증상이 악화되고, 손상된 부위를 촉진하였다. 평가하는 동안, 기침으로 붉은 피가 나왔다. 이 사고로 예상할 수 있는 손상은 무엇인가?

흉부 손상은 가끔 갑작스런 감속과 충돌로 유발되고, 늑골의 압박과 변형을 유발할 수 있다. 손상의 정도는 방향, 힘의 크기, 그리고 충돌된 부위에 의해 결정된다. 예를 들면, 빗나간 충격으로는 흉벽에 타박상을 입게 되지만, 반면에 야구에서 늑골에 직접적인 타격은 늑골 골절을 일으키고, 내부로 뼈 파편을 추진시켜, 폐 또는 심장 손상을 유발할 수 있다.

➤➤ 글상자 11.2

심각한 흉부 손상을 의미하는 적신호

- 짧은 호흡 또는 호흡이 어려움
- 편위된 기관 또는 호흡을 하는 동안 움직이는 기관
- 불안, 열, 혼란 또는 불안함
- 목 정맥 팽창
- 팽창되거나 충혈된 눈
- 예상되는 늑골 또는 흉골 골절
- 심부 흡기로 악화되는 심각한 흉통
- 손상된 쪽의 비정상적인 가슴 움직임
- 기침으로 붉은 혈액 또는 거품이 있는 혈액 배출
- 비정상적이거나 또는 무 호흡음
- 빠르고, 약한 맥박
- 저혈압
- 청색증

글상자 11.2는 심각한 흉부 손상을 의미하는 징후와 증상을 요약한 것이다.

옆구리 격통(Stitch in the Side)

"옆구리 격통"은 흉벽에 날카로운 통증 또는 경련과 관련이 있고, 대개 심한 활동을 하는 동안 오른쪽 하부면에 나타난다. 잠재적 원인은 결장 가스기포가 막히는 것, 횡경막성 저산소증(diaphragmatic hypoxia), 신장으로 인한 간 피막의 간 울혈과 좋지 않은 상태이다. 격통이 가끔 감소되어 적응하게 된다고 하더라도, 대부분의 선수들은 다음과 같은 것으로 날카로운 통증을 조절할 수 있다.

- 입술을 오므린 힘찬 호기
- 심호흡과 규칙적인 호흡
- 손상된 반대편으로 기대기
- 손상된 측의 손을 가능한 머리 위로 높이 신장시키기

유방 손상(Breast Conditions)

활동을 하는 동안 과도한 유방 움직임은 통증, 타박상과 유두 자극을 일으킬 수 있다. 유방손상은 대개 여성과 관련이 있다고 할지라도, 남성도 유방 또는 유두와 관련된 손상이 있을 수 있다.

➤ 타박상(Contusions)

유방의 타박상은 모두 통증이 있는 지방괴사 또는 혈종형성을 유발 시킬 수 있고, 국소 유방 결절을 형성시킬 수 있다. 유방촬영사진에 이러한 병변의 형태는 악성종양과 구별할 수 없다. 즉시 얼음과 지지를 수행할지라도, 직접 외상은 나중에 유방촬영사진을 판독할 때 오진을 피하기 위하여 항상 여성의 영구적인 의료기록에 기록하여야 한다.

➤ 유두 자극(Nipple Irritation)

유두자극은 장거리 육상선수에게서 많이 나타나며 유두 위를 셔츠로 문지를 때 유발된다. 마찰은 찰과상, 물집 또는 출혈을 유발시킬 수 있다(**육상선수의 유두**). 이러한 손상은 자극을 감소시키기 위하여 석유에 근거한 생산품 또는 유두 위에 보조 밴드를 착용하여 예방할 수 있다. 초기 치료는 상처 소독, 항생제 연고 도포와 상처에 무균거즈를 붙여 준다. 손상의 이차 감염은 전체 유두부위 또는 유방조직으로 퍼질 수 있고 전문의에게 의뢰하여야 한다. **자전거선수의 유두**(Cyclist's nipple)는 마찰에 의해서 유발되지 않지만, 발한과 추위로 유발되는 바람 냉각이 결합되어 유발되고, 유두통증은 며칠 동안 나타날 수 있다. 방풍 자켓 착용과 운동 참여 후에 유두를 따뜻하게 하는 것으로 자극을 예방할 수 있다.

여성형 유방증(Gynecomastia)

여성형 유방증은 특히, 성인 남성에서 유선의 과도한 발달로 대개 양측에 나타난다. 유두에는 통증과 압통이 있고, 엎드린 자세에서는 셔츠에 의한 마찰 자극이 더 많다. 이것은 가끔 생리적인 것으로 6-12개월에서 없어진다. 이러한 상태는 단백동화 스테로이드(anabolic steroid)를 섭취하는 역도선수와 미식축구선수에게서 나타난다. 다른 원인으로는 고환, 뇌하수체, 부신의 병변이 있다. 근본적으로, 외부 유방조직의 수술적 제거는 미용적인 이유 또는 악성종양을 확인하기 위하여 수행되는 생검을 의미할 수 있다.

대흉근 좌상 (Strain of the Pectoralis Major Muscle)

대흉근 좌상은 무거운 것 들기 특히, 벤치 프레스, 수상스키, 권투, 레슬링과 야구선수 또는 미식축구선수 또는 갑자

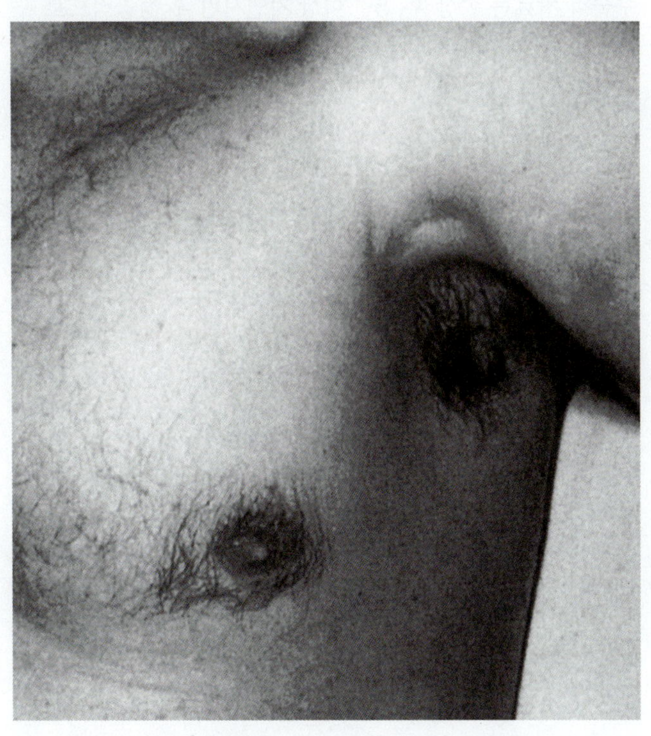

➤ 그림 11.13. **대흉근 파열.** 대흉근의 원위 부착점 파열은 근육 팽대부에 부종이 있고, 전면 겨드랑이 주름이 얇아질 수 있다.

기 감속하는 방법 특히, 권투에서 펀치 또는 미식축구에서 팔을 벌려 막기에서 유발될 수 있다. 근육이 파열되었다면, 대개 부하 또는 과도한 외력에 의한 능동적인 과도한 근수축으로 유발된다. 이 손상은 단백동화 스테로이드 남용으로 나타난다. 스테로이드 사용은 근육비대를 일으키고 건 크기는 증가하지 않고 빠르게 근력만 증가시키기 위하여 이차적으로 힘을 증가시킨다.

징후와 증상. 펑하는 소리, 찰깍하는 소리 또는 파열되는 감각이 동반되고, 통증과 약화가 나타난다. 통증은 날카로운 통증보다는 덜한 아픔 또는 피로한 것과 같은 통증으로 설명될 수 있다. 근위 부착점에 파열이라면, 근육이 겨드랑이 주름 쪽으로 오그라들고, 확대된다. 원위 부착점에 파열이 있다면, 근육은 가슴 내측 부위가 불룩하게 되고, 겨드랑이 주름이 얇아지게 된다(**그림 11.13**). 부종과 반상출혈은 전면 흉벽에 나타나고, 상완 움직임은 통증으로 제한된다. 어깨의 수평내전과 내회전은 약하고 변형이 눈에 띈다.

치료. 치료는 손상의 크기에 따라 다르고, 다른 근육의 표준 치료계획에 따른다. 경증과 중증 좌상(등급 Ⅰ과 Ⅱ)은 점진적 근력강화를 시작한다. ROM은 회복되어야 하고, 근력, 지구력과 일률도 다시 회복되어야 한다. 대흉근 완전파열의 수술적 치료는 손상 후, 5년 이상 지연시킨 후 성공적으로 수행된다고 할지라도, 가장 좋은 결과는 수술과 인지를 촉진시켜 수행한다(2).

늑골늑연골 손상(Costochondral Injury)

늑골늑연골 염좌는 다른 물체와 충돌 또는 흉곽의 심한 뒤틀린 동작으로 유발될 수 있다. 이러한 행동은 염좌 또는 흉골에 부착된 늑연골 또는 늑골에 부착된 늑연골의 전면 끝부분을 분리시키고, 늑골 위와 사이에 위치한 내늑간 신경을 압박한다(**그림 11.14**). "늑골 미끄러짐 증후군"이라고 가끔 부르고, 자주 10번째 늑골, 9번째 또는 8번째 늑골에 나타난다. 초기 증상은 잠행성일 수 있고, 초기 외상 후 오랜 기간 후에 나타난다.

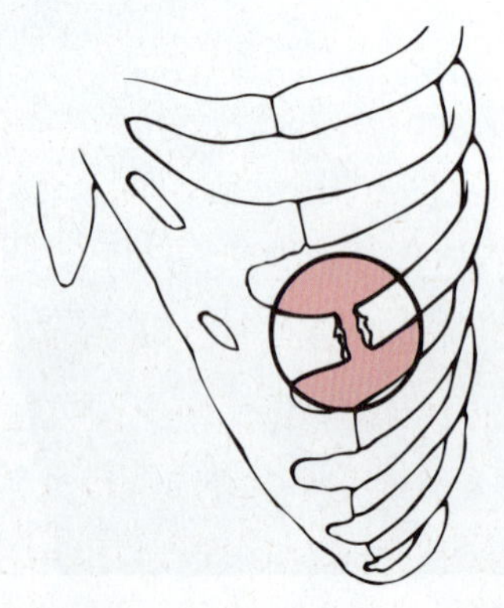

➤ 그림 11.14. 변위가 없는 늑골늑연골 분리

징후와 증상. 선수는 퍽 하는 소리를 듣거나 느낄 수 있지만, 초기 국소적 날카로운 통증은 며칠 동안의 간헐적 통증 후에 나타날 수 있다. 통증의 강도는 천천히 감소할 수 있지만, 날카로운 소리는 뼈 위에 연골이 편위되는 것과 같이 구부리는 동안 나타날 수 있다. 확인할 수 있는 변형과 국소통증은 관절을 촉진하여 알 수 있다. 통증은 가끔 전면 늑골 모서리 부위를 손가락으로 누르고, 전면 늑골을 당기면 재발될 수 있다. 더 심한 염좌는 심부 흡기를 하는 동안 통증이 유발될 수 있고, 척주 또는 명치에 연관통이 있을 수 있다.

치료. 비스테로이드성 항생제 약물과 얼음은 통증과 염증을 감소시키기 위하여 사용한 후, 전문의에게 의뢰한다. 불편함은 대개 3-4주 휴식과 항생제 복용으로 해결되지만, 9-12주 동안 지속시킨다. 근본적으로, 전문의는 만성 통증을 완화시키기 위하여 스테로이드 약물을 부위에 주사하는 방법을 택할 수 있다.

흉골 골절 (Sternal Fractures)

흉골은 스포츠에서는 거의 골절되지 않지만, 물체의 빠른 감속과 높은 충격으로 인하여 유발될 수 있고, 하부 골편 위에 상부 골편을 전면으로 편위시킨다. 자체적으로 골절이 나타나지 않지만, 흉부내 손상과 관련된 유병률은 높다.

징후와 증상. 손상은 즉시 호흡상실을 유발한다. 국소통증은 흉골 위를 압박하면 나타나고, 불완전한 골절이 있다면, 심부 흡기 시 더 악화된다. 완전 골절이 있다면, 정상 호흡을 하는 동안 통증이 유발되고 촉진으로 발견될 수 있다. 해부학적 위치 때문에, 예상된 골절 즉, 심장 타박상, 내부 유선혈관 손상, 흉골 후방과 흉골 내측 혈종과 폐 열상 또는 타박상과 같은 손상 하에서는 평가되어야 한다(4).

치료. 흉골 골절이 예상되는 선수는 즉시 평가를 하기 위하여 가장 가까운 의료센타로 이송하여야 한다. 심장 관찰과 함께 병원에서 관찰은 흉부 내 외상과 관련되어 유발하기 때문에 필요하다.

늑골골절 (Rib Fractures)

늑골의 피로골절은 격렬한 근육 수축과 같은 간접적인 힘에 의하여 유발될 수 있다. 사각근의 저항 수축과 전거근의 상위 분열은 쇄골하동맥이 지나가는 부위인, 가장 얇은 분절인 1번째 늑골 골절을 일으킬 수 있고, 역도선수 또는 야구의 투수에게 나타난다. 4번째와 5번째의 전외측 피로골절은 전거근이 과도한 작용을 하는 골프선수와 조정선수에게서 나타난다고 보고되었다(4). 야구에서 투수와 타자는 외복사근의 수축으로 인한 격렬한 근육 수축 또한 부유늑골의 골절 또는 10-12번째 늑골의 견열 골절을 유발시킨다고 하였다.

늑골골절은 둔한 외상으로 유발되는 가장 많은 흉부 손상이다(5). 힘은 대개 전후면에 적용되고 5-9번째 늑골의 후면각에 골절을 유발시킨다. 편위되지 않은 골절은 편위된 골절보다 더 많다. 편위되지 않았다면, 검사자는 내늑간동맥의 열상과 같은 다른 손상이 있는지 살펴야 한다. 11-12번째 늑골에 골절이 있다면, 신장, 간 또는 비장에 관련된 손상이 있을 수 있다. 비장의 외상은 왼쪽 하위 늑골골절의 20%이상에서 보고되었고, 간의 외상은 오른쪽 하부 늑골골절의 10%이상에서 보고되었다(5).

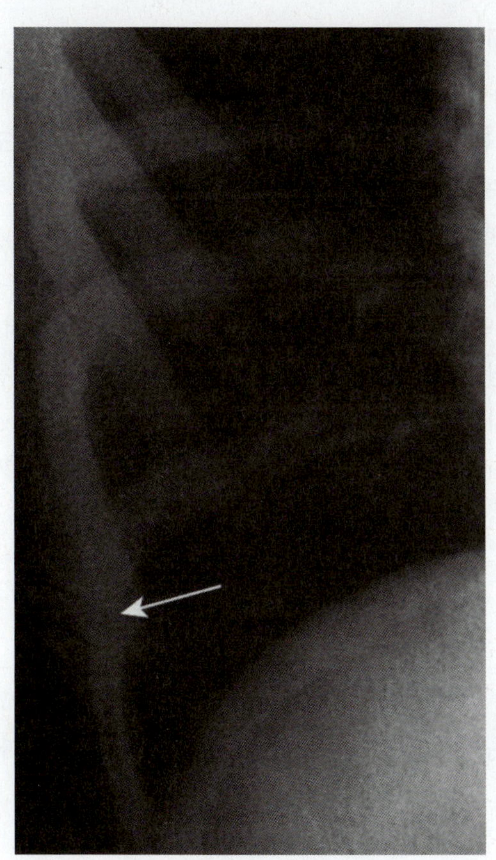

➤ **그림 11.15. 편위되지 않은 골절된 늑골.** 화살표는 골절된 부위를 가리킨다.

징후와 증상. 골절부위 위에 국소통증의 강도는 심부 흡기, 기침 또는 흉부 움직임으로 악화된다(**그림 11.15**). 가끔, 선수는 통증완화를 위하여 얕은 호흡과 골절 방향으로 기대고, 과도한 흉부운동을 예방하기 위하여 손으로 이 부위를 고정한다. 눈으로 확인 할 수 있는 타박상과 촉진되는 염발음은 충격부위에 있을 수 있다. 특히 기침으로 붉은 피 또는 거품이 있는 피가 나오는 것은 기록하여야 한다. 청진기(stethoscope)는 폐에 비정상적인 호흡음 또는 무호흡음을 듣기 위하여 사용하고, 호흡률과 호흡의 깊이도 기록하여야 한다. 전외측 방향으로 늑골의 도수 압박과 외측 압박은 골절부위에 통증을 유발한다(그림 11.22 참고). 호흡통증, 청색증 또는 쇼크의 증상이 나타난다면, 내부 장기의 손상 평가를 수행하여야 한다. **글상자 11.3**은 흉골 또는 늑골골절을 의미하는 다른 징후와 증상을 설명한 것이다.

치료. 치료는 표준 급성 치료계획으로 수행한다. 6인치 탄력붕대로 손상부위의 흉부 주위를 감쌀 수 있거나 또는 통증

➤➤ 글상자 11.3

흉골과 늑골골절을 의미하는 징후와 증상

- 직접 충격의 병력, 가슴 압박 또는 격렬한 근육 수축
- 골절된 측면으로 기댈 수 있고, 흉부 움직임을 예방하기 위하여 손으로 이 부위를 고정한다.
- 골절된 부위에 국소 변색 또는 부종
- 눈으로 확인할 수 있는 약간의 보행 변형
- 골절부위에 촉진성 통증과 염발음
- 심부 흡기로 통증 증가
- 골절부위 반대에 체간 외측굴곡과 회전으로 통증증가
- 늑골에 전후방향 도수 압박 또는 외측 압박으로 통증증가
- 얕은 호흡과 청색증이 나타날 수 있다
- 빠르고, 약한 맥박과 낮은 혈압은 다골절을 의미하고, 골절로 내늑간 혈관과 신경 손상, 또는 폐 또는 흉막주머니에 관통을 의미한다

이 심하거나 다골절이 예상된다면 팔걸이와 붕대로 고정시키는데 사용할 수 있다. 하나 또는 두 개의 늑골이 골절되었다면, 선수를 즉시 전문의에게 의뢰하여야 한다.

EMS *세 개 또는 그 이상 늑골이 골절되었다면, 두 부분 또는 기흉(pneumothorax)을 의미하는 것과 같이 다른 심각한 징후가 나타난다면, 응급의료서비스를 받아야 한다.*

통증은 손상 후 3-5일정도 가장 심하게 나타날 수 있고, 점진적으로 완화되고, 3-6주 후에는 거의 없어진다. 스포츠, 골절부위, 편위되었거나 또는 편위되지 않은 골절, 손상된 늑골의 수에 따라 완전히 치유되는 동안 스포츠에 참여하지 못하게 할 수 있다. 흉부움직임을 감소시키기 위하여 붕대 또는 테이핑은 손상을 더 악화시키기 때문에 사용하지 않는다. 단순골절이라면, 재손상이 되지 않게 보호하기 위하여 방탄조끼 또는 구명조끼를 착용할 수 있다.

A 싸이클 선수는 오른쪽 하부 늑골에 날카로운 통증이 있고, 심호흡, 기침과 촉진으로 악화되고, 기침을 하면 붉은 피가 나온다. 이 선수는 늑골이 골절될 수 있다.

EMS *손상된 부위가 심호흡과 기침으로 악화되고 기침하면 피가 나오는 것은 골절된 뼈의 뼈 파편이 폐를 관통되었다는 것으로 심각한 손상이다. 응급의료서비스를 받아야 한다.*

내부 합병증 (INTERNAL COMPLICATIONS)

Q 2루수는 직선타구를 잡아 1루수에게 송구하였다. 사고로, 주자가 2루로 뛰어 오면서 공에 흉골을 맞았다. 주자는 베이스에 쓰러졌다. 현장에 도착하였을 때, 선수는 심각한 통증이 있고 숨이 가빴다. 이러한 상황을 어떻게 관리하겠는가? 흉골과 늑골에 직접적인 충격으로 인하여 나타날 수 있는 심각한 문제는 무엇인가?

심각한 손상은 호흡과 심장기능을 변화시킬 수 있다. 과호흡은 숨을 헐떡이는 장애와 관련이 있고, 대부분의 경우, 심각한 문제는 아니다. 흉부에 직접적인 외상은 스포츠 참여로 거의 나타나지는 않지만, 심각한 문제를 유발할 수 있다. 많은 심각한 합병증은 폐 좌상, 기흉, 긴장성 기흉, 혈흉(hemothorax)과 심장 좌상이다.

과호흡 (Hyperventilation)

스포츠 참여에서 과호흡은 통증, 스트레스 또는 외상과 관련이 있다. 호흡률은 활동을 하는 동안 증가한다. 빠르고, 깊은 흡기는 더 많은 산소를 폐에 공급한다. 반대로, 긴 호기는 많은 이산화탄소를 배출한다.

징후와 증상. 숨가쁜 호흡 장애로 나타나는 징후와 증상은 입술과 손에 무감각, 손의 경련, 흉통, 구강건조, 현기증과 기절이 있다.

치료. 공황과 불안이 합병증으로 나타날 수 있기 때문에 선수를 안정시킨다. 주머니에 호흡을 하게 하는 것이 산소-이산화탄소 균형을 회복시킨다고 하더라도, 많은 선수는 곤란함을 느낄 것이다. 대안적인 치료는 증상이 없어질 때까지 코를 통하여 천천히 집중하여 흡기하고, 입을 통하여 호기하게 한다. 주머니에 호흡을 하게 하는 것은 여러 경우에서 필요하지 않을 수 있다.

폐 타박상 (Pulmonary Contusion)

폐타박상은 대개 비관통된 흉부외상으로 나타나며, 스포츠에서는 거의 없다. 흉곽을 통하여 전달된 힘은 폐포와 세포 사이공간에 혈액과 단백질을 새어나오게 하고 폐허탈(pulmonary collapse)을 유발시킨다.

징후와 증상. 흉통, 빠른 호흡, 짧은 호흡, 수포음과 기침은 일반적인 징후와 증상이다. 호흡은 나빠질 수 있고, 저산소증이 외상 후 2-4시간에 나타날 수 있다(6). 손상은 기침을 하면 피가 나오거나 기흉, 늑골골절 또는 **피하기종**(subcutaneous emphysema)과 같은 다른 문제들이 나타날 때까지 발견하지 못할 수 있다.

치료

EMS *폐 타박상이 예상된다면, 방사선사진으로 평가하기 위하여 전문의에게 의뢰하여야 한다.*

흉부 X-선에 발견되지 않는 경한 좌상은 며칠 내에 치유되고, 선수는 약 10일 정도 후에 운동에 참여할 수 있다. 방탄조끼는 부위를 보호하기 위하여 착용할 수 있다. 더 심각한 경우에는, 병원에 입원하여 환기계측기로 측정한다.

기흉
(Pneumothorax)

기흉은 공기가 흉막 공간에 포착된 것이고, 폐의 부분에 허탈을 유발한다. 기흉의 원인이 다양하다고 할지라도, 두가지 가장 많은 유형이 외상과 자연적인 것이다. 외상성 손상은 흉부에 관통된 상처(예, 자상), 골절된 늑골 또는 폐조직에 열상으로 인한 심한 흉부 손상에 의해서 유발될 수 있다. 공기는 흡기로 흉막강으로 새어나가고, 폐가 완전하게 확장되지 못하게 된다(**그림 11.16A**).

자연적인 기흉은 예상할 수 없이 유발되고, 질병이 있을 수 있고 없을 수도 있다. 이 손상은 흉막하 수포(물집처럼 형성)의 파열로 나타날 수 있고, 길고 좁은 가슴을 가진 10대 후반과 20대 초반에 많이 나타나고, 상태는 대개 심한 활동 또는 달리기 후에 유발된다. 다른 폐 손상은 천식, 낭종섬유증, 기종과 폐렴이 자연적인 폐기종을 유발할 수 있다(8,9).

증상과 징후. 짧은 호흡, 청색증, 손상된 측에 심한 흉통, 기관편위, 동측 호흡음 저하 그리고 외상성 기흉에 가장 많이 나타나는 증상인 타진에 높은 공명이다(**글상자 11.4**). 다른 증상은 비대칭 흉부확장, 혼란, 피로, 불안, 불안감, 혈압저하이다. 통증은 어깨, 반대편 가슴 또는 복부에 연관되어 나타날 수 있다. 인식되지 않고 호전이 되지 않는다면, 긴장성 기흉으로 악화될 수 있다.

> ➤➤ 글상자 11.4
>
> **기흉의 가능성을 의미하는 징후와 증상**
>
> - 갑작스럽거나 또는 날카로운 흉통
> - 짧은 호흡
> - 숨쉬기 어려움
> - 어깨, 가슴 또는 복부 위에 연관통
> - 약간의 부종
> - 가슴에 긴장
> - 허탈된 폐 위에 호흡음이 감소되거나 소실
> - 손상된 측면에 비대칭성 가슴 움직임
> - 혈압감소
> - 심박급속증

자연적인 기흉에서, 통증은 발생 후 없어져 치료를 지연시킬 수 있다. 짧은 호흡(무호흡)과 가슴의 불편함은 선수가 의료 시설을 찾을 때까지 점진적으로 증가한다. 반면, 증상은 갑자기 심해질 수 있고, 급성통증이 유발되고, 호흡이 어려워진다.

치료

EMS *관리는 빠른 인식과 즉시 치료이다. 응급의료서비스를 받아야 한다.*

선수는 호흡을 조절하는 동안 앉아서 조용히 하고 안정을 취하여야 한다. 손상된 폐에 호흡음이 감소되거나 없어진다면, 가장 가까운 의료시설로 이송하여야 하고, 어떠한 액체도

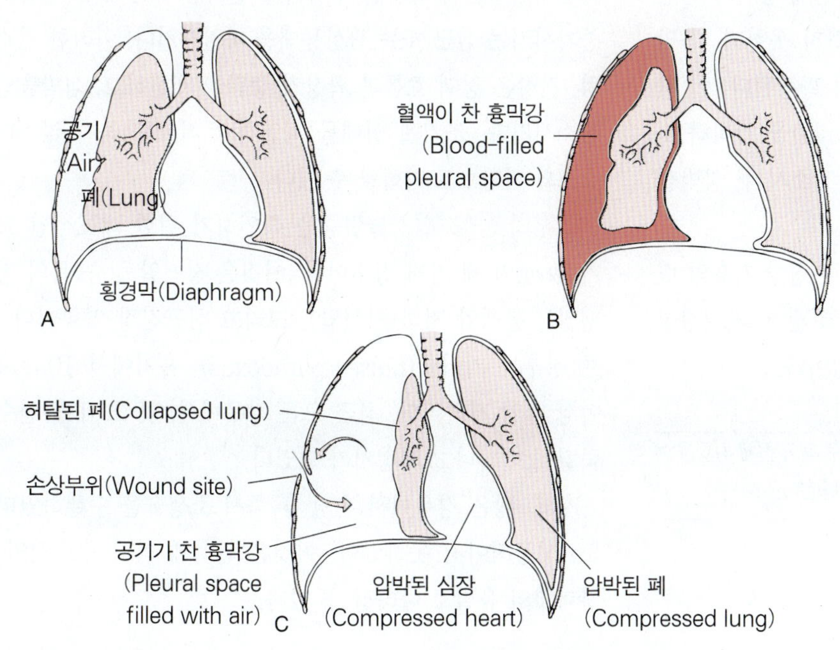

➤ 그림 11.16. **폐의 내부 합병증.** A, 기흉. B, 혈흉. C, 긴장성 기흉. 이러한 상태에서 폐 허탈이 있다면 목숨이 위험해질 수 있다.

공급받지 않아야 한다. 자연적인 기흉은 재발 위험 때문에, 선수는 신중히 측정으로 치료하고 격렬하지 않은 활동을 하여야 한다. 이러한 선수가 접촉과 충돌을 하는 스포츠에 참여를 원한다면, 개흉술(thoracotomy) 또는 다른 침습 절차로 치료하여야 하고, 활동은 2-4주 후에 시작한다(10). 그러나 이러한 선수들에게 반대 측에 재발의 높은 위험이 있다는 것을 설명하여야 한다. 기흉이 재발된다면, 선수에게 충돌과 접촉을 하는 스포츠를 하지 말아야 한다고 충고한다.

혈흉(Hemothorax)

혈흉은 흉막강에 공기보다 혈액이 많은 상태이다(**그림 11.16B**). 골절된 늑골은 흉부 또는 흉강에 폐조직과 혈관을 파열시킬 수 있다.

징후와 증상. 심한 통증, 저산소증, 호흡곤란, 청색증, 호흡음 감소와 기침과 함께 거품이 있는 혈액 배출은 혈흉의 대표적인 징후와 증상이다. 더 심각한 상태에서는, 쇼크의 징후와 증상이 나타난다. 흉부 부위의 타진은 둔탁하다.

치료

EMS *이것은 응급상황이다. 응급의료서비스를 받아야 하고, 선수는 쇼크로 위험할 수 있다.*

긴장성 기흉 (Tension Pneumothorax)

긴장성 기흉은 흡기를 하는 동안 흉막공간에 공기가 점진적으로 모일 때 유발되며 충분한 호기를 하지 못한다. 흉막공간은 반대편 종격이 편위되어 각 호흡 시 확장된다. 이 편위는 심장, 폐, 흉대동맥과 대정맥(vena cava)을 압박하고, 이로 인하여 심장의 오른쪽에 혈액 환류를 감소시켜, 심박출량을 감소시킨다(**그림 11.16C**).

징후와 증상. 징후와 증상은 흉통, 기관이 긴장성 기흉의 반대편으로 편위, 손상된 측에 무호흡음, 경정맥 팽창, 저긴장성과 청색증 그리고 사망을 유발하는 순환 손상이다.

치료

EMS *응급의료서비스를 받는다. 이것은 응급상황으로 폐의 전체 허탈을 예방하기 위하여 가장 가까운 의료시설에 즉시 이송한다.*

외상성 질식(Traumatic Asphyxia)

외상성 질식은 흉부에 직접적이고, 과다한 외상으로 유발된다.

징후와 증상. 대표적인 증상은 목과 안면부위에 푸르스름한 색이 나타나고, 결막밑출혈(subconjunctival hemorrhage), 반상출혈과 얼굴에 작은 출혈점이다. 시력상실은 망막 부종으로 나타난다고 보고되어 있지만, 시각은 몇 시간 또는 며칠 내에 호전될 수 있다.

치료

EMS *즉시 가장 가까운 의료시설로 이송하여 관리하여야 한다는 것을 인식하여야 한다.*

심장 손상(Heart injuries)

흉부둔기손상은 흉골과 척수 사이에 위치한 심장을 압박할 수 있고, 둔기심장손상(심근좌상이라 불림)을 유발할 수 있다. 우심실은 흉골의 후방에 위치하기 때문에 가끔 손상된다. 적혈구와 혈장은 조직주위로 새어나오며, 이로 인하여 심근의 순환이 감소한다. 이러한 작용으로 국소세포손상과 심장조직의 괴사를 유발한다. 심박출량 감소는 이차적으로 부정맥 또는 불규칙적인 심박동을 유발시킨다.

둔기외상은 또한 젊은 야구선수에서 외상성 사망의 원인이 되는 **심장눌림증**(cardiac tamponade)을 유발할 수 있지만, 소프트볼, 아이스하키와 라크로세에서도 유발될 수 있다. 거대둔기외상은 심장주위 주머니에 혈액량 또는 부종 삼출물을 증가시키는 심근 또는 관상동맥을 파열시킨다. 이러한 결과처럼, 긴장은 정맥 흐름과 확장기 충만을 제한하고, 심박출량을 감소시킨다. 조기에 상태를 확인하고 치료를 하지 않는다면 쇼크와 사망으로 악화될 수 있다.

징후와 증상. 심장눌림증을 확인하기 위한 대표적인 도구가 Beck의 세 가지 징후이다. 이것은 정맥압 상승(목의 정맥 팽창), 동맥압 저하(저혈압), 그리고 심근긴장 약화이다. 다른 징후는 기이맥(pulses paradoxus), 흡기에서 10mmHg 이상 혈압 저하이다. 최근 모든 경우에서, 몇 초 내에 선수의 허탈이 나타나고 폐정지가 되었다.

치료. 많은 경우에서 손상 후 즉시 소생술을 수행하였더라도, 성공적이지 못하였다. 이것은 외상에 의한 구조적인 심장파열의 유발로 나타날 수 있다.

EMS *응급의료서비스를 수행한다. 치료는 다른 흉부외상과 같다: 기도개방 유지, 필요하다면 초기 호흡과 흉부압박, 그리고 즉시 가장 가까운 의료시설로 이송한다.*

운동선수의 돌연사(Sudden Death in Athletes)

돌연사는 비외상성, 예측되지 않은 사건으로 정의되고, 이전 선수의 임상적 상태에서 몇 분내의 갑작스런 변화 또는 즉시 발생한다. 35세 이하 선수들은, **비대심장근육병증(hypertrophic cardiomyopathy)**으로 가장 많이 유발되고, 여자보다 남자 운동선수에서 많이 나타난다(11). 다른 원인은 관상동맥 비정상, Marfan 증후군과 관련된 대동맥 파열과 승모판탈출증(mitral valve prolapse)이다. 35세 이상 선수에서, 가장 많은 원인은 허혈성 관상동맥질환이다. 돌연사의 복잡성 때문에, 이것은 19장에 더 자세하게 설명하였다.

운동선수 심장증후군(Athletic Heart Syndrome)

운동선수 심장증후군은 반복적이고, 강도 높은 훈련으로 심근에 생리적 변화와 관련이 있는 비교적 양호한 질환이다. 이러한 변화는 비정상적인 심전도가 나타나지만 운동을 금기하지 않는다. 운동선수 심장증후군이 있는 선수는 위험이 있을 수 있는 심각한 심혈관병변을 찾아내기 위하여 전문의에게 검사받아야 한다.

A 야구도중에 주자로 나간 선수에게 심각한 호흡통증이 있다. 공에 의한 충격이 가해지면, 과호흡 또는 외상성 기흉을 유발할 수 있다. 기도 유지, 선수를 안정되게 하고, 호흡과 순환을 평가한다.

EMS *호흡이 몇 분 내로 정상으로 회복되지 않거나, 호흡 또는 심장에 불규칙이 있다면, 응급의료서비스를 수행한다.*

복벽 손상 (ABDOMINAL WALL CONDITIONS)

Q 체조선수는 도약 후, 갑작스런 등 과신전 움직임을 수행하였고 복부에 날카로운 통증을 느꼈다. 배꼽 오른쪽 약간 아래에 압통과 근방호가 있었다. 부종과 변색은 없지만, 앉았다 일어나는 것이 어렵다. 어떠한 손상이 있을 수 있는가? 손상은 어떠한 관리를 하여야 하는가?

복벽근은 강하고 근력이 뛰어나지만, 충격을 흡수하기에 유연성도 충분하다. 결과적으로, 복벽손상들은 대개 흔하지 않다. 그러나 복강신경총의 좌상과 탈장과 같은 다른 손상들은 스포츠 참여로 손상될 수 있다.

피부상처와 타박상 (Skin Wounds and Contusions)

피부 찰과상은 감염을 예방하기 위하여 소독을 하여야 하고, 무균드레싱으로 부위를 덮고, 드레싱은 찰과상 부위 위에 직접적인 마찰을 하지 않게 하여야 한다.

EMS *복벽 또는 심부를 관통한 열상은 복부장기의 감염 가능성 때문에 매우 심각할 수 있다. 응급의료서비스를 수행하여야 하고, 가장 가까운 의료시설로 이송한다.*

복부 내 손상을 발견하기 위하여 더 많은 검사가 필요하기 때문에, 연고 또는 크림은 상처에 바르지 말아야 한다. 대신, 상처는 소독용액으로 소독하고 부위를 지혈을 하기 위하여 흡수성 패드를 덮는다. 복벽에 간단한 타박상은 충격부위에 압통이 있고, 복근을 능동수축하는 동안 통증은 있지만, 연관통은 없다. 치료는 출혈을 제한하기 위하여 얼음을 적용하고 압박을 한다. 커다란 혈종이 형성되었다면 압박 드레싱을 적용할 수 있다.

근육좌상(Muscle Strains)

근육좌상은 직접 외상, 척주에 갑작스런 비틀림 또는 갑작스런 과신전으로 유발된다. 복직근이 가장 많이 손상되는 근육이다. 배벽동맥 또는 근육내 혈관손상이 있을 때 합병증이 나타나고, 복직근초 혈종을 유발한다. 혈종의 약 80%는 배꼽 아래에 나타난다.

징후와 증상. 갑작스런 복통, 구역질, 구토, 압통, 부종과 근방호가 나타날 수 있다. 하지직상 또는 등의 과신전으로 통증이 증가한다. 촉진되는 결절은 있을 수 있거나 없을 수도 있다. 결절이 있다면, 근육을 수축하고 고정하게 한다. 다른 징후는 손상 후, 72시간에 배꼽 주위에 푸른색의 변색(Cullen 징후)과 체간 또는 고관절 굴곡 저항에 통증이 있는 것이다(4).

치료. 36-48시간 내에 얼음, 안정과 NSAIDs 사용으로 치료한다. 국소열과 회전욕은 혈종과 통증이 없어질 때 까지 활동 조절과 함께 48-72시간 후에 사용할 수 있다. 비틀기, 회전, 체간 굴곡 또는 갑작스런 신장과 같은 활동은 통증이 없어질 때까지 피하여야 한다.

복강신경총 타박상(호흡곤란 상태) (Solar Plexus Contusions : Wind Knocked Out)

복부 근육에 충격은 "복강신경총 충격"과 관련이 있고, 즉시 숨을 헐떡거릴 수 있다(호흡곤란). 열과 불안은 손상의 합병증이다. 호흡곤란의 원인이 확실한 것은 아닐지라도, 횡경막 경련과 교감성 **복강신경총**(sympathetic celiac plexus)의 일시적인 타박상으로 유발될 수 있다.

치료. 평가는 기도 분석을 통하여 수행한다. 구강보호대 또는 부분적 패드도 제거한다. 복부 주위를 제한하는 장비와 옷은 느슨하게 하여야 하고, 선수에게 무릎을 가슴 쪽으로 굴곡 시키게 한다. 심호흡을 유지하게 하고, 이것을 여러 번 반복하게 하면, 호흡이 빠르게 회복되는 모순(paradoxic)이 나타날 수 있다. 다른 방법은 이완을 하기 위하여 횡경막에 힘을 가하여야 하기 때문에 휘파람을 불게 한다. 심한 충격은 복부 내 손상을 유발시킬 수 있으므로, 손상을 발견하기 위하여 시합 기간의 마지막에 재평가하여야 한다.

탈장(Hernias)

탈장은 복벽이 약화된 부분으로 복부장기가 돌출된 것이고, 선천성 또는 후천성일 수 있다. 선천성 탈장은 태어날 때 있을 수 있고 가족력과 관련이 있을 수 있다. 후천성 탈장은 태어난 후에 직접 충격, 또는 무거운 것을 들거나 투포환을 수행하는 것처럼 압력을 가하는 좌상 또는 비정상적인 복부 내압에 의하여 약화될 수 있다. 가장 많은 탈장의 3가지는 간접, 직접과 대퇴부이다(**그림 11.17**).

간접 서혜부 탈장은 젊은 운동선수에게 가장 많이 나타나는 탈장의 유형이다. 심부 서혜 주위 복막이 약화된 부위에 서혜강을 통하여 복부장기가 돌출되는 것이고, 근본적으로 음낭 부위에 돌출된다. 이러한 복막 약화는 특히 여성에서는 나타나지 않는다. 직접 탈장은 서혜강이 쉽게 확장되지 않으므로 자연적으로 감소된다. 40세 이상에서 많이 나타나는 직접적인 탈장은 복직근, 서혜인대와 배벽동맥에 의하여 결합된 근막부위의 약화로 나타날 수 있다. 대퇴부 탈장은 여성에서 더 많이 나타나고, 림프관, 결합조직, 대퇴농맥과 성맥을 압박하고, 대퇴강의 대퇴륜입구를 통하여 복부장기가 돌출되는 것이다. 탈장은 치골결절의 하외측과 대퇴동맥과 정

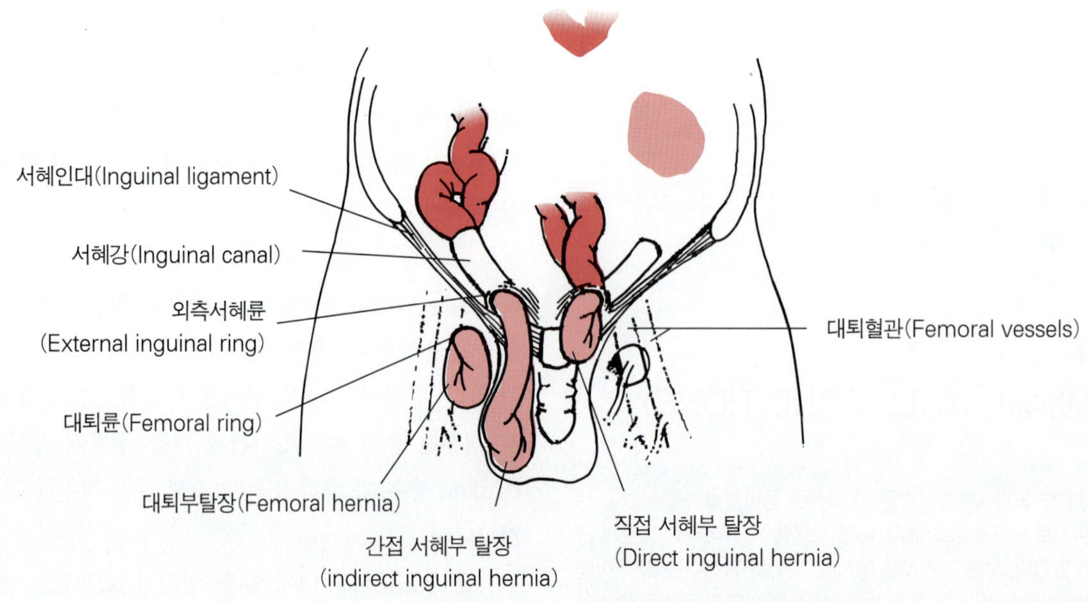

➤ 그림 11.17. **탈장**. 탈장은 (A) 음낭으로 소장이 돌출되는 간접형, (B) 약화된 내부 서혜부관을 통하여 소장이 돌출되는 직접형, (C) 서혜인대의 후방과 대퇴동맥의 내측에 소장이 돌출되는 대퇴형으로 분류할 수 있다.

맥의 내측에 결절이 있다.

징후와 증상. 증상은 다양하지만, 탈장의 첫 번째 징후는 눈으로 확인할 수 있고, 부종부위 압통, 서혜부 통증이다. 많은 탈장은 운동에 참가하여 치료사가 손가락으로 함입된 음낭의 돌출된 부위를 촉진하기 전까지는 증상이 나타나지 않는다.

치료. 대부분 탈장은 수술로 회복한다. 간접 탈장을 수술한 선수는 수술 후 6주 내에 걷기, 가벼운 상지운동과 자전거타기를 시작할 수 있다. 접촉이 없는 스포츠 참여는 7주내에 할 수 있고, 접촉이 있는 스포츠는 8-10주내에 참여할 수 있다.

직접 서혜부와 대퇴부 탈장의 수술은 광범위하다. 모든 격렬한 활동은 수술 후 3주 까지는 금지하여야 한다. 접촉이 없는 스포츠 참여는 8주 정도에 할 수 있고, 접촉이 있는 스포츠는 12주 정도에 참여할 수 있다. 복근을 당기거나 신장시키는 행동은 피하여야 한다. 수영, 자전거타기와 상지 체력 훈련과 같은 활동을 추천한다. 탈장이 있는 선수는 접촉이 없는 스포츠에 참여하지만, 재발을 방지하기 위하여 수술을 권유한다. 뜻하지 않은 상태의 탈장은 작은 방광 폐쇄를 일으킬 수 있다.

A 선수는 등의 갑작스런 과신전으로 날카로운 통증을 경험하였다. 부종과 변색은 없지만, 복근을 능동수축하면 통증이 증가하였다. 이 선수는 복직근의 좌상의 가능성이 있다. 얼음, 압박, 그리고 안정의 적용은 급성 부종과 통증을 감소시킬 수 있다. 압통성 혈종이 촉진된다면, 운동선수는 배벽동맥의 손상을 발견하기 위하여 전문의에게 의뢰한다.

복부내 손상(INTRA-ABDOMINAL CONDITIONS)

Q 22세 미식축구선수는 헬멧에 복부를 맞아서 왼쪽 복부 윗부분에 갑작스런 통증을 경험하였고, 흉부 상부와 왼쪽 어깨에 방사통이 있는 듯하였다. 약화와 머리가 가벼워지는 느낌이 있었다. 혈압은 96/72이고, 맥박은 96/분으로 약하다. 어떠한 손상이 있는가?

복부의 외상은 장기 또는 중요한 혈관이 열상 또는 파열되었다면, 심각한 내출혈을 일으킬 수 있다. 개방성 또는 폐쇄성 손상이 될 수 있고, 폐쇄성 손상은 특히 둔기외상으로 유발될 수 있다. 실제 장기는 스포츠에서 더 많이 손상된다. 속빈 장기에 손상이 있다면, 복부강에 내용물이 새어나올 수

➤➤ 글상자 11.5

폐 청진을 필요로 하는 징후와 증상(18)

- 짧은 호흡 또는 호흡곤란은 늑막염, 기흉, 천식 또는 심장마비와 같은 상태를 의미한 다.
- 객혈이 있거나 또는 없는 기침은 폐렴, 기관지염, 섬유성 폐질환 또는 기관지암을 의미 한다.
- 흉막성 통증은 흉막의 급성염증, 내늑간신경의 대상포진 또는 늑골 골절을 의미한다.
- 휴식 호흡률이 22/분 보다 크다
- 청색증 또는 곤봉형 손가락은 심각한 폐질환을 의미하고, 만성 화농성질환 또는 폐암이 포함된다

있고, 심각한 출혈을 일으키고, **복막염**(peritonitis), 쇼크를 일으킬 수 있다. 많은 징후와 증상은 내복부 손상과 유사하며, 장기는 포함되지 않는다(**글상자 11.5**). 압통이 있는 부위와 연관통의 부위에 변화가 나타난다.

예상되는 복부내 손상의 급성 관리 또한 장기는 포함되지 않으며 매우 유사하다. 초기에 검사자는 기도, 호흡, 순환을 평가하는 동안 선수를 이완시켜야 한다. 필요하다면, 응급의료서비스를 수행한다. 선수는 허리와 복부근육을 이완시키기 위하여 무릎을 굴곡한 자세로 바로 눕는다. 생명징후는 규칙적으로 관찰되어야 하고, 운동선수는 쇼크를 치료하여야 한다. **실전 전략 11.2**는 복부내 손상의 급성 관리를 요약한 것이다.

비장파열 (Splenic Rupture)

스포츠에서는 손상이 없다고 할지라도, 전염성 단핵세포증(infectious mononucleosis)같은 확실한 조직 병변으로 비장이 커지고, 손상 받기 쉽다. 비장은 가장 많이 손상 받는 복부장기이고 스포츠에서 복부 둔기외상으로 인하여 가장 많은 사망의 원인이 된다(4). 비장은 자체적으로 보호를 하고 지혈을 하기 때문에, 기침과 같은 진동움직임을 며칠, 몇 주 또는 몇 달 후에 출혈을 지연시킬 수 있다. 전염성 단핵세포증이 있는 선수는 적어도 3주 동안은 접촉을 하는 격렬한 운동을 하여서는 안 된다. 3주 후에, 격렬한 비접촉성 운동은 비장은 촉진되지 않고, 간의 기능도 정상이고, 활동이 가능하다면 수행할 수 있다. 비장이 만져지거나 간의 기능이 비

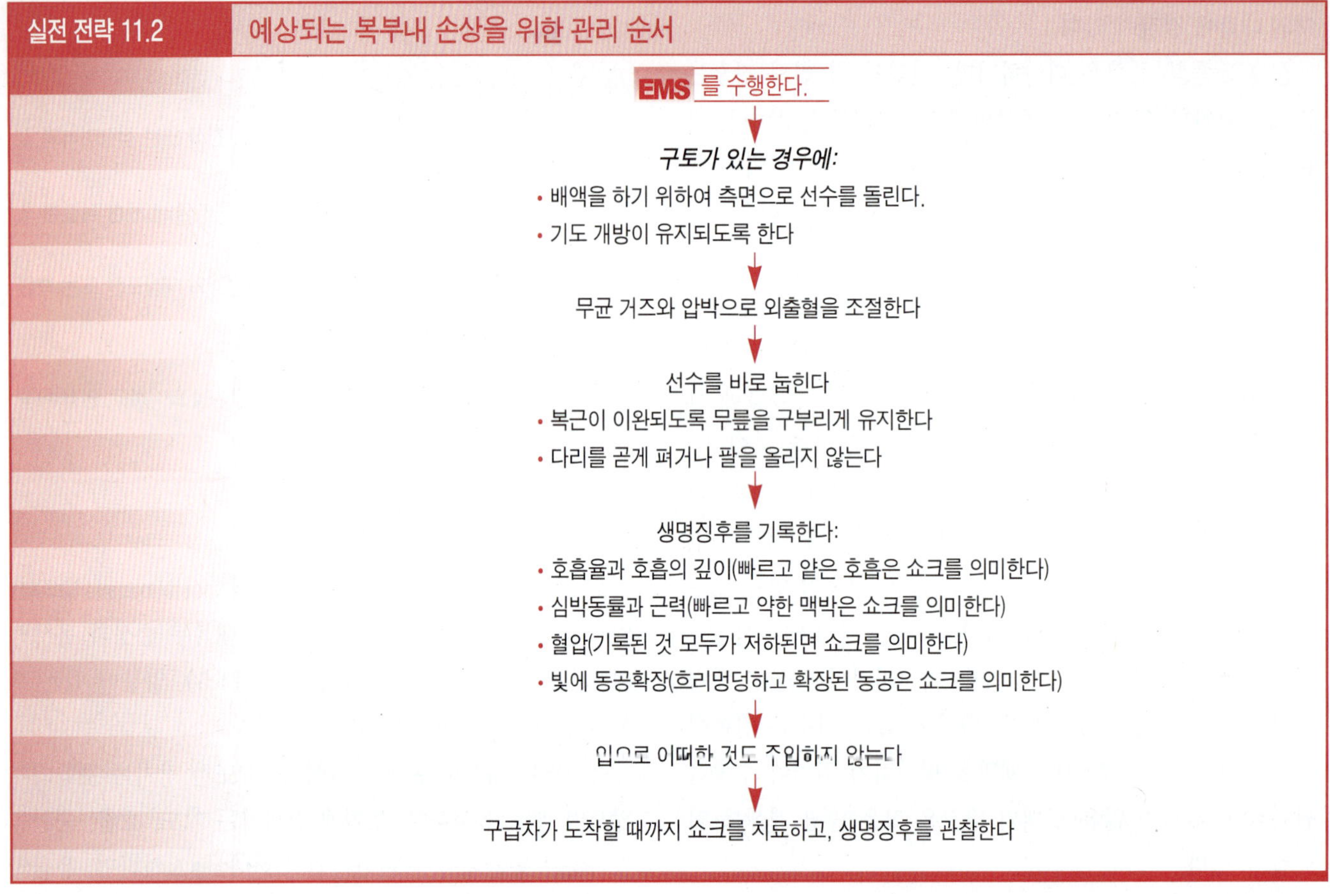

정상이라면, 접촉하는 운동은 몇 주 이상 금기하여야 한다 (12).

징후와 증상. 비장파열의 징후는 복부 왼쪽 상부 1/4에 둔기외상의 병력과 왼쪽 상부, 흉부 왼쪽, 그리고 Kehr's **징후**와 관련된 왼쪽 어깨에 둔한 통증이 있는 것이다. 이러한 연관통은 C_3-C_5 분절의 배측 가지에서 분지되는 횡경막 신경이 지배하는 횡경막의 자극으로 유발된다. 새어나온 혈액 또한 횡경막의 오른쪽을 자극할 수 있고, 이러한 경우의 통증은 오른쪽 어깨에 피부분절 유형의 연관통이 유발될 수 있다. 선수들은 가끔 구역질, 한기 또는 오한과 쇼크의 징후를 보일 수 있다.

치료

EMS *응급의료서비스를 수행한다. 기도개방은 유지하고 입원하여 쇼크를 치료한다. 더 많은 관리 절차는 실전 전략 11.2에 설명하였다.*

치료는 대개 비수술적 정맥 내 치료, 침상안정과 생명징후의 관찰하는 것이다. 입원 후에, 선수는 약 2주 정도 활동을 제한하여야 한다. 신체활동의 재참여는 손상 후 2-3개월이 될 때까지 금기하여야 한다. 수술적 회복을 필요로 한다면, 다시 활동을 하기 전에 최소 3개월 동안은 복부근육의 근력강화를 수행하여야 한다. 많은 치료사는 비장절제술(splenectomy)을 받은 후, 접촉하는 스포츠에 다시 참여하기 전까지는 6개월 정도기간이 필요하다고 한다(13).

간 타박상과 파열 (Liver Contusion and Rupture)

복부의 오른쪽 상부 1/4 지점에 직접 충격은 간에 타박상을 일으킬 수 있고, 촉진성 통증, 압통, 저긴장성, 그리고 쇼크를 유발한다. 통증은 우측 견갑골의 하부각에 연관통이 있을 수 있다. 비장과 같이, 간염과 같은 조직 질환은 간을 팽창시키고, 손상을 더 악화시킨다. 팽창된 간(간비대)이 있는 선수는 간이 정상 크기 또는 촉진되지 않을 때까지 접촉하는 운동에 참여하여서는 안된다. 열상이 있다면, 간에 과다한 출혈이 있을 수 있지만, 출혈이 멈추게 된 것이 수술로 더 악화될 수 있다. 이러한 이유로, 비수술적 관리를 하려는 경향

이 증가하고 있다

충수염(Appendicitis)

충수는 맹장에서 돌출된 부위이다(그림 11.9 참고). 이것이 폐쇄되었다면(예, 딱딱해진 배설물), 정맥 순환은 손상되고, 세균 번식이 증가하여 고름을 형성한다. 염증성 충수를 **충수염**이라 하고, 허혈과 괴저를 유발할 수 있다. 충수가 파열되었다면, 대변과 세균은 복부 위로 번지게 되고, 복막염(peritonitis)이 유발된다.

징후와 증상. 징후와 증상은 오른쪽 하부에 급성 복통, 식욕상실, 구역질과 구토와 미열이 있다. 반동성 통증은 전상장골극과 배꼽 사이 1/3 지점인 McBurney's **지점**에서 나타난다.

치료

EMS *응급의료서비스를 수행한다. 기도개방은 유지되어야 하고, 입원하여 쇼크를 치료한다. 더 많은 관리순서는 실전전략 11.2에 설명하였다.*

신장과 비뇨생식기 손상 (Renal and Genitourinary Conditions)

신장은 복부의 상부 허리의 후복막에 위치한다. 오른쪽 신장의 상부 1/3은 12번째 늑골 아래에 있고, 왼쪽 신장의 상부 1/2는 12번째 아래에 위치한다. 장기는 후면에 장요근, 척추주위근과 광배근으로 보호를 받고 피막 주위의 지방이 감싸고 있다. 이러한 보호에도 불구하고, 신장은 도약하여 공을 잡기 위하여 신체가 신전되고, 복근이 이완될 때 손상될 수 있다. 요관은 복막벽 후면을 따라 지나가고, 이 부분에 골반 뼈의 윗부분이 있다면 손상의 위험이 있다. 방광은 골반에 위치하고 소변이 가득 찼을 때 더 손상되기 쉽다.

➤ *신장 타박상(Kidneys Contusions)*

신장 타박상은 직접적인 충격 또는 고속 충격으로 내측손상과 같은 손상이 유발될 수 있다. 신장은 혈액에 의해 정상적으로 팽창이 되기 때문에, 외력은 충혈된 신장에 비정상적인 확장을 유발시킨다. 신장의 손상정도는 팽창의 정도, 충격의 크기와 각도에 따라 결정된다.

징후와 증상. 선수는 통증, 압통과 혈뇨(hematuria)가 호소증상이지만, 손상의 정도에 따라 항상 나타나는 것은 아니다. 통증은 허리 후면, 둔부의 측면과 하복부 전면에 연관통이 있을 수 있다. 혈량저하(hypovolmic) 쇼크는 과도한 출혈로 나타날 수 있다.

치료. 치료는 염증과 통증을 조절하기 위하여 얼음을 적용하고, 쇼크를 치료하고, 필요하다면, 가장 가까운 의료시설로 이송한다. 방사선사진 또는 컴퓨터단층촬영(CT)은 손상의 범위를 판단하기 위하여 사용할 수 있다. 대부분의 손상은 신중하게 안정시키고 체액관리를 하여야 한다. 자연 치유와 신장기능 회복은 예측할 수 있다. 단신증(solitary kidney), 특히 신장이 골반, 장골, 다낭 또는 해부학적인 비정상은 손상의 위험 증가에 관하여 상담하여야 한다. 접촉이 있는 스포츠에서 신장의 손상이 거의 없다고 할지라도, 접촉 또는 충격 스포츠에 참여하는 선수는 평가하여야 한다. 방탄조끼 또는 다른 패팅 자켓의 사용은 접촉 또는 충격 스포츠를 제한하여 매우 안전하게 할 수 있다.

➤ *신장결석(Kidney Stones)*

신장에서 여과되는 물질(특히, 칼슘, 수산염, 요산과 시스틴)은 결정이 되려고 하는 경향이 있다. 다른 물질(예, 구연산염과 마그네슘)은 결정 형성을 방해하는데 도움이 된다. 이러한 물질들의 균형이 깨어질 때, 소변은 산성 또는 알카리성으로 농축되어 결정이 형성된다. 이러한 질환의 위험요인들은 신장결석의 가족력, 20-40세의 백인, 특정질환(예, 통풍, 만성 요로감염[UTIs], 낭성신장질환, 부갑상선기능항진증, 신세뇨관산성증 그리고 시스틴뇨증), 특정약물(예, 이뇨제), 신장 한 개만 소유, 고단백 저섬유성 식사, 적당한 수분섭취 부족, 그리고 앉아서 생활하는 것들이다. 그러나 몇몇 경우에는 신장결석의 확실한 원인을 잘 알지 못할 수 있다(특발성 신장결석). 다음은 신장결석의 4가지 유형이고 각각은 원인이 다르다.

- **칼슘결석**(calcium stones). 대부분의 결석은 칼슘이다(남성 85%, 여성 65%)(15). 이러한 결석은 비타민 D 과다, 과다한 칼슘 섭취, 갑상선호르몬과 몇 몇 이뇨제와 같은 약물복용, 특정 암, 부갑상선 과다작용과 몇 몇 신장질환에 의해서 생성될 수 있다.
- **요산결석**(urin acid stones). 병명에서처럼, 이러한 결석은 단백질 대사의 부산물인 요산에 의해서 형성된다. 과다한 육식은 소변에 과다한 양의 요산을 유발시킬 수 있고, 화학요법으로 치료한다.

- **스트루바이트결석**(struvite stones). 주로 여성에게서 발견되고, 스트루바이트결석은 거의 특정한 효소를 분비하는 세균에 의한 만성요로감염에 의해서 유발된다. 이러한 효소는 소변에 암모니아의 양을 증가시키고, 스트루바이트결석의 결정을 형성한다. 이러한 결석은 대부분 크며 사슴의 뿔 모양이 특징이고, 신장에 심각한 손상을 유발할 수 있다.
- **시스틴결석**(cystin stones). 시스틴 결석은 신장결석의 약 1%를 차지한다. 이것은 신장에 과다한 특정 아미노산을 분비하는 유전적 병변(시스틴뇨증)이 있는 사람에게서 형성된다.

오랜 시간 이러한 결정은 작고, 딱딱한 결석을 형성하기 위하여 결합한다. 이러한 결석은 가끔 부서져서 방광으로 이동하여 요관을 통과하여 방출된다.

징후와 증상. 선수들은 차단 또는 감염을 일으키기에 충분한 신장결석(〉7mm)이 될 때까지 증상이 없을 수 있다. 그 후, 복통이 갑자기 시작되고 15-30분 이상 격렬하게 나타난다. 통증은 대개 결석이 방광으로 움직이기 위해 요관으로 움직이면, 늑골모서리 아래에서 등 또는 옆구리에서 서혜부 전면까지 나타난다. 결석의 움직임이 멈춘다면, 통증도 멈출 수 있다. 다른 징후와 증상은 혈뇨, 혼탁뇨 또는 악취가 나는 소변, 구역질과 구토, 소변 압박, 그리고 감염이 있다면 열과 오한이 있을 수 있다.

치료. 치료는 결석의 유형과 원인에 따라 다르다. 신체활동을 하지 않고. 하루에 약 2-3리터 정도의 물을 마셔 요관으로 결석이 움직이게 할 수 있다. 결석이 요관을 통과하기에 너무 크거나 또는 출혈, 신장손상을 유발하거나 요로감염이 있다면, 체외충격파쇄술(extracorporeal shock wave lithotripsy: ESWL)과 함께 외과적 중재가 필요할 수 있다. 체외충격파쇄술은 작은 결정으로 결석을 부수기 위하여 충격파를 사용하고, 그 후 소변으로 배출된다. 이후 치료는 모든 결석 파편을 배출하기 위하여 몇 달이 소요될 수 있다.

➤ *요로감염(Urinary Tract Infections)*

요로감염은 비뇨계통에서 유발되는 감염이라고 설명한다. 이 질환이 성가시고 약간의 통증이 있다고 하더라도, 감염이 신장으로 퍼지면 심각한 건강 문제가 될 수 있다. 비뇨생식기의 어떤 조직에라도 감염이 있을 수 있지만, 대부분의 감염은 하부 요로에 유발된다.

방광의 염증인 **방광염**(cystitis)과 요도의 염증인 **요도염**(urethritis)은 대부분 만성요로감염이다. 대부분의 경우는 *대장균(Escherichia coli)* 세균에 의하여 유발되고, 요로 카테터삽입법을 수행하는 동안 세균이 유발할수 있을지라도 요로에서부터 요관은 상행하게 된다. 요로염은 또한 *클라미디아트라코마티스(Chlamydia trachomatis)*와 *임균(Neisseria gonorrhoeae)*(클라미디아와 임질의 병원균)과 같이 성적으로 전염될 수 있다. 하행 요로감염은 50세 이상의 남성이 이 외의 남성에서보다 여성에서 10배 정도 많다. 이것은 여성의 요로가 짧기 때문이다. 성생활을 하는 여성은 또한 요관에서 방광으로 세균 이동이 증가되는 성생활 때문에 방광염에 더 걸리기 쉽다.

징후와 증상. 징후와 증상은 심각한 상태는 나타나지 않는다. 몇몇 선수들은 확실한 **세균뇨**와 같은 약간의 증상이 있을 수 있다. 방광염이 있는 선수들은 **배뇨장애**, 잦고 긴박성 배뇨, 골반의 윗부분에 통증이 있을 수 있다. 혼탁하고, 혈액이 있고 악취가 나는 소변 또한 나타날 수 있다. 요로염이 있는 선수는 유사한 증상이 있을 수 있지만, 소변의 양은 영향을 받지 않는다. 고열, 오한, 구역질, 구토, 요통과 같은 다른 증상은 신장의 감염에서 상부 요관과 동시에 나타날 수 있다(**급성 신우신장염**).

치료. 전문의에게 의뢰한 후, 감염의 미생물을 확인하기 위하여 소변배양이 필요하다. 약물은 대개 항생제와 술파제를 처방한다. 체액 섭취 증가는 소변의 배출량을 증가시키기 위하여 권할 수 있다. 진통제, 요로항생제, 그리고 진경제 또한 통증과 방광 경련을 감소시키기 위하여 처방할 수 있다. 항생제는 감염을 완전하게 치료하기 위하여 치료 전 기간 동안 복용하도록 처방한다. 재발성 만성요로감염에는 장기간 항생제를 처방할 수 있다.

➤ *혈뇨(Hematuria)*

혈뇨는 육안적 혈뇨 또는 현미경적 혈뇨라고 할 수 있다. 이 질환은 직접 신장손상, 방광좌상, 요관 감염, 또는 약물 복용, 용혈, 감염, 겸상적혈구질환(sickle cell disease), 횡문근융해(rhabdomyolysis) 또는 이전에 있던 질병으로 유발될 수 있다. 비외상성 신장혈뇨(운동선수 가성신장염)는 신장에 허혈을 유발시키고, 적혈구를 통과시키는 신장 혈류감소가 특징이다. 외상성 신장혈뇨는 심각한 직접 접촉(예, 헬멧, 스키폴 또는 균형 빔) 또는 달리기 또는 조깅하는 동안 반복적인 반동으로 인한 간접 외상으로 유발된다. 외상성 방광혈뇨는 방광의 기저면의 후면 방광벽에 반복적인 접촉으로 유발된다. 대부분의 스포츠 참여는 달리기와 시합을 하기 전에 하지 말아야 한다. 속이 빈 방광으로 달리는 것은 방광기저와 후면 벽 사이에 체액 충격흡수가 존재하지 않기 때문에, 육안적 혈뇨(소변에서 혈액을 눈으로 확인할 수 있는 것)를 증가시킨다. 이러한 상태는 일반적으로 장거기 육상선수에게서 볼수 있어, "육상선수의 방광"이라고도 한다. 혈뇨는 24-48시간 내의 안정으로 빠르게 없어질 수 있고 달리는 것으로 유발된다.

징후와 증상. 커다란 외부 외상은 방광에 심각한 손상을 일으키는 골반골절을 유발시킬 수 있고, 하복부에 통증과 압통을 일으킨다. 하복부 부위에 멍은 눈으로 확인할 수 있다. 신장성 복부 압통, 근방호 또는 경직은 촉진으로 확인할 수 있다. 방광 좌상이 있는 선수는 육안적 또는 현미경적 혈뇨의 배뇨가 있을 수 있다. 방광 파열이 있는 선수는 배뇨를 할 수 없고, 골반강의 카테터에 혈액이 포함된 것이 발견된다.

치료. 신체활동을 하는 선수는 운동을 지속하게 되면 혈뇨가 시작되지만, 탈수를 예방하기 위하여 운동 전, 운동 중, 운동 후에 많은 양의 물을 섭취하여야 한다. 반복적인 외상에 대한 충격흡수를 하기 위하여 운동 중의 방광에는 적은 양의 소변이 있어야 한다. 육안적 또는 현미경적 혈뇨가 있다면, 전문의에게 의뢰하는 것이 필요하다. 소변배양과 예민도 검사, 혈청크레아틴, 혈액요소질소, 전해질, 신장 초음파, 그리고 정맥내 신우조영사진은 신장질환, 검상세포빈혈, 그리고 소변 세포학과 같은 심각한 상태를 발견하기 위하여 필요할 수 있다.

➤ *단백뇨(Proteinuria)*

신장에서, 혈액여과는 미세한 산딸기 모양의 혈관인 사구체(glomeruli)에서 주로 일어난다. 사구체는 순환에서 거대분자(단백질과 같은)를 유지하는 동안 신체에서 노폐물과 같은 작은 분자를 제거하기 위하여 신장으로 혈류를 통과시킨다. 정상 단백질 배출은 30-45mg/day이다. 주로 알부민인 단백질양의 증가는 시합과 같은 격렬한 운동 후 운동선수의 70%에서 나타난다(15). 단백질양의 증가는 탈수, 심장손상, 열, 감정적 스트레스, 감염질환, 몇 몇 급성질환(예, 당뇨, 고혈압과 몇몇 신장질환), 기립성(자세성) 병변, 임신, 그리고 규칙적인 고단백 식사와 같은 상태에서 유발될 수 있다.

소변에 과다한 단백질(≥ 150mg/day)이 배출되는 **단백뇨**는 신장질환의 초기 징후를 의미할 수 있다. 미국에서는, 당뇨는 말기 신장질환에서 유발될 수 있고, 만성 신장질환을 유발한다. 1형과 II형 당뇨에서, 신장 기능을 악화시키는 첫 번째 징후는 소변에 알부민의 양은 소량이고, 이 상태를 **미세단백뇨**(microalbuminuria)라 한다. 신장기능 감소와 같이, 소변에 알부민의 양은 증가하고, 미세단백뇨는 단백뇨로 된다. 고혈압은 말기 신장질환을 유발하는 두 번째 원인이고, 혈압이 조절되지 않는다면, 점진적으로 신장 기능이 상실된다.

20-49세의 아프리카계 미국인은 백인계보다 고혈압과 관련된 신장 기능악화로 발전된 것이 약 20배 정도 많았다. 단백뇨의 위험이 있는 다른 그룹은 미국계 인도인, 히스파닉계 미국인, 노인과 비만이 있는 사람이다(16). 신장질환의 가족력이 있는 사람은 규칙적으로 소변검사를 하여야 한다.

징후와 증상. 알부민은 신체 조직에서 체액을 함유하는 것처럼 스펀지 같은 작용에 의하여 혈액에 체액을 유지시키는 기능을 한다. 단백질이 배설되기 때문에, 혈액은 더 이상 체액을 보존할 수 없어, 손, 발, 복부 또는 얼굴에 부종을 유발한다. 소변에 많은 양의 단백질은 변기에 거품이 있는 것으로 확인할 수 있다. 그러나 더 일반적으로 중요한 징후 또는 증상은 없다.

치료. 소변에 단백질의 양을 판단하기 위한 간단한 방법은 화학적 측정막대로 간단한 소변검사는 수행하는 것이다(그림 11.24 참고). 단백질이 없다면, 측정막대는 노란색이다. 단백질 용액이 색소와 혼합되어 있으면, 녹색으로 변한다. 운동 시 단백뇨는 대개 30분의 운동으로 측정막대가 2+에서 3+로 측정될 수 있지만, 24-48시간 후에는 정상으로 돌아온다. 운동의 강도와 단백뇨의 정도 사이에 직접적인 상관관계가 있다는 증거가 있다(15). 잘못된 양성결과는 알카리성 소변(pH〉7.5)으로 인한 것, 측정막대를 너무 오래 담가두었을 때, 고농축 소변, 육안성 혈뇨, 페니실린, 설폰아미다스, 톨부타미드 복용, 농, 정액 또는 질분비물이 혼합되어도 나타날 수 있다. 잘못된 음성결과는 희석된 소변과 소변 단백질이 아미노산이 아니거나, 분자 무게가 적을 때 나타난다(16). 소변 측정막대 분석이 소변단백질 농축을 평가하는 것이기 때문에, 양성으로 평가되었다면, 더 확실한 평가를 위하여 전문의에게 의뢰한다. 소변에 단백질 또는 알부민의 더 민감한 검사는 특히, 당뇨와 같이 신장질환의 위험이 있는 사람을 위하여 권할 수 있다. 임상검사에서 고단백이 나타났다면, 검사는 1-2주에 반복하여야 한다. 두 번째 검사에서도 고단백이 나타난다면, 신장기능을 평가하기 위한 부가적인 검사를 수행한다.

당뇨와 고혈압이 있는 선수는 안지오텐신 전환효소(angiotensin converting enzyme) 억제물질 또는 안지오텐신 수용 차단제(angiotensin receptor blocker: ARB)를 처방할 수 있다. 이러한 약물은 다른 약물보다 동등한 혈압을 조절하고, 신장 기능을 보호한다는 결과가 보고되었다. 선수들은 또한 염분과 단백질 흡수 식사를 제한하게 한다(16).

A 미식축구선수 복부에 직접 외상 병력이 있고, 상부 복부에 통증과 왼쪽 어깨에 연관통이 있으며, 쇼크의 징후를 보였다. 이것은 비장 파열을 의미하며, 응급의료서비스를 수행한다.

성기의 손상과 질환(INJURIES AND CONDITIONS OF THE GENITALIA)

Q 축구선수는 상대편 선수의 발에 서혜부를 맞았다. 그는 보호용 장비를 하지 않았다. 그는 즉시 운동장에 쓰러졌고, 성기 부위를 잡고 있는 동안 가슴으로 무릎을 굴곡시켰다. 성기에 직접 외상으로 인하여 어떠한 손상이 나타날 수 있는가? 이 손상은 어떻게 관리하여야 하는가? 즉시 전문의에게 의뢰하여야 하는 징후와 증상은 무엇인가?

남성 성기는 많은 구조가 신체의 외부에 있기 때문에 여성보다 더 손상이 되기 쉽고, 또한 직접 외상에 노출되어 있다. 보호용 장치는 손상으로부터 음낭과 음경을 보호할 수 있고, 야구 포수와 아이스하키 골키퍼에게 필요하다(그림 3.12 참고). 직접 외상은 음경, 요관과 고환을 유지하는 음낭에 손상을 줄 수 있다. 게다가, 고환걸이의 선천성 변화는 고환의 염전을 예측할 수 있다.

남성 성기손상 (Male Genital Injuries)

막대기가 넘어지는 것과 같이 두 다리 사이의 손상과 같은 무릎에서 서혜부까지 직접 외상은 고환과 음경에 기능장애와 심각한 통증을 유발시킬 수 있다. 열상의 거의 없지만, 음낭의 부종과 출혈이 일어날 수 있다. 남성 성기손상의 사후관리와 평가를 보조하는 것은 통증과 부종을 자가 평가 하도록 하여야 하고, 필요하다면 의학적 관리를 위한 지침서를 제공할 수 있다.

➤ *음경 손상(Penile injuries)*

음경에 표면 상처는 타박상, 찰과상, 열상, 찢김 또는 관통상처가 있을 수 있다. 게다가, 요관도 손상될 수 있다. 대부분의 손상은 특정한 치료를 하지 않고 회복될 수 있다. 표면 출혈은 무균거즈로 조절할 수 있고 부종을 조절하기 위하여 약간의 얼음압박을 할 수 있다. 장애를 일으킬 수 있는 요관의 기능손상을 악화시키는 부종 또는 출혈이 있다면 전문의에게 의뢰하는 것이 필요하다.

싸이클 선수들은 음부신경(pudendal nerve) 압박으로 인하여 음경의 일시적인 감각이상으로 악화될 수 있다. 적당한 안장 높이, 경사, 싸이클 시간으로 이러한 상태를 완화시킬 수 있다. 근본적으로 페달을 높게 하는 것도 일시적으로 압박을 완화시킨다.

➤ *음낭 손상(Scrotal Injuries)*

둔기 음낭외상은 고환의 타박상, 혈종, 염전, 편위 또는 파열을 유발시킬 수 있다. 고환초막(tunica vaginalis)이 파열되었다면, 고환의 구성요소인 혈관과 결절은 심각하게 손상이 될 수 있다. 무릎, 발 또는 팔꿈치로 골반에 위치한 고환을 압박하게 되면, 욕설, 통증 상태를 유발한다. 즉시 내부출혈, 삼출과 근육 경련이 일어날 수 있다. 고환경련은 등을 구부리고, 무릎을 가슴 쪽으로 굴곡시킨 자세에서 완화될 수 있다(**그림 11.18**). 통증이 없어진 후, 얼음압박은 부종과 출혈을 감소시키기 위하여 음낭에 적용할 수 있다.

근본적으로, 둔기외상은 고환초막에 부종을 일으키고, **음낭수종**(hydrocele)을 유발시킨다(**그림 11.19A**). 남성의 9-19%에서, 고환 후면에 정맥총이 확장되어 있고, **정맥류**(varicocele)를 유발한다. 이러한 병변은 고환과 신경 다발에

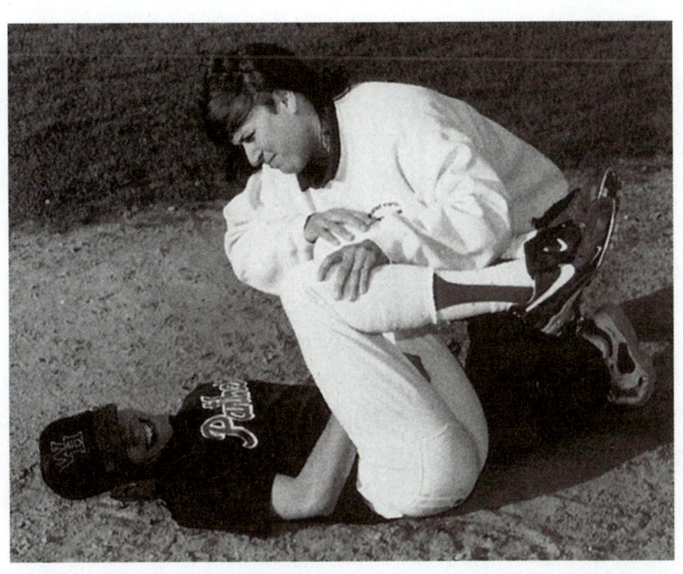

➤ 그림 11.18. **고환경련 완화.** 고환경련을 완화시키기 위해서, 선수는 등을 구부리고 무릎을 가슴 쪽으로 굴곡시킨다. 통증이 감소된 후, 부종과 출혈을 조절하기 위하여 얼음을 적용한다.

"벌레 주머니"로 설명할 수 있다(**그림 11.19B**). 둔기외상으로 정맥총이 파열된다면, 음낭에 빠르게 혈액이 축적되고, **혈액음낭종**(hematocele)이 유발한다. 외상성 혈액음낭종 환자의 약 50%는 고환파열이 나타난다.

통증은 이러한 구조 손상의 좋은 지표는 아니다. 음낭안의 부종과 출혈은 테니스 공 크기로 주머니를 확장시키게 된다. 이러한 상태에서 전문의가 평가와 치료를 지연한다면, 비가역적으로 고환이 손상될 것이다. 음낭 주머니 내의 부종 치

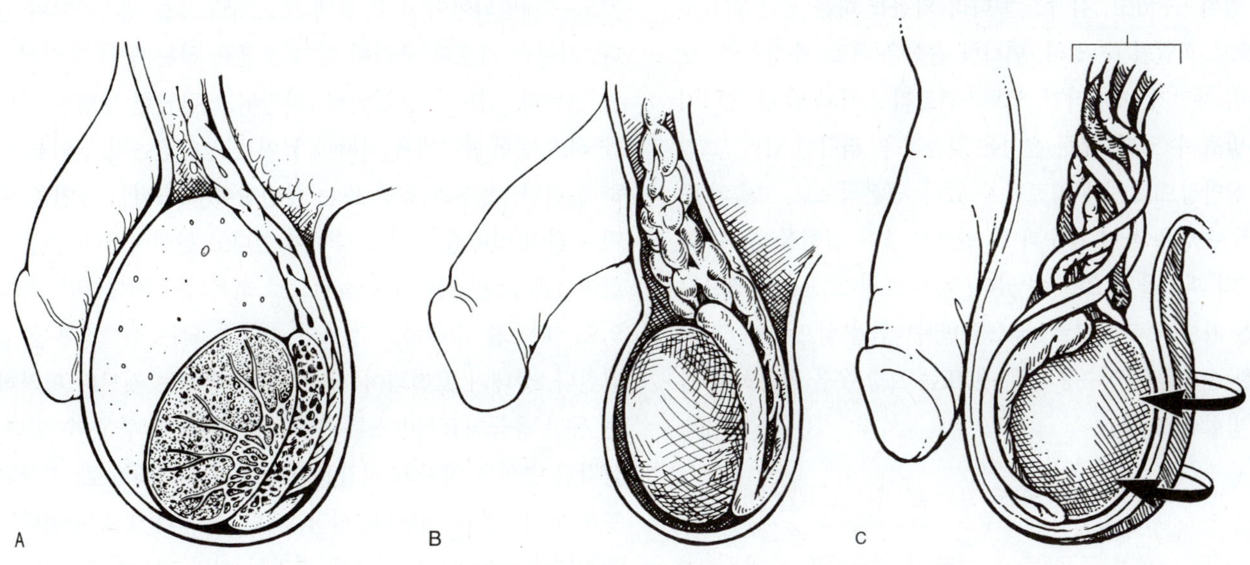

➤ 그림 11.19. **고환손상.** A, 음낭수종. B, 정맥류. C, 정삭 염전

료는 질긴 조직에 용액을 주사하고 체액을 흡입하는 것이다. 증상은 이러한 치료로 약 85-90%에서 호전된다.

고환의 염전과 같은 손상은 외상의 병력이 있거나 없을 수 있다. 고환걸이에서 선천성 변화는 혈관판과 정삭(spermatic cord)의 회전성 비틀림이 유발되고, 순환이 변화된다(**그림 11.19C**). 이것은 특히 사춘기, 신체활동 후 확실하게 나타난다. 서혜부 통증은 점진적 또는 빠르게 악화될 수 있고, 구역질과 구토도 나타날 수 있다. 상태를 확실하게 교정하고자 한다면 즉시 전문의에게 의뢰하여야 한다. 고해상도 초음파는 고환의 혈액공급과 손상 범위와 심각성을 판단하기 위하여 사용할 수 있다. 6-8시간 내에 교정된다면, 거의 100% 회복된다.

음낭결절은 또한 고환암을 의미할 수 있고, 16-35세 남자의 대부분은 악성이다. 미하강 또는 부분적 하강고환이 있는 남성은 다른 사람보다 고환암으로 악화될 위험이 높다. 첫 번째 징후는 약간 고환이 팽창되고 경도가 변화한다. 결절은 무고환과 다발을 분리시킨다. 가끔 하복부와 서혜부에 무딘 통증 또는 견인통과 무거움이 있다. 초음파 또는 밝은 빛으로 투고조명법(transillumination)으로 진단할 수 있다. 조기 발견과 외과적 치료는 확실하게 생존율을 높일 수 있다.

여성 성기손상 (Female Genital Injuries)

음문 손상은 대개 기마성 또는 관통 외상, 또는 낙상에 의해서 유발될 수 있고, 갑작스런 다리 외전을 하는 동안 회음부 신장으로 파열될 수 있다. 이러한 손상은 체조, 수상스키, 오토바이, 자전거, 썰매타기, 크로스컨트리 스키와 말 등에 타기로 유발될 수 있다. 모든 손상은 얼음적용, 적당한 압박, 그리고 침상안정으로 쉽게 치료될 수 있다. 근본적으로, 고속의 수상스키 손상은 물이 음순과 질 안으로 높은 압력을 줄 수 있어, 질벽 파열을 일으킬 수 있다. 물은 또한 요관과 난관으로 압력을 가할 수 있으므로, 국소 골반복막염을 일으킬 수 있다. 이러한 손상들은 잠수용 고무 옷 또는 보강 옷을 착용하여 쉽게 예방할 수 있다.

A 서혜부의 직접 외상은 고환의 열상, 음낭 타박상, 혈종, 염전, 탈구를 유발할 수 있다. 선수의 재발 자세는 고환경련을 완화시킨다. 경련이 완화된 후, 운동장에서 데리고 나와, 부종과 출혈을 감소시키기 위하여 얼음 압박을 적용한다. 그리고 자가 평가를 하게 한다. 고환에 통증과 부종이 있다면, 선수는 즉시 의료적인 주의를 주어야 한다.

목구멍, 흉부와 내부 장기 손상의 평가 (ASSESSMENT OF THROAT, THORAX, AND VISCERAL CONDITIONS)

Q 21세 여자 체조선수는 한 시간 전에 연습을 마쳤지만, 흉부의 불편함과 짧은 호흡 증상이 있다. 그녀는 오른쪽 어깨에도 통증을 경험하였다. 손상의 심각성과 범위를 판단하기 위하여 평가는 어떤 순서로 수행하여야 하는가?

흉부와 내부 장기 상태의 손상 평가는 생명징후와 손상의 병력에 중점을 둘 수 있다. 비록 초기에 표면에 약하게 나타난다고 하더라도, 흉부 또는 복부 외상은 내부 장기의 기능이 심각하게 악화되는 내부 출혈과 부종이 나타난다. 게다가, 선수의 손상은 느리게 악화되고, 생명이 위험한 상태로 될 수 있다. 전체 관찰과 촉진이 심각한 상태에서 가능할지라도, 손상의 병력 이해와 생명징후를 평가하고 관찰하여야 한다.

선수에게 접근을 하는 동안, 검사자는 의식, 호흡과 순환을 평가하여야 한다. 만약 호흡곤란이 있다면, 불안과 공황으로 더 어렵게 할 수 있다. 척추손상을 발견한 후, 선수는 호흡을 촉진하기 위하여 무릎을 구부리고 바로 눕게 한다. 기도는 개방되어야 하고 혈액 또는 구토물을 제거하여야 한다. 기관은 기도의 중간에 있고 호흡을 하는 동안 움직여서는 안된다. 검사자는 천천히, 안정되고 편안한 방법으로 말을 하고 운동선수에게 어떠한 일이 발생하였는지 원인을 말하게 한다. 선수는 통증 또는 불편함이 지속되는 원인을 알기 위하여 어떠한 검사를 하여야 한다고 안심시킨다. 호흡곤란이 1분 또는 2분 내에 정상으로 회복되지 않는다면, 응급의료서비스를 수행하고 정보의 기초가 되는 생명징후를 점검한다. 상태가 호전되어 기다리고 관찰하는 것보다 평가하는 동안 응급의료서비스를 수행하는 것이 더 좋을 수 있다. 심각한 손상은 약간의 시간동안에도 더 악화되므로, 손상된 부분의 건강을 확인한다. 혈압, 맥박, 호흡과 빛에 동공반응은 기록하여야 하고, 나중에 평가된 것과 비교한다. 혈압감소는 심박출량 감소를 의미한다. 급성 복부 손상이 있는 경

실전 전략 11.3 흉부와 내부 장기 부위 평가

병력

- □ 중요한 호소증상:
  - 현재 상태, 위치와 손상의 발병 시기
- □ 손상기전
  - 체간 또는 복부의 자세: 직접적인 힘
- □ 증상의 특징
  - 통증의 처음 발생, 특징, 위치, 정도, 기간 또는 약화
- □ 손상으로 인한 장애
- □ 관련된 의학적 병력
  - 이전의 손상, 선천성 비정상, 어렸을 때 질병, 또는 알러지, 또는 심장, 호흡, 혈관 또는 신경학적 문제
  - 가족력

관찰과 시진

- □ 신체 전체 관찰:
  - 손상 부위를 의미하는 신체 자세
  - 호흡곤란, 짧은 호흡, 또는 흉부움직임 감소
  - 심각한 통증을 의미하는 얼굴 표정
  - 쇼크 징후
- □ 손상된 부위 시진
  - 근육 대칭
  - 비대 또는 근 위축
  - 부종
  - 눈으로 확인할 수 있는 선천성 변형
  - 변색
  - 수술 상처 또는 반흔

촉진

- □ 골절의 가능성을 판단하기 위한 뼈 구조:
  - 늑골골절을 판단하기 위한 전 · 후 방향으로 압박
  - 늑골늑연골을 분리하기 위한 외측 압박
- □ 체온, 압통점, 경직과 근경련 또는 근방호를 판단하기 위한 연부조직 구조:
  - 근육에 부종 또는 연속성 상실
  - 반동성 압통 또는 심부 촉진
  - 표면 돌출 또는 촉진되는 결절

이학적 검사

- □ 근육 좌상을 위한 능동과 저항 움직임
- □ 이상음 또는 무음을 알기위한 청진 또는 타진. 촉진을 하기 전에 이 단계를 수행한다
- □ 피부분절 유형을 알기위한 신경학적 검사와 연관통 또는 방사통

우, 물과 음식물은 공급하지 말아야 한다. 상태가 악화되지 않지만, 수술이 필요하다면, 위장관에 음식 또는 체액은 수술로 더 위험해질 수 있다. 완전하게 측정될 때, 생명징후는 자주 관찰하여야 하고, 운동선수는 구급차가 도착할 때까지 쇼크를 치료하여야 한다. **실전전략** 11.3은 흉부와 내부 장기의 평가를 요약한 것이다.

병력(HISTORY)

Q 체조선수로 중요한 검사를 완전하게 수행하였다. 의식은 확실하지만 호흡은 짧았다. 맥박은 상승되었지만, 불안 또는 손상 때문이라는 것은 확실하지 않다. 이러한 상태의 원인을 판단하기 위하여 어떠한 질문을 하여야 하는가?

이 부위에 몇 가지 특수검사를 수행할 수 있기 때문에, 병력의 정보를 신뢰하여야 한다. 늑골, 늑연골 또는 복근의 손상은 대개 손상된 부위에 압통이 유발된다. 복통은 심각한 복부 손상을 의미할 수 있지만, 시합 전의 불안상태에서도 같은 증상이 나타날 수 있다. 문제가 급성과 비급성 통증인지 구별하는 것은 어렵지만, 수술과 비수술 상태인지를 판단하는 것은 더 어렵다. 운동선수는 보통사람보다 더 통증을 참으려고 하는 경향이 있다. 결과적으로 흉부 또는 복부통증의 호소는 심각하게 받아들여야 한다.

검사자는 중요한 호소 증상, 손상기전, 그리고 증상의 특징적인 정보를 수집한다. 갑작스러운, 심하거나 또는 폭발적인, 점진적인, 지속적인, 그리고 6개월 이상의 통증은 외과적 중재를 필요로 하는 심각한 내부 문제를 의미한다. 선수가 느낄 수 있거나 활동 중에 나타나는 통증 또한 적신호이다. 운동 후 또는 식사 후 유발되고, 점진적인, 경증에서 중증, 간헐적인, 재발적인, 6시간 이내에 부분적 또는 완전하게 없어지는 통증은 비수술적인 진단을 할 수 있는 비교적 덜 심각한 상태를 의미한다(17). **표 11.3**은 복통의 일반적이고 비골격계적인 원인과 각각의 상태와 관련된 특정한 징후와 증상을 설명한 것이다.

검사자는 손상된 부위의 이전 상태, 이러한 특정 상태를 유발할 수 있는 가족력에 대해서 질문한다. 이것은 비장파열과 같이, 처음 손상 후 몇 시간, 며칠, 또는 몇 주 동안 출혈이 있었는지 몇 가지 상태를 알 수 있는 중요한 것이다. 급성으로 발병한 다른 손상은 증상과 징후가 완화될 수 있지만, 단지 나중에 재발될 수 있다. 통증을 악화시키는 활동에 관하여 질문한다. 기침, 재채기, 빠른 움직임, 그리고 특히 계단을 내려오는 것과 같은 걷기는 복막을 자극할 수 있다. 근골격계 통증은 자세를 변화시키면 완화될 수 있다. 성생활을 하는 젊은 운동선수들 중, 여성은 동일한 연령대의 남성보다 2배 정도로 많은 복부통증을 경험한다. 그러나 남성은 외과적 중재를 필요로 하는 손상이 더 많을 수 있다. 갑작스런 발병과 비정상적인 생리 기간에 통증은 응급상황인 자궁외 임신으로 유발될 수 있다. 정상적인 생리기간 후 짧게 유발되는 통증은 열과 복통에 의하여 유발될 수 있지만, 구역질과 구토는 나타나지 않고, 두가지 모두가 나타난다면 골반염증을 생각할 수 있다. 전반적인 질문은 4장에서 설명하였고, 복부와 흉부 손상에 관한 특별한 질문은 **실전전략 11.4**에 설명하였다.

A 체조선수는 약간의 오른쪽 흉부에 불편함이 연습 후, 30분 후에 시작되었다. 불편함은 더 많아졌고 그녀는 지금 오른쪽 어깨에 통증을 느낀다. 그녀는 짧은 호흡과 심부 호흡을 하면 통증이 있다. 지금 상태의 원인이 되는 어떠한 흉부 외상 또는 손상도 기억하지 못하지만, 유사한 문제를 가지고 있는 가족을 기억하였다.

표 11.3 복통의 일반적인 비골격계 원인

손상	징후와 증상
충수염(급성) Appendicitis(acute)	충수염은 지속적인 통증이 유발되고, 점진적으로 통증이 심해지고, 배꼽부위 외측에서 시작되고, 오른쪽 아래 1/4 부위로 이동하고, 구역질, 구토, 그리고 식욕상실, 미열이 나타난다.
담낭염(급성) Cholecystitis(acute)	오른쪽 상부 1/4지점에 지속적인 통증, 식사 후 발병, 구역질과 구토, 오른쪽 상부 1/4지점과 오른쪽 어깨 압통, 오른쪽에 부목.
구멍난 소화성궤양 Perforated peptic ulcer	움직임으로 악화되는 상복부 중간에 갑작스럽게 발병하는 통증, 움직이기 싫어하고 급성 질병이 나타나고, 가끔 저혈압과 심계항진과 관련이 있다.
자궁외 임신 Ectopic pregnancy	난관 내의 임신이며, 갑작스럽고 심한 통증을 유발하는 난관 파열을 유발한다. 비정상적 기간 후 특히 복부 나타나고, 저혈압과 심계항진과 관련이 있다.
난소 낭종 Ovarian cyst	난소에 비정상적인 낭종성 종양으로 상태는 비교적 양호하다. 날카롭고, 갑작스런 통증, 배꼽 아래 편측 복부 부위에 통증, 통증 후 구역질과 구토가 있을 수 있다.
골반염증질환 Pelvic inflammatory disease	클로미디아와 임질을 포함한 다양한 감염으로 정상적인 생리기간의 마지막과 후에 통증이 유발되는 골반의 만성 염증, 경추의 도수법으로 양측 하복부 아래 통증 악화, 구역질과 구토는 거의 없고, 분비물, 열이 나타난다.
요로 결석 Urinary calculus	요로결석의 움직임으로 통증 위치 변화하며 고환 또는 서혜부에 방사될 수 있고, 통증은 매우 심하고, 편안하지가 않다.

실전 전략 11.4 흉부 또는 복부 손상을 알기 위한 질문

현재 손상 상태

1. 어떻게 손상이 유발되었는가? 힘을 어떤 방향으로 가해졌고(빗나간, 직접 또는 격렬한 근수축), 당신은 어떤 자세를 하고 있었는가? 심부 호흡을 하면 통증이 있는가?
2. 통증이 있는 위치는? 어느 정도 심한가? 언제 시작 되었는가(갑작스럽게 또는 점진적으로)? 통증이 없어졌고, 그 후 다시 점진적으로 증가되었는가(자연적인 기흉, 비장 파열)? 구역질, 가벼운 두통 또는 약화가 있는가?
3. 손상이 유발되는 동안 어떠한 소리를 들었는가(늑골골절, 늑골늑연골 분리, 또는 피부 기종)? 손상으로 근육 경련이 있는가?
4. 어떠한 움직임으로 증상이 악화되는가? 어떤 자세에서 가장 편안한가? 나이는?
5. 소변에 혈액이 있는가? 장거리를 뛰고 난 후 유발되는가? 소변을 보면 통증이 있는가? 최근 설사 또는 변비(장 폐쇄)가 있었는가?

과거 손상 상태

1. 전에도 이 부위에 손상이 있었는가? 언제? 손상으로 무엇을 수행하였는가?
2. 당뇨, 류마티스 열, Marfan 증후군, 저혈압 또는 고혈압, 또는 고콜레스테롤의 병력이 있는가?
3. 심혈관질환, 선천성 관상동맥 비정상, 심장 잡음, 심장 촉진, 흉통 또는 짧은 호흡의 병력이 있는가? 기절한 적이 있는가? 이러한 명확한 상태가 운동 후에 나타나는가? 이러한 상태의 병력을 가진 가족이 있는가?
4. 최근 의학적 문제점이 있었는가? (내부 장기, 심장과 폐의 연관통과 관련된 문제. 비장파열, 지연성 출혈 유발과 같은 몇몇 문제를 기억하라) 알러지가 있는가? 약물 복용을 하는가?

관찰과 시진 (OBSERVATION AND INSPECTION)

Q 심부 흡기 시 통증 때문에 폐 합병증이 예상된다. 그러나 표면 또는 내부인지 확실하지 않다. 흉벽 또는 내부 합병증으로 인한 손상인지 판단하는데 도움을 줄 수 있는 단서를 얻기 위하여 어떠한 요인을 관찰 하겠는가?

신체 위치의 관찰은 손상의 부위, 특징과 정도의 징후를 의미할 수 있다. 예를 들면, 급성 흉부손상에서, 선수는 손상된 쪽으로 기대고, 부위를 고정하기 위하여 팔과 손을 사용할 수 있다. 급성 복부손상에서는 손상된 쪽으로 눕고, 복근이 이완되게 하기 위하여 무릎 가슴쪽으로 구부린다. 얼굴표정은 심한 통증 때문에 어떠한 움직임을 주저하는 것이 나타날 수 있다. 흉부 확장은 심부 호흡과 호흡률을 나타낸다.

시진(Inspection)

손상부위를 관찰하기 위하여 옷을 벗겨야 한다. 시진은 목, 등, 가슴, 복부와 서혜부를 포함하고, 변형, 부종, 멍, 반상출혈과 피부색을 관찰한다. 변형은 흉골 또는 늑골골절, 늑골늑연골 분리, 또는 근육 파열을 의미할 수 있다. 흉벽에 찰과상 또는 국소 멍은 늑골 골절 또는 내부 합병증의 가능성을 나타내는 것이다. 겨드랑이와 흉벽으로 확산된 멍은 대흉근 파열을 의미할 수 있다. 배꼽부위에 멍 또는 반상출혈(Cullen 징후)은 복강내 출혈을 의미한다. 복부 팽창은 내부 출혈을 의미할 수 있다. 창백, 오한과 소름이 돋은 피부는 쇼크와 관련이 있다. 청색증 또는 푸르스름한 피부는 폐 또는 심장 문제로 인한 산소결핍을 의미한다. 붉은 피 또는 거품이 있는 피를 토하는 기침은 심각한 폐 손상을 의미한다. 구토물에 혈액이 포함된 것은 혈액을 삼킨 것이고 부분이 소화된 것을 의미한다.

호흡률과 깊이는 특히, 호흡곤란이 있다면 기록하여야 한다. 일시적인 상태라면, 호흡과 색은 급히 정상으로 회복될 것이다. 내부 손상이 있는 선수들은 심부 호흡을 하면, 통증이 증가하기 때문에 빠르고 얕은 호흡을 하는 경향이 있다. 검사자는 흉부의 체계적인 팽창과 하락을 관찰하여야 하고, 어떠한 비정상적인 움직임은 늑골 골절 또는 기흉을 의미할 수 있다. 호흡이 빠르게 정상으로 회복되지 않거나 또는 선수의 상태가 급속히 악화된다면, 손상은 확실하면 응급의료서비스를 수행한다. **실전전략** 11.5에는 흉부 또는 복부손상의 심각성과 정도를 판단하는데 도움을 줄 수 있는 특별한 관찰에 대하여 설명하였다.

실전 전략 11.5 **흉부와 내부 장기의 관찰과 시진**

1. 선수들은 어떠한 자세로 있는가 (서있고, 한 측면으로 기대고, 가슴에 무릎을 굴곡 하고, 부위를 손으로 고정하고)? 얼굴표정은 통증, 불안 또는 공항을 나타내는가? 청색증이 있는가?
2. 기관이 중심에 있거나 한 측으로 편위 되었는가(긴장성 기흉)? 호흡을 하는 동안 기관이 움직이는가? 목의 정맥이 확장되었는가(외상성 질식)?
3. 뼈 구조가 돌출되지 않고 양쪽 어깨는 대칭으로 보이는가? 대흉근, 전면 겨드랑이 주름 그리고 복근이 대칭으로 보이는가?
4. 멍, 반상출혈, 변형 또는 근위축이 있는가?
5. 호흡하는 동안 늑골이 대칭으로 움직이고 양측이 대칭인가? 얕은 호흡이 있는가? 기침을 하면 붉은 혈액 또는 거품이 있는 혈액이 나오는가?
6. 유두에 찰과상, 물집 또는 출혈이 있는가? 양측의 유두와 유방의 크기가 같은가(여성형 유방증)?
7. 복부에 멍 또는 반상출혈이 있는가? (배꼽 부위에 멍은 복강내 출혈을 의미한다) 변색은 국소에 있는가 또는 확산되었는가? 하복부 또는 서혜부에 연부조직의 돌출이 있는가(탈장)?
8. 손으로 부위를 잡고 있는가? (이것은 손상 부위 또는 연관통이 있는 부의를 의미할 수 있다.)
9. 창백, 오한, 소름, 혼수상태(쇼크)가 있는가?

청진과 타진(Auscultation and Percussion)

청진과 타진을 평가에 사용한다면, 촉진 이전에 완전하게 수행하여야 한다. 내부 장기가 결합조직에 의하여 연결되어 있기 때문에, 복부 촉진은 내부 장기를 움직일 수 있고, 또한 부정확하거나 또는 나쁜음을 낼 수 있다.

청진은 신체의 소리가 있거나 없거나를 매우 주의하여 들어야 하고, 신체 자극에 의한 변화를 예방하기 위하여 신체 접촉으로 수행한다. 청진기는 대개 두 개의 방울소리와 횡경막의 소리를 듣는다. 방울소리는 하부 낮은 음을 발견하는데 사용하지만, 횡경막은 높은 음을 발견하기에 더 좋다. 청진기의 방울소리를 사용할 때에는, 가벼운 압박을 피부면에 접촉을 유지하며 적용한다. 강한 압박은 횡경막을 사용할 때 적용하며 피부에 긴장을 가하는 압박을 적용한다. 방울소리 또는 횡경박은 항상 피부에 접촉하여 사용하여야 하기 때문에, 옷 위에서는 사용할 수 없다. 검사자는 특히 장기 소리와 같은 상태의 특징을 평가하기 위하여 각 부위를 2-3분에 수행한다.

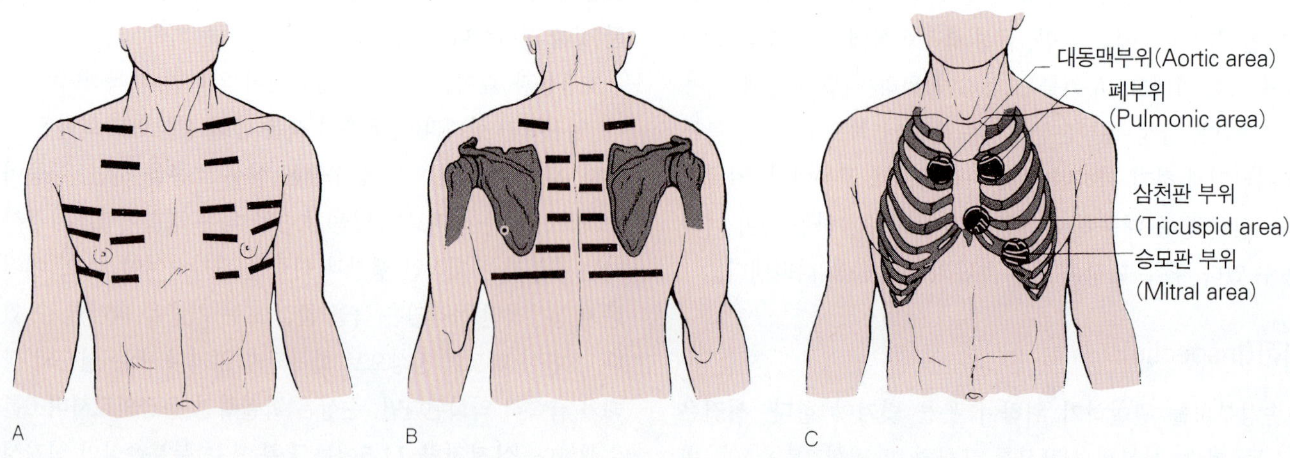

➤ 그림 11.20. **청진.** 폐엽에서 공기 변화를 알기 위하여 여러 부위에서 청진기로 사용하여 청진을 한다. **A**, 전면. **B**, 후면. **C**, 심장음은 특정한 4부위에서 청진할 수 있다.

표 11.4 정상적인 호흡음의 특징

	소리의 기간	호기음의 정도	호기음의 고저	정상적으로 청진할 수 있는 위치
폐포	호기음보다 흡기음이 더 길다	약하다	낮은음	양쪽 폐의 전체
기관지폐포	호기음과 흡기음이 같다	중간	중간음	가끔 전면과 견갑골의 1-2번째 늑골간
기관지	흡기음보다 호기음이 더 길다	낮다	높은음	전체에서 듣고자 한다면, 흉골병 위
기관	호기음과 흡기음이 같다	매우 낮다	높은음	목의 기관위

Bickley LS, Szilagyi PG. Bates' Guide to Physical Examination and History Taking. Philadelphia: Lippincort Williams & Wilkins, 2003, 227p(19) 인용

➤ *폐의 청진(Auscultation of the Lungs)*

흉부에서, 공기의 흐름은 각 부위를 통하여 들을 수 있다(**그림 11.20**). 대부분의 호흡음은 높은 음이며, 횡경막은 폐음을 평가하기 위하여 사용한다. 평가를 하여야 하는 선수들의 목록은 글상자 11.5에 설명하였다(18).

환자는 입을 통하여 깊게 호흡하게 한다. 검사자는 각 부위에서 완전 호흡을 적어도 한번 이상을 듣고, 다른 부위로 이동하여 폐의 대칭된 부위와 비교한다. 호흡음은 기록한다. 호흡음은 대개 폐의 하부가 낮고, 부위마다 다르다. 폐에서 정상적인 호흡음은 **표 11.4**에 요약하였다(19). 비정상적인 호흡음은 **표 11.5**에 요약하였다(19).

➤ *심장의 청진(Auscultation of the Heart)*

정상적인 심장주기는 "lubb-dubb"라 불리는 두 개의 소리로 구성되고, 이것은 혈액 흐름에 대항하는 판막에 의해서 생성된다. 심장의 평가를 받아야 하는 선수들의 목록은 **글상자 11.6**에 설명하였다(18).

비정상적인 소리는 잡음이라하고, 심장과 혈관의 벽에 와류에너지가 있을 때 유발된다. 흐름의 막힘 또는 좁은 혈관에서 넓은 혈관으로 혈액의 흐름은 와류를 유발하고, 이것은 혈관벽을 때리고 청진기로 들을 수 있는 진동을 유발한다. 잡음 또한 정상적으로 많은 심박출량이 있을 때 유발될 수 있다. 잡음은 "휘파람" "덜거덕" 또는 "불쾌한 소리"로 표현

표 11.5 비정상적인 호흡음

	소리	특징
마찰음		비정상적인 폐(예, 폐렴, 섬유증, 초기 울혈성 심장부전) 또는 기도(예, 기관지염, 기관지확장증)로 나타날 수 있다
미세한 마찰음		약하고, 높은음 그리고 매우 짧다(5-10초). 귀 가까이에서 엄지손가락과 손가락으로 머리를 잡을 때 건조한 마찰음과 비교한다.
거친 마찰음		미세한 마찰음보다 낮은 소리이고, 낮은음과 짧은 기간은 아니다 (20-30초)
쌕쌕거림		높은음 (400 Hz 또는 더 높은)과 쉿쉿거리는 소리 또는 날카로운 소리. 천식, 기관지염, 만성폐쇄성폐질환(COPD)에서처럼 기도가 좁아졌을 때, 그리고 울혈성 심장부전에서 나타난다
공명		낮은음 (200 Hz 또는 더 낮은)과 복명과 코고는 소리가 난다. 점액으로 기관지 폐쇄된 부위에 공기가 통과할 때 나타난다
협착음		흡기시에 우세하고, 흉벽위 보다 목에서 음이 더 낮고, 그리고 후두 또는 기관의 부분폐쇄를 의미한다.
흉막 마찰음		흉막에 염증으로 인하여 흉막마찰로 알려진 삐걱거리는 소리를 유발한다. 흉막 마찰음은 귀로 들을 수 있지만, 대개 흉벽의 작은 부위에 나타나나고, 특히 호흡기간에 들을 수 있다.
종격 부서지는 소리 (Hamman 징후)		종격이 부서지는 소리는 호흡없이 심박수로 동시에 일어나고 연속적인 명치마찰음이다. 왼쪽 외측 위치에서 가장 잘 들을 수 있고, 종격폐공기종으로 유발된다.
무음		흉수, 기흉, 긴장성 기흉, 혈흉 또는 외상성 질식을 나타날 수 있다

Bickley LS, Szilagyi PG. Bates' Guide to Physical Examination and History Taking. Philadelphia: Lippincort Williams & Wilkins, 2003 인용

➤➤ 글상자 11.6

심장 청진을 필요로 하는 징후와 증상(18)

- 곤봉형 손톱으로 알 수 있는 점막과 피부 청색증. 이것은 선천성 심장질환을 의미한 다
- Marfan 증후군의 징후
- 기절, 협심증과 피로의 병력과 촉진
- 안정 시에 1분에 100회 이상의 빠른 맥박 (빈맥)
- 안정 시에 1분에 40회 이하의 느린 맥박 (서맥)
- 일상적인 운동 후에 비정상적이고 심한 호흡곤란
- 유지된 동맥성 고혈압
- 격렬한 활동으로 흉골후방에 통증이 나타나지만, 안정 시에 완화되지 않음
- 잠재적으로 심장손상을 유발할 수 있는 외상성 흉부 손상

할 수 있다. 딸각거리고, 날카롭고 또는 잡음과 같은 비정상적인 음이 있다면, 선수는 전문의에게 의뢰하여야 한다.

횡경막 청진기는 대동맥과 승모판 역류의 잡음, 그리고 심막의 마찰음과 S_1과 S_2의 높은 소리를 더 잘 들을 수 있다. 방울소리 청진기는 S_3과 S_4과 승모판 협착증의 잡음의 낮은 음에 더 민감하다.

검사자는 오른쪽으로 기대게 하고, 머리와 가슴은 45° 거상시킨다. 이 자세는 청진을 하는 동안 청진기 머리가 올바른 위치에 있게 하고, 신장 기능과 관련된 흉부 움직임을 관찰할 수 있게 한다. 몇 몇 임상의는 가장 윗부분에서, 다른 부위 기저(심장의 상부 모서리)에서 시작한다. 심장음을 판단하기 위하여 사용되는 4부위는 (1) 대동맥(두번째 늑간부위, 오른쪽 흉골 부위), (2) 폐동맥(2번째 늑간부위, 왼쪽 흉골 부위), (3) 삼천판(왼쪽 하부 흉골면), 그리고 (4) 승모판(심장 꼭대기)이다(그림 11.20 참고). 각 부분에 청음한 후, 환자는 왼쪽으로 회전시키고, 흉벽에 좌심실이 가깝게 위치하게 한다. 심첨박동(apical impulse)에 가볍게 올려놓는다. 마지막으로, 선수는 앉아 앞으로 구부리게 하고, 완전하게 호기하게 하고, 호기를 멈추게 한다. 이 자세는 다른 부분에서 발견되지 않는 대동맥 잡음이 나타난다.

➤ *복부청진(Auscultation of the Abdomen)*

복부에서, 청진으로 장의 운동을 알 수 있다. 타진 또는 촉진은 장의 소리를 가끔 변화시킬 수 있기 때문에 청진을 먼저 수행하는 것이 중요하다. 횡격막 청진기는 복부에 부드럽게 댄다. 장 소리의 횟수와 특징을 기록하여야 한다. 정상적인 장의 소리는 꼴꼴하는 소리와 딸깍하는 소리가 들리고, 1분 동안 5~34회 정도 유발된다(18). 장의 소리가 복부전체로 이동하기 때문에, 오른쪽 하부 1/4처럼 한 부위에서 충분히 들을 수 있다. 연동, 경련과 설사와 함께 나타나는 연동항진은 위소장염(gastroenteritis) 일 수 있다.

EMS *연동저하 또는 조용한 복부는 폐쇄 또는 내부 출혈과 같은 심각한 문제를 의미할 수 있다. 가장 가까운 의료시설에 즉시 의뢰하여야 한다. 응급의료서비스를 수행한다.*

➤ *타진(Percussion)*

타진은 골절의 가능성을 판단하기 위하여 뼈 구조 위에 사용하지만, 이것은 내부 합병증을 나타내는 흉부와 복부부위에도 사용할 수 있다. 여러 내부 장기가 위치한 선수의 복부위에 비우성 손을 올려놓는다. 나머지 손의 두 번째와 세 번째 지절관절을 사용하여 빠른 움직임으로 두드린다(**그림 11.21**). 두드릴 때, 장기가 빈 상태인지 꽉찬 상태인지 구별한다.

흉부에서, 청진을 하는 것과 같은 부위를 타진하고, 양측을 비교한다. 체액 또는 실질 조직이 폐 조직과 같이 공기로 차있을 때 공명음이 날 수 있다. 흉수는 대개 하부 흉막 공간(바로 누운 자세에서는 후면)에 가라앉기 때문에, 오직 커다란 삼출액은 전방에서 발견될 수 있다. 심장은 3-5번째 늑골의 흉골 왼쪽에서 유발된다.

복부에서는, 상부 1/4에서 복부팽만과 둔탁함의 분포를 측정하기 위하여 검사한다. 복부팽만은 대개 위장관에 가스가 차있는 것이지만, 체액과 대변이 있는 부위에 둔탁함으로 나타날 수 있다. 무딘 부위는 장기 팽창을 의미할 수 있고, 그리고 얼굴표정도 불편함을 의미할 수 있으므로 중요하게 기록한다.

A 체조선수는 날씬하지만, 흉벽 또는 어깨 부위에 외상의 징후 없이 건강하다. 앉아 있는 동안, 오른팔로 가슴을 고정하고 기대고 있다. 호흡은 빠르고 얕다. 피부색은 창백하고, 약간의 불안감이 얼굴표정에 있다. 청진을 하는 동안, 오른쪽 하부 폐에서 공기흐름이 감소된 소리를 들었다. 응급의료서비스를 수행하고 지속적으로 평가한다.

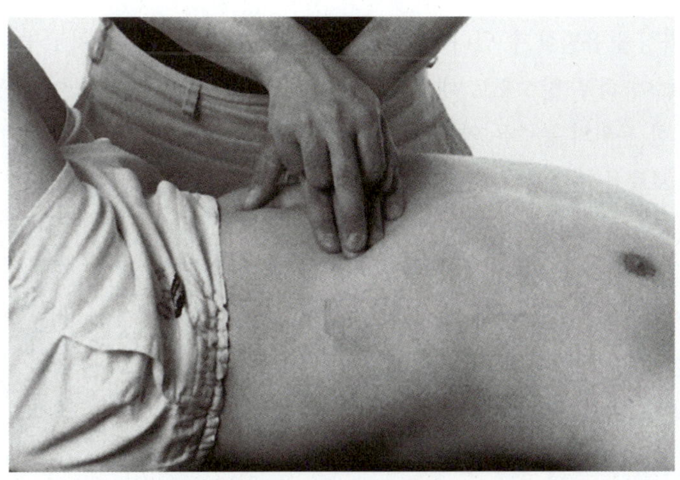

➤ **그림 11.21. 타진.** 타진은 내부 합병증을 의미하는 복부 부위에 사용되고, 촉진 전에 수행하여야 한다.

촉진(PALPATION)

Q 오른쪽 폐에 폐 손상이 예상되지만, 연관통의 가능성 때문에 내부 장기 손상을 찾아내기 어렵다. 이 부위에서 촉진할 수 있는 해부학적 구조는 무엇인가?

통증이 다른 부위로 이동되지 않기 때문에 통증부위 주변을 촉진하는 것으로 시작하는 것이 중요하다. 촉진은 부드러운 순환 움직임으로 시작하고, 변형, 염발음, 부종, 경직, 근방호 또는 압통을 느낀다. 선수는 더 편안하게 하기 위하여 무릎을 구부려 바로 눕게 한다.

기관은 몸을 움직임이 없이 호흡을 하는 동안 촉진할 수 있어야하며, 움직임이 있을 때에는 긴장성 기흉을 의미할 수 있다. 검사자는 전후방향에서 쇄골, 흉골, 늑골늑연골과 늑골의 움직임에서 통증, 변형, 또는 염발음 없이 촉진할 수 있다. 왼쪽 전면 늑골에서는 팽창된 비장을 촉진할 수 있다. 비장은 선수가 팔을 머리위로 올린다면 더 촉진이 잘된다. 후방늑골을 촉진하는 동안, 검사자는 신장의 후면을 찾을 수 있다. 왼쪽 신장은 후외측 늑골이 보호하고 있고, 오른쪽 신장은 이보다 더 아래에 위치한다.

늑골골절과 늑골늑연골 분리의 가능성은 흉골과 척추에 전후방향으로 압박을 적용하여 평가한다(**그림 11.22A**). 이 행동은 늑골이 외측으로 굴곡이 유발된다. 늑골의 측면에 외

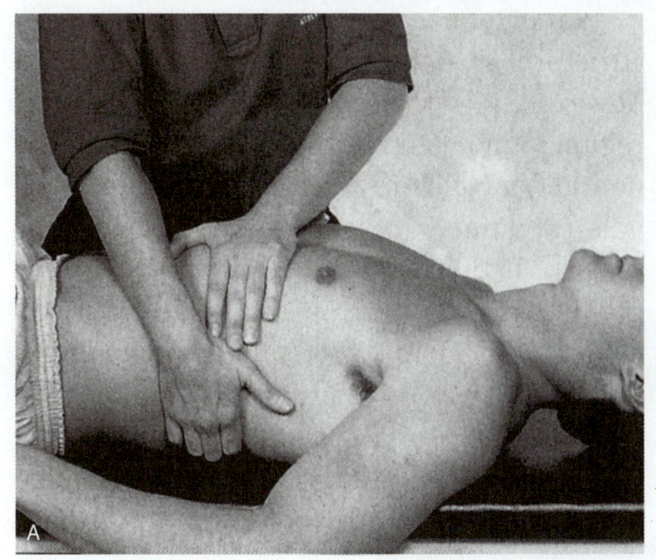

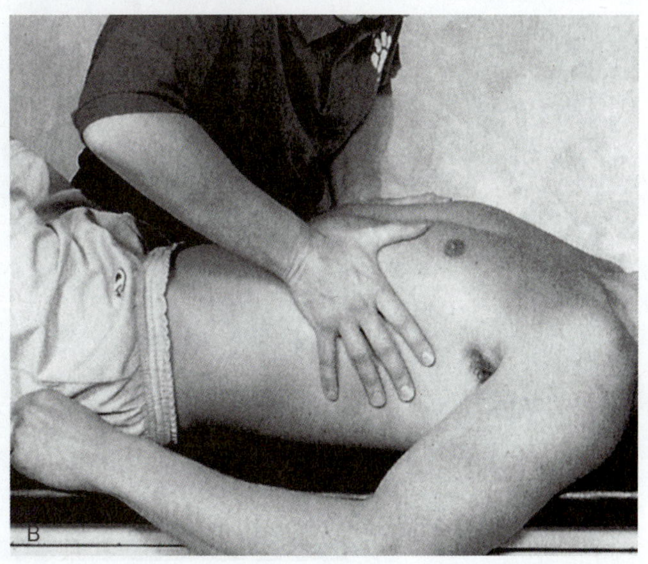

➤ **그림 11.22. 바로 누운 자세에서 늑골 압박.** A, 늑골골절을 알기 위한 전후압박. B, 늑골늑연골 분리를 알기 위한 외측압박.

측 압박은 늑골늑연골 접합부에 좌상을 유발할 수 있다(**그림 11.22B**). 압박은 상부에서 시작하여 하부 방향으로 내려오면서 전체 부위에 수행한다. 특정한 부위의 통증은 양성징후를 의미한다. 정상적인 모세혈관 보충을 판단하기 위하여 손톱으로 창백하게 한다. 특정 심장 또는 폐질환은 손톱, 손가락과 발가락에 청색증을 유발시킬 수 있다.

복부에는, 복부를 부드럽게 쓰다듬으면서 검사를 시작한다. 복막자극은 가벼운 접촉에도 **이상감각** 또는 불쾌한 감각을 지각할 수 있고, 이러한 것은 심각한 상태이다. 촉진은 양 손의 많은 손가락을 사용하여 작은 원형 움직임으로 수행한다(**그림 11.23**). 갑작스런 움직임은 근육 긴장과 경련을 유발할 수 있기 때문에 피한다. 항상 손상이 있는 부위와 먼 곳에서 시작하여 직선으로 복부를 가로지르면서 움직인다. 어떠한 근방호 또는 경직이라도 기록한다. 수의적으로 이완할 수 없는 근방호는 내부 복벽출혈을 의미할 수 있다. 촉진으로 압통, 근육 저항과 표면결절 또는 복벽의 연속성 상실을 촉진하는 것이 중요하다. 심부 촉진으로 경직, 부종 또는 결절을 발견할 수 있다. McBurney 지점에 반동 압통은 충수염을 의미하는 것이다. 충수에 염증이 있을 때 유발되는 반동성 통증은 정상 위치로 돌아가려는 장기에 의해서 영향을 받을 수 있다. 그러나 이 현상은 복막염과도 함께 유발될 수 있다.

A 흉곽, 내늑간근과 복부는 변형, 연발음, 부종, 경직, 근방호 또는 압통을 확인하기 위하여 촉진할 수 있다. 확실하게 촉진하고 복부 부위에서 비정상저인 상태 또는 통증을 발견할 수 있다. 흉곽에서, 통증은 촉진으로 나타나지 않지만 흉곽의 오른쪽과 같은 부위인 왼쪽에서 통증이 전달되지 않는지 주의한다. 체조선수는 숨쉬기가 더 힘들어졌고 통증이 증가하였다.

이학적 검사 (PHYSICAL EXAMINATION TESTS)

Q 체조선수의 상태는 천천히 악화된다. 그녀가 의식이 있고 말하는 것이 가능할지라도, 아직까지 문제의 원인을 판단하지 못하였다. 응급의료서비스를 수행한다. 다음에는 어떤 것을 수행하여야 하는가?

흉부와 내부 장기 부위에 적용할 수 있는 몇 가지 특수 검사가 있다. 많은 정보는 평가를 수행하는 동안 병력, 관찰과

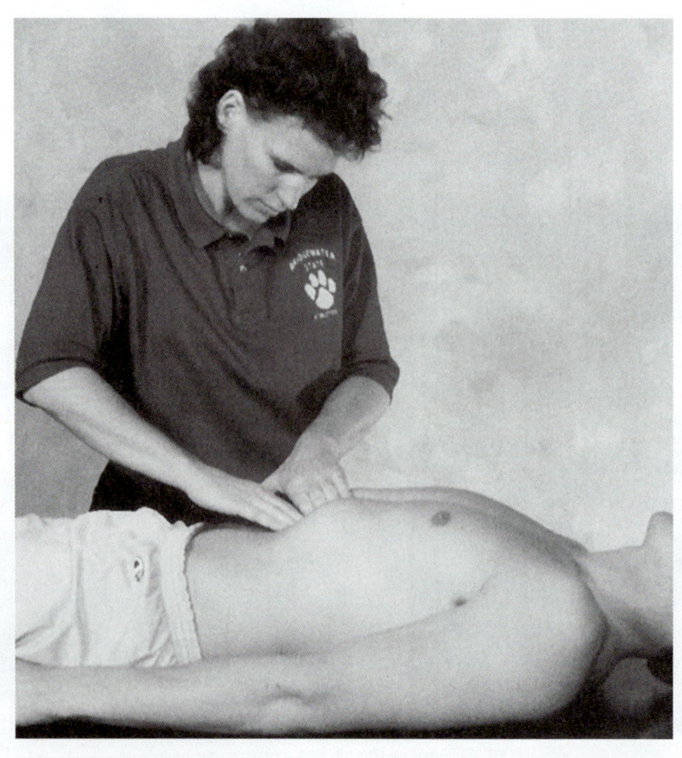

➤ 그림 11.23. **복부촉진**. 양손의 여러 손가락을 사용하여 작은 원형움직임으로 이동한다.

촉진기간에 수집하여야 한다. 상태가 심각하지 않고 근육 좌상이 예상된다면, 능동, 수동과 저항 근육 검사를 수행한다. 굴곡, 신전, 외측굴곡과 회전을 포함한 목과 체간 움직임은 8장과 9장에 설명하였다. 검사자는 움직임을 수행하기 위한 선수의 건강, 움직임의 용이함과 양측 움직임을 비교하여 기록하여야 한다.

생명징후(Vital Signs)

맥박수와 리듬, 혈압, 체온, 호흡수와 호흡 유형의 특징을 기록하여야 한다. 맥박은 대개 경동맥에서 체크하지만, 요골동맥, 대퇴동맥 또는 상완동맥에서도 체크할 수 있다. 신체활동을 하기 위한 정상적인 맥박수는 1분에 60-100회 사이이다. 맥박은 운동 후에는 빠를 수 있다. 시합을 한 선수는 맥박이 낮은 경향도 있다. 호흡은 1분 동안 12-20회 사이이고, 심각한 상태에서는 낮아질 수 있다. 빠르고, 얕은 호흡은 내부 손상 또는 쇼크를 의미할 수 있다. 심부, 빠른 호흡은 천식 또는 폐 폐쇄를 의미한다. 시끄럽고, 귀에 거슬리는 호흡은 부분적 기도 폐쇄를 의미한다. 가래에 혈액이 있는지 점검하여야 한다. 분홍빛 또는 혈액이 있는 가래는 내부 출혈을 의미하고, 심각한 상태와 같은 치료를 하여야 한다. 통증이 있는 복부상태는 빈맥, 빈호흡과 같은 생명징후가 나타날 수 있고, 체온이 상승한다. 이러한 상태는 상복부(염증성 질환) 또는 폐의 하엽의 손상이 포함되고, 호흡은 빠르고, 얕고, 통증이 있거나 또는 부목을 댈 수 있다. 저혈압은 위장관 출혈, 탈수 또는 미주신경 자극으로 나타날 수 있다.

소변검사(Urinalysis)

소변검사는 빠르게 수행하기 위하여 화학적 검사막대를 사용하는 검사가 대부분이고,소변의 특정한 비중, pH와 백혈구 수, 질산염, 단백질, 포도당, 케톤, 우노빌리노겐, 빌리루빈과 혈액에 대한 정보를 알 수 있다(**그림 11.24**). 외부 요도와 요도 주위는 비누와 물로 청결하게 하고 그 후 헹구어 낸다. 처음에, 소변을 컵에 담는다. 소변의 25-50g을 소독된 시험 컵에 모은다. 검사막대는 제조회사의 권유대로 소변에 담그고 뺀다. 검사막대에 색깔이 나타나고, 그 후 제조회사에서 제공하는 등급과 비교하여 본다. 정상적은 등급은 표 5.14에 설명하였다.

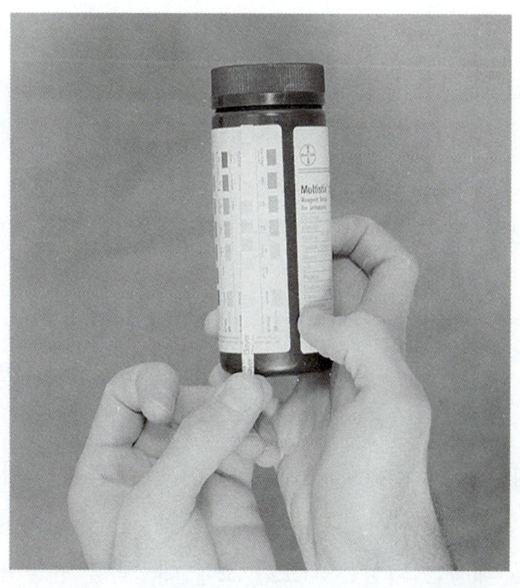

➤ 그림 11.24. **소변검사.** 소변검사는 소변에서 비중, pH와 백혈구, 영양, 단백질, 포도당, 케톤, 우도빌리노겐과 혈액의 전반적인 정보를 빠르게 확인하기 위한 검사막대를 사용한다. 검사막대 소변샘플에 담근다. 검사막대에 색깔은 제조회사에서 제공하는 것과 비교한다.

신경학적 검사 (Neurologic Test)

흉부와 복부의 신경학적 검사는 약간은 제한되어 있다. 피부분절은 다양하고 가끔 겹치기도 한다. 피부분절이 늑골에 따라 분포한다고 하더라도, 단지 한 분절에 이상이 있는 것은 감각 상실이 없을 수 있다. 연관통이 있는 부위는 손상의 원인을 의미할 수 있고, 그림 10.45에 설명하였다. 근육분절 검사는 손가락 외전와 내전(T_1)과 고관절 굴곡(L_1-L_2)을 포함한다. 축 부위에는 다른 근육분절 검사가 없다. 게다가, 심부건 요추반사와 천골반사는 항상 수행하지만, 이 부위에는 심부건 반사는 없다.

A 내부 폐 문제, 심각한 상태 때문에 이러한 평가에서는 근육검사는 필요하지 않다. 오른쪽 하부 폐에서 공기흐름 소리가 감소하기 때문에, 체조선수는 자연적인 기흉을 예측할 수 있다. 이미 응급의료서비스를 수행하였다. 기도개방을 유지하고, 쇼크를 치료하고 구급차가 도착할 때까지 생명징후를 지속적으로 관찰한다.

요약(Summary)

1. 목 전면 부위, 흉부와 내부 장기에 심각한 둔기외상은 심각한 호흡과 순환을 일으킬 수 있는 것에 영향을 주어 파괴시킬 수 있다.
2. 기도 충격은 심한 통증과 후두경련과 급성 호흡허탈을 유발할 수 있다.
3. "옆구리 쑤심"은 흉벽에 날카로운 통증 또는 경련이 있고, 대개 오른쪽 하부에 유발된다. 그러나 많은 선수들은 달리기를 하여 통증이 유발된다.
4. 유방에 심각한 둔기외상은 유방촬영사진에서 잘못된 판독을 피하기 위하여 의학적인 기록을 하여야 한다.
5. 대흉근 좌상은 과도한 조직 내구력을 유발하는 부하 또는 외력에 의하여 능동적인 근육 수축이 포함된다. 어깨의 수평내전과 내회전의 저항에서 근섬유가 파열되었다면 변형과 약화가 있다.
6. 내부 흉부 손상을 의미하는 징후와 증상은 다음과 같다.
   - 짧은 호흡과 호흡곤란
   - 심부 흡기로 악화되는 심각한 흉통
   - 비정상적인 흉부 움직임
   - 비정상적인 호흡음 또는 무호흡음
7. 탈장은 복부장기가 복벽이 약화된 부분으로 돌출된 것이고, 선천성 또는 후천성으로 유발될 수 있다. 간접 서혜부 탈장은 젊은 운동선수에서 가장 많이 유발되는 탈장이다.
8. 내부 복부 손상을 의미하는 징후와 증상은 다음과 같다.
   - 심각한 복통
   - 구역질과 구토
   - 팽창된 복부
   - 압통, 경직 또는 근경련
   - 반동성 통증
   - 장기 소리가 없음
   - 소변 또는 대변에 혈액이 나옴
9. 특정손상은 몇 시간, 며칠 또는 몇 주가 될 때까지 악화되지 않을 수 있다. 이것으로, 완전한 평가를 필요로 하는 둔기외상으로 흉부 내 또는 복부 내 손상의 가능성을 추측할 수 있다.
10. 흉부와 내부 장기의 손상 평가는 생명징후와 손상의 병력에 중점을 둔다.
11. 관찰, 촉진, 그리고 연관통 부위로 내부손상을 예측할 수 있다.
12. 언제든지, 흉부 내 또는 복부 내 손상을 의미하는 징후와 증상이 있다면, 즉시 응급의료 서비스를 수행한다. 생명징후는 선수가 악화 또는 호전이 되는 것을 판단하기 위하여 매 5-7분마다 관찰하여야 한다.
13. 회복된 부위에 악화된 상태를 의미하는 어떠한 징후와 증상이 나타나는 정보를 기록하 여야 하고, 이러한 증상이 나타난다면, 즉시 의료시설을 찾아야 한다.

참고문헌(References)

1. Finch CF. The risk of abdominal injury to women during sport. J Sci Med Sport 2002;5(1):46-54.
2. Butcher JD, Siekanowicz A, Pettrone F. Pectoralis major rupture: ensuring accurate diagnosis and effective rehabilitation. Phys Sportsmed 1996;24(3):37-44,
3. Griffiths, Selesnick, Rupture of the pectoralis major muscle: diagnosis and treatment. Phys Sportsmed 1997;25(8):119-125.
4. Chang CJ, Graves DW. Athletic injuries of the thorax and abdomen. In: Mellion MB, Walsh WM, Madden C, Putukian M, Shelton GL, eds. The Team Physician's Handbook. Philadelphia: Hanley & Belfus, 2002.
5. Golden PA. Thoracic trauma. Ortho Nursing 2000;19(5):37-46.
6. Erickson SM, Rich BSE. Pulmonary and chest wall emergencies: onsite treatment of potentially fatal conditions. Phys Sportsmed 1995;23(11):95-104.
7. Roman M, Weinstein A, Macaluso S. Primary spontaneous pneumothorax. Medsurg Nursing 2003;12(3):161-169.
8. Volk CP, McFarland EG, Horsmon G. Pneumothorax: on-field recognition. Phys Sportsmed 1995;23(10):43-46.
9. Cvengros RD, Lazor JA. Pneumothorax-a medical emergency. J Ath Train 1996;31(2):167-168.
10. Moeller JL. Contraindications to athletic participation: cardiac, respiratory, and central nervous system conditions. Phys Sportsmed 1996;24(8):47-58.
11. Van Camp SP, et al. Nontraumatic sports death in high school and college athletes. Med Sci Sports Exerc 1995;27(5):641-647.
12. Moeller JL. Contraindications to athletic participation. Spinal, systemic, dermatologic, paired-organ, and other issues. Phys Sportsmed 1996;24(9):57-70.
13. Morden RS, Berman BM, Nagle CE, Jafri SZH. Spleen injury in sports, Part II: Avoiding splenectomy. Phys Sportsmed 1992;20(4):126-139.
14. Ray T, Lemire JE. Liver laceration in an intercollegiate football player. J Ath Train 1995;30(4):324-326.
15. Burroughs KE, Hilts MJ. Renal and genitourinary problems. In: Mellion MB, Walsh WM, Madden C, Putukian M, Shelton GL, eds. The Team Physician's Handbook. Philadelphia: Hanley &Belfus, 2002.
16. Carroll MF, Temte JL. Proteinuria in adults: a diagnostic approach. Am Fam Physician 2000;62(6):1333-1340.

17. Bergman RT. Assessing acute abdominal pain: a team physician's challenge. Phys Sportsmed 1996;24(4):72-82.
18. McChesney JA, McChesney JW. Auscultation of the chest and abdomen by athletic trainers. J Ath Train 2002;36(2):190-196.
19. Bickley LS, Szilagyi PG. Bates' Guide to Physical Examination and History Taking. Philadelphia: Lippincott Williams & Wilkins, 2003.

제 4 부

상지(Upper Extremity)

제 12 장

어깨 손상 (Shoulder Conditions)

결과

1. 어깨의 중요한 뼈와 연부조직의 구조를 확인할 수 있다.
2. 어깨의 중요한 움직임을 설명하고, 이 움직임을 일으키는 근육을 확인할 수 있다.
3. 던지는 움직임이 일어나는 기간을 설명하고, 각 기간 동안 유발되는 일반적인 손상을 열거할 수 있다.
4. 어깨 손상을 예방하기 위하여 사용되는 운동과 전반적인 원리를 설명할 수 있다.
5. 흉쇄관절, 견쇄관절과 상완관절에 불안정성을 일으키는 손상의 공통된 기전을 설명할 수 있다.
6. 견쇄관절 염좌를 분류하는 기준을 설명할 수 있다.
7. 상완관절의 불안정성을 예방하는 중요한 해부학적 제한을 설명하고, 탈구 또는 아탈구의 가능성과 관련된 구조에서 손상의 합병증을 설명할 수 있다.
8. 상완관절 탈구를 유발할 수 있는 다양한 연골성 병변을 정의하고, 이러한 병변의 특정 위치를 확인 할 수 있다.
9. 과사용으로 인한 어깨 부위 연부조직의 병리학을 설명하고, 공통적인 연부조직 손상의 관리전략을 설명한다.
10. 어깨 부위의 전체적인 평가를 설명할 수 있다.
11. 어깨 복합체의 발전된 재활운동프로그램에서 사용되는 기술과 전반적인 원리를 설명할 수 있다.

어깨 복합체의 느슨한 구조는 과도한 움직임을 허용하지만, 안정성은 적다. 이러한 결과로, 고관절보다 더 손상되기 쉽다. 어깨 손상은 야구, 수영, 테니스, 배구와 역도처럼 머리 위까지 움직임을 수반함으로 손상을 유발할 수 있다. 사실, 어깨 통증은 대부분 시합 중인 수영선수에서, 어깨 통증으로 보고된 병력의 40-70%가 근골격계에 증상이 있다(1). 머리 위까지 팔을 올리는 활동은 상지의 어깨와 다른 관절에 의해 결정되고, 많은 급성과 만성 손상을 유발한다. 일반적인 손상은 타박상, 염좌, 회전근개와 충돌 손상, 그리고 상완이두근 건염이다. 견관절 탈구는 레슬링과 미식축구와 같은 접촉성 스포츠에서는 거의 유발되지 않는다.

이 장에서는 어깨 부위의 해부학을 재검토하고, 그 후 견관절의 운동학과 운동역학의 개요를 설명할 것이다. 손상의 예방에 대한 것은 어깨 복합체의 일반적 손상에 대한 개요 다음에 설명할 것이다. 그 후 특정 손상의 관리, 평가과정, 그리고 재활운동의 사례들로 끝맺을 것이다.

어깨의 해부학적 재검토(ANATOMY REVIEW OF THE SHOULDER)

어깨는 흉쇄(sternoclavicular: SC)관절, 견쇄(acromioclavicular: AC)관절, 오훼쇄골(coracoclavicular) 관절, 상완(glenohumeral: GH)관절과 견갑흉부(scapulothoracic)관절과 같이 5개의 관절로 구성되어 있다. 견관절에서 특별한 관절은 상완관절이고, 반면 다른 관절은 견갑대의 관절이다. SC와 AC관절은 견갑골과 쇄골의 움직임을 증가시키고, 상완관절에도 많은 관절가동범위를 제공한다.

흉쇄관절 (Sternoclavicular joint)

이름에서 알 수 있듯이, SC관절은 상부 흉골 또는 흉골병과 근위 쇄골로 구성된 관절이다(**그림 12.1**). 관절낭에 감싸여 있는 SC관절은 4개의 인대에 의하여 전면과 후면이 두껍다. 인대는 쇄골간인대(interclavicular ligament), 늑쇄인대(costoclavicular ligament), 그리고 전방과 후방 흉쇄인대(anterior and posterior sternoclavicular ligament)이다. 전방 흉쇄인대는 전면의 관절낭을 지지하는 넓은 띠이고, 반면에 후방 흉쇄인대는 작고 약하며 후방 관절낭을 지지한다. 늑쇄인대는 쇄골에서 첫 번째 늑골과 늑연골까지 연결되어 있다. 쇄골간인대는 관절에 가장 적은 지지를 하며, 두 개의 흉쇄관절 사이를 연결하고, 흉골병에도 부착한다. 흉골병과 쇄골사이는 섬유연골성 원반이 있고, 관절을 거의 반으로 완전하게 나눈다. 원반에 부착이 되기 때문에, 원반은 관절에 확실한 힘을 부가시키고, 이로 인하여 쇄골의 내측 편위를 방지한다.

SC관절에서 쇄골은 회전이 가능하다. 관절은 쇄골의 전면과 후면 회전과 함께 원위 쇄골의 상부, 하부, 전방, 그리고 하방 움직임이 가능하다. 어깨를 거상시키고, 머리 위로 손을 올리고, 던지는 움직임과 같은 동작을 수행하는 동안 SC관절에서 회전이 일어난다. 첫 번째 늑골은 관절 하면에서 흉골과 연골로 결합되어 있기 때문에, 쇄골의 움직임은 아래

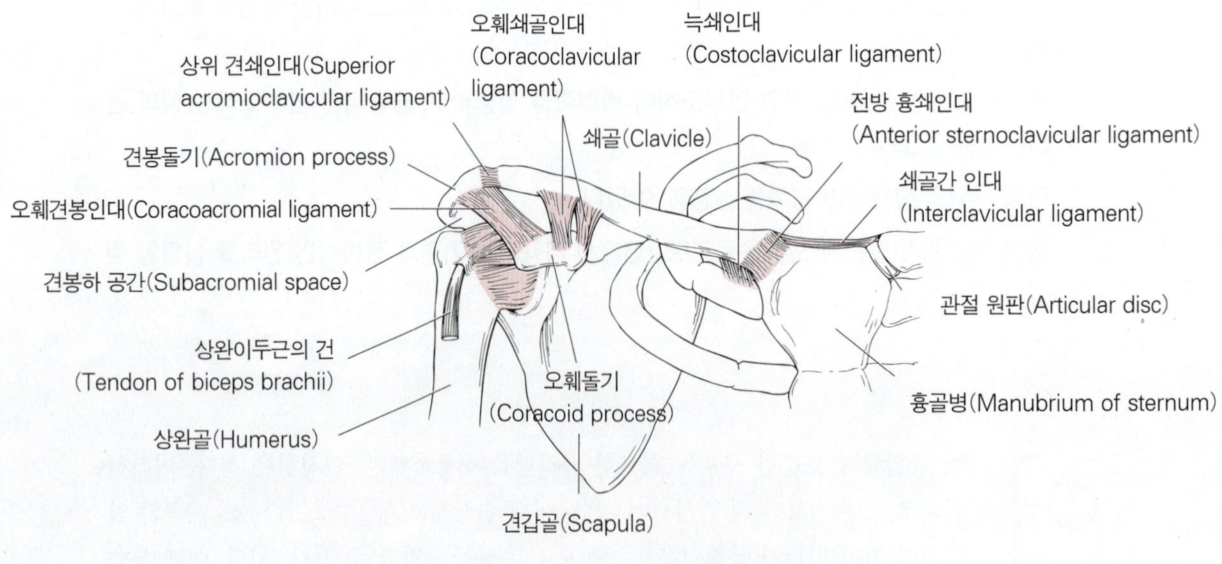

➤ 그림 12.1. **견갑대의 뼈와 인대구조**

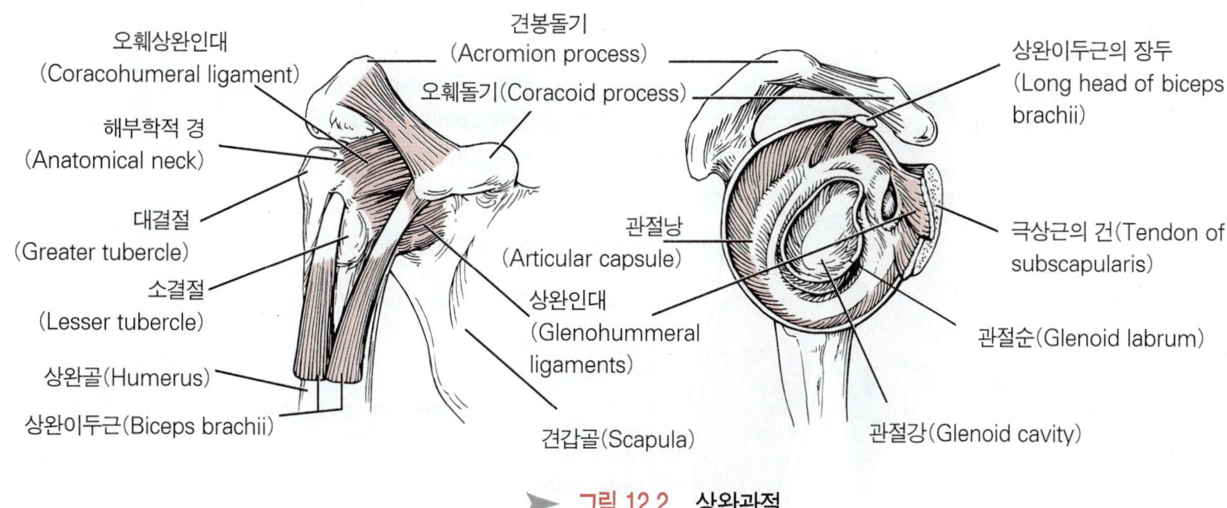

➤ 그림 12.2. 상완관절

방향으로 제한된다. SC관절의 닫힌 자세는 최대 어깨 거상과 함께 유발된다.

견쇄관절(Acromionclavicular Joint)

AC관절은 원위 쇄골과 견갑골의 견봉돌기 내측면으로 구성된 관절이다(그림 12.1 참고). 불규칙적으로, 가동관절의 제한된 움직임은 3면에서 일어난다. 관절낭은 SC관절낭 보다는 얇고 관절을 감싸고 있다. 강한 상부와 하부 견쇄인대는 관절을 가로질러서 안정성을 제공한다. 가끔 "궁"인대로 언급되는 오훼견봉인대 또한 견봉돌기와 회전근개 사이를 완충시키기 위하여 AC관절의 하부에 부착된다. AC관절의 닫힌 자세는 상완골이 90° 외전일 때 나타난다.

오훼쇄골관절(Coracoclavicular Joint)

오훼쇄골관절은 견갑골의 오훼돌기와 쇄골 하부면의 인대결합(syndesmosis)이며 오훼쇄골인대로 연결되어 있다(그림 12.1 참고). 원형과 마름모 형태로 형성된 오훼쇄골인대는 쇄골의 독립적인 상부 움직임, 견갑골의 하방 움직임, 그리고 쇄골 또는 견갑골의 전후 움직임을 제한한다. 이 관절에서는 매우 적은 움직임이 가능하다.

상완관절(Glenohumeral joint)

상완관절은 견갑골의 관절와(glenoid fossa)와 상완골두 사이의 관절이다. 관절은 인체에서 다른 관절보다 관절의 가동범위가 크지만, 뼈의 안정성은 결함이 있다(**그림 12.2**). 특히 이 부분은 얕은 관절와보다 반구형인 상완골두가 3-4배 정도 넓다. 관절와 또한 상완골두보다 덜 만곡 되어, 상완골의 움직임이 일어날 때 관절와 표면을 직선으로 가로질러 이동한다. 팔이 능동으로 움직이는 동안 상완골두 이동은 근육 긴장(회전도 제한한다)에 의하여 제한된다. 가장 큰 이동은 가동범위에서 팔을 수동으로 움직이는 동안 유발된다.

관절와는 관절와 모서리 주위에 섬유연골의 좁은 테두리인 관절순(glenoid labrum)에 의해서 범위가 결정된다. 상완관절의 관절낭은 전면에 상부, 중간과 하부의 상완인대와 상부면에 오훼상완인대에 의하여 연결되어 있다. 관절 편위가 전방, 후방과 하방으로 유발된다고 하더라도, 강한 오훼상완인대(coracohumeral ligament)는 상부 탈구를 예방한다. 하부 상완인대(glenohumeral ligament)는 인대 중 가장 두껍고, 하부 관절낭을 강화시킨다. 이 인대는 팔이 외전될 때 주된 정적 고정을 한다.

극상근(supraspinatus), 극하근(infraspinatus), 소원근(teres minor)과 견갑하근(subscapularis)의 건도 관절낭과 결합한다(**그림 12.3과 12.4**). 이 근육들은 근육이름의 첫 글자를 따서 SITS라 하며, 상완골을 회전시키는 작용을 하기 때문에 회전근개(rotator cuff muscle)라고도 알려져 있고, 이들의 건은 관절 주위에 교원질성 근개를 형성하기 위하여 융합된다. 회전근개의 긴장은 관절와에서 상완골의 골두를 고정시키는 것을 도와, 관절에 안정성을 제공한다. 관절은 상완골이 외전되고 외회전될 때가 닫힌 자세로 가장 큰 안정성을 갖게 된다.

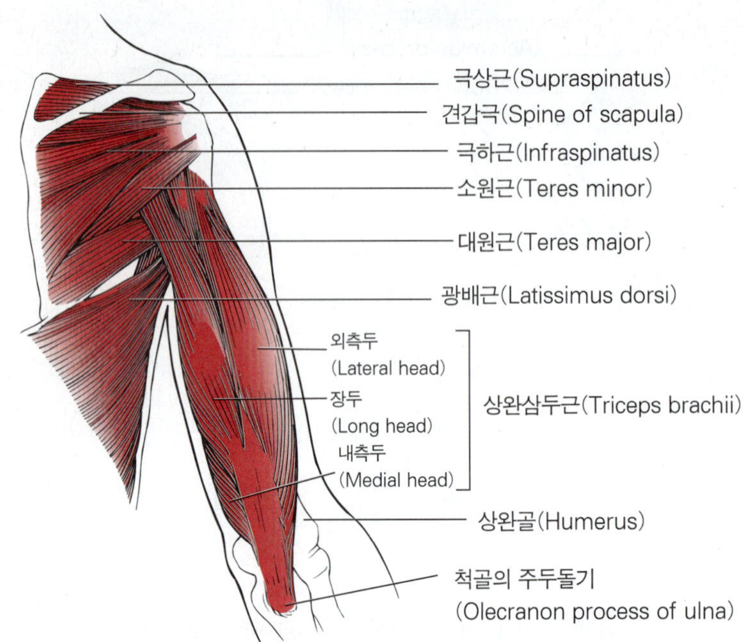

➤ 그림 12.3. 상완관절을 움직이는 후면 심부 근육

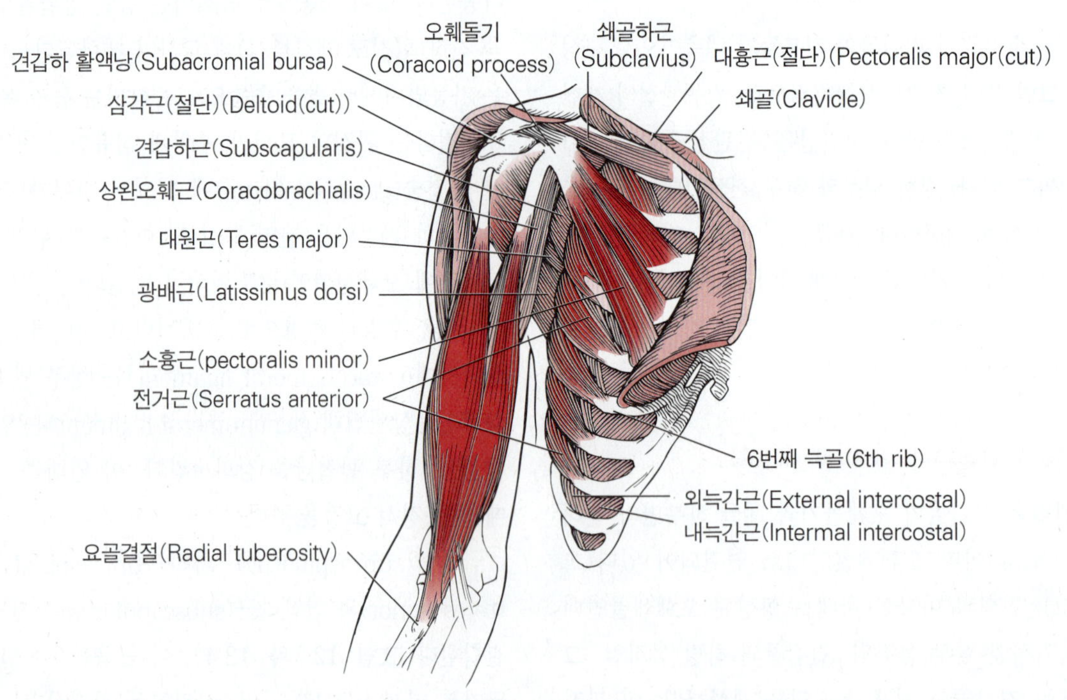

➤ 그림 12.4. 상완관절을 움직이는 전면 심부 근육

견흉관절(Scapulothoracic Joint)

근육이 견갑골에 부착하여 체간 또는 흉부의 움직임을 허용하기 때문에, 이 부위는 가끔 견흉관절로 설명된다. 견갑골에 부착되는 근육은 견갑거근(levator scaplula), 능형근(rhomboids), 전거근(serratus anterior), 소흉근(pectoralis minor), 쇄골하근(subclavius), 삼각근(deltoid), 견갑하근

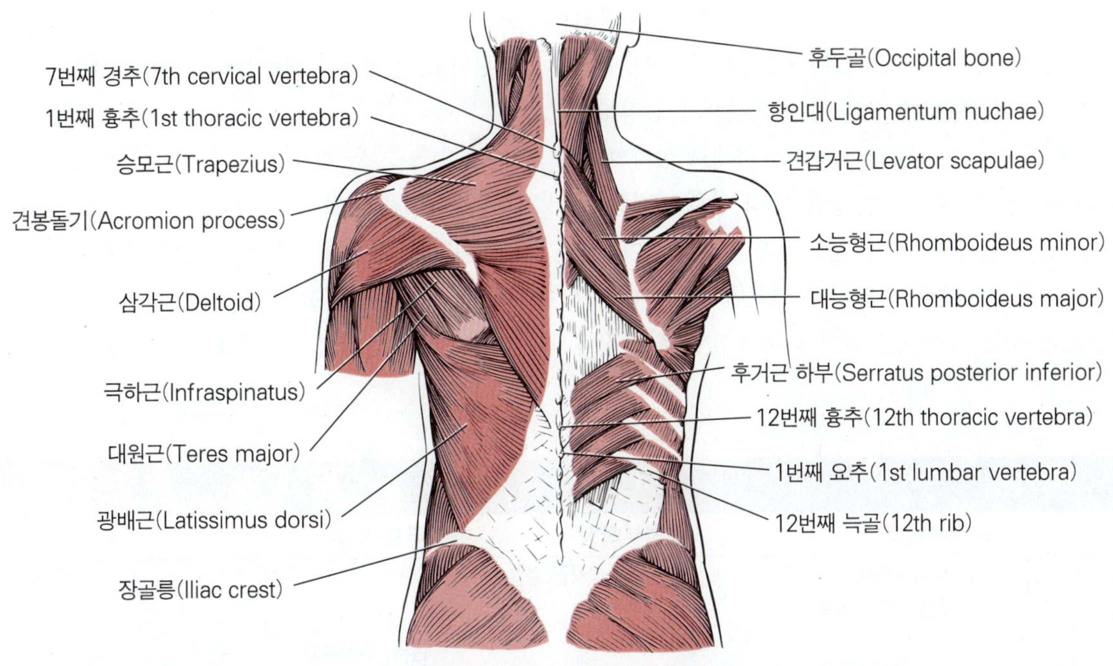

➤ **그림 12.5.** 등의 후면 표면과 심부 근육

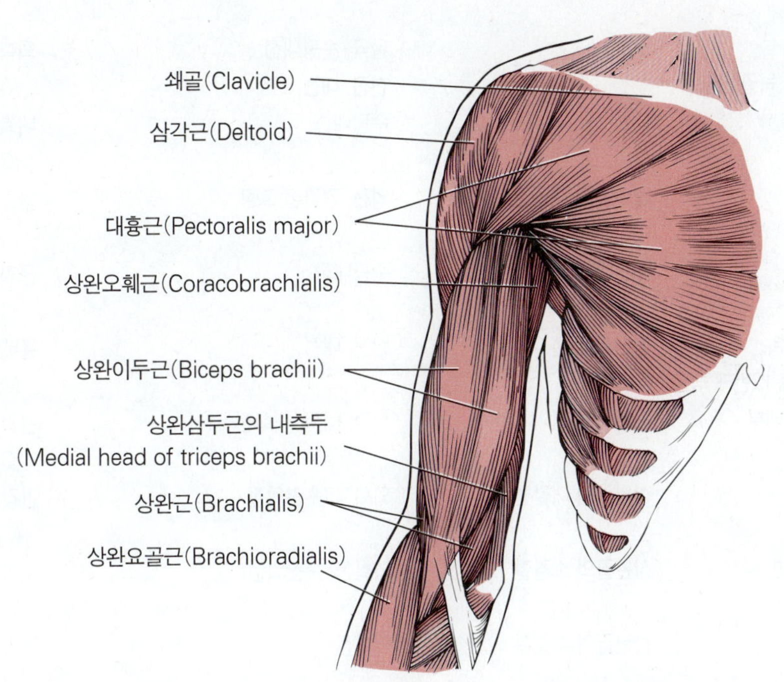

➤ **그림 12.6.** 어깨의 전면 표면

(subscapularis), 극상근(supraspinatus), 극하근(infraspinatus), 대원근(teres major), 소원근(teres minor), 상완오훼근(coracobrachialis), 상완이두근의 단두(short head of biceps brachii), 상완삼두근의 장두(long head of triceps brachii)와 승모근(trapezius)이다(**그림 12.3, 12.5와 12.6**).

견갑골의 근육은 두 가지 기능을 수행한다. 첫 번째는 어깨부위의 안정성이다. 예를 들면, 지면에서 바벨을 들어올릴 때, 견갑거근, 승모근과 능형근이 위치한 견갑골 상부에서 긴장이 증가되고, 견쇄관절을 지나서 어깨전체가 긴장하게 된다. 두 번째 기능은 상완관절의 적합한 자세로 상지의 움직임을 촉진시키는 것이다. 예를 들면, 머리 위로 던지는 동안, 능형근은 손과 팔이 예비기간 동안 후면으로 움직이도록 어깨 전체가 뒤쪽으로 움직이게 하기 위하여 수축한다. 그 후 팔과 손은 던지는 것을 수행하기 위하여 앞으로 움직이고, 능형근의 긴장은 어깨가 전방으로 움직이게 하기 위하여 이완되고, 상완골의 내회전을 가능하게 한다.

어깨의 근육(Muscles of the Shoulder)

상완관절을 가로지르는 많은 근육은 **표 12.1**에 설명하였다. 이러한 근육의 작용은 어깨의 가동범위가 크기 때문에 복합적으로 나타나고, 작용은 근육의 수축에 의해서 일어나고 상완골의 위치에 따라 변화될 수 있다.

표 12.1 어깨의 근육

근육	근위부착점	원위부착점	주요 작용	신경지배
삼각근 (deltoid)	쇄골의 외측 1/3, 견봉의 끝과 견갑극	상완골의 삼각근 결절		액와신경 (C_5, C_6)
(전면)			굴곡, 수평내전	
(중간)			외전, 수평외전	
(후면)			신전, 수평외전	
대흉근 (pectoralis major)		상완골두 바로 아래 외측면		
(쇄골)	쇄골의 내측 2/3		굴곡, 수평내전	외측 흉부신경 (C_5-T_1)
(흉골)	흉골 전면과 1-6번째 늑골연골		신전, 내전, 수평내전	내측 흉부신경 (C_5-T_1)
극상근 (supraspinatus)	극상와	상완골의 대결절	외전, 견관절 고정	견갑상신경 (C_5, C_6)
상완오훼근 (coracobrachialis)	견갑골의 오훼돌기	상완골의 전면 내측	수평내전	근피신경 (C_5-C_7)
광배근 (latissimus dorsi)	6-12번째 흉추와 요추, 천골후면, 장골, 10-12번째 늑골	상완골 전면	신전, 내전	흉배신경 (C_6-C_8)
대원근 (Teres major)	견갑골의 하부, 외측 배부	상완골 전면	신전, 내전, 내회전	견갑상신경 (C_5, C_6)
극하근 (infraspinatus)	극하와	상완골의 대결절	외회전, 수평외전	견갑상신경 (C_5, C_6)
소원근 (teres minor)	견갑골의 후면, 외측면	상완골의 소결절	외회전, 수평외전	액와신경 (C_5, C_6)
견갑하근 (subscapularis)	견갑골의 전면 전체	상완골의 소결절	내회전	견갑상신경 (C_5, C_6)
상완이두근 (biceps brachii)		요골결절		근피신경 (C_5-C_7)
(장두)	관절와의 상부테두리		외전 보조	
(단두)	견갑골의 오훼돌기		굴곡, 내전, 내회전과 수평회전 보조	
상완삼두근 (triceps brachii) (장두)	관절와 바로 아래	척골의 주두돌기	신전과 외전 도움	요골신경 (C_5-T_1)

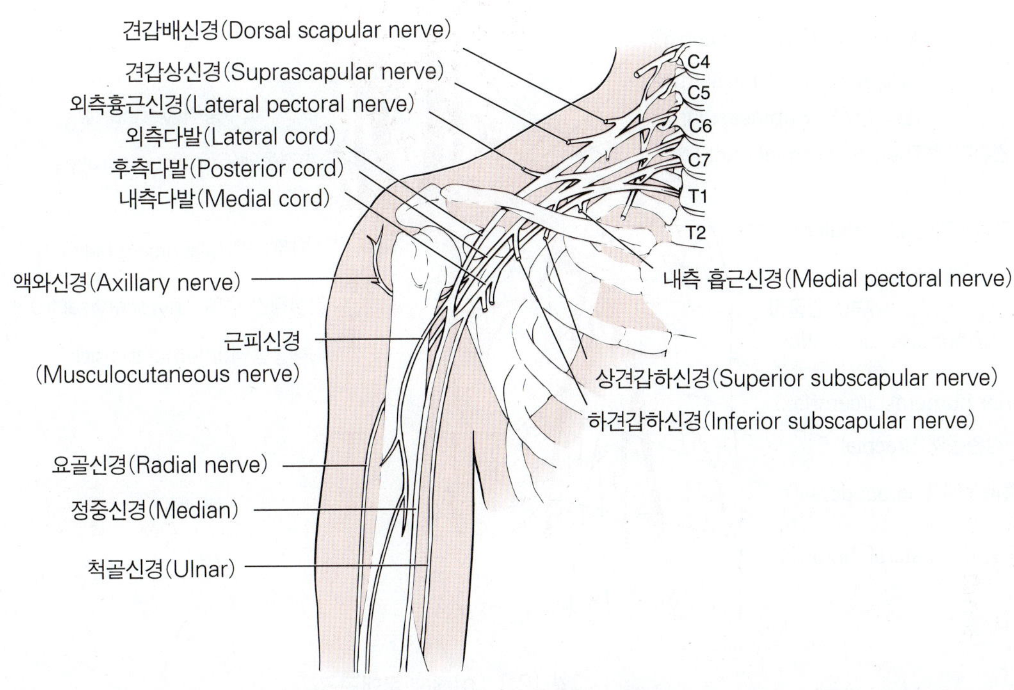

➤ 그림 12.7. 어깨 부위를 지배하는 상완신경총

활액낭(Bursae)

어깨에는 많은 활액낭으로 감싸여 있고, 오구돌기하 활액낭, 견갑하 활액낭, 그리고 가장 중요한 견봉하 활액낭이 있다. 견봉하 활액낭은 견갑골의 견봉돌기와 상완관절의 위와 견봉오훼인대 아래에 위치한 견봉하 공간에 위치한다(그림 12.4 참고). 활액낭은 회전근개 특히 견봉의 활주기전의 중요한 구성을 제공하고, 견봉의 위에 위치한 극상근의 충격을 흡수한다. 이 활액낭에는 자유신경종말, Ruffini 종말과 pacinian 소체가 분포하고, 팔을 머리위로 올리는 동안 반복적으로 압박될 때 자극될 수 있다.

어깨의 신경 (Nerves of the Shoulder)

상지는 상완신경총이 신경지배하고 하부 경추(C_5-C_8)와 첫 번째 흉수(T_1)신경에서 주로 분지된다(**그림 12.7**). 상완신경총은 사람의 약 60%에서 전사각근과 중사각근 사이에 위치하고, 나머지에서는 C_5 그리고/또는 C_6신경이 전사각근에 위치하거나 또는 통과하게 된다. 이러한 신경의 배측가지는 상, 중, 하부 체간으로 나누어지고, 이것은 전면과 후면 갈래로 나누어지고, 그 후에 외측, 중간, 내측 다발로 나뉘어진다(10장 참고). 이러한 신경의 연결망은 상완관절의 근위 쇄골의 약 1/3 정도 되는 위치의 쇄골과 첫 번째 늑골사이를 지나간다. 이 부위의 쇄골 손상으로 상완신경총이 손상될 수 있다. 상완신경총에서 분지되는 중요한 신경은 액와신경(C_5, C_6), 근피신경(C_5-C_7), 견갑배신경(C_5), 견갑하신경(C_5, C_6), 그리고 견갑상신경(C_5, C_6), 흉근신경(C_5-T_1)으로 어깨 부위를 지배한다.

어깨의 혈관 (Blood Vessels of the Shoulder)

쇄골하동맥은 쇄골을 지나 액와동맥이 되는, 어깨에 혈액을 공급하는 중요한 동맥이다(**그림 12.8**). 액와동맥의 가지는 흉견봉동맥(thoracoacromial artery), 외측 흉부동맥, 견갑하동맥과 흉배측동맥, 상완골두에 공급하는 전면과 후면 상완회선동맥으로 구성된다.

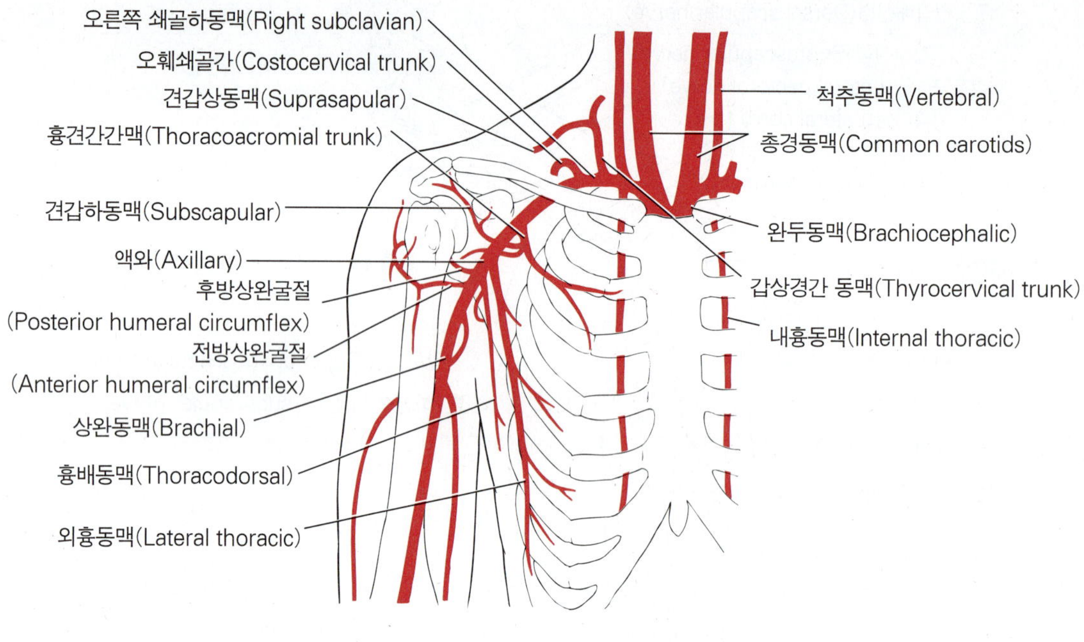

➤ 그림 12.8. 어깨에 혈액공급

어깨 복합체의 중요한 근육 작용과 운동학 (KINEMATIC AND MAJOR MUSCLE ACTIONS OF THE SHOULDER COMPLEX)

어깨는 신체에서 가장 자유롭게 움직일 수 있는 관절이고, 움직임은 3면(plane)에서 모두 가능하다(**그림 12.9**). 시상면(Sagittal)에서 어깨의 움직임은 굴곡(예, 전방으로 팔을 거상), 신전(예, 굴곡된 자세에서 팔을 원위치로 되돌리는 것), 그리고 과신전(예, 후방으로 팔을 거상)이다. 전두면(Coronal plane)에서 어깨의 움직임은 외전(예, 팔을 외측 방향으로 거상), 내전(예, 팔을 외전자세에서 원위치로 되돌

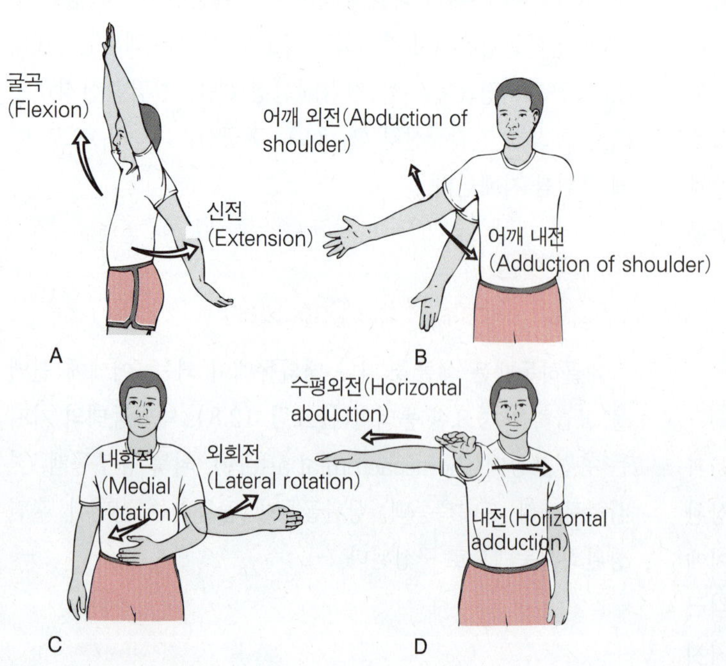

➤ 그림 12.9. **어깨에서 팔의 움직임.** A, 굴곡과 신전. B, 외전과 내전. C, 내회전과 외회전. D, 수평내전와 외전. 복합된 움직임을 회선이라 한다.

➤➤ 글상자 12.1

던지는 동작의 기간

• 투구 예비동작	처음 움직임에서부터 손을 분리할 때까지 팔은 아래로 흔들고, 그 후 머리 위로 올린다. 어깨와 둔부는 팔을 위로 올리면서 회전되고, 신체 축은 던지는 선과 수직이 되게 목표물과 정면이 되게 한다. 균형은 "오른쪽 다리" 또는 "왼쪽 다리"에 축에서 균형을 유지하고, 둔부와 무릎을 굴곡 시킨다.
• 활보 기간	손을 분리하고 지면에 발을 접촉하여 이끌 때까지
• 팔을 머리위로 올리는 기간	발을 접촉하여 어깨가 최대로 외회전 될 때까지
• 가속기	어깨 최대 외회전에서 공을 놓을 때까지
• 감속과 투구 후 기간	공을 놓고 어깨가 최대로 내회전되고 자세의 균형을 잡을 때까지

리는 것)이다. 횡단면(Horizontal plane)에서 어깨의 움직임은 수평내전(예, 수평 위치에 있는 팔을 내전으로 움직인다), 수평외전(예, 수평 위치에 있는 팔을 외측으로 움직인다) 이다. 상완골은 내회전(예, 상완골의 전면을 내측으로 움직인다)과 외회전(예, 상완골의 전면을 외측으로 움직인다)도 가능하다.

던지기(Throwing)

던지기와 관련된 움직임은 어깨에 다양한 급성과 만성 손상을 유발시킨다. 던지는 유형은 사람마다 다르고, 유형은 머리위에서 던지기, 옆으로 던지기와 팔 아래에서 던지기가 있다. 몇몇 스포츠 기술에서 더 복합된 방법은 대개 던지는 것과 관련이 있고, 던지는 움직임보다 밀기동작이 더 많다. 그럼에도 불구하고, 머리위에서 던지는 유형을 기간으로 분류하여 설명하였다(**글상자 12.1**).

능숙한 던지기는 신체 전체의 균형된 동작이 포함되어야 하지만, 이것은 견갑대와 상완관절에 잠재적인 손상이 유발될 수 있는 기간에 중점을 맞추어 설명하였다. 예비 또는 잡아당기는 기간에서, 팔과 손은 어깨가 약 15° 수평외전과 90° 외전, 상완골이 최대 외회전(170-180°)되어 신체의 뒤에 위치하게 된다(**그림 12.10**). 결합된 움직임은 어깨의 내회전과 수평내전의 원심성 부하를 일으킨다. 특히, 견갑하근은 잡아당기는 마지막 자세에서 최대의 원심성 작용을 하고, 과도한 장력을 받는 전면 관절을 보호해준다. 대흉근과 광배근은 관절을 더 보호하기 위하여 견갑하근과 함께 원심적인 작용을 한다. 이러한 팔 동작은 견갑골과 상완관절을 후방으로 당기기 위하여 능형근이 구심적으로 수축하는 동작에 의하여 촉진되고, 반면 전거근은 부가적인 견갑골 고정을 제공한다. 어깨는 수평외전과 외회전을 계속 수행하고, 상완골두를 전면 관절낭에 대해서 첫 번째는 후방으로 그 후에는 전

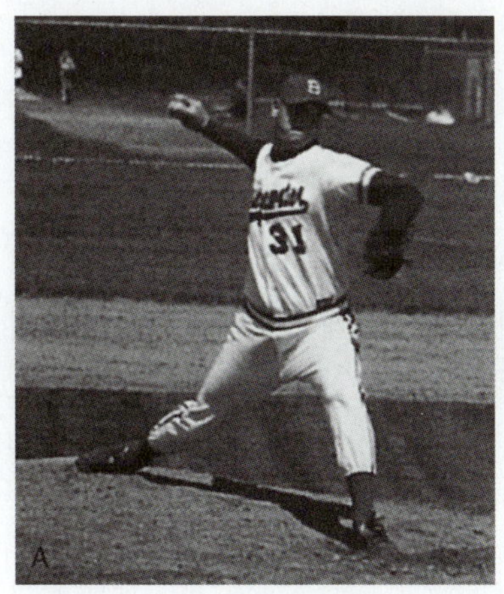
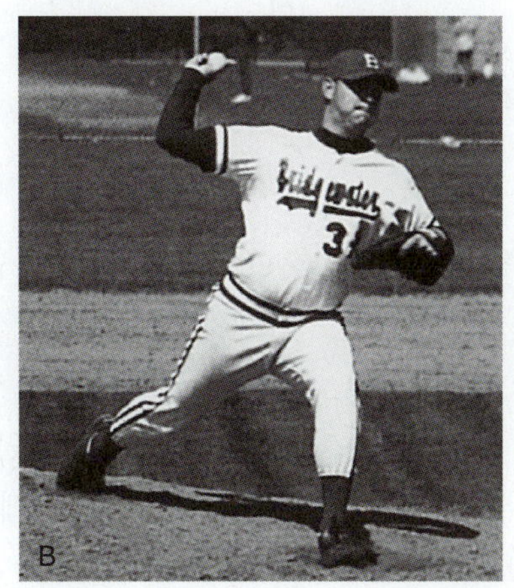
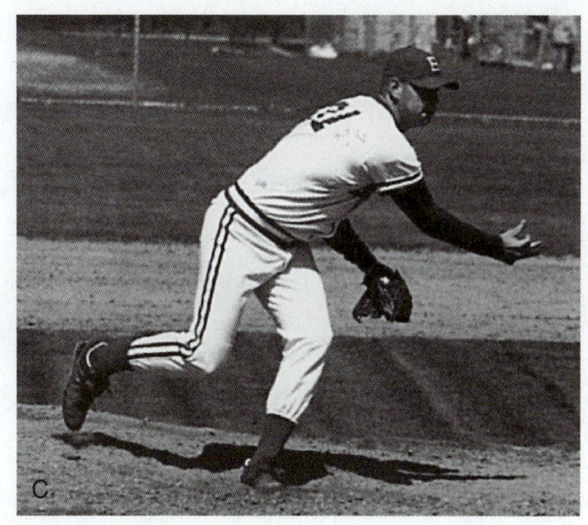

➤ 그림 12.10. **팔 위로 던지는 투구 동작.** A, 팔을 머리 위로 올리는 기간. B, 가속기. C, 감속과 투구 후 기간

방으로 아탈구 시키는 경향이 있다. 결과적으로 전방 근육에 건염이 일반적으로 발생한다(2,3). 팔꿈치 신전은 최대의 어깨 외회전보다 이전에 시작된다. 이것은 상완골 내회전의 시작에 의하여 나타난다.

가속 또는 투구기간동안, 공은 전방으로 보내지고 손에서 놓는다. 상완골 수평내전, 팔꿈치 신전과 7000deg/ sec 이상 되는 빠른 속도의 내전은 대흉근, 광배근과 견갑하근에 의해서 유발되고, 상완관절의 전방 움직임을 가능하게 하는 능형근 이완이 함께 일어난다(3). 그러나 외회전의 증가, 상완골의 모서리가 상부에 위치하고, 견갑골 회전 손상을 유발시키고, 강력하게 하강시키는 능력이 감소되어 내회전이 약화된다면, 하강시키는 능력이 감소되어, 충돌증후군을 유발하거나 악화시킬 수 있다. 공을 놓는 동안, 팔꿈치는 거의 신전되어야 하고, 체간은 약간 앞쪽에 위치하게 된다. 던지는 동작을 하는 동안 건, 인대 그리고 골단에 과다한 스트레스가 가해질 수 있다(2).

팔의 감속은 공을 놓은 후에 최대한 어깨 내회전이 될 때까지 일어나고, 전완의 회외와 잡아채는 것처럼 손목이 굴곡된다. 팔꿈치와 어깨에 커다란 원심성 부하는 팔을 감속시킨다. 극하근, 극상근, 대원근과 소원근, 광배근과 삼각근의 후면은 어깨 신연과 전면 아탈구를 예방하는데 중요한 역할을 한다. 회전근개가 약하고, 피로하거나 또는 손상되었다면, 상완골두는 전방으로 이동하고 신연되어, 관절낭 후방에 스트레스를 유발시킨다. 전거근은 견갑골 후인을 감소시키기 위하여 등척성 또는 구심성으로 수축하고, 이것은 중간 승모근과 능형근을 보조한다. 던지는 특정기간에 공통적으로 나타나는 손상은 **글상자 12.2**에 설명하였다.

> ➤ ➤ 글상자 12.2
>
> **던지는 동작을 하는 동안 유발되는 공통적인 손상**
>
> **팔을 머리위로 올리는 기간**
> - 상완의 전방 불안정성 또는 아탈구
> - 전하방 관절순 파열
> - 견쇄관절 병변
> - 견봉하 활액낭염
> - 내측 회전근(대흉근, 광배근), 상완이두근과 상완삼두근
> - 흉곽출구증후군
>
> **가속기간**
> - 전방 아탈구
> - 회전근개염 또는 부분적 파열
> - 견봉하 활액낭염
> - 근위 상완골 골단염
> - 관절순 병변
> - 삼각근 전면, 대흉근, 견갑하근 또는 광배근 좌상
> - 상완이두근염 도는 이두건 아탈구
>
> **감속과 투구 후 기간**
> - 회전근개염 또는 부분적 파열
> - 상완삼두근염 또는 상완이두근염 또는 파열
> - 소원근 좌상
> - 상완 후방 아탈구
> - 후방 관절낭염
> - 관절순 병변
> - 견쇄관절 병변

어깨 움직임의 협응 (Coordination of Shoulder Movements)

어깨의 과도한 ROM은 특히, 상완관절의 느슨한 구조와 다른 근위 어깨 관절과 움직임의 능력으로 유발된다. 어깨 움직임은 SC, AC와 GH관절에서 약간의 회전도 포함된다. 예를 들면, 팔이 30° 이상 외전 또는 45°-60° 굴곡, 견갑골이 회전되면, 상완골의 전체 회전움직임의 약 1/3이 일어난다. 견갑골과 상완골 움직임의 중요한 협응은 **견갑상완 율동**이라고 알려져 있으며, 견갑골이 고정되어 있을 때보다 더 큰 ROM이 유발된다(**그림 12.11**). 상완골을 90° 거상시키면, SC관절에 약 35-45° 움직임이 일어나 쇄골도 거상된다. AC관절은 전체적인 움직임에서 가능하고, 상완골이 30° 거상에서는 회전이 일어나고, 그 후 다시 팔은 135°이상 움직인다(4).

상완 굴곡 (Glenohumeral Flexion)

상완관절 전면에 부착된 근육은 굴곡을 일으킨다(그림 12.4와 12.6 참조). 전면 삼각근과 대흉근의 쇄골부는 어깨 중요한 굴곡근이고, 상완오훼근과 상완이두근의 단두는 보조근이다. 상완이두근은 주관절도 지나기 때문에, 주관절을 완전 신전시킨 상태에서 더 강한 힘을 유발할 수 있다.

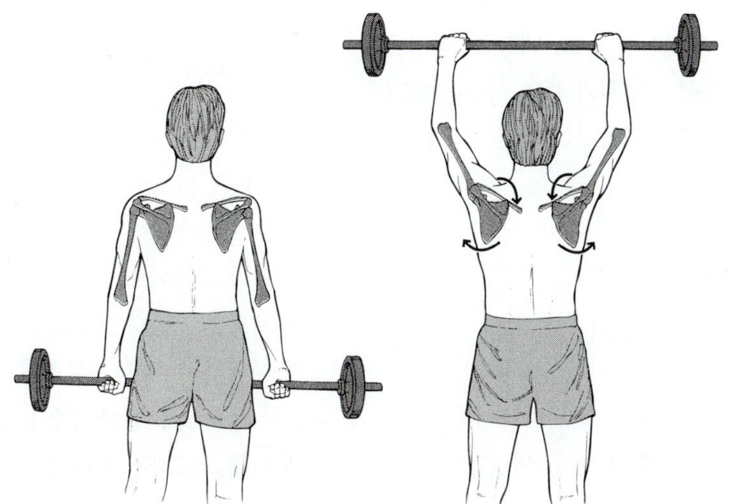

➤ 그림 12.11. **견갑상완 율동.** 상완골의 움직임을 촉진시키기 위하여 필요한 견갑골의 협응 움직임을 견갑상완 율동이라고 한다. 화살표는 팔을 올리기 위하여 회전되어야 하는 견갑골의 방향을 표시한 것이다.

상완 신전(Glenohumeral Extension)

신전에 저항이 없을 때, 동작은 중력에 의해서 유발된다. 굴곡근의 구심성 수축은 조절기전 또는 제동기전으로 수행된다. 신전 시 저항이 가해질 때, 대흉근 쇄골부, 광배근과 소원근과 같은 후면의 상완근육이 작용하고, 삼각근 후면부와 상완삼두근 장두가 보조한다(그림 12.3과 12.5 참조).

상완 외전((Glenohumeral Abduction)

상완관절의 상부 근육은 삼각근 중간부와 극상근이며 외전을 일으킨다(그림 12.3 참조). 삼각근의 중간부가 약 80–180° 외전을 수행하는 동안, 극하근, 견갑하근과 소원근은 삼각근의 중간부에 의해서 유발되는 상부 방향의 탈구되는 힘을 중립시키기 위하여 하방으로 힘을 일으킨다. 이러한 작용은 극상근과 견봉하 활액낭의 충돌을 방지하는 중요한 기능이다. 상완이두근의 장두는 외전을 수행하는 동안 상완에 안정성을 제공한다.

상완 내전(Glenohumeral Adduction)

신전과 같이, 저항이 없을 때 중력에 의해 내전이 일어나고, 외전근의 움직임 속도를 조절한다. 저항이 있을 때, 내전은 상완관절의 하부면에 위치한 광배근, 대원근과 대흉근의 흉골부와 같은 근육이 작용하여 수행된다(그림 12.5 참조). 상완이두근의 단두와 상완삼두근의 장두가 약간의 보조를 한다. 팔이 90° 이상 거상되었을 때에는, 상완오훼근과 견갑하근도 보조를 한다.

상완골의 외회전과 내회전 (Lateral and Medial Rotation of the Humerus)

상완골의 외회전근은 상완골의 후면에 위치하고, 극하근과 소원근이 주된 작용을 하고, 삼각근 후면부가 보조 작용

표 12.2 상완관절에 움직임을 유발하는 중요한 근육

굴곡	신전	외전	내전	내회전	외회전
삼각근 전면부	광배근	삼각근 중간부	광배근	견갑하근	극하근
대흉근(쇄골부)	대흉근(흉골부)	극상근	대흉근(흉골부)	대원근	대원근
	대원근		대원근		

을 한다. 상완골의 전면에 위치한 근육이 내회전을 유발하며, 견갑하근과 대원근이 주된 작용을 하고, 대흉근, 삼각근의 전면부, 광배근과 상완이두근의 단두가 보조 작용을 한다(그림 12.3 참조). **표 12.2**는 팔에 작용하는 주된 근육을 요약한 것이다.

어깨의 운동역학 (KINETICS OF THE SHOULDER)

견갑대의 관절들이 연결되어 있다고 하더라도, 상완관절은 다른 관절보다 더 많은 부하를 받게 된다. 이것은 상완관절이 전체 팔에 기계적인 지지를 제공하기 때문이다. 팔의 무게가 체중의 약 9%라고 할지라도, 팔이 수평 신전된 길이는 어깨 근육이 대항하여야 하는 커다란 회전력이 유발된다. 이러한 근육이 신전된 팔을 지지하기 위하여 수축될 때, 관절 내에는 커다란 압박력이 유발된다. 팔이 90° 외전될 때 상완관절의 관절 표면에 작용을 하는 압박력은 체중의 약 50% 가까이 유발된다(4). 이러한 부하는 팔꿈치가 최대로 굴곡될 때, 움직임 팔이 짧아지기 때문에 절반으로 감소하지만, 어깨는 중요한 부하관절로 생각된다.

투구동작에서, 어깨 손상을 증가시키는 두 가지 중요한 경우가 있다. 첫 번째는 팔을 위로 올리는 기간에서 팔이 최대로 외회전이 되지 않고, 어깨에 커다란 내회전 염력이 유발될 때에는 회전근개 긴장의 부족과 견봉하 충돌이 유발된다(2).

관절와와 관련되고 상완골의 작은 각에 부착되는 근육은 관절에 압박보다는 더 많은 전단을 유발한다. 이러한 근육은 상완골이 관절 탈구되는 움직임을 유발하는 근육이 수축할 때, 관절와에 상완골을 고정시키는 중요한 역할을 한다. 최대 전단력은 팔이 약 60° 거상될 때, 상완관절에 나타난다고 보고되었다(4).

어깨 손상의 예방(PREVENTION OF SHOULDER CONDITIONS)

어깨 복합체에 급성과 만성 손상은 스포츠 참여로 많이 나타난다. 많은 접촉과 충돌 스포츠는 보호 장비를 필요로 하지만, 많은 경우, 유연성, 신체 상태와 적합한 기술 또한 이러한 부위에 손상의 위험을 감소시킬 수 있다.

보호 장비 (Protective Equipment)

미식축구, 라크로세와 아이스하키와 같은 접촉과 충돌이 있는 스포츠는 충격에 의해 뼈 융기에 가해지는 위험을 예방하기 위하여 어깨패드를 사용한다. 실전전략 3.3은 미식축구의 어깨 패드를 고정하기 위한 안내서를 요약한 것이다. 어깨패드가 이러한 부위에 연부조직 손상을 예방한다고 할지라도, 과도한 동작으로 인한 상완관절 손상을 예방하지는 못한다. 이 부위를 보호하기 위하여 사용되는 많은 다른 패드와 보조기는 3장에 그림으로 설명하였다.

신체 상태 (Physical Conditioning)

유연성의 부족은 관절 염좌와 근육 좌상을 유발할 수 있다. 준비운동은 전체 관절 유연성에 중점을 두어야 하고, 고유수용성신경근촉진(proprioceptive neuromuscular facilitation: PNF) 신장기술을 사용하여 파트너와 함께 또는 혼자서 수행할 수 있다. 선수들의 투구 동작은 외회전 가동범위를 증가시키고, 이것은 투구하는 팔의 속도를 증가하고 상완관절에 전단력은 감소시키는 것을 보여준다(5). 어깨 복합체에 유연성 운동은 **실전 전략** 12.1에 설명하였다.

근력강화프로그램은 상완과 견갑흉추 부위의 근육 작용에 중점을 두어야 한다. 극하근, 소원근과 어깨 후면 근육에서 근력은 다음 사항을 위하여 필요하다:

- 투구에서 팔을 위로 올리는 기간
- 가속기 동안 견갑대 고정
- 투구 후 부드럽게 감속시키기 위한 수축

극상근의 약화는 특히, 투수에서는 많은 만성 어깨 문제에서 나타난다. 처음 30° 외전에서 가벼운 저항으로 구심성과 원심성 수축은 이 근육에 근력을 강화시킬 수 있다. 견갑골 고정근에 근력강화는 팔굽혀펴기 또는 수평외전과 대각선 외회전에 저항으로 팔을 움직이는 것으로 수행할 수 있다. 다른 근력강화운동은 **실전 전략** 12.2에 설명하였다.

실전 전략 12.1 어깨 부위에 유연성운동

A. 관절낭 후방 신전. 수평외전을 수행하는 동안 다른 손으로 신전을 돕는다.

B. 관절낭 하부 신전. 팔꿈치를 굴곡하고 팔을 머리 위로 올려 고정한다. 신전을 돕기 위하여 다른 손을 사용한다. 측면 신장도 한다.

C. 관절낭 전방과 후방 신전. 양 손을 몸 뒤로 하여 출입구를 잡는다. 팔을 곧게 펴고 몸을 앞으로 기울인다. 양손을 몸 앞으로 하여 출입구를 잡고 몸을 뒤로 기울여 반복한다.

D. 내회전근과 외회전근. 타올, 막대 또는 라켓을 사용하여 외회전에서 신전이 되게 팔을 당긴다. 내회전에서 반복한다.

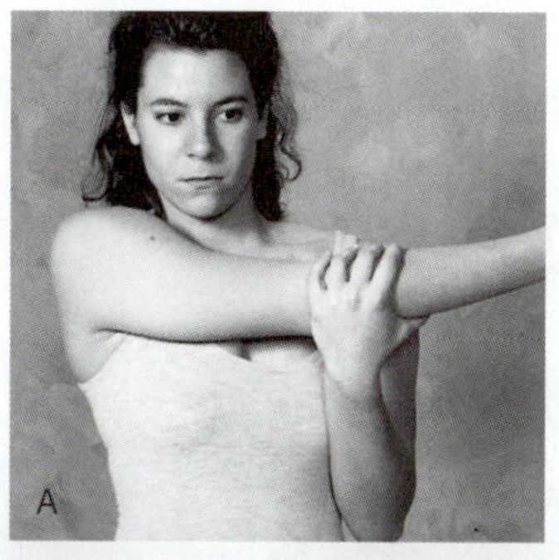
A

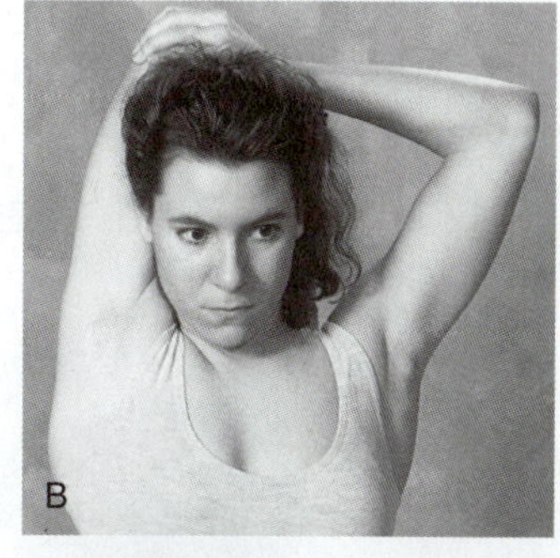
B

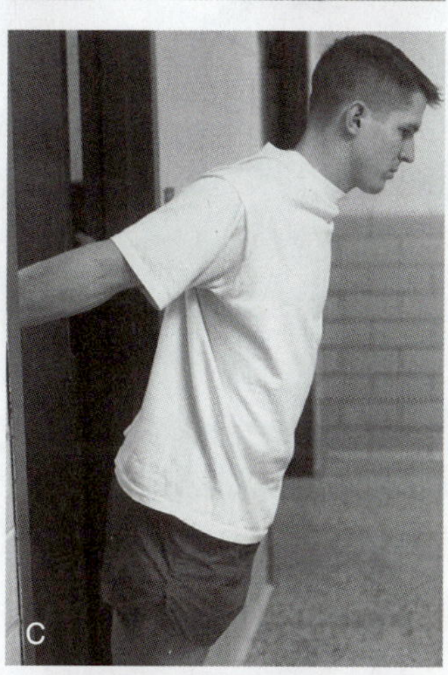
C

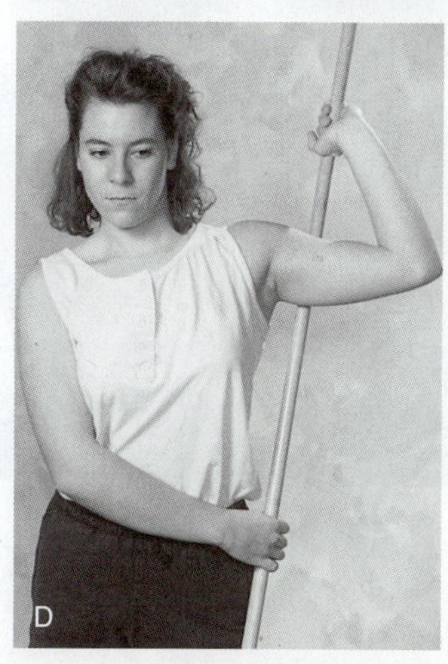
D

적합한 기술 (Proper Skill Technique)

협응된 근육 수축은 투구 동작의 부드러운 수행을 위하여 필요하다. 연속으로 통합된 근육에서 어떠한 혼란은 상완관절과 주위 연부조직에 부가적인 스트레스를 유발할 수 있다. 고속의 사진촬영은 투구동작의 역학을 기록하기 위하여 사용되고, 부적합한 기술을 조기 발견할 수 있다. 적합한 투구 기술은 접촉과 충돌이 있는 스포츠 참여는 과신장된 팔의 낙하보다 어깨를 흔드는 낙하를 교육시킬 수 있다. 이 기술은 관절에 직접 압박을 감소시키고 넓은 부위로 힘을 분산시킨다.

견관절 복합체의 좌상(SPRAINS TO THE SHOULDER COMPLEX)

Q 축구선수는 팔이 과신전 되면서 넘어졌고, 어깨 위쪽에 통증을 호소하고 있고, 거상을 하면 원위 쇄골 부위에 나타난다. 어깨를 굴곡 시키고, 팔을 가슴으로 수평 내전을 하면 AC 관절 위에 통증이 증가한다. 이러한 손상은 어떠한 구조에서 유발할 수 있는가? 이러한 상태는 어떻게 관리하여야 하는가?

SC관절, AC관절과 상완관절의 인대손상은 단순한 사건 또는 반복적인 과부하로 인한 압박, 긴장과 전단력으로 유발될 수 있다(**그림 12.12**). 손상의 공통적인 방법은 견봉의 외측면으로 넘어지거나 직접적인 충격을 받았을 때이다. 힘은

실전 전략 12.2

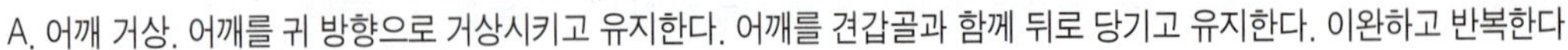

견관절 복합체에 근력강화 운동

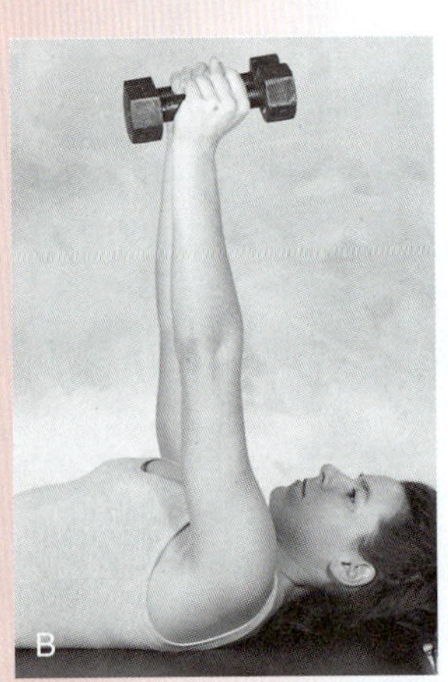

A. 어깨 거상. 어깨를 귀 방향으로 거상시키고 유지한다. 어깨를 견갑골과 함께 뒤로 당기고 유지한다. 이완하고 반복한다.

B. 견갑골 외전(전인). 테이블에서 어깨 후방으로 들어올리고, 위로 무게를 들어올린다. 이완하고 반복한다.

C. 견갑골 내전(후인). 몸을 앞으로 구부리고 팔꿈치를 굴곡시킨다. 동작의 마지막에서 견갑골도 함께 움직이고 유지시킨다.

D. 벤치프레스 또는 훈련 벨트사용하고 감시자가 있어야 한다. 어깨 넓이로 역기를 잡고 견관절 바로 위로 들어올린다.

E. 바로 누운 자세에서 외측으로 팔 구부리기. 팔꿈치를 약간 구부리고, 아령을 어깨 위로 올린다. 지면과 평행이 될 때까지 아령을 낮추고, 그 후 반복한다. 다른 방법은 대각선으로 아령을 움직인다. 엎드린 자세에서, 운동은 승모근에 근력을 강화 시킨다.

F. 외측으로 당기기. 앉은 자세에서, 손잡이를 잡고 막대기를 머리 뒤로 당긴다. 다른 방법은 막대를 신체 앞으로 당기는 것이다.

G. 고무 탄력 튜브. 튼튼한 고무 탄력 튜브를 이용하여, 특정 스포츠에서 경험한 이러한 유사한 대각선 기능 유형으로 운동한다.

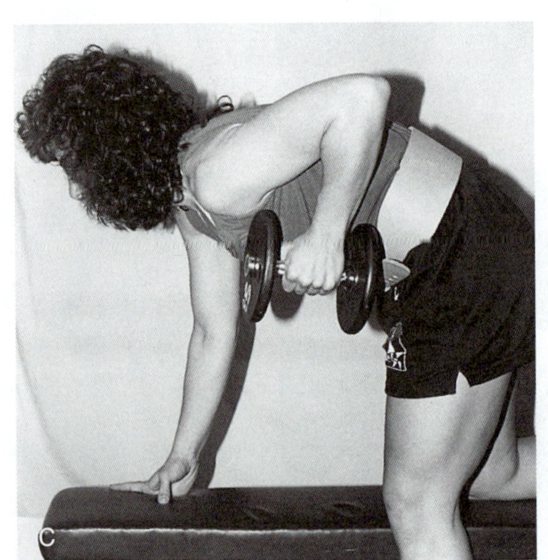

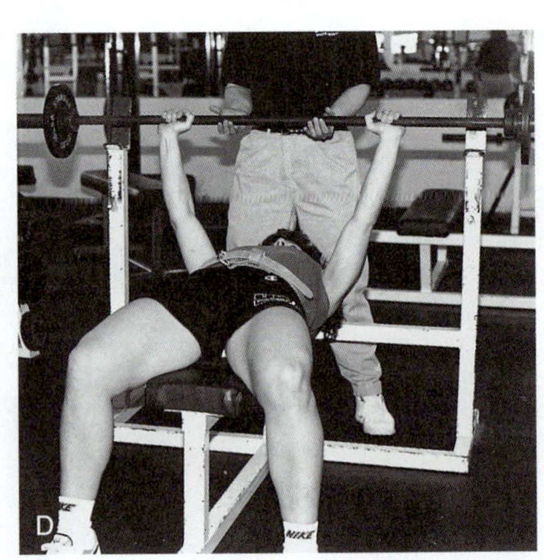

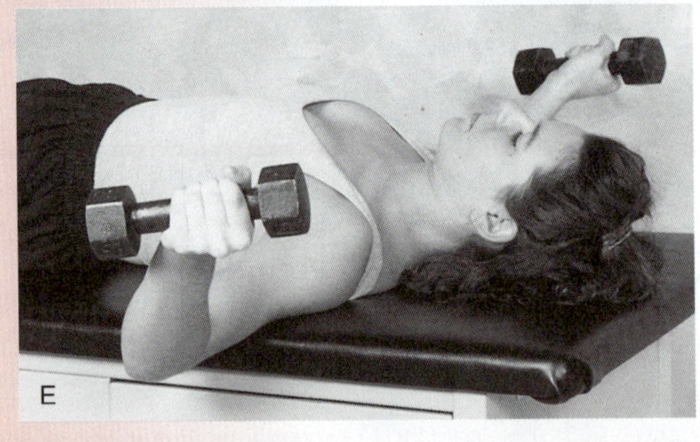

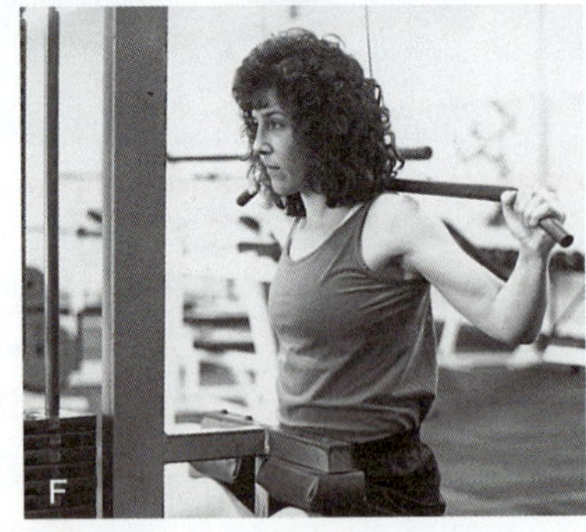

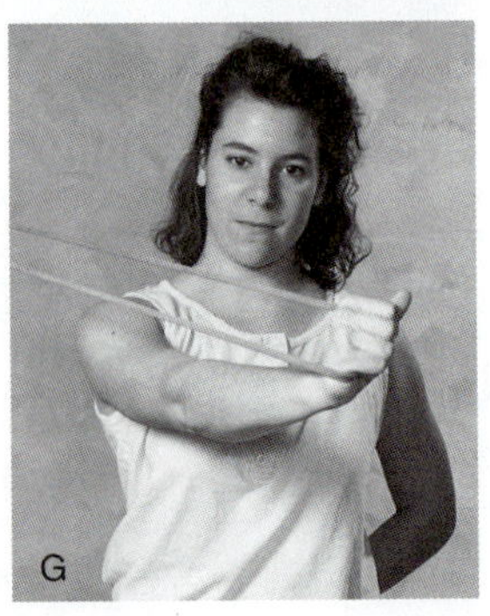

첫 번째로 충격이 가해진 부위로 이동하고, 그 후 AC관절과 쇄골로, 마지막에 SC관절로 이동한다. 이 부위 중 한 부위에 기능상실이 유발될 수 있다. 급성 염좌는 하키, 럭비, 미식축구, 축구, 승마와 격투기에서 많이 나타난다.

흉쇄관절 염좌(Sternoclavicular Joint Sprain)

흉쇄관절은 쇄골과 견갑골의 회전 움직임에 주된 축이다. 손상은 누워 있는 선수에게 다른 선수가 넘어지는 것과 같이 직접적인 충격으로 인한 압박으로 유발되고, 더 많은 원인은 어깨에 간접적인 충격이 가해지거나 팔이 과신전된 상태로 넘어져서 유발된다. 손상은 근위 쇄골 상부, 내측과 전면에

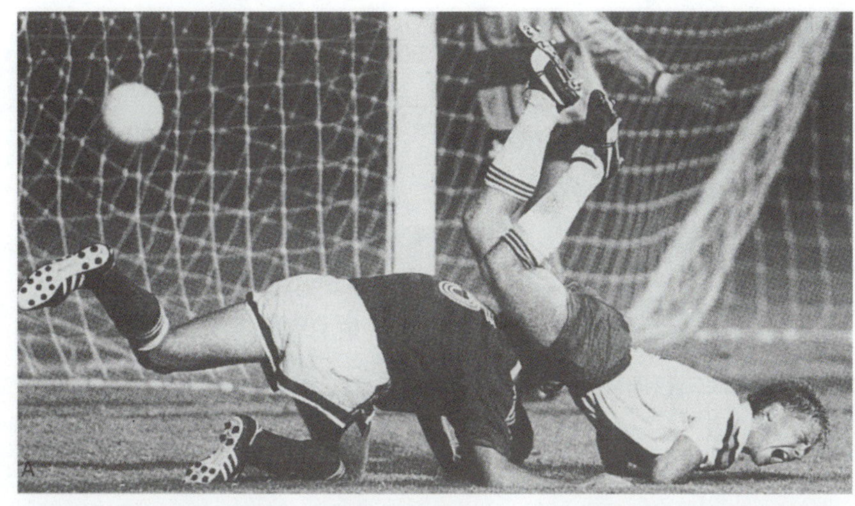

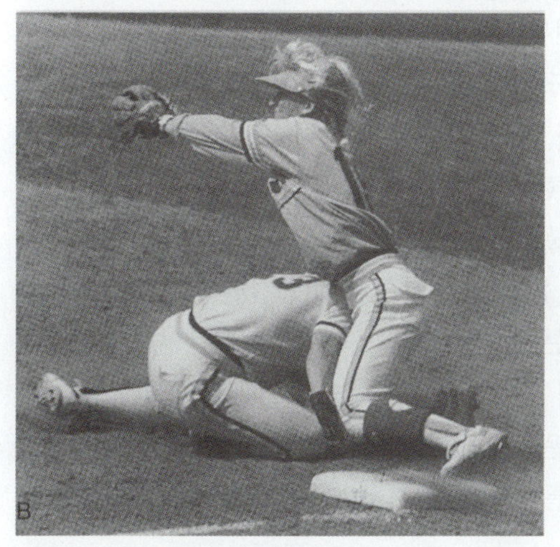

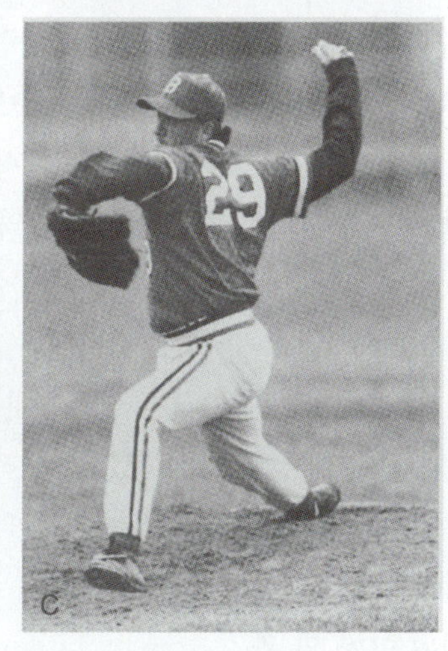

➤ 그림 12.12. 어깨 손상의 공통적인 기전. A, 간접적인 힘. B, 직접적인 힘. C, 미세 외상성 반복적인 힘.

나타나고, 늑쇄골과 흉쇄골 인대 파열과 전면 편위를 유발한다.

징후와 증상. I 등급 손상은 SC관절 위에 압통점과 약간의 통증, 눈으로 확인할 있는 변형이 없는 것이 특징이다. Ⅱ 등급 손상은 멍, 부종과 통증을 유발하는 관절 아탈구가 나타난다. 선수는 통증 없이 수평 내전을 할 수 없고, 팔을 신체에 가까이 전방에 고정하고, 가슴 위에서 지지하며, 인대 안정성이 없어진 것을 나타낸다. 게다가, 견갑골 전인과 후인은 인대 또는 원반 손상과 관련된 통증을 재발시킨다. Ⅲ 등급 염좌는 쇄골의 흉골 끝 부분의 우세한 편위와 골절이 포함된다. 이것은 흉쇄와 늑쇄골인대의 완전 파열이다. 통증은 어깨가 외측 힘에 의하여 함께 움직일 때 나탄다.

후방(흉골후방) 편위는 거의 나타나지 않지만, 식도, 기관과 쇄골하동맥에 손상 때문에 더 심각하다. 선수는 쇄골의 흉골 끝부분과 흉골병 사이의 함몰을 촉진할 수 있고, 어깨 전인을 수행할 수 없고, 삼키기와 호흡곤란이 나타날 수 있다. 뇌동맥에 충격이 있다면, 구역질, 현기증과 손목에 요골 맥박의 감소가 나타날 수 있다.

치료. SC관절의 I 등급은 즉시 안정, 얼음과 항염증제 로 치료한다. 1-2주 동안 팔걸이를 사용하여 고정시키고, 그 후 ROM 운동을 수행한다. Ⅱ 등급 염좌는 팔걸이 또는 연성 8자 보조기로 장기 고정(3-6주)을 하고, 그 후 ROM 운동을 수행한다. Ⅲ 등급 염좌는 전문의에게 탈구를 정복하는 것이 필요하다. 고정은 대개 4-6주 동안 Velpeau 붕대, 8자 보조기, 쇄골 보조기 또는 쇄골 내측에 압박 패드를 유지하여야 한다. 반흔조직의 형성도 나타날 수 있지만, 기능 상실은 없다. 그러나, 흉쇄관절 염좌는 높은 재발률을 가지고 있다. 고정을 하지 않더라도, 팔 움직임은 2주 정도 제한되어야 한다. 팔꿈치 운동과 어깨 ROM 운동은 3주 정도 되어서 시작한다 (6). 보존적인 치료에 반응이 없는 SC관절 전면에 불안정성

표 12.3 흉쇄관절 염좌의 관리

징후와 증상	I 등급	II 등급	III 등급
변형	없다	쇄골의 내측 끝부분이 약간 돌출	쇄골 내측 끝부분이 완전 돌출
부종	약간	중증	심함
촉진성 통증	경증	중증	심함
움직임	대개 제한이 없지만, 움직임이 불편할 수 있다.	통증 없이 외전 또는 수평 내전을 할 수 없다.	2°에서 제한하지만, 통증은 심하다.
치료	얼음, 안정, 팔걸이/붕대로 고정	얼음, 안정, 3-4주 동안 8자 보조기 또는 팔걸이로 쇄골 고정. 3-4주 후에 처음 근력강화프로그램 시작	EMS *견갑골을 후인시키고 8자 보조기를 사용하고, 전문의에게 의뢰한다. 요골맥박, 삼키기 또는 호흡곤란 점검, 이것이 나타난다면, 응급의료서비스를 수행한다.*

이 있는 선수 또는 성형적인 문제가 있는 선수는 외과적 중재가 필요할 수 있다. **표** 12.3은 흉쇄관절 염좌의 징후와 증상과 관리를 요약한 것이다.

EMS *후방 편위는 생명에 위험을 줄 수 있어, 응급의료서비스를 수행한다*

견쇄관절 염좌 (Acromioclavicular Joint Sprain)

견쇄관절은 약하고 직접적인 충격, 어깨로 넘어지고(어깨 포인터라 함), 과신전된 팔로 넘어지는 동안 상완골의 장축에 힘이 전달되는 것에 의하여 쉽게 손상된다. 이러한 경우에, 견봉과 쇄골에 손상이 있을 수 있다. "분리된 어깨"와 관련이 있지만, 견쇄 그리고/또는 늑쇄골인대의 파열은 AC 탈구를 유발할 수 있고, 그러므로 염좌와 더 밀접한 관련이 있다.

손상의 분류. 다른 관절 손상과 같이, 견쇄관절 염좌는 I 등급(경한), II 등급(중증), III 등급(심한)으로 분류될 수 있다. 그러나 관절의 복잡성 때문에, 견쇄관절의 염좌는 가끔 인대 손상의 범위, 불안정성의 정도, 그리고 오구돌기와 견봉돌기와 관련된 쇄골이 편위 된 방향에 근거한 I-VI유형으로 분류될 수도 있다(**표** 12.4).

징후와 증상. 유형 I 손상은 견쇄 또는 오훼쇄골인대의 파열은 없다. 약간의 부종과 통증이 관절 위에 있고, 90° 이상의 외전에서 통증이 증가한다. 손상은 지속성이 있고 통증으로 제한된다. 유형 II 손상은 어깨에 심한 충격으로 유발된다. 견쇄인대는 파열되지만, 오훼쇄골인대는 약간의 염좌만이 있다. 수직 안정성은 유지되지만, 시상면의 안정성은 악화된다. 쇄골은 견봉돌기 위에 위치하고, 관절의 선이 약간 층이 지거나 틈이 있다(**그림** 12.13). 통증은 수동 수평내전

표 12.4 견쇄관절 염좌의 분류

등급	정도	손상된 구조
유형 I	첫 번째	견쇄인대와 관절낭의 신장 또는 부분적 손상
유형 II	두 번째	오훼쇄골 인대의 부분적 좌상과 견쇄인대의 파열
유형 III	두 번째	견쇄인대와 오훼쇄골인대의 파열
유형 IV-VI	세 번째	견쇄인대와 오훼쇄골인대의 파열과 삼각근과 승모근막의 파열

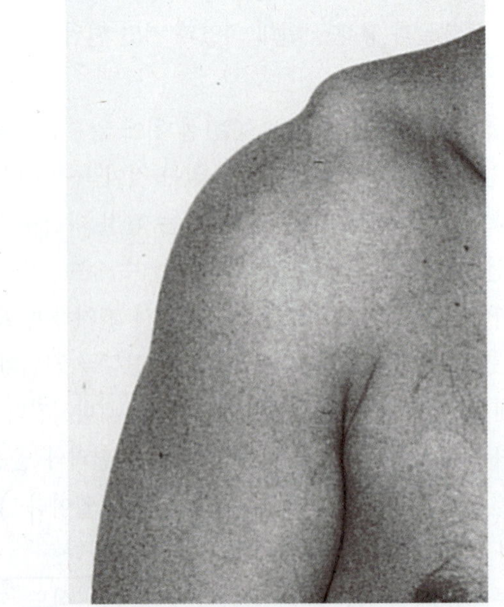

➤ 그림 12.13. **견쇄관절 염좌.** 견쇄관절 유형 II에서 원위 쇄골은 견쇄인대와 오훼쇄골인대의 손상에 의하여 거상된다.

을 하는 동안 원위 쇄골이 함몰되거나, 전-후방향으로 움직일 때 증가한다. 유형 Ⅲ 손상은 견쇄인대와 오훼쇄골인대가 완전하게 파열되고, 이로 인하여 견쇄관절의 탈구를 눈으로 확인할 수 있다. 또한 확실한 부종과 멍, 원위 쇄골의 약간의 거상 그리고 더 확실한 것은 견갑대가 함몰되고, 축 늘어짐이 나타난다. 높은 수준의 손상(Ⅳ-Ⅵ) 은 더 강한 힘에 의해서 유발된다. 부위에 과도한 가동성과 통증은 원위 쇄골에 부착된 삼각근과 승모근 파열의 징후일 수 있다. 이러한 손상은 거의 나타나지 않지만, 신경학적 손상을 평가하기 위해서는 조심스럽게 수행하여야 한다.

치료. 유형 Ⅰ과 Ⅱ 손상은 안정, 얼음과 비스테로이드성 항염증제(NSAIDs)로 치료하고, 그 후 ROM 운동을 수행한다. 통증만 있다면, 팔걸이를 사용하여 고정을 하는 것이 필요하다. 선수들은 통증은 없고 정상적인 상지 근력이 있을 때 운동에 참여할 수 있지만, 손상을 예방하기 위하여 패드를 착용하여야 한다. 유형 Ⅰ과 Ⅱ 손상의 대부분은 합병증 없이 치유되지만, 통증으로 제한이 있다면 염증을 감소시키기 위하여 코티존 주사가 필요할 수 있다. ROM 운동과 능동 ROM 후에 점진적인 저항운동 프로그램으로 재활을 하며 양측에 똑같이 수행한다.

유형 Ⅲ 손상의 관리는 논쟁의 여지가 있지만, 외과적인 것과 비외과적인 것으로 관리된다. 대부분의 유형 Ⅲ 손상은 보존적으로 치료하고, 90-100%가 결과에 만족스러워한다 (7,8). 2-4주 동안 팔걸이로 고정한 후 pendulum 운동, 주관절 ROM 운동, 모든 면에서 등척성 운동과 어깨 굴곡과 외전의 지구력을 위한 밧줄 당기기를 수행한다. 수술을 하였다면, 3-4주 동안 외전과 90° 굴곡이 제한되더라도, 모든 면에서 pendulum과 등척성 운동은 재활 초기 단계에서 수행한다. 재활은 회전근개와 견갑골 고정근에 근력강화에 중점을 두어야 하고, 신경근 조절과 관절운동을 회복시킨다. 스포츠에 재참여는 10-12주정도 후에 할 수 있고, 통증이 없는 ROM 수행과 관절의 안정성에 따라 결정된다. 접촉이 있는 스포츠에 참여는 대개 손상 후 3-5개월 후에 가능하며, 기능회복에 따라 결정된다. **표 12.5**는 견쇄관절 염좌의 징후와 증상, 그리고 관리를 요약한 것이다.

전체 지지인대의 파열, 관절내 원반의 손상 또는 관절 내 골절과 같이 심각한 경우(유형 Ⅳ-Ⅵ)는 개방 또는 관절경(athroscopy) 중재가 필요할 수 있다. 고정은 4-6주 정도 필요하다. 일상생활에서 팔은 사용할 수 있지만, 굴곡 또는 외전은 제한된다. 밀기, 당기기 또는 3kg 이상의 물건 옮기기는 것은 금기하여야 한다. 거의 6주에서, 점진적 ROM과 근력강화운동을 시작한다. 대개 등속성 검사가 반대측과 같을 때 까지 스포츠에 참여서는 안된다.

표 12.5 견쇄관절 염좌의 관리

징후와 증상	유형 Ⅰ	유형 Ⅱ	유형 Ⅲ
변형	없고, 인대는 손상되지 않음	외측 쇄골의 약간의 거상, 견쇄인대는 파열되지만, 오훼쇄골 인대는 손상되지 않음	쇄골 돌출, 견쇄인대와 오훼견쇄인대 파열
부종	약간	중증	심함
촉진성 통증	관절 위에 약간	원위 쇄골 위에 압통, 틈과 돌출이 촉진되고, 수평내전에서 염발음이 느껴진다	견봉돌기의 함몰과 통증 심함, 돌출된 변형을 촉진할 수 있다
움직임	대개 제한이 없지만, 90° 이상 외전에서 불편함	통증없이 외전 또는 수평외전을 수행할 수 없다	유형 II처럼 제한되지만, 통증은 매우 심함
안정성	불안정성은 없음	약간의 불안정성	확실한 불안정성
치료	얼음, NSAIDs, 완전한 ROM과 근력, 보호와 함께 활동 회복	얼음, NSAIDs, 팔걸이로 즉시 고정, TENS, 통증완화를 위한 EMS, 초음파, 근력강화와 안정성 운동, 보호와 함께 활동 회복	얼음, 고정과 즉시 전문의게 의뢰하고, 변형이 있다면, 보존치료를 하여야 하지만, 기능은 정상적인 제한내에서 수행한다.

EMS=전기적 근육자극, *NSAIDs*= 비스테로이드성 항염증약물
ROM=가동범위, *TENS*=경피신경전기자극

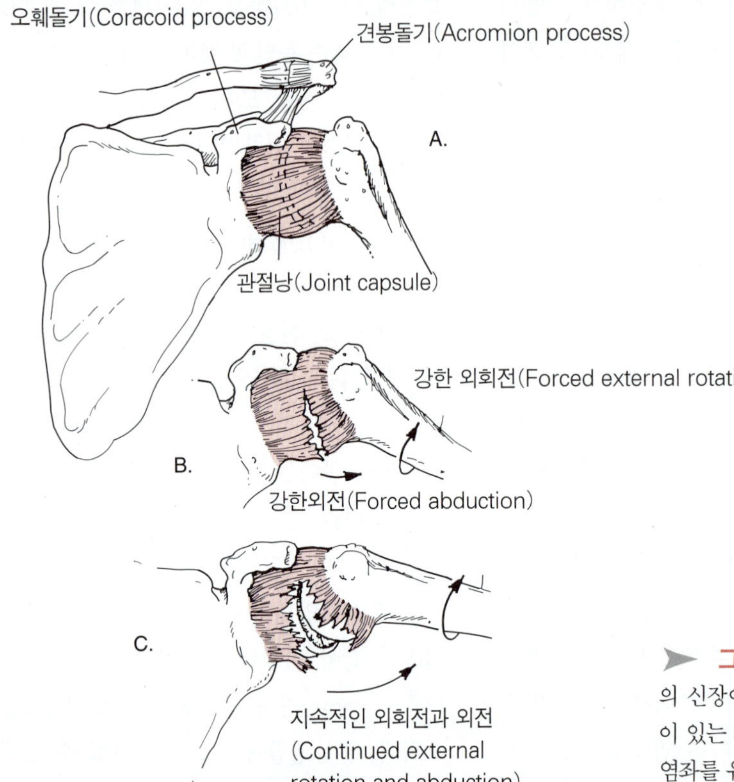

➤ 그림 12.14. **상완관절 염좌.** A, 섬유에 약간의 신장이 있는 정상 외전. B, 관절낭에 약간의 파열이 있는 강한 외회전과 외전, 중증 또는 두 번째 등급 염좌를 유발한다. C, 연속적인 강한 움직임은 세 번째 등급 염좌 또는 어깨 탈구를 유발한다.

상완관절 염좌 (Glenohumeral Joint Sprain)

상완관절 손상은 팔이 강력하게 외전될 때(예, 미식축구에서 팔로 태클을 할 때) 유발될 수 있지만, 과도한 외회전과 신전(팔이 머리 위에 있을 때)에 의해서 더 많이 손상된다. 팔이 외회전될 때, 관절낭 전면과 상완인대는 신장되거나 파열되고, 상완골두가 전-하방향에서 관절와의 외측으로 미끄러짐을 유발한다(**그림 12.14**). 상완골을 후방으로 밀어내는 직접 충격 또는 강력한 움직임은 관절낭에 손상을 유발할 수 있다.

징후와 증상. 첫 번째 등급 손상은 특히, 어깨 전방에 촉진과 움직임으로 통증이 있고, 손상의 기전이 있을 때 재발된다. 능동 ROM은 약간 제한될 수 있지만, 통증은 근육 좌상이 유발되는 것과 같이 내전 또는 내회전에서 유발되지 않는다. 두 번째 등급 염좌는 몇몇 관절의 이완을 유발시킨다. 통증, 부종과 멍은 대개 심하며, ROM은 특히 외전에서 제한된다. 치료는 12-24시간동안 냉치료, 안정, NSAIDs, 그리고 팔걸이로 고정한다. 초기에 중점을 두는 것은 통증이 없는 ROM 운동, 탄력밴드 근력강화와 PNF 운동이다. 완전한 외회전과 외전을 위한 운동은 관절낭을 치료하기 위하여 적어도 3주정도 수행하지 않는다. 저항운동 프로그램을 시작하여야 한다.

상완관절 불안정 (Glenohumeral Instability)

상완관절 불안정은 관절와에서 관절움직임 또는 상완골두 편위와 전방, 후방, 하방 또는 다방향 불안정성으로 분류할 수 있다. 불안정성은 어깨의 미주신경 기능부전(비외상성 불안정성)에서 외상성 탈구까지가 범위이다. 상완관절 불안정성이 어떠한 방향에서 유발될 수 있지만, 대부분의 급성 탈구는 전방으로 나타나고, 후방 탈구가 두 번째로 많다.

➤ *전방 불안정성(Anterior Instability)*

전방 불안정성은 어깨의 후외측에 충격으로 나타날 수 있지만, 대부분은 외전, 외회전과 신전된 상태에서 팔을 미는 과도한 간접적인 힘으로 유발될 수 있다. 관절낭 인대복합체의 기능부전 특히, 중간과 하부의 상완인대는 오훼돌기에 근접한 관절와의 전-하부분 아래에 상완골두에서 유발된다. 하부 상완인대는 관절순 부분과 결합하거나 관절순의 전방 구순이 벗겨지게 된다(Bankart 병변).

➤ *후방 불안정성(Posterior Instability)*

후방 불안정성은 대개 상완골이 굴곡되고 내회전 될 때 유발되고, 후방 힘은 상완골의 장축을 따라 이동하게 된다. 이것은 미식축구에서 블로킹을 할 때 유발될 수 있다. 단순 외상성 사건이 후방 불안정성을 유발할 수 있을지라도, 손상은 연속적인 미세외상성의 축적으로 대부분 유발된다.

➤ *하방 불안정성(Inferior Instability)*

하방 불안정성은 거의 없다. 하방 이동의 제한은 상부 상완인대가 중요하게 작용한다. 팔이 중심 회전에서 45° 외전되었을 때, 하부 상완인대의 전방 부분이 주요하게 제한하고, 90° 외전에서는 전체 상완인대가 제한하고, 특히 후방인대가 하방 편위를 제한한다. 상부 이동은 오훼쇄골궁과 견봉돌기에 의하여 제한된다.

➤ *다방향 불안정성(Multidirectional Instability)*

어깨의 다방향 불안정성(MDI)은 한 면 이상보다 많은 면에서 손상을 유발할 수 있다. 급성으로, 전방과 후방에서 탈구가 없다면 대부분은 이전부터 있던 하방 이완 또는 반대 방향에서 이완과 관련이 있다. 통증 그리고/또는 염발음은 박스 또는 가방을 드는 것과 같이 간단한 동작을 수행하는 동안 유발된다. 단일방향과 다방향 불안정성의 차이점을 평가하는 것은 필수적이다. 다방향 불안정성을 확인할 수 있는 기능부전이 있고, 또한 한 면 또는 더 많은 면에서 지속적인 불안정성은 그 다음으로 이어지는 다방향 불안정성의 치료는 확실한 관절 역학을 변화시킬 수 있다. 치료는 초기에 보존적이고, 재활과 활동변경을 위하여 50-70% 정도 반응이 나타나게 한다. 외과적 치료는 보존적 방법에 효과가 없는 선수들에게 적용한다.

상완관절 탈구와 아탈구 (Glenohumeral Dislocations and Subluxations)

상완관절은 신체에서 가장 많이 탈구되는 관절이고, 전방 탈구가 대부분이다. 탈구는 급성 또는 만성일 수 있다.

➤ *급성 탈구(Acute Dislocations)*

대부분의 급성 탈구는 골절과 신경손상과 관련이 있다. 그러므로, 이러한 손상은 심각하게 판단하여야 하고, 정복을 하기 위하여 가장 가까운 의료시설로 이송하는 것이 필요하다.

징후와 증상. 초기 탈구는 심한 통증이 있다. 재발성 탈구는 통증이 거의 없을 수 있다. 저리고 무감각한 것은 손까지 나타날 수 있다. 첫 번째 전방탈구는, 손상된 팔이 약간의 외전(20-30°)과 외회전으로 유지되고, 반대 손으로 고정한다. 손상되지 않은 어깨의 삼각근과 비교하여 보면 손상된 어깨는 견봉돌기가 돌출된 윤곽을 눈으로 확인할 수 있다(**그림 12.15**). 상완골 골두는 오훼돌기에 근접한 견봉돌기는 겨드랑이 전방에서 촉진될 수 있다. 선수들은 팔을 가슴으로 가져갈 수 가 없다. 탈구가 되면 액와신경과 동맥이 손상될 수 있기 때문에, 모두 평가하는 것이 중요하다. 맥박은 상완골 근위 내측에 상완동맥 위에서 촉진할 수 있고, 액와신경은

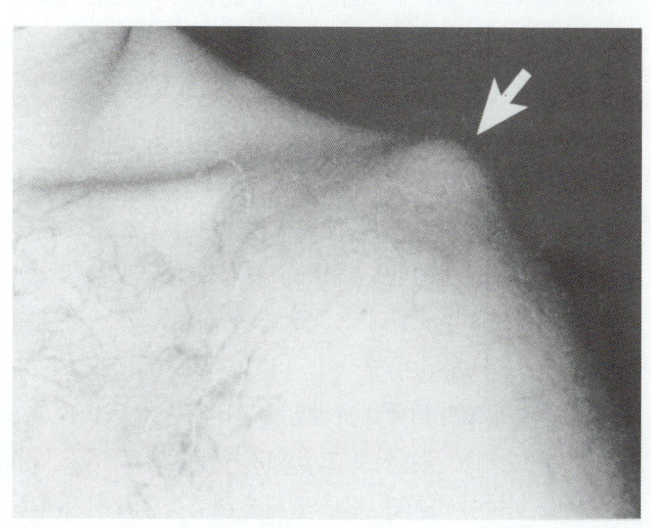

➤ 그림 12.15. **상완관절 탈구.** 전방탈구에서, 상완골두는 관절와의 외측으로 힘이 가해지고, 근접한 오훼돌기는 편안하게 된다. 결과적으로 견봉돌기는 매우 돌출될 수 있고(화살표), 삼각근은 평평하게 보이고, 팔은 신체에서 멀리 하여 유지시킬 수 있다.

상완 외측의 피부를 쓰다듬어 평가할 수 있다. 양측 팔에 느낌이 똑같은지 선수에게 질문한다. 삼각근이 어깨 외전에만 작용하는 근육은 아니고, 어깨 굴곡과 신전에도 작용하므로, 탈구로 인하여 근육지배 신경이 손상될 수 있다.

근본적으로, 후방탈구는 어깨의 전면에 충격 또는 낙상으로 유발될 수 있고, 상완골두는 후방으로 이동하게 된다. 탈구되었다면, 팔은 내전과 내회전되어 체간의 전면에서 가슴에 밀착하게 된다. 삼각근에 의하여 가려지지 않는다면 어깨의 전방은 평편하고, 오훼돌기가 돌출되고, 후방으로 돌출이 있을 수 있다. 팔이 외회전과 외전으로 움직일 때 심한 통증이 유발된다. 이 자세에서는 상완이두근이 기능을 할 수 없기 때문에, 어깨를 굴곡하고 전완을 회외할 수 없다.

치료

EMS *첫 번째 탈구 관리는 즉시 전문의에게 의뢰하는 것이 필요하다. 응급의료서비스를 수행하여야 하고 가장 가까운 의료시설로 이송하여야 한다.*

손상은 골절처럼 치료하여야 하고, 팔은 가장 편안한 자세에서 고정하여야 한다. 상완골에서 필요하지 않은 움직임은 수행하지 않아야 하고, 둥근 타올 또는 얇은 베개로 팔걸이를 착용하기 전에 상완골과 흉벽사이에 끼워줄 수 있다. 얼음은 출혈과 근육경련을 조절하기 위하여 적용하고 가장 가까운 의료시설로 이송한다.

전방 탈구로 인하여 나타나는 가장 많은 증상은 Hill-Sachs병변이다. 이 병변은 상완골 탈구처럼 관절와에서 상완골두의 충격에 의해서 유발되는 상완골 관절 연골에서 발견된다. 병변은 대개, 상완골두의 후면에 위치하지만, 후방탈구에서는 상완골두의 전면에서도 발견될 수 있고, 반대 Hill-Sache **병변**이라 한다. 병변은 탈구의 정도를 판단하는 진단적 도구로 사용된다. 선수들은 어깨가 탈구되었지만 증상은 자연적으로 감소한다고 하였고, 병변은 X 선 사진에서 확인할 수 있다. 병변의 증상이 거의 없다고 하더라도, 손상은 상완관절에 조기 퇴행을 유발할 수 있다.

정복 후, 어깨는 팔걸이로 고정한다. 근본적으로, 3-6주정도 고정을 하여야 하지만, 탈구의 재발 위험을 감소시키지는 않는다(9). 움직임이 가능하다면, ROM 운동을 시작하지만, 신전, 외전과 외회전의 유연성 프로그램은 수행하지 않는 것이 중요하다. 등척성 저항과 신장운동은 급성기의 마지막에 시작한다. 근력을 증가시키고 유지하기 위하여 프로그램에 90° 이하 외전 테라밴드 운동도 함께 수행할 수 있다. 간섭파 자극은 염증을 완화시키고, 근 재훈련을 자극하고, 심부조직 순환을 증가시키고, 그리고 섬유성 침윤을 최소화한다. 외회전근의 근력강화는 어깨가 외회전하는 동안 상완골두를 후방으로 당겨 관절의 전방 구조에 가해지는 스트레스를 감소시키고, 또한 전방 불안정도 감소시킨다. 강한 견갑골 고정근(예, 승모근, 능형근, 그리고 전거근) 또한 필요한 기술을 수행하기 위하여 최적의 자세에서 관절와의 위치에 의한 전방 안정성을 증가시킨다고 한다. 등속성 내회전과 내전은 3-4주내 시작하여 점진적으로 강도를 증가시킨다. 완전한 어깨 재활운동은 보조기를 제거한 후 5-6주가 될 때까지 시작하지 않는다.

➤ *만성 탈구(Chronic Dislocations)*

재발성 탈구 또는 "속임수 어깨" 는 관절낭내의 전방으로 탈구의 경향이 있다. 손상의 기전은 급성 탈구와 같다. 그러나 근육경련, 통증과 부종과 관련된 많은 발생은 손상을 감소키기 위한 힘을 필요로 한다. **움직이지 않는 팔 증후군** (dead arm syndrome)과 관련된 팔 "움직이지 않게 되는 것"과 같은 감각이 있기 때문에 선수들은 자각할 수 있다. 재발성 후방 아탈구를 유발하는 행동은 투구동작 또는 라켓 스윙, 팔굽혀펴기 또는 벤치 프레스들 때, 미식축구의 라인베커의 반동, 특정한 수영법 또는 노 젓기 후에 대부분 나타난다.

징후와 증상. 적당한 자세로 팔의 축이 움직인 후, 염발음 그리고/또는 딸각거리는 소리와 함께 통증이 주요 증상이다. 많은 선수들은 굴곡, 외전과 내회전 같은 수의적 움직임이 손상으로 감소된다.

치료. 손상이 감소되지 않는다면, 팔걸이와 붕대를 착용하고, 또는 팔은 탄력붕대로 신체 옆에 고정시킬 수 있다. 얼음은 통증과 염증을 조절하기 위하여 적용할 수 있다. 선수들은 손상의 정복과 관리를 위하여 전문의에게 의뢰하여야 한다. 정복 후에, 안정과 고정, 어깨 움직임 회복과 회전근개의 근력강화와 같은 보존적 치료를 수행한다. 불안정이 유발된다면, 수술을 수행할 수 있다.

관절순 파열 (Glenoid Labrum Tears)

관절순은 상와골두를 더 잘 수용하기 위하여 관절와의 섬유연골성 테두리이다. 관절낭과 하방 상완인대는 관절와에 부착되는 관절순과 접촉한다. 관절순과 하방 **상완인대의 파열**(Bankart **병변**)은 재발성 전방 어깨 불안정과 관련이 있다. 관절순의 파열은 또한 노화와 외상과 퇴행 때문에 유발될 수 있다. 많은 경우에, 파열된 후에도 증상이 없는 것은 흔히 있는 일이다. 종적 또는 피판 파열은 전방 또는 후방 관절순에 일어날 수 있고, 상완관절의 불안정이 유발될 수도 있고 나타나지 않을 수도 있다. 상부 관절순의 손상은 후방에서 시작하여 전방으로 확장될 수 있고, 상부 관절 결절의 상완이두근 장두 건의 부착이 손상될 수 있다(SLAP **병변**).

징후와 증상. 선수들은 대개 팔이 외전과 외회전된 자세에서 머리위로 올렸을 때의 통증과 약화가 주된 증상이다. 통증은 가끔 관절내 염발음 또는 딸각거리는 소리와 관련되어 나타난다. 파열로 탈구 또는 아탈구가 있다면, 불안정의 증상도 나타날 수 있다. 상부 파열은 증상이 있을 수 있고 ROM과 clunk 검사와 압박회전검사와 같은 진단 검사에서 다시 재발될 수 있다. Speed 검사와 Yergason 검사에서 양성으로 나타날 수 있다. 견관절을 내회전과 외회전 시킨 자세에서 힘을 가하는 관절의 축부하와 팔꿈치를 굴곡 시키고 견갑골 면에서 팔을 160° 거상하는 자세에서는 증상이 다시 유발될 수 있다(전방 충돌 "현상" 검사).

치료. 치료는 파열 유형과 상완관절 불안정성의 유 · 무에 따라 결정된다. 초기 보존적 치료는 안정, 항염증 약물, 가능하다면 재활운동도 포함된다. 보존적 치료에도 반응이 없는 선수는 관절경 가장자리절제술(arthroscopic debridement)이 필요할 수 있다.

A 축구선수는 어깨 위와 쇄골 원위부가 거상되면 통증이 있다. 견쇄인대와 오훼견쇄인대는 손상되었다. 급성관리 치료계획을 수행하여야 한다. 통증이 있다면, 팔걸이로 팔을 고정시킨다. 선수들은 ROM과 근력이 정상으로 회복되고, 기능적 운동이 통증 없이 수행될 때 운동에 참여할 수 있다.

과사용 손상(OVERUSE CONDITIONS)

Q 수영선수는 자유형으로 수영을 하는 동안 통증으로 인한 염발음을 호소한다. 상태는 며칠 동안 지속되었지만, 지금은 상완골두에서 관절의 "염발음"을 느낀다. 어떠한 구조가 손상 되었는가?

반복적인 머리 위의 활동을 수행하는 선수는 가끔 어깨 전방의 통증을 악화시킨다. 상완관절낭 인대 특히, 전하 상완인대는 어깨에 중요한 고정을 제공한다. 근육이 수축하여 팔이 움직일 때, 근육은 관절 내에 압박력과 전단력을 유발한다. 압박력은 근육 작용에 의하여 유발되고, 상완골두를 관절와에 수직으로 고정시키고, 근육 작용은 더 관절와에 평행하게 전단력을 유발시킨다. 압박력과 전단력의 합으로부터 생기는 합력은 전체 관절력의 벡터방향을 결정한다. 커다란 상위 전단력은 충돌을 유발시키고, 커다란 압박력은 관절와의 중심에 상완골두가 있게 하여, 견봉 아래에서 회전근개 충돌을 감소시킨다.

외전을 하는 동안, 강한 삼각근과 극상근은 관절와에서 상완골두를 상부로 당긴다. 나머지 회전근개는 삼각근과 회전근개가 당기는 힘에 대항하는 하부 전단력을 유발하여 이러한 이동에 반대작용(짝힘 작용)을 하여야 한다. 회전근개의 건이 약하거나 피로하다면, 머리 위로 손을 올리는 동작을 수행하는 동안 관절와에서 상완골두를 아래로 내리는 작용을 할 수가 없을 것이다. 게다가, 관절의 전방이동에 대항하는 극하근과 소원근의 피로는 관절내 충돌과 상완관절 불안정성을 유발할 수 있다. 압박은 견봉돌기, 오훼쇄골인대, 그리고 상완골의 대결절 사이에서 견봉하 활액낭과 극상근건의 충돌을 일으킬 수 있고, 회전근개 좌상, 충돌증후군, 활액낭염 또는 상완이두근 건염으로도 유발될 수 있다.

회전근개와 충돌 손상 (Rotator Cuff and Impingement Injuries)

SITS 근육의 만성 회전근개 파열은 상완골의 대결절 바로 위에 위치한 극상근건 충돌로 인한 반복적인 미세외상으로 유발된다(**그림** 12.16). 부분적인 파열은 대개 젊은 선수들에게서 유발되고, 전체 파열은 30세 이상의 성인에게서 유발된다. 만성 파열은 얇은 회전근개, 퇴행으로 유발되어, 마지막에는, 극상근건이 전체적으로 파열된다.

충돌증후군(impingement syndrome)은 오훼쇄골인대

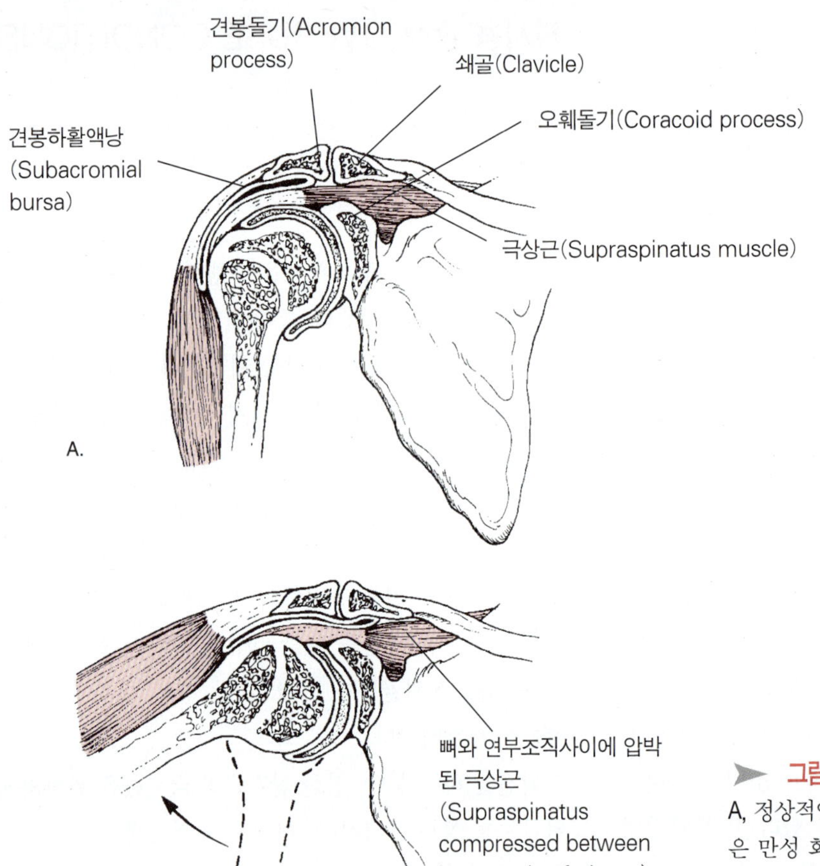

➤ **그림 12.16. 외전을 수행하는 동안 극상근의 건.** A, 정상적인 위치. B, 외전된 위치. 반복적인 머리 위 동작은 만성 회전근개 손상으로 인하여 견봉돌기의 오훼견봉인대 사이에서 근육 또는 건의 충돌을 유발할 수 있다.

와 견봉돌기가 회전근개와 견봉하 활액낭의 실제적으로 맞닿는 것을 의미한다. 이 손상은 어깨의 외전, 전방 굴곡과 내회전을 수행하는 동안 회전근개와 활액낭에 부하되는 힘에

> ➤➤ 글상자 12.3
>
> **충돌증후군을 유발시키는 원인들**
>
> - 과도하게 머리 위로 올리는 동작(과사용)
> - 오훼쇄골인대 궁 아래 견봉하 공간 제한, 오훼쇄골인대의 유연성 제한
> - 극상근과 상완이두근 건의 비대
> - 극상근과 상완이두근의 근력과 유연성 감소
> - 회전근개의 후면 근육 약화(예, 극하근과 소원근)
> - 회전근개의 후면 근육 긴장
> - 견관절의 과가동성
> - 견갑골 근육의 근력, 협응과 지구력의 불균형(예, 전거근 또는 능형근)
> - 견봉돌기의 모양
> - 훈련 도구(손 페달 또는 고무 탄력 튜브 사용)

의해서 유발된다. 게다가 극상근건과 견봉하 활액낭의 손상으로 인하여 관절순과 대퇴이두근 장두도 손상될 수 있다. 이러한 상태는 가끔 "통증호" 증후군, 또는 수영선수들 사이에서 "수영선수의 어깨" 라고도 한다. **글상자** 12.3은 충돌증후군의 위험을 증가시킬 수 있는 여러 요인을 나열한 것이다.

징후와 증상. 초기에, 통증은 어깨 심부와 야간에 나타난다. 활동은 오직 충돌자세에서만 통증을 증가시킨다. 그러나 반복적인 외상은 점진적으로 상태를 악화시키고 통증을 지속적으로 유발시킨다. 특히 70-120°(통증호)의 능동과 저항 외전에서 유발된다. 강한 견갑골 후인은 조직에 충돌과 통증을 유발시키기 때문에, 선수들은 손상된 측면으로 누워 잠을 잘 수 없다. 완전하게 파열된 선수에서는 극상근와 또는 극하근와에 위축이 나타날 수 있다. 손상 정도(**글상자** 12.4)에 따라 양성징후는 drop arm 검사, empty can 검사, Neer 어깨충돌검사와 전방충돌검사(Hawkins-Kennedy 검사)로 확인할 수 있다.

➤➤ 글상자 12.4

충돌증후군의 단계

1단계

- 25세 이하의 운동선수에게서 많다
- 극상근 건에 국소 출혈과 부종이 있다
- 활동으로 최소한의 통증(치통처럼)이 있지만, 움직임의 제한과 약화는 없다.
- 회전근개의 위축이 나타날 수 있다.

2단계

- 25-40세 사이의 선수에게서 많다.
- 70-120° 외전에서 확실한 통증이 있는 건염이 있다.
- 염증은 상완이두근건과 견봉하 활액막에 나타나고, 구조를 두껍게 하고 섬유성 변화를 유발한다.
- 외회전과 외전의 가동범위 제한
- 내전과 내회전 저항에 염발음이 나타난다

3단계

- 확실한 약화와 만성, 장기간 어깨 통증의 병력
- 1cm보다 적은 회전근개 파열이 있다.
- 다방향 불안정성과 함께 관절낭 이완이 우세하게 나타난다
- 극상근과 극하근의 위축
- 손상된 관절순은 관절경으로 확인할 수 있다

4단계

- 회전근개 파열은 1cm보다 크다.

치료. 치료는 90° 이하 외전에서 움직임 제한, 냉치료, NSAIDs, 통증완화약물, 안정과 활동변화, 초음파, EMS, 간섭파치료와 열치료는 보완치료이다. 90°, 135° 외회전과 180° 외전에서의 가동성은 신장운동과 함께 수행하여 유지되어야 한다. 어깨의 많은 ROM 운동은 실전전략 12.7에 설명하였다. 외전과 90° 전방굴곡의 Pendulum 운동은 밧줄 당기기, 굴곡과 외회전에서 T 막대운동은 오훼쇄골인대 아래에 대결절의 충돌을 억제하기 위하여 재활과정의 초기에 수행된다. 게다가, 견갑골 후인근, 하강과 회전을 수행하는 근육인 회전근개의 근력을 강화시켜야 한다. 어깨의 근력이라는 용어는 내전은 가장 강하여야 하고, 그 다음은 신전, 굴곡, 외전, 내회전과 외회전이 강하여야 한다는 것이다. 회전근개에 충돌을 일으킬 수 있고, 합병증을 유발할 수 있는 밀기는 재활의 초기에는 사용하지 말아야 한다. **실전전략 12.3**에는 충돌증후군의 관리를 설명하였다.

수영선수는 과도한 추진력과 함께 내전과 내회전을 사용하는 수영법 때문에 특별한 문제가 나타난다. 견갑골 근육에 협응력의 부족과 피로 때문에, 이러한 동작은 임상적인 전방 아탈구를 일으킬 수 있고, 관절와 손상을 유발시킨다. 이러한 전방 병변은 충돌을 유발하지만 분리시키지는 않고, 모서리가 거칠어져서 머리 위로 팔을 올리는 동안 기계적으로 충격을 줄 수 있다. 이처럼, 수영선수는 스트로크를 하는 움직임에서 연발음을 느낄 수 있다. 근본적으로 극상근건의 연발음은 상완관절에서 팔을 신전할 때, 견봉돌기의 앞쪽에서 촉진할 수 있다. 통증은 오훼쇄골인대의 앞쪽, 극상근이 삽입되는 외측, 극하근과 소원근이 삽입되는 후면 또는 상완이두근 장두에서 촉진할 수 있다. 극상근과 상완이두근의 연속적인 약화로 인한 어깨 근육의 위축도 나타날 수 있다. 안정상

실전 전략 12.3 충돌손상의 관리

- 초기에 냉치료 사용, 후에는 반대로 습열치료를 하루에 두 번씩 수행한다
- 전기근육자극, 간섭치료와 근피전기신경자극은 통증을 조절하는데 도움을 줄 수 있다.
- 염증을 감소시키기 위해서 초음파와 비스테로이드성 약물을 사용한다.
- 선택적으로 안정을 취한다. 4-6주 동안 통증을 유발시키지 않는 움직임을 수행한다. 90° 이상의 외전은 피한다.
- 어깨에 스트레스를 유발하는 기술과 올바른 움직임을 교육시킨다.
- 수영선수를 위한 파트너 스트레칭, 머리 위에서 훈련, 핸드페달을 사용한다.
- T-막대운동은 스포츠의 특정 가동성을 증진시킬 수 있지만, 과가동성은 수행하지 말아야 한다.
- 근육긴장을 유지하기 위하여 하루에 2-3회 정도 통증이 없는 등척성운동과 테라밴드 운동을 수행한다. 무게는 적게 반복 횟수는 많게 한다.
- 상완골두의 상부 편위를 조절하기 위하여 외회전근의 근력강화(극하근, 소원근)를 시킨다.
- 4-6주 후에, 고속으로 적합한 등척성 운동을 수행하고 대각선 방향의 테라밴드 운동을 수행한다.
- 증상이 재발하지 않도록 점진적으로 활동을 시작한다.

태에서는 훈련을 하지 않기 때문에, 다른 단계에서는 지속적인 활동을 하는 것이 필요하다. 강한 훈련과 수영법도 수행하지 않아야 한다. 어깨 스트레스를 감소시키기 위한 변화가 필요한 지에 대한 판단하기 위하여 스트로크 역학은 평가되어야 한다.

활액낭염(Bursitis)

활액낭염은 충돌증후군, 회전근개에 퇴행성 변화가 있는 노인에서와 같이 다른 손상과 관련되어 나타나고, 단독으로 유발되지는 않는다. 커다란 견봉하 활액낭은 수영, 야구, 소프트볼과 테니스선수에게서 많이 손상된다. 견봉쇄골인대와 밑에 있는 극상근 사이에 위치하고 있고, 이 활액낭은 어깨의 활주능력을 가능하게 한다(그림 12.4 참고). 머리위에서 투구하는 동작에서, 이 활액낭은 견갑하 공간에서 충돌된다.

징후와 증상. 투구동작의 시작과 가속기에서 갑작스런 어깨 통증이 나타난다. 압통점은 견봉돌기의 전면과 외측면에서 나타날 수 있다. 수동 70-120° 외전에 통증호가 있다. 특히 손상된 측면에서의 수면 장애는 활액낭의 충돌을 더 일으키는 강한 견갑골 후인이 일어나기 때문이다. 통증은 가끔 원위 삼각근 부착점과 연관되어 나타난다.

치료. 표준 급성치료계획은 치료사에게 의뢰한 후 수행한다. 치료사는 증상을 완화시키기 위하여 견봉하공간에 코티존 용액을 주사할 수 있다. 게다가, 회전근개 파열, 충돌증후군 또는 상완이두근건염과 같은 다른 상태가 있다면 치료하여야만 한다. 증상이 없어질 때까지 회전근개 좌상 또는 충돌증후군과 똑같은 방법으로 치료한다.

상완이두근 건염 (Bicipital Tendinitis)

상완이두근 건의 손상은 라켓을 사용하는 선수, 야구/소프트볼 포수, 미식축구 쿼터백, 수영선수와 투창선수와 같이 과도한 주관절 굴곡과 회외동작을 수행하는 머리 위 움직임을 수행하는 동안 반복적인 과사용으로 유발될 수 있다. 건은 상완골의 결절사이고랑을 상하로 지나면서 자극이 유발되거나 또는 상완 횡인대의 이완, 결절의 미발달 또는 두 가지 모두 때문에 부분적으로 아탈구 될 수 있다. 건 또는 건막에 직접적인 충격은 상완이두근의 건초염(biceptal tenosynovitis)을 유발할 수 있다. 머리 위의 회전 활동과 관련된 전방 충돌증후군도 건에 손상을 줄 수 있다.

징후와 증상. 통증과 압통은 어깨를 내회전과 외회전을 수행할 때 상완이두근 고랑에서 나타난다. 내외전에서, 통증은 내측에 있고, 외회전에서는 통증이 고랑의 외측 또는 중심에 있다. 또한 주관절은 신전하고 회내한 상태에서 어깨를 과도하게 신전하게 되면, 건이 수동으로 신장(예, Yergason 검사)하고, 주관절을 신전하고 회외한 상태에서 어깨를 전방굴곡(예, Speed 검사)하여도 통증이 증가한다.

치료. 치료는 증상을 악화시키는 회전움직임을 제한한다. 어깨가 측면에 있을 때 상완이두근 건에 잠재적인 혈관충돌 때문에, 고정이 필요하다면 팔은 약간 외전한 상태에서 지지한다. 초기단계에서는 냉치료, NSAIDs, 초음파, EMS 또는 간섭파로 염증을 조절할 수 있다. 활동전과 후에 얼음 사용은 통증이 없어질 때까지 신장과 근력강화의 점진적인 프로그램과 함께 사용하여야 한다. 충돌에 의한 상완이두근 건염의 경험이 있는 환자는 증상을 악화시킬 수 있는 수평외전 운동은 피하여야 한다(11).

상완이두근 건 파열 (Biceps Tendon Rupture)

건염은 반복적인 머리 위 동작을 수행하는 동안 강한 파열이 유발될 수 있고, 수영선수, 역도선수 또는 체조선수처럼 과도한 저항 굴곡활동을 하는 사람에게서 많이 유발된다. 파열은 팔 동작을 하는 동안 상완골두 위를 지나는 상완이두근 장두의 근위 무혈성 부분에서 유발된다. 이러한 상태는 가끔 노인에서 퇴행화 된 건과 이전에 코티코스테로이드 주사를 맞은 사람에게서 나타난다.

징후와 증상. 가끔 연발음을 느끼고 듣게 되고, 강한 통증을 경험한다. 반상출혈을 확인할 수 있고, 이두근을 굴곡할 때 근육에서 촉진하여 확인할 수 있다(**그림 12.17**). 근위 장두의 파열로 근육 결절이 움직인다면, "튀어나온 것"이 명확하게 나타난다. 부분적 파열은 약간의 근육 변형을 유발시키지만, 주관절 굴곡과 회외에서 통증과 약화가 있을 수 있다. 상완이두근의 원위부 파열은 전완 굴곡과 회외로 약화가 나타난다.

치료. 표준 급성관리 치료계획은 전문의에게 의뢰하여야 한다. 수술적 회복은 대개 노인 또는 합병증이 없는 사람에게는 제안하지 말아야 하고, 적합한 재활프로그램 참여 후

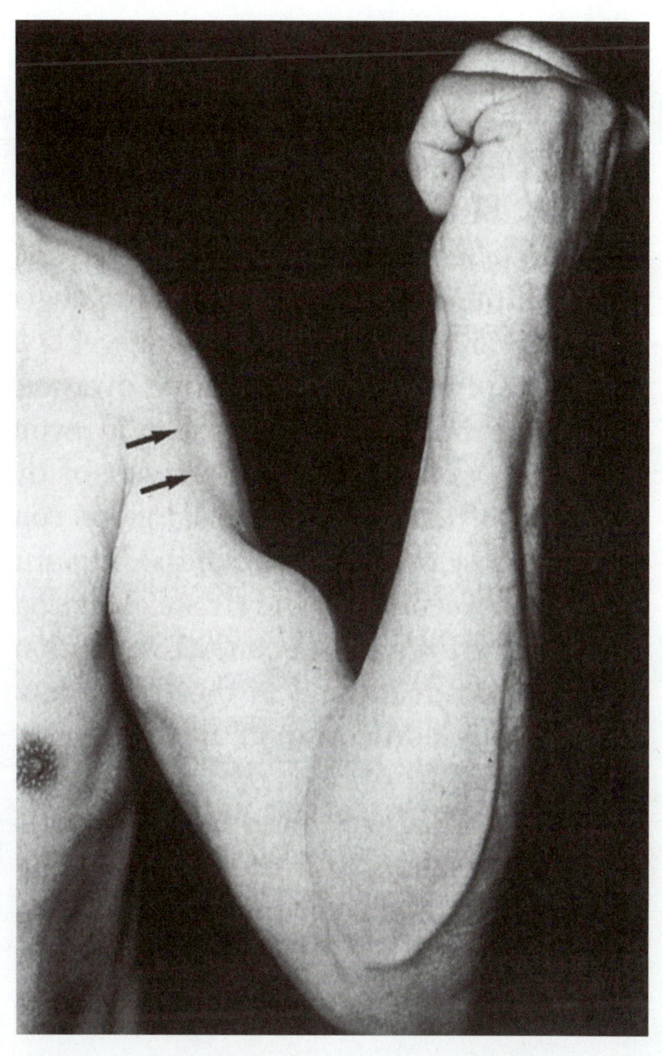

➤ 그림 12.17. 상완이두근 건 파열

정상적인 스포츠 활동을 할 수 있다. 그러나 수술적 회복과 고정은 스포츠 참여를 위해서는 필요한 주관절 굴곡과 회내 근력을 회복하여야 한다는 것을 의미한다.

흉곽출구압박증후군 (Thoracic Outlet Compression Syndrome)

흉곽출구압박증후군은 근위 목 또는 겨드랑이에 신경 그리고/또는 혈관이 압박되는 손상이다(**그림** 12.18). 이러한 손상의 형태는 명확하게 두 개로 정의할 수 있다. 첫 번째는 비정상적인 신경신장 또는 압박으로 유발되고, 상완신경총의 하부 체간의 신경학적 증후군이다. 다른 것은 쇄골하 동맥과 정맥에 유발되는 혈관형태이고, 여자보다 남자에게서 더 많다. 흉곽출구증후군과 관련된 다른 병변은 **글상자** 12.5에 열거하였다. 손상은 역도와 수영같이 근육에 부하가 되는 머리 위에서 회전 스트레스를 요구하는 활동으로 악화된다.

징후와 증상. 신경이 압박되었다면, 목의 측면 또는 후면에서 어깨로 확장되고, 팔의 내측과 손의 척골측(척골신경 분포)에 통증, 찌르는 듯 한 감각 또는 무감각이 있다. 악력의 약화와 손의 근육 위축도 나타날 수 있다. 동맥 또는 정맥혈관이 압박되었다면, 징후와 증상은 폐쇄된 특정 구조에 따라 변한다. 쇄골하 동맥의 차단은 부종, 경직(특히, 손)과 청색증과 함께 손에 정맥 충혈이 유발된다. 치료되지 않는다면, 이것은 혈전정맥염(thrombophlebitis)을 유발시킬 수 있다.

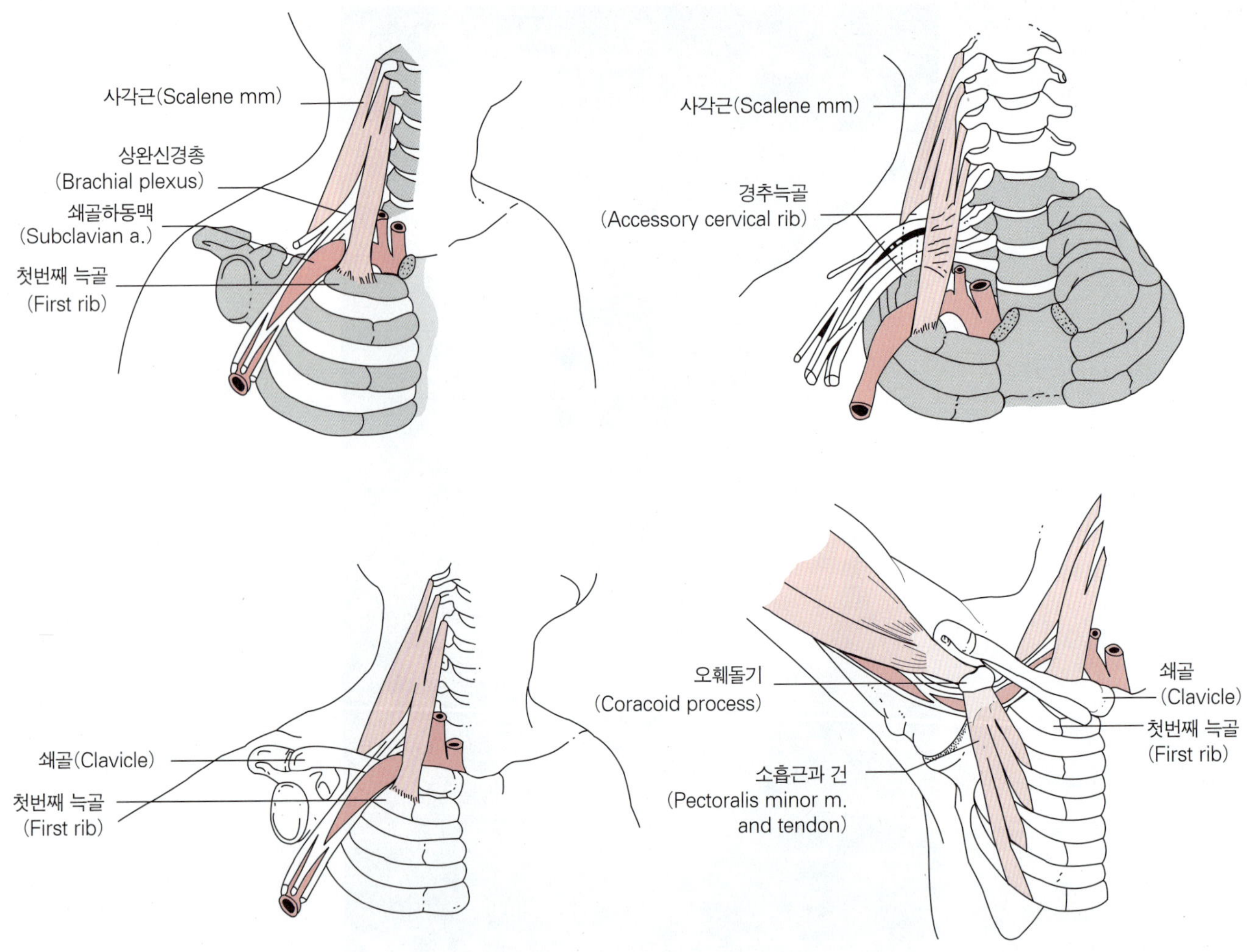

➤ 그림 12.18. **흉곽출구증후군의 위치와 병인.** A, 흉곽출구증후군. B, 경늑골증후군. C, 늑쇄공간증후군. D, 과신전증후군

강도 높은 운동 후에 몇 시간동안 이러한 증상과 징후가 나타날 수 있다. 쇄골하동맥의 폐쇄는 전체 팔에 무감각, 차가움, 격렬한 머리 위 동작을 수행한 후 피로가 빠르게 유발될 수 있다. 요골맥박은 Adson 검사, Allen 검사, 또는 늑쇄증후군(군인 보조기) 검사를 수행하는 동안 없어질 수 있다. 자세한 병력이 필요하고, 신경 압박이 있는 경추, 어깨, 팔과 손을 평가하는 것도 필수적이다. 어깨의 불안정도 발견될 수 있고, 자세 평가도 수행하여야 한다.

> ➤➤ 글상자 12.5
>
> **흉곽출구증후군과 관련된 질환**
>
> - 상완신경총의 내측 다발 압박
> - 쇄골하동맥과 정맥 압박
> - 경늑골증후군
> - 전사각근증후군
> - 과신전증후군
> - 경늑골공간증후군
> - 처진 어깨와 같은 나쁜 자세

치료. 심각한 혈관문제를 발견하기 위한 더 많은 평가는 전문의에게 의뢰하여야 한다. 보존적 치료는 근력과 자세 평가가 포함된다. 결함을 기록하여 견갑대에 근육의 균형과 근력을 증가시키고 올바른 자세를 유지를 촉진하기 위한 적합한 재훈련프로그램을 수행하여야 한다. 갑자기 스포츠에 참여한다면, 항염증약물, 활동변경과 훈련프로그램의 재평가로 치료하여야 한다. 완전한 활동은 어깨 근육 근력과 ROM을 회복한 후에 다시 수행할 수 있다.

A 수영선수는 자유형을 수행하는 기간 동안 연발음 또는 잠겨있는 느낌을 호소하였고, 상완골두에 "염발음"이 느껴졌다. 관절순의 전하방 테두리의 만성 손상으로 관절에 전방 아탈구가 있을 수 있다. 극상근건 또한 손상될 수 있다. 선수는 관리를 위하여 팀전문의에게 의뢰하여야 한다.

골절(FRACTURES)

Q 젊은 체조선수는 균형을 잃어 과신전된 팔로 넘어졌다. 그녀는 어깨 부위에 심한 통증을 느꼈고, 지금은 팔을 움직일 수 없다. 어깨는 전방과 하방으로 처졌고, 쇄골 중간부위로 부딪쳤다. 어떠한 손상이 예상되는가? 이러한 손상은 어떻게 관리하여야 하는가?

어깨 부위의 대부분의 골절은 어깨로 넘어짐, 어깨 위로 굴림, 팔이 과신전된 상태로 넘어져서 유발된다. 쇄골 골절은 견갑골과 상완골 근위보다 더 많이 유발되고, 약 80%에서는 쇄골 중간부위에 유발된다.

쇄골골절(Clavicular Fracutres)

쇄골의 "S"모양의 외형 때문에, 어깨로 넘어지거나 충돌에 의한 압박력에 의하여 높게 유발되고, 상대편 선수 또는 물체로 뼈에 직접 가해지는 충격, 또는 과신전된 팔로 넘어지는 것으로 유발될 수 있다. 아이스하키, 미식축구, 격투기, 라크로세, 체조, 역도, 레슬링, 라켓볼, 스쿼시와 자전거와 같은 스포츠에서 쇄골 손상의 유병률은 높다.

➤ *쇄골 원위부 골용해(Osterlysis of the Distal Clavicle)*

쇄골 원위부의 비외상성 골용해는 반복적인 미세외상으로 인한 과사용 손상이다. 이것은 또한 쇄골 원위부 또는 견쇄관절에 외상성 손상 후 후유증으로도 설명된다. 손상 대부분 역도에서 가장 많이 유발되지만, 몇 년간 고난도 체력훈련을 수행한 젊은 선수, 훈련에 익숙하도록 훈련시키는 스포츠에서도 유발된다(12). 반복적인 활동을 수행하는 동안, 지속적인 뼈흡수는 낭종과 미만성 변화를 유발하고, 뼈의 재형성은 지속적인 스트레스 때문에 일어나지 않는다.

징후와 증상. 운동을 시작할 때 더 악화되는 AC관절 위에 무딘 통증을 호소한다. 결국, 통증으로 인한 불편함은 일상활동과 훈련 수행으로 악화된다. 압통은 쇄골 원위부에 있고 통증은 팔의 수평외전으로 유발된다. 90° 이상의 외전에서는 거의 통증을 유발시킨다. 방사선사진에서는 쇄골 원위부에 골감소증(osteopenia)과 투명성(lucency)이 나타나는 경향도 있다.

치료. 보존적 관리는 되도록 환자의 요구에 따라 치료를 선택한다. 특히, 체력훈련을 하지 않고 안정을 취하고, 항염증 약물을 처방한다. 쇄골 원위부의 수술적 절제술은 환자의 기능적 요구와 증상이 활동에 따라 나타난다면, 필요로 할 수 있다(12,13).

➤ *외상성 쇄골골절(Traummatic Clavicular Fractures)*

대부분의 외상성 쇄골골절은 쇄골의 중간 1/3 지점에서 유발된다. 흉쇄유돌근은 근위 뼈 파편을 위로 당기고, 대흉근의 당김과 중력으로 어깨 원위부가 하방과 내측으로 하강된다(**그림 12.19**).

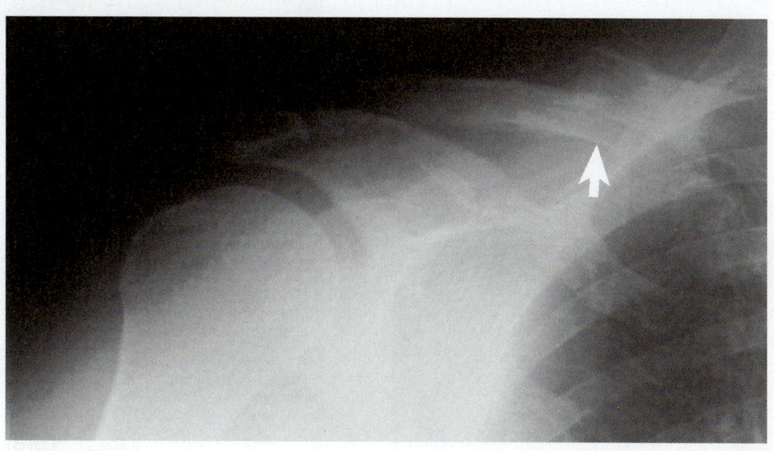

➤ 그림 12.19. **쇄골 중간부위 골절.** 화살표는 골절부위를 표시한다.

징후와 증상. 부종, 반상출혈과 변형은 골절된 부위에서 확인할 수 있고 촉진된다. 특히 청소년기에 유발되는 불완전굴곡골절(greenstick fracture)도 변형을 유발시킬 수 있다. 통증은 어깨 움직임으로 유발되고, 승모근 부위에 방사될 수 있다. 노인에서, 쇄골 원위부 골절은 오훼쇄골인대 파열을 유발하며, 이로 인하여 변형이 증가된다. 합병증은 거의 없다고 할지라도, 뼈 파편이 국소 동맥 또는 신경을 관통하였다면 유발될 수 있다.

치료. 즉시 팔걸이와 붕대로 고정하는 치료를 수행한다. 전문의가 평가를 한 후, 젊은이는 4-6주 동안, 노인은 6주 이상 "8"자 보조기 또는 띠를 사용하여 어깨를 위와 뒤로 당겨 고정한다(**그림 12.20**). 고정이 모든 면에서 움직임을 허용하지 않는다고 할지라도, 견갑골 거상은 허용된다. 결과적으로, 치유는 지연될 수 있고, 골절된 부위에 과도한 가골이 형성될 수 있다. 이러한 충돌은 몇 년 동안 재형성되는 경향이 있지만, 완전하게 사라지지는 않는다. 고정 후, 부드러운 등척성과 가동성 운동은 스포츠에 점진적인 참여와 함께 시작하여야 한다.

견갑골 골절 (Scapular Fractures)

견갑골 골절은 견갑골의 몸체, 견갑극, 견봉돌기, 오훼돌기 또는 상완관절이 포함된다. 직접 외상 또는 소흉근 또는 상완이두근의 강한 수축 또는 외상은 견열골절을 일으킬 수 있다. 관절와 부위의 골절은 견관절 탈구와 아탈구와 연관성이 있다. 이러한 경우에, 골절보다 견관절 탈구일 때 치료를 하며, 가끔 개방성 정복과 내적고정 또는 견관절 재건술이 필요하다.

징후와 증상. 대부분 골절은 최소한의 편위를 유발시키고 국소 출혈, 통증과 압통이 있다. 그러나 늑골골절로 유발될 수 있는 폐 손상(예, 기흉 또는 혈흉)도 발견할 수 있다. 선수들은 팔 움직이는 것을 싫어하고 팔을 외전 시키면 통증이 유발되므로 내전을 유지하려고 한다.

치료. 팔은 즉시 팔걸이와 붕대로 고정하고 전문의에게 의뢰한다. 냉치료는 혈종형성을 최소로 하기 위하여 48시간 동안 적용할 수 있다. 견갑골에 부착하는 근육의 유착과 반흔으로 합병증이 유발될 수 있다. 결과적으로, 이 부위 근육은 견갑골 움직임을 제한하는 동안 보상작용을 하므로, 과사용 손상이 유발된다. 이 부위의 유착은 대개 2주내에 조기 수동과 능동 신전운동 프로그램으로 감소시킬 수 있다. 조기 고정은 동결견(frozen shoulder)을 유발할 수 있는 ROM의 감소가 일어나지 않게 하는 것이 중요하다.

골단과 견열골절 (Epiphyseal and Avulsion Fractures)

어깨 부위의 골단 중심은 다른 골단 부위에서 보이는 것보다 더 긴 시간동안에도 융합되지 않는다. 예를 들면, 쇄골 내측의 성장판은 25세가 될 때까지 융합되지 않아, 가끔 흉쇄관절 아탈구/탈구와 같이 오진을 하게 된다. 상완골의 근위 골단은 18-21세까지는 융합되지 않는다. 이 부위의 골단골절을 little league **어깨**라고 하며, 투구를 하는 동안 어깨에 가해지는 반복적인 내회전과 내전 견인력에 의하여 가끔 유발된다(**그림 12.21**). 포수들도 투수처럼 딱딱한 공을 던

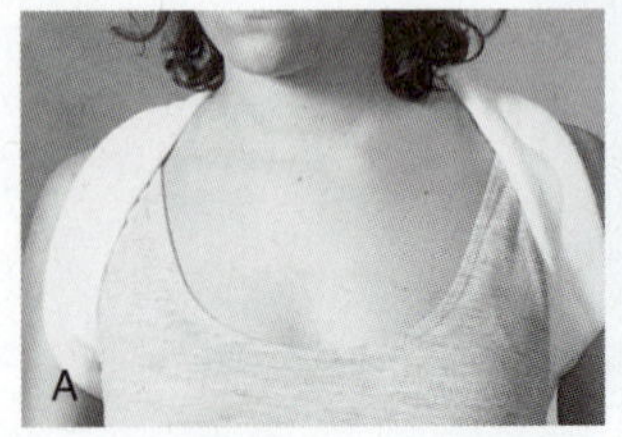

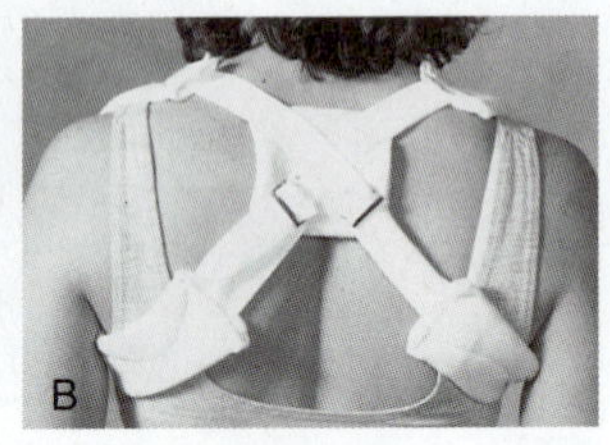

➤ 그림 12.20. **8자 모양 쇄골 끈.** A, 전면. B, 후면

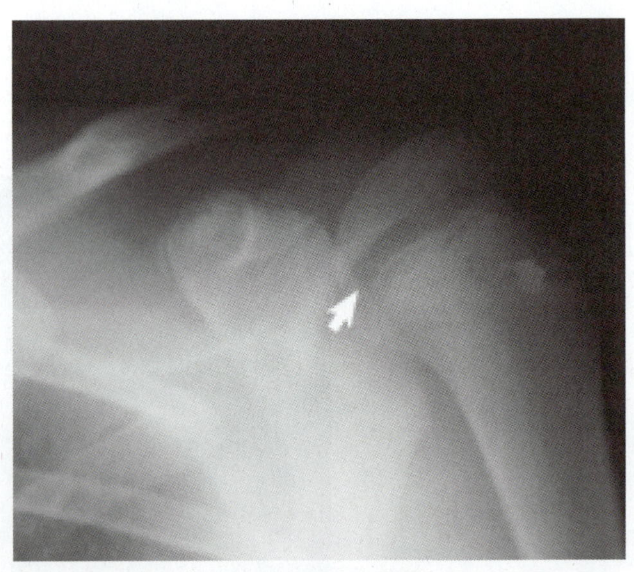

➤ 그림 12.21. **상완골 근위의 성장 중심부에 골단골절.** 화살표는 골절부위를 표시한다.

지기 때문에 이러한 골절이 유발될 수도 있지만, 투수의 예비동작에서는 덜 나타난다.

오훼돌기에 견열골절은 성장판에 너무 많은 스트레스를 가하며 강하고, 반복적으로 공을 던지는 젊은 선수들에게서 유발된다. 대결절과 소결절의 골절은 전방과 후방 상완관절 탈구와 연관이 있다. 정적위치에서 결절이 유지되지 않는다면, 개방성 정복과 내적 고정이 가끔 필요된다.

징후와 증상. 골단판골절에서 선수가 던지는 동작을 수행할 때, 급성통증을 호소하는 선수는 약화된 골단의 급성 편위가 유발되었을 수 있다. 통증은 겨드랑이에서 상부촉진으로 나타날 수 있다. 견열골절에서 통증은 특정한 뼈부위를 심부촉진하여 나타날 수 있다.

치료. 팔은 팔걸이와 붕대로 고정하여야 한다. 얼음은 부종과 통증을 조절하기 위하여 사용하고, 더 많은 관리를 위하여 전문의에게 즉시 의뢰하여야 한다.

EMS *방사선 사진은 넓어진 골단선과 골격탈회를 확인하기 위하여 필요하다. 보존적 치료는 3-4주 안정 후 증상이 나타나지 않을 때까지 수행한다. 너무 빠르게 활동을 한다면 손상이 재발될 수 있다.*

상완골 골절(Humeral Fractures)

상완골 골절은 직접 충격으로 인한 압박력, 상완 위로 넘어짐 또는 주관절이 신전되면서 과신전된 손 위로 넘어짐으로 유발된다. 상완골 근위부 골절에서 가장 많이 유발되는 부위가 외과경이고, 탈구와 유사한 현상이 나타날 수 있다 (그림 12.22).

징후와 증상. 통증, 출혈, 부종, 변색과 불안정한 팔 움직임, 전완의 회외 불안정과 마비가 나타날 수 있다. 팔은 신체에 부목으로 고정할 수 있다.

치료

EMS *팔은 팔걸이와 붕대로 고정하여야한다. 얼음은 통증과 부종을 조절하기 위하여 사용할 수 있고, 더 많은 관리를 위하여 전문의에게 즉시 의뢰하여야 한다.*

이러한 골절이 폐쇄정복으로 고정이 되고, 고정 3-4주 후에 조기 가동성이 가능하다. 근위 상완골 골절의 초기 합병증은 상완신경총 손상 그리고/또는 혈관손상이 있을 수 있다. 후기 합병증은 견관절 경직, 부정융합, 불유합, 무혈성 괴사 그리고 화골성 근염이 나타날 수 있다.

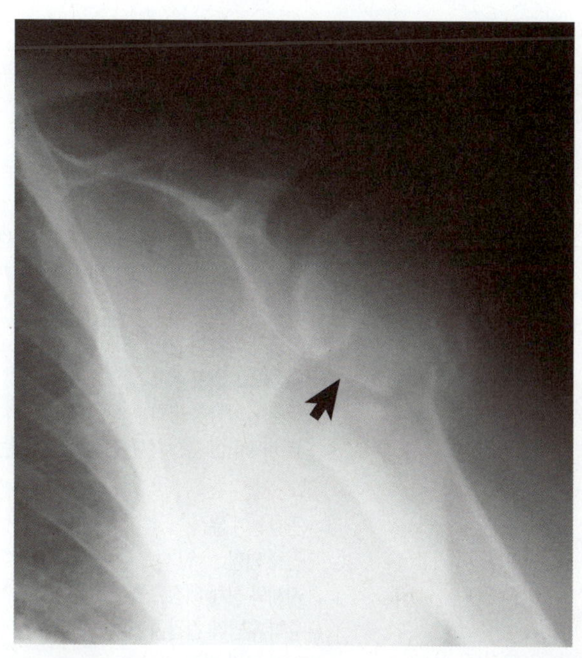

➤ 그림 12.22. **상완골의 외과경 골절.** 화살표는 골절부위를 표시한다.

A 과신전된 팔 위로 넘어진 후, 체조선수의 팔은 하방과 전방으로 쳐졌고, 쇄골 중간 부위에 융기가 보였다. 어떠한 어깨 움직임도 심한 통증을 유발하였다. 이러한 징후는 쇄골골절을 의미한다. 팔은 팔걸이와 붕대로 고정하고, 선수는 더 많은 관리를 위하여 가장 가까운 전문의에게 의뢰한다.

어깨 손상의 평가(ASSESSMENT OF SHOULDER CONDITIONS)

Q 배구선수는 팔을 90° 외전시킬 때마다 오른쪽 팔에 통증을 호소한다. 어깨 전면에 통증이 있고 수평외전으로 악화되었다. 이 손상의 생체 역학적 요인은 무엇인가? 이러한 손상은 어떻게 평가하여야 하는가?

어깨 복합대는 작은 부위에 많은 중요한 국소부위를 평가하기 위하여 악화된다. 더 나아가서, 머리 위로 올리는 동작을 하는 동안 각 구조에서 요구되는 생체역학은 손상된 구조를 모두 확인하기 위하여 완전하게 이해할 수 없다. 결과적으로, 각 관절은 기능 제한을 판단하기 위해서는 일정한 방식의 평가를 하여야만 한다. 부적당한 생체역학 기술은 어깨에 급성과 과사용 손상을 유발한다. 선수들의 특정 스포츠기술에 대한 평가는 손상을 유발할 수 있는 부적당한 기술을 사용하는지 판단할 수 있다. 기술에서 약간의 역학적인 결함

실전 전략 12.4 어깨 검사

병력
- 중요한 호소증상
- 현재 특징, 위치와 손상의 발병 시기
- 손상의 기전
- 스트레스의 원인: 목, 어깨와 팔의 자세, 힘의 방향
- 투구 스타일, 장비, 머리 위에서 동작기술의 변화, 또는 상태 유형
- 증상의 특징
- 통증과 약화의 발병 시기, 특징, 정도, 그리고 기간의 진전
- 손상으로 인한 장애
- 관련된 의학적 병력
- 부위에 이전 손상, 선천성 비정상, 또는 가족력

관찰과 시진
- 관찰하여 분석
- 전체 외형
- 자세와 신체 대칭
- 흉벽 후방에 견갑골 위치
- 손상 부위 시진
- 변형, 부종, 변색, 극상근과 극하근에 비대 또는 근육 위축, 또는 확인할 수 있는 선천성 변형

촉진
- 골절을 판단할 수 있는 뼈의 구조
- 체온, 부종, 압통점, 연발음, 변형, 근육경련, 피부감각과 맥박을 확인하기 위한 연부조직 구조

기능적 검사
- 능동움직임
- 저항움직임과 끝느낌
- 저항움직임

스트레스 검사
- 전거근 약화
- 흉쇄관절 불안정성
- 견쇄관절 불안정성
- 상완관절 불안정성
- 관절순 병변
- 회전근개 병변과 충돌증후군
- 상완이두근 병변
- 흉곽출구증후군 검사

신경학적 검사
- 근육분절
- 반사
- 피부분절

스포츠 특정기능검사

과 유연성과 근력의 결합을 확인하는 것은 많은 어깨 손상을 예방할 수 있다. 또한 어깨 부위에 경추 부위, 심장, 비장, 폐와 다른 내부 장기의 연관통이 있다는 것을 생각하는 것도 중요하다. **실전전략** 12.4는 어깨 평가를 요약한 것이다.

병력(HISTORY)

Q 어깨 외전과 수평내전을 수행하는 동안 어깨 전방 통증을 호소하는 배구선수에게서 어떠한 정보를 수집하여야 하는가?

어깨 손상에 대한 질문은 현재 중요 증상, 부위에 과거손

상과 현재 문제를 유발할 수 있는 다른 요인에 중점을 두어야 한다(예, 연관통, 자세 변화, 기숙 변화 또는 과사용). 대부분의 손상은 가족력, 연령, 기술 훈련에서 부적당한 생체역학, 그리고 최근에 변화된 훈련프로그램과 관련이 있다. 질문은 손상의 발생에서 현재까지 전체를 설명하게 한다. 어깨와 상완은 정형 또는 내부 장기로 인한 연관통이 있는 부위이기 때문에, 특히 견갑대에 손상의 병력이 불확실할 때 경추, 흉곽과 복부를 완전하게 검사하여야 한다. 4장에서 설명한 전반적인 질문을 부가적으로 수행하고, 어깨 부위와 관련된 특정 질문은 **실전전략** 12.5에서 확인 할 수 있다.

A 배구선수는 시합시즌의 중간에 있다. 며칠 동안, 그는 헬스클럽에서 수영프로그램을 지도하였고, 하루에 3-5마일 수영을 하였다. 통증은 2달 전부터 점진적으로 시작되었지만, 지금은 팔을 올리기 힘들고, 손상된 측으로 잠을 잘 때 잠에서 깬다. 전에도 어깨에 여러 번 무감각이 있었지만, 그는 전문의를 찾지 않았다.

관찰과 시진 (OBSERVATION AND INSPECTION)

Q 병력을 수집한 후, 손상된 부위를 시진하는 동안 자세를 관찰하여야 하는가?

운동장에서 평가는 유니폼과 보호 장비 때문에 제한될 수 있어 부위의 관찰과 평가가 정확하지 않을 수 있다. 검사자는 골절 또는 중요한 인대 손상을 판단하고 부위를 촉진하기 위하여 패드 아래에 손을 넣는 것이 필요할 수 있다. 필요하다면, 패드는 잘라서 제거하여 부위를 완전하게 노출하여야 한다. 초기 검사 후, 선수들은 더 완전한 평가를 하기 위해서 운동장에서 검사실로 이동하여야 한다.

임상적 상황에서, 여성은 어깨와 팔을 완전하게 노출하기 위하여 수영복을 착용할 수 있다. 자세검사는 완전하게 하여야 하고, 잘못된 자세 또는 선천성 비정상을 찾기 위하여 해부학적 구조에 부가적인 스트레스를 가할 수 있다. 선수들은 전면, 외측면과 후면에서 관찰하여야 한다.

전면에서, 머리의 위치를 기록한다. 기울거나 회전된 머리는 근육경련, 경추신경근 압박 또는 경추신경의 신장을 의미할 수 있다. 어깨가 반대편보다 높은가? 통증이 있는 어깨는 가끔 거상된 자세에서 유지된다. 견쇄관절도 관찰한다. 견쇄관절에서 쇄골 원위부가 올라갔다면(**계단변형**) 견쇄관절 손상을 의미한다. 삼각근의 대칭을 기록하는 것도 중요하다.

실전 전략 12.5 손상의 병력

현재 손상상태

1. 통증(악화)이 어디에 있는가? 통증(악화)의 정도는 어떠한가? 통증의 유형은 어떠 한가(무딘 통증, 날카로운, 간헐적, 후끈거리는, 또는 방사통)?
2. 통증이 갑자기(급성) 또는 서서히(과사용) 시작되었는가? 손상 처음 유발되었을 때 통증이 더 심한가 또는 며칠 뒤에 통증이 더 심한가?
3. (급성이라면), 손상의 유발되었을 때 무엇을 하였는가? 직접 충격이 있었는가? 넘어졌는가? 어떻게(과신전된 팔, 어깨 위로 구르거나 또는 어깨의 측면으로)?
4. 손상 시 어떠한 소리를 들었는가? 펑하는 소리, 딸각거리거나 연발음인가? 손상으로 인한 부종, 변색, 근육경련 또는 무감각이 있는가?
5. 통증을 유발하는 동작 또는 움직임은? 아침, 활동 중, 활동 후 또는 밤에 더 악화 되는가? 밤에 깬 적이 있는가? 팔 동작의 어떤 부분에서 악화되는가? 팔이 쉽게 피곤해지는가? 통증이 있을 때 어느 정도 지속되는가?
6. 통증 때문에 수행하지 못하는 활동은? 그 중에 하나는?
7. 손상을 위해서 어떠한 치료를 하였는가?
8. 몇 살인가? (대부분 어깨 문제가 나이와 연관이 있다는 것을 기억하라) 어느 손에 나타나는가?

과거 손상상태

1. 이전에 어깨에 손상이 있었는가? 어떻게 유발되었는가? 손상을 위해서 어떤 치료를 하였는가? 완전하게 기능적인 상태로 회복되는데 어려움이 있었는가?
2. 최근 의학적 문제점이 있는가? (부위에 연관통이 있을 수 있는 문제점을 살펴라) 복용하는 약물이 있는가?

삼각근이 측면에서 평평하다면, 상완관절이 탈구되었을 수도 있다.

흉벽 후면에서 근육의 대칭성도 관찰하여야 한다. 표면 근육은 대개 쉽게 확인할 수 있다. 극상근 또는 극하근의 위축은 견갑극이 더 돌출되게 한다. 흉벽에서 견갑골의 위치도 기록한다. 견갑극은 T_4 높이에, 견갑골의 하부는 T_7 높이에 위치하여야 한다. 견갑골이 내려와 있다면(Sprengel **변형**) 한쪽 또는 양쪽 견갑골에 영향을 줄 수 있는 선천성 변형이다. 내측면은 척추 극돌기와 똑같은 거리에 위치하여야 한다. 흉벽에서 내측면이 위로 거상된 것도 기록하여야 한다. 만성 또는 급성으로 전거근이 약화된다면, 손상된 측이 내려가고(흉벽의 아래로), 전인되고(척추 극돌기에서 멀어지는), 그리고 흉벽에서 위로 올라오게 되고(날개처럼), 약화된 근육은 유연성이 감소하거나 경련이 있다.

외측면에서는, 흉추 후만증 또는 전방으로 구부정한 어깨를 관찰하는 것은 척추기립근 약화와 흉근의 긴장을 의미하는 것이므로 중요하다. 측만증 또는 전만증도 기록하여야 한다.

팔의 위치도 관찰한다. 신체의 측면에 팔을 고정시키거나 또는 측면에 팔을 들어 올리는 것도 기록하여야 한다. 상완이두근의 외형과 윤곽도 관찰한다. 파열된 건은 근육 중심부가 융기된 것이 특징이다.

시진은 특정 손상 부위에 수행되어야 하며, 확실한 변형, 부종, 변색, 대칭, 비대, 위축 또는 이전 수술 상처를 살펴야 한다. 손상된 상지는 손상되지 않은 상지와 비교한다. 이 부위에 중점을 두는 특정한 부위는 **실전전략** 12.6에 요약하였다.

A 자세검사 동안 이례적인 것은 관찰되지 않았다. 약간의 부종은 상완이두근고랑 위와 견봉돌기 전면에 있다.

촉진(PALPATION)

Q 통증과 부종은 어깨의 전방에 나타난다. 어느 부위를 촉진하고, 어떠한 특정요인을 기록하여야 하는가?

양측 촉진으로 체온, 부종, 압통점, 염발음, 변형, 근육경련과 피부감각을 판단할 수 있다. 증가된 피부온도는 염증 또는 감염을 의미한다. 감소된 피부온도는 순환의 차단을 의미한다. 부종은 관절외 부종과 관절 삼출에 차이점이 있다. 어깨에서, 관절내 부종은 팔의 완전 내전을 하지 못하게 한다. 염발음은 견봉하 활액막염, 상완이두근 건초염, 또는 불규칙한 관절면을 의미한다. 혈관성 맥박은 손목에 요골과 척

실전 전략 12.6 어깨 부위에 자세평가

전면

1. 신체 중심에 목과 머리가 있는지 점검한다.
2. 쇄골 원위부에 어떠한 변형은 골절의 가능성을 의미한다
3. 양쪽 어깨가 견봉돌기의 돌출 없이 둥근 삼각근의 모양인지 확인하다
4. 어깨 높이 점검. 손상된 부위는 손상되지 않은 부위보다 낮게 위치한다
5. 손의 색의 기록한다. 이것은 혈관성 문제를 의미한다

후면

1. 극상근 또는 근하근에 근위축 또는 비정상적으로 돌출된 뼈 구조 기록. 내측면이 극돌기와 똑같은 거리에 있는가?
2. 두 개의 견갑극과 양측 하부각은 어떤가? (견갑극은 T4 높이에, 견갑골의 하부는 T7 높이에 위치하여야 한다)
3. 견갑골의 "날개"가 있는지 기록한다
4. 척주의 측만증 또는 외측 만곡이 있는지 기록한다
5. 특히 극상근과 극하근에 반흔 또는 근위축을 기록한다
6. 부종 또는 변색이 있는가?

외측면

1. 어깨와 관련된 머리와 목의 외형을 기록한다. 머리가 앞으로 또는 후방으로 기울 었는가?
2. 후만증(둥근 어깨)을 기록한다

골동맥, 팔의 내측에 상완동맥, 또느 겨드랑이에 액와동맥에서 촉진할 수 있다.

골절은 골절된 부위를 촉진, 관절와에서 상완골두 압박, 상완골을 종축 압박, 특정한 뼈 부위를 타진하여 통증이 있는 것으로 평가할 수 있다. 골절 또는 탈구가 예상된다면, 원위 부위에 순환과 신경학적 통합을 즉시 평가하여야 한다. 이것은 유사한 증상을 판단하기 위하여 양 손의 손바닥과 손등을 쓰다듬고 손상된 부위에서 맥박을 촉진한다.

EMS *골절이 예상된다면, 적당한 팔걸이와 붕대로 상지를 고정하여야 한다. 생명징후를 관찰하고, 응급의료서비스를 수행하고, 필요하다면 가장 가까운 의료시설로 이송한다.*

검사자는 양측을 촉진하기 위하여 선수의 뒤에서, 근위에서 원위로 움직인다. 가장 아픈 통증 부위가 남아있기 때문에 다음 부위를 촉진한다.

전면 촉진(Anterior Palpation)

1. 흉쇄유돌근
2. 흉쇄관절, 쇄골간 인대, 흉쇄인대와 쇄골의 흉골부 끝
3. 쇄골과 늑쇄골인대
4. 견쇄관절, 견봉돌기, 그리고 견쇄인대
5. 오훼돌기, 소흉근, 상완이두근 단두와 오훼쇄골인대
6. 대흉근과 삼각근 전면부
7. 극상근, 극하근과 소원근의 원위 부착점과 대결절
8. 상완이두근과 건. 외회전으로 상완이두근 고랑을 촉진할 수 있다. 소결절은 견갑하근이 부착하는 고랑의 내측에 있다.
9. 팔을 신전시키고, 견봉하 활액낭과 극상근건

외측면 촉진(Lateral Palpation)

1. 삼각근 중간부와 대결절
2. 상완관절낭

후면 촉진(Posterior Palpation)

1. 삼각근 후면부와 승모근
2. 견갑근, 내측과 외측면과 하부각
3. 능형근, 광배근, 전거근, 견갑거근과 사각근

A 염발음과 압통이 팔을 수동으로 굴곡 시키고 신전시킬 때 견봉돌기에서 유발된다. 상완이두근 고랑에도 압통점이 있다. 어깨의 전방은 접촉하면 따뜻하였고, 부종은 견봉돌기의 전면과 이두근 고랑에 있다.

이학적 검사 (PHYSICAL EXAMINATION TESTS)

Q 심각한 통증이 있다. 손상의 정도와 손상된 구조를 판단하기 위하여 검사를 설명하여야 하는가?

선수는 항상 이학적 검사를 위하여 편안한 자세를 취하게 한다. 병력에 따라, 몇 가지 검사는 꼭 수행하고, 반면에 다른 검사는 사용할 수 있거나 하지 않을 수 있다. 평가를 하기 위한 움직임도 주의하여야 하고, 항상 양측에 수행하여 비교한다.

기능적 검사(Functional Tests)

팔과 어깨는 손이 움직이기 쉬울 때는 열린 운동사슬 또는 손을 고정하기 위하여 고정할 때는 닫힌 운동사슬을 사용할 수 있다. 선수가 수행하는 스포츠의 특정기술과 통증이 유발될 때에 의하여, 보상적인 운동사슬은 어깨에 다른 효과를 줄 수 있다. 첫 번째는 능동움직임을 수행한다.

➤ *능동움직임(Active Movements)*

능동움직임에서 앉거나 엎드린 자세에서 통증이 있는 움직임은 마지막에 수행된다. 경추부위에서 어깨까지 자주 연관통이 있기 때문에, 능동 ROM(AROM)은 목에 처음 수행할 수 있다. 목 굴곡, 신전, 회전과 내회전을 동작을 수행하는 동안 평가하여야 하고, 통증이 있는지도 평가한다. 목의 능동움직임에서 통증이 있다면, 목을 완전하게 검사를 수행하여야 한다.

EMS *확실한 증상이 있다면, 목은 경추칼라로 고정하고, 응급의료서비스를 수행하고, 가장 가까운 의료시설로 이송하여야 한다.*

목을 움직이는 동안 문제가 나타나지 않는다면, 어깨 검사를 지속적으로 수행한다. 선수는 어깨의 커다란 움직임을 수행한다. 팔은 전면과 후면을 관찰하여야 한다. 선수의 뒤에 서있을 때에는 견갑골과 상완골이 협응된 움직임으로 함께 움직이는 지를 관찰한다. 견갑골은 상완골이 적어도 30° 거

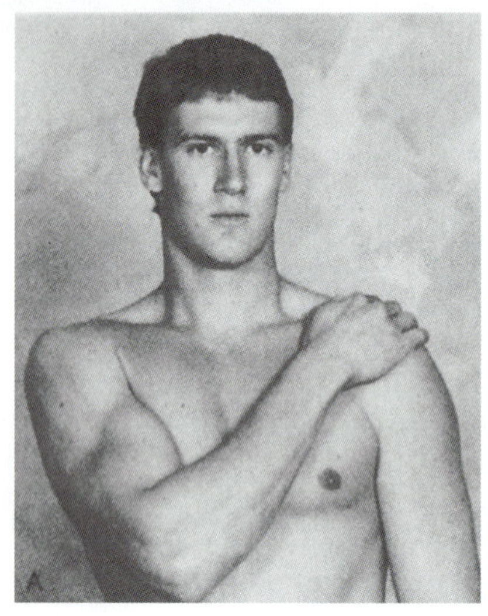

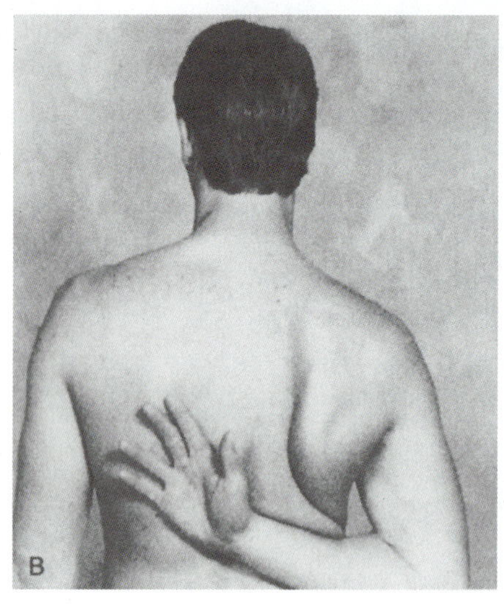

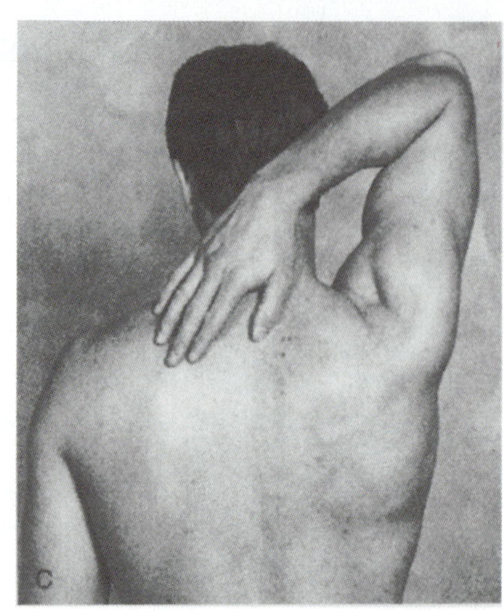

➤ 그림 12.23. **Apley 긁음 검사.** **A**, 내회전과 내전. 선수는 머리 앞쪽에 반대편 어깨를 잡는다. **B**, 내회전, 신전과 내전. 선수는 등 뒤에서 반대편 견갑골의 하부각을 접촉한다. **C**, 외전, 굴곡과 외회전. 선수는 머리 뒤에서 반대편 견갑골의 상부각을 접촉한다.

상이 될 때까지는 움직이지 말아야 한다. 능동움직임을 촉진하기 위해서, Apley 긁음 검사를 어깨와 팔의 커다란 움직임 유형을 측정하기 위하여 사용한다(**그림** 12.23).

이러한 간단한 검사의 장점은 능동움직임을 양측에서 빠르게 평가할 수 있다는 것이다. 어떠한 결점도 쉽게 발견되고 더 자세하게 검사할 수도 있다. 다음은 어깨에서 평가될 수 있는 움직임을 나열한 것이다. 각 움직임의 정상 가동범위를 숫자로 표현하였다.

- 어깨 외전(170-180°)
- 어깨 굴곡(160-180°)
- 어깨 신전(50-60°)
- 외회전(80-90°)
- 내회전(60-100°)
- 내전(50-70°)
- 수평내전/외전(130°)
- 견갑골의 상방/하방 회전

상완관절의 측각계 측정은 **그림** 12.24에 그림으로 설명하였다.

➤ 수동관절가동범위(Passive Range of Motion)

능동움직임을 완전한 ROM으로 수행하였다면, 끝느낌을 확인하기 위하여 움직임의 마지막에서 가벼운 압박을 가한다. 조직 신장은 어깨 굴곡, 신전, 외회전, 내회전, 외전과 수평 외전의 정상 끝느낌이고, 내전은 조직이 근접한 것이다. 수평내전은 조직이 신장 또는 근접할 수 있다. 어깨의 외전은 뼈가 맞닿거나 조직이 신장될 수 있다.

➤ 근육 저항검사(Resisted Muscle Testing)

둔부와 체간은 근육검사를 수행하는 동안 근육의 대상작용을 방지하기 위하여 고정하여야 한다. 검사자는 근육을 신장시켜 전체 ROM을 수행하는 동안 저항을 가한다. 다양한 동작으로 움직이는 동안, 검사자는 부드러운 스트레스로 시작하여, 약화와 피로를 기록하기 위하여 몇 분 동안 움직임을 수행하게 한다. 어깨에 통증호를 가지고 있는 것이 대부분이다. 그러므로 전체 ROM을 수행하게 하는 것이 중요하며, ROM이 제대로 연결되지 않거나 특히, 통증이 있는 것을 기록한다. 갑작스럽거나 또는 반동적인 움직임은 과도한 통증을 유발할 수 있으므로, 피하여야 한다. 움직임의 지체, 근육약화 또는 통증호도 기록하여야 한다. 근육의 작용으로 과도한 통증을 유발할 수 있으며, **그림** 12.25에 설명된 근육검사의 마지막 기간 까지 지연될 수 있고, **그림** 12.26은 상완과 주관절 움직임 검사를 설명한 것이다.

스트레스 검사(Stress Tests)

평가되는 지점에서, 병력, 관찰, 촉진과 기능적 검사는 어떠한 구조에 손상이 있는지 예측하기 위하여 수행된다. 스트

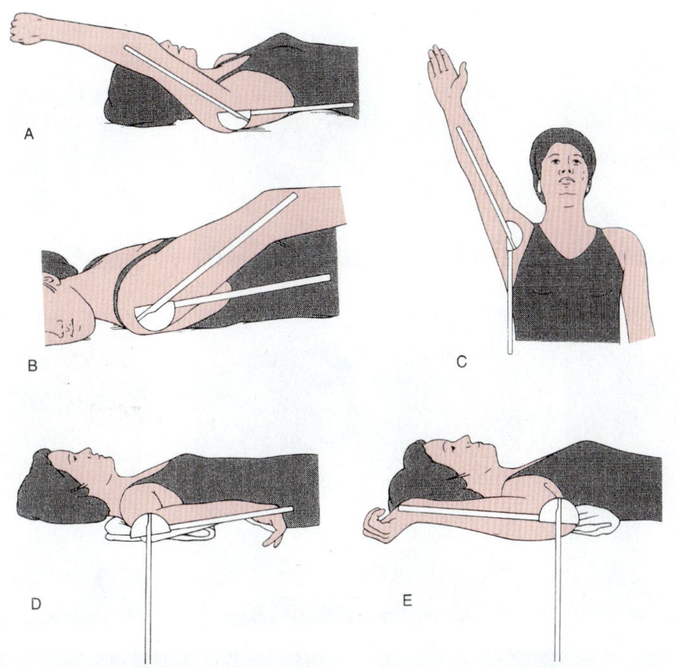

➤ 그림 12.24. **측각계 측정.** A, 어깨 굴곡. 흉곽의 겨드랑이 중심선에 근위 팔을 정렬하고, 견봉돌기 가장 가까이에 받침대를 올려놓는다. 상완골의 외측 과상돌기 선에서 상완골을 다라 원위 팔까지 정렬한다. B, 어깨 신전. 굴곡과 같은 지점에서 측정한다. C, 어깨 외전, 근위 팔은 흉골의 중심부와 평행하게 하고 견봉돌기 가까이에 받침대를 놓는다. 내측 과상돌기를 사용하여 상완골의 원위팔과 정렬한다. D-E, 외회전과 내회전. 받침대를 주두돌기 중심에 놓고 주관절을 90° 굴곡한다. 근위 팔은 지면과 수직으로 하게하고, 원위 팔이 주두돌기와 척골의 경상돌기와 정렬되게 한다.

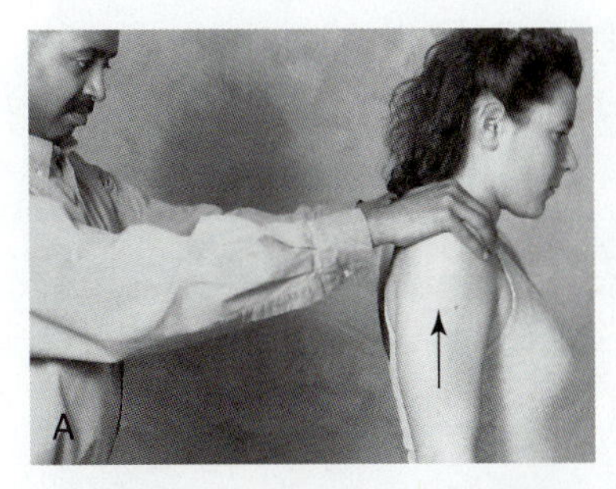

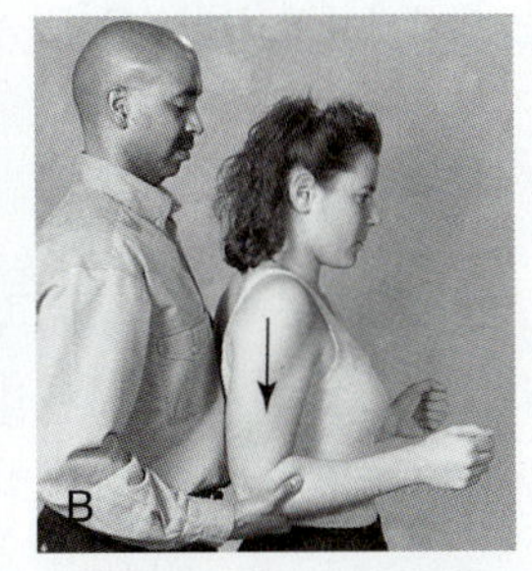

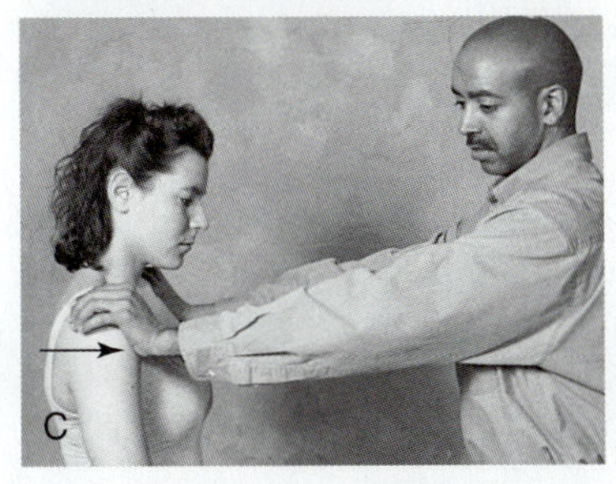

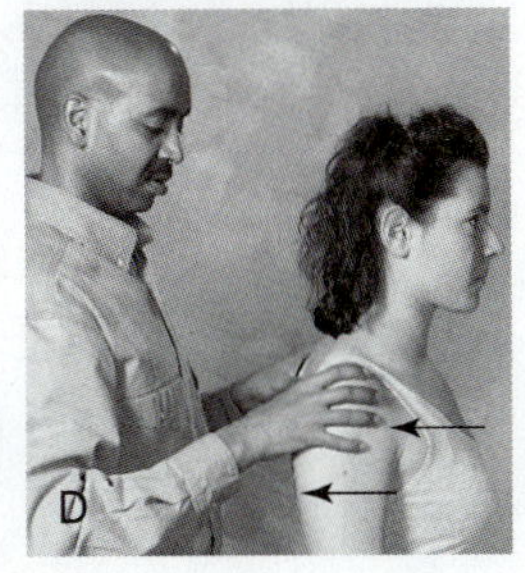

➤ 그림 12.25. **견갑골의 도수근력검사.** 근육분절은 이미 열거하였다. A, 거상(C4), B, 하강. C, 전인. D, 후인. 화살표는 저항에 대항하여 견갑골이 움직이는 방향을 표시한 것이다.

레스 검사는 확실하게 필요할 때에만 수행한다(**표 12.6**). 다양한 기능적 움직임 검사에서, 검사자는 부드럽게 스트레스를 가하고, 약화 또는 불안정성이 있는지 확인하기 위하여 몇 분 동안 적용한다. 어깨에는 대부분 통증호가 있다. 그러므로 전체 ROM을 수행하게 하는 것이 중요하며, ROM이 제대로 연결되지 않거나 특히, 통증이 있는 것을 기록한다. 갑작스럽거나 또는 반동적인 움직임은 과도한 통증을 유발할 수 있으므로 피하여야 한다.

➤ *흉쇄관절 안정성 검사(Test for Sternoclavicular Instability)*

앉은 자세에서, 검사자는 쇄골 내측부에 불안정성을 확인하고 통증을 증가시키기 위하여 쇄골을 하방, 상방, 전방과 후방에 압박을 가한다. 통증이 모든 움직임에 있다면 흉쇄관절 염좌, 흉쇄관절 원반 손상 또는 관절낭의 완전 파열과 관절의 탈구 또는 아탈구를 의미할 수 있다.

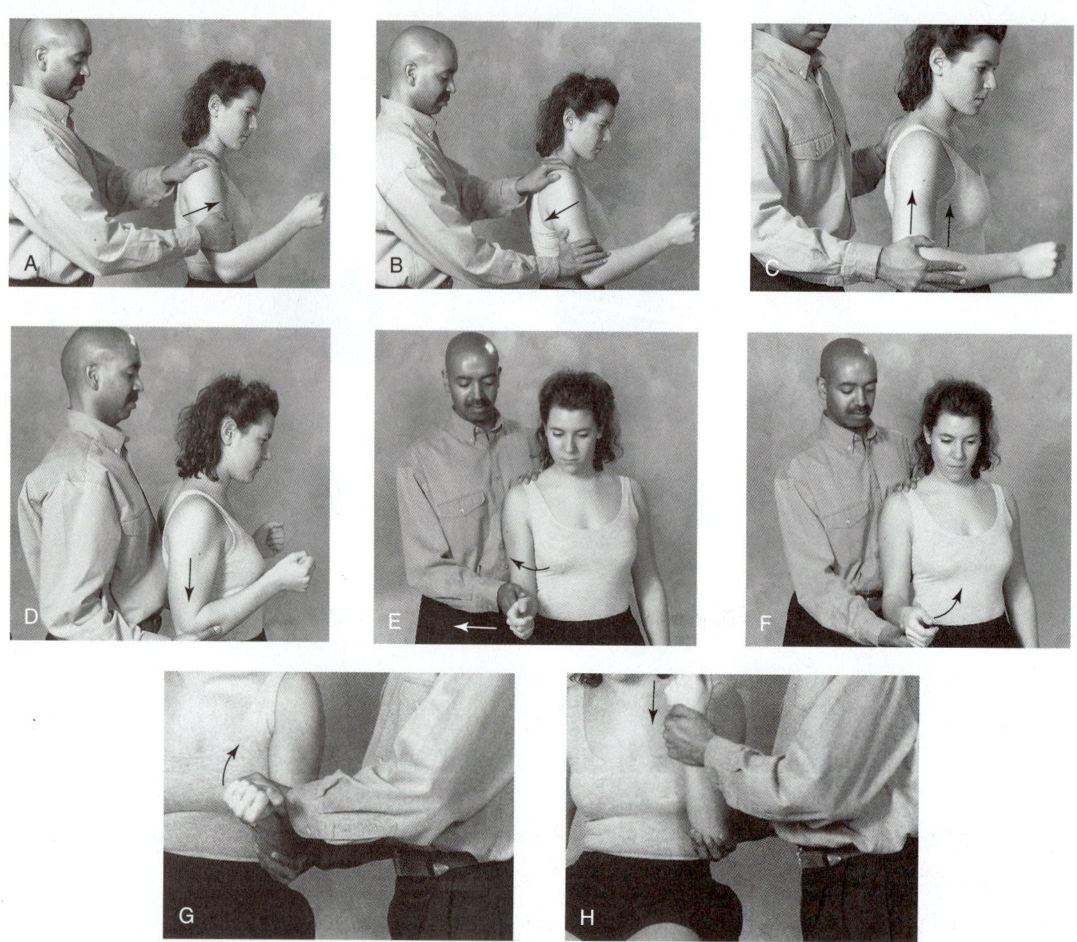

➤ 그림 12.26. **상완관절과 주관절의 도수근력검사.** 근육분절은 이미 열거하였다. A, 굴곡. B, 신전. C, 외전(C_5). D, 내전. E, 외회전. F, 내회전. G, 주관절 굴곡(C_6). H, 주관절 신전(C_7). 화살표는 저항에 대항하여 움직이는 방향을 표시한 것이다.

➤ *견쇄관절 불안정성 검사들(Tests for Acromioclavicular Joint Instability)*

견쇄 불안정성검사. 검사자는 쇄골 원위부를 잡고 안정성과 통증 증가를 확인하기 위하여 4방향으로 압박을 가한다. 그 후 압박은 어깨의 끝에 적용하여, 견쇄관절을 압박하고 통증을 증가시킬 수 있다.

Piano Key 징후. 견쇄관절에 계단변형이 있다면, 검사자는 쇄골의 원위부를 하방으로 압박한다. 압박으로 불규칙적인 움직임이 유발된다면, 이것은 오훼견쇄인대의 손상을 의미한다.

견쇄 신연-압박. 견쇄관절이 불안정하다면, 쇄골에서 견봉돌기가 하방으로 움직이게 하기 위하여 상지를 하방으로 견인한다. 한 손으로 관절을 촉진하는 동안 다른 손으로 팔을 잡고 하방으로 견인하는 것으로 평가한다(**그림** 12.27A). 양성 검사는 통증 그리고/또는 관절 움직임을 유발한다. 팔의 수평 내전은 견쇄관절을 압박하므로 관절이 손상되었다면 통증이 증가될 수 있다(**그림** 12.27B).

➤ *상완관절 불안정성 검사들(Tests for Glenohumeral Joint Instability)*

전방 불안정성의 불안검사. 이 검사는 바로 누운 자세에서 상완골을 천천히 외전시키고 외회전시킨다(**그림** 12.28A). 과도한 움직임을 수행하기 위한 수동움직임을 할 수 없거나, 얼굴표정이 불안하거나, 아프다는 것이 나타난다면, 상완관절의 만성 전방 아탈구 도는 탈구를 의미하는 양성징후이다. 이 동작은 탈구 재발을 방지하기 위하여 천천히 수행하여야 한다.

전방불안정의 재탈구 검사. 이 검사의 자세는 불안검사와

표 12.6 어깨에 수행되는 일반적인 특수검사

흉쇄관절	흉쇄관절 불안정성 검사
견쇄관절	견쇄관절 불안정성 검사
	Piano Key 검사
상완관절 불안정성 전방	불안(apprehension)검사("crank 검사")
	재탈구 검사
	전방부하와 이동검사
상완관절 불안정성 후방	후방부하와 이동검사
	후방 불안(apprehension) 검사
상완관절 불안정성 하방	고랑(Sulcus) 징후
관절순 병변	Clunk 검사
충돌검사	Neer 어깨 충돌 검사
	전방 충돌검사(Hawkins-Kennedy 검사)
근육건 병변	전거근 약화검사
	대흉근 수축검사
	견갑하근의 발진(lift-off) 검사
	팔 낙하 검사
	극상근의 빈 통(Centinela) 검사
	상완골 횡인대 검사
	Yergason 검사
	Speed 검사
	Ludington 검사
흉곽출구증후군	Adson 검사
	Allen 검사
	늑쇄골증후군(군인 보조기) 검사

동일하다. 불안검사에서 양성징후가 있다면, 운동 트레이너는 팔의 후방에 천천히 스트레스를 가한다(**그림 12.28B**). 불안과 통증이 감소되고, 상완관절의 외회전은 불안이 회복되기 전에 가능할 수 있다. 이 검사는 검사를 하는 동안 불안이 없고 통증이 감소하면 양성이다. 새로운 범위에서 팔이 이완(이완검사)된다면, 상완골두의 전방이동과 통증은 양성 징후를 의미한다. 이러한 이완절차에서 통증은 어깨 전방 불안정성, 관절순 병변(예, Bankart 병변 또는 상부 관절순 SLAP 병변, 전방-후방), 또는 상완이두근건염을 유발할 수 있다. 이러한 이완은 관절이 탈구, 부분적 파열을 유발할 수 있기 때문에 천천히 수행하여야 한다. 그러므로 외회전은 후방 스트레스 이완을 하기 전에 이완시켜야 한다.

전방 부하와 이동검사. 선수가 앉아서 검사하는 팔을 허벅지에 올려놓고, 검사자는 선수의 뒤에 서거나 앉아서 한손으로 쇄골과 견갑골 위를 잡고, 어깨를 고정한다. 다른 손의 엄지손가락은 상완골두의 후방에, 다른 손가락은 전방에 위치하도록 하여 상완골두를 잡는다(**그림 12.29**). 검사자는 관절와에서 상완골을 부드럽게 민다. 이것은 검사 부분에 "부하"를 가하고, 이동이 유발되도록 한다. 부하가 적용되지 않는다면, 움직임이 크거나 "느낌"이 변한다. 상완골두를 전방(전방불안정성) 또는 후방(후방불안정성)으로 미는 동안, 이동의 정도를 기록하여야 한다. 이것은 검사의 "이동" 부분이다. 정상적으로 골두는 상완골두 직경의 0-25% 정도 이동한다. 25-50%에서 이동이 있다면, 양성징후이다.

후방 부하와 이동검사. 후방부하와 이동검사에서, 상완골두의 50%의 후방이동은 정상이라고 간주한다. 정상과 손상된 측의 차이점은 양측의 이동 정도를 비교하여야 한다. 선수의 증상을 비교하는 것은 유발되는 움직임보다 더 중요하게 생각한다. MDI가 있다면, 정상측과 손상된 측의 과도한 전방과 후방이동이 나타날 수 있다. 검사는 또한 바로 누운 자세에서도 수행할 수 있다.

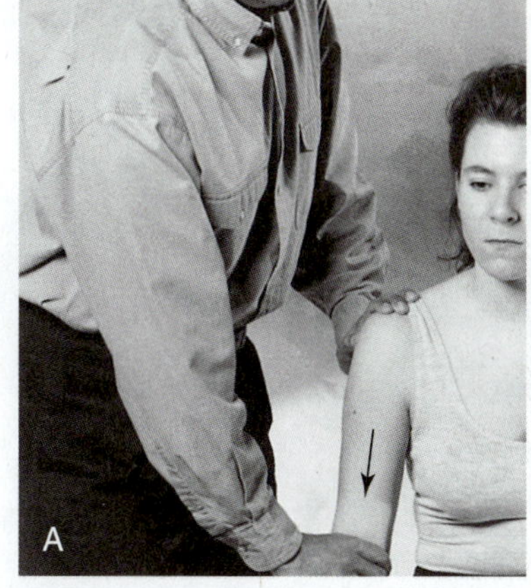

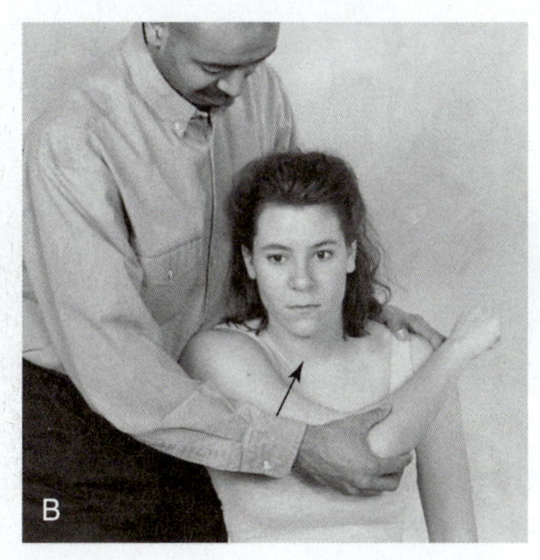

➤ 그림 12.27. **견쇄검사.** A, 견쇄견인. B, 견쇄압박. 화살표는 검사자가 팔을 움직이는 방향을 표시한 것이다.

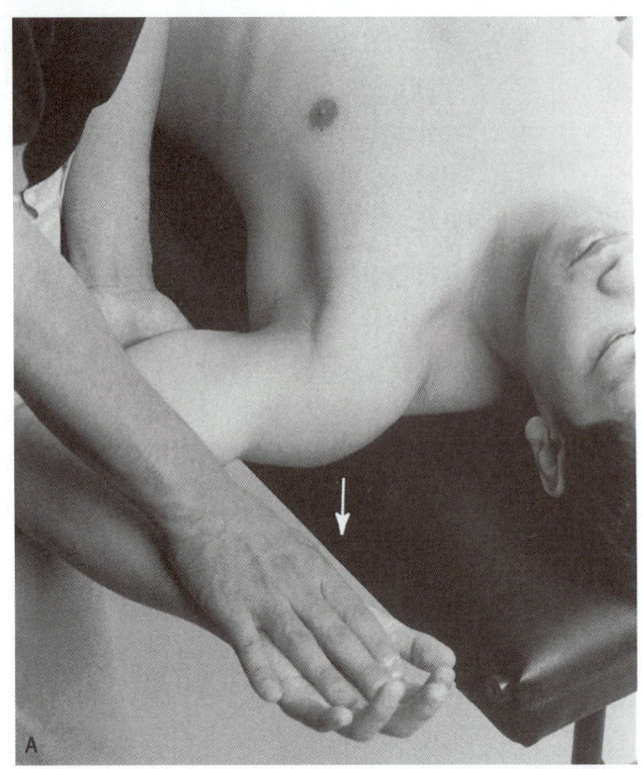

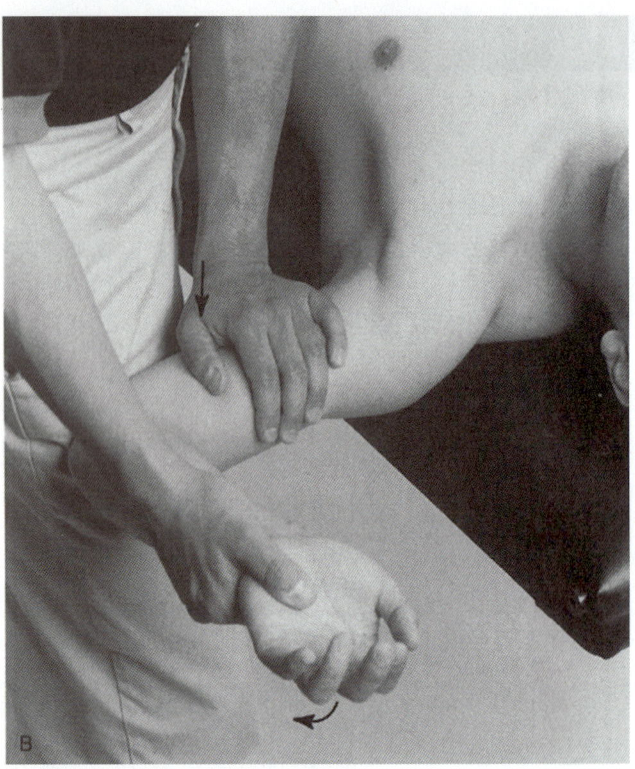

➤ **그림 12.28. 상완골 전방 불안정성.** A, 불안 또는 "crank" 검사. 검사자는 외전과 외회전된 자세에서 부드럽게 압박을 가한다. B, 재탈구 검사. 검사자는 상완골의 후방이동과 함께 외전과 외회전을 적용한다.

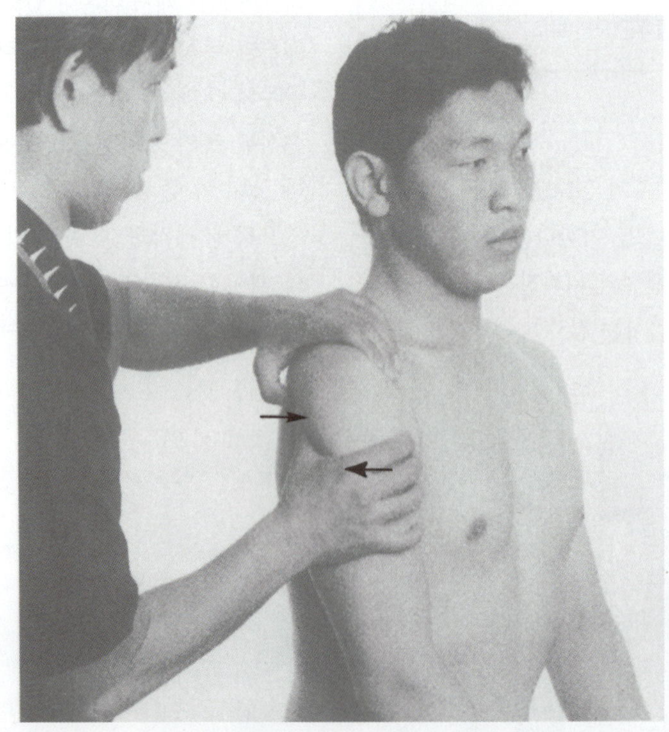

➤ **그림 12.29. 부하와 이동검사.** 상완골은 상완골에 부하하기 위하여 관절와를 압박한다. 결과적으로, 검사자는 상완골두를 전방(전방 불안정성) 또는 후방(후방 불안정성)으로 밀고, 이동의 정도를 관찰한다.

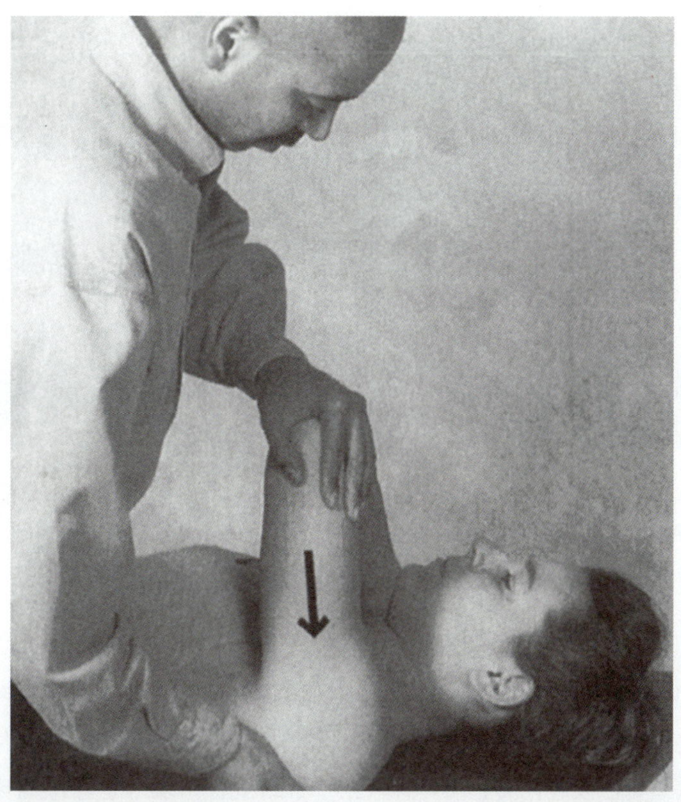

➤ 그림 12.30. **후방 불안검사.** 검사자는 관절와에서 상완골두를 후방이로 이동시키기 위하여 주관절에서 하방으로 압박을 가한다.

후방 불안검사. 선수가 바로 누운 자세에서, 하방으로 압박을 가하여 관절와에서 상완골을 후방으로 움직이게 하는 것처럼 팔을 전방 굴곡과 내회전으로 움직인다(**그림** 12.30). 축부하를 적용하는 동안, 검사자는 팔을 수평내전과 내회전을 시킨다. 선수의 얼굴에 불안과 통증이 나타나거나 증상의 재발 또는 움직임의 제한이 나타난다면 검사의 양성을 의미한다. 재발성 통증은 불안 검사보다 유발시키는 것이 더 쉽다. 양성징후는 후방탈구를 의미한다.

고랑 징후. 지지구조의 통합을 확인하기 위하여 상완골에 견인을 적용한다. 견봉돌기와 상완골두의 사이공간이 넓어진다면, 함몰 또는 "고랑"이 유발되며, 이것은 하방 불안정성의 검사의 양성을 의미한다. 견쇄신연 검사와 이 검사의 다른 점은 견쇄관절에서는 상완골과 견갑골을 쇄골에서 신연하는 것이고, 반면에 고랑 검사는 단지 상완골을 쇄골과 견갑골에서 신연하는 것이다.

➤ *관절순 병변검사들(Tests for Labral Lesions)*

마찰 검사. 선수는 바로 눕게 하고, 한손은 어깨의 상완골두 아래 후면에 놓는다. 팔을 머리 위로 완전하게 외전하고, 팔꿈치 위의 상완골을 잡는다. 상완골두에 위치한 손을 전방으로 천천히 미는 동안, 다른 손은 상완골을 외회전시킨다(**그림** 12.31A). 부딪치는 소리 또는 마찰음은 양성을 나타내고, 관절순의 파열을 의미한다. 이 검사는 또한 전방 불안정성이 있다면 불안을 유발할 수도 있다.

압박 회전검사. 선수는 팔꿈치를 굴곡시키고, 팔은 약 20° 외전시킨 자세로 바로 눕게 한다. 한손은 팔꿈치를 밀고 다른 손은 상완골은 내회전과 외회전을 시키며 관절와에서 천천히 압박한다(**그림** 12.31B). 상완골에서 툭하는 소리 또는 걸리는 느낌(catching sensation)이 느껴진다면, 관절순 파열의 양성을 나타내는 것이다(Bankart 또는 SLAP 병변).

➤ *어깨 충돌검사들(Tests for Shoulder Impingement)*

Neer 어깨 충돌검사. 선수는 팔을 해부학적 자세로 하고앉아 어깨 후방을 고정시킨다. 선수의 주관절은 잡고, 팔을 천천

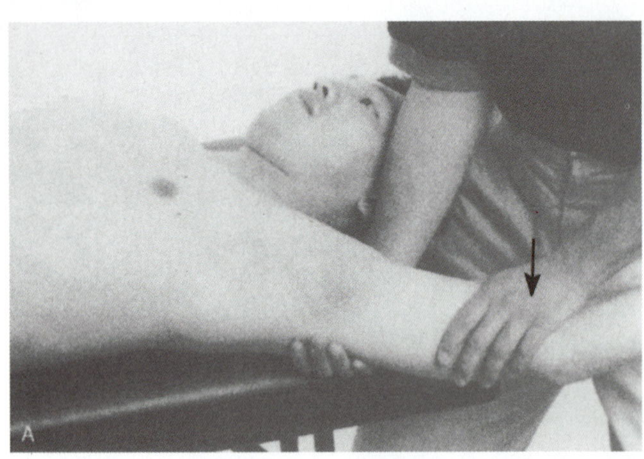

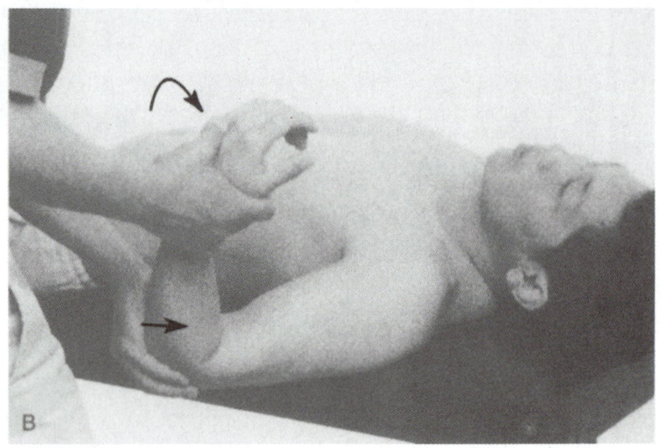

➤ **그림 12.31. 관절순 병변.** A, 마찰검사. 손을 상완골두 아래에 놓고, 검사자는 상완골을 외회전시키고, 전방에 압박을 가한다. B, 압박 회전검사. 주관절을 굴곡시키고 팔을 약간 외전시키고, 검사자는 상완골의 장축에 압박을 적용하는 동안 다른 손은 내외전와 외회전을 시킨다.

히 전방으로 굴곡시킨다(**그림 12.32A**). 움직임에서 특히, ROM의 끝부분에서 통증이 있다면 양성이다. 양성검사는 상완골의 대결절과 견봉돌기 또는 오훼견봉궁 사이에서 극상근 또는 상완이두근 장두의 건이 충돌하는 것을 의미한다.

전방 충돌검사. 이 검사는 견갑골이 하강하는 동안 어깨 굴곡과 함께 상완골을 외전과 내회전시키고, 또한 견봉돌기의 전하방 면 아래에 대결절을 누른다. 팔은 90° 외전 시키고(주관절 90° 굴곡한 상태), 그 후 상완골을 내회전시

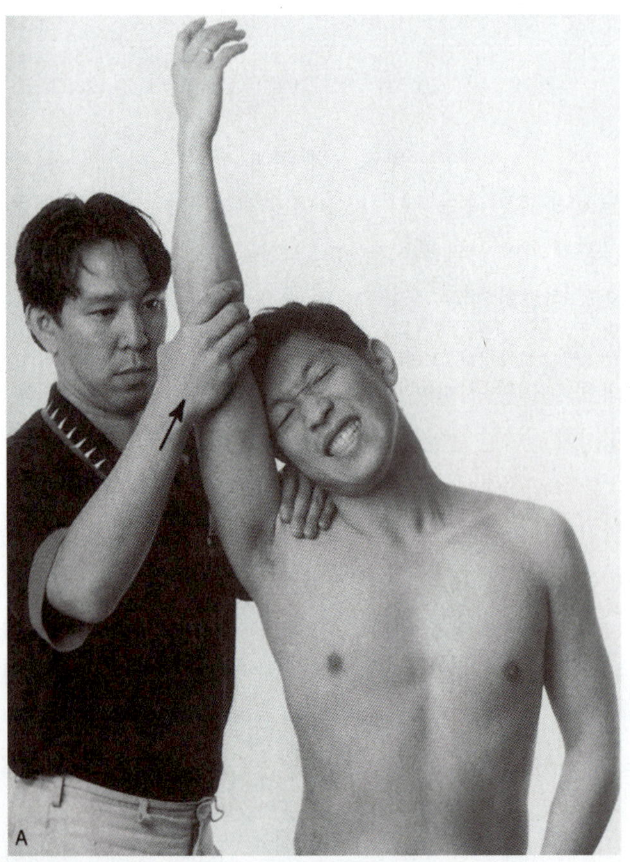

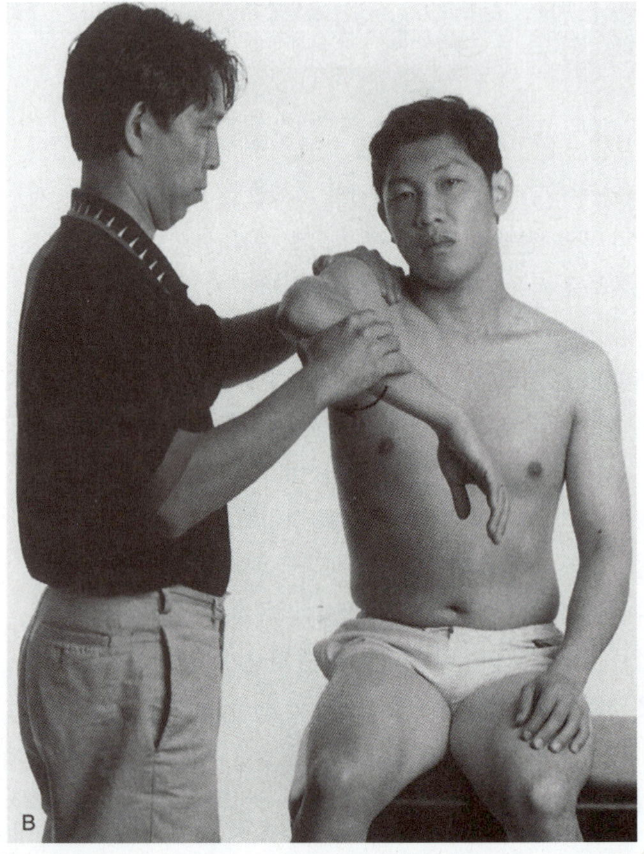

➤ **그림 12.32. 전방 충돌검사.** A, Neer 어깨 충돌검사. 견봉돌기 전하방면에 대결절을 부딪치게 하기 위하여 팔을 내회전시키고 전방으로 굴곡시킨다. B, 전방 충돌검사. 다른 방법은 팔은 90° 굴곡시킬 때 상완골 근위를 내회전시킨다(Hawkins-Kennedy 충돌검사).

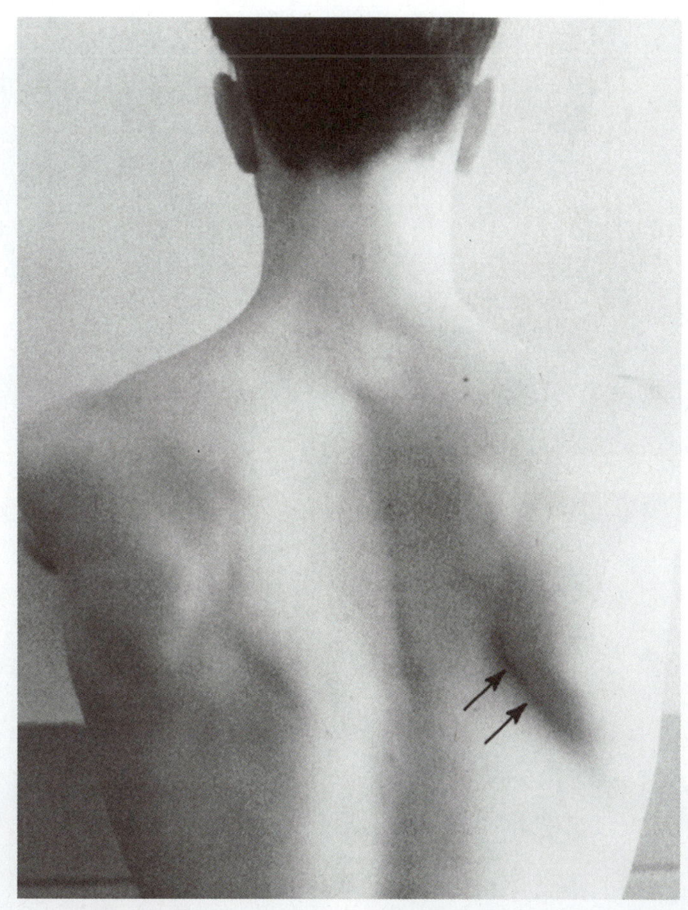

➤ 그림 12.33. **날개 모양의 견갑골.** 날개모양의 견갑골은 전거근의 약화 또는 장흉신경의 손상으로 유발된다. 화살표는 오른쪽 견갑골의 척추면이 거상된것을 표시한 것이다.

킨 상태에서 수평내전을 수행한다(**그림** 12.32B). 선수의 얼굴에 통증 또는 불안이 나타나는 것은 극상근 또는 상완이두근 건의 과사용 손상을 의미한다. 이 검사는 Hawkins-Kennedy 충돌검사라고도 한다.

➤ *근육 건의 병변 검사들(Tests for Muscle Tendon Pathology)*

전거근 약화. 날개모양 견갑골이라 칭하는 전거근의 약화는 벽 앞에 서서 팔굽혀펴기를 수행함으로 확인할 수 있다(**그림** 12.33). 근육 또는 장흉신경이 약화된다면, 견갑골의 내측면은 흉벽에서 위로 돌출된다.

대흉근 구축검사. 양손을 깍지를 끼고 머리 뒤에 놓고 바로 눕는다. 그후 팔은 검사테이블에 팔꿈치를 닿게 한다(**그림** 12.34). 테이블에 팔꿈치가 닿지 않는다면 양성검사이고, 대흉근의 긴장을 의미한다.

견갑하근의 발진검사. 요추부위에 손등을 올려놓고 선다. 그 후 손을 등에서 들어 올린다(**그림** 12.35). 이 동작의 불안정성은 견갑하근의 병변을 의미한다. 검사를 수행하는 동안 견갑골의 비정상적인 동작은 견갑골 불안정성을 의미한다. 검사하는 동안 견갑골의 내측면이 날개모양으로 된다면, 능형근도 손상이 되었을 수 있다.

Drop arm 검사. 극상근과 건의 통합을 검사하기 위한 것이고, 상완골 회전없이 어깨를 90° 외전시킨다. 선수에게 팔을 천천히 아래로 내리라고 한다. 양성이라면, 팔은 천천히 내릴 수 없거나, 동작을 수행하는 동안 통증이 증가될 것이다. 대안적인 방법은 회전 없이 팔을 90° 외전시키고, 선수에게 자세를 유지하라고 한다. 하방의 저항은 상완골의 원위 끝에 적용된다(**그림** 12.36A). 외전자세에서 팔을 유지하기 힘든다면 양성을 의미한다.

극상근 병변을 위한 Empty can검사. 양쪽 팔을 90° 외전

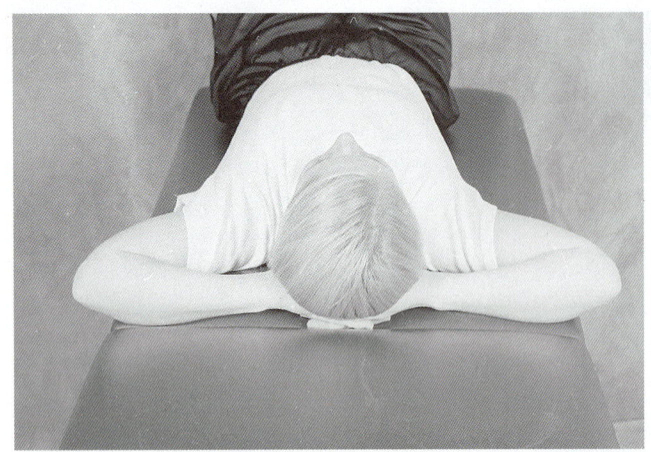

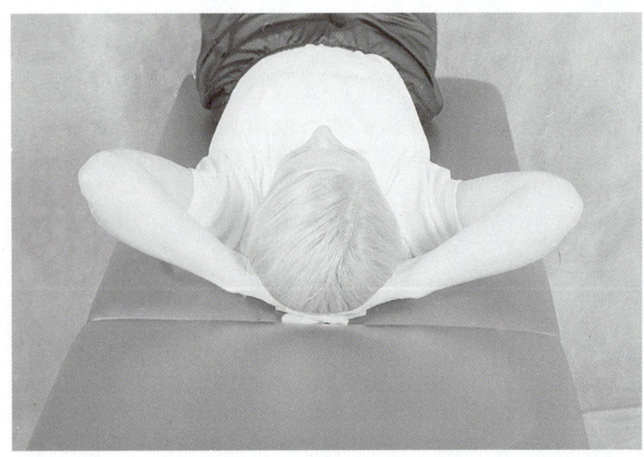

➤ **그림 12.34. 대흉근 구축검사.** 선수는 양손을 깍지 끼고 머리 뒤에 놓는다. 그 후 팔꿈치는 천천히 팔꿈치에 닿게 한다. 팔꿈치가 테이블에 닿지 않는다면 양성이고, 대흉근의 긴장을 의미한다.

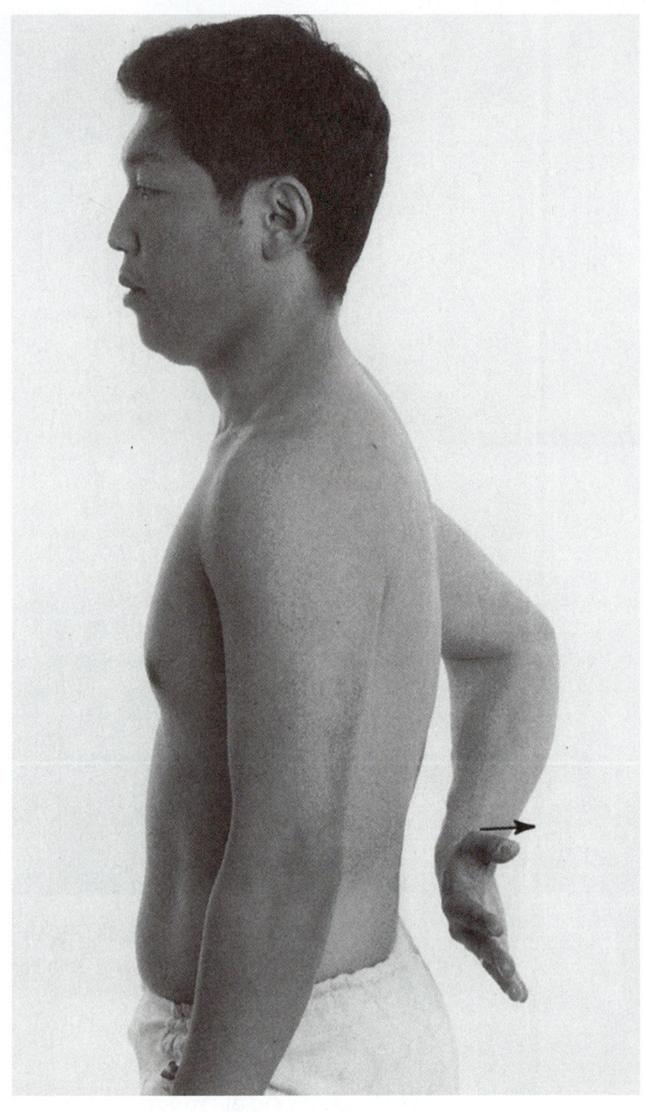

➤ **그림 12.35. 들어올리기 검사.** 등에서 손을 들어 올릴 수 없다면 견갑하근 약화, 견갑골 불안정성 또는 능형근의 약화를 의미한다.

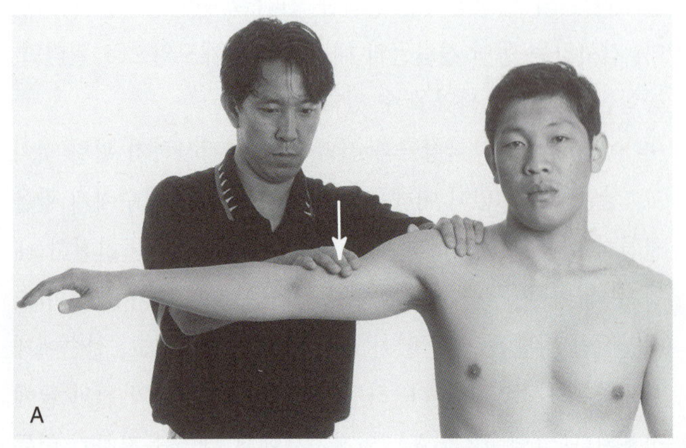

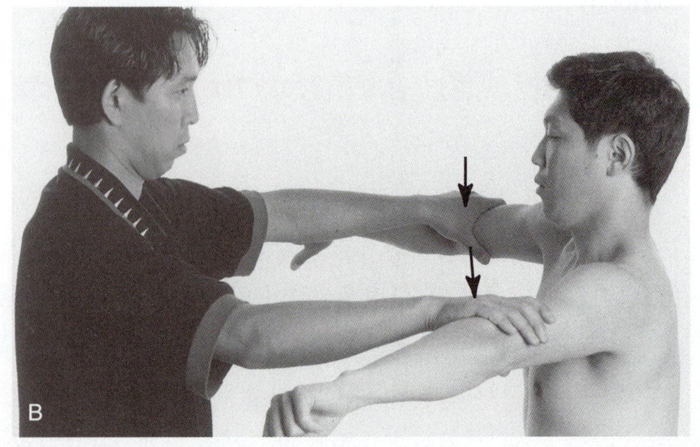

➤ **그림 12.36. 극상근 검사.** A, Drop arm 검사. 검사자는 환자에게 상완을 90° 외전을 하게 하고, 상완골 원위부에 하방으로 압박을 가한다. B, Empty can검사. 환자는 상완을 내회전하고, 약 30-60° 수평외전하게 한다. 검사자는 상완골 원위에 하방으로 압박을 가한다.

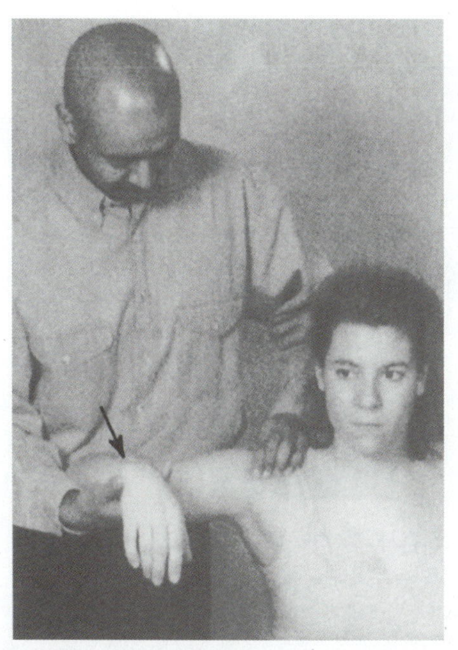

➤ 그림 12.37. **상완골 횡인대검사.** 환자는 팔을 90° 외전하고, 외회전 한다. 검사자는 손가락을 이두근 고랑에 올려놓고, 팔을 내회전시킨다. 내회전하는 동안, 통증이 있고, 툭하는 소리를 듣거나 그리고/또는 촉진한다면 양성이다.

시킨다. 그 후 팔을 약 30-60° 수평내전시키고, 엄지손가락이 하방으로 향하게 상완골을 내회전시킨다("텅빈 캔 자세")(**그림** 12.36B). 검사자는 팔꿈치의 근위에서 하방압박을 가한다. 통증 그리고/또는 약화를 평가할 수 있다. 팔은 90° 외전 자세에서 반동될 수 있다. 양성 검사는 극상근 또는 건의 파열을 의미한다.

상완골 횡인대검사. 상완골 횡인대 파열을 확인하는 검사이고, 주관절을 90° 굴곡시키고 어깨를 90° 외전과 외회전이 되게 한다. 검사자는 상완이두근 고랑에 손가락을 올려놓는다. 팔을 내회전시킬 때 통증이 있고, 툭하는 소리를 듣거나, 촉진할 수 있다(**그림** 12.37).

상완이두근 건염의 Yergason 검사. 선수는 팔꿈치를 90° 굴곡하고, 전완을 회내시켜 체간 옆에 고정시킨다. 검사자는 선수에게 전완을 회외시키고, 주관절을 굴곡하고, 상완을 외회전시키게 한다. 동시에, 검사자는 한손으로 선수의 움직임에 저항을 주는 동안 다른 손은 팔꿈치에서 하방으로 견인을 한다(**그림** 12.38A). 통증이 상완이두근 고랑 위에 통증이 있거나, 고랑에서 툭하고 건이 이탈한다면, 양성이다.

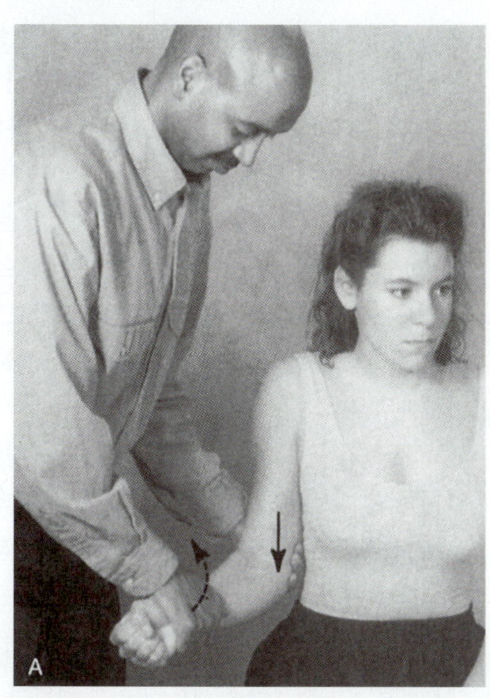

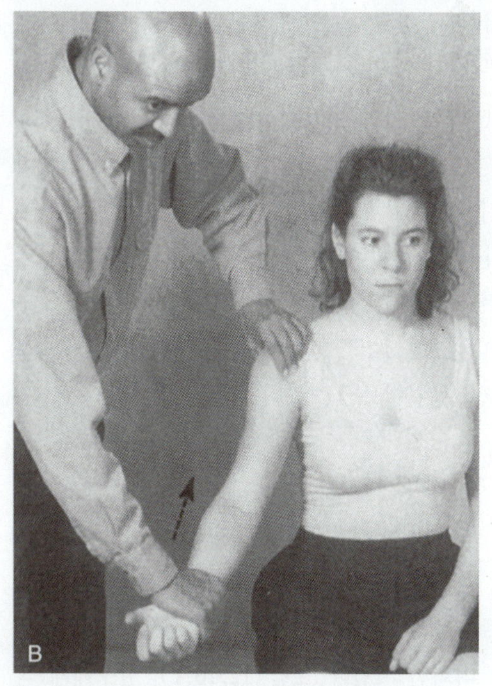

➤ 그림 12.38. **상완이두근 건염.** A, Yergason 검사. 검사자는 팔을 굴곡시키고, 전완을 회내하여 신체에 고정시킨다. 환자에게 전완을 회외하고, 팔꿈치를 굴곡하고, 상완을 외회전하게 한다. 검사자는 움직이는 전체 범위에 저항을 가하고, 동시에 다른 손으로 팔꿈치에 하방 견인을 가한다. B, Speed 검사. 환자는 팔꿈치를 완전 신전하고 손을 회외하게 한다. 검사자는 한손을 이두근 고랑에 올려놓고, 팔의 전방 굴곡에 저항을 가한다.

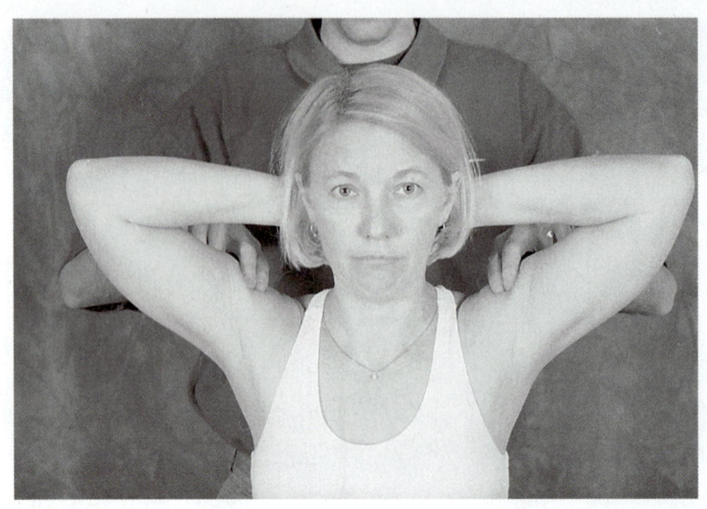

➤ 그림 12.39. **상완이두근 병변의 Ludington 검사.** 검사자는 환자의 뒤에 서서 상완이두근의 장두를 촉진하고, 환자에게 상완골두의 위쪽에 힘을 주어 이두근을 수축하라고 한다. 건에서 긴장이 없거나 감소된다면 상완이두근 장두의 파열을 의미하는 양성징후이다.

상완이두근 건염의 Speed 검사. 이 검사에서, 움직임을 하는 동안 뼈 위에서 건이 움직인다. 이 검사가 Yergason 검사보다 더 효과적이고 결과가 정확하다. 팔꿈치를 완전 신전하고 팔을 회외시킨다. 검사자는 한손을 상완이두근 고랑 위에 올려놓고, 다른 손은 팔의 전방굴곡에 저항을 가한다. 고랑 위에 압통은 양성을 의미한다(**그림** 12.38B).

상완이두근 병변의 Ludington 검사. 선수는 검사를 수행하는 동안 서거나 앉을 수 있다. 손은 깍지를 끼고 머리 위에 올린다. 검사자는 환자의 뒤에 서서 이두근 고랑에서 상완이두근의 장두 건을 촉진한다. 그 후 선수는 상완이두근을 수축하고 이완한다(**그림** 12.39). 한쪽에 수축 또는 긴장이 촉진되지 않는다면, 상완이두근 장두가 파열된 것이다.

➤ *흉곽출구증후군 검사들(Tests for Thoracic Outlet Syndrome)*

Adson 검사. 검사자는 요골맥박을 검사한다. 선수는 손상된 어깨 쪽으로 머리를 돌리는 동안 트레이너는 천천히 상완을 신전시키고 외회전 시킨다(**그림** 12.40A). 선수에게 심호흡을 하게하고 유지하라고 한다. 맥박이 소실되거나, 감소되는 것은 전사각근과 중사각근 사이에 쇄골하동맥이 차단을 확인할 수 있는 양성검사를 의미한다. 이것은 가끔 전사각증후군 검사와 관련되기도 한다.

Allen 검사. Adson 검사와 비슷하고, 검사자는 요골맥박을 촉진하는 동안 어깨를 외전하고, 팔꿈치를 90° 굴곡시키고, 반대편 어깨를 보라고 한다(**그림** 12.40B). 선수에게 심호흡을 하게하고 유지하라고 한다. 맥박이 소실되거나 감소되는 것은 양성징후이며, 소흉근에 신경다발이 압박된 것을 의미한다. 그러나 이 검사는 잘못된 양성 결과를 나타낼 수 있음에 주의하여야 한다.

Halstead 방법이라 하는 다른 자세에서는 팔을 신전시키고, 선수의 목을 과신전 하게하고, 반대편으로 회전시킨다. 검사자는 요골맥박을 촉진하고 팔을 하방으로 견인한다. 맥박의 소실 또는 감소하는 것은 흉곽출구증후군의 양성을 의미한다.

늑쇄골증후군(군인보조기)검사. 선수는 이완된 자세로 서 있는 동안 검사자는 선수의 뒤에 서서 요골맥박을 촉진한다. 그 후 선수는 군인 차려 자세로 어깨를 후인되게 한다. 그 후 검사자가 팔을 30° 외전시키는 동안 선수는 목을 과신전되게 한다(**그림** 12.41). 요골맥박이 소실 또는 감소가 된다면, 쇄골하동맥이 어깨의 늑쇄골 구조에 의하여 차단된 것을 의미한다.

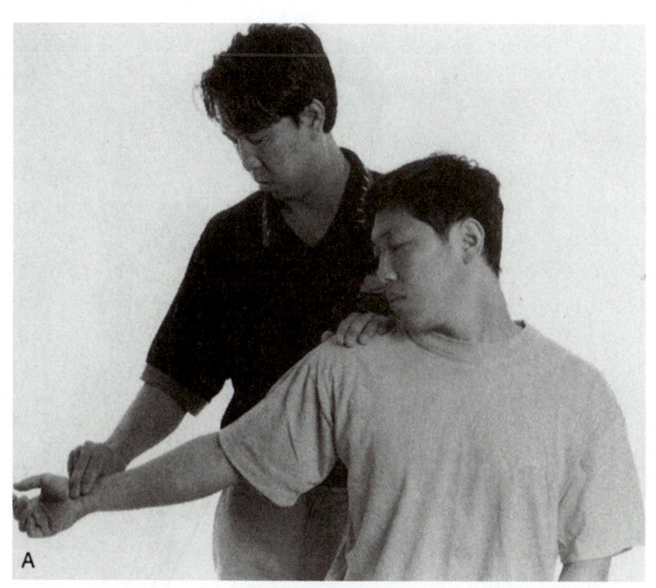

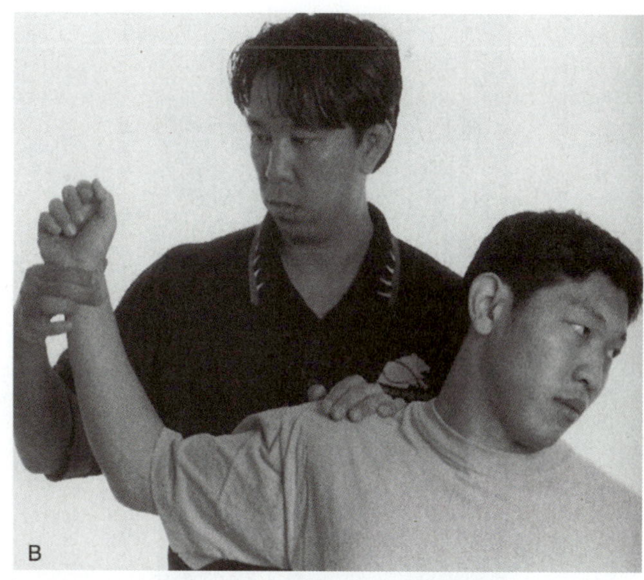

➤ 그림 12.40. **흉곽출구압박증후군.** A, Adson 방법. 검사자가 상완을 신전과 외회전시키는 동안 선수의 머리를 신전시킨다. B, Allen 검사. 검사자가 어깨를 외전시키고 팔꿈치를 굴곡시키는 동안 선수는 반대쪽 어깨를 바라본다. 다른 자세는 팔꿈치를 신전하고, 하방으로 견인하는 동안, 선수는 목을 과신전하고 머리를 반대측으로 회전한다(Halstead 방법).

신경학적 검사(Neurologic Tests)

신경학적 통합은 근육분절, 반사와 피부분절과 말초신경 유형을 포함하는 피부 유형을 사용하여 측정할 수 있다.

➤ *근육분절(Myotomes)*

등척성 근육검사는 상지에서 특정한 근육분절을 검사하기 위하여 동작을 한 후에 수행할 수 있다: 견갑골 거상(C_4), 어

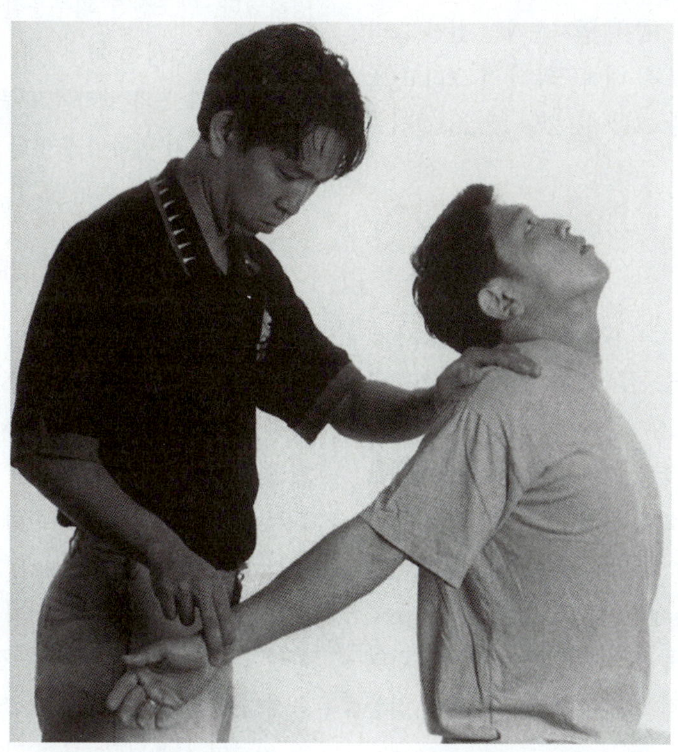

➤ 그림 12.41. **늑쇄골 검사.** 선수는 군인 차려 자세에서처럼 어깨를 후인한다. 팔은 30° 외전하고 신전시키는 동안 머리와 목을 과신전한다. 요골맥박이 소실된다면, 이것은 쇄골하동맥이 어깨의 늑쇄골구조에 의하여 차단됨을 의미한다.

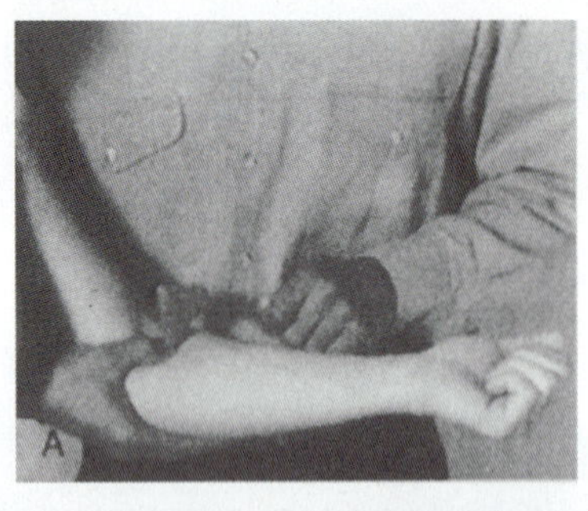

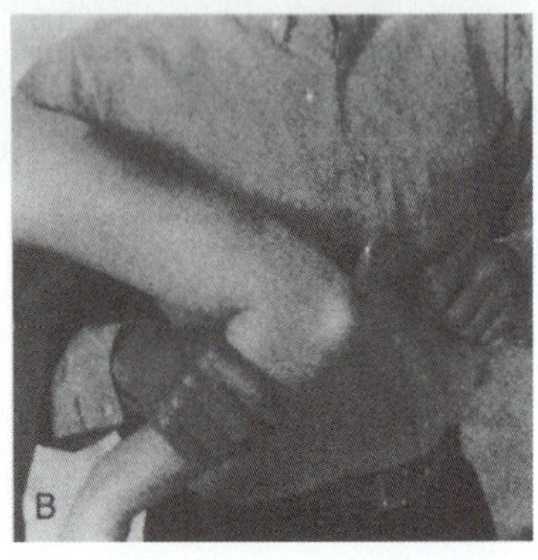

➤ 그림 12.42. **반사검사.** A, 상완이두근 반사(C5, C6). B, 상완삼두근 반사(C7)

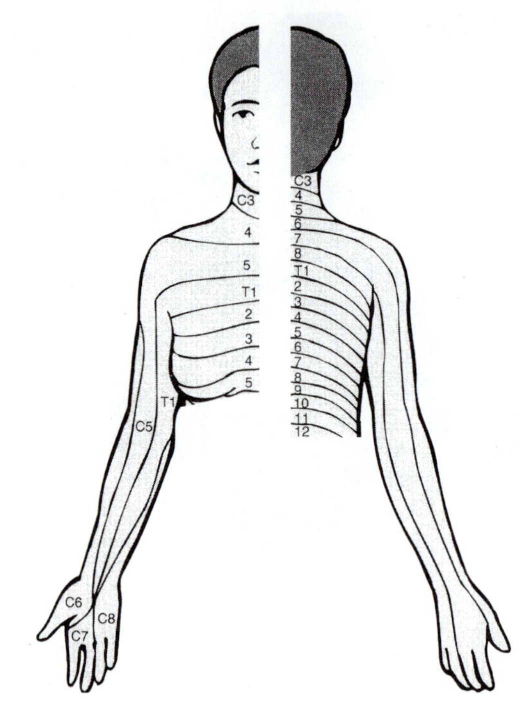

➤ 그림 12.43. **어깨 부위에 피부분절 유형.**

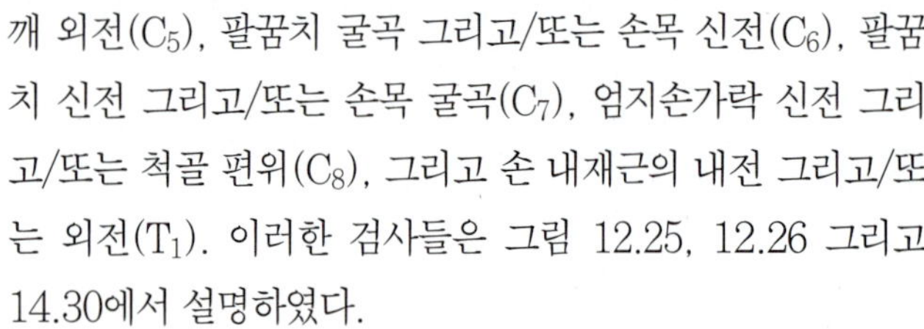

깨 외전(C_5), 팔꿈치 굴곡 그리고/또는 손목 신전(C_6), 팔꿈치 신전 그리고/또는 손목 굴곡(C_7), 엄지손가락 신전 그리고/또는 척골 편위(C_8), 그리고 손 내재근의 내전 그리고/또는 외전(T_1). 이러한 검사들은 그림 12.25, 12.26 그리고 14.30에서 설명하였다.

➤ *반사(Reflexes)*

상지 반사는 상완이두근(C_5-C_6), 그리고 상완삼두근(C_7)이 포함된다. 상완이두근 반사는 검사자의 전완으로 선수의 팔을 굴곡 시키고 지지하면서 검사한다. 검사자의 엄지손가락은 상완이두근의 건에 올려놓고 망치를 사용하여 아래로 엄지손가락을 친다(**그림 12.42A**). 약간의 주관절 굴곡이 나타나는 것이 정상반응이다. 상완삼두근 반사는 팔꿈치를 굴곡시키고, 팔을 외전시키고, 신전시킨다. 상완삼두근은 약간 신장시키고, 그 후 상완삼두근의 건을 망치로 두드린다(**그림 12.42B**). 약간의 주관절 신전이 나타나는 것이 정상반응이다.

➤ *피부분절 유형(Cutaneous Patterns)*

어깨부위에 분절신경의 피부분절 유형은 **그림 12.43**에 설명하였다. 말초신경 피부분절 유형은 **그림 12.44**에 설명하였다. 양측 검사는 목, 어깨, 전방과 후방 흉벽과 팔의 양측면에 손톱과 손의 날카롭고 무딘 자극을 사용하여 변화된 감각을 확인하기 위하여 수행할 수 있다.

활동-특정한 기능 검사들 (Activity-Specific Functional Tests)

근본적으로, 스포츠의 특정 기능움직임은 징후와 증상을 재발시키는 활동이다. 공 던지기, 수영 스트로크, 팔을 사용하여 점프하기, 머리위에서 서브와 스파이크는 통증 유형을 재발 시킬 수 있다. 검사자는 견갑흉곽관절과 상완관절의 부드러운 짝 움직임을 확인한다. 부조화(disharmony)는 견갑흉곽 운동장애(dyskinesia), 또는 수의적 움직임 장애를 유발할 수 있다. 움직임 기전의 이해를 통하여 확실한 손상을 확인하기 위한 확실한 평가 결과를 확인할 수 있다. 이러한 움직임은 일반적으로 다시 스포츠에 참여하는 것을 결정하기 위하여 사용된다. 모든 기능적 유형은 통증이 없어야 한다.

A 능동, 수동과 저항움직임을 수행하는 동안 상완관절의 60-120° 외전과 굴곡움직임에서 통증호를 발견하였다. 팔을 수평내전 할 때, 견봉돌기에서 대결절이 미끄러지는 것과 같이 통증도 증가한다. 팔 낙하검사, 텅빈 캔 극상근검사, 충돌검사, Yergason 검사와 Speed 검사에서 양성을 보였다. 신경학적 검사는 정상이었다. 이 선수는 극상근건, 견봉하 활액낭과 상완이두근의 장두에 충돌증후군이 있다.

재활 (REHABILITATION)

Q 배구선수는 충돌증후군으로 어깨에 통증이 있다. 완전한 기능 상태로 회복하고 이러한 손상의 재활에서 우선 시 되는 것은 무엇인가?

어깨 부위의 재활은 기능적 순서로 전체 어깨 복합체에 근력증강운동과 ROM 운동을 수행하여야 한다. 어떠한 프로그램의 순서는 손상의 유형과 정도에 의하여 결정된다. 일반적 경우에, 능동 ROM의 회복은 특정 근력이 결손된 것에 중점을 두어 근력증강운동을 수행한다. 견갑골 고정근의 근력증강운동은 투구동작의 각 기간 동안 중요한 역할을 수행하기 때문에 중요하게 생각하여야 한다. 게다가 ROM과 근력을 회복시키기 위해서는, 고유수용기와 심혈관 상태도 유지하여야 한다.

움직임의 회복 (Restoration of Motion)

Codman의 회선과 진자 흔들기와 같이 부드러운 ROM 운동은 가끔 손상 후 즉시 사용된다. 운동은 작은 원과 굴곡, 신전과 수평내전과 외전에서 진자움직임으로 수행될 수 있다. ROM은 통증이 없는 움직임이 회복되는 것처럼 증가한다. 운동은 바로 누운 자세에서 능동보조의 T 막대 운동을 사용할 수 있다(**실전전략** 12.7). 투구 동작에서, 팔을 머리 위로 올리는 기간에서의 ROM은 팔이 90° 외전될 때 90° 외회전이 필요하다(5). 특별한 주의는 부가적인 가동범위를 회복하는 것에 중점을 두지만, 과가동성은 되지 말아야 한다. 밧줄 당기기는 능동과 보조 상완굴곡과 외전을 증가시킬 수 있다. 3방향(상방, 전방과 후방)에서 수행하는 어깨를 으쓱하는 동작은 견갑골 ROM을 증가시킬 수 있다.

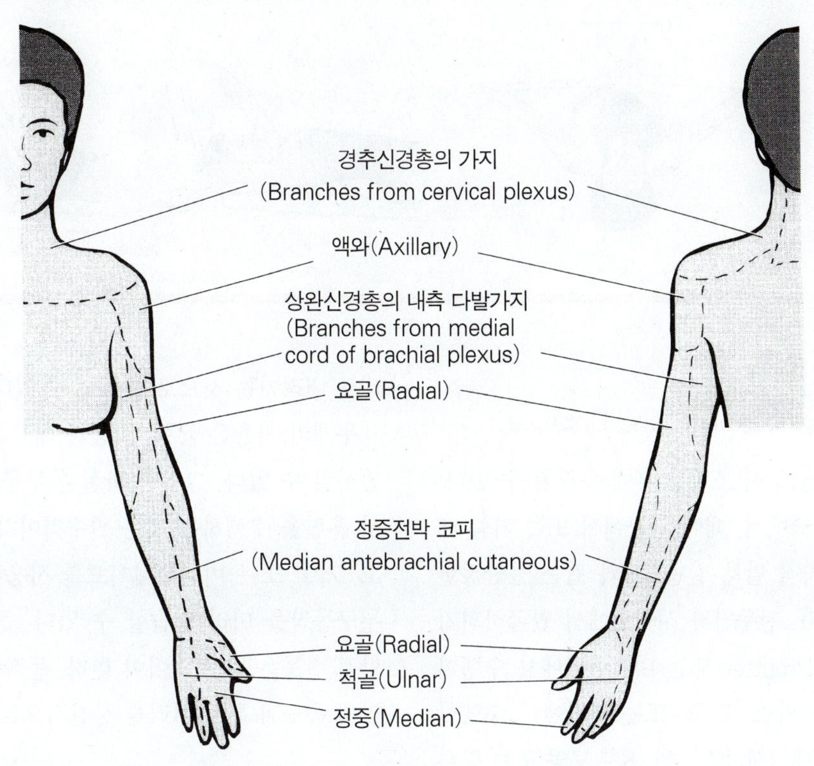

➤ 그림 12.44. 말초신경의 피부분절 유형

실전 전략 12.7 상완관절의 가동범위 운동

지팡이 또는 T 막대 운동. 5-10초 동안 신장을 유지하고, 1세션마다 10-20회 반복한다. 처음에, 가동범위운동은 하루에 2-3번 수행할 수 있다.

A. **바로 누운 자세에서 어깨 굴곡.** 손바닥이 아래로 향하게 양손으로 막대를 잡고, 허리 높이에서 막대를 머리 위로 올리고, 어깨에 신장되는 느낌이 있을 때까지 수행 한다. 충돌증후군이 있다면, 운동은 손바닥이 위로 향하게 하여 수행할 수 있다.
B. **어깨 외전.** 손바닥을 위로 향하게 하고 막대를 잡고, 어깨가 신장되는 느낌이 있을 때까지 측면의 위아래와 측면으로 막대를 민다.
C. **어깨 내전/수평내전.** 운동 B와 반대로 손을 잡는다. 막대를 어깨가 신장되는 느낌이 있을 때까지 지팡이 쪽을 향하여 민다.
D. **어깨 내회전/외회전.** 손바닥을 아래로 향하게 유지하고, 어깨를 외전시키고 팔꿈치를 굴곡시킨다. 막대를 머리 쪽으로 움직이고, 그 후 다시 허리 높이로 다시 되돌 아온다.
E. **어깨 수평외전/내전.** 손바닥을 아래로 향하게 유지하고, 막대를 측면으로 밀고, 다시 원위치로 되돌아 온다. 체간이 뒤틀려서는 안된다.
F. **바로 누운 자세에서 외회전.** 어깨를 외전 시키고 팔꿈치를 90° 굴곡 한다. 운동을 하는 팔의 손으로 T 막대를 잡는다. 반대편 팔로 손을 외회전이 되게 민다. 팔을 135-180° 외전 시키고 외회전을 수행한다.
G. **바로 누운 자세에서 내회전.** 운동 과 같은 자세를 취하고, 내회전이 되게 팔을 민다.

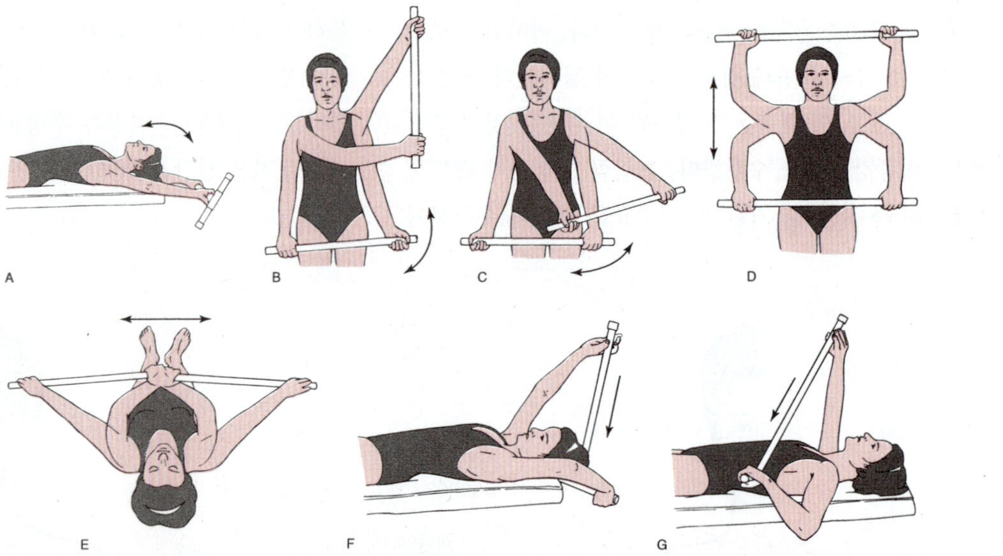

A B C D

E F G

고유수용기와 균형 회복 (Restoration of Proprioception and Balance)

닫힌 사슬운동은 급성염증이 조절된 후에 수행할 수 있다. 측면으로의 체중이동은 벽에서, 테이블 끈에서 또는 거품 매트 또는 BAPA(생체역학적 발목 발판) 판과 같은 불안정한 지면에서 수행할 수 있다. 전두면과 시상면에서 팔굽혀펴기와 운동이 가능하다면, Profitter 또는 미끄럼판에서 수행할 수 있다. 계단 오르기는 박스, 도구, 또는 계단에서 수행할 수 있다. 이러한 활동은 대각선 유형, 원, 8자 모양 또는 다른 유형에서 수행하는 운동처럼 박스의 높이를 조절하여 위 아래로 내려가는 것으로 수행할 수 있다.

무게의 사용은 균형, 협응과 대각선 움직임에서 기술을 발전시킬 수 있다. 그러나 확실한 투구동작을 위하여 고유수용성 훈련을 수행하는 것은 필수적이다. 이것은 느리게 수행하고, 거울 또는 비디오테이프를 사용하여 시각되먹임과 함께 투구동작을 미리 연습할 수 있다. 동작을 수행하고, 생체역학적 잘못은 바로 잡아야 한다. 동작이 완전하게 될 때, 움직임의 속도와 투구 거리를 점진적으로 증가시킨다.

근강도, 지구력, 근력 (Muscular Strength, Endurance, and Power)

등척성 저항운동 손상 후 또는 수술 후 팔을 고정하고 있는 동안에 즉시 시작할 수 있다. 안정자세에서 상완관절에는 느리고, 약간의 부하를 적용한다. 등척성운동의 단점은 운동을 수행하는 특정한 관절 각도에만 근력이 증가하는 것이다. 그러므로 등척성 수축은 관절에 근력을 증가시키기 위하여 여러 자세에서 수행하여야만 한다. 선수의 근력이 증가하면, 더 많은 부하를 적용한다. 마지막으로, 높게, 빠르게, 예상하지 못한 저항은 투구에 필요한 ROM의 끝을 포함한 다양한 자세에서 수행한다.

적합한 ROM은 선수에서는 정상이고, 열린 사슬운동은 중

실전 전략 12.8 어깨 복합체의 재활운동

점진적인 운동은 통증이 없을 때 시작한다.

운동은 조절하여야 하고, 운동의 선에 중점을 둔다.

중력을 저항으로 하여 시작하고, 점진적으로 가벼운 아령 또는 모래주머니를 사용하고, 그 후 실전전략 11.2에 열거된 운동을 수행한다.

A. **옆으로 누운 자세에서 내회전과 외회전.** 팔꿈치를 굴곡하고, 외회전과 내회전을 수행한다.
B. **엎드린 자세에서 수평외전(90°)** 손을 외측으로 회전시키고, 팔을 테이블 위에 늘어뜨린다. 지면과 평행할 때까지 팔을 올리고, 상완을 외회전시킨다.
C. **엎드린 자세에서 수평외전(100°).** 팔을 100°로 외전시키고, 팔을 올리고 상완을 외측으로 회전시킨다.
D. **엎드린 자세에서 굴곡과 신전.** 손을 가능한 최대로 회전시키고, 앞을 전방으로 굴곡하여 들어올린다. 반복하여, 팔을 신전으로 움직인다.
E. **엎드린 자세에서 내회전과 외회전.** 어깨를 90° 외전시키고, 팔꿈치를 굴곡시켜 외회전과 내회전을 수행한다. 바로누운자세에서 반복한다.
F. **엎드린 자세에서 노 젓기(견갑골 내전).** 어깨를 90° 외전시키고, 팔꿈치를 굴곡시키고, 어깨뼈들이 함께 맞닿게 팔을 테이블에서 들어올린다. 가슴은 테이블에서 떨어지면 안된다.
G. **벽에서 팔굽혀펴기와 프레스 들기.**

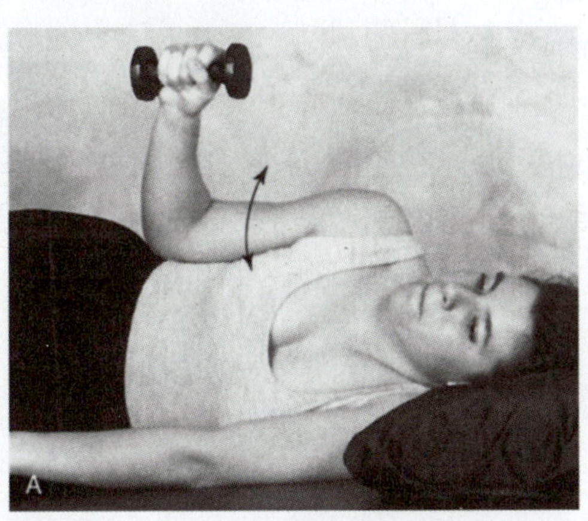

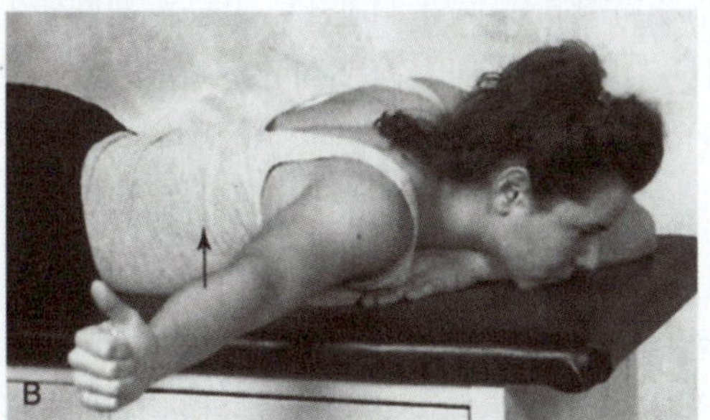

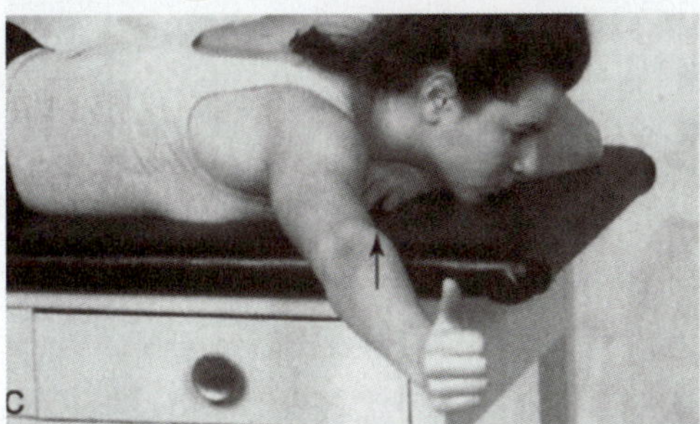

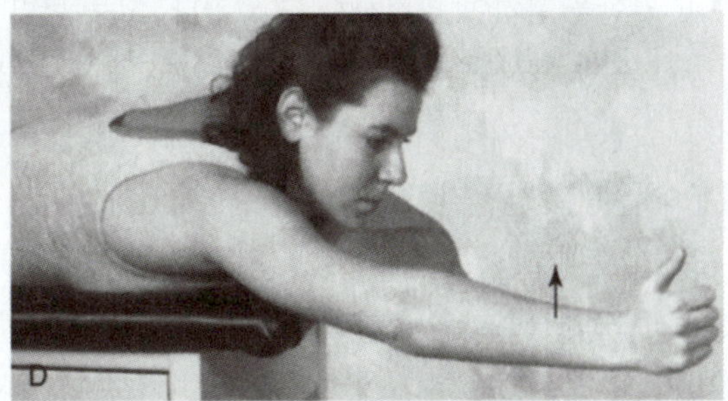

계속

실전 전략 12.8 어깨 복합체의 재활운동(계속)

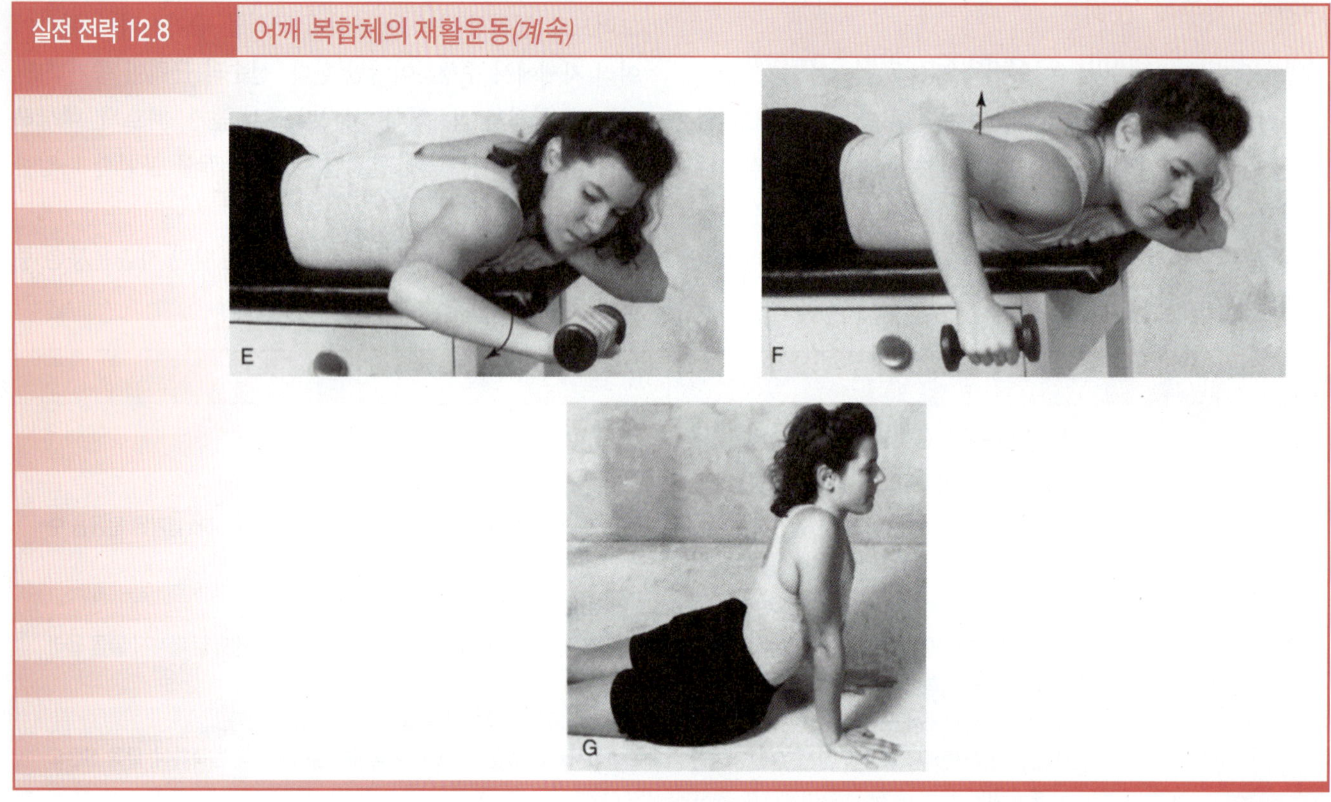

력이 저항으로 부가되는 엎드린 자세, 옆으로 누운 자세, 또는 서있는 자세에서 수행할 수 있다(**실전전략** 12.8). 샌드백 또는 아령을 부가적 저항으로 사용할 수 있다. 선수는 1파운드 무게로 50-100회를 완전하게 수행하여야 하고, 100회를 수행하기 전까지는 저항을 증가시키지 않는다. 근력증가 프로그램을 수행하는 동안 회전근개 염증을 제한시키기 때문에 저항은 5파운드에서 제한하여야 한다. 통증은 증상을 악화시킨다는 의미이기 때문에 구심성과 원심성 수축을 하는 동안 움직임의 잠재적인 통증호를 관찰하여야 한다. 그러므로 가벼운 저항으로 움직임에 통증이 없는 범위에서 운동을 수행한다.

근력과 지구력은 기능적 기술을 위한 대각선 유형에서 PNF 저항을 통하여 발전시킬 수 있거나, 고무 탄력 튜브는 기능적 유형에 사용할 수 있다. 근력증가처럼, 상지를 위한 저항 무게 또는 기계 저항운동도 사용할 수 있다. 이러한 대부분의 운동은 **실전전략** 12.2에서 설명하였다.

폴라이오메트릭운동은 빠르게 공을 잡고, 볼을 투구하는 것에서 구심성 수축을 촉진하기 위하여 근육을 원심성으로 신장시킨다. 운동은 하나 그리고 두팔을 가슴으로 통과하는 것과 머리 위로 올리는 것으로 증진시킬 수 있다. 미니트램도 팔굽혀펴기 폴리메트릭으로 사용할 수 있다.

심혈관 체력 (Cardiovascular Fitness)

전반적인 신체 상태는 전체 재활프로그램에서 유지되어야 한다. 여러 운동프로그램의 예들은 실전전략 7.6에서 설명하였고 점프 밧줄, 계단, 트레드밀과 상체 에르고미터(UBE)를 사용할 수 있다.

A 배구선수는 외회전에서 ROM이 증가하였고, 회전근개와 견갑흉곽 근육에 근력을 회복하였고, 고유수용기와 균형도 회복하고, 기능적이고 점진적인 투구 프로그램을 통하여 적합한 투구 역학을 회복하였다.

요약(Summary)

1. 어깨 복합체는 분리되어 기능하지 않고, 하나의 구조로 연결된 관절로 협응된 방법으로 복잡한 움직임을 수행하기 위하여 함께 움직인다. 그 결과로, 한 구조의 손상은 다른 구조에도 영향을 미칠 수 있다.

2. 투구동작은 예비동작, 진보, 팔을 위로 올리는 시기, 가속기, 감속기, 그리고 투구 후로 여러 단계로 구분할 수 있다.
3. 견갑상완 율동은 협응된 어깨 움직임을 수행하기 위하여 견갑골과 상완움직임이 결합된 것이다.
4. 중증 흉쇄관절 염좌는 관절 위에 통증과 부종과 통증의 증가 없이 팔의 수평 외전 시 불안정성이 특징이다. 팔은 특히 신체 가까이 전방에서 고정된다.
5. 중증 견쇄관절 염좌는 쇄골 원위부 거상이 특징이고, 오훼쇄골인대와 견쇄인대 파열을 의미한다. 특히 하강 또는 처진 어깨가 나타난다.
6. 상완관절 불안정성은 전방, 후방, 하방 또는 다방향으로 분류할 수 있다. 전방 불안정성은 중간과 하방 상완인대의 손상을 의미하고, Bankart 병변과 관련이 있을 수 있다. 다방향 불안정성은 간단한 동작을 수행하는 동안 통증 그리고/또는 염발음이 있을 수 있 다.
7. 전방 상완관절 탈구는 후방탈구보다 더 많이 유발된다. 손상된 팔은 가끔 약간의 외전과 외회전을 유지하면서 신체 가까이에 고정된다.
8. Hill-Sachs 병변은 전방탈구와 함께 유발될 수 있고, 반대 Hill-Sachs병변은 후방탈구와 함께 유발될 수 있다. SLAP 병변은 상완이두근 장두 건의 부착을 파괴시킬 수 있는 상부 관절순 파열이고, 상완관절 불안정성이 있을 수도 있고 없을 수도 있다.
9. 충돌증후군은 오훼견봉인대와 견봉돌기 아래 극상근의 건과 견봉하 활액낭 부근에서 유발된다. 관절순과 상완이두근의 장두도 손상될 수 있다.
10. 흉곽출구압박증후군은 상완신경총의 하부 체간 또는 쇄골하동맥과 정맥의 압박으로 유발될 수 있다. 신경이 압박되었다면, 쑤시는 통증 또는 무감각이 어깨와 손의 척골측면으로 나타날 수 있다. 동맥 또는 정맥이 압박되었다면, 차가움, 무감각이 전체 팔에 나타나고, 격렬하고, 팔을 머리 위로 올리는 활동 후에 피곤함이 나타나다.
11. 외과경은 성인에서 근위 상완골골절이 가장 많이 유발되는 부위이다. 그러나 청소년에서는 투구 동작을 수행하는 동안 어깨에 반복적인 내회전과 내전 견인력으로 인하여 근위 상완골 골단골절이 많이 유발된다.
12. 신체의 다른 부위 특히 심장, 폐, 내부 장기와 경추 부위에 의해서 어깨에 연관통이 유발될 수 있다.
13. 다음과 같은 손상이 있을 시에는 즉시 전문의에게 의뢰하여야 한다.

EMS

- *골절, 분리 또는 탈구가 예상되는 확실한 변형*
- *근육 분절에 확실한 움직임 상실 또는 약화*
- *관절 불안정성*
- *피부분절 또는 말초신경 피부 유형 모두에서 비정상적인 감각*
- *손상된 원위의 맥박 소실 또는 약화*
- *확실하고, 설명할 수 없는 통증*

14. 의뢰가 필요하다면, 사지는 팔걸이와 붕대로 고정하여야 하거나 또는 적합한 패드와 지지대를 사용한다. 얼음은 염증과 부종을 감소시키기 위하여 사용할 수 있고, 적합한 방법으로 선수를 이송한다.
15. 통증이 없는 기능 검사는 스포츠 경기에 다시 참여하기 전에 수행하여야 한다. 선수는 예전처럼 양측의 근력, 유연성과 근지구력을 가져야 하고, 심혈관이 좋은 상태이어야 한다. 가능하다면, 보호 장비 또는 패드는 손상을 예방하기 위하여 사용하여야 한다.

참고문헌(References)

1. Yanai T, Hay JG, Miller GF. Shoulder impingement in front-crawl swimming: I. A method to identify impingement. Med Sci Sports Exer 2000;32(1):21-29.
2. Fleisig GS, Escamilla RF, Andrews JR. Biomechanics of throwing. In: Zachazewski JE, Magee DJ, Quillen WS, eds. Athletic Injuries and Rehabilitation. Philadelphia: WB Saunders, 1996.
3. Meister K. Injuries to the shoulder in the throwing individual. Part one: Biomechanics/pathophysiology/classification of injury. Am J Sports Med 2000;28(2):265-275.
4. Hall SJ. Basic Biomechanics. Dubuque, IA: McGraw-Hill, 2003.
5. Irrgang JJ, Witney SL, Harner CD. Nonoperative treatment of rotator cuff injuries in throwing athletes. J Sport Rehab 1992;1(3):197-222.
6. Bicos J, Nicholson GP. Treatment and results of sternoclavicular joint injuries. Clin Sports Med 2003;22(2):359-370.
7. Lemon MJ. The evaluation and treatment of the injured acromioclavicular joint in athletes. Am J Sports Med 1998;26(1):137-144.
8. Hutchinson MR, Ahuja FS. Diagnosing and treating clavicle injuries. Phys Sportsmed 1996;24(3):26-36.
9. Hulstyn MJ, Fadale PD. Shoulder injuries in the athlete. Clin Sports Med 1997;16(4):663-679.
10. Wang DH. New exam for glenoid labral tears. Phys Sportsmed 1997;25(2):15.
11. Patton WC, McCluskey GM. Biceps tendinitis and subluxation. Clin Sports Med 2001;20(3):505-529.
12. Kocher MS, Waters PM, Micheli LJ. Upper extremity injuries in the pediatric athlete. Sports Med 2000;30(2):117-135.

13. Woodward TW, Best TM. The painful shoulder: Part II. Acute and chronic disorders. Am Fam Phys 2000;61(11):3291-3300.

제 13 장

상완, 주관절 및 전완의 질환 (Upper Arm, Elbow, and Forearm Conditions)

결과

1. 상완, 주관절 및 전완에서 중요한 골격 및 연부조직 구조를 확인한다.
2. 주관절에서의 운동을 묘사하고, 그 운동을 유발하는 근육을 확인한다.
3. 상완, 주관절 및 전완에서 자주 일어나는 손상에 원인이 되는 부하 양상을 유발하는 힘은 무엇인가를 확인하고 설명한다.
4. 상완, 주관절 및 전완에 대한 손상을 예방하는데 이용되는 방법을 설명한다.
5. 국소 부위에 대한 타박상과 연관된 증상과 징후를 열거하고, 타박상이 부적절하게 치료되었을 때, 어떤 심각한 상황이 잠재적으로 발전될 수 있는 가를 설명한다.
6. 4가지 유형의 점액낭 손상과 질환을 열거하고, 각 유형에 대한 치료법을 설명한다.
7. 여러 등급의 관절 염좌(sprain)와 연관된 증상과 징후를 설명한다.
8. 주관절 탈구에 대한 치료법을 설명한다.
9. 굴곡근과 신전근 좌상(strain)에 취약하고, 고통스러운 몸동작을 묘사한다.
10. 내측상과염(medial epicondylitis)과 공통신전근 건염을 비교한다.
11. 주관절 부위를 주행하는 중요한 말초신경 3개의 명칭을 말하고, 각 신경의 손상으로 나타나는 근력 약화와 감각소실의 여러 차이점을 설명한다.
12. 주관절에서 나타나는 여러 유형의 골절과 그에 대한 치료법을 서술한다.
13. 주관절 부위에 대한 철저한 평가를 사례를 들어 설명한다.
14. 주관절에 대한 일반적인 재활운동을 사례를 들어 설명한다.

양팔은 물건을 들어올리고 운반하는 임무를 수행하며, 신체가 충돌할 때 완충시키는 역할을 하고, 신체가 낙상할 때는 운동량을 줄여주는 임무를 수행하기도 한다. 많은 스포츠에서는 목표달성 수행도 또한 라켓이나 곤봉을 효율적으로 휘두르거나 공을 던지고 받는 손을 위치시키는 양팔의 능력을 조건으로 하고 있다. 소년기와 청소년기에 스포츠와 관련된 팔꿈치 부위의 일반적인 손상에는 상완골의 상과(supracondylar) 골절, 외측과 골절, 요골두/경부 골절, 내측상과 염제(avulsion), 주관절 탈구 및 내측 **상과염**(또는 "리틀 리그 엘보우(little league elbow)") 그리고 외측상과염 (또는 "테니스 엘보우") 등이 있다(1).

이 장의 시작은 해부학에 대한 재검토 및 상완, 주관절, 전완의 운동학과 운동역학에 대하여 설명하고, 국소부위에 대

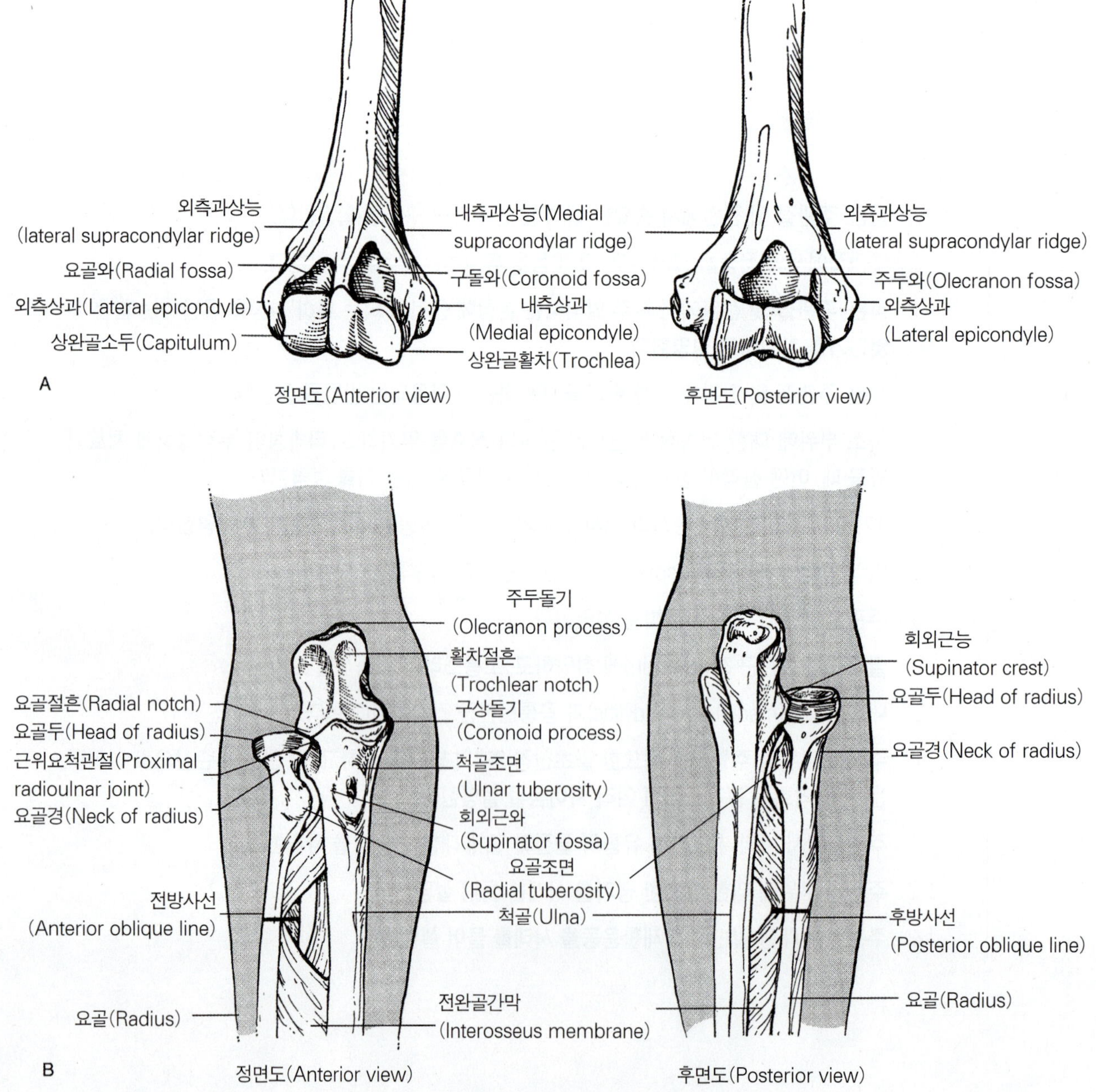

➤ 그림 13.1. **우측 상완과 전완의 골격구조.** A,정면도. B, 후면도

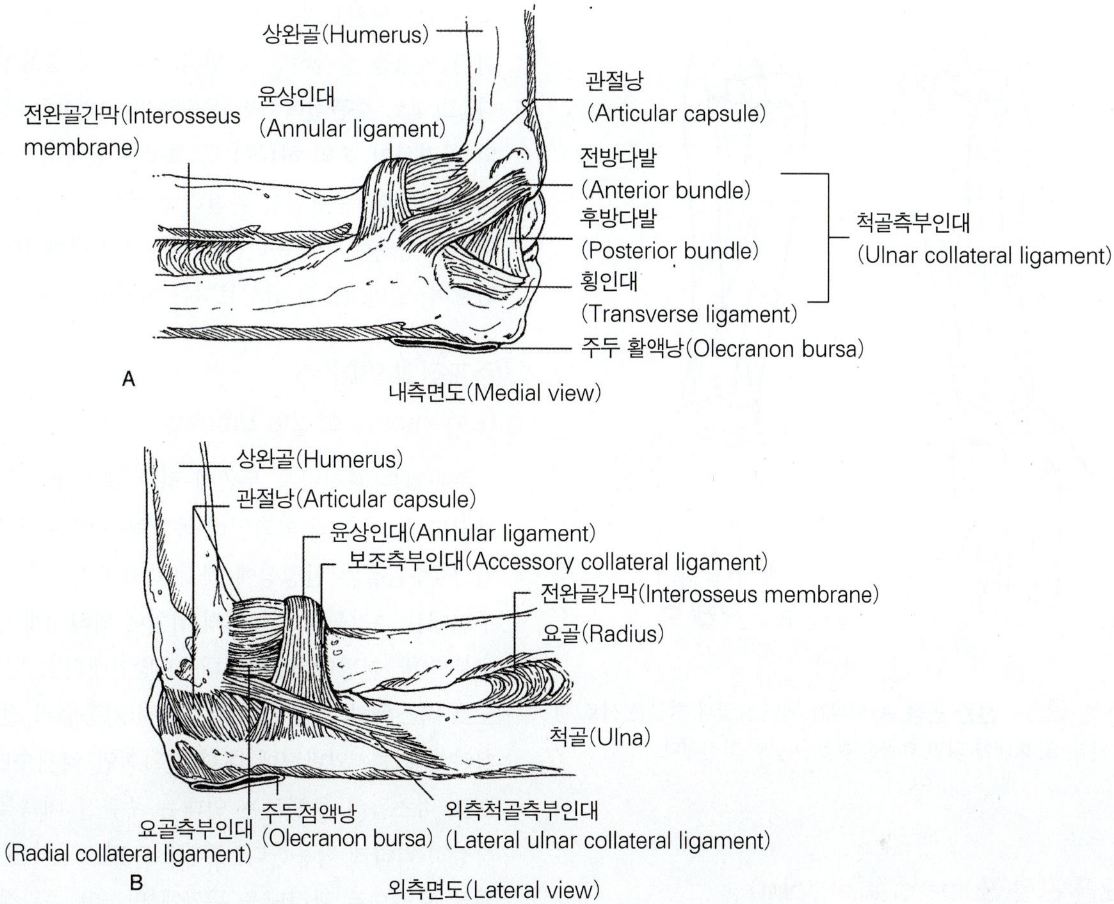

➤ 그림 13.2. 좌측 주관절의 주요 인대(A)와 주두점액낭(B)

한 손상을 예방하는 방법에 대한 논의에 이어서 그러한 부위에 대한 일반적인 손상과 치료법에 대한 안내를 하고, 마지막으로 재활운동의 예를 들고, 이어서 손상에 대한 평가과정을 소개하기로 한다.

주관절의 해부학 재검토(ANATOMY REVIEW OF THE ELBOW)

주관절은 일반적으로 단순한 경첩관절로 간주되고 있지만, 실제로는 상완척골, 상완요골 및 근위요척 의 3개 관절로 둘러싸여있다. 주관절과 전완의 골격 구조가 **그림 13.1**에 나타내어져 있다. 이들 관절은 여러 개의 강한 인대에 의해 한데 묶여있고, 단일 관절낭이 3관절 모두를 둘러싸고 있으며(**그림 13.2**), 주관절과 연관된 23개의 근육에 의해 동적 안정성(dynamic stability)을 제공받고 있다.

상완척골 관절 (Humeroulnar Joint)

주관절에서 경첩관절은 상완척골관절이며, 상완골의 활차는 상반적인 모양을 한 척골의 "활차와"와 함께 관절을 이루고 있다. 이 관절에서 일어날 수 있는 운동은 주로 굴곡과 신전이며, 일부 개개인에서는 특히, 여성인 경우이지만, 약간의 과신전이 더(5~15°) 허용된다. 이 관절은 신전과 같은 잠김위치(closed pack position)에서는 대부분 안정된 상태로 된다.

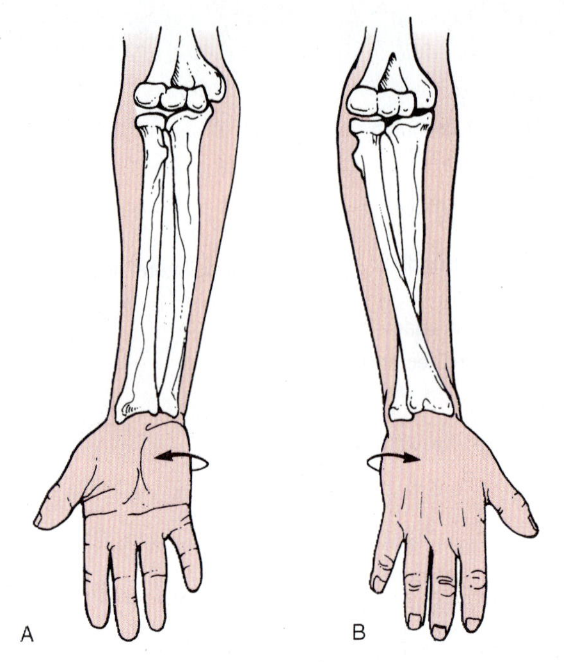

➤ 그림 13.3. **전완 운동.** A, 회외가 되면 요골과 척골은 서로 평행하게 된다. B, 회내가 되면 요골은 척골을 넘어 회전된다.

상완요골 관절(Humeroradial Joint)

상완척골 관절 바로 외측에 있는 상완요골 관절은 구형인 상완소골두와 요골 근위부 사이에서 형성된다. 이 관절은 활주관절이며, 시상면상에서의 운동이 인접한 상완척골 관절에 의해 제한되고 있다. 잠김위치는 주관절을 90° 굴곡한 위치에서 전완이 5° 정도 회외된 상태이다.

근위요척관절(Proximal Radioulnar Joint)

윤상인대는 요골근위요척관절을 형성하면서 요골두를 척골의 요골절흔에 결속시킨다. 이 관절은 회전축관절이며, 전완의 회내 및 회외가 요골이 척골를 넘어 내측 및 외측으로 구르게 되면서 발생된다(**그림** 13.3) 잠김 위치는 전완이 5° 회외된 상태이다.

운반각(Carrying Angle)

운반각은 해부학적 위치로 팔을 하고 있을 때, 상완골과 척골의 종축에 의해 그 사이에 형성된 각을 말하며 손으로 물건 옮길 때, 전완이 몸에서 떨어져 각을 이루고 있기 때문에 그렇게 명명된 것이다. 그러나 일반적으로 전완을 완전히 회외시킨 위치보다는 오히려 중립위치로 하고 물건을 운반한다는 점을 생각하면, 운반각의 기능적 중요성은 의문스럽다. 그래도 주관절에서의 운반각의 크기는 여성과 남성사이의 골격차이 중의 하나이며, 그것은 활차의 모양 차이에 의해 나타난다. 주관절을 완전히 신전시키고 전완을 완전히 회외시킨 상태에서의 운반각은 성인에서 대략 10~15° 범위에 있으며, 일반적으로 남성보다는 여성이 더 크다.

주관절의 인대 (Ligaments of the Elbow)

주관절은 관절낭을 두껍게 하는 관절낭인대 구조에 의해 보강되며, 내측 및 외측인대 복합체는 이런 구조로 형성되어 있다. 주관절의 안정성에 가장 중요한 인대인 내측(척골)측부인대는 그것들의 해부학적 위치에 의해 3개 사선 집단으로 구분되며, 전방인대, 횡인대, 후방인대라고 명명된다. 전방으로 비스듬히 뻗은 인대는 주관절 가동범위 전체에 걸쳐 팽팽하게 되고, 외반력에 대한 일차적인 억제수단이 된다. 횡으로 비스듬히 주행하는 인대는 주관절 내측을 지지하는데 상당히 약하게 작용한다. 후방으로 비스듬히 뻗은 인대는 부채살 모양으로 관절낭을 두껍게 만들며 주관절이 90° 이상 굴곡되면 팽팽하게 된다. 외측(요골)측부인대 복합체는 4개 구성요소(외측 척골측부, 요골측부, 윤상, 그리고 부인대)로 구성된다. 요골 측부인대는 상완골의 외측상과에서 윤상인대로 정지되고 내반력에 저항한다. 이 인대의 후방부는 원위부로 외측 척골까지 뻗쳐서 외측 척골측부인대로 속한 것으로 간주되고 있다. 윤상인대는 요골두와 요골경의 상부 주위를 꼭 맞도록 팽팽하게 감싸고 요골이 척골위에서 내측과 외측으로 회전하게 함으로서 전완의 회내와 회외를 가능하게 한다. 회외를 과도하게 하면 윤상인대의 전방섬유가 탱탱해지고, 회내를 과도하게 하면 후방섬유가 탱탱해진다. 부속적인 외측 측부인대는 천층에 위치하고 윤상인대와 섞여서 척골의 회외근 결절에 정지한다.

주관절의 활액낭(Bursae of the Elbow)

주관절에는 작은 활액낭이 몇 개 있는데 임상적으로 가장 관련있는 것은 주두와 피부사이에 있는 피하 주두활액낭이다. 이 활액낭은 혈종, 만성 자극, 또는 류마티스성 활액막염에 의해 커지게 되며, 증상을 완화시키려면 수술적 절개가

표 13.1 주관절의 근육

근육	근위부착부	원위부착부	주작용	지배신경
상완이두근		요골조면	굴곡; 회외 보조	근피신경(C_5~$_6$)
(장두)	견갑골 관절와 상륜			
(단두)	견갑골 오훼돌기			
상완요골근	상완골 외측과상능 근위부2/3	요골 경상돌기	굴곡	요골신경(C_5~C_6)
상완근	상완골 전면 원위부 1/2	척골조면과 구상돌기	굴곡	근피신경(C_5~C_6)
원회내근		요골 외측 중앙부	굴곡보조, 회내	정중신경(C_6~C_7)
(상완골두)	상완골 내측상과			
(척골두)	척골 구상돌기			
방형회내근	척골 전면 원위부 1/4	요골 전면 하부 1/4	회내	장측골간지(C_8~T_1)
상완삼두근		척골 주두돌기	신전	요골신경(C_6~C_8)
(장두)	견갑골 관절와 하부			
(외측두)	상완골 후면 근위부 1/2			
(내측두)	상완골 후면 원위부 2/3			
주근	상완골 외측상과 후방	척골후면 주두외측	신전보조	요골신경(C_7~C_8)
회외근	상완골 외측상과 및 인접한 척골	요골 근위부 1/3 외측	회외	배측 골간지(C_5~C_6)

필요할 수도 있다.

주관절의 근육 (Muscles of the Elbow)

주관절을 가로지르는 많은 근육 중에서 몇몇은 어깨를 가로지르거나 손과 손가락으로 뻗어내려간다. 주관절의 내측과 외측면에 있는 근육의 건 부착부 테니스, 골프, 야구 투구와 같은 스포츠 활동에서 부적절한 기술 또는 과다 훈련과 연관된 반복적인 스트레스에 의해 종종 자극을 받고 염증이 생기게 된다. 주관절의 주된 근육을 **표 13.1**에 요약 하였다.

주관절의 신경(Nerves of the Elbow)

주관절과 전완의 주요 신경은 상완신경총으로 부터 내려오며, 근피신경(C_5~C_7), 정중신경(C_5~T_1), 척골신경(C_8~T_1), 요골신경(C_5~T_1)이 포함되어 있다(**그림 13.4**). 근피신경은 상완 전면부의 굴근에 운동신경과 전완 외측의 피부에 감각신경을 지배하고, 정중신경은 전완 전면의 굴근 대부분 및 손의 장측, 엄지손가락, 검지, 중지, 그리고 환지의 외측 절반의 피부를 지배하며, 척골신경은 척측수근굴근과 심지굴근의 내측 절반을 지배하고, 약지와 환지 내측 절반을 포함한 손의 내측면에 있는 피부를 지배한다. 요골신경은 상완신경총의 커다란 가지로 주관절에서 외측상과 앞을 통과하고, 전완의 후외방을 따라 천층부와 심층부로 가지를 나눠져 계속된다. 요골 신경은 상완과 전완의 신근을 지

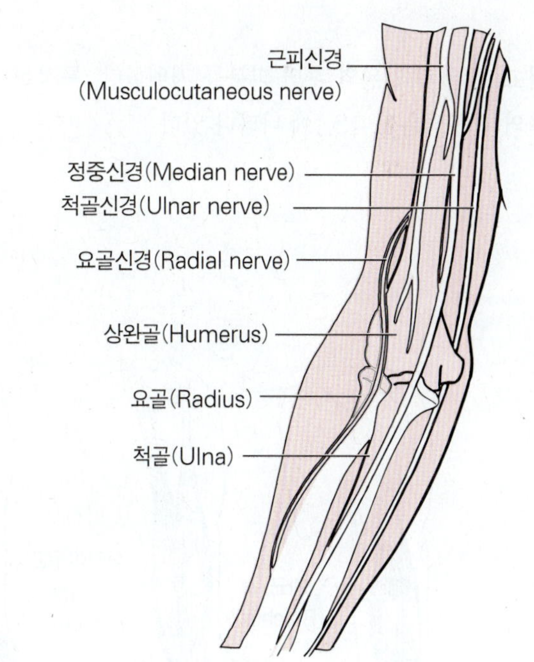

그림 13.4. 주관절부위의 신경

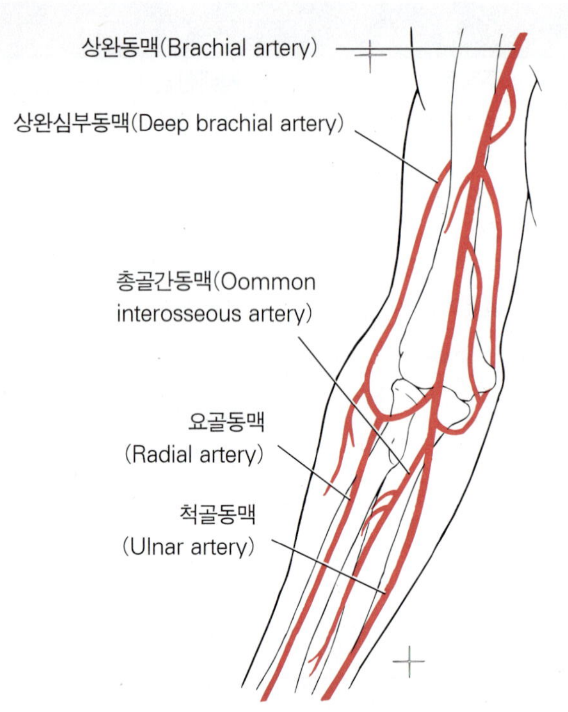

➤ 그림 13.5. **주관절부위의 동맥**

배하고, 상완과 전완의 후면 피부를 지배한다. 특정한 신경-근육의 관련성은 표 13.1에 나타나 있다.

주관절의 혈관(Blood Vessels of the Elbow)

주관절과 전완 부위의 주요 혈관은 상완동맥, 척골동맥, 요골동맥이다(**그림 13.5**). 상완동맥은 팔의 안쪽면을 따라 내려오고, 팔의 굴근에 혈액 공급을 담당하고, 심부 상완동맥은 상완삼두근에 공급된다. 주관절에서 상완동맥은 **문합형태** 또는 서로 연결된 혈관망을 형성하여 주관절에 공급한다. 상완 동맥의 주된 가지는 주관절의 전면을 지나가므로 이곳에서 상완맥박을 쉽게 촉진할 수 있다. 주관절의 원위부에서 상완동맥은 척골동맥과 요골동맥으로 분리되며, 척골동맥은 전완의 내측을 공급하고 이것의 가지 중의 하나인 총골간동맥을 통해서 전완의 심부 굴근과 신근에 혈액을 공급한다. 요골동맥은 요골의 전면부를 따라 지나고, 전완의 외측에 있는 근육에 공급한다. 손목의 전면부의 양쪽 동맥에서 맥박을 잡을 수 있다(그림 5.7 참조).

주관절의 운동학 및 주요 근육의 작용 (KINEMATICS AND MAJOR MUSCLE ACTIONS OF THE ELBOW)

주관절의 3개 관절은 두 평면상에서 운동을 허용한다(**그림 13.6**). 굴곡과 신전은 시상면상의 운동으로 상완척골 및

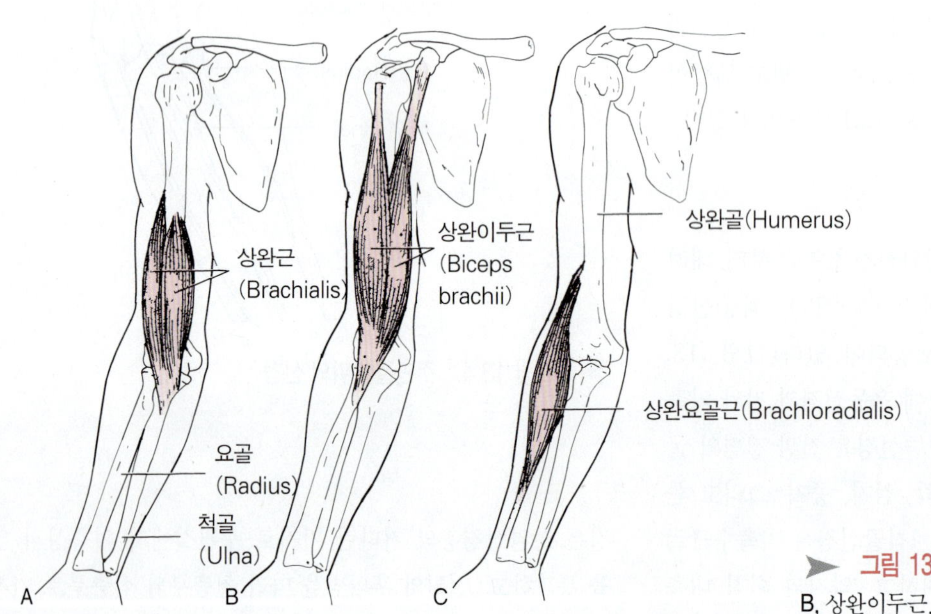

➤ 그림 13.6. **주관절의 주요 굴곡근**, A, 상완근. B, 상완이두근. C, 상완요골근.

상완요골관절에서 일어나고 회내와 회외는 종축 회전운동으로 근위요척관절에서 일어난다.

굴곡과 신전(Flexion and Extension)

주관절 굴곡근에는 관절의 전면부를 가로지르는 근육들이 포함되며, 일차적인 주관절 굴근은 상완근이다. 상완근의 원위부 부착부위는 척골의 구상돌기이기 때문에 이 근육은 전완의 회외와 회내에서 동등하게 작용한다. 또 다른 주관절 굴근인 상완이두근은 장두와 단두가 공통으로 단일한 건을 통해 요골결절에 부착되어 있으며, 전완이 회외되어 있을 때 약간 신장되기 때문에 주관절 굴곡에 더 효과적으로 작용하고,전완이 회내되면 근육이 덜 팽팽해지므로 굴곡에서의 역할이 덜하게 된다. 3번째 주관절 굴근인 상완요골근은 전완이 중립위치(완전 회내와 완전 회외 사이의 중간)에 있을 때에 효과적이다. 주관절을 가로지르는 다른 굴근들은 관절의 동적 안정성에 중요한데 특히, 척측 수근굴근과 천지굴근은 던지는 동작과 같은 활동시에 주관절의 내측 안정성에 중요한 역할을 한다.

상완삼두근은 주관절의 주된 신전근이다(**그림 13.7**). 3개의 두측 부분은 각기 다른 기시점을 갖고 있지만, 원위부에서는 공통으로 건을 형성하여 척골의 주두돌기에 부착된다. 작은 주근도 또한 주관절에서 신전을 보조한다.

상완삼두근
(Triceps brachii)
외측두
(Lateral head)
장두
(Long head)
내측두
(Medial head)
주근(Anconeus)
요골(Radius)
척골(Ulna)

➤ 그림 13.7. 주관절의 주요 신전근은 상완삼두근과 주근이다.

회내와 회외 (Pronation and Supination)

전완의 회내와 회외는 요골이 척골 주위를 회전하면서 일어나며, 근위부, 중간부, 원위부 요척골관절 3개가 관여하고 있다. 근위부와 원위부는 축성관절이고, 중간부 요척골 관절은 상호연결하는 탄성적인 막으로 된 인대결합으로 회외와 회내는 허용하지만, 다른 뼈에 대해 어느 한 뼈가 종축으로 이동하는 것은 막아주고 있다. 일차적인 회내근은 방형회내근으로 척골과 요골의 원위부에 붙어 있으며(**그림 13.8**), 근위 요척골관절을 가로지르고 있는 원회외근이 회내를 보조한다. 이름에서 말해주듯이 회외근은 일차적으로 회외운동에 작용하는 근육이며(**그림 13.9**), 저항이 있거나, 주관절이 굴곡되어 있을 때는 상완이두근이 또한 회외운동에 관여한다.

주관절의 역학 (KINETICS OF THE ELBOW)

비록 체중부하 관절로 간주되고 있지는 않지만, 주관절은 일상생활에서 상당한 부하를 견디고 있다. 예를 들어 옷입기 또는 식사하기와 같은 활동을 하는 동안 주관절에 도달하는

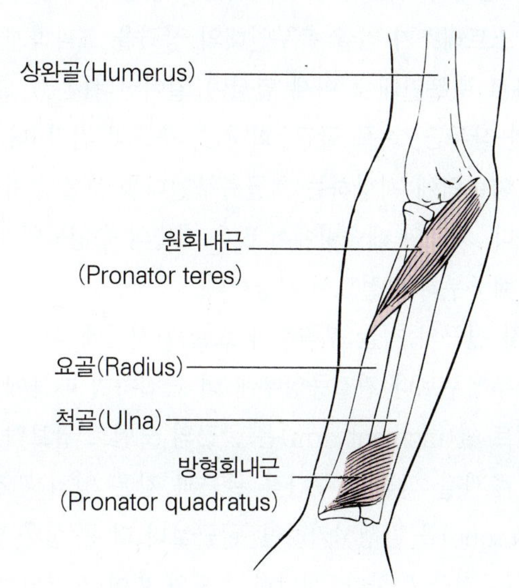

➤ 그림 13.8. 주관절의 주요 회내근은 방형회내근과 원회내근이다.

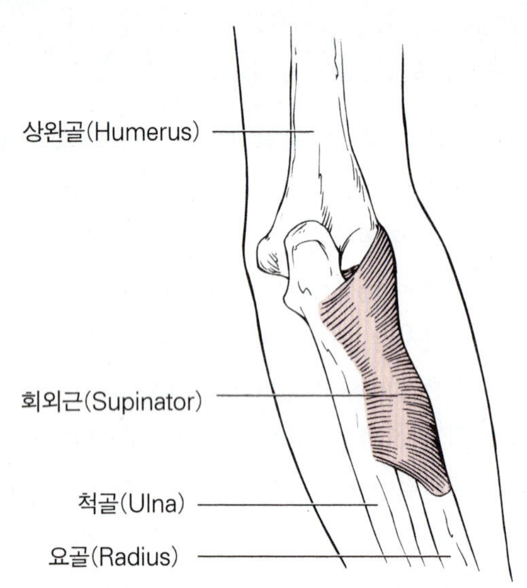

➤ 그림 13.9. 주관절의 주요 회외근.

압축부하는 300 Newton(67lb)에 달하고 있으며, 의자에서 일어서려고 신체를 팔로 지탱할 때는 1700N(382lb), 바닥에서 테이블을 당길 때는 1900N(427lb)의 부하를 견디는 것이며(2). 한 손으로 팔굽혀펴기를 수행하는 동안에는 체중의 65%정도의 압력이 주관절에 가해진다(3). 중량들어올리기와 여러 저항훈련운동에서처럼 강하게 공던지기를 하는 동안에도 아주 큰 힘은 주관절을 가로지르는 근육에 의해 발생된다. 실제로 던지기와 같은 동작을 하는 동안에는 던지기의 가속 단계와 후반의 젖힘(cocking)동안에 주관절에서의 외반력 스트레스가 척골 측부인대의 장력을 초과하게 되고, 그 결과로 측부인대에 미세 열상이 일어난다(4.5). 그러므로, 상완 삼두근, 손목 굴근, 회내근, 주근의 긴장력을 강화시켜서 외반력에 저항하는 척골측부인대를 보조할 수 있게 해야 한다. 체조와 레슬링에서 많은 기술의 수행동안에도 주관절은 체중부하 관절로서 기능한다.

주관절 신근의 척골 부착부가 요골과 척골에 붙는 주관절 굴근의 부척부보다 관절중앙부에 더 근접하기 때문에, 신근의 모멘트 팔(moment arm)은 굴근의 모멘트 팔보다 짧다. 이것은 주관절 신근이 주관절 굴근과 같은 양의 관절염력(joint torque)을 발생시키려면, 굴근보다 더 큰 힘을 발휘해야 한다는 것을 뜻한다. 상당한 속도와 힘이 요구되는 운동을 수행할 때, 이것은 굴곡보다 신전하는 동안에 보다 더 큰 관절압박력으로 변형된다.

주관절 손상의 예방(PREVENTION OF ELBOW CONDITIONS)

신체가 다른 물체와 충돌할 때 신체 충격을 감소시키거나, 낙상을 완충시키는 자세로 팔을 위치하고 있을 때 주관절은 종종 압박력을 받기 쉽게 된다. 반복적인 외반력과 내반력 스트레스에 의해 야기되는 미세한 외상력도 또한 과사용 손상을 유도할 수 있는데 이러한 것의 많은 경우 빈약하게 숙련된 테크닉과 연관이 있으며, 일부 스포츠에서는 주관절 보호장구가 필요하기도 하다. 그러므로 신체 상황과 적절하게 숙련된 테크닉은 이 부위에 대해 손상을 예방하는데 주요 인자이다.

보호장구 (Protective Equipment)

표준 어깨 패드는 상완까지 보호할 정도로 아래로 내려가 있지 않을 수도 있다. 많은 미식축구 전위선수들은 어깨 패드에 이두근 패드를 덧붙여서 부상당하기 쉬운 이두근 부위를 보호하고 있다. 하키와 라크로스 선수들도 특수 패드를 착용해서 충돌과 낙상으로부터 주관절을 보호하고 있다. 많은 스포츠에서 특히, 인조잔디에서 경기할 때에는 쉽게 구할 수 있는 패드를 댄 주관절 소매 또는 네오프런 소매를 착용해서 직접적 외상과 찰과상으로부터 주두돌기를 보호하고 있다. 라켓 스포츠에서 흔히 볼 수 있는 대항력보조기(counterforce brace)는 내측 또는 외측상과염을 유도할 수 있는 근육 긴장력을 감소시키고, 경첩보조기(hinged brace)는 주관절에 압박력과 지지력을 추가하여 과도한 내반력과 외반력을 감소시킨다.

신체적 컨디셔닝 (Physical Conditioning)

주관절을 움직이는 근육 중에 많은 것이 또한 어깨나 손목도 움직인다. 그러므로 유연성과 강화운동은 팔 전체에 중점을 두고 해야 한다. 어깨에 대한 전반적인 유연성 운동을 특정한 스포츠 기술을 흉내낸 준비운동과 결합하여 사용할 수도 있다. 예를 들어, 테니스 선수는 준비운동으로 포핸드과 백핸드 스트로크를 조절하여 천천히 시작해서 점차 강도를 증가할 수도 있고, 투수나 외야수는 던지기를 조절하여 짧게

실전 전략 13.1 주관절 부위의 손상방지를 위한 운동

모든 운동은 덤벨이나 고무 탄력 튜브(surgical tubing)를 사용하여 약한 강도에서 시작한다.

A. **이두근 컬(curl).** 운동하려는 쪽의 팔을 자신의 허벅지에 대고 지지하고서 주관절을 완전히 굴곡한다. 이것은 또한 바벨을 가지고 입위자세에서 양팔로 수행할 수 있다.

B. **삼두근 컬.** 운동하려는 쪽의 팔을 머리위로 올리고, 주관절을 신전시킨다. 이것도 또한 바벨을 가지고 양팔로 앙와위 또는 입위자세에서 수행할 수 있다.

C. **손목 굴곡.** 강화하려는 전완을 테이블이나 자신의 허벅지에 대어 지지하고, 가장자리 밖으로 손이 나오게 한다. 손바닥이 위로 향하게 하여, 천천히 손목을 내려 완전히 젖히고 나서, 다시 시작위치로 복귀하는 것을 반복한다.

D. **손목 신전.** 강화하려는 전완을 테이블이나 자신의 허벅지에 대어 지지하고, 모서리에 손이 나오게 한다. 손바닥이 아래로 향하게 하여, 천천히 최대한 손목을 내려 완전히 젖히고 나서, 다시 시작위치로 복귀하는 것을 반복한다.

E. **전완 회내/회외.** 강화하려는 전완을 테이블이나 자신의 허벅지에 대어 지지하고, 가장자리 밖으로 손이 나오게 한다. 고무 탄력 튜브(surgical tubing) 또는 손 덤벨(hand dumbell)을 들고, 전완을 회내하고 나서 다시 회외한다. 고무 탄력 튜브를 조정하여 반대로 운동하면 회외근을 자극하게 된다. 주관절은 확실하게 고정되어 있어야 한다.

F. **척골/요골 편위.** 강화하려는 전완을 테이블이나 자신의 허벅지에 대어 지지하고, 가장자리 밖으로 손이 나오게 한다. 고무 탄력 튜브(surgical tubing) 나 손 덤벨(hand dumbell)을 들고, 척골편위를 시키고 나서 방향을 반대로 하여 요골편위시킨다. 대체 방법은 기립자세에서 한쪽 손으로 망치 또는 무거운 막대기의 한쪽 끝을 잡고 그 팔의 손목을 들어올려 척골편위시키고 나서 요골편위를 반복한다.

G. **손목 컬-업(Curl-ups).** 완관절 신전근을 운동시키려면, 양손바닥을 아래로 향하게 하여 막대를 잡고서 추(weight)가 꼭대기에 도달할 때까지 막대로 천천히 줄을 감은 후에 다시 천천히 줄을 푼다. 양손의 위치를 반대로 하면, 주관절 굴곡근이 작용한다.

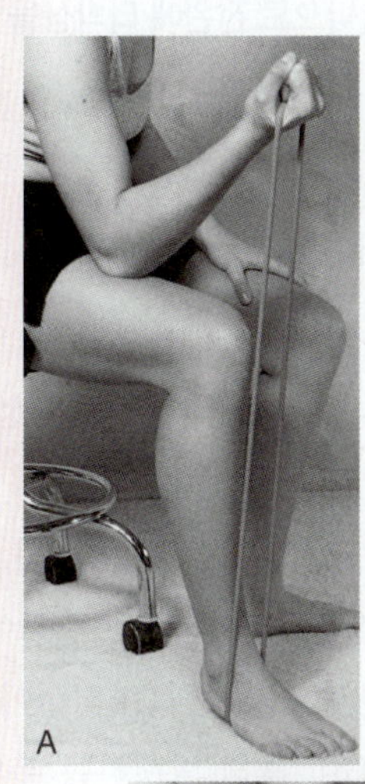
A

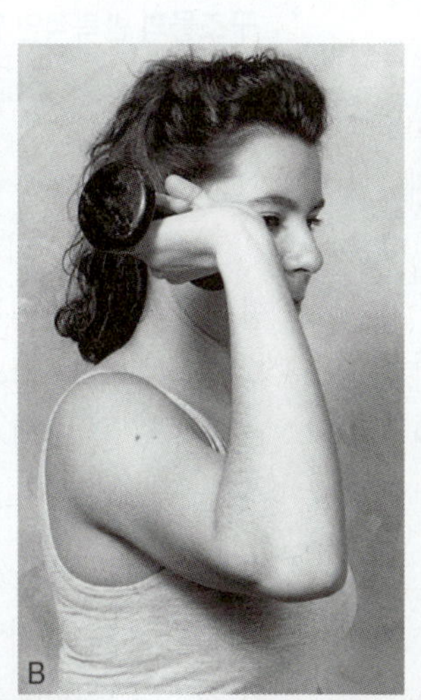
B

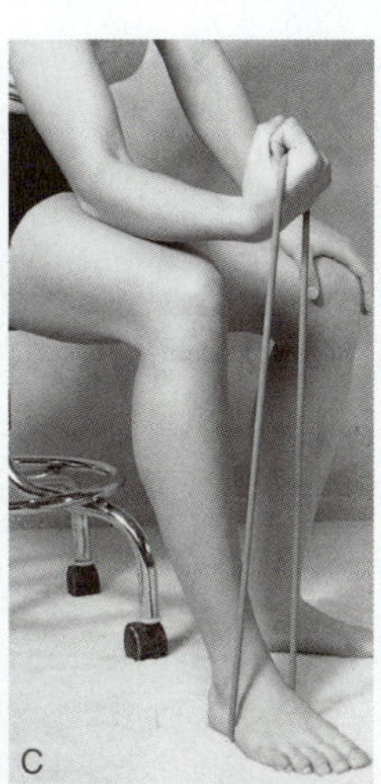
C

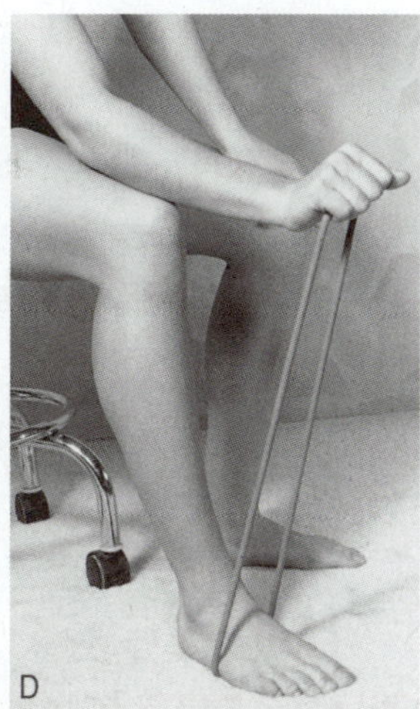
D

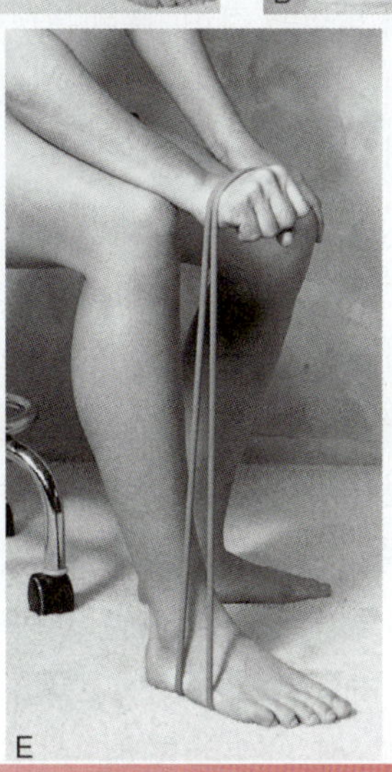
E

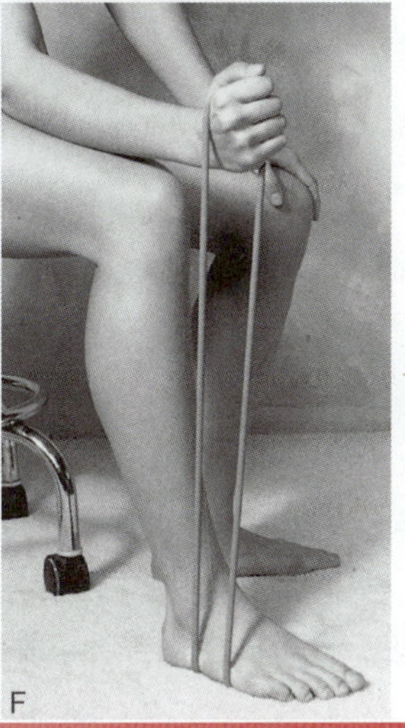
F

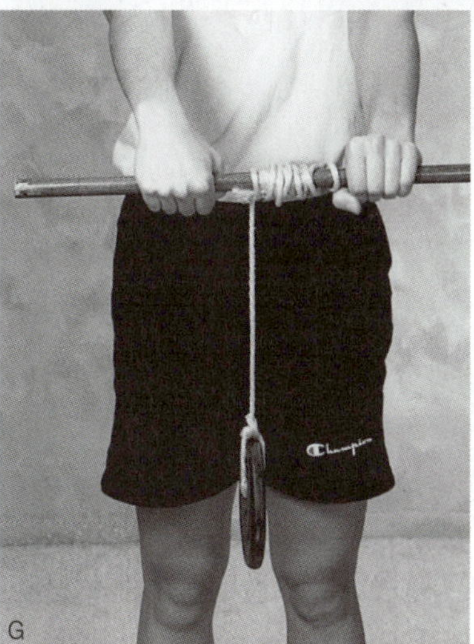
G

시작하고, 팔이 예열되어감에 따라 거리와 강도를 증가시킬 수도 있으며, 어깨를 위한 강화운동을 **실전 전략** 13.1에 목록된 것과 결합하여 할 수도 있다. 이 운동들은 주관절의 굴곡과 신전, 전완의 회내와 회외, 완관절의 굴곡, 신전 및 요골과 척골 편위 등에 대한 전반적인 근력을 증진시키도록 고안된 것이다. 프로그램은 가벼운 저항으로 시작하여 점차 무거운 저항으로 진행해야 한다.

적절한 숙련기법 (Proper Skill Technique)

거의 모든 과사용 손상은 주위 연부조직 구조물에 미세외상성 장력을 발생시키는 반복적인 투구 유형의 동작과 직접적으로 관련이 있다. 사이드 암(sidearm) 동작으로 공을 던지는 아이들이 오버헤드(overhead) 방법을 이용하는 아이들보다 3배 정도 더 문제점이 일어나는 것 같다. 이렇게 과도한 장력의 발생원인이 되는 가속기와 그 후에 이어지는 투구동작을 분석하면 잘못된 기교를 발견할 수 있으며, 고속도촬영이 이러한 분석에 도움이 될 것이다. 이 책의 12장(shoulder chapter)에서 다루겠지만, 스포츠 관계자들이 넘어질 때, 어깨로 구르는 방법을 가르치는 것도 손상을 예방하는 또 다른 수단이 된다. 상지에서 발생하는 급성손상 기전 중에서 가장 일반적인 것은 손을 뻗은 채로 또는 팔꿈치를 구부린 상태로 넘어지는 것이다. 과도한 압축력이 뼈의 장축을 따라 전달되면, 골절 또는 탈구를 유발시킬 수도 있다.

타박상(CONTUSIONS)

Q 미식축구선수가 공을 갖고 뛰는 선수를 가로막는 연습을 하는 동안에 우측 팔의 통증을 호소하고 있는데, 매우 과민한 압통과 쑤시는 통증을 호소하는 오른팔의 원위부 전면을 촉진해보니 딱딱한 연부조직덩어리가 있었으며, 양쪽팔의 근력은 좋지만, 통증은 점점 더 악화 되고 있다. 어떤 심각한 상태가 잠재적으로 발생한 것이며, 이런 상태는 어떻게 처치해야 하는가?

팔과 전완의 직접적인 타박상은 접촉하고 부딪히는 스포츠에서 더욱 자주 일어나며, 뼈의 돌출부에 더 많이 발생한다. 배구선수들의 경우에는 그 스포츠의 속성상 전완의 요골측에 외상을 많이 입는다(**그림 13.10**).

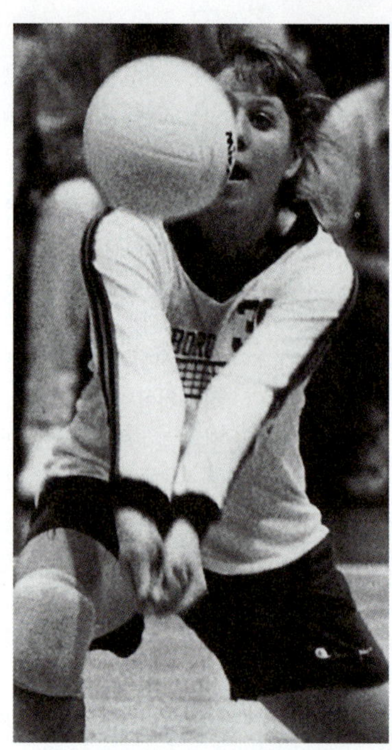

➤ 그림 13.10. **배구선수들은 배구시즌 초기에 연부조직 구조물의 반복적인 압박으로 전완에 타박상을 입는다.**

징후와 증상. 타박상은 관절가동범위를 제한시키는 내출혈, 급성부종과 혈종의 형성을 유발할 수 있지만, 팔의 전면부 또는 삼각근 원위 부착점 가까이에 만성적 타박상의 결과로 이소성 뼈(비정상적인 부위에서 골화의 증식)가 근복에서 **(화골성 근염)** 또는 그 밑에 있는 뼈에서 골생성(외골증)이 발생할 수도 있다. 상완근의 근복은 관절에 근접해 있기 때문에 외상 후에 화골성 근염(근육조직사이에 미네랄 결정체의 침전이 축적된 것)이 흔히 발생하는 부위이다. 다른 손상 당하기 쉬운 또 다른 부위는 상완골 외측면의 삼각근 정지부 바로 근위지점인데 그 곳은 근육조직이 거의 없어서 뼈를 보호하지 못하는 부위이다. 표준크기의 어깨패드는 그 지점을 보호할 만큼 충분하게 뻗어 있지 않으며, 오히려 패드 모서리가 손상을 일으키는데 기여할 수도 있다. 발생한 덩어리로 고통스러워질 수 있으며, 요골신경이 타박을 당하면, 장애 때문에 전완의 신전근의 일시적 마비가 유발될 수 있다.

"미식축구 전위선수의 외골증(Tackler's exostosis)" 차단자의 골극(blocker's spur), 미식축구 전위선수에게서 흔히 나타나는 것으로, 이소성 형성물이 근육 속으로 스며든 것이 아니기 때문에 진성 화골성근염(true myositis ossificans)이 아니라, 뼈로부터 돌출된 자극적인 외골증이다. 상완골의 전외측면을 촉진하면 항상 날카로운 가장자리가 있는 골극의 형성으로 뼈 덩어리를 만질 수 있다.

치료. 타박상에 대한 치료법에는 냉적용, 압박, 거상, 휴식을 포함하여 NSAID계열 약물의 처방과 통증이 없는 범위에서의 부드러운 관절가동 운동이 있다. 과도한 스트레칭과 근력강화 운동은 근조직의 부상을 예방하기 위해서 피해야 한다. 만약 보존적인 방법들이 환자의 상태를 완화시키지 못한다면, 더 심각한 상태가 발생할 수 있으므로 의사에게 보내서 진찰을 받게 해야 한다. 방사선 사진으로는 근육의 변화를 2~3주 후까지 알 수 없다. 그 상태가 진행함에 따라 만성화 되고 통증이 있는 **골막염**(골막의 감염)와 **섬유염**(섬유조직의 감염)이 발생할 수도 있다. 대체로 기능손상은 없기 때문에 칼슘침착에 대한 외과적 절제술은 좀처럼 필요하지 않으며, 경기에 참가하는 기간동안에는 특별한 패드로 문제부위를 보호해야 한다. 그렇지만, 이와 반대로 기능이 손상당했다면, 수술을 칼슘침착이 숙성될 때까지 연기 되어야 하는데 항상 그 기간은 12~18개월이다. 왜냐하면 그 이전에 수술을 하게 되면 재발생할 수도 있기 때문이다.

A 미식축구선수의 상완근에 화골성근염이 발생하고 있을 수도 있다. 표준적인 급성처치가 시행되면서 동시에 의사에게 보내어 방사선 촬영과 더 자세한 평가를 받게 해야 한다.

주두 점액낭염 (OLECRANON BURSITIS)

Q 어떤 레슬링 선수의 척골 근위부 후면에 대략 직경 1인치 정도의 급성종창이 생겼다. 현재 어떤 상태이며, 처치는 어떻게 해야 하나?

피하 주두 점액낭은 팔꿈치 부분에서 가장 큰 점액낭이다. 점액낭의 윤활 기능은 주관절 굴곡과 신전동안에 주두돌기상에서 피부가 부드럽게 활주하는 것을 촉진하는 것이다. 점액낭은 그것의 표층적 위치 때문에 반복적인 주관절의 굴곡과 신전에 의해 직접적인 거대외상(macrotrauma)을 입거나, 미세손상의 누적을 받기 쉽게 된다(**글상자 13.1**). 점액낭염은 급성이나 만성, 또는 패혈성이거나 비패혈성일 수가 있다.

> ➤➤ 글상자 13.1
>
> **주두 점액낭 손상의 일반적 기전**
> - 팔을 구부린 채로 넘어짐
> - 자주 팔꿈치로 기댐('student' s elbow')
> - 반복적인 압력과 마찰(레슬링의 경우)
> - 반복적으로 팔꿈치를 구부리거나 핌.
> - 감염

급성 및 만성 점액낭염 (Acute and Chronic Bursitis)

팔꿈치를 구부린 채로 넘어지는 경우에는 점액낭에 급성 염증이 생길 수 있으며, 자주 팔꿈치로 기대거나 만성적으로 압력과 마찰을 주게 되는 경우에는 점액낭에 만성 염증이 생길 수 있다.

징후와 증상. 점액낭에 급성 염증이 있으면 팔꿈치 후부에 빨갛게 부푼 부위가 생기고, 건드리면 아프다. 부종은 비교적 고통이 없는 편이다. 만약 점액낭이 파열되면, 주두돌기에서 날카롭게 구분된 혹을 직접 볼 수 있게 된다(**그림 13.11**). 주두 점액낭염을 가지고 있는 환자의 절반가량은 갑작스러운 통증과 부종을 겪는 것으로 나타났고, 나머지 절반의 환자들은 잠행성 발병을 겪으면서 만성 염증을 나타내었다. 점액낭에 긴장이 증가되면서 팔꿈치를 최대로 구부리는 운동 능력이 제한된다.

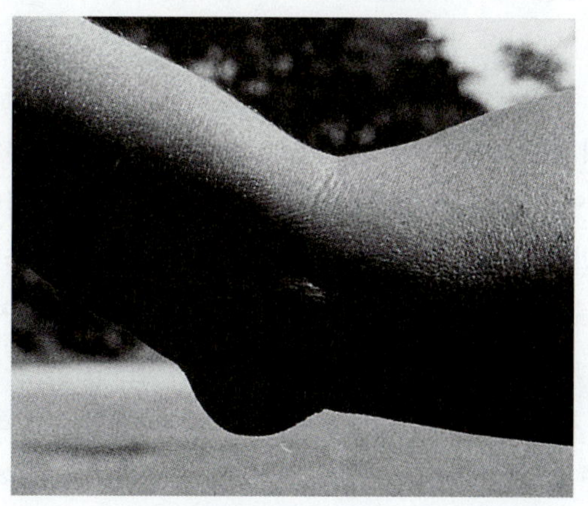

➤ 그림 13.11. **주두 활액낭염.** 주두점액낭이 파열되면, 경계가 뚜렷하게 분리된 거위알같은 모양을 주두돌기 바로 위에서 볼 수 있다.

치료. 급성 처치는 냉적용, 휴식이고, 또한 첫 24시간 동안은 압박하여 감싼다. 지나치게 팽창하면 편의상 흡인(aspiration)을 하고, 이어서 며칠간 압박처치를 해야 될 수도 있다. 만성 점액낭염은 한랭요법과 NSAID 처치를 하거나, 추가 외상을 방지하기 위해서 팔꿈치 쿠션을 사용한다. 만성적인 점액낭염이 장기간에 걸쳐 지속된 경우에는 주두돌기에 상처 치유가 제대로 이루어지지 않을 위험이 있을지라도, 점액낭을 흡인하거나 완전히 절개할 수도 있으며, 또한 코르티코 스테로이드(corticosteroid)를 주사할 수도 있다.

패혈성 및 비패혈성 점액낭염 (Septic and Nonseptic Bursitis)

경우에 따라 점액낭은 그 부위의 급성 외상과 상관없이도 감염될 수 있다. 패혈성 점액낭염은 때때로 **손톱주위염**(손톱주위 피부층의 감염) 또는 손의 소포염, 전박 감염과 같이 동떨어진 부위의 감염으로부터 세균이 옮겨지는 것과도 연관이 있다. 한편, 비패혈성 점액낭염은 결정체 침전 질환(crystalline deposition disease)이나, 류머티스성 질환이 원인이 될 수 있으며, 아토피성 피부염과 관련이 있는 것으로 되어있다.

징후와 증상. 패혈성 점액낭염이 있는 사람들은 전형적인 감염 징후를 더 보이는 것 같은 데 그러한 것에는 불안감(무기력), 발열, 통증, 국부적인 열, 제한적 동작, 압통, 팔꿈치의 부종 등이 포함되며, 이러한 징후와 증상은 대개 증상 발생의 1주 일 이내에 나타난다. 절반가량 환자들은 점액낭을 덮고 있는 피부에 병변이 나타나며, 환자의 92~100%는 점액낭의 과민한 압통을 호소하고, 40~100%에 이르는 환자들은 점액낭 주위의 봉소염을 갖고 있다(6). 이와 대조적으로, 비패혈성 점액낭염의 경우는 5%의 환자에서만 점액낭을 덮고 있는 피부에 병변이 있으며, 환자의 45%에서 점액낭성 과민압통이 있고, 환자의 23~25%에서 봉소염이 나타났다.

치료. 감염된 점액낭이 있는 환자는 의사에게 보내서 진찰을 받게 해야 한다. 의사는 일반적으로 점액낭을 흡인해서 그 액체를 배양하여 패혈성 점액낭염의 출현을 결정하게 된다. 흡인 후에는 일반적으로 팔꿈치를 팔길이로 걸어서 고정시키고, 온습포를 계속하며 적절한 항생물질을 처방하게 된다.

A 레슬링 선수는 급성 주두점액낭염이 있는 것이다. 보호패드를 부가해서 재발을 방지하는데 도움을 줄 수도 있지만, 표준적인 급성 처치로 질환을 치료해야 한다.

염좌(SPRAINS)

Q 연습 후에 미식축구 전위선수가 팔꿈치 전면부에 통증을 호소하면서 팔이 과신전된 상태로 넘어진 후에 최초 급성 통증이 발생했다고 말했다. 촉진한 결과, 전면 관절선에 심부 과민압통이 나타났고, 팔꿈치를 수동적으로 완전 신전시키면 전내측 부위에 극심한 과민압통이 나타났다. 어떤 상황이 발생했으며, 관절을 지지하는 측부인대가 손상되었는지 여부를 어떻게 결정할 수 있는가?

팔꿈치의 인대 및 관절구조물이 급성 파열되는 경우는 드물지만, 그러나 손을 뻗은 채로 넘어져 과신전 손상이 발생하거나, 외반/내반 장력을 통해서 발생할 수 있다, 하지만 더 일반적인 것은 반복적인 장력으로 인대가 자극받아 단열되는 것인데, 특히 척골(내측)측부인대에서 발생된다. 만약 척골 측부인대가 손상되었다면, 척골신경도 악영향을 받았을 수도 있을 것이다. 병력을 물으면, 일반적으로 공던지기의 치켜올리기(cocking)동작 후반과 가속기 동안에 팔꿈치의 내측면에 국소적인 통증이 나타난다고 한다. 진찰을 하면 관절선에 과민압통점이 나타나고, 팔꿈치를 15°-20° 정도 굴곡시킨 상태에서 외반부하검사(valgus stress test)하면 불안정성과 통증이 증가된다. 얼음문지르기와 압박, 비스테로이드제 약물(NSAID), 안정, 휴식 등을 시행하고 이어서 초기에 보호적 ROM운동을 시행하여 전완 굴곡근, 회내근 그룹 및 신전근을 스트레칭한다.

전방 관절낭염 (Anterior Capsulitis)

과신전에 의해 야기된 관절 전면부 통증은 항상 그 원인이 반복적이 던지기로 인한 만성적인 것보다는 오히려 급성 전방 관절낭염에 의해서 기인된다. 관절낭의 미세 단열은 대개 관절탈구의 원인이 되기에는 충분하지 않다.

징후와 증상. 외상 있은 후에 환자는 미만성의 팔꿈치 전면부 통증을 느끼며, 촉진 시 심부의 과민압통이 있는데, 특히 전내측면이 그렇다. 원회내근의 염좌 가능성은 제외해야 하며, 원회내근을 통해 주행하는 정중신경의 포착 가능성도 마찬가지로 제외한다. 만약 신경포착이 있으면, 엄지와 시지의 얼얼함 또는 저린감이 나타난다.

치료. 3~5일간 고정을 하고, 그 후에 통증이 허용되는 대로 능동적 관절가동범위 운동을 시작한다. 굴곡 구축이 관절낭의 반복적 손상에 의해 야기된 섬유증의 결과로 일어날 수도 있다.

탈구(Dislocations)

청소년 시기에 팔꿈치에 발생하는 가장 일반적인 외상성 상해는 근위 요골두의 아탈구 또는 탈구이며, 이것은 종종 미발달된 윤상인대와 관련이 있다. 때때로 아이보는 여자의 주관절(nursemaid's elbow) 또는 당겨진 주관절 증후군(pulled elbow syndrome)으로 언급되기도 하는 이 증세는 신전되고 회내된 상지를 장축 견인한 결과로 일어나는데, 그러한 예로, 어린 아이의 양팔을 들고 앞뒤로 흔들어주는 것을 들 수 있다. 이것으로 윤상 인대에 작은 단열이 일어나서 요골두가 윤상인대에서 벗어나는 것을 허용하게 된다. 만약 환자가 통증없이 전완의 회내와 회외를 할 수 없다면, 즉시 의사에게 보내 진찰받게 해야 한다. 대개 굴곡상태로 3~6주간 고정하는 것이 필요하다(7).

대부분의 척골 탈구는 20세 미만에서 일어나며, 10대에 그 유병율이 가장 높다(1). 상해의 메커니즘은 대개 과신전이거나 또는 갑작스럽고 격렬한 일측성 방향의 외반력으로 척골이 후방 또는 후외방으로 이동된 것이다. 환자의 60%에서 내측상과, 요골두, 구상돌기, 주두돌기의 골절이 연관되어 발생하며(8), 또한 전방 관절낭의 파열, 상완근 단열, 척골 측부인대의 손상, 그리고 드물게는 상완동맥 훼손이나 정중신경 혹은 척골신경의 손상이 생길 수도 있다(1).

징후와 증상. 충돌 즉시 '딱' 하는 듯한 날카로운 느낌이 있은 후, 심한 통증과 급성부종, 기능 완전 소실, 명백한 변형이 이어서 나타나고(**그림 13.12**), 전방 관절낭, 상완근, 굴곡근, 신전근이 또한 단열될 수도 있다. 전완이 짧아진 것처럼 보이면서 팔이 굴곡상태로 유지된다. 주두 및 요골두는 후방으로 촉지할 수 있고, 삼두근이 주두의 근위부에서 약간 함입(indentation)된 것을 볼 수 있다(**글상자 13.2**).

신경마비가 흔히 나타나므로, 정복 전과 정복 후에 신경혈관성 검사가 아주 중요하다. 척골신경 기능부전은 대개 일시적이며, 만약 손상을 받았다면, 저린감각이 새끼손가락으로 퍼질 것이다. 그러나, 정중신경은 관절 내 또는 치유되고 있는 내측상과골절내에 포착되거나, 정중신경이 그 관절 내에 갇히게 되거나, 그 관절 앞쪽으로 돌아가게 된다. 지속적으로 엄청난 통증과 정중신경 기능부전(손바닥 저린감 또는 손가락 굴곡근 약화)이 있으면, 의사에게 즉시 재평가를 받아야 한다.

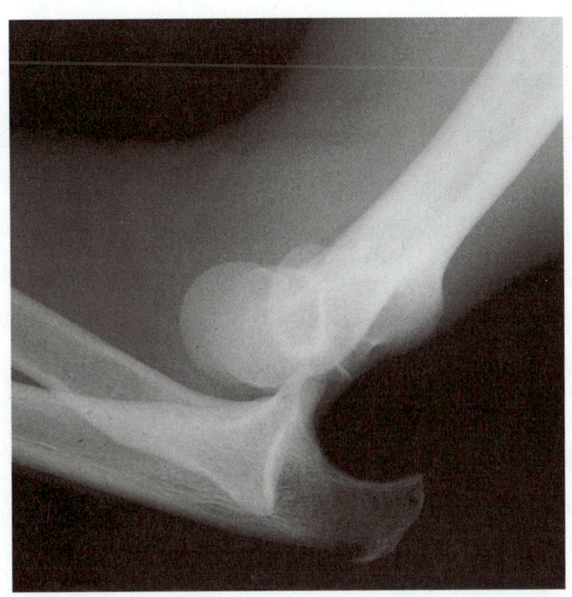

➤ 그림 13.12. **주관절 탈구.** 후방탈구가 되면 '딱' 하는 소리가 나면서 즉시 심한 통증과 부종이 급속하게 나타나고 모든 기능이 상실된다.

치료

EMS *진공부목으로 즉각적인 고정 처치가 필요하다. 응급의료단의 활동으로 환자를 긴급히 가장 가까운 의료시설로 환자를 수송하는 것이 필요한데, 이는 조기 정복으로 근육경련을 최소화 할 수 있기 때문이다. 팔꿈치 탈골에 대한 처치는* ***실전전략*** *13.2 에 논의되어 있다.*

➤➤ 글상자 13.2

팔꿈치 후방탈구의 징후와 증상

- '딱' 하는 듯한 날카로운 소리
- 즉시 나타나는 심한 통증과 함께 팔꿈치의 중앙 부위에 급성종창
- 모든 기능손실
- 주두의 후방밀림으로 인한 명백한 변형
- 팔꿈치를 약간 구부린 채 손상 당하지 않은 팔로 지지하고 있을 것임
- 팔꿈치 중앙부위의 현저한 국소통증
- 골절이 있다면, 촉진할 때 염발음이 있을 수도 있음

전신 또는 국소마취 하에서의 비관혈적 정복이 필요하다. 관련된 골절없이 전완의 굴곡근과 신전근, 윤상인대가 온전한 상태로 유지되는 경우에는 제한적인 고정과 조기 관절가동운동 및 고유수용성 신경근 촉진법(PNF) 운동이 아주 성공적인 것으로 판명되었다(9). 반복적인 탈구는 드물지만, 종종 팔꿈치의 척골 외측 측부인대가 느슨해진 것과 관련이 있으며, 후-외방 회전 아탈구가 유도된다. 최초 손상 후 6개월 이내에 탈구가 재발된 것은 종종 골연골 골절(osteochondral fracture)의 치료를 간과하여 놓쳤기 때문이다. 요골두 및 상완골소두 골절 탈구가 포함된 팔꿈치 탈구는 더욱 복합적이므로 내고정(internal fixation)이 필요하다.

A 풋볼 선수는 아마도 관절의 전방관절낭에 상해를 입었을 것이다. 이것은 관절 전면부 통증에 의해 명백하게 증명된다. 평가할 때, 팔꿈치를 15°에서 20°로 굴곡시키고 외반 및 내반 스트레스 검사(valgus-varus stress test)로 관절을 지지하고 있는 측부인대의 손상여부를 판정하도록 한다.

좌상(STRAINS)

Q 배구 선수가 오버헤드 스파이크 연습 중에 악화되는 모호한 전완 통증을 호소하는데, 촉진을 하면 팔의 근위부 전면에 과민압통점이 있고, 팔꿈치 굴곡 및 손목 척측편위를 저항검사하면 통증이 증가한다. 어떤 근육이 여기에 관련된 것이며, 이러한 손상에 대한 처치는 어떻게 해야 하는가?

근육 좌상은 일반적으로 부적절한 워밍업, 피로점(point of fatigue)을 초과한 훈련, 과거에 손상된 근육의 부적절한 재활치료 등의 결과로 일어난다. 이 부위의 좌상에 대한 보다 덜 보편적인 원인으로는 근육 수축을 아주 과도하게 하였거나 갑작스러운 과도한 신장을 들 수 있다. **실전 전략** 13.3에 근육 좌상에 대한 처치가 요약되어 있다.

굴곡근 및 신전근 좌상 (Flexor and Extensor Strains)

팔꿈치 굴곡근(상완근, 상완이두근,상완요골근)과 원회내근의 반복적인 인장스트레스(tensile stress)는 자가-제한 근육 좌상(self-limiting muscle strains)을 야기할 수 있다.

실전 전략 13.2 팔꿈치 후방탈구에 대한 처치 도식표

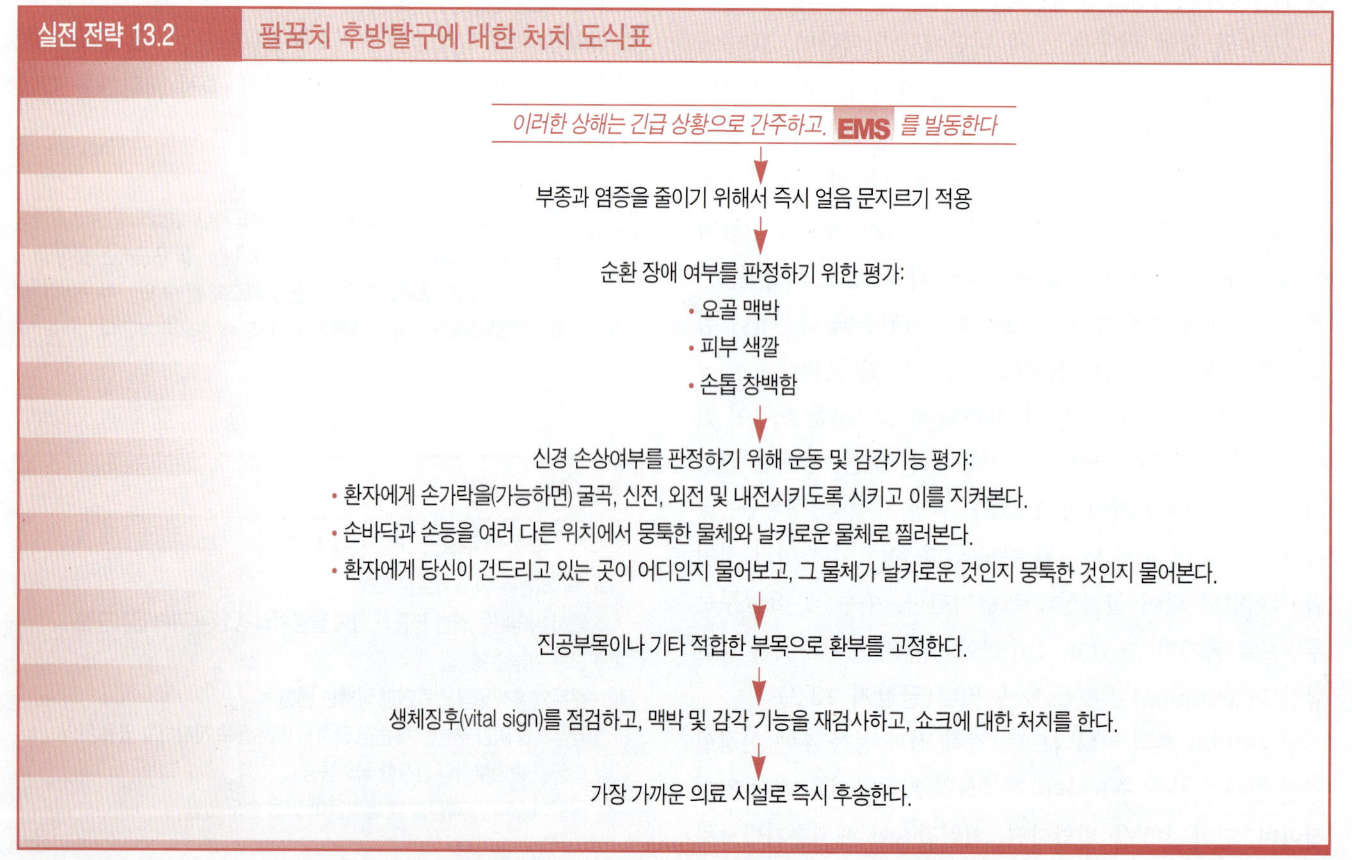

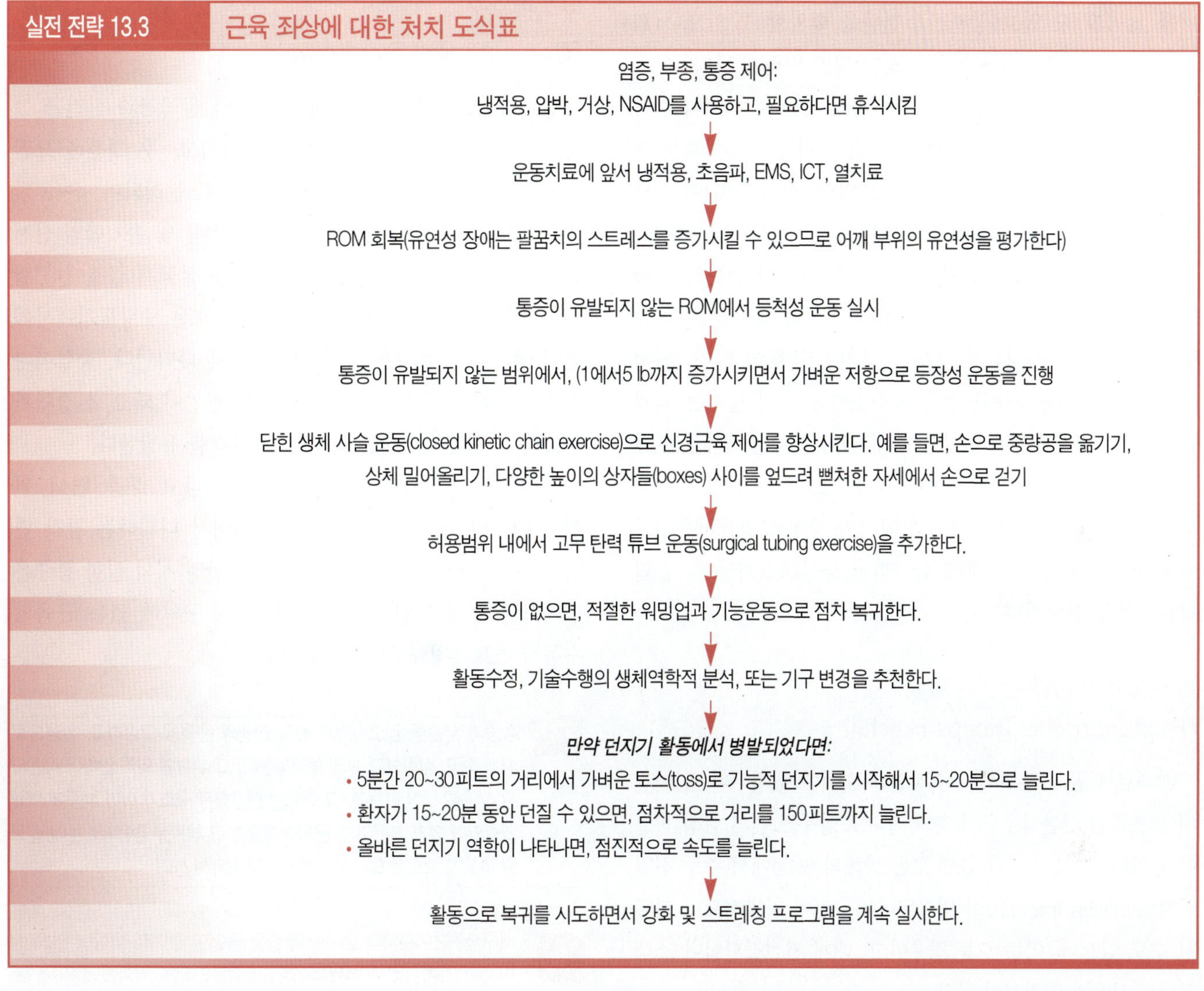

특히 부적절한 워밍업 후이거나 피로하면 그러하다. 상완삼두근 좌상은 일반적으로 그 기전이 감속 유형의 손상이며, 테니스선수와 배구선수, 그리고 동화촉진성 스테로이드를 사용했거나 스테로이드 국소주사를 한 병력이 있는 역도선수에게서 나타났던 것으로 보고되었다.

징후와 증상. 촉진으로 통증이 병발된 근육에 걸쳐서 유발될 수 있으며. 능동적 또는 저항적 동작으로 통증이 증가된다.

치료. 얼음문지르기, 압박, 보호성 안정휴식과 함께 표준적인 급성처치를 시행한다. 급성인 경우는 간단한 고정처치가 필요할 수도 있다. 활동량 조절, NSAID, 점진적인 능동적 관절가동운동 및 근력강화운동 프로그램을 환자가 견딜 수 있는 대로 시작한다.

상완이두근의 파열 (Rupture of the Biceps Brachii)

전체 상완이두근 파열 중 97%가 근위부에서 일어나고, 오로지 3%만이 원위부 부착점과 관련이 있다(8). 많은 경우에서, 원위부 건에 이전부터 존재 하고 있는 퇴행성 변화가 상완삼두근으로 하여금 급격한 원심성 부하(예로, 중량들기 또는 떨어질 때 잡으려고 노력한 중에) 후에 이어지는 파열에 취약하게 만든다. 스테로이드 투약의 병력이 있는 30세 미만의 남자의 경우가 이러한 손상을 당할 위험성이 증가된 사람에 속하는 것 같다(8).

징후와 증상. 압통, 부종, 반상출혈이 전주와(antecu-bital fossa) 부위에 보일 수 있다. 상완이두근의 건은 근복이 근위부로 끌려 오기 때문에 촉진할 수 없다. 환자는 여전히 팔꿈치를 굴곡할 수 있고(상완근), 전완을 회외할 수 있으나(회외근), 이러한 움직임은 저항을 받게 되면 약하게 된다.

치료. 파열에 대한 치료에는 비수술적 접근 또는 외과적 복구술이 있는데, 최근 연구에서 비수술적 접근으로 치료한 경우에 팔꿈치 굴곡근 근력(30%)과 회외근 근력(40%)이 상당히 소실되었다는 것을 밝혀내었다(11,12). 비록 기능레벨이 이렇게 감소한 정도로도 일상적 활동을 하는데 충분하다 할지라도, 상완이두근 원위부가 근육의 정상적 외형을 더욱 분명하게 하면서, 상완근에 흉터를 남기는 경향이 있다. 원위부의 견열된 상완이두근 건을 요골조면에 다시 붙이는 외과적 복구술은 기능적인 면에서 최대 결과를 제공하여 스포츠에 복귀할 수 있게 해줄 가능성이 가장 크다. 외과적 복구술 후에 8주 동안은 전완을 약간 회외시킨 상태로 팔꿈치를 90° 굴곡하여 고정하고, 이후에 점진적인 능동관절가동 및 근력강화운동을 실시한다(8).

상완삼두근 파열
(Rupture of the Triceps Brachii)

때때로 팔꿈치 후면에 직접적인 타격이 가해지거나, 넘어질 때 부조화된 상완삼두근 수축의 결과로 삼두근 건의 급성 파열이 일어나고, 건 파열과 함께 모든 상해의 80%에서 주두 견열골절(avulsion fraction)이 병발된다(8). 건이 자발적으로 파열될 수도 있으나, 이는 드문 경우이고, 대개 전신질환이나 스테로이드 사용과 연관성이 있다.

징후와 증상. 통증과 부종이 주두돌기에 있는 신전근 기전의 원위부 부착점에 나타나며, 상완삼두근 건에 촉진이 가능한 결함이 있거나 주두돌기에 급격한 변형이 있을 수 있다. 부분적 단열이 있거나 완전히 파열되어 있으면 팔꿈치의 능동적 신전이 약해져 있을 것이다.

치료. 치료는 냉적용, 압박, 팔걸이로 고정하는 등의 표준적인 급성처치를 하고, 이후 즉시 의사에게 보내 진찰받게 한다. 부분적인 파열은 보존적인 방식으로 치료하고, 완전한 파열은 주두돌기에 건을 재접착시키는 수술방식이 필요하다. 주두의 견열골절이 있다면, 관혈적 정복(open reduction)과 뼈의 파편조각에 대한 내부고정이 필요하고, 이어서 팔꿈치를 45° 굴곡해서 4주일 고정한 다음에 4주일 동안 0°에서 45°까지 굴곡을 허용하고 나서 점차적으로 능동관절가동운동과 근력강화운동을 조합한다.

구획증후군
(Compartment Syndrome)

전완의 심부근막은 손목과 손가락의 굴곡근과 신전근 그룹을 공통총초(common sheath)둘러싸고, 두 그룹은 요골과 척골 사이의 골간막에 의해 구획으로 분리되며, 손목 및 손가락의 굴곡근은 전방구획에 있고, 손목 및 손가락의 신전근은 후방구획에 있다. 이 증상은 종종 팔꿈치 골절이나 탈구, 압궤손상, 전완골절, 허혈후 부종, 또는 중량들기에서와 같이 격렬한 근육사용 등에 이차적으로 나타난다. 출혈이나 부종은 구획 내에 압력을 증가시키는 원인이 되고, 신경혈관 구조와 그 공간내의 조직에 과도한 압력을 유발한다.

징후와 증상. 발병은 항상 빠르게 일어나고, 부종, 변색, 원위부 맥박의 감소나 소실, 그리고 이어서 나타나는 감각 변화나 마비 등에 의해 인식될 수 있다. 안정 시의 심한 통증은 잠재적인 문제를 알리는 신호이며, 그 구획에 있는 근육의 수동적 스트레칭에 의해 악화된다.

치료

EMS *통증과 부종을 감소시키기 위해 전완과 손목을 고정하고, 얼음으로 차게 하고, 심장보다 높게 올려놓는다. 그 부위에 외적 압박이 적용되지 않도록 해야 하는데, 그 이유는 신경혈관 구조가 이미 부종에 의해 압박되어 있기 때문이다. 근막절개술이 그 부위를 감압시키는데 필요할 수도 있으므로 의사에게 즉시 이송시켜야 한다.*

A 배구 선수는 손목과 손가락의 총굴근 건에 경미한 좌상이 있으며, 이것이 반복적인 오버헤드 스파이크 훈련으로 악화된 것이다. 냉적용, 압박, 보호적 안정휴식과 함께 팔꿈치 굴곡근에 대한 스트레칭과 근력강화 운동을 시행해야 한다. 혈관이나 감각에 어떠한 변화라도 있으면, 의사에게 즉시 보내서 진찰받게 해야 한다.

과사용 손상(OVERUSE CONDITIONS)

Q 청소년리그에 출전한 야구투수가 내측 팔꿈치에 통증을 호소하는데, 그것이 공던지기의 가속기동안에 악화된다고 한다. 촉진을 통해 보니, 상완골의 내측상과에 과민압통점이 있고, 팔꿈치의 능동적 굴곡과 전완을 회외하는 동안에 통증이 있다. 어떤 이상이 있을 수 있으며, 처치는 어떻게 해야 하는가?

12장에서 논의되었던 던지기 기전 또한 팔꿈치에 과사용 손상을 유발할 수 있다. 초기 가속기 동안에 신체는 급속히 전방으로 이동되지만, 팔꿈치와 손은 상완의 뒤쪽에 쳐진다. 이러한 결과로 엄청난 외반스트레스가 팔꿈치의 내측면에 가해지게 되는데, 특히 척골 측부인대와 그에 인접한 조직에 그러하다. 가속이 계속 진행됨에 따라 팔꿈치의 신전근과 손목의 굴곡근이 수축해서 던지기에 속도를 증가시켜준다. 이러한 채찍성 작용이 팔꿈치 내측에 심각한 외반스트레스 및 상완요골관절에 부수적인 외측 압박스트레스를 발생시킨다 (**그림** 13.13). 공을 손에서 놓기 전에, 팔꿈치는 거의 완전하게 신전되어 체간보다 약간 전방에 위치하게 되고, 공을 놓으면서 팔꿈치는 약 20°에서 30°까지 굴곡된다. 하지만 이러한 힘이 감소되면서, 전완이 극도로 회내된 것이 측부인대를 긴장시키게 된다. 감속기 동안에 상완이두근 장두와 회외근, 그리고 신전근은 원심성수축은 전완의 회내운동을 감속시킨다. 회내 및과 신전으로 주두가 주두와(fossa)로 쑤셔 넣어지기 때문에 주두돌기의 주위 조직에 스트레스가 추가되어 발생한다. 이렇게 쑤셔 넣어지는 중에 충돌(impingement)이 발생할 수 있다

상과염은 테니스, 투창, 야구, 배구, 골프와 같이 회내 및 회외운동이 수반된 활동에서 보여지는 일반적이고 만성적인 질환이다. 이 질환은 때로는 **건병증**(tendinosis)으로 언급되기도 하는데, 그 이유는 염증보다는 퇴행성 변화가 존재하기 때문이다. 종종 이러한 환자들에게서는 빈약한 기술패턴과 피로, 과사용이 있었음이 드러난다.

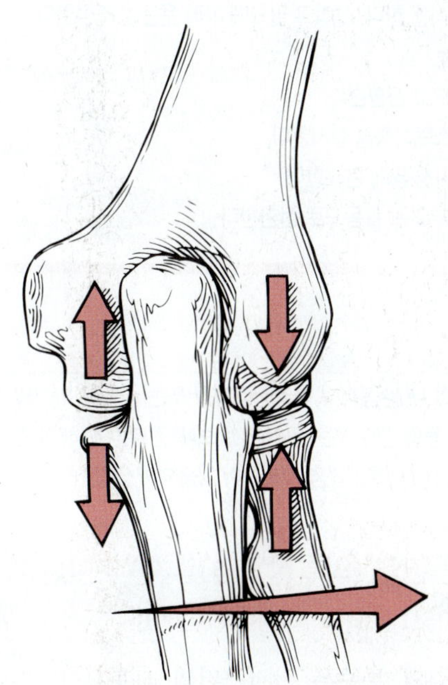

➤ 그림 13.13. 과도한 외반력은 주관절 내측에는 장력 스트레스를 유도하고, 외측에는 압축 스트레스를 가져와서 관절 양측이 모두 손상되는 원인이 된다.

내측상과염 (Medial Epicondylitis)

내측상과염은 던지기 동작의 가속기 동안에 팔에 가해진 반복적인 내측 인장/외측 압박(외반)력에 의해서 야기되며, 외반력에 의해서 종종 굴곡근 좌상, 척골 측부인대 염좌, 척골신경염 등이 발생된다. 가장 흔히 발병되는 건은 원회내근(상완골두)과 요측수근굴근의 건 2개인데, 그것들의 기시는 내측 과상릉과 내측상과이다(10).

상완골 내측 성장판이 악영향을 받으면, 이것을 "리틀 리그 엘보우(little league elbow)"라 부른다. 주두와에서 발생된 측방압박과 전단력으로 상완골의 외측상과와 요골두가 손상받을 수가 있으며 상완골 소두의 골연골 손상(capitellar osteochondral injury)을 유발한다. 후방스트레스는 상완삼두근좌상, 활액막충돌(synovial impingement), 주두골절을 일으키거나 퇴행성 관절변화를 일으킨다.

징후와 증상. 평가를 하면 부종, 반상출혈, 그리고 상완척골관절이나 내측상과의 외측면 약간 원위부 또는 굴곡근/회내근 기시부에 과민압통점이 드러난다. 통증이 항상 심하고, 손목의 굴곡과 회내의 저항에 의해서, 그리고 10°에서 20°로 팔꿈치를 굴곡시킨 상태에서 적용된 외반스트레스에 의해 악화된다(**글상자** 13.3). 척골신경이 침범되면, 얼얼함과 저린감이 전완과 손, 특히 4번째와 5번째 손가락으로 퍼질 수도 있다.

➤➤ 글상자 13.3

내측상과염의 징후와 증상

- 부종, 반상출혈, 상완척골관절의 압통점
- 요측수근굴근과 원회내근을 따라 원위부로 1-2 cm 퍼져있는 내측상과 통증
- 손목굴곡과 전완회내 저항 시 통증의 증가
- 30° 굴곡에서 외반 스트레스 시 통증의 증가
- 척골신경염에 대해서는 주맥관에서의 음성 Tinel 징후

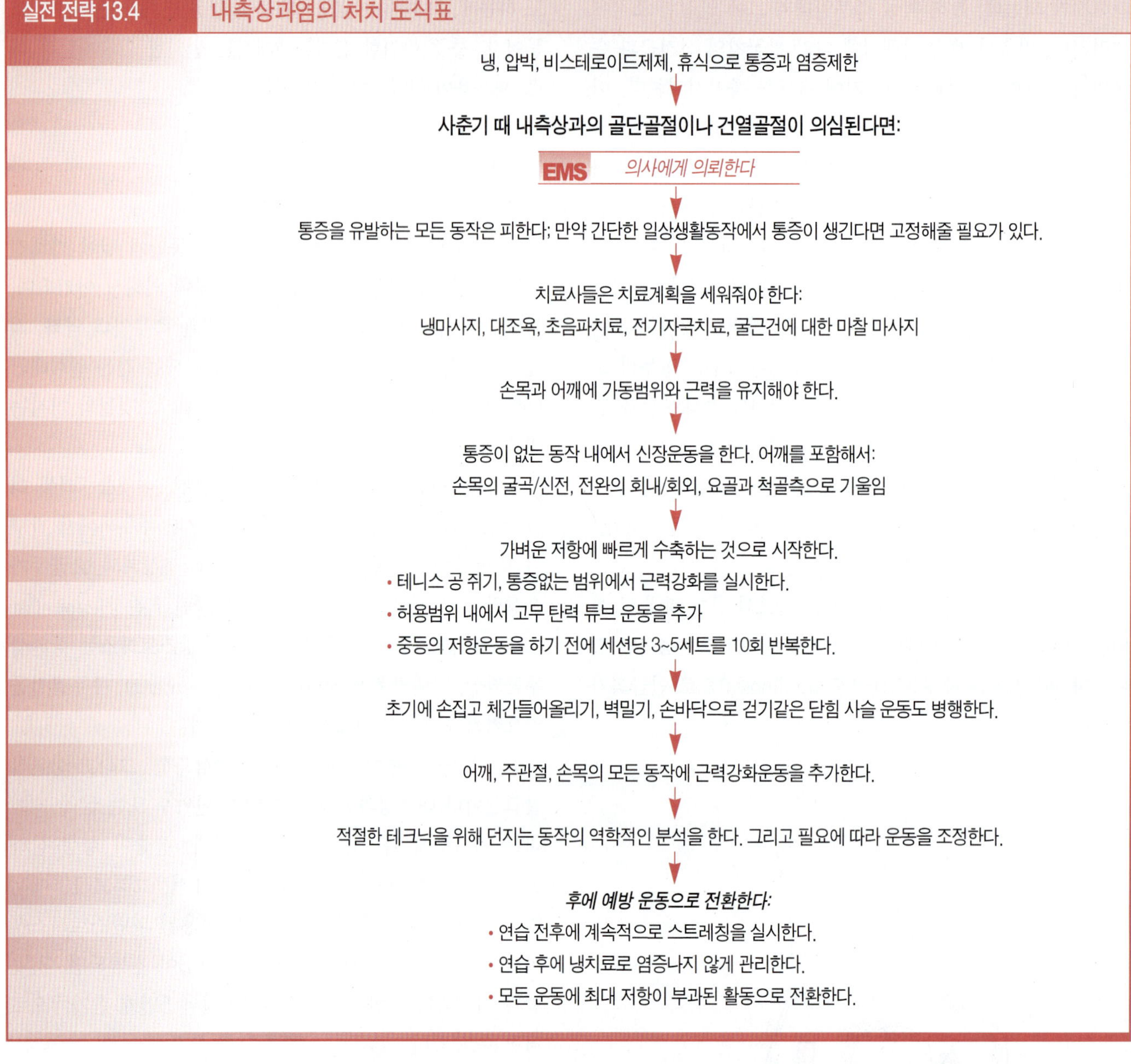

실전 전략 13.4 내측상과염의 처치 도식표

냉, 압박, 비스테로이드제제, 휴식으로 통증과 염증제한

사춘기 때 내측상과의 골단골절이나 건열골절이 의심된다면:

EMS *의사에게 의뢰한다*

통증을 유발하는 모든 동작은 피한다; 만약 간단한 일상생활동작에서 통증이 생긴다면 고정해줄 필요가 있다.

치료사들은 치료계획을 세워줘야 한다:
냉마사지, 대조욕, 초음파치료, 전기자극치료, 굴근건에 대한 마찰 마사지

손목과 어깨에 가동범위와 근력을 유지해야 한다.

통증이 없는 동작 내에서 신장운동을 한다. 어깨를 포함해서:
손목의 굴곡/신전, 전완의 회내/회외, 요골과 척골측으로 기울임

가벼운 저항에 빠르게 수축하는 것으로 시작한다.
- 테니스 공 쥐기, 통증없는 범위에서 근력강화를 실시한다.
- 허용범위 내에서 고무 탄력 튜브 운동을 추가
- 중등의 저항운동을 하기 전에 세션당 3~5세트를 10회 반복한다.

초기에 손집고 체간들어올리기, 벽밀기, 손바닥으로 걷기같은 닫힘 사슬 운동도 병행한다.

어깨, 주관절, 손목의 모든 동작에 근력강화운동을 추가한다.

적절한 테크닉을 위해 던지는 동작의 역학적인 분석을 한다. 그리고 필요에 따라 운동을 조정한다.

후에 예방 운동으로 전환한다:
- 연습 전후에 계속적으로 스트레칭을 실시한다.
- 연습 후에 냉치료로 염증나지 않게 관리한다.
- 모든 운동에 최대 저항이 부과된 활동으로 전환한다.

치료. 대부분은 냉적용, NSAIDs, 손목에 약간 굴곡시키고 2-3주 동안 팔걸이 고정하는 것으로 처치되며, TENS, 고압전기자극, 초음파, ICT 등이 통증이나 염증을 줄이는데 사용되고, 초기 관절가동운동, 가벼운 저항성 등척성운동에서 점진적으로 등장성 강화운동과 고무 탄력 튜브 운동(surgical tubing exercise)으로 실시되어야 한다. 환자는 통증을 유발하지 않고 모든 기능테스트를 할 수 있을 때까지 활동을 하여서는 안된다. 기능보조기는 외반스트레스를 제한하고, 격렬한 활동의 조기 복귀를 가능하게 한다. 가벼운 손상에서도 던지기나 오버헤드 모션은 6~12주 동안은 피해야 한다.

EMS *관절 내 손상이나 척골신경이상 또는 중등도 이상의 심한 통증, 불안정 등의 경우에는 의사에게 보내 진찰받게 해야 한다.* **실전 전략 13.4**에 *내측상과염 처리법이 기술되어 있다.*

총신전근 건염 (외측상과염)(Common Extensor Tendinitis(Lateral Epicondylitis)

외측상과의 통증은 신전근건의 과부화를 의미한다. 그리고 이것은 성인의 팔꿈치상의 가장 일반적인 과사용에 의한 손상이다. 이 상태는 전형적으로 던지기의 감속 때나, 테니스 스트로크에서 신전근 특히, 단요측수근신근의 원심성 부

하가 원인이 되어 일어난다(**그림 13.14**). 잘못된 기술, 잘 안 맞는 장비 (예, 너무 작은 손잡이나, 너무 꽉 죄이는 줄), 나이 (예, 30-50세)등의 모든 것들이 이런 증상에 기여하는 인자이다(8).

징후와 증상. 통증은 외측상과의 정면이나 원위부에서 느껴지며 활동 중이나 후에 전완 신전근까지 퍼질 수도 있다. 반복하면 통증이 더 심해지고, 손목의 신전에 대한 저항, "커피 잔"검사(커피가 가득 찬 잔을 들어 올리면, 통증이 증가한다.), 테니스 엘보우 검사 등을 하면, 통증이 더 증가된다(**글상자 13.4**).

치료. 초기에 냉, 압박, 비스테로이드제제, 휴식, 지지를 통해 증상을 완화한다. 전완을 회내시켜 물건을 쥐게 되면 급성 증상이 가라앉는데 해를 끼친다. 재활의 중점은 근력, 지구력, 신전근군의 유연성 증가이다. 손목을 신전해서 올리는 것이 수행되어야 하며 적절한 장비를 선택해야 하고 그 운동에 적절한 역학이 평가되어야 한다. 주관절에서 2~3인치 떨어진 곳에 역힘대(counterforce strap)를 착용하면, 과도한 근긴장이 상과에 도달하는 것을 제한할 수 있고, 초기 증상들을 제한하는데 충분하다. **실전 전략** 13.5는 신전근 건염의 처치에 대해 설명하고 있다.

신경 포착 손상 (Neural Entrapment Injuries)

척골신경은 척골 측부인대 후부에 있는 척골관(cubital tunnel)을 통해 상완골의 내측상과 뒤로 지나 가는데(**그림**

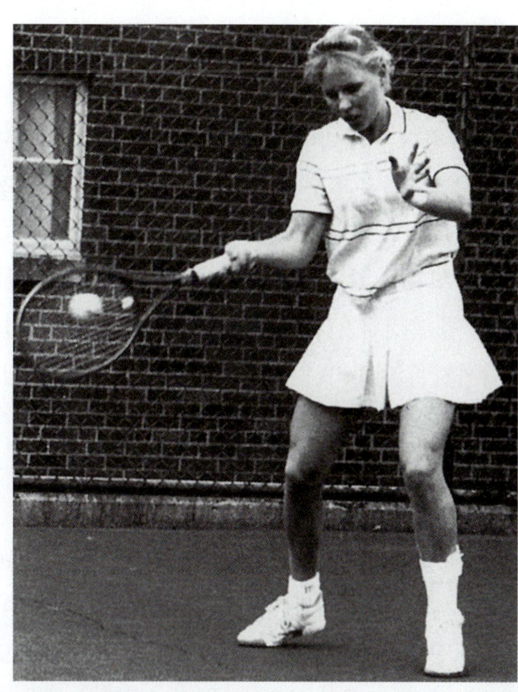

➤ 그림 13.14. **신전근 건염.** 주관절신전근에 대한 원심성 부하는 테니스 스트로크 시 감속기 또는 던지는 동작 시의 과도한 전완 회내와 손목 굴곡에 의해 발생한다.

➤➤ 글상자 13.4

외측 상과염의 증상과 징후

- 외측상과 전면부에 통증이 있거나 전완 신전근으로 방사통이 있다.
- 초기에는 통증이 가라앉지만, 손상이 반복될수록 점점 심해진다.
- 손목 신전 시 저항을 주면, 통증이 증가한다.
- "커피잔"검사 또는 테니스엘보 검사가 양성으로 나온다.

실전 전략 13.5 총신전근 건염의 처치

1. 냉, 압박, 거상, 비스테로이드제제 휴식으로 통증과 염증을 제한한다.
2. 손의 기능적인 사용을 위해 손목을 약간 신전시켜 고정한다.
3. 냉치료, 초음파, 열치료, 전기자극치료, 간섭파치료, 신전근 건에 마찰마사지가 도움이 된다.
4. 강하게 쥐는 행동과 증상을 증가시키는 활동은 피한다.
5. 손목 굴곡/신전, 전완 회내/회외, 요골측굴편위으로 통증을 유발하지 않는 범위 내에서 스트레칭을 실시한다.
6. 등장성 근력강화운동을 하고, 허용범위 내에서 고무 탄력 튜브 운동을 한다
7. 1회(session)당 10번 반복하는 것을 3~5세트까지 하고 나서, 더 무거운 중량의 저항으로 진행한다.
8. 어깨, 주관절, 손목운동에 대한 능동 관절가동범위운동과 근력강화운동을 계속한다.
9. 조기에 닫힘 사슬 운동도 병행한다. 그러한 것에는 체간 밀어올리기, 벽밀기, 또는 손으로 걷기 등이 있다.
10. 부적절한 테크닉을 만들어내는 문제점이 무엇인지 알기위해 기술을 생역학적으로 분석하여 적절하게 수정한다.
11. 활동에 복귀한 후에도 연습 전후에 계속적으로 스트레칭을 실시하며, 염증이 있으면 연습 후에 얼음적용으로 조절한다. 견딜 수 있는 대로 완전 활동으로 복귀한다.

13.15), 이 신경은 외상(급성이나 만성), 외반주 변형, 척골구내의 ,불규칙성, 척골 측부인대의 느슨함으로 인한 아탈구 등에 의해 유발되는 압박이나 장력스트레스에 쉽게 손상되며, 이것을 **척골관 증후군**이라고 부른다. 환자는 주관절 내측을 따라 충격적인 감각을 호소하는데 마치 손가락으로 팔꿈치 내측을 튕겼을 때와 같은 저린 감각이방사된다. 일반적으로 척골구를 촉진하거나 두드리면, 전완의 내측에서 4,5번째 손가락까지 얼얼하거나 저린감이 발생된다(티넬 징후). 보통 통증은 나타나지 않고 관절가동범위의 제한도 없지만, 척골신경이 손의 대부분의 내재근을 지배하기 때문에 손을 쥐는 근력이 약해질 수 있다.

정중신경은 척골와를 지나 회내근두과 천지굴근두 사이를 통과하고 그것의 가장 큰 분지인 전골간신경을 낸다. 이 신경은 비대된 근육 특히, 회내근에 의해 압박을 받을 수도 있고, 또는 천지굴근 근처의 섬유성 아치, 이두근의 건막, 또는 과상돌기로부터 압박을 받을 수도 있으며, 이렇게 되면 **회내근 증후군**이라 불리는 질환이 유발되는데, 전완의 전면 근위부에서 통증을 느끼고 회내활동에 의해 악화된다. 저린감이 전완 전면, 엄지, 시지, 중지에 발생할 수도 있다.

요골신경은 상완골간부의 골절로 손상받을 수 있다. 드물지만 직접적인 외상이나 신경포착이 주관절와 전면부, 신경이 관통하는 회외근, 전완의 후면에서 발생한다(**요골관 증후군**).

요골신경의 말단가지인 후골간신경은 전완 깊숙이 있는 신전근을 지배한다. 요골신경이 손상되면 종종 그 증상이 외측상과염의 증상을 흉내내고, 외측 주관절통증이 전완 후부로 방사될 수도 있다. 심한 과민압통증은 회외근에 나타나고, 일반적으로 회외 저항운동이 손목신전운동 때보다 통증이 더 심하다. **손목하수**라 불리는 손목 신전근의 약화는 극단적인 상황에서 나타날 있으나, 감각상실은 나타나지 않는다.

치료. 즉시 의사에게 의뢰해야 한다. 신경포착의 치료는 빈도, 기간, 강도, 크기, 문제의 원인에 따라 결정되는데, 만일 초기에 알게 되었다면 완전휴식과 비스테로이드 제제가 급성 상태에 도움이 될 수 있다. 손상이 직접 타격에 이차적인 것이라면, 패드로 그 부위를 보호할 수 있다. 경우에 따라서 만성적 신경손상이 수술로 신경을 압박하거나 조이는 것을 제거하는 수술을 필요로 할 수도 있다.

A 청소년리그에 출전한 야구투수의 내측상과염이 던지는 동작동안에 생성된 과도한 내반력에 의해서 유발될 수도 있다. 표준적인 급성처치를 시행과 함께 조기에 관절가동범위 운동을 하여 관절의 경직과 유착을 예방한다. 손의 척골측에 감각변화가 있거나(이것은 척골신경의 손상 가능성을 시사하는 것이다), 또는 3~4일내로 상태가 개선되지 않는다면, 즉시 의사에게 보내 진찰받게 한다.

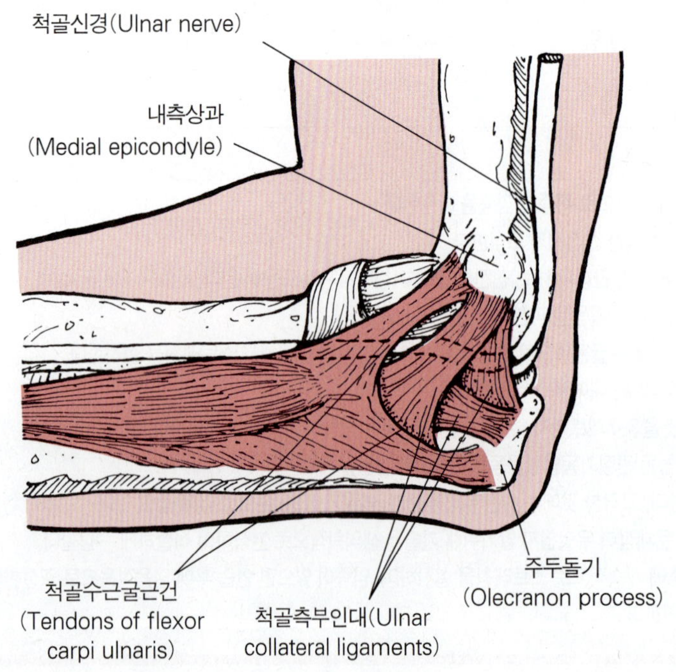

➤ 그림 13.15. **척골신경.** 척골신경은 척골측부인대와 주두와 사이에 있는 척골관을 통해 지나가므로 척골수근굴근의 두 개의 근두 밑을 통과하게 된다. 이 근육의 건은 신전동안에는 느슨해지나 굴곡 시에는 팽팽해져서 척골신경을 압박할 수 있다.

골절(FRACTURES)

Q 장대높이뛰기를 하는 사람이 손을 놓쳐서 주관절을 구부린 채로 땅에 떨어졌다. 즉시 통증이 나타났으며 주관절 근위부에 확실한 변형이 있었다. 어떤 손상이 예상되며, 팔의 신경혈관계에 대한 손상여부를 평가하는데 필요한 행위는 무엇인가?

상완골, 요골, 척골의 전위 및 비전위골절은 대개 직접적인 외상에서 격심한 압박력의 결과로 발생되며, 그러한 외상에는 헬멧이나 도구와의 충돌, 내반/외반 스트레스를 받거나 받지 않으면서 밖으로 뻗어진 손이나 구부린 팔꿈치로 낙상, 또는 던지는 동작과 관련된 장력과 같은 것이 있다. 주요한 신경과 혈관은 뼈를 따라 주행하기 때문에 톱니모양으로 난 뼈조각으로 부터 신경-혈관계에 심각한 손상이 초래될 수도 있다. 성장판골절은 투창선수, 체조선수, 수구선수, 테니스선수, 사춘기의 야구, 소프트볼 투수에게서 흔히 나타나는데 반하여 체조선수, 배구선수, 역도선수에게는 스트레스 골절이 흔히 나타난다고 보고되었다.

골단 및 건열 골절 (Epiphyseal and Avulsion Fractures)

사춘기에 내측상과의 폐쇄 성장판(closing growth plate)은 장력스트레스에 민감하기 때문에 굴근-회내근의 반복적이거나 갑작스런 수축의 결과로 상완골의 내측상과의 부분적 또는 완전한 건열골절이 초래될 수도 있는데, 이것을 "**리틀 리그 엘보**(little league elbow)"라고 부른다. 장력 스트레스는 커브볼을 던지는 것과 그 외 강력한 회내동작이 요구되는 브레이킹볼 투구(breaking pitches)시와 관련이 있다. 하지만 이러한 용어의 사용은 부정적인데 그 이유는 골퍼, 체조선수, 투창선수, 테니스선수, 볼링선수, 스쿼시, 라켓볼선수, 레슬러, 역도선수 등도 또한 그런 손상을 쉽게 받고 있기 때문이다. 외측상과의 이차 성장중심(secondary growth center)의 골절은 내측상과 골절과 비슷하고 치료도 유사하다.

징후와 증상. 손상초기에는 연습 중에 통증을 호소하지만, 그때에 연습에 장애가 되거나 잔여통이 있는 것은 아니다. 그 상태가 경과되면 쑤시는 통증 때문에 연습동안의 활동에 제한이 있고, 운동 후에는 경미하게 쑤시며, 약간의 국소적인 압통이 상과 바로 위에 나타날 수 있다. 심한 경우에서는 상과 바로 위에 과민압통점, 부종, 반상출혈과 함께 심한 통증이 있을 수 있다.

치료. 표준적인 급성기 치료는 손상초기의 활동의 제한하는 것이다. 만약 통증과 운동후 잔여통이 연습에 제한이 된다면 바로 의사에게 보내야 한다. 골절은 휴식과 2~3주 슬링으로 고정을 하여 보전적 치료를 한다. 그러나 던지는 동작은 보통 6~12주 동안 해서는 안된다. 수술은 외반 불안정성이 나타나거나, 내측상과가 주관절내에 감돈(incarcerate)되거나, 척골신경증상이 나타날 때만 필요하다.

피로 골절 (Stress Fractures)

척골 골간부의 스트레스 골절은 격렬하게 무거운 물건을 들 때 발생할 수 있다. 양측 원위부 요골 척골골절은 무거운 물체를 들거나, 바벨들 때 조절력을 상실한 결과로 전단스트레스가 추가된 젊은 사람들에게서 발생한다. 이러한 이유로 사춘기 때 무거운 것을 드는 운동을 할 시에 적절한 지도와 손상을 예방하기 위한 관리가 필요하다.

박리성 골연골염 (Osteochondritis Desiccans)

골격적으로 미성숙된 주관절에 여느 때와 다른 반복적인 스트레스로 오는 합병증이 박리성 골연골염이다. 그 기전은 던지는 동작동안에 발휘된 외측 압박력의 탓이며 그 압박력에 의해 요골두와 요골소두, 또는 둘 다 손상을 받을 수 있다. 개방 성장판(open growth plate)이 있는 사춘기(12~15세)에 병소적 병변(focal lesion)은 연골하골의 연화 및 붕괴와 함께 관절연골의 파손을 유발할 수 있으며, 미세골절(유리체)과 종국에 일어나는 무혈성괴사가 더 심한 관절퇴행을 유도한다.

판너병(Panner s disease)이라고 부리는 골연골증은 7~10세의 어린나이에 발생하며, 요골소두 전체에서 나타난다. 통증은 주관절 외측 및 전면에 걸쳐 나타나고, 심부촉진하거나 회내-회외하면 증가되며, 주관절 신전이 활막염과 요골소두 적합성의 변형에 의해 이차적으로 20° 이상 제한될 수 있다. 판너병에서는 유리체 형성이 발생하는 것 같지 않다.

징후와 증상. 박리성 골연골염의 증상과 징후는 리틀 리그 엘보 그대로이다. 활동하면 통증이 나타나며 휴식하면 완화되고, 종종 주관절에서 딸각하는 소리가 나거나 잠기기도 한다. 부종과 압통이 요골-소두 관절에 걸쳐 집중되며, 수동으로 회내와 회외하는 동안에 삐걱거릴수 있고, 완전신전이 제한되기도 한다. 던지는 동작이 요구되는 스포츠의 선수가 우성팔의 주관절에 굴곡구축이 있으면, 즉시 의사에게 의뢰해야한다.

치료. 처치에는 의사에게 의뢰하는 것도 포함된다. 보통 6~18개월 쉬면서 보존적인 치료를 하며, 유리체가 존재하지 않는다면, 더 이상 치료할 필요가 없다. 뼈조각이 전위되었다면 큰 관절조각이면 재접합하고, 작은 조각이면 절제하는 수술이 필요하다.

전위와 비전위 골절 (Displaced and Undisplaced Fractures)

상과골절은 덩치 큰 아이들이 팔을 바깥쪽으로 뻗치고 넘어질 때 발생한다. 이 골절에서 비극적인 합병증은 **볼크만 구축**이라고 알려져 있는 전완 근육의 허혈성 괴사이다. 상완동맥이나 정중신경이 부러진 뼈끝부분에 손상을 받을 수 있고, 전완과 손의 주요 혈액공급과 신경에 손실을 가져올 수 있다. 결과적으로 손은 차고 창백하고 저릿한 감이 있게된다. 손가락을 수동으로 신전하게 되면 전완에 심한통증이 더욱 악화된다. 이러한 증상들은 심각한 문제라는 징조이다.

EMS *팔을 진공부목으로 고정시키고, 즉시 가까운 의료기관에 이송시킨다. 요골이나 척골 맥박의 출현이 자동적으로 전완근육에 혈액순환이 적절하다는 것을 나타내는 것은 아니다.*

척골의 주두돌기의 골절은 필드하키나 라크로스 도중의 직접 외상이나 팔을 구부린 채 넘어져서 생기며, 상완삼두근의 긴장으로 뼈 조각은 상방으로 당겨진다. 이 골절은 관절내 골절이기 때문에 보전적인 치료에는 반응하지 않고 수술적 중재가 필요하다.

요골두는 외상성 압박, 전단스트레스에 의해 척골의 측부인대가 찢어지는 외반력의 결과로 골절이 되며(그림 13.13 참조), 비전위(Type Ⅰ)나 전위(Type Ⅱ) 또는 분쇄(Type Ⅲ)골절이 될 수 있다. 요골두를 촉진하면 과민압통이 유발될 수 있고, 부종이 주두의 외측면에 나타날 수 있다. 굴곡과 신전은 제한될 수도 있고 제한되지 않을 수도 있지만, 이와 대조적으로 수동적 회내와 회외는 통증이 심하고 제한이 된다. 팔꿈치에서 외반의 불안정과 전완에서 축의 불안정이 있을 수도 있다. 비전위 골절은 수술하지 않고 조기에 관절경직을 예방하기 위해 관절가동운동으로 치료한다. 관절표면이 1/3이상 손상되거나, 30°이상의 각형성되었거나, 골절이 3mm이상의 분리되었다면 개방성 정복이 요구된다(8).

"야경봉 골절(nightstick fracture)"은 축구나 하키선수들에게 보여지는 것으로 전완에 대한 직접적 타박에 의해 척골이 골절된다. 비개방성 정복을 한 후에 초기 부종이나 불편감을 가라앉히기 위해 7~10일동안 부목이나 석고고정을 하는 것이 필요하다. 요골두가 탈구되거나 원위 요척관절이 아탈구됐다면, 개방성정복과 내고정이 필요하다.

체육관에서 특이한 전완골절이 은못이 박힌 가죽그립을 착용한 결과로 발생되는데 이 은못은 평행봉을 잡는데 도움이 되는 것이다. 가죽그립은 선수로 하여금 자이언트 스윙(giant swing maneuver)동안 원호를 계속 그리게 하는 대신에 평행봉에 잡혀서 손을 그 자리에 있게 하여 전완이 감기게 되는 원인이 되어 복잡골절을 당하게 한다. 이 골절로 인한 심한 통증과 장애에는 즉시 진공부목으로 고정하는 것이 필요하다.

EMS *가장 가까운 의료시설로 이송한다.*

골절관리 (Fracture Management)

주관절과 전완의 모든 손상에서 골절여부를 의심해야 한다. 골절 여부를 결정하는데 도움을 줄 수 촉진, 압박, 견인, 타진에 대한 것이 **실전 전략** 13.6에 설명되어 있지만, 이에 더하여 추가적으로 신경계와 순환계에 대한 평가도 당연히 지도되어야 하겠다. 만일 요골신경이 손상된다면 전완의 회외와 주관절, 손목, 손가락의 신전이 약해지며, 손등면에 감각변화가 발생한다. 정중신경이 손상받았다면, 손목과 손의 굴곡이 약해지고, 손바닥의 감각변화가 발생하며, 척골신경이 손상받았다면, 척골편위와 손가락 내전과 외전이 약해지고, 손의 척골면의 감각변화가 생긴다. 검사자는 손목의 척골 요골동맥의 맥박을 잡아 봐야하며, 손톱을 눌렀다 놓았을 때 창백해졌다가 모세혈관이 다시 채워지는 것을 주의해서 봐야 한다. 진공부목을 적용해야하며 즉시 가까운 의료시설로 환자를 이송해야 한다.

A 장대높이뛰기 하는 사람이 팔을 구부린 채로 떨어져서 현재 주관절 바로 근위부가 변형되었다. 이것은 상과골절의 가능성을 시사하는 것이므로 이 진공부목으로 팔을 고정하고, 요골 척골 동맥의 맥박을 잡아보고, 손톱에 모세혈관이 재충전되는 것과 손바닥 및 손등의 감각변화를 살펴보고 즉시 가까운 의료기관으로 이송시킨다.

주관절 손상에 대한 평가(ASSESSMENT OF ELBOW CONDITIONS)

Q 2주일 전 춥고 바람이 불던 날에, 어떤 투창선수가 일련의 던지기 동작을 하던 중에 우측 주관절의 후내측에서 극심한 통증을 느꼈다. 그녀는 밤에 정기적으로 얼음맛사지를 하고 다음날에도 약간

실전 전략 13.6 상완과 전완에서 골절 여부의 판단

A. 압박. 통증있는 부위에 변형, 염발음, 유리체가 있는 지를 촉진한다. 환자에게서 찰깍하는 소리를 들었다면, 골절의 가능성이 있다. 뼈의 종축에 부드러운 압박을 적용한 다음에 원위척골과 요골을 감싸 쥐고 약하게 압박주면, 이것으로 척골과 요골의 근위단에서 신연(distraction)이 약간 발생된다. 어느 위치에서든지 통증이 증가되면 골절 가능성이 있는 것이다.

B. 신연. 뼈를 천천히 신연시킨다. 만일 통증이 감소된다면 골절가능성을 시사하고, 통증이 증가하는 것은 연부조직의 손상을 나타낸다.

C. 타진 . 부드럽게 천층부에 있는 뼈표식부(bony landmark)를 두드린다. 진동이 뼈를 따라 주행하여 골절부위에 통증을 증가시킨다. 예로 들면, 타진부위는 다음과 같다:

- 상완골 - 내측, 외측 상과
- 척골 - 주두돌기와 원위 경상돌기
- 요골 - 원위 경상돌기

D. 소리굽쇠. 소리굽쇠를 두드리고 나서 그것의 기저부를 앞에서 언급한 천층부 뼈자리에 대었을 때, 통증이 증가하면 골절 가능성을 시사하는 것이다.

양성반응은 어느 것이나 골절가능성을 나타내는 것이다. 사지를 진공부목 또는 그 외 적절한 부목이나 슬링으로 고정시키고, 가까운 의료기관으로 이송한다.

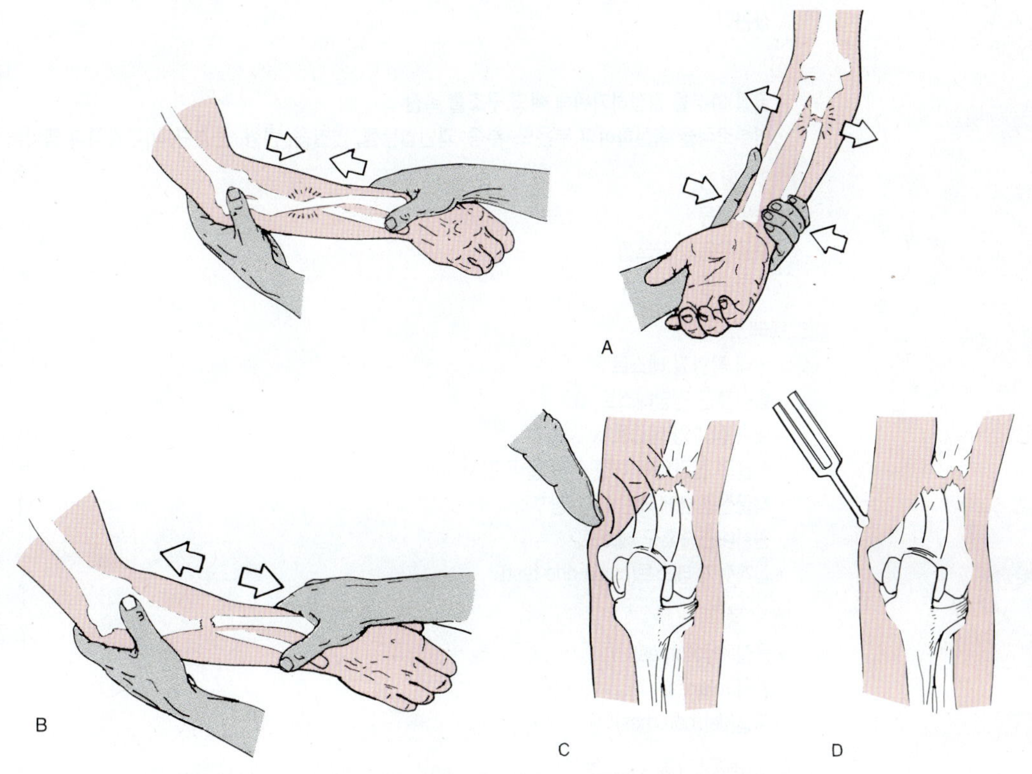

불편함감이 있었으나, 연습을 했으며, 지난 주내내 매일 얼음으로 치료를 하고 주관절을 붕대로 묶어서 지지를 해주었다. 오늘 그녀는 책가방을 들 때 근력이 약해진 것을 느꼈으며, 예리한 통증때문에 주관절을 완전히 신전할 수 없었다. 이 손상을 평가하는데 포함되어야 하는 것에는 어떤 것이 있는가?

주관절의 주요 역할은 효과적인 동작을 취하기 위해 가장 적절한 위치에 전완과 손을 배치하는 것이다. 투구기술에서 비역학적인 동작은 주관절의 부가적인 스트레스를 줄 수 있다. 기구의 사용은 종종 과사용문제와 연관될 수 있기 때문에 각자에게 맞는 장대, 라켓, 필드하키, 라크로스 막대 또는 다른 도구를 결정하는 것이 중요하다. 적절한 그립크기, 과도한 줄의 긴장, 라켓의 무게, 경도를 체크하고 스트레스를 줄 수 있는 유발요인을 제거하기 위해 기술을 평가해야한다. 평가하는 동안 통증이 목이나 어깨 또는 손목에서 연관될 수 있다는 것을 이해하는 것이 중요하다. 평가할 때에는 양측을 비교하기 위해 양쪽 주관절을 전체적으로 봐야 한다. **실전 전략** 13.7에 상완, 주관절, 전완에 대한 평가를 요약하였다.

실전 전략 13.7 주관절 평가

병력

- 주소(primary complaint)에 포함되는 것은:
- 질환의 현재 속성(nature), 위치, 발병
- 손상기전
  - 스트레스의 원인; 팔과 주관절의 위치; 힘의 방향
  - 던지는 방식, 기구, 오버헤드 동작기술 또는 신체조건형성 방식에서 변화
- 증상의 특성
  - 발병, 속성, 위치, 통증과 근약화의 심각성과 기간 등에서의 점진적 변화
- 손상으로 초래된 장애
- 연관있는 의학적 병력
  - 주관절 부위의 과거 손상, 선천적 비정상, 또는 가족력

관찰과 시진

- 관찰로 운반각과 기능위치를 분석해야한다.
- 손상부위를 점검하여 변형, 부종, 변색, 근육의 비대나 위축, 선천적 기형 또는 수술절개자국이나 반흔흔적의 유무를 살핀다.

촉진

- 골절 여부를 결정하기위해 뼈의 구조를 촉진
- 연부조직을 촉진하여 피부온도, 부종, 과민압통점, 염발음, 변형, 근경련, 피부감각과 맥박을 평가

기능적 평가

- 능동운동
- 수동운동과 끝느낌
- 저항운동

스트레스 평가

- 인대 불안정 테스트
- 총신전근 건염테스트
- 내측 상과염 테스트
- 척골의 신경염에 대한 전완 굴곡 검사
- 척골신경염에 대한 티넬 징후
- 원회내근증후군 테스트
- 집게쥐기 테스트(pinch grip test)

신경학적 테스트

- 근절(myotomes)
- 반사(relexes)
- 피절(dermatomes)

스포츠 특정기능 테스트

병력(HISTORY)

Q 투창선수의 주소(primary complaint)를 결정하기 위해서 해야할 질문은 무엇인가? 나이, 성별, 전문적인 스포츠기술이 이러한 손상의 유발인자가 될 수 있는가?

증상의 발병과 위치는 주관절 외상에서 가장 중요한 두가지 요소이며, 이러한 정보는 손상 발병과 기전 사이의 인과관계를 결정하는데 기본이 된다. 주소에 대한 정보를 수집하는데는 통증에 대한 개별적 인식, 근약화 또는 감각의 변화에 중점을 두고 질문을 해야 한다. 언제 그 문제를 처음으로 인식하게 됐는가? 급성이었는가 또는 그 문제가 점차적으로 악화된 것인가? 운동도구, 기술, 최근에 훈련강도, 주기, 기간의 변화에 관련된 특정한 질문을 해야 한다. 주목할만한 관절의 잠김, 포착, 또는 근약화가 있었는가? 던지기와 같은 특정 동작을 할 때 상태가 악화되는가? 추가적으로 일반적인 질문은 4장에서 논의되었으며, 주관절 평가를 위해 물어볼 특정질문은 **실전 전략** 13.8에 나열되었다.

A 17살 투창선수가 지난달부터 새로운 던지기 방식으로 연습하고 있었다. 2주전에 그녀는 속도를 추가해서 던지기 시작하고 주관절 후내측에 날카로운 통증을 경험했었다. 오늘 그녀는 가방을 들어 올릴 때 근력이 약화된 것을 알게 되었으며 관절을 완전히 신전할 때 마다 예리한 통증이 있었고, 게다가 새끼손가락에 찌릿찌릿한 이상한 감각이 있었다.

관찰과 시진(OBSERVATION AND INSPECTION)

Q 평가하는 동안에 어떤 특정한 요소들을 관찰해야 하는가? 어깨와 손목을 평가하는 것이 유리한가?

양측을 비교하기 위해 양팔은 완전히 볼 수 있게 되어 있어야 한다. 급성손상에서는 평가에서 조기에 골절과 탈구 여부를 알아내는 것이 중요하다. 환자가 아주 심한 통증을 호소하거나, 또는 주관절을 맘대로 움직일 수 없다면, 가장 편안한 자세에서 평가를 완료해야 한다. 병력이 주관절 외상

실전 전략 13.8 손상 병력의 전개

현재 손상 상태

1. 통증(또는 근약화)의 부위는 어디인가? 통증(근약화)이 나타나는 비율은 어떻게 되나? 통증의 형태는 어떻게 나타나는가(무딘 통증, 쑤신다, 지속적, 간헐적, 타는 듯한 또는 방사통)?
2. 통증이 갑작스럽게 나타났는가?(급성), 아니면 점차적으로 나타났는가(과사용)? 손상 첫날 통증이 가장 심했는가 또는 둘째, 셋째 날에 더 나빠졌는가?
3. (급성이라면 질문한다:) 손상 시 무엇을 하고 있었는가? 직접적 타격을 받았나? 낙상했는가? 어떻게 다쳤는가?(팔을 쭉 뻗은 채, 팔을 구부린 채) (만성이라면 질문한다:) 지난 주에 어떤 다른 활동은 했는가? (스포츠 기교의 변화, 빈도, 기간, 강도, 또는 장비의 변화를 살펴라)
4. 사고시에 어떤 소리가 들렸는가? 찰각(snaps), 뻥(pops), 우두둑(cracking) 소리가 났는가? 손상과 더불어 부종, 변색, 근경련, 얼얼함 등이 있었는가?
5. 어떤 동작 또는 운동이 통증을 유발하는가? 아침에 심해지는가? 활동하는 동안, 활동 후 또는 밤에 심해지는가? 밤에 통증 때문에 깨어나는가? 팔의 어떤 동작이 더 아프게 만드는가? 팔이 쉽게 피곤해지는가? 통증은 언제 시작되고 얼마나 오랫동안 지속되는가?
6. 통증 때문에 수행할 수 없는 일정한 동작이 있는가? 그것은 어떤 동작인가?
7. 다친 후에 어떤 치료를 받았는가?
8. 몇 살인가? (총신전근 건염 즉, 테니스 엘보는 나이가 든 사람, 또는 작업할 때 굴곡과 신전을 많이 하는 사람에게서 자주 발생되고, 요골두의 탈구는 어린 아이의 양팔을 잡아 관절이 신연된 상태에서 흔드는 동작을 했을 때 생긴다는 것을 명심해라) 어느 쪽이 우성손인가?

과거손상 상태

1. 전에 주관절을 다친 적이 있는가? 어떻게 다쳤나? 손상됐을 때 어떻게 처치를 했나? 완전한 기능적인 상태로 복귀하는데에 어떤 어려움이 있었나?
2. 최근 어떤 의학적 문제가 있었나?(그 부위와 관련된 통증을 살펴라) 복용 중인 약이 있는가?

후에 잠행성으로 발병되었다면, 전신 자세 특히 목, 어깨 부위를 관찰해서 증상의 관련성 여부를 알아보아야 한다.

우선 앞쪽에서부터 팔의 자세를 관찰해서 어떤 주목할만한 변형이 있는지 그리고 그 팔이 변형상태로 유지되고 있는지를 본다. 관절에 부종이 있다면, 주관절을 완전히 신전할 수 없기 때문에 약간 굴곡한 자세를 할 것이다. 이렇게 **안정자세**(resting position)는 관절의 부피를 최대로 해서 관절 내 부종을 수용할 수 있게 한다. 팔의 운반각에 주목해야 한다. 정상인 사람은 주관절을 신전시키고 전완을 완전히 회외시킨 상태에서 약간 외반되어 있다. 각이 20° 이상이면 **외반주**라고 하고, 10° 보다 작다면 **내반주**라고 한다. 야구 투수는 던질 때 던지는 동작 시 외반 부하의 반복으로 적응된 외반주가 나타난다. 비록 0°를 너머 신전된 것(**후굴주**)이 특히 여성에게서 흔히 나타나기는 하지만, 전완과 상완의 정열상태는 완전히 신전된 것이 정상이다.

다음에는 주관절을 기능 위치로 하기 위해 손을 회내와 회외의 중간으로 유지시키고 주관절을 90° 굴곡시킨다. **주관절와**에서는 그 부위를 통과하는 신경혈관 구조물을을 압박하는 부종이 있는지를 시진해야 한다. 주관절와는 삼각형이며 외측으로는 상완요골근 그리고 내측으로는 회내근에 의해 둘러싸여있으며, 상완이두근건, 정중신경, 상완동맥이 이 와를 통해 지나간다. 전체부위의 대칭성과 비정상적 변형, 근위축, 비대, 부종, 탈구 또는 이전의 수술절개자국이 있는 지를 관찰한다.

그 다음에는 주관절 내면에서 돌출된 내측상과를 시진해야 하는데 그것이 과도한 부종에 의해 돌출상태가 모호하게 되어질 수도 있다. 손목 굴곡근은 그 근육의 긴장도와 부피에서 양측이 균등한 것으로 나타나야 한다.

주관절 외측에 있는 손목 신전근도 그 근육의 긴장도와 부피에서 양측이 균등한 것으로 나타나야 하며, 그 근육의 위축이 장기간의 건염 또는 고정, 요골신경마비 등으로 인해 사용하지 못한 결과로 초래될 수도 있다.

마지막으로 후면을 관찰해서 상완골의 상과와 주두의 위치를 살펴보아야 한다. 정상은 굴곡자세에서 주두와 상완골의 두 상과가 이등변 삼각형을 이뤄야 하고, 신전자세에서는 주두와 두 상과가 일직선을 이뤄야 한다. 주두 활액낭에서 부종이 있는지 살펴야 한다. 이것이 있으면 주두돌기의 외형이 모호해져 있을 수도 있다.

A 비정상적인 운반각은 팔의 어느 쪽에도 존재하지 않는다. 상완골 내측과 후내측면에서 주두 터널과 내측상과에 걸쳐 관절삼출과 부종이 있는 것을 볼 수 있으며, 그 외에 다른 가시적인 징후는 없다.

촉진(PALPATION)

Q 손목을 굴곡하는 동안에 근력약화가 나타났고, 상완골의 내측과 후내측면에서 부종을 볼 수 있었으며, 주관절을 완전히 신전할 때마다 날카로운 통증이 있었다. 통증으로 인한 불편함을 조성하지 않으려면 어떻게 촉진해야 하는가?

양측을 촉진하여 온도, 부종, 과민압통점, 염발음 변형, 근경련, 피부감각을 결정해야 한다. 맥박은 손목의 요골 및 척골동맥, 그리고 주관절와에서 상완동맥에서 측정할 수 있다. 근위에서 원위로 촉진을 시작하며, 가장 통증이 심한 부위는 가장 마지막에 한다. 손상된 팔은 촉진하는 동안 지지되어 있어야 하며, 양측을 비교해야 한다.

전면부 촉진(Anterior Palpation)

1. 주관절와, 상완이두근건, 정중신경, 상완동맥
2. 오훼돌기, 요골두

외측면 촉진(Lateral Palpation)

1. 외측 과상융기, 상완요골근
2. 외측 상과, 손목신전근군, 회외근
3. 요골측부인대

후면부 촉진(Posterior Palpation)

1. 상완삼두근
2. 주두 돌기, 주두와, 주관절을 45° 굴곡시키면, 상완삼두근이 이완되어 관찰이 쉬워진다.
4. 주두 터널에서 척골신경
5.. 손목 척골면의 원위부 경상돌기

내측면 촉진(Medial Palpation)

1. 내측과상융기
2. 내측상과 그리고 손목의 총굴곡-회내근과 건
3. 척골측부인대

A 내측상과, 내측관절선, 내측주두돌기 그리고 주두와의 내측과상융기에 종창과 과민압통점이 유발되었다. 주두 터널을 촉진하면, 심히 고통스럽고 따끔거리는 감각이 전완의 척골면에서 새끼손가락으로 내려간다.

이학적 검진 검사 (PHYSICAL EXAMINATION TESTS)

Q 종창과 통증이 상완골의 내측면에 집중적으로 나타나고, 주구돌기와 주두와의 내측면도 포함되었으며, 게다가 척골신경도 포함된 것처럼 보인다. 이 손상의 범위에 대한 의심스러운 것을 어떻게 확인할 수 있을까?

기능적 검사(Functional Tests)

주관절의 굴곡/신전, 전완의 회내/회외 ,그리고 손목의 굴곡/신전에 있어서 유용한 동작범위가 정해져야 한다. 척골 및 요골신경의 손상이 의심 된다면, 엄지와 손가락의 동작범위 검사도 시행해야한다.

➤ *능동적 운동(Active Movements)*

검사자는 상완을 고정시켜서 근육의 대상작용을 방지해야 하며, 평가할 때 양쪽 팔을 비교해서 검사하는 것이 필요하다. 또한 통증을 수반한 능동 동작은 다음 동작에 영향을 미치지 않게 하기 위해 마지막에 시행되어야 한다. 다음에 목록된 각각의 동작들이 평가될 수 있다. 괄호안의 숫자는 각각의 정상범위를 나타낸다.

- 주관절 굴곡 (140~150°)
- 주관절 신전 (0~10°)
- 전완의 회외(90°)
- 전완의 회내 (90°)
- 완관절의 굴곡 (80~90°)
- 완관절의 신전 (70~90°)

주관절 신전에서 일부 여성은 5°~15° 정도 과신전될 수 있다는 것을 알고 있어야 한다. 양측을 비교하면 이렇게 초과된 동작이 그 개인에게 정상인지 아닌 지가 증명된다. 능동적인 회내 및 회외운동을 수행하게 할 때는 피검사자에게 단단히 팔을 몸쪽에 붙이고, 주관절을 90° 굴곡시키라고 지시해서 견갑관절와 상완관절의 움직임을 피하게 해야 하며, 피검사자는 주먹을 쥔 손으로 연필을 잡고, 두 동작(회내/회외)을 연속적인 패턴으로 시행할 수 있다. 각도기로 측정하는 방법이 **그림** 13.16에 실연되어 있다.

➤ *수동 운동(Passive Movements)*

피검사자가 능동적 움직임으로 전체 관절가동범위로 관절운동을 시행할 수 있다면, 최대운동지점에서 부드럽게 과압력을 적용하고 양쪽을 비교함으로써 양팔에서 끝느낌을 결

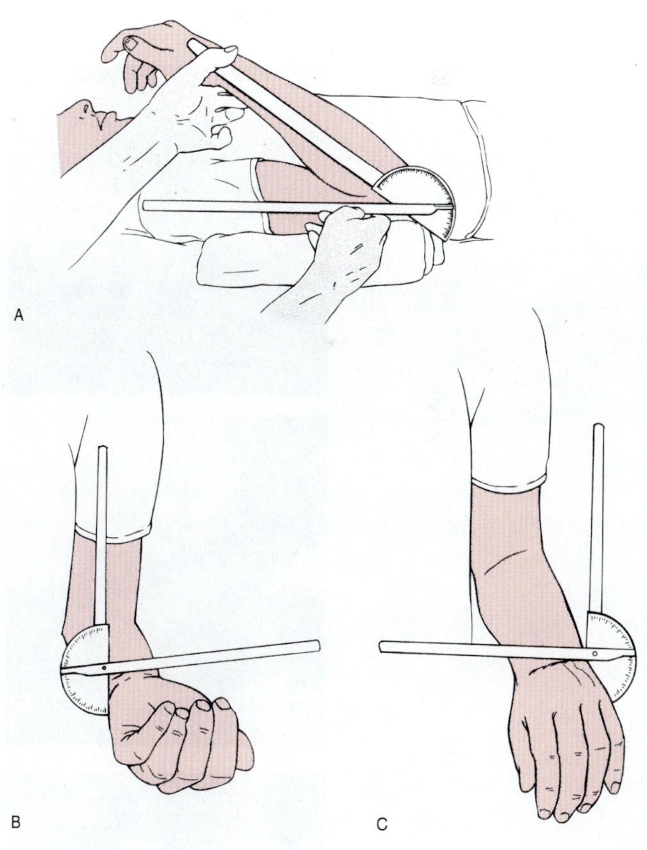

➤ 그림 13.16. **측각계 측정.** A, 주관절 굴곡과 신전. 중심점을 상완의 상과에 대고, 견봉 돌기를 참조하여 각도기의 근위 팔을 상완을 따라 정렬시키고, 원위 팔은 경상돌기를 참조하여 요골에 맞춰 정렬시킨다. B, 전완 회외. 중심점을 척골 경상돌기 내측면에 대고, 근위 팔은 상완의 중앙선과 수평되도록 하고, 원위 팔은 요골과 척골의 경상돌기 가까이에서 전완의 손바닥면을 가로지르게 놓는다. C, 전완 회내, 중심점을 척골 경상돌기 외측면에 대고, 양팔은 회외와 같은 위치로 하되, 전완의 배측면에 댄다.

정할 수 있다. 주관절 굴곡에서는 조직이 접근하는 끝느낌이 감지되고, 신전 시 끝느낌은 뼈가 서로 맞닿는 느낌이며, 회내와 회외 시 끝는낌은 조직이 신장되는 느낌이다. 만약 피검사자가 관절 전체 가동범위에 거친 능동운동을 수행하지 못하면, 수동 운동으로 전체 운동범위와 끝느낌을 결정해야 한다.

➤ *근육저항검사(Resisted Muscle Testing)*

피검사자의 주관절은 고정되어야한다. 근육이 신장된 상태에서 시작하여 관절가동범위 전체에 걸쳐 저항을 손목 근위부에 적용한다. 피검자에게 엄지와 손가락을 이완 시키도록 지시하여 수지 굴곡근 또는 신전근이 운동을 보조하지 못하게 한다. 언제나 그러했듯이 통증을 수반되는 움직임은 뒤로 미루어 마지막에 시행한다. **그림** 13.17에 검사되어야 하는 동작이 실연되어 있다. 평가는 양측에 똑같이 시행시켜야 한다.

스트레스 검사(Stress Tests)

스트레스 검사는 어떤 구조물에 손상이 있다는 명백한 암시가 있을 때 시행하는 것으로 오직 그 암시와 관련이 있다고 생각되는 검사만을 시행하되, 항상 양측을 비교하는 것이 필요하다.

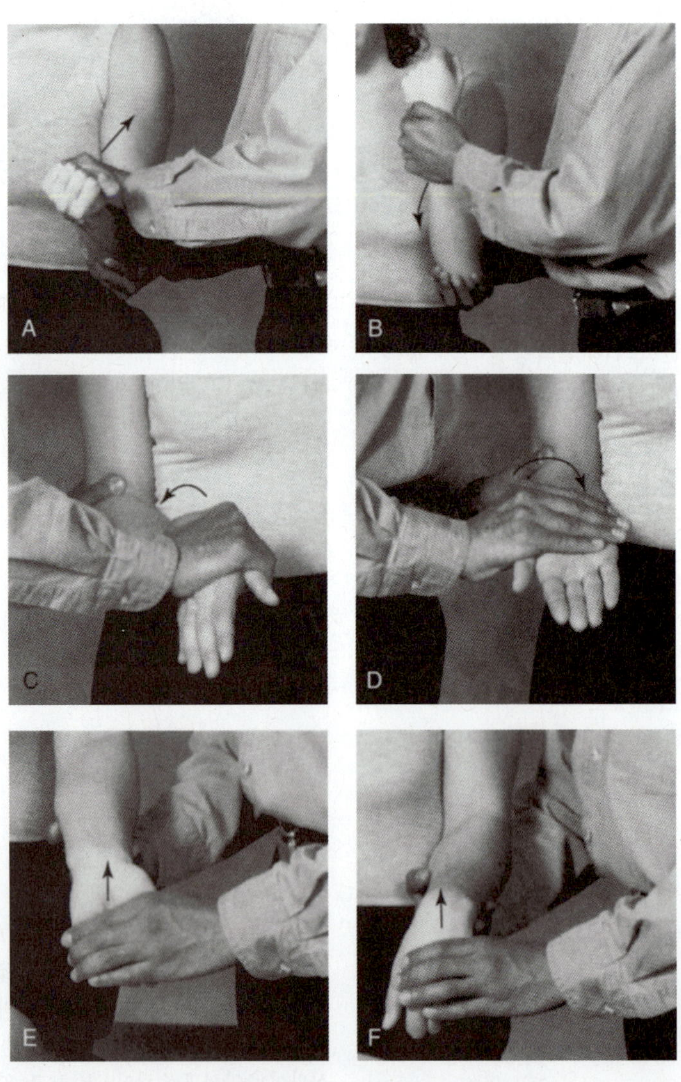

➤ 그림 13.17. **주관절 저항도수근력검사.** 근절은 괄호에 넣어 기입했다. A, 주관절 굴곡(C6) B,주관절 신전(C7) C, 전완 회외 D, 전완 회내. E, 손목굴곡(C7) F, 손목신전(C·)

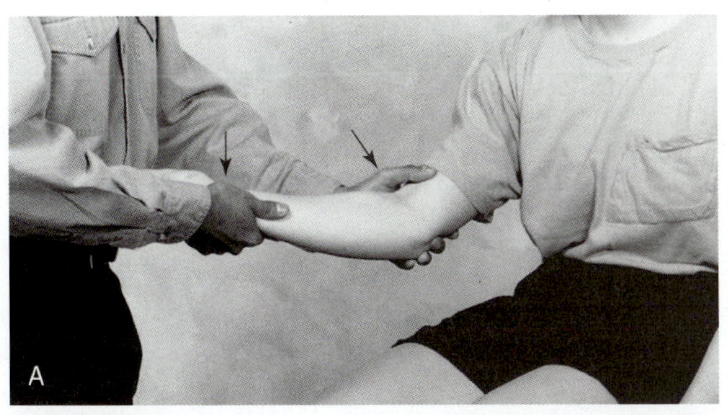
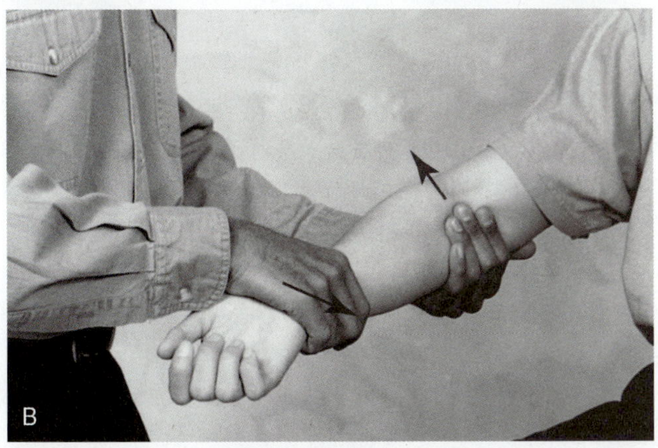

➤ 그림 13.18. **인대 불안정 검사.** A, 검사자는 다양한 각도에서 외반력을 가해서 척골측부인대에 스트레스를 준다. B, 검사자는 다양한 각도에서 내반력을 가해서 요골측부인대에 스트레스를 준다. 화살표는 검사자가 스트레스를 주는 방향을 나타낸다

➤ *인대 불안정 검사(Ligamentous Instability Tests)*

주관절에 정확한 외반 또는 내반 스트레스를 가하는 것은 어깨에서 회전이 발생되는 때문에 어렵다. 그렇기 때문에 검사는 완전 신전에서 20~30°의 굴곡각도까지 다양한 각도에서 시행되어야한다. 주두가 주두와로 부터 "풀림"상태로 되면, 인대구조물이 분리되어 검사될 수 있다. 환자를 좌위로 하면 팔이 고정되고, 외반 또는 외전력을 전완의 원위부에 적용하면 척골측부인대가 스트레스를 받게 되고(**그림 13.18A**), 다양한 각도에서 내반 또는 내전력이 전완에 적용되면, 요골 측부인대에 스트레스를 주게 된다.(**그림 13.18B**) 과압력을 증가시키면서 힘을 여러 번 적용하고, 통증이나 관절의 느슨함이 있는지를 주목한다.

➤ *총신전근 건염 검사(외측상과염 또는 테니스 엘보 검사)(Common Extensor Tendinitis Test(Lateral Epicondylitis or Tennis Elbow Tests)*

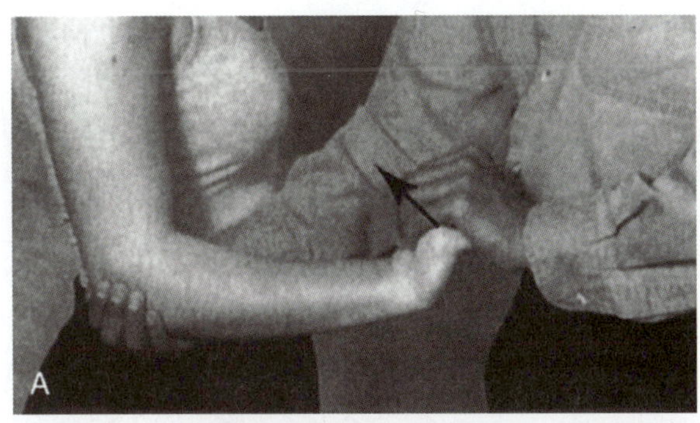
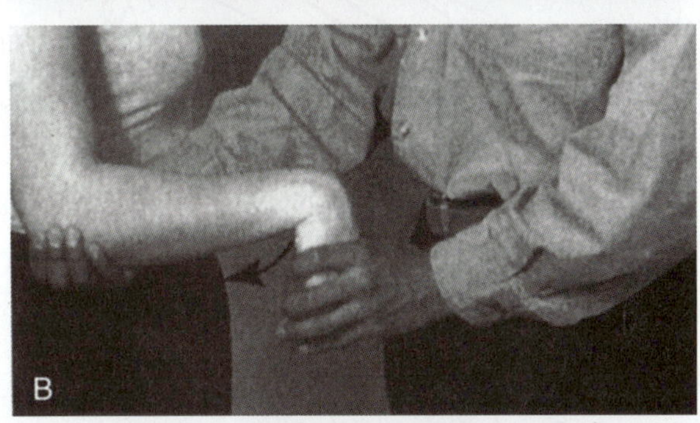
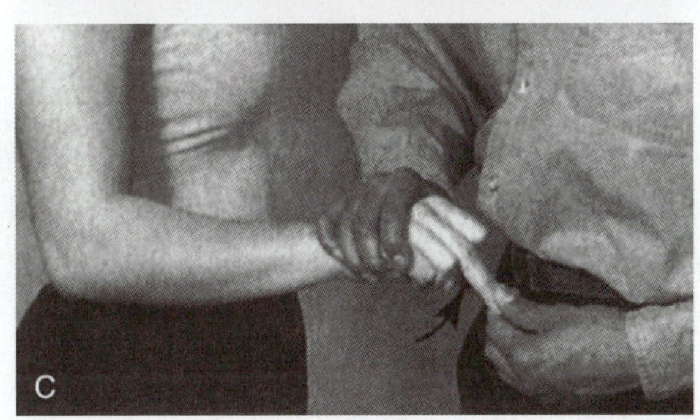

➤ 그림 13.19. **총신전근 건염 검사.** A, 손목의 신전과 요측편위에 저항한다. B, 손목 신전과 함께 셋째 손가락의 지신근 신전에 저항을 준다. 화살표는 환자의 관절움직임의 방향을 나타낸다.

검사자는 환자의 주관절을 굴곡시켜 고정하고 외측상과를 촉진한다. 환자에게 주먹을 쥐고 전완을 회내시키라고 한 다음, 환자에게 손목에서 요측편위와 신전하라고 지시하고 그 동작에 저항을 준다(**그림 13.19A**). 상완의 외측상과에 심한 통증이 나타난다면 양성반응이다. 수동적으로 전완 회내, 손목 굴곡, 주관절 신전을 동시에 시켜서 신전근을 스트레칭 해도 같은 결과를 얻을 수 있다(**그림 13.19B**). 손목을 신전시킨 상태에서 손가락의 근위지절의 원위부에 저항을 주게 되면, 셋째 손가락의 지신근을 검사하게 되어 불편감이 추가로 생길 수 있다(**그림 13.19C**).

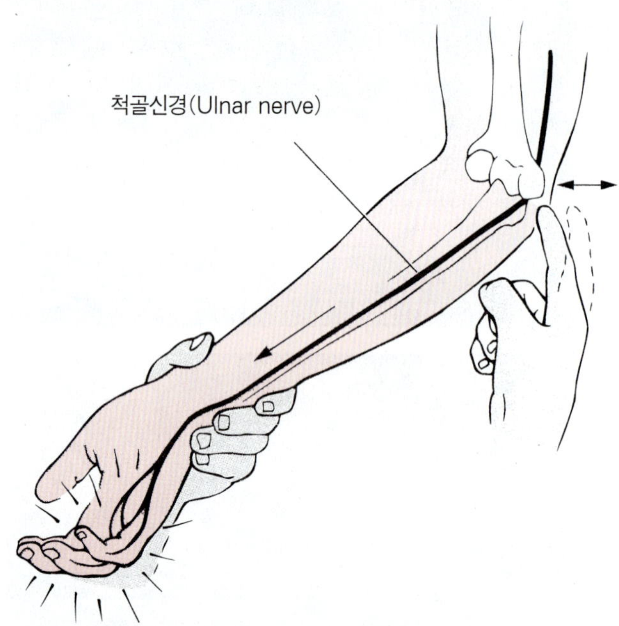

➤ 그림 13.20. **티넬 징후.** 주관절 터널을 타진해서 전완과 손에 분포된 척골신경을 주행을 따라 얼얼한 감각이 나타나면, 양성반응이며, 척골신경이 포착된 것을 의미한다.

➤ *내측상과염 검사(Medial Epicondylitis Tests)*

먼저 주관절을 굴곡시켜서 체간에 대어 고정하고, 전완을 회외시킨다. 검사자는 내측상과를 촉진한 다음에 환자가 저항하는 동안 손목과 주관절을 신전시킨다. 상완골의 내상과에 걸쳐 통증이 나타난다면 양성반응이다.

➤ *척골 신경염 검사를 위한 티넬 징후(Tinel' s Sign for Ulnar Neuritis)*

주관절 후내측면에 있는 주관절 터널을 타진한다. 넷째 손가락의 내측과 다섯 번째 손가락, 그리고 전완의 척골부로 주행하는 얼얼한 감각(tingling sensation)이 있다면 양성반응이다(**그림** 13.20).

➤ *척골 신경염에 대한 주관절 굴곡검사(Elbow Flexion Test for Ulnar Neuritis)*

이 검사로 척골신경이 주관절 터널에서 포착되었는지 또는 아닌 지를 결정한다. 환자에게 주관절을 완전히 구부린 채 5분 동안 자세를 유지하라고 했을 때, 따끔거리거나 저릿한 감이 전완과 손의 척골신경 분지에 나타난다면 양성 반응이다.

➤ *원회내근 증후군 검사(Test for Pronator Teres Syndrome)*

좌위에서 환자에게 주관절을 90° 굴곡하게 하고, 검사자는 주관절이 신전되는 동안 일어나는 전완 회내에 강한 저항을 준다. 전완과 손의 정중신경 분포에 따라 얼얼함 또는 이상감각이 나타나면 양성반응이다.

➤ *집게쥐기 검사(Pinch Grip Test)*

환자에게 검지와 엄지 손가락 끝으로 집으라고 지시한다(**그림** 13.21). 정상이면 손가락 끝으로만 집기를 해야 한다. 지복으로 집는다면 비정상이며, 정중신경의 분지인 전골간근 신경이 원회내근의 두 머리사이를 지나면서 주관절에서 포착된 것이다.

신경학적검사 (Neurologic Tests)

신경의 완전성은 근절, 반사 그리고 분절적 피절과 말초신경패턴을 포함하는 피부양상을 이용해서 평가할 수 있다.

➤ *근절 (Myotomes)*

근절을 평가하기 위한 등척성 근육검사는 열린 위치(loose packed position에서 실시되어야 하며, 그 검사에는 견갑골

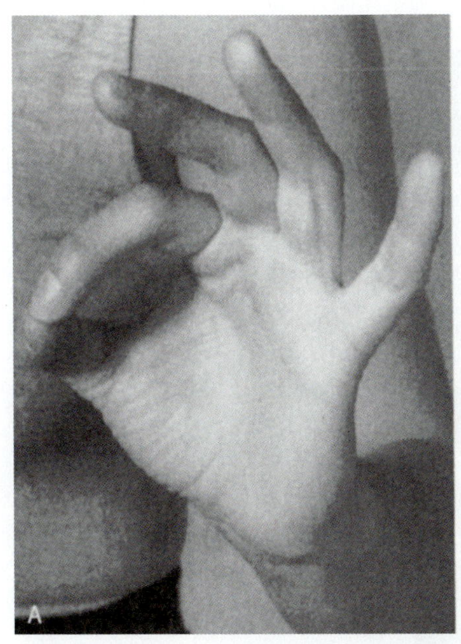

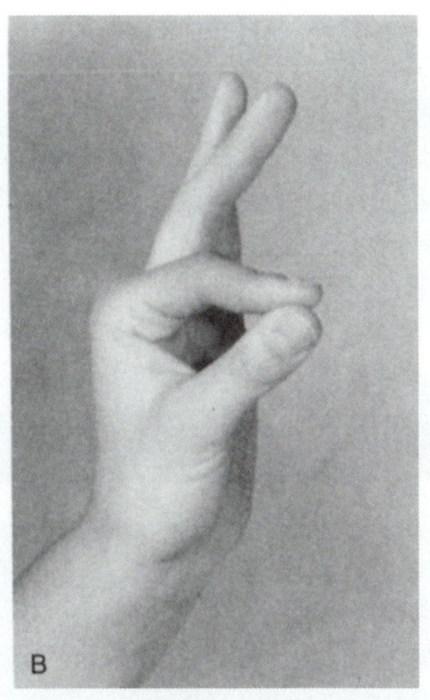

➤ 그림 13.21. **집게쥐기 검사,** 환자에게 검지와 엄지 손가락으로 O자 모양을 만들라고 지시한다. A, 정상이면 손가락 끝으로만 집기를 한다. B, 지복으로 집는다면, 비정상이며 전골간근 신경이 포착된 것을 의미한다.

거상(C_4), 어깨 외전(C_5), 주관절 굴곡과/또는 손목 신전(C_6), 주관절 신전과/또는 손목 굴곡(C_7), 엄지 신전과/또는 척측 편위(C_8), 손 내재근의 외전과/또는 내전(T_1)이 포함된다.

➤ *반사(Reflexes)*

상지에서의 반사검사에는 상완이두근(C_5-C_6), 상완요골근(C_6), 상완삼두근(C_7)이 포함된다. 환자는 주관절을 구부린 상태로 이완되고 있어야 하며, 그림 12.42에 상완 이두근 및 삼두근의 반사검사가 설명되어 있다. 상완요골근의 반사도 비슷한 방식으로 검사한다. 환자의 주관절을 굴곡시키고, 검사자는 자신의 손목을 약간 척측편위하고, 그 전완으로 환자의 주관절을 지지한 다음, 반사망치로 요골의 원위부 끝에서 상완요골근 건을 두드린다(**그림** 13.22). 일부 환자에서는 손목에서 2-3인치 떨어진 근위지점을 두드리는 것이 필요할 수도 있다. 정상적인 징후는 주관절 굴곡에서 약간의 반사운동(jerk)이 나타나는 것이다.

➤ *피부 양상(Cutaneous Patterns)*

주관절 부위에 대한 신경분절의 피부분절(dermatome pattern)이 **그림** 13.23에 묘사되어 있고, 말초신경의 피부양상(cutaneous pattern)은 **그림** 13.24에 묘사되어 있다. 검사는 무딘 접촉과 예리한 접촉을 이용해서 변화된 감각을 판정하기 위해 한번은 손을 펴서 목, 어깨, 흉곽 전면과 후면을 지나 양팔과 양손으로 내려가면서 접촉하고, 또 한번은 손톱으로 시행한다.

활동-특수 기능 검사 (Activity-Specific Functional Tests)

주관절은 상지 운동학 사슬의 중간 부위이다. 그러므로 손이 위치되도록 적절하게 기능해야 일상생활 동작이 부드럽고 효과적으로 수행될 수 있다. 머리 빗기, 공 던지기, 물건 들어 올리기 또는 밀기와 같은 동작이 통증없이 수행되어야 하며, 환자들은 일상생활 및 스포츠 특수과제를 완수하는데 필요한 기술을 수행할 수 있도록 지도되어야 하며, 각각의 움직임은 통증없이 부드럽게 되어야 한다.

글상자 13.5에 열거된 상태가 나타나면, 그 환자는 의사에게 보내어 진찰받게 해야 한다.

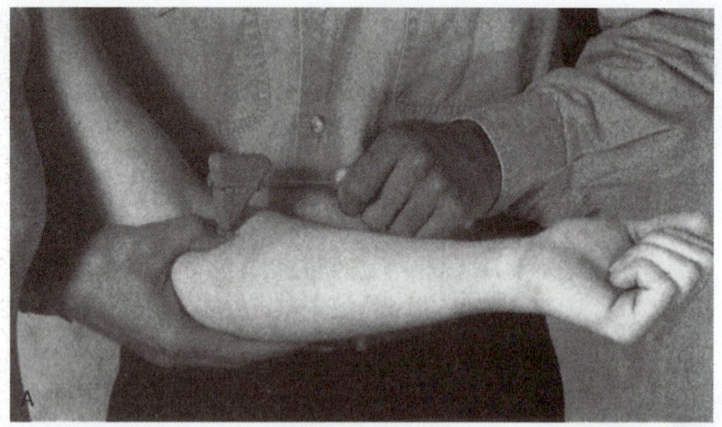

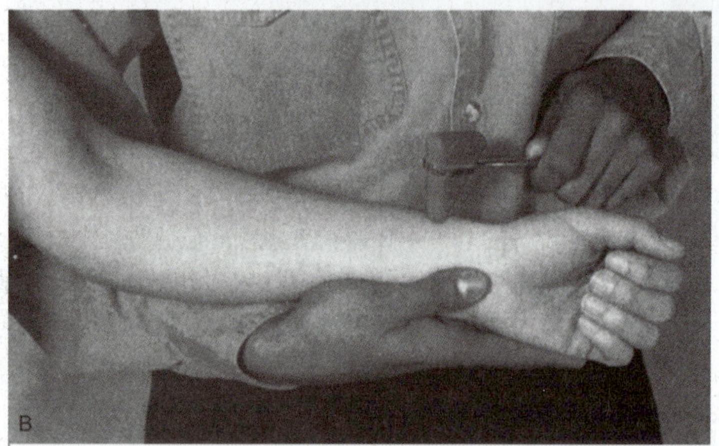

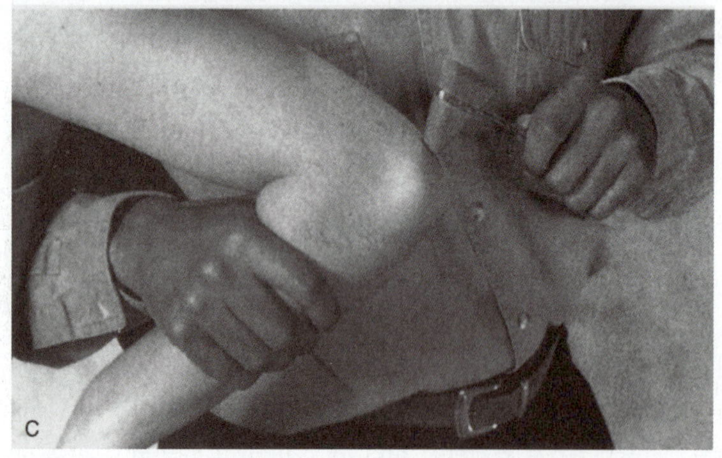

➤ 그림 13.22. **반사 검사.** A, 상완이두근 반사. B, 상완요골근 반사. C, 상완삼두근 반사.

A 능동 및 수동적 주관절 굴곡이 약 10°정도 제한되고 있는데 그것은 관절내 부종의 결과로 생긴 것이다. 수동적 신전의 최종지점에서 아주 고통스럽고, 손목 굴곡과 회내시에 통증이 증가되고 근육 약화가 명백하게 나타났다. 외반력 스트레스로는 단지 약간의 통증이 나타났고 느슨함이 없었다. 티넬 증후는 양성이다. 이 환자는 척골신경염, 주두와에서 주두돌기의 후방충돌, 굴곡근-회내근 그룹의 염좌를 포함한 충돌손상(impingement injury)이 있으며, 의사에게 보내 진찰을 받게 하는 것이 필요하다.

재활(REHABILITATION)

Q 투창선수가 새로운 기술을 배우는 동안 과사용의 결과로 주관절에 통증을 호소했다. 의사의 평가와 치료 후에 이 주관절 손상을 위한 일반적 재활 프로그램에서 어떤 운동이 포함되어야 하는가?

상완, 주관절과 전완의 재활은 전체 운동학 사슬에 대한 운동이 포함되어야 하는데 그 이유는 상완의 근육은 어깨와

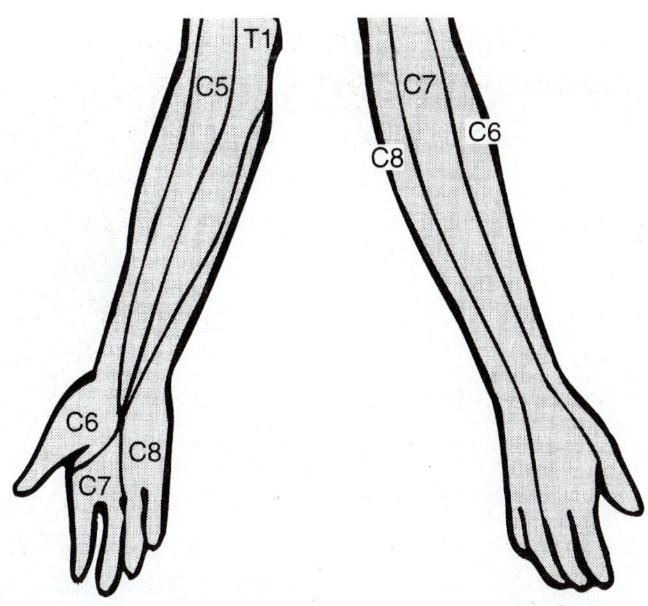

➤ 그림 13.23. 주관절 부위의 피부분절양상

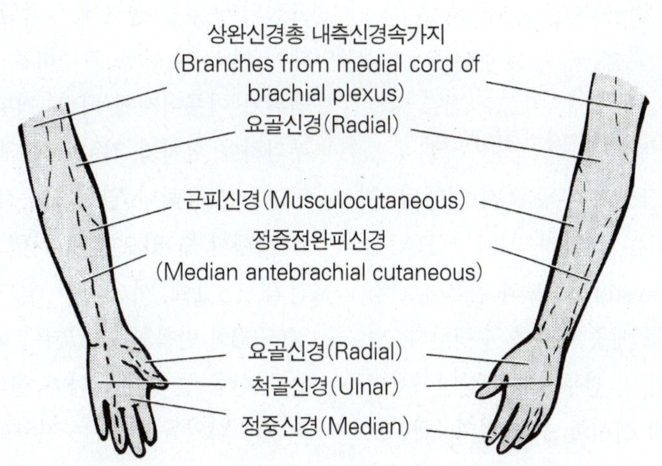

➤ 그림 13.24. 주관절 부위 말초신경의 피부감각 양상

주관절을 가로지르고, 전완의 근육은 주관절과 손목을 가로지르고 있기 때문이다. 주관절에 대한 외상성 손상은 종종 고정이 필요하지만, 주관절이 고정되었더라도, 조기에 손목, 손과 어깨에 대한 ROM과 근력강화 운동을 지도해야 한다. 과사용 손상에서는 고정이 항상 필요하지 않으며 어떤 동작에 의해 통증이 될 수도 있다. 운동프로그램은 통증없이 할 수 있는 동작에서의 조기 가동성에 집중되어야 하고, 일단 통증이 가라앉으면 다른 동작으로 확장해 간다. 던지기 유형의 활동으로 다친 환자는 어깨를 위한 강화운동과 더불어 견갑골 안정화 운동을 꼭 포함시켜야 한다. 독자는 12장에서 적절한 어깨운동을 참조해야 한다. 이 장에는 오직 상완, 주관절과 전완에 대한 특수운동에 초점이 맞추어져 있으며, 손과 손가락 운동은 14장에서 열거한다.

동작 회복 (Restoration of Motion)

관절가동범위 운동은 주관절 굴곡과 신전, 전완 회외와 회내, 손목 굴곡과 신전, 손목 요측편위와 척측편위에 중점을 둔다. 환자는 반대 손으로 저부하를 주고, 다양한 동작에서 지속적 신장으로 관절 손상을 최소화하고, 유연성을 증가시

➤➤ 글상자 13.5

의사에게 즉시 보내어 진찰을 받게 해야 하는 징후와 증상

- 골단 손상 가능성
- 전완이나 손에 쑤시거나 저린감
- 탈구나 골절을 연상시키는 명백한 변형
- 과도한 관절 부종
- 심하게 제한된 관절가동범위
- 근절에서의 약화
- 관절 불안정성 증대
- 반사의 비정상이나 소실
- 맥박의 소실이나 약화
- 설명되지 않는 통증

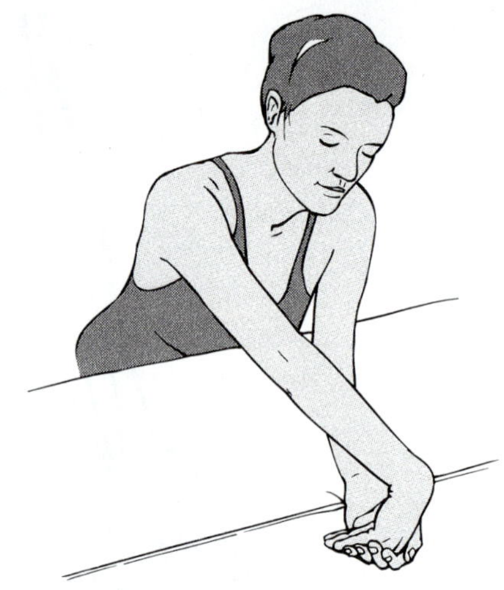

➤ 그림 13.25. **반대쪽 손으로 지속적 신장을 적용해서 관절 가동범위 운동을 촉진시킬 수 있다.**

킨다(**그림 13.25**). 상체 에르고미터(UBE)도 효과적인 ROM 도구이다.

고유수용감각과 균형의 회복 (Restoration of Proprioception and Balance)

닫힌 생체 사슬 운동이 손상 급성기 후에 즉시 시행될 수도 있다. 벽이나 테이블 위 또는 스펀지 매트나 BAPS (biomechnical ankle platform system)보드와 같은 불안정한 면에서 한 손에서 다른 손으로 체중 이동을 수행한다. 만약 이용할 수 있다면, 팔굽혀펴기 및 전두면과 시상면에서의 운동을 Profitter나 미끄럼판에서 실시할 수도 있다. 계단오르기는 상자나 의자 또는 계단 운동기(Stair Mater)에서 완성할 수 있는데, 이러한 활동을 높이가 다른 상자를 계단처럼 오르고 내리기를 하도록 진행시킬 수도 있다. 그 때는 운동이 사선패턴이나 원 또는 8자 모양으로 시행되도록 상자를 배열한다.

어깨 손상에서와 마찬가지로 거울이나 비디오테이프를 이용하여 던지는 동작을 되풀이 연습해야 한다. 그 동작을 시행하면, 주관절에서 생체역학적 에러가 교정된다. 동작이 완벽해지면, 움직임의 속도와 던지기 거리를 점진적으로 증가한다.

근강도, 근지구력, 근력(Muscular Strength, Endurance, and Power)

부드러운 등척성 저항운동을 손상직후나 수술 후에 팔이 고정되어 있는 동안에 시작할 수 있고, 개개인의 진전된 상태에 따라 더 많은 과부하를 적용한다. 일단 정상 관절가동범위가 이루어지게 되면, 저항력을 예상하지 못한 방향에서 부과하여 환자가 저항에 대해 조절할 수 있게 한다. 가벼운 덤벨을 사용하여 열린 운동사슬에서 운동을 다양한 동작으로 시행할 수 있으며, 이러한 운동에 대한 많은 실례가 실전 전략 13.1에 서술되어 있다. 환자는 1파운드의 무게로 30~50회 반복할 수 있어야 하고, 50회를 할 수 있을 때까지는 저항을 늘이지 않아야 한다. 손목 컬과 역방향 손목 컬, 회내와 회외를 할 때는 전완이 테이블에 지지되고 수행되어야 한다. 무게를 달은 막대기나 망치를 이용해서 요측과 척측편위, 그리고 회내와 회외 운동을 할 수도 있다. 일반적으로 시행되는 또 다른 운동은 빗자루에 경량무게를 3~4피트 끈으로 매달은 것을 이용해서 하는 손목 컬업으로 환자는 끈을 천천히 빗자루 주위로 감고 다음에 천천히 끈을 푼다. 고유수용신경근육촉진 저항운동과 고무 탄력 튜브를 이용하여 구심성 및 원심성 부하운동을 한다.

플라이오메트릭운동에서는 중량공을 받고, 근육의 빠른 신장을 이용하여 공 던지기에서 구심성 수축을 촉진시킨다. 운동은 한팔로 가슴패스, 양팔로 가슴패스, 머리위로 패스를 통해다양하게 진행시킬 수 있다. 또한 미니트램프(mini-tramp)를 이용하여 플라이오메트릭 바운딩 팔굽혀펴기를 할 수도 있다.

심혈관 체력(Cardiovascular Fitness)

신체의 전반적인 컨디셔닝이 재활프로그램을 통해 쭉 유지되어야 한다. 프로그램의 몇가지 예시가 실전 전략 7.6에서 제공되어 있는데 그것에는 점프 로프, Stair master, 트레드밀 그리고 상체에르고미터의 사용이 포함되어 있다.

A 투창던지기 선수의 주관절 굴곡/신전, 전완 회내/회외, 손목 굴곡/신전, 요골/척골편위에 대한 ROM을 회복시키는데 중점을 두어야 한다. 정상 ROM이 회복되자마자 곧 능동운동을 시작하면서 등척성 강화운동을 통증이 없는 동작에서 즉시 시작하고, 또한 신체의 전반적인 컨디셔닝과 어깨, 주관절, 손목을 위한 강화 운동도 프로그램에 포함시켜야 한다.

요약(Summary)

1. 주관절은 세 개의 관절로 둘러싸여 있다; 상완척골, 상완요골, 근위부 요척골 관절
2. 내측측부인대는 주관절의 안정성에 중요한 인대이고, 전방, 횡, 후방 사선대로 나누어진다.
3. 주관절과 전완의 주요 신경에는 근피, 정중, 척골, 요골 신경이 포함된다.
4. 팔에 만성 타박은 이소성 뼈의 발생의 결과를 가져오고, 그것은 근복에서 골화성근염 또는 그 밑에 있는 뼈의 과잉성장(외골증)으로 나타난다.
5. 피하 주두 활액낭은 주관절부위에서 가장 큰 활액낭이다. 활액낭염은 급성이나 만성, 또는 패혈성이나 비패혈성으로 생길 수 있다.
6. 청소년기에 주관절의 가장 흔한 외상성 손상은 요골두의 탈구 또는 아탈구이며, 그것들은 "보모 팔꿈치(nursemail's elbow)" 또는 "당겨진 팔꿈치 증후군(pulled elbow syndrome)"으로 알려져 있다.
7. 대부분의 척골 탈구는 20세 이하에서 발생하는데 청소년기 초기에 가장 유병율이 높다. 그 기전은 대개 과신전이나 갑자기 과격한 한쪽 방향으로의 외반력이 척골의 후면이나 후외측면에 가해진 것이다. 주관절 탈구의 60%는 그것과 연관된 골절이 발생하기 때문에 상지를 공기부목으로 고정시키고, 가까운 의료기관으로 즉시 이송해야 한다.
8. 만성 손상은 부적절한 준비운동, 피로점을 지난 과도한 훈련, 이전 손상의 부적절한 재활 또는 큰 합병증으로 진행하게 되는 외관상 별로 중요하게 보이지 않는 상태를 무시함 등의 결과로 생긴다.
9. 반복적인 던지기 동작은 관절의 내측구조(내측측부인대, 척골신경, 총굴곡근 건)와 에 엄청난 장력 스트레스를 주고, 그와 동시에 발생하는 외측 압박력을 요골소두관절에 부가한다.
10. 내측상과염이 있으면 손목 굴곡과 회내 저항운동과 주관절을 15~20° 정도 굴곡시킨 상태에서 가한 외반력에서 심한 통증이 발생된다.
11. 총신전근 건염이 있으면, 손목 신전과 회외 저항운동에서, 그리고 주관절 굴곡의 15~20° 정도에서 내반력이 적용될 때 심한 통증이 발생된다.
12. 요골소두관절(radiocapitellar joint)에 외측 압박력을 가해지면, 골격적으로 미성숙한 주관절에서는 이단성 골연골염이 유발될 수 있다.
13. 평가하는 동안 특히, 목이나 어깨, 손목과 같은 신체의 다른 부위로부터 연관통이 나타날 수도 있다.
14. 환자를 의사에게 보내야 한다고 결정되면 붕대로 팔을 체간에 감거나 현수장치를 이용하거나, 후방보조기, 공기보조기 또는 부위에 패드를 대고 보호할 수 있는 상품을 이용해서 상지를 고정한다.

참고문헌(References)

1. Kocker MS, Waters PM, Micheli LJ. Upper extremity injuries in the paediatric athlete. Sports Med 2000;30(2):117-135.
2. Rettig AC, Patel DV. Epidemiology of elbow, forearm, and wrist injuries in the athlete. Clinics Sport Med 1995;14(2):289-297.
3. Chou PH, Lin CJ, Chou YL, Lou SZ, Su FC, Huang GF. Elbow load with various forearm positions during one-handed pushup exercise. Int J Sports Med 2002;23(6):457-462.
4. Chen FS, Rokito AS, Jobe FW. Medial elbow problems in the overhead-throwing athlete. J Am Acad Orthop Surg 2001;9(2):99-113.
5. Rettig AC, Sherrill C, Snead DS, Mendler C, Mieling MS. Nonoperative treatment of ulnar collateral ligament injuries in throwing athletes. Am J Sports Med 2001;29(1):15-17.
6. Salzman KL, Lillegard WA, Butcher JD. Upper extremity bursitis. Am Fam Phys 1997;56(7):1797-1806.
7. Ring D, Waters PM. Management of fractures and dislocations of the elbow in children, Acta Ortho Belgica 1996;62(S1):58-65.
8. Mehlhoff TL, Bennett JB. Elbow injuries. In: Mellion MB, Walsh WM, Madden C, Putukian M, Shelton GL, eds. The Team Physician's Handbook. Philadelphia: Hanley & Belfus, 2002.
9. Blackard D, Sampson JA. Management of an uncomplicated posterior elbow dislocation. J Ath Train 1997;32(1):63-67.
10. Caldwell GL Jr, Safran MR. Elbow problems in the athlete. Orthop

Clin North Am 1995;26(3):465-485.
11. Williams JS Jr, Hang DW, Bach BR Jr. Distal biceps rupture in a snowboarder. Phys Sportsmed 1996;24(12):67-70.
12. Pearl ML, Bessos K, Wong K. Strength deficits related to distal biceps tendon rupture and repair. Am J Sports Med 1998;26(2):295-296.
13. Thein LA. The child and adolescent athlete. In: Zachazewski AE, Magee DJ, Quillen WS, eds. Athletic Injuries and Rehabilitation. Philadelphia: WB Saunders, 1996.

제 14 장

손목과 손의 손상 (Wrist and Hand Conditions)

결과

1. 손목관절과 손의 골격 및 연부조직 구조를 확인한다.
2. 정중신경, 척골신경, 요골신경의 주행로를 설명하고 각 신경의 운동부분과 감각부분을 확인한다.
3. 손목관절과 손의 움직임을 설명하고 각각의 움직임에 작용하는 근육을 확인한다.
4. 일반적으로 일어나는 손목관절과 손의 손상원인과 부하가 가해지는 유형을 설명한다.
5. 손목관절과 손의 손상을 예방할 수 있는 방법을 설명한다.
6. 손목관절과 손의 일반적인 염좌와 탈구에 대한 진단과 치료방법을 설명한다.
7. 손목관절과 손의 급성 염좌와 건병(tendinopathy)에 대한 진단과 치료방법을 설명한다.
8. 손목관절과 손에서 정중신경, 척골신경, 요골신경과 관련된 손목관절과 손의 신경차단 증후군을 설명한다.
9. 손목관절과 손에서 일어나는 골절의 다양한 유형과 치료방법을 설명한다.
10. 손목관절과 손의 전체적인 평가방법을 설명한다.
11. 손목관절과 손의 일반적인 재활 운동을 설명한다.

손목관절과 손은 일상생활 동작과 거의 모든 스포츠 기술에서 광범위하게 사용되며, 손목관절이 과신전된 상태로 넘어질 때의 힘을 그대로 받았을 때 손상이 빈번하게 일어난다(**그림 14.1**). 대부분의 손목관절과 손의 손상은 특정한 스포츠와 밀접한 연관이 있다. 예를 들어, 레슬링, 미식축구, 하키, 스키 등의 운동 도중에 엄지손가락의 강제적인 외전은 척측측부인대를 손상 시켜 gamekeeper's thumb라고 하는 손상을 유발한다. 미식축구의 리시버 및 야구나 소프트볼의 포수의 손가락에서 "mallet" 변형이 나타나는데 그것은 손가락의 끝과 공이 충돌할 때 손가락의 신근건의 원위부착부가 견열되는 것이다.

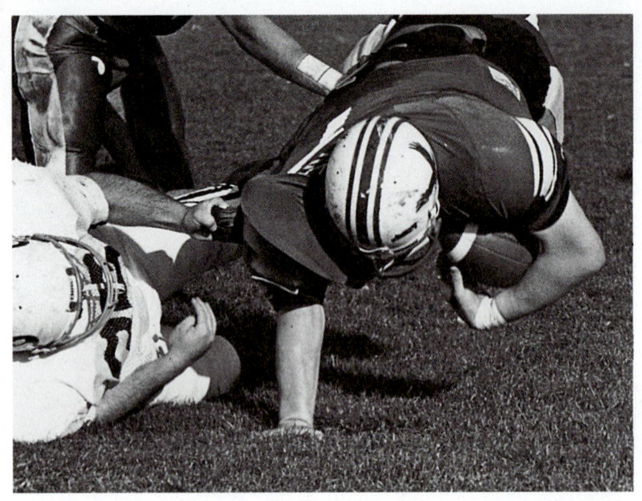

➤ 그림 14.1. 손목이 과신전된 상태로 몸이 떨어지는 힘을 견딘 결과로 손목과 손에 심각한 손상이 초래되었다.

이 장에서는 손목관절과 손의 해부학, 운동학, 동역학을 재고하는 것으로부터 시작해서 일반적인 손상에 관한 내용과 치료방법 그 다음 손상을 예방하기 위한 방법에 관한 내용이 나오며 마지막으로 평가기술과 재활운동방법에 관한 내용을 다루게 된다.

손목관절과 손의 해부학(ANATOMY REVIEW OF THE WRIST AND HAND)

손목관절과 손은 여러 개의 작은 뼈와 관절들로 이루어진다. 일상생활과 스포츠 활동 시에 손의 기민한 움직임이 효과적으로 일어나도록 하는 기능을 한다.

손목관절(Wrist Articulations)

손목관절은 요골수근골과 수근골간관절의 연속으로 이루어져 있다(**그림 14.2**). 대부분의 손목관절 움직임은 요골수근골 관절에서 일어나며 주상골, 월상골, 삼각골과 요골이 관절을 이룬 과상관절이다. 이 관절은 시상면상의 움직임(굴곡, 신전, 과신전)과 전두면상의 움직임(요골측 편위, 척골측

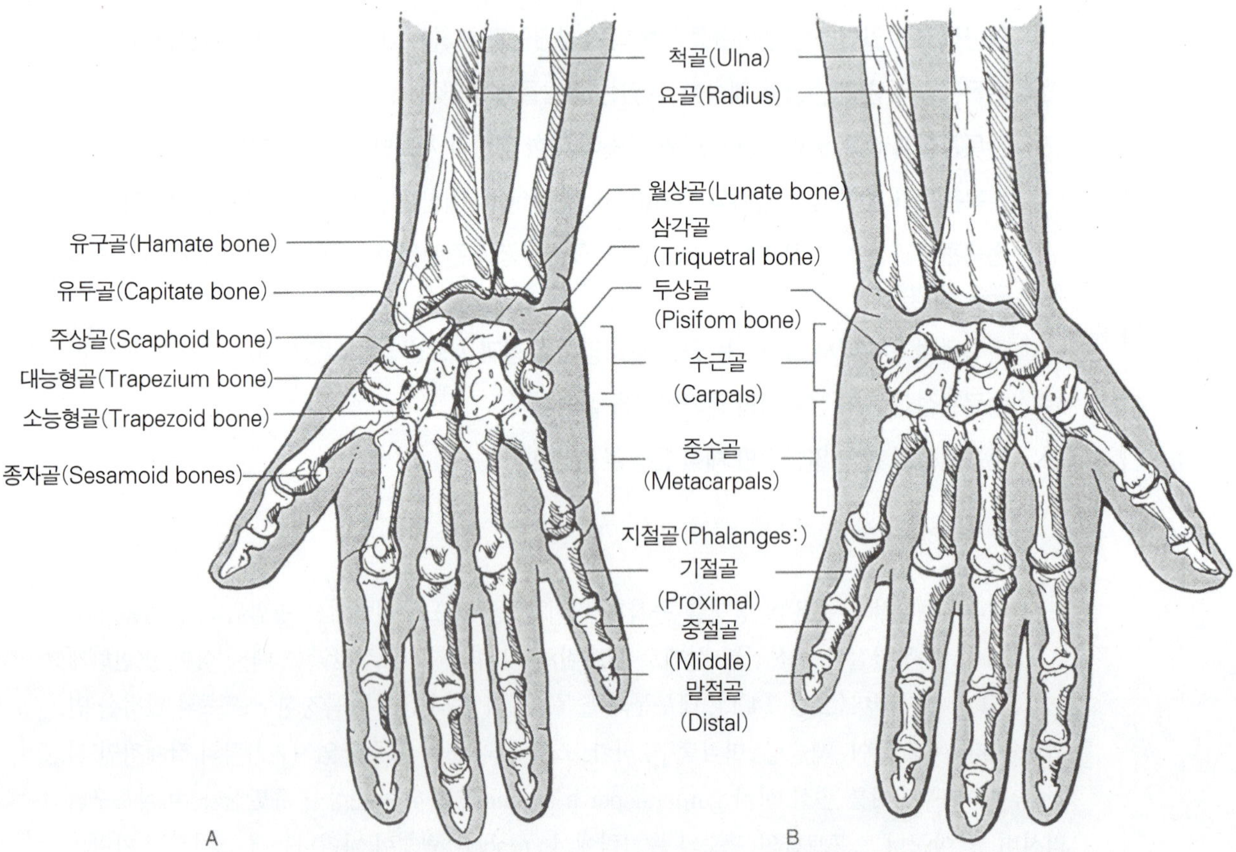

척골(Ulna)
요골(Radius)
월상골(Lunate bone)
삼각골
(Triquetral bone)
두상골
(Pisifom bone)
수근골
(Carpals)
중수골
(Metacarpals)
지절골(Phalanges:)
기절골
(Proximal)
중절골
(Middle)
말절골
(Distal)
유구골(Hamate bone)
유두골(Capitate bone)
주상골(Scaphoid bone)
대능형골(Trapezium bone)
소능형골(Trapezoid bone)
종자골(Sesamoid bones)
A
B

➤ 그림 14.2 **전완과 손목, 손의 뼈** A, 전면도 B, 후면도

편위)뿐만 아니라 회선 움직임도 일어난다.

손목관절이 움직이는 동안에 주상골, 월상골, 유두골, 삼각골, 두상골에서는 각 수근골들의 회전축이 손목관절이 움직이는 방향을 따라 이동하면서 비평면상의 움직임을 나타내고(1-4), 이러한 근위 수근골들 사이에서 각 수근골의 개별적인 운동과 상호작용은 손목관절의 신전과 회내같이 복합된 운동동안에는 특히 복잡하게 된다(5). 이와는 대조적으로 원위수근골들은 하나의 단일체로 기능하며 손목운동에는 거의 기여하지 않는 활주관절에 의해서 분리되어 있으며, 원위수근골들은 세 번째 중수골의 움직임과 직접적으로 결부되어 있다(6).

원위요척골관절은 요수근관절과 아주 인접해 있다. 삼각섬유연골(TFC:triangular fibrocartilage)은 원위척골두위에 놓여있는 연골성 디스크로 원위척골두와 척측수근골지주(월상골, 삼각골) 사이에 있으며, 삼각섬유연골복합체(TFCC:triangular fibrocartilage complex)는 원위요척관절의 안정체로서 역할을 한다. TFCC는 또한 요골에 대한 척골의 연장부분이며 수근골과(carpal condyle)에 관절면을 제공한다. 척골과 요골은 관절 디스크를 공유하면서도 관절낭은 분리되어 있다. 장측요수근골인대, 배측요수근골인대, 요골측부인대, 척골측부인대는 요수근골 관절낭에 의해 보강되며 이 관절은 요골측으로 편위되면서 신전상태가 되면 닫힌 관절위치가 된다.

손관절(Hand Articulations)

손은 폭넓은 운동능력을 가지고 있기 때문에 많은 수의 관절이 필요하며 그것에는 수근중수골관절(CM), 수근간관절(IM), 중수지절관절(MP), 지절간관절(IP)들이 포함되어 있다. 손가락은 1에서 5까지 번호를 매기는데 그중 엄지손가락이 1번이다.

➤ *수근중수골관절과 중수간관절(Carpometacarpal and Intermetacarpal Joints)*

엄지손가락의 CM관절은 전형적인 안장관절이다. 관절을 감싸고 있는 관절낭은 운동제한에 기여하며, 그 관절의 굴곡-신전축과 외전-내전축은 서로 또는 뼈에 대해서 수직을 이루지 않으며 교차하지도 않는다(7). 그 관절에서 능형골과 중수골간의 관절은 여성보다 남성에서 모양이 더 많이 일치하고 적합성이 좋은데 그것 때문에 여성이 골관절염에 걸리기 쉬운 것 같다(8).

나머지 4개 손가락의 수근중구골관절은 본래 활주관절이지만, 일부 해부학자들은 변형된 안장관절로 묘사하였다. 수근중구골관절과 수근간관절은 관절낭으로 같이 둘러 싸여있으며, 그 관절낭은 배측CM인대, 장측수근중구골인대, 골간수근중구골인대에 의해 보강된다. 이것들 중에서는 V자 모양의 골간인대가 가장 강하며, 인접한 중수골 기저부 사이를 강하게 연결시킨다.

➤ *중수지절관절(Metacarpophalangeal Joints)*

주먹을 쥐는 것은 중수지절관절에 의해 그 모양이 갖춰진다. 이 관절은 과상관절로 볼록한 중수골의 원위골두와 오목한 지절골의 근위단과 관절을 이룬다. 중수지절관절은 강한 측부인대로 보강된 관절낭으로 둘러싸여져 있다. 또한 배측인대는 무지의 중수지절관절과 결합된다. 무지와 나머지 손가락의 중수지절관절을 닫힌 위치로 만들려면 각각 완전 굴곡과 대립이 일어나야 한다.

➤ *지절간관절(Interphalangeal Joints)*

손가락의 근위지절간관절(PIP)과 원위지절간관절(DIP) 그리고 모지의 지절간관절은 모두 경첩관절이며, 그 관절면의 외형구조에서의 미묘한 차이와 연부조직의 억제가 근위지절간관절의 운동성을 결정한다. 각 지절간관절은 장측인대와 측부인대가 관절낭과 결합되어 관절을 둘러싸고 있으며, 이 관절은 완전히 신전되면, 닫힌 위치가 되어 가장 안정된 상태로 된다.

손목관절과 손의 근육 (Muscles of the Wrist and Hand)

손목관절과 손의 여러 가지 정교하고 잘 조절된 움직임이 가능하려면 관련된 근육의 수가 많아야 한다는 것은 당연한 것이다. 이들 근육에는 손목관절을 지나는 아홉 개의 외재근과 손목관절에서 원위부로 부착되어 있는 열 개의 내재근이 있다. **그림 14.3**(전면)과 **그림 14.4**(후면)에서 손목관절과 손의 근육을 잘 보여주고 있으며 **표 14.1**에서는 각 위치와 작용을 요약해 놓았다.

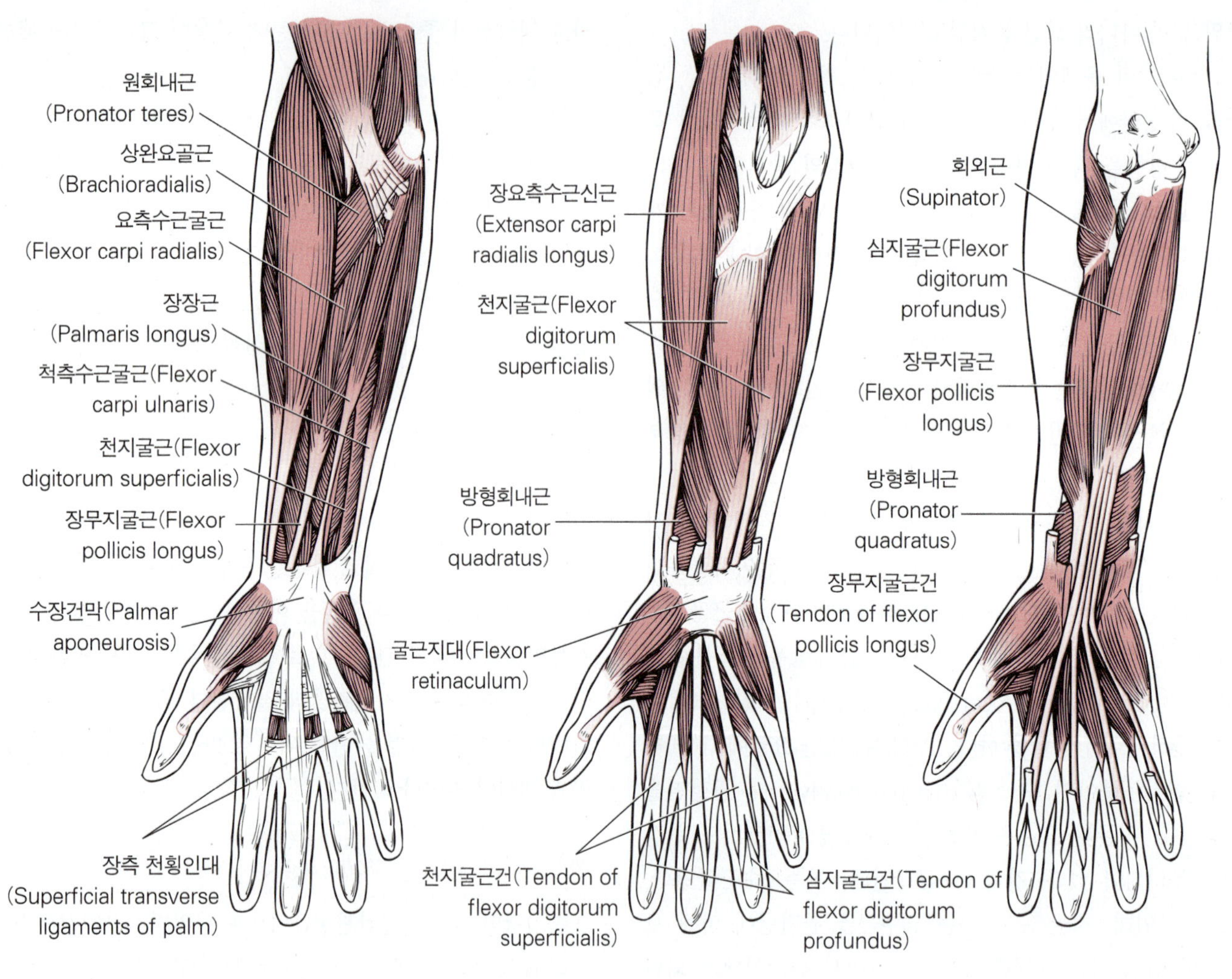

➤ 그림 14.3. **전완과 손목, 손의 전면 근육**

➤ *손목관절의 지대(Retinacula of the Wrist)*

손목관절을 둘러싸고 있는 막조직은 지대라고 하는 두텁고 강한 섬유성 밴드로 건, 신경, 혈관이 지나가는 통로를 보호하는 역할을 한다. 굴곡근지대는 손목관절의 장측 수근관을 통해 손으로 지나가는 외재 굴곡근들의 건과 정중신경을 보호한다. 수근관내에 건은 활액낭 조직과 건초종으로 둘러싸여져 있다. 신전근지대는 손목관절의 배측 외재 신전근건이 지나가는 통로를 만들어 준다.

➤ *건초(Tendon Sheaths)*

중수골의 골두부분은 굴곡근 건이 굴곡근 건초로 들어가는 위치이며 이 건초는 속이 비어 있는 관형태로 이중벽으로 되어 있고 양끝은 밀폐되어 있다(**그림 14.5**). 활액으로 채워져 있는 건초는 굴곡근건의 영양공급과 활주시 마찰을 줄여주는 역할을 한다. 건초는 지대의 두터운 부분이 연장되어 지지되는데 모양에 따라 윤상활차와 십자활차가 있으며 손가락을 굴곡할 때, 건이 활의 시위처럼 당겨지는 것을 방지한다. 각각의 근위지절골과 중간지절골에 위치한 두 번째(A2)와 네 번째(A4) 윤상활차가 능동 굴곡 시에 건이 활시위처럼 당겨지는 것을 방지하는데 가장 중요하다.

손목관절과 손의 신경 (Nerves of the Wrist and Hand)

정중신경, 척골신경, 요골신경은 상완신경총의 가장 말단 분지로 손목관절과 손에 운동과 감각을 신경지배한다(**그림 14.6**). 정중신경은 손목관절과 손의 대부분의 굴곡근을 신경

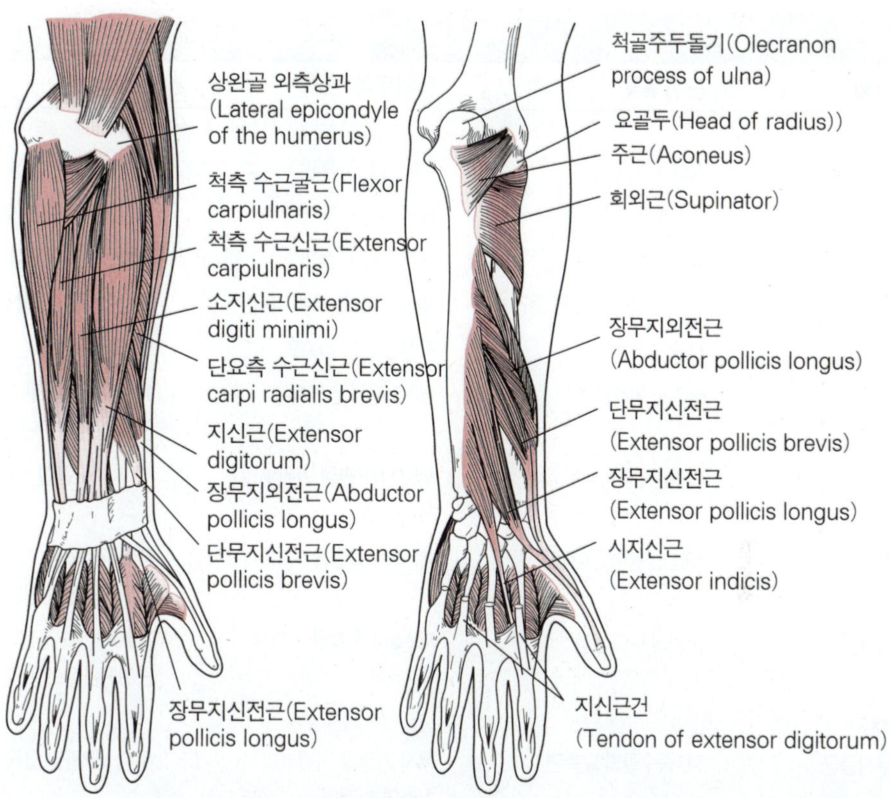

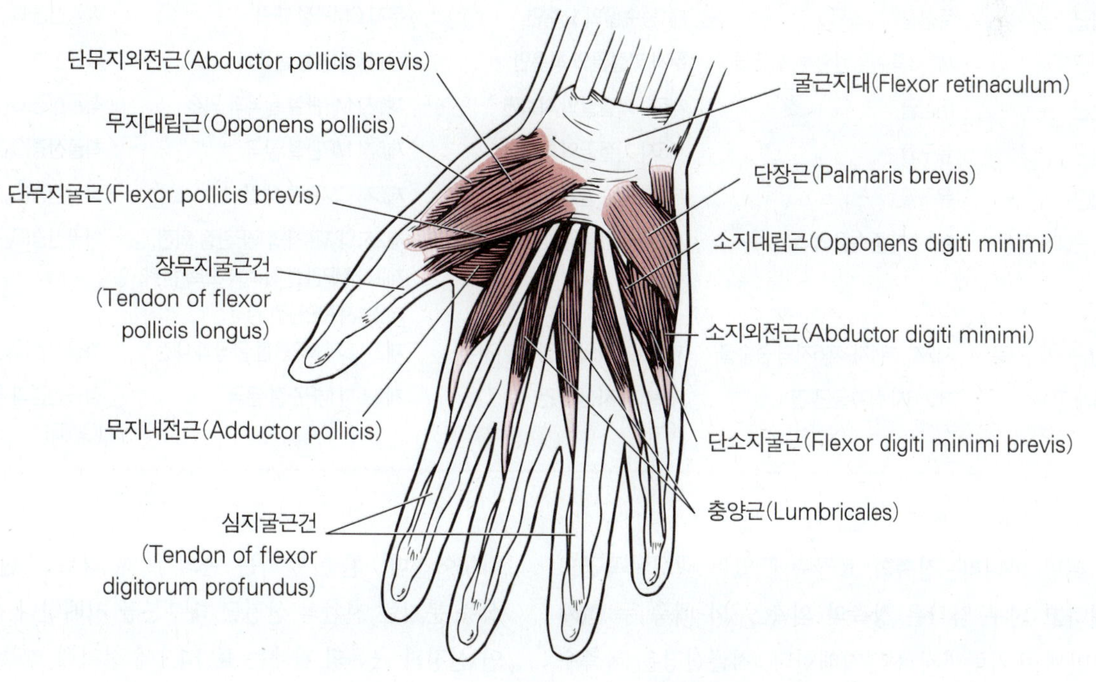

➤ 그림 14.4. 전완과 손목, 손의 후면 근육

표 14.1 손과 손가락의 주요근육

근육명	근위부착	원위부착	주작용	신경지배
외재근				
장무지신근	척골후면 중간	무지 말절골 후면	무지 MP와 IP관절 신전	요골신경(C_7, C_8)
단무지신근	요골후면 중간	무지 기절골 후면	무지 CP와 MP관절 신전	요골신경(C_7, C_8)
장무지굴근	요골전면 중간	무지 말절골 전면	무지 MP와 IP관절 굴곡	정중신경(C_8, T_1)
장무지외전근	요골과 척골의 후면 중간	제1중수골의 요측 기저부	무지 CM관절 외전	요골신경(C_7, C_8)
시지신근	척골 원위부 후면	지신근 건의 척측면	제2지 MP관절 신전	요골신경(C_7, C_8)
지신근	상완골 외측상과	제2-5 지절골 기저부	제2-5지의 MP관절, 근위와 원위 IP관절 신전	요골신경(C_7, C_8)
소지신근	지신근 건의 근위부	제5지 MP관절 원위부의 지시근 건	제5지 MP관절 신전	요골신경(C_7, C_8)
심지굴근	척골 근위부 3/4지점	제2-5지 말절골 기저부	제2-5지 MP관절, 근위와 원위IP관절의 신전	정중신경과 척골신경 (C_8, T_1)
천지굴근	상완골 내측상과	제2-5지 중절골 기저부	제2-5지 MP관절과 근위IP관절의 굴곡	정중신경(C_7, C_8, T_1)
내재근				
단무지굴근	제1중수골의 요측면	무지 기절골 기저부의 척측면과 전면	무지 MP관절 굴곡	정중신경(C_8, T_1)
단무지외전근	주상골과 대능형골	무지 제1지절골 기저부의 요측면	제1지 CM관절 외전	정중신경(C_8, T_1)
무지대립근	주상골	제1중수골의 요측면	무지 CM관절 대립	정중신경(C_8, T_1)
무지내전근	제2-3중수골 원위부, 유두골	무지 기절골의 척측면	무지 CM관절 굴곡과 내전	척골신경(C_8, T_1)
소지외전근	두상골	제5지 기절골의 척측면	제5지 MP관절 굴곡과 외전	척골신경(C_8, T_1)
단소지굴근	유구골	제5지 기절골의 척측면	제5지 MP관절 굴곡	척골신경(C_8, T_1)
소지대립근	유구골	제5지 중수골의 척측면	제5지 CM관절 대립	척골신경(C_8, T_1)
배측골간근(4개 근육)	제1-5지 중수골의 측면	제1-5지 기절골의 기저부	제2지와 제4지의 MP관절 외전, 제3지 MP관절 척측과 요측 편위, 제2-4지 MP관절 굴곡	척골신경(C_8, T_1)
장측골간근(3개 근육)	제2지, 제4지, 제5지의 중수골	제2, 4, 5지의 기절골 기저부	제2,4,5지 MP관절 굴곡과 내전	척골신경(C_8, T_1)
충양근(4개 근육)	제2-5지 심지굴근 건	제2-5지 지신근 건	제2-5지 MP관절 굴곡	정중신경과 척골신경 (C_8, T_1)

지배 할 뿐만 아니라, 장측의 요골측에 있는 내재굴곡근도 신경지배하고 피부 감각은 장측의 외측2/3와 배측 두 번째에서 세 번째 손가락까지 신경지배한다. 척골신경은 척측수근굴근과 심지굴근의 척골부분 그리고 손의 내재근 대부분을 신경지배하고, 피부감각은 장측과 배측 모두 다섯 번째 손가락과 네 번째 손가락의 절반을 신경지배한다. 요골신경은 주관절 외측상과의 원위부에서 천층 분지와 심층 분지로 나누어진다. 천층 분지는 손의 배측 피부를 신경지배하고, 심층 분지는 전완의 신전근 대부분을 지배한다. 보다 구체적인 신경과 근육의 관계는 표 14.1에 정리해 놓았다

손목관절과 손의 혈관 (Blood Vessels of the Wrist and Hand)

손목과 손의 근육에 혈액을 공급하는 주된 혈관은 요골동

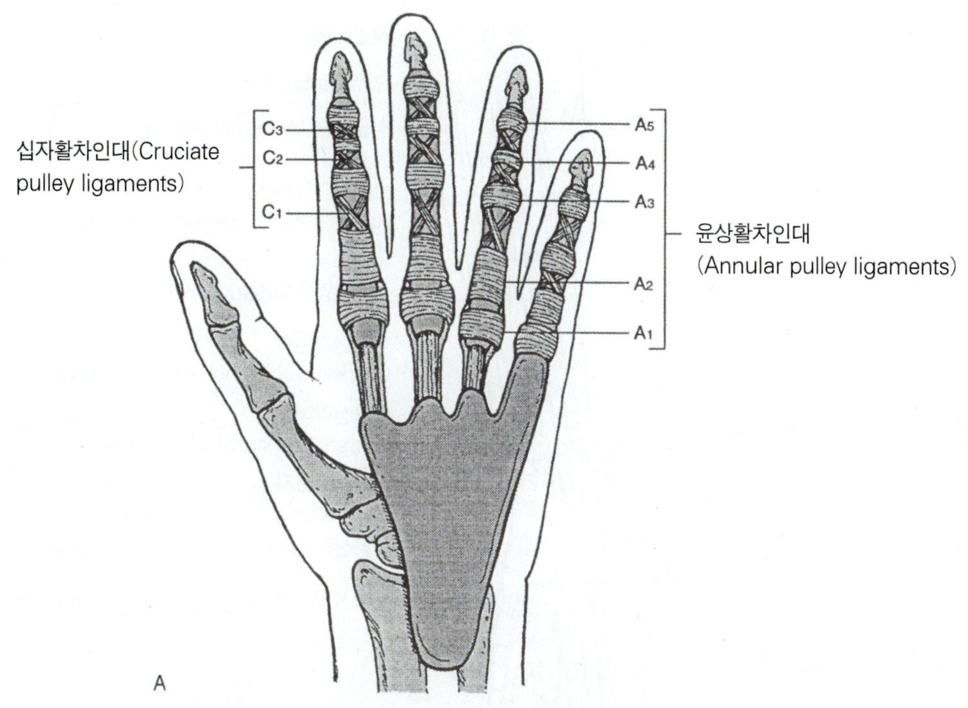

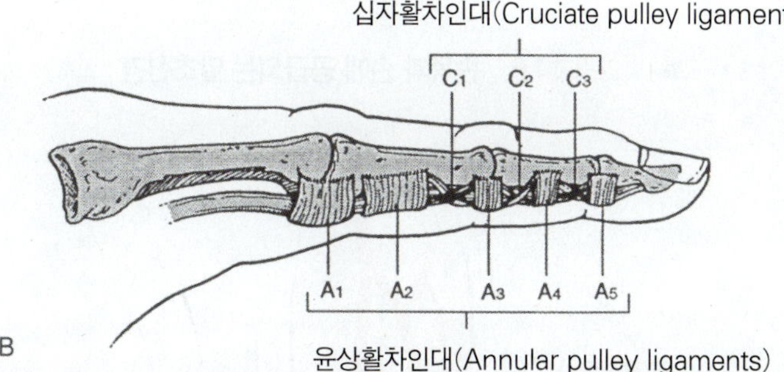

➤ 그림 14.5. **굴곡근 건, 초, 활차시스템.** 수지 굴곡근의 건은 강한 윤상활차(A1에서 A5)를 통과하는데, 그 활차는 건과 그 건을 둘러싸고 있는 초가 그 지절에 밀접하게 적용되게 해준다. 두께가 얇고 유연한 십자활차(C1에서 C3)은 모양이 붕괴되어야 지절이 완전히 굴곡될 수 있다.

맥과 척골동맥이다(**그림 14.7**). 요골동맥은 전완의 요골측 근육과 엄지와 시지손가락에 혈액을 공급하고, 척골동맥은 전골간동맥과 후골간동맥으로 나뉘면서 각각 전완의 심부굴근과 신전근에 혈액을 공급하며, 장측에서는 요골동맥과 척골동맥이 천층과 심층 수장궁(palmar arch)의 형태로 합쳐지고, 이 동맥으로부터 또 다른 연결분지는 손목관절의 배측으로 수근궁(carpal arch)을 형성한다. 수장궁에서 분지한 지절동맥은 각 손가락으로 혈액을 공급하고, 수근궁에서 분지한 동맥은 중수골을 따라 원위부까지 주행한다. 요골동맥은 손목관절의 전면에서 천층에 위치하기 때문에 맥박을 쉽게 촉진할 수 있다.

손목관절과 손의 주요근육작용과 운동학 (KINEMATICS AND MAJOR MUSCLE ACTIONS OF THE WRIST AND HAND)

손목관절은 회전움직임뿐만 아니라, 시상면과 전두면상의 움직임도 가능하다(**그림 14.8**). 굴곡은 손바닥이 전완의 전면을 향한 움직임이고, 신전은 굴곡위치에서 해부학적 자세로 돌아오는 움직임이며, 과신전은 손등이 전완의 후면을 향

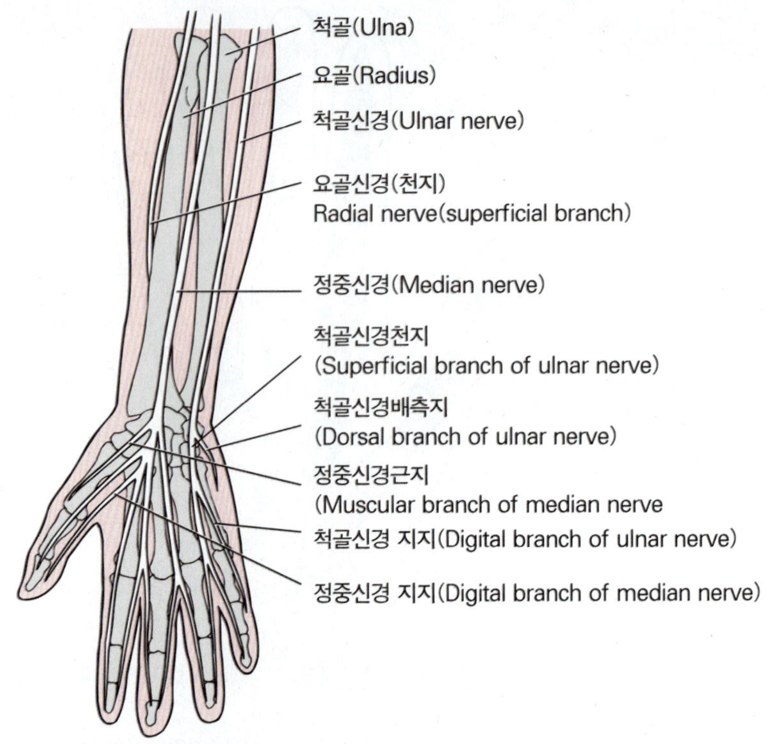

➤ 그림 14.6. **손목과 손에 공급되는 말초신경**

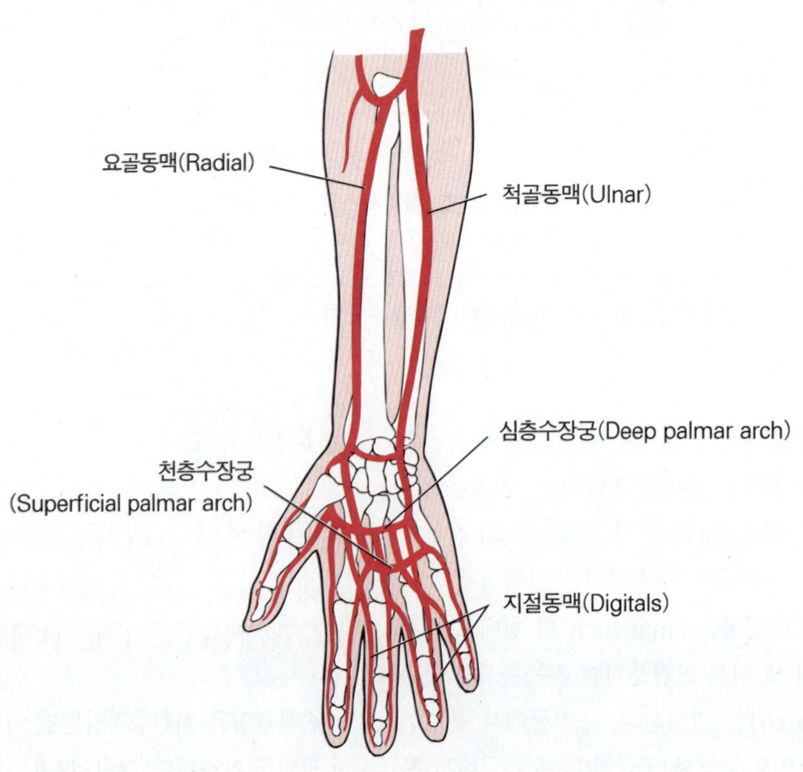

➤ 그림 14.7. **손목과 손에 공급되는 혈액**

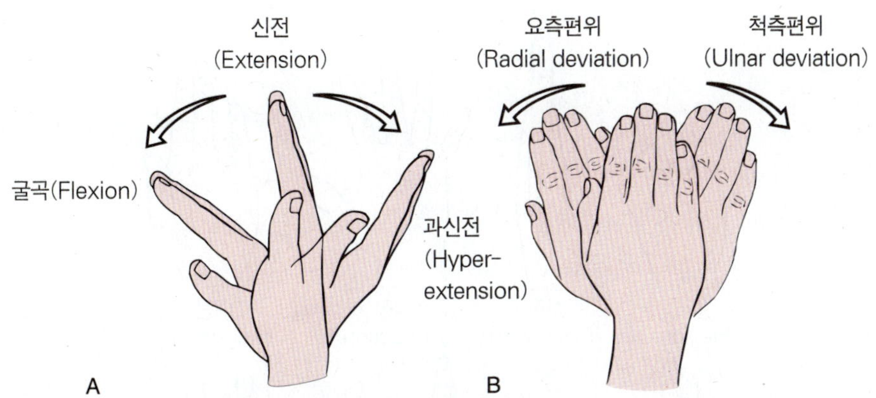

➤ **그림 14.8. 손목에서의 방향성 움직임 능력.** **A**, 시상면상의 움직임. **B**, 관상면상의 움직임

해 움직일 때 일어난다. 요골측 편위는 손이 요골측을 향하여 움직이는 것이고, 반대방향으로 움직이는 것은 척골측 편위이다. 네 가지 모든 방향에 걸쳐 일어나는 회전움직임은 회선이라고 한다.

굴곡(Flexion)

손목관절에서 주요 굴곡근으로는 요측수근굴근과 척측수근굴근이 있다(그림 14.3 참조). 장장근은 한쪽 전완에는 없거나 양쪽전완 모두에도 없는 경우가 종종 있는데, 장장근이 존재한다면 굴곡작용을 한다. 천지굴근과 심지굴근은 손가락이 완전하게 신전되어 있는 상태에서는 손목관절의 굴곡을 보조하나 손가락이 굴곡되어 있으면, 보조하기 위한 긴장도가 충분치 못하게 된다.

신전과 과신전 (Extension and Hyperextension)

장요측수근신근, 단요측수근신근, 척측수근신근이 손목관절의 신전과 과신전을 만들어 내고, 그밖에 손목관절 후면에 위치한 근육들도 신전움직임을 보조한다. 특히 손가락이 굴곡되어 있을 때, 손목관절의 신전을 보조하는 근육에는 장무지신근, 시지신근, 소지신근, 지신근이 있다(그림 14.4 참조). 테니스선수들을 대상으로 한 논문에서는 손목관절 신근의 원심성 수축이 동반되는 백핸드 스트로크시에 볼이 닿는 순간 손목관절이 굴곡되는 것이 테니스 엘보나 외측 상과염을 일으키는 주된 기전인 것으로 나타났다(9).

요골측 편위와 척골측 편위 (Radial and Ulnar Deviation)

손목관절의 굴근과 신근이 공동으로 작용해야 손목관절을 중심으로 손이 요골측 편위와 척골측 편위를 할 수 있는 균형이 만들어진다. 요골측 편위에는 요측수근굴근과 요측수근신근이 작용하며 척골측 편위에는 척측수근굴근과 척측수근신근이 작용한다.

수근골중수관절의 움직임 (Carpometacarpal Joint Motion)

엄지의 수근중수골관절은 구상관절과 비교될 정도로 넓은 범위의 움직임이 가능하지만, 그러나 다섯 번째 수근중수골관절은 보다 작은 움직임을 보이며 나머지 두 번째에서 네 번째 수근중수골관절은 매우 적은 양의 움직임만이 가능한데 이것은 움직임을 제한하는 인대가 있기 때문이다.

중수지절관절의 움직임 (Metacarpophalangeal Joint Motion)

중수지절관절은 굴곡, 신전, 외전, 내전, 회선의 움직임이 가능하다(**그림 14.9**). 손가락 사이에서 외전은 중지를 기준으로 멀어지는 것을 뜻하며 내전은 가까워지는 움직임을 말한다. 엄지의 중수지절관절은 마치 경첩관절처럼 굴곡과 신전이 주된 움직임이다.

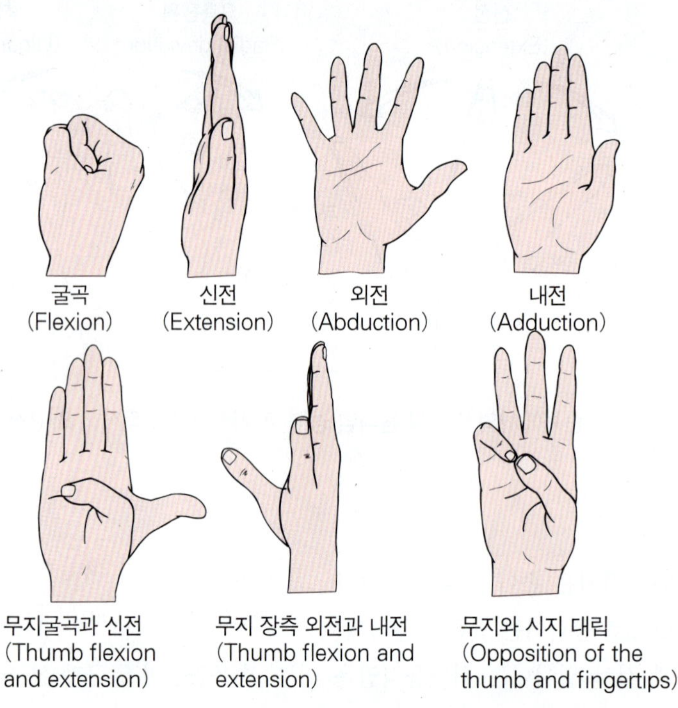

➤ 그림 14.9. 엄지와 수지들에서의 움직임.

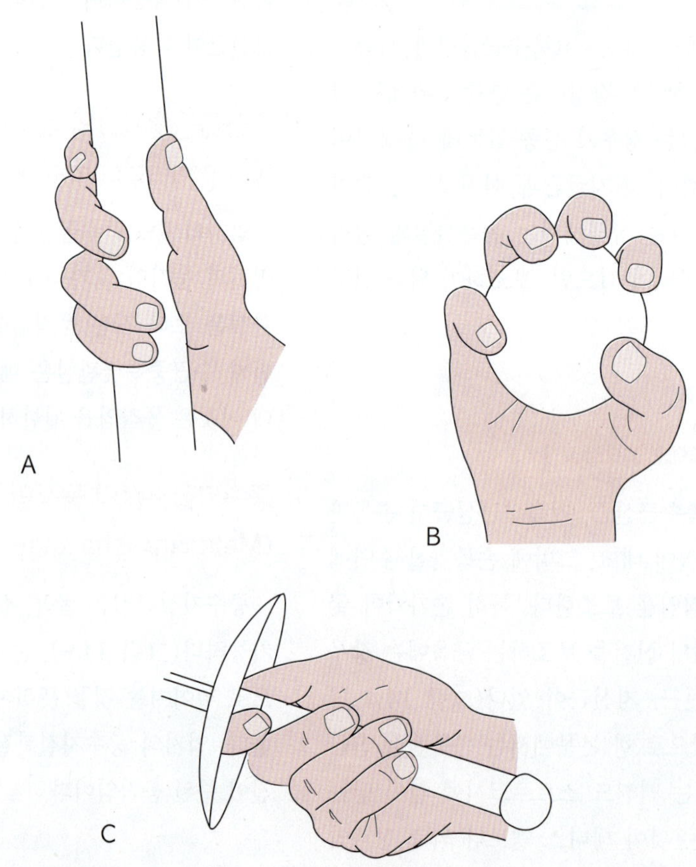

➤ 그림 14.10. 손잡기. 손의 근육이 다양한 잡기를 하도록 수축한다. (A) 파워그립, (B) 정밀그립, (C) 펜싱그립

지절간관절의 움직임 (Interphalangeal Joint Motion)

지절간관절은 굴곡과 신전이 가능하며 개인에 따라 약간의 과신전도 일어나는 전형적인 경첩관절이다.

손목관절과 손의 운동역학(KINETICS OF THE WRIST AND HAND)

손의 외재굴근은 외재신근보다 2배 이상 강하다. 이것은 굴곡근이 잡기(grasping), 쥐기(griping), 집기(pinching)를 포함하여 일상생활에서 광범위하게 사용되기 때문에 그리 놀라운 사실이 아니다. 반면에 신근은 강한 힘을 발휘하는 것이 드물다.

스포츠활동에서 현저하게 많이 쓰이는 핸드 그립(hand grip)에는 세 가지 유형이 있다(**그림 14.10**). 야구배트를 쥐는 동작인 파워그립(power grip)은 손바닥에 배트를 고정시키는데 엄지와 나머지 손가락이 사용되는 방법 중에 하나다. 손목관절은 굴곡근건에 긴장을 증가시키기 위해 척골측 편위와 약간에 과신전상태로 고정된다. 파워 그립과는 다르게 야구공을 쥐는 동작인 정밀쥐기(precision grip)는 손목관절이 약간 과신전되면서 손바닥에 공을 쥐기 위해 엄지와 나머지 손가락이 절반정도 굴곡된다. 세 번째 그립은 바로 앞에서 설명한 두 가지 동작의 중간형태로 외측집기(lateral pinch)라고 하며 "펜싱 그립(fencing grip)"이라고도 한다. 펜싱에는 파워(power)와 정밀(precision) 두 가지가 모두 요구된다. 펜싱검을 쥐는 것은 본래 파워 그립(power grip)이지만, 엄지가 손잡이의 장축을 따라 놓이게 되어 힘의 적용방향을 정교하게 조절할 수 있다.

손목관절과 손의 질환 예방(PREVENTION OF WRIST AND HAND CONDITIONS)

수많은 접촉과 충돌이 있는 스포츠들의 가장 큰 특징은 손목관절과 손이 극도로 손상받기 쉬운 상태에 놓인다는 것이다. 손은 충돌할 때 몸의 완충역할을 하거나 날아오는 물체를 비키게 할 때 높은 곳에서 떨어질 경우, 몸의 충격을 줄이기 위해 가장 먼저 접촉이 되는 부위이다. 과신전된 상태의 손으로 넘어지게 되면 전완의 원위부, 손목관절, 손부위의 골절이나 탈구가 유발된다. 여러 가지 패드와 글러브를 이용할 수 있음에도 불구하고, 보호장비 착용을 규정으로 하는 종목은 많지 않다.

보호장비 (Protective Equipment)

골키퍼, 야구와 소프트볼의 포수, 하키와 라크로스(하키와 비슷한 구기종목)같은 종목의 선수들은 손목관절과 손에 보호장구 착용이 필요하다(그림 3.8 참조). 패드로 처리된 글러브는 스틱, 퍽, 볼에 의한 직접적인 압박을 막아준다. 다른 여러 가지 글러브들은 강한 충격이 있는 부위의 외부에 패드를 처리하여 쥐는 동작을 편하게 하고, 특히 야구나 소프트볼 경기장 또는 인조잔디에서 경기를 하는 경우 찰과상으로부터 손을 보호해준다. 가능하다면 손상의 위험을 줄이기 위해 스포츠경기 시에는 항상 보호용 패드와 글러브를 착용해야한다.

신체적 컨디셔닝 (Physical Conditioning)

손목관절과 손을 움직이는 근육들은 주관절을 가로지르고 있다. 따라서 손목관절과 손의 유연성 및 강화운동에는 항상 주관절에 대한 운동도 포함되어 있어야 하는데, 그것에 대한 내용이 실전 전략 12.1에 설명되어 있다. 이 운동에는 주관절의 굴곡과 신전, 전완의 회내와 회외, 손목관절의 굴곡과 신전 그리고 요골측 편위와 척골측 편위를 강화시키는 운동이 포함되어 있다. 테니스공이나 악력기를 꽉 쥐는 것과 같은 운동을 이용하여 손가락 굴곡근을 강화시킬 수도 있다.

적절한 숙련기법 (Proper Skill Technique)

던지는 동작에서 과도한 스트레스를 받기 쉬운 견관절이나 주관절과는 다르게 손목 및 손의 손상 대부분은 직접적인 외상으로부터 초래된다. 특정한 움직임에 대한 분석으로 부적당한 기법을 알아낼 수도 있지만, 대부분의 경우에서 그러한 분석은 부차적인 것이다. 손목관절과 손의 손상을 방지할 수 있는 중요한 숙련기법은 넘어지거나 떨어질 때 어깨로 구르는 방법을 훈련하는 것이다. 이 기법으로 충돌력은 보다 더 넓은 부위로 분산되어 신전된 손목에 직접 가해지는 축부하(axial loading)로 생기는 손상 위험이 감소하게 된다.

타박상과 찰과상 (CONTUSIONS AND ABRASIONS)

Q 소프트볼 선수가 내야에서 볼을 잡기위해 뛰어들다가 손바닥에 찰과상을 입었다. 이렇게 피부 천층부에 생긴 상처를 청결하게 하는 것과 관련된 사건에서 당면한 것과 장기적인 것은 무엇인가?

손등에 직접적으로 타박을 받게 되면, 통증이 심하며 푸른색으로 변색된다. 타박상이 경미하더라도 항상 그 밑에 있는 뼈의 골절 가능성에 대해 방심하지 않는 것이 중요하다. 초기치료에는 얼음찜질, 압박, 거상, 안정 등이 포함되며, 증상은 보통 2일에서 3일정도이면 사라지는데, 만약 그렇지 않다면 적절한 치료를 위해 의사에게 보내야 한다. 찰과상은 이물질을 완전하게 제거해야 한다. 외과용 비누, 수용성 요오드 요액, 브러시를 이용해 10분정도 세척하는 것으로 깊게 묻어있는 이물질들을 제거 할 수 있다. 세척이 끝나면 즉시 살균제를 바르고, 비폐쇄성 드레싱(nonocclusive dressing)으로 상처난 곳을 덮는다. 드레싱은 매일 교체해주고 상처부위에서 감염의 징후를 관찰해야 한다.

EMS *상처부위에서 발적, 부종, 고름, 열감, 압통이 발견된다면, 즉시 의사에게 보내야 한다.*

A 손바닥의 찰과상부위를 깨끗하게 세척한 후 살균제를 바르고 비폐쇄성 드레싱으로 상처를 덮는다. 매일 상처부위에서 감염징후가 있는지를 체크해야한다.

염좌(SPRAINS)

Q 허들선수가 장애물에 걸려 넘어지면서 충격완화를 위해 손을 내밀어 바닥을 짚었다. 근력 검사와 압박 검사에서 정상이고, 방사선 검사에서도 이상이 없어 의사는 손목관절 염좌로 진단을 내렸다. 이 상태에서 어떻게 치료할 것이며, 환자는 훈련에 복귀할 수 있는가?

손목과 손에서 인대 염좌는 단일 외상사건 또는 반복적인 스트레스의 결과로 발생한다. 단순 외상으로 인해 염좌가 일어났을 때 그 손상의 정도는 다음과 같은 요소에 따라 결정된다.

- 손상을 야기하는 힘의 유형(힘의 작용점, 정도, 속도, 방향)
- 충격이 가해지는 순간에 손의 위치
- 수근골과 인대의 상대적인 내구력

이 부위는 과굴곡이나 회전에 의해 손상을 입기도 하지만, 그 손상의 대부분은 약간 신전된 상태에서 부과된 압박부하의 결과로 초래된다. 불행하게도 단순 일상동작을 수행하는데도 손이 필요하기 때문에 대부분의 사람들은 치유에 충분한 시간을 허용하지 않는다. 그 결과 많은 염좌 손상이 무시되어 만성적으로 불안정한 관절이 초래된다.

손목 염좌(Wrist Sprains)

넘어지는 순간에 밖으로 뻗쳐진 손을 하고 떨어질 때 손바닥의 근위부에 가해지는 축방향의 하중이 손목관절의 염좌를 유발하는 원인이다. 체조선수의 경우, 배측 손목관절통증의 발생률이 높은데, 이것은 과신전, 척측 편위, 수근골간 회외의 위치가 결합된 손목관절에 과도한 외력이 가해지면 발생한다. 이런 과도한 외력은 체조에서 도약을 하거나 마루운동 또는 안마핸들을 잡고 있는 동안 일어난다. 신전된 손으로 물에 입수한 다이빙선수와 역시 신전된 손으로 넘어진 스케이트선수나 레슬링 선수의 경우도 이러한 손상을 입기 쉽다.

징후와 증상. 평가를 하면 요수근골 관절의 배측에 과민압통점이 드러나고, 능동 또는 수동으로 손목을 신전하게 되면 통증이 증가한다.

치료. 관절을 고정한 후에 의사에게 보내어 골절 또는 수근골 탈구 여부를 확인한다. 치료는 운동 강도를 줄이고, 운동전후에 냉동요법을 적용하며 비스테로이드성 항염제(NSAIDs)를 투약하고, 붕대를 감아주거나 테이핑 요법 또는 보조기를 사용하여 과도한 과신전을 방지한다. 통증이 감소되면 손목관절과 손의 관절가동운동과 근력강화운동을 실전 전략 13.1의 내용과 같이 시작한다.

사냥터지기 엄지(Gamekeeper's Thumb)

엄지손가락은 손에서의 위치로 인해 다른 손가락에 비해 더 많은 힘에 노출된다. 중수지절관절에서 척측 측부인대는 정상적인 손의 기능에 매우 중요한데, 그 이유는 집기

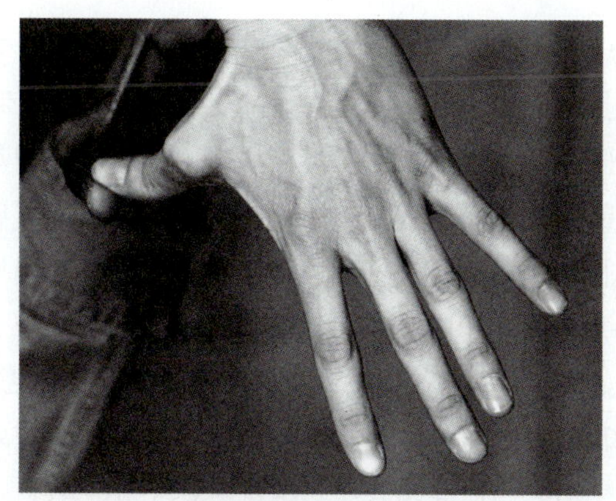

➤ 그림 14.11. 사냥터지기의 엄지의 임상적 외관.

(pinching), 쥐기(grasping), 잡기(gripping)동작을 수행하는 동안 엄지가 시지와 중지를 밀면서 측부인대가 관절을 고정시켜주기 때문이다. **사냥터지기의 엄지**는 미식축구, 야구, 소프트볼, 하키, 스키에서 흔히 발생하는데, 스키에서는 폴대를 잡은 채 넘어지는 경우에서 볼 수 있다(skier's thumb)(**그림 14.11**). 중수지절관절(MP)의 척측 측부인대 단열은 중수지절관절(MP)이 거의 완전히 신전된 상태에서 엄지손가락이 강하게 외전되었을 때 일어난다.

징후와 증상. 관절의 장측면에 통증이 심하고, 부종이 있으며 멍든 자국이 보인다. 관절의 불안정성은 손상기전이나 엄지손가락의 굴곡 스트레스가 반복되면서 나타난다. 부분 파열인 경우, 단지 중등도의 느슨함이 나타나고 끝느낌이 분명하다. 보다 심한 손상의 경우에는 느슨함이 35° 보다 크며, 끝느낌이 없는 것은 척측 측부인대의 완전파열을 의미한다. 다른 주요관절의 느슨함을 평가할 때와 마찬가지로 양쪽을 비교하는 것이 정상적인 관절의 느슨함을 결정하는데 도움이 된다.

치료. 초기치료로 얼음찜질, 압박, 거상 등을 하고, 그 이상의 치료는 의사에게 의뢰한다. 만약 불안정성이 없다면, 치료에 조기에 냉동요법을 동반한 관절가동기법과 대조욕, 초음파, 비스테로이드성 항염제를 포함시킨다. 엄지손가락을 테이핑하면 재손상을 방지할 수 있다. 관절이 불안정하다면, 스피카석고(spica cast)로 3~6주 가량 고정시키고, 그 이후에도 3~6주 가량은 위험한 활동 시에는 테이핑을 해준다. 아주 심각한 손상의 경우는 외과적 수술이 필요하다.

지절골간 측부인대 염좌 (Interphalangeal Collateral Ligament Sprains)

과도한 내반/외반 스트레스와 과신전으로 손가락의 측부인대가 손상될 수 있다. 인대의 파손은 주로 지절골의 근위부에서 일어나며 중간부위에서의 파손은 보다 적게 일어난다. 근위지절골의 과신전은 관절의 장측에 있는 장측판(volar plate)을 파열 또는 신장시킨다(**그림 14.12**).

징후와 증상. 골절이 있거나 지지 조직의 완전 파열되어 배측 탈구가 유발되지 않는 한 뚜렷한 변형이 나타나지 않는다. 급속한 부종으로 평가가 어렵게 되었으므로 방사선촬영을 해야 탈구나 골절의 가능성 여부를 확인할 수 있다.

치료. 표준적인 급성기 처치를 한 후에 경증도의 염좌는 손

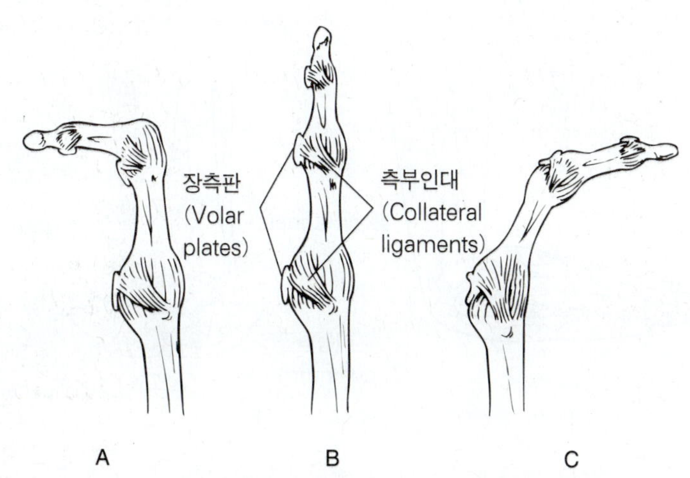

➤ 그림 14.12. 수지의 측부인대와 장측판은 과신전으로 손상될 수 있다. A, 굴곡 B, 신전 C, 과신전

상된 손가락을 주변 손가락과 같이 테이핑하는 방법으로 치료한다(buddy tapping). 이 방법은 어느 정도의 지지력과 가동성을 제공하지만, 혈관을 압박할 가능성이 있기 때문에 급성적으로 붓고, 통증이 심한 손가락에는 사용하지 말아야 한다. 만약 더 지지할 필요가 있다면, 손상된 관절을 신전시킨 상태에서 폴리프로필렌을 성형한 부목을 대어 굴곡 구축을 피하게 한다.

탈구(Dislocations)

다른 많은 손상과 유사하게 손목과 손의 탈구도 손을 밖으로 뻗친 상태로 넘어졌거나, 외상성 과굴곡, 과신전, 회전움직임으로 유발된다.

➤ *원위요척관절 손상(Distal Radioulnar Joint Injury)*

원위요척관절(DRUJ)의 급성 골절이나 탈구는 독립적으로 일어나거나, 요골골절과 동반될 수 있으며 손상의 기전에는 대부분 과신전이 포함된다. 관절이 척골 배측 탈구되었다면, 과도한 회내가 같이 일어난 것이고, 반면에 척골 장측 탈구가 일어난 것은 과도한 회외와 결합된 것이다. 삼각섬유연골복합체(TFCC)가 손목관절의 척측면을 지지하는 현수장치처럼 기능하고, 요골의 척측면과 척골의 원위부는 연결되어 있기 때문에, 원위요척관절(DRUJ)의 탈구는 이들 복합체나 부착부의 일부분에 손상을 야기한다.

징후와 증상. 원위요척관절(DRUJ) 탈구의 임상적 양상은 연관된 골절의 유무에 따라 크게 좌우된다. 일반적으로 탈구나 아탈구가 있으면, 관절은 변형되고 부종과 통증이 심하게 나타난다. 부종은 척골두의 돌출부를 찾기 힘들 정도로 광범위하게 나타나며, 배측 탈구의 경우에는 척골두는 배측으로 더 돌출되고, 장측 탈구의 경우에는 요골과 척골의 원위부가 중첩되면서 손목관절이 좁게 보이는 특징이 있다. 연부조직의 부종이 심하지 않다면, 척골두가 위치하는 요골의 S자형 절흔(sigmoid notch) 부근의 함몰이 주의를 끌 수도 있다. 주관절의 굴곡과 신전은 골절이 동반되는 경우를 제외하고는 정상이다. 그러나 전완의 회내와 회외는 제한된다.

치료

EMS *즉시 진공부목으로 손상부위를 고정하고, 의사에게 후송할 조치를 한다.*

예후와 재활 프로그램은 조직손상의 크기와 불안정성에 좌우된다. 단순한 원위요척관절(DRUJ) 탈구는 동반된 골절을 내고정한 후에 안정되어 주관절위까지 석고(above-the-elbow cast)로 고정한다. 관절가동범위 운동은 고정 후 6주부터 시작해야 한다.

➤ *월상주위골(perilunate)과 월상골 탈구*

월상골은 그 모양으로 인해, 그리고 보다 큰 유두골과 요골 말단하부 사이에 위치한 것 때문에 엎드린 상태에서 장측 편위를 야기하는 축방향 부하가 가해질 때 특히, 탈구되기 쉽다(**그림 14.13**). 처음 수근골에 힘이 가해지는 순간, 원위 수근골들이 월상골로부터 멀어지면서 월상골은 다른 수근골들에 비해 배측에 놓이게 된다(**월상주위골 탈구**). 힘이 신

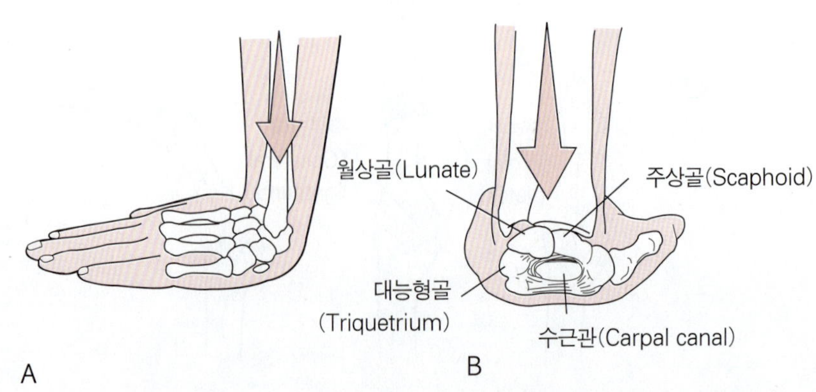

➤ 그림 14.13. **월상골 탈구.** A, 손을 밖으로 뻗쳐진 상태로 넘어지게 되면, 요골로부터 전달된 부하가 월상골을 장측 방향으로 압박하여 월상골이 탈구될 수 있다. B, 만약 월상골이 수근관으로 이동되면, 정중신경이 압박되어 첫째와 둘째 손가락에서 감각변화가 유발될 수 있다.

전된 손목관절에 계속 가해진다면, 배측 인대가 파열되면서 수근골들은 재배치되고 월상골은 회전하게 되므로 그 월상골은 다른 수근골들에 비해 장측에 놓이게 된다(**월상골 탈구**).

징후와 증상. 손의 배측에 과민 압통점이 있고, 부종으로 모호해져 있지 않다면, 요골의 말단 원위부(3번째 중수골의 근위부)의 손바닥에서 두꺼워진 부위가 촉진된다. 수동적 그리고 능동적 움직임에서는 모두 통증이 심하지는 않을 것이다. 수근골이 수근관쪽으로 움직였다면, 정중신경을 압박하여 첫 번째 손가락과 두 번째 손가락에 통증, 무감각, 따끔거림을 유발할 것이다.

치료

EMS *즉시 손목을 진공부목으로 고정하고 의사에게 보내 진찰을 받게한다.*

정복 후에 손목관절은 적절하게 굴곡된 상태에서 실리콘 캐스트로 3-4주간 고정시킨다. 이렇게 하면 손목은 중립위치에 놓이게 되고 특히, 스포츠에 참가하는 동안 손목이 신전되는 것을 막아준다. 이러한 상태에서는 종종 굴곡근건 구축, 정중신경 마비, 만성탈구와 같은 합병증이 나타나는 것이 간과될 수 있으며, 월상골의 반복적인 외상은 혈관을 손상시켜 킨벅병(Kienbock′s disease)이라고 불리는 월상골의 퇴행성 또는 골관절염을 일으킬 수 있다.

➤ *중수골과 지절골의 탈구(Dislocation of the Metacarpals and Phalanges)*

중수지절골(MCP)관절탈구는 드물지만 심각한 손상이므로 쉽게 인식된다. 과신전이나 전단력은 관절낭의 전면부를 단열시켜고, 근위 지절골이 중수골 넘어 후방으로 이동하여 중수골에 대해 90° 로 서게 한다(**그림 14.14**).

우리 신체에서 가장 탈구가 흔하게 일어나는 부위는 PIP 관절(**그림 14.15**)이다. 지절의 신경과 혈관이 엄지손가락과 그외 손가락들의 측면을 따라 지나가기 때문에 PIP관절탈구는 잠재적으로 심각한 것이다. 손상 기전은 항상 과신전과 축방향 압박인데 그러한 것은 손가락 끝이 공에 맞아서 과신전될 때 일어난다.

원위지절간 관절탈구는 대개 배측으로 일어나며, 개방성 상처와 연관될 수도 있다. 환자들이 종종 그들 스스로 탈구를 정복한다. MP관절 탈구와 같이, 근위지절관절과 원위지절관절에서의 측부인대 손상도 장측판(volar plate)의 파열

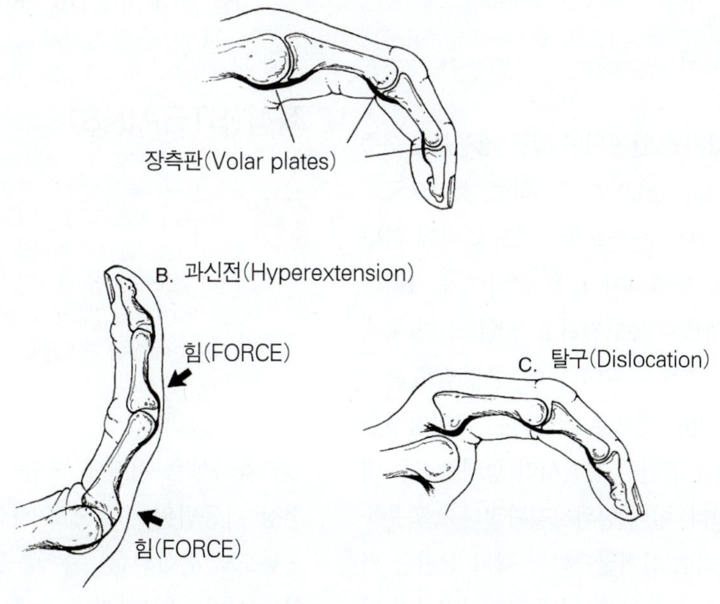

➤ 그림 14.14. **중수지절골의 탈구.** A, 장측판이 수지관절낭의 전면을 보호한다. B, 과신전되면 관절낭 전면과 관절을 지지하는 인대가 단열될 수 있다. C, 힘이 지속되면서 관절낭이 파열되고, 지절골이 탈구된다. 그 결과로 나타나는 변형은 탈구의 심각성을 알리는 전조이다.

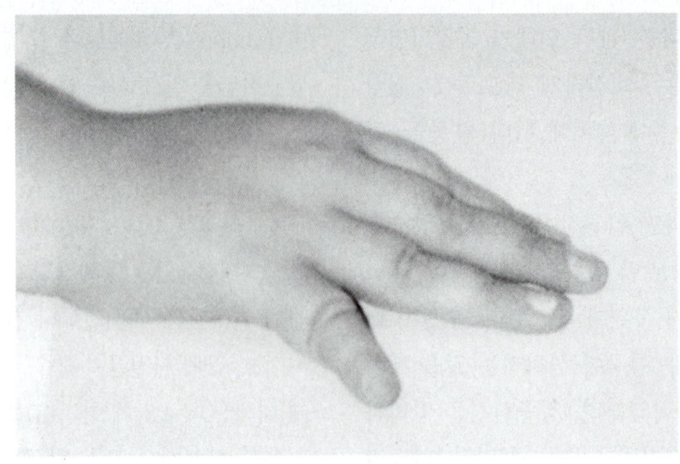

➤ 그림 14.15. 근위지절간관절의 탈구

이 동반될 수 있다.

징후와 증상. 가장 많이 호소하는 초기 증상은 손가락의 부종과 통증이다. 통증은 관절경계에서 나타나고 손상기전을 재현했을 때 증가한다. MCP관절이 탈구되면, 근위 지절골은 중수골에 대해 90°로 서게 된다. IP관절에서 장측판이 포획되면, 손가락이 영구적으로 기능부전될 수 있기 때문에 비전문가는 탈구된 손가락의 정복을 시도해서는 안된다.

치료

EMS *모든 탈구에 대한 응급치료는 손목 또는 손가락을 부목으로 고정하고, 얼음을 적용하여 부종과 염증을 감소시키고, 의사에게 보내어 탈구정복을 시술받게 한다.*

MCP관절이 손상을 받았지만 안정되어 있는 경우는 2-3주 동안 버디 테이핑(buddy taping)으로 보호하는 것만으로도 충분하며, 조기에 관절가동범위 운동을 능동적으로 하게 한다(10). PIP탈구가 복잡하게 악화되지 않은 것이면 손가락을 약 30° 정도 굴곡시킨 상태로 부목고정하고 10일- 14일후에 능동운동을 시작한다. 장측으로 편위되어 중앙슬립손상(central slip injury)이 동반된 것으로 의심되는 근위지절관절탈구의 경우에는 손가락을 완전히 신전시킨 상태로 6주 내내 부목으로 고정시켜야 한다. 이때 원위지절관절의 능동운동은 근육의 보전을 위해 그리고 심지굴근의 근력과 신전근 기전을 유지하는데 절대적으로 필요하다. 만약 근위지절관절 탈구의 치료가 부적절하게 이루어지면, 손가락이 고착된 굴곡변형으로 경직되고 고통스럽게 되는데 이것을 일명 "**코치의 손가락**(coach's finger)"이라고 한다. 장측판이 관절사이에 끼어있게 되면, 그 결과로 근위지절관절은 굴곡상태로 고정되고 원위지절관절은 과신전되는 변형(a pseudo-boutonniere deformity)이 초래된다. 원위지절관절 탈구는 약 3주 가량 장측 부목으로 원위지절관절을 고정하고, 근위지절관절은 자유롭게 두어서 계속 움직일 수 있게 한다. 보호용 부목은 손가락 통증이 없어질 때까지 적어도 3주일 동안 계속 착용한다.

A 의사는 허들선수의 손상을 경미한 손목관절염좌로 진단했다. 과도한 신전을 막기 위해 테이핑이나 부목으로 고정하는 것으로 환자는 훈련을 계속할 수 있으며, 또한 최적의 치유를 위해 한랭요법, 열치료, 응급 의료 서비스, 간섭전류 치료가 이용될 수도 있다.

좌상(STRAINS)

Q 미식축구선수가 상대편 선수를 막으려고 한손으로 운동셔츠를 단단히 잡는 동안에 네번째 손가락의 원위지절골에서 날카로운 통증이 있었고, 잡았던 운동셔츠(jersey)를 놓자마자 네 번째 손가락의 DIP관절을 굴곡할 수 없었다. 이 관절을 움직이게 하는 구조는 무엇 인가? 이 구조에 대한 손상은 어떤 방법으로 평가해야 하는가?

근육좌상은 저항에 대하여 지나치게 과부하가 걸리거나, 정상 가동범위 이상으로 과신장되면 발생한다. 경미하거나 중등도의 좌상의 경우는 통증과 제한된 움직임이 주된 증상일 것이다. 대부분의 손상에서 근육좌상이 일어날 경우 관절염좌가 동시에 일어난다. 관절염좌는 특히, 탈구가 동반되는 경우는 치료에 있어서 가장 우선이 된다. 건 손상을 인식하지 못해 치료되지 않을 수 있다.

운동셔츠 손가락(심지굴근건 파열) (Jersey Finger(Profundus Tendon Rupture)

이 손상은 전형적으로 상대방의 운동셔츠를 잡고 있는데 그와 동시에 상대방이 떨어지려고 몸을 돌리거나 틀었을 때 일어난다. 이런 급격한 움직임으로 손가락은 급속도로 신전되는 힘을 받게 되어 심지굴근건이 원위지절골의 부착부에서 파열되게 하므로 여기에서 "운동셔츠 손가락(jersy finger)"라는 이름이 유래되었다. 이 손상은 네 번째 손가락에서 가장 빈번하게 발생하는데 그 이유는 이 손가락이 잡기 동작에서 다른 손가락들은 더 굴곡된 상태로 있는데 비해 약간 신전된 위치로 있기 때문이다.

징후와 증상. 만약 견열골절이 일어나면, 건을 손상된 수지의 근위부에서 촉진할 수 있다; 전형적으로 굴곡근 건초를 따라 혈종이 형성되며, 만약에 뼈의 일부분도 견열되었다면, 중간 지절골을 넘어 A4활차나 A2활차의 원위부에서 걸리게 되거나, 손바닥 속으로 말려들어 갈 수도 있다. 견열되었기 때문에 환자는 저항을 주면, DIP관절을 굴곡시킬 수 없다.

치료. 표준적인 급성기 치료 후에 환자를 의사에게 보내어 치료받게 해야 한다. 건이 손바닥 속으로 말려들어가 있으면, 영구적인 건의 구축이 일어나기 전 7일~10일 이내에 외과적 재부착술이 이루어져야 한다. 더 원위부에서 수축된 경우는 3개월까지도 기다릴 수 있으며 더 이상 끌려들어가는 일은 발생하지 않는다(12).

말레트 수지(Mallet Finger)

말레트 수지 또는 야구 수지는 공을 잡을 때와 같이 신전근건이 긴장된 상태로 손가락 끝부분에 물체가 부닥쳤을 때 일어난다. 유발된 강한 굴곡력은 신전근의 원위 부착부로부터 신전근 기전의 외측띠를 견열시키거나, 건은 그대로 있는 상태에서 뼈나 골절파편이 견열되어 특징적인 말레트 변형이 나타난다(**그림 14.16**).

징후와 증상. 손가락의 근위부로 굴곡근건이 수축되어 끌려가는 운동셔츠 수지와는 다르게 신전근건의 단독 파열은 대개 끌려가지 않는다. 검사를 하면 통증과 부종 그리고 DIP 관절에서 능동 신전의 다양한 소실이 나타난다.

치료. 기본적인 급성기 치료 후에 환자를 의사에게 보내어 후속치료를 받게해야 한다. 치료는 일반적으로 원위지절관절을 완전 신전상태로 6주에서 8주 가량 부목으로 고정하지만, 그러나 근위지절관절과 중수지절관절의 움직임은 크게 장려해야 한다. 스포츠경기에 참가하는 경우에는 추가로 6주에서 8주 동안 부목고정을 더 적용해야 한다(12). 부목고정으로 인해 원위지절관절의 배측 연부조직의 염증이나 궤양이 일어날 수도 있는데, 이것은 손가락의 장측과 배측사이의 부목위치를 바꿔주고 부목을 건조하게 유지시킴으로써 방지할 수 있다. 또한 원위 지절골의 심한 과신전은 손가락 끝의 혈액공급을 방해하여 추가적인 피부손상을 일으킬 수 있으며, 만약 큰 골절파편이 있다면 외과적 복원이 필요하다.

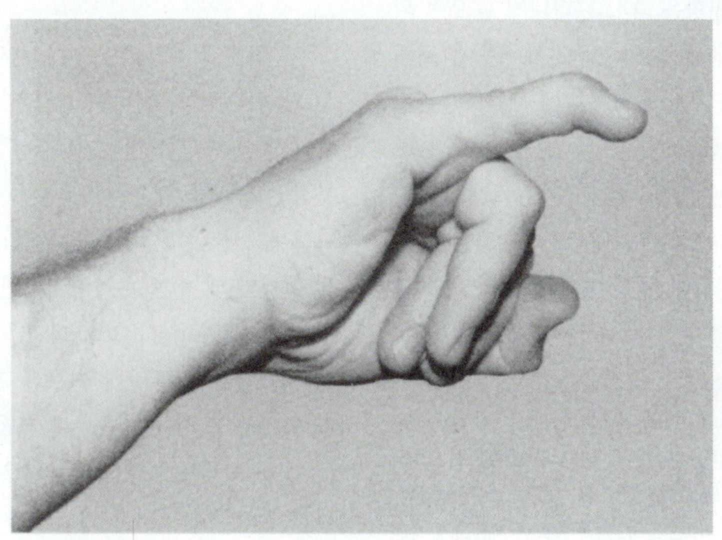

➤ 그림 14.16. **말레트 수지.** 신전근건이 원위지절 부착부에서 견열되었을 때 유발된다. 작은 뼈조각과 함께 건이 견열되면 견열골절이 유발된다.

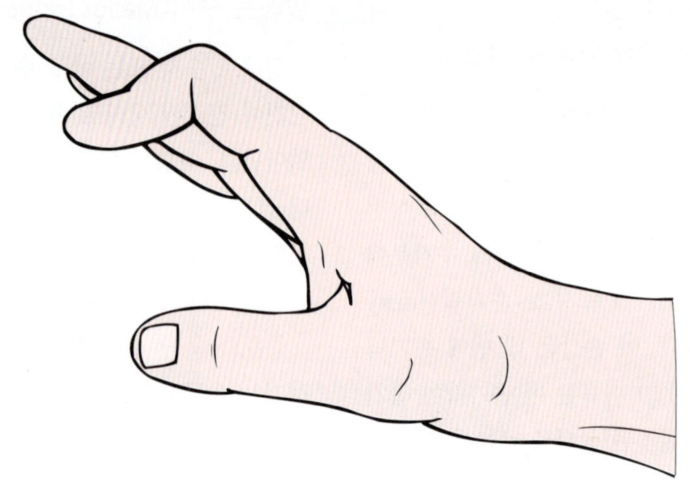

➤ 그림 14.17. **보토니에 변형.** 원위관절은 과신전되고 근위관절은 굴곡된다.

보토니에 변형 (Boutonnière Deformity)

보토니에 변형은 근위지절관절의 배측면에 둔탁한 외상이나 또는 저항에 대해 관절이 급속하고 강하게 굴곡했을 때 일어난다. 중간 지절골에서 신전근 건의 중앙슬립이 파열되면, 근위지절관절의 능동 신전근 기전은 완전하지 않게 된다. 장측판의 손상도 보토니에 변형과 유사한 근위지절관절의 굴곡변형을 일으킬 수 있으나 신전근건의 중앙슬립은 손상되지 않는데, 이러한 손상을 **가성 보토니에 변형**이라고 한다.

징후와 증상. 일반적으로 변형은 즉시 나타나지 않으며 외측슬립이 손바닥쪽으로 움직임으로써 2주에서 3주에 걸쳐 서서히 나타나고, 중수지절간관절의 과신전, 근위지절관절의 굴곡, 원위지절관절의 과신전을 일으킨다(**그림 14.17**). 근위지절골의 골두가 신전근 두건(extensor hood)의 갈라진 틈으로 돌출되기 때문에 이 손상은 때때로 "단추구멍 파열(buttonhole rupture)"과 관련이 있다. 근위지절관절에 부종이 있고 완전 신전이 소실된다.

치료

EMS *PIP관절 신전이 30° 내지는 그 이하로 제한되고, 중간 지절골 기저부에 배측 압통이 나타나는 손상은 어떠한 것이든 급성 건파열로 치료되어야 하고, 즉시 의사에게 의뢰해야 한다. 초기 치료는 PIP관절을 완전 신전상태로 5주에서 6주간 부목고정하고 DIP관절은 자유롭게 하여 유착을 방지한다.*

건병증(Tendinopathies)

격렬하고 반복적인 운동을 하는 사람들은 종종 손목관절과 손의 건과 건초에 염증이 일어난다. 건 손상은 급성 조직 파괴가 동반되는 거대손상이거나, 만성적인 부하로 인한 미세손상일 수도 있다. 과사용은 정상적인 건의 기전과 생리적인 움직임에 혼란을 일으킬 수 있는데, 이것을 임상적으로 건염이라고 한다. 건은 비스듬한 각도로 급속하게 작용할 때 손상의 위험이 가장 크다. 건은 항상 긴장되어 있으며 근육이 최대한 자극되거나 신장되는 것은 파열을 일으킬 수 있는 또 다른 위험 요소이다(13).

➤ *방아쇠 수지(Trigger Finger)*

'딱' 하는 소리가 나는 굴근건 즉, 방아쇠수지는 손의 장측에 다양한 손상을 입었거나, 심한 손상을 입은 사람 또는 반복적인 동작을 하는 사람과 손가락을 꽉 쥐는 습관이 있는 사람에게서 나타날 수 있다. 가장 흔하게 일어나는 부위는 세 번째와 네 번째 손가락이지만, 엄지와 나머지 손가락에서도 일어 날 수 있다. 반복적인 외상과 염증은 근위 지절골을 지나는 건초를 두텁게 만드는 결과를 초래하고, 그 두껍게 된 활액막 경계의 건초내에 결절이 형성되고 커져서 결국에는 건이 손가락의 윤상인대 안을 활주하지 못하게 방해한다. 결절이 매우 두터워 지거나 건초가 너무 조이게 되어 손가락을 능동적으로 다시 신전시킬 수 없게 되었을 때, 손가락은 굴곡상태로 잠기게 된다(**그림 14.18**).

징후와 증상. 이런 잠김현상은 보통 최초로 잠자리에서 일어났을 때 일어난다. 통증과 함께 '펑' 소리가 나는 느낌이 종종 굴곡된 근위지절관절이 수동적으로 신전될 때 감지된다. 이에 더하여 추가적으로 촉진되는 염발음은 전신성 질환(전신성 경화증, 류마토이드 관절염, 전염성 육아종)이 있다는 것을 나타내는 것일 수도 있다(14).

치료. 치료로는 NSAIDs처방, 손가락 안정, 필요 시 부목고정, 가능하다면 건초에 코르티손 주사요법(병변 내 주사요법)을 하는 것이 포함된다. 반면에 종종 촉진되는 마디의 근위부 절개가 필요한데 이는 윤상인대를 잘라내어 건이 자유롭게 활주할 수 있도록 하기 위함이다.

➤ *뒤퀘르베인 건초염(De quervain's Tenosynovitis)*

강하게 쥐는 동작이 불가피한 사람들 그리고 이 동작과 더불어 반복적인 엄지손가락과 척골편위 움직임이 결합되면 뒤퀘르베인 건초염의 위험성이 높다. 라켓 스포츠, 골프, 플라이 낚시, 창던지기, 원반던지기 같은 스포츠에서는 장무지외전근(APL)과 단무지신근(EPB)의 작용이 상당히 많이 요구된다. 이 두 근육의 건은 하나의 활액 건초를 공유하고 있으며 골구(bony groove)를 거쳐 요골경상돌기를 지나가고, 손목관절을 요골편위했을 때는 105° 만큼 예리하게 각을 이루고 엄지손가락으로 돌아 들어간다. 건초염은 건과 협착된 건초 그리고 뼈돌기와의 마찰로 인해 일어난다(**그림 14.19**). 엄지손가락이 움직일 때뿐만 아니라 볼링이나 던지기같이 엄지손가락이 고정된 상태로 손목을 움직일 때도 건은 건초 안으로 활주하게 된다.

징후와 증상. 환자는 엄지손가락과 손목의 움직임이 증가될 때, 요골 경상돌기에서 통증을 호소한다. 촉진을 하면, 건부위 또는 경상돌기의 근위부에서 과민압통점이 발견되며, 이따금 염발음이 나기도 한다. 엄지손가락을 움직임이면 통증이 심하고, 던지는 동작을 할 때 건에서 딱하는 소리가 날 수도 있다. 통증은 두가지 방법으로 재현될 수 있다: (1) 엄지손가락을 외전시키면서 저항을 준다. (2) 엄지손가락을 굴곡시켜 나머지 손가락으로 감싸 쥐고, 엄지손가락의 건이 신장되도록 척골편위시킨 상태에서 손목관절을 굴곡한다(그림

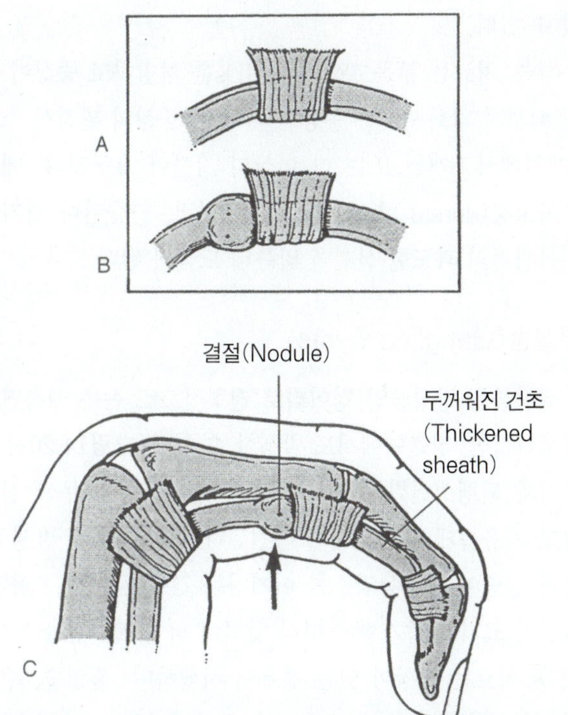

➤ 그림 14.18. **방아쇠 수지.** A, 정상상태에서 굴곡근건이 근위 및 중간지절에서 윤상인대밑에 있는 활액초 안을 활주한다. B, 외상이 반복되면 건초에 결절이 생기거나, 건초가 두껍게 될 수 있다. C, 결절이 너무 두껍거나, 건초가 너무 조이게 되었을 때 손가락을 구부리면, 수지가 굴곡상태로 잠기게 된다. D, 그러면 손가락을 다시 신전시킬 수가 없다.

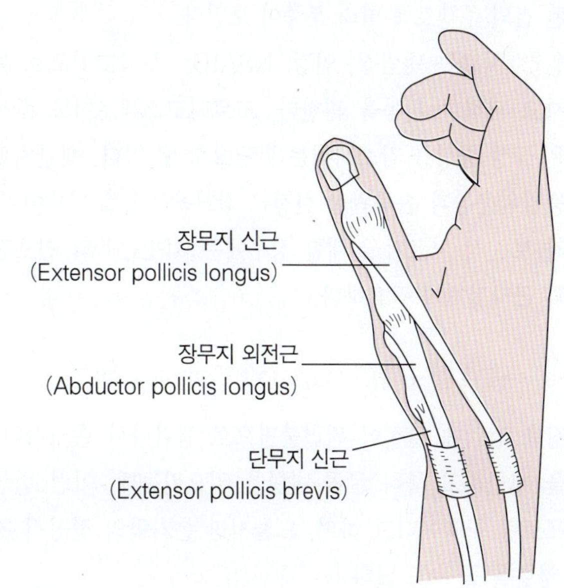

➤ 그림 14.19. **건초염,** 장모지외전근과 단모지신전근은 동일한 활액초를 함께 공유한다. 건과 초, 뼈돌기 사이에서 마찰이 과도하게 되면 건초염이 유발된다.

14.32 Finkelstein's test를 참조하라). 부종과 염증은 제1 배측 구획(first dorsal compartment)에서 이따금씩 나타난다.

치료. 치료는 보존적인 냉찜질과 안정을 취하게 하고 의사로부터 NSAIDs를 처방받는다. 증상이 감소되지 않으면, 스테로이드 주사요법이나 3주간 엄지손가락을 나선형으로 붕대고정하거나, 이 두 가지 방법을 모두 적용하는 것이 도움이 될 것이다. 심각한 경우는 외과적 감압술이 필요하다.

➤ *교차증후군(Intersection Syndrome)*

교차증후군은 제1과 제2 배측 구획에서의 건염 또는 마찰건염이 생긴 것이다. 조정선수, 실내 라켓 스포츠선수, 카누선수, 역도선수 등이 손목의 과도한 컬링(curling)으로 손목의 요측 신전근을 과사용한다는 것은 이미 설명했다(15). 이 두 구획의 근육과 건은 배측면에서 손목에서 2/3수지넓이 떨어진 근위부(리스터 결절에서 4-6cm되는 근위부)를 서로 60° 로 교차하여 지나간다. 이러한 상태는 또한 그것이 제1구획의 근복(APL과 EPB)을 통과하는 지점인 제1구획(즉, 요골측 신전근)의 협착성 건초염으로 설명되어 왔다.

징후와 증상. 검사를 하면 전완의 배측의 손목관절에서 수지넓이의 2/3되는 근위부에 과민압통점이 나타나고, 수동 또는 능동 움직임에서 염발음과 삐걱이는 소리와 더불어 손상된 건의 주행로를 따라 부종이 보인다.

치료. 치료는 냉찜질, 안정, NSAIDs, 부목고정으로 이루어지고 과격한 활동을 피한다. 코르티코스테로이드 주사요법은 급성 증상을 감소시키는데 필요할 수 있다. 재활치료는 가동범위운동과 손목관절 신전근 강화운동으로 이루어지며, 만약 보존적 치료가 실패할 경우에는 APL근육의 건초절제술과 근막절개가 필요하다.

➤ *뒤프트랑 구축(Dupuytren's Contracture)*

장측 건막에 결절이 원인불명으로 생겨나서 손가락의 신전을 제한하고 특히 굴곡 변형을 일으키는데, 이런 현상을 뒤프트랑 구축이라고 하며, 드물지만 손가락의 정상적 기능에 영향을 줄 수도 있다.

징후와 증상. 굴곡으로 고착되는 변형이 관찰되며, 네 번째와 다섯 번째 손가락에서 빈번하게 일어나고, 손가락이 신전될 수 없다.

치료. 굴곡변형으로 손가락이 정상적인 기능을 하지 못하기 때문에 구축을 일으키는 결절을 외과적 수술로 제거해야 한다.

➤ *체조선수 손목(Gymnast's Wrist)*

원위 요골의 골단판은 흔히 체조선수 손목이라고 불리는 손상으로 스트레스를 받는 대표적인 부위이다. 청소년기에서의 다른 성장판 과사용 증후군과는 반대로 이 골절은 압박에 의해 일어난다. 체조에서 안마핸들과 고르지 않은 봉에서의 반복적인 행위는 손목관절에 과부하를 주는 원인이 되고, 손목관절의 배측에 통증을 야기한다. 통증은 손목의 배측굴곡이 최대로 됨에 따라 증가하는데 그것은 도약, 텀블링, 평균대(beam work)에서 발생하는 것이다.

징후와 증상. 미만성의 과민압통이 전형적으로 수근골 중간부위의 배측에 나타나지만 그러나 부종, 변색, 임상적 불안정성은 일반적으로 나타나지 않는다. 통증은 손목움직임이 극대화와 함께 증가하며, 원위 척골의 골단도 또한 손상될 수 있다.

치료. 치료는 부목고정, NSAIDs를 처방하고 증상이 없어질 때까지 악화시키는 운동을 피한다. 증상의 완전한 소실은 3개월에서 6개월 또는 그 이상의 기간이 요구된다. 배측판 부목고정(dorsal block splint)을 하면, 연습이나 경기도중 손목관절의 과도한 신전을 막는데 도움이 된다.

결절종(Ganglion Cysts)

결절종은 양성종양 덩어리로 전형적으로 손목 배측면에서 발생하지만, 장측면에서도 발생할 수 있다(**그림14.20**). 건초조직의 퇴행성변화와 함께 낭종이 젤리타입에 무색 점액을 담고 자유롭게 움직이면서 촉진된다. 자발적으로 발생한 낭종이 통증이나 운동감소를 야기하는 경우는 아주 드물지만, 결절의 크기가 증가함에 따라 압력에 의한 불편함을 느낄 수 있다. 치료는 증상이 있는 경우에 시행하며: 흡입술, 주사요법, 낭종 파열은 그 효과가 입증되지 않았는데 그 이유는 증상이 재발할 수 있기 때문이다. 외과적 절제술이 적절한 치료로 사용되고 있다(10).

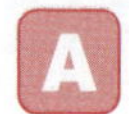

미식축구선수의 심지굴근건은 원위 지절골에서 견열된 상태로 DIP관절의 굴곡을 방해하고 있다. 재활치료를 시작하면, 관절가동범위와 손가락 굴근의 근력을 회복시켜야 한다.

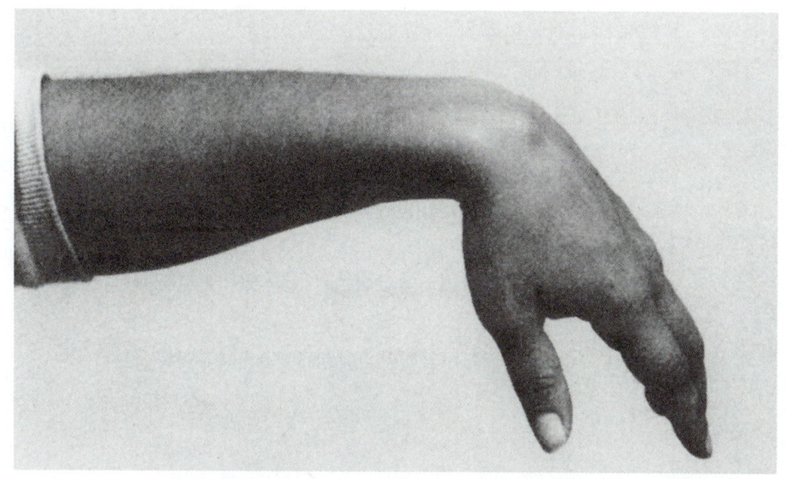

➤ 그림 14.20. **결절종.** 양성종양덩어리로 초의 퇴행과 관련된 것이다.

수지첨단부 손상 (FINGERTIP INJURIES)

Q 포환던지기 선수가 포환을 던질 때 손가락이 꼬집혀서 손톱속으로 혈액이 축적되었고, 손가락 끝부분은 압력이 증가하여 극심한 통증이 있다. 압력을 감소시킬 것인지 아닌 지를 결정하는데 명심해야 하는 것은 무엇인가?

손가락이 볼에 부딪치거나 물건에 끼이거나 발에 밟혔을 때 같이 손톱 기저부에 직접적인 외상이 발생하면, 손톱 밑에 출혈이 일어날 수 있다. 또한 감염이 손톱주름에 발생할 수 있어 손톱주위염이라고 하는 질환을 야기한다.

손톱하 혈종 (Subungual Hematomas)

손톱 기저부에 직접적인 외상은 손톱 밑에 출혈을 일으킬 수 있는데 이것을 손톱하 혈종이라고 한다. 증가한 압력은 맥동성 통증을 일으킨다. 손톱기저부 하부구조물의 골절가능성을 배제한 후에 손톱 밑 출혈을 감소시키고, 그 부위의 감각을 무디게 하기 위해 손가락을 10-15분간 얼음물에 담가준다. 만약 손톱에서 혈액을 감소시키는 것이 절대적으로 필요하지 않다면, 감염경로에 노출되므로 하지 말아야 하지만, 그러나 아무것도 할 수 없을 정도로 불편함을 느낀다면, 의사의 지도 하에 혈종을 배액시켜야 한다. 이것은 회전드릴이나 11번 외과용 칼로 손톱에 구멍을 뚫거나, 종이클립의 끝이 밝은 붉은색으로 될 때 까지 가열한 것으로 손톱을 녹여서 구멍을 내는 방법으로 시행된다. **실전 전략 14.1**은 손톱하 혈종의 적절한 치료방법에 관한 설명이다. 일단 혈액이 배액되면 감염의 징후를 매일 확인해야 하며, 만약 감염의 징후가 나타나면 확실한 치료를 위해 즉시 의사에게 의뢰해야 한다.

손톱주위염 (Paronychia)

손톱주위염은 손톱주름을 따라 감염된 것으로 보통 손가락 거스러미(hangnail)와 함께 나타나거나, 손을 물에 자주 담그는 사람에게서 관찰된다. 손톱주름에 발적, 부종, 통증이 있고 고름이 나올 수 있는데, 이러한 상태는 살균제와 따뜻한 물에 담금으로써 치료된다. 매우 심한 경우에 의사는 항생제와 국소적으로 고름을 배액시키거나 부분적으로 손톱을 절제시키는 것을 권할 수 있다. 염증부위는 건조시키고 살균붕대로 보호해 준다.

A 포환던지기 선수는 손톱하 혈종을 가지고 있다. 만약 손톱 밑에 압력을 줄이는 것이 절대적으로 필요하지 않다면, 감염경로에 노출되므로 시행할 필요가 없다. 어떠한 배액법이든지 의사의 지시에 따라 이루어져야 하며 보편적인 안전 예방책이 필요하다.

실전 전략 14.1 손톱하혈종의 처치 알고리즘

혈종감소와 손상부위의 감각을 무디게 하려면

손가락을 얼음물에 10 -15분간 담근다.

↓

양손을 소독비누와 물로 완전히 닦고 고무장갑을 낀다.

↓

• 소독비누 또는 항균용액으로 손가락을 철저히 닦는다.

↓

다음 방법 중에 하나로 손톱에 구멍을 낸다.

• 무균처리된 #11외과용 칼로 구멍을 낸다.
• 요오드 용액으로 세척된 회전송곳으로 구멍을 낸다.

또는:

• 벌겋게 가열된 서류집게 끝으로 구멍을 낸다.

↓

손가락 원위부를 경도의 압으로 눌러서 구멍을 통해 과잉된 혈액을 배출시킨다.

↓

쇼크징후를 주의깊게 관찰하고, 그에 맞게 다음과 같이 치료한다:
• 환자를 앙와위로 눕히고
• 양발을 심장보다 높게 올린다.

↓

손가락을 요오드용액에 10분간 담근다.

↓

지절을 무균처리된 드레싱으로 감싸고 보호용 부목을 댄다.

↓

후속처치:
• 48시간동안은 열을 적용하지 말 것
• 매일 감염징후가 있는지 손가락을 체크한다; 만약 감염징후가 나타나면 즉시 의사에게 보낸다.

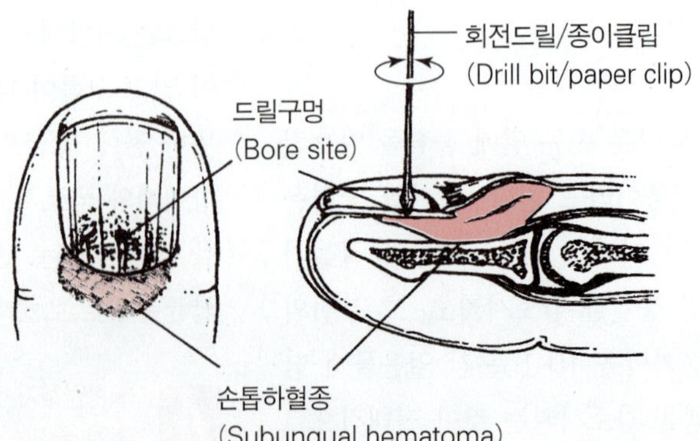

*개방성 창상의 속성과 후속되는 감염잠재성 때문에 이러한 치료과정은 의사와 논의하여야 하며 짜놓은 순서대로 문서화되어야 한다

신경포착증후군(NERVE ENTRAPMENT SYNDROMES)

Q 장거리 사이클선수가 양쪽 다섯 번째 손가락과 네 번째 손가락 내측 절반에서 무감각을 호소하고 다섯 번째 손가락을 내전시키지 못한다. 이 사람은 증상이 나타날 만한 사고에 대한 기억이 없지만, 지난 주에는 장거리 훈련이 상당히 증가되었다고 말했다. 이러한 증상을 일으킬 수 있는 요인은 무엇이며, 훈련을 계속 할 수 있도록 증상을 감소 시킬 수 있는 방법은 무엇인가?

신경포착증후군 또는 압박성 신경장애는 포착하기가 어려우므로 종종 그냥 지나칠 수 있다. 볼링, 사이클링, 공수도, 조정, 야구/소프트볼, 필드하키, 라크로스, 럭비, 역도, 핸드볼, 휠체어 운동경기 같은 활동 중에 나타나는데, 가장 흔한 손상기전은 반복적인 압박, 좌상, 견인이다. 압박성 신경장애는 기형적인 근육이나 혈관, 섬유성 밴드, 골섬유관, 또는 근육비대 와 같은 해부학적 구조로 인해 일어 날수 있으며, 결절, 지방종, 골극, 동맥류, 국소 염증과 같은 병리적 구조에 의해서도 신경이 압박될 수 있다(13). 여기에서 다루는 압박성 신경장애에 대한 논의는 전완의 원위부, 손목, 손 등에서 발견되는 것으로 한정했다(**글상자 14.1**).

정중신경 포착 (Median Nerve Entrapment)

정중신경은 주관절와에서 상완동맥의 내측에 위치하고 원회내근의 2개머리 사이로 지나간다. 이 신경은 원위부에서 전골간신경으로 분지되어 모지굴근, 두 번째와 세 번째 손가락의 천지굴근, 방형회내근을 지배하고, 정중신경간은 천지굴근의 섬유궁 아래로 계속된다. 장측 피부 분지는 장측손목, 무지구 융기, 손바닥에 감각신경을 공급하고, 심부 운동 분지는 단모지외전근, 모지 대립근, 단모지굴근의 천층두, 외측 두개의 충양근을 지배한다.

> **➤➤ 글상자 14.1**
>
> **신경포획증후군**
>
> **정중신경**
> - 전골간증후군
> - 수근관증후군
>
> **척골신경**
> - 척골관증후군
> - 경륜선수 마비
> - 볼링선수 무지
>
> **요골신경**
> - 원위후골간신경증후군
> - 천요골신경포획

➤ *전골간신경(Anterior Interosseous Nerve Syndrome)*

전골간신경(AIN)증후군은 산발적으로 나타나는 것으로 격렬하고 반복적인 주관절 움직임 운동 후에 일어날 수 있으며, 구조적으로 원회내근의 심부두 또는 천지굴근에 있는 섬유성 밴드에 의해 신경이 압박되면 지배하는 모든 근육에 영향을 주지만, 그러나 이 신경에 피부 감각부분이 없기 때문에 감각변화는 없다. 이러한 증후군은 야구투수, 역도선수, 체조선수, 테니스선수, 수영선수, 미식축구선수에게서 나타나는 것으로 보고되었다(13).

징후와 증상. 환자는 두 발병방식 중에 한가지로 나타난다:

- 급성 발병: 환자가 갑자기 장모지굴근과 두 번째 손가락 심지굴근건을 사용하지 못한다.
- 지연성, 잠행성 발병: 이 두 근육들의 점차적인 약화가 격렬한 활동을 하는 동안에 근력약화로 분명하게 나타난다.

검사를 하면 무지 지절간관절과 두 번째 손가락 원위지절관절의 굴곡 약화 또는 소실이 나타나고, 환자가 엄지손가락과 두 번째 손가락으로 원을 만들 수 없다(집게잡기검사).

치료. 초기 치료는 사지를 부목으로 고정하고, 격렬한 활동은 피하도록 피한다. 기능이 6개월 후에도 돌아오지 않으면, 외과적 개입과 신경의 감압술이 필요하다.

➤ *수근관 증후군(Carpal Tunnel Syndrome)*

수근관은 외측에 있는 유구골의 구와 두상골로부터 내측에 있는 능형골의 장측결절과 주상골 조면으로 횡행하는 굴근지대로 형성된 지붕과 함께 장측 손목관절낭의 바닥으로 이루어져 있다. 이 단단한 관에는 공유초(common sheath)에 있는 정중신경과 수지굴근, 그리고 독립초(independent sheath)에 있는 장모지굴근이 수용되어 있다(**그림 14.21**). 이 건들을 싸고 있는 활액건초에 가해지는 어떠한 자극도 정중신경을 압박하는 부종을 발생할 수 있다.

수근관 증후군(CTS)는 손목관절과 손의 가장 흔한 압박 증후군이지만, 육체적 활동인구에서 보편적으로 나타나지는 않는 없다. 수근관 증후군은 직접적인 외상이나 반복적인 과사용 또는 해부학적 이상으로 인해 일어나며, 우성손에서 전형적으로 나타나는 것을 볼 수 있다. 수근관 증후군(CTS)이 발생하기 쉬운 위험한 활동은 사이클링, 투구 스포츠, 라켓 스포츠, 양궁, 체조 같이 손목관절의 굴곡과 신전이 계속되고, 반복되는 움직임이 포함되는 활동이다. 외상성 원인이외의 수근관 증후군의 원인으로는 감염성 원인(디프테리아, 이하선염, 인플루엔자, 폐렴, 수막염, 말라리아, 매독, 장티푸스, 이질, 결핵, 임균) 또는 대사성 질환(갑상선기능저하증, 당뇨병, 류마토이드 관절염, 통풍, 비타민 결핍, 중금속 중독, 탄소산화물 중독)이 있다(16).

징후와 증상. 심야에 통증이 심하게 나타나며 종종 "양손 흔들어털기"(양성 "flick"으로 알려진)로 증상이 감소된다. 통증, 무감각, 쑤심, 작열감이 오직 첫 번째, 두 번째, 세 번째 손가락의 장측 손끝에서만 나타나며, 일반적으로 한쪽 손에서만 일어난다. 잡기와 집기 근력이 제한되며, 동전 집기의 어려움을 흔히 호소한다. 증상은 수근관 내에 정중신경을 30초 정도 직접적으로 압박했을 때 재현된다. Phalen's maneuver와 Tinel's test 양성이 증후군의 대표적인 임상적 징후이지만, 더 비정상적인 신경전도를 알리는 전조는 통증에 대한 감각이 떨어지고 무지 외전이 약화되는 것이다(17).

치료. 수근관 증후군가 의심되는 환자는 의사에게 의뢰해서 치료를 받게 해야 한다. 배측 부목으로 손목을 약간 신전 상태로 고정하는 것은 3-5주 동안 손목을 안정시킬 때 이용하며 특히, 증상이 일어나는 밤에 이용한다. 얼음이 담긴 컵이나, 주머니, NSAIDs, 상황에 따라 이뇨제처방이 초기에 건초염으로 인한 통증과 부종을 감소시킬 수 있다. 압박용 랩을 사용하는 것은 이미 영향을 받고 있는 구조에 추가적인 압력이 가해지기 때문에 피해야 한다. 이 질환을 갖고 있는 환자의 절반 이상이 보존적인 치료에 좋은 반응을 보이지만, 증상이 재발한다면 코르티코스테로이드 주사요법이 필요하다. 보존적 치료로 호전되지 않는 경우는 외과적 감압술이나 수근관 개봉술을 시행할 수 있다.

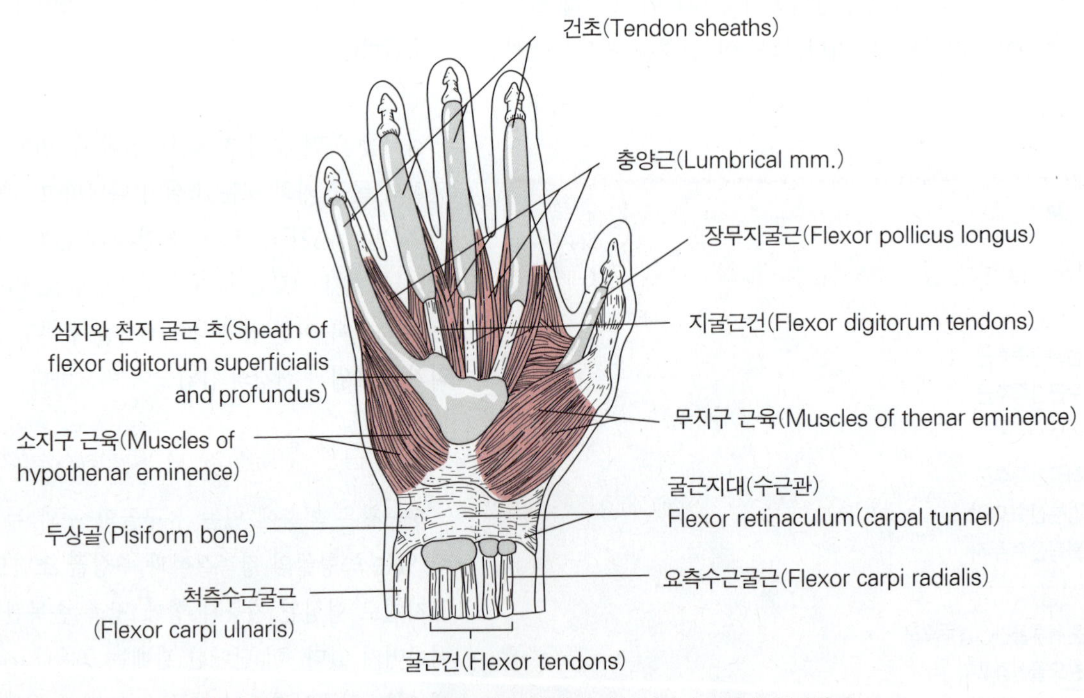

➤ 그림 14.21. **수근관.** 수지 굴곡근건은 단일 활액초에서 수근관을 통과한다.

척골신경 포착 (Ulnar Nerve Entrapment)

척골신경은 내측 상과 후방에 있는 척골신경구를 지나서 척측수근굴근의 2개 머리와 건막으로 형성된 주관(cubital tunnel)로 들어간다. 이 신경은 원위쪽으로 계속하여 배측의 심지굴근과 복측의 척측수근굴근사이로 진행하고, 전완의 중간 지점에서 장측피부신경이 분지되어 소지구의 근위부를 지배한다. 배측피부신경은 척골경상돌기에서 5-8cm되는 근위부에서 분지되어 척골측 손등을 지배한다. 손목에서 이 신경은 유구골의 갈고리와 두상골 사이로 진행하여 가이용 관(Guyon's canal)을 지나 손가락에 이르게 된다(**그림 14.22**). 천층분지는 단장근을 지배하고, 이어서 새끼손가락과 네 번째 손가락 그리고 소지구의 감각을 완전히 지배한다. 심층분지는 유구골의 갈고리 주위를 돌아서 척측 내재근을 지배하고, 제1 배측 골간근에 종지한다.

➤ *척골관증후군(Ulnar Tunnel Syndrome)*

척골신경에 대한 압박은 그 신경이 척골관으로 들어가면서 발생하거나 심층분지가 유구골의 갈고리를 돌아서 손바닥을 지나감에 따라 발생된다. 이러한 질환은 손바닥에 반복적인 압박을 받게 되는 싸이클 선수, 라켓 운동, 야구 소프트볼의 수비수, 하키의 골키퍼 그리고 핸드볼 선수에서 자주 나타난다. 또한 원위 척골신경 마비는 유구골의 갈고리의 골절의 후유증, 팔굽혀펴기 마비로 나타나거나, 골프나 야구에서 잘못된 스윙에 의해서 유발될 수도 있다.

징후와 증상. 이 병변은 운동이나 감각신경 또는 혼합된 신경증상으로 나타날 수 있으며, 흔히 정중신경의 병변도 동시에 나타난다. 환자는 척골신경의 분포부위에서 얼얼한 감각을 호소하는데, 특히 새끼손가락에서 저림을 호소하며, 엄지와 검지로 종이를 잡을 수가 없다(**그림 14.37**, 프로멘트 징후를 참조). 또한 잡기 근력강도가 약간 약화되고, 소지구 위축이 일어날 수도 있다. 두상골 뼈의 원위부를 두드리면, 저릿한 느낌이 생기고 새끼손가락과 네 번째 손가락 척골측으로 방사된다(티넬 징후 양성).

치료. 치료에는 부목, 비스테로이성 항염제, 증상을 악화시키는 활동회피 등이 포함되며, 만약 보존적 치료로 증상이 6개월 이내에 사라지지 않으면, 수술을 통해 가이용관의 압박을 제거해주는 것이 필요하다.

➤ *경륜선수 마비(Cyclist's Palsy)*

경륜선수 마비도 또한 척골신경 포착과 관련이 있는 것으로 장시간 동안 자전거 핸들에 손을 지지하여 소지구에서 부종이 유발되면서 발생하며, 증상은 더욱 심해진 척골신경 포착증후군과 비슷하지만, 이 질환은 대개 자전거 경주가 끝난 후에 빠

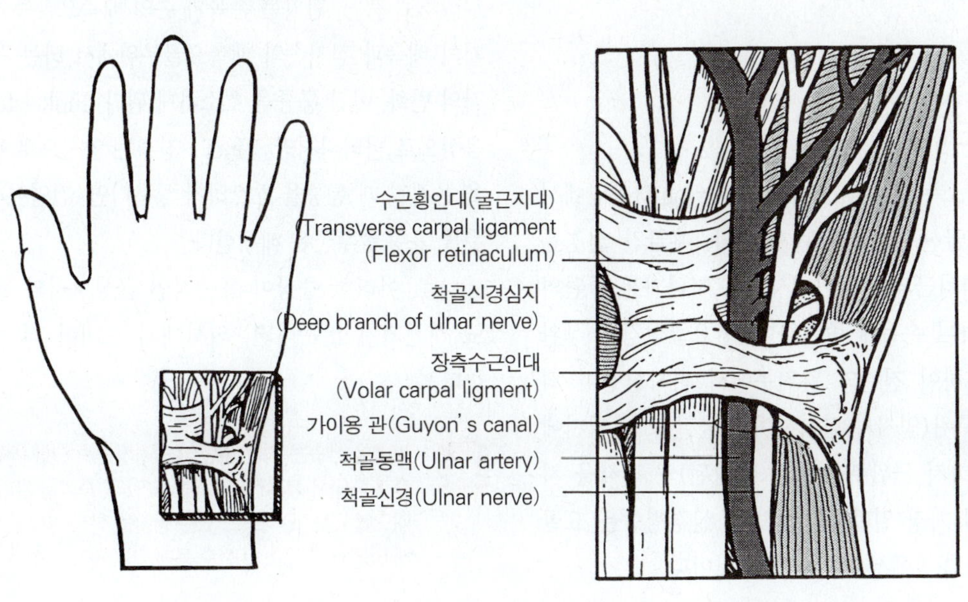

➤ 그림 14.22. **척골신경 충돌.** 척골신경은 유구골과 두상골사이에 있는 인대아래를 주행하면서 가이용관에서 충돌될 수 있다.

르게 사라진다. 자전거 핸들을 적절하게 덧대거나 패드가 있는 장갑을 착용하고 손을 다양하게 변화시키면, 이러한 증상을 피할 수 있고 자전거를 타는 사람에게 맞춰 제작하면 더욱 증상을 줄일 수 있다.

➤ *볼링선수 엄지(Bowler' s Thumb)*

볼링선수 엄지는 공을 잡을 때, 엄지와 검지 사이의 엄지 내측 부위에서 척골의 손가락 감각 신경이 눌려서 발생되며 계속적인 압박으로 인해 흉터가 생기게 된다. 이와 비슷하게 라켓 운동을 하는 사람에게는 둘째 손가락에서 요골 손가락 신경이 눌리게 된다.

징후와 증상. 엄지 안쪽에서 저림 증세와 찌릿한 느낌 또는 통증을 느끼게 된다. 선수트레이너에게도 비슷한 증상이 발생되는데 무딘 가위를 과도하게 사용하거나 두꺼운 테잎 또는 패드를 자를 때처럼 엄지에 압박이 추가로 가해지는 것에 의해서 초래된다. 엄지 기저부의 손바닥 내측면이 두터워지거나 붓는 경우도 있다. 실제로 운동신경이 손상되는 것은 아니지만, 통증으로 인해 부수적으로 잡기 근력강도가 떨어지게 된다.

치료. 치료는 손상 단계에 따라 다르다. 주원인의 속성이 염증이므로 염증을 줄이는 방향으로 치료를 한다. 증상을 완화에 필요하면 냉치료, 프라스틱으로 성형된 무지보호대, 비스테로이성 항염증제나 콜티코 스테로이드 주사 등을 이용한다.

요골신경 포착 (Radial Nerve Entrapment)

요골신경은 요골소두관절(radiocapitellar joint)부위에서 후골간신경과 천요골신경으로 나뉘게 된다. 후골간 신경은 요골 근위부에서 회외근의 2개 머리사이로 지나가서 전완의 신근 아래를 통과하여 손목에 종지한다. 천요골신경은 상완요골근아래로 주행하여 전완의 원위부에서 피하신경이 되고, 손의 배측요골부위(엄지와 검지사이의 물갈퀴 및 엄지에서 세 번째 손가락까지 근위부 지골이 포함된)의 감각을 지배한다. 요골신경의 가장 일반적인 압박성 신경병증은 요골관에서 발생하는데 12장에서 논의되었던 것이다.

➤ *원위 후골간신경 증후군(Distal Posterior Interosseous Nerve Syndrome)*

원위 후골간 신경에 대한 압박은 그 신경이 요골의 원위부를 배측으로 지나서 완관절낭으로 들어가면서 발생한다. 체조선수들이 특히 이러한 손상을 받기 쉬운데 그것은 손목의 강력한 배측 굴곡을 반복적으로 하기 때문이다.

징후와 증상. 환자는 대개 손목에서 깊고 무딘 통증을 호소하는데 그러한 통증은 완관절을 강하게 신전이나, 완관절을 굴곡시킨 상태에서 전완을 심부 촉진할 때 나타난다. 손목의 불안정성, 신경절, 손목 염좌와 자주 혼동되기 때문에 검사자는 손목 안정성에 대한 여러 검사를 시행해야 한다.

치료. 이러한 증상이 표준적인 급성처치와 활동 수정 후에도 개선되지 않는다면, 의사에게 보내어 더 치료받게 해야 한다.

➤ *천요골신경 포착(Superficial Radial Nerve Entrapment)*

요골 신경의 천층 분지는 심부 근막을 뚫고 상완요골근과 장요측수근신근의 힘줄사이에서 피하신경이 되면서 손목에서 압박받을 수 있다. 이런 조임은 배팅이나 공던지기, 노젓기와 같이 회내와 회외를 반복하게 되는 스포츠에 의해서 악화될 있으며, 라켓 운동 시에 바짝 죈 손목 밴드를 착용하거나, 끈을 너무 꽉 맨 글러브를 사용할 때도 악화된다.

징후와 증상. 환자는 손목과 손의 배측요골측 부위 그리고 엄지의 배측과 검지손의 배측요골부위에서 타는 듯한 통증과 감각의 변화, 야간 통증을 호소하게 된다. Finkelstein 검사에서는 음성으로 나타나지만, Tinel's 징후는 양성으로 나타난다. 손목을 움직일 때 통증을 호소하지 않는다면, 건염이나 관절염 또는 충돌-유형 증후군은 배제한다.

치료. 이러한 증상이 표준적인 급성처치와 활동 수정 후에도 개선되지 않는다면, 의사에게 보내어 더 치료받게 해야 한다.

A 싸이클 선수는 최근 훈련이 증가되는 동안에 자전거 핸들에 상체를 기대면서 척골신경이 압박되었다. 증상을 완화시키려면 핸들에 패드를 덧대고, 패드가 있는 장갑을 착용하며, 손의 위치를 다양하게 바꾸고, 자전거를 선수 몸에 맞게 하도록 한다.

손과 손목의 골절(FRACTURES TO THE WRIST AND HAND)

Q 어떤 미식축구선수가 다른 선수로 인해 손으로 땅을 짚게 되었다. 즉각적인 통증과 금이 가는 감각이 손바닥에서 느껴졌으며, 손등에 부종이 눈에 띄게 나타났고, 세 번째 중수골을 촉진하고, 손가락 끝을 타진할 때 통증이 증가했다. 어떤 손상을 의심해야 하며, 손은 어떻게 고정되어야 하는가?

척골과 요골 원위부 그리고 수근골의 골절은 대개 손이 밖으로 뻗쳐진 상태로 넘어질 때 받게 되는 축성부하에 의해 발생되며, 대부분 단순골절로 전위되지 않는다. 외적 고정기구의 출현덕택으로 많은 골절이 적절하게 고정될 수 있어서 일상적인 스포츠에 참가할 할 수 있게 되었지만, 그러나 특수보호장비의 사용을 규제하는 특별법에서 주관절, 전완, 완관절, 손에 착용된 보조기나 캐스트 또는 단단한 물질로 된 어떤 것이라도 모든 측면에 패드를 대어 다른 선수를 위험하게 되지 않게 해야 된다고 규정했다.

요골과 척골의 원위부 골절 (Distal Radial and Ulnar Fractures)

요골과 척골의 원위부 골절은 특수한 문제점이 있다. 청소년기에는 골단과 골간단 골절이 흔히 발생되는데, 이러한 골절은 대개 잔존하는 장애가 없이 치유가 된다. 노인들에서는 한개 또는 두개 모두 골절되거나, 한 뼈는 골절되고, 다른 한 뼈는 주관절이나 완관절에서 탈골이 일어날 수도 있다(**표 14.2**). 콜레스 골절은 완관절 1.5 인치 내에서 일어나고, 원위부가 요배측으로 전위되면 "디너포크" 변형이 초래된다. 이와 반대로 일어난 골절은 스미스 골절이라고 한다(**그림 14.23**).

표 14.2 요골과 척골의 골절

골절명	골과 연부조직 손상
몬테지아 골절	요골두 탈구를 동반한 척골 원위부 골절
갈레아찌 골절	원위 요척관절의 탈구 또는 아탈구를 동반한 요골 원위부 골절
콜레스 골절	원위 골편이 배측전위된 요골 골간단 원위부 골절
스미스 골절	원위 골편이 장측전위된 요골 원위부 골절(역콜레스 골절)

징후와 증상. 청소년에서는 성장판 골절이 원위 골절편의 배측 전위로 나타나고, 외상성 골절과 관련된 그 밖의 증상과 징후로는 심한 통증, 부종, 변형과 가성관절 등이 있다. 부종과 혈종 때문에 혈액순환장애가 유발되거나, 정중신경이 전완을 통과하면서 손상될 수 있다.

치료

EMS *즉시 진공부목으로 고정하고, 의사에게 보내서 손의 신경혈관 평가를 받게 해야 한다. 개방정복과 강판을 댄 내부고정이 기능을 회복하는데 필요한 경우가 많다.*

수근골 골절(Carpal Fractures)

손목의 작은 뼈들로 인해 손은 다양하고 정교한 움직임이 일어난다. 여덟 개의 뼈 중에서 오직 주상골과 월상골만이 요골과 관절을 이루며, 넘어질 때 손목으로 짚게 되는 경우

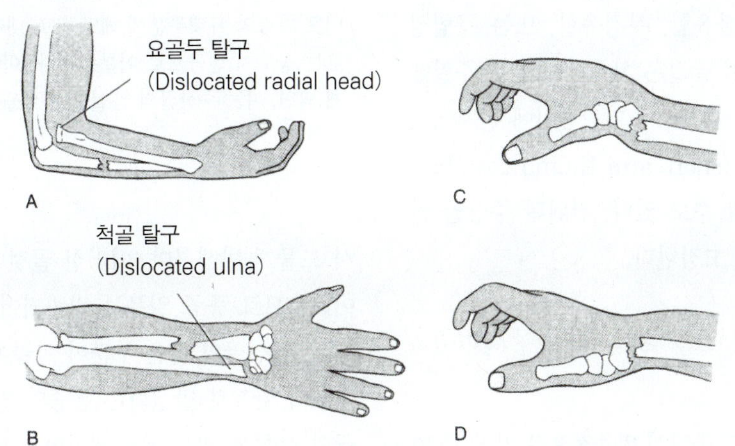

➤ 그림 14.23. **전완골절.** A, 몬테지아 골절. B, 갈레아찌 골절. C, 콜레스 골절. D, 스미스 골절

에 그 충격이 전완을 통해 이 두 뼈로 전달되게 된다.

➤ 주상골 골절(Scaphoid Fractures)

일반인에서 주상골 골절은 수근골 골절의 60-70%에 해당되는 것으로 육체적으로 활동하는 사람들에서는 가장 흔히 발생하는 손목골절이다(18). 제일 많이 발생되는 연령대는 12-15세이며(19), 많은 경우에 손목으로 낙상한 사람들이 방사선촬영에서 정상으로 검진되어 여타 다른 치료 없이 손목 염좌로 진단받고 퇴원하게 되지만, 그러나 수개월이 지나도 계속되는 통증을 느끼게 된다. 이런 환자를 다시 방사선 검사를 하게 되면, 융합되지 않는 주상골 뼈가 보이게 되며 (**그림 14.24**), 골절 부위의 충분하지 못한 혈액 공급으로 인한 무균성 괴사가 이 골절과 함께 오는 일반적인 합병증이다.

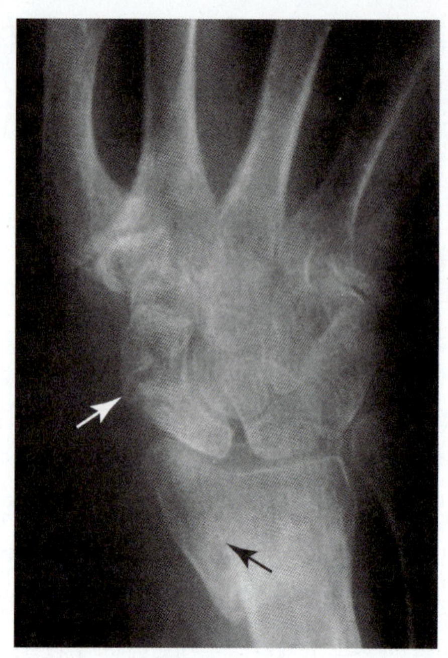

➤ 그림 14.24. **주상골 골절.** 주상골 골절의 불유합

징후와 증상. 평가해보면 환자가 넘어질 때 밖으로 손이 뻗쳐져 있었던 것이 병력에서 드러나고, 주상골 바로 위에 위치한 해부학적 스너프 박스를 촉진하거나(**그림 14.25**), 제1 중수골의 장축을 따라 안쪽으로 압박했을 때 통증이 나타난다. 또한 손목을 신전시키고 요측 편위시키는 동안에도 통증이 증가한다.

치료

EMS *냉치료, 압박, 적절한 보조기를 이용하여 고정하고, 의사에게 즉각 보내야 한다.*

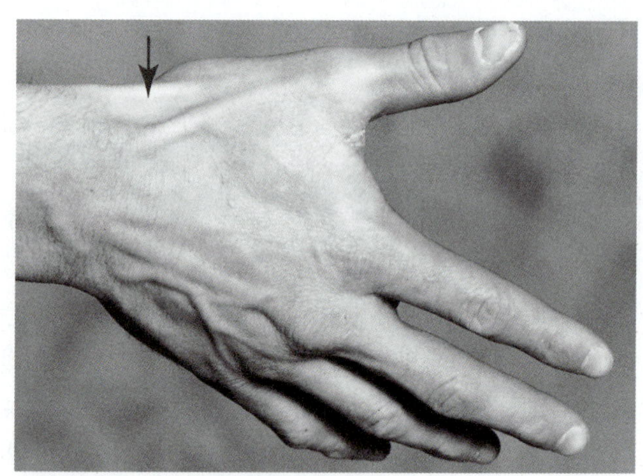

➤ 그림 14.25. **해부학적 스너프 박스.** 주상골은 해부학적인 스너프 박스의 아랫부분에 해당하고, 내측으로는 단무지 신근과 외측으로는 장무지 신근으로 이루어진다. 이 부위의 촉진 시 통증이 증가하게 되면, 이는 주상골의 골절 가능성을 뜻하는 것이다.

전위되지 않은 주상골 골절은 손목을 약간 요측 편위시킨 상태에서 엄지 스피카 캐스트로 고정하는데, 뼈가 융합될 때까지 2주 간격으로 전완둘레에 적절하게 성형하여 교체하여야 한다(19). 3-4주 간격으로 방사선촬영을 하여 치유상태를 살펴보고, 지연성 유합, 불유합, 부정유합, 또는 무혈성 괴사의 징후를 탐지한다. 어떤 골절은 치유되는데 수 주일에서 수 개월이 걸리는 경우도 있는데 이 기간동안에 환자에게 패드를 댄 단완 엄지 캐스트(short arm thumb cast)또는 실리콘 캐스트를 착용하게 할 수도 있다. 전위된 주상골 골절은 내부 고정으로 안전하게 고정한다.

➤ 월상골 골절/ 케인벅스 병(Lunate Fracture/ Kienböck' s Disease)

월상골은 수근골의 연골표면 중에서 비율적으로 가장 큰 면적을 차지하고 있지만, 그러나 진성 월상골 골절은 스포츠에서 드물게 발생한다. 이러한 골절을 진단하고 식별하는 것은 어려우므로 종종 일부는 간과되어 지나치는 경우도 있을 수 있다. 월상골의 많은 부분이 연골이고, 해면질이기 때문에 이 부위의 골절로 발생되는 통증의 양은 아주 극미하지만, 월상골의 무혈성 괴사, 즉, 케이벅스 병은 혈관의 경로가 파괴된 경우에는 흔히 발생한다. 그것의 원인이 아직 결정된 것은 아니지만, 반복되는 외상이나 또는 인식하지 못한 월상골의 골절때문에 발생되는 것으로 여겨진다.

징후와 증상. 외상 병력이 있을 수도 있고 없을 수도 있다. 환자는 대개 배측 완관절의 통증과 부종, 그리고 손목 사용시에 근약화를 호소하게 된다. 치료되지 않은 케인벅스 병은 만성 압통과 통증, 월상골 부위의 부종, 쥐는 힘의 약화 그리고 손목 신전시 약화를 가져오게 된다. 세 번째 손가락을 수동적으로 신전 시켰을 때의 통증은 이러한 골절의 흔한 증상이다.

치료

EMS *치료에는 얼음, 압박, 적절한 부목으로 고정하기 등이 포함되며 의사에게 즉시 보내야 한다.*

정확한 진단을 위해 조기에 방사선 촬영이 필요한데 이것은 우선적인 치료가 수술이기 때문이다.

➤ 유구골 골절(Hamate Fracture)

유구골에 직접적인 충격으로 불유합 골절이 일어날 수도 있다. 이러한 골절은 라켓이나 클럽으로 풀스윙하여 정지된 물체를 쳤을 때 전형적으로 일어난다. 일단 골절되면, 횡수근 인대의 인대정지와 두상유구인대, 단굴근 그리고 소지대립근 등이 작용하여 골절조각이 전위시켜서 골절유합을 방해한다.

징후와 증상. 이학적 검사를 하면, 소지구 근육에 과민압통점이 드러나고, 새끼 손가락의 외전에 저항을 가하면 통증이 나타나며 잡는 힘이 감소된다.

치료

EMS *치료에 얼음, 압박, 적절한 부목고정을 이용하고, 의사에게 즉시 보내야 한다.*

손목을 신전시켜놓고 수근관을 찍는 방사선촬영과 단층사진으로 진단을 확인한다. 치료는 항상 증상에 따라 하며, 과민압통이 사라질 때까지 4-6주간 보호용 보장구를 착용한다. 아마도 2- 3개월 후에야 라켓과 배트가 손에서 편하게 느껴지게 될 것이다.

➤ 삼각골 골절(Triquetrum Fractures)

삼각골 골절은 아주 흔한 것으로 삼각골 배면에 척골 경상돌기가 충돌되어서 유발되며, 척골이 삼각골로부터 뼈의 일부분을 전단시키게 된다(즉, chip fracture).

징후와 증상. 환자는 항상 손목신전의 급성손상(칩 골절) 또는 손목에 직접적인 외상(바디 골절) 병력을 말한다. 손목 배굴 시에 삼각골 부위에 통증이 나타난다.

치료

EMS *치료에 얼음, 압박, 적절한 부목고정을 이용하고, 의사에게 즉시 보내야 한다.*

치료는 손목을 가볍게 신전시킨 상태에서 단완 캐스트로 4-6주간 고정하는 것이다. 일부 골절은 유합이 되지 않아서 수술을 요하는 경우도 있다.

중수골 골절 (Metacarpal Fractures)

중수골이 단순 골절되면, 극심한 통증과 부종, 뼈의 변형이 있게 된다(**그림 14.26**). 제1 중수골의 기저부의 독특한 골절에는 관절내 단순골절(Bennett's 골절), 또는 분쇄골절(Rolando 골절)이 있고, 제4 또는 제5 중수골 경부에서 발생되는 독특한 골절은 Boxer's 골절이라고 하는데, 이것은 주먹으로 사물을 쳤을 때 중수골의 골두가 경부에서 회전이 유발되면서 발생된다.

➤ 중수골 골절(Metacarpal Fractures)

손에 대한 축성 압박으로 중수골의 근위단의 골절-탈구가 유발되는데, 종종 부종으로 손상 범위가 모호하게 되어 발견되지 않는 경우가 있다. 중수골의 샤프트 골절은 근위부 골절보다는 찾아내기가 쉽다.

징후와 증상. 골절된 중수골의 수장 부위에서 통증이 증가하고 촉진 가능한 변형이 있으며, 중수골을 따라 가벼운 타진과 압박을 가하면 골절부위에서 통증이 증가한다(**실전 전략 14.2**). 이와 같은 기법은 수근골과 손가락 골절에도 사용할 수 있다.

치료

EMS *골절은 손가락을 약간 굴곡시키고, 손바닥은 아래로 향하게 한 기능적 위치에서 고정되어야 한다. 냉치료는 혈종과 부종을 감소시킨다; 부종이 있는 손에는 손가락 원위부의 부종을 증가시킬 수 있으므로 탄력붕대를 이용한 압박은 하지 말아야 하며, 손톱을 붕대로 덮히지 않게 남겨두어 순환이 제대로 일어나는지 체크해야 한다. 환자는 증상에 따라 의사에게 즉시 보내야 한다.*

➤ 베네트 골절(Bennett' s Fracture)

베네트 골절은 제1 중수골 근위단의 관절골절이다. 이 골절은 축성 압박으로 일어나게 되는데, 주먹으로 치거나 주먹을 쥔 상태로 떨어질 때 발생한다. 중수골의 기저부에서 장무지 외전근의 건의 당김으로 인해 샤프트가 근위부가 전위되지만, 그러나 내측의 작은 골편은 심부 수장인대에 의해 제자리에 있게 되어 골절-탈구가 유발된다(**그림 14.27**).

징후와 증상. 제1 중수골의 근위단에 국소적인 통증과 부종이 있으나 골의 변형은 나타나는 경우도 있고 나타나지 않는 경우도 있다. 제1 중수골에 축성 압박을 가하게 되면 골절 부위에서 통증이 증가한다.

치료

EMS *냉치료와 압박, 손목부목고정으로 급성치료를 한 후, 즉시 의사에게 보내야 한다.*

이 골절에 대한 적절한 치료는 골절의 편위가 3mm이내이면, 경피적 핀으로 고정하는 비관혈적 정복을 하는 것이고, 편위가 심한 경우에는 관혈적 정복과 내부 고정으로 하는 것이다.

➤ 롤란도 골절(Rolando Fracture)

베네트 골절과 비슷한 것으로 롤란도골절도 제1 중수골의 관절내 골절이지만, 더 심한 분쇄골절이기 때문에 심각한 합병증의 우려가 크게 증가된다.

징후와 증상. 제1 중수골 근위단에 통증과 부종이 있게 된다. 베네트 골절보다 골의 변형이 심하고 제1 중수골에 장축으로 압력을 가하면, 골절 부위의 통증이 증가한다.

치료

EMS *냉치료와 압박, 손목부목고정으로 급성 치료를 한 후, 즉시 의사에게 보내야 한다.*

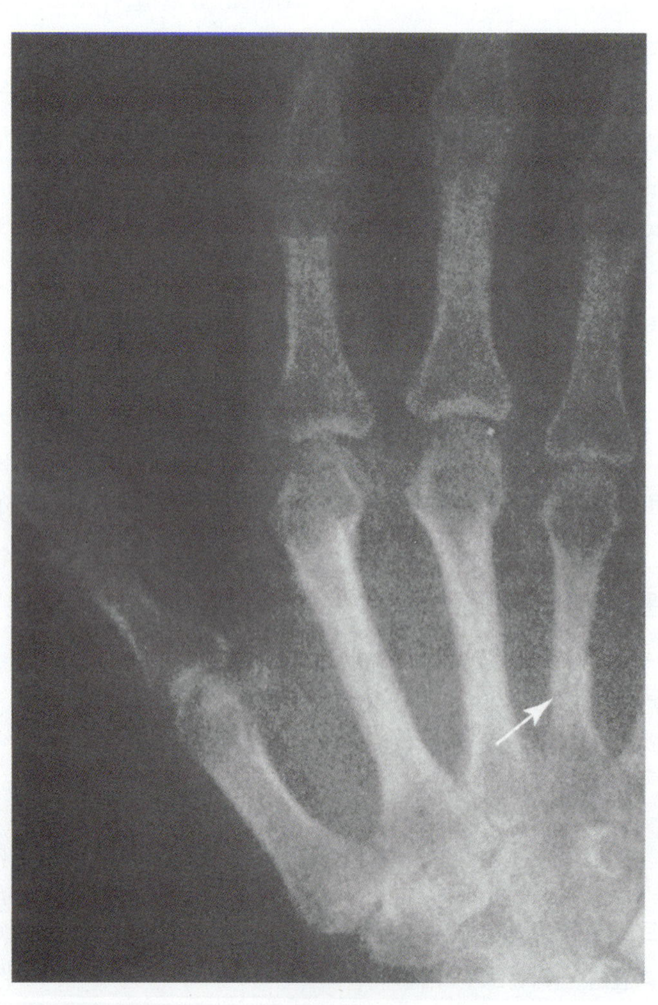

➤ 그림 14.26. **중수골 골절.** 제4중수골의 비복합골절

실전 전략 14.2 **중수골의 골절 가능성을 결정하기**

1. 뼈대를 따라 통증이 있는지 촉진
2. 뼈의 장축에 따라 압력을 가함 (A).
   - 손상 부위에 통증이 있다면 양성 반응이다.
3. 뼈 끝에 진동과 타진을 가함 (B).
   - 손상 부위에 통증이 있다면 양성 반응이다.
4. 뼈 끝에 이개력을 적용 (C).
   - 통증이 감소되면 양성 반응. 통증이 증가하면 인대 손상.

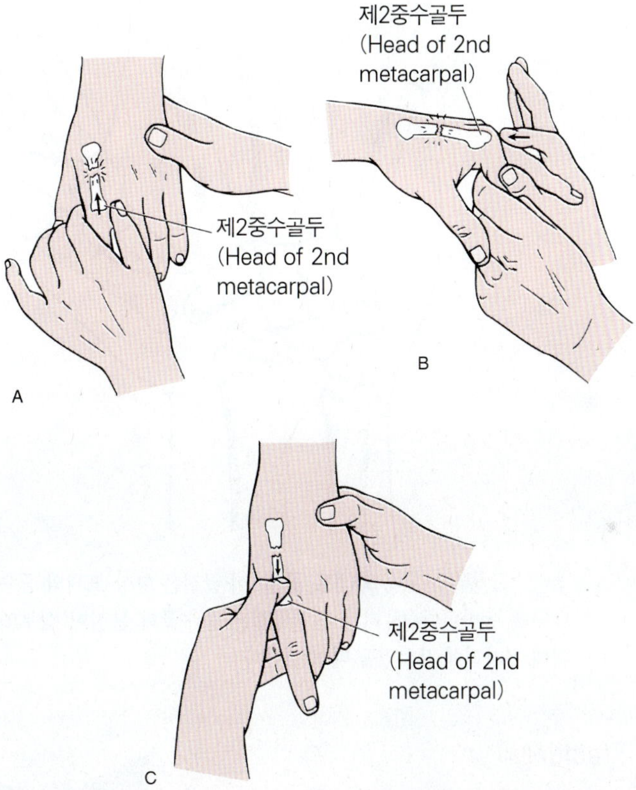

제2중수골두
(Head of 2nd
metacarpal)

제2중수골두
(Head of 2nd
metacarpal)

A

B

제2중수골두
(Head of 2nd
metacarpal)

C

관혈적 정복과 다수의 커쉬너(Kirschner) 와이어로 내부고정을 하는 것이 좋은 결과를 위해 필요하다. 정확하게 정복되고 고정되면, 완벽한 골유합이 일어나서 관절가동범위가 아주 좋게 된다. 그러나 골절될 때 관절면 손상이 있었으면, 나중에 골관절염의 증상이 발생할 수도 있다.

➤ *복서 골절(Boxer' s Fracture)*

제4 또는 제5 중수골의 원위 골간단 또는 경부를 침범한 골절은 주먹으로 때리는 활동에 종사하는 젊은 남성에게서 흔히 나타난다. 그래서 복서 골절이라고 했지만, 실제로 복서들에게는 드물다. 이 골절은 전형적으로 배측으로 각을 지어 튀어나오게 되고 근육의 변형시키는 힘과 배측 분쇄골절에 의해 불안정하다.

징후와 증상. 급작스런 통증과 부종이 있고, 물건을 쥘 수 없으며 골의 변형도 있을 수 있다. 촉진하면 과민압통점이 드러나고, 골절 부위에 통증이 있으며, 염발음과 골의 편위가 일어날 수도 있다. 지연성 반상 출혈이 항상 발생되고, 타진과 중수골에 축성 압박을 가하면 통증이 증가하게 된다.

치료

EMS *냉치료와 압박, 손목을 부목고정으로 급성 치료를 한 후 즉시 의사에게 보내야 한다.*

비관혈적 정복을 시행한 후에 4-6주간 고정하고 조기에 관절가동범위 운동을 한다.

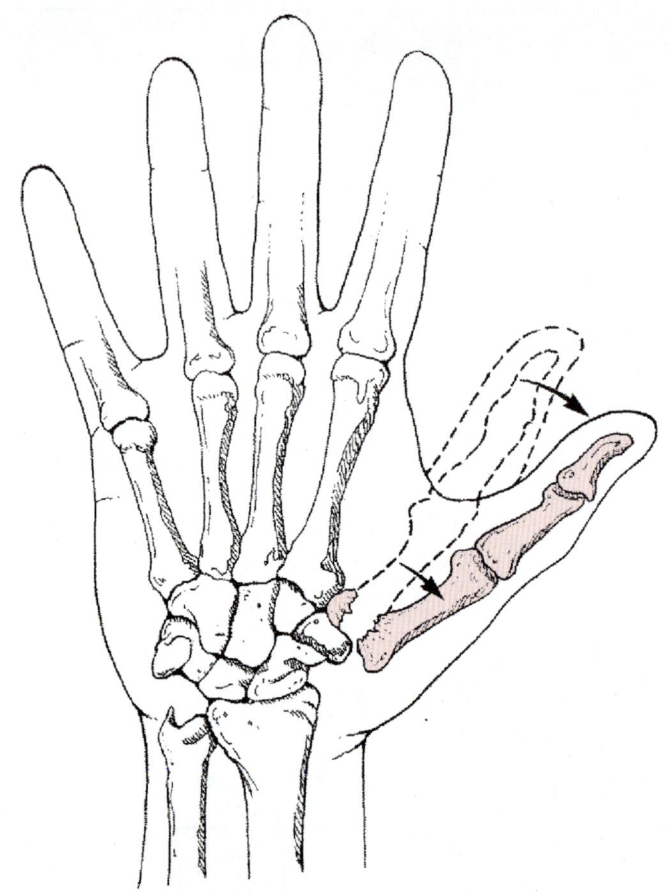

➤ 그림 14.27. **베네트 골절.** 이 골절은 항상 모지의 중수지절관절 탈구를 동반한다. 하지만 견열골절은 중수골의 분절이 심부배측인대에 의해 제자리에 잡혀있을 때 발생한다

지골 골절(Phalangeal Fractures)

손가락 골절은 스포츠에 참가하면 아주 흔히 발생하는 것이지만, 그것에 대한 처치는 쉽지않다. 이것은 손가락이 밟히거나, 미식축구선수의 헬멧과 운동장 같이 딱딱한 물체사이에 끼게 되거나, 과신전되어 골절-탈구가 유발되거나 해서 일어난다(**그림 14.28**).

징후와 증상. 골절된 손가락에 순환성 압박이 가해지면 통증이 증가하며, 가벼운 타진과 압박으로도 골절 부위에 통증이 증가한다. 가운데 손가락과 근위부 지골들의 골절에는 특별한 주위가 필요한데, 이러한 골절은 굴곡근과 신전근이 강하게 당기기 때문에 골의 편위가 눈에 띌 정도로 일어나기 때문이다. 4개 손가락들은 하나의 단일체처럼 움직이므로 골절된 손가락을 곧고 바르게 유지 못한다면, 손바닥으로 작은 물체를 잡거나 다루는데 만성적인 장애가 유발될 수 있다. 이러한 변형으로 주먹을 쥘 때 손가락이 다른 것에 겹치게 된다.

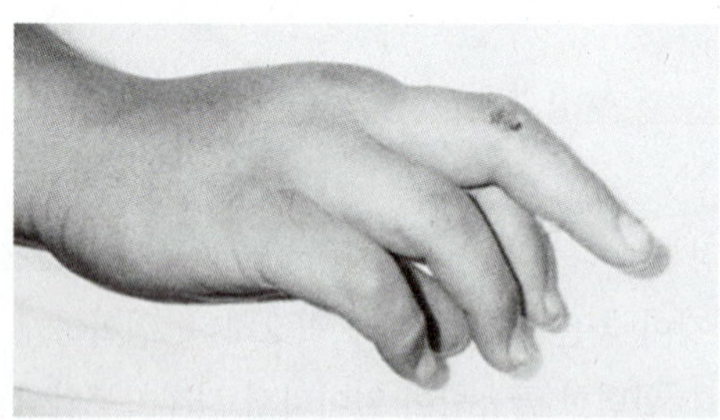

➤ 그림 14.28. **지절 골절.** 이 손가락은 태클동안 양쪽 미식축구 선수의 헬멧사이에 끼어서 뭉개져 지절이 골절된 것이다.

치료

EMS *급성치료로 통증과 부종을 줄이기 위한 냉치료를 행한다. 손이 손목전체부목으로 고정되는 동안에는 거즈 패드나 거즈 롤을 손가락 아래 넣어서 손가락이 약 30° 굴곡되게 하여 굴곡근건의 당김을 줄어들게 한다. 환자는 후속치료를 위해 즉시 의사에게 보내야 하며, 고정은 골절 형태와 부위에 따라 다르게 2-4주정도 다양하게 한다.*

A 손을 밟힌 풋볼 선수는 아마도 제3 중수골이 골절되었을 것이다. 손목부목으로 손을 기능적 위치로 고정하고, 부종 완화를 위해 얼음을 적용하여 의사에게 후송한다.

손목과 손의 평가(ASSESSMENT OF WRIST AND HAND CONDITIONS)

Q 젊은 체조선수가 손으로 체중을 지지할 때, 손등쪽에서 통증이 증가되는 것을 느꼈다. 통증은 과신전과 척측 편위, 완관절을 수동적으로 굴곡과 신전을 했을 때 증가한다. 이 손상을 어떻게 평가해야 하는가?

손과 손목에는 많은 해부학적 구조물들이 운동과 감각기능을 제공하기 때문에 평가하기가 까다롭다. 다수의 구조물과 관절이 포함되어 있고 일상생활기능에서 손의 중요성 때문에 이것을 철저하게 검진하려면, 신체의 다른 관절보다 더 오랜 시간이 걸린다. 이 부위를 평가할 때, 두 가지 중요한 목적을 명심해야 하는데, 첫째는 정확한 치료를 확실하게 하기위해 그것의 손상과 상태를 가능한 정확하게 평가하여야 한다는 것이고, 둘째는 검사자는 환자에게 남아있는 기능을 알아내서 그가 일상생활과 스포츠 특유의 기술을 수행하는데 어떤 무능력이 있는 지를 결정해야 하는 것이다.

검사자는 또한 명심하고 있어야 하는 것은 손상 기전이 손목에 축성 부하를 가한 것이라면, 주관절이나 견관절에 대한 추가적인 평가가 필요할 수도 있다는 것이다. 또한 흔하지 않지만, 손목과 손에서의 통증이 경추와 견관절, 주관절에서 연관된 것일 수도 있으므로 손목과 손의 검진 전에 먼저 이러한 관절을 평가하는 것이 필요하다. **실전 전략** 14.3은 손목과 손 전체에 대한 평가를 요약한 것이다.

병력(HISTORY)

Q 일차적인 호소를 식별하고, 스포츠 특유의 기술과 같은 다른 요소가 이러한 손상을 일으키는 요인인지를 확인하기 위해서 체조선수로부터 무슨 정보를 모아야 하나?

손목 손상에 대한 질문은 일차적인 호소, 과거 손상, 현재 문제에 기여되는 기타 요인에 대해 집중되어야 한다(즉, 스포츠에서의 요구, 기술의 변화, 과사용, 직업적 요구, 관련통). 질문은 어떻게 손상이 일어났는 지를 결정할 수 있도록 물어봐야 하며, 그 부위가 반복적으로 손상을 받는 부위인지 즉, 볼과 라켓, 스틱, 방망이 등에 의해 계속적인 충격을 받는 곳인지 평가를 하는 것이 중요하다. 현재 증상과 그것이 호전되는 정도를 평가하여야 하며, 통증과 관련된 질문을 해야 하고(즉, 국소적, 전반적, 방사통, 또는 통증이 증가하거나 감소되는 활동), 만약 있다면, 훈련프로그램에서의 최근의 변화도 알아야 한다. 4장에서 논의되었던 일반적인 질문에 더하여 **실전 전략** 14.4에는 손목과 손에 대한 특정한 질문이 목록되어 있다.

A 16살인 체조선수는 다가오는 경기를 준비하고자 안마와 마루운동에서 상당히 심하게 운동을 해왔다. 손목 배측의 통증이 3-4주전 연습 후에 최초로 느껴졌으나 그 통증의 도가 심해져서 지금은 체중을 손으로 지지할 때마다 통증이 나타난다. 그는 지난 주 동안 연습 후에 양쪽 손목을 얼음으로 치료 하였고 항염증제를 정량을 초과해서 복용하였다.

관찰과 시진(OBSERVATION AND INSPECTION)

Q 손상 부위에서는 어떤 특별한 요소가 관찰되어야 하는가? 양 손목에서 통증이 나타나기 때문에 양측 비교를 계속 해야 하는가?

시진과 관찰을 하려면 팔을 완전히 노출시켜야 하며, 환자가 손목손상이 있다고 하더라도, 손상 기전에 따라 주관절과 견관절 부위도 또한 평가하여야 한다. 먼저 검사자는 손목과 손, 손가락의 위치를 관찰해서 전반적인 상태와 가시적인 변형이 있는지 살펴야 한다. 만약 특정 관절에 부종이 있다면, 환자는 그 관절을 완전하게 신전시킬 수가 없어서 약간 굴곡된 위치로 지지할 것이다. 골절이나 탈구 가능성이 없을 때는 검사자가 요구하는 다양한 위치로 환자가 손을 놓을 수가 있는지를 관찰한다. 손목의 기능적 위치는 때로는 안정위치(position of rest)라고도 하는 것으로 손목을 20-35° 신전시키고, 10-15° 척측 편위시킨 것인데, 이 위치에서 손가락은 최대로 굴곡될 수가 있다. 손바닥에서는 손금을 시진해야 한다. 하나 또는 그 이상의 손구획에 부종이 있으면, 이러한 선이 희미하게 된다. 양측의 비교하면 우성인 쪽의 손이 열성인 쪽보다 조금 더 큰 경향이 있다. 특정한 손상 부위에서는 찰과

실전 전략 14.3 손목과 손의 평가

병력

- 주로 호소하는 것
- 질환의 현재 속성과 부위, 발병
- 손상 기전
- 스트레스 원인 : 팔과 손목, 손의 위치 : 힘의 방향
- 던지는 스타일이나 장비기구, 오버헤드 동작기술, 또는 컨디션닝 방식 등에서의 변화
- 증상의 특성
- 통증과 약화의 발병과 속성, 위치, 심각도, 그리고 기간에서의 진전
- 손상으로 초래된 장애
- 관련된 의학적 병력
- 그 부위에 이전에 있었던 손상이나 선천적인 기형, 또는 가족력

시진과 관찰

- 관찰은 손의 전체적인 형태와 외형, 그리고 자세를 분석해야 한다 (실전 전략 13.4를 참조).
- 손상부위에 변형이나 부종, 피부색의 변화, 근비대나 근위축, 가시적 선천성 기형, 또는 수술 흔적이나 반흔 등이 있는 지를 시진한다.

촉진

- 골절 가능성을 결정하기 위해 골의 구조를 촉진
- 피부의 온도, 부종, 압통점, 염발음, 기형, 근경련, 피부 감각과 맥박 등을 검사하기 위한 연부 조직 촉진

기능검사

- 능동관절가동검사
- 수동관절가동검사
- 도수저항근력검사

스트레스 검사

- 손목과 손가락의 인대 불안정성 검사
- 뒤퀘르베인(de Quervain' s) 건초염에 대한 핑켈스타인(Finkelstein' s) 검사
- 수근관 압박 검사
- 팔렌(Phalen' s) 손목 굴곡 검사
- 티넬(Tinel' s) 징후
- 전골간신경 포착에 대한 집게-잡기(Pinch-grip) 검사
- 척골신경 마비에 대한 프로멘트(Froment' s) 증상
- 혈액 순환에 대한 알렌(Allen) 검사

신경학적 검사

- 근절
- 반사
- 피부절

스포츠-특수 기능검사

상이나 변형, 부종, 퇴색, 좌우 균형, 비후, 근비후, 근 위축, 또는 수술 자국이 있는 지를 시진하여야 한다. **실전 전략 14.5**에 손목과 손등, 손바닥에서 관찰하는 것을 요약해 놓았다.

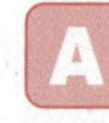

양측을 비교해보니 손목 배측에 약간의 부종이 보였고, 무지구나 소지구 근육에는 시각적인 차이는 없다. 손가락은 정상인 것으로 보였으며, 퇴색이나 부종이 없었다.

실전 전략 14.4 **손상 병력 밝히기**

현재 손상상태

1. 어떻게 손상을 입었는가(기전)? 손상부위가 볼, 베트, 라켓이나 스틱으로부터 반복적인 충격을 받기 쉬운 곳인가?
2. 통증이 어디에 있으며, 얼마나 심하고, 그것은 점진적인가 아니면 급작스러운 것인가? 통증유형은 무엇이며(예리한, 쑤심, 후끈거림, 또는 방사통), 밤에 잠을 깨는가(수근관 증후군의 가능성)?
3. 손상과 관련된 사고가 있을 때 어떤 소리(예를 들면, "딱" 하는 소리, 금이가는 소리 또는 "펑" 하는 소리)를 들었는가? 손상과 함께 부종이나 퇴색, 근경련 또는 얼어한 무딘 감각이 있었는가?
4. 통증 때문에 수행할 수 없는 움직임이 있는가? 통증을 재생하는 동작 또는 행동은 무엇인가? 손가락 또는 손목의 어떤 각에서 통증이 가장 심하게 되는가? 주관절이나 견관절에서도 통증이 있는가?

과거 손상 상태

1. 이전에 손목이나 손가락을 다친 경험이 있는가? 있으면 언제, 어떻게 발생했는가? 무슨 치료를 했었는가?
2. 최근에 의학적 문제가 있었는가(경추, 목, 견관절 또는 주관절로부터 관련통 가능성을 알아본다)?

촉진(PALPATION)

Q 양손목의 배측면에 통증과 부종이 국한되어 있다. 어디서부터 촉진을 시작해야 하며, 어떤 특별한 요소를 주목해야 하는가?

급성손상을 입은 환자가 만약에 통증이 심하고 손목과 손을 움직이려고 하지 않으면, 골절이나 탈골의 가능성 여부를 결정한 다음에 손목이나 손을 움직이게 한다. 압박과 타진, 진동, 그리고 견인 등이 포함된 골절 검사를 시행하고, 만약 골절이 의심이 가면 치료를 다음과 같이 한다.

급성처치는 진공 또는 손목부목으로 고정하고, 즉시 의사에게 보내서 후속치료를 받게 하는 것이다.

손목과 손을 근위부에서 원위부로 촉진한다. 검사자는 촉진하는 동안 내내 환자의 손을 지지하면서 배측면에서 촉진을 시작해서 장측면으로 이동한다. 양쪽을 비교하면 피부온

실전 전략 14.5 **손목과 손의 시진과 관찰**

손등면

1. 양손의 모양과 뼈의 외형, 그리고 전완과 손목, 손의 연부조직 구조물들을 체크하고, 환자가 손을 검사자가 요구한 위치로 어떻게 이동시키는 지를 주시한다.
2. 피부색, 신경절의 유무, 또는 근육 위축이 있는지, 양손이 건강해 보이는지 살펴본다. 말초혈관 장애, 레이노드(Raynaud's) 질환 또는 당뇨병 같은 혈관성 문제는 피부의 색깔과 온도의 변화로 알 수도 있다.
3. 중수지절관절이나 지간관절에서 국소 부종, 삼출, 또는 활막 비후가 있는지 검사한다.
4. 이전에 탈골이나 골절을 의미하는 손가락의 각진 변형이 있는 지를 관찰한다.
5. 전완의 회내시키고 손가락 원위지절이 신전된 위치인지 아닌지 검사한다(mallet 손가락의 가능성)
6. 손톱을 눌러서 창백하게 하는 동안 손톱에 색깔의 변화 또는 비정상이 있는지 관찰한다.

손바닥면

1. 전완과 손목, 손의 연부 조직과 뼈의 매끄러운 외형을 체크한다.
2. 신경손상을 의미하는 소지구(척골 신경)와 무지구(정중신경)의 근위축이 있는지 살펴본다.
3. 중수지절관절과 근위지간관절은 굴곡하게 하고, 원위지간관절은 신전시키게 한다. 손가락에 각진 변형이 있으면, 이전에 골절이 있었음을 의미할 수도 있다.
4. 중수지절관절과 근위 및 원위 지간관절에 국소부종, 삼출 또는 활막막 비후가 있는 지를 살펴본다(이것은 손등면보다 더 눈에 뛰게 될 것이다).
5. 피부색과 상흔이나 찰과상의 유무를 체크한다. 건과 관절주위에 반흔조직이 있으면, 관절가동성이 감소된다.

도와 부종, 과민압통점, 염발음, 기형, 근경련, 그리고 피부 감각을 확인할 수 있다. 피부온도의 변화는 염증, 감염 또는 혈액 순환의 감소를 뜻하고, 염발음은 건초염, 불규칙한 관절면이나 골절의 가능성을 뜻하며, 순환은 손톱이 희어지는 것으로 평가할 수 있다. 이것은 손톱을 쥐어짜는 것으로 평가하고 색깔의 변화를 관찰한다. 처음에는 하얗게 되지만 압박을 제거하고 나면, 즉시 재 색깔로 돌아와야 한다. 맥박 검사는 손목에서 요골, 척골 동맥에서 이루어진다.

손등면(Dorsal Aspect)

1. 요골 경상돌기와 요골결절
2. 척골의 경상돌기
3. 손가락과 엄지의 신전근 그리고 엄지의 외전근
4. 배측과 손바닥면에서 동시에 수근골 촉진
   주상골 - 요골 경상돌기 원위부에 있고 해부학적 스너프 박스의 바닥면이 된다. 이곳에 과민압통점이 있으면, 골절의 가능성을 의미하는 것이다.
   월상골 - 요골의 결절 원위부에 있고 손목을 굴곡하는 동안에 쉽게 촉진된다.
   삼각골 - 척골의 경상돌기에서 1횡지 원위부에 위치한다.
   두상골 - 손목을 조금 굴곡시켜서 손바닥 내측에서 촉진한다.
   대능형골 - 해부학적 스너프 박스의 원위부에 있다.
   소능형골 - 대능형골의 내측에 있다.
   유두골 - 월상골의 원위부에 있으며, 중수골 앞에 약간 파인 곳에 있다.
   유구골 - 삼각골의 원위부에 있으며, 유구골의 갈고리는 손바닥면에서 좀더 쉽게 촉진할 수 있다.
5. 중수골과 지골들 - 중수지간관절, 원위지간관절, 근위지간관절에서 활막비후, 부종, 그리고 과민압통점이 있는지 촉진한다.

손바닥면(Palmar Aspect)

1. 굴곡근의 건들
2. 수근관을 형성하는 수근 횡아치, 그리고 수근골과 중수골, 지골들로 이루어진 종아치.
3. 수장 근막 그리고 무지구와 소지구의 내재근

A 요수근관절의 배측에 부종과 극심한 과민압통점이 있다. 혈액 순환과 감각은 정상이다.

이학적 검사(PHYSICAL EXAMINATION TESTS)

Q 요수근관절에 통증이 집중된 것으로 보인다. 이러한 손상의 심각성과 범위를 결정하려면, 어떠한 특수검사가 시행되어야 하는가?

특수검사는 편안한 자세에서 행해져야 하고, 부드러운 스트레스로 시작해야 하며, 통증이 가장 극심한 관절가동범위를 확인하는 것이 중요하다. 손목과 손에 억지로 급작스러운 동작을 시키지 말아야 하며, 평가하는 과정 내내 신중하게 해야 한다.

기능검사(Functional Tests)

검사자는 전완의 회내/회외, 완관절 굴곡/신전, 요측 척측 편위, 손가락 굴곡/신전, 외전과 내전, 엄지의 굴곡/신전, 엄지의 내전과 외전, 새끼 손가락과 엄지의 대립 등을 측정해야 한다. 항시 양측을 비교하여 정상인 움직임 또는 비정상적인 움직임을 평가하는 것이 중요하다.

➤ *능동 움직임(Active Movements)*

손과 손목에서 능동적 움직임을 검사할 때는 가장 통증이 심한 움직임을 마지막에 시행해 야 한다. 손가락의 능동동작은 대개 굴곡과 신전의 연속적인 패턴으로 이루어지므로 검사자는 환자에게 다음과 같이 요청한다: (1) 주먹을 세게 쥐어보세요(굴곡) (2) 손가락을 펴보세요(신전) (3) 손가락을 벌려보세요(외전) (4) 손가락을 모아 보세요(내전). 각 손가락이 전체 가동범위를 통해서 내내 얼마나 유동적으로 움직이는지를 살펴보는 것이 중요하다. 만약 한 손가락이 전가동범위동안 움직이지 않는다면 그 손가락을 따로 검사한다. 다음에 목록된 것과 같은 움직임이 평가될 수 있으며. 괄호 안의 숫자는 각 움직임의 정상가동범위를 뜻한다.

- 전완의 회내/ 회외 (85에서 90°)
- 손목 굴곡 (80에서 90°)
- 손목 신전 (70에서 90°)

- 요측 편위 (15°)
- 척측 편위 (30에서 45°)
- 손가락의 굴곡과 신전
- 손가락의 외전과 내전
- 엄지손의 굴곡, 신전, 외전과 내전
- 엄지와 새끼 손가락의 대립 (손끝과 손끝닿기)

손목의 굴곡과 신전, 요측 편위 척측 편위의 각도계 사용법은 **그림 14.29**와 같다.

➤ *수동 움직임(Passive Movements)*

환자가 모든 능동 움직임을 할 수 없다면, 수동 움직임으로 평가해야 하며, 가동 범위 끝에서 가벼운 압박을 통해 관절의 끝느낌을 검사할 수 있다. 손목과 손가락의 정상적인 끝느낌은 조직이 신장되는 느낌이지만, 그러나 마른 사람인 경우에 회내의 끝느낌은 뼈와 뼈가 맞닿는 느낌이다. 수동 움직임 검사도 능동적 움직임 검사와 같다.

➤ *근육 저항검사(Resisted Muscle Testing)*

능동 움직임에서 전 범위를 걸쳐 저항을 주는 방식이다. 피검자를 서있거나, 앉게 해서 근위 관절을 고정하고 원위 관절에 가벼운 저항을 준다. **그림 14.30**은 저항검사의 실례를 보여주고 있다.

스트레스 검사(Stress Tests)

스트레스 검사는 구조물이 손상되었다는 분명한 징조가 있을 때 시행된다. 오직 적절하다고 여겨지는 검사들만 사용되어야 하고, 양측을 비교해야 한다.

➤ *손목의 인대불안정 테스트(Ligamentous Instability Test for the Wrist)*

전완은 회내되고, 주관절은 90° 굴곡된 상태에서 한손으로 전완의 원위부를 잡고, 또 다른 손으로는 중수골을 가로질러서 잡아서 내반(척측 편위)과 외반(요측 편위) 스트레스를 적용한다. 이때 통증이나 헐렁함이 있게 되면, 이것은 손목을 지지하는 요측 측부인대와 척측 측부인대의 손상을 의미하고, 또한 삼각섬유연골의 외상징후를 나타내는 것일 수도 있다.

➤ *손가락 인대불안정 테스트(Ligamentous Instability Test for the Fingers)*

검사자는 한쪽 손의 엄지 또는 손가락으로 검사하고자 하는 관절의 근위부를 고정하고, 이어서 외반과 내반 스트레스를 적용하여 손가락 측부인대의 완전성을 테스트하고(**그림**

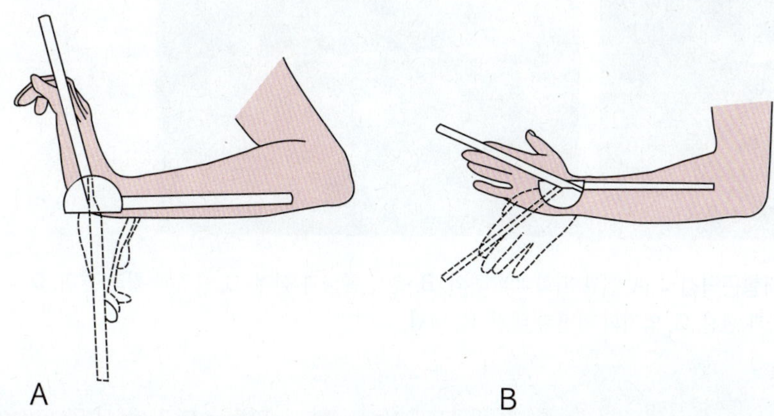

➤ 그림 14.29. **각도 측정.** A, 손목 굴곡과 신전. 지렛점을 손목 외측면 삼각골 중앙에 대고, 근위 지렛팔은 주두돌기를 기준점으로 하여 척골외측면을 따라 정렬시키고, 원위 지렛팔은 제5중수골의 중간선을 따라 정렬시킨다. B, 요측 및 척측 편위. 지렛점을 손목 배측면 유두골 중앙에 대고, 근위 지렛팔은 외측상과를 기준점으로 하여 전완의 중간선을 따라 정렬시키고, 원위 지렛팔은 제3중수골의 중간선을 따라 정렬시킨다.

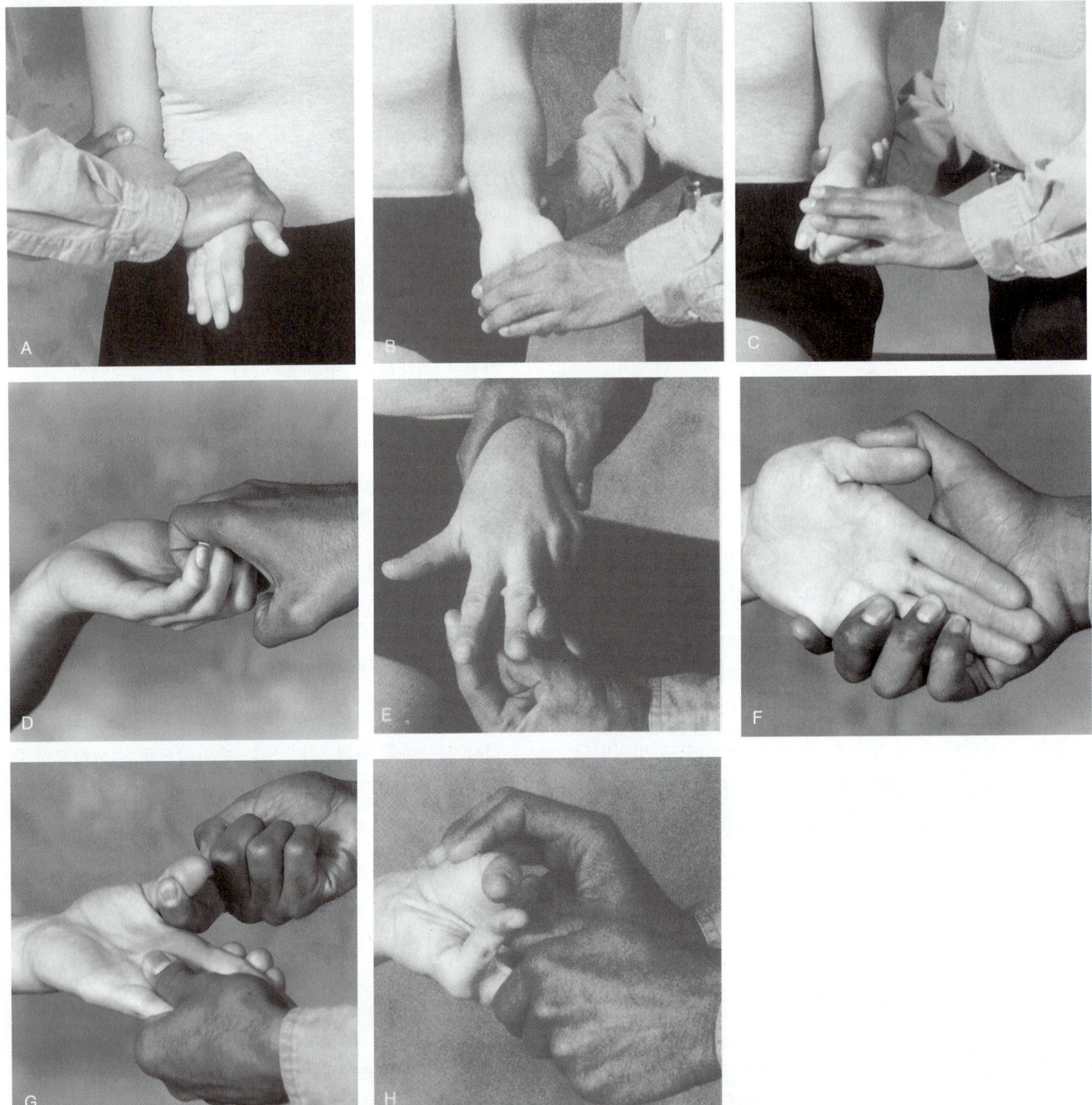

➤ 그림 14.30. **도수저항근력검사.** A, 전완의 회내와 회외. B, 손목 굴곡과 신전. C, 요측과 척측 편위. D, 손가락의 굴곡과 신전. E, 손가락의 외전과 내전. F, 엄지의 굴곡과 신전. G, 엄지의 외전과 내전. H, 대립.

14.31), 전후방 활주를 통해 관절낭을 검사한다. 손상 받지 않은 손도 함께 검사하여 양측을 비교한다. 이러한 테스트는 사냥터지기 엄지 및 손가락의 관절염좌를 검사할 때도 이용한다.

➤ *핑켈스타인 검사(Finkelstein's Test)*

환자에게 엄지를 다른 손가락 안으로 넣어서 주먹을 쥐게 하고(**그림 14.32**), 검사자는 전완을 고정하고, 환자의 손목을 척측편위시킨다. 핑켈스타인 검사의 양성 반응은 뒤퀘르바인 건초염을 의미하는 것으로 손목 부위의 장무지 외전근

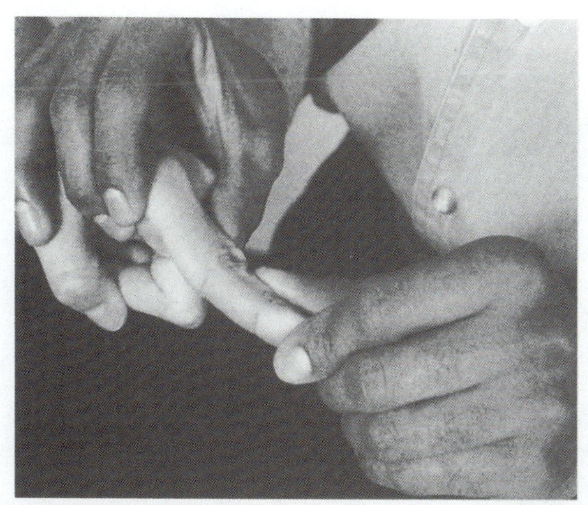

➤ 그림 14.31. **인대불안정성 검사.** 관절주위의 인대구조물에 스트레스 검사를 하기위해 검사자가 특정관절에 외반력과 내반력을 적용하고 있다.

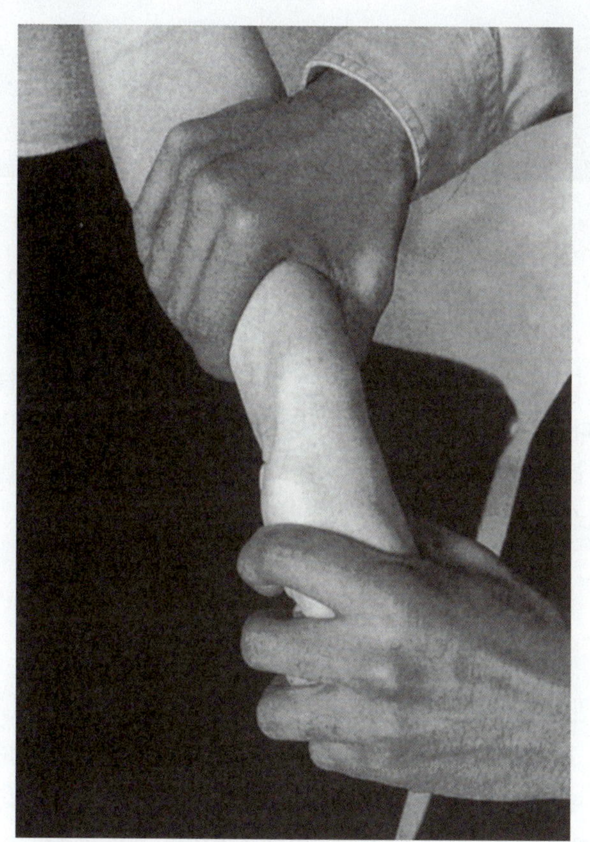

➤ 그림 14.32. **핑켈스타인 검사.** 환자에게 엄지를 다른 손가락 안으로 넣어서 주먹을 쥐게 하고, 검사자는 전완을 고정하고 환자의 손목을 척측편위시킨다. 양성 반응은 엄지 건의 건초염을 의미한다.

과 단무지 신근의 건에 통증을 발생한다. 건강한 사람도 이 검사를 하면, 불편함이 있기 때문에 모든 양성 반응은 다치

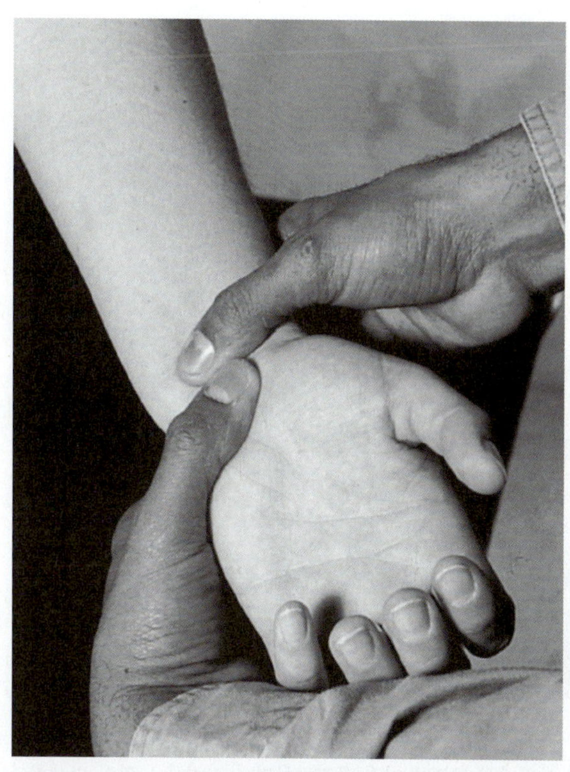

➤ 그림 14.33. **수근관 압박검사.** 수근관 위를 압박해서 엄지와 검지, 중지의 손바닥 면에 무디거나 얼얼한 느낌이 유발되면 수근관증후군을 의미하는 것이다.

지 않은 손목도 검사하여 양측을 비교하여야 한다.

➤ *수근관 압박검사(Carpal Tunnel Compression Test)*

검사자는 수근관 위에 직접 양 엄지로 균일한 압을 가하여 적어도 30초 동안 유지한다(**그림 14.33**). 이때 엄지와 검지, 셋째 손가락의 손바닥 면이 무감각하거나 저릿한 느낌이 있다면 양성반응이다.

➤ *파렌(완관절 굴곡)검사(Phalen' s(Wrist Flexion)Test)*

검사자는 피검자로 하여금 양 손등을 맞대어 최대한 굴곡하게 하고, 손목을 서로 가볍게 밀어 1분 동안 유지하라고 지시한다(**그림 14.34**). 이 검사를 하는 동안 어깨가 들리지 않도록 하는 것이 중요한데 왜냐하면 그렇게 되면 흉곽 출구로 나오는 상완신경총 중에서 정중신경이 눌릴 수도 있기 때문이다. 대체 자세는 검사자가 수동으로 손을 굴곡시키고, 과압력을 가하고, 1분 동안 유지하는 것이다. 이 검사의 양성 반응은 정중신경이나 척골 신경의 압박을 뜻하는 것으로 해

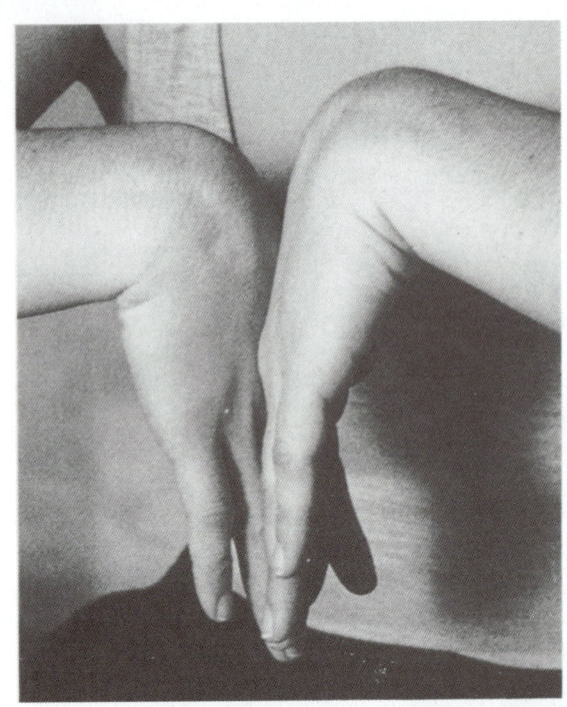

➤ 그림 14.34. **파렌 검사.** 파렌(완관절 굴곡)검사에서 만약에 해당된 신경지배 분포에 따라 무감각하거나 저릿한 느낌이 발생한다면, 정중신경이나 척골 신경이 압박되었다는 것을 뜻한다.

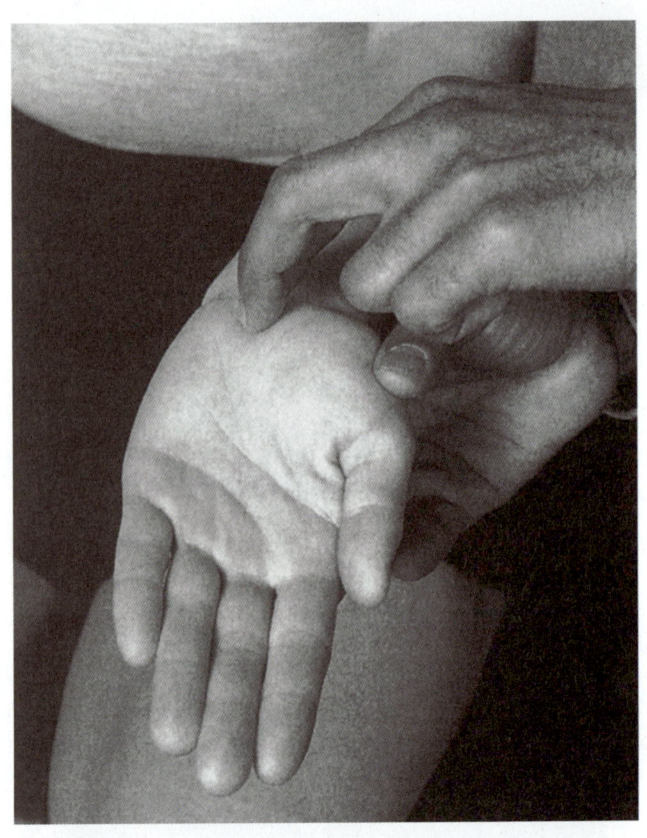

➤ 그림 14.35. **티넬징후.** 손목에서 티넬징후는 정중신경의 압박을 지적하는데 이용된다.

당된 신경지배 분포에 따라 무감각하거나 저릿한 느낌이 든다. 만약 정중신경이 눌렸다면, 엄지와 검지, 셋째 손가락, 그리고 네 번째 손가락 외측 1/2 부위의 감각 변화가 뚜렷하게 나올 것이고, 만일 척골신경의 압박이 있다면, 네 번째 손가락 내측 1/2부위와 다섯 번째 손가락에 감각 변화가 오게 된다.

➤ *티넬징후(Tinel' s Sign)*

정중신경 압박에 대한 검사로 손목의 수근관 터널 부위를 두드리는 것이다(**그림 14.35**). 이 검사의 양성 반응은 정중신경이 지배하는 부위에 무감각이나 저릿한 느낌이 드는 것이며, 또한 이 검사를 이용해서 소지구의 척골 신경 압박과 손목의 배요측면의 요골 신경의 압박에 대한 검사도 할 수 있다.

➤ *전골간신경의 포획을 결정하는 집게잡기 테스트 (Pinch Grip Test for Entrapment of the Anterior Interosseous Nerve)*

검사자는 피검자에게 엄지와 검지 끝으로 집기를 해보라고 한다(**그림 14.36**). 만약 손끝이 아니고 지복으로 집기를 한다면, 비정상으로 이것은 정중신경의 연장인 전골간신경이 회내근의 2개 머리 사이로 지나가면서 주관절에서 포획되었다는 것을 의미할 수 있다.

➤ *척골신경 마비를 결정하는 프로멘트 징후(Froment' s Sign for Ulnar Nerve Paralysis)*

환자에게 엄지와 그 외 네손가락으로 종이를 쥐게 하고(**그림 14.37**). 검사자는 종이를 잡아당겨 빼내려고 한다. 엄지의 원위 지골이 굴곡되면서 종이를 잡는다면, 그것은 척골신경의 손상으로 인해 모지내전근이 마비된 것을 뜻한다.

➤ *혈액순환에 대한 알렌 테스트(Allen Test for Circulation)*

검사자는 피검자에게 주먹을 빠르게 여러 번 쥐었다 폈다 하게 한 후에 주먹을 세게 쥐라고 한 다음에 엄지와 검지를 이용해서 요골과 척골동맥을 압박한다. 검사자는 계속 압박

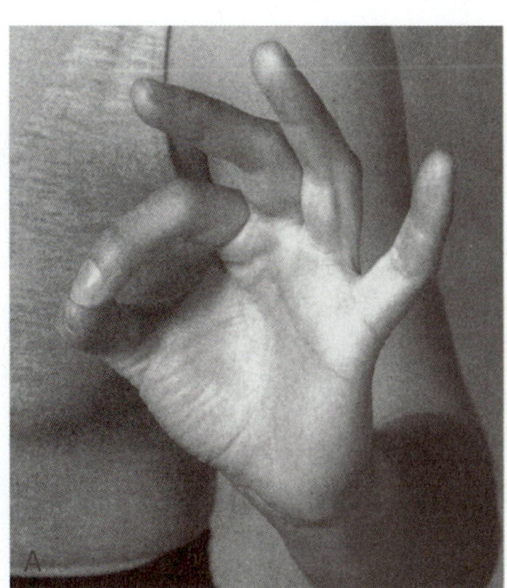

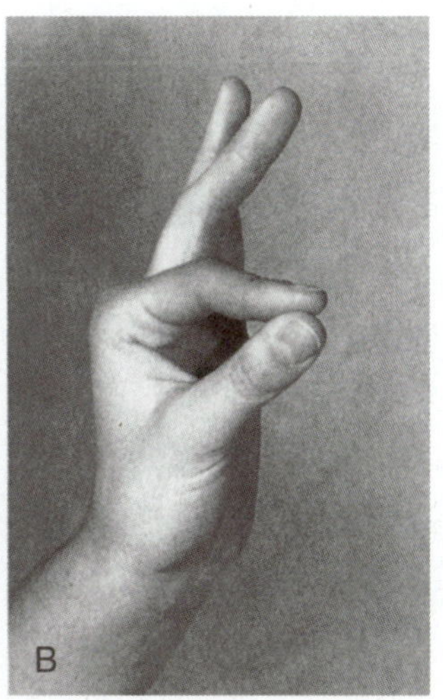

➤ 그림 14.36. **집게잡기 테스트.** 검사자는 피검자에게 엄지와 그 외 네손가락의 O 모양을 만들라고 지시한다. A, 손가락 끝끼리 만나면 정상. B, 지복으로 만나면 비정상이며 전골간신경이 포획된 것을 의미한다.

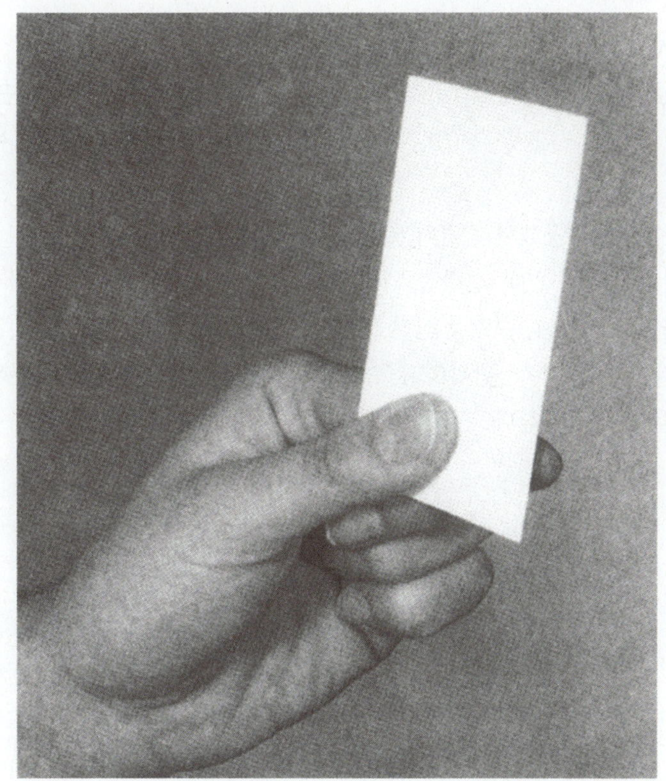

➤ 그림 14.37. **프로멘트 징후.** 환자가 엄지 원위지절을 구부려서 종이가 당겨나가지 못하게 한다면, 양성반응이며 척골신경이 손상된 결과로 무지내전근의 마비가 초래된 것을 의미한다.

을 유지한 상태에서 피검자에게 손바닥을 펴게 한 다음에 동맥을 누르고 있던 손가락을 떼면서 손이 본래 색으로 돌아오는 지를 본다. 두 동맥의 유효성을 결정하려면, 양측을 비교해서 어느 동맥이 손에 주요한 혈액 공급원인지를 확인한다.

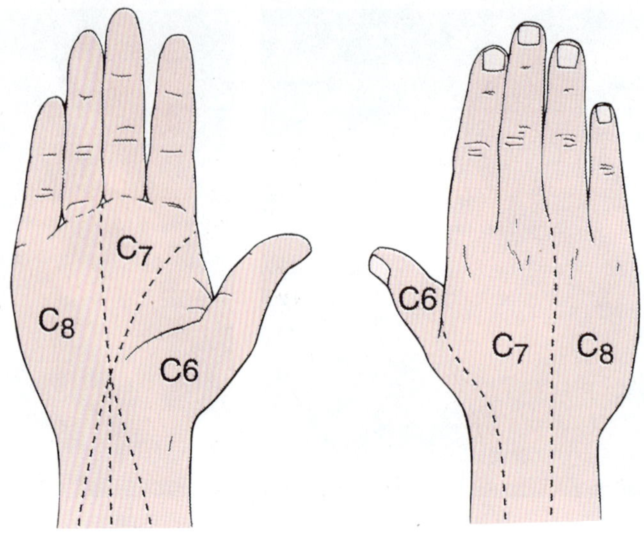

➤ 그림 14.38. 손목과 손의 분절적 피절.

신경학적 검사(Neurologic Tests)

신경학적 검사는 근절과 반사, 분절성 피절 그리고 말초 피부신경 패턴으로 평가될 수 있다.

➤ *근절(Myotomes)*

근절에 대한 검사는 등장성 수축을 이용해서 관절이 열린 위치에서 이루어져야 하며, 견갑골 거상(C_1), 견관절 외전(C_5), 주관절 굴곡과 또는 완관절 신전(C_6), 주관절 신전 또는 완관절 굴곡(C_7), 엄지 신전과 또는 척측 편위(C_8), 그리고 손의 내전 또는 외전(T_1)을 통해 검사한다.

➤ *반사(Reflexes)*

상지의 반사는 상완 이두근(C_5-C_6), 상완 요골근(C_6), 그리고 상완 삼두근(C_7)을 검사한다. 이것은 12장, 13장에서 기술하였다.

➤ *피부감각 패턴(Cutaneous Patterns)*

분절신경의 손목과 손 부위에 대한 피절패턴은 **그림 14.38**과 같고, 손목과 손 부위에 대한 말초신경의 피부감각 패턴은 **그림 14.39**와 같다. 손톱과 손바닥으로 어깨부터 양

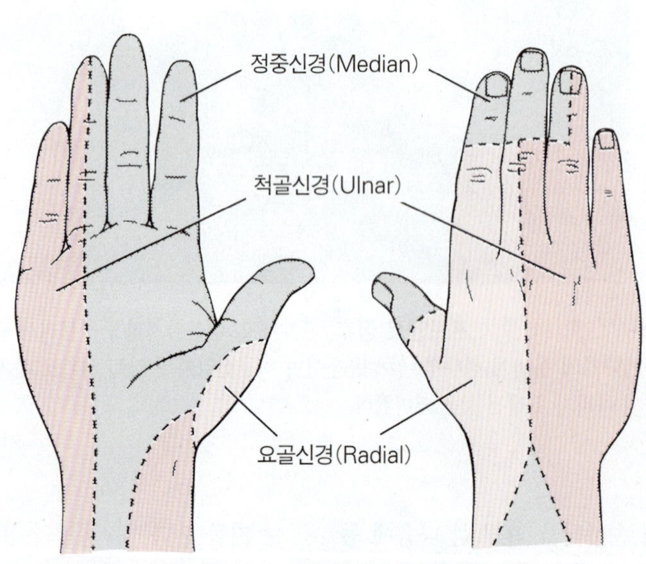

➤ 그림 14.39. 손목과 손의 피부신경 분포.

팔과 손으로 내려오며 접촉함으로써 예리한 접촉과 무딘 접촉으로 변형된 감각을 결정하기 위해 양측을 검사한다.

활동-특수 기능 테스트 (Activity-Specific Functional Tests)

손과 손목, 손가락은 일상생활을 수행하는데 있어 필수적이기 때문에 손의 기민함과 협응력에 대한 평가가 이루어져야 한다. 머리 빗질하기, 포크 잡기, 이닦기 또는 서류가방 집기와 같이 물건을 집고 잡는 능력을 평가하는 것이 중요하다. 스포츠 활동에 복귀하기 전에 양측손목과 손가락의 관절가동범위와 근력이 정상으로 됨과 동시에 이러한 단순 기능적 숙련기교도 수행할 수 있어야 한다. **글상자 14.2**에 의사에게 의뢰해야 하는 상태를 나열해 놓았다.

A 체조선수는 원위 요수근관절에 국소통증이 있으며, 그 통증은 능동과 수동으로 손목을 신전시켰을 때 및 손목이 과신전되고 척측 편위된 상태에서 완관절에 축성 부하가 가해질 때 통증이 증가되고, 내반 스트레스(척측 편위)가 손목에 가해질 때도 통증이 또한 증가된다. 그 선수가 손목염좌를 당한 것이라고 생각하더라도, 그를 의사에게 보내어 월상골의 탈구 또는 원위요골 골단의 손상여부를 확인해야 한다.

재활(REHABILITATION)

Q 방사선촬영 결과에 이상이 없어서 체조선수는 손목 염좌로 진단되었다. 증상이 사라질 때까지 손목을 부목으로 고정하여 과도한 신전이 되지 않게 했다. 이 선수가 그의 체력을 유지하는데 도움을 주려면, 어떤 운동을 전반적인 재활프로그램에 포함시켜야 하는가?

손목과 손이 손상당하면 종종 고정을 필요로 하므로 조기에 관절가동범위과 근력강화운동을 주관절과 견관절에서 실시하도록 지도해야 한다. 손과 손목에 관한 많은 운동을 12장에서 논의하면서 실례를 들었는데, 왜냐하면 그것들이 종종 주관절의 재활과 함께 복합되어 이루어지기 때문이다.

동작 회복(Restoration of Motion)

손가락을 고정하면, 그 결과로 관절구축과 경직이 초래되므로 능동 관절운동은 가능한 빨리 시작되어야 한다. 급성기에서는 한냉운동기법을 이용해서 운동을 시킬 수가 있다. 얼음물에 담그는 것을 능동적 관절 운동과 번갈아 시행한다. 환자는 건측 손을 이용해서 저부하로 지속적인 신장을 다양한 동작으로 적용해서 관절 외상을 최소화하고 유연성을 증가시킨다. 염증이 줄어들면, 회전욕이나 파라핀욕을 이용해서 움직임을 촉진시킬 수도 있다.

고유수용성 감각과 균형 회복(Restoration of Proprioception and Balance)

닫힌 사슬운동은 벽이나 테이블끝 또는 폼매트나 BAPS 보드와 같이 불안정한 표면에서 체중을 한손에서 다른 손으로 이동시키는 것으로 시행할 수도 있으며, 박스나 걸상 또는 계단(Stair master) 위에서 팔굽혀펴기와 층계오르기(step-ups)로도 할 수 있다. 손의 기민성을 회복하기 위한 정밀기법(precision techniques)은 다음과 같은 물건을 집고 다루는 과정을 통해 시행될 수 있다. (1) 두께가 다른 동전 (2) 카드 놀이 (3) 여러가자 모양의 작은 물건 (4) 크고 가벼운 물건 그리고 (5) 크고 무거운 물건. 이것들과 더불어 테이프 찢기나, 가위로 종이 오리기 또는 여러 크기의 볼로 저글링(juggle)하기가 있다.

근강도, 근지구력, 근력 (Muscular Strength, Endurance, and Power)

일단 관절 가동 범위가 정상에 가까워지면 가벼운 덤벨을 이용한 다양한 동작으로 열린 사슬 운동을 하게 한다. 여기에 대한 많은 운동은 실전 전략 12.1에 나열되고 설명되어 있다. 환자는 1파운드 무게로 30-50번을 완벽하게 반복하여 수행해야 하고, 50번을 할 수 있을 때까지는 무게를 올리지 말아야 한다. 테이블에 전완을 지지하면 손목꺾기(wrist curl)와, 역손목 꺾기, 회내 그리고 회외를 할 수 있다. 막대기에 3-4피트정 도 줄에 가벼운 무게를 매달은 것을 이용하

➤ ➤ **글상자 14.2**

의사에게 즉시 보내야하는 상태들

- 골절과 탈골이 의심될 때
- 심한 통증 그리고/또는 관절주위 또는 연부조직에 과도한 부종
- 관절이 불안정할 때
- 움직임과 기능이 소실되었거나 손상을 입었을 때
- 감각이나 혈액 순환의 변화가 보일 때

여 손목꺾기를 하면 손목의 굴곡근과 신전근을 강화시킬 수 있으며, 중량이 있는 막대기나 헤머를 이용하면, 회내와 회외 그리고 요측과 · 척측 편위운동을 할 수 있다. PNF-저항운동, 고무 탄력 튜브, 또는 강한 고무줄은 원심성과 구심성 부하를 포함한 모든 동작에 이용할 수 있으며, 테니스공 또는 퍼티(putty)를 이용한 잡기운동(gripping exercise)은 크고 작은 물건을 집는 것과 결합시켜 이용할 수 있고, 플라이오메트릭(plyometric)운동에는 한손으로 중량공을 잡아서 그것을 곧바로 위로 던지고 받는 운동 또는 미니트램프(minitramp)에서 반동팔굽혀펴기(bounding push-up)가 포함될 수 있다.

심혈관 체력(Cardiovascular Fitness)

재활 기간 동안 전반적인 신체 조건은 유지되어야 한다. 이와 같은 운동으로는 실전 전략 7.6에서 언급하였고, 줄넘기, stair master, 트레드밀, 상체자전거(UBE)를 통해 운동할 수 있다.

A 통증이 감소되기 시작하면, 손가락과 손목을 위한 관절가동운동을 즉시 시작할 수 있다. 집기운동, 세밀하고 기민한 손 기술들, PNF 저항운동, 고무 탄력 튜브를 이용한 운동이 손과 손목의 근력강화 운동과 함께 재활프로그램에서 조기에 합동으로 적용될 수 있다. 전반적인 신체조건조절(body conditioning) 및 어깨와 주관절의 근력강화 운동은 상태가 악화되지 않는 한은 오랫동안 시행되어야 한다.

요약(Summary)

1. 대부분의 손목 움직임은 요수근 관절에서 일어난다. 삼각형 섬유성연골은 연골성 디스크로 원위 요 · 척골 관절의 안정자(stabilizer)로 작용하고, 요골의 척골연속(ulnar continuation)으로 기여한다. 한다.
2. 엄지의 수근중수관절은 전형적인 말안장 관절인데 그것으로 인해 다른 네 손가락의 수근중수관절보다 더 많은 동작을 할 수 있다.
3. 지대조직(retinacular tissue)은 손 전체에 걸쳐 있으며, 건, 신경, 혈관이 지나가는 보호성통로를 형성한다.
4. 손목에 발생하는 대부분의 손상은 넘어질 때 손목이 밖으로 뻗쳐있는 상태로 받은 축성 부하의 결과로 발생한다.
5. 과도한 내반/외반 스트레스와 과신전은 손가락의 측부 인대를 손상시킬 수 있다. 인대 손상은 대개 근위지골의 부착부에서 일어나며 중간부위에서의 손상은 흔하지 않다.
6. 신체에서 가장 흔한 탈구는 근위지절간관절에서 일어난다. 수지의 신경과 혈관은 네손가락과 엄지의 측면을 따라 주행하기 때문에 비숙련자가 정복을 한다면, 탈구가 심각해질 수 있다.
7. 근육염좌는 과도한 과부하 또는 관절의 정상범위내에서 건이 신장된 결과로 발생된다. 근육-건이 파열되면, 건이 근복쪽으로 끌려오게되므로 외과적으로 건을 적절한 위치에 재부착시키는 수술이 필요하다.
8. 건을 만성적으로 과사용하게 되면 배측수근관을 통과하는 한 개 이상의 건에서 마찰성 건염이 생기게 된다. 치료는 항상 얼음문지르기, 안정, NSAIDS, 부목, 약화시키는 활동회피 등으로 이루어 진다.
9. 수근관 증후군은 손과 손목에서 가장 흔히 발생되는 압박 증후군이다. 통증과 무감각이 있으며 밤에 깨는 것이 특징이며 손을 흔드는 것으로 증상이 종종 완화된다.
10. 척골신경이 압박되면 쥐는 힘이 약해지며 소지구의 위축과 새끼손가락에 감각이 소실된다.
11. 해부학적 스너프 박스를 촉진하거나, 제1 중수골의 장축을 따라 내측으로 압박을 가할 때 통증이 있다면, 주상골의 골절을 의심해보아야 한다.
12. 손과 손가락의 기능에 장애가 되는 손상 입었을 때에는 의사에게 보내야 한다. 손목이나 손가락 또는 진공부목으로 해당부위를 고정해서 더 이상 손상이 추가되는 것을 방지하고 : 한랭치료로 출혈과 부종을 조절하며, 적절한 방식으로 의사에게 보내야 한다.

참고문헌(References)

1. Moojen TM, Snel JG, Ritt MJ, Venema HW, den Heeten GJ, Bos KE. Pisiform kinematics in vivo. J Hand Surg(Am) 2001;26(5):901-907.
2. Moojen TM, Snel JG, Ritt MJ, Venema HW, den Heeten GJ, Bos KE. Three-dimensional carpal kinematics in vivo. Clin Biomech 2002;17(7):506-514.
3. New CP, Crisco JJ, Wolfe SW. In vivo kinematic behavior of the radiocapitate joint during wrist flexion-extension and radio-ulnar

deviation. J Biomech 2001;34(11):1429-1438.

4. Wolfe SW, New C, Crisco JJ. In vivo scaphoid, lunate, and capitate kinematics in flexion and in extension. J Hand Surg(Am) 2000;25(5):860-869.
5. Upal MA. Carpal bone kinematics in combined wrist joint motions may differ from the bone kinematics during simple wrist motions. Biomed Sci Instrum 2003;39:272-277.
6. Kobayashi M, Berger RA, Linscheid R, An KN. Intercarpal kinematics during wrist motion. Hand Clin 1997;13(1):143-149.
7. Hollister A, et al. The axes of rotation of the thumb carpometacarpal joint. J Orthop Res 1992;10(3):454-460.
8. Ateshian GA, Rosenwasser MP, Mow VC. Curvature characteristics and congruence of the thumb carpometacarpal joint: differences between female and male joints. J Biomech 1992;25(6):591-607.
9. Knudson D, Blackwell J. Upper extremity kinematics of the onehanded backhand drive in tennis players with and without tennis elbow. Int J Sports Med 1997;18(2):79-82.
10. Tiedeman JJ, Ferlic TP. Hand and wrist injuries. In: The Team Physician's Handbook. Edited by Mellion MB, Walsh WM, Madden C, Putukian M, Shelton GL. Philadelphia: Hanley & Belfus, 2002.
11. Bruckner JD, Alexander CAH, Lichtman DM. Acute dislocations of the distal radioulnar joint. Instruct Course Lec 1996;45:27-36.
12. Mastey RD, Weiss APC, Akelman E. Primary care of hand and wrist athletic injuries. Clin Sports Med 1997;16(4):705-724.
13. Plancher KD, Peterson RK, Steichen JB. Compressive neuropathies and tendinopathies in the athletic elbow and wrist. Clin Sports Med 1996;15(2):331-371.
14. Sheon RP. Repetitive strain injury: diagnostic and treatment tips on six common problems. Postgrad Med 1997;102(4):72-81.
15. Servi JT. Wrist pain from overuse: detecting and relieving intersection syndrome. Phys Sports Med 1997;25(12):41-44.
16. Holm G, Moody LE. Carpal tunnel syndrome: current theory, treatment, and the use of B6. Clin Pract 2003;15(1):18-22.
17. Viera AJ. Management of carpal tunnel syndrome. Am Fam Phys 2003;68(2):285-272.
18. Griggs SM, Weiss AC. Bony injuries of the wrist, forearm, and elbow. Clin Sports Med 1997;15(2):373-400.
19. Kocher MS, Water PM, Micheli LJ. Upper extremity injuries in the pediatric athlete. Sports Med 2000;30(2):117-135.

제 5 부

하지(Lower Extremity)

제 15 장

골반과 고관절, 대퇴부 질환 (Pelvis, Hip, and Thigh Conditions)

결과

1. 골반과 고관절, 대퇴부의 중요한 뼈와 연부조직 구조물들을 확인한다.
2. 천장관절, 천미관절, 고관절을 지지하는 다양한 연부조직의 기능을 설명한다.
3. 골반과 대퇴근위부사이를 지나는 주요한 신경과 혈관을 확인한다.
4. 고관절 운동을 설명하고, 그 운동을 일으키는 근육을 확인한다.
5. 골반과 고관절 그리고 대퇴부의 일반적 손상에 원인이 되는 부하패턴을 발생하는 힘을 확인하고 설명한다.
6. 이 영역에서의 손상을 방지할 수 있는 특별한 방법을 확인한다.
7. 고관절 포인터(hip pointer) 및 대퇴사두근 타박상과 연관된 징후와 증상을 설명한다.
8. 활액낭염의 3가지 일반적인 원인을 설명한다.
9. 고관절 염좌의 징후와 증상을 설명하고 그 관리방법에 대해 설명한다.
10. 고관절을 움직이는 근육의 1도, 2도, 3도 염좌에서 보여지는 징후와 증상을 설명하고, 각각의 손상을 관리하는 방법을 설명한다.
11. 골반, 고관절 또는 대퇴부에서의 혈관 또는 신경질환 가능성을 가리키는 특징적인 징후와 증상을 설명한다.
12. 골반, 고관절 그리고 대퇴부에서 발생할 수 있는 다양한 형태의 골절을 설명하고, 그 관리방법을 설명한다.
13. 고관절 부위에서의 전체적인 평가에 대해 설명한다.
14. 고관절 부위의 일반적인 재활운동을 설명한다.

골반, 고관절 그리고 대퇴부가 튼튼한 해부학적 구성을 가지고 있다고 하더라도, 스포츠 또는 운동을 행할 때 크고 잠재적인 손상력에 영향을 받기 쉽다. 예를 들면, 대퇴전면의 연부조직은 특히 접촉하는 스포츠를 행하는 동안 압축력을 종종 받는다. 비록 이로 인해 발생하는 타박상이 항상 심각하지 않다고 해도, 손상에 대한 잘못된 관리는 보다 심각한 문제를 초래할 수 있다. 앉기, 걷기 또는 계단 오르기와 같은 일상적인 활동은 슬괵근이 거의 신장되지 않고 있다. 이러한 경직성 및 슬괵근과 좀더 빈번히 운동되는 대퇴사두근 사이의 근력 불균형으로 인해 스포츠 참가자의 슬괵근은 염좌를 받을 위험성에 더 많이 노출되어 있다. 골반과 고관절은 이들 뼈의 강한 안정성 때문에 거의 손상을 입지 않지만, 고관절은 걷거나 뛸 동안 몸무게의 4배에서 7배에 달하는 반복적인 힘을 지속적으로 받기 때문에 관절이 스트레스와 관련된 손상을 받기 쉽다.

이 장에서는 골반, 고관절, 대퇴부의 해부학, 운동역학, 운동학을 다시 살펴보고, 그 다음에는 기본적인 손상에 대한 정보를 논의하며, 그 뒤에는 예방적인 방법을 논의한다. 단계적인 손상 평가과정은 이 부위에 대한 재활운동의 예를 통해 설명한다.

골반, 고관절, 대퇴부의 해부학 개관 (ANATOMY REVIEW OF THE PELVIS, HIP, AND THIGH)

골반, 고관절 그리고 대퇴부는 다수의 크고 강한 인대와 근육에 의해 보다 보강된 매우 안정적인 뼈구조물이다. 이 부위는 해부학적으로 일상적인 활동 동안에 영향을 주는 강한 힘에 잘 견디도록 구성되어 있다.

골반(The Pelvis)

골반 또는 골반대는 네 개-두 개의 장골, 천골, 미골(**그림 15.1**)의 융합된 뼈로 형성된 보호적인 뼈고리로 되어 있다. 무명골은 각각 전면에서 치골결합과 관절을 이루고 후면에서는 각각 천장관절에서 천골과 관절을 이룬다. 각각의 무명골은 세 개(장골, 좌골, 치골)의 융합된 뼈로 구성된다. 이 중에서 장골은 무명골의 중요한 부분을 형성하며, 돌출한 장골릉이 이것에 포함된다. 전상 장골극(ASIS)은 쉽게 촉진할 수 있는 표식점이고, 후상 장골극(PSIS)은 천골 바로 외측의 연부조직에서 톱니모양에 의해 전형적으로 표시된다. 골반은 내장된 내부 장기를 보호하고, 체간과 하지 사이에서

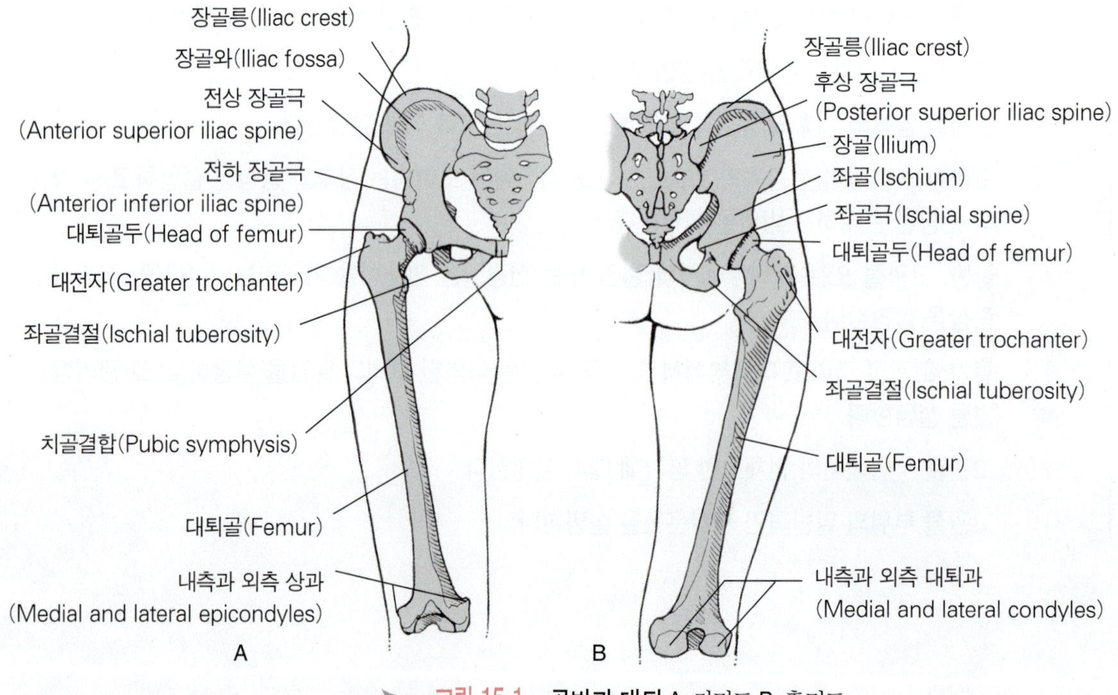

➤ 그림 15.1. **골반과 대퇴** A, 전면도 B, 후면도

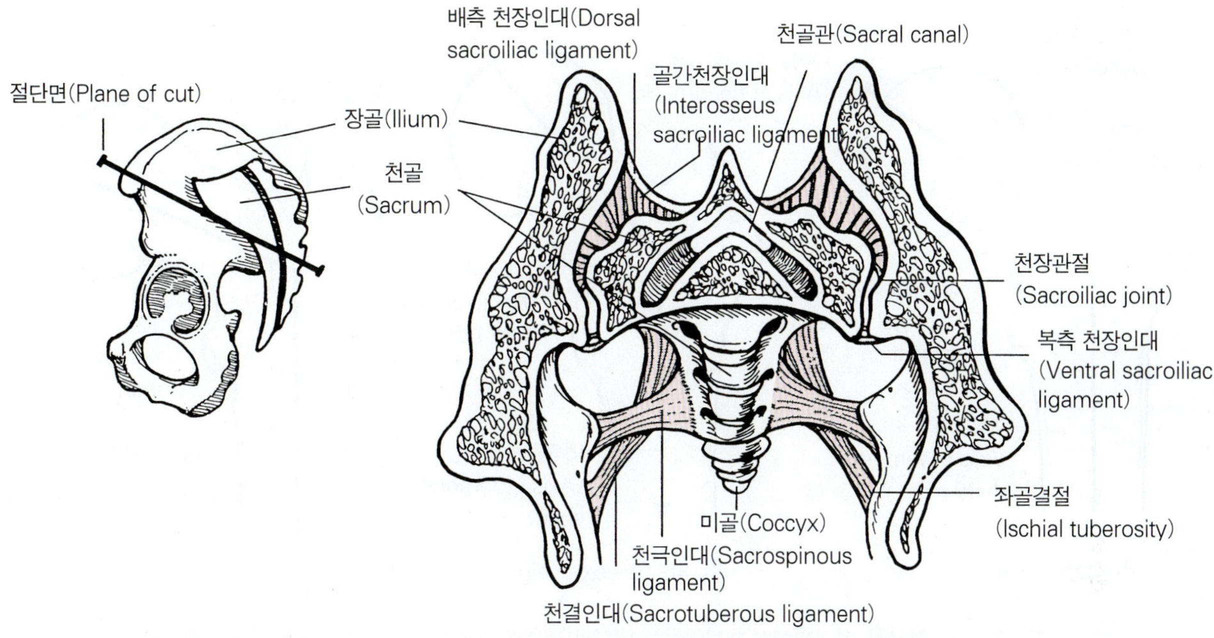

➤ 그림 15.2. **골반의 횡단면,** 강한 골간천장인대가 배측 천장인대 전방에서 천골의 결절을 장골로 연결시키는 짧은 섬유로 구성되어 있다.

부하를 전달하며 많은 주요한 근육들에 부착점을 제공한다.

➤ *천장관절(Sacroiliac Joints)*

천장관절은 두 개의 관골사이에서 중요한 연결고리를 형성하고, 치골결합과 함께 작용하여 체간과 두개골의 무게를 하지로 전달하는데 도움을 주며, 골반고리에 탄력성을 제공하고, 또한 역으로는 발에서의 충돌력을 척추와 상체로 이동시킴으로써 그 힘을 감소시키는 완충기로 작용한다. 천장관절은 활액관절이며 섬유성 관절이다. 관절의 활액부분은 C 모양이고, 전방과 하방으로 향하는 볼록의 장골표면을 가진

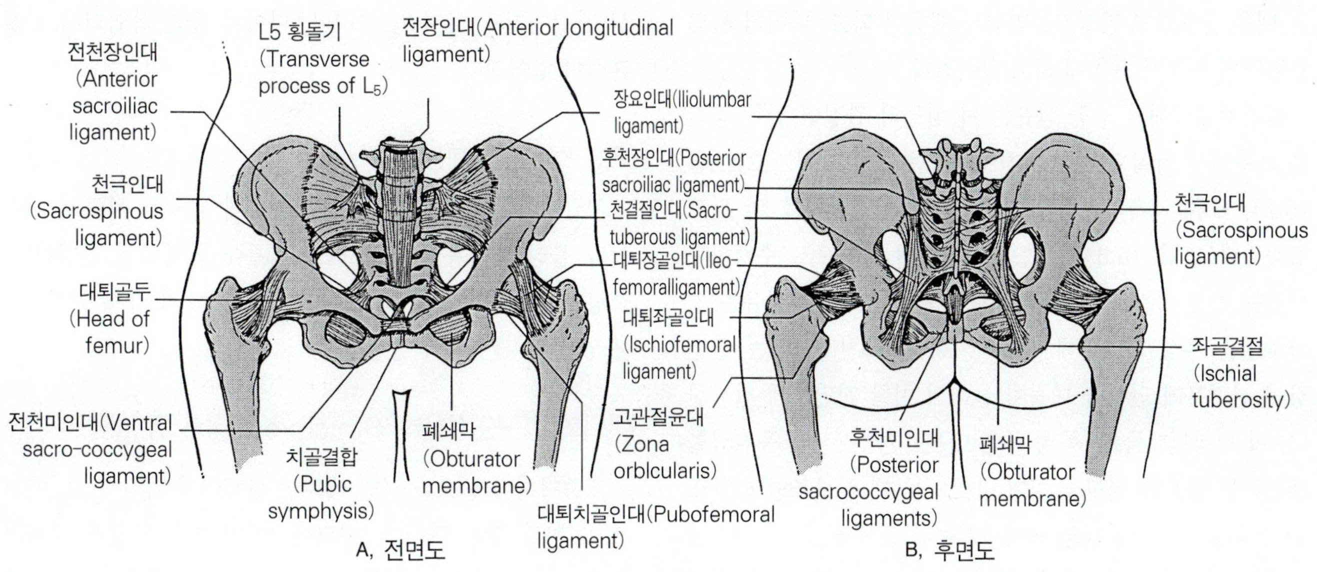

➤ 그림 15.3. **골반과 고관절의 인대** A, 전면도 B, 후면도

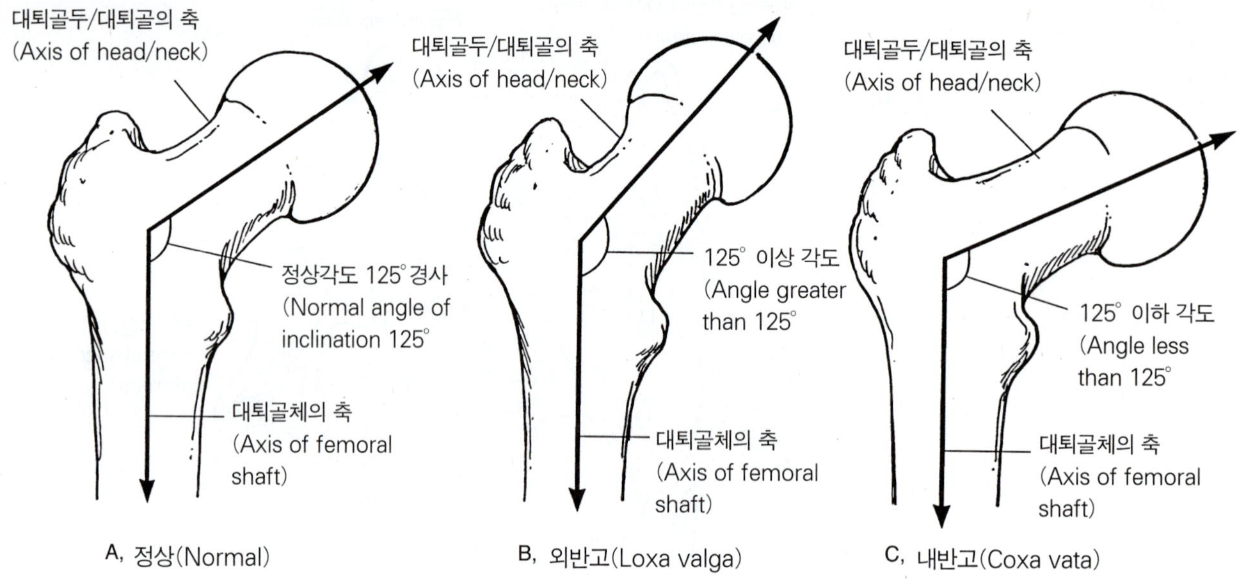

➤ 그림 15.4. **경사각.** 관상면에서 대퇴골두는 대퇴의 장축과 정상적으로 125° 각도를 이룬다(A). 대퇴가 걷고 뛸 때의 입각기 동안에 고관절의 하방에서 내측으로 각형성을 할 수 있기 때문에 신체의 중력중심선 바로 아래에서 외다리 지지를 할 수 있다. 여성은 더 넓은 골반을 가지기 때문에 이 각이 약간 증가하는 경향이 있으며, 그것을 외반고라고 부르고 (B); 감소된 것은 내반고 (C)라고 부른다.

다. 장골의 관절표면은 섬유연골로 덮여있고, 천골의 관절표면은 초자연골로 덮여 있으며, 장골의 연골보다 3배 더 두껍다. 관절표면의 크기, 모양, 결은 일생을 통해 다양하게 변한다. 어린아이일 때 표면은 매끄럽지만, 성인이 되면 불규칙한 파임과 융기가 서로에 맞게 형성되며, 그 결과로 관절면은 매우 강해지고 관절가동범위가 제한이 되고, 나이가 들면 관절면의 일부가 유착에 의해 없어진다.

골간천장인대의 강한 섬유는 이 뼈들의 관절면 뒤쪽 공간을 채우면서 장골 전면부와 천골 후면부를 결속시키고(**그림 15.2**), 또한 배측과, 복측 천장인대는 천장관절를 앞-뒤로 강화한다(**그림 15.3**). 배측 천장인대의 수평으로 주행하는 섬유는 천골 상부를 장골 후부에 결속시키고. 수직섬유는 천골하부를 후상 장골극에 결속시키며, 복측천장인대는 골반강의 전면부에 안감을 대듯이 둘러서 천골 전면부에 접지한다. 이 천장인대들은 -특히 복측 띠는- 천장관절의 움직임을 제한하는 중요한 역할을 하며,(1,2), 두 개의 보조인대가 또한 천장장관의 안정성을 유지시키는데 도움을 준다. 천결절인대는 좌골에서 기시하여 배측천장인대의 하부섬유와 병합되고. 천극인대는 간접적으로 천골을 지지하는 것인데, 좌골극에서 기시하여 미골에 접지된다.

➤ *천미관절(Sacrococcygeal Joint)*

천미관절은 섬유연골성 디스크에 의해 결합된 일반적인 융합선이다. 경우에 따라 이 관절은 자유롭게 움직이며 활액성 관절이기도 하지만, 그러나, 나이가 들면 융합되어 관절흔적이 없어진다.

➤ *치골결합(Pubic Symphysis)*

치골결합은 두 개의 관절표면사이에 위치한 치골간 디스크라 불리는 섬유연골디스크로 이루어진 섬유성 관절이다. 소량의 벌어짐, 압축 그리고 회전이 골반대의 양측 절반사이에 있는 이 관절에서 발생한다.

대퇴의 뼈구조(Bony Structure of the Thigh)

체중지지에 중요한 뼈인 대퇴는 신체에서 가장 길고, 가장 크고, 가장 강한 뼈이다. 대퇴에서가장 약한 부분은 대퇴경으로 그것은 뼈의 그 외부분보다 직경이 더 작고, 내부가 주로 해면골로 구성되어 있기 때문에 약하다. 대퇴골두의 각은

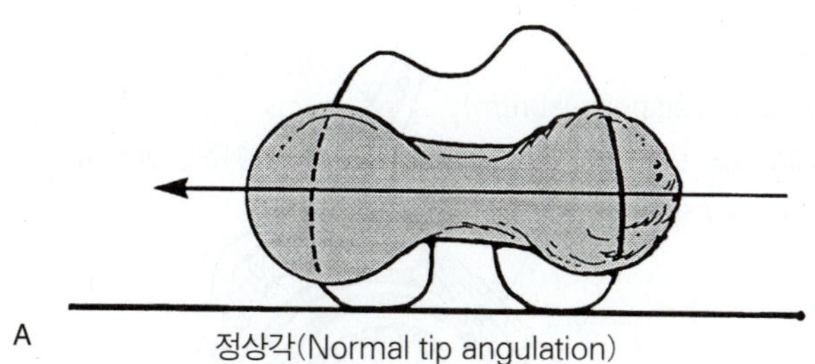

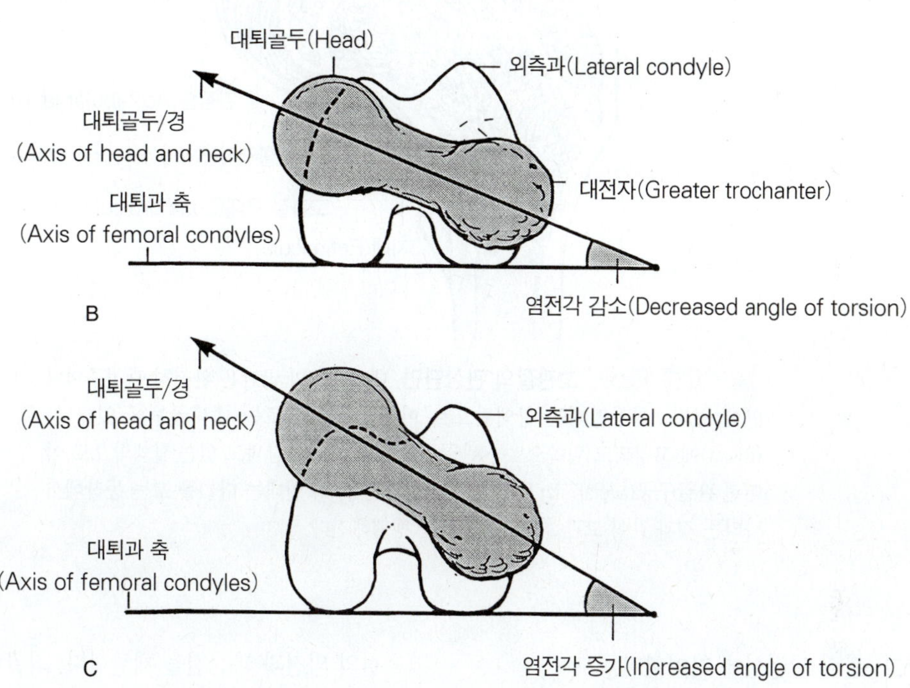

➤ **그림 15.5. 염전각.** A, 횡단면에서 변위가 정상으로부터 발생하기도 한다. B, 대퇴과와 대퇴골두사이 각의 감소는 후경이라 하고 C, 증가는 전경이라고 한다.

관상면에서 90°에서 135°까지 다양하게 변하지만 대략 125°를 형성하고 있으며, **경사각(그림 15.4)**이라고 불리는 이러한 관련성으로 인해 대퇴가 걷고, 뛸 때의 입각기(support phase)동안에 고관절의 하방에서 내측으로 각을 형성할 수 있기 때문에 신체의 중력중심 바로 아래에서 외다리 지지(single leg support)를 할 수 있다. 여성은 더 넓은 골반을 가지고 있기 때문에 이 각도는 여성에게 좀 더 두드러지는 경향이 있다. 경사각이 125°보다 크면, **외반고**(coxa valga)라 하고, 125°보다 작으면, **내반고**(coxa vara)라고 한다.

횡단면에서 대퇴골두와 대퇴골간 사이의 관계는 염전각이라고 하고, 그 각도는정상적으로 대략 12°이다(**그림 15.5**). 대퇴과(femoral condyle)와 대퇴골두 사이의 각이 감소된 것을 **후경**(retroversion)이라 하고, 증가된 것을 **전경**(anteversion)이라고 한다. 후경은 보행 시 유각기동안에 다리가 외회전되게 하고, 전경은 그 반대로 내회전되게 된다. 두 가지 모두 어릴 때는 상대적으로 흔히 있는 것이지만 성숙하면서 정상화된다.

고관절(The Hip Joint)

고관절은 오목한 골반 관골구와 대퇴골두 사이의 관절이며, 전형적인 구형관절로 기능한다. 관골구는 미측, 전측, 외측 방향으로 경사져 있고, 그 깊이가 깊기 때문에 관절에서 뼈의 안정성을 상당히 제공한다(**그림 15.6**). 양쪽 관절표면은 마찰을 감소시키는 관절연골로 덮혀 있으며, 관골구의 연골은 U자형의 섬유연골성 관골구순과 병합되어 가장자리 주

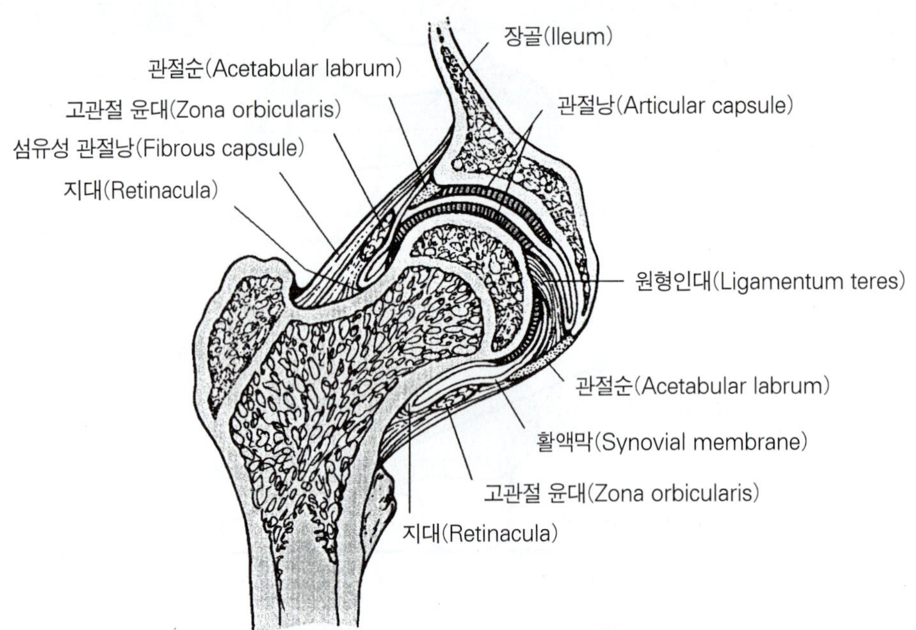

➤ 그림 15.6. **고관절의 관상단면.** 대퇴골두의 골단은 완전히 관절주머니 안에 있다. 원형인대는 활액관으로 이것이 위쪽으로는 대퇴골두에 있는 와(fovea)에 고정되고 밑쪽으로는 관골구와에서 지방을 감싸고 있는 활액막으로 이어진 관골구공(acetabular foramen)에서 열린다. 이 인대는 다리를 꼬는 동작에서 나타는 것과 같이 고관절 내전동안에는 팽팽해진다.

위를 두껍게 하고, 관절 안정성에 기여한다.

고관절낭(Hip Joint Capsule)

엉덩대퇴관절(coxofemoral joint)인 고관절의 관절낭은 크고 느슨해서 관절을 완전히 둘러싸고, 관골구의 구순에 부착되며, 또한 관절 내부적으로는 지방패드를 지나서 대퇴경의 원위면와 결합된다. 대퇴경에 부착한 관절낭 섬유는 원형으로 배열되어 있기 때문에 그것을 원상대(zona orvicularis)라고 하고 있으며, 그것은 고관절 안정성에 중요한 기여를 한다.

고관절의 인대 (Ligaments of the Hip Joint)

여러 개의 크고 강한 인대가 고관절을 지지한다(그림 15.3 참조). 전면에는 매우 강한 Y자형의 장골대퇴인대가 때때로 비글로우의 Y인대로 언급되는 전하 장골극에서 대퇴의 전자간선으로 확장되어 고관절의 과신전을 제한한다. 치골대퇴 인대는 전면에 위치하고 치골지에서 전자간선을 연결하며 고관절의 외전과 과신전을 제한한다. 좌골대퇴인대는 고관절 후면을 보강하는데, 좌골의 관골구순 후부에서 두측과 외측 방향으로 뻗어서 대퇴 대전자의 내측면으로 부착한다. 이 인대의 나선형이 갖는 속성으로 고관절의 신전이 제한된다. 이렇게 큰 인대들의 장력이 작용하여 대퇴골두는 앉아 있다가 일어날 때처럼 고관절이 신전될 때, 관골구 안에서 나선형으로 돌게 된다.

원형인대는 관절사이에서 내측과 외측 회선동맥의 도관으로서 역할을 하고, 고관절은 거의 지지하지는 않는다(**그림 15.6**). 전상 장골극에서 기시해서 치골결합에 정지하는 서혜인대는 체간의 전면에서 하지로 주행하면서 연부조직을 에워싸는데 기여하며, 이 구조물은 대퇴삼각의 상면의 경계를 정한다.

대퇴삼각 (Femoral Triangle)

대퇴삼각은 두측으로는 서혜인대, 외측으로는 봉공근, 그리고 내측으로는 장내전근에 의해 형성된다.(**그림 15.7**).

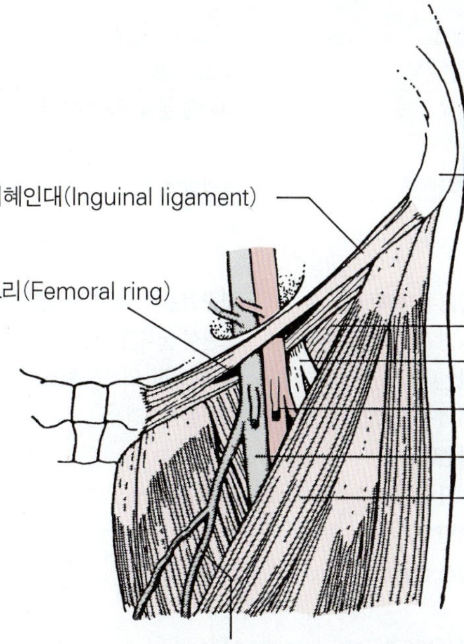

➤ 그림 15.7. **대퇴삼각.** 삼각은 두측으로는 서혜인대, 내측으로는 장내전근, 그리고 외측으로는 봉공근으로 둘러싸여 있다. 대퇴동맥, 대퇴정맥, 대퇴신경이 이 부위를 관통해서 대퇴로 들어간다.

대퇴신경, 대퇴동맥, 대퇴정맥이 이 부위에 위치한 것은 의미심장하다. 대퇴맥박은 대퇴와 복부사이 주름을 가로질러 촉진할 수 있다. 거기에 더하여 하지에 감염 또는 활동성 염증이 있으면, 팽대해진 림프절이 이 부위에서 촉진된다.

활액낭(Bursae)

4개의 주요 활액낭이 고관절과 골반에 위치한다. 장요활액낭은 장요근과 관절낭 사이에 위치하며, 이 구조물사이의 마찰을 감소시키는데 도움을 주고, 심부전자활액낭은 대퇴골의 대전자와 장경인대에 접지한 대둔근 사이에서 충격을 완화하는 작용을 하며, 둔대퇴활액낭은 대둔근을 외측광근의 기시로부터 분리하고, 마지막으로 좌골 활액낭은 앉아 있을 때, 체중지지 구조물로서 역할을 하여 좌골결절이 대둔근을 지나가는 곳에서 충격을 완화한다.

Q각(Q-Angle)

Q각은 대퇴사두근에 의해 생성된 합력선과 슬개건의 선 사이의 각도를 말한다(그림 15.3 참조). 하나의 선은 슬개골의 중심에서 장골의 전상 장골극으로 연결하고, 두 번째 선은 경골 결절에서 슬개골의 중심을 통과해서 연결한다. 무릎을 완전히 신전했을 때, 정상적인 Q각은 남자는 대략 13° 이고, 여자는 대략 18° 정도이다. 이 각으로 인해 운동선수들은 손상을 쉽게 당할 수 있는데 자세한 설명 16장에서 할 것이다.

고관절의 근육(Muscles of the Hip Joint)

고관절을 가로지르는 크고 강한 많은 근육들이 고관절의 안정성을 보강한다. 고관절의 근육들이 **표 15.1**에 요약되어 있으며, 주요한 근육들의 작용은 이 장의 뒤에서 논의될 것이다.

골반, 고관절, 대퇴부의 신경 (Nerves of the Pelvis, Hip, and Thigh)

골반, 고관절 그리고 대퇴부에 공급되는 주요 신경은 요부와 천골 신경총에서 나온다. **요신경총**은 4개의 요추신경으로 형성되고, 대퇴부위로 신경가지를 내면서 복벽과 대요근

표 15.1 고관절의 근육

근육	근위부착	원위부착	주요작용	신경지배
대퇴직근	전상 장골극	슬개골	고관절 굴곡, 슬관절신전	대퇴신경(L_2-L_4)
장요근				
(장골근)	장골와 및 인근한 천골	소전자	고관절 굴곡	L_1과 대퇴신경 (L_2-L_4)
(대요근)	12번째 흉추와 요추, 요추 디스크			(L_1-L_3)
봉공근	전상 장골극	경골상부 내측	고관절굴곡, 외전, 외회전 보조	대퇴신경 (L_2, L_3)
치골근	치골지의 치골릉	대퇴원위부 내측	고관절 굴곡과 내전	대퇴신경 (L_2, L_3)
대퇴근막장근	장골릉 전방부와 전상장골극	장경인대	굴곡, 외전, 외회전 보조	상둔신경 (L_4-S_1)
대둔근	장골후면골릉 천골 그리고 미골	대퇴의 둔근조면 장경인대	고관절신전과 외회전	하둔신경 (L_5-S_2)
중둔근	장골후면의 후둔근선과 전둔근선 사이	대전자 상면과 외측면	외전	상둔신경 (L_4-S_1)
소둔근	장골후면의 전둔근선과 하둔근선 사이	대전자 전면	내측회전	상둔신경 (L_4-S_1)
박근	치골결절 전, 하면	내측, 근위 경골	내전	폐쇄신경 (L_3, L_4)
대내전근	하치골지와 좌골	대퇴골 조선 전체	내전	폐쇄신경 (L_3, L_4)
장내전근	치골전면	대퇴골 조선 중부	내전	폐쇄신경 (L_2, L_3)
단내전근	하치골지	대퇴골조선 상부	내전	폐쇄신경 (L_3, L_4)
반건양근	내측좌골결절	근위, 내측 경골	고관절 신전과 무릎 굴곡	경골신경 (L_5, S_1)
반막양근	외측좌골결절	근위, 내측 경골	고관절 신전과 무릎 굴곡	경골신경 (L_5, S_1)
대퇴이두근	후측, 외측 좌골결절	비골두와 경골과		
(긴머리)	외측 좌골결절		고관절 신전과 무릎굴곡	경골신경 (L_5-S_2)
(짧은 머리)	외측 대퇴골조선		무릎굴곡	총비골신경 (L_5, S_1)
외회전근	천골, 장골, 그리고 좌골	대전자 후면	외회전	(L_5-S_2)

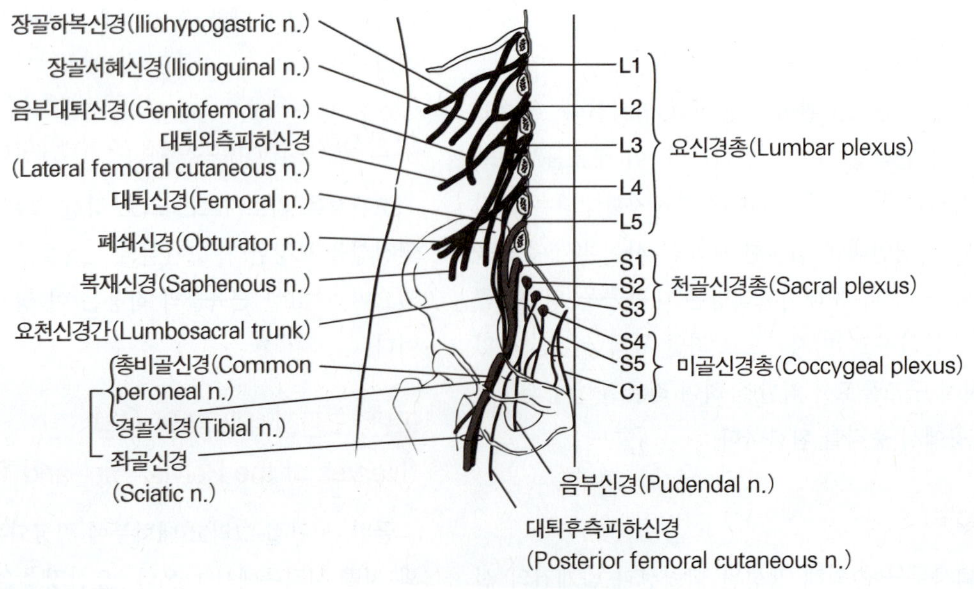

➤ 그림 15.8. **요골신경총과 천골신경총**

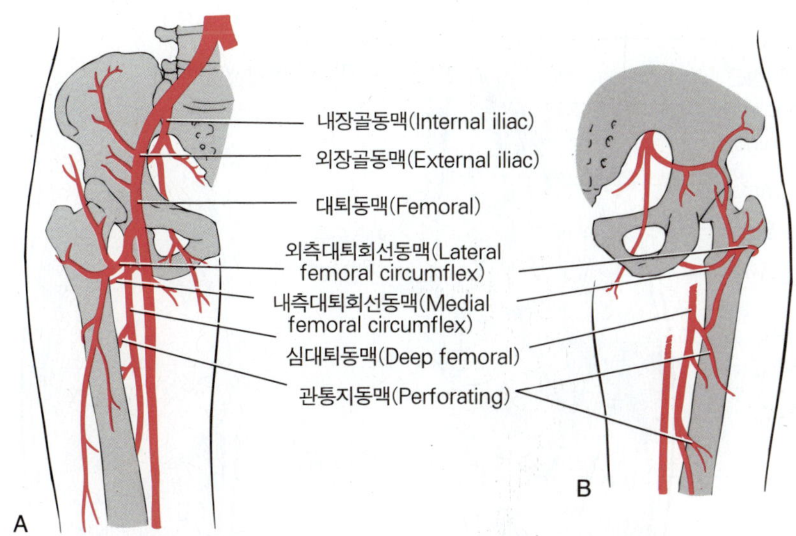

➤ 그림 15.9. **고관절과 대퇴영역으로의 동맥공급.** A, 전면도 B, 후면도

을 지배한다. 가장 큰 신경가지는 대퇴전부 근육과 피부를 지배하는 대퇴신경(L_2-L_4)이고, 또 다른 가지인 폐쇄신경(L_2-L_4)은 고관절 내전근을 지배한다.

천골신경총은 요신경총 바로 앞에 위치하고 요신경총과 어느 정도 섬유가 혼합되어 있으며, L_4에서 S_4까지 포함되는 하부 척추신경이 천골신경총을 이룬다(**그림 15.8**). 12개의 신경가지가 천골신경총에서 나오는데, 중요한 신경인 좌골신경(L_4,L_5,S_1-S_3)은 인체에서 가장 크고 가장 긴 단일 신경이다. 좌골신경은 골반의 대좌골절흔을 통과해서 대둔근속으로 주행하고, 슬괵근과 대내전근을 지배한다. 대퇴후부에서 좌골신경으로부터 갈라지는 경골신경과 총비골신경에 대해서는 16장과 17장에서 논의하기로 한다.

골반, 고관절, 대퇴부의 혈관 (Blood Vessels of the Pelvis, Hip, and Thigh)

외장골동맥은 대퇴에서 대퇴동맥으로 되고 이것은 하지에 혈액을 공급하는 주요한 동맥이다(**그림 15.9**). 대퇴동맥은 대퇴부에서 여러 개의 가지를 내는데, 그것들 중에서심 대퇴동맥은 대퇴후면과 외측대퇴근육에 혈액을 공급하고, 외측 및 내측대퇴회선동맥은 대퇴골두에 혈액을 공급한다.

고관절의 운동학과 주요 근육작용 (KINEMATICS AND MAJOR MUSCLE ACTIONS OF THE HIP)

고관절은 구형관절이기 때문에 대퇴는 모든 면으로 움직일 수 있으나 고관절을 가로지르는 큰 근육들에 의해서 관절가동범위를 제한되는데, 특히 후방에서 그러하다.

골반 위치(Pelvic Positioning)

많은 스포츠 활동 동안에 고관절에서 대퇴의 움직임은 골반대의 위치에 의해 촉진된다. 예를 들어, 무예의 하나인 발차기의 준비단계에서 다리의 외전은 골반이 발차기하는 다리의 반대측으로 외측경사됨으로 더 쉽게 된다. 이와 마찬가지로 고관절 굴곡은 골반후경에 의해 보조되고 신전은 골반전경에 의해 강화된다.

굴곡(Flexion)

주요한 고관절 굴곡근은 장골근과 대요근인데, 두 근육이 대퇴에 함께 부착하기 때문에 합쳐서 장요근으로 불린다(**그림 15.10**). 고관절 전면을 가로지르며 고관절 굴곡에 기여하는 또 다른 4개의 근육에는 치골근, 대퇴직근, 봉공근 그리고 대퇴근막장근이 포함된다. 대퇴직근은 두관절 근육으로 고관절 굴곡과 슬관절 신전 모두에서 활동적이기 때문에 공

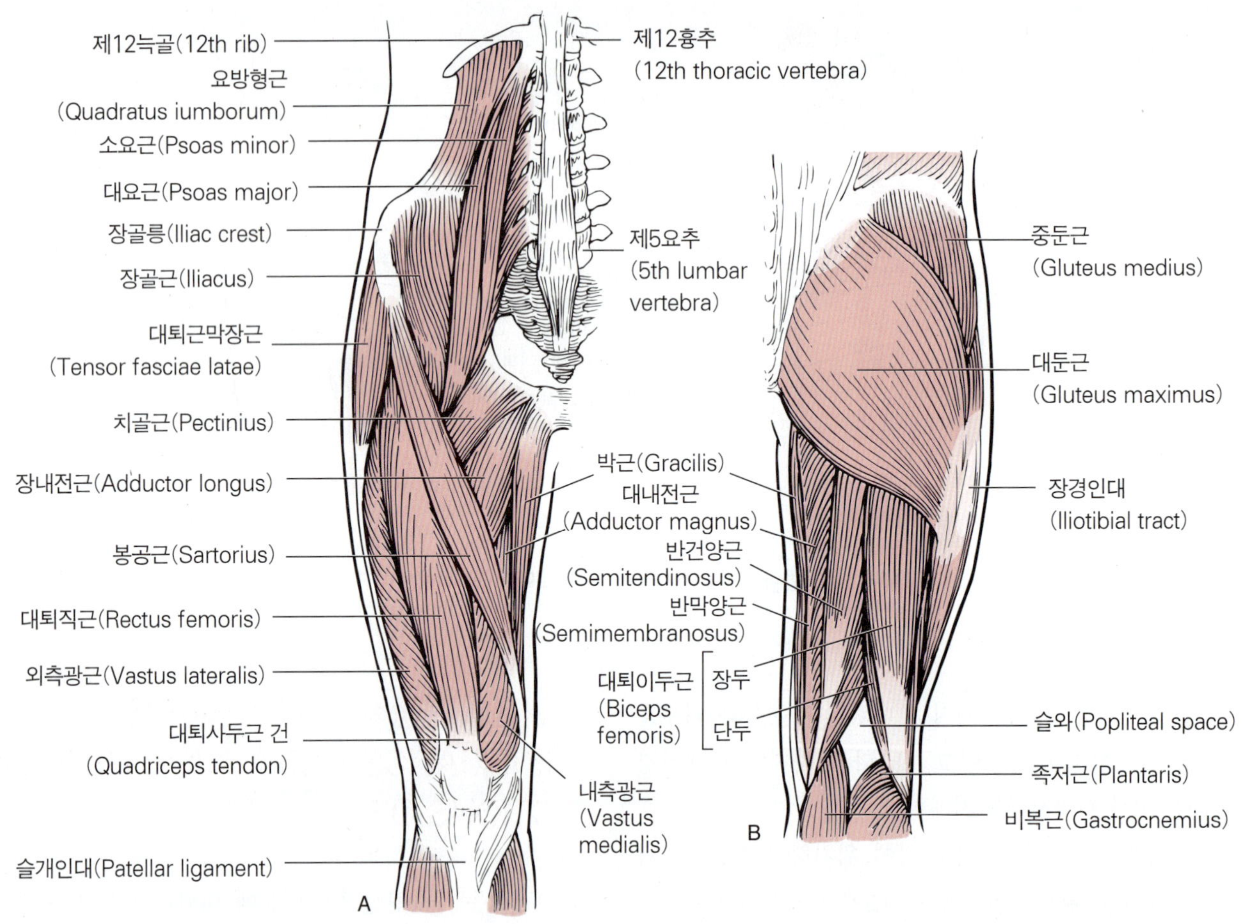

➤ 그림 15.10. **고관절과 대퇴의 천부근육.** A, 전면도 B, 후면도

을 찰 때 나타나는 것처럼 무릎을 굴곡했을 때에 고관절 굴곡근으로서 더욱 효과적으로 기능한다. 봉공근도 또한 2관절 근육으로 전상 장골극에서 경골결절 바로 아래 경골 근위부 내측면까지 가로지르는 인체에서 가장 긴 근육이다.

신전(Extension)

고관절 신전근은 대둔근과 슬괵근의 3개 근육인 대퇴이두근, 반건양근, 반막양근이다. 대둔근은 보통 계단을 오르거나 사이클을 탈 때와 같이 고관절이 굴곡상태로 있을 때, 또는 고관절에서 신전이 저항받고 있을 때만이 활동적이다. 슬괵근이라는 별명은 3개 근육의 두드러진 건에서 파생되어 나온 것이며, 무릎 후면에서 그것을 쉽게 바로 촉지할 수 잇다. 슬괵근은 고관절과 무릎을 가로지러서 고관절 신전과 슬관절굴곡에 기여한다.

외전(Abduction)

중둔근은 고관절의 주요한 외전근이며, 소둔근이 이것을 보조한다. 고관절 외전근은 신체를 외다리로 지지하는 동안에 그리고 걷거나 뛸 때의 입각기 동안에 골반을 안정시키는데 작용한다(17장 참조). 예를 들어, 보행 시 체중을 우측 발로 지지할 때 오른쪽 외전근이 원심성으로 등척성수축하여 좌측 골반이 유각기 상태에 있는 왼쪽 다리의 무게에 의해 하방으로 당겨지는 것을 막아준다. 이렇게 되면, 왼쪽 다리가 유각기 동안에 발가락을 바닥에 끌리지 않고 자유롭게 움직일 수 있게 된다. 고관절 외전근이 너무 약해서 이런 기능을 수행할 수 없게 되면, 매 발걸음마다 골반의 외측경사가 발생하게 된다.

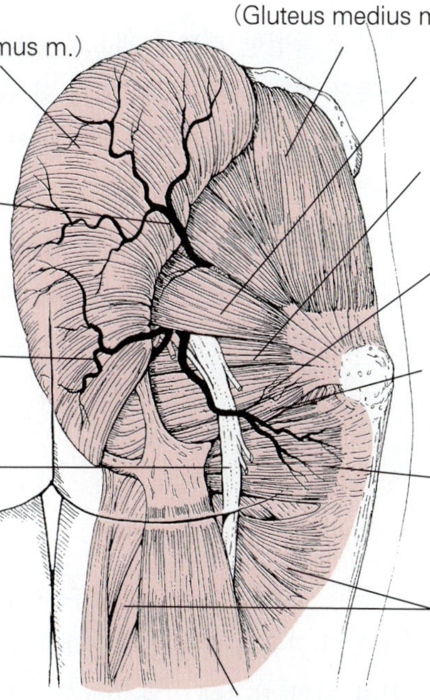

➤ 그림 15.11. **고관절 후면의 심부근육.** 좌골신경이 이상근 아래를 지나 대퇴후면으로 들어가는 것을 주목하라.

내전(Adduction)

고관절 내전근에는 장내전근, 단내전근, 대내전근이 포함되며, 이 근육들은 유각기에 작용하여 발을 신체의 중력중심 바로 아래로 가져와서 입각기의 위치에 있게 하고, 상대적으로 약한 박근은 고관절 내전을 보조한다. 고관절 내전근은 또한 고관절의 굴곡과 내회전에도 기여하는데 특히, 대퇴가 외회전되었을 때 그러하다.

대퇴의 내 · 외회전(Medial and Lateral Rotation of the Femur)

대퇴의 외회전에 기여하는 근육이 여러 개 있다고 하지만, 외회전에 단독으로 기능하는 것은 6개 근육으로 이상근, 상쌍자근, 하쌍자근, 내폐쇄근, 외폐쇄근, 대퇴방형근이다(**그림 15.11**). 유각기 중에 있는 다리의 대퇴가 외회전하는 것은 활보하는동안 골반이 외회전하는 것에 순응하기 위한 것이다.

대퇴의 주요한 내회전근은 소둔근이며, 대퇴근막장근, 반건양근, 반막양근, 중둔근, 그리고 4개의 내전근이 이것을 보조한다. 내회전근은 상대적으로 약하여 근력이 외회전근의 약 1/3 정도이다. 고관절의 다양한 움직임에 관여하는 근육을 **표 15.2**에 요약하였다.

표 15.2 고관절 움직임과 관련된 근육

굴곡	신전	외전	내전	내측회전	외측회전
장요근	대둔근	중둔근	치골근	중둔근	이상근
대퇴직근	대퇴이두근	소둔근	단내전근	소둔근	내폐쇄근
치골근	대퇴이두근	소둔근	대내전근	대퇴근막장근	외폐쇄근
봉공근	반건양근	대퇴근막장근	장내전근		상쌍자근
대퇴근막장근	반건양근	봉공근	대내전근		하쌍자근
	대내전근	이상근	박근		대퇴방형근, 대둔근

고관절의 운동학 (KINETICS OF THE HIP)

서 있는 동안에 고관절에서 받는 힘(Forces at the Hip During Standing)

고관절은 스포츠 수행동안에 매우 높은 부하를 감당하게 되는 주요한 체중지지관절이다. 양발에 균등히 체중을 분산시키고 직립으로 서있는 동안에 양측 고관절에 지지된 무게는 고관절 위쪽에 해당되는 신체 분절 중량의 1.5배이다. 그러나 이러한 상황에서 고관절 각각에서 받는 전체 부하량은 크고 강한 고관절 근육의 장력이 그 관절에 압박을 더 추가하기 때문에 지지된 체중보다 더 크게 된다.

보행 중에 고관절에서 받는 힘(Forces at the Hip During Gait)

정상 보행의 유각기 동안에 고관절에 가해지는 압박은 대략 체중과 같으나, 입각기 동안에는 3배에서 6배까지 증가한다(3). 체중은 발에서 골격을 통해 위로 전달되는 힘과 충돌하고 근육 긴장은 모두 이러한 압박부하에 기여한다. 고관절에 가해지는 힘은 걷거나, 뛰는 속도에 따라 증가한다. 손상된 하지 반대쪽에 목발 또는 지팡이를 사용하면, 보행주기 내내 부하를 양다리 사이에 보다 균등하게 분산시키는데 도움이 된다는 점에서 이득이 있다.

골반, 고관절, 대퇴부 질환의 예방 (PREVENTION OF PELVIS, HIP AND THIGH CONDITIONS)

고관절은 골반대 안에서 잘 보호되고 있으므로 거의 손상을 받지 않는다. 보호장비의 착용, 적합한 쿠션과 지지로 된 신발의 착용 그리고 광범위한 신체조절프로그램의 참여와 같은 여러 가지 요인들로 이 부위에서의 급성 또는 만성 손상의 유병율 감소시킬 수 있다.

보호장비 (Protective Equipment)

충돌과 접촉을 해야 하는 스포츠에서는 장골릉, 천골, 미골, 생식부위와 같이 손상당하기 쉬운 부위를 보호하기 위해 여러 층의 엔솔라이트로 방어되고, 단단한 폴리에틸렌으로 구성된 특별한 패드를 필요로 한다. 특수한 주머니를 가진 거들로 패드를 제자리에 있게 할 수도 있으며, 남성의 생식기 부위는 선수보호대에 보호용 컵을 넣으면, 가장 잘 보호할 수 있으며 상업용의 특수한 대퇴패드가 또한 대퇴 전면부를 타박상으로부터 보호하기 위해 사용되기도 한다. 네오프랜 소매는 일정한 압력과 치료적 온기를 제공하고 대퇴사두근 또는 슬괵근 좌상에 대한 지지도 할 수 있다. 이러한 보호장비는 3장에서 이미 소개되었다.

신체컨디셔닝 (Physical Conditioning)

골반, 고관절 그리고 대퇴부 손상을 방지하기 위한 운동은 이 부위 근육의 유연성과 근력에 우선적으로 연관되어 있다. **실전 전략** 15.1에 고관절의 굴곡근, 신전근, 내전근, 외전근, 내측과 외측회전근에 대한 특별한 운동이 설명되어 있다. 슬관절과 관련된 것으로 대퇴사두근, 슬괵근, 대퇴근막장근 등에 운동은 16장에서 설명될 것이다.

신발선택(Shoe Selection)

스포츠 활동은 다양한 지형과 바닥표면에서 수행되므로 신발로 충돌력을 적절하게 완화시켜야 하며, 지형과 표면에 상관없이 달리기의 입각기와 마지막 발끝떼기 동안에 발을 지지하고 보호해야 한다. 발꿈치 부위에서의 충격완화가 부적절하게 되면 그 힘을 다리 위로 전달시켜서 고관절의 염증 또는 대퇴경이나 치골의 스트레스 골절을 야기할 수도 있다. 그러므로 악천후에서도 신발의 모양과 단단함을 유지할 수 있는 열가소성 발꿈치 카운터(thermoplastic heel counter)와 적절한 발꿈치 충격완화를 제공할 수 있는 신발을 구입하는 것이 중요하다. 신발의 바닥면은 미끄러짐을 방지하기 위해 표면을 특별한 유형으로 설계되어야 한다.

타박상(CONTUSIONS)

Q 어떤 미식 축구 선수가 태클동안에 상대편의 어깨로 고관절의 전외측면에 직접 타격을 받고, 즉각적인 심한 통증, 경련, 기능 소실로 경기장에서 밖으로 이송되었다. 연부조직 손상과 골절 가능성을 어떻게 구분할 수 있는가?

실전 전략 15.1 허벅지, 고관절, 그리고 골반의 손상을 예방하는 운동

다음 운동은 고관절의 움직임을 위해 실행될 수 있으며, 슬관절을 가로지르는 슬괵근, 대퇴이두근 그리고 대퇴근막장근에 대한 운동도 15장에서 볼 수 있다.

A. **고관절 굴곡근의 신장(찌르기).** 신장되야 하는 다리를 앞으로 하고, 슬관절을 구부리면서 엉덩이를 앞으로 이동시킨다. 등은 일직선을 유지한다. 대체 방법 : 의자나 탁자위에 발을 오려놓고 신장되는 것이 느껴질 때 까지 앞으로 구부린다.

B. **앉은 자세에서 외회전근의 신장.** 한쪽 다리를 허벅지 위로 가로지르고, 슬관절 바깥쪽에 팔꿈치를 갖다댄다. 골반을 바닥에 유지하고, 무릎을 구부려서 체간을 가로지르고 있는 다리를 밀어서 둔부근육을 신장시킨다.

C. **선 자세에서의 내전근 신장.** 신장되어야 하는 다리를 옆으로 벌리고, 천천히 반대측 무릎을 구부린다. 양쪽 고관절은 중립 또는 신전된 자세를 유지해야한다.

D. **테라밴드(thera-band) 또는 튜브운동.** 테라밴드 또는 고무 탄력 튜브를 탁자에 확실하게 고정시키고, 단일 평면상에서 또는 다방향 패턴으로 고관절 굴곡과 신전, 외전, 내전, 내회전 그리고 외회전을 실행한다.

E. **완전히 쭈그려앉기.** 이 운동을 하는 동안에는 중량벨트를 착용해야한다. 다리를 어깨넓이 이상으로 벌리고, 항상 머리를 세우고 가슴이 펴지도록 등은 일직선을 유지한다. 무릎과 고관절 굴곡은 90°를 초과하지 않게 하고, 먼저 고관절을 신전함으로써 상방으로 운동을 시작한다.

F. **고관절 신전.** 상체를 안정되게 하여 등을 평편하고 ,슬관절 굴곡이 유지된 상태에서 고관절을 신전시킨다. 다리는 번갈아가며 실행한다.

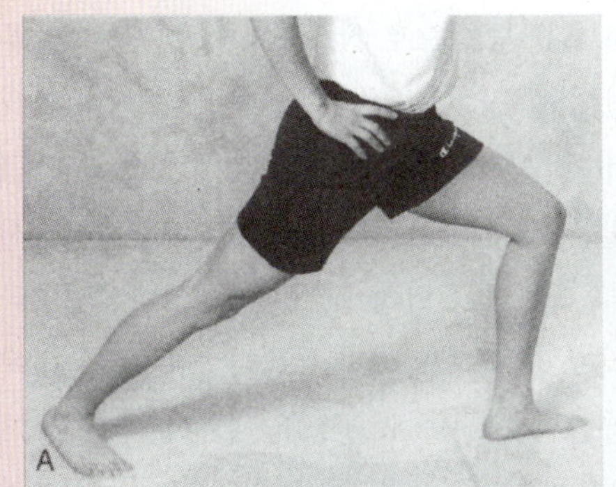
A

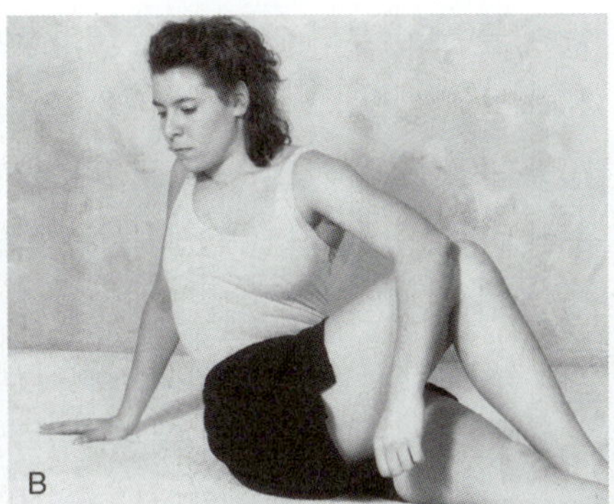
B

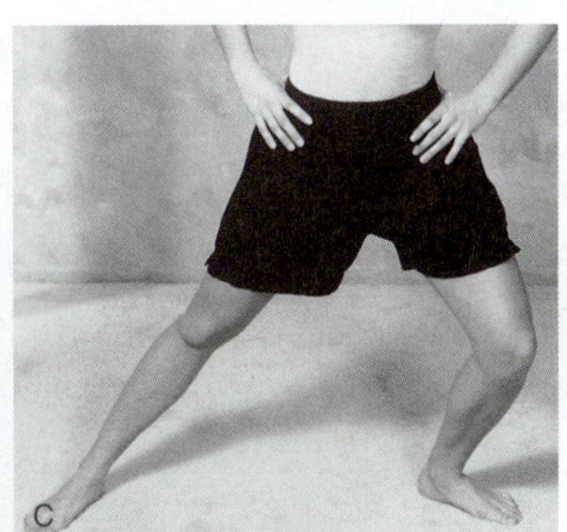
C

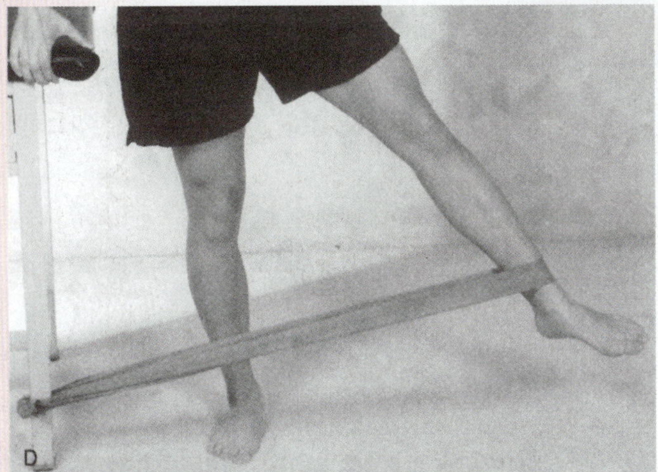
D

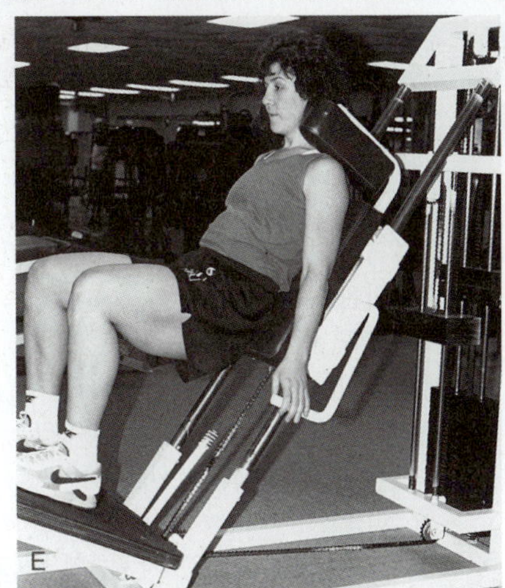
E

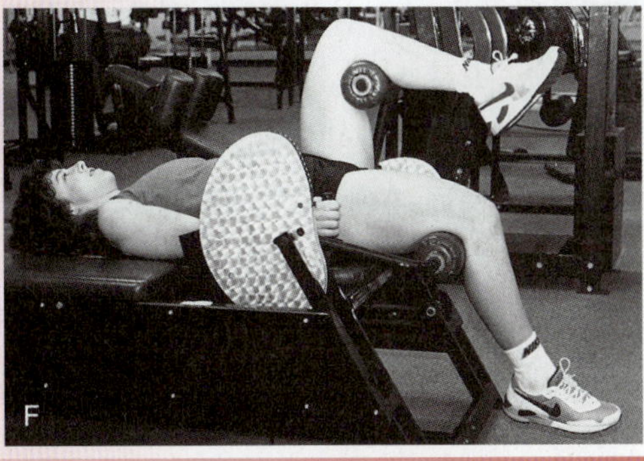
F

발로 대퇴부를 차거나 단단한 표면에 떨어지는 것과 같이 연부조직에 직접적으로 타격을 받게 되면, 압박력으로 연부조직이 뭉개지게 된다. 그 상태가 경도이면 며칠 지나면서 저절로 치유되지만, 출혈과 종창이 좀 더 광범위해져 있으면 크고 깊은 혈종을 야기하고 치유되는데 몇 달이 걸리기도 한다. 타박상은 고관절 부위 어느 곳에서나 발생할 수 있다. 그러나 전형적으로는 장골릉좌상(hip pointer)라 부르는 것으로 장골릉에서 발생되는 것과 대퇴사두근 그룹에서 보여지는 것으로 찰리 호스(charley horse)라는 것이 있다.

장골릉 좌상(Hip Pointer)

장골릉 좌상은 일반적으로 대퇴근막장근의 근복에 관련된 혈종이 있는 장골릉 타박상을 말하지만, 그러나 그 용어는 또한 장골릉의 골막염, 대전자의 타박상, 장골릉으로부터 외복사근의 단열을 구별하는데도 사용된다.

징후와 증상. 심부출혈과 종창이 골막하, 또는 근육 내, 피하에 있을 수 있다. 너무 많은 체간근과 복근이 장골릉에 부착하기 때문에 기침, 웃음 그리고 심지어는 숨쉬는 것을 포함한 체간의 어떠한 움직임도 고통스러우며, 즉각적인 통증, 변색, 경련 그리고 기능소실로 인해 환자는 손상된 쪽으로 몸을 회전하거나 측굴할 수 없다. 심한 과민압통이 장골릉 위에 존재하고, 복근경련이 존재할 수도 있다. 24시간에서 48시간 사이에 종창은 더 넓게 퍼지고 반상출혈이 육안으로 명백하게 된다. 손상이 심한 경우에는 손상부위에서의 근긴장에 의해 야기된 격렬한 통증때문에 목발을 사용했을 때조차도 걷거나 체중지지를 못한다. **표 15.3**에 여러 등급의 장골릉좌상에 대한 징후와 증상을 나열하였다.

표 15.3 장골능좌상의 징후와 증상

손상 등급	징후와 증상
등급 I (Grade I)	정상보행과 정상자세 촉진 시 약간의 통증 종창이 미미하거나 없다. 체간의 완전운동가동범위 3-7일이면 활동에 복귀한다.
등급 II (Grade II)	비정상적인 보행패턴 자세가 손상부위를 향해 약간 굴곡되어 있다. 촉진 시 장골릉에서 알아챌 만한 통증 종창이 보인다. 체간의 능동운동가동범위에서 통증이 심하고 제한된다. 특히 반대쪽으로 외측굴곡 그리고 체간 회전 시
등급 III (Grade III)	심각한 통증, 종창 그리고 멍 보행 시 느리고 짧은 보폭과 유각을 보인다. 자세는 심각하게 손상된 쪽으로 기울어져 있다. 체간운동가동범위에서 통증이 심하고, 모든 방향에서 제한된다. 활동에 복귀하기까지 14-21일 정도 걸린다.

치료. 치료는 손상이후, 처음 2-3일 동안 얼음, 압박 그리고 절대적 안정으로 한다.

EMS *만일 격심한 통증이 장골릉 위에 직접 촉진되면, 장골릉좌상과 골절 양쪽 손상기전이 같으므로 환자를 의사에게 보내서 장골릉 골절의 여부를 확인해야 한다*

장골릉 좌상이 합병증 등으로 악화되지 않았으면, 그 운동선수는 3-7일 안에 활동을 재개할 수 있지만, 그러나 부위는 패드로 보호해서 재손상을 예방해야 한다. Ⅱ 또는 Ⅲ등급의 손상에서는 목발을 사용하게 해야 하고, NSAID는 48시간 후에 처방하며, 후속치료로 열치료, 초음파, 경피신경자극치료(TENS), 그리고 견딜 수 있다면 통증이 없는 범위 내에서의 능동관절가동범위 운동을 시행한다. 통증없이 능동가동범위운동(AROM)을 할 수 있게 되자마자 곧, 점진적 저항운동을 시행해야 하며, 거기에는 하지와 체간에 대한 강화운동도 포함되어야 한다. 점차 활동으로 복귀할 때는, 패드 또는 압박성 의류를 착용하여 해당부위가 더 손상되지 않도록 보호한다.

대퇴사두근의 타박상 (Quadriceps Contusion)

대퇴사두근 타박상이 가장 흔히 발생하는 곳은 허벅지 외측이다. 만약 타박상 근육 내 중격 인접한 곳에 국한되어 있으면, 통증과 혈종은 보다 빠르게 해소되는 경향이 있다. 근육 내의 타박상은 종종 더욱 심한 단열과 혈종, 통증과 연관되며 비정상적인 병변으로 되는 경향이 더 크며, 손상의 심각도가 항상 과소평가되어 치료를 받고 있다.

징후와 증상. 충돌 후에 즉시 광범위하게 통증과 부종이 나타난다. 가벼운 타박상은 가벼운 통증과 부종이 나타나며, 절뚝거림 없이 걸을 수 있다. 90° 이상 슬관절을 수동적으로 굴곡시키면 통증이 나타나지만, 저항을 주고 무릎을 신전시키면 통증이 덜하게 된다. 중등도 타박상의 경우에는 오직 45°~90° 정도 무릎을 굴곡시킬 수 있고, 현저하게 절뚝거리면 걷게 된다. 심한 타박상의 경우에는 삼출이 24시간 이상 계속 발생된다. 초기에는 약간 멍이 든 흔적이 있지만, 24시간이내에 점진적인 출혈과 부종이 생겨나서 무릎을 46° 이상 구부릴 수 없게 된다. 단단한 혈종을 촉지할 수도 있으며 그 결과로 대퇴사두근을 수축할 수 없거나, 하지직거상(SLR)을 할 수 없게 된다.

치료. 처음 24-48시간 동안은 무릎을 최대로 굴곡시킨 상태로 얼음으로 한냉치료를 하고 압박붕대로 감싼다(**그림 15.12**). 이렇게 자세를 하면 슬관절 굴곡이 보존되고 근육내 출혈과 경련이 제한된다. 48시간 후에 재평가를 하여 또 다시 12-24시간 동안 추가로 계속해서 얼음과 압박 그리고

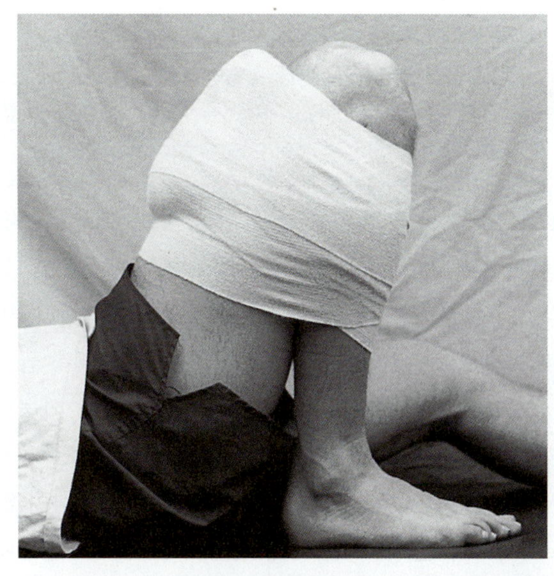

➤ 그림 15.12. **슬관절을 최대로 굴골시켜서 근육이 신장되게 한 상태로 대퇴사두근 타박상에 얼음을 대었다.**

실전 전략 15.2 대퇴사두근 타박상의 처치 알고리즘

급성기 (처음 24~48시간)

- 무릎을 120°정도 굴곡시킨 상태로 얼음 및 압박 적용
- 부분적 또는 전혀 체중을 부여하지 않은 상태에서의 목발 사용
- 통증 없이 능동적 · 수동적 가동범위 운동
- 24시간 후 NSAID 사용

↓

아급성기 (2~5일)

- 한냉요법과 수동적 신장 운동
- NASID
- 능동적 가동범위 운동과 통증이 없는 저항 PNF 이완과 근력강화 운동
- 무릎을 90°까지 굴곡할 수 있을 때까지 계속적으로 부분적인 체중부하
- 고전압평류자극(HVGS), 핫팩, 수중마사지(현재 부종이 없을 경우)
- 부드럽게 공차는 운동과 수영

↓

만성기

- 목발 사용을 중지(현재 절뚝거림이 없을 경우)
- 사이클, 가벼운 조깅 또는 달리기까지는 가능
- 고전압평류자극(HVGS)
- 3주째 방사선상에 화골성근염이 없을 경우

↓

스포츠활동복귀

- 침범되지 않은 다리의 10°이내의 가동범위
- 양쪽의 균등한 근력과 지구력
- 점프, 시작, 멈춤, 방향변화, 전력질주가 가능
- 모든 기능적인 테스트를 통과해야함
- 재손상을 예방하기 위해 보호 패드를 고려해봄

굴곡이 필요한지 결정한다.

EMS *적절한 급성 관리에도 불구하고 계속해서 부종이 나타나면, 이는 혈종이 지속되는 것을 암시한다. 의사에게 즉시 보내서 출혈정도를 평가하게 하여야한다.*

그 운동선수가 통증 없이 걸을 수 없으면, 목발을 사용해야하는데 48시간 동안은 체중을 부과하지 말아야 하고, 통증이 감소되는 정도에 따라 부분적으로 체중을 부과한다. 만약 2일 후까지도 관절가동범위가 향상되지 않으면, 계속 급성처치를 하고 체중을 부과하지 말아야 한다. 동작이 가능하게 되면, 매일 얼음으로 한냉치료를 하고, NSAID를 복용시키면서 부드럽게 수동적 · 능동적으로 신장운동을 통증이 없을 정도로 시켜야 한다. 고유수용성 신경근촉진(PNF)운동패턴을 이용해서 근력강화, 이완 그리고 가동범위를 증가시키고, 대퇴사두근 등척성강화운동과 슬괵근 저항운동을 하며, 능동적 신장과 점진적 저항근력강화프로그램으로 진행할 수도 있다. 맥동 초음파나 고전압평류자극(HGVS)은 초기단계에 부종을 감소시키는데 도움이 된다. 지속적인 초음파, 수중치료, 마사지는 염증과정을 자극하게 되므로 초기단계에서는 하지말아야 하지만, 후기에서는 회복에 도움이 되므로 사용해도 된다. 관절가동범위가 완전히 회복되었을 때에는 완전체중부하로 걸어야 하며, 더 진전된 근력강화 프로그램으로 확대하고, 사이클, 조깅, 달리기 그리고 스포츠와 관련된 특수 기능적 활동을 혼합할 수도 있다. **실전 전략** 15.2에 대퇴사두근 타박상의 처치에 대한 설명이 있다.

화골성 근염 (Myositis Ossificans)

화골성 근염은 근조직 내에 골이 침전된 비정상적인 골화이며, 대퇴사두근에 단일 또는 반복적인 외상성 타박으로부터 유래될 수 있다. 대퇴사두근 타박상에 후속되는 여러 위험요소가 이런 질환에 걸리기 쉽게 할 수 있다(**글상자** 15.1)

흔히 발생하는 부위는 허벅지 전외측면이지만, 그러나 또한 둔부, 서혜부, 다리 그리고 상완골 중간 외측면에서도 발생된다. 골형성을 유발하는 정확한 기전은 아직 성립되지 않았지만, 손상 후 일주일이내 혈종이 해소되는 동안에 회복과정에 수반되어 존재하고 있는 섬유아세포가 골아세포로 분화되기 시작하는 것으로 생각된다(4). 석회화의 증거는

➤➤ 글상자 15.1

화골성 근염을 발생하는 위험인자

- 이소성 골형성에 대한 타고난 의학적인 소인
- 손상 후 스포츠 활동의 계속
- 조기에 시행한 마사지, 수중치료 또는 열치료
- 수동적으로 강하게 시행한 스트레칭
- 재활프로그램에서 너무 빠른 진행
- 스포츠활동의 성급한 복귀
- 같은 부위의 재손상

3~4주 후에 방사선 사진으로 볼 수 있고, 석회화가 계속 진행함에 따라 심부조직에서 단단한 덩어리가 만져지는 것을 느낄 수 있으며, 6~7주 후에는 일반적으로 덩어리가 커지는 것을 멈추고 재흡수가 발생하지만 완전한 재흡수가 일어나는 것이 아니고, 가시적인 피질골 유형의 병변이 남아있게 된다(**그림** 15.13).

징후와 증상. 검사해보면, 손상받지 않은 반대쪽보다 거의 2~4cm 정도 더 크게 허벅지가 부어올라서 단단하고 따뜻하게 느껴진다. 촉지할 수 있는 그 덩어리는 통증을 동반하고, 슬관절 굴곡을 20°~30°로 제한시킬 수도 있으며, 능동적인

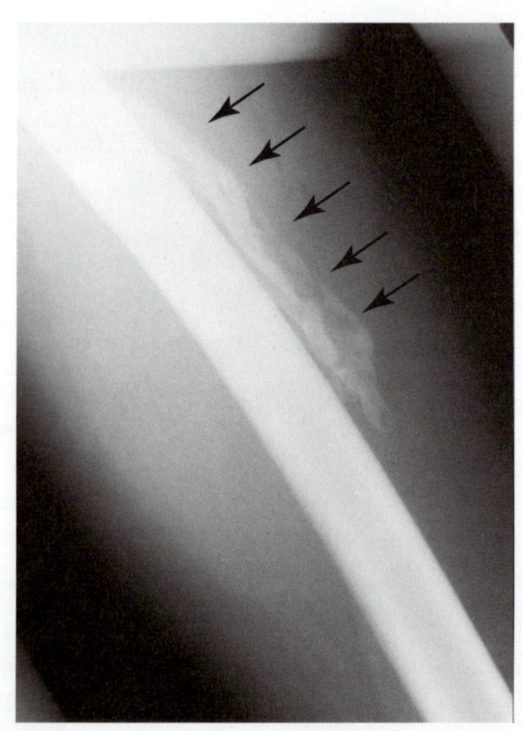

➤ 그림 15.13. **화골성 근염.** 석회화의 완전 재흡수가 일어나지 않아서 가시적인 피지골 유형의 골병변이 남아있다.

대퇴사두근의 수축과 하지직거상(SLR)이 불가능 할지도 모른다.

치료

EMS *환자를 즉시 의사에게 보내야 한다.*

치료에는 얼음냉치료 · 압박 · 거상 · 목발 그리고 휴식이 포함되며, NSAID는 오직 48시간 후에 처방되어야 하는데 왜냐하면 이것이 혈소판 기능을 억제시키고 출혈을 촉진하기 때문이다. 비정상인 골화는 전형적으로 6~12개월 내에 발생되므로 이것이 성숙되기까지 방사선 촬영을 주기적으로 시행하며, 골화덩어리가 완전하게 재흡수되지 않은 경우에 많은 환자들은 후속되는 타박으로부터 적절한 보호를 하면서 안전하게 스포츠에 다시 참여한다. 외과적 수술은 통증과 약화 그리고 관절가동범위 감소의 의해 활동이 제한될 때만 적용하며, 골화덩어리가 숙성되기 전에 절개하면, 다시 형성되는 결과가 초래될 수 있으며 종종 원래 것보다 더 큰 덩어리가 될 수도 있다.

급성 구획증후근 (Acute Compartment Syndrome)

대퇴사두근 타박상의 심각한 합병증은 급성 구획증후근이 발생하는 것이다. 구획증후근은 밀폐된 근막구획에서의 조직압력이 증가되어 그 구획 내에 있는 신경과 근육에 대한 혈액순환을 위태롭게 하는 것으로 정의된다. 이러한 질환은 종종 허벅지에 대한 심한 외상의 후속으로 생기거나 대퇴골절 또는 분쇄손상의 결과로 발생할 수도 있다.

징후와 증상. 수동 움직임과 대퇴사두근의 등척성 수축으로 점차 심해지는 통증이 발생하다고 호소한다. 원위부의 맥박과 모세혈관이 정상으로 되더라도, 압력이 구획내에서 증가함에 따라 대퇴에서 감각 감소와 운동 약화가 나타날 수도 있다.

치료

EMS *얼음으로 즉시 한냉치료를 하여 부종을 감소시키고, 환자를 빨리 의사에게 보내야 한다.*

큰 혈종이 출현한 경우에는 대퇴신경의 운동기능으로 인해서 평가하는 것이 어려우므로 의사에 의해 측정된 구획압력을 기초로 하여 진단한다. 압력이 40mmHg보다 크면, 대개 전측 또는 전외측 피부를 절개와 근막절개 그리고 혈종을 배출하는 외과적 수술방식이 적용된다(4).

A 고관절 전외측 부위를 촉진하여 골절가능성을 확인한다. 만약 과민압통점과 부종, 변색이 뼈 구조물의 위 또는 아래에 있는 연부조직에서 발견되면, 그 운동선수는 장골릉 좌상일 수도 있고, 만약 과민압통점이 뼈 구조물상에서 발견되면 골절일 지도 모른다.

점액낭염(BURSITIS)

Q 20살의 여성이 도시거리에서 달릴 때 통증을 호소한다. 통증은 대전자 후면에서 국한되며, 가끔 딸깍거리는 소리가 난다고 한다. 이 부위에 위치하여 자극될 수 있는 구조물에는 어떤 것이 있으며, 이러한 손상에 기여할 수 있는 또 다른 요소로는 무엇이 있는가?

점액낭염은 달리기 선수나 조깅하는 사람에게서 흔히 발생하는 것으로 대전자점액낭과 장요점액낭, 좌골점액낭을 전형적으로 침범한다(**그림 15.14**). 점액낭염의 발생은 대개 두 가지 기전의 결과로 나타나는데 가장 일반적인 기전은 과사용으로 인해 유발되는 과도한 마찰 또는 전단력에 부차적으로 발생하는 염증이고, 또 다른 기전은 외상후 점액낭염인데 그것은 직접적인 타격이나 타박으로 점액낭에 출혈을 야기하여 염증이 유도됨으로써 생기는 것이다.

전자부 점액낭염 (Greater Trochanteric Bursitis)

대전자 점액낭은 대전자와 대둔근, 그리고 대퇴근막장근 사이에서 존재한다. 골반이 더 넓고 Q각이 더 크기 때문에

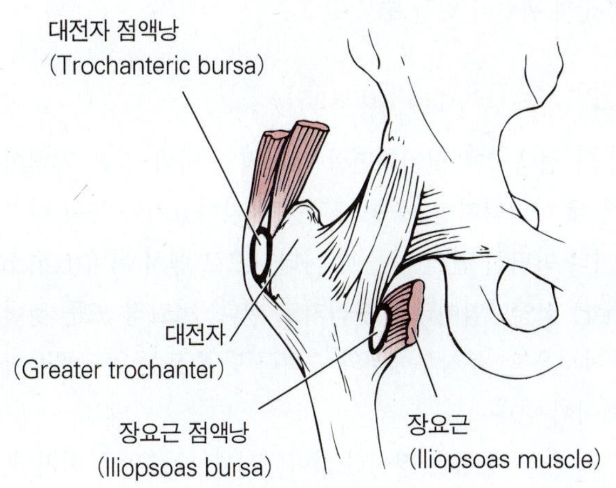

➤ 그림 15.14. **고관절의 점액낭.** 고과절의 점액낭염에는 대전자 점액낭과 장요근 점액낭, 좌골점액낭이 포함될 수 있다.

여성 달리기선수에서 흔히 나타나지만, 또한 크로스-컨츄리 스키선수와 발레 무용가 그리고 달릴 때 발을 정중선을 넘게 교차하여 Q각을 기능적으로 증가시키는 달리기 선수에게서도 나타난다. 거리는 물기가 흘러서 마르도록 비스듬히 처리되어 있기 때문에 항상 도랑에 근접해 있는 쪽의 다리가 악영향을 받게 된다.

징후와 증상. 전자부 점액낭염은 걷거나 운동을 할 때 대전자 꼭대기에서 화끈거리거나 찌르는 듯한 통증을 느끼는 것이 특징이다. 이것은 저항에 대항한 고관절 내전근의 수축 또는 체중부하 상태에서 고관절을 굴곡·신전하는 동안에 더 악화되며, 허벅지의 내측에서 원위부까지 연관통이 나타난다. 만약 어떤 움직임을 하는 동안에 발생한 급작스럽고 예리한 통증에 의해서 동반된 것이라면, 그것은 딸깍거리는 소리가 나는 고관절 문제에 부차적인 것일 수가 있다(다음을 참조).

장요점액낭염(Iliopsoas Bursitis)

장요근이 점액낭을 고관절관절낭 또는 대퇴소전자에 대고 반복적으로 압박할 때, 장요근의 점액낭이 자극될 수 있으며 고관절의 골관절염도 또한 이러한 상태를 유발할 수 있다.

징후와 증상. 통증은 관절의 내측 및 전면에서 더 느껴지며, 쉽게 촉지할 수 없다. 슬관절을 지지하여 근육을 이완하고 고관절과 슬관절 굴곡시키고 하지의 외회전시키면 과민압통점을 나타나게 할 수 있으며, 고관절의 수동적 회전동작과 저항을 주고, 고관절을 굴곡, 외전, 외회전시켜도 또한 통증을 증가시킬 수가 있다. 장요점액낭염 또한 딸깍 소리가 나는 고관절증후군과 관련이 있을 수도 있다.

좌골점액낭염(Ischial Bursitis)

좌골의 점액낭에 떨어지면서 직접적인 타박 같은 압력이 가해질 때 나타나지만, 종종 오랫동안 앉아있거나 특히 다리를 꼬거나 딱딱한 면에 앉을 때 나타나므로 벤치 워머(bench warmer) 점액낭염이라고 불리기도 한다. 비교적 드문 것이지만, 이것은 건 부착부에서의 슬괵근 단열 또는 골단골절과 구분되어야 한다.

징후와 증상. 통증은 장시간 앉아있거나, 오르막을 뛰거나, 심지어 가방을 멜 때에도 나타난다. 고관절을 굴곡시켜 놓고 좌골조면 위를 직접 촉진하면, 과민압통점을 만질 수 있으며. 통증은 수동적 그리고 저항을 준 고관절 신전으로 증가한다.

점액낭염의 관리 (Management of Bursitis)

점액낭염에 대한 치료에는 저온요법과 심부마찰마사지, 휴식 그리고 NSAID과 병발된 근육의 신장프로그램이 포함되며, 초음파 또는 간섭전류의 사용도 도움이 된다. 훈련된 전문가에 의해서 시행된 달리기 동작의 자세평가와 생체역학분석으로 어떤 요인이 환자의 상태에 기여하고 있는 지를 결정할 수 있다 . 신발과 보조기를 바꾸거나 달리는 기술을 변경하는 것으로도 문제점을 교정할 수 있고 재발을 막을 수가 있다. 만약 상태가 빠르게 개선되지 않으면, 골단층촬영으로 대퇴경부 스트레스 골절의 가능성을 확인해야 한다. 보존적인 치료에 반응하지 않는 환자에게는 마취제와 코티존이 혼합된 국소주사 또는 외과적 수술이 필요할 수도 있다.

발음성 고관절증후군 (Snapping Hip Syndrome)

만성 점액낭염은 **발음성 고관절증후군**을 초래할 수 있는데, 그러한 상태는 무용가와 달리기 선수 그리고 치어리더들에게서 아주 흔히 있는 것으로 관절 내 ·외측의 다양한 원인에 부차적으로 발생하는 것이다(**글상자** 15.2).

이것에는 3가지 유형이 있다.

> **글상자 15.2**
>
> **발음성 고관절증후군의 원인**
>
> **관절내의 원인**
> - 관절의 활액낭 안의 골연골에서 일어남(활액막연골)
> - 축 늘어진몸
> - 골연골성 외골증
> - 고관절의 아탈구
> - 관절낭의 잘못된 압력
>
> **관절외 원인**
> - 대퇴근막장근의 마찰
> - 아래쪽 장골의 내측면 위 장골치골의 돌출 부위의 장요근에 의한 딸깍거림(snapping)
> - 대퇴골두 위 장골대퇴인대의 딸깍거림(snapping)
> - 좌골결절 위 대퇴이두근 장두의 딸깍거림(snapping)

- **외적** : 가장 일반적인 원인은 고관절굴곡 동안에 대전자상에서 딸깍거리는 장경인대 또는 대둔근으로 인해서 전자부 점액낭염으로 유도되는 것이다.
- **내적** : 장요근의 근건 접합부 심부에 있는 장요점액낭과 같은 구조물상에서 장요근이 딸깍거린다.
- **관절내부** : 관절순의 손상과 같이 관절의 병변으로 그러한 상태가 유도될 수 있다.

징후와 증상. 발음성 고관절증후군의 특징은 통증보다는 고관절에서 어떤 동작을 하는 동안에 듣거나 느낄 수 있는 딸깍거리는 감각이라는 것이다. 그것은 항상 환자가 한 다리로 균형을 잡으면서 고관절을 외회전과 굴곡할 때 일어나며, 장요점액낭에 병변이 있으면, 내측 서혜부에서 딸깍거림을 호소한다.

치료. 이 상태는 대개 NSAID(비스테로이드성항염증약)과 재활프로그램으로 다루어 특수 결함 즉, 근경직, 근 불균형, 서투른 훈련기술, 움직임의 빈약한 생체역학 등에 접근한다. 그러나 만약 통증 또는 고관절의 불안정감과 연관된 것이라면, 의사에게 보내야 한다.

A 달리기 선수의 전자부 점액낭염은 아마 달리는 동작을 하는 동안에 장경인대가 대전자위에서 딸각거림에 의해서 유발될 것이다. 여자는 특징적으로 넓은 골반과 그녀가 물이 빠지게 덧씌어진 도시거리를 달리고 있기 때문에, 그녀의 고관절부위 외측 연부조직 구조물은 스트레스가 부가될 위험에 있다. 그녀는 장경인대의 유연성을 증가시키고, 거리를 달릴 때 달리기의 방향을 바꾸어서 동일한 다리가 배수로에 계속 근접하여 달리지 않도록 해야 한다.

염좌와 탈구 (SPRAINS AND DISLOCATIONS)

Q 아이스하키 선수가 상대 선수에 의해 경기장 보드에 그의 고관절과 슬관절이 90° 굴곡된 상태로 저지되어서 대퇴 후면에 충격이 가해졌다. 지금 그 선수는 구부린 자세로 고관절을 약간 굴곡시키고, 내회전시킨 상태에서 통증이 심한 곳에 얼음을 대고 누워 있다. 선수의 자세를 보고 선수트레이너는 즉시 응급의료조치를 시행하기로 결정했다. 앰블란스로 이동하는 도중에 환자를 위해 해야 할 것은 무엇인가?

고관절 염좌는 드물게 나타나는데 그것은 구상관절에서는 다양한 움직임이 허용되고 그것의 안정성을 부여하는 여러 층의 근육에 의해 보호되고 있기 때문이다. 자동차사고에서 탑승자의 슬관절이 계기판으로 부딪치게 되는 것처럼 고정된 물체에 무릎을 부딪치는 외상 또는 격렬한 비틀기 동작에서 손상이 발생할 수 있다. 어린아이에서는 외상성 고관절 탈구가 드물지만, 그러니 대퇴경부 골절보다는 더 흔히 발생한다. 이것은 주로 13-16세까지 관골구의 구성이 유연한 연골로 이루어진 결과로 나타나는 것이다.

징후와 증상. 가벼운 또는 중도의 고관절 염좌의 증상은 활액낭염 또는 고관절주변의 피로골절과 비슷하며, 고관절을 회전할 때 통증이 나타난다. 심한 고관절 염좌와 탈구는 극심한 통증이 즉시 나타나고 걷을 수가 없으며 심지어는 고관절을 움직일 수도 없게 된다. 고관절이 굴곡되고 내회전된 위치자세로 있는 것은 후방·상방 탈구를 암시하는 특징적인 자세이다(**그림 15.15**).

치료. 가벼운 염좌에서 중등도까지의 염좌 치료에는 저온요법, NSAID, 휴식 그리고 통증 없이 걸을 수 있을 때 까지 목발로 체중부하를 보호하는 것이 포함된다. 방사선사진 또는 골단층촬영으로 대개 퇴행성관절 질환, 대퇴골두부골단의 미끄러짐, 대퇴스트레스 골절을 구별할 수 있다.

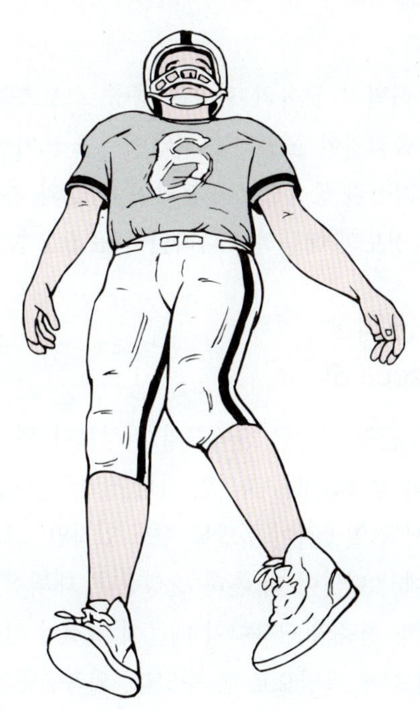

➤ 그림 15.15. **고관절 탈구.** 대부분의 경우에 대퇴골두가 후상방으로 이동되고, 다리가 굴곡되고 내회전된 특징적인 자세를 취하게 된다.

EMS *고관절이 탈구된 경우에는 응급의료처치를 작동해야 한다. 좌골신경이 손상받을 수 있으므로 검사자는 양손가락으로 환자의 양 하지를 아래로 주행함으로써 신경 기능을 평가하고, 환자에게 양다리에서 똑같이 느껴지는지를 물어보고 감각이 완전한지 또는 부분적인지를 결정해야 한다. 앰블란스가 도착할 때 까지 환자는 절대로 움직이지 않게 해야 한다. 만약 관골구의 후방테두리 또는 대퇴골두에 골절이 있다면, 움직임으로 인해 대퇴골두의 혈액공급에 손상을 받게 되고, 무혈성괴사 또는 주변의 연부조직구조물에 손상을 야기하게 되어 관절정복을 악화시키고, 회복에 걸리는 시간이 늘어나게 된다. 바이탈 사인을 자주 체크하고, 쇼크에 대한 치료를 해야한다.*

A 앰블란스로 이동하는 도중에는 환자와 차분하고 확신이 있는 목소리로 이야기하며, ABC(기도, 호흡, 순환)을 평가하고 생명징후를 모니터하며, 하지와 발목의 신경과 순환장애를 체크한다. 가능하면 환자을 덮어 체온을 유지시키고, 쇼크의 발생을 예방한다. 의사의 도움이 있을 때까지 환자를 움직이지 말아야 한다.

좌상(STRAINS)

Q 여성 바디빌더가 계단을 오르내릴 때 둔부 중앙부근에서 둔한 통증을 호소한고 있다. 최근에 그녀가 앉아서 경골과 비골의 내회전시키면서 슬관절을 신전시켰을 때 통증이 현저하게 증가하였고, 다리후부 아래로 확산되었다. 어떤 손상을 받았을 것으로 생각되며, 의사에게 환자를 보내야 하겠는가?

둔부와 허벅지 근육의 좌상은 종종 스포츠뿐만 아니라, 반복적인 움직임이 포함되는 직업에서도 보여진다. 좌상은 경도에서 격심한 증상으로 구분되며, 증상의 심각도는 근섬유 분열의 정도와 대등하게 나타난다(표 5.2 참조).

대퇴사두근 좌상 (Quadriceps Strain)

대퇴사두근의 좌상은 슬괵근의 좌상보다 덜 일반적이다. 대퇴직근이 강력하게 수축되면 전상 장골극(AIIS)의 근위부 부착점에서 견열골절이 유발될 수도 있지만, 그러나 근복의 중간물질에서 단열이 더 흔히 발생된다. 대퇴직근은 대퇴사두근의 가장 천층의 근육이기 때문에 그것의 연속성에 분열이 있으면 쉽게 육안으로 볼 수있다. 외측광근의 손상은 더 드물지만, 그러나 손상이 발생되면 대개 근복의 중간이나 상부 1/3지점에서 일어난다.

징후와 증상. Ⅰ급 손상에서 환자는 허벅지 전면에 경직감을 호소하지만, 걷는 것은 정상이고, 부종이나 통증이 촉지되지 않지만 슬관절을 수동적으로 굴곡시키면 90° 이상에서 통증이 나타난다. Ⅱ급 손상에서 환자는 폭발적인 점프 또는 공차기, 달리기 동작을 하는 동안에 딸각거림 또는 단열감각을 말하고, 이어서 기능 감소와 통증이 즉시 뒤따르며, 만약 심하면 체중부하도 할 수 없게 된다. 슬관절을 계속 신전상태로 유지해서 손상부위를 보호하려고 할 수도 있다. 평가해보면 과민압통과 부종, 촉지가능한 결손(만약 연속성이 파열되었다면), 변색, 45°~90° 사이에서 슬관절을 수동적으로 굴곡 시킬 때 통증, 그리고 슬관절 신전에 저항을 주면 통증과 근력약화가 드러난다. Ⅲ등급 좌상에서는 통증이 아주 심하며 보행을 할 수 없다. 촉진을 하면 근육에서 뚜렷한 결손이 드러나고, 저항성 슬관절 신전이 가능하지 않고 관절가동범위도 심하게 제한된다. 등척성 수축을 하면, 대퇴사두근 특히 대퇴직근에서 근육 결손 또는 돌출이 드러날 수도 있다. **글상자** 15.3에 대퇴사두근 좌상의 징후와 증상이 목록되어 있다.

슬괵근 좌상 (Hamstring Strains)

슬괵근은 몸에 있는 근육 중에 가장 빈번하게 좌상이 일어나며, 전형적으로 탄성적 활동이나 갑작스럽게 신장할 때 빠

➤➤ 글상자 15.3

대퇴사두근 좌상의 징후와 증상

- 폭발적인 움직임동안에 전상 장골극 또는 대퇴 중앙부에서 딸각거림 또는 단열감각
- 다음과 같은 움직임동안에 통증의 증가 또는 근력약화가 나타난다:
  - 슬관절 수동적 굴곡
    - 등급 I : 90° 이상에서 통증
    - 등급 II : 45°~ 90° 에서 제한
    - 등급III : 45° 이하에서 제한
- 고관절이 굴곡된 상태로 슬관절 능동적 신전
- 슬관절 신전시에 저항부과
- 대퇴직근 단독적 좌상은 다음과 같은 움직임으로 통증 증가와 근력약화가 나타남:
  - 수동적 슬관절 굴곡과 고관절 신전
  - 능동적 슬관절 신전과 고관절 굴곡
  - 슬관절 45° 굴곡시킨 상태로 고관절 굴곡에 저항부과

➤ ➤ 글상자 15.4

슬괵근 좌상의 위험 요소

- 유연성 부족
- 잘못된 자세
- 근 불균형
- 잘못된 준비운동
- 근피로
- 신경근 조절의 부족
- 과거의 손상
- 과사용
- 잘못된 기술

른 근 수축에 의해 일어난다. **글상자** 15.4에는 손상위험을 증가 시킬 수 있는 여러 가지 요소들이 목록되어 있다.

슬괵근 좌상은 만성적이고 재발성인 것으로 유명하다. 많은 스포츠 참가자들은 좌상 후에 제한된 동작을 완전히 깨닫고 적극적인 신장프로그램으로 유연성 회복에 집중하지만, 슬괵근의 근력을 적절하게 재강화하지 못하여 대퇴사두근과 비교할 때 근불균형에 놓이게 된다. 보행할 때 초기 유각기 동안에는 슬괵근이 작용하여 슬관절을 굴곡시키고, 마지막 유각기 때에는 슬괵근은 원심성수축을 하여 슬관절의 신전을 감속시키고, 고관절을 다시 신전시켜서 입각기를 준비한다. 슬괵근 또한 슬관절의 동적 안정성 근육으로서도 중요하다. 내측 슬괵근(반건양근, 반막건근)이 위축되면 슬관절의 전내측이 불안정하게 될 수 있고, 반대로 대퇴이두근에 위축이 오면 슬관절의 전외측에서 불안정하게 될 수 있다. 집합적으로 슬괵근은 대퇴사두근에 대한 길항적 저항 기능으로 손상되었거나 외과적으로 재건된 전십자인대를 보호할 수도 있다.

징후와 증상. 경도의 좌상에서는 근육의 경직과 긴장을 호소하고, 2도와 3도 좌상에서는 단열감각과 '펑'소리를 느끼며, 슬관절 굴곡에서 통증이 즉시 나타나고 근력약화가 있다. 더 심한 좌상의 경우에는 뒤쪽 허벅지에 날카로운 통증이 나타나고, 그것이 중간입각기에 발생할 수도 있으며 절름거리고, 발꿈치 닿기 또는 슬관절을 완전히 신전할 수 없게 된다. 통증과 근 약화는 능동적으로 슬관절을 굴곡시킬 때 나타난다. 만약 조기에 평가를 충분하게 하면, 근복에서 현저한 결손을 촉진할 수 있으며, 손상 1-2일 후에 슬와부에서

➤ ➤ 글상자 15.5

슬괵근 좌상의 징후와 증상

- 잘못된 자세와 유연성부족, 근불균형의 병력
- 근육의 기능이 안정적인 슬관절 굴곡근에서 능동적인 고관절 신전근으로 그 기능이 갑자기 변할 때 손상이 자주 일어나는데 그러한 것은 단거리 경주에서 발생하고, 중간입각기에서도 발생할 수 있다.
- 대퇴 후부에서 날카로운 통증
- 다음과 같은 움직임동안에 통증이 증가하거나 근력약화가 나타난다:
  - 수동적인 슬관절 신전 시
  - 수동적인 고관절 굴곡 시
  - 능동적인 슬관절 굴곡 시
  - 능동적인 슬관적 신전과 함께 고관절 신전 시
- 슬관절 굴곡에 저항부과:
  - 내측 슬괵근 - 경골이 내회전된 상태
  - 외측 슬괵근 - 경골이 외회전된 상태
  - 슬관절이 신전된 상태에서 고관절 신전에 저항부과

부종과 반상출혈을 종종 보게 된다. 좌골기시부가 모두 파열되는 경우는 드물지만, 그것은 슬관절의 신전되고 슬괵근이 강하게 수축된 상태에서 고관절이 갑자기 강하게 굴곡된 결과로 초래될 수도 있다. **글상자** 15.5에는 슬괵근 좌상의 징후와 증상이 목록되어 있다.

내전근(서혜부)좌상 (Adductor (Groin) Strain)

내전근 좌상은 갑자기 방향이 바뀌는 활동과 폭발적인 추진과 가속을 요구하는 활동에서 흔히 발생하며, 고관절 내전근과 외전근의 근력 불균형이 이러한 손상에 걸리기 쉽게 만드는 요인이다. 가장 심한 좌상은 전형적으로 장내전근 같이 고관절의 근위부 부착부 근육에서 나타나며, 가벼운 좌상은 원위부 근건접합부에서 일어난다.

징후와 증상. 초기에는 종종 서혜부 근육이 당기거나 쑤시는 듯이 아픈 통증을 경험하고, 심하게 예리한 통증 때문에 걸을 수가 없다. 상태가 악화됨에 따라 통증이 증가되고, 경직감 그리고 고관절의 내전과 굴곡의 약화가 뚜렷해진다. 똑바로 앞으로 또는 뒤로 뛰는 것은 참을 수 있지만, 좌우로 움직이는 것은 더욱 불편하고 통증이 나타난다. 국소압통을 좌골치골지, 소전자 또는 근건접합부에서 촉진할 수 있으며,

> ➤ ➤ 글상자 15.6
>
> **내전근 좌상의 징후와 증상**
>
> - 앞으로 또는 뒤로 똑바로 뛸 때는 통증은 없지만, 좌우측으로 갈 때는 통증이 존재
> - 다음 움직임 동안에 통증이 증가하거나, 약화가 나타난다:
>   - 수동적인 고관절 외전
>   - 능동적인 고관절 내전
>   - 저항이 부과된 고관절 내전

고관절이 신전, 외전, 외회전된 상태로 수동적 신장을 하는 동안에 그리고 고관절내전에 저항을 주면 통증이 증가한다. 경우에 따라서 결손부위가 촉지될 수도 있는데 이것은 손상이 더욱 심한 것임을 지적하는 것이다. **글상자** 15.6는 내전근 좌상의 징후과 증상의 목록들이다.

둔근(Gluteal Muscles)

둔근은 그것의 크기나 강도때문에 무거운 중량을 들거나 노젓기와 같이 근육에 과부하를 요구되는 활동이외에는 손상되는 경우가 드물다. 증상은 다른 근육 좌상과 유사하며, 수동적 신장과 저항이 부과된 고관절 신전 또는 외전으로 통증이 야기된다. **글상자** 15.7에 둔근 좌상의 징후와 증상이 목록되어 있다.

이상근 증후근 (Pirifomis Syndrome)

좌골신경은 이상근 아래에 있는 좌골신경절흔을 통과하여 대퇴후부로 주행한다(그림 15.11 참조). 인구의 10-15% 정도에서는 좌골신경이 근육을 통과하거나, 근육 바로 위를 지나가서 이상근의 경련 또는 외상, 혈종으로부터 그 신경이 압박받기 쉽게 된다. 이상근 증후근의 유병률은 남자보다 여자가 6배정도 더 높다고 보고되었다(5). 오랫동안 앉아있거나, 과사용, 최근 활동량의 증가 또는 둔부외상의 병력이 보고될 수도 있으며, 그 결과로 나타나는 증상은 요추 추간판수핵 탈출로 신경근이 찝혀서 나타나는 증상과 흡사하다. 추간판수핵탈출의 경우에는 통증이 항상 기침, 하품 또는 배변시에 증가되며 이러한 것은 외경막의 병변을 지적하는 것인데 이상근증후군에서는 볼 수 없는 것이다.

징후와 증상. 비록 환자가 둔부 중앙에서 둔한 통증을 호소하지만, 요통이 흔히 나타나지는 않으며, 밤에 통증이 악화되고, 계단 또는 경사면을 걸어 올라가는 것이 어려우며, 다리 뒤쪽 아래로 이상감각 또는 약화가 나타난다고 호소한다. 평가를 해보면, 대좌골신경절흔상의 둔부중앙부위에서 과민압통점이 드러나고, 고관절 능동 외회전과 수동 내회전에서 근력약화가 나타난다. 통증은 환자를 앙와위로 하고, 고관절을 굴곡과 내전, 내회전시켜서 이상근이 신장되게 하면 나타나게 할 수 있고, 하지직거상은 제한된다. **글상자** 15.8은 이상근 증후근의 징후와 증상에 대한 목록들이다.

좌상에 대한 처치 (Management of Strains)

근육좌상에 대한 치료에는 즉각적인 얼음, 압박, 거상 그리고 보호를 위한 휴식이 포함되며, NSAID는 전형적으로 초기 7일-10일 정도에 사용된다. 손상된 근육은 가능한 한 신장된 위치로 두고 얼음치료를 적용해야하며, 만약 절뚝거리며 걸으면, 목발을 사용해야 한다. 심한 좌상

> ➤ ➤ 글상자 15.7
>
> **둔근의 징후와 증상**
>
> - 근육 과부하 또는 반복적인 근수축의 병력, 그것은 중량들기 또는 노젓기 등에서 발생한다.
> - 다음 움직임에서 통증이 증가하거나 약화가 나타난다:
>   - 수동적 슬관절 굴곡과 함께 고관절 굴곡
>   - 능동적 슬관절 굴곡과 함께 고관절 신전
>   - 슬관절이 굴곡된 상태로 고관절 신전에 저항부과

> ➤ ➤ 글상자 15.8
>
> **이상근 증후근의 징후과 증상**
>
> - 장시간 앉아있거나, 과사용 또는 최근에 활동량의 증가 등의 병력
> - 둔부중앙부에 둔한 통증이 밤에 심해진다.
> - 무감각 또는 근약화가 다리후부 아래로 확산될 수도 있다.
> - 다음 움직임으로 통증이 증가하거나 약화가 나타난다:
>   - 수동적인 고관절 굴곡과 내전 그리고 내회전
>   - 능동적인 고관절 외전
>   - 고관절 외회전에 저항부과

인 경우에는 발끝에서부터 서혜부까지 압박붕대로 감아서 정맥 혈전증과 원위부 부종을 예방한다.

EMS *2일에서 5일 이내에 상태가 개선되지 않으면, 의사에게 보내서 숨어 있는 또 다른 질환을 가려내는 것이 필요하다.*

비외상성 진단적 가능성에는 건열골절과 치골염, 화골성 근염, 고관절질환, 신경포획, 탈장과 관련된 질환, 비뇨기과 기능장애 그리고 부인과 문제가 포함될 수도 있다.

급성염증기가 혈종 소산으로 진행된 후에는 통증이 유발되지 않는 상태에서 부드러운 신장과 등척성수축을 저온요법 및 전기치료와 함께 시작할 수 있으며, 짧게 압박하여 증상을 완화시키고, 스포츠 복귀를 촉진한다. 만약 짧은 시간 압박을 이용할 수 없으면, 고관절을 나선상붕대 또는 압박붕대로 감아서 보온과 지지력을 제공할 수 있다. 손상 부위에 통증이 없게 되거나, 관절가동범위가 정상인 쪽에 비해 10° 이내까지 개선되었을 때는 능동적 신장, 점진적 저항운동, 연부조직의 가동술 그리고 수영, 사이클, 가벼운 조깅, 계단 오르기 등을 시작할 수 있다(4,6). 신장 및 근력강화 운동에 대한 것이 실전 전략 15.1에 논의되어있고, 슬관절을 가로지르는 근육에 대한 또 다른 운동은 실전 전략 16.1에 볼 수 있다. 조깅하는 것이 편안하게 되면, 깡총 뛰거나 줄넘기를 시작할 수 있으며, 통증없이 모든 동작이 가능할 때까지는 급정지와 급출발, 그리고 방향전환을 허용하지 말아야 하고, 정상적인 근육강도와 파워가 성취될 때까지는 스포츠에 참가하지 말아야 한다.

A 여성 바디빌더는 이상근 증후군을 가지고 있을 수도 있다. 이 환자의 치료는 휴식과 NSAID, 근이완제 그리고 고관절 외회전근에 대한 신장프로그램을 강하게 시행해야 한다. 만약 일주일이내에 상태가 향상되지 않으면, 내과의사에게 보내어 추간판수핵탈출증 여부를 가려내야 한다.

혈관성 및 신경성 장애(VASCULAR AND NEURAL DISORDERS)

Q 12세 축구선수가 경기 후 절룩거리는 것이 보여서 손상여부에 대하여 물었더니 경기시즌이 시작된 이래로 거의 10주일 전부터 서혜부와 무릎에 통증이 있었다고 했고, 부모들에게 물어보니 통증이 있다가 없다가 한다고' 하고, 지금까지 아이의 고관절을 얼음으로 한냉치료를 해주면서 서해부 근육을 신장시켜 주었다고 하며 의사에게 보낼 정도로 심한 것은 아니라고 생각하고 있었다. 이들에게 해줄 수 있는 적당한 충고는 무엇인가?

혈관성 장애는 고속 저질량 투사에 의해 야기된 하지부의 손상이라면, 어느 것에서나 그리고 계속되는 통증에도 그것을 지지할 만한 이학적 소견이 전혀 없는 손상에서도 그 가능성에 대해 의심되어야 한다. 만약 급성적인 순환문제가 존재하다면, 하지와 발이 창백해지거나 청색증이 되고, 만져보면 차갑거나 또는 맥박이 감소했거나 완전히 사라졌을 것이다. 하지를 고정하고 가장 가까운 의료기관으로 이송하는 것이 병발된 하지에 적절한 순환을 회복시키는 최선의 방법이다. 기타 혈관성 문제는 더 잠행성이지만 바로 위험한 것일 수 있다. 신경포획이 고관절부위에서, 특히 스포츠 참가의 결과로 나타나는 경우는 매우 드물다.

레그-칼베-페르테스병 (Legg-Calvé-Perthes Disease)

레그-칼베-페르테스병 즉, 근위대퇴골단의 무혈성 괴사는 비염증성의 자가제한 고관절장애로 3-12세 사이 어린아이 특히 남자에서 나타난다(7). 그것은 대퇴골두 주변에 혈액공급의 감소로 야기되는 대퇴골두의 골연골증으로 생각되고 있는데, 이것이 대퇴골두 골단의 골수와 뼈의 점진성 괴사를 유발하며(**그림 15.16**), 그 질환의 발생병력은 다음과 같은 단계로 일어난다.

- 부종이 1- 6주 이상 활액막과 관절낭에서 발생
- 대퇴골단의 괴사가 발생하여 수개월에서 1년까지 지속된다
- 재생/재흡수가 1년에서 3년까지 계속되고, 괴사된 뼈에 육아조직이 침투하여 분리된 뼈가 격리된 상태로 되게 한다. 결합조직이 그 부위에 침투하고, 재흡수가 유도되고 새로운 미성숙골에 의한 대체가 유발되며, 그것으로 인해 연골하 지지시스템이 약해지는 결과가 초래된다.
- 죽은 골이 새로운 정상적인 골로 대체되면서 수복이 일어나며, 결과적 성과는 병발된 골단의 백분율과 환자의 나이 그리고 진단의 신속성과 관련되어 나타난다.

징후와 증상. 수개월간 조금씩 절뚝거리는 것이 점진적으로 발생하고, 고관절과 슬관절에서 경도의 통증을 호소하는 것

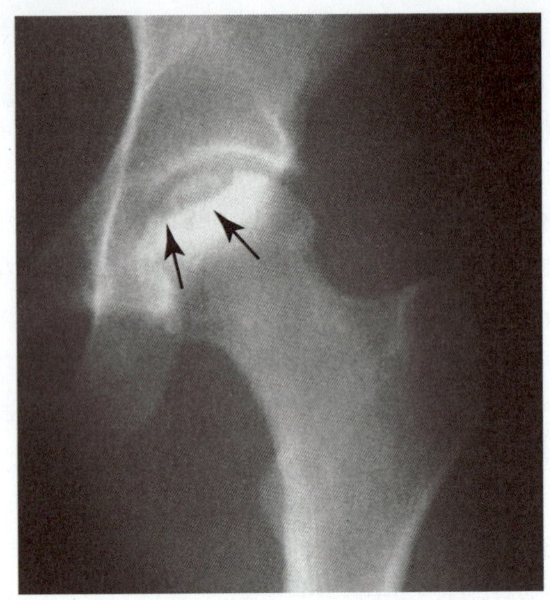

➤ 그림 15.16. **좌측 대퇴골두의 골연골증(레그-칼베-페르테스병). 관절연골이 파괴된 것을 보라.** 경증인 경우에는 어떠한 활동제한도 징후를 보이지 않는다.

이 가장 일반적인 증상이다. 통증은 대개 서혜부로 연관통이 나타나지만, 환자의 15%정도는 일차적으로 증상으로 슬관절 통증을 호소하고 있으며(9). 일반적으로 통증과 연관된 활동이 있어서 그것 때문에 종종 질병인식이 지연된다. 검사를 하면 고관절 외전과 신전 그리고 외회전의 관절가동범위 감소가 드러나는데 그것은 고관절 굴곡근과 내전근의 근경련으로 야기된 것이다.

치료

3-12세에서 서혜부와 허벅지, 슬관절 부위에 설명할 수 없는 통증이 있을 경우에는 레그-칼베-페르테스병이 아닌가 의심해야한다.

EMS *만약에 통증이 초기의 급성처치 후에도 1주일 이상 지속되거나 또는 선수가 활동 후에도 계속해서 절뚝거리면, 즉시 의사에게 보내서 징후와 증상이 유사한 비외상성 원인을 가려내야 한다.*

대퇴골두 골단 스립(slipped capital femoral epiphysis), 패혈성 관절염, 일시적인 활액막염, 아동 류마티스관절염 또는 골종양일 가능성도 포함되어 있으므로, 방사선사진과 골단층촬영, MRI를 통해 질환을 확인해야 한다.

치료는 질병의 정도와 담당의사의 철학에 따라 다르게 되며, 비수술적 치료에는 다음과 같이 몇 가지 서로 다른 점진적인 프로토콜이 포함된다.

- 고관절의 관절가동범위를 향상시키는 치료
- 체중부하를 전혀 지지하지 않게 되는 보조기를 착용
- 고관절 운동을 제한하는 보조기를 착용하고, 체중부하 지지
- 모든 움직임이 허용되는 보조기를 착용하고, 체중부하 지지

치료는 아주 광범위하게 이루어질 수 있어서 때때로 1년에서 2년 정도 걸리기도 하며, 그것에는 고정과, 비체중부하 그리고 무혈성 괴사에 의해 야기된 대퇴골두의 기형이 더 나빠지는 것을 예방하기 위한 외과적 수술 등이 포함된다.

정맥성 장애 (Venous Disorders)

야구공, 소프트볼, 아이스하키 퍽 또는 미식축구의 헬멧에 의한 직접적인 타박으로 정맥이 손상당하여 혈전성 정맥염 또는 정맥혈전이 유발될 수도 있다. **혈전성 정맥염**은 정맥의 급성 염증이고, **정맥혈전**은 염증의 명백한 징후와 증상 없이 정맥에 생긴 혈전 또는 응괴이며, 그것에 대한 것은 16장에 자세히 설명되어 있다. ST는 표재성 정맥의 염증을 나타내는 용어이고, DVT는 심부 정맥에 문제가 생기는 것을 언급하는 것이다. 표재성 혈전정맥염은 DVT보다 더 통증이 심하고 거의 항상 정맥류성 정맥과 연관되어 있다. 기타 소인에는 흡연과 외과적 수술, 입원, 암 그리고 외상 등이 포함되어 있으며, 그 질환으로 부터 합병증의 유병률을 증가시키는 요인에는 60세 이상, 남성, DVT의 병력이 있거나, 장기간 침상안정, 양측 표재성 혈전정맥염, 병발된 다리에 감염 등이 포함되어 있다.

징후와 증상. 표재성 혈전정맥염은 표층의 정맥주행을 따라 급성적인 발적과 열감, 그리고 촉지 가능한 과민압통 끈 같은 것으로 표출되며, 심부정맥계통으로 ST가 확산된 것이 근위 장·단 복재정맥을 통해서 총 대퇴·슬와정맥에 각각 발생된다.

치료. 치료에는 항응고요법과, 압박스타킹이나 탄력붕대로 외적 지지, 보행과 수중에서 하지운동, 주기적인 하지거상 그리고 한자세로 장시간 앉거나 서 있는 것을 피하기 등이

포함된다. 가장 신뢰할 만한 징후는 병발된 하지에 만성 종창과 부종, 그리고 호만징후(Homan's sign) 양성이다(그림 16.37 참조).

독성활액막염 (Toxic Synovitis)

고관절의 **독성 활액막염**은 어린아이들에서는 거의 드물게 발생하는 질환이며. 고관절 통증으로 진통성보행(antalgic gait)과 절뚝거림이 동반되는 것을 특징으로 한 일시적인 염증상태와 고관절의 심한 통증이 특징이다.

EMS *조기에 의사에게 보내어 패혈성 고관절염과 그 외 더 심각한 질환을 가려내야 하는데, 왜냐하면 외과적 수술로 패혈성 관절을 배액시켜서 압력을 감소시키고, 대퇴골두의 혈액 공급을 유지시키는 것이 필요할 수도 있기 때문이다.*

휴식이 치료에서 가장 중요하며, 그것과 더불어 적절한 약물과 견인치료를 병행하여 신속하게 해소될 수 있게 한다.

폐쇄신경 포착 (Obturator Nerve Entrapment)

폐쇄신경은 요신경총(L2~L4)의 전부에서 파생되어 단·장내전근과 대내전근, 외폐쇄근, 박근을 지배하고, 고관절과 대퇴 원위부 내측에 감각도 지배한다. 폐쇄신경의 근막성 포착은 그것이 대퇴로 들어가는 곳에서 골반종양, 폐쇄근 탈장 또는 골반과 근위 대퇴부의 골절의 결과로 발생할 수도 있다.

징후와 증상. 특징적인 임상양상은 운동으로 유발되는 대퇴부 내측 통증으로 그 범위가 대퇴 내측을 따라 원위쪽으로 가서 내전근 기시부에 걸쳐 나타나는 것이며. 이 통증을 서혜부 또는 슬관절 내측의 막연한 통증으로 설명할 수도 있다.

치료

EMS *응급의료조치- 서혜부 또는 내측 슬관절에서 막연한 통증을 호소하는 선수는 의사에게 보내야 하며, 고관절과 슬관절에 특수 스트레스 테스트를 실시하는 동안에도 양성징후가 분명하게 나타나지 않는 경우에는 특히 그러하다. 외과적 수술로 폐쇄신경이 포획된 것을 풀어주어야 한다.*

수주일 간의 치료로 대개 경기장에 복귀하게 된다.

A 축구선수에게서 10주일 전부터 서혜부에 증상이 나타나고 있는데 서혜부 근육에 얼음을 대주고 스트레칭시켜도 그 손상증상이 개선되지 않았다. 선수의 나이와 서혜부 및 슬관절의 막연한 통증, 그리고 현재 주목할 정도로 절뚝거리는 결과를 초래한 장애기간으로 판단하건대 그 선수는 즉시 의사에게 보내야 한다고 트레이너는 생각해야 한다. 그는 레그- 칼베- 페르데스병 또는 고관절에 병발한 또 다른 퇴행성질환일 수도 있다.

고관절 골절(HIP FRACTURES)

Q 키 크고 마른 고등학교 2학년 야구선수가 좌측 슬관절과 서혜부 통증을 호소하며, 뛰거나 던지기 연습을 할 때 불편하고, 왼쪽다리로 균형을 잡을 수 없으며, 절뚝거리며 걸어야 한다고 한다. 이러한 증상으로 어떤 손상을 의심할 수 있으며, 이러한 손상에 대한 처치는 무엇인가?

골반대와 고관절의 주요 골절은 말에서 딱딱한 지면으로 떨어지거나 하키선수가 옆 간판에 부딪히는 것, 또는 럭비나 미식축구경기에서 한 선수가 아래에 있는 다른 선수의 위쪽으로 떨어지는 것과 같은 심각한 직접적인 외상 때문에 주로 발생한다. 이러한 손상이 보다 발생할 경향이 있는 스포츠에서는(예: 미식축구와 하키) 이와 같은 손상을 예방하기 위해 패딩으로 골반부위를 적절히 보호되고 있으므로 외상성 골반골절은 스포츠 경기에서는 좀처럼 발생하지 않는다. 이 부위에 발생되는 골절에는 견열과 골단성 골절(apophyseal fractures), 골단골절(epiphyseal fractures), 스트레스골절 등이 포함된다.

견열골절(Avulsion Fractures)

갑작스런 급가속과 급감속 이동을 수행하는 선수들은 운동은 봉공근 전위를 동반한 전상 장골극의 견열골절과 대퇴직근 전위를 동반한 전하 장골극의 견열골절, 슬괵근 전위를 동반한 좌골결절의 견열골절, 그리고 이상근 전위를 동반한 대퇴소전자의 견열박리골절이 발생할 위험성에 처해있다(**그림 15.17**). 이러한 골단위치의 많은 부분은 18살에서 25살까지는 골과 유합되어 되어 있지 않으므로 그 선수가 학교대항이나 대학 대항 경기에 참가하는 기간동안에는 계속 골절당하기 쉽다.

징후와 증상. 선수가 갑작스럽고 급성적인 국소통증이 근육을 따라 아래로 방사되는 것을 호소한다. 검사를 해보면

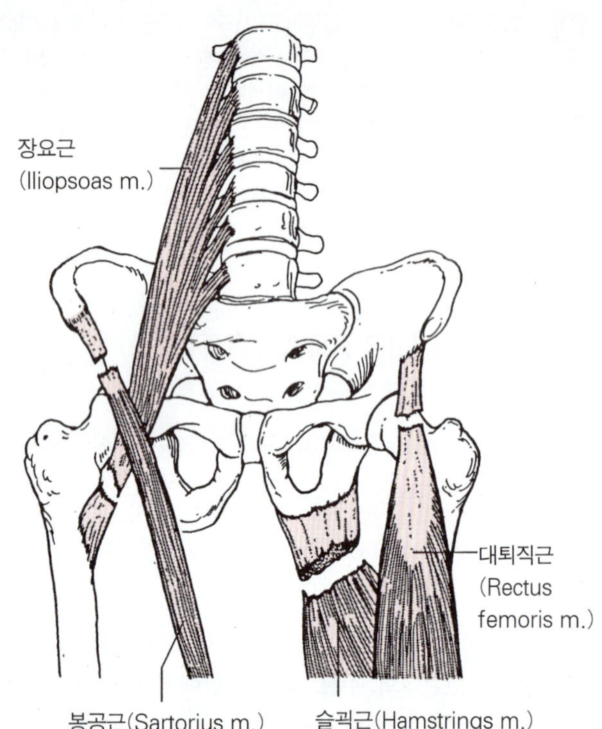

➤ 그림 15.17. **견열골절,** 골반에 부착된 몇몇의 주요 근육은 근 작용을 하는 동안에 골부착부로 부터 박리될 수 있다.

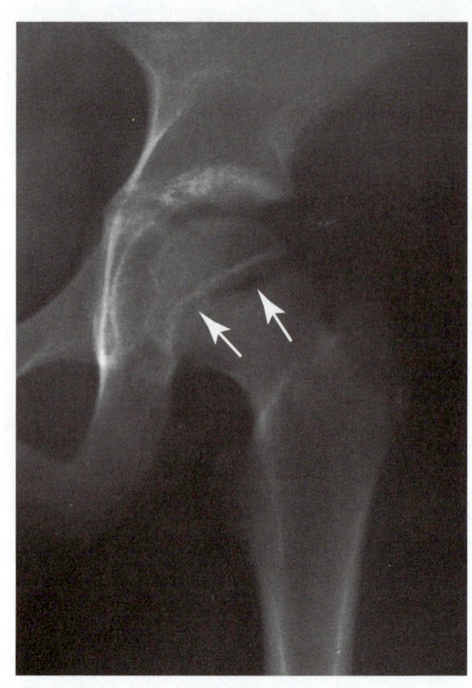

➤ 그림 15.18. **대퇴골두 골단분리.** 골단 골절은 12-15세의 청소년에게서 나타나는 것으로 대퇴골두의 성장판에서 발생한다. 이 골절이 발생되면, 그 환자는 대퇴를 내회전할 수 없다.

골표식점(bony landmark)에 붙어있는 건 부착점 바로 위에서 심한 통증과 종창 그리고 변색이 드러난다. 완전히 전위된 견열골절에서는 건 부착점과 뼈 사이에서 벌어진 틈이 촉진될 수도 있으며, 손상된 근육의 수동신장과 능동 및 저항운동으로 통증이 증가된다.

치료

EMS *골절부위에 따라서 적절하게 탄력성압박 스피카랩(spica wrap)으로 고정하면, 움직임을 제한하고 통증을 감소시킬 수도 있다. 그 선수에게 적합하도록 목발을 조정해서 사용하게 하고, 즉시 의사에게 보내어 방사선촬영검사를 하게 한다.*

얼음(한냉치료)과 휴식, 활동수정, 그리고 4-6주 정도 목발을 사용하여 보호적 체중부하를 해서 비전위된 골절이 적합하게 치유되도록 하며, 관절가동범위 운동은 골절이 치유될 때까지는 권장하지 않아야 하지만, 그러나 등척성 운동은 통증이 없다면 시행할 수 있다. 일단 골절이 치유가 되면, 관절가동범위와 근력을 회복시키는 운동을 시작하고 활동도 점진적으로 복귀해야 한다. 너무 빨리 격렬한 활동으로 복귀하게 되면, 뼈돌기(bony prominence)가 견열된 부위에서 형성될 수도 있다.

대퇴골두 골단분리 (Slipped Capital Femoral Epiphysis)

12살에서 15살까지의 사춘기 소년에서 보여지는 골단골절은 대퇴골두의 성장판인 대퇴골두 골단을 가로질러 발생하며, 이러한 질환은 때때로 사춘기성 내반고로 언급되기도 한다. 이것은 성적 특징의 발달이 충분하지 않은 비만 청소년에서 흔히 나타나며, 경우에 따라서는 빠르게 성장하고 있는 마른 소년에게서도 보여 진다. 대퇴골두 골단분리에서 대퇴골두는 골단판에서 미끌어지면서 대퇴경의 하-후방으로 전위되고(**그림 15.18**), 근위 대퇴골 성장판이 악화됨에 따라 서혜부 통증으로 절뚝거리는 보행을 시작하게 된다. 통증은 또한 대퇴전면이나 무릎영역으로 연관되기도 하며, 이 질환으로 고관절 활막염과 대요근 경련이 유발될 수도 있다.

징후와 증상. 초기에는 징후와 증상이 발견되지 않고, 환자가 단지 미만성 무릎통증만을 호소하고, 후기에는 무릎을 약간 구부리고 있는 것이 더 편안하다고 느끼게 된다. 환자는 고관절이 굴곡되면서 외회전되어 있기 때문에 대퇴를 복부에 갖다 댈 수가 없으며. 대퇴를 내회전하거나 외다리서기를 할 수 없게 된다. 만일 폐쇄신경이 골절로 손상받게 되면, 날카로운 통증이 서혜부, 내측대퇴 또는 무릎으로 방사될 수도 있다.

치료

EMS *개인에 적합한 목발을 맞춘 후, 즉시 의사에게 보내서 방사선영상검사를 받게 한다.*

고관절의 방사선촬영으로 질환을 확인하고 고관절 통증을 초래할 수 있는 또 다른 질환, 예를 들면 종양, 골낭종, 골연골증 등과 같은 것을 가려낼 수 있다. 비록 좀 더 심하게 분리된 것은 변형이 잔류되고 장애가 있을 수도 있지만, 초기에 발견하면 예후는 좋으며. 수술은 모든 사례에 거의 적용된다.

스트레스 골절(Stress Fractures)

치골, 대퇴경(가장 일반적) 그리고 대퇴 근위 1/3지점에서의 스트레스골절은 근육 피로점까지 장거리 육상 또는 에어로빅댄스 활동을 하는 사람들에게서 나타나며, 몇몇의 요인에 의해 압박골절을 당할 위험성이 증가될 수 있다(**글상자 15.9**).

징후와 증상. 체중부하활동을 하는 동안에 서혜부 전면과 대퇴에 미만성 혹은 국소성 통증이 나타나는데 휴식으로 완화되며, 야간통증을 빈번하게 호소하고, 진통성 보행을 하기도 한다. 서혜부를 심부촉진하면 통증이 발생되고, 또한 미만성 또는 국소성 종창이 존재하기도 한다. 고관절을 최대로 회전하고 외전시킬 때, 통증증가와 병발된 다리로 서있을 수 없는 것(트렌델렌버그 징후 또는 외다리 뛰기 검사에서의 양성)은 대퇴경 스트레스골절을 가리킨다.

치료. 골스캔 또는 자기공명영상를 초기진단을 위해 사용하면, 치료가 지연되는 것을 예방할 수 있으며 방사선영상을 보면 골막에서의 골형성과 희미한 골절선이 나타난다. 초기에 진단이 되면 최소 1- 4주정도 휴식하고 골절이 완전히 치료가 될 때까지 체중부하활동을 하지 않는다. 좌골과 치골에서의 스트레스 골절은 2-3개월 정도의 휴식이 필요하다. 자전거와 수영으로 심혈관 체력을 유지할 수 있지만, 그러나, 채찍차기(whip kick)나 가위차기(scissors kick)는 피해야 한다. 변위된 대퇴경의 스트레스골절은 수술적 핀고정을 해서 완전골절되는 것을 막고, 대퇴골두의 무혈성괴사를 방지해야한다.

> ➤ ➤ 글상자 15.9
>
> **대퇴골 스트레스골절의 위험요인**
>
> - 갑작스런 훈련증가(거리, 강도 또는 빈도)
> - 뛰는 표면 또는 지역의 변화
> - 부적합한 신발
> - 비정상적인 생체역학
> - 영양과 호르몬 요인(식욕부진, 무월경, 골감소증)

치골염(Osteitis Pubis)

치골염은 내전근의 반복적인 과부하 또는 반복적으로 달리는 활동으로 치골결합에 계속적인 스트레스를 가하는 것으로 병발되는 염증과정이다.

징후와 증상. 가장 흔히 호소하는 것은 내전근의 점진적인 통증 발생이며, 이 통증이 발차기와 뛰기, 그리고 외다리로 돌기를 하면 악화된다는 것이다. 치골결합과 하복부근의 통증이 윗몸일으키기나 복부근력강화운동를 할 때 증가되며, 통증이 또한 서혜부와 대퇴내측 원위부로 방사되기도 한다.

치료. 질환이 해소될 때까지 얼음, 보호성 휴식, 그리고 비스테로이드제로 증상에 따른 치료를 하지만, 2-3개월에 걸쳐 지속적인 휴식이 증상을 완화시키는데 필요할 수도 있다. 수중에서 달리기와 자전거타기, 신장 그리고 수중에서 외전근과 내전근의 근력강화운동이 재활에 도움이 될 수 있으며, 견딜 수 있는 범위 내에서 고정식 자전거 이용과 가벼운 달리기를 추가할 수도 있다.

전위성 및 비전위성 골반 골절 (Displaced and Nondisplaced Pelvic Fractures)

골반에서의 주요 골절은 승마, 아이스 하키. 럭비, 스키, 그리고 미식축구와 같은 활동을 제외하고는 좀처럼 발생하지 않는다. 외상성 골반골절에는 세 가지 다른 기전이 있다.

- 근육의 골 기시점 또는 부착점에서의 박리와 견인손상
- 골반환을 붕괴시키는 직접적인 압박
- 골반자체의 직접적인 타격

골반은 닫혀있는 원이기 때문에 한 부분의 손상은 골반환의 다른 부분에서의 반타격 골절 또는 염좌를 야기한다. 예를 들어, 상,하치골지의 오른쪽 부분이 골절되면, 종종 왼쪽

의 천장관절 붕괴가 발생하는 것이다.

징후와 증상. 이러한 압좌손상(crushing injury)은 심각한 통증과 기능소실이 발생하고, 많은 경우에 상당한 양의 출혈로 혈액 감소성 쇼크가 야기되기도한다. 골반강 출혈은 눈에 보이지 않기 때문에 계속적인 혈액손실을 알지 못하며, 게다가, 방광붕괴 또는 자궁 열상과 같은 비뇨생식기계가 내부적으로 손상을 당할 수도 있고, 극단적으로는 심한 골절의 경우에는 이러한 내부손상과 후속된 쇼크로 사망할 수도 있다. 골반골절의 가능성 여부는 장골과 전상장골극에 약간의 압박을 가하는 것으로도 결정할 수 있으며, 관골구 골절은 대퇴골을 상방으로 가볍게 밀어 관골구로 압박하면 발견할 수 있다. ('평가'를 보라)

치료

EMS *골절이 의심되면 응급조치계획과 구급의료를 시작한다. 환자의 체온을 유지하는 중요하며, 자주 생체신호를 점검하고 내부출혈과 쇼크징후를 지켜보는 것이 필요하다. 구급의료가 도착하면 환자를 발견된 자세대로 들 것에 눕히고, 응급수송 중에는 발을 8-12인치 정도 올려서 골반과 하지에서 혈액이 울혈되는 것을 감소시킨다.*

천골과 미골 골절 (Sacral and Coccygeal Fractures)

천골과 미골골절은 스포츠 경기 중 거의 발생하지 않지만, 그러나 천미골부위를 직접적으로 강타당하는 것에 의해서는 전형적으로 발생하고, 승마도중 떨어지거나 엉덩이로 떨어지는 다른 활동 등에 의해 발생할 수 있으며, 발생되면 통증이 상당히 심하다.

EMS *즉시 의사에게 보낸다. 이 골절은 대개 다른 기능손상 없이 회복되지만, 드물게 미골통이나 지속적인 심한 통증이 발생되기도 한다. 이 부위에는 많은 유해 수용기가 있기 때문에 치료하기가 매우 어렵다.*

이 골절은 6주 이내에 치유되며 종종 임상적으로 치유된 것이지만, 섬유성 유합의 증거를 보이기도 한다. 통증이 활동을 방해한다면, 경기에 복귀하는 것이 제한된다.

대퇴골 골절 (Femoral Fractures)

대퇴골간(femoral shaft)골절은 골파편이 신경혈관구조에 잠재적인 손상을 줄 수 있기 때문에 매우 심각한 것이다. 대퇴골간 골절은 알파인 스키선수가 넘어질 때, 발생하는 전단력과 염전력 또는 미식축구, 아이스 하키, 또는 럭비에서의 직접적인 압박력 등과 같은 상당한 충돌로 인해 야기되며, 그 골절이 개방 또는 폐쇄 어느 쪽이든 상당한 출혈이 따른다. **글상자 15.10**에서 대퇴골절을 지시하는 징후와 증상를 나타내고 있다.

치료

EMS *대퇴에서는 일반적으로 골반골절에서 보여지는 것과 같이 혈액량감소성 쇼크를 초래할 정도 까지는 출혈되지 않으므로, 이런 사실을 알고 쇼크를 치료하는 것이 중요하다. 혈관이 손상되면 순환장애가 초래되며, 이것은 발에서의 창백, 차가움, 무맥박을 야기한다. 이러한 골절이 발생되면 응급과정계획을 시작하고 구급의료를 부르는 것을 포함해서 숙련된 사람이 견인부목으로 고정시키는 것이 가장 좋다. 출혈이 있으면 마른 무균붕대로 감아서 더 이상 오염되지 않도록 그 부위를 보호하고, 즉시 원위 신경-혈관기능이 즉시 평가하고 또한 자주 확인한다. 이것은 후경골동맥과 족배동맥의 맥박을 촉진하고 발의 피부색이 창백한지, 체온이 차가운 지를 느끼는 것으로 확인할 수 있다. 감각검사는 양발의 발바닥과 발등을 스트로킹(stroking)하는 것으로 수행될 수 있으며, 골절된 다리와 정상쪽의 다리의 느낌이 같은 지를 물어볼 수도 있다. 다리는 전체적으로 움직이지 못하게 고정하고, 근처 의료시설로 이송한다.*

표 15.4에 다양한 골반과 대퇴 골절의 징후와 증상를 요약하였다.

A 고등학교 배구선수는 외다리로 균형을 잡으면 반드시 심한 통증이 나타나고 두드러지게 절름거리며 걷는다. 이러한 두 가지 적신호는 대퇴골, 관골 또는 고관절의 심각한 손상을 나타내는 신호이다. 만일 통증이 대퇴골 장축을 따라 가해지는 축성 압박으로 증가된다면, 환자에게 목발을 적합하게 맞추어 주고 체중부하를 주지 않고 걷도록 지도하며, 바로 의사에게 보내어 진찰받게 한다.

➤➤ 글상자 15.10

대퇴골절의 징후와 증상

전위성 골절

- 짧아진 다리변형
- 대퇴외회전을 동반하는 심각한 각형성
- 연부조직 종창
- 심각한 통증
- 기능소실
- 원위 신경혈관기능의 소실 또는 변화

비전위성 골절

- 촉진 시 다리 통증
- 염발음
- 근약화
- 근경련
- 연부조직 종창

표 15.4 골절과 연관된 징후와 증상

골절	일반적인 부위	징후와 증상
박리와 골단 (apo-physeal)	전상 장골극, 전하 장골극, 좌골 결절, 소전자	골표식점에서의 심한 통증과 과민압통 병발된 근육의 능동동작으로 통증 증가
골단(epiphyseal)	대퇴골단	대퇴를 내회전할 수 없다. 서혜부, 대퇴내측 또는 무릎 통증
스트레스	치골, 대퇴경 대퇴 근위 1/3 지점	골절부위의 과민압통점, 활동 전과 후에 통증 악화 그리고 휴식으로 완화 골절이 진행함에 따라 절뚝거림이 발생 가능
골반대	장골익 또는 관골	골절부위에 심한 통증 전 기능의 소실 골절검사 양성반응 쇼크 징후가 보임
대퇴	대퇴간 또는 대퇴경	대퇴가 외회전되면서 상당한 각 형성. 짧아진 다리; 연부조직 종창 골절부위의 상당한 통증과 염발음 기능 완전소실과 쇼크 징후 골절검사 양성반응 혈관 손상으로 발이 창백하고 차갑고, 무맥박을 초래할 수도 있다.

골반과 고관절, 그리고 대퇴질환 평가 (ASSESSMENT OF PELVIS, HIP, AND THIGH CONDITIONS)

Q 어떤 라크로스 선수가 선수트레이닝실로 들어와서 달리거나 커팅 동작(cutting motion)을 할 때, 그의 우측다리 서혜부에서 통증이 나타난다고 호소하며, 때때로 딸깍거리는 느낌도 동반한다고 한다. 왜 이것을 단지 연부조직과 관련된 손상이라고 추정하지 말아야 하는 것인가?

하지는 하나의 단위로 작용하여 닫힌 운동사슬을 통해 상체로부터 지면으로 부하를 이동시키고, 닫힌 운동사슬에서 발과 발목, 다리 그리고 고관절은 지면으로부터 힘을 흡수하고, 다양한 구조물들을 통해서 스트레스를 분산시킨다. 극단적인 부하와 스트레스가 조직의 항복점(yield point)을 초과했을 때, 손상이 발생하는데. 거기에 더하여 고관절은 내장과 요부 그리고 무릎 등의 질환으로부터 연관통이 발생하는 일반적인 부위이므로 사정을 하려면 일체가 포함되어야 하며, 특히 서혜부 통증을 호소하는 사춘기 청소년의 경우에는 그러하다. 고관절에 직접적인 외상이 없거나 또는 2-5일이 지나도 상태가 호전되지 않으면, 항상 의사에게 보내어 근원적인 심각한 질환을 가려내어야 한다. **실전 전략** 15.3에 고관절 평가에 대한 것을 요약하였다.

병력(HISTORY)

Q 뛰거나 컷팅활동을 하는 중에 모호한 서혜부 통증과 딸깍하는 느낌을 호소하는 라크로스 선수로부터 무슨 정보를 수집해야 하는가? 어떤 질문을 해야 주소하는 증상의 4가지 중요한 요소를 식별해서연부조직 손상과 골절 가능성 또는 관절 파괴를 구분할 수 있을까?

고관절의 많은 상태는 가족력, 나이, 선천적 변형, 기술 실행시 부적합한 생역학 그리고 훈련 프로그램, 지면 또는 신발의 최근의 변화와 연관되어 있다. 검사자는 손상기전, 연관된 증상, 증상의 진행, 손상으로 오는 장애, 그리고 의학병력 등의 정보를 모아야 한다. 예를 들면, 심부의 서혜부 통증은 고관절 그 자체에서 기원할 수도 있고, 요추 또는 천장관절에서 올 수도 있다. **글상자** 15.11에는 서혜부 통증을 야기하는 다른 질환을 나타내고 있다. 천장관절 병리학은 거의 항상 침범된 쪽의 후상 장골극에서 통증을 드러내고 있고, 전자간 점액낭염은 대전자 후면에 통증이 일반적으로 나타난다. 4장에서 논의된 전반적인 문제에 더해서 골반과 고관절, 그리고 대퇴와 관련된 특별한 질문을 **실전 전략** 15.4에 나타냈다.

실전 전략 15.3 고관절 평가

병력

- 주소 내용을 포함 :
- 질환의 현재 속성과 위치, 그리고 발병시기
- 손상 기전
- 스트레스 원인 ; 고관절과 무릎, 그리고 발목 자세; 힘의 방향
- 발차기 스타일, 장비, 경주기법, 또는 컨디셔닝 방식 등의 변화
- 증상의 특징
- 발병시기와 속성, 위치, 심각성, 그리고 통증 지속시간과 근약화 등에서의 진전변화
- 손상으로 초래된 장애
- 연관된 의학적 병력
- 그 부위에서의 과거 손상, 선천적인 변형, 또는 가족력

관찰과 시진

- 관찰을 통해 전반적인 자세와 보행을 분석해야 한다(실전 전략 14.5 참조)
- 손상부위를 보고 변형, 종창, 변색, 비대 또는 근육 위축, 눈에 띄는 선천적인 변형 또는 수술자국 또는 반흔이 있는 지를 시진한다.

촉진

- 뼈 구조물를 촉진하여 골절 가능성을 결정한다.
- 연부조직 구조물을 촉진하여 피부온도, 종창, 민감성, 염발음, 변형, 근경축, 피부 감각 그리고 맥박을 결정한다.

기능 검사 (FUNTIONAL TESTS)

- 능동관절가동범위(Active range of motion)
- 수동 관절가동범위(Passive range of motion)
- 천장관절 압축과 신연검사(Sacroiliac compression and distraction test)
- 스퀴시 검사("Squish" test)
- 천장관절 잠김 검사(무릎에서 어깨) (SI rocking (knee-to-shoulder) test)
- 근접 검사(수평후방 스트레스)(Approximation (transverse posterior stress) test)
- 패트릭 (훼이버) 검사(Patrick' s (Faber) test)
- 저항도수근력검사(Resisted manual muscle testing)

스트레스 검사(STRESS TESTS)

- 다리길이 측정(Leg length measurement)
- 구축 검사(Contracture tests)
- 토마스 검사(Thomas test)
- 간슬렌 검사(Gaenslen' s test)
- 켄달 대퇴직근 검사(Kendall rectus femoris test)
- 패트릭(훼이버) 검사(Patrick' s(Faber) test)
- 슬괵근 구축 검사(Hamstrings contracture test)
- 90-90 하지 직거상 검사(90-90 straight-leg raising test)
- 하지 직거상 검사(라세그)(Straight-leg raiang (Lasegue' s) test)
- 트랜델렌버그 검사(Trendenburg test)
- 이상근 검사(Piriformis test)
- 장좌 검사(Long sitting test)
- 오버 검사(Ober' s test)
- 엉덩이 징후 검사(Sign of the buttock test)

신경학적 검사 (NEUROLOGIC TESTS)

- 근절 (Myotomes)
- 반사 (Reflexes)
- 피절 (Dermatomes)

스포츠와 관련된 특별한 기능 검사 (SPORT-SPECIFIC FUNCTIONAL TESTS)

➤➤ 글상자 15.11

서혜부 통증을 유발하는 상태들

- 장, 방광, 고환, 신장, 복부, 직장, 고관절, 천장관절, 치골결합, 림프결절 또는 복직근으로 부터의 연관통
- 골단염, 스트레스 골절 또는 박리골절
- 치골염
- 고관절 독성 활막염
- 고환 염전 또는 붕괴
- 고환암 그리고 다른 신생물
- 난소 낭종
- 골반 염증성 질환
- 요로 감염
- 대퇴골두 무혈성 괴사 또는 벗겨진 대퇴골두 골단
- 림프절질환
- 탈장
- 골관절염

A 20살의 라크로스 선수는 지난 2주간 만성 서혜부 통증이 있었다. 그녀는 오른쪽 서혜부를 가리키며, 때때로 그 곳의 심부에서 딸깍 또는 찰깍거리는 감각과 함께 통증이 나타난다고 했고, 또한 오른쪽 다리를 바깥쪽으로 돌릴 때, 그리고 계단을 올라가고 내려올 때도 통증이 있다고 했다. 서혜부에 얼음을 대고 반비스테로이드제(counter NSAID)을 복용해왔으나, 상태는 개선되지 않고 있으며, 그녀는 심한 서혜부 좌상을 입은 것이 아닌가 걱정하고 있다.

관찰과 시진 (OBSERVATION AND INSPECTION)

Q 이러한 환자에게 자세와 보행분석이 필요합니까? 왜? 무슨 특별한 자세적 요인이 고관절과 골반에서의 통증에 기여합니까?

검사실에서는 짧은 옷을 입게 되므로 하지를 전체적으로 볼 수 있지만. 그러나 경기장에서는 보호장비 또는 유니폼 때문에 그렇게 볼 수가 없다. 이런 경우에는 질환에 대한 결정을 촉진과 스트레스 검사에 더 비중을 두어야 할 수도 있다. 만약 환자가 걸을 수 없는 상태라면, 골절과 탈구 가능성에 대한 촉진과 관찰, 그리고 시진을 완료하고 나서 환자를 움직이는 것이 중요하다.

만일 시간이 허락되면, 전신 자세평가와 보행분석을 완료해야한다. 전면과 측면, 그리고 후면으로부터 자세를 봐야하

실전 전략 15.4 손상병력의 전개

현재 손상상태

1. 통증(또는 근약화) 위치는 어디인가? 통증(또는 근약화)는 얼마나 심한가? 통증은 방사되나?(고관절 통증은 연관통일 수 있다. 그래서 만일 의심이 되면 내장, 하배부, 요부 또는 무릎 문제 등의 부가적인 질문을 한다.)
2. 통증이 갑작스럽게(급성) 또는 점진적으로(과사용)으로 왔나? 손상이 발행했을 때 통증이 가장 심했는가, 아니면 다음날 또는 이틀 후에 더 악화됐는가?
3. (만일 급성이면, 질문한다:) 손상을 받을 때 무엇을 하고 있었나? 손상이 발생했을 때 다리 위치는 어땠나? (만일 만성이면. 질문한다:) 지난주에 다른 행동을 했던 것이 있는가?(기술, 빈도, 기간, 강도, 또는 신발, 장비 또는 뛰는 표면을 조사한다.)
4. 손상 시에 어떤 소리를 들은 적이 있나? 짤깍. 뻥 또는 지끈?(짤깍은 점액낭염을 가리킨다. ; 찢어지는 것은 근육좌상을 가리킨다.) 다리로 체중지지를 하거나 균형을 잡을 수 있나? 손상으로 인한 종창, 변색, 근경축 또는 무감각이 있는가?
5. 통증을 가져오는 활동이나 동작은 무엇인가? 아침에 악화되는가? 활동 동안, 활동 후 또는 밤에 악화되는가? 통증이 오면 얼마나 오래 지속되는가?
6. 통증 때문에 수행이 불가능한 어떤 활동이 있는가?
7. 그 상태로 무엇을 했나?
8. 몇 살인가? (많은 문제가 나이와 연관되어 있다는 것을 기억하라.) 어느 쪽 다리가 우성인가?

과거 손상 상태

1. 이전에 고관절이나 하배부에 손상을 당한 적이 있는가? 어떻게 발생했나? 손상동안 무엇을 했나? 완전한 기능상태로 돌아가는데 어려운 것이 있었나?
2. 최근 의학적 문제가 있나?(이 부분에 연관통을 야기시키는 문제를 살펴보라.) 복용하는 약이 있나? 신체 다른 부위에 근골격계 문제가 있는가?(이는 하지에서 비정상적인 힘이 이동함에 따라 보행 또는 기술 변화를 이끌 수 있다.) 어떤 신발을 신는가?

며, 천장관절과 연관된 장골의 위치도 살펴봐야 한다(**그림 15.19**). 만일 천장관절에서 역점두(counter nu-tation)가 발생하면, 그것은 장골을 중심으로 천골이 전방염전 또는 후방회전 된 것을 나타내는 것이다; 아마도 관련된 쪽의 다리는 내회전될 것이다. 역점두는 한쪽 편의 전상 장골극이 더 낮게 되고, 후상 장골극은 더 높게 될 때 발생하는 것이며, 그 결과로써 장골은 멀어지고 좌골결절은 가까워지게 된다. 역점두는 후천장인대에 의해 제한된다. **점두**는 천골을 중심으로 장골이 후방회전되는 것이다. 만일 점두가 한쪽 관절에서만 발생하면, 그 쪽의 전상장골극은 더 높아지고, 후상 장골극은 더 낮아진다. 장골이 가까워지고 좌골결절은 멀어지며, 그 결과로 같은 쪽의 다리가 기능적으로 짧은 다리가 된다. 점두는 전천장인대와 천극인대, 천결절인대에 의해 움직임이 제한되며, 골반경사(pelvic tilt) 자세를 취할 때 발생한다; 역점두는 전만 또는 전방골반경사 자세를 취할 때 발생한다.

과도한 대퇴염전, 슬개골의 비정상적인 위치, 내향 발끝(toe-in) 또는 외향 발끝(toe-out) 등과 같은 가시적인 선천적 변형여부를 살펴보면서 이 부위에서는 대칭여부가 관찰되어야 한다. 대퇴염전의 각도가 15° 보다 더 크게 증가된 것(전경)은 대퇴가 외회전되었다는 증거이고, 그 특징이 토-아웃 보행이다. 각이 감소(후경)되면, 대퇴가 내회전 되어 발의 토-인 자세를 야기한다. 경사각의 증가(외반고)는 **내반슬** 또는 슬개골이 외측으로 위치된 것을 통해 알 수 있으며, 각의 감소(내반고)는 **외반슬** 또는 내측으로 위치한 '사팔눈' 슬개골을 보고 알 수 있다. 또한, 관찰을 통해서 종창, 비대, 근위축 또는 과거 수술절개 등이 있는 지 살펴보아야 하며, **실전 전략** 15.5에는 이 부위에서 초점을 두어야 하는 곳이 요약되어 있다.

정적검사를 완료한 다음에는 걸음걸이를 관찰해야 한다. 관찰은 전면과 후면 그리고 측면을 포함해야 하며 보행의 비정상을 알아내고, 어떤 동작이 통증이나 불편감을 일으키는 지를 물어봐야 한다. 절뚝거리는 청소년에게는 절뚝거림이 발생한 시점과 지속적인지, 간헐적인지 그리고 호전 또는 악화시키는 활동을 알아내는 것이 중요하다. 질문과 관찰로 대퇴골두의 선천성 변형 가능성을 조사하고, 이에 더해서 특별한 손상부위는 명백한 변형, 탈색, 부종 그리고 과거 수술로 인한 반흔 그리고 피부의 일반적 상태에 대해 시진되어야 하며, 항상 양측성으로 비교하는 것이 필요하다.

A 라크로스 선수에게서 약간의 전방골반경사가 관찰되었는데, 그것은 그 다리에서 심한 근긴장(muscle tonus)으로 유발될 수도 있다. 그 외에 다른 비정상적인 자세는 전혀 나타나지 않았으며, 옆으로 미끄러지기를 요구했을 때 내측 서혜부에 약간의 불편감이 있다고 했지만, 보행은 정상으로 보였다.

촉진(PALPATION)

Q 전-내측 서혜부로 통증이 집중되어 있으면, 다양한 구조물 중에서 어디부터 촉진을 시작해야 하는가?

양측성 촉진으로 체온과 종창, 민감성, 염발음, 변형, 근경축 그리고 피부감각을 결정할 수 있다. 혈관성 맥박은 서혜부의 대퇴동맥, 무릎후면에서의 슬와동맥 그리고 발에서의

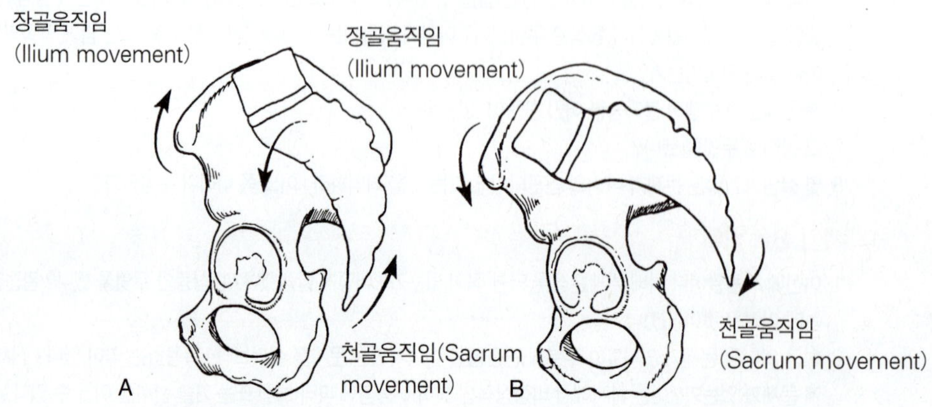

➤ 그림 15.19. **비정상적인 골반경사.** 천장관절에서 발생하는 점두(A)와 역점두(B)

실전 전략 15.5 고관절 자세평가

전면도

- 장골릉은 같은 높이에 있어야 한다. 다리길이 차이가 있으면 한쪽의 높이를 변경시켜서 외측 골반경사를 유도할 수도 있다. 외다리로 서 있으라고 지시하고 장골능의 높이를 본다(트랜델랜버그 검사).
- 전상장골극은 같은 높이에 있어야 하고, 신체 중앙에서도 같은 거리에 있어야 한다.
- 대전자는 같은 높이에 있어야 한다.
- 양 대퇴는 동일하게 보여야 한다. 선수에게 대퇴사두근을 수축하라고 지시하고, 비대 또는 위축을 체크한다. 슬개골의 상대적 위치와 정렬을 체크해서 대퇴가 내측 또는 외측 회전되어 있는지를 살펴본다.
- 피부의 정상적인 윤곽, 변색부위, 타박상, 멍 그리고 이전의 손상 또는 수술을 가리키는 반흔을 체크하고, 순환장애 또는 정맥류 징후가 있는 지를 살펴본다.

후면도

- 장골릉은 같은 높이에 있어야 한다.
- 후상 장골극은 같은 높이에 있어야 하고, 몸 중앙에서 같은 거리에 있어야 한다. 피부의 함몰이 동일하지 않은 것은 외측 골반경사를 가리킨다.
- 둔근이 양측으로 대칭인가? 위축은 L5-S1 신경근병을 가리킨다. 둔근과 무릎주름은 같은 높이여야 한다.
- 좌골결절은 같은 높이에 있어야 한다. 슬괵근과 장딴지 두께는 동등해야 한다.
- 슬와부에 비정상적인 타박상이 있는 지를 체크한다. 그것이 최근에 슬괵근 좌상이 발생했다는 것을 가리키는 것일 수도 있다.

측면도

- 요추 만곡이 과도하게 전만 또는 편평하게 되었는 지를 체크한다. 그것은 각각 전방 또는 후방골반경사에 의해 야기된 것이며 . 전방골반경사는 또한 고관절 굴곡 구축을 가리키는 것일 수도 있다.
- 한쪽 고관절이 다른 쪽보다 전방 또는 후방으로 회전되어 있는지 확인한다.
- 전반슬(무릎의 과신전)이 존재하는가?
- 피부의 비정상, 타박상, 변색 또는 이전손상과 수술을 가리키는 반흔을 확인한다.

후경골동맥과 족배동맥으로 확인할 수 있는데(그림 15.5, 16.14 참조), 체중지지를 전혀 하지 않은 상태로 테이블에서 해야 한다. 촉진은 근위에서 원위로 진행되어야 하지만, 그러나 가장 통증이 심한 부위는 최후에 하도록 한다. 환자를 복와위로 할 때는 베개를 엉덩이와 복부아래에 놓아서 요부에 스트레인이 가해지는 것을 감소시켜야 한다.

뼈구조물을 촉진하는 동안의 통증은 변위된 박리골절 또는 대퇴간골절을 가리킨다. 또한 압박과 신연, 타진 또는 특정한 골표시점에 대한 튜닝포크(tuning fork)의 사용으로 골절 가능성 여부를 결정할 수도 있다. 예를 들어, 대퇴골과를 미는 것으로 대퇴의 장축을 통해서 느린 압박력을 고관절에 적용해서 관골 또는 대퇴경, 대퇴골두의 골절 가능성을 결정하는 것이다(**그림 15.20**). 골반골절의 가능성은 천장관절 압박과 신연검사로 확인될 수 있다(그림 15.22 참조).

골절이 의심되면 즉시 골절 부위에서 원위쪽의 순환과 신경검사와 구급의료를 부르고, 생명징후를 확인하고, 쇼크에 대한 치료를 한다.

전면 촉진 (Anterior Palpation)

1. 장골릉, 전상 장골극, 대퇴근막장근과 봉공근
2. 서혜인대, 림프절, 치골결합, 대전자, 전자간 점액낭, 그리고 외전근(중둔근과 소둔근)
3. 대퇴삼각, 대퇴동맥, 장요근 점액낭, 그리고 굴근과 내전근(치골근, 단내전근, 장내전근, 대내전근과 박근)
4. 대퇴사두근(외측광근, 대퇴직근, 내측광근, 중간광근)

후면 촉진 (Posterior Palpation)

1. 장골릉과 후상 장골극
2. 좌골결절, 좌골점액낭, 슬괵근(대퇴이두근은 외측이다. ;

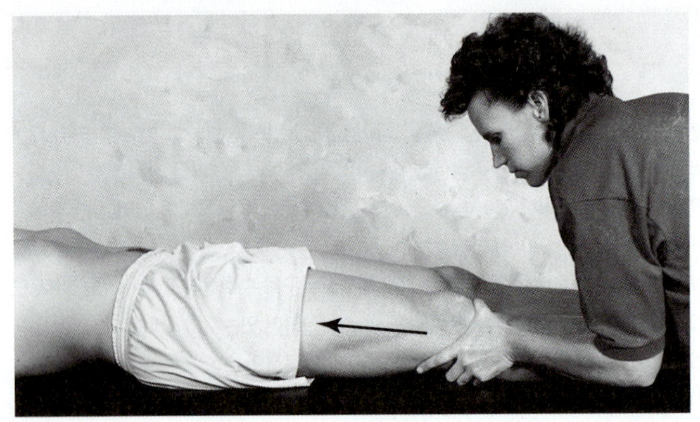

➤ 그림 15.20. **대퇴의 축성압축.** 대퇴의 장축을 따라 부드러운 압박을 가했을 때 증가되는 통증은 대퇴 또는 장골의 골절 가능성을 가리킨다.

반건양근과 반막양근은 내측이다.) 그리고 대전자

3. 천장관절, 요천관절, 그리고 천미관절

Q 고관절과 슬관절의 굴곡시키고 다리의 외회전시키면 서혜부 전내측 부위에서 통증이 유발되었고, 그 외 다른 곳에서는 통증이 없었다.

이학적 검사(PHYSICAL EXAMINATION TESTS)

A 통증은 서혜부 전내측 부위에서만 나타나는 것 같다. 손상이 근육 또는 관절, 신경혈관인지 결정하려면 기어떤 특별한 검사를 시행해야 하는가?

항상 선수들을 편안한 자세로 두고 이학적 검사를 시행하고 경도의 스트레스로 시작해야 한다. 통증과 근경축이 있으면 근약화 또는 불안정성의 정도를 정확하게 평가할 수 없게 되므로 다리를 갑작스럽게 동작시키거나, 또는 불필요한 통증이 유발되지 않게 해야 되며, 검사하는 동안 내내 주의를 해야 한다.

기능검사 (Functional Tests)

검사자는 고관절 굴곡/신전, 외전/내전, 내측/외측회전 그리고 무릎 굴곡/신전의 가능한 관절가동범위를 확인하고, 항상 양측비교로 정상 또는 비정상 움직임인지 확인해야 한다.

➤ *능동 움직임(Active Movements)*

능동 움직임은 앉거나 복와위에서 수행될 수 있다. 가장 통증이 심한 움직임은 마지막에 하며. 다음의 움직임 목록이 평가되어야 한다. 괄호안의 숫자는 각 움직임의 정상가동범위이다.

- 무릎신전(0° ~15°)
- 외측회전(40° ~60°)
- 내측회전(30° ~40°)
- 무릎 굴곡상태에서 고관절 굴곡(110° ~120°)
- 외전(30° ~50°)
- 내전(30°)
- 무릎 굴곡(0° ~135°)
- 고관절 신전(10° ~15°)

고니오미터로 고관절의 가동범위를 측정하는 것이 **그림 15.21**에 나타나 있다.

➤ *수동 관절가동범위 (Passive Range of Motion)*

환자가 능동 움직임 동안에 완전한 관절가동범위를 수행할 수 있으면, 그 범위의 최대점에서 부드럽게 압박하여 끝느낌을 결정한다. 고관절 굴곡과 내전의 끝느낌은 조직이 근접하는 것이고, 고관절 신전과 외전 그리고 내측과 외측 회전에서는 조직이 늘어나는 느낌이다. 골반관절에서의 수동 움직임은 또한 이러한 관절의 인대성 조직에 스트레스를 주는 것이며,

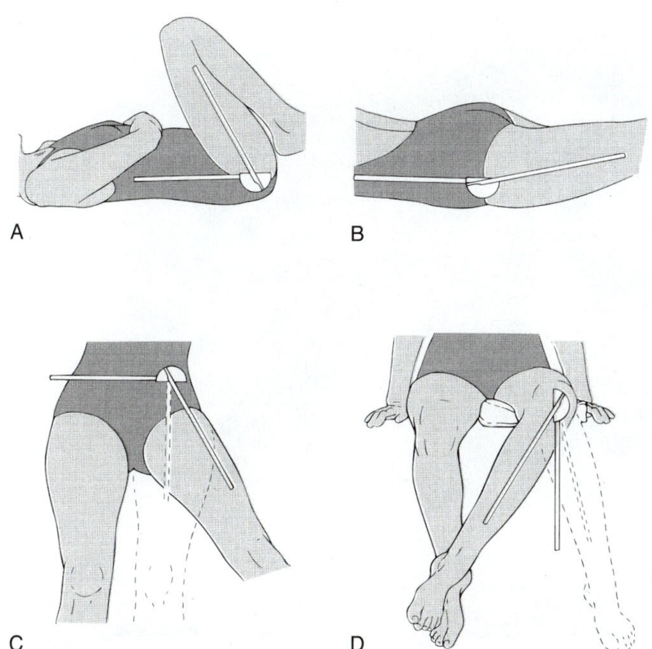

➤ 그림 15.21. **고관절에서의 측각계 측정.** A, 고관절굴곡. 중심점을 대퇴골 대전자에 두고, 근위팔은 골반의 외측 가장자리(lateral margin)에 정렬시키고, 원위팔은 외측과를 기준점으로 하여 대퇴의 외측 중심선에 정렬시킨다. B, 고관절 신전. 복와위에서 측정하는 것 외에는 고관절 굴곡과 같다. C, 고관절 외전과 내전. 중심점을 측정하는 다리의 전상 장골극 위에 두고, 근위팔은 다른 전상 장골극으로 확장시킨 가상의 수평선 위에 정렬시키고, 원위팔은 슬개골의 중심을 기준점으로 삼아 대퇴 중간선을 따라 정렬시킨다. D, 고관절 내 · 외회전. 중심점을 슬개골의 전면에 두고, 근위팔은 바닥과 수직으로 정렬시키고 원위팔은 경골능과 양 복숭아뼈사이 중간점을 기준하여 정렬시킨다.

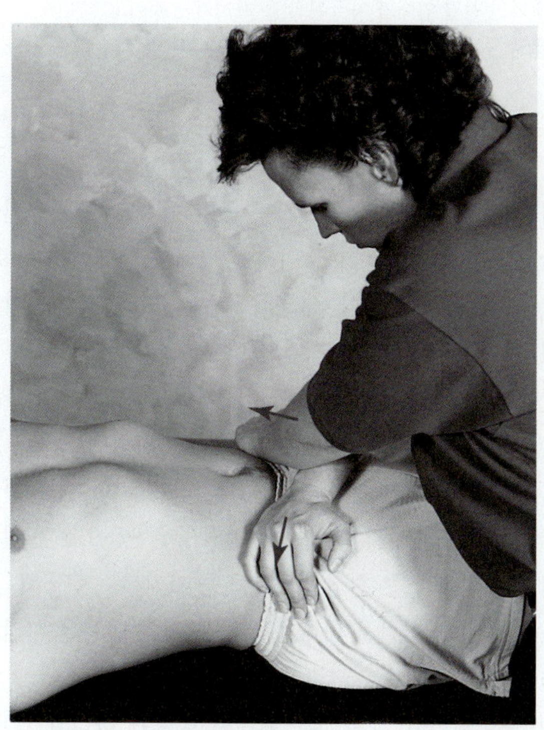

➤ 그림 15.22. **천장관절 압축과 신연검사(Sacroiliac compression and distraction test).** 검사자는 팔을 교차해서 엄지손가락으로 전상 장골극을 외측과 하방으로 압박해서. 장골 전면을 통해 하방으로 압박을 반복해서 가하면 천장관절이 벌어지게 된다. 편측의 둔부 또는 다리뒤쪽으로 통증이 발생되면 전천장인대의 염좌를 가리키고. 다른 곳 어디에서든지 날카로운 통증이 있으면 골반골절을 가리킨다.

다음에 논의될 것이다. 수동 움직임을 검사하는 것은 환자의 증상을 재현하는 것이 목적이며, 단지 통증이나 불편감을 발생시키는 것이 아니다.

천장관절 압축과 신연검사. 환자를 앙와위로 두고, 검사자는 팔을 교차해서 양엄지손가락으로 각각 전상 장골극을 외측 하방으로 압박한다(**그림** 15.22). 장골의 전면부를 통해 하방으로 가해지는 압박의 반복으로 천장관절은 벌어지게 되며, 편측의 둔부 또는 다리뒤쪽으로 통증이 발생되는 것은 전천장인대의 염좌를 가리키고, 양측 장골릉을 압박하거나 외측방향으로 압박하였을 때, 골반환을 따라 어느 곳에서든지 날카로운 통증이 나타나는 것은 골반골절을 가리킨다.

"스퀴시" 테스트, 피검자를 앙와위에 두고, 검사자는 45° 하방과 내방으로 양쪽 전상 장골극을 민다. 이렇게 하면, 후천장인대에 스트레스를 가하게 되고, 만일 통증이 발생하게 되면 양성반응이다.

천장관절 잠김(무릎에서 어깨로) 검사. 이 검사는 천결절인대 스트레스 검사라고도 한다. 피검자를 앙와위로 두고, 검사자는 환자의 무릎과 고관절을 반대쪽 어깨를 향해 완전히 굴곡시키고, 고관절을 내전시켜서(**그림** 15.23) 무릎과 고관절 양쪽 모두에 병리적으로 문제가 없고, 완전관절가동범위를 가지고 있는 지를 확인한다. 천장관절은 고관절을 굴곡과 내전함으로써 잠기게 된다. 한쪽 무릎을 가슴 쪽으로

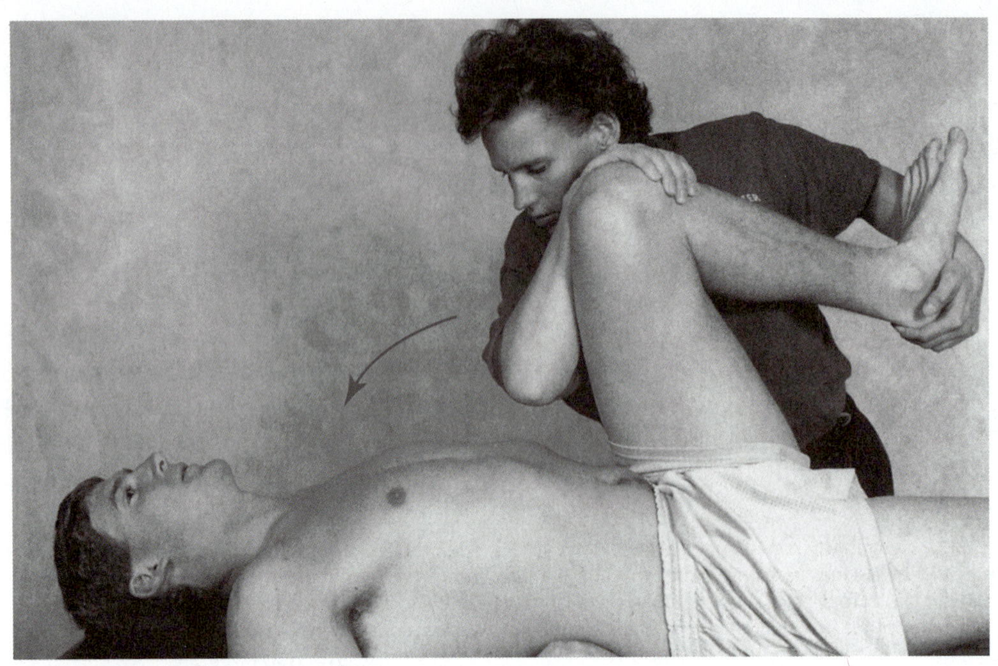

➤ 그림 15.23. 천장관절 잠김 검사(무릎에서 어깨) SI rocking (knee-to-shoulder) test. 앙아위에서 반대쪽 어깨를 향해 환자의 무릎과 고관절을 완전히 굴곡시키고 고관절을 내전시키면, 천장관절이 고관절을 굴곡과 내전시킴으로써 잠기게 된다. 대퇴 후외측 부위에서 통증이 발생되면 천결 인대가 자극된 것을 가리키는 것이고, 만일 통증이 다리를 반대쪽 어깨 방향으로 끌어당길 때 후상장골극 주변에서 발생하면, 천장관절 인대가 자극되는 것을 의미하는 것이다.

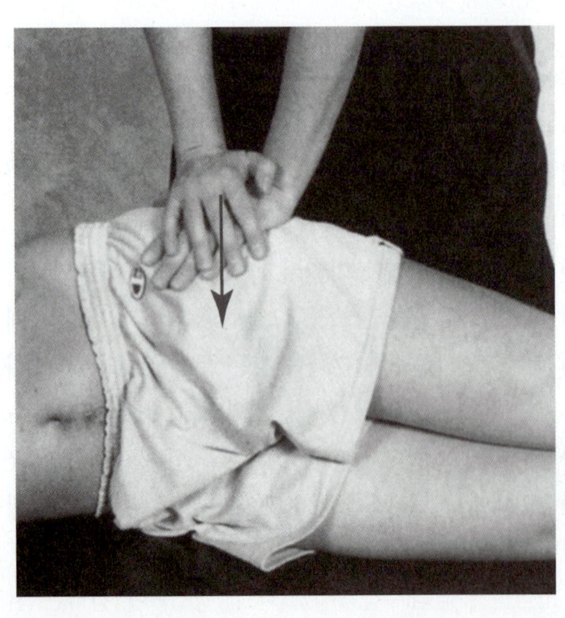

➤ 그림 15.24. 근접 검사 (Approximation test). 환자를 측와위에 두고, 장골릉 위에서 하방으로 가하는 힘을 적용한다. 천장관절에서 통증 또는 압박감이 증가되는 것은 관절염좌 가능성을 시사하는 것이다. 천장관절에서 통증 또는 압박감은 후천장관절인대 염좌 또는 천장관절 병변 또는 두 가지 모두의 가능성을 가리키는 것이고, 날카로운 통증은 골반 골절의 가능성을 가리키는 것이다.

가져갔을 때 대퇴 후외측에서 통증이 야기되면, 천결인대가 자극받는 것을 가리키고, 다리를 반대쪽 어깨 방향으로 끌어당길 때 통증이 후상 장골극 주변에 발생하면, 천장관절 인대가 자극되는 것을 가리킨다.

근접(수평-후방 스트레스) 테스트. 피검자를 측와위로 두고 장골능에 하방력(downward force)을 가하면(**그림 15.24**), 그 움직임은 천골에 전방압력을 야기하게 된다. 천장관절에서 통증이나 압박감을 느끼게 되면, 양성반응으로 후천장관절인대의 염좌 또는 천장관절 병변을 가리키는 것이며, 날카로운 통증이 골반환을 따라 발생하는 것은 골절을 가리키는 것이다.

패트릭 (훼이버) 검사. 앙아위에서 병발된 다리의 발과 발목을 반대쪽 무릎 위에 올려놓고,. 굴곡된 다리를 천천히 낮추어서 외전시켜서(**그림 15.25**) 병발된 다리의 고관절이 최종으로 굴곡, 외전, 외회전된 자세에서 무릎이 테이블에 닿거나 또는 최소한 반대쪽 다리와 수평된 위치에 놓이게 해야 한다. 병발된 다리의 무릎과 반대측 장골능에 과압력을 가하면 병발된 쪽의 천장관절에서 통증이 발생될 수 있으며, 이

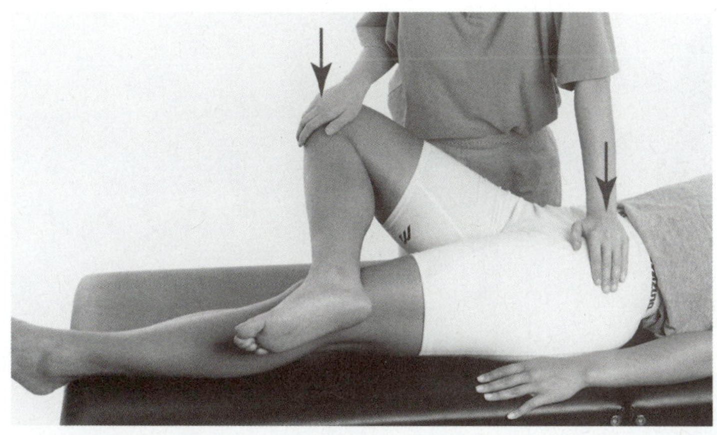

➤ **그림 15.25. 패트릭 (훼이버) 검사 Patrick's (Faber) test.** 이것은 4자 검사라고도 불리는 것이다. 병발된 다리의 발과 무릎을 반대쪽 무릎 위에 올려놓고, 병발된 다리의 무릎과 반대측 장골릉 위에 과압력을 적용했을 때 병발된 측의 천장관절에서 통증이 발생되면, 병리적인 문제를 시사하는 것이다.

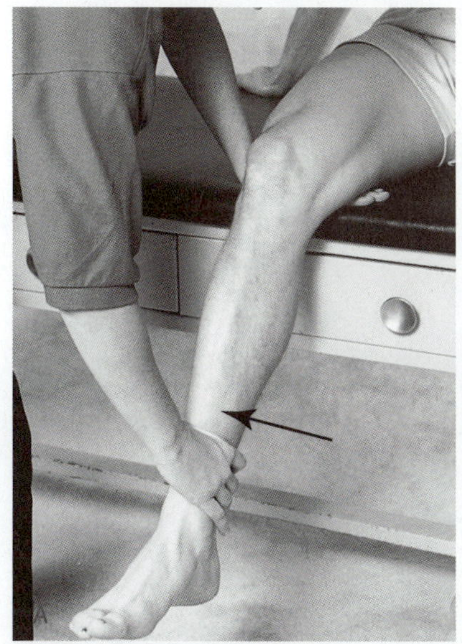

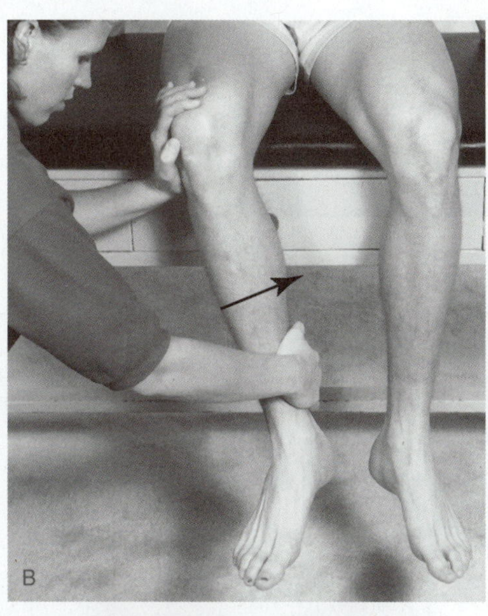

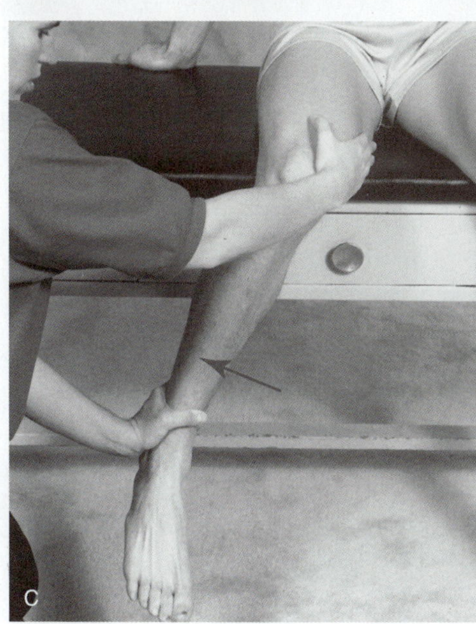

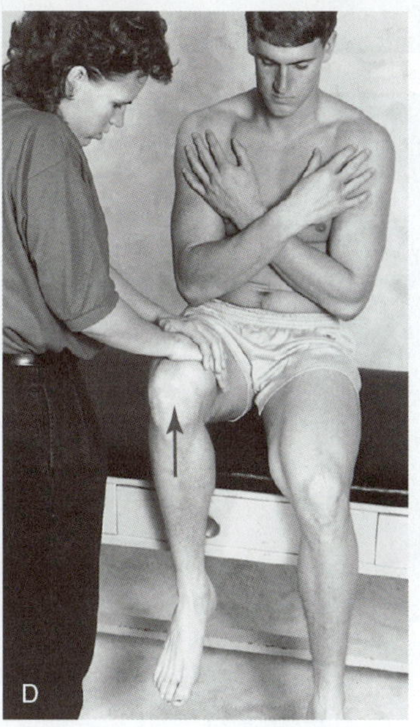

➤ **그림 15.26. 도수저항근력검사.** A, 슬관전 신전(L3). B, 고관절 외회전. C, 고관절 내회전. D, 고관절 굴곡(L2). E, 고관절 외전. F, 고관절 내전. G, 슬관절 굴곡(S2). H, 고관절 신전(S1). 근절은 괄호 안에 표시하였다.

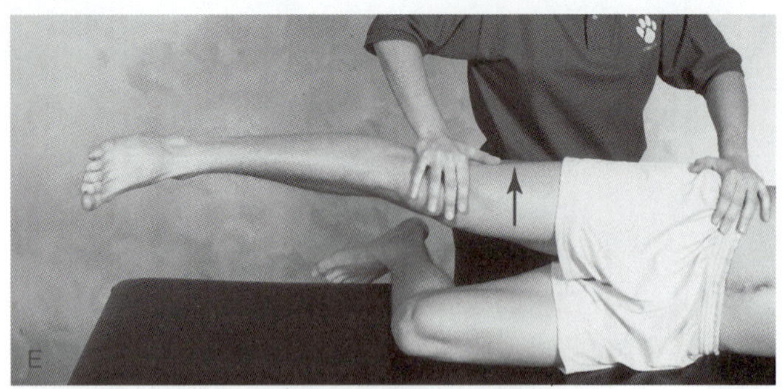

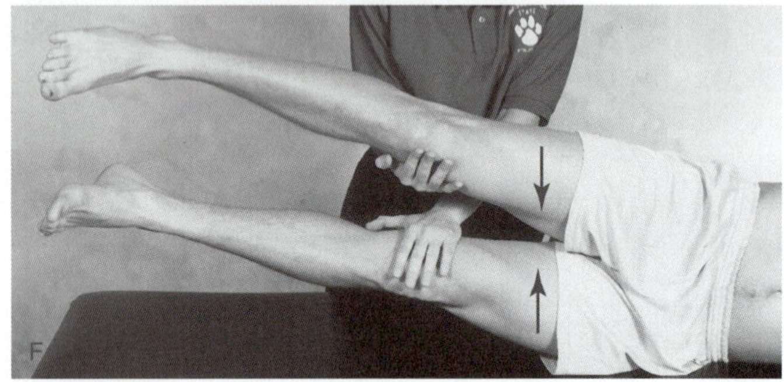

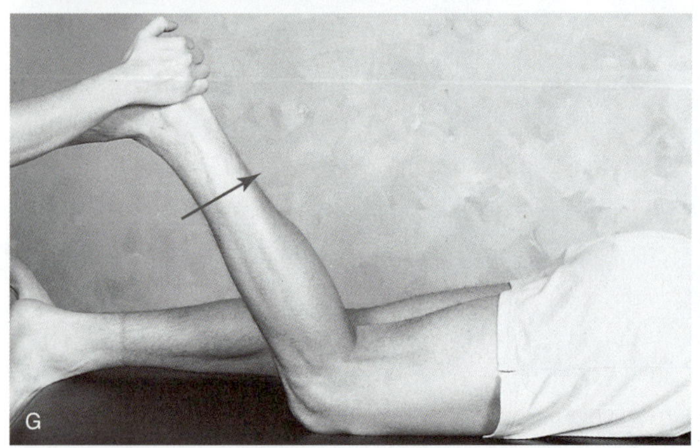

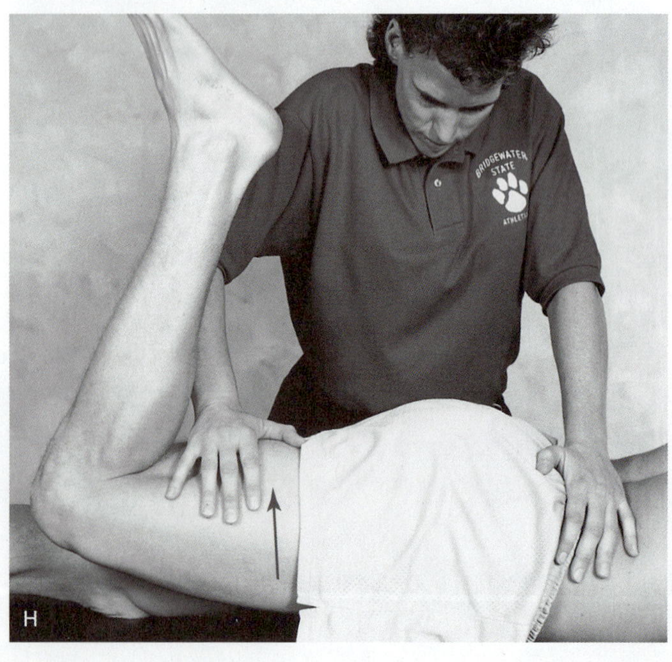

➤ 그림 15.26. *계속.*

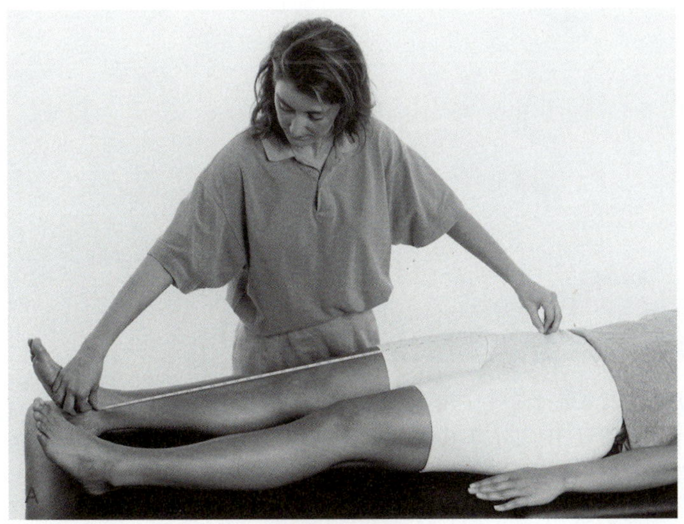

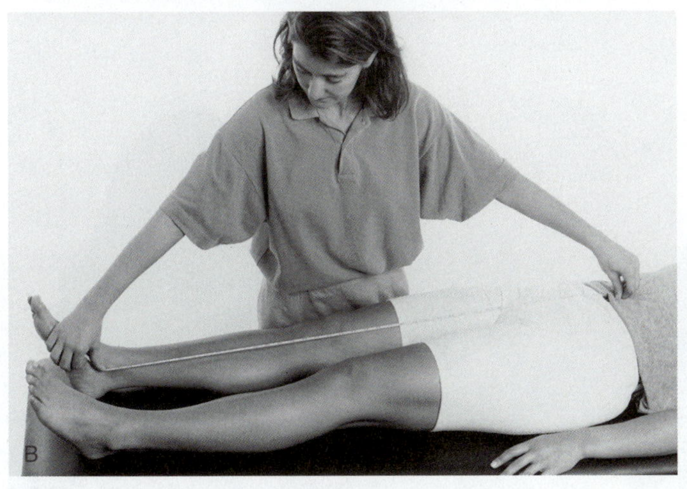

➤ 그림 15.27. **다리길이 측정.** A, 다리 길이를 측정하려면 골반을 상하좌우로 평행되고, 수평되며, 균형잡히게 해야 한다. 해부학적 차이, 즉 실제 다리길이를 측정하려면, ASIS의 말단 끝부터 각 발목의 내측과의 말단까지의 거리를 잰다. B, 외견상 다리길이 차이는 배꼽부터 각 발목의 내측과 까지 측정한다.

것은 병리적 이상의 가능성을 의미하는 것이다.

➤ *저항근육검사(Resisted Muscle Testing)*

도수근력검사를 하는 동안에 고관절을 안정화시켜서 다른 근육의 대상작용을 방지하는 것이 중요하다. 검사자는 근육을 신장시킨 상태에서 시작하고, 전체관절가동범위를 통해 저항을 적용하며, 병발되지 않은 사지와 비교해서 근약화를 인지한다. 항상 통증이 있는 동작은 가장 나중에 한다. **그림 15.26**은 검사되는 동작을 시연한 것이다.

스트레스 검사(Stress Tests)

사춘기 청소년을 검사할 때, 검사자는 항상 선천적 결손과 골단손상 가능성을 염두에 두어야 하고, 평가과정을 진행하는데 오직 필요하다고 여겨지는 검사만 시행해야 한다.

➤ *다리길이 측정(Leg Length Measurement)*

천골을 중심으로 장골이 점두(후방회전)되면 그 결과로 다리길이 감소가 초래되고, 반대쪽에서는 역점두(전방회전)가 일어난다. 만일 한쪽 장골이 더 낮게 되면, 그쪽의 다리는 항상 더 길게 된다. 해부학적 차이, 즉 실제 다리길이의 측정은 앙와위에서 전상 장골극(ASIS)을 동일한 높이로 평행하고 수평하게 해서 균형을 이루게 하고 시행한다. 양 다리는 발뒤꿈치를 약 6-8인치 정도 떨어뜨려서 서로 평행하게 하고, 유연한 줄자를 사용하여 전상 장골극(ASIS)의 말단 끝부터 각 발목의 내측과의 말단까지의 거리를 측정한다(**그림 15.27A**). 다른 쪽에서도 측정을 반복하고, 그 결과를 비교해서. 차이가 1.0-1.3 cm(0.5-1인치) 정도 나는 것은 정상으로 간주한다.

골반 외측경사 또는 굴곡이나 내전구축의 결과로 나타나

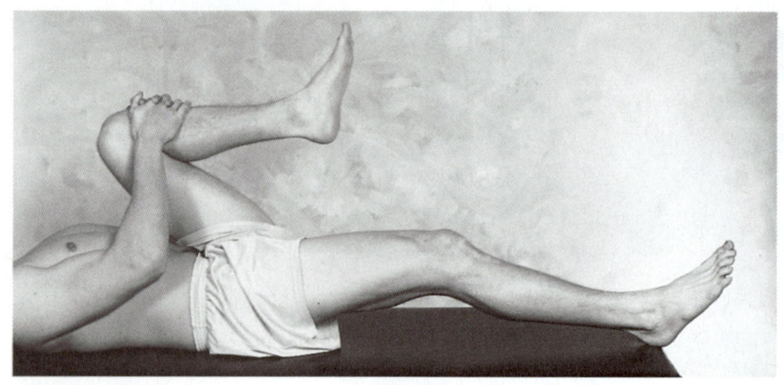

➤ 그림 15.28. **토마스(Thomas) 테스트.** 굴곡 구축에 대한 검사방법이다. 구축되지 않는 쪽 다리를 굴곡하여 가슴쪽으로 끌어당겨서 그 자세를 유지한다. 양성반응은 쭉 뻗은 다리가 테이블로부터 떨어져서 올라갈 때를 말하며, 고관절 굴곡 구축을 의미한다.

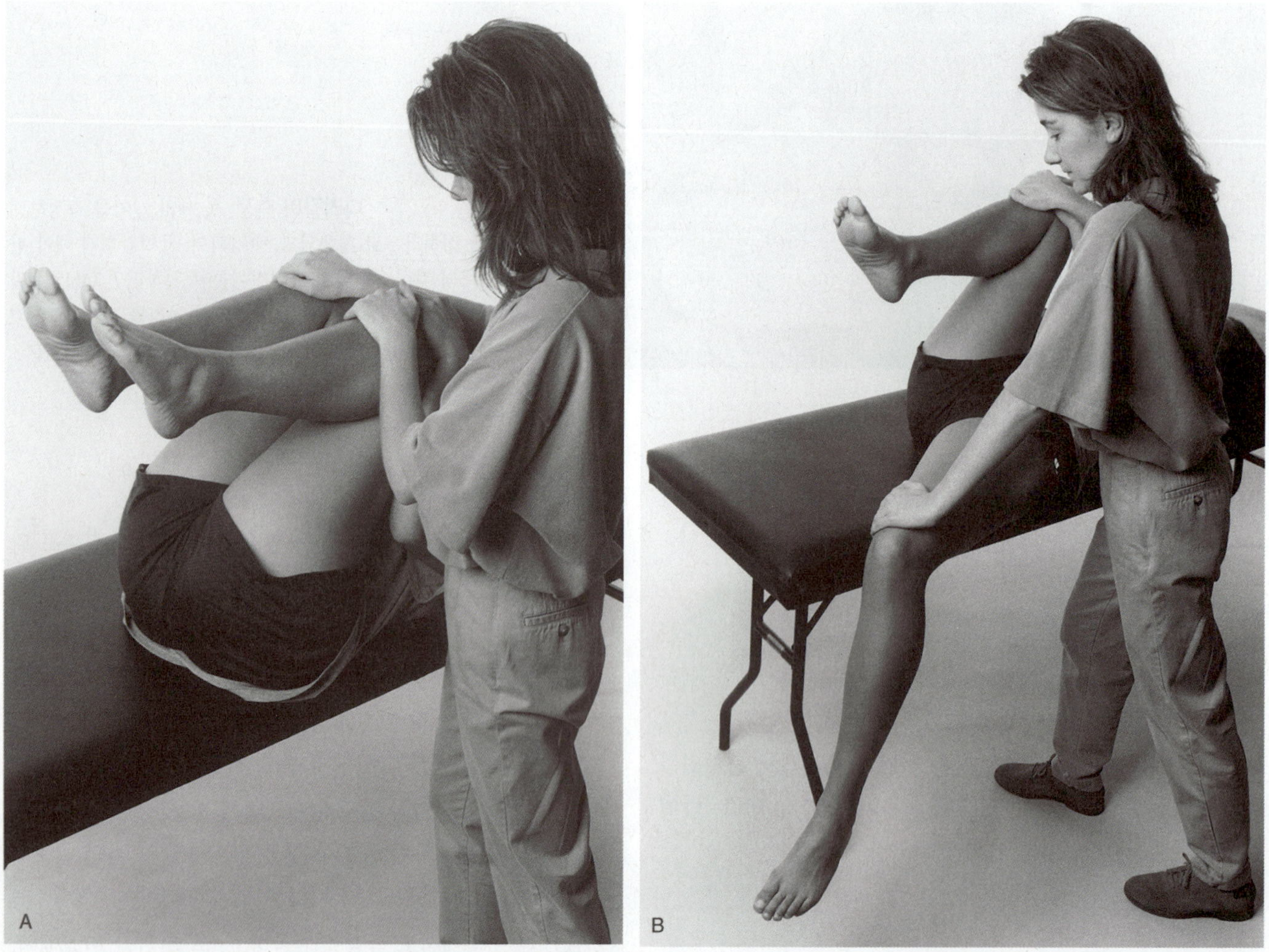

➤ 그림 15.29. **가엔스렌(Gaenslen's sign) 징후.** A, 검사하려는 쪽 고관절이 검사대 가장자리를 너머로 신전되도록 피검자의 위치를 정한다. B, 양쪽 다리를 가슴쪽으로 끌어당긴 다음에 검사하려는 쪽 다리를 천천히 내려서 신전되게 한다. 통증이 증가하는 것은 동측 천장관절 병변, 고관절 병리학적 문제, 또는 L_4 신경근 병변을 알리는 것이다.

는 외견상 다리길이차이는 배꼽부터 각 발목의 내측과 까지 줄자로 측정하며(**그림 15.27B**), 실제 다리길이차이에 대한 테스트가 음성인 경우에만 의미가 있다.

➤ *굴곡 구축에 대한 토마스 테스트(Thomas Test for Flexion Contractures)*

환자에게 앙와위에서 다리를 쭉 뻗게 하고 그의 요추전만이 두드러지게 되어 있는 지를 살펴보아야 한다. 만일 구축되어 있다면, 검사자는 허리 아래로 그의 손을 밀어 넣을 수 있을 것이다. 피검자에게 그의 정상 다리를 가슴 쪽으로 굴곡시켜서 그 자세를 유지하라고 지시한다. 이렇게 하면 허리가 편평하게 될 것이다. 만약 검사결과가 음성이라면, 곧게 뻗은 다리는 검사대와 접촉된 상태로 있을 것이고, 검사가 양성이라면, 곧게 뻗은 다리(구축된 쪽 다리)는 검사대에서 떨어져서 올라갈 것이다(**그림 15.28**). 양쪽 다리를 검사해서 비교한다.

➤ *가엔스렌 테스트(Gaenslen' s Test)*

이것은 토마스 테스트를 수정한 것이며, 한쪽 고관절이 과신전되도록 힘을 가함으로써 천장관절에 회전 스트레스를 부과하는데 이용된다. 피검자의 자세는 검사받는 쪽의 고관절이 테이블의 가장자리 밖으로 신전되게 위치시킨 다음에 양쪽 다리를 가슴쪽으로 끌어당기고 나서, 한쪽 다리를 천천히 낮춰서 신전시킨다(**그림 15.29**). 다른 쪽 다리도 같은 방식으로 검사해서 비교하며. 천장관절에서 통증이 나타나면 양성반응이다. 대체자세는 피검자를 측와위로 해서 위쪽 다리(검사받는 다리)의 고관절을 과신전시키고 아래 쪽 다리는 굴곡시켜서 가슴에 대게 한 다음에 골반을 고정시키고 위쪽 다리의 고관절을 최대로 신전시키는 것이다. 통증의 증가는 동측 천장관절의 병변, 고관절 병리적 문제 또는 L4 신경근 병변에 의해서 일어날 수 있다.

➤ *대퇴직근 구축에 대한 켄달 테스트(Kendall Test for Rectus Femoris Contracture)*

피검자를 앙와위로 두고 양쪽 슬관절 90° 굴곡시켜서 검사대 가장자리 밖에 걸치게 한 다음에, 구축되지 않은 쪽 무릎을 가슴 쪽으로 굴곡시켜서 그 자세를 유지하게 하면, 다른 쪽 다리의 슬관절은 90° 굴곡 상태를 유지해야 한다. 만일 무릎이 약간 펴지면, 대퇴직근의 구축을 나타내는 것일 수도 있다(**그림 15.30**). 만일 결과가 양성이라면, 그 근육 구축을 확인 할 수 있는 경직(tightness)이 촉진될 것이다. 경직상태가 촉진되지 않을 경우에는 경직된 관절구조(관절

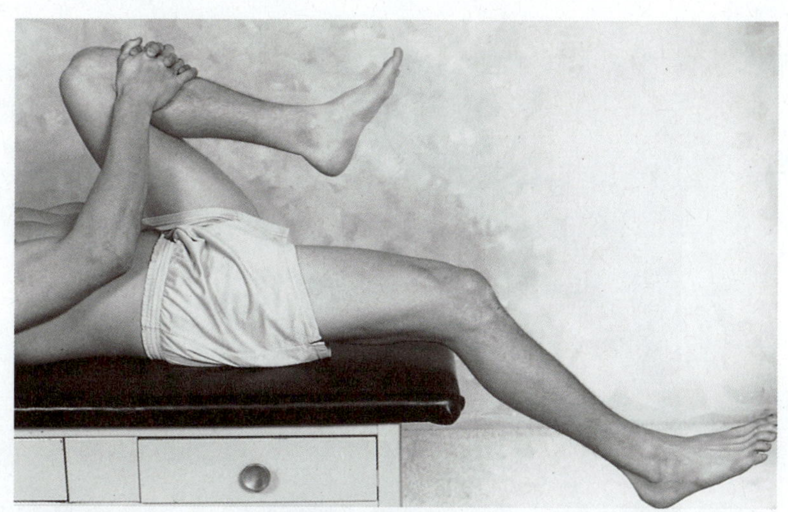

➤ 그림 15.30. **켄달 테스트**(Kendall test). 이것은 토마스 테스트와 유사한 것으로 단지 다른 점은 앙와위에서 양 슬관절이 검사대 가장자리 너머로 굴곡되도록 위치시키는 것이다. 검사하지 않는 쪽 다리는 가슴 쪽으로 구부려서 유지하게 했을 때, 검사대 가장자리 너머로 굴곡된 다리가 신전되면 양성반응이다.

낭 또는 인대)에 기인된 것일 수도 있으며, 검사하는 동안 고관절이 외전되었다면, 장경인대의 경직으로 일어난 결과일 수도 있다. 그 다음에는 오베르 테스트(Ober's test)가 양측으로 시행되어야 한다(그림 15.34 참조).

➤ 패트릭(훼이버 또는 4자)테스트(Patrick' s(Faber or Figure-Four)Test)

피검자를 앙와위로 두고, 검사하는 다리의 발과 발목을 반대측 무릎 위에 올려놓은 다음에 구부린 다리는 천천히 낮추어 외전시킨다(그림 15.25 참조). 최종자세에서 병변 다리는 치료대위에 닿거나 또는 최소한 반대편 다리와 수평된 위치로 있어야 한다. 만일 병변 다리가 이 위치까지 이완되지 못하고, 반대편 다리보다 위쪽에 있게 되는 것은 장요근 경축 또는 고관절 구축을 나타내는 것일 수도 있다.

➤ 슬괵근 구축 검사(Hamstring Contracture Test)

치료대 위에 고관절을 굴곡시켜 앉은 자세에서, 피검자에게 한쪽 다리의 고관절을 굴곡시켜서 가슴 쪽으로 가져오게 하여 골반부위를 안정시킨 다음에, 신전된 다리의 발가락을 만지라고 지시한다(**그림 15.31**). 그렇게 할 수 없는 것은 신전된 다리의 슬괵근 경직을 나타내는 것이며, 양쪽 다리를 검사하고 비교해야 한다.

➤ 90° - 90° 하지직거상 검사(90°-90° Straight Leg Raising Test)

피검자를 앙와위로 두고 무릎을 구부려서 90°까지 고관절을 굴곡하게 한 다음에, 검사자는 무릎 뒤를 잡아서 고관절을 90°로 안정시킨 다음에, 한번에 하나씩 각각 슬관절을 신전시킨다. 슬괵근의 유연성이 정상이라면, 슬관절은 완전 신전에서 20° 이내까지 무릎이 펴져야 한다. 이 자세는 좌위보다는 오히려 앙와위에서 슬럼프 테스트(slump test)를 하는 것과 유사하므로 신경근 증상으로 일어난 결과일 수도 있다.

➤ 하지직거상(라세그) 검사(Straight Leg Raising (Lasègue' s)Test)

이것은 전형적으로 척수경막을 신장시켜서 추간판 병변의 가능성을 평가하는데 이용되는 것이지만, 슬괵근 경직을 가려내는 데도 이용될 수 있다. 피검자를 앙와위로 하고, 검사자는 피검자의 슬관절을 신전시킨 상태로 경직감 또는 통증을 호소할 때 까지 고관절을 굴곡시킨(**그림 15.32**) 다음에 통증 또는 경직감이 사라질 때까지 천천히 내리고, 최종단계로 족관절을 배굴시키고 피검자에게 목을 굴곡하게 한다. 통증이 족관절 배굴과 목 굴곡 또는 두가지 모두에서 증가되는 것은 척수경막이 신장되는 것을 가리키는 것이고, 족배굴과 목굴곡으로 통증이 증가되지 않는 것은 슬괵근 경직을 시사하는 것이

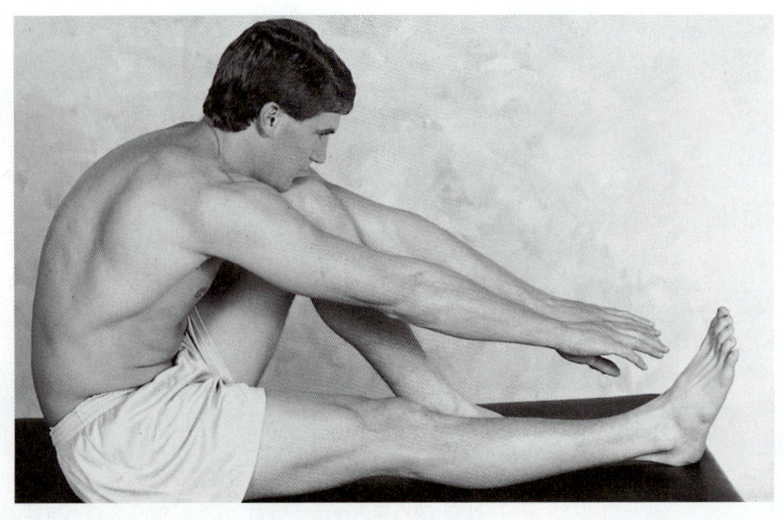

➤ 그림 15.31. **슬괵근 구축.** 검사되지 않는 쪽 다리의 고관절을 구부려서 가슴에 대어 골반부위를 안정시킨 다음에 만약 신전된 다리의 발가락을 만질 수 없다면, 이 검사는 양성이다.

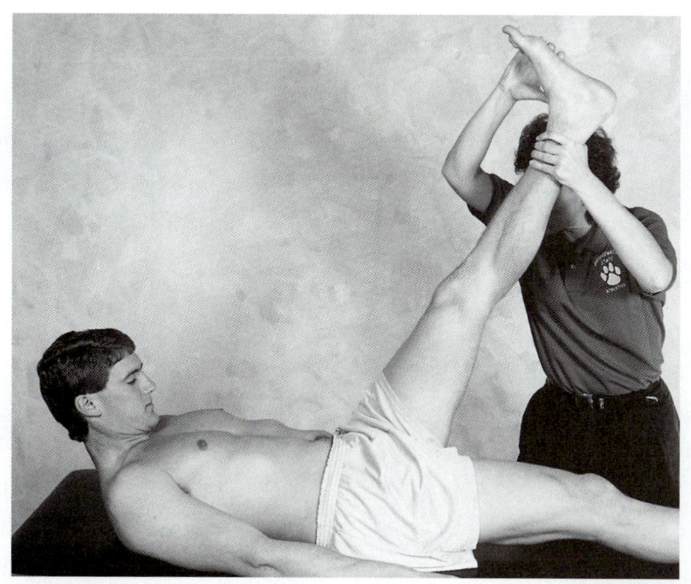

➤ **그림 15.32. 하지직거상(Lasègue's) 검사.** 피검자 다리의 무릎이 신전되게 유지시킨 상태로 통증 또는 긴장이 슬괵근에 느껴질 때까지 고관절을 수동적으로 굴곡시킨 다음에, 통증 또는 긴장이 사라질 때까지 다리를 천천히 낮춘다. 그리고 나서, 발목의 배측 굴곡하게 하고 목을 굴곡하게 해서 통증이 증가하지 않는다면, 슬괵근의 구축을 나타낸다.

다. 만약 양다리를 동시에 수동적으로 들어올려서 70°로 굴곡되기 이전에 통증이 발생한다면, 천장관절 문제를 가리키는 것이다.

➤ *트렌델렌버그 테스트(Trendelenburg Test)*

피검자에게 입위에서 먼저 한쪽 외다리로 균형을 잡으라고 한 다음에 다른 쪽 다리로도 균형을 잡게 하고(**그림 15.33**), 균형을 잡고 있는 동안에 골반의 움직임을 살펴본다. 바닥에 지지되지 않은 다리쪽의 골반이 올라갔다면, 반대(입각)쪽 중둔근이 골반을 위로 올리고 있는 것이며, 그것은 외다리서기에서 정상적으로 일어나는 것이므로 음성반응으로 간주한다. 그러나, 입각되지 않은 쪽의 골반이 내려갔다면, 그 검사는 양성반응이고, 입각된 쪽 중둔근인 고관절 외전근의 불안정과 약화를 나타낸다.

비록 검사자가 살펴보고 있는 것은 입각되지 않은 쪽이지만, 검사되고 있는 것은 입각된 쪽의 중둔근이다.

➤ *이상근 검사(Piriformis Test)*

환자의 병발되지 않는 쪽 다리를 밑으로 하게 하여 측와위로 두고, 검사자는 피검자의 무릎을 구부려서 검사하려는 고관절을 60°로 굴곡시킨 다음에 한손으로 그 고관절을 안정시키고 무릎을 하방으로 압박한다(**그림 15.34**). 만약 이상근이 경직되어 있다면, 통증이 그 근육에서 나타날 것이고, 만약 좌골신경이 이상근에 의해 압박되어 있다면, 좌골신경통 같은 증상을 경험할 수도 있다. 이상근을 신장된 상태(고관절 내회전된 상태)에서 외회전에 저항을 주었을 때도 또한 똑같은 좌골신경통를 초래할 수도 있다.

➤ *장좌위 검사(Long Sitting Test)*

피검자는 다리를 쭉 뻗고 바로 눕게 하고, 검사자는 안쪽 복사뼈에 엄지를 대고, 복사뼈의 높이를 확인한 다음에, 환자에게 일어나 앉으라고 지시하고 한쪽 다리가 길었다가 짧아지는 지를 관찰한다. 만약 한쪽 다리가 다른 쪽 보다 길어졌다면, 골반 염전 또는 회전으로 야기된 골반기능부전의 결과로 기능적 다리길이 차이가 나타난 것이다. 예를 들어, 만약 오른쪽 다리가 짧아졌다면, 우측 장골이 천골을 중심으로 전방회전된 것을 가리키는 것이고, 만약 그 반대로 발생했다면(즉, 오른쪽 다리가 길어졌다면), 천골중심으로 오른쪽 장골의 후방회전을 나타낸다.

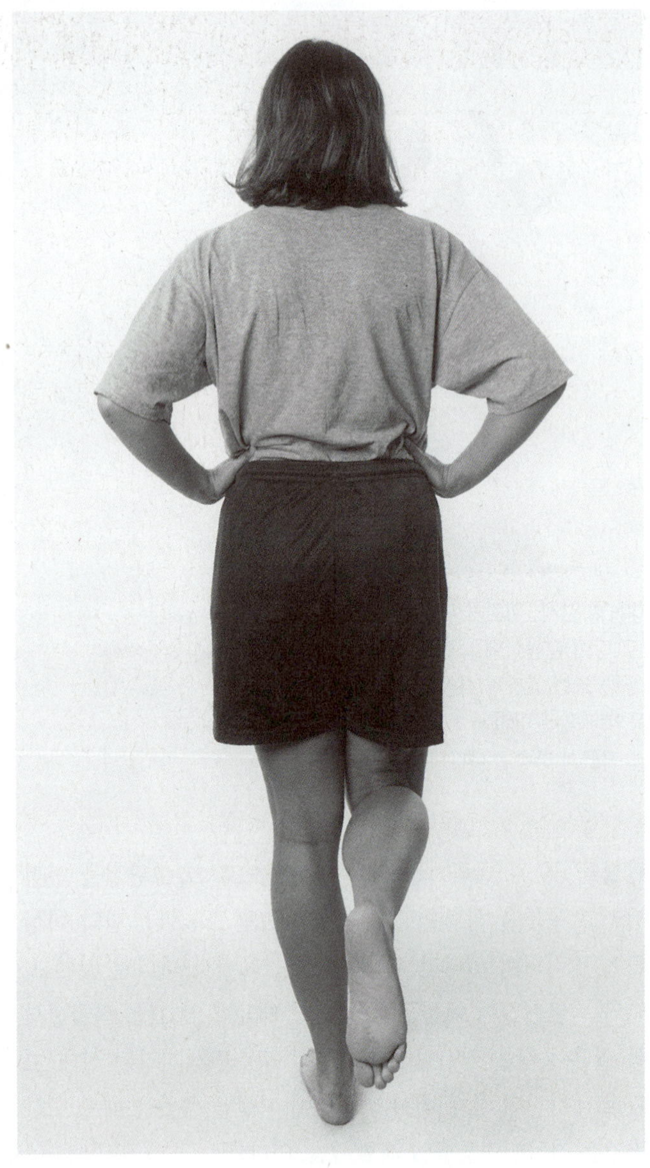

➤ 그림 15.33. **트렌델렌버그(Trendelenburg) 테스트.** 만약에 피검자가 좌측 외다리로 섰을 때, 양 고관절을 수평으로 유지할 수 없다면, 좌측 고관절 외전근 약화를 시사하는 것이다.

➤ *오버 테스트(Ober's Test)*

대퇴근막장근(장경인대)의 구축에 관한 검사에서는 피검자를 측와위로 하고 아래쪽 다리의 고관절과 슬관절을 약간 굴곡시켜서 자세가 안정되게 한다. 검사자는 한 손으로 골반을 안정시켜서 검사하는 동안 골반이 후방으로 이동되는 것을 방지하고, 고관절을 약간 신전시키고 외전시켜서 장경인대가 대퇴골 대전자위를 지나게 한다(**그림** 15.35). 원래 오버 테스트는 슬관절을 90° 굴곡시키는 것이지만, 슬관절이 신전되면 장경인대가 더 많이 신장되게 된다. 위쪽 다리를

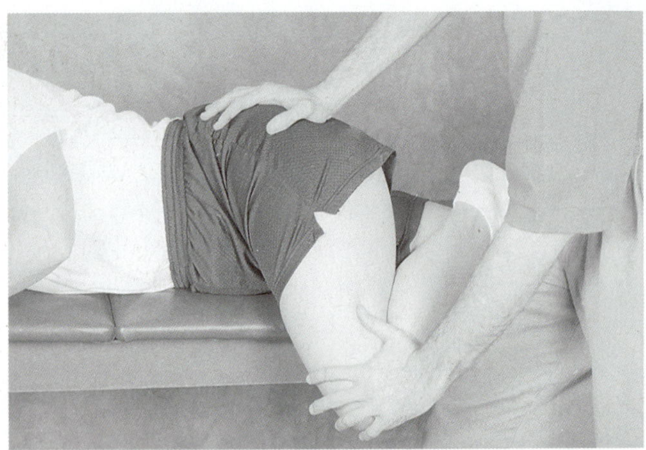

➤ 그림 15.34. **이상근 검사(Piriformis test).** 환자를 검사하지 않는 쪽으로 눕게 하고, 검사하는 쪽의 고관절을 60° 굴곡시키고, 무릎도 굴곡시킨 다음에, 검사자는 한 손으로 검사하는 쪽 엉덩이를 안정시키고, 무릎을 하방으로 압박하여 누른다. 이상근에 통증이 있다면 양성반응을 나타내는 것이다.

천천히 내린다. 만일 장경인대가 경직되었다면, 그 다리는 외전된 위치로 있을 것이다. 만약 검사하는 동안에 슬관절이 굴곡되었다면, 더 큰 스트레스가 대퇴신경에 가해지게 되고, 그 결과로 신경학적 징후(통증, 저림, 또는 감각이상)신호가 초래할 수도 있다.

➤ *둔부검사(Buttock Test)*

이 검사로 둔부에서의 병리학적 문제가 존재하는 지를 결정하게 되며, 그러한 것은 점액낭염, 종양, 농양으로 고관절의 굴곡을 제한할 수도 있다. 하지직거상 검사를 앞에서 설명한 바와 같이 시행한다. 만약 제한이 고관절 굴곡에 도달되면, 검사자는 슬관절을 구부려서 고관절 굴곡이 증가하는 지를 결정한다(**그림** 15.36). 만약 문제가 요추에 존재하는 것이라면, 고관절 굴곡이 증가할 것이고, 그것은 검사결과가 음성인 것을 의미한다. 양성판정은 슬관절 굴곡 후에도 고관절 굴곡의 증가가 없을 때 결정된다.

신경학적 검사 (Neurologic Tests)

신경학적 완전성은 근절과 반사, 그리고 분절적 피절과 말초신경패턴에 지배되는 피부양상을 이용하여 평가할 수 있다.

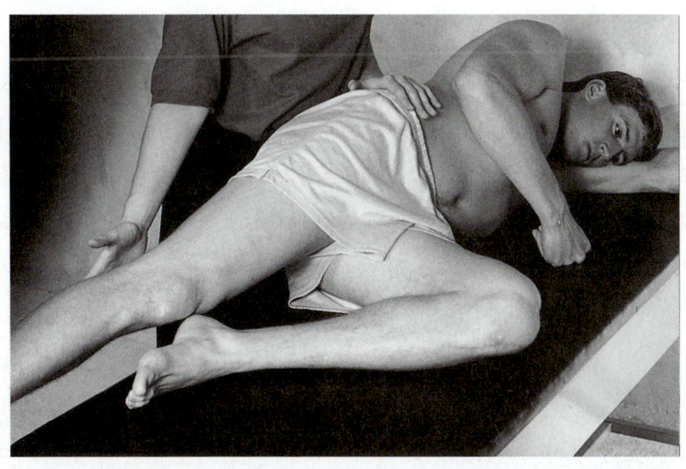

➤ 그림 15.35. **오버(Ober's) 테스트.** 수동적으로 고관절을 외전시키고 약간 신전시킨 다음에, 신전된 다리를 천천히 아래로 내린다. 만약 장경인대의 경직이 있다면, 그 다리는 외전된 자세로 남아 있을 것이다.

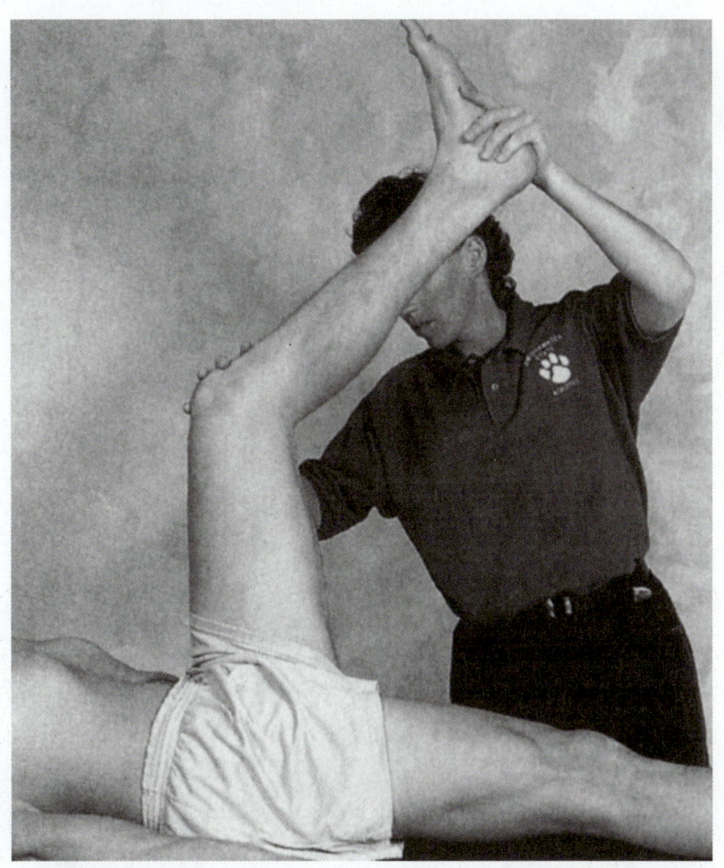

➤ 그림 15.36. **둔부검사의 징후.** 편측 하지직거상 검사를 하라. 만약 제한이 느껴졌다면 슬관절을 굴곡한다. 고관절 굴곡이 증가했다면 문제는 요추에 존재할 수도 있다. 양성 둔부검사는 고관절 굴곡의 증가가 없을 때 판정한다.

➤ 근절(Myotomes)

열린 자세(loose packed position)에서 등척성 근력검사를 다음과 같은 동작으로 시행해서 특수 분절에 속한 근절을 검사해야 한다 : 고관절 굴곡 (L_1, L_2); 슬관절 신전 (L_3); 발목 배측굴곡 (L_4); 발가락 신전 (L_5); 발목 저측굴곡, 발 외번, 또는 고관절 신전 (S_1); 그리고 슬관절 굴곡 (S_2). 이러한 운동검사는 그림 15.26과 그림 16.31에 시연되어 있다.

➤ 반사(Reflexes)

골반 또는 엉덩이 부위를 검사하는데 이용되는 특정한 반사는 없다. 하지에 이용되는 반사에는 슬개골 (L_3, L_4)과 아킬레스건 반사(S_1)가 포함되며, 그림 15.27에서 시연되고 있다.

➤ 피부 패턴(Cutaneous Patterns)

피부감각 검사를 할 때, 검사자는 날카롭고 둔한 물체(즉, 테이핑 가위의 무딘 끝과 평평한 가장자리)로 피부 위를 주행시켜야 한다. 환자에게 눈을 감거나 또는 먼 곳을 쳐다보게 하는 동안에, 검사자는 환자가 예리한 감각과 무딘 감각을 구별하고 검사받는 위치를 정확하게 지적하는 능력을 평가해야 한다. 골반과 엉덩이, 대퇴 부위에 대한 분절적 신경의 피절패턴이 **그림** 15.37에 나타나 있고, 말초신경 분포패턴은 **그림** 15.38에서 보여주고 있다.

활동-특수 기능 검사 (Activity-Specific Functional Tests)

기능검사가 시행되어야 선수들의 스포츠 참가에 대한 복귀가 명백해 질 수 있다. 선수들은 절뚝거림이나 진통보행을 하지 않고 통증 없이 활동을 수행할 수 있어야 한다. 기능 활

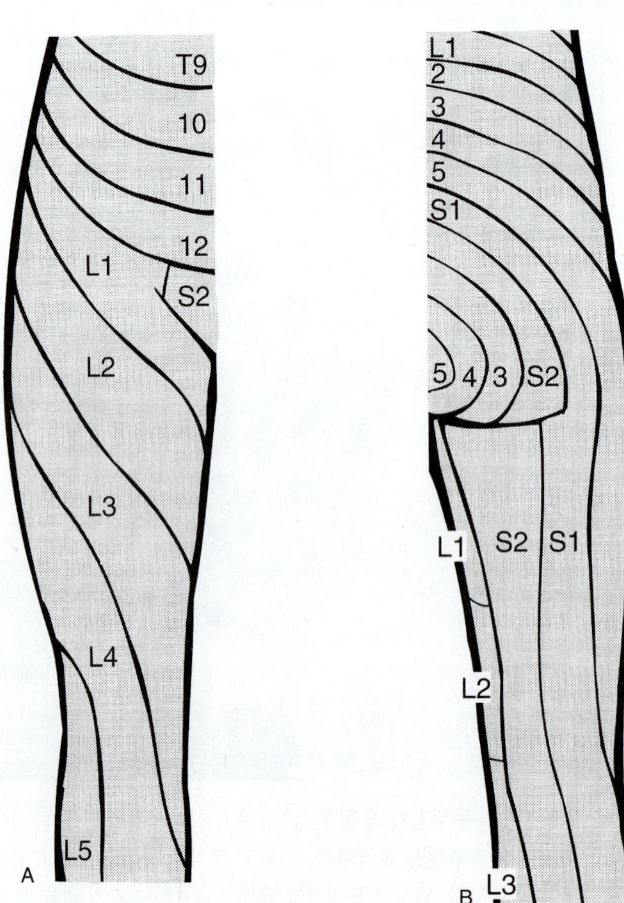

➤ 그림 15.37. 골반, 엉덩이, 대퇴 부위에 대한 분절적 신경의 피부분절 패턴. A, 전면도. B, 후면도

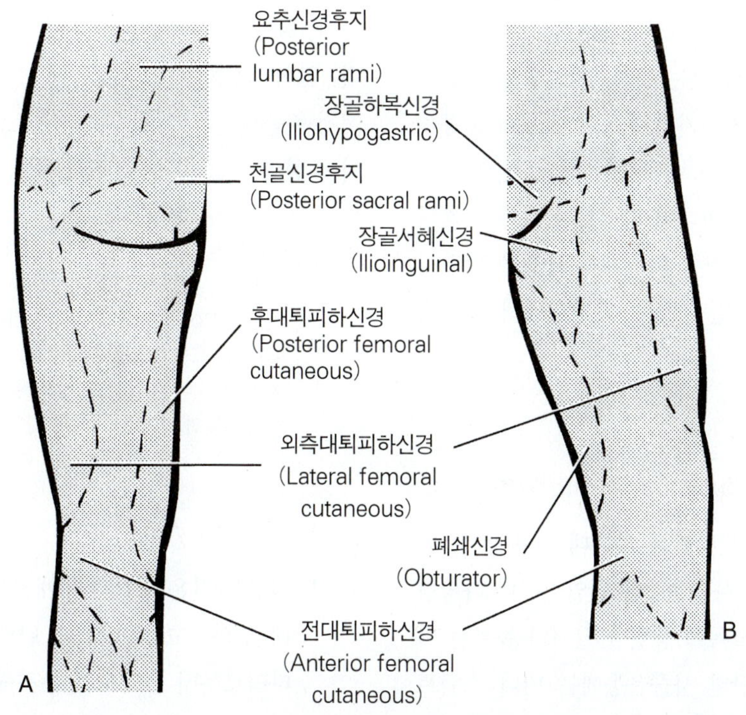

➤ **그림 15.38. 골반, 엉덩이, 대퇴 부위에 대한 말초신경 피부 패턴.** A, 전면도. B, 후면도.

동의 예로는 걷기와 계단 오르고 내리기, 조깅, 쪼그려 앉기, 점프하기, 곧장 앞으로 뛰기, 좌우측면으로 뛰기, 그리고 뛰면서 방향바꾸기 등이 포함되어 있다. 할 수만 있다면, 언제나 보호 장비 또는 패드를 착용해서 다시 부상을 입는 것을 방지해야 한다.

A 당신은 라크로스(하키와 비슷한 구기 종목) 선수의 평가를 완료하고, 고관절 전내측면에서 통증을 촉진했을 뿐만 아니라, 거기에 더하여 고관절의 수동적 회전동작 특히, 고관절 신전과 내전, 내회전에서 통증과 약화가 있는 것을 알아내었으며, 또한 저항성 고관절 굴곡과 외전, 굴곡 그리고 외회전에서도 통증이 유발되었다. 환자가 우측 다리로 균형을 잡고 대퇴가 외회전 된 상태에서 고관절을 굴곡했을 때 딸깍거리는 감각이 발생되었으며, 좌우 양쪽을 검사한 결과에 의하면 끝느낌과 피부감각, 그 외 스트레스 검사는 정상이었다. 이 선수는 딸깍거리는 고관절 증후군에 부수적으로 장요근 점액낭염이 있다.

재활(REHABILITATION)

Q 팀 닥터에게 보내진 후에 라크로스 선수는 한냉요법으로 염증과 통증을 조절하고 있다. 재활프로그램에 어떤 운동을 포함시켜야 근육경직과 근불균형에서의 결함을 치료할 수 있는가?

고관절부위에 대한 재활에서는 관절가동범위와 고유수용성 감각이 회복되고; 근육강도와 지구력, 파워가 개선되고, 심혈관 체력이 유지되어야 하며, 고관절을 움직이는 근육에 집중된 운동에 추가하여 대퇴사두근과 슬괵근 그룹에 대한 운동도 포함되어야 한다.

가동범위 회복(Restoration of Motion)

고관절 부위의 가동범위 운동은 고관절 굴곡근과 신전근, 외전근, 내전근 그리고 내 · 외측 회전근, 대퇴사두근과 슬괵근에 초점을 맞춰야 한다. 신장운동에 대한 몇 가지는 실전 전략 15.1에서 보여주었고, 슬관절을 가로지르는 근육에 대한 그외 다른 ROM 운동들은 실전 전략 16.1에서 보여줄 것이다. 이러한 운동들은 능동이나 수동으로 할 수 있으며 고유감각 신경근 촉진법(PNF)신장 기법도 포함되어야 한다.

고유수용성과 균형감각 회복 (Restoration of Proprioception and Balance)

고유수용성과 균형감각은 목발을 이용하는 중에 체중 이동과 한쪽 다리로 체중을 지지하면서 하지직거상하기, 양측성 미니스쿼트(minisquats)시행 그리고 BAPS 보드나, 미끄럼판 또는 미니트램프를 이용하는 것과 같은 활동으로 운동초기에 회복될 수 있다. 하지직거상 운동은 발목에 중량을 달고, 수술용 튜브나 테라벤드를 이용하여 더 보완될 수도 있다. 운동되고 있는 다리에서 반대편 다리로 튜브를 부착해서 다른 다리를 강화시키면서 한쪽 다리에서 균형을 발달시킬 수도 있다. 운동패턴은 단일면 또는 다방향에서 시행될 수 있다.

근강도와 근지구력, 근력 (Muscular Strength, Endurance, and Power)

등척성 운동은 조기에 근력 강화를 하는데 이용될 수 있다. 하지 직거상과 같은 열린 사슬운동은 단일면이나 다방향 패턴으로 완료될 수 있으며 발목에 중량을 달거나 튜브를 이용해서 보완될 수도 있다. 닫힌 사슬운동에는 미니 스쿼트 또는 변형된 런지(lunges)가 포함될 수 있으며 이것을 완전 스쿼트나 런지로 진행해야 한다. 저항은 손으로 잡는 무게나 중량봉, 레그-프레스기(leg-press machine)으로 추가될 수도 있다. 다양한 상업용 등장성과 등속성 기기를 이용해서 열린 사슬과 닫힌 사슬운동 기법으로 각각의 근육군을 강화시킬 수도 있다.

심혈관 체력 (Cardiovascular Fitness)

심혈관 체력운동에는 조기에 상체 에르고미터(UBE)나 수중운동을 이용하는 것이 포함된다. 물속에서 뛰기와 더 깊은 물속에서 스포츠 특유의 운동을 시행하는 것으로 비체중부하 자세에서 환자에게 스포츠 특유의 기능훈련을 유지할 수가 있다. 관절가동범위가 적절하게 되면 고정식 자전거를 이용해서 가벼운 부하로 시작하여 견딜 수 있는 만큼 부하를 증가시켜 운동시키며, 미끄럼판을 이용할 수도 있다. 조깅은 가볍게 1/4 속도로 시작해서 1/2 속도, 3/4 속도, 전력 질주로 진행하고, 점프와 건너뛰기(skipping), 반동뛰기(bounding)과 같은 플라이오메트릭 운동을 뛰기, 또는 옆으로 뛰기. 뛰다 멈추어 방향 바꾸기와 같은 운동과 병행할 수도 있다. 시간제 단거리와 왕복 뛰기, 카리오카 뛰기(karioca runs), 한발로 뛰기나 수직 점프 검사와 같은 것을 이용해서 완전한 활동으로 복귀할 수 있는 지를 측정할 수 있다. 환자는 양측의 관절가동범위가 같아지고, 파워와 지구력, 근력, 균형감 그리고 특정 스포츠에 필요한 심혈관계의 적정 수준이 갖추어질 때까지는 스포츠 참가를 허가하지 말아야 한다.

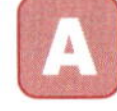
라크로스 선수는 엉덩이 전체부위에 대한 전반적인 ROM운동에 부가해서 고관절 굴곡근과 내전근에 대한 관절가동범위 운동에 초점을 두어야 하며, 거기에 더하여 고관절 근육에 대한 운동은 근력과 지구력, 파워를 증강시키기 위해 닫힌 사슬운동이 포함되어야 한다. 고유 수용성감각과 균형감각 그리고 심혈관 체력은 손상 전의 수준과 같거나 더 나은 상태가 되어야 한다.

요약(Summary)

1. 천장 관절은 체간과 두개골의 무게를 다리로 전달하는데 도와주고, 골반환에 탄력성을 제공하며, 역으로는 다리로부터 올라오는 충격력이 척추와 상체로 전달되는 것을 감소시켜주는 완충기 역할을 한다.
2. 고관절을 신체에서 가장 안정한 관절로 관골구라고 불리는 깊은 골성 소켓에 의해 보호되고, 장골대퇴인대, 치골대퇴인대, 그리고 좌골대퇴인대와같은 강한 인대들로 견고하게 되어 있다.
3. 정상 보행의 걸음에서 유각기(swing phase) 동안에 고관절에 가해지는 압력은 체중과 거의 같은 무게가 실리지만, 그러나 입각기(stance phase) 동안에는 적어도 체중의 6배정도의 무게까지 증가된다.
4. 근육 불균형과 기능 부전, 선천성 기형, 그리고 자세편위가 있으면 손상받기 쉽게 된다.
5. 장골능에서 전형적으로 발생하는 타박상은 일명 힙포인터(hip pointer)라고 불리고, 대퇴사두근에서 발생되는 것은 찰리호스(charley horse)라고 불리고 있다. 대퇴사두근이 심하게 타박상을 받게 되면 골화성근염 또는 급성구획증후군이 유발될 수 있다.
6. 점액낭염은 과도한 마찰이나 전단력에 의해 이차적으로 일어난 염증으로부터 초래되거나 또는 점액낭에 출혈을 일으킬 수 있는 직접적인 타격으로 인해 일어날 수 있다. 대퇴골 대전자 점액낭이 가장 흔히 손상을 받는 부위이다.
7. 슬괵근은 신체에서 가장 흔하게 염좌가 발생하는 근육이다. 손상은 급작스러운 행위동안에 발생하는 빠른

근 수축에 의해서 일어나거나 격렬한 신장으로 인해 발생된다.

8. 내전근 염좌는 방향을 급작스럽게 바꿔야 하는 활동이나 또는 폭발적인 추진과 가속에서 흔하게 발생된다.
9. 이상근증후군은 남자보다 여자에게서 6배나 우세하게 나타나며, 요추 추간판 탈출로 신경근이 눌리서 나타나는 증상 및 징후와 비슷하게 나타난다.
10. 청소년기에 서혜부의 모호한 통증으로 점차 절름거리게 되면, 의사에게 보내어 레그-칼베-페르데스병 또는 대토골두 골단분리가 아닌지 가려내게 해야 한다.
11. 견열골절은 빠르고 급작스럽게 가속 및 감속하는 움직임을 하는 사람에게서 발생되며, 다음과 같은 부위에서 자주 일어나게 된다.
    - 전상 장골극 : 봉공근이나 대퇴근막장근의 근위부
    - 전하 장골극 : 대퇴직근의 근위부
    - 좌골결절 : 슬괵근의 근위 부착부
    - 소전자 : 장요근의 원위 부착부
12. 다음과 같은 상태가 의심되는 것은 어느 것이든지 의사에게 보내야 한다.
    - 탈골이나 골절이 의심되는 명백한 변형
    - 동작이 상당히 소실되거나 근육에서 결손이 촉진될 때
    - 상당히 절름거리는 것에 의해 관절장애가 심한 것이 명백할 때
    - 과도한 연부조직 부종, 특히 대퇴 사두근의 경우에 그러하다.
    - 청소년기의 서혜부 통증이 5-7일 개선되지 않거나 다리를 절름거리는 것이 점진적으로 나타날 때
    - 반사가 비정상이거나 나타나지 않을 때, 또는 근절에서 근약화가 나타날 때
    - 신경분절의 피절 또는 말초신경의 피부지배 패턴에서 감각이상이 나타날 때
    - 맥박이 약하거나 없어졌을 때
13. 방사선영상, 골단층영상, MRI 등을 이용해서 영구적인 장애를 유발할 수 있는 골낭종, 종양, 골연골종, 또는 선천적 결함을 가려내어야 한다.

참고문헌(References)

1. Pool-Goudzwaard A, Hoek Van Dijke G, Mulder P, Spoor C, Snijders C, Stoeckart R. The iliolumbar ligament: its influence on stability of the sacroiliac joint. Clin Biomech 2002;18(2):99-105.
2. Pool-Goudzwaard A, Kleinrensink GJ, Snijders C, Entius C, Stoeckart R. The sacroiliac part of the iliolumbar ligament. J Anat 2001;199(Pt4):457-463.
3. Nordin M, Frankel VH. Basic Biomechanics of the Hip. In: Nordin M, Frankel V, eds. Basic Biomechanics of the Musculoskeletal System, 3rd ed. Philadelphia: Lea & Febiger, 2001, p. 220.
4. Sanders B, Nemeth WC. Hip and thigh injuries. In: Zachazewski JE, Magee DJ, Quillen WS, eds. Athletic Injuries and Rehabilitation. Philadelphia: WB Saunders, 1996.
5. Esposito PW. Pelvis, hip and thigh injuries. In: Mellion MB, Walsh WM, Madden C, Putukian M, Shelton GL, eds. The Team Physician's Handbook. Philadelphia: Hanley & Belfus, 2002.
6. Ruane JJ, Rossi TA. When groin pain is more than "just a strain." Navigating a broad differential. Phys Sportsmed 1998;26(4):78-103.
7. Ruane JJ, Rossi TA. When groin pain is more than "just a strain." Navigating a broad differential. Phys Sportsmed 1998;26(4):78-103.
8. Gerberg LF, Micheli LJ. Traumatic hip pain in active children: a critical differential. Phys Sportsmed 1996;24(1):69-74.
9. Paletta GA, Adrish JT. Injuries about the hip and pelvis in the young athlete. Clin Sports Med 1995;14(3):591-628.
10. Kalodiki E, Nicolaides AN. Superficial thrombophlebitis and lowmolecular-weight heparins. Angiology 2002;53(6):659-663.

제 16 장

슬관절 손상 (Knee Conditions)

결과

1. 슬관절 주위의 중요한 뼈와 연부조직의 구조를 확인한다.
2. 슬관절의 일차적 그리고 이차적 인대 재손상을 정의한다.
3. 슬관절의 움직임을 서술하고, 그 움직임을 만드는 근육을 설명한다.
4. 슬관절의 일상적인 손상을 일으키는 부하 패턴을 만드는 힘을 설명하고 정의한다.
5. 슬관절 손상 예방의 기본적인 원리를 설명한다.
6. 슬관절의 점액낭염의 원인과 관리를 서술한다.
7. 단일 방향성과 다방향성 불안정성 각각의 유형에서 손상되는 구조물을 정의하고, 그 관리 방법을 설명한다.
8. 반월판 손상과 관련된 증후나 증상을 설명한다.
9. 환자에게 대퇴와 관련된 슬개골 통증을 일으키게 하는 다양한 요인들 설명한다.
10. 일상적인 슬개골 손상과 그 관리법을 서술한다.
11. 골연골(osteochondral) 골절과 이단성골연골염(osteochondritis dissecans)의 차이를 구별한다.
12. 슬관절과 대퇴슬개관절의 전반적인 평가를 서술한다.
13. 슬관절의 재활과 관련된 기본적 원리를 설명한다.

슬관절은 스포츠 활동에서 자주 손상되는 크고 복잡한 관절이다. 걷고 달리는 동안에 슬관절은 상당한 관절 범위를 움직이는데 체중의 3배-4배의 부하를 이겨낸다. 슬관절은 관절에 위험부담이 큰 회전 잠재력을 가진 인체에서 가장 긴 두 뼈인 대퇴골과 경골 사이에 위치한다. 인체에서 작은 안정성과 짝을 이루는 이러한 요소들은 경기 참여 또는 스포츠 접촉을 하면서 슬관절이 손상당하기 쉬워지게 만든다. 슬관절은 달리기 선수들에게 유력한 손상 부위이며, 그리고 스포츠 종사자에게 가장 호발하는 손상 관절 중에 하나이다(1).

이번 장은 슬관절에 대한 해부학 복습을 시작으로 관련된 운동학과 동역학을 논의한다. 손상예방에 대한 일반적인 원칙은 슬관절 복합체에 대한 일상적인 손상을 의논한 후에 하기로 한다. 끝으로 부위별 단계적인 손상 평가가 이루어지고 재활운동의 일례가 제공된다.

슬관절의 해부학(ANATOMY REVIEW OF THE KNEE)

슬관절은 관절낭 내부에 3개의 관절을 포함하는 커다란 활액관절이다. 체중부하 관절은 대퇴슬개관절인 세 번째 관절과 함께 대퇴경골관절의 2개 과상관절이다. 근위경비골관절의 연부조직 연결 또한 슬관절 움직임에 작은 영향을 미친다.

슬관절의 뼈 구조(Bony Structure of the Knee)

슬관절의 근위부 뼈는 대퇴골이고, 15장에서 논의 되었다. 대퇴골의 후방 융기부인 조선(linea aspera)은 고관절과 슬관절을 움직이는 많은 근육의 부착점을 제공한다. 원위부 끝으로 연결되기 때문에 대퇴골의 본체는 내측과 외측과를 형성하기 위해 넓어진다. 대퇴골의 앞면의 과상돌기 사이를 대퇴활차라 하며 슬관절이 굴곡, 신전될 때 슬개골의 미끄러짐이 일어난다(**그림 16.1**).

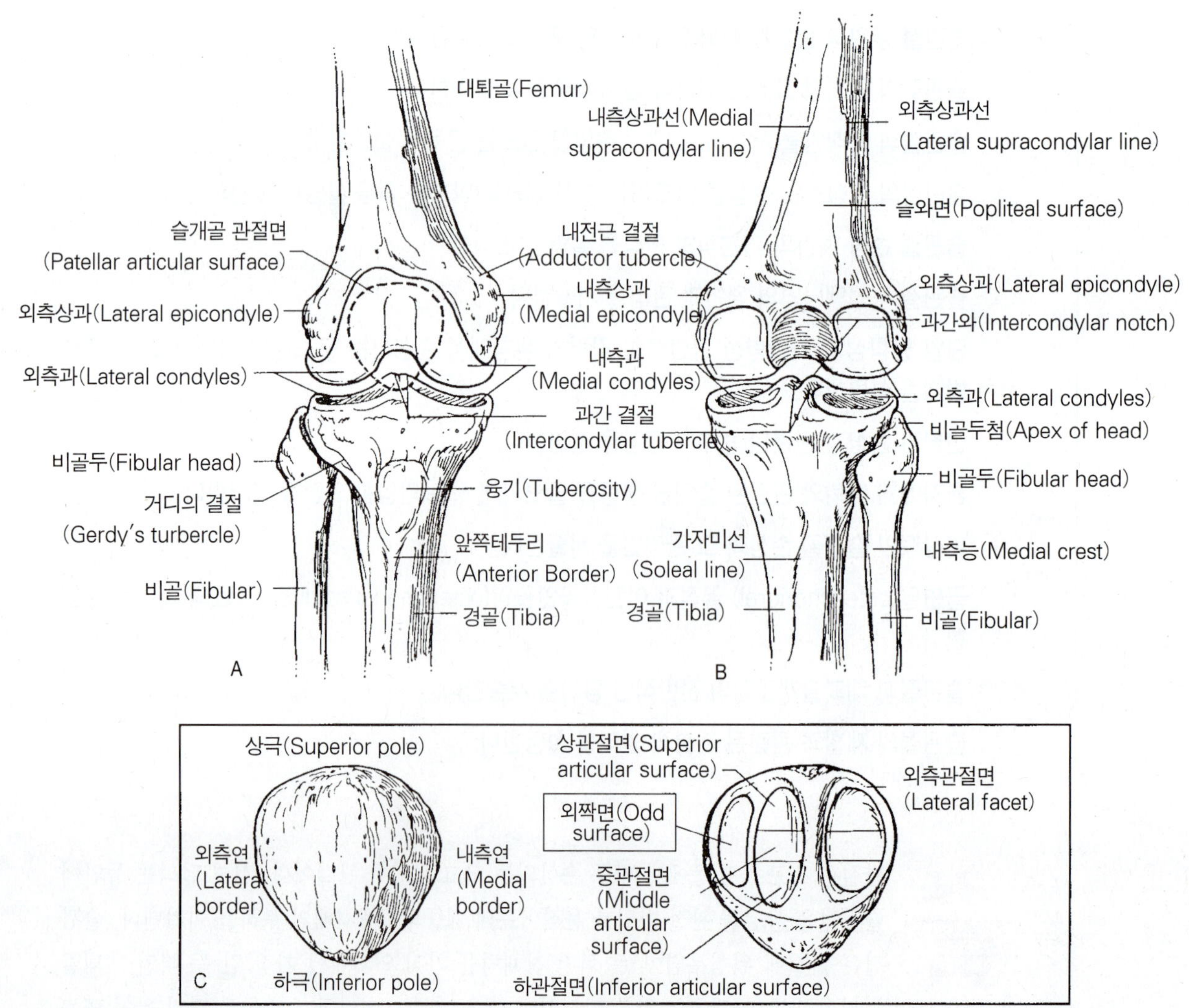

➤ 그림 16.1. **슬관절의 뼈 구조.** A, 앞면. B, 뒷면. C, 슬개골.

외측상과는 내측상과보다 넓다. 내측상과의 가장 높은 릉(crest)으로부터 불룩하게 솟아 보이는 것은 촉진 가능한 내전근 결절이다. 각 상과의 아래는 내과와 외과이며, 내과가 다소 길다. 공통의 전면을 가지며 후면은 깊은 과간구에 의해 나누어진다. 대퇴 상과들과 맞닿는 부분은 내외측 경골 고원(plateau)이다. 내측 경골 윗면(상과)은 대퇴의 긴 내측 상과와 대응해야하므로 외측 경골 윗면 보다 50%정도 더 크다. 경골 윗면은 대퇴의 과간구(intercondylar notch)와 맞닿게 되는 과간 융기부(intercondylar eminences)에 의해 2개면으로 나뉜다. 경골의 앞면에는 돌출된 경골 결절이 있는데, 슬개하 인대의 원위부 부착점이다. 슬개골은 대퇴사두건(슬개건)에 있는 종자골이다. 슬개골은 슬관절의 앞면을 보호하며, 신전 메커니즘의 생체역학 기능을 보강한다. 비골두는 슬관절에 직접 연관되지는 않으나, 몇몇 연부조직의 부착

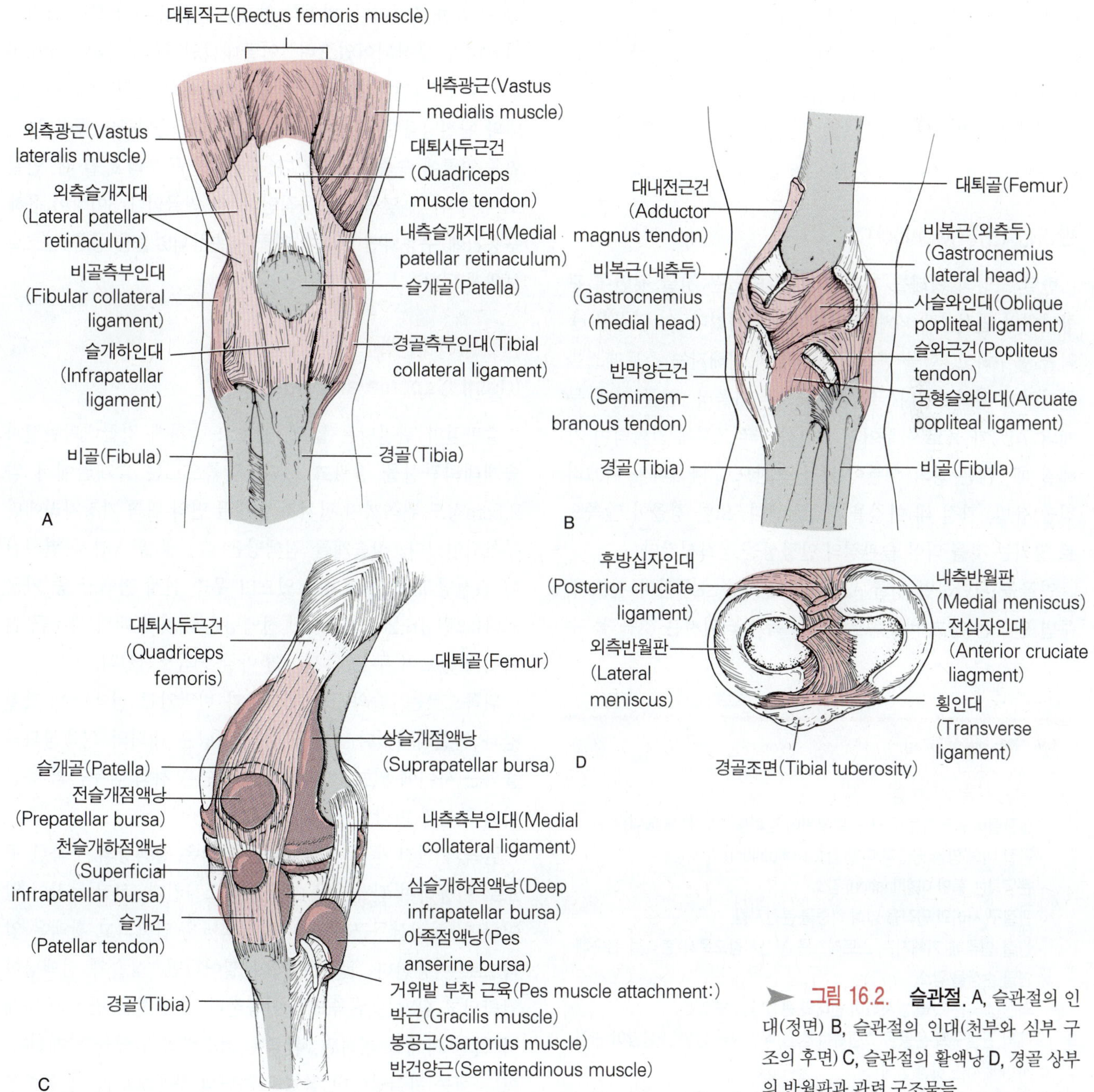

➤ 그림 16.2. **슬관절.** A, 슬관절의 인대(정면) B, 슬관절의 인대(천부와 심부 구조의 후면) C, 슬관절의 활액낭 D, 경골 상부의 반월판과 관련 구조물들

점이 됨으로 슬관절을 지지하고 안정되게 한다.

경골대퇴 관절(Tibiofemoral joint)

대퇴의 원위부와 **경골의 근위부의 관절**은 두 개의 면과 면이 맞닿아 이루는 과상관절(condyloid joint)로 알려져 있다(**그림 16.2**). 이 관절은 기능면에서 약간의 외측과 회전 운동을 가능하므로 약간 변형된 경첩관절(hinge joint)라고 할 수 있다. 왜냐하면, 대퇴의 내측과 외측의 상과는 크기, 모양 그리고 방향이 서로 다르다. 따라서 관절의 신전이 일어날 때, 끝 부분에서 경골이 외회전 되어 슬관절의 '잠김(locking)'이 일어난다. 이런 현상을 **"나선상 회귀(screwing-home)"메커니즘**이라고 하며, 슬관절이 최대 신전 자세에서 꽉 닫힘(가장 안정된)상태를 유지할 수 있게 한다.

반월상 연골(Menisci)

반달 모양의 형태를 가진 **반월상 연골**은 경골 윗면에 관상인대와 관절낭에 의해 단단히 부착되어있다. 이 연골은 충격을 흡수하고, 힘을 분산시켜 관절에 가해지는 스트레스를 현저하게 완화시킨다(**글상자 16.1**). 아울러, 연골 전체 무게의 74%가 물로 이루어져 있어서 관절조직에 압박력이 가해질 때, 많은 양의 수분이 관절 공간으로 빠져나와 미끄러짐을 유발, 관절 내 마찰을 감소시킨다. 또한 경골이 앞쪽으로 밀리는 것을 막아 슬관절의 안정성을 강화시킨다.

연골을 횡단하면 경골 윗면의 가운데는 오목하여 깊으며, 주변 안쪽은 얇고 바깥쪽으로 갈수록 두터워지는 것을 볼 수 있다. 연골의 안쪽은 반원형이지만 바깥쪽은 좀 더 원형에 가깝다. 양 연골의 안쪽 가장자리는 뼈에 직접 부착되지 않으나, 전각과 후각으로 알려진 양 끝은 과간 결절에 부착되어있다. 각 연골의 전각은 횡인대로 서로 연결되며, 슬개연골인대로 슬개하건에 연결된다. 안쪽 연골은 심부내측평행인대와 반막양근의 일부 섬유가 부착된다. 이 점이 바깥쪽 연골 보다 안쪽 연골이 자주 손상되는 원인이다. 그러나 안쪽 연골은 경골에 단단히 부착되어 있으며, 바깥쪽 연골에 비해 움직임이 적다. 바깥쪽 연골은 안쪽 연골에 비해 작으며, 좀 더 자유롭게 움직일 수 있는 조직이다. 바깥쪽 연골은 관절낭,과간 결절 그리고 횡인대가 부착되어있으며, 연골대퇴인대(meniscofemoral lig. 리스버그인대)를 통해 후방십자인대와 연결되며, 관상인대와 관절낭을 통해 슬와근과 연결된다. 슬와근의 구축은 바깥쪽 연골에 수축을 일으킨다. 슬관절을 구부리고 펼 때, 연골도 각각 뒤쪽, 앞쪽으로 움직인다. 각 연골의 1/3이상이 유해수용기에 수용되면 대뇌에 연골이 손상되었음을 통증 신호로 보내게 된다.

> ➤➤ 글상자 16.1
>
> **반월상 연골의 기능**
>
> - 슬관절이 동작하는 동안 관절 부위에 깊이를 주며 틈을 메워준다.
> - 관절 내의 영양 공급과 마찰 감소(lubrication)
> - 운동하는 동안 마찰(friction) 감소
> - 관절구 사이의 면적을 넓혀 하중을 분산시킴.
> - 관절 연골에 가해지는 스트레스를 분산시킴으로서 충격을 흡수해 연골 손상을 감소.
> - 과신전 되는 것을 방지하여 인대와 관절낭을 보호.
> - 대퇴 관절구의 운동을 조절하여 잠김 메커니즘 동안 관절낭이 관절 사이에 끼는 것을 방지.

관절낭과 점액낭 (Joint Capsule and Bursae)

슬관절의 관절낭은 얇고, 넓고 느슨하게 경골대퇴관절과 슬개대퇴관절을 감싸고 있다. 앞쪽으로는 슬개골에서 약 2.5cm정도 위쪽까지 펼쳐져 슬개골 면의 위쪽 가장자리에만 부착되어있다. 상슬개골 점액낭은 슬개골 위쪽까지 펼쳐진 이 관절낭 밑에 형성되어 있으며 우리 신체 점액낭 중 가장 크다(그림 16.2C 참조). 이 점액낭은 대퇴와 대퇴 사두근 건 사이에 있으며 두 조직 사이의 마찰을 감소시킨다.

뒤쪽으로는, 슬와근하 점액낭과 반막양근 점액낭이 관절낭과 연결되어있다. 슬와근하 점액낭은 대퇴의 외측상과와 슬와근 사이에 있고, 반막양근 점액낭은 하퇴 삼두근의 중간 머리 부분과 반막양근 건 사이에 있다.

굴곡과 신전 동작이 일어나면 활액은 점액낭의 우묵한 곳으로 이동하여 관절면의 마찰을 감소시킨다. 신전 동작이 일어나면, 하퇴삼두근과 슬와근 점액낭은 압박되고 활액은 앞쪽으로 이동한다. 굴곡 동작이 일어나면, 상슬와 점액낭이 압박되고 활액은 뒤쪽으로 이동한다. 슬관절을 반굴곡 자세나 열린 자세를 취하면, 활액은 최소한의 압력을 받게된다. 이 자세는 관절낭이나 점액낭 주변의 부종으로 인한 통증을 완화시킨다.

슬관절과 관련된 3개의 주요 점액낭은 전슬개 점액낭, 천층 슬개하 점액낭 그리고 심층 슬개하 점액낭이다. 전슬개 점액낭은 피부와 슬개골의 앞면 사이에 있으며, 신전과 굴곡 동작이 일어날 때 슬개골을 덮고 있는 피부가 원활하게 움직이게 하는 역할을 한다. 천층 슬개하 점액낭은 피부와 슬개건 사이에 있고, 과도한 슬관절굴곡 자세로 인해 이 점액낭에 염증이 생기는 '주부 슬관절(housemaid's knee)'이 종종 발생한다. 심층 슬개하 점액낭은 경골 결절과 슬개하 건 사이에 있고 슬개하 지방층에 의해 관절강과 분리된다. 이 점액낭은 인대와 결절 사이의 마찰을 줄여준다.

슬관절의 인대들 (Ligaments of the Knee)

경골대퇴관절은 관절면이 깊지 않으므로 슬관절의 안정성에 기여하는 바가 적고, 슬관절을 가로지는 인대들의 안정역할이 매우 중요하다. 두 개의 중요한 슬관절인대는 전방과 후방의 **십자인대**이다(그림 16.2D 참조). 십자인대라는 이름은 이 인대들이 서로 교차한다는 사실에서 유래된 것이고 전방과 후방은 경골 부착범의 상대적 위치에서 유래한 것이다. 이들 인대는 관절낭 내부에 있으며, 활액낭의 외부에 있다. 전방십자인대(ACL)는 경골의 앞쪽 면에서 대퇴의 외과 후중면으로 위,뒤쪽 방향으로 진행한다. 전방십자인대는 슬관절 안정성을 위해 다음을 방지한다:

- 고정된 대퇴에서 경골의 전방 전위(이동).
- 고정된 경골 위에서 대퇴의 후방 전위.
- 대퇴에서 경골의 내, 외회전.
- 경골의 과신전.

전십자인대는 두개의 구분되는 다발을 갖는다: 전중측 띠와 후외측 다발로 구분하고, 세 번째 중간다발이 간혹 존재한다. 슬관절을 완전히 신전했을 때, 전중측 다발의 대퇴부착부는 후외측 다발의 부착부 앞쪽에 위치한다. 다시 자세를 바꾸어 슬관절을 굴곡하면, 전십자인대는 꼬이게 된다. 슬관절의 정상 운동 영역 내에서의 움직임에도 전방십자인대의 각 부분들은 팽팽하게 당겨진다. 슬관절을 완전히 신전했을 때는 후외측 다발이, 슬관절을 완전히 굴곡했을 때는 전중측 다발이 팽팽해진다. 전방 십자 인대는 감속 손상을 빈번하게 받는 부위 중 하나이다 ; 경골 회전력은 가장 위험한 부하손상 메커니즘이며, 종종 경골 앞쪽에 가해지는 외력이 결합하여 인대에 손상을 가져온다(4).

전십자 인대보다 짧고 강한 후십자 인대(PCL)는 경골의 과간와(intercondyloid fossa) 후면에서 시작하여 대퇴 내과의 전외면으로 위,앞쪽 방향으로 부착되어있다. 이 인대는 큰 전외측 다발과 비교적 작은 후중측 다발로 구성되어있다. 후십자 인대는 슬관절의 안정성과 대퇴가 고정된 상태에서 경골의 후방전위를 방지하는 데 가장 중요한 역할을 한다고 알려져 있다. 후십자인대의 뒤쪽 섬유들은 슬관절을 최대 신전했을 때 팽팽해지고, 최대 굴곡했을 때는 앞쪽 섬유가 팽팽하게 당겨진다.

내측과 외측 **측부 인대**는 그 원위측의 부착 부위에 따라 각각 경골측부인대, 비골측부인대라고도 한다. 내측 측부인대는 두 개의 층으로 이루어져있는데, 심부 섬유는 관절낭과 내측 연골과 연결되며 경골 내측과 대퇴의 내측 상과로 이어진다. 천부 섬유는 내전근 결절 밑의 넓은 밴드에서 시작하며, 활액낭에 의해 심부층과 분리된다. 두 개의 층은 반건양근, 봉공근, 박근의 공통건이 부착되는 부위인 아족 바로 밑에 부착하므로 슬관절에 회전력이 가해지는 것과 내측의 직접 손상(외반슬)을 방지한다. 내측 측부인대는 완전히 신전했을 때는 모두 팽팽해지며, 중간영역에서는 후측 섬유가, 완전히 굴곡했을 때는 전측 섬유가 팽팽해진다.

외측 측부인대는 대퇴의 외측 상과에서 비골두로 연결되어 슬관절 외측의 안정성을 준다. 이 인대는 작은 지방 패드에 의해 외측 연골과 분리된다. 외측 측부인대는 첫째, 슬관절을 완전 신전 상태와 30° 굴곡사이에 있을 때 생기는 내반력에 저항하며, 둘째 경골의 외회전력에 저항한다.

슬관절을 안정시키는 다른 조직들 (Other Structures Stabilizing the Knee)

슬관절의 안정을 유지하기 위해 몇몇 다른 조직들을 살펴보면, 뒤쪽으로는 사슬와인대 반막양근 건의 신전 형태이고, 궁슬와인대는 비골두와 대퇴의 외측과와 연결된다. 이 두 인대는 관절낭의 뒤쪽을 지지해주며, 이를 **슬와-궁 복합체**라고 한다. 이 복합체는 경골의 전방 전위뿐만 아니라, 슬관절의 과신전과 과굴곡을 제한한다. 이는 경골의 외회전과 내회전 그리고 슬관절에 외반과 내반 부하가 가해질 때 팽팽해진다.

슬관절은 관절낭에 부분적으로 둘러싸여 있으나, 관절낭은 대퇴사두근건, 반막양근건 그리고 장경인대에 의해 보강된다. 외측으로는, 장경인대가 대퇴 근막장근에서부터 대퇴의 외측상과를 넘어 제르디 결절까지 넓고 두텁게 펼쳐있다. 이 밴드는 통증과 고유 수용 감각을 대뇌에 전달하는 자유신경종말이 잘 분포되어있어서 슬관절 외측 안정성을 유지하는 조직으로서의 기능을 강화한다. **표 16.1** 목록은 슬관절의 안정성에 기여하는 조직들이다.

슬개대퇴 관절 (Patellofemoral Joint)

슬개골은 삼각형의 뼈로서 대퇴과 사이에 놓여 슬개대퇴관절을 형성한다(그림 16.2A 참조). 슬개골의 후면은 3개의 뚜렷한 면이 있는데, 그것의 수, 크기 그리고 면의 모양은 사람마다 다양하다(그림 16.1C 참조). 중심의 수직 융기선은 슬개골을 내측과 외측 영역으로 구분하며, 각 상, 중,하 관절면이 있다. 내측면은 5mm이상의 두터운 관절연골에 덮여있다.

시상면에서 보면, 슬개골은 경골과 슬개근건의 당김각을 증가시킴으로써 슬관절을 신전시킬 때 대퇴사두근의 역학적으로 유리하게 작용한다. 슬개골은 슬개골 지대(retinaculum)에 의해 그 위치가 유지되며 지지된다. 외측 지대는 외측광근과 장경인대에서 기시하여 슬개골의 외측연에 부착되며, 내측 지대는 내측광근과 대내전근의 원위부에서 기시하여 슬개골의 내측연에 부착된다.

슬관절낭의 상부는 두텁고 슬개골의 상연에 부착하여 내, 외측 슬개대퇴인대를 형성한다.

Q각은 대퇴사두근이 수축할 때 생기는 힘의 선과 슬개근건의 선 사이에서 만들어지는 각을 말한다(**그림 16.3A**). 슬개골의 중심에서부터 장골의 전상 장골극으로 이어지는 하나의 선과 경골 결절에서부터 슬개골의 중심까지 이어지는 두 번째의 선을 그으면 Q각을 구할 수 있다. 정상 Q각은 슬관절을 완전히 신전했을 때, 남자의 경우 약 13°,여자의 경우 약 18°정도이다. Q각이 13°이하이거나 18°를 넘으면, 비정상으로 보며 슬개골의 운동 손상이나 퇴행성 질환이 되기 쉽다. 해부용 시체를 연구해보면, Q각의 증가는 외측 슬개대퇴부의 압박이 증가되어있거나 외측 슬개골이 탈구되어 있음을 볼 수 있으며 반대로, Q각의 감소는 내측 경골대퇴부의 압박이 증가되어 있음을 볼 수 있다.

다른 측정 방법으로는 Q각과 비슷한 **A각**이 있으며 이는 슬개골과 경골 결절의 관련성을 측정하는 방법이다(**그림 16.3B**). 슬개골의 절반을 나누는 수직선과 경골 결절에서 슬개골의 하극첨을 연결하는 선과의 각도를 측정하는데, 35° 이상이면 슬개대퇴의 통증이 증가한다고 본다.

그러나 이 측정방법은 측정 지점을 항상 일정하게 유지하기 어렵기 때문에 신뢰도에 의문이 제기되고 있다.

슬관절의 관련 근육 (Muscles Crossing the Knee)

슬관절의 근육들은 관절의 동작을 일으킬 뿐 아니라 슬관절의 안정성에도 기여한다. 관련 근육의 부착부와 주요 동작은 **표 16.2**와 같다.

슬관절의 신경들(Nerves of the Knee)

슬관절의 신경 중 경골신경(L_4,L_5,S_1-S_3)이 가장 크고 ,좌골신경의 가장 내측 지류이다. 이 신경은 대퇴이두근의 단두

표 16.1 슬관절 안정성을 주는 조직들

경골 동작	주요 억제 조직	보조 억제 조직
전방 전위	전십자 인대	내,외측부 인대;내외측 관절낭 중간, 장경 인대
후방전위	후십자 인대	내,외측부 인대;내외측 관절낭 후반부,슬와근 건; 전, 후반월대퇴인대
외반회전력	내측부 인대	전,후십자 인대;슬관절 신전 시 관절낭 후반
내반회전력	외측부 인대	전,후십자 인대;슬관절 신전 시 관절낭 후반
외회전력	내,외측부 인대	슬와근, 전,후 십자 인대
내회전력	전,후측부 인대	전후 반월대퇴 인대

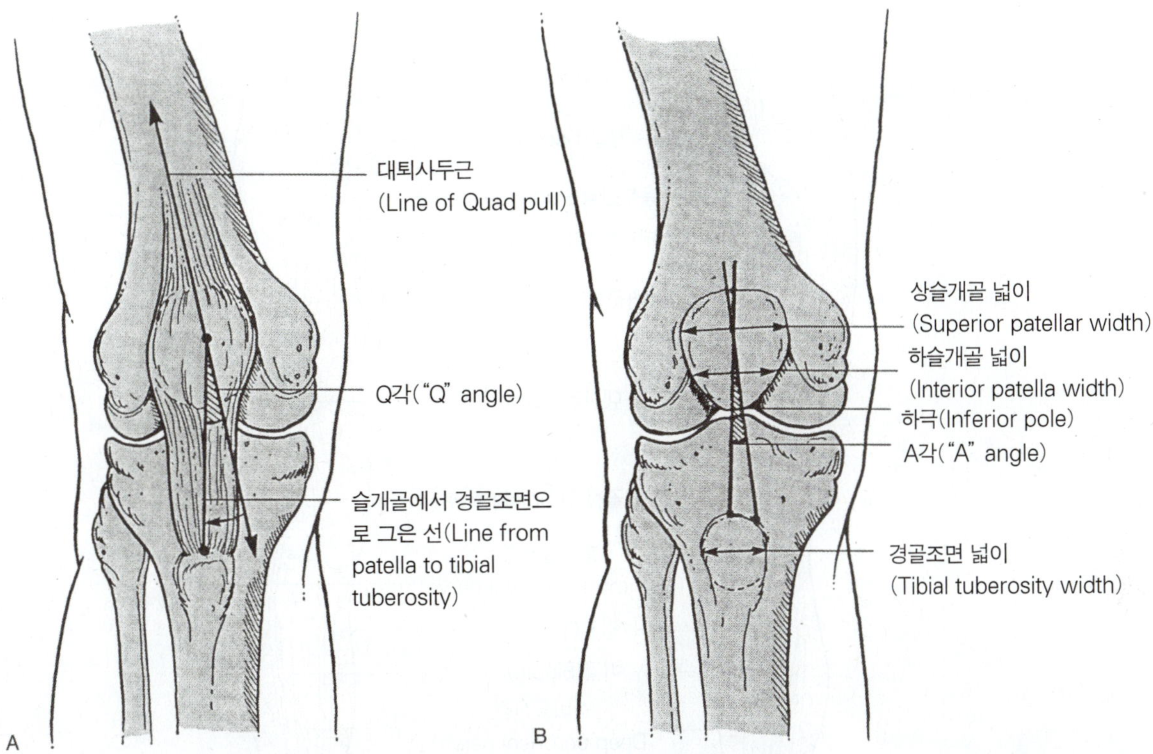

➤ **그림 16.3. 슬관절의 각도.** A, Q-각은 대퇴사두근의 당기는 선과 슬개골 중앙과 경골 조면의 중앙을 연결한 가상선으로 만들어진다. B, A-각은 슬개골과 경골 조면과의 관계로 측정한다.

표 16.2 슬관절의 근육 작용

근육	근위부착부	원위부착부	주요동작	지배신경
대퇴직근	전하장골극	슬개골	신전	대퇴(L_2,L_3,L_4)
외측광근	대전자와 외측	슬개골	신전	대퇴(L_2,L_3,L_4)
중간광근	대퇴전반부	슬개골	신전	대퇴(L_2,L_3,L_4)
내측광근	내측	슬개골	신전	대퇴(L_2,L_3,L_4)
반건양근	좌골결절	경골 내측근위부	슬관절굴곡과 내회전	좌골(L_5,S_1,S_2)
반막양근	좌골결절	경골 내측근위부	슬관절굴곡과 내회전	좌골(L_5,S_1,S_2)
대퇴이두근	장두:좌골결절 단두:외측	비골두와 경골외과	슬관절굴곡과 외회전	좌골(L_5,S_1,S_2)
봉공근	상전장골극	경골의 내측근위부	슬관절굴곡과 내회전	대퇴(L_2,L_3,L_4)
박근	치골궁과 치골결합부	경골의 내측근위부	슬관절굴곡과 내회전	폐쇄(L_2,L_3)
슬와근	대퇴외과	경골의 내측후부	슬관절 굴곡과 내회전	경골(L_4,L_5)
비복근	대퇴과외측과 내측후부	아킬레스건을통과 하여 종골	슬관절 굴곡	경골(S_1,S_2)
족척근	대퇴후부윗쪽 외과	종골	슬관절 굴곡	경골(S_1,S_2)

를 제외한 굴근군의 모든 근육과 하퇴의 모든 근육을 지배한다(**그림 16.4**).

총비골신경(L_4,L_5,S_1,S_2)는 좌골 신경의 외측 가지이며, 허벅지의 대퇴이두근의 단두를 지배하고, 슬와를 통과하여 비골두의 근위부 바로 밑 피하층 외측부로 휘돌아 진행하는데 이 위치는 손상받기 쉬운 위치이다. 총비골신경은 비골과 장비골근 사이를 지나면서 천비골신경과 심비골신경으로 나뉜다.

대퇴신경(L_2-L_4)은 허벅지 앞쪽면에서 대퇴동맥과 이웃하여 하행하며, 대퇴사두근군을 지배하고, L_2,L_3에서 분지하는

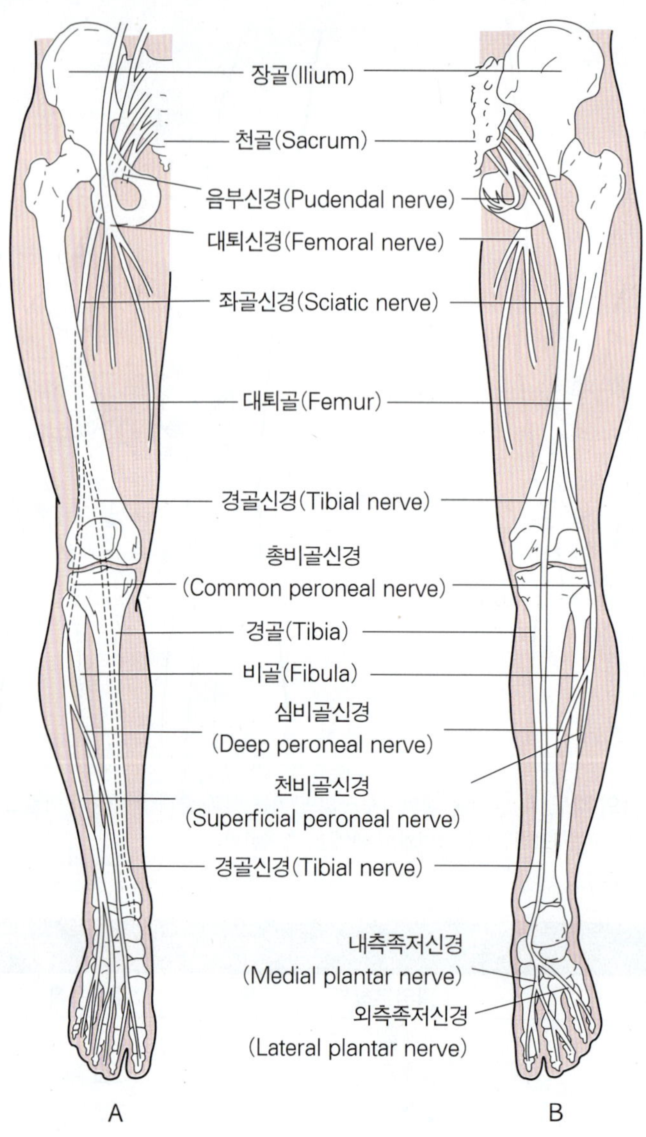

➤ 그림 16.4. **슬관절의 신경분포.** A, 전면 B, 후면

대퇴신경은 봉공근도 지배한다.

슬관절의 혈관들 (Blood Vessels of the Knee)

슬관절에서 가장 가까운 혈관은 대퇴 동맥의 큰 가지인 슬와동맥이다. 슬와동맥은 슬와를 통과한 후, 내측상슬동맥과 외측상슬동맥, 중슬동맥, 내측하슬동맥, 외측하슬동맥으로 분지하여 슬관절에 영양을 공급한다(**그림 16.5**). 상슬동맥과 하슬동맥은 서로 얽혀있다.

슬관절의 운동학과 주동근 작용(KINEMATICS AND MAJOR MUSCLE ACTIONS OF THE KNEE)

슬관절의 경첩관절을 기본으로 하나, 서로 다른 모양의 대퇴과의 역할로 복합한 관절 기능이 있다.

굴곡과 신전(Flexion and Extension)

경골대퇴관절은 기본적으로 굴곡과 신전을 수행한다. 슬관절 굴곡은 슬건근이 주동이 되어 슬와근, 비복근, 박근, 봉공근의 보조를 받아 일어난다. 그리고 굴곡근들의 수축은 2

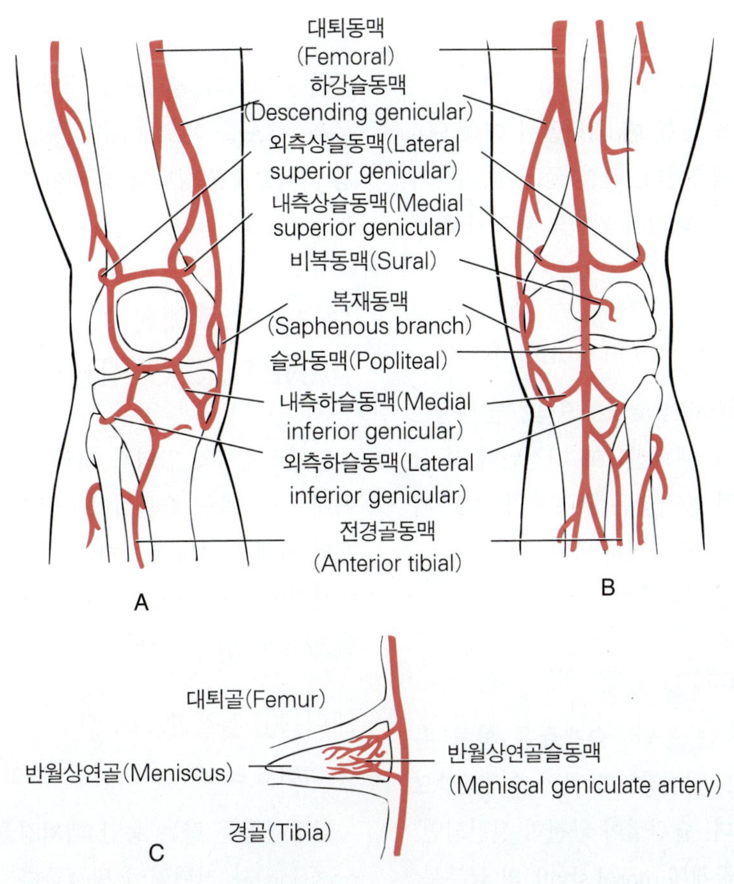

➤ **그림 16.5. 슬관절 주위의 측부 순환.** A, 전면 B, 후면, C, 반월판에서의 순환

차적으로 경골을 회전시킨다. 굴곡근들이 (예;반건양근, 반막양근, 비복근 그리고 봉공근) 경골의 내측면에 부착되어 내회전이 일어나며, 반대로 경골의 외측에 부착된 근육들은 (예; 대퇴이두근) 외회전을 일으킨다. 대퇴 사두근군은 슬관절의 신전을 일으키는데, 그 이름과는 달리 임상에서는 외측광근, 중간광근, 내측광근, 내사광근(VMO)그리고 대퇴직근 5개 근육을 말한다. 내사광근(VMO)은 대퇴 내과와 대내전근의 근막에서 기시한 이산된 섬유군이다. 각 근육들은 슬개골과 슬개하인대를 통과하여 경골 결절에 부착된다.

슬관절이 20° 정도 신전될 때, 경골은 약 15° 정도 외회전되는데 이를 "나선상 회귀(screw-home)" 메카니즘이라고 한다. 슬관절이 완전 신전되면, 관절은 꽉 닫힌 상태가 되는데 대퇴와 경골의 골면이 최대로 밀착된 상태이며 이를 해부학적으로 '닫힘'이라고 부른다. 이 회전이 일어나는 이유는 대퇴 내과의 관절면이 외과의 관절면보다 길기 때문이며, 완벽하게 설명하기는 어렵다. 슬관절이 최대 신전 상태에서 굴곡될 때는 동작 초기에 '열림' 상태가 되어야만 하는데, 이 닫힌 운동 사슬의 열쇠는 바로 슬와근이다. 슬와근은 경골 위의 대퇴가 외회전할 수 있게하며, 관절은 자유로워지는 것이다.

완전 신전상태에서 슬관절이 닫히지 않으면, 골면의 밀착되지 못하고, 동작은 횡단면과 전단면 상에서 허술해진다. 열린 운동사슬에서 슬와근의 수축은 대퇴면에서 경골을 내회전시킨다.

슬관절이 굴곡으로 움직일 때 비록 대퇴골의 내측과는 아주 조금 전후방향으로 움직일지라도, 대퇴골 외측과는 후방으로 구르고 대퇴경골의 접촉 지점은 후방으로 이동하며 경골의 내회전을 만든다(7,8). 이 움직임은 외측 경골 융기부(tibial plateau) 구획의 하방경사부에서 촉진된다. 이 역전은 신전 동안에 일어난다 : 대퇴골의 외측과는 경골의 앞쪽 전방으로 미끄러진다.

회전과 수동 외전 내전(Rotation and Passive Abduction and Adduction)

경골의 회전범위는 슬관절을 굽힐 때 대퇴골이 대략 90° 일 때가 최대가 될 것이라고 예측된다. 관절 굴곡 시 위치가 30°에 근접했을 때, 약간의 수동 내전과 외전의 각도가 허용된다.

보행 시 슬관절 움직임(Knee Motion During Gait)

정상 걸음걸이의 중간자세(midstance) 동안, 슬관절은 약 20° 굴곡되고, 대략 5° 정도 내회전되고 내전된다. 유각기(swing phase) 동안 슬관절 움직임은 70° 굴곡, 15° 외회전, 5° 내전된다. 보행은 17장에 자세히 나와 있다.

대퇴슬개관절 움직임 (Patellofemoral Joint Motion)

슬관절을 굴곡하고 신전하는 동안, 슬개골은 활차 홈(trochlea groove)을 활주하고, 8cm정도를 거의 수직방향으로 왕복운동(excursion)을 한다. 슬관절이 완전히 신전되면, 슬개골의 아래 끝부분은 대퇴골체(femoral shaft)의 끝부분, 바로 대퇴골 홈(femoral groove)의 근위부에 놓여진다. 굴곡하는 동안, 굴곡의 10°~20°에서 홈과 초기 접촉을 하고, 슬관절이 20°~30°에 접근함에 따라 홈에 올라타게 된다. 이 자세에서, 활차의 바깥면이 슬개골의 바깥쪽 위치이탈을 방해하는 역할을 한다. 슬개골의 아래 면은 슬관절을 굽히는 동안 위쪽, 안쪽 방향으로 기울어지면서, 접촉면은 슬개골 뒤쪽의 내외측 면(facet)에 대해 위쪽으로 이동한다(9-11). 슬개골은 또한 경골이 외측과 내측으로 회전함에 따라 외측과 내측으로 이동하게 된다. 대퇴골에 대해 슬개골이 따라 움직이는 것은 대퇴사두근의 부착에 의해 생성되는 연결 힘(net force)의 방향에 따른다. 외측광근(vastus lateralis)은 슬개골을 근육이 움직이는 방향, 대퇴골체와 평행하게 바깥쪽으로 당기는 경향이 있다. 장경인대와 외측신전근 지대(lateral extensor retinaculum)도 슬개골에 대해 외측으로 힘을 가한다. 비록 내사광근(VMO)의 규칙처럼 꽤 많은 논쟁거리가 있지만, 외측광근이 바깥쪽으로 당기는 것에 대항하는 것처럼 보여서, 슬개골은 대퇴슬개골 홈(patellofemoral groove)의 중심에 유지하게 된다. 외측광근에 의한 힘의 크기가 내사광근(VMO)에 의한 것을 넘어선다면, 슬개골은 궤도를 따르는 추적(tracking) 동안 홈의 바깥쪽으로 당겨질 것이다. 슬관절을 굴곡, 신전하는 동안 슬개골이 잘못 된 궤도를 따르게 되면 상당히 통증이 심하고 심각한 만성 대퇴슬개골 상태가 될 것이다.

슬관절의 동역학 (KINETICS OF THE KNEE)

슬관절에서의 염력과 힘의 증가에 대한 잠재력은 대단히 큰데, 그 이유는 슬관절이 몸에서 가장 긴 대퇴골과 경골, 두 개의 지레 사이에 위치하기 때문이다. 무게를 지지하는 동안 슬관절에 의한 중요한 역할은 보행주기 동안 슬관절이 큰 힘을 만들게 한다는 것이다.

대퇴경골 관절에서의 힘 (Forces at the Tibiofemoral Joints)

일상생활을 하는 동안 대퇴경골관절에서는 압축력(compression)과 전단력이 발생한다. 슬관절을 가로 지르는 근육에서 긴장의 증가와 무게 지지는 슬관절을 완전히 펴고 있을 때, 압축력이 우세한 것 같은 그런 힘에 기여한다. 슬관절을 구부리고 있는 동안 무게 지지에 의해 발생한 전단력과 복합된 관절의 힘은 증가한다. 슬관절에서의 전단력은 대퇴골이 경골 융기부에 대해 앞쪽으로 이동하게 하고, 그것은 일차적으로 전십자인대(ACL)과 후십자인대(PCL)에 의해 저항을 받는다. 측부인대와(collateral lig.)와 반월판뿐만 아니라 십자인대에 대한 잠재적인 손상 가능성 때문에 깊이 쪼그려 앉기보다 평행하게 쪼그려 앉기(parallel squat)가 권장된다(12). 이전에 슬관절 손상의 경력이 있는 사람들은 슬관절을 0°~50°로 구부리는 대퇴사두근 운동을 제한해야 한다(13).

대퇴경골 관절에서의 압축력은 보행의 입각기(stance phase) 동안 체중의 3배 정도이고, 계단을 오르는 동안에는 체중의 3에서 5배 정도로 증가한다(14). 스포츠 활동을 하는 동안에는 비록 양적인 측정이 부족하지만, 슬관절의 힘이 의심의 여지없이 훨씬 크다. 슬관절 굴곡근의 긴장이 내측 안정성에 기여하는 것과 마찬가지로 슬관절 신전근육의 긴장은 슬관절의 외측 안정성을 증가시키는 것으로도 알려져 있다.

반월판은 슬관절의 충격흡수를 돕는데 전체 하중의 45% 정도를 견디는 것이다. 각각의 반월판의 내측 2/3은 압축력에 견디기 적당한 내부구조를 가지고 있다. 반월판은 또한 넓은 부분에 걸쳐 대퇴골로부터 받은 힘을 분산시켜서, 관절에서 받는 스트레스의 양을 줄여준다. 대퇴경골 관절(tibiofemoral joint)의 스트레스는 반월판이 없으면 보행 시 3배 증가한다. 반월판이 뼈의 관절면이 닳는 것을 보호해주는 역할도 하기 때문에, 완전 또는 부분적인 반월판 절제술(meniscectomies)을 경험한 슬관절은 적당하게 기능을 할 수도 있지만, 퇴행성 변화로 발전할 가능성이 크다.

대퇴슬개골관절에서의 힘 (Forces at the Patellofemoral Jont)

대퇴슬개골관절에서 압박력은 정상보행 걸음 동안 체중의 절반으로 밝혀졌고, 계단을 오를 때 체중의 8배까지 증가된다(16). 비록 60°~90° 사이의 굴곡 상태에서 관절의 접촉면이 최대가 되어도 슬개골에 가해지는 압박력이 최대가 되는 때는 30° 굴곡 상태이다. 쭈그려 앉을 때 슬관절은 스트레스를 받는데 특히, 슬개대퇴 관절에 가해지는 반발력은 체중의 7배에 달한다. 관절의 접촉면이 작은 상태에서 하는 이러한 동작들은 슬개대퇴 관절에 매우 높은 스트레스를 준다. 슬관절이 20°~90° 굴곡될 때 접촉 합력의 적용점은 위로 이동한다.

슬관절 손상의 예방(PREVENTION OF KNEE CONDITIONS)

슬관절 손상의 예방은 반드시 전반적인 신체 조절(conditioning)프로그램에 초점을 맞춰야한다. 슬관절 주변 근육의 대부분이 슬관절뿐 아니라, 고관절에도 작용하기 때문이다. 슬관절 손상 예방 보조기의 효과에 대해서는 많은 논란이 계속되고 있기는 하나, 최근에는 그 용도의 변경과 신발 설계의 보강으로 슬관절 손상의 감소 효과가 현저하게 나타나고 있다.

신체 조절 (Physical Conditioning)

신체 전반 조절 프로그램의 발달은 손상 예방을 위한 해법이다. 운동은 속도,민첩성,균형감각 그리고 심혈관계 기능의 향상뿐 아니라, 유연성과 근력, 지구력 등을 향상시킨다. 신장운동은 대퇴사두근, 슬건근, 비복근, 장경인대와 내전근 들에 주로 적용한다. 이러한 근육들은 슬관절의 안정성에 기여하기 때문이며, 근력 프로그램도 이러한 근육군 들에 적용한다. 슬관절 동작 근육들의 손상을 예방하기 위한 특수운동은 **실전 전략** 16.1에 나와 있다. 엉덩이 부분을 지나는 근육을 위한 부가운동은 실전 전략 15.1에서 볼 수 있다. 이러한 운동들은 무게 기구를 이용하여 저항 운동으로 활용할 수 있다.

용도 변경 (Rule Changes)

스포츠 방면 특히, 축구에서의 용도 변경은 슬관절 부분의 손상을 현저하게 줄여준다. 적용기술의 조작을 통해 슬관절 주변이나 슬관절 밑 부분의 블로킹과 뒤에서 가해지는 블로킹을 방지해줌으로써 외상 손상을 줄여주는 것이다. 손상 예방을 위해 설계된 특수 용도에 맞는 탄력성에 적응하기 위해 기간 내내 고유 훈련 방볍을 적절하게 계속 수행하여야한다.

신발 설계 (Shoe Design)

신발 설계의 변화에 대해서는 제 3장에서 논의하였다. 필드 스포츠에 있어서 신발은 편평바닥, 긴 밑창, 짧은 밑창 또는 다양한 밑창 설계 등이 있다(그림 3.17 참조). 밑창은 발에서 대부분의 체중을 지지하는 관절 아래에 알맞게 위치해야 하며, 신발의 바닥을 통해 느껴지지 않아야한다. 연구에 의하면, 신발 밑창의 가운데 부분에 작고 뾰족한 미끄럼 방지 장식이 달리고, 바닥의 가장자리가 길고 고르지 않은 신발이 편평한 밑창과 스크류인(screw-in) 밑창 혹은 피봇 디스크 모델(pivot disc models) 보다 비틀림 저항이 더 높고, 전십자 인대 손상율도 훨씬 높았다. 축구에서는 신발 바닥에 짧고 넓은 미끄럼 방지 장식이 많이 달린 신발이 발이 운동장에 고정되는 것을 예방하며, 달리기나 커팅(cutting: 좌에서 우로, 우에서 좌로 껑충 뛰어 반대 발로 착지하기) 동작에 좋은 신발은 아직 연구 중이다.

실전 전략 16.1 슬관절 손상을 예방하는 운동

A. **슬괵근 신장, 좌위.** 신장시킬 다리를 쭉 뻗어 놓고, 반대쪽 발을 서혜부에 끼워 넣은 자세에서 신장이 느껴질 때까지 발가락쪽으로 손을 뻗는다.

B. **대퇴사두근 신장, 복와위.** 발뒤꿈치를 둔부쪽으로 밀어 붙이고, 그 다음에 긴장이 느껴질 때 슬관절을 바닥에서 들어 올린다.

C. **장경인대 신장, 앙와위.** 체간을 고정시킨 채, 신장시킬 다리를 반대쪽 다리 위도 내전시켜서 중력을 이용하여 장경인대가 신장되게 한다.

D. **장경인대 신장, 입위.** 신장시킬 다리를 반대쪽 다리 뒤로 교차시켜서 가능한 많이 고관절을 신전시키고 내전시킨다.

E. **닫힌 사슬 운동:**
1. 계단 오르고, 내리기, 외측 계단 오르기(lateral step-ups)
2. 쭈그려 앉기(85-90° 이하로 해서는 안 됨)
3. 레그 프레스(leg press)
4. 런지(Lunges)

F. **열린 사슬 운동:**
1. 슬관절 신전(대퇴사두근)
2. 슬관절 굴곡(슬괵근)

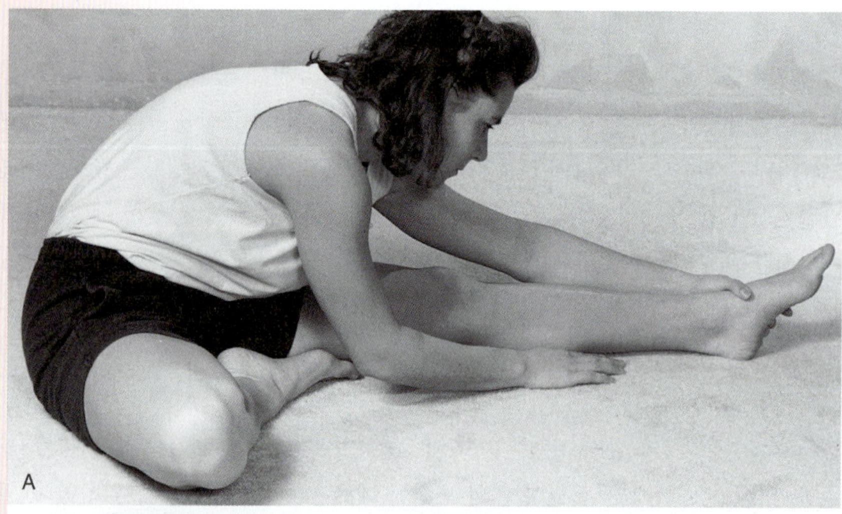
A

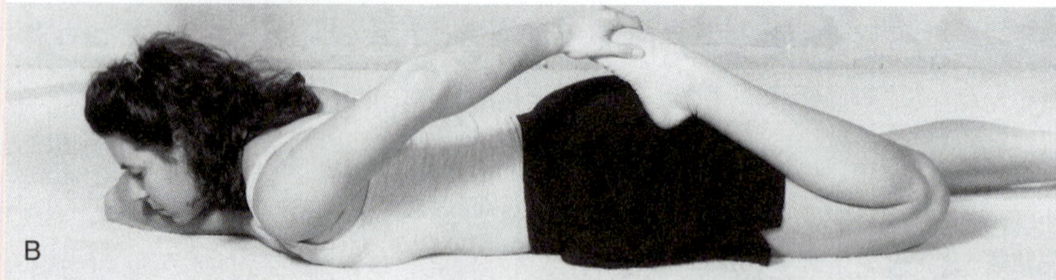
B

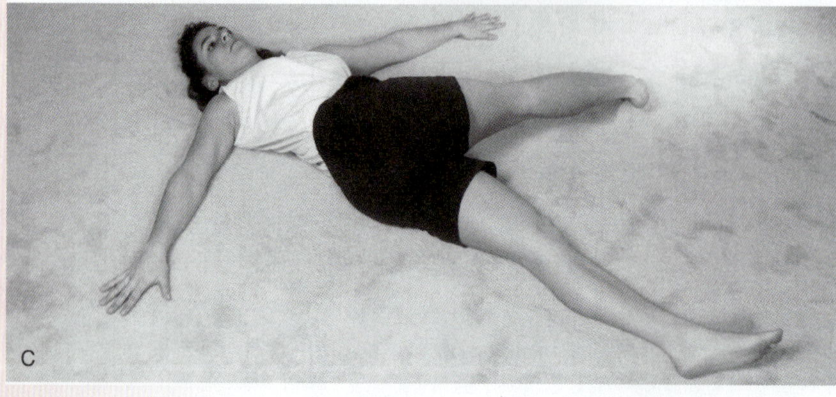
C

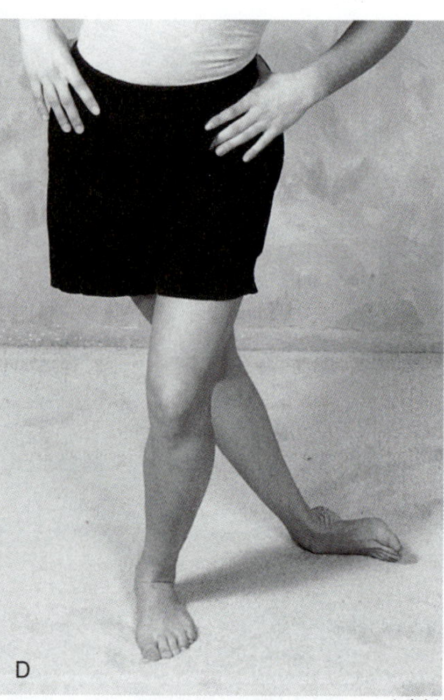
D

(계속)

실전 전략 16.1 슬관절 손상을 예방하는 운동 *(계속)*

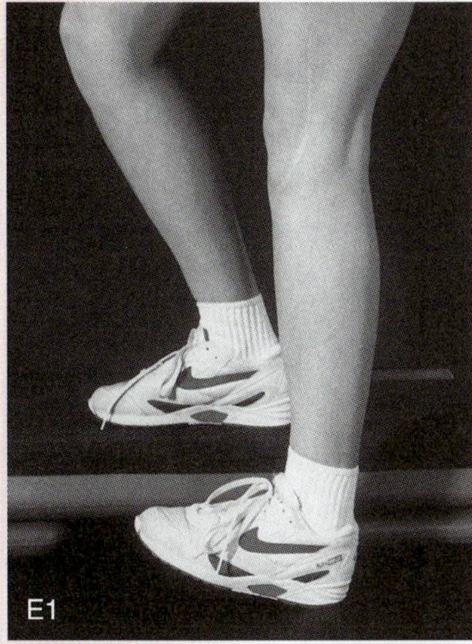
E1

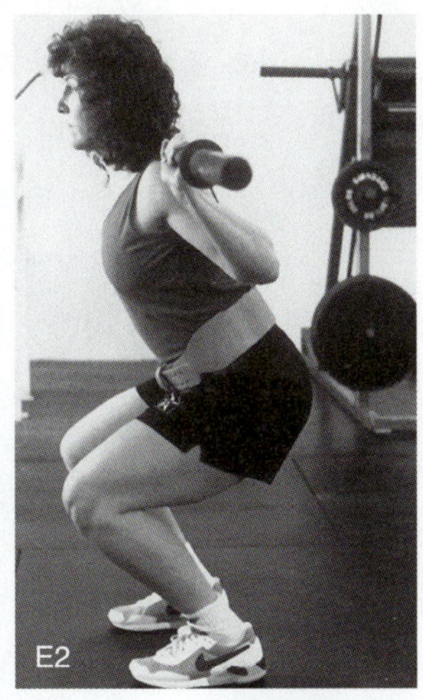
E2

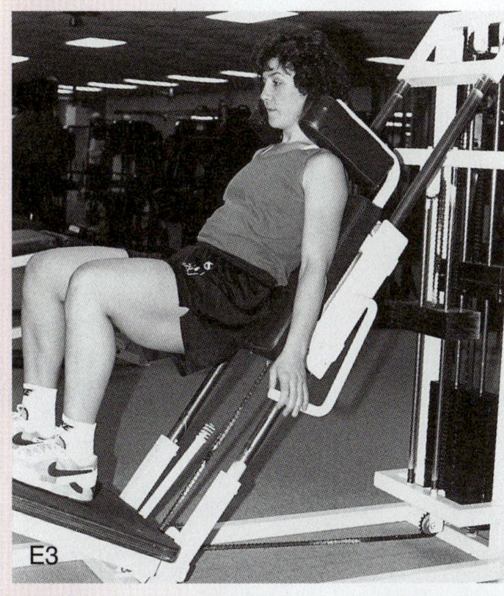
E3

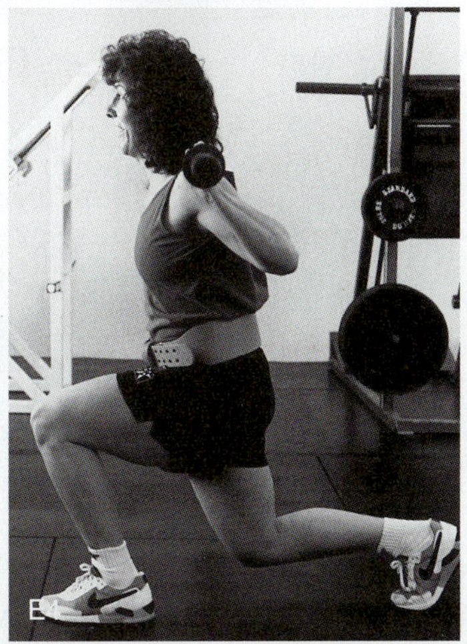
E4

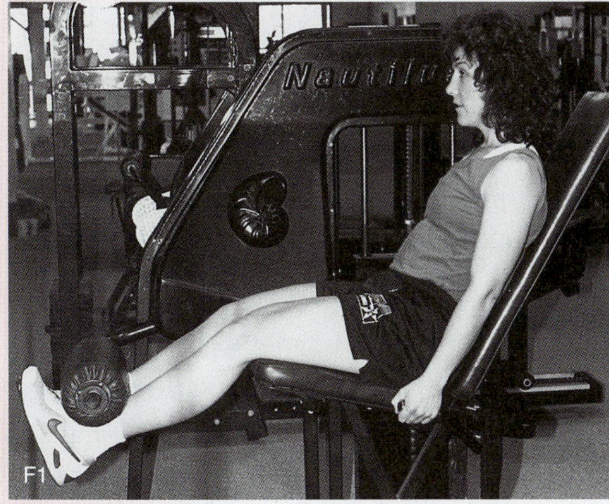

F1

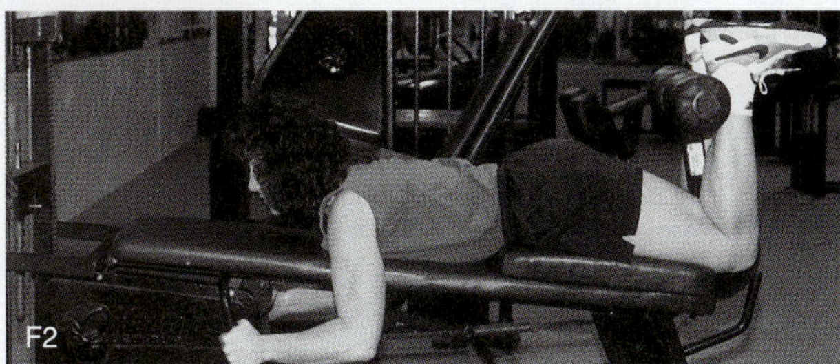
F2

타박상(CONTUSIONS)

Q 한 야구선수가 슬관절으로 넘어진 후 관절 앞쪽에 심한 통증을 느꼈다. 슬개건 주변에 촉진통이 있으나 건의 직접적인 통증은 아니다. 슬관절을 완전히 신전시킬 때 통증은 더욱 증가한다. 어떤 상태로 볼 것이며, 이 손상을 어떻게 처치할 것인가?

타박상은 압박력에(즉, 차이거나 넘어짐)의한 손상이며 슬관절에서는 흔하다. 전체적인 증상이나 징후는 국소 압통, 통증, 부종 그리고 반상출혈이다. 부종이 심하다면 다른 손상을 의심해보아야 한다. 예를 들어, 경골의 내측면을 발로 차였다면, 타박상으로 보여지나 사실은 충돌했을 때 내측 측부 인대의 박리 골절(avulsion fracture)이나 미성숙한 골간단의 손상일 수 있다. 심한 압통과 특별한 테스트에 양성 반응을 보이면, 좀더 심한 손상으로 보고 적절한 조치를 한다.

지방층 타박상(Fat Pad Contusion)

슬개하 지방층은 대퇴와 경골 사이에 끼거나, 관절경 동안 염증을 일으키거나, 타박상에 의해 부풀고 물러진다.

징후와 증상. 슬개건이 닫힘, 약해지고, 촉진통이 있으며, 강하게 신전하면 심한 통증이 있다.

치료. 골절이나 인대 손상의 모든 사정은 제외하고, 처음에는 얼음, 압박, 거상, 휴식 그리고 비스테로이드 계통의 소염제(NSAIDs)를 사용한다. 스포츠 활동은 보통 제한이 없으나, 강한 손상은 피해야 한다.

비골신경 타박상(Peroneal Nerve Contusion)

총비골 신경은 슬와부를 지나 비골두를 휘돌아 진행하며 하퇴부의 전측과 외측에 운동, 감각 기능을 수행한다(그림 16.4 참조). 슬관절의 후외측 면을 발로 차이거나 꺽이면, 이 신경에 타박상을 입혀 일시적이거나 영구적인 마비를 일으킨다. 이 신경은 또한 슬관절 보조기나 탄력 벨트, 장시간의 쪼그려 앉은 자세(예; 야구나 소트프볼의 포수)또는 잡아당겨짐 등으로 슬관절에 내반 스트레스나 과신전이 일어나면 손상되기도 한다.

징후와 증상. 가벼운 손상은 손상 즉시 "뜨끔"하는 통증과 다리와 발의 외측면에 방사통이 동반한다. 활동적인 신경이 손상받지 않았다면, 찌릿함과 뻐근함이 몇 분간 지속된다. 신경이 심하게 파괴된 경우, 초기 통증은 찌릿함과 뻐근함은 즉각적이지 않고, 오히려 신경초 내 부종의 증가 때문에 배측굴곡 또는 외반 시 근육약화 그리고 발등 특히, 첫째 발가락과 둘째 발가락 사이의 감각 손실은 점진적으로 몇 일, 몇 주 후에 나타난다.

치료. 치료는 타박상에 대한 일반적인 급성 관리와 관련이 있다. 그러나 상태의 호전이 빠르지 않다면 지적했던 것처럼 근력약화나 어떤 감각변화에 대한 모니터가 필요하고 첫 징후의 변화가 있을 때에는 각각 의사에게 의뢰한다.

A 농구선수가 슬관절위로 떨어지면서 슬개골하 지방 패드에 충격을 받았다. 골절 가능성에 대해 평가 후 압박과 함께 얼음을 적용한다. 휴식 행동 수정 그리고 적절한 시기에 비스테로이성소염제와 함께 손상을 관리하여야 한다.

점액낭염(BURSITIS)

Q 자전거 타는 사람이 슬관절 바로 말단 경골 근위부 내측의 통증을 호소하였다. 2주 정도 이 문제로 고생을 하였고, 특히 그가 일을 다 끝내고 나서 더 심하였다. 어떤 구조물이 염증을 일으킨 것인가? 이러한 상태에 기여한 다른 요인이 있는가?

점액낭염은 아마도 직접적인 외상, 과사용, 감염, 대사장애, 류마티스성 고통, **신생물**(종양)에 의해서 생성된다. 직접적인 타격으로부터의 압박력이 혈액점액낭(hemobursa)이라고 불리는 혈액 삼출물로 가득찬 따뜻한 점액낭의 심한 팽윤과 결합되었을 수 있다. 반복적인 손상이 만성적인 점액낭염으로 이끌 수 있다. 여기에, 점액낭이 두꺼워지고, 체액으로 가득 차게 되면 팽윤된다.

찰과상이나 관통된 손상은 박테리아가 망가진 피부를 통해 들어가서 발생시키는 감염된 점액낭염이 될 수 있다. 이러한 상태는 국소화된 심한 발적이나, 증가되는 통증, 국소적인 림프 절의 확장, 퍼지는 연조직염, 그리고 수반되는 열과 권태감 때문에 급성기 점액낭염과는 다르다.

EMS *만약 감염이 의심된다면, 적절한 정화와 세척, 그리고 봉합(종종 배액과 함께)을 위해 즉시 의사에게 의뢰하는 것이 필요하다. 감염이 림프계로 들어가면 슬관절의 화농관절증이나, 화농 관절염을 일으킬 수 있다.*

슬개상낭은 관통성 상처를 제외하고는 직접적인 외상에 거의 손상을 입지 않는다. 그러나 이것은 점차 범위가 넓어지고 슬관절낭에 2차적 염증을 만들 수 있다.

전슬개골낭은 그 위치 때문에 운동선수가 농구코트 위에

서 흘린 공을 위해 뛰어들 때처럼 직접적인 강타와 전단력으로 인해 종종 손상을 입는다(**그림 16.6**). 부종이 즉시 발생하거나 24시간이 지나서 발생할 수 있고, 슬개골의 윤곽이 불분명해 진다. 점액낭 위의 직접적인 압박과 수동적인 슬관절의 굴곡은 상당한 통증을 유발한다. 만성적인 전슬개골낭염에서는 단단한 압력이 점액낭 위에 직접적으로 적용될 때의 가벼운 불편감을 제외하고는 증상이 없을 수도 있다.

심부 슬개하 점액낭의 염증은 과사용과 슬개건과 그 뒤에 있는 구조물(지방 패드와 경골)사이의 상당한 마찰에 의해서 항상 유발된다. 점액낭이 슬개건 뒤에 위치하고 있기 때문에 점액낭의 염증은 종종 청소년에게는 오스굿-슐라터병과 노인에게는 슬개건염과 식별하기가 어렵다. 신전에서, 지방 패드는 슬개건과 경골 사이에서 쥐어짜지고, 종종 건의 가장자리 너머로 확장된다.

원위부 슬개건 위로 주의깊은 촉진과 압통이 있는 특별한 부위에 주목하면서 슬관절의 현재 상태를 결정한다. 굴곡에서, 점액낭염은 슬개건 깊은 쪽의 통증을 나타낸다. 신전에서, 슬개건의 같은쪽 촉진 시, 통증은 지방패드의 타박상을 가리킨다.

거위발 활액낭의 염증은 전형적으로 마찰에 의해서 발전될 뿐만 아니라 직접적인 외상에 의해서도 일어난다. 그러한 것은 슬관절에서 심한 내반 스트레스를 받거나 짧은 슬괵근을 갖고 있는 달리기 선수나, 싸이클링 선수, 수영 선수에게서 쉽게 볼 수 있다. 처음의 증상에는 거위발건 아래 압통점(대부분 관절선에서 2cm 아래) 국소화된 부종과 슬관절의 굴곡에 의해서 더 악화되는 통증과 연발음이 포함된다. 재발을 피하기 위하여, 개개인은 슬괵근과 비복근-가자미근 복합부위의 다방면의 유연성 프로그램을 시작해야만 한다.

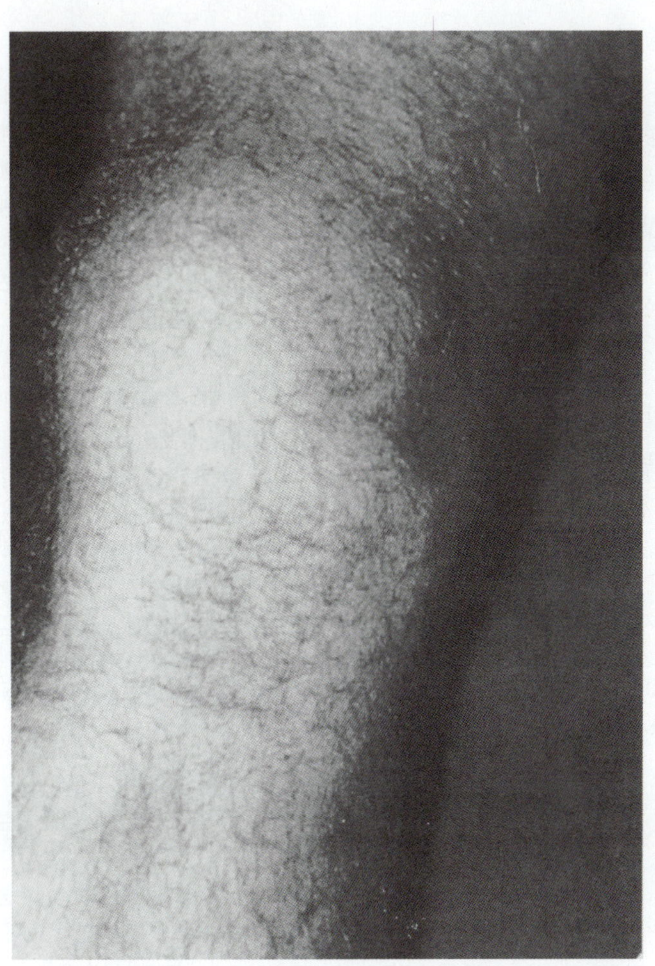

➤ 그림 16.6. **전슬개골낭염.** 전슬개골낭은 직접적인 타격이나 슬관절이 굴곡된 상태로 넘어질 때 일반적으로 손상된다. 손상 받으면 낭은 대체로 팽창하고 부종을 나타낸다.

베이커씨 낭이라는 용어는 대부분 관절 후부의 활액탈출, 또는 슬관절 후부의 윤활낭염이다. 후방에 방해물이 없다면 내부의 장애(반월판 문제, 십자인대 손상, 또는 관절염)는 관절 삼출을 만들고 보통 윤활낭으로 확장된다. 반막양근 윤활낭은 관절낭과 연관되어 있기 때문에 가장 빈번하게 연관되어 진다. 부드럽고, 종양같은 덩어리가 오금 안쪽 공간에서 촉진되어질 수 있고, 통증은 있을 수도 있고 없을 수도 있다. 베이커씨 낭은 비록 슬관절의 완전한 굴곡과 신전하는 동안에는 괴롭게 하지만, 많이 괴롭게 하는 심각한 문제는 아니다.

징후와 증상. 활액낭염의 일반적인 증상은 부종(전슬개골 활액낭염) 그리고 전슬개골 부위(전슬개골 활액낭염), 원위부 슬개건 부분(심부 슬개하 윤활낭염), 근위 내측 경골(거위발 활액낭염), 또는 내측 관절선 너머의 통증이다(경골 측부인대 활액낭염).

치료. 치료는 냉 치료, 압박 랩, 비스테로이드계소염제(NSAIDs), 상태를 악화시키는 활동을 피하기, 또는 급성기가 지나갈 때 까지 완전한 안정으로 이루어진다. 방어적인 발포제, 또는 도우넛 모양 패드는 그 부분에 더 손상이 일어나지 않도록 막는데 도움이 될 것이다.

EMS *손상 초기에 만약 피부가 상했다면 감염의 위험성이 있다. 즉시 그 환자를 의사에게 의뢰해야 한다. 의사는 박테리아 검사를 위해 일정 흡입액을 배양하고 계속해서 약을 처방할 것이다.*

의사는 다른 여러 치료법들이 효과가 없었다면 콜티코스테로이드 주사를 투여할 수 있다. 왜냐하면 이러한 주사는 슬관절을 둘러싸고 있는 건이나 인대를 약화시킬 수 있기 때문에 이러한 구조물에 가깝게 주사되어서는 안된다.

A 거위발 활액낭염을 갖고 있는 자전거 선수가 있다. 페달을 밟는 동작의 과정 중에 짧은 슬괵근과 극도의 외반 스트레스가 가해지면 손상을 쉽게 받게 만든다. 급성기 처치 이후에, 그 선수는 슬괵근과 비복근 복합 구조물을 위한 광범위한 유연성 운동 프로그램을 실시해야 한다.

인대손상(LIGAMENTOUS CONDITIONS)

Q 풋볼 선수가 오른발을 놓고 다가오는 선수의 태클을 피하기 위하여 강제적으로 오른 다리를 밀어냈다. 갑자기 그 선수는 오른쪽 뒤편에서 태클을 당하였다. 그 선수는 천천히 일어날 수 는 있었지만 그의 몸무게의 대부분을 왼쪽다리와 그의 오른쪽 발의 발가락만으로 지지하면서 운동장을 절뚝거리며 걸을 수밖에 없었다. 슬관절의 안쪽 편에 아주 심각한 통증이 있었지만 부종은 심하지 않았다. 어떤 구조물이 손상되었겠는가? 어떤 움직임의 방향으로 손상 입었는가?

슬관절의 안정성은 슬관절을 둘러싸고 있는 근육에 의한 동적 시스템의 능동적인 것보다는 인대와 관절낭의 구조물에 의한 수동적 시스템의 정적인 안정성에 주로 의존한다. 뼈와 반월판은 닫힌 사슬 운동에서 두개의 서로 접한 구조물일 때 그들의 모양과 고유의 안정성을 통해 얼마의 부가적인 안정성을 제공한다. 미국 정형외과 학회 (AAOS)는 슬관절의 인대 손상을 특별한 인대의 기능적 붕괴에 따르거나 또는 느슨한 정도(**글상자 16.2**)에 따라서 그리고 네 가지 직선적 방향과 네 가지 회전 방향으로 나눠는 이완된 방향에 따라 분류를 했다(**표 16.3**). 경골의 전위 또는 회전된 방향과 충

➤➤ 글상자 16.2

인대 손상의 징후와 증상

최소의 인대 손상(<5mm 신연)

- 인대 섬유의 1/3 이하의 찢어짐
- 손상받은 쪽의 경미한 부종과 통증(내측 측부 인대가 손상 받았다면 근위부 1에서 2인치의 부위에 통증)
- 능동적인 그리고 수동적인 관절 가동 범위는 정상이고 근력은 정상이거나 조금 감소되 어 있다.
- 스트레스 검사 시 관절의 느슨함은 없다.
- 명확한 끝느낌이 존재한다.

부분적인 인대 손상 (5~10 mm 신연)

- 인대의 1/3에서 2/3에 미세외상과 함께 손상이 있다.
- 심부 관절낭의 찢어짐, 반월판 손상 또는 십자 인대의 손상으로 인한 부분적인 부종과 삼출액이 있을 수 있다.
- 예리한 통증이 순간적으로 있거나 지속된다.
- 환자는 땅을 뒤꿈치로 걷지 못하는 것과 불안정성을 불평할 것이다.
- 관절 가동 범위가 초기에는 통증과 슬괵근 연축으로, 나중에는 연부조직의 부종이나 삼 출물로 감소 된다.
- 능동적으로 슬관절을 완전히 펴지 못한다.
- 스트레스 검사 중에 경골의 전위가 눈으로 식별된다.

완전한 인대 손상(>10mm 신연)

- 인대 2/3 이상이 파열되었다.
- 심각한 관절낭 찢어짐과 관절낭내 구조물의 손상을 가리키는 부종이 퍼진다.
- 통증은 처음에는 예리하고, 종종 몇분 안에 사라진다.
- 환자는 슬관절의 불안정성이나 슬관절이 꺽이는 느낌을 의식할 수 있다.
- 관절 가동 범위의 심각한 손실.
- 스트레스 검사 시에 아탈구인 듯한 10mm 이상의 눈으로 보이는 신연이 있다.

표 16.3 슬관절 불안정성과 손상된 구조물의 분류

불안정성	불안정성을 평가하기 위한 검사	결과 양성시 손상 가능한 구조물
일직선의 외반(내측)	전범위 신전상태에서 외전(외반)검사	1.내측 측부 인대 2.사슬와 인대 3.후내측 관절낭 4.전십자 인대 5. 후십자 인대 6. 내측 대퇴사두근 확장부 7. 반건양근
	슬관절의 약간의 굴곡상태에서 행해진 외전(외반) 검사 (20~30°)	1.내측 측부 인대 2.사슬와 인대 3.후내측 관절낭
일직선의 내반(외측)	전범위 신전상태에서 내전(내반)검사	1.외측 측부 인대 2.후외측 관절낭 3.궁상 슬와 인대 복합체 4.대퇴이두근건 5.전십자 인대 6.후십자 인대
	슬관절이 약간 굴곡되고 (20~30°) 경골의 외회전시 내전(내반)	1.외측 측부 인대 2.후외측 관절낭 3.궁상 슬와 인대 복합체 4.장경인대 5.대퇴이두근건
일직선의 전방	전방 끌기 검사(90° 슬관절 굴곡)	1.전십자 인대(전내측 다발) 2.후외측과 후내측 관절낭 3.심부 내측 측부 인대 4.장경인대 5.사슬와인대 6.궁상 슬와 인대 복합체
	라크만 검사 변형된 라크만 검사	1.전 십자 인대(전내측 다발) 2.사슬와 인대 3.궁상 슬와 복합체
일직선의 후방	후방 침하(sag : 중력) 검사 후방 끌기 검사 역 라크만 검사	1.후십자 인대(전외측 다발) 2.궁상 슬와 복합체 3.사슬와 인대 4.전 십자 인대
전내측 회전	슬로컴 끌기 검사(경골 내회전)	1.내측 측부 인대 2.사슬와 인대 3.후내측 관절낭 4.전 십자 인대
전외측 회전	슬로컴 끌기 검사(경골 외회전) 외측 축 이동 검사 반사 검사 슬로컴(slocum) ALRI 교차로 검사 굴곡-회전 끌기 검사	1.전십자 인대 2.후외측 관절낭 3.궁상 슬와 복합체 4.외측 측부 인대 5.장경 인대
후내측 회전	후내측 끌기 검사 후내측 축 이동 검사	1.후십자 인대 2.사슬와 인대 3.내측 측부 인대 4.반막양근 5.후내측 관절낭 6.전방 십자 인대
후외측 회전	후외측 끌기 검사 외회전 전반슬 검사	1.후십자 인대 2.궁상-슬와 복합체 3.외측 측부 인대 4.대퇴이두근건 5.후외측 관절낭 6.전 십자 인대

격 시에 슬관절 위치를 알게되면 손상된 구조물을 밝혀 낼수 있다.

단일방향의 불안정성 (Undirectional Instabilities)

직선면의 불안정성은 기본면 중의 한군데의 불안정성을 수반한다. 예를 들어, 전십자인대나 후십자인대의 손상은 내측과 외측의 경골 고평부의 같은 정도의 전방 또는 후방 전위를 허용하는 시상면의 불안정성을 가져오며, 반면에 내측 측부인대나 외측측부인대의 손상은 전두면에서 내반 또는 외반 불안정성을 가져온다. 이러한 종류의 손상은 개별적인 한 가지 구조물의 손상을 포함한다.

➤ *내측 일직선의 불안정성(Straight Medial Instability)*

내측 일직선의 불안정성 또는 **외반 불안정성**은 종종 후방십자인대와, 내측측부인대 그리고 후내측 관절낭에 잠재적인 손상을 입히는 외측힘이 작용하여 슬관절 안쪽에 긴장을 일으키는 결과로 발생한다(**그림 16.7**).

징후와 증상. 1도의 염좌는 외반 스트레스 검사를 하는 동안 안정적이고, 약간의 불편함을 동반한 전범위의 관절가동 가능하며, 삼출물이 없거나 조금 있고 내측 관절선에 약간의 동통이 있는 것으로 특징지어 진다. 끝느낌의 양성이 동반된 30° 굴곡에서의 외반검사의 양성징후는 적어도 관절낭 2/3와 내측측부인대가 손상된 2도의 염좌를 가리킨다. 발끝으

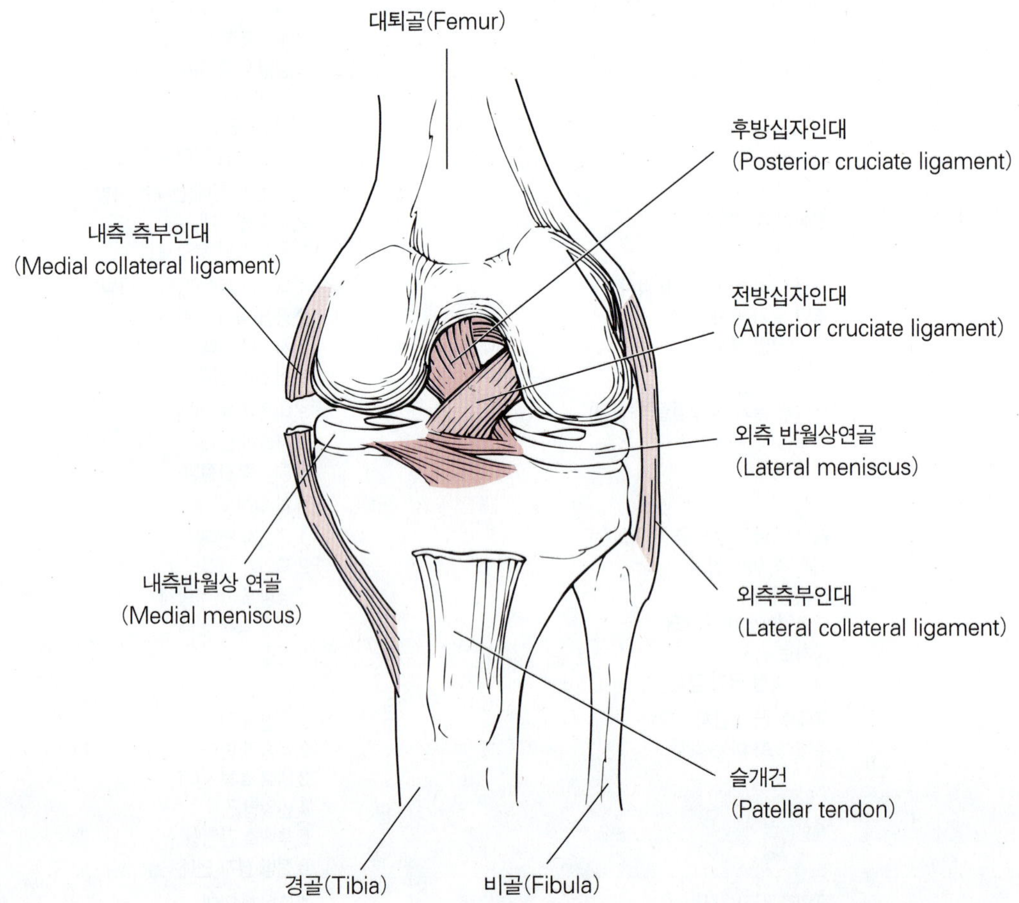

➤ 그림 16.7. **외반 불안정성.** 외반의 힘이 슬관절에 가해질 때 경골측부인대와 내측관절낭인대가 손상을 입고 외반 시 느슨함을 만든다. 대퇴골 내측측부인대 내측반월판 경골 비골 슬개건 외측측부인대 외측 반월판 전십자인대 후십자인대

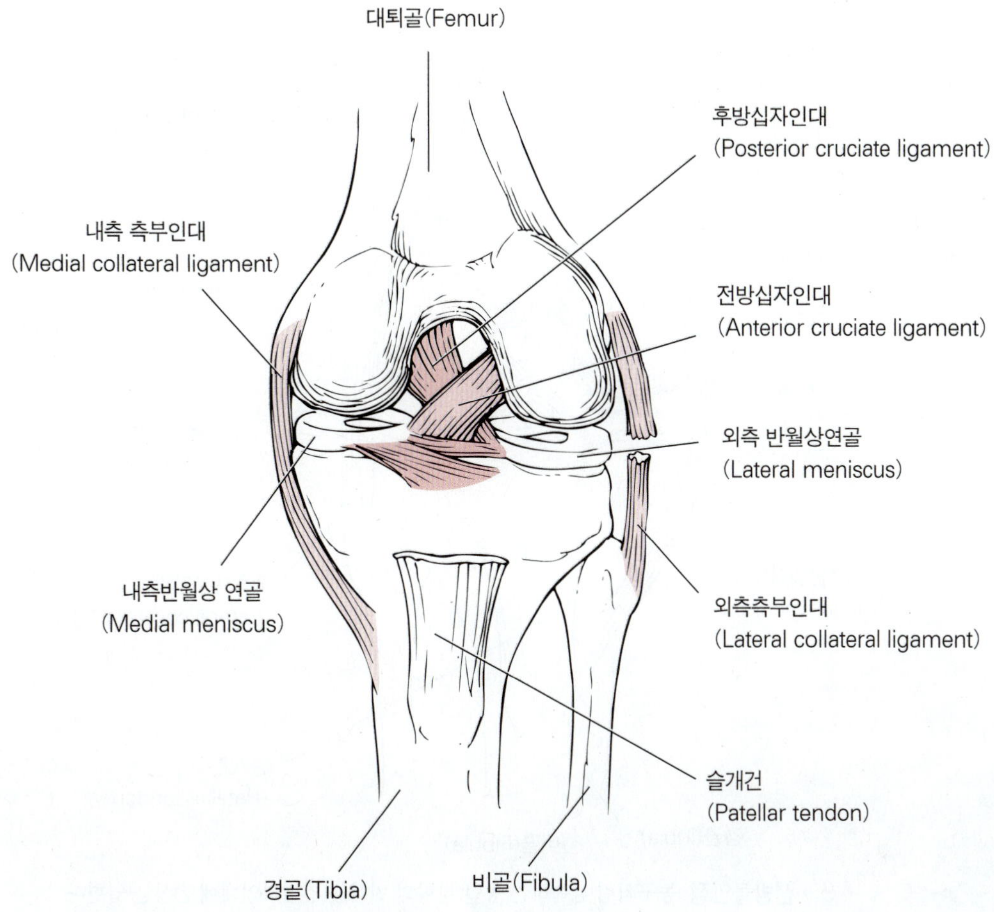

➤ 그림 16.8. **내반 불안정성.** 분리된 외반의 힘은 비골 측부인대에 손상을 입히고 내반의 느슨함을 만든다.

로 걸으며 끝까지 다리를 펴지 못하며 발바닥을 바닥에 닿게 할 수 없다. 염좌 3도에서는 종종 심각한 관절낭내 삼출물은 없지만, 만약 있다면 그것은 십자인대, 슬개골, 반월판이 반드시 연관되었을 것이다. 염좌 3도는 대부분 내측측부인대의 대퇴골 부착 부위에 완전한 파열이 있으며 부드럽거나 텅빈 끝느낌의 양성 징후를 갖고 있으며 외반 검사에서는 양성이다.

➤ *외측 일직선의 불안정성(Straight Lateral Instability)*

외측 일직선의 불안정성 또는 **내반 불안정성**은 외측측부인대와 외측 관절낭인대, 후방십자인대 그리고 관절 구조물에 손상을 입히는 바깥부분에 긴장을 일으키는 내측 힘이 작용한 결과로 발생한다(**그림 16.8**). 대퇴 이두근과 장경인대 슬와근이 강하게 잡아 안정적 효과를 주기 때문에 이러한 분리된 손상은 드물다. 그러나 레슬링과 같은 스포츠에서는 종종 한 사람의 다리 사이에 있는 상대방이 손상으로 이끌 수 있는 강한 외반력을 가할 수 있다.

징후와 증상. 외측측부인대의 손상은 내측측부인대 손상과 관련된 일반적인 징후와 증상이 뒤따른다. 때때로 예리한 외측 통증과 함께 환자는 터지는 소리(pop sound)를 듣거나 느낄 수 있다. 인대가 관절낭에 부착되지 않기 때문에 부종은 적다. 불안정성은 30° 굴곡에서 내반 양성검사는 반드시 인대에 손상을 주었는지 확인해야 하지만 다른 구조물은 정상이기 때문에 포착하기가 어렵다. 만약 비골두위에서 압통점이 발견된다면, 비록 이러한 손상이 더 심각한 슬관절 손상과 연관된 것이긴 하지만, 박리 골절(avulsion fracture) 또는 비골 신경 손상이 있을 수 있다(19).

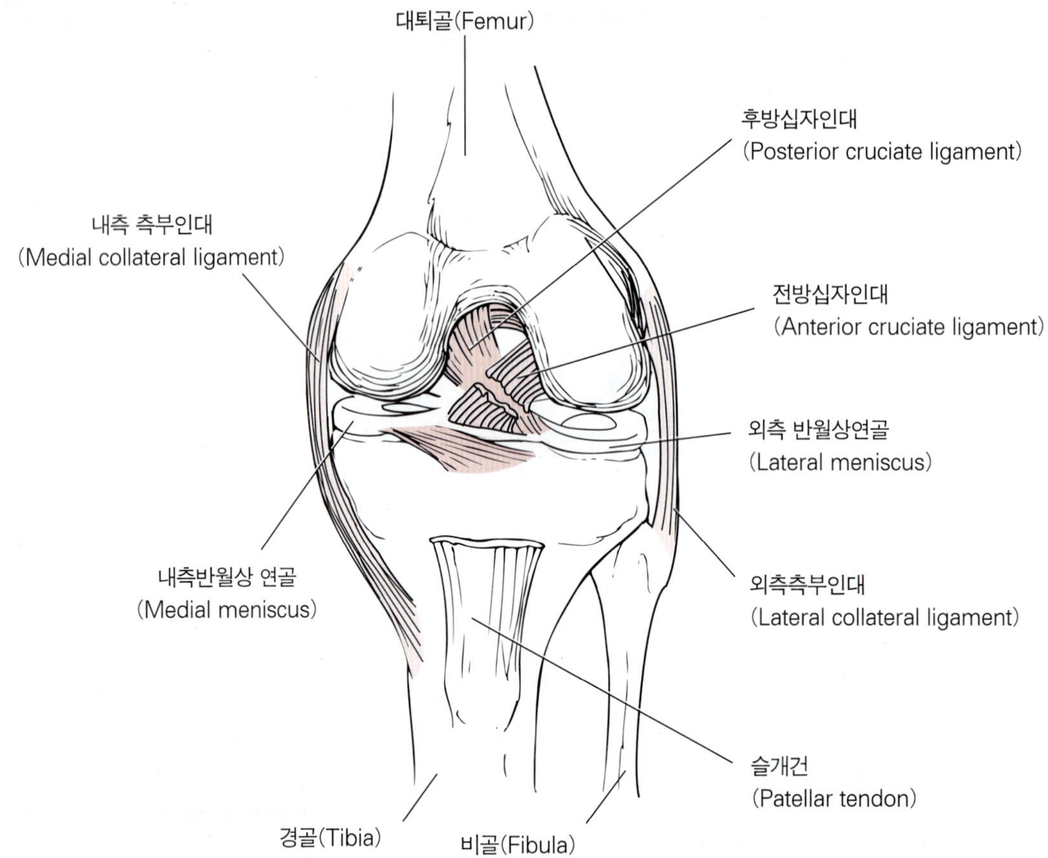

➤ 그림 16.9. **전방불안정.** 농구처럼 감속하는 동안 방향의 변화는 전십자인대에 손상을 입힌다.

➤ *전방 일직선 불안정성(Straight Anterior Instability)*

일직선의 전방 불안정성에서 전방 끌기 검사가 실행될 때 양 쪽의 경골 고평부가 전방으로 같은 양이 전위될 것이다. 이러한 전위는 전십자인대에 의해 저항을 받는다. 개별적인 전방 불안정성은 드물다. 대신, 전방 내측이나 전방 외측의 느슨함이 대부분 일어난다. 전십자인대의 손상은 대부분 커팅(cutting: 좌에서 우로, 우에서 좌로 한 발로 껑충 뛰어 반대 발로 착지하기) 또는 회전 전략, 착지 또는 급격한 감속 중에 발생한다(**그림** 16.9). 전십자인대 손상의 비율은 특히나 점프나 축회전을 하는 운동에서 여자에게서 더 높다. 여러 개의 이론이 이러한 현상을 설명하기 위해서 제안되어 왔다(**글상자** 16.3). 최근의 연구에서는 남자와 여자 모두에게서 슬괵근과 대퇴사두근 사이의 근력의 불균형을 검사해왔다. 착지나 감속 전략중에 굴곡 움직임은 고관절과 슬관절에서 발생한다. 동시적인 슬관절을 안정화시키기 위한 대퇴사두근의 원심성 수축과 고관절을 안정화시키기 위한 슬괵근은 몸의 수평적 속도를 감속시킨다. 슬괵근은 또한 경골의

➤ ➤ 글상자 16.3

여성에게서 전십자인대 손상의 증가율에 영향을 미치는 가능한 요소들

내적요인

- 인대크기
- 인대 느슨함
- 과간 골짜기의 크기
- 다리 정열(넓은 골반, 대퇴골의 전경, 외반슬 그리고 경골외측염전)
- 에스트로겐과 에스트로겐 수용체
- 슬관절의 십자인대 의존도

외적요인

- 기술 수준
- 경험수준
- 신발과 바닥의 마찰력
- 발목예방 부목
- 스포츠 경기 스타일 차이
- 이식과 절단
- 직선적 다리 착지
- 과신전된 슬관절의 한 스텝멈춤 착지
- 갑작스런 감속과 한발을 축으로 다른 발로 돌기
- 근력의 불균형(슬괵근의 원심성 근력에 대한 대퇴 사두근의 원심성 근력)

출처: Moul (18), pages 118-121 and Moeller and Lamb (22), pages 41-48.

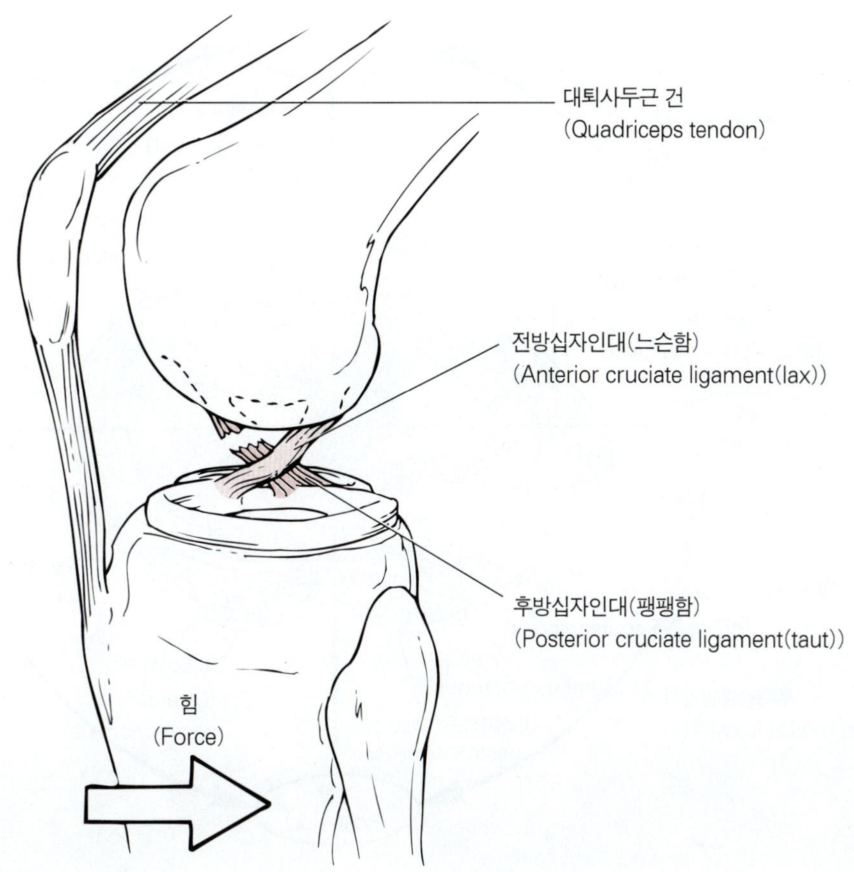

➤ 그림 16.10. **후방불안정성.** 슬관절의 과신전 동안 또는 슬관절 굴곡되고 경골이 후방으로 움직일 때 후십자인대가 손상 받을 수 있다.

전방 전위를 일으키는 대퇴사두근의 경향을 중화시키는 역할을 한다. 근육이 안정화의 요구를 충족시킬 수 없다면, 조절력이 없는 인대나 연골 그리고 뼈와 같은 내부의 조직은 손상당할 위험에 처하게 된다. 그러므로, 대퇴사두근의 원심성 수축과 관련이 있는 슬괵근의 원심성 수축력의 부족은 전십자인대 손상을 쉽게 만든다.

징후와 증상. 통증은 매우 미세하며 순간적인 정도에서 심각하고 지속되는 통증까지 있다. 이것은 아마 관절 심부에서 느껴진다고 묘사되지만, 종종 슬개건의 양쪽 측면의 전방 또는 관절선의 바깥쪽에서 더 많이 느껴진다. 모든 전십자인대인대 손상의 80% 정도에서, 환자들은 터지는 느낌이나 발음 또는 찢어지는 느낌을 경험했고, 비슷한 정도의 비율에서 대부분 3시간 안에 신속한 부종이 있었다. 체중부하는 슬관절이 꺽이거나 "바르지 않은 느낌"을 느끼도록 이끈다. 다른 내부의 구조물에 흔히 일어나는 심한 손상은 즉시 의사에게 의뢰 할 필요가 있다.

➤ 일직선의 후방 불안정성(*Straight Posterior Instability*)

일직선의 후방 불안정성에서, 내측과 외측 경골 고평부는 회전이 없는 중립 상태에서 같은 양 만큼 후방으로 전위된다. 궁상복합체와 사슬와 인대와 나란히 있는 후십자인대는 이러한 움직임을 예방하는 거의 모든 저항을 제공한다. 비록 후십자인대는 발이 저측 굴곡된 상태와 슬관절이 굴곡된 상태에서 추락되는 동안 손상 받았을 수 있고, 결과적으로 후방으로 움직이는 경골 결절에 충격을 준다 할지라도, 과신전이 가장 흔하게 손상당하는 기전이다(**그림 16.10**).

징후와 증상. 경미한 손상의 경우에, 격렬한 통증과 스트레칭되는 느낌이 슬관절의 뒷면에서 느껴진다. 완전한 파열에서는, 파열음이나 발음이 느껴지거나 들리는 것으로 특징지

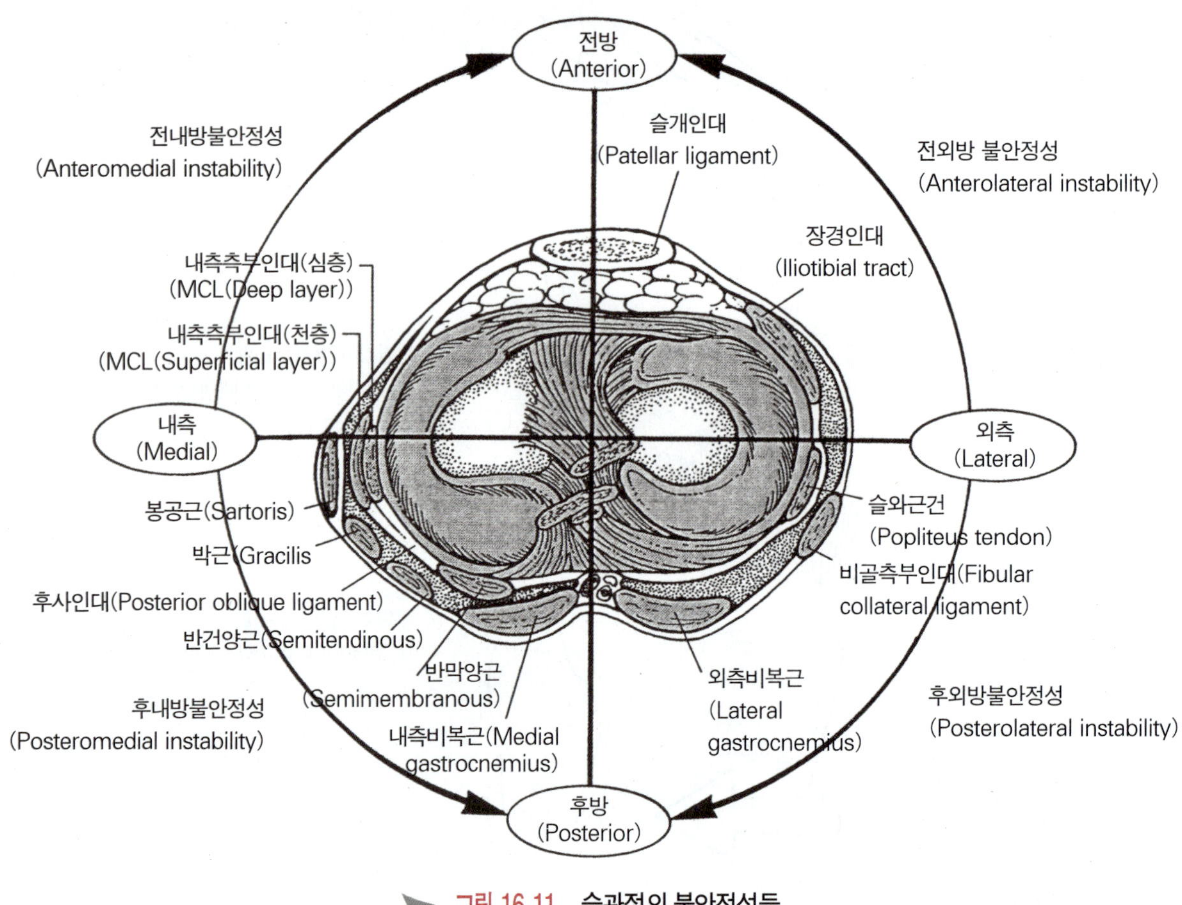

➤ 그림 16.11. 슬관절의 불안정성들

어진다. 삼출액과 출혈관절증이 즉시 일어나고, 환자는 급성의 부종을 느낄 수 있다. 슬관절의 신전은 삼출액과 후방관절낭과 비복근의 스트레칭이 제한된다. 후방 구부러짐(중력) 검사 또는 역 라크만 검사는 후십자인대의 손상을 확인할 수 있다. 후십자인대가 찢어졌을 때, 슬개골과 슬개 인대가 포함되는, 신전 기전은 슬개 대퇴 관절의 압력을 증가시키는 감소된 자세에서 경골을 강제적으로 잡아준다. 후십자인대 결손 환자의 슬개 대퇴 통증의 불평으로 설명되는 경골 후방 전위의 결과로 부터 오는 방향량(vector)의 변화는 슬개대퇴의 부하를 증가시킨다.

다방향의 불안정성 (Multidirectional Instabilities)

단일방향의 불안정성은 개별적인 단일 구조물의 손상을 포함하는 반면에 다방향의 불안정성은 여러 구조물의 손상을 포함한다(ACL 또는 PCL 손상). 이러한 손상은 또한 다면 또는 회전 불안정이라고도 불린다.

➤ 전내방 회전 불안정성(Anteromedial Rotary Instability)

전내측 회전 불안정성은 내측부위 인대와 사슬와 인대에 손상으로 이끄는 대퇴골에 대하여 경골 내측과의 전방 외회전의 결과이다(**그림 16.11**). 이러한 불안정성은 내측 반월판과 전십자인대의 찢어짐으로 두드러진다. 비록 불행 삼징후로 불리지만, 내측측부인대는 이러한 움직임에 저항을 주는 가장 주요한 인대이다. 전내측 회전 불안정에서 0°와 30° 굴곡에서 외반 스트레스 검사는 양성이다. 부가적으로, 경골을 외회전시키고 라크만 검사나 슬로컴 끌기 검사를 시행할 때, 경골의 내측 고평부가 전방 전위가 증가된다.

➤ 전외방 회전 불안정성(Anterolateral Rotary Instability)

전외방 회전 불안정성은(ALRI) 대퇴골에 대하여 외측 경골과가 전방 내회전측으로 전위되는 것으로 특징지어진다.

전십자인대는 장경인대와 외측 관절낭 인대 역시 손상을 입지만 이러한 불안정성에 손상을 입는 가장 주요한 구조물이다. 손상은 전형적으로 갑작스런 감속이나 커팅(cutting: 좌에서 우로 우에서 좌로 한발로 뛰어 반대발로 착지하기) 움직임에 의해서 발생되며 이것은 슬관절에서 가장 흔한 회전 불안정성이다. 전외측 불안정에서 경골이 내회전 상태에서 하는 슬로컴 검사, 반사 검사, 슬로컴 전방외측회전불안정성 검사(ALRI검사), 교차로 검사, 그리고 굴곡-회전 끌기 검사는 외측 경골 고평부의 전방 전위를 증가시킨다.

➤ 후내방 회전 불안정성(Posteromedial Rotary Instability)

후내방 회전 불안정성에서(PMRI), 내측 경골 고평부가 대퇴골 위에서 후방으로 전위되며 내측으로 열린다. 이것은 심각한 손상이며 천층 내측측부인대, 후내측 관절낭, 사슬와인대, 그리고 양쪽 십자인대의 손상을 가리킨다. 관절 공간이 열려있고 부드러운 끝점이 0°에서의 외반 검사에서 명백하다면, 후내측 관절낭의 손상이 의심된다. 후방내측 끌림검사와 후방내측 축 이동 검사는 양성이다.

➤ 후외방 회전 불안정성(Posterolateral Rotary Instability)

후외방 회전 불안정성에서(PLRI), 후방 끌기검사가 시행되었을 때 내측 경골 고평부에 비해서 외측 경골 고평부가 후방으로 크게 전위된다. 이러한 손상은 슬관절을 거의 전범위의 신전에서 과신전으로 만드는 갑작스러운 전방내측의 힘에 의해서 발생된다. 내반 움직임과 결합된 이러한 기전은 후방외측 구조물을 붕괴시킨다.

이러한 구조물은 후십자인대, 궁상 슬와 복합체, 후방외측 관절낭 그리고 외측측부인대를 포함한다. 다른 기전은 아마도 과신전과 외회전력, 접촉과 비접촉의 과신전, 심한 내반 굴곡 순간, 그리고 심한 경골 외회전 토크와 연관되는 것을 포함한다. 후외측 관절낭의 손상은 0°와 30° 굴곡에서 내반 검사 시에 관절 공간이 열려 있고, 부드러운 끝점이 명백할 때 의심되어진다. 부가적으로, 후외측 끌기 검사와 외회전 전반슬 검사에서 양성이다.

슬관절 탈구(Knee Dislocations)

슬관절 탈구나 그보다 덜 심각한 여러 인대 손상은 3도의 슬관절 인대 손상의 약 20%를 이룬다. 빈번하게 2개의 인대 손상은 전십자인대-내측측부인대(가장 빈번함), 후십자인대-내측측부인대, 전십자인대-외측측부인대, 그리고 전십자-후십자인대를 포함한다. 2개의 인대 손상은 신경 혈관적인 손상을 일으킬 정도로 과도한 관절 이동을 일으키지는 않는다. 예외는 지적했던 것처럼, 비골 신경에 손상을 일으킬 만큼 충분히 열리는 외측측부인대와 십자 인대의 손상이다. 슬관절 탈구 시 최소한 3개의 인대가 찢어진다. 이것은 가장 흔하게 전십자인대, 후십자인대, 그리고 하나의 측부 인대와 관련이 있다. 탈구는 어느 방향으로도 일어날 수 있지만, 가장 흔한 방향은 전방과 후방이다. 어떠한 탈구인가에 따라서 인대, 관절낭 구조물, 반월판, 관절면, 건, 신경혈관적 구조물을 포함하는 다른 관절 구조물에 부가적인 손상을 일으킬 수 있다. 연합된 손상은 슬관절 탈구의 20~40%에서 혈관 손상과, 20~30%에서 신경 손상을 가져온다. 후방 탈구는 슬와 동맥의 손상을 가져오는 높은 빈도가 있으며 후외측 회전 탈구는 신경 손상에 높은 빈도를 가진다.

징후와 증상. 환자는 아마 슬관절에 심각한 손상을 호소할 것이며 터지는(pop sound) 소리를 들었을 것이다. 슬관절이 탈구되고 정복되지 않았다면 변형이 남아 있을 것이다. 슬관절 탈구는 종종 확인을 어렵게 만들면서 자발적으로 감소된다. 부종은 관절에서의 혈관 분출과 연합된 관절낭 손상과 연관되어 있기 때문에 몇 시간 안에 생기긴 하지만 크지는 않다. 붕괴된 인대 구조물에 의해서 탈구된 슬관절을 확인하는 것은 중요하다. 혈관 손상이 존재하고 치료되지 않은 채 남아 있거나 8시간 내에 복원되지 않았다면, 절단 비율이 86%가 된다. 만약 수술이 6시간에서 8시간 안에 끝났다면 절단 비율이 11%까지 떨어진다. 신경과 관련된 손상은 치료에도 불구하고 안좋은 예후를 갖는다.

인대 손상의 관리 (Management of Ligament Conditions)

작은 인대 분리와 관련된 손상은 급성기 동안 냉적용, 압박, 거상 그리고 보호적인 휴식을 취하는 전통적인 관리를 한다. 탄력 랩으로 슬개골을 안정적으로 감싼 거꾸로 된 말발굽으로 이루어진 압박 랩은 부종을 감소시키기 위해 슬관절을 움직이지 못하도록 사용될 수 있다. 냉치료와 비스테로이드계소염제는 통증과 염증을 감소시키기 위해 사용되곤 한다. 전십자인대 손상으로 의심될 때는 관련된 관절 내 골절을 배제하기 위해서 반드시 방사선 사진을 찍어야 한다. 경골 융기의 박리 골절은 특히, 35세 이상의 골감소증을 갖고 있는 어른에게서 발생할 수 있다. 자기 공명 영상(MRI)은 비록 전십자인대 손상의 50~70%가 반월판 손상이 연관되어 있다고 알려져 있지만, 일반적으로 전십자인대 손상의 진단에 사용되지는 않는다.

팀 의사의 진단에서 부분적인 인대 손상이 있는 중간정도의 손상은 냉, 압박, 거상 그리고 보호적인 안정을 24~72시간 정도 취한다. 목발은 환자가 절뚝거리지 않고, 걸을 수 있을 때까지 사용된다. 발뒤꿈치에서 발가락으로 걷는 점진적

실전 전략 16.2 전십자인대 손상후 관리

1단계

A. 보호, 제한된 활동, 냉 적용, 압박, 거상, 부종 제거 위해 슬관절 고정 후 휴식
B. 통증 없이 체중부하 할 수 없으면 목발 사용
C. 통증 없는 범위 내에서 ROM 운동
- 발꿈치 활주
- 엎드려 누운 자세에서 반대쪽 다리로 보조해 슬관절 굴곡
- 앙와위나 좌위에서 수동적 슬관절 신전

D. 강화운동
- 전범위의 굴곡된 슬관절 거상
- 대퇴사두근, 슬괵근, 고관절 내전근의 다각도 등척성 운동

E. 심혈관계운동, 상지 측력계(ergometer), 편측 하지 자전거

2단계

A. ROM, 완전 ROM을 하기위해 계속 운동
B. 편측 균형운동, 17-1참고, 위의 선행된 운동 계속
C. 강화운동
- 60° 두다리 쪼그려 앉기, 앞뒤, 외측으로 오르내기기와 같은 원심성 닫힌 사슬 운동 천천히 제어하며 하기.
- 종아리 거상(앉은자세에서)시 통증이 없으면 선자세로 진행될 수 있다.
- 튜브등을 사용하여 전범위의 하지직거상

3단계

A. ROM, 완전ROM 유지하며 하지의 유연성 운동
B. 강화
- 힙 레그프레스(hip leg press), 스쿼스(squats) 운동
- 무게 달아 발가락 거상
- 런지(lunges)
- 등속성 열린사슬,닫힌사슬 운동

C. 심혈관계 운동
- 슬관절 굴곡각도 110~115° 일 때, 양측 최소한의 부하로 자전거 타기, 완전 슬관절 신전 피하기
- 풀(pool)에서 뛰기, 발차며 수영, 텀블링(trampoline)위에서 조깅, 파워 워킹

4단계

A. 균형과 고유수용성 증진, 선행된 운동 계속 하기.
B. 기능적 활동
- 뛰기 훈련 ; 예로, 한발 또는 양발로 선 자세에부터 앞에서 뒤로, 사선으로 진행되는 원 그리기, 8자 그리기, 교차걷기(kariocas).
- 스스로 2~3마일 뛸 수 있을 때 다방향의 고속 균형 훈련
- 뛰기, 도약, 줄넘기(플라이오메트릭 훈련)
- 활주판

인 부분 체중 부하는 고통스럽지만, 시작 할 수 있다. 재활은 급성기 증상이 있는 동안 반드시 시작해야 한다.

관절가동범위 운동은 보완적인 슬관절 굴곡과 신전이 포함되어야 한다. 대퇴사두근의 등속성 운동과 모든 방향으로의 하지 직거상은 전 범위에 걸친 저항 운동으로 진행되어야 한다. 닫힌 사슬 근력 강화 운동과 ROM 유지는 견딜 수 있는 만큼의 심혈관계 운동이 추가되어야 한다. 팀의 의사는 개별적인 완전한 인대 손상이 발생되었거나 하나 이상의 주요한 인대가 포함된 손상에서 수술적 회복이 필요할지 결정할 것이다. 수술적 재건은 느슨함의 등급, 스포츠를 위한 특별한 요구, 주 당 활동하는 시간, 활동의 강도, 불안정성의 빈도, 관련된 회복 가능한 반월판의 파열, 그리고 KT-1000 관절 검사기로 최대의 수동 검사로 측정한 좌우의 차이에 근거한다. 재건술은 부종의 감소와 ROM의 증가를 위해 대부분 적어도 손상 후 3주 이상 연기된다. **실전 전략** 16.2에 경한 전십자인대(ACL) 손상의 관리와 재활을 열거하였다.

A 축구선수가 뒤쪽 태클을 당한 후에 전내측에 날카로운 통증이 있었다. 그는 경기장에서 나올 때 오른발 뒤꿈치에 체중을 둘 수 없었다. 내측측부인대와 전방십자인대의 손상을 예측할 수 있다. 기본적인 급성치료에 따라, 이 환자는 목발을 맞춰야 하며 치료사에게 다음 단계의 치료를 받아야한다.

반월판 손상(MENISCAL CONDITIONS)

Q 37세의 테니스 선수가 관절 안쪽에 약한 종창과 통증을 호소한다. 약한 관절 삼출이 존재하며, 통증은 대퇴골에서의 경골을 회전시키거나 심한 슬관절 굴곡시 나타난다. 어디가 손상된 것 같은가? 이런 손상 시 어떻게 치료하는가?

나이가 들수록 딱딱해지고 탄력을 잃어가는 반월판은 인대구조물과 비슷한 방법으로 손상 받는다. 고정된 경골위에서 대퇴골이 회전할 때 야기되는 압박과 신장력, 전단력은 파열을 야기하는 양쪽 반월판의 후각을 잡는다. 파열은 나이, 위치 또는 중심축에 따라 분류되며, 종축(longitudinal), 양동이 손잡이(bucket-handle), 수평(horizontal), 그리고 앵무새 부리(parrot-beak)를 포함한다. 손상의 발생은 21~40세의 남자, 11~20세의 여자에게서 발생한다고 알려져 있다. 내측 반월판 손상은 외측 반월판 손상보다 더 흔하다.

장축파열은 발이나 슬관절이 고정되어 있을 때, 비틀리는 동작에서 야기된다(**그림** 16.12A). 이 동작은 후방 말초 부착부에 압박과 염력을 일으킨다. 파열은 부분적으로 일어날 수 있으며, 단지 반월판의 말초 부위에만 영향을 미치거나, 반월판의 안까지 완전파열을 일으킬 수도 있다. **"양동이 손잡이**(bucket-handle)" 파열은 전체 장축분절이 경골의 중심을 향하여 내측으로 전위되었을 때 발생한다(**그림** 16.12B). 이러한 파열은 약 10° 굴곡일 때, 슬관절의 잠김이 일어날 수 있다 ; 그러나, 이것은 단지 반월판 완전파열의 약 40%에서 발생한다. 수평파열은 퇴행성으로 나타나며, 종종 반월판의 후, 내측 부분에 영향을 미친다(**그림** 16.12C). 나이가 들어감에 따라, 회전 움직임에서 오는 전단력은 반월판의 안쪽물질을 찢는다. 만약 유리되었다면, 순간적인 잠김, 관련통, 그리고 불안정성이 일어날 수 있다. 앵무새 부리(parrot-beak) 파열은 이전에 외상이 있었거나, 가장자리에 더 고정된 반월판을 만드는 포낭성 병변을 가진 청소년에게서 볼 수 있다(**그림** 16.12D). 두 파열은 일반적으로 앵무새 부리(parrot's beak)의 특징적 형태를 만드는 외측 반월판의 중간부위에서 발생한다.

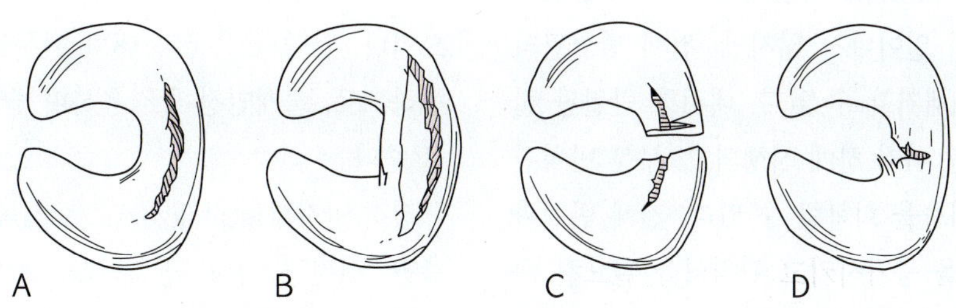

➤ 그림 16.12. **반월판 손상.** A. 종축 B. 양동이 손잡이 C. 수평 D. 앵무새 부리

징후와 증상. 반월판 손상은 반월판이 신경 지배를 받지 않고, 내측 반월판의 10~30%와 외측 반월판의 10~25%만이 혈액 공급을 받는다. 국소화된 통증과 측부 인대 부위의 관절선 통증은 가장 일반적으로 볼 수 있다. 양동이 손잡이(bucket-handle)이나, 양동이 손잡이 파열(ruptured bucket-handle)이 존재하지 않는다면, 전방 관절선 통증이 반월판 병변에 의한 것일 경우는 드물다. 왜냐하면 반월판 가장자리는 활액내장(synovial lining)이 붙어있고, 장력은 활액낭염과 처음 손상 후 12시간 이후에 생기는 관절 삼출을 야기하기 때문이다. 통증은 슬관절의 회전과 과도한 굴곡에서 발생한다. 만성 퇴행성 반월판 파열은 대퇴사두근의 위축이 일어날 지도 모르지만, 종종 일반적으로 통증이나 장애 또는 종창이 없이 발생하는 작고 다양한 외상의 결과이다. 퇴행이 없는 만성 파열은 병변부위에서만 정확한 통증이 나타난다. 환자는 아마 슬관절이 갑자기 구부러지거나 슬관절이 꺽이는 결과로 이끌 수 있는 뻥하고 튀기거나(popping), 갈리거나(grinding), 째깍음(click)을 경험할 수 있을 것이다. 반월판 손상을 입증하는데 사용되는 특수 검사는 맥머리 검사(McMurray's test), 아플레이 압박검사(Apley's compression test), 그리고 "바운드 홈 테스트(bounce hometest)"가 있다.

치료. 초기 치료는 손상의 범위에 달려있다. 경한 경우, 냉찜질, 압박, 거상, 보호적인 안정, 비스테로이드소염제(NSAIDs)와 목발 등 기본적인 급성 치료가 도움이 된다. 종창이 가라앉았을 때, 등장성 근력강화 운동을 시작한다. **실전전략** 16.3에 초기 치료가 요약되어 있으며 부분적 반월판 손상에 대한 재활 운동이 설명되어 있다.

EMS *만약 관절 삼출액이 광범위하다면, 치료사는 필요 즉시 삼출액을 흡수시키기 위해 의사에게 의뢰한다. 만약 슬관절이 잠겨있고 동시에 정복될 수 없는 경우도, 수술이 필요하기 때문에 즉시 의뢰를 한다.*

양동이 손잡이(Bucket-handle) 파열 부위는 비록 중심부로 전위된 부위의 재생이 일어나지 않지만, 전체 반월판의 제거 대신에 파열부위만 제거할 수 있다. 내시경 반월판 절제술은 외래환자에게 부분 마취 하에 시행되고, 부분 반월판 절제술은 2~6주 안에 기능을 회복할 수 있다. 전체 반월판 절제술은 회전 불안정성을 증가시키고 관절염을 일으킬 수 있다.

A 테니스 선수가 슬관절 회전과 과도한 굴곡 시, 내측 관절선에 경미한 삼출과 통증을 가진다. 이것은 만성 반월판 파열의 가능성을 제시한다. 이 환자는 치료사에게 치료받아야 한다.

슬개골과 관련된 손상(PATELLAR AND RELATED CONDITIONS)

Q 크로스 컨츄리 달리기 선수가 운동 중 특히, 언덕을 달려 내려갈 때, 슬개골의 외측면에서 쑤시는 아픔이 증가한다고 불평한다. 슬개대퇴 관절에 약간의 삼출액이 존재하며, 슬개골 외측면 너머로 통증이 생긴다. 강렬한 통증이 슬개골이 슬개대퇴구 안쪽을 향해 하방으로 눌리면 느껴진다. 이 상태를 만드는데 어떤 요소가 기여하였는가? 급성 증상이 가라앉은 후에 어떤 장기적인 관리가 반드시 고려되어야 하는가?

슬개대퇴 관절은 슬관절 전방부의 통증과 흔히 관련되어 있는 부분이다. 슬개골 추적(tracking) 장애와 관절안의 불안정성은 비대, 직접적인 외상, 그리고 반복적인 움직임과 함께 모두 손상의 다양한 원인이 된다. 슬개대퇴 통증은 기계적인 원인(예를 들어, 슬개골 아탈구 또는 전위), 염증에 의한 원인(예를 들어, 전슬개골 점액낭염 또는 슬개골건염), 그리고 다른 원인들(예를 들어, 반사성 교감신경 이영양증 또는 종양)로 구별할 수 있다.

가장 주요한 역동적인 안정자(stabilizer)는 대퇴사두근 기전이다. 좀더 정확하게 부르면 **신전 기전**으로, 이것은 외측광근, 중간 광근, 내측 광근, 그리고 대퇴직근으로 이루어져 있고, 각각 대퇴 신경의 지배를 받는다. 내측 광근은 긴 위쪽 머리와(내장광근, vastus medialis longus; VML), 그리고 내사광근 (VMO)의 2개의 머리를 가졌다. 내사광근(VMO) 섬유는 슬개골에 55° 각도를 이루면서 붙는다. 비록 내사광근(VMO)은 슬관절을 신전시키지는 못하지만, 외측으로 전위되는 힘에 대한 역동적인 억제를 제공한다.

이 근육의 위축은 거의 대부분 슬개대퇴의 기능장애를 일으킨다. 안쪽 근육군과 대퇴 이두근도 경골 내,외회전을 주동하므로, 슬개안정에 작용하며 슬개골의 움직임에 큰 영향을 준다.

정적 안정자(stabilizer)로는 앞쪽으로 돌출된 대퇴구의 외측면, 신전근 지대, 장경인대, 대퇴사두근건과 슬개건이다. 신전근 지대가 비스듬히 결집되어 슬개대퇴 인대와 내,외측 슬개경골 인대가 된다(**그림** 16.13). 슬개골의 내측 전위를

실전 전략 16.3 부분적 반월판 연골절제술 후 관리

1단계

A. 보호, 제한된 활동, 냉 적용, 압박, 거상, 부종 제거위한 부목. 필요 시 목발 사용

B. 통증이 없는 범위 내에서 ROM

- 발꿈치 활주
- 앙와위 자세에서 벽 활주(wall slide)
- 복와위 자세에서 반대쪽 다리로 보조해 슬관절 굴곡
- 앙와위나 좌위에서 수동적 슬관절 신전

2단계

A. ROM. 선행된 운동 계속

B. 편측 균형 운동 (17-1)

C. 강화운동

- 대퇴사두근, 슬괵근, 고관절 내전근의 다각도 등척성 운동
- 모든 방향으로 하지직거상 . 다음 단계에 튜브나 발목관절에 무게 달아 시행
- 짧은 호 대퇴사두근 신전운동. 45° 굴곡한 슬관절 아래 베개나 발 받침대 놓기. 슬관절 신전하고 10초 유지. 족관절에 무게 달아 저항증가
- 좌위에서 발가락 거상시 통증이 없으면 서있는 자세로 진행될 수 있다.
- 선행된 운동들과 함께 튜브를 사용한 전범위의 하지 직거상

D. 심혈관계 운동

- 슬관절 굴곡 115°~120° 가능할시 최소한의 부하로 고정자전거 타기와 상지 작업계(ergometer) 사용. 완전 슬관절 신전 피하기.

3단계

A. ROM. 완전 슬관절 ROM 유지, 하지의 유연성 증가

B. 강화

- 힙 레그 프레스(hip leg press) 그리고 쭈그려 앉기
- 무게 달아 발가락 거상
- 런지 (lunges)
- 등속성 열린사슬, 닫힌사슬 운동

C. 심혈관계 운동

- 수영장(pool)에서 뛰기. 발차며 수영. 텀블링(trampoline)위에서 조깅. 파워 워킹

4단계 , 일상생활로의 복귀

A. ROM, 유연성. 강화. 균형을 유지한다.

B. 기능적 활동. 실전 전략 16-2의 목록과 같음

막는 조직들은(외측 신전근지대와 장경인대) 외측 전위를 막는 연부 조직들(내측 신전근지대와 대퇴구의 외측면)보다 두껍고, 강하다. 슬개건은 슬개골의 상측 전위를 방지하며 반대로 하측 전위는 대퇴사두근 건이 방지한다. 내,외측 지대는 슬관절의 신전을 보조하는데 슬개건이 파열되었을 경우에도 작용한다.

신전근 메카니즘의 안정성이 부족하면, 슬개대퇴 영역의 여러 가지 병변의 원인이 되며(**글상자 16.4**), 슬관절 앞쪽의 통증을 가져온다. 슬개골의 삼각형태, 슬개대퇴구의 깊이, 정적 인대 조직들의 동작 제한 등 각각의 상태는 건강한 슬관절의 불균형을 일으킬 수 있다. 내측 조직이 손상되어 슬개골의 균형이 무너지거나, 뼈 이상 등으로 슬개골이 외측으로 기울고 편위되면, 슬개대퇴부의 통증과 심한 **관절통**을 가져온다.

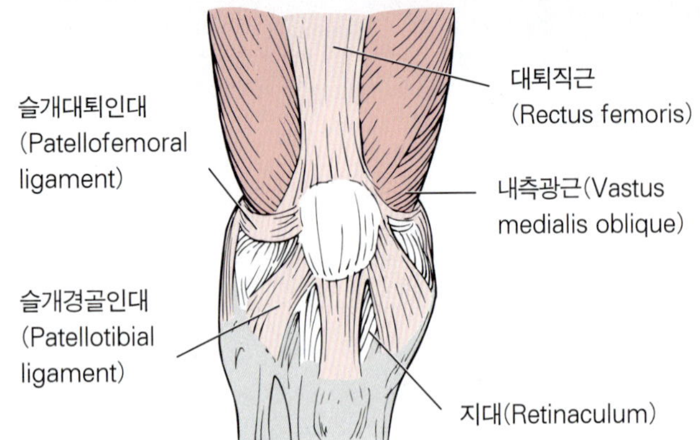

➤ 그림 16.13. **신전 메커니즘.** 신전 메커니즘은 동적, 정적 안정요소로 구성된다. 동시에 작용할 때 회전과 미끄러짐이 대퇴와 슬개골에서 일어나 슬개 대퇴 관절의 감속 메커니즘에 영향을 주어 슬관절에서의 안정성과 기능을 제공한다.

➤ ➤ 글상자 16.4

슬개대퇴통증의 원인

- 다음과 같은 요인에 의한 슬개골 불안정성
  - 슬개골 내측 관절면의 가형
  - 얕은 슬개대퇴(활차)홈
  - 슬개건 길이와 넓이의 가변성
  - 슬개골 알타(슬개골이 높이 올라간 것)
- 내측광근 약화 또는 형성 장애
- 다음과 같은 요인에 의한 슬개골 과가동성
  - 손상 후 근위축
  - 외측 지대, 장경인대, 슬괵근의 경직
- 다음과 같은 요인에 의한 해부학적 부정렬
  - 얕은 슬개대퇴 홈
  - 과도한 대퇴전경 또는 경골 외퇴진
  - 외번슬 또는 전번슬
  - Q각 증가
  - 과도한 족 회외
- 추벽증후군(plica syndromes)과 미세외상 반복

슬개대퇴 스트레스 증후군 (Patellofemoral Stress Syndrome)

슬개대퇴 스트레스 증후군은 슬개골 외측 압박 증후군이라고도 하며, 슬개골의 불안정없이 슬개대퇴 관절의 통증을 유발하는데, 내사광근(VMO)가 약화되거나 외측 지대(retinaculum)가 단단해져 대퇴과까지 과도하게 팽팽해진 경우에 종종 발생한다. 통증은 단단해진 외측 지대가 활차구를 통과할 때나, 증가된 슬개대퇴 스트레스가 관절연골로 전이될 때 발생한다.

징후와 증상. 환자들은 슬관절 앞쪽에 뻐근하고 쑤시는 통증을 호소하며 계단이나 경사로를 내려갈 때, 좁은 장소에 슬관절을 굽히고 앉아 있을 때, 쪼그려 앉을 때 더욱 심해진다. 압통은 슬개골의 외측면보다 넓게 나타날 수 있으며 슬개대퇴구에 슬개골을 손으로 밀어넣으면 심한 통증과 염발음이 나타난다. 보통 활액낭 염증도 수반한다.

치료. 치료는 급성 치료 표준에 따라 하며, 비스테로이드제제를 처방한다. 하지 전체의 보행 특성, 유연성과 근위부와 원위부의 근력을 평가한다. 특히, 회전의 감소 출현 여부, 고관절 외회전 근육의 근력, 슬건근과 대퇴 사두근, 아킬레스건의 단축이 있는 지를 세심하게 검사한다. 맥코넬리 테이핑법으로 슬개골을 정상 위치에 고정 해주며, 슬관절의 움직임을 따라 테이핑해준다. 대퇴슬개 지지대는 슬개골의 외측 전위를 방지해주며, 보조기는 발이 정렬(alignment)에서 벗어나는 것을 보정해준다.

재활치료의 초점은 VMO근육 회복, 슬개골의 움직임을 정상화, 유연성 증진, 하지 근육 조절에 있다. 슬관절 신전 저항 운동, 고관절 굴곡,내전 상태에서 다리 뻗어 올려놓기(SLR),대퇴사두근의 등척성, 등장성운동과 60°에서 90° 굽힌 상태에서 빠른 속도의 등속성(isokinetic) 운동을 실시한다. 바이오 피드백 기구를 사용하여도 VMO의 상태가 도출되지 않는다면 회복되었다고 보기 어렵다. 닫힌 사슬 운동은 대퇴슬개의 압박력을 감소시키기 때문에 우선적으로 적용하기도 한다. 닫힌 사슬 운동의 예를 들면, 슬관절을 30°에서 70° 굽힌 상태에서 원심성 운동과 구심성 운동을 하면서 외측으로 1~8인치 정도 들어 올린다. 대퇴사두근 원심성 사두근 근력운동은 이 근육이 매우 중요한 감속역할 근육이므로 특히 강조된다. 고관절의 내전과 내회전을 예방하기 위한 근력운동은 닫힌 사슬 운동의 진행에 중요하다. 고유수용성의 회복은 신경근 조절 재건에 결정적으로 중요하다. 웨이트 훈련 프로그램처럼 대퇴슬개 관절에 하중을 가하는 운동은 실시해서는 안된다.

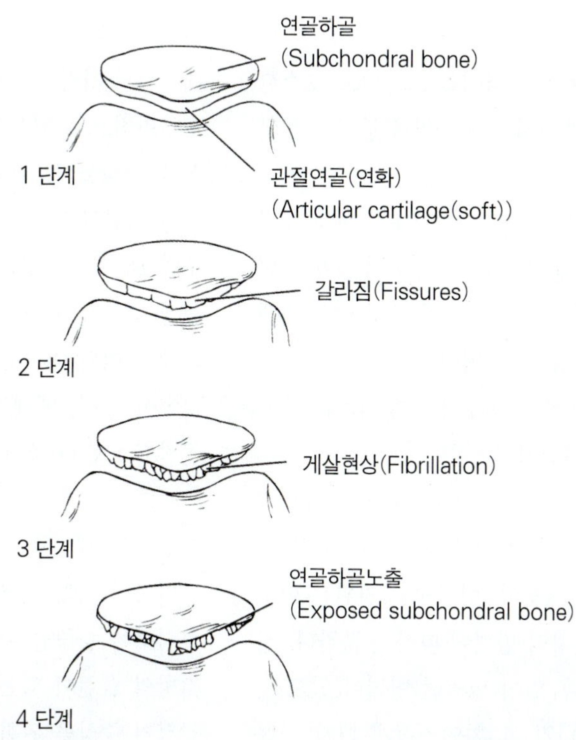

➤ 그림 16.14. **연골연화증의 4단계.** 1단계 연골의 연화(softening) 또는 발포현상(blistering)이 일어난다. 2단계 연골에 갈라짐이 나타난다. 3단계 연골에 섬유연축이 일어나면 '게살' 현상을 일으킨다. 4단계 연골이 결손되어 연골 하골이 노출된다

슬개골 연골 연화증 (Chondromalacia Patellae)

슬개골 연골 연화증은 슬개골의 관절연골의 진성 퇴행으로, 정상 영역을 초과하는 과도한 압박력이 가해지는 경우 또는 슬개골의 편위로 발생된 비정상적인 전단력으로 관절면이 손상되는 경우에 진행된다. 관절면에는 신경종말이 없으므로 슬관절 통증이 있더라도 연골연화증이라고 인식하기가 어렵기 때문이다(연골연화증의 외과 소견은 초자연골 손상이나 부하 이상으로 표현되나 통증의 원인은 아니다). 내측과 외측 슬개골 면에서 호발하는데 클라크 테스트와 왈든 테스트에 통증을 느끼면 양성이다. 연골연화증은 4단계로 진행한다(**그림 16.14**).

치료. 증상이 없는 연골연화증은 별도의 치료를 하지 않는다. 만약 증상을 보이게 되면 급성치료 표준에 따라 적절한 치료계획을 세운다. 대부분 환자들은 약한 소염제 처방, 대퇴 사두근 강화, 슬건근 유연성 프로그램으로 호전된다. 슬관절을 완전히 굴곡된 자세에서 신전시키는 모든 저항 운동과 지팡이, 슬관절 밴드는 상태를 악화시키므로 피해야 하며, 슬개골 부분이 뚫린 슬관절 보호대는 도움이 된다. 이러한 처치들로 증상이 호전되지 않으면, 슬개골 관절경을 통한 괴사조직의 제거, 외측지대 이완, 신전근 메커니즘 재정렬 또는 슬개골의 압박력을 감소시키기위한 경골 결절의 거상과 같은 외과적 조정이 필요하다.

슬개골 불안정 및 탈구 (Patellar Instability and Dislocations)

슬개골 불안정은 대퇴 전자구(trochlear groove)에 정상 혹은 비정상 정열상태에서 내측 혹은 외측으로 전위될 때 일어난다. 전위의 범위는 미세 불안정에서 아탈구 또는 완전 탈구 등으로 다양하다.

징후와 증상. 아탈구는 대퇴 전자로부터 슬개골이 옆으로 약간 전위된 경우이다. 급성으로 발생할 경우 슬개골은 탈구되거나 자연스럽게 정복되기도 한다. 환자들은 완전 탈구나 대퇴슬개 통증의 병력 유무는 다르나 커팅(cutting: 좌에서

우, 우에서 좌로 한발로 뛰어 반대발로 착지하기), 꼬기, 한 발 들어 돌기를 할 때 슬개골이 미끄러짐을 느낀다고 호소한다. 관절의 삼출(effusion)이 생기지만 환자의 활동이 회복되면 빠르게 호전된다.

만성적인 아탈구 시에는 통증, 종창, 기능장애가 비교적 적다. 이러한 상태는 슬관절의 능동적 굴곡과 신전 시 슬개골 위치의 관찰과 슬개골 염려 검사의 양성을 통해 증명한다. 슬개대퇴 스트레스 증후군이 있는 환자는 염려 검사에서 음성을 보이나, 일부는 아탈구로 인한 슬개 통증에 저항하려는 어떤 시도로 슬개골이 외측으로 전위되기도 한다.

급성 슬개골 아탈구와 전위는 커팅(cutting maneuver:좌에서 우, 우에서 좌로 한발로 뛰어 반대발로 착지하기)을 동반하여 감속되는 동안 대개 발생하며, 아탈구와 전위는 비슷하게 보이며(**그림 16.15**), 환자의 병력에 따라 구분한다. 전위의 경우, 슬개골이 이탈된 후 밀어 넣었던 병력이 있으며, 아탈구는 슬개골이 미끄러져나간 후 자연스럽게 다시 정복된 병력이 있다. 내측 근육의 대부분과 지대(retinaculum) 부착부는 슬개골의 안쪽 면에서 파열되어 '툭' 소리와 함께 강한 슬관절 꺾임을 동반한다. 국소 압통은 내측 신전근 지대나 내측 대퇴슬개 인대의 기시부인 내전근 결절 부분에 발생한다. 슬관절을 굴곡할 때, 슬개골과 충돌하게 되는 외측 대퇴과의 가장자리에서도 국소 압통은 나타난다.

일반적으로 외상성 변위는 출혈성 관절증을 동반한 급성 삼출 증상을 보인다. 급성 삼출물이 없는 탈구는 전형적인 만성 이완의 전조증상이 된다. 이는 조직이 매우 느슨해져서 주변 조직의 외상없이 대퇴구 안팎으로 슬개골이 움직이는 증상이다. 검사자는 종창에 의해 불명확해지기 전에 반드시 내측 지대와 내사광근(VMO)의 어떤 결함을 촉진하여 평가하여야 한다. 때때로, 슬개골이나 대퇴 외과의 골절로 생긴 골편이 느슨한 조직 사이로 관절 내에 들어가기도 한다.

치료

EMS *냉찜질, 거상, 고정 그리고 즉시 의사에 의뢰.*

의사에 의해 탈구가 정복된 후에는 출혈성 관절의 천자를 실시하여 통증을 완화하고, 2차적인 골연골 골절로 혈액 내 지방의 출현이 있는 지를 검사한다. 첫 번째 탈구의 고정은 급성기 증상을 완화시키기 위한 것이므로 기능적 슬개골 보조기 착용과 강력한 재활 프로그램이 뒤따라야 한다. 고정하는 동안에도 대퇴사두근의 등척성 운동과 다리 직거상(SLR)은 수행할 수 있다. 고정을 풀었을 때는 내사광근(VMO)와 같은 역동적인 슬관절 안정근 강화를 위한 재활

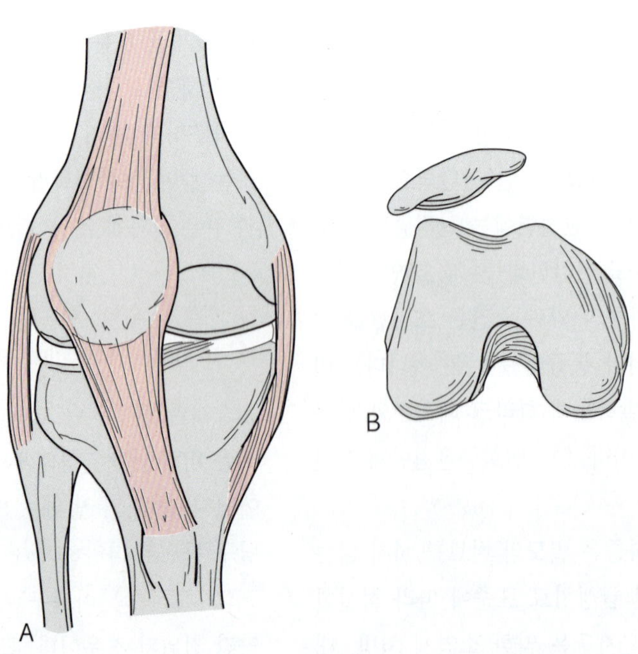

➤ 그림 16.15. **탈구된 슬개골.** 탈구된 슬개골은 흔히 외측으로 벗어나고 딱 소리와 끊어지는 동작을 포함한 슬관절의 갑작스런 무너짐을 동반한다. A, 전면 B, 윗면

프로그램과 슬건근과 장경인대의 유연성 프로그램을 바로 시작하여야 한다. 대퇴슬개 움직임 이상과 불안정을 가진 대부분의 환자들은 외과적 수술없이 호전되며, 완쾌된다.

그러나 명백한 내사광근(VMO)의 부착점의 절단이거나, 내측 대퇴슬개 인대의 파열일 경우는 빠른 외과적 처치가 가장 좋다.

슬개골 추벽 증후군 (Patella Plica Syndrome)

슬개골 추벽(patella plica shelf)은 관절강 내를 향한 활액막 표면의 주름을 말한다. 이러한 선천적인 비정상은 배아벽의 잔여물로서 슬관절을 내측, 외측, 그리고 슬개상부 낭으로 나눈다. 일반적으로 이것은 초승달 모양이며 슬개하 지방층 내측으로 펼쳐져 대퇴과 주변을 돌아 상슬개 영역의 대퇴사두근 건 아래를 가로지른 다음 외측 대퇴과를 넘어 외측 지대까지 이른다(**그림 16.16**). 정상적으로는 활액막 주름은 관절낭의 직접적인 충격으로 손상되거나 과도한 사용으로 염증과 비후가 일어날 때까지는 자각증상없이 존재한다. 대퇴 내과를 가로지른 주름막의 활시위현상(plica bow-streings)은 마찰을 일으켜 활액막의 염증과 비후의 원인이 되기도 한다. 이 현상은 2개의 활액 저장소(상슬개 저장소와 슬관절낭 자체)를 만든다.

징후와 증상. 슬관절 앞쪽 통증은 서서히 나타나고 대퇴 사두근의 운동에 의해 악화된다. 약 25%의 경우가 "영화 관람인 징후(movie-goer's sign)"(오랫동안 앉아 있을 때의 통증)에 양성을 나타낸다. 환자들이 선 자세에서 걷기 시작하여 8~10걸음 정도에서 예리한 통증을 느끼며, 그 후에는 통증이 소멸된다. 통증은 주름막이 최대로 신장되었다가, 대퇴슬개 관절 사이에 끼면서 발생한다. 슬관절근(articulsris genu)이 몇차례 수축하면, 주름막이 들려져 더 이상 끼지 않게 된다. 때때로 주름막의 유착은 슬관절을 신전시킬 때 특유의 '뚝' 또는 '딸깍' 하는 소리를 유발하거나, 내측 대퇴슬개 관절 위에서 가성닫힘을 일으키기도 하며, 연골 파열과 비슷한 증상을 보이기도 한다. 증상은 약한 관절 삼출물, 촉진통, 내측과 외측 지대 영역의 염발음, 특히 슬관절을 45° 굴곡할 때, 내측 대퇴과의 가장자리에서의 염발음이다. 내측 활액 주름막과 스투터 검사(stutter test)에 양성이다.

치료. 치료 방법은 냉치료, 비스테로이드성 소염제, 동작 조절, 음성도입법(phonoporesis)과 외측 슬개골 지지 보조기를 착용하는 방법이 있다. 슬와근 스트레칭, 아킬레스 건

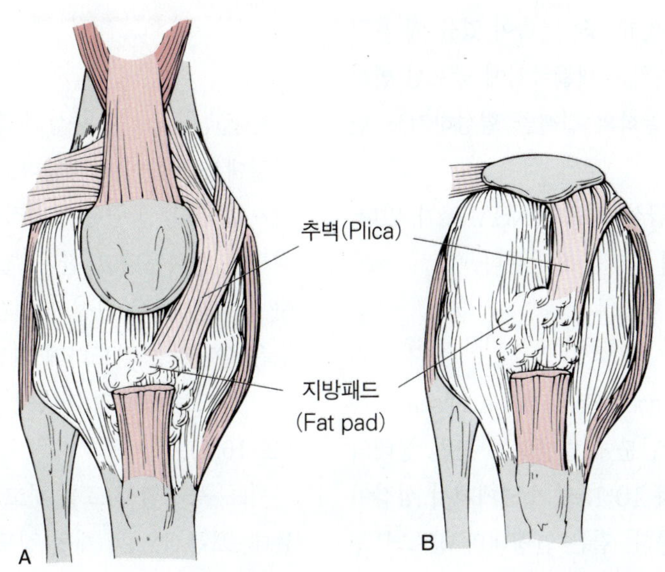

➤ 그림 16.16. **슬개골 추벽(plica).** 슬개골 추벽은 슬관절의 윤활내막에 있는 주름으로 대퇴 관절구 위에서 과도하게 신전되거나 과사용으로 인한 미세 손상에 의한 외상에 의해 염증이 생기고 두꺼워 질 수 있다. A, 완전 신전 B, 90° 굴곡

스트레칭, VMO 강화 운동은 통증을 완화시켜주고 특히, VMO 형성 장애(비정상 발육)에서 효과가 크다. 상태가 호전되지 않는다면, 관절경 수술을 통해 주름막을 제거한다.

슬개건염 (Patellar Tendinitis Jumper's Knee)

슬개건은 달리기, 뛰뛰기 같은 원심성 슬관절 신전 운동이나 반복성 신전 운동이 원인이 되어 염증과 약화가 빈발하므로 '점프 슬관절(jumper's knee)이라고 부른다. 슬개골의 아탈구, 대퇴슬개 스트레스 증후군과 다른 병변들 또한 슬개건에 과부하를 줄 수 있으며, 이러한 병변들은 슬개건염의 소인이 되기도 하지만, 건염과 구분해야 한다.

징후와 증상. 초기에는 활동 후 통증이 슬개골의 하극뿐 아니라, 경골 결절의 슬개건의 부착부에 집중된다(**그림 16.17**). 상태가 진행되면, 통증은 활동을 시작 때 나타나며 준비 운동을 하는 동안에는 가라앉았다가 활동 후 다시 시작된다. 통증은 계단을 오르내리거나, 장시간 앉아 있은 후에 증가된다. 결국 통증은 활동 중과 활동 후에 모두 나타나며, 운동을 하면 점점 심해질 수도 있다. 슬개골 하극의 점압통을 통해 검사하고, 슬개건 전체의 통증은 적은 편이다(**글상자 16.5**). 120° 이상 슬관절을 수동 굴곡 시킬 때와 저항 신전시킬 때 통증이 증가한다. 또한 발목의 배측굴곡근 약화와 함께 슬건근, 대퇴사두근과 아킬레스의 단축이 있을 때 흔히 발생한다. 만성 건염은 종종 원위 슬개골극의에 낭포성 변화를 가져오거나, 건에 전위성 골화와 결절을 형성하기도 한다.

치료. 초기 치료에는 표준 급성 치료와 NSAIDs가 있다. **실전 전략 16.4**에 슬개건염의 관리를 요약했다.

오스굿-쉴래터 병(Osgood-Schlatter's Disease)

오스굿-쉴래터병(OSD; Osgood-Schlatter's Disease)은 슬개건이 부착되는 경골의 골단분에 발생하는 견인 형태의 손상이다. 보통 8-13세 소녀와 10-15세 소년에게서 성장이 급속히 증가할 때 자주 발생한다. 같은 연령대의 청소년 운동 선수들에서는 21%가 발생하는데 비해 같은 연령대의 비운동 선수들에게서는 4.5%에 불과하다(26). 이 증세는 소년들에게서 더 흔하지만, 소녀들이 스포츠에 참가하는 비율이 높아지면 이 비율은 비슷해 질것이다.

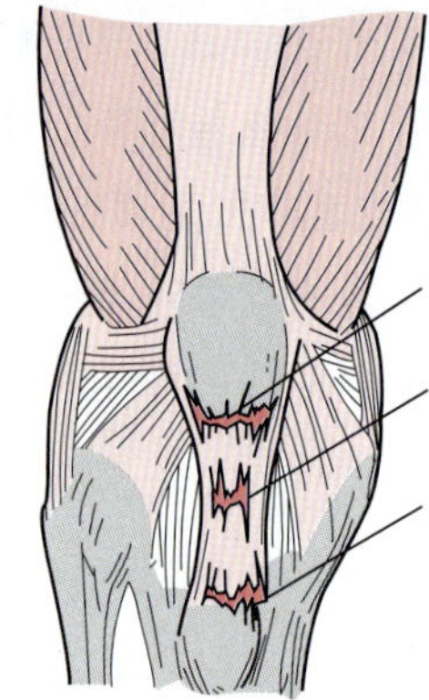

➤ 그림 16.17. **슬개건 컨디션.** 슬개건 컨디션은 신당-라센-요한손병(Sinding-Larsen-Johnsson's disease), 슬개건염, 오스굿-쉴레터병을 유발할 수 있다. 통증의 위치가 어디에서 나타난 문제인지를 특징적으로 결정한다.

➤➤ 글상자 16.5

슬개건염의 징후 및 증상

- 초기에는, 활동 후 통증이 슬개골의 하극이나 경골 결절의 슬개건의 원위 부착부에 집중 된다.
- 상태가 진행됨에 따라, 통증은 활동 시작 시 발생하고, 준비 운동 시 사라지며, 활동 후 다시 나타난다.
- 계단을 오르내리는 동안 통증이 발생
- 슬관절을 120° 이상 수동 굴곡 시, 슬관절 저항 신전 시 통증 발생.

징후와 증상. 이 증상의 진단은 간단하다. 환자들은 경골 결절에서 통증이 발생한다고 하고, 경골 결절이 커지며 두드러져 보인다. 통증은 일반적으로 활동 시에 발생하고 휴식을 취하면 완화된다고 한다. 결절 위를 누르면 압통이 유발될 수 있지만, 보통 관절가동 범위에는 영향을 주지 않는다. 통증은 슬관절을 과도하게 신전하고 강한 굴곡 시에 발생한다. 심한 정도는 통증의 지속시간에 따라 보통 세 단계로 나눈다(**표 16.4**).

치료. 증상별 치료를 하고 스스로 제한하는 방법을 사용하는데, 보통 12-24 개월 정도 걸린다. 대부분의 통증이 방해하지만 않는다면, 움직임이 제한되지는 않는다. 운동화 안의 충격 흡수 깔창은 건과 결절에 가해지는 최고 스트레스를 줄여준다. 활동 후 슬관절에 얼음 찜질을 20분 정도 한 후 슬와근과 대퇴 사두근 신장을 실시하면 효과적이다. 레슬링 젤

실전 전략 16.4 슬개건염의 처치

- 증상이 완화될 때까지 2-3주 휴식
- 초기치료에 사용되는 열 치료, 전기 자극, 음성도입법(phonoporesis), 이온도입치료 (iontoporesis), 초음파치료
- 6-8분 동안 가로 방향 마찰 마사지는 치유의 촉진을 도와준다.
- 초기부터 하퇴삼두근, 대퇴사두근 그리고 슬건근의 유연성 운동.
- 초기의 수치료는 중력의 영향을 감소시켜준다.
- 점진 저항 강화 운동:
  모든 방향 하지 직거상.
  작은 각도(short-arc) 슬관절 신전 운동.
  1/4 슬관절 쪼그려 앉기.
- 대퇴 사두근과 배측 굴곡근을 위한 원심성 근력 운동 drop squats (뛰어 올라 내리기). 올라가는 시기와 내려가는 시기 사이의 감속에 중점을 둔다. 참을 수 있을 만큼의 감속 증가는 환자에 의해 조절.
- 운동을 통해 심혈관계 강화. 강한 슬관절 신전은 금기(즉, 상체 운동기(upper body erogmeter), 수영, 낮은 저항의 고정 자전거)
- 치료의 후기에는 플라이오메트릭(plyometrics)과 함께 할 수 있다(즉, 한 다리 뛰기, 양 다리 뛰기, 한 다리 수직 점프, 그리고 튀어오르기).
- 슬개대퇴 슬관절 보호대는 움직이는 동안 슬개건의 움직임을 감소시킬 수 있다.

표 16.4 오스굿-쉴레터병(Osgood-Schlatter's Disease)의 단계

단계	특징
1	활동 후 24시간 내에 호전되는 통증
2	활동 중, 후 24시간 내에 호전되고 행동에 방해받지 않는 정도의 통증
3	운동 수행과 일상 생활을 제한하는 지속적인 통증

패드(wrestling gel pad)나 야구 슬관절 패드가 슬관절을 꿇을 때 경골 결절을 보호하고 슬관절보호대(knee strap)가 경골 결절의 견인력을 감소시킬 수 있다. 경골의 돌기 부분을 폐쇄시켜 통증을 조절할 수 있으나 몇몇 환자들에게서 통증을 동반한 작은 골편을 발생시키기도 한다.

신딩-라센-요한손 질환 (Sinding-Larsen-Johansson's Disease)

OSD와 비슷한 증상을 보이는 Sinding-Larsen-Johansson's Disease(SLJ)는 슬개건의 기시부인 슬개골의 하극에 과도한 스트레스로 인한 압통, 부종과 통증이 발생한다. 8세에서 13세 사이의 어린이에게서 흔히 볼 수 있다(27).

징후와 증상. 어린이들이 달리기나 뜀뛰기 운동을 할 때 발생하기 쉬우며 슬개골의 하극 부분에 통증이 생긴다. 환자가 슬관절을 신전하고 슬개건이 이완된 상태에서 검사자가 슬개골 하극을 촉진하지 않으면 놓치기 쉬운 병변이다. 슬관절을 90° 굴곡된 상태에서 검사를 반복하여야 하며, 슬개건이 긴장되었을 때 압통이 감소되어야한다.

치료. 증상에 따라 치료하고 OSD에서와 비슷하다. 증상은 대개 표준 급성 치료, 비스테로이드성 소염제 그리고 운동 조절을 통해 쉽게 좋아진다.

신전근건 파열 (Extensor Tendon Rupture)

신전근건 파열은 슬개골의 상, 하극, 경골 결절 또는 슬개건 내부에서 발생할 수 있다. 파열은 강한 원심성 근육 수축이나 슬관절의 심한 인대 파열과 동반된 결과로 발생한다. 파열은 완전 또는 부분으로 일어난다.

징후와 증상. 부분 파열은 슬관절 신전 시, 통증과 근력의 약화를 일으킨다. 슬개골의 원위부에서 완전 파열이 일어나면 튀어오른 슬개골, 감지되는 건의 결손, 슬관절 신전을 못하거나 하지 직거상을 수행하지 못하는 것으로 평가할 수 있다. 만일 슬개골 위쪽에서 대퇴사두근 건이 파열되었고 신전 지대가 아직 건재하다면, 슬관절의 신전은 가능하지만, 약하고 통증이 있다. 부신피질 호르몬제 주사, 동화 스테로이드(anabolic steroid)의 남용, 또는 계통 스테로이드(systemic steroid)를 사용한 병력이 있는 환자가 건 파열의 가장 큰 위험한 요소가 된다. 스테로이드의 사용은 콜라겐 섬유의 연화 또는 약화를 일으킬 수 있으며 건을 쉽게 파열시키는 소인이 된다.

치료

EMS *표준 급성 치료가 필요하고, 슬관절 고정, 개인에 맞춘 목발, 그리고 즉시 의사에게 의뢰.*

치료는 파열 정도와 골편의 전위 여부에 따라 달라진다. 파편이 남아있는 부분 파열의 경우에는 치유되는 건의 긴장을 덜어주기 위해 슬개골과 연결해 주는 것이 필요할 것이다. 완전 파열된 경우에는 반드시 외과적 복원이 필요하다.

A 크로스 컨트리 선수가 언덕을 내려갈 때 증가되는 외측 슬개대퇴 통증을 호소했다. 슬개 대퇴 부위에 스트레스를 증가시키는 요인으로는 슬개골 불안정, 약해진 VMO, 슬개골의 과운동성(hypermobility)과 해부학적 부정정렬(malalignment)이다. 표준 급성 치료 후 이러한 상태에 양향을 줄 수 있는 근력 부족과 생체역학적 문제를 알려주기 위한 하지의 전체 평가가 수행되어야 한다.

장경인대 마찰 증후군(ILIOTIBIAL BAND FRICTION SYNDROME)

Q 시즌전 3일째 저녁 연습 경기를 하던 한 라크로스 선수가 대퇴 외측 상과 위쪽 부분의 예리한 통증을 호소하였다. 이번 주초부터 시작하여 점점 악화되었다고 한다. 환자와의 대화를 통해 그는 체력 강화 운동과 기술 훈련에 집중하여 매일 2회 경기를 하였다는 것을 알았다. 환자의 발은 심하게 회내, 슬관절은 내반되어 있다. 통증을 완화하고 손상을 치료하기 위해 어떻게 해야할까?

장경인대 마찰 증후군은 육상선수, 사이클 선수, 역기, 배구 선수에게 호발한다. 장경인대는 대퇴근막장근과 대둔근에서부터 연결되는데 심부 섬유는 외측 근육간 중격막과 연결된다. 원위부 섬유는 두꺼워져서 경골 근위부 외측에 있는 경골 결절과 인접한 제르디 결절(Gerdy's tubercle)에 부착된다. 이 인대는 슬관절을 굴곡하면 대퇴 외측 상과 밑으로 내려오고 신전하면 외측상과 위로 올라간다(**그림 16.18**). 체중부하의 증가는 대전자와 대퇴외과에 압박과 마찰력을 증가시킨다(**글상자 16.6**). 부정정렬(malalingment)의 문제는 이러한 증상을 일으킬 수 있다.

징후와 증상. 초기에는 어느 정도의 거리를 달린 후, 특징적으로 달리기 후반에만 통증이 나타나지만, 증상이 진행됨에 따라 점점 빨라지며 언덕을 오르내릴 때, 계단을 오를 때도 통증이 나타난다(**글상자 16.7**). 특히, 보행 단계의 입각기에서 중기까지 체중부하가 될 때 심해진다. 보행 사이클에서 대퇴 외측 상과와 대퇴 대전자 사이에 압박력이 강하게 가

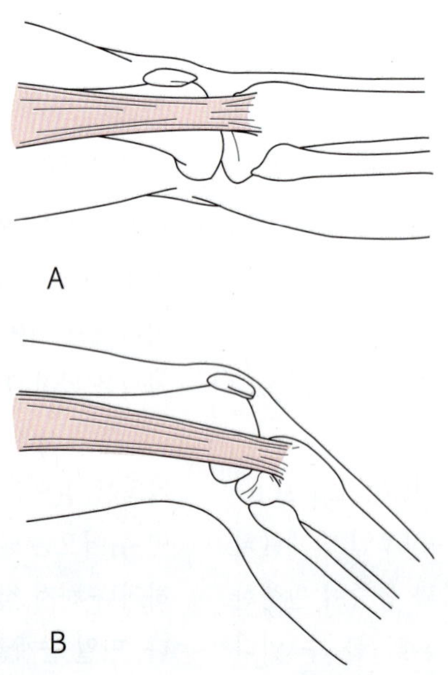

➤ 그림 16.18. **장경인대.** 장경인대는 슬관절이 굴곡하는 동안 대퇴 상과 외측에서 뒤로 떨어지고 신전하는 동안에는 상과 위쪽으로 튀어 올라온다. 이상 정렬 문제 또는 지속적인 자극은 장경인대에 염증을 만들거나 활액낭염을 일으킬 수 있다. A, 신전 B, 굴곡

➤➤ 글상자 16.6

장경인대 마찰 증후군의 소인

- 내반슬
- 발의 과도한 회내
- 다리 길이 차이
- 돌출된 대퇴 대전자
- 과도한 장거리 달리기, 너무 빠른 거리의 증가, 부적절한 준비운동 그리고 한쪽 방향으로만 달리기와 같은 잘못된 훈련

➤➤ 글상자 16.7

장경인대 증후군의 징후 및 증상

- 초기에는 통증이 거리나 속도에 지장을 주지 않는다.
- 상태가 악화되면 통증이 거리와 속도를 제한하고, 특히 계단을 내려가기처럼 체중이 부하되는 굴곡, 신전 시에 제한된다.
- 결국 통증은 모든 달리기를 제한하고, 일상 생활 중에도 계속됨.
- 다리를 30°정도 굴곡한 상태에서 대퇴 외측 상과 위 외측 관절선에서 근위부로 2-3cm정도 위에서 심한 압통.
- 슬관절을 굴곡, 신전할 때 염발음이 발생할 수 있다
- Noble' s and Ober' s 압박 테스트에 양성.

해지는 시기이기 때문이다. 압통은 관절 외측 선에서 약 2~3cm 정도 위 대퇴 외과 부분에 있다. 종종 아래 경골 부착부나 위 허벅지까지 방사통이 오기도 한다. 노블(Noble's)과 오버(Ober's)의 압박 테스트에 양성을 보인다.

치료. 응급 치료는 급성 치료 기준과 NSAIDs을 처방한다. **실전 전략** 16.5는 장경인대 마찰 증후군의 관리가 기술되어 있다.

A 라크로스(캐나다 하키) 선수는 장경인대 마찰 증후군이다. 연속 2회 경기는 내반슬과 회내족과 함께 장경인대에 부하를 증가시켰다. 염증을 치료한 후 강력한 장경인대 유연성 프로그램을 시작하여야 한다.

골절과 관련 질환(손상)(FRACTURE AND ASSOCIATED CONDITIONS)

Q 20세의 골프선수는 오른쪽 슬관절에 쑤시고 퍼지는 통증을 호소하였다. 그는 몇 주전 나무 뿌리를 빠르게 넘어가다가 앞으로 넘어졌는데 오른쪽 다리가 내측으로 회전되고, 발은 족저 굴곡된 상태에서 내번(inversion) 되었다 한다. 그는 슬관절에 이틀 동안 냉치료를 하여 호전되었으나, 지금은 슬관절이 꺽이는(give way) 느낌이 있다고 한다. 오른쪽 다리를 외회전해서 걸으면 통증이 없으나, 방향을 바꾸기 위해 다리를 땅에서 뗄 때 심한 통증을 느낀다고 한다. 이 사람에게 무슨 일이 일어난 것일까?

슬관절 주변 조직의 외상성 골절은 모터사이클이나 자동차 경주 같은 고속 스포츠를 제외하고는 스포츠 경기에서는 발병이 드물다. 이러한 골절은 흔히 다발성 외상을 동반한다. 대퇴의 골절에 대해서는 14장에서 논의하였으므로 여기서는 생략한다.

박리골절(Avulsion Fractures)

박리골절(avulsion fractures)은 직접 외상, 갑작스런 근육 수축으로 인한 과도한 장력, 또는 골부착 부위로부터 인대를 당기는 장력에 의해 발생한다. 예를 들면, 슬관절의 외측면을 차였을 때, 대퇴 외측 상과 부분이 떨어져나가거나

실전 전략 16.5 장경인대 마찰 증후군의 관리

- 급성 증상이 사라질 때까지 냉, 압박, 거상, 비스테로이드성 소염제
- 고관절 외전근, 굴곡근과 외측 하지 근육의 스트레칭
- 구조적 문제 교정을 위한 발 보조기.
- 슬관절 굴곡, 신전, 고관절 외전, 내전을 위한 다리 올리기와 등척성 운동과 같은 체중 부하 없는 강화 운동을 통증이 없어지면, 고관절과 대퇴 근육의 구심성, 원심성 강화 운동 후에 시작할 수 있 다.
- 증상이 없어질 때까지 언덕 달리기는 금지.
- 움직이는 동안 통증을 유발시키지 않도록 달리기나 훈련을 조절한다.
- 심혈관계의 건강은 수영으로 유지할 수 있다.
- 달리기 전후의 냉 마사지가 도움이 된다.
- 내성이 있는 경우에는 스테로이드 주사제를 사용할 수 있다.
- 운동 참여의 완전 복귀는 모든 기능적 테스트를 통증 없이 마치는 것으로 측정한다.

신전근 메카니즘에 의해 경골 결절이 떨어져나가서 발생한다.

징후와 증상. 골면 위에 국소 통증과 압통이 있다. 경우에 따라서 골편이 촉진되기도 한다. 근육이나 건이 연관되어있으면 근육 기능이 제한된다. 전방 십자인대의 경우 골편이 관절 내에 끼어들어 슬관절이 '잠기는' 원인이 된다.

치료

EMS *치료는 표준 급성치료와 슬관절 고정기를 사용한다. 추후 치료를 위해 의사에게 즉시 의뢰해야 한다. 필요하다면 목발을 맞추고, 체중 부하 없는 보행을 가르쳐 줘야 한다.*

골단 골절 (Epiphyseal and Apoahyseal Fractures)

접촉이 많은 스포츠를 즐기는 청소년기에는 특히 슬관절 부분의 골단부 골절이 생기기 쉽다. 연골성 성장판을 가로지르는 전단력은 성장을 방해하여 사지를 짧게 할 수 도 있다.

➤ 경골 결절 골절(Tibial Tubercle Fractures)

소년들에게서 골단 골절이 흔히 발생할 수 있는 경골 결절은 오스굿-쉴레터병으로 되기 쉽다. 전형적인 환자는 근육질이고 골격계가 거의 성숙한 잘 발달된 상태이고, 대부분 농구에서 발생한다(28). 이러한 골절은 흔히 보통 대퇴사두근이 수축하고 있는 긴장에 저항하여 강하게 슬관절을 굴곡하거나 발이 고정된 상태에서 격렬하게 대퇴사두근을 수축한 결과로 일어난다.

징후와 증상. 대개 환자들은 통증, 반상출혈(ecchymosis), 부종, 결절 부위의 직접적인 압통, 그리고 계단 오르내리기에 어려움을 호소한다. 결절에서부터 경골 골단으로 골절되거나(type II), 2차 골단부를 통과하고 관절(type III)까지 골절될 때 대퇴사두근이 약화되어 슬관절 신전이 약해지고 통증을 호소한다. 신전 지대의 심한 손상을 동반한 대형 골절은 슬개골이 튀어오르고 슬관절 신전이 불가능해진다.

치료

EMS *치료는 기본적인 응급처치와 슬관절을 고정시키는 것이다. 이전에 이루어진 처치에 대하여 의사에게 알려주어야 한다. 만약 필요하다면, 부상자에게 목발을 맞추고 의사에게 갈 때까지 무게를 딛지 않도록 지시한다. 전위된 골절의 경우는 절개 후 정복과 내고정이 필요하다.*

➤ 대퇴 원위부 골간단 골절(Distal Femoral Epiphyseal Fractures)

대퇴 원위부 골간단 골절은 경골의 근위부 골절에 10배 정도 많이 발생하며 성장판 손상 가능성이 높기 때문에 훨씬 심하다. 연령대 별로 고른 분포를 보이나 10~14세 소년들에게 호발한다. 땅을 딛고 서있는 상태에서 슬관절의 바깥면으로 넘어지는 경우처럼 고정되고 체중을 받고 있는 발에 내반 스트레스나 외반 스트레스가 가해지면 발생된다.

징후와 증상. 슬관절 주변의 통증과 손상된 다리로 체중 부하를 할 수 없다.

치료

EMS *급성치료기준과 슬관절 부목이나 진공 부목을 착용한다. 즉시 의사에게 보인다.*

골편이 전위되지 않은 타입 I 은 수술없이 정복하고, 석고 고정한 후 4주 정도 체중 부하를 피한다. 고정을 푼 후에는 동작과 근력 회복을 위해 재활치료를 실시한다. 이 골절은 좋은 재활 계획이라도 수 주가 소요된다. 심한 골절의 경우는 내고정을 실시하며 다리 길이의 불균형이나 구부러진 다리가 되는 결과가 남기도 한다.

스트레스 골절(Stess Fractures)

대퇴 상과 영역, 내측 경골면과 경골 결절이 주로 호발하며 이 골절은 다음과 같은 경우에 일어난다.

- 뼈의 부하가 증가할 때(뜀뛰기나 다른 충격 큰 활동)
- 뼈에 스트레스를 주는 횟수가 증가할 때(예,훈련 강도, 기간, 빈도수의 변화, 또는 달리는 면, 낡은 신발)
- 부하를 받는 뼈의 면이 감소되는 경우(뼈의 재생이 진행되는 동안 뼈가 미성숙되어 스트레스를 지탱할 수 없는 경우)

징후와 증상. 활동 전, 후에 국소 통증이 있으나 쉬거나 체중 부하를 피할 경우 통증은 완화된다. 내측 경골면 스트레스 골절의 경우, 통증은 관절선 바로 밑 경골 근위부의 전내측에서 발생한다. 국소 압통과 부종은 출현하나 초기 방사선 소견으로는 음성으로 보인다. 상태가 진행되어 통증은 점점 지속되며 손상 3주 후 방사선 소견에는 이미 골막하의 새로운 골이 형성됨을 볼 수 있다. 초기의 골 사진을 주의깊게 관찰해야 한다.

치료

EMS *스트레스 골절로 판명이 되면, 치료는 휴식, 지팡이 또는 석고 고정*

연골과 골연골 골절 (Chondral and Osteochondral Fractures)

연골 골절은 관절내 관절 연골의 골절이라면 골관절 골절은 관절연골과 골의 저면까지 골절된 상태이다(**그림 16.19**). 이 골절은 강한 회전과 전단력으로 슬관절 바로 아래 부분이 압박되어 발생된다.

징후와 증상. 손상 후 처음 몇 시간 동안 부종과 깊은 통증을 호소하며 '딸깍' 하는 소리를 동반한 통증을 느낀다. 전위된 골절은 관절을 닫히게 하여 정상 운동 영역에서 염발음을 유발한다.

치료

EMS *급성치료기준과 진공 부목으로 고정시킨 후, 즉시 의사에게 보인다.*

혈액이 흘러 지방에 차 있으면 관절 천자를 실시한다. 보통 방사선 사진으로는 잘 나타나지 않으므로 MRI를 적용한다. 작은 골편은 관절경 수술로 제거한다. 커다란 골편은 내부고정이 필요하다. 수술 후 ROM운동은 관절연골의 영양섭취 증진, 관절 유착 방지, 그리고 근위축을 예방할 목적으로 실시된다.

이단성골연골염 (Osteochondritis Dissecans)

OCD는 관절면에 인접한 뼈 조직의 혈액공급 장애로 인해 발생할 수 있으며, 이는 무혈성괴사로 이어질 수 있다. 무혈성 골편은 부드러운 관절면 안에 정상적인 해부학적 위치에 있거나(안정적) 혹은 관절면 안에서 유리체가 형성되고 변위될 수 있다(불안정)(**그림 16.20**).

연골은 직접적인 혈액공급보다는 활액에 의해서 영양공급을 받기 때문에 골편이 떨어져 나가도 연골은 여전히 정상적이다. 그러나 반복적인 외상과 직접적인 지지의 상실은 연골이 연화되고 퇴행성 변화를 하게 한다.

비록 다른 관절에서도 발견될 수 있지만, 특히 10~20대 남성의 슬관절관절에 가장 영향을 많이 미친다. 직간접적인 외상을 포함한 내분비 기능장애와 연관된 골격장애, 튀어나온 경골돌기와 내측대퇴상과의 충돌과 일반적인 인대의 느슨함 등이 원인이다. 흔한 부위는 대퇴내측상과(80~85%), 대퇴외측상과(10~15%), 그리고 슬개골(5%)이다

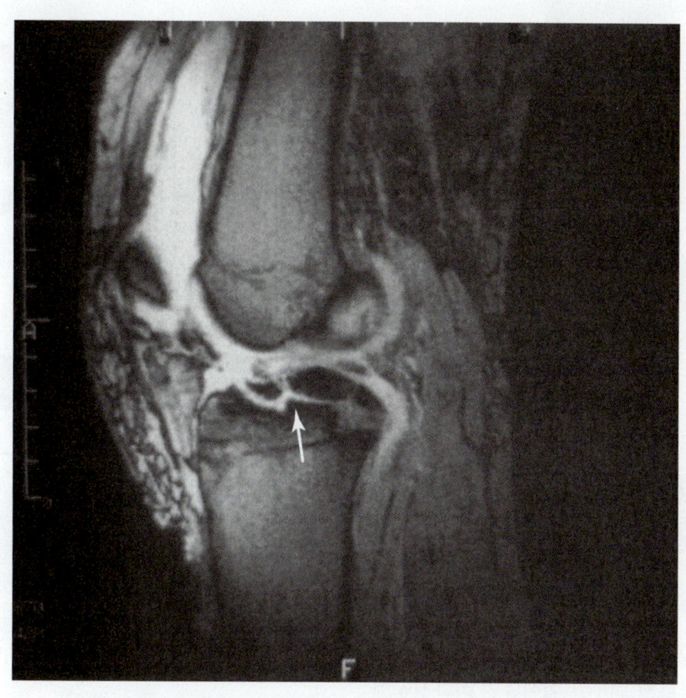

➤ 그림 16.19. **골연골 골절.** 그림에 보인 외상성 골연골 골절에는 경골 내측 상과의 관절연골과 연골하골이 손상되었다.

징후와 증상. 가장 흔한 증상은 활동시 쑤시는 아픔, 퍼지는 통증, 부종이다 . 통증은 격렬한 활동과 회전동작 특히 내측 경골돌기가 내측대퇴상과의 외측면을 치는 경골의 내회전시 증가한다(가장흔한 OCD병변부위) 결과적으로 환자는 손상된 다리를 외회전 시켜서 걷게 된다. 대퇴외측상과의 병변은 슬관절굴곡, 신전시 쾅('clunk')하고 통증을 일으킨다. 슬개골의 OCD를 가진 환자는 슬개골 뒤에 통증과 염발음이 나타난다. 대퇴근육둘레가 무용성 위축에 의해 감소한다.

치료

EMS *표준적 급성치료와 슬관절 고정기나 진공보호대로 고정한 후에 환자는 더 나은 치료를 위해 의사에게 즉시 알려야 한다.*

치료는 환자의 나이 병변(**표 16.5**)의 위치와 크기 그리고 관절연골과 골편의 방사선 소견에 따른다. 1과 2로 분류된 그룹에 있는 환자는 골편이 분리되지 않았다면 비수술적으로 치료된다. 부드러운 슬관절보호대를 착용하였었거나, 1~2주 동안 활동을 제한하고 통증관리를 하였다면, 최소한의 체중부하를 하면서 치료를 시작한다. 활동은 6~12주 동안 수정(조절)되어지고, 좀 더 젊은 환자는 일반적으로 고령환자에 비해 활동 수정주기가 짧아진다. 하지에서 빠르고 격렬한 움직임은 피해야만 하고, 특히 달리기, 커팅(cutting: 좌에서 우, 우에서 좌로 한발로 뛰어서 반대발로 착지하기), 점프 같은 충돌이 큰 활동은 피해야한다. 치료 후, 3~6개월 사이에 치유증거가 방사선 상에 분명히 드러난다.

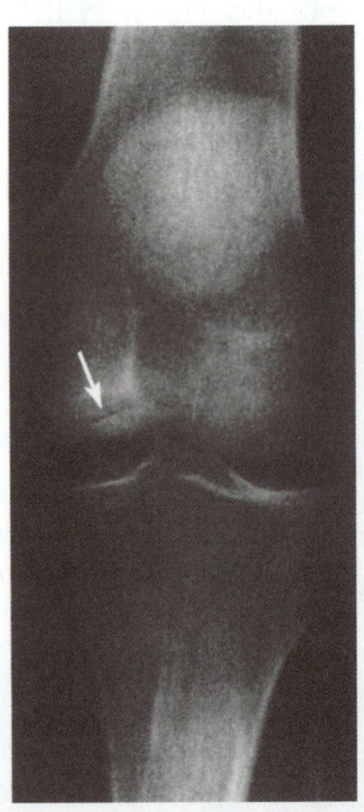

➤ 그림 16.20. **이단성 골연골염.** 관절면에 인접한 골의 뼈조각이 혈액공급을 받지 못하게 되어 무혈성 괴사가 일어나면 이단성골연골염이 발생한다. 이 환자의 경우는 대퇴골 내측생과 부위가 손상되었다.

완전한 활동은 다음의 조항에 해당될 때 허락된다.

- 환자는 통증이 없다
- 물리적 검사는 정상이고, 완전한 가동범위, 관절부종이나 압통이 나타나지 않는다
- 방사선 상에 치유증거가 나타나고, 골편의 외곽윤곽선이 방사선 투과에서 사라진다.

내부적 고정이나 뼈조직의 제거는 20세 이상의 환자나, 골편이 불안정(환자나이에 관계없이)한 혹은, 만성병변이 전통적인 측정에 반응하지 않을 때 적응증이다. 고령의 환자는 퇴행성 관절변화가 이미 관절 안에 진행되었기 때문에 치료가 쉽지 않다. 슬개골 OCD병변의 전통적인 관리는 종종 성공하지 못하고 초기 수술적 중재는 파편의 제거가 빨리 이루어져야한다 이러한 환자들은 수술 후 간단한 고정과 활동제한으로 점진적인 치료가 된다.

슬개골 골절(Patellar Fractures)

슬개골의 피로골절은 드물지만 일반적으로 슬개골 아래쪽 부위에서 일어난다. 외상은 횡측, 성상, 분쇄, 혹은 종축으로 골절 될 수 있다. 전위된 슬개골 골절은 일반적으로 대퇴사두근지대의 분열과 연관되어지고, 개방성 정복과 내부고정

표 16.5 박리성 골연골염의 분류

종류	연령별 그룹	예후
1	소녀< 11 그리고 소년< 13	성장판 때문에 매우 좋음
2	여자 12~20 그리고 남자 14~20	양호(fair)에서 우수(good) 골의 성숙에 가깝기 때문에
3	모든 여자, 그리고 남자>	불량(poor), 골편 불안정성, 20 유리체 형성, 그리고 퇴행성 질환과 함께 있는 경향이 있다.

출처: Ralston BM, et al.(29), page 79.

이 요구된다. 이런 골절들은 슬관절으로 넘어져 직접적으로 강타되거나 점핑 활동 시 발생하는 대퇴사두근의 원심성 수축이 뼈에 내부적 장력의 과부하로 발생한다. 슬개골 골절은 뼈-슬개골 건-뼈의 **자가** 이식을 이용한 전십자인대의 재건에 드물게 합병증이 나타난다. 이런 골절은 뒤쪽으로 넘어지지 않기 위해 급격한 골곡움직임이나 회전 동작으로 인한 외상의 결과로 수술 후 평균 7주가 걸린다. **이분된**(두부분을 가진)슬개골은 비록 골절은 아니지만, 환자의 1~4%가 되며 남성에서 더 흔하다. 전형적으로 슬개골의 상외측 모퉁이는 날카로운 말단보다 둥근 형태로 보인다. 그 환자는 슬관절신전을 유지 할 수 있고, 그 부위 위에 압통점이 없는 것이 실제 골절상태와 구별된다.

징후와 증상. 2mm관절 불일치는 전위된 골절을 의미하며, 슬관절주위에 과도한 관절부종이 퍼진다. 슬개골 조각은 근위부로 끌어당겨지고 움직이는 조각들 사이의 결손이 명백하게 만져진다. 하지직거상은 수행불가능하다.

치료

EMS *초기 치료는 얼음, 거상, 그리고 슬관절보호대로 고정하고, 의사에게 의뢰한다*

방사선상 검증이 필요하다. 전위되지 않은 슬개골 골절은 수술 없이 4~6주 동안 소켓형 장하지 캐스트(Long leg cylinder cast)를 하거나 슬관절보호대를 착용한다. 수술의 적응증은 신전근 작용에 큰 장애가 되는 전위된 골절 시에 해당된다.

실전 전략 16.6 슬관절 평가

병력
- 일차적 불만 포함
  - 현재 상태, 증상의 위치 그리고 증상의 시작
- 손상(부상)의 기전
  - 스트레스의 원인; 고관절, 슬관절 그리고 발목의 위치; 적용되는 힘의 방향
  - 트레이닝에서의 변화, 장비, 런닝 테크닉, 또는 신발
- 특징적인 증상들
  - 시작, 원 상태, 증상의 위치, 심한 정도 그리고 통증과 근 약화의 주기의 전개
- 손상으로 인해 발생된 장애
- 관련된 의학적 병력
  - 예전에 손상된 부분, 선천적 기형들, 가족력

관찰과 정밀검사
- 관찰은 일반적인 자세와 보행을 평가하여야한다(실전 전략 16.8 참고)
- 기형, 종창, 변색, 비후 또는 근 위축 육안으로 확인되는 선천적 기형, 또는 수술 절개선,과 흉터를 관찰하기 위한 부상부위의 정밀검사

촉진
- 골절 가능성을 판단하기 위한 골구조
- 피부온도, 부종, 민감 부위, 마찰음, 변형, 근 경련, 피부의 감각과 맥박을 측정하기 위한 연부조직의 구조들

기능적 검사
- 능동 가동범위
- 수동 가동범위
- 안정상태에서의 도수 근육 검사

스트레스 검사(표 16.3, 16.6 참조)

신경학적 검사
- 근육분절
- 반사
- 피절

스포츠 특수 기능적 검사

A OCD를 가진 골프선수이다. 넘어질 때 다리는(경골의 내회전) 대퇴 내측상과의 외측면에 경골의 내측돌기가 부딪치는 위치에 있었다.(OCD의 가장 흔한 손상 부위) 결과적으로 손상 받은 다리가 외회전 시켜서 걷는 것이 더 편하다. 슬관절감각이 떨어지고, 회전 동작 시 통증은 평가를 위해 의사에게 의뢰가 필요한 중요한 징후이다.

슬관절 손상평가(ASSESSING KNEE CONDITIONS)

Q 배구선수가 슬개골 외측 위 슬관절 앞쪽에 불편을 호소한다. 슬개골이 cutting, 비틀기, 선회축, 그리고 운동 중 앉는 동작시 미끄러지는 것 같지만 약간의 통증과 부종이 있다. 왜 슬관절부위보다 더 많은 평가를 해야하는가?

하지는 움직임을 제공하는 한 단위로 일을 한다, 발에서의 몇몇 생역학적인 문제들이 직접적으로 슬관절에 염좌를 일으킨다. 슬관절의 주된 역할은 동적이고 정적인 활동 시 신체를 지탱하는 것이고, 허리나 고관절로부터 관련통을 받는다. 복잡한 슬관절의 평가는 하지 전체의 개관을 포함해야한다. **실전 전략** 16.6은 슬관절평가의 기본적 구성항목이다. 여러가지 양성검사에 의해 진단되는 손상구조와 사용된 검사, 여러 가지 슬관절 불안정성에 대한 요약은 뒤 표 16.3을 참조하라, **표** 16.6은 슬개골과 슬관절에 대한 다른 특수한 검사들을 요약한 것이다.

병력(HISTORY)

Q 배구선수로부터 얻은 정보는 무엇이고, 연습동안 슬개골 미끄러짐에서 호소하는 것은 무엇인가? 주된 통증의 중요요소를 확인하는데 도움이 되는 질문은 무엇인가?

슬관절의 많은 상태들은 가족력, 나이, 선천적 기형, 역학적불기능, 그리고 최근 훈련프로그램, 바닥, 발성장의 변화와 연관된다.

평가는 손상 기전에 대한 정보, 연관된 증상, 증상들의 진전, 손상의 결과로 오게 될 일부 장애 그리고 관련된 의학적 병력들의 수집으로 시작되어야 한다. 부상들은 완전한 전두면 또는 시상면상에서는 거의 일어나지 않는다. 그보다도 대부분의 손상들은 상대선수로부터 추축선회(pivoting)하거나, 방향전환을 시도하는 선수들의 고정되고 체중이 지지된 발과 관련이 있다. 이러한 급성의, 비접촉성과 관련된 부상들은 대개 슬관절에서의 상당한 회전압력과 관련이 있으며 여러 다른 조직들에 손상을 줄 것이다. 측부 인대들의 염좌는 대개 손상부위 위에 직접적으로 통증이 나타난다. 전십자인대 손상은 아마도 "슬관절안의 깊숙한 곳" 또는 "슬개골 아래"라고 묘사 할 것이다. 반면에 후십자인대 찢어짐과 관련된 통증은 비복근의 근위부 근처 슬관절 후방에 위치한다. 전십자인대 손상과 다르게, 후십자인대 손상은 무기력한 통증의 원인되지 않으나 오히려 슬관절의 불규칙이나 불안함 같은 모호한 증상들을 일으킨다. 반월상 연골의 손상은 종종 관절라인 위에 나타나는 통증이 존재한다. 환자들 또한 손상 시 "뻥"이나 잡아채는 소리에 대해 묘사할 것이다. 슬개골의 탈구나 골절이 없었다면, 이 소리는 대개 십자인대가 찢어지는 소리이다. 슬관절이 잠김과 같은 증상은 반월판 파열을 나타낸다. "무리를 주어 통증을 일으킴(Giving away, 무릎 무너짐)"은 슬개골의 아탈구 또는 슬관절 내 이상을 나타내는 것이다. 영화를 보러 가는 사람들이 장기간 앉아 있는 경우 흔히 발생하는 통증을 영화관람인(moviegoer's) 또는 영화관(theater) 징후라 하며, 대개 슬개골 면(facet) 한 부위에 장기간의 압력이 가해짐을 가리킨다. 슬개골의 불안정성의 징후가 있는 사람들은 탈구 또는 재아탈구의 경험을 가지

표 16.6 슬관절에 대한 다른 스트레스 검사

구조물	스트레스 검사
반월판 파열	맥머리 검사(McMurray' s test)
	아플레이(Apley' s) 압박 / 신연 검사
	바운스홈(bounce home) 검사
근위 경비 인대 결합	경비관절 전위 검사
장경 인대 마찰 증후군	노블(Noble' s) 압박 검사
	오버(Ober' s) 검사
활막 추벽	내측활막추벽검사 (medial synovial plica Test)
	스튜터검사(Stutter test)
슬개골 아탈구/ 전위	두려움 검사
슬개 관절 연골	슬개골 압박 또는 연마 검사
슬개골 연골 연화	클락크징후(Clark' s sign) / 왈드톤검사(Waldron test)

실전 전략 16.7 손상병력의 발전

현재의 손상 상태

1. 통증(또는 약화)이 어디에 위치하나? 통증(약화)의 강도? 어떤 타입의 통증인가(무딘 쑤신[퇴행성 의 문제], 찌르듯한 또는 날카로운[기계적인 문제])?, 또는 아침에 통증이 있는지?(관절염 상태)
2. 통증이 갑자기(급성) 또는 점진적(과사용)으로 나타났는지? 통증이 손상을 당한 첫날 가장 컸는가? 또는 이튿날 또는 삼일째 악화되었는가?
3. (만약 급성이라면) 손상을 당할 당시 무엇을 하다 그렇게 됐는지? 손상을 입었을 때의 슬관절의 자세 는 어떠한 위치를 취하고 있었는지? 힘은 어느 방향으로 향했으며 외적인 힘이 작용하였는지? 충돌동안 발이 고정되었는지? (만약 만성이라면) 지난주 동안 어떤 다른 활동을 하였는가(테크닉, 횟수, 지속기간, 강도의 변화 또는 신발, 장비, 또는 런닝 장소가 변했는 지를 관찰한다)?
4. 당신은 사고 당시 일어나는 동안 어떤 소리를 들었는지? 찢는 소리, 뻥, 걸리는 소리(인대파열, 슬 개골 탈구, 또는 골연골 골절)? 다리로 체중지지 또는 균형을 잡을 수 있나? 당신은 종창, 탈구, 근경련, 또는 무딘 감각과 손상을 고지했는지?
5. 어떤 동작 또는 활동이 통증을 유발하는지? 증상이 악화되는 때가 아침인지, 활동 중인지, 활동 후인지, 또는 저녁인지? 언제 통증이 부과되는지 얼마나 오래 지속되는지?
6. 당신이 활동을 실행할 수 없는 이유가 통증 때문이라고 확신 하는가? 어떠한 것인가?
7. 나이가 어떻게 되는가?(기억해둘 것은 많은 문제들이 나이와 관련된다는 점이다.) 어느쪽 다리를 자주 쓰는가?

과거 손상상태

1. 당신은 한번도 슬관절을 다친 일이 없습니까? 있다면 언제 그랬고? 어떻게 하다 다쳤습니까? 당신은 원래 상태보다 기능적 활동이 완전하지 못한 것이 어느 하나라도 있습니까?
2. 최근에 의학적인 문제들이 있습니까? (통증이 요추, 엉덩이 또는 발목에 의해 나타난 것인지 알아보 도록 하라) 복용하는 약물이 있는지? 근골격계상의 문제들이 몸 어떠한 곳에 있는지? 어떤 신발을 착용하는지?

고 있다. 4장에 포함된 일반적인 질문에 부가적으로 슬관절과 연관된 특별한 질문은 **실전 전략** 16.7에서 볼 수 있다.

A 배구선수는 그녀의 경력을 통해 오랫동안 슬관절 앞부분 통증의 병력을 보고했다. 4년 전 스키를 타다가 슬개골이 탈구 되었다. 집중적인 재활 프로그램을 통해 스포츠에 참여할 수 있도록 회복되었고 대퇴슬개골 보호대를 착용하고 있다. 무게를 들어 올리는 새로운 강화 훈련 프로그램을 실시한 약 2달 전에 대퇴슬개관절에 손상을 받았다. 그때 이후로 슬관절은 가끔 부종이 생겼고, 슬개건의 외측부는 대단히 민감해졌다. 그러나 얼음과 NSAIDs로 호전되었다.

관찰과 정밀검사(OBSERVATION AND INSPECTION)

Q 각 자세에서 각각에 대해서 관찰하는가? 자세분석과 보행분석이 실시되었는가? 왜? 무엇이 특별한 선천적기형 슬관절 통증에 기여할까?

양다리의 대칭성, 선천적 기형, 부종, 변색, 비대, 근위축, 또는 이전의 수술자국을 확실히 체크해야 한다. 환자는 전체적으로 하지가 관찰되는 짧은 옷을 입어야한다. 게다가 환자들은 통증이 나타날 때 계속 신어왔던 신발을 가져와야하는데 이것은 신발이 슬관절에 미치게 될 어떠한 생역학적 비정상을 나타낸다.

손상당한 슬관절에 접은 수건 또는 베개를 넣어 30° 굴곡시켜 관절구조의 긴장을 경감시킨다.

손상부위의 기형, 변색, 종창, 명확히 관찰하여야 하며 또한 이전에 수술한 자국일지 모르는 흉터, 그리고 피부의 일반적인 상태도 파악해야 한다. 슬개골 근처의 부종은 상슬개활액낭염 또는 사두근의 연관성을 나타낸다. 슬개골 말단의 부종은 슬개건염, 지방패드의 타박상 또는 내부이상을 나타낸다. 뒷부분의 부종은 베이커낭종, 비복근 염좌(strain) 또는 정맥의 혈전증을 나타낸다. 거위발 족부위치에 중앙부분의 부종은 활액낭염 또는 건염을 나타낼 것이다. Girth 측정은 관절라인의 실재 부종을 측정할 수 있게 한다. 측정은 위축 측정을 위해 슬개골의 상극위 2인치(작은 사람 1인치)부위에서 실시한다. 손상된 사지와 손상되지 않은 사지를 꼭 비교해 봐야한다. 대퇴사두근의 위축은 대개 만성적손상의 징후이다. 불완전한 자세 또는 선천적 기형 또한 관절에 스트레스를 증가시킬 수 있다. 환자의 이동 중에, 자세 테스트를 포함해서 관찰하여야한다. 이 테스트에서 대퇴위에서의 경골의 정렬이 중요하다. 대퇴와 경골체 각은 180°에서 195°에 이른다. 각도가 180°보다 작으면 외반슬(knock knee)이라고 하고, 195°보다 크면 내반슬(bowlers)이라 한다. 과신장 또는 뒤쪽으로 구부러지는 슬관절을 **전반슬**이라 한다. 평가자는 슬관절의 정렬이 비정상적인지 관찰하여야 한다(**글상자 16.8**). 측면에서 보았을 때, 슬개골의 높은 고랑은 두 개의 혹을 만드는 슬개골하 지방패드에 나타난다("낙타 징후").

비정렬은 대개 자세 테스트 중에 발견되기도 하지만, 종종 명확한 진단을 위해 방사선 촬영이 요구될 때도 있다. 경골의 염전 또한 평가되어야 한다. 정상적으로 발의 상면이 약간 외측으로 향하는 동안에 슬개골 상면이 곧게 향한다. 내측염전은 내반슬과 연관되어 나타나며, 발의 돌출부분은 서로를 향하고 있어 "비둘기 발가락" 기형을 만든다. 외반슬은 경골의 외측염전과 연관되어 나타나며 발의 돌출부분들이 바깥쪽으로 향한다. 대부분의 사람들이 일어날 때, 경골의 외측염전이 나타난다. 대퇴의 염전 또는 전경(15장에서 논의)은 대퇴와 경골과 관계있는 슬개골의 위치에 나쁜 영향을 줄 수 있다. 환자가 앉아있는 동안에 평가자는 경골조면이 슬개골에 곧게 아래로 위치하는지 관찰하여야 하며, 또한 외측으로 10° 이상 비껴났는지, 이것은 조면 홈의 각이 증가한 것을 나타낸다. 조면의 외측부이탈은 대퇴슬개골의 비정렬을 나타내고 외측슬개골 추적(tracking)에 대한 병적 소인을 제안한다. 평가자는 환자에게 슬관절을 스스로 굴곡과 신전을 시키도록 해야 하며 슬개골을 동적으로 추적(tracking)시키며 관찰해야만 한다. 슬개골이 움직이는 동안에 염발음이 나는지 촉지하여야 하며 반대쪽 슬관절과도 비교해 봐야 한다. 비록 일반 사람들은 비증상적인 염발음의 징후가 나타나지 않지만, 손상된 부위에 증상적인 염발음은 징후가 나타나는 사람들은 슬개골 또는 활차의 관절연골의 손상이 있음을 나타낸다. 다음에 계속되는 마지막 정적 테스트(**실전 전략 16.8**) 평가자는 환자를 걷게 하여 관찰해야 한다. 관찰은 앞뒤 그리고 측면을 포함하여야하며, 보행 시 어떤 비정상적임이 나타나지 않는지, 어느 쪽 사지가 우위(어느 손잡인지)인지, 경골회전, Q각의 증가, 또는 액체이동이 일어나지 않는지 등을 관찰하여야 한다.

➤➤ 글상자 16.8	
슬개골의 비정상적인것들	
슬개골 상위(alta)	높은 슬개골 고랑은 슬개골의 건이 길기(두껍다?) 때문이다.
슬개골 하위(baja)	낮은 슬개골 고랑은 슬개골의 건이 짧기(얇다?) 때문이다.
사시(한쪽으로 편향된)슬개골	내측 슬개골 고랑은 둔부의 전경(대퇴의 내회전) 또는 내회전 때문이다.
"개구리 눈" 슬개골	외측 슬개골 고랑은 둔부의 후경(대퇴의 외회전) 또는 외회전 때문이다.

A 배구선수는 대퇴골전경 경골의 외측 염전 그리고 슬개골 상위(alta)와 함께 외반슬을 나타낸다. 부종이 외측 슬개관절의 외측부에 있다.

촉진(PALPATION)

Q 통증과 부종이 외측슬개골 중앙에 있다. 어느 곳부터 촉진해야 하며 어떤 요소가 주목되는가?

양측의 촉진으로 온도, 부종, 건염, 염발음, 기형, 근연축과 피부의 감각 유무를 결정할 수 있다. 혈관의 맥박을 직접 잡을 수 있는데 오금의 동맥은 슬관절의 뒤쪽에, 그리고 뒤쪽 경골 동맥은 내측 복사뼈 뒤에 있으며, 족배 동맥은 발등위에 있다. 부가적인 통증과 우려를 일으킬 수 있는 민감한 부위를 촉진하기 전에 슬개골의 움직임을 평가하여야 한다. 환자가 반듯이 누워있는 동안 슬개골 기울기 검사는 반드시 시행해야한다. 평가자가 슬개골을 잡고 내측가장자리로 눌러 밀고, 두정면에서 슬개골의 회전을 시도하여 슬개골의 외측 기울기를 "중립(neutral)"으로 조정할 수 있다. 그다음 슬개골의 중립(neutral) 위치나 정확한 위치를 유지하면서 평가자는 슬개골을 처음에는 내측으로 다음에는 외측으로 위치이동을 시도하여야한다. 슬개골 내측의 미끄러짐은 외측 슬개골 지지띠(retinaculum)와 다른 연부조직 당김 압박을

실전 전략 16.8 슬관절 부위의 자세평가

전면 관찰

1. 양측 대퇴부가 동일하게 보이는지 관찰한다. 그리고 환자에게 대퇴사두근을 수축하도록 지시한 후, 근육의 비대나 위축이 있는 지를 확인한다. 또 외반슬(knock-kneed), 내반슬(bow-legged), 경골염전이 있는지 확인한다. 여성의 경우 외반슬 경향이 더 크다.
2. 양측 슬개골이 같은 높이에 위치해 있는지 그리고 정확하게 정면을 바라보고 위치해 있는 지를 확인한다. Q-angle 역시 양측이 동일하게 보이는 지를 관찰한다. 만약 부종이 관찰된다면, 관절내부종(슬개골이 높게 떠있으면서 넓게 퍼져있는 형태)인가? 아니면 관절외부종(슬개골 주변 윤곽이 불분명하면서 국소적인 형태)인가? 또 비골두의 높이는 일치하는가?
3. 내과와 외과가 반대쪽 발과 비교해서 같은 높이에 있어야 하며, 양발의 각도 역시 일치해야 한다. 경골염전은 발이 내측("pigeon toe")을 향하게 하거나 약간 외측을 향하게 한다. 발이 회외 또는 회내되었는지 확인한다.
4. 정상적인 표면윤곽, 변색된 부위, 타박상, 반상출혈, 과거 손상이나 수술여부를 확인할 수 있는 반흔조직 등이 있는지 확인하기 위해 피부를 관찰한다. 순환계 손상의 징후나 정맥류에도 주목해야한다.
5. 완전히 쪼그려 앉도록 지시하고, 자세가 어떻게 변형되는지 관찰한다.

후면 관찰

1. 둔부과 슬관절 주름의 높이가 일치하는가? 슬괵근과 비복근의 크기는 양측이 동일한가? 슬와낭종(Baker' s cyst)의 징후인 슬와부의 비정상적인 부종이 있는지도 확인한다.
2. 아킬레스건이 종골까지 일직선으로 곧게 내려가는가? 만약 외측으로 기울어져있다면, 발의 과도한 회내가 슬관절에 영향을 미치게 될 것이다.

측면 관찰

1. 슬관절이 약간 굴곡(0~5°)되어야 수직선(plum line)이 슬관절의 중심을 지나게 된다. 여성의 경우 전반슬(과신전된 슬관절)의 경향이 나타난다. 만약 관절에 부종이 있다면, 해당관절은 15~25° 굴곡된 형태가 된다.
2. 오스굿 쉴라터 병의 가능성을 알아보기 위해 경골결절의 높이를 확인한다. 만약 슬개골 고위가 있다면, 슬개골하 지방이 더 두드러지게 된다(camel' s sign).

앉은 자세; 전면과 외측면 관찰

1. 슬개골이 대퇴골 원위부에 놓여져 있으면서 정면을 바라봐야 한다. 슬개골 고위와 함께, 슬개골은 대퇴골의 전면에 놓여져 있게 된다. 슬개골이 외측으로 이탈되면 외관상 "개구리 눈" 또는 "메뚜기 눈"의 형태를 띠게 되고 슬개대퇴관절에 문제점을 일으킨다.
2. 양측 슬관절을 신전하도록 환자에게 지시하고 경골의 움직임과 슬개골의 이동경로를 주의 깊게 관찰한다.

받을 수 있다. 외측 미끄러짐은 내측 슬개골 지지띠, 내측광근의 사근, 그리고 내측 슬개골의 관절낭에 자극을 준다. 연부조직의 끝느낌을 느끼면서 양쪽 방향으로 슬개골을 폭의 반만큼(슬개골의 4분의 1~2 정도 크기) 이동하여 신장시켜야 한다(**그림 16.21**). 만약 외측위치 이동으로 아탈구의 징후가 재현되거나 두려워하면(불안 검사),이 테스트를 신중히 하여야 하며, 슬개골의 불안정함을 나타내는 것이다. 움직임이 4분의 1 또는 그보다 작으면, 슬개골의 **가동성 저하**라 하고, 움직임이 4분의 3 또는 그 이상일 때, **과가동성**이라 하며, 억제의 느슨함을 나타낸다. 외측미끄러짐 과가동성은 환자 슬개골의 외측아탈구나 탈구 경향이 있다.

슬개골 상방활주와 하방활주를 비교하면, 때때로 좌우 차이점들이 나타날 수 있는데 특히, 외과적 수술을 받았던 환자의 경우에서 있을 수 있다. 반드시 양측을 비교하고 어떠한 불균형이라도 주의 깊게 관찰해야 한다. 촉진은 근위부에서 원위부로 이동하면서, 가장 통증이 심한 부위는 마지막에 해야 한다. 환자는 체중이 실리지 않은 상태여야 하며, 다리를 이완시키기 위해 슬관절 아래 부분을 베개로 받쳐준다. 보다 효과적으로 확실한 구조물들을 촉진하기 위해서는 슬관절의 위치를 변화시킬 필요가 있다. 예를 들어, 반월판 손상은 45°에서 가장 잘 촉진되고, 관절 경계는 90°에서 가장 잘 돌출된다. 슬관절을 외회전시키면 내측 반월판의 전내측 부위가 노출되고, 내회전시키면 외측반월판이 노출된다.

골격구조를 촉진할 때, 극심한 통증이나 압통점이 나타나

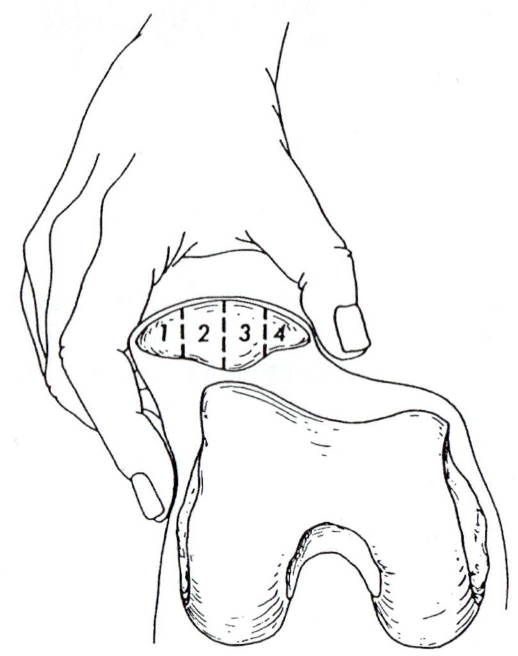

➤ 그림 16.21. **슬개골 미끄러짐.** 2/4일 때, 아탈구를 나타내는 슬개골의 수동 외측 미끄러뜨림. 저가동성은 변위의 1/4일 때를 나타내고, 3/4 또는 그이상(슬개골 넓이의 1/2 이상)은 과가동성으로 고려된다.

는 것은 골절의 징후일 수 있다. 압박, 견인, 타진하는 방법도 역시 골절부위를 찾는데 이용할 수 있다. 예를 들면, 경골과 비골의 원위부를 압박하면 근위부 경비골 관절을 견인시키게 된다. 또는 소리굽쇠를 이용하여 복사뼈부위를 타진해 보거나 가볍게 두드려보면, 골절부위에서 양성징후가 나타날 수 있다. 만약 골절이 의심된다면, 관절부위를 고정시켜야 하며, 견인부목이 필요할 경우 응급의료서비스를 받아야 한다. 추가적인 조치로는 순환계 평가와 골절부위에서 원위부까지의 신경 보전상태 평가 그리고 생명징후 관찰이 필요하다. 그리고 보다 전문적인 치료를 받도록 즉시 의사에게 의뢰해야 한다.

전면 촉진(Anterior Palpation)

1. 대퇴사두근, 내전근, 봉공근
2. 슬개골 표면, 가장자리, 지대
3. 슬개골건, 지방패드, 경골결절, 내측과 외측 경골 고평부, 활액낭 슬관절이 신전되면 슬개골건의 내측과 외측에서 슬개골하 지방패드를 촉진할 수 있다.
4. 슬개골 주름(슬개골의 내측, 슬관절 45° 굴곡)
5. 내측 대퇴골 과상돌기와 상과, 내측 측부인대
6. 거위발 부위
7. 장경인대, 외측 대퇴골 과상돌기와 상과, 외측측부인대, 비골두 외측측부인대는 반대쪽 하지 위에 발을 올려놓은 상태로 외측 관절선을 촉진하면, 보다 쉽게 찾을 수 있다.
8. 대퇴경골 관절선, 내측과 외측 경골플래토, 내측과 외측 대퇴 과상돌기, 내전근은 슬관절을 90° 굴곡시킨 상태에서 촉진해야 한다.

슬관절 약간 굴곡상태로 후면 촉진 (Posterior Palpation with Knee Slightly Flexed)

1. 슬와부에서 슬와낭종(Baker's cyst)과 슬와동맥
2. 후외측 구석에서 슬와근
3. 슬괵근과 비복근

부종 촉진(Palpation for Swelling)

부종이 관절 내 부종인지 관절 외 부종인지를 결정할 때는 두 가지 특수검사를 이용한다. 관절 내 부종의 경우, 종종 활액과 혈액이 같이 섞이기 때문에 무겁고 흐늘흐늘한 느낌이 느껴진다. 관절 외 부종은 가볍고 액체와 같은 느낌이면서, 손가락으로 움직였을 때 쉽게 이동된다.

➤ *관절 부종에 대한 솔질 쓰다듬기 검사(Brush or Stroke Test (Milking) for Joint Swelling)*

이 검사법은 활액낭이 두터워진 것과 관절 삼출액을 구분한다. 만약 삼출액이 있다면, 활액강이 삼출액을 보유할 수 있는 용적이 최대로 되는 슬관절 굴곡각도가 15~25°이기 때문에 이 각도가 가장 편안한 위치가 된다. 이 위치에서 검사자는 내측관절선에서 시작하여, 두세차례 환자의 고관절 방향으로 쓰다듬어주면, 슬개골상부낭이 있는 근위부로 삼출액이 이동하게 된다(**그림** 16.22A). 그 다음 반대쪽 손으로 슬개골의 외측에서 아래로 쓰다듬어 준다(**그림** 16.22B). 관절의 내측면을 지나가는 액체의 움직임이 있고 슬개골의 원위부 내측면 아래에서 부풀어오름이 있다면, 삼출액이 있는 것이다.

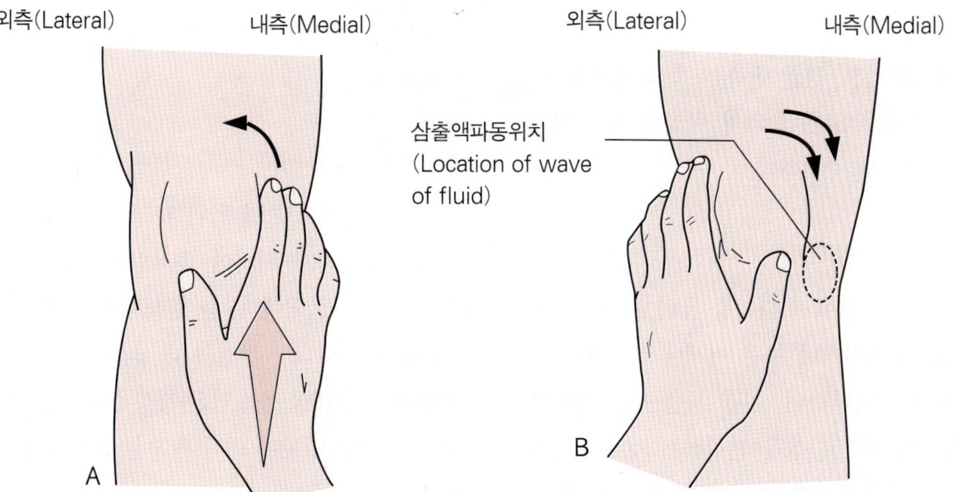

➤ 그림 16.22. **관절부종 평가.** A. 관절부종을 평가하기 위해, 검사자는 슬관절의 내측면을 수차례 고관절방향으로 쓰다듬는다. B. 반대쪽 손으로 슬개골의 외측면을 따라 아래방향으로 쓰다듬는다. 그리고 관절의 내측면으로 이동하는 삼출액의 움직임이 있는지 관찰한다.

➤ *슬개골 두드리기 검사(Patellar Tap("Ballotable Patella") Test)*

검사자는 슬관절이 이완된 상태에서 슬개골을 슬개대퇴관절구 방향으로 누른다(**그림 16.23**). 부종이 관절 내에 있다면, 액체는 슬개골의 윤곽선을 들어내면서 다시 올라오게끔 한다. 부종이 관절 외에 있다면, 슬개골이 대퇴관절구에 부딪칠 때 소리가 나거나 뚜렷하게 멈춰지는 지점이 느껴지게 된다.

슬개골은 일반적으로 파열된 활액낭에서 나타나는 관절 외 부종으로 보통 분명치 않아 보인다.

A 약한 통증은 내측지대 너머에서 흔히 존재하고, 중등도의 통증은 슬개골의 외측면과 외측 활차 너머로 있다. 과가동성의 외측 활주가 있음을 알게 되지만, 운동선수는 다칠 것 같고 이것이 밖으로 나갈 것 같은 느낌을 언급하면서 매우 두려워 한다.

이학적 검사 (PHYSICAL EXAMINATION TESTS)

Q 통증과 종창이 외측 슬개 대퇴 관절에 위치해 있다. 손상이 근육, 낭 또는 인대 중 어느 부위에 있는지 결정하는데 어떤 특수 검사가 시행될 수 있는가?

특수검사는 환자가 편안한 자세에서 수행된다. 통증과 근경련(muscle spasm)은 운동을 방해할 수 있고, 부정확한 결과를 초래할 수 있다. 사지에는 어떠한 갑작스런 동작도 가해지지 말아야 한다. 관절구조들에서의 염좌를 경감시키기 위해 슬관절 아래에 타월을 두는 것이 필요할 수 있다.

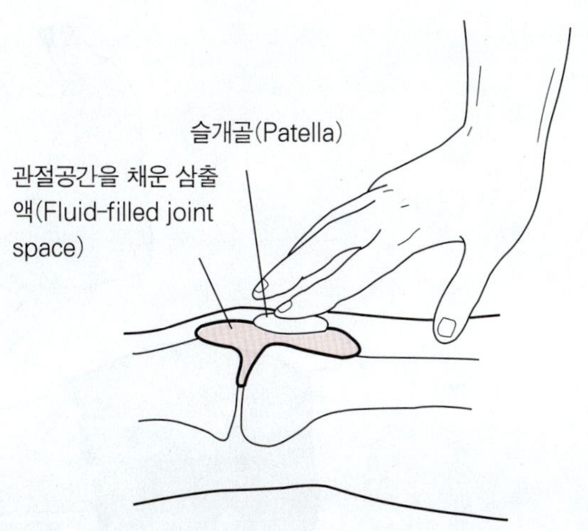

➤ 그림 16.23. **슬개골 두드리기 검사(Patellar tap test).** 검사를 하기 위해 다리를 반드시 이완시켜야 한다. 검사자는 슬개골을 관절구로 부드럽게 눌러준다. 만약 관절삼출이 있다면, 슬개골은 다시 떠오르게 된다.

기능 검사(Functional Tests)

검사자는 슬관절 굴곡/신전, 경골 내측/외측 회전의 ROM을 결정해야한다. 손상되지 않은 측과의 비교는 정상 또는 비정상 움직임을 결정하는데 중요하다.

➤ 능동 움직임(Active Movements)

능동 운동은 테이블 끝 부위에서 다리를 굽히고 앉은 상태에서 수행될 수 있고, 엎드리거나 누운 자세에서 반복해 본다. 허벅지는 안정되어 있어야하며, 가장 통증 있는 움직임들은 다음 움직임으로의 통증 증상을 전이하는 것을 예방하기 위해 마지막에 수행되어야 한다. 다음에 열거된 움직임들이 평가될 수 있다. 괄호안의 숫자들은 각각의 움직임들에 대한 정상 ROM이다.

- 슬관절굴곡 (0~135°)
- 슬관절 신전 (0~15°)
- 90° 슬관절 굴곡 상태에서 대퇴골을 기준으로 경골의 내측회전 (20~30°)
- 90° 슬관절 굴곡 상태에서 대퇴골을 기준으로 경골의 외측회전 (30~40°)

각도계로 슬관절 ROM을 측정하는 것은 **그림 16.24**에서 보여준다.

➤ 수동 관절 가동 범위(Passive Range of Motion)

환자가 능동으로 전 범위 관절가동을 수행할 수 있다면, 끝느낌을 결정하기 위하여 움직임의 마지막에서 가벼운 압을 가해보아라. 굴곡에 대한 끝느낌은 조직 접근(tissue approximation)이다 ; 신전과 내, 외회전에 대한 끝느낌은 조직 신장이다. 슬개골 움직임은 정상측 슬개골의 내, 외회전과 비교하고, 국소 압통에 대한 촉진을 하기 이전에 수동적으로 실시한다.

➤ 저항 근력 검사(Resisted Muscle Testing)

복와위에서의 슬괵근 검사를 제외하고는, 고관절을 안정시키고, 모두 앉은 자세에서 저항 근육 검사를 실시한다. 대퇴 이두근은 경골을 외회전 함으로써 개별적으로 구분하고, 저항에 대항해서 슬관절 굴곡을 실행하게 한다. 경골을 내회전하고 슬관절 굴곡을 해서 내측 슬괴근을 검사한다. 슬관절 신전동안, 어떠한 비정상적인 경골 움직임이나 슬개골 압박으로 과도한 통증이 나타나서는 안된다. **그림 16.25**는 테스트 되는 움직임을 나타낸다.

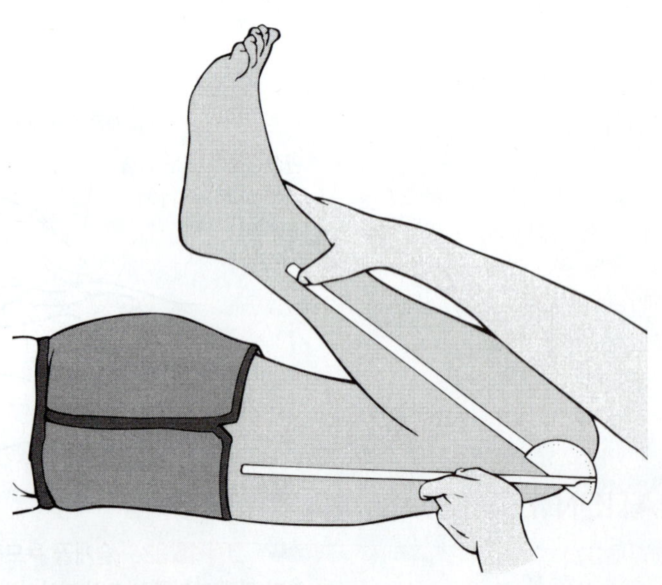

➤ 그림 16.24. **슬관절 굴곡과 신전의 각도측정.** 축의 중심을 대퇴 외측과 위에 놓는다. 대전자를 표식으로 삼고, 근위팔을 대퇴골에 정렬하고, 원위팔을 외측과와 일직선으로 놓는다.

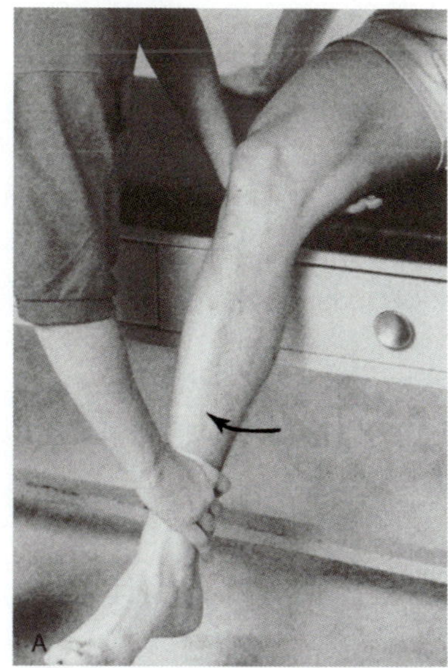

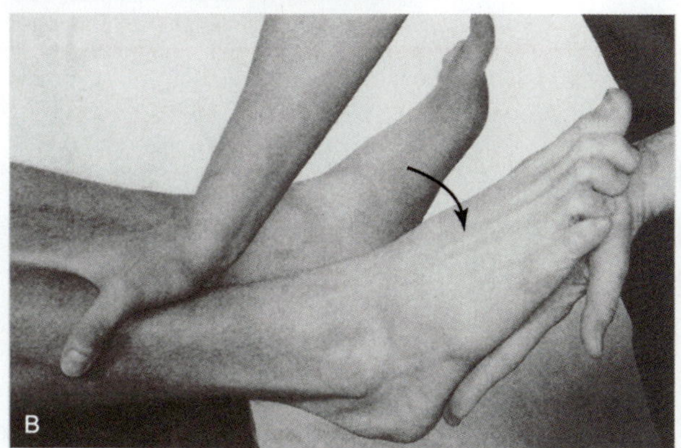

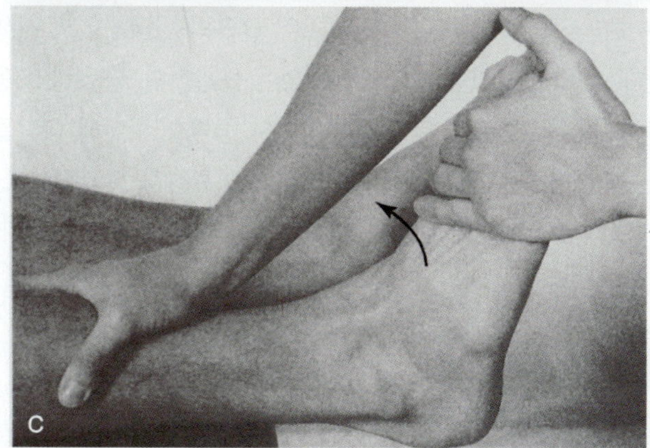

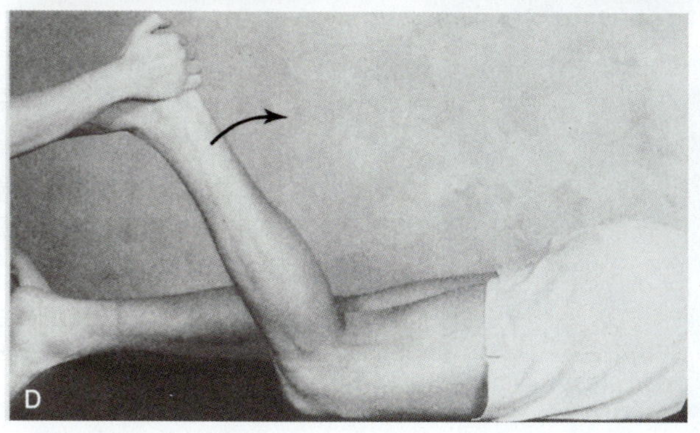

스트레스 검사(Stress Tests)

병력청취, 관찰, 검사와 촉진하는 동안 모아진 정보들로부터, 검사자는 어느 검사가 그 상태를 가장 효과적으로 평가할 수 있는가를 결정한다. 그러한 검사들이 분명히 필요할 거라고 판단했다면 실행되어야 한다. 전십자인대 손상이 의심된다면, 전십자인대 불안정성에대한 검사들은 종창, 관절 삼출, 근경련이 불안정성의 범위를 차단하기 이전에 실시해야 한다. 한 방향이나 여러 방향의 불안정성에 대한 다양한 양성검사를 가지는 손상된 구조들이 표 16.3에 열거되어 있으며, 검사를 설명하기 위해 필요할 때를 제외하곤 이번 장에서 반복되지 않는다. 표 16.6은 슬관절에서의 다른 구조들에 대한 스트레스 검사(stress tests)를 나열하였다.

➤ *일직선 전방 불안정성(Straight Anterior Instability)*

전방끌기검사(Anterior Drawer Test). 환자는 누운 자세에서 고관절 45° 굴곡, 슬관절을 90° 굴곡 한다. 검사자는 경골회전을 막기 위해 허벅지 아래에 손을 위치시킴으로서 발을 안정시킨다. 이 자세에서, 전십자인대(ACL)는 거의 경골 고평부와 평행하다. 검사자는 전내측과 전외측의 관절선을 촉진하기 위해 슬개건의 한쪽 면에 엄지손가락을 댄다. 손가락들은 슬괵근이 이완되어 있는지 확인하기 위해 슬와부에 놓는다. 내측 경골 고평부에서 step-off는 적당한 시작지점을 정하기 위해 맨 처음 촉진되어져야 한다(후방끌기검사를 참고). 관절선을 촉진하는 동안, 근위 경골에 교대로 전방끌기(anterior drawer), 후방끌기(posterior drawer) 전위력을 적용하라(**그림 16.26A**). 안정성은 외측 면에서 보여지거나, 관절선에 있는 엄지에서 촉진될 수 있다. 슬관절은 중립회전, 외측회전, 그리고 내측회전에서 발과 함께 검사된다. 전위된 크기와 끝점(end point)이 반대측 슬관절과 비교된다. 치료사는 전방끌기 검사가 여러 이유에서 라크만검사 만큼 효과적이지는 않다는 걸 알아야 한다(**글상자 16.9**).

라크만 검사(Lachman' s Test). 끌기를 변형한 것이 라크만 검사 이며, 이것은 전십자인대의 후외측 부위를 제외시키는

➤ 그림 16.25. **도수 근력 저항 검사.** A, 슬관절 신전(L3). B, 발목 저측 굴곡(S1). C, 발목 배측 굴곡(L4). D, 슬관절 굴곡(S1 그리고 S2). 근육 분절은 괄호 안에 열거되어 있다.

경향이 있다. 환자는 슬관절관절을 20°~30° 정도 구부리고 눕는다. 슬관절이 약간 굴곡될 때 전십자인대는 전방전위를 예방하는 가장 주요한 저항력이다. 검사자는 한 손으로 대퇴골을 안정시키고, 반대손은 경골을 앞으로 이동시키기 위해 근위경골 위에 둔다(**그림 16.26B**). 만약 환자가 무겁거나, 하지가 근육질이거나, 치료사 손이 작다면, 배개나 타월 같은 작은 지지대를 대퇴골 아래에 둘 수 있다. 양성 반응은 경골이 대퇴골 보다 앞쪽으로 이동 했을 때 "흐늘흐늘(mushy)"하거나 부드러운 끝느낌을 나타낸다. 경골이 약간 내회전 상태에 있을 때, 앞쪽으로의 이동은 장경 인대와 전방과 중간 외측 관절낭의 추가적인 손상을 나타낸다. 경골이 약간 외회전 상태에 있을 때, 앞쪽으로의 이동은 전십자인대(ACL), 내측측부인대(MCL), 그리고 내측 반월판의 손상을 나타낸다.

수정된 라크만 검사(Modified(Prone) Lachman's Test). 이 검사는 후십자인대의 손상으로 인한 활주로부터 전십자인대의 찢어짐에 의해 야기된 비정상적인 대퇴경골 활주를 구별하기 위해 사용된다. 종종 이 검사는 대퇴골의 무게가 검사대에 지지되고, 경골이 검사자의 허벅지나 전완에 지지될 수 있기 때문에 환자가 큰 허벅지를 가졌거나, 검사자가 작은 손을 가졌을 때 전통적인 라크만 검사 자세보다 선호된다. 환자는 슬관절을 30° 구부리고 엎드린다. 검사자는 관절선의 한쪽 면을 촉진하는 동안, 한손으로 경골을 지지한다. 다른 손은 뒤쪽 경골의 근위부에서 아랫방향으로 압력을 가한다(**그림 16.27**). 검사자는 경골이 앞쪽으로 어떤 이동이 있는지 확인한다. 전방끌기, 라크만 검사 또는 수정된 라크만 검사에서 전방 전위가 양성이라면, 이것은 ACL의 파열을 나타낸다. 전방끌기검사나 라크만 검사에서 전방 전위가 양성이고 수정된 라크만 검사가 음성이라면, PCL의 파열을 가리킨다.

> ➤ ➤ 글상자 16.9
>
> **전방끌기검사(Anterior Drawer Test)의 제한**
>
> - 중력의 영향
> - 슬괵근에 의한 보호는 대퇴골에서의 전방 경골 이동을 방해할 수 있다.
> - 삼각형 모양의 반월판은 경골의 전방 움직임을 방해할 수 있다.
> - 전위된 양동이손잡이(bucket-handle) 반월판 파열은 전방 움직임을 방해할 수 있다.
> - 90° 슬관절 굴곡은 경골의 전방 전위를 이끌 수 있다.
> - 증가된 통증은 갑작스런 손상 시 90° 굴곡에서 나타나므로, 손상의 실제 크기를 알 수 없게 한다.
> - 만약 후십자인대가 없다면, 중립에서의 전방 움직임을 비정상 전방 전위로 잘못 해석될 수 있다.
> - 슬관절이 90° 굴곡되었을 때, 오직 전내측 다발(anteromedial bundle)이 검사된다.

➤ *일직선 후방 불안정성(Straight Posterior Instability)*

후방 중력 검사(Posterior Sag(Gravity) Test). 후방중력검사는 고관절을 45° 굴곡, 슬관절 90° 굴곡의 앙와위에서 시행된다. 옆에서 보았을 때, PCL이 없는 슬관절의 경골 결절 융기의 손실은 경골이 뒤로 떨어지거나 중력으로 인해 대퇴골이 축 늘어질 때 명백해진다. 그러나 고관절과 슬관절이 둘 다 90° 굴곡되었을 때, 뒤쪽으로의 이동이 더 확연해진다.

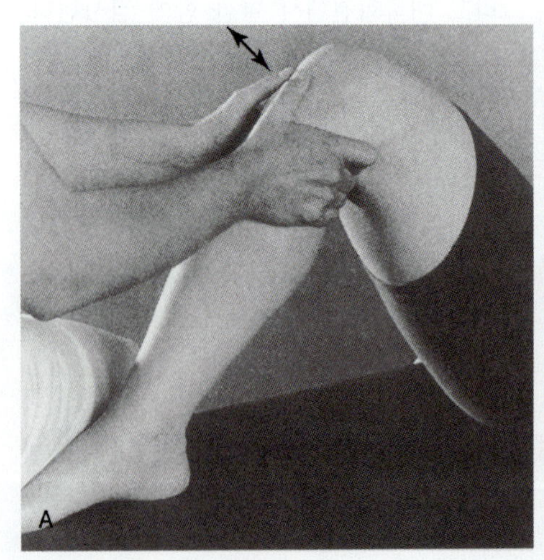

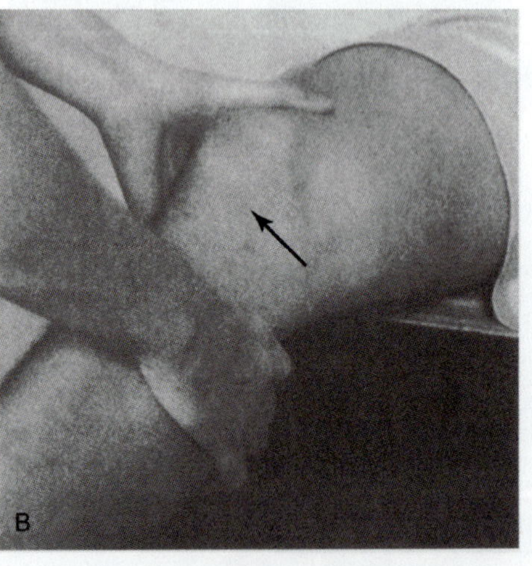

➤ 그림 16.26. **전십자 인대 검사.** A, 전방끌기 검사(Drawer test). 슬관절이 굴곡된 상태로 검사자는 근위경골 위에 전방과 후방으로 전위력을 적용시킨다. B, 라크만 검사. 한손은 대퇴골을 안정화 시키고 검사자는 경골을 전방으로 움직이려는 시도 가운데 경골 근위 후방에 강한 압력을 적용한다.

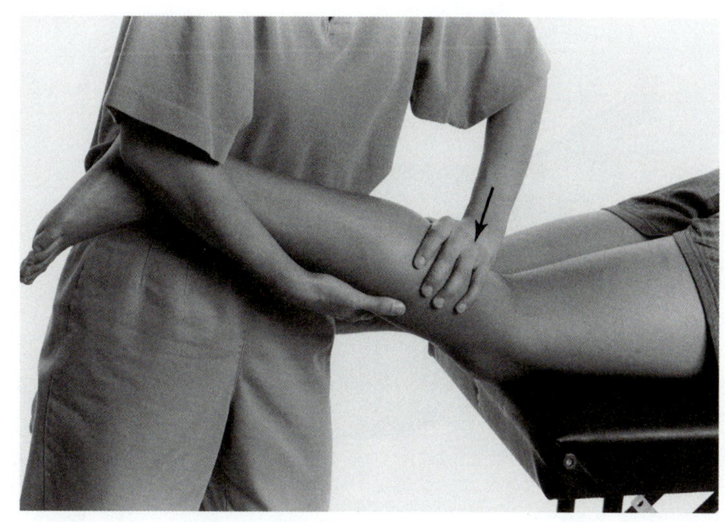

➤ 그림 16.27. **수정된 라크만 검사.** 검사자는 근위 후방 경골에 하방 압력을 적용하고 전위가 있는지 유의한다.

검사자는 경골의 도수 정복을 방지하기 위해 이완된 양쪽 하지의 원위부를 잡는다. 다음으로, PCL이 찢어져 있다면, 그것은 대퇴골의 뒤쪽으로 늘어지기 때문에, 검사자는 경골의 위치를 보고, 환자쪽으로 움직여본다(**그림 16.28A**). 이 방법은 Godfrey's sign(중력 싸인)이라 불린다. 이것은 늘어짐을 관찰하는 것이 중요한데, 왜냐하면 만약 늘어짐을 주목하지 않으면, 잘못된 양성 라크만 검사를 초래할 지도 모르기 때문이다.

후방끌기검사(Posterior Drawer Test). 환자는 전방끌기검사에서와 같은 자세를 취한다. 검사자는 처음에 대퇴골과에서의 경골 고평부의 편안한 자세(resting position)를 관찰한다. 슬관절이 90° 굴곡 되었을 때, 내측 경골 고평부는 일반적으로 내측 대퇴골과에 대해 대략 1 cm 앞에 놓여지게 된다. 이것은 경골방향으로 내측 대퇴골과가 아래로 내려감을 엄지와 검지를 통해 느낄 수 있다. PCL이 손상된 슬관절에서는, 이런 현상이 나타나지 않는다. 그런 다음, 검사자는 경골을 뒤쪽 방향으로 힘을 가한다(그림 16.26A 참조). 슬관절은 중립위치, 외회전, 그리고 내회전에서의 발과 함께 검사된다. 완전하게 개별화된 PCL 파열은 종종 슬관절의 이차적인 제한, 특히 후방 관절낭과 후방 내측과 후방 외측 구조물이 온전할 때, 최소의 뒤쪽 전단력이 발생한다. 잘못된 음성 결과는 전위된 내측 반월판 찢어짐(bucket-handle meniscal tear), 슬괵근 또는 대퇴사두근 경련, 출혈 관절증을 초래할 수 있다.

역 라크만 검사(Reverse Lachman's Test). 자세는 수정된 라크만 검사와 같다. 환자가 슬관절을 20°~30° 굴곡시키고 누워있는 동안, 검사자는 원위 대퇴골과 근위 경골을 잡는다(**그림 16.28B**). 대퇴골위의 손은 대퇴를 안정시키고 슬괵근을 이완시키기 위함이며, 검사자는 근위 경골을 뒤쪽, 윗 방향으로 들어올리고 전위된 크기와 끝점(end point)의 질에 유의한다. 만약 ACL이 파열되었다면, 경골의 전방쪽 이동을 야기하는 중력을 따라 가성 양성검사(false-positive test)가 나타난다. PCL은 슬관절이 90° 이상 굴곡했을 때 작용하므로, 이 검사는 찢어진 PCL을 검사하기에 적당하지 않다.

➤ *일직선 외반 불안정성(Straight Valgus Instability)*

외전(외반 스트레스)검사(Abduction(Valgus Stress) Test). 환자는 다리를 뻗은 채로 눕는다. 검사자는 외측 관절선에 한손의 끝을 위치하고, 다른 손은 하지 원위부를 안정시킨다. 다음으로, 외측힘이 약간 외회전되어 안정되어 있는 하지의 관절선에 적용된다(**그림 16.29A**). 만약 양성이라면, 일차적 손상이 내측 관절낭에 일어난다. 경골 측부 인대는 슬관절 30° 굴곡에서 격리되며, 외측힘을 반복한다.

➤ *일직선 내반 불안정성(Straight Varus Instability)*

내전(내반 스트레스)검사(Adduction(Varus Stress) Test). 슬관절은 외전 검사에서와 같은 위치에 위치하지만, 내측힘

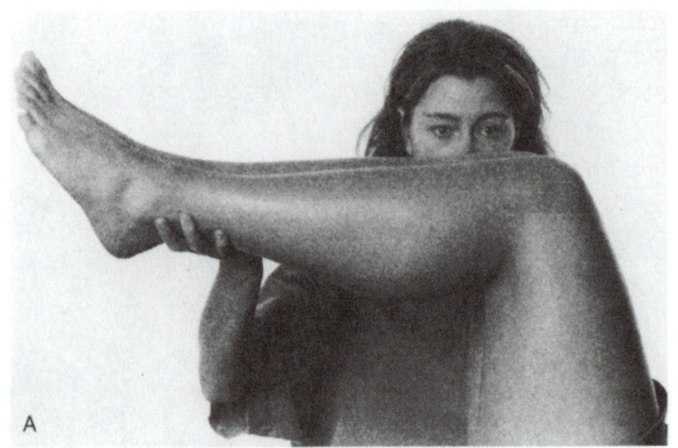

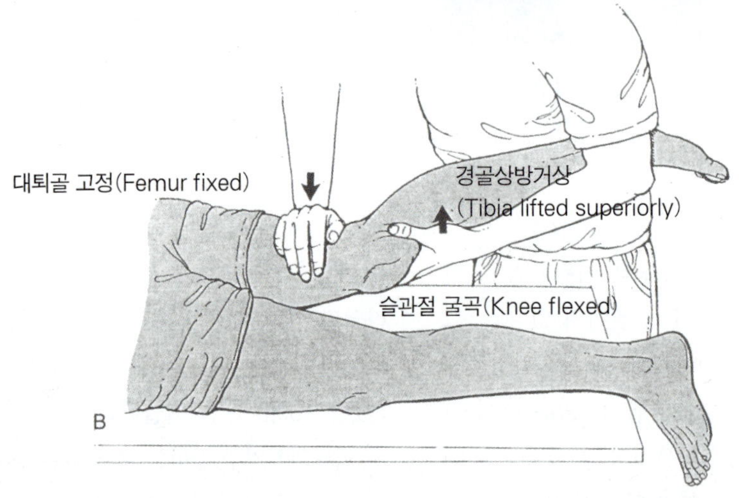

➤ **그림 16.28. 후방 십자 인대 검사.** A, 후방중력검사(Posterior sag). 고관절과 슬관절이 굴곡되어 있는 동안 검사자는 측면에서 양쪽 다리 전방 윤곽을 비교한다. 만약 한쪽 다리의 sag가 뒤로 가 있고, 경골 결절의 융기가 소실되었다면, 후방 십자 인대가 아마 손상되었을 것이다.(Godfrey 반응). B, 역 라크만 검사. 한손으로 대퇴골을 안정화시키고 다른 한 손으로 경골을 잡고 위로 들어올린다. 후방 전위와 끝 느낌의 질을 유의한다.

(varus stress)이 슬관절관절에 적용된다(**그림 16-29B**). 완전신전에서의 느슨함은 큰 불안정성과 비골 외측성 인대, 슬와근 그리고 후방외측 관절낭의 손상을 나타낸다. 20°~30° 굴곡에서 검사할 때, 양성반응는 비골 외측성 인대 손상을 나타낸다.

➤ *전내방 회전 불안정성(Anteromedial Rotary Instability)*

슬로컴끌기 검사(Slocum Drawer Test). 이것은 전방끌기 검사와 같은 자세에서, 15° 정도 경골 외회전에서 실시한다(**그림 16.30A**). 이 자세에서, 전방끌기 힘이 가해질 때, 전단력의 대부분이 슬관절의 내측면에서 발생한다. 만약 전단력의 양이 같거나 증가한다면, MCL, 사슬와인대, 후방내측

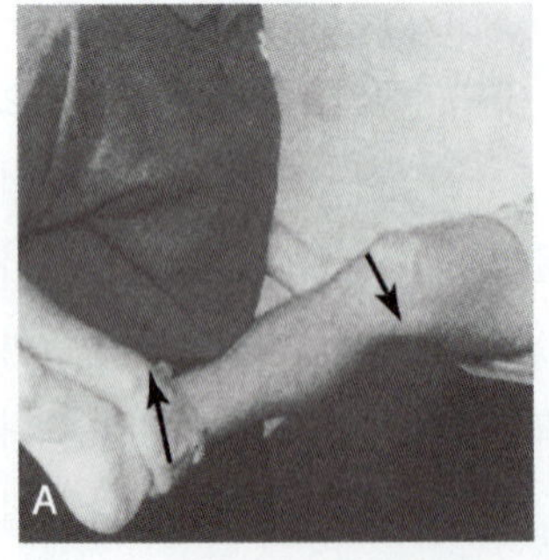

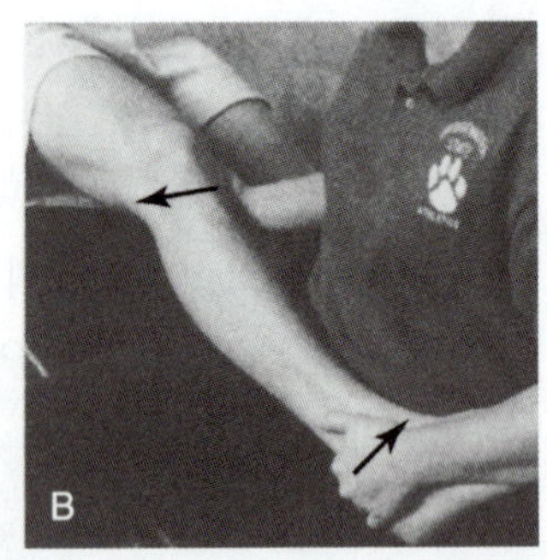

➤ **그림 16.29. 외반 및 내반 스트레스 검사.** A, 외반 검사. 내측 측부 인대를 개별 검사하기 위해서 슬관절을 30° 굴곡시키고, 하지를 외측으로 이동시키면서 부드럽게 외반력을 슬관절에 적용한다. B, 내반 검사. 외측 측부 인대를 개별 검사하기 위해서 슬관절을 30° 굴곡 시키고, 하지를 내측으로 이동시키면서 부드럽게 내반력을 슬관절에 적용한다. 그 검사는 슬관절이 전 범위 신전된 상태에서 반복된다.

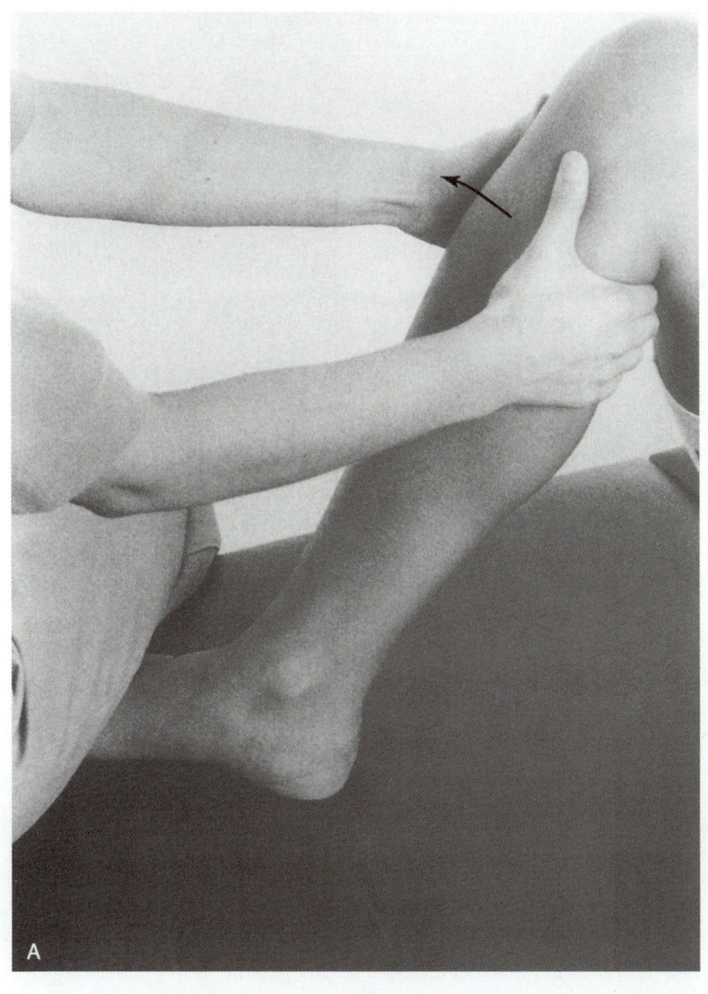

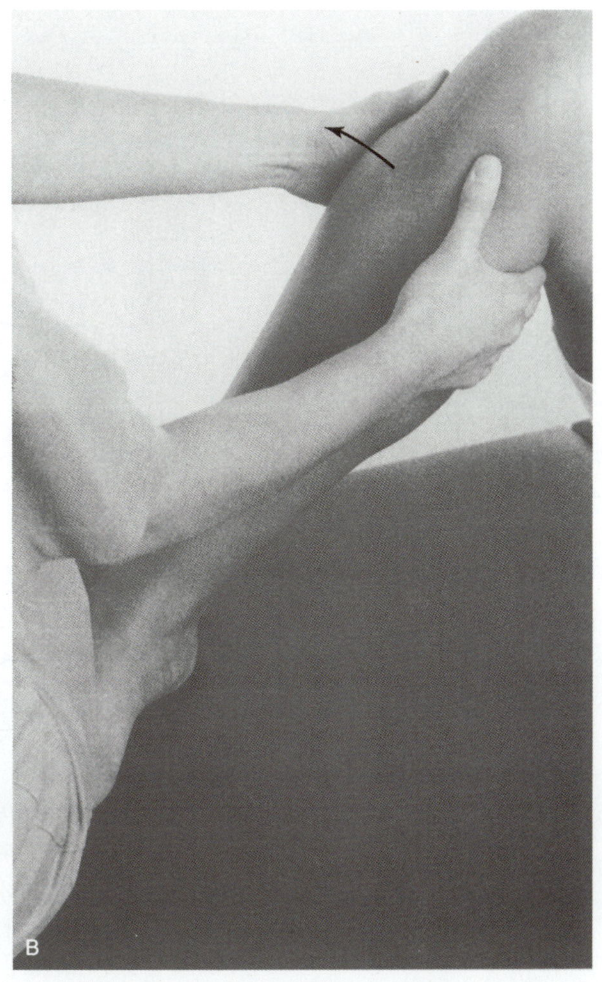

➤ **그림 16.30. 슬로컴 끌기 검사.** A. 경골 외회전을 15°한 상태에서 전내측 불안전성을 검사하기 위해 전방으로 끄는 힘이 적용된다. B. 전외측 회전 불안전성은 경골을 25~30° 내회전한 상태에서 검사한다.

관절낭과 ACL의 손상을 나타내는 전내측회전불안정성(AMRI)이 나타난다.

➤ *전외방 회전 불안정성(Anterolateral Rotary Instability)*

슬로컴 끌기 검사(Slocum Drawer Test). 이 검사는 전방 끌기 검사와 같은 자세에서 경골을 25°~30° 내회전하여 실시한다(**그림 16.30B**). 이 자세에서 전방전위되는 가장 큰 부분은 슬관절의 외측이다. 만약 전방전위가 증가하거나 감소되지 않는다면, 전외측 회전 불안정성(ALRI)이 존재하는 것이다.

외측 축 이동 검사 (Lateral Pivot Shift Test). 이 검사는 ACL이 결손된 슬관절이 기능적 활동을 할 때, 발생되는 전방 아탈구/정복 현상을 이중으로 하는 것이다. 이 테스트를 하는 동안 경골은 대퇴골의 외측 위에서 움직이고 (그러나 내회전된다) 대퇴골과 관련하여 전방으로 움직인다. 앙와위에서 고관절을 외전 없이 30° 굴곡시킨다. 검사자는 한손을 비골두 뒤에 둔다. 그리고 다른 한손은 하지를 20° 정도 내회전시키면서 발을 잡는다. 내회전을 유지하고 있는 동안 외반력을 적용한다. 슬관절은 신전에서 굴곡된다(**그림 16.31**). 만약 ACL이 찢어져 있다면, 슬관절이 10°~20° 굴곡되었을 때, 대퇴골은 뒤쪽으로 전위될 것이다. 슬관절이 계속 굴곡되는 동안 장경인대는 완전 신전 상태에서 굴곡으로 그 각도를 변화한다. 슬관절이 30°~40° 굴곡 되면 장경인대는 현저한 꽝 소리(clunk)를 내며 경골을 뒤쪽으로 정복시키거나 미끄

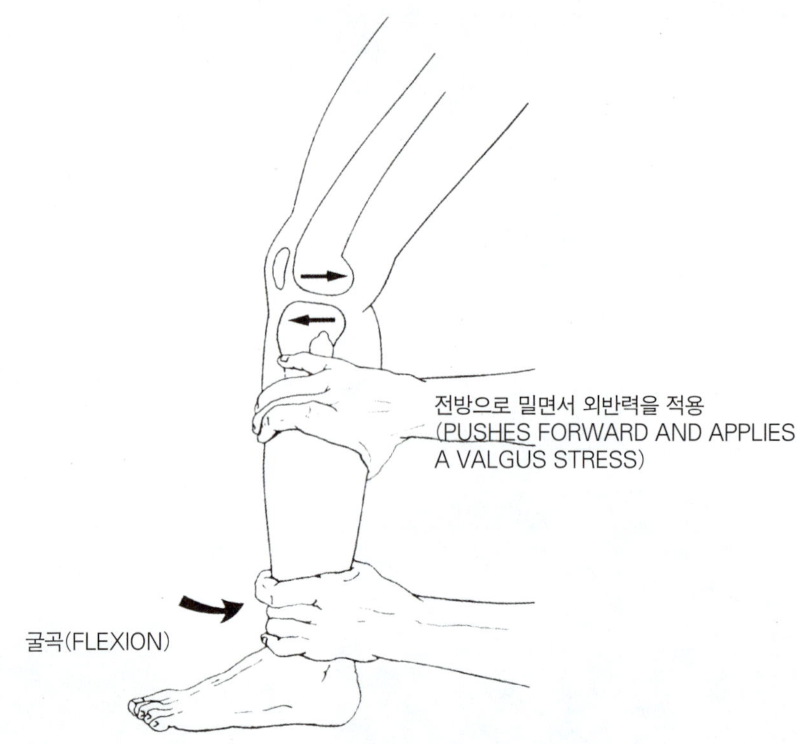

➤ 그림 16.31. **외측 축 이동 검사.** 고관절이 약간 내회전된 상태에서 굴곡되고 30도 외전 되고 이완되는 동안 검사자는 한 손의 끝을 비골두 뒤에 대고, 다른 한 손은 경골을 20° 정도 내회전한 상태가 유지되게 하면서 경골의 끝부분을 잡는다. 다음, 검사자는 슬관절이 천천히 굴곡될 때 외반력을 적용한다. 슬관절이 30°에서 40°의 굴곡에 이르면, 장경인대가 현저한 꽝 소리를 내면서 경골을 정복시키거나 뒤로 미끄러뜨린다.

러뜨린다. 이 검사는 급성과 만성의 ACL 손상을 찾아내는데 높은 정확성을 갖는다.

Jerk 검사. Jerk 검사는 환자의 고관절 굴곡이 45° 되어 있다는 것만 빼면 외측 축 이동 검사와 유사하게 같은 자세에서 실시한다. 처음에는 슬관절이 90° 굴곡 되고 내회전과 외반 스트레스가 유지되면서 다음에, 다리가 신전된다(**그림 16.32**). 검사 결과가 양성이라면 경골은 외측 경골 고평부에 아탈구를 일으키며 거의 20~30°의 굴곡에서 전방으로 밀쳐질(이동) 것이다. 만약 다리가 더욱 신전된다면 이것은 자발적으로 감소될 것이다. 비록 외측 축 이동 검사만큼 정확하진 않더라도, 양성 Jerk 검사는 ACL과 후외측 관절낭, 궁상슬와 복합체, LCL, 장경 인대의 손상을 가리킨다.

슬로컴 전외방 회전 불안전성 검사 (Slocum Antero Lateral Instability Test). 이 검사가 외측 축 이동 검사만큼 정확하진 않더라도, 이 검사는 슬괵근을 이완하고 긴장되거나 기운 없는 환자에게 검사를 실시할 수 있게 해준다. 환자는 골반이 후방회전된 상태의 측와위로 눕는다(앙와위에서 대략 30°). 아래쪽 다리가 손상 받지 않은 다리이다. 검사자는 경골을 고정하기 위하여 손상 받은 발을 이용하여 슬관절이 25°에서 45°로 굴곡하는 동안 외반력을 슬관절에 적용한다(**그림 16.33**). 이렇게 정렬하는 과정에서 아탈구된 경골은 현저한 꽝소리를 내며 정복된다.

교차 검사(Cross Over Test). 환자를 손상 받은 쪽 다리로 체중을 지지하고, 손상받지 않은 다리를 교차해서 내딛게 한다(**그림 16.34**). 왜냐하면, 체중 지지를 하는 다리가 고정된 상태로 남아있기 때문에 외측 관절낭의 재 염좌로 인한 느슨함이 있는 경골에 대하여 외측 대퇴골과는 후방으로 변위된다. 교대 방법은 손상받은 다리를 부드럽게 내딛게 하고, 환

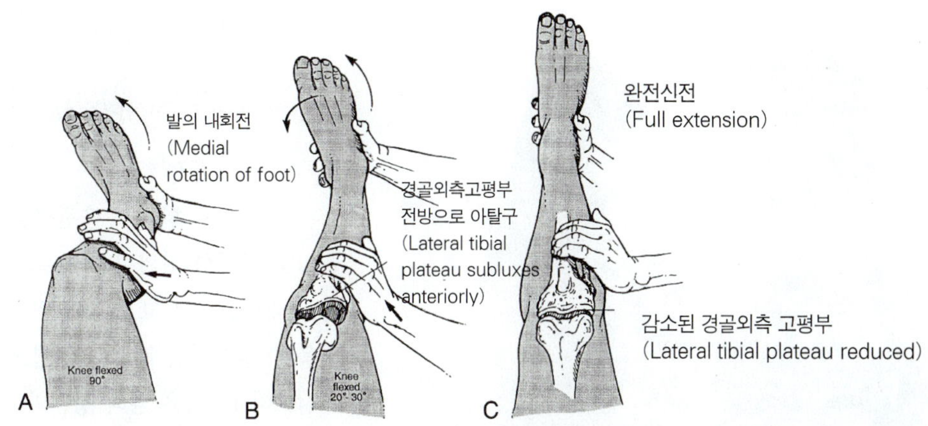

➤ 그림 16.32. **Jerk 검사.** A. 슬관절이 90°로 굴곡되어 있는 동안 검사자는 한손을 경골의 내회전을 만들기 위하여 비골두 뒤에 놓는다. B. 20°에서 30°에서, 외측 경골 고평부가 전방으로 아탈구 된다. C. 전범위의 신전에서, 외측 경골 고평부가 정복된다.

자의 상체가 환측 대퇴로부터 멀어지게 회전시켜 고정된 발과 거의 90°가 되게 한다. 다음, 환자는 외측 축 이동 검사와 같은 증상을 만들고, 같은 구조물을 검사하는 대퇴사두근을 수축하도록 지시받는다.

굴곡-회전 끌기 검사(Flexion-Rotation Drawer Test). 이 검사는 급성 손상에 다른 전외측회전 불안정성(ALRI)검사보다 더 민감한 경향이 있는 것으로 사용되어 왔다. 환자는 앙와위로 있으면서, 검사자는 손으로 경골을 감싸고, 환자의 발목을 자신의 팔과 체간 사이에 끼워놓는다(**그림** 16.35). 다음, 경골이 중립 회전 상태로 유지하면서 슬관절을 20~30° 굴곡 한다. 이것은 후방 끌기 검사와 같이 경골을 후방으로 밀어 넣는 것에 따라간다. 이러한 움직임은 아탈구된 경골을 정복시킨다. 경골이 반복적으로 후방으로 미끄러지고 이완된다면, 그것은 전외측회전(ALRI)검사의 양성을 가리키는 것이다. 그리고 대퇴골은 자유롭게 회전되도록 허용되고, 정복과 아탈구는 대퇴골이 내측과 외측으로 회전되

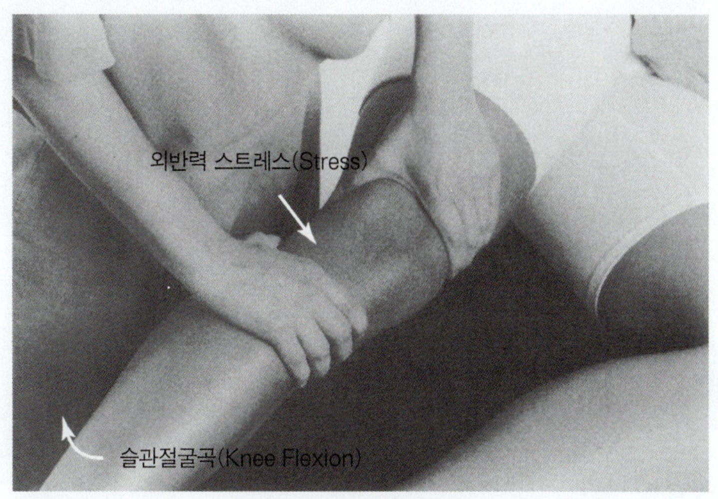

➤ 그림 16.33. **슬로컴 전외방 회전 불안전성 검사.** 손상 받지 않은 다리를 바닥에 두고 손상 받은 슬관절이 25°에서 45° 굴곡한 상태에서 외반력을 위쪽으로 준다. 이러한 정렬 과정에서 아탈구 된 경골은 꽝 소리와 함께 정복된다.

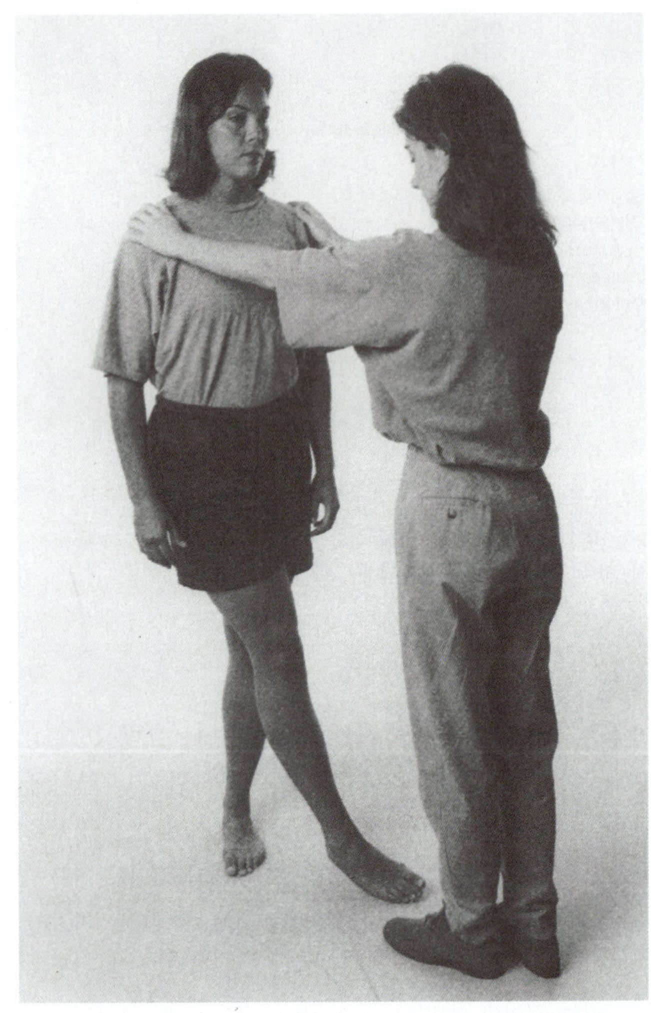

➤ 그림 16.34. **교차 검사.** 환측 다리 앞으로 발을 내딛는 것은 전외측 회전 불안정성을 결정한다. 환측 다리 뒤로 발을 내딛는 것은 전내측 회전 불안정성을 결정한다.

면서 보이거나 느껴진다.

➤ *후내방 회전 불안정성(Posteromedial Rotary Instability)*

휴스톤의 후내측 끌기 검사(Hughston's Posterolateral Drawer Test). 환자는 슬관절을 80°~90° 굴곡하고, 고관절을 45° 굴곡한 앙와위 자세로 눕는다. 검사자는 환자의 발을 잡고 내회전 시키고 발을 안정시키기 위해서 그 위에 앉는다. 다음에, 검사자는 경골을 후방으로 밀어 넣는다. 정상적인 슬관절보다 더 많은 양의 경골의 과도한 후방 회전이나 전위가 내측면에서 일어난다면, 그 검사는 양성이다.

후내방 축 이동검사(Posteromedial pivot shift test). 환자가 앙와위로 있는 동안 검사자는 경골에 외반력과 압박내측 회전을 적용하면서 슬관절을 수동적으로 45° 이상 굴곡시킨다. 양성검사에서 이러한 움직임은 내측 경골 고평부를 후방으로 아탈구 시킨다. 검사자는 환자의 슬관절을 신전 시킨다. 약 20°~40°의 굴곡에서 경골은 정복된 위치로 이동된다.

➤ *후외측 회전 불안정성(Posterolateral Rotary Instability)*

휴스톤의 후외방끌기 검사(Hughston's Posterolateral Drawer Test). 환자는 후내방 끌기 검사와 같지만, 발을 외회전 시킨다. 경골은 후방으로 밀려진다. 정상 슬관절과 비교해서 외측면이 과도하게 후방으로 이동이나 회전되어 있다

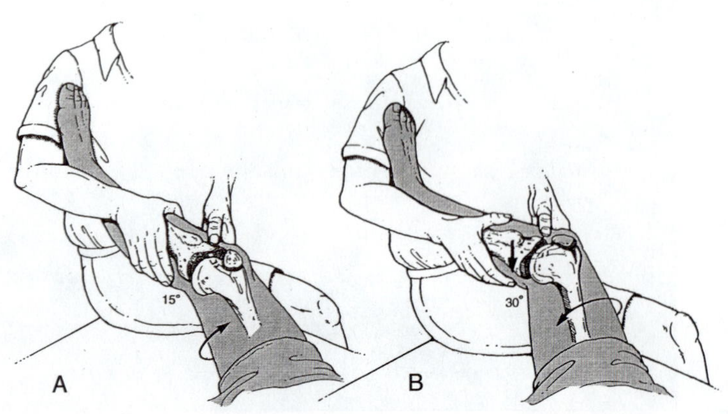

➤ 그림 16.35. **굴곡-회전 끌기 검사.** A와 B의 굴곡은 아탈구된 경골과 내회전된 대퇴골을 후방 정복하는 결과를 가져온다. 양성 결과는 전십자 인대의 손상과 관련이 있다.

면, 이것은 단지 PCL 파열만이 아니라, 후외측회전 불안정성(PLRI)를 나타낸다.

역축이동 검사(Reverse Pivot Shift Test). 역 축 이동 검사는 PCL 손상으로부터 복합손상을 구분한다. 검사자는 환자의 다리를 들어올리고, 한손으로 뒤꿈치를 안정화시킨다. 다른 손은 근위 비골에 손바닥으로 외측 장딴지를 지지하는데 사용된다. 검사 초기에, 환자의 슬관절을 70° ~80° 굴곡시키고, 외측으로 회전시킨다(손상된 측에 있는 경골의 아탈구를 야기시키는)(**그림 16.36A**). 다음으로, 슬관절에 외반 스트레스를 가하면서 편다(**그림 16.36B**). 아탈구가 감소하면 이 검사는 양성이다.

외회전 반장슬 검사 (External Rotation Recurvatum Test). 환자가 앙와위로 누워서 하지를 이완된 상태에서 검사자는 각각의 엄지발가락을 부드럽게 잡고, 테이블에서 두 발을 들어올린다(**그림 16.37**). 환자에게 대퇴사두근을 이완하라고 지시한다. 다리를 들어올리고 있는 동안, 검사자는 경골 결절을 본다. 만약 검사가 양성이면, 손상된 슬관절은 경골과 경골조면이 외측으로 회전되면서, 외측면이 상대적으로 과신전된다. 문제가 있는 슬관절은 PCL과 LCL의 손상으로 내반슬이 나타난다.

➤ 반월판 손상에 대한 검사(Tests For Meniscal Lesions)

맥머리 검사(McMurray's Test). 환자가 앙와위로 누워있는 동안, 검사자는 가슴쪽으로 슬관절을 완전히 구부리고 경골을 외측으로 회전시키며, 슬관절과 고관절을 천천히 편다(**그림 16.38**). 이 동작은 관절 내의 전이된 내측 반월판의 후각을 잡으려는 시도이며, 클릭이나 무겁고 둔한 소리를 촉진하거나 들을 수 있다. 다음으로, 검사자는 시작자세로 하지를 되돌린다. 슬관절과 고관절을 내회전과 신전하는 동안 외측 반월판의 후각이 검사된다. 각각의 검사는 수 회 반복된다.

아플레이 압박/신연 검사(Apley's Compression/Distraction Test). 슬관절을 90° 구부리고 엎드린 자세에서,

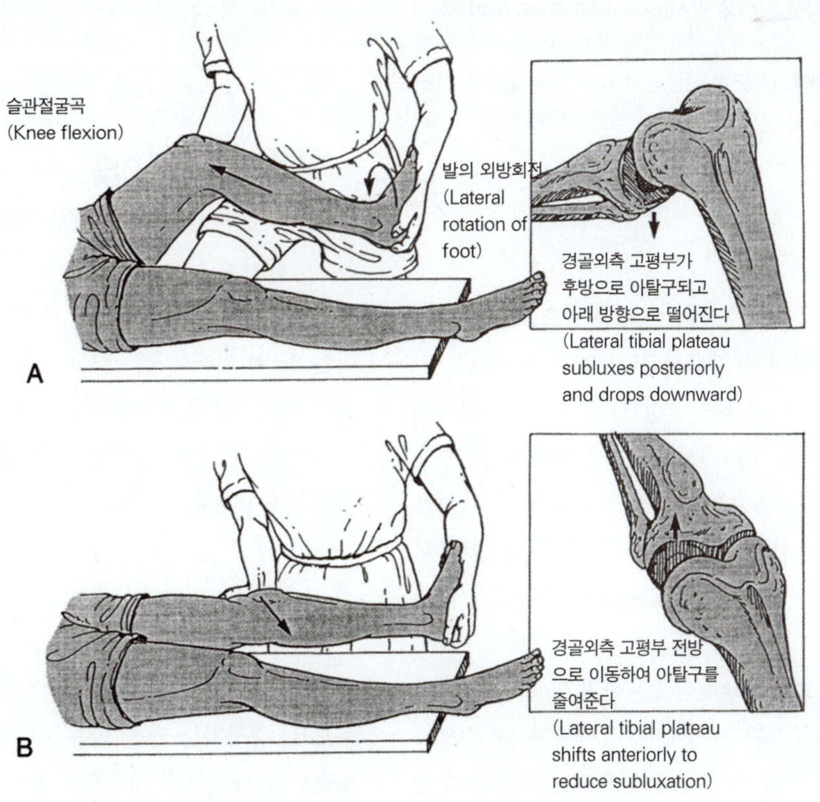

➤ 그림 16.36. **역축이동 검사(Reverse Pivot Shift Test).** A, 외회전과 굴곡된 위치는 외측 경골 결절이 아탈구 되게 한다. B, 슬관절이 신전될 때 외측 경골 결절은 정복 된다.

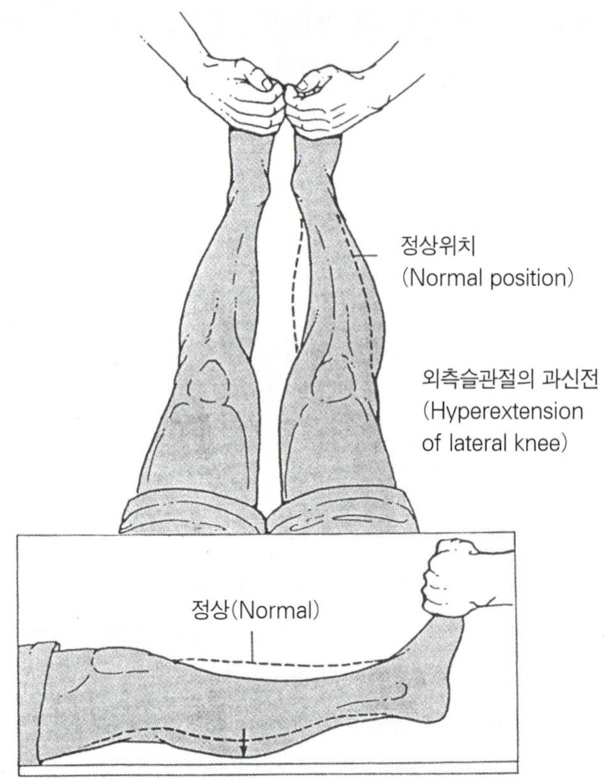

➤ 그림 16.37. **외회전 반장슬 검사(External rotation recuvatum test).** 검사자는 각각의 엄지발가락을 부드럽게 잡고 테이블에서 두 발을 들어올린다. 환자의 대퇴사두근이 이완되어 있는 것은 중요하다. 만약 검사가 양성이면, 손상된 슬관절은 경골과 경골조면이 외측으로 회전되면서, 외측면이 상대적으로 과신전 된다.

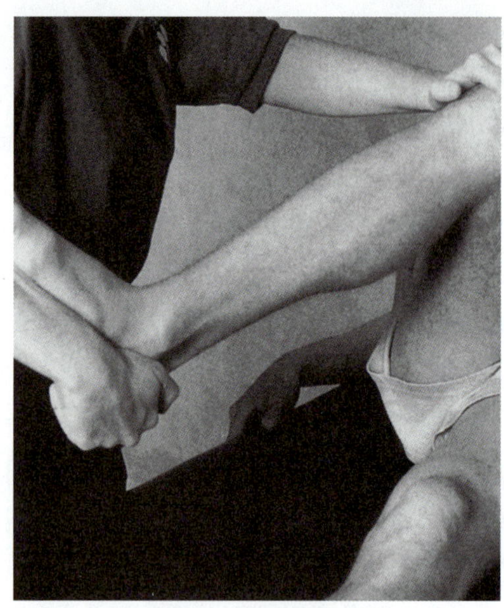

➤ 그림 16.38. **맥머리 검사(McMurray's Test).** 고관절과 슬관절을 굴곡한 상태에서 검사자는 한손으로 하지를 잡고, 경골을 외회전 한다. 다른 한손은 손가락을 관절선에 두면서 슬관절 앞쪽에 놓는다. 검사자는 다리를 천천히 편다. 만약 내측 연골판 안에 유리체가 있다면, 이 동작은 퉁김이나 클릭음(click sound) 이 있을 것이다. 다리를 내회전시키고, 엄지를 외측 관절선에 둔 검사를 반복하는 것은 외측 반월판의 손상을 검사하는 것이다.

검사자는 허벅지를 안정시키고 내, 외측 방향으로 아래쪽으로 압박을 가하면서 하지를 회전시킨다(**그림 16.39A**). 만약 통증이 나타나면, 이 검사는 양성이다. 이 압박 검사는 반월판이 파열되어 있는 상태에서, 양성 징후가 나올 수도 나오지 않을 수도 있다. 통증은 관절견인과 함께 이 검사를 반복했을 때 사라져야 한다(**그림 16.39B**). 견인과 함께 회전을 가했을 때, 통증이 발생한다면, 이것은 아마도 인대의 문제이다.

바운스 홈 검사("Bounce Home" Test). 환자가 슬관절을 완전히 굴곡 시키고 누워있는 자세에서, 검사자는 한 손으로 검사하는 하지의 뒤꿈치를 감싼다. 다음으로 슬관절을 수동으로 편다. 만약 신전이 완전하지 않다면, 또는 탄력 있는 끝느낌(springy block)이 나타난다면, 반월판이 찢어진 걸 것이다.

➤ *경비골 불안정성 검사(Tests For Tibiofibular Instability)*

근위 경비인대 결합검사(Proximal Tibiofibular syndesmosis Test). 환자가 누워서 슬관절을 약 90° 굴곡하는 동안, 검사자는 한 손으로 경골을 안정시키고 다른 손은 근위 비골두를 잡는다. 이 자세에서, 검사자는 비골두를 앞, 뒤로 이동시켜 본다. 양성 검사는 경골에서의 비골의 움직임을 인지함으로써 나타난다. 전방 전위는 근위 후경비 인대의 손상을 의미한다 ; 후방 전위는 근위 전경비 인대의 손상을 의미한다.

➤ *추벽 검사(Plica Tests)*

내슬개 추벽검사(Mediopatellar Plica Test). 환자가 누워있는 동안, 검사자는 손상된 슬관절을 30° 까지 굴곡시킨다. 다음으로, 검사자는 양성 반응을 나타내는, 통증을 일으키려는 노력으로 슬개골을 내측으로 움직인다. 통증은 내측 대퇴과와 슬개골 사이에서 추벽의 가장자리가 끼임으로써 야기된다.

추벽 스투터 검사(Plica "Stutter" Test). 이것은 환자가 검사

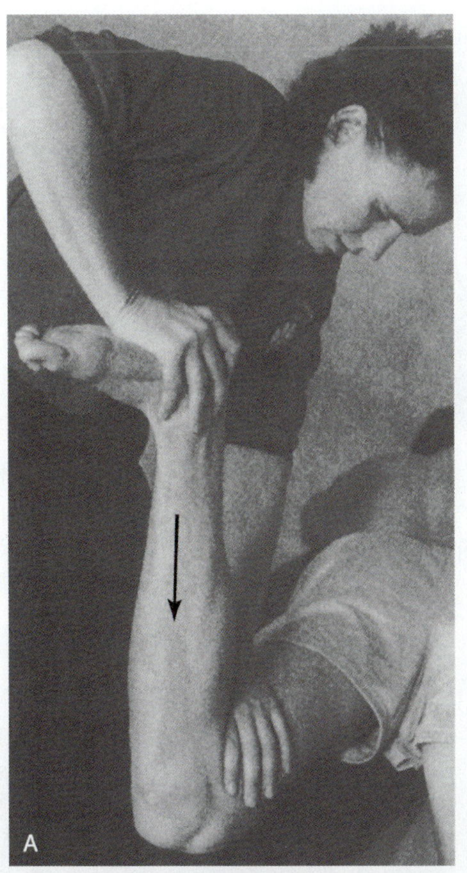

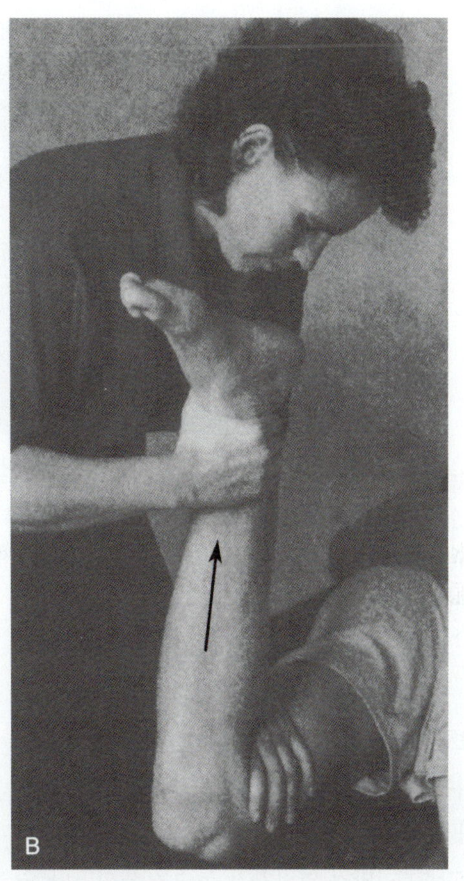

➤ 그림 16.39. **아플레이 검사(Apley's test).** A, 회전과 압박이 통증을 일으키면, 반월판 손상이 아마 있는 것이다. B, 신연 검사. 회전과 신연이 통증을 일으키면, 인대 손상이 아마 있는 것이다.

대의 가장자리에 양쪽 슬관절을 90° 구부리고 앉은 자세에서 시행된다. 검사자는 한 손가락을 슬개골 위에 대고, 환자에게 슬관절을 천천히 펴라고 지시한다. 만약 이 검사가 양성이라면, 슬개골이 45°~60° 굴곡지점에서 움찔하거나 펄쩍 뛴다. 이 검사는 관절 종창이 없는 경우 효과적이다.

휴스톤 추벽검사(Hughston's Plica Test). 환자가 누워있는 상태에서, 검사자는 한 손으로 슬관절을 굴곡 시키고, 경골을 내측으로 회전시킨다. 다른 손의 손가락으로 내측 대퇴골과를 촉진하는 동안 같은 손으로 슬개골을 내측으로 압박한다. 검사자가 손가락 아래의 추벽 띠의 "popping"을 느낀다. 환자의 슬관절을 수동으로 굴곡신전시키면서 이것은 양성 검사를 나타낸다.

➤ *대퇴슬개골의 기능 부전 검사(Tests for Patellofemoral Dysfunction)*

슬개골 압박 분쇄 검사(Patella Compression or Grind Test). 연골하골의 자극의 결과로 오는 관절통을 평가하기 위해서, 검사자는 다양한 각도의 굴곡에서 활차위의 슬개골을 압박한다. 정상적으로, 슬개골은 슬관절굴곡이 10°~15°일 때 활차에 들어오므로, 완전신전에서 적용된 압력은 슬개골과 활차 사이의 관절압박을 직접적으로 생산하지는 않는다. 그러므로, 슬관절이 약 20° 굴곡하게 아래에 타월을 두는 것이 필수적이다. 이 자세에서, 검사자는 슬개대퇴고랑 안으로 슬개골을 압박한다(**그림 16.40A**). 슬개골의 원위부는 관절을 형성한다 ; 이 범위에서의 압박에 대한 통증은 원위 슬개골 또는 근위 활차 부위에서의 병변을 나타낸다. 반대로, 슬관절굴곡이 증가하면서, 슬개골은 활차에서 원위로 당겨진다.

클라크 징후(Clarke 's Sign). 검사자는 엄지손가락과 집게손가락 사이의 부드러운 부분을 발목 방향으로 슬개골 윗선에

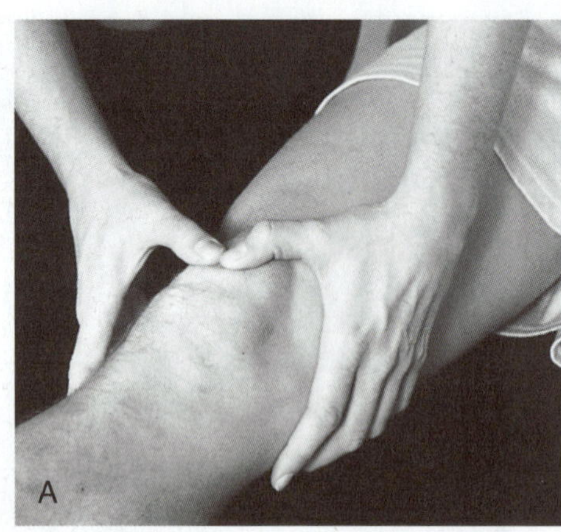

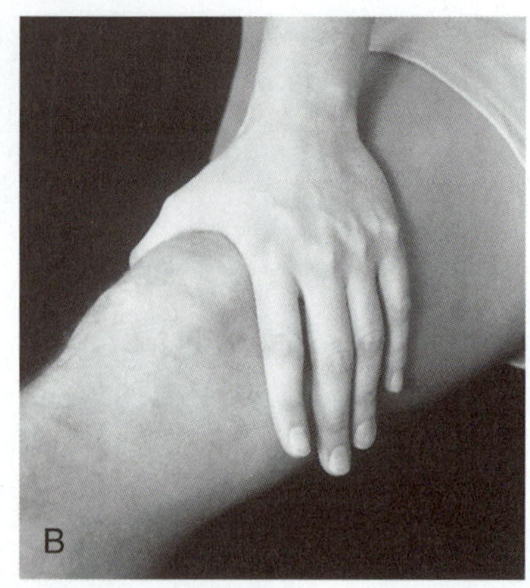

➤ 그림 16.40. **슬개대퇴 기능부전.** A, 슬개골 압박 분쇄 검사. 슬개골을 활차홈속으로 압박할 때 통증이 나타나면 슬개골 관절연골의 병리적 문제가 있음을 의미한다. B, 클라크 징후. 검사자가 슬개골 상극 바로 윗쪽 근위부를 약하게 압박하고, 환자에게 대퇴사두근을 수축하라고 지시한다. 환자가 통증을 느끼거나 수축을 유지할 수 없다면, 슬개골 연골연화증에 양성반응을 의미하는 것이다.

다 위치시킨다(**그림 16.40B**). 의뢰자에게 검사자가 부드럽게 아래쪽으로 미는 동안 대퇴사두근을 수축하라고 가르친다. 만약 의뢰자가 통증 없이 수축을 유지할 수 있으면, 이 검사는 음성으로 판단한다. 만일 의뢰자가 통증을 느끼거나 수축을 유지할 수 없으면, 슬개골 연골연화증(chondromalacia patella)에 대한 검사에 양성반응이다. 이 검사를 시행 시에 누르는 압력이 높으면 검사받는 모두에게서 통증을 유발시킬 수 있다. 따라서 그 과정을 슬관절신전, 슬관절굴곡 30°, 60°, 90°의 각기 다른 각도에서 압력을 증가하면서 여러 번 반복적으로 해야 한다.

왈드론 검사(Waldron Test). 의뢰자가 슬관절을 천천히 깊게 굴곡하는 동안 검사자는 슬개골을 촉진한다. 어떤 염발음(crepitus), 통증, 걸림(catching), 더 좋지 않은 추적(tracking) 등이 나타날 것이다. 이러한 징후나 증상 중 어느 것이든 동시에 일어나면, 이 검사 결과는 연골연화증에 대해 양성이다.

슬개골 불안 검사 (Patella Apprehension Test.) 슬관절이 이완된 위치에 두고, 검사자는 슬개골을 외측으로 밀어본다(**그림 16.41**). 환자가 자발적으로 또는 비자발적(involuntarily)으로 불안(apprehension)하게 보인다면, 이 검사 결과는 슬개골 아탈구(subluxating patella)에 대해 양성이다.

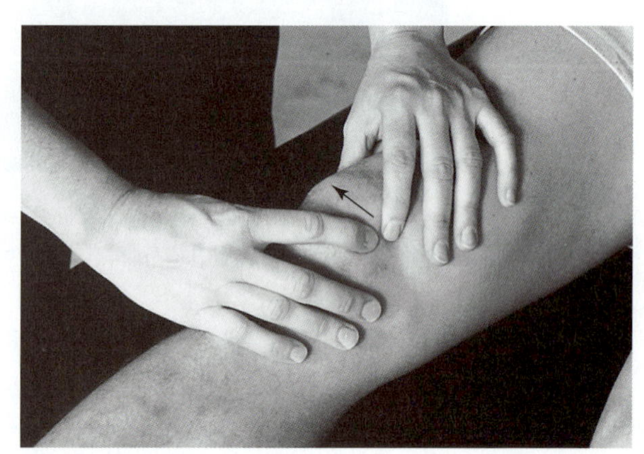

➤ 그림 16.41. **슬개골 불안 검사(Patellar apprehension test).** 검사자는 슬개골을 부드럽게 외측으로 전위시킨다. 환자가 두려움을 나타내면 이 검사는 아탈구된 슬개골을 나타내는 양성 반응이다.

➤ *장경인대마찰증후군 검사(Test for Iliotibial Band Friction Syndrome)*

노블 압박검사(Noble compression test). 이 검사는 장경인대 마찰 증후군(IT band friction syndrome)이 슬관절주위에 있다면, 오버스 검사(Ober's test)와 함께 사용한다(**그림 16.42A**). 환자를 눕히고 슬관절과 고관절이 90° 굴곡 시킨 상태에서, 슬관절을 천천히 신전시키면서 다리를 내리도록 한다. 검사자는 엄지손가락으로 대퇴의 외측상과연에서 몸 쪽으로 1-2cm 부위에 압력을 직접적으로 적용한다. 슬관

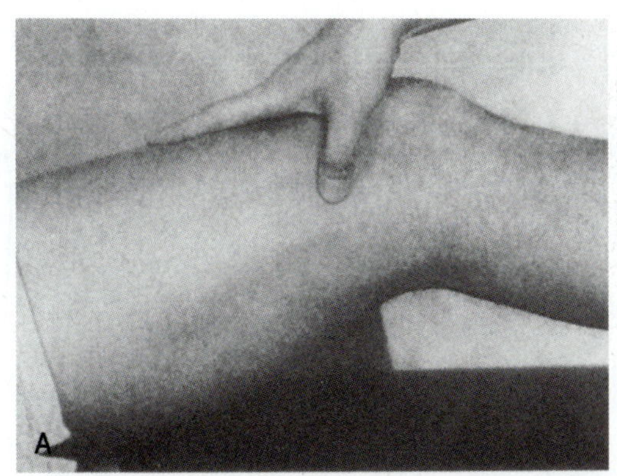

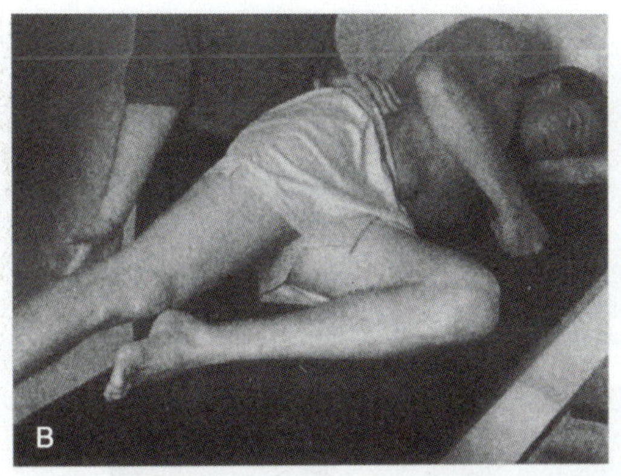

➤ 그림 16.42. **장경인대마찰증후군 검사 (Test for Iliotibial Band Friction Syndrome).** A. 노블압박검사(Noble compression test). 슬관절과 고관절이 90° 굴곡시킨다. 다리를 신전시키면서 검사자는 엄지손가락으로 대퇴의 외측상과연에서 압력을 적용한다. 슬관절이 30°나 또는 그 근처에서 통증을 느낀다면, 그것은 장경인대 (ITB) 증후군을 가리킨다. B. Ober's test. 검사자는 수동적으로 고관절을 외전시키고 살짝 신전시킨다. 그리고 나서 검사자는 신전된 다리를 천천히 하강시킨다. 만약 장경대(ITB)가 짧아졌다면, 다리는 외전된 자세로 유지될 것이다.

절이 슬관절굴곡 30° 까지 움직일 때, 의뢰인이 일상적인 활동 중에 일어났던 통증과 유사한 심한 통증을 호소한다.

오버 검사(Ober's test). 의뢰인은 옆으로 눕고 아래쪽 다리의 고관절과 슬관절을 약간 구부린다. 검사자는 검사 중에 골반이 뒤쪽으로 이동되는 것을 막기 위해 한 손으로 골반을 고정시킨다. 이 후 검사자는 고관절을 조금 신전된 상태에서 수동적으로 외전시켜, 장경인대가 대결절 위를 지나도록 한다(**그림 16.42B**). 본래의 오버스 검사(Ober's test)는 슬관절을 90° 구부리도록 하지만, 슬관절을 신전시키면 장경인대가 최대로 신장(stretch)된다. 검사자가 위쪽 다리를 천천히 내릴 때, 장경인대가 팽팽(tight)하다면 다리가 외전된 상태로 있을 것이다.

신경학적 검사(Neurologic Tests)

근절(myotome)의 등척성 근력 검사, 반사검사, 분절 피부분절(segmental dermatome)에서의 감각과 말초신경 피부패턴으로 신경학적 통합(neurologic integrity)을 평가한다.

➤ 근절(Myotomes)

특정 분절을 검사하기 위해 등척성 근력 검사를 아래에 적힌 동작에서 수행하여야한다 : 고관절 굴곡(L_1, L_2), 슬관절 신전(L_3), 발목의 배측굴곡(L_4), 발가락 신전(L_5), 발목 저측굴곡, 발 외번(eversion) 또는 고관절 신전(S_1), 슬관절 굴곡(S_2).

➤ 반사(Reflexes)

슬개골을 포함한 아래쪽 하지에서의 반사와 아킬레스건 반사(S1)(**그림 16.43**). 슬개건 반사검사는 환자가 앉은 자세에서 슬관절을 90° 구부리고, 검사자는 반사 망치의 평편한 끝으로 건을 두드리는데 손목을 이용하여 또렷한 동작으로 두드린다. 정상적인 반사는 약한 신전 반사동작을 보인다. 아킬레스건 반사는 발목을 약간 배측 굴곡시켜 건을 신전시킨 후 같은 방법으로 건을 두드린다. 다른 검사자세는 테이블 위에 엎드리게 하거나, 의자 위에 슬관절을 세우고, 발을 모서리 밖으로 내어놓는다. 정상적인 반사는 약한 저측굴곡 반사를 일으킨다.

➤ 피부양상(Cutaneous Patterns)

피부감각 검사에서, 검사자는 날카롭고 묵직한 물체를 피부위로 움직인다(즉, 가위의 평편한 모서리(flat edge)와 무딘 끝(blunt tip)). 의뢰인이 눈을 감거나 멀리 있는 물체를

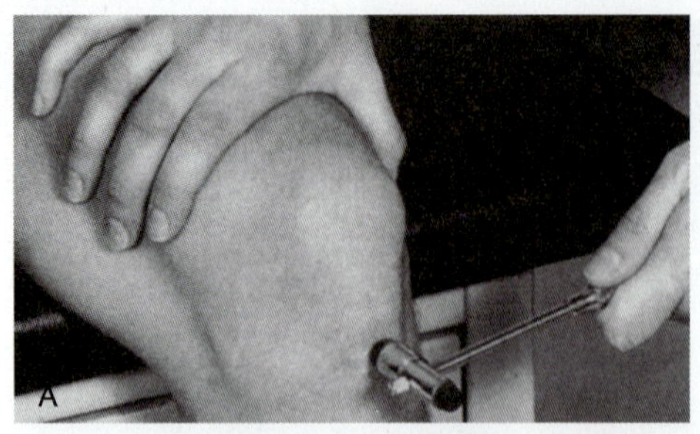

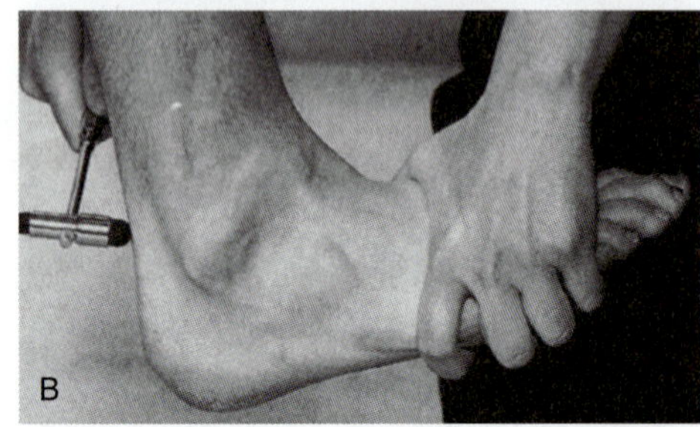

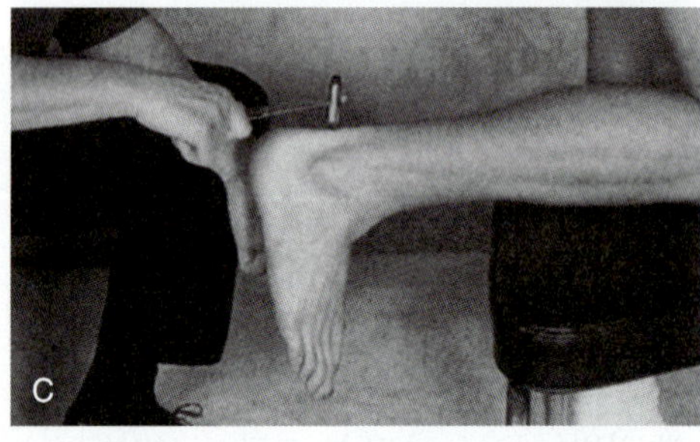

➤ 그림 16.43. **반사 검사.** A, 슬개건 반사. B, 아킬레스건 반사. C, 아킬레스건 반사의 대체 위치.

보는 동안, 의뢰인에게 날카로운 것과 무딘 것을 구분하도록 요청한다. 슬관절의 부분적인 신경분절 패턴은 **그림** 16.44에 나타내었다. 말초신경 피부 분포 패턴은 **그림** 16.45에 나타내었다.

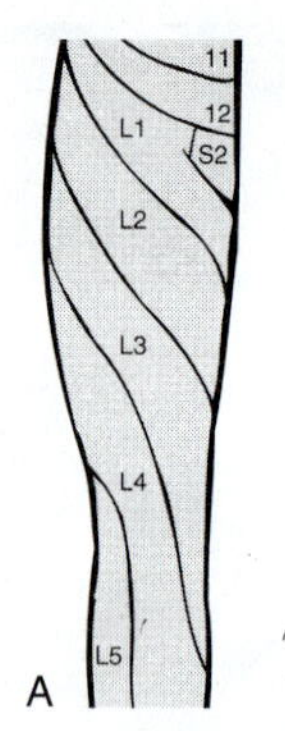

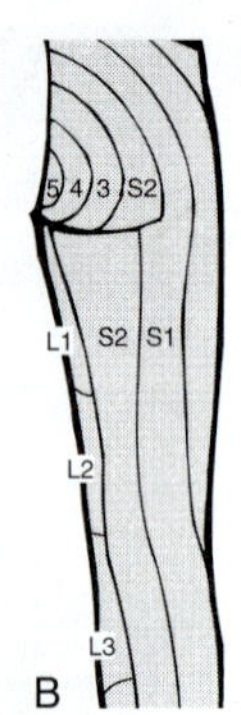

➤ 그림 16.44. **피부 분절 구역 도표.** A, 전면 B, 후면

특정 활동과 관련한 기능검사 (Activity Specific Functional Tests)

기능 검사는 환자가 복귀하기 전에 실시해야 한다. 이러한 검사는, 절름거리거나(limp) 진통보행이 나타나지 않는, 통증이 없는 상태에서 실시해야 한다. 기능검사의 예는 전방달리기, 다리를 가로저으며 옆으로 걷기, 8자 달리기 또는 V-컷(V-cuts), 옆으로 걷기와 교차 달리기(karioca running) 등이 있다. 재손상을 방지하기 위해 적절한 기능적인 보조기나, 안전 보조기구를 사용할 수 있다.

A 특수검사를 수행하는 동안, 슬관절신전을 능동적으로 하는 경우와 저항을 주었을 때 통증의 증가와 근 약화(weakness)를 발견할 수 있으나, 신경학적인 평가는 정상이다. 왈드론(Waldron) 검사와 슬개골 불안 검사는 통증의 증가와 초조함을 유발할 수 있다. 만약 당신이 의뢰인을 만성 슬관절 아탈구(chronic patella subluxation)라고 판단하였다면 당신은 판단은 정확하다. 그 의뢰인은 어떤 장기적인 손상이 슬개골과 활차의 관절면에 일어났는지 여부를 판당하기 위해 의사에게 의뢰를 하여야 한다.

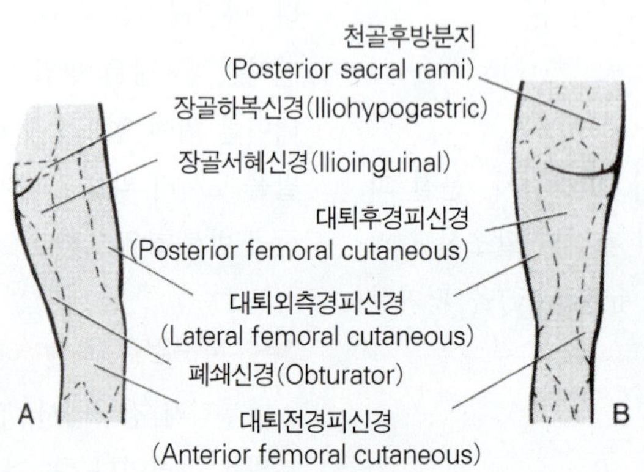

➤ 그림 16.45. **말초 감각 신경 분포도.** A, 전면. B, 후면.

슬관절 손상 재활(REHABILITATION OF KNEE INJURIES)

Q 슬관절재활 프로그램에서 반드시 포함되어야 하는 중요 요소는?

재활프로그램은 염증을 최소화하고 초기에 가동술을 시작하여 비가동성의 영향을 최소화하도록 한다.

정상 관절영역이 회복된다. 재활 프로그램은 기본적으로 닫힌 사슬 운동을 통한 동작과 고유수용감각을 회복시키고, 심폐기능을 유지하고, 근력, 지구력, 체력을 향상시켜야 한다. 특정 손상에 대한 운동 프로그램의 예가 실전 전략 16.1에서 16.5까지 나열되어 있다.

동작의 회복 (Restoration of Motion)

대부분의 슬관절 손상에서는 어느 정도 동작의 소실이 따른다. 수동적 관절가동역 운동을 손상 후 첫 번째 날에 시작할 수 있다. 전방 십자인대의 자가 슬개건 이식 재건술 후에 연속 수동 동작 기구(continuous passive motion machine)을 사용하는 것은 약간 우려되는데, 이식된 부분의 잠재적 손상 때문이다. 여러 문헌들에서 이러한 집단에 대한 CPM의 조기 사용에 대해 지지한다. 이 장치는 슬관절을 보호된 영역 내에서 움직여 내부 치료 과정을 촉진시킨다(**글상자 16.10**). CPM 장치가 필요 없을 때에는 누워서 벽에 다리 밀기(supine wall slide), 발꿈치 밀기(heel slide), 보조 무릎 굴곡과 신전(assisted knee flextion and extension), 반쪼그려 앉기(half squat) 또는 PNF 신전 운동과 같은 관절가동역 운동을 수행할 수 있다(**그림 16.46**). 신전이 회복시키기 가장 어려운 동작이고, 정상 보행에 도달하기 위해서 중

➤ ➤ 글상자 16.10

전방십자인대 재건술에 따르는 연속 수동 동작기 사용의 이점

- 관절 연골 영양의 유지와 관절 연골 참식(degradation)의 방지
- 유착, 관절 경직, 근육 경직을 방지한다.
- 교원질 개조와 관절 역학에 유리
- 통증을 경감시켜 진통제의 사용량을 감소시킨다.
- 관절 부종과 삼출을 감소시킨다.
- 인대의 안정성에 어떠한 유해한 영향을 만들어내지 않는다.
- 슬관절 가동역을 빠르게 증가시킨다.

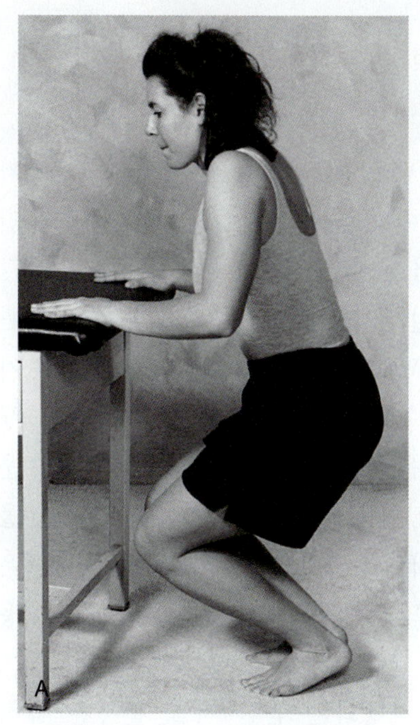

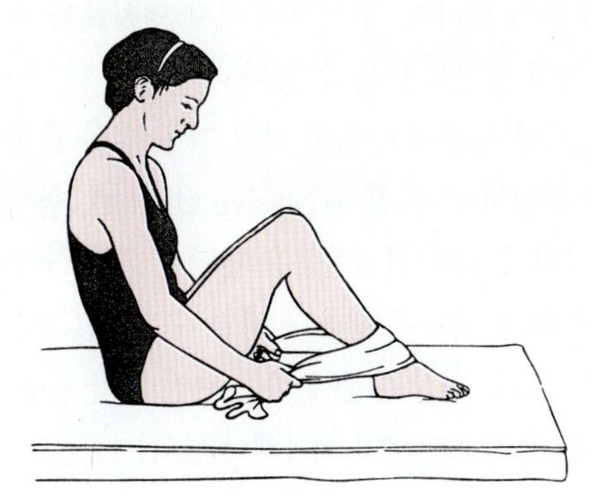

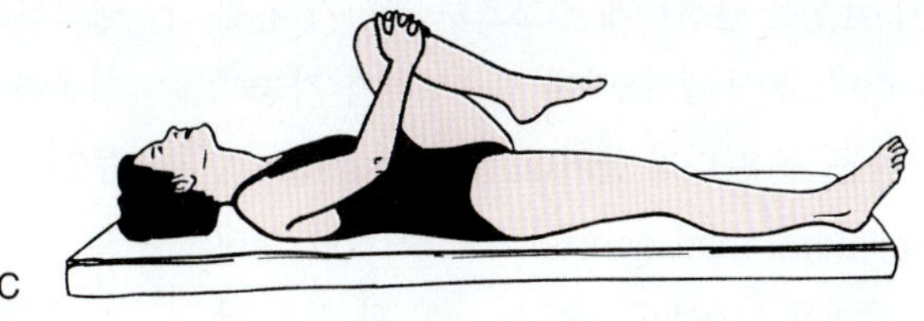

➤ 그림 16.46. **관절 가동 운동.** A. 반 쪼그려 앉기 B. 지지 발꿈치 밀기 C. 지지 슬관절 굴곡

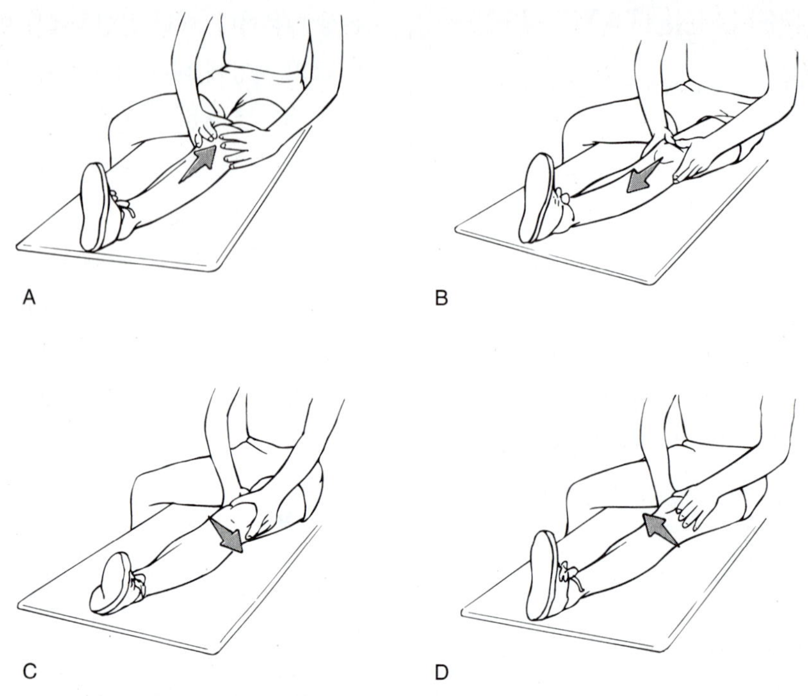

➤ 그림 16.47. **슬개골 자가 관절운동.** A. 근위부, B. 원위부, C. 내측, D. 외측

요하다. 환자를 테이블에 엎드려 놓고 대퇴부를 편하게 놓는다. 하지(lower leg)를 테이블의 끝까지 뻗는다. 체중을 경골 원위부에 실을 수 있고, 이렇게 하여 점진적인 신전을 할 수 있다. 한 차례의 운동이 끝나면, 누운 자세에서 냉치료를 적용하고, 발꿈치를 높여 신전을 도울 수 있다.

경골대퇴 관절에서의 능동적 수동적 관절 가동 범위 운동 외에 또, 슬개대퇴 관절의 수동 활주(passive gliding), 특히 내측 활주를 향상시키기 위한 신전운동은 단단한 외측 구조를 신전시켜 슬개골의 위치와 주행을 교정할 수 있다(**그림 16.47**). 슬개 대퇴 관절의 정상 수동 활주는 완전 굴곡 운동, 저항 운동, 자전거를 시작하기 전에 회복해야 한다.

고유수용성감각과 균형의 회복(Restoration of Proprioception and Balance)

고유수용성 감각과 균형은 안전하게 스포츠로 돌아가기 위해 반드시 회복해야 한다. 손상 후 초기에 체중부하가 가능해지면 목발에서 체중 이동, 곧은 다리 들기(straight-leg raise), 양측 미니스쿠어트(bilateral minisquarts) 또는 지지한 상태의 생체역학적 발목 플랫폼 시스템(BAPS board) 과 같은 닫힌 사슬 운동이 유용하다. 균형잡기가 향상되면 지지하지 않고 BAPS를 사용하거나 닫힌 사슬 운동, 작은 트렘플린(minitramp)에서 뛰기, 또는 슬라이드 보드의 사용이 근력 강화를 위해 사용된 다른 닫힌 사슬 운동과 결합될 수 있다(다음을 보라).

근강도와 근지구력, 근력(Muscular Strength, Endurance, and Power)

대퇴 사두근군, 특히 내측 광근과 VMO(내측광근)의 강화가 조기에 강조되야 한다. 이 근육들은 슬개골의 위쪽과 내측의 안정성을 보조한다. Quad set이라고 하는 등척성 운동을 0˚, 45˚, 60˚, 90˚ 정도의 슬관절 굴곡 상태에서 수행한다. 등척성 고관절 내전 운동도 또한 VMO를 동원하기 위해 사용되고, 앉은 자세에서 슬관절 사이에 수건을 말어 넣어 조이는 방법으로 수행할 수 있다. 열린 사슬 운동도 모든 방향에서 곧은 다리들기 운동으로 시행할 수 있고, 발목에 무게를 달거나 튜빙(tubing)을 사용하여 저항을 증가시킬 수 있다. 슬관절 신전과 굴곡 운동은 무게 부하 없이 하거나 몇 가지 등장성, 등가속성 장비들을 사용할 수 있다.

체중을 지지하며 실행되는 닫힌 사슬 운동은 종점(terminal) 슬관절 신전 운동(**그림 16.48**), 계단 오르기, 계단 내리기, 측면 계단 오르기, 0°~40° 1/2 쪼그려 앉기, 운동 기구에서 0°~60° 다리 밀기, 또는 스텝 머신이나 고정 자전거의 사용을 포함할 수 있다. 실전 전략 16.1 닫힌 사슬 운동에 나와 있는 몇 가지 이러한 운동은 저항이나 움직임의 속도를 증가시키거나 시각 피드백(천정 보기, 바닥보기, 또는 눈감고 하기)을 변경해 줌으로써 점진적으로 강도를 증가시킬 수 있다. 닫힌 사슬 운동의 정확한 실행이 매우 중요하다. 예를 들면, 반쪼그려 앉기나 렉 프레스를 할 때, 고관절이 내전과 내회전을 조절할 만큼 충분히 튼튼하지 못하다면 슬관절은 발이 회내(pronation)된 외반 정렬이 된다. 이것은 Q-각을 증가시켜 운동선수가 슬개대퇴 통증이 생기기 쉽게 만든다.

재활의 마지막에 단계에서 플라이오메트릭(plyometric) 점프를 작은 상자와 방향 전환을 이용하여 힘과 고유수용성 감각을 증가시킬 수 있다. 증가된 원심성 수축과 관련된 힘을 주는 방법으로 인한 근육 미세손상 때문에 이러한 운동들은 한주에 두 세번만 수행해야 한다.

심혈관 체력(Cardiovascular Fitness)

심혈관 건강 운동은 상체 운동기 또는 수중치료를 통해 손상 후 즉시 시작할 수 있다. 수중에서 달리기와 깊은 물에서 시행하는 특수 스포츠 운동을 하면, 체중을 지지하지 않은 자세에서 특수 스포츠 기능 수련을 유지할 수 있게 된다. 관절가동역이 적절하게 유지되었다면, 고정 자전거를 사용할 수 있다. 좌석은 슬관절을 15~30° 구부리도록 조절한다. 실행자는 발앞꿈치 부분에 페달을 대고, 발가락 클립을 사용하고 미는 힘의 아래까지 밀도록 가르쳐야 한다. 저중강도의 부하가 슬개대퇴 압력을 감소시키기 위해 권장된다. 보행과 가벼운 조깅, 기능적 활동과 같은 다른 운동들은 견딜 수 있으면 진행한다.

A 재활 프로그램은 동작과 고유수용감의 회복과 심혈관계 건강의 유지, 그리고 근력, 지구력, 체력을 증가시켜야 한다. 모든 기능적 테스트를 통증없이 통과해야 스포츠에 참여할 수 있고 담당 의사에 의해 확인되어야 한다. 이러한 테스트들은 정해진 시간 내 왕복 질주(timed sprint), 왕복 달리기, 순발력 달리기, 교차(karioka) 달리기, 제자리 뛰기와 수직 점프 테스트들을 포함한다.

요약(Summary)

1. 슬관절관절(대퇴 경골관절)의 기능은 근본적으로 약간의 외측과 회전 움직임이 일어나는 변형된 경첩관절이다.
2. 십자인대는 관절내부(intraarticular)에 있지만, 활액막 밖(extrasynovial)에 있다. 이것은 대퇴골에서 경골의 전방과 후방 전위를 방지한다. 전방십자인대는 자주 감속 손상의 대상이 되고, 특히 전방 경골의 힘이

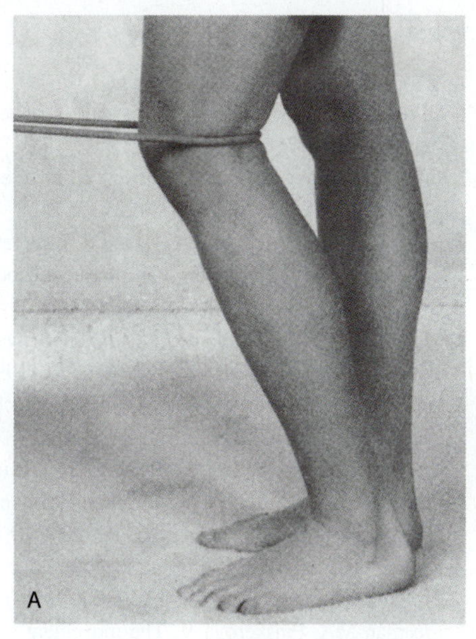
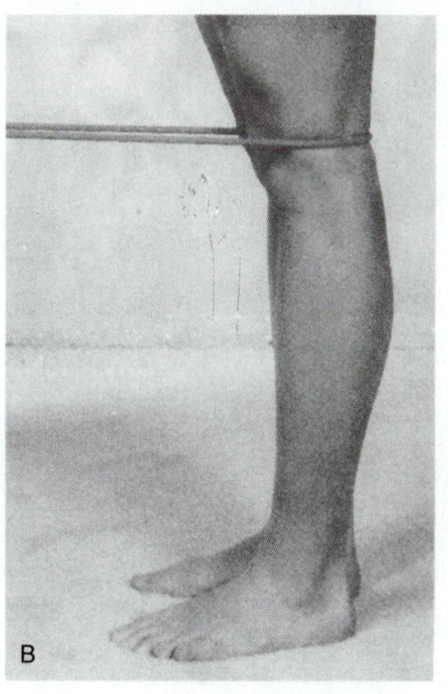

➤ 그림 16.48. **닫힌 사슬에서 최종 신전.** A. 시작 자세, B. 마지막 자세

동반되었을 때, 내부 경골 회전력(torque)이 가장 위험한 부하 메커니즘이 된다.

3. 측부인대는 슬관절에서의 외번과 내번(valgus and varus) 스트레스를 박는다.
4. 반월판은 관절의 윤활과 영양을 돕는고, 움직이는 동안 마찰을 줄이며, 관절연골 위에서 스트레스를 분산시켜 충격흡수를 제공하고, 체중 분산을 향상시키고, 과신전을 막기위해 관절낭과 인대를 돕는다.
5. 대퇴골에 대한 슬개골의 이동은 부착된 대퇴사두근에 의해 생기는 순수 힘(net force)의 방향에 달려있다. 슬개골 불안정, 약한 경사 내측광근(VMO), 슬개골의 과이동성, 해부학적 부정전위(malalignment), 추벽 증후군(plica syndrome) 또는 반복된 미세손상 같은 요인들이 만성 슬개대퇴 통증을 일으킬 수 있다.
6. 슬개전 윤활낭은 그것의 위치 때문에 압력에 의해 가장 흔히 손상되는 윤활낭이다. 깊은 슬개하 윤활낭은 흔히 과사용과 슬개하건과 이 아래에 있는 구조(지방과 경골) 사이의 반복된 마찰에 의해 자주 염증이 생긴다.
7. 수직면 불안정은 중요한 면에서의 불안정을 의미한다. 다른 면에서의 다중구조의 손상은 회전 불안정이라고 부른다.
8. 독립적인 전방 불안정은 드물다. 대신에 전-내측 또는 전-외측 느슨함이 흔히 나타난다. 전방십자인대 손상의 비율은 여성, 부분적인 근력의 불균형이 있을 때, 그리고 내재성 및 외재성 요인이 있을 때 흔하다.
9. 반월판들은 나이를 먹음에 따라 딱딱해지고 탄력이 떨어진다. 반월판열상은 나이, 위치, 방향의 축에 따라 분류되고, 그것에는 종열상, 양동이 손잡이 열상, 횡열상, 앵무새 부리 열상 등이 있다. 반월판에는 통각기가 분포되지 않았기 때문에 윤활액염과 관절 종창은 손상 후 12시간 후까지는 발전하지 않는다.
10. 슬개대퇴 스트레스 증후군은 VMO가 약화되었거나 슬개골을 대퇴 관절구(condyle)에 단단히 잡아주는 외측 지대(retinaculum)가 지나치게 팽팽할 때 흔히 발생한다. 이러한 상황은 연골연화 슬개골에서 더욱 흔하고 이것은 슬개골 관절연골의 진성 퇴행이다.
11. 청소년들은 특히, 오스굿 병, 신딩-라센-요한손(Sinding-Larsen-Johansson) 병과 대퇴골 골단의 골절등이 일어나기 쉽다.
12. 슬관절부위의 통증은 요추와 고관절, 발목관절에서부터 연관될 수 있다.
13. 재활프로그램은 염증과 고정의 영향을 최소화 하도록 초기 관절 가동을 시작하고 조절된 움직임을 정상 관절 기능이 회복될 때까지 치유 조직에 점진적으로 자극해야 한다.
14. 다음의 증상이 의심되면, 반드시 의사에게 의뢰해야 한다.
    - 탈구나 골절로 의심되는 명백한 변형
    - 확실한 움직임의 감소나 슬관절관절의 잠김
    - 과도한 관절 종창
    - 전체적인 관절 불안정
    - poping, snapping 또는 clicking 같은 소리나, 슬관절의 무리에 의해 통증을 일으키는 현상(give way)
    - 골단(epiphyseal)의 손상 가능
    - 반사의 비정상 또는 소실
    - 구획별 피부절이나 말초 표피 패턴의 비장상적인 감각
    - 맥박의 상실 또는 약화
    - 근절(myotome)의 약화
    - 활동이나 동작을 막는 설명할 수 없거나, 만성적인 통증

참고문헌(References)

1. Adirim TA, Cheng TL. Overview of injuries in the young athlete. Sports Med 2003;33(1):75-81.
2. Rath E, Richmond JC. The menisci: basic science and advances in treatment. Br J Sports Med 2000;34:252-257.
3. Mine T, Kimura M, Sakka A, Kawai S. Innervation of nociceptors in the menisci of the knee joint: an immunohistochemical study. Arch Orthop Trauma Surg 2000;120(3-4): 201-204.
4. Markolf KL, et al. Combined knee loading states that generate high anterior cruciate ligament forces. J Orthop Res 1995;13(6):930-935.
5. Grelsamer RP, Weinstein CH. Applied biomechanics of the patella. Clin Orthop. 2001;(389):9-14.
6. Mizuno Y, Kumagai M, Mattessich SM, Elias JJ, Ramrattan N, Cosgarea AJ, Chao EY. Q-angle influences tibiofemoral and patellofemoral kinematics. J Orthop Res 2001;19(5):834-840.
7. Dye SF. Functional morphologic features of the human knee: an evolutionary perspective. Clin Orthop 2003;(410):19-24.
8. Freeman MA, Pinskerova V. The movement of the knee studied by magnetic resonance imaging. Clin Orthop 2003;(410):35-43.

9. Komistek RD, Dennis DA, Mabe JA, Walker SA. An in vivo determination of patellofemoral contact positions. Clin Biomech 2000;15(1):29-36.
10. Nakagawa S, Kadoya Y, Kobayashi A, Tatsumi I, Nishida N, Yamano Y. Kinematics of the patella in deep flexion. Analysis with magnetic resonance imaging. J Bone Joint Surg Am. 2003;85-A(7):1238-1242.
11. Moro-oka T, Matsuda S, Miura H, Nagamine R, Urabe K, Kawano T, Higaki H, Iwamoto Y. Patellar tracking and patellofemoral geometry in deep knee flexion. Clin Orthop 2002;(394):161-168.
12. Escamilla RF. Knee biomechanics of the dynamic squat exercise. Med Sci Sports Exerc 2001;33(1):127-141.
13. Escamilla RF, Fleisig GS, Zheng N, Lander JE, Barrentine SW, Andrews JR, Bergemann BW, Moorman CT 3rd. Effects of technique variations on knee biomechanics during the squat and leg press. Med Sci Sports Exerc 2001;33(9):1552-1566.
14. Costigan PA, Deluzio KJ, Wyss Up. Knee and hip kinetics during normal stair climbing. Gait Posture 2002;16(1):31-37.
15. Shrive NG, Phil D, O'Connor JJ, Goodfelow JW. Load-bearing in the knee joint. Clin Orthop 1978;131:279-287.
16. Costigan PA, Deluzio KJ, Wyss UP. Knee and hip kinetics during normal stair climbing. Gait Posture 2002;16(1):31-37.
17. Starkey C, Ryan JL. Evaluation of Orthopedic and Athletic Injuries. Philadelphia: FA Davis, 1996.
18. Moul JL. Differences in selected predictors of anterior cruciate ligament tears between male and female NCAA Division I collegiate basketball players. J Ath Train 1998;33(2):118-121.
19. Fadale PD, Hulstyn MJ. Common athletic knee injuries. Clin Sports Med 1997;16(3):479-499.
20. Covey DC. Current concepts review: injuries of the posterolateral corner of the knee. J Bone Joint Surg 2001;83-A(1):106-118.
21. Irrgang JJ, Safran MR, Fu FH. The knee: ligamentous and meniscal injuries. In: Zachazewski JE, Magee DJ, Quillen WS, eds. Athletic injuries and Rehabilitation. Philadelphia: WB Saunders, 1996.
22. Moeller JL, Lamb MM. Anterior cruciate ligament injuries in female athletes: why are women more susceptible? Phys Sportsmed 1997;25(4):31-48.
23. Bach BR Jr. Acute knee injuries: when to refer. Phys Sportsmed 1997;25(5):39-50.
24. Cooper DE, Arnoczky Sp, Warren RF. Arthroscopic meniscal repair. Clin Sports Med 1990;9(3):589-607.
25. Brindle T, Nyland J, Johnson D. The meniscus: review of basic principles with application to surgery and rehabilitation. J Ath Train 2001;36(2):160-169.
26. Wall EJ. Osgood-Schlatter's disease: practical treatment for a self-limiting condition. Phys Sportsmed 1998;26(3):29-34.
27. Thein LA. The Child and adolescent athlete. In: Zachazewski JE, Magee DJ, Quillen WS, eds. Athletic Injuries and Rehabilitation. Philadelphia: WB Saunders, 1996.
28. Stanitski C, Sherman C. How I manage physeal fractures about the knee. Phys Sportsmed 1997;25(4):108-121.
29. Ralston BM, et al. Osteochondritis dissecans of the knee. Phys Sportsmed 1996;24(6):73-84.
30. Brownstein B, Bronner S. Patella fractures associated with accelerated ACL rehabilitation in patients with autogenous patella tendon reconstructions. JOSPT 1997;26(3):168-171.
31. Norkus SA, Swartz EF, Floyd RT. Advantages of the prone Lachman test. Ath Therapy Today 2002;7(2):52-56.
32. Weber MD, Ware AN. Knee rehabilitation. In: Andrews JR, Harrelson GL, Wilk KE, eds. Physical Rehabilitation of the Injured Athlete. Philadelphia: WB Saunders, 1998.

제 17 장

하지, 족관절 및 발의 질환 (Lower Leg, Ankle, and Foot Conditions)

결과

1. 하지, 족관절 및 발의 중요한 뼈와 연부조직 구조를 확인한다.
2. 하지, 족관절 및 발을 지지하는 다양한 인대 구조들을 설명한다.
3. 족궁의 기능과 체중을 지지하고 분산하는데 있어서 족궁의 역할을 설명한다.
4. 발과 족관절의 움직임을 설명하고, 그 움직임을 만드는 근육들을 확인한다.
5. 하지, 족관절 및 발의 부상을 일으키는 부하 패턴을 일으키는 힘을 확인하고 설명한다.
6. 하지, 족관절 및 발의 부상을 방지하는 방법에 대해 설명한다.
7. 일반적인 발과 발가락의 질환을 설명하고, 그 관리에 대해 설명한다.
8. 족관절 염좌의 등급 Ⅰ, Ⅱ, Ⅲ의 차이를 구별하고, 내측과 외측 족관절 염좌의 관리에 대해 설명한다.
9. 건 손상이 흔히 일어나는 곳을 확인하고, 그 관리에 대해 설명한다.
10. 하지, 족관절 및 발의 일반적인 과사용 손상시 증상과 징후에 대해 설명하고, 그 관리에 대해 설명한다.
11. 하지, 족관절 및 발에 발생하는 일반적인 혈관성 질환과 신경성 질환을 설명한다.
12. 스트레스 골절과 건열골절이 빈발하는 부위를 확인하고, 그것과 관련된 증상과 징후를 설명한다.
13. 하지, 족관절 및 발의 골절 시의 관리에 대해 설명한다.
14. 하지, 족관절 및 발의 정확한 평가에 대해 설명한다.
15. 이 부위에 대한 일반적인 재활운동에 대해 설명한다.

하지, 족관절 및 발은 스포츠 활동에 있어 중요한 역할을 수행하기 때문에 이 부위의 부상은 아주 흔하다. 스포츠 활동은 종종 급성과 만성적인 과부하를 하지에 주게 되어 염좌, 좌상, 골절 및 과사용 손상을 일으킨다. 특히 농구, 축구 그리고 럭비를 하는 사람들은 이 부위의 부상 발생률이 높다(1,2). 여성 스포츠 참가자들은 남성들에 비해 1도 발목 염좌가 25% 이상 많다(3).

이 장은 하지, 족관절 및 발의 해부학적 검토(review)와 생체역학적 개관으로 시작한다. 그 다음 손상의 방지에 관해 논의 하고, 특정 스포츠 손상과 그에 따른 치료의 세부적인 사항들이 이어진다. 마지막으로, 이 부위의 단계적인 손상 평가에 대하여 소개하고, 재활운동의 몇 가지 예를 제공한다.

하지, 족관절 및 발의 해부학(ANATOMY REVIEW OF THE LOWER LEG, ANKLE, AND FOOT)

하지, 족관절 및 발은 직립한 몸을 지지하는 기초가 되고, 이동 시의 추진력 제공과 평탄하지 않은 지형에 적응할 수 있게 하며 충격을 흡수한다. 이러한 기능에 기여하는 해부학적 구조물들은 발의 3가지 주요 부분인 전족, 중족, 그리고 후족의 뼈와 인대구조물과 함께 시작된다(**그림 17.1**). 그 다음, 족저궁에 관하여 논의하고, 마지막으로, 근육, 신경, 그리고 혈관을 설명한다.

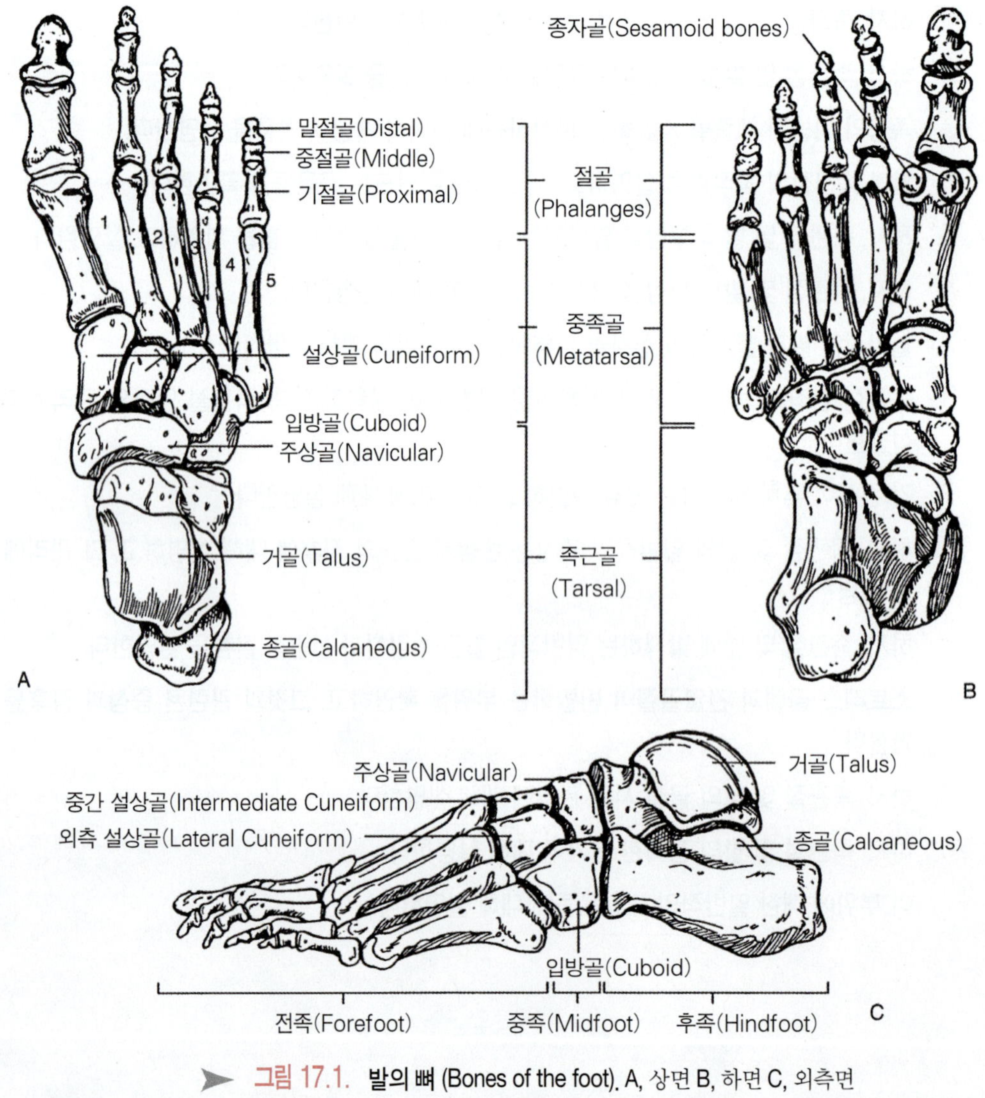

➤ 그림 17.1. **발의 뼈 (Bones of the foot).** A, 상면 B, 하면 C, 외측면

전족(Forefoot)

전족은 수많은 관절을 이루는 다섯 개의 중족골과 14개의 지골로 구성 되어있다. 중족과 결합하면서 전족은 발전체로 체중을 지지하고, 분산시키는 상호의존적인 종아치와 횡아치를 형성한다.

➤ *중족지절관절과 족지절간 관절(Metatarsophalangeal and Interphalangeal Joints)*

중족지절관절(MTP)은 최대 신전 시 잠김위치가 되는 과상관절이다. 근위지절관절(PIP)과 원위지절관절(DIP) 또한 최대 신전시 잠김위치가 되는 경첩관절이다 (그림 17.1 참조). 수많은 인대들이 두 관절을 강화해 준다. 각각의 중족지절관절(MTP)은 관절성 및 섬유성 관절낭(articular and fibrous joint capsule)으로 둘러싸여 있고 족저면은 족저근막과 캡슐의 두꺼운 부분, 족저인대에 의해 강화된다. 내,외측 관절낭은 측부인대에 의해 강화되고, 근위지절관절(PIP)과 원위지절관절(DIP)은 저측과 배측의 관절낭과 측부인대에 의해 강화된다. 발가락은 보행 시 부드럽게 체중을 다른 발로 이동하도록 하며 체중 부하 시 지면에 대항하는 힘을 가해 안정성을 유지하도록 한다. 첫 번째 발가락은 엄지라고 하며, 걷고 뛸 때의 균형 유지에 주된 역할을 한다.

첫 번째 중족지절관절(MTP)관절 바닥면에는 체중부하를 분산시키기 위한 두개의 종자골이 있다. 종자골은 단무지굴근의 해부학적 활차 작용을 하고, 두 종자골 사이로 지나는 장무지 굴근건을 체중 부하시의 외상으로부터 보호한다.

➤ *족근중족관절과 중족간관절 (Tarsometatarsal and Intermetatarsal Joints)*

심횡중족인대는 모든 중족골과 연결되어 있다. 족근중족관절(TM)과 중족간관절(IM)은 회외 시 잠김위치가 되는 활주형 관절이다. 이 관절들은 보행 시 발이 불규칙한 지면에 적응할 수 있도록 한다.

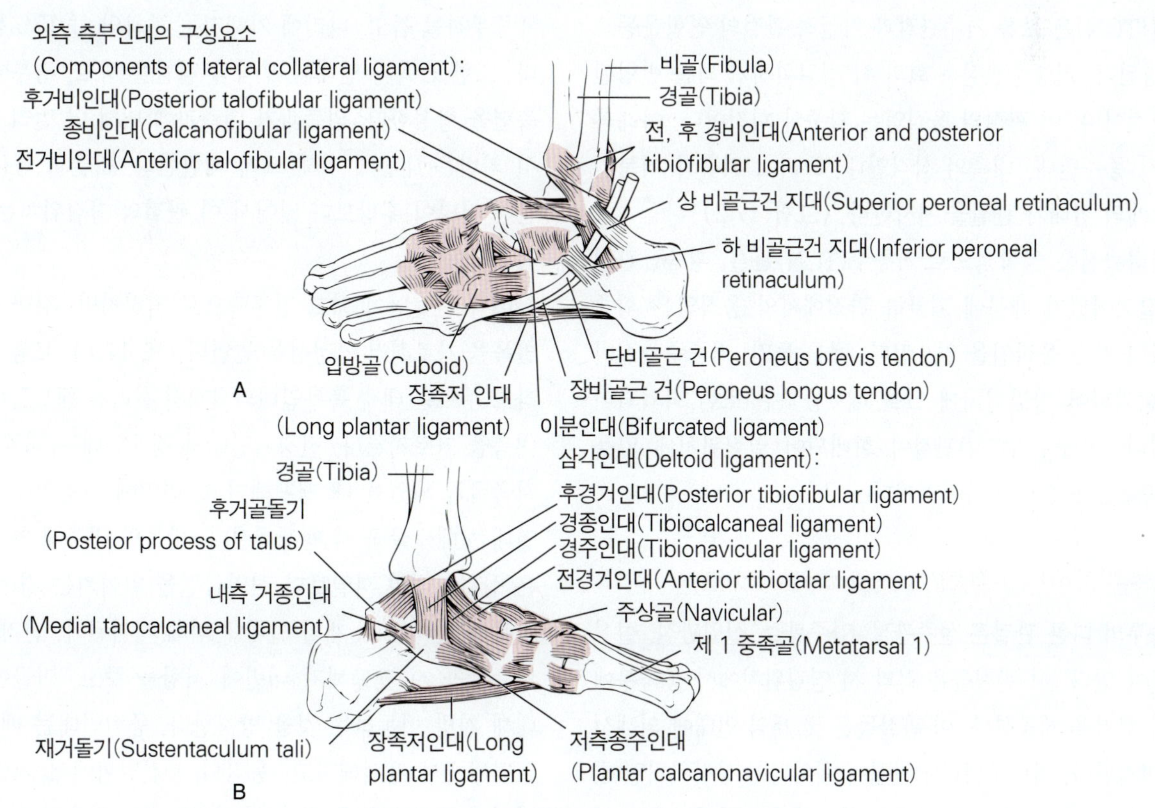

➤ 그림 17.2. **중족과 후족을 지지하는 인대 (Ligaments supporting the midfoot and hindfoot region).** A, 외측면 B, 내측면.

중족 (Midfoot)

중족부는 주상골, 입방골 그리고 세 개의 설상골과 그 결합을 포함한다. 주상골(navicular)은 손목에서 그것과 대응되는 주상골(scaphoid)과 같이 후족과 전족사이의 연결 움직임을 돕는다.

➤ *횡족근 관절(Transeverse Tarsal Joint)*

횡족근 관절 (또는 중족근 관절)은 외측의 종입관절(calcanocuboid)과 내측의 거주관절 (talonavicular)로 구성되어있다. 이 두관절은 서로 인접하여 하나인 것처럼 작용하기 때문에 이 둘을 합쳐서 횡족근 관절이라고 한다.

종입관절(calcanocuboid)은 회외동작에서 잠김위치가 되는 안장관절이다. 이 관절은 축이 존재하지 않고, 오직 제한된 활주 동작만 일어난다. 이것은 저측과 배측 종입인대와 장족저인대에 의해 지지된다. 이중 중요한 것은 장족저인대로, 종골과 입방골사이를 지나서 둘째, 셋째, 넷째 중족골의 기저면까지 이어지며 횡족근 관절의 안정성에 크게 기여한다.

거골이 동시에 종골과 주상골위를 움직이기 때문에 거종주관절(TCN)은 보통 거주관절과 거골하 관절의 연합운동으로 설명된다. 거종주관절은 회외 시 잠김위치가 되는 변형된 구상관절이다. 이 관절의 움직임은 활주와 회전이다. 아래쪽의 족저 종주인대, 내측의 삼각인대, 그리고 외측의 이분인대, 세 개의 인대가 관절을 지지한다. (**그림 17.2**)

거골하관절은 역학적으로 거종주(TCN)관절, 횡족근관절과 연결되어있기 때문에 거골하 관절에서의 움직임은 횡족근관절의 같은 움직임을 일으킨다. 예를 들면, 거종주관절이 완전 회외되어 잠김위치에 있을 때, 중족부 또한 회외되어 고정된다. 거종주(TCN)관절이 회내되어 열린위치에 있을 때 중족부는 느슨하고 유동적이다.

➤ *다른 중족근 관절들(Other Midtarsal Joints)*

중족부의 다른 관절은 설주관절, 입주관절, 설입관절, 설상간관절이 있다. 이 관절들은 회외 시 잠김위치에서 중족부에 활주와 회전을 제공한다. 이 관절들은 몇 개의 인대에 의해서 서로 연결된다. 거종주(TCN)관절이 회외되어 잠김위치일때, 이 관절들은 보상작용으로 전족을 회내시키고 안정성을 높인다. 후족이 회내되었을 때, 이 관절들은 전족을 회외시키고, 발을 지면에 편평하게 유지한다.

후족 (Hindfoot)

후족은 종골과 거골로 이루어진다. 종골의 전내측면에는 거골을 넓게 지지해주는 **재거돌기**(sustentaculum tali)가 있다. 재거돌기의 하면에는 장무지굴근건이 지나는 구(groove)가 있다. 비골 결절은 종골의 외측면으로 돌출되어 두개의 비골근 건을 외측과 아래측으로 나눈다. 단비골근건은 결절의 상부를, 장비골근건은 하부를 통과한다. 거골은 안장모양으로 발과 발목의 연결에 중요한 역할을 한다. 그것은 몇 개의 기능적인 관절들을 포함하고, 그 중 가장 중요한 관절은 거퇴관절과 거골하 관절이다. 이 두관절은 하지, 족관절 및 발의 통합적인 기능에 중요한 역할을 담당한다.

➤ *거퇴관절(Talocrural Joint)*

거퇴관절은 거골, 경골 및 비골의 외측과로 이루어진 일축성의, 변형된 활액 경첩관절이다(**그림 17.3**). 체중부하를 하는 경골의 오목한 끝이 거골의 볼록한 상면과 일치하여 경부이음(ankle mortise)의 지붕면과 내측면을 이룬다. 비골은 체중부하를 돕고, 다리에 가해지는 부하의 약 17%를 지지한다. 또한 근육과 인대의 부착점 역할을 하고, 경부이음의 외측면을 형성한다. 외측과가 내측과에 비해 더 멀리 뻗어있어서 외반은 내반에 비해 크게 제한된다. 거골의 돔(dome)부분은 전방이 후방보다 넓어서 이 관절의 잠김위치는 최대 배측굴곡이다.

비록 관절낭이 얇고 전후측으로 약하지만, 강한 인대들이 발목을 가로질러 안정성을 높인다 (**표 17.1**). 보통 삼각인대라고 부르는 내측 측부인대의 4개의 갈라진 밴드들이 족관절 내측을 가로지른다. 전경거인대와 경주인대는 거골하관절이 저측굴곡 되었을 때 팽팽해지고, 반면에 경종인대와 후경거인대는 배측굴곡 시 팽팽해진다. 발목의 내측에 가해지는 힘은 삼각인대의 파열보다 견열골절을 일이키는 경우가 많다. 발목의 외측은 세 개의 인대에 의해 지지된다. 전거비인대는 저측굴곡 시 팽팽해져 내번에 저항을 주고, 거골이 경골에 대해 전방 이동하는 것을 방지한다. 종비인대는 배측굴곡의 끝범위에서 팽팽해지고, 동작의 중간범위에서 거골의 내번방지에 주된 기능을 한다. 후거비인대는 외측의 인대중 가장 강한인대로 거골이 경골에 대해 후방으로 전위되는 것을 방

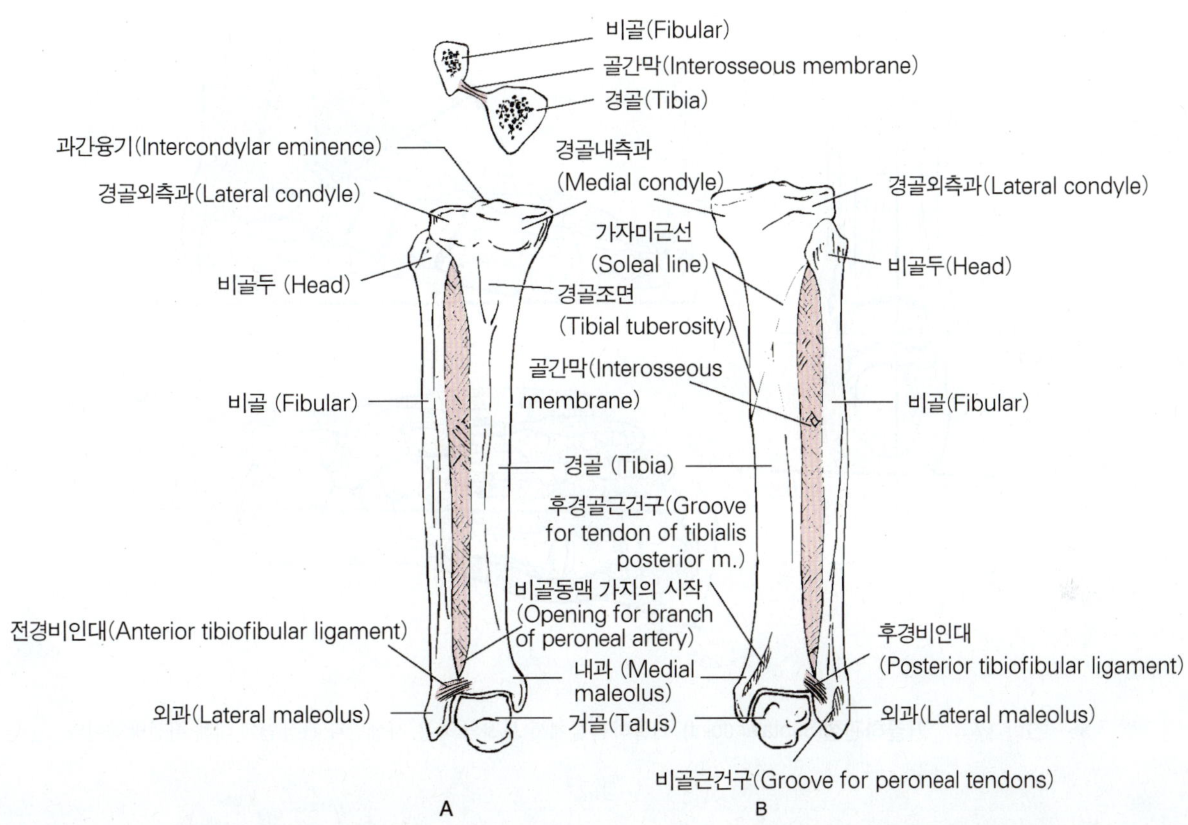

➤ 그림 17.3. **하지의 뼈(Bones of the lower leg).** 근위 경비관절에서 작은 움직임이 발생하지만, 원위 경비관절은 거퇴관절의 경부이음(mortise)을 형성한다. 골간막은 경골과 비골의 전체에 걸쳐 접합되어있다. A, 전면 B, 후면

표 17.1 거퇴관절의 인대

	근위 부착점	원위 부착점
내측 측부인대		
전경거인대	내과의 전내측면	거골 내측의 상부
경종인대	내과의 첨부	내과의 바로 밑, 종골
후경거인대	내과의 후면	거골의 후면
경주인대	전경거인대에서 약간 뒤쪽과 원위부	주상골의 내측면
외측 측부인대		
전거비인대	외과의 전외측면	족근동(sinus tarsi) 주위의 거골
종비인대	외과의 후첨부	133° 후하방으로 종골에 부착
후거비인대	외과의 후외측면	거골과 종골의 후면

ATF = Anterior talofibular; ATT = anterior tibiotalar;

CF = calcaneofibular; PTT = posterior tibiotalar; TC = tibiocalcaneal;

TN = tibionavicular; TPF= posterior talofibular.

지한다. 삼각인대에 비하여 외측의 인대들은 상대적으로 약하기 때문에, 내측에 비해 외측의 안정성이 적고 외측의 발목 염좌가 더 높은 빈도로 나타난다.

➤ *거골하관절(Subtalar Joint)*

이름에서 알 수 있듯이, 거골하관절은 거골과 종골 상부의 재거돌기가 이루는 관절로 거골의 아래에 위치한다. 사면으로 거골과 종골을 가로지르는 것이 족근관(tarsal canal)으로, 관절내 인대의 부착점이 되는 홈이다. 거골에는 어떠한 근육도 부착되지 않기 때문에 거골하 관절의 안정성은 몇 개의 작은 인대에 의해 얻어진다. 거종골간인대(talocalcaneal interosseous ligament)는 족근관에 위치하여 거골하관절을 두개의 관절강으로 나누고, 거골경사 시의 축을 제공한다. 또한 특히 회외 시 관절의 안정성에 크게 기여한다. 네 개의 작은 거종인대는 거골과 종골을 상호연결하고, 종비인대와 삼각인대의 경종다발(tibiocalcaneal fascicle)에 지지력을

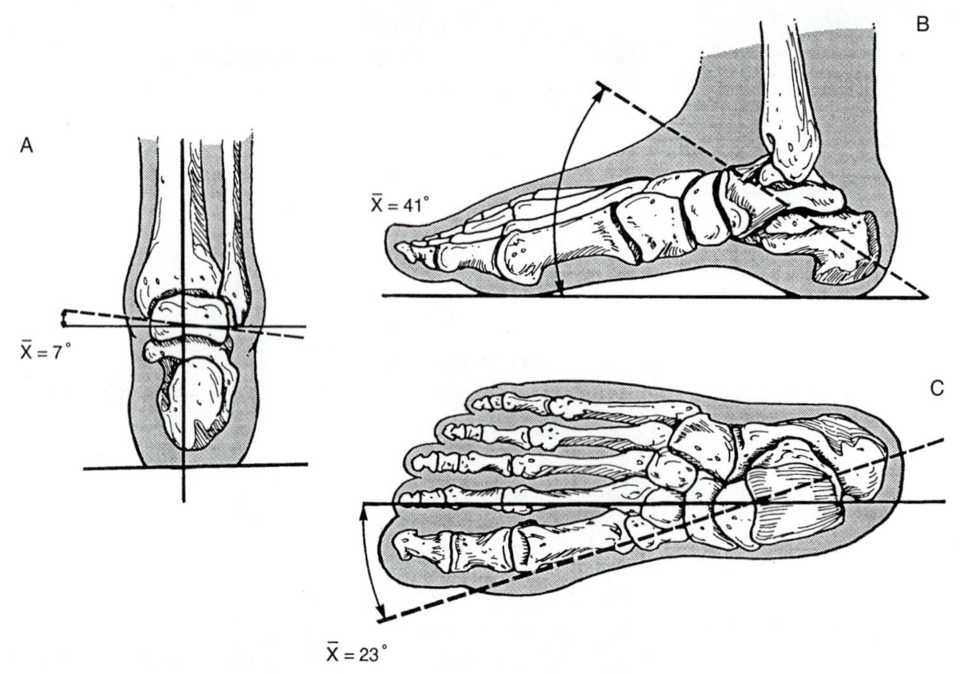

➤ 그림 17.4. **거골하관절(Subtalar Joint).** 거골하관절에서 회전의 축은 시상면과 관상면에 대해 사선방향이다.

더해준다. 이 관절의 잠김위치는 내회전과 함께 수직성 부하가 주어졌을 때이다.

거골하관절은 체중 부하 시 인대의 신장에 의해 움직임이 일어나며, 유연성이 있는 구조물처럼 움직인다(5). 거골하관절에서의 움직임은 "남성"형 난형골 표면이 상대적으로 "여성"형 난형골 위에서 활주하는 것이다. 이 관절이 경첩관절인지, 나사형관절(screw-like)인지, 다축관절(multi-axial joint)인지는 의견이 분분하다(**그림 17.4**)(6). 거골하관절의 축의 방향은 개인에 따라 다양하다.

경비관절(Tibiofibular Joints)

경골과 비골은 근위부와 원위부에서 관절을 이룬다 (그림 17.3 참조). 근위, 또는 상 경비관절은 전, 후의 인대들로 강화되는 평면 활액관절이다. 원위, 또는 하경비관절은 인대결합으로, 치밀한 섬유조직이 경골과 비골을 고정시킨다. 관절낭은 없지만, 골간막, 대퇴골간인대(crural interosseous ligament)와 전, 후 경비인대에 의해 지지된다. 이러한 구조로 관절의 안정성을 유지하면서 약간의 회전과 외전이 가능하다. 대퇴골간인대의 힘은 아주 강해서 큰 외측의 부하시에 종종 막의 파열보다 비골의 골절이 발생한다. 그러나 과도한 외반이나 배측굴곡은 경부이음(mortise)을 넓혀 인대결합을 지지하는 인대에 손상을 일으킨다.

족궁(Plantar arches)

족근골과 중족골에 있는 뼈와 인대구조물은 독립적인 종아치와 횡아치를 형성한다(**그림 17.5**). 이것은 체중부하 조건과 다양한 지면상태에 따라 거골에 가해지는 체중을 지지하며 발전체로 분산시킨다. 종아치는 종골의 전, 하부에서 중족골두로 이어진다. 이 아치는 내측이 외측보다 높기 때문에 내측이 보통 평가의 기준이 되고, 주상골은 종아치 전과 후의 오름길이 평가의 기준점이 된다.

횡아치는 전족근골과 중족골을 가로지르며 형성된다. 이 아치의 토대는 내측 설상골이고, 아치의 정점은 제2 중족골이다. 중족골두 레벨에서 모든 중족골은 동등한 체중의 분산을 위해 체중 부하면에 평행하게 정렬되어 아치는 감소한다. 중족골간인대와 모지내전근두에 의해 구조상의 지지를 받는다.

족궁의 주된 지지구조는 중요한 순으로, 종주(스프링)인

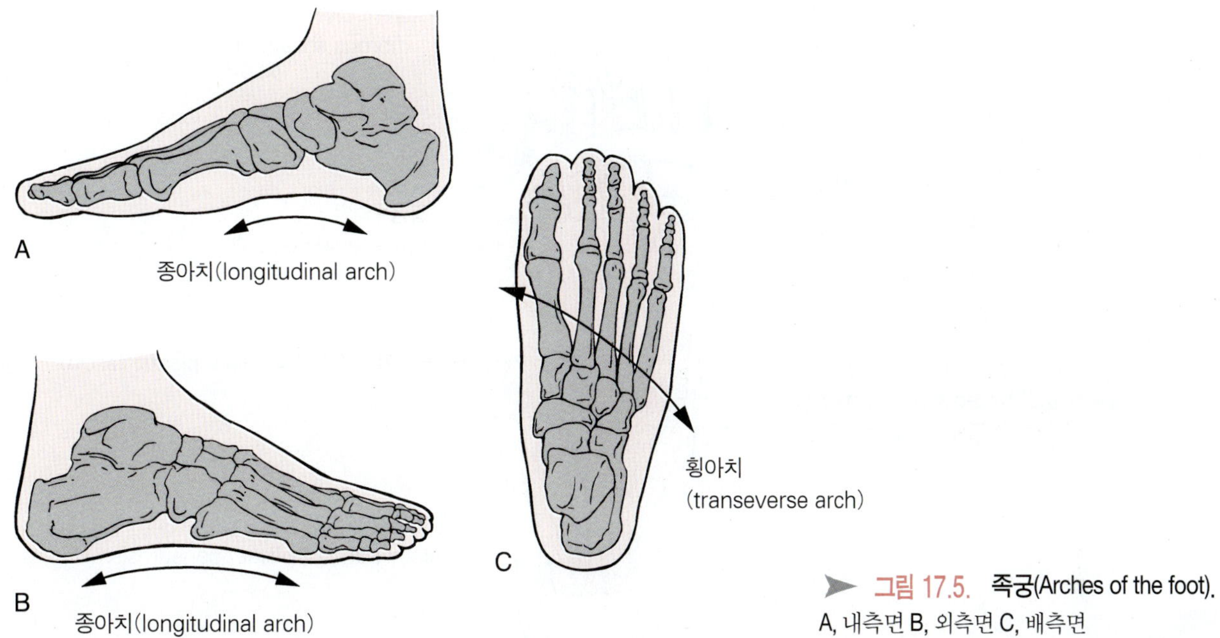

➤ 그림 17.5. **족궁(Arches of the foot).**
A, 내측면 B, 외측면 C, 배측면

대, 장족저인대, 족저근막(족저건막), 그리고 단족저(족저종입)인대이다(**그림 17.6**). 근긴장이 나타나면, 발의 근육들, 특히 후경골근, 또한 족궁과 관절들을 지지하는데 기여한다.

족저근막(plantar fascia), 또는 족저건막(plantar aponeurosis)은 특수화 된 두꺼운 근막의 상호연결 밴드로 발의 족저면을 덮고 있으며, 종아치를 지지해준다(**그림 17.7**). 이것은 뚜렷이 3개의 가지(slips)로 나뉜다. 가운데 가지는 후내측 종골결절에서 뻗어나와 심횡중족인대와 함께 각 발가락 근위 지골의 원위 족저면에 붙는다. 가운데 가지는 발을 따라 세로로 내려가면서 2개의 다른 가지를 내고, 하나는 내측으로

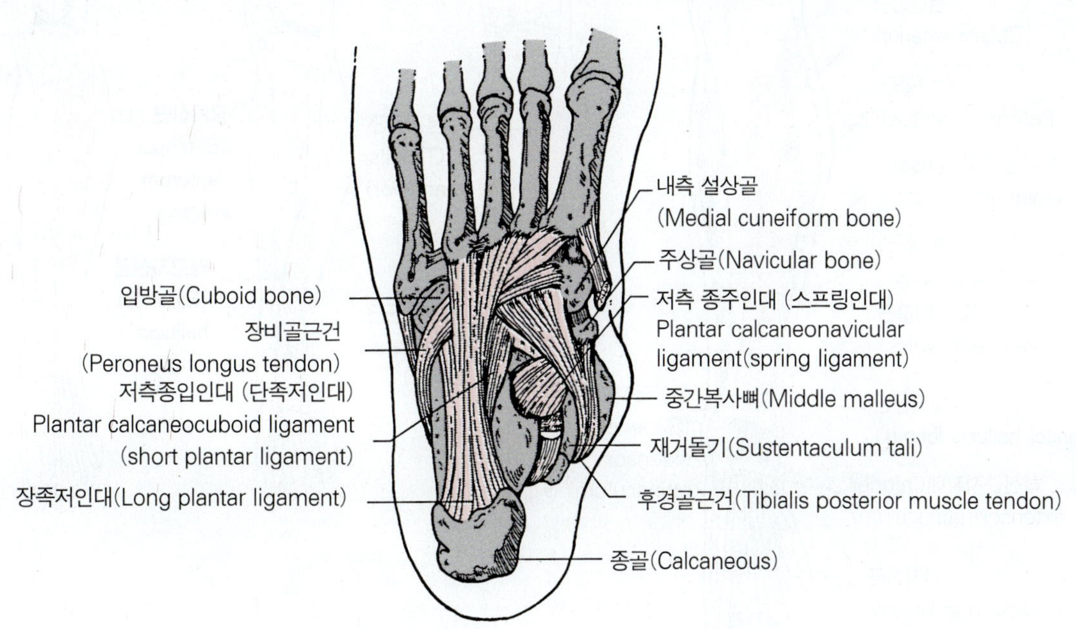

➤ 그림 17.6. **내측 종아치(Medial longitudinal arch).** 내측 종아치는 종주(스프링)인대, 단족저인대, 장족저인대, 족저 건막, 그리고 후경골근건에 의해 지지된다.

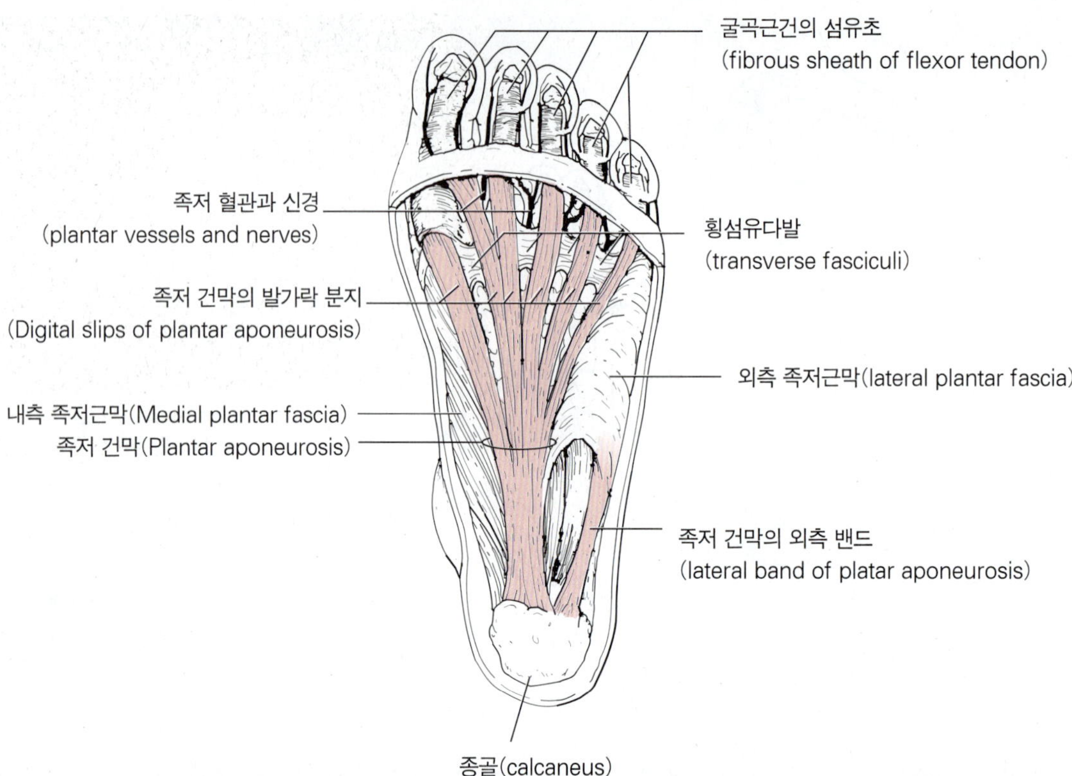

➤ 그림 17.7. **족저근막(Plantar fascia).** 족저근막은 보행주기에서 체중부하시기에 발이 변형되는 매 순간마다 역학적 에너지를 저장한다.

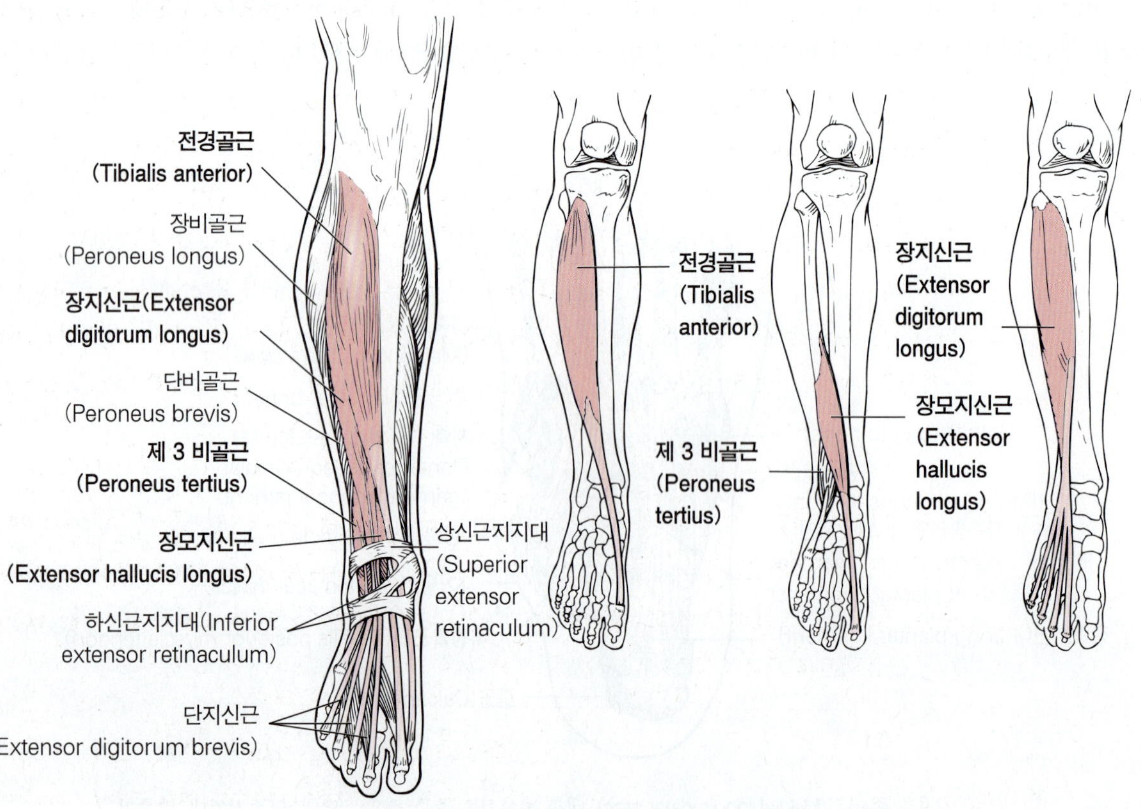

➤ 그림 17.8. **하지전구획의 근육(Anterior compartment muscles.)** 하지전구획의 근육은 전경골근, 장지신근, 장모지신근, 그리고 제3비골근을 포함한다.

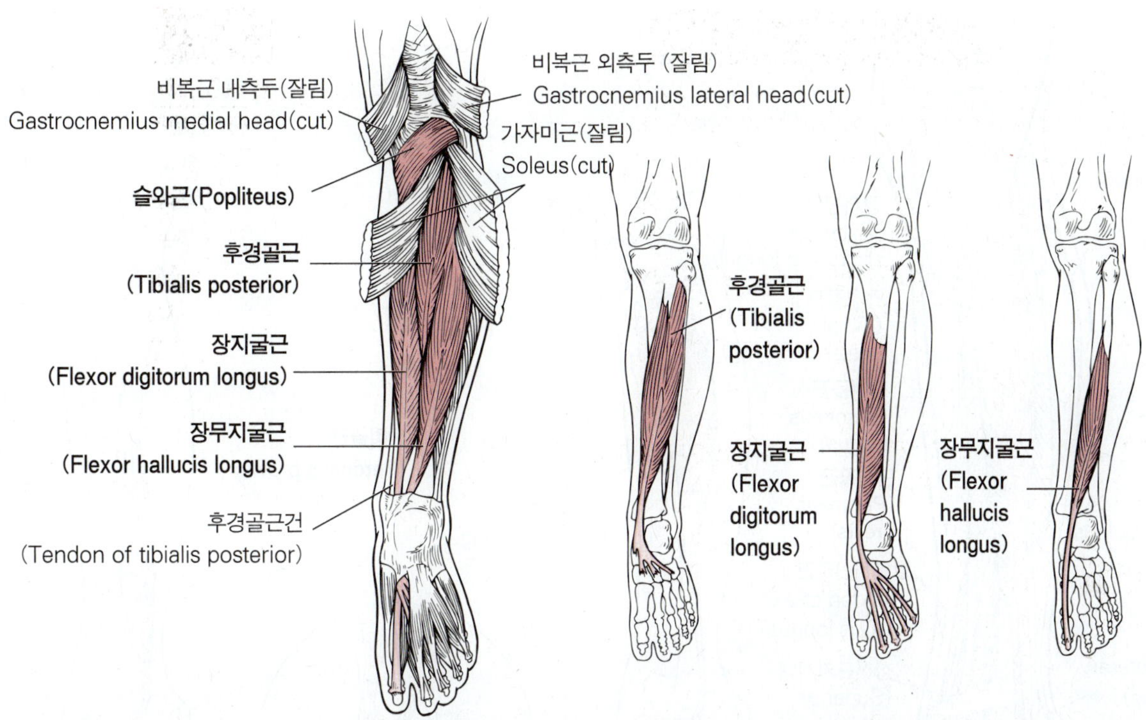

➤ 그림 17.9. **하지후구획의 심부근육(Deep posterior compartment muscles).** 하지후구획의 심부근육은 내과의 뒤를 통과하여 발로 이어지며, 후경골근, 장지굴근, 그리고 장모지굴근을 포함한다.

다른 하나는 외측으로 향한다.

보행주기의 체중부하시기에 족저근막은 휴식길이의 9~12% 정도 신장되고, 역학적 에너지를 저장하기 위해 스프링처럼 작용한다. 그 후 지면에서부터 발끝 떼기 동작을 돕기 위해 느슨해진다(7). 아킬레스 건과 족저근막은 모두 종골에 부착하기 때문에 아킬레스건의 스트레칭은 족저근막을 늘릴 수 있다.

하지와 발의 근육 (Muscles of the Lower Leg and Foot)

근막의 두꺼운 초(sheath)는 다리의 근육을 4개의 구획(compartment)으로 나눈다. 즉, 전방, 후방의 심부와 천부, 그리고 외측 구획이다. 하지전구획은 전경골근, 장지신근, 장모지신근, 그리고, 제3비골근 (**그림 17.8**). 하지후구획의 심부에는 후경골근, 장지굴근, 후경골동맥, 경골신경, 그리고 장무지굴근(**그림 17.9**). 하지후구획의 천부에는 비복근, 가자미근, 족척근이 있다(**그림 17.10**). 하지외측구획은 장비골근과 단비골근을 포함한다(**그림 17.11**).

발에는 내재근과 외재근이 있다(**그림 17.12**). 내재근은 부착점이 모두 발안에 있는 반면, 외재근은 하나의 부착점이

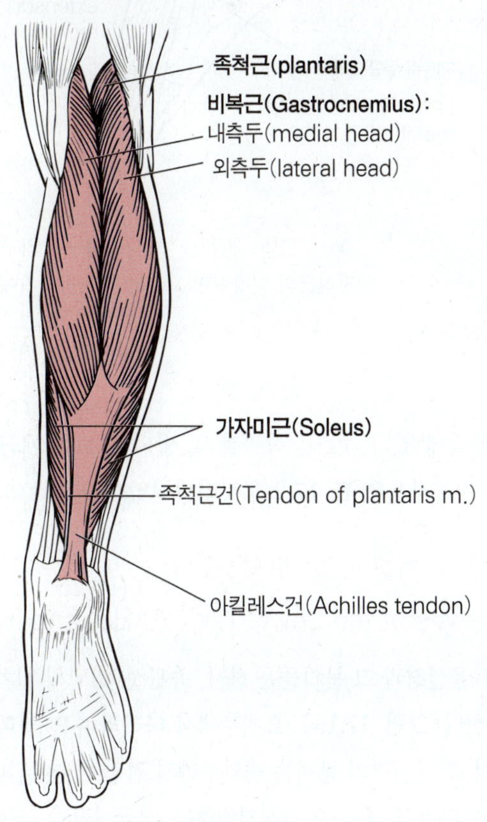

➤ 그림 17.10. **하지후구획의 천부근육(Superficial posterior compartment muscles.)** 하지후구획의 천부근육은 비복근, 가자미근, 그리고 족척근으로 구성된다.

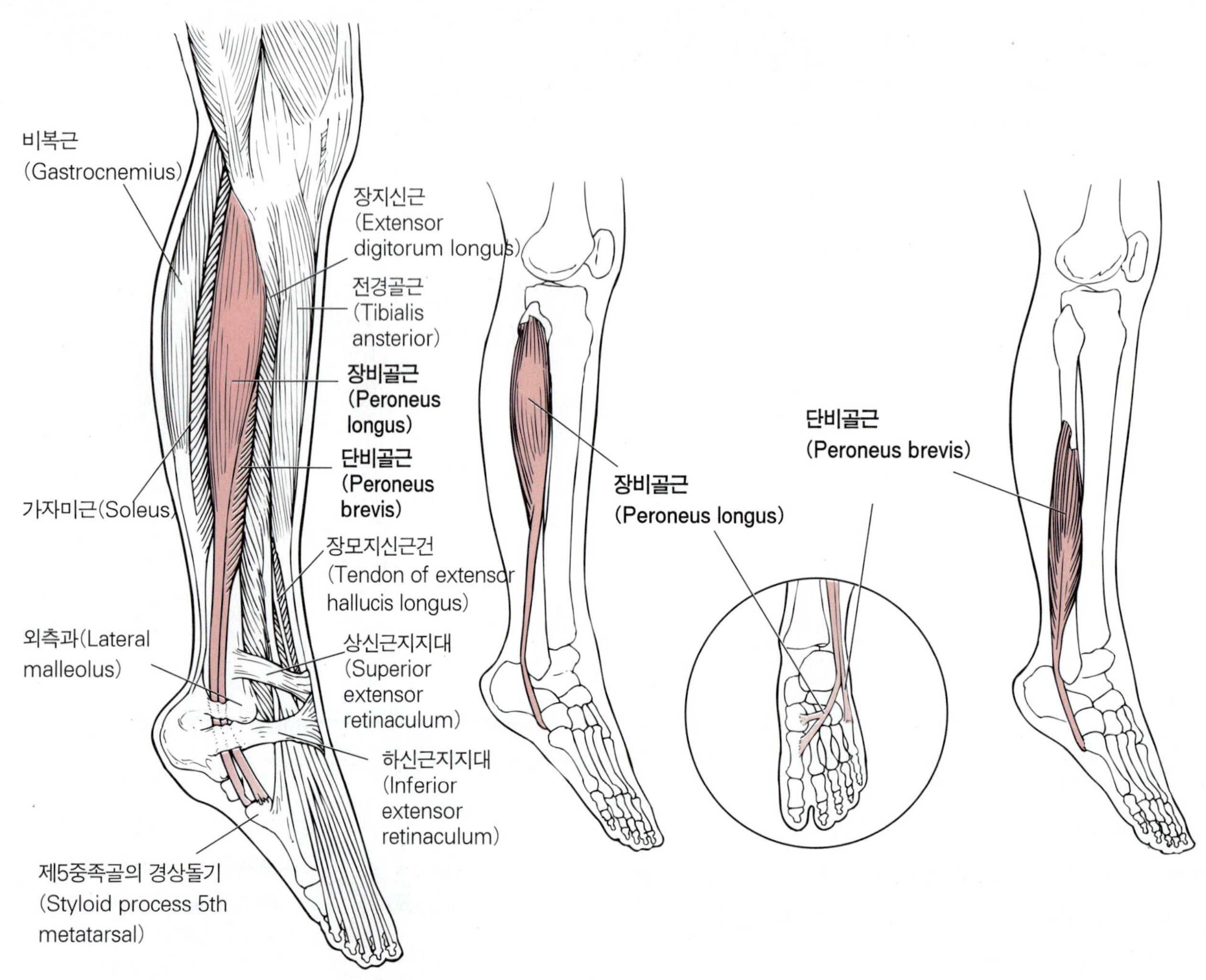

➤ 그림 17.11. **하지외측구획의 근육.** 하지외측구획은 단비골근과 장비골근을 포함한다. 제3비골근은 장지신근의 연장이며 그것은 하지전구획에 있다.

발바깥에 있다. 하지, 족관절 및 발의 주요 외재근의 부착점과 주된 작용은 **표 17.2**에 정리되어있다.

하지, 족관절 및 발의 신경 (Nerves of the Lower Leg, Ankle, and Foot)

좌골신경과 그 분지들은 하지, 족관절 및 발의 일차 신경지배를 한다(**그림 17.13**). 요천추에서 다리의 후면을 따라 내려가면서, 좌골신경의 분지는 슬와부까지 점점 가늘어진다. 주요 분지는 다리의 후면을 신경지배하는 경골신경과, 심비골신경과 천비골신경으로 나눠는 총비골신경이다.

경골신경(L_4~S_3)은 슬와부를 통과하여 하지후구획의 심부와 천부 근육들을 지배한다. 이것은 내측으로 이어지고 후경골동맥과 함께 내과의 뒤를 지나 내측과 외측 족저신경(plantar nerve)이 된다. 대퇴신경의 분지인 복재신경(saphenous nerve L_2~L_4)은 발목의 내측면에 피부신경 지배를 한다.

총비골신경은 비골경부 외측을 지나 발의 전외측에서 심비골신경과 천비골신경으로 나뉜다. 심비골신경(L_4~S_1)은 족관절 배측굴곡근, 발가락신전근을 포함한 하지전구획을 신경지배하고, 발등을 지나 첫 번째와 두 번째 발가락사이의 피부 신경지배를 한다. 천비골신경(L_5~S_2)은 주요 외반근을 포함한 하지외측구획을 신경지배하고, 두 번째에서 네 번

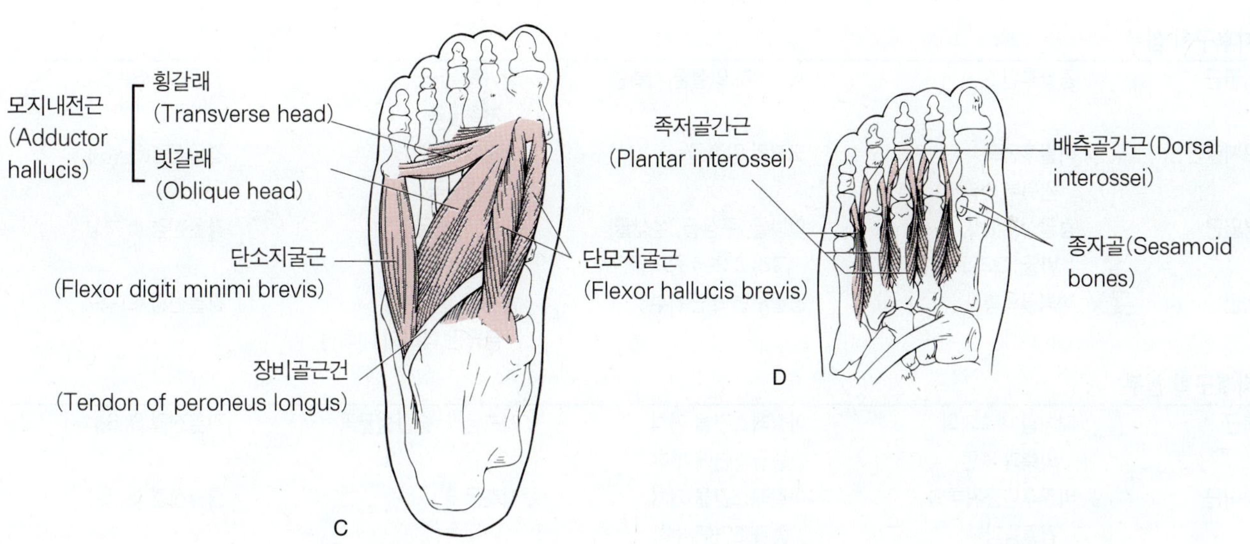

➤ 그림 17.12. **발의 내재근(Intrinsic muscles of the foot.)** A. 첫 번째층 B. 두 번째 층 C. 세 번째 층 D. 네 번째 층

째 발가락의 피부를 신경지배한다. 총비골신경과 경골신경의 분지인 비복신경(sural nerve L_4~S_2)은 발목, 발뒤꿈치 그리고 발의 외측면의 피부를 신경지배한다. 하지에서 좌골신경은 광범위한 역할을 하기 때문에 요천수 부위에서 추간판탈출에 의해 좌골신경이 충격을 받았을 때 종종 통증, 저림 그리고/혹은 발과 발목 기능의 제한이 발생할 수 있다.

하지, 족관절 및 발의 혈관(Blood Vessels of the Lower Leg, Ankle, and Foot)

하지, 족관절 및 발의 혈액공급은 하지로 들어가는 대퇴동맥에서 시작된다(**그림 17.14**). 대퇴동맥은 슬관절의 근위부 후면에서 슬와동맥이 되고, 슬관절 원위부 전과 후로 경골동맥 분지를 낸다. 전경골동맥은 발등쪽에 혈액을 공급하는 족배동맥이 된다. 후경골동맥은 몇 개의 분지를 내고 하지후구획, 외측구획 그리고 족저부에 혈액을 공급한다.

표 17.2 발과 다리의 주요근육

근육	근위부착점	원위부착점	작용	신경지배
하지전구획				
전경골근	경골외측의 상부 2/3 지점과 골간막	제1설상골과 제1중족골	배측굴곡, 내반	심비골신경(L_4, L_5)
장지신근	비골전면 상부 2/3 지점과 골간막	제2~5지의 중절골과 말절골	발가락 신전, 배측굴곡	심비골신경(L_5, S_1)
장무지신근	비골전면의 중간지점과 골간막	무지말절골의 배측면	무지 신전	심비골신경(L_5~S_1)
제3비골근	비골전면원위부 1/3과 골간막	경상돌기의 배측면, 제5 중족골	외반, 배측굴곡	심비골신경(L_5,S_1)
하지외측구획				
장비골근	비골외측근위부 1/3	제1설상골 저측면과 제 1 중족골	외반, 저측굴곡	천비골신경 (L_5~S_2)
단비골근	비골원위부 2/3	경상돌기의 외측면 제 5 중족골	외반, 저측굴곡	천비골신경(L_5~S_2)
하지후구획 심부				
장지굴근	경골후면	제2~5지 말절골 저측면	발가락 굴곡, 저측굴곡	경골신경(S_2~S_3)
장모지굴근	비골후면의 원위부 2/3	모지의 말절골	모지의 굴곡 저측굴곡	경골신경(S_2~S_3)
후경골근	경골상부 2/3, 비골, 그리고 골간막	입방골, 주상골, 설상골, 그리고 2~4 중족골	내반, 저측굴곡	경골신경 (L_4~L_5)
슬와근	대퇴골외측과	경골후면의 근위부	슬관절 굴곡, 굴곡된 다리의 내회전	경골신경 (L_4~S_1)
하지후구획 천부				
비복근	대퇴골 내측과와 외측과 후면	아킬레스건을 거쳐 종골조면에 부착	저측굴곡, 슬관절굴곡	경골신경(S_1,S_2)
가자미근	비골후면근위부와 경골중앙부	아킬레스건을 거쳐 종골조면에 부착	저측굴곡	경골신경 (S_1,S_2)
족척근	대퇴골 외측상과	아킬레스건을 거쳐 종골조면에 부착	족저굴곡, 슬관절굴곡	경골신경(S_1,S_2)

하지, 족관절 및 발의 운동학(KINMETICS OF THE LOWER LEG, ANKLE, AND FOOT)

운동학이란 움직임을 위한 이동, 형태, 또는 기술과 같은 동작의 공간과 시간적인 면을 연구하는 것이다. 특정한 동작의 운동학적 평가는 부상방지를 위한 중요한 단서를 제공하는 동작의 타이밍과 순서에 관한 정보를 준다. 이번 단락에서는 하지, 족관절 및 발의 운동학에 대해 설명하고, 특정동작에 사용되는 근육을 확인한다.

보행주기(The Gait Cycle)

보행주기는 하지의 조화롭고, 순차적인 관절의 움직임을 필요로 한다. 개인마다 보행특성이 다양하지만, 사람의 보행에는 많은 공통점이 존재하고, 특징적인 보행주기가 있다(**그림 17.15**). 보행주기는 한발이 체중을 지지하고 다른발은 전방으로 이동하는 단하지 지지기(single leg support)로 시작한다. 유각기(swing phase)는 초기 유각기(initial

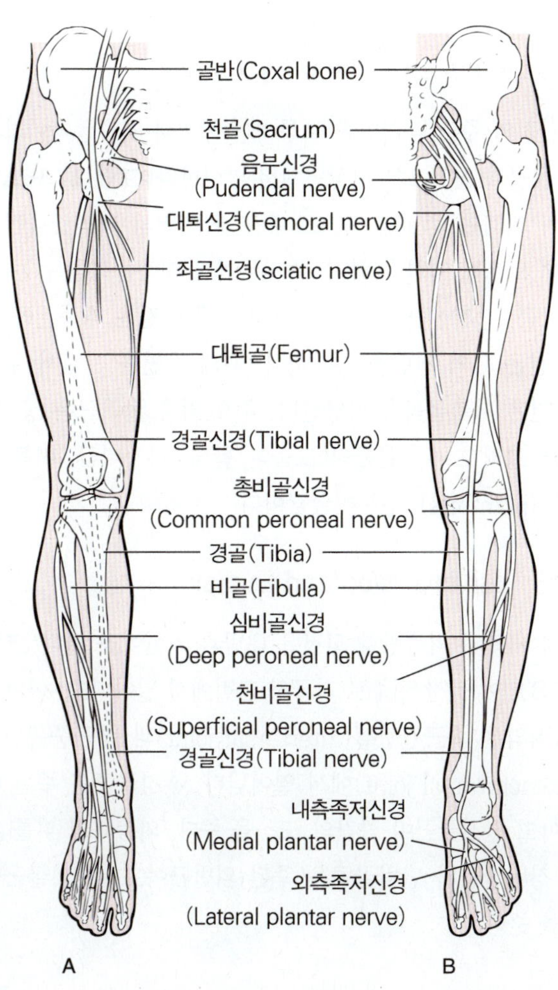

➤ 그림 17.13. **하지, 족관절 및 발의 신경(Nerve supply to lower leg, ankle and foot).** 하지의 운동기능은 좌골신경(L4~S1)에 의해 지배된다. 감각기능은 좌골신경과 대퇴신경(L2~L4)의 복재신경분지에 의해 지배된다. A, 전면 B, 후면

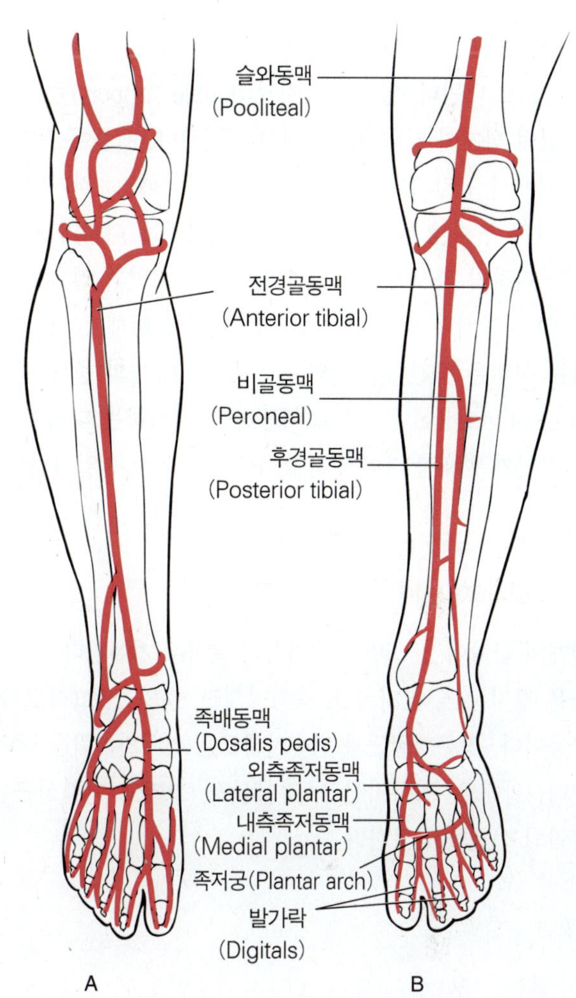

➤ 그림 17.14. **하지, 족관절 및 발의 동맥(Blood supply to the leg, ankle, and foot region).** A, 족배동맥은 장지신근의 2~3번째 건사이의 중족부에서 쉽게 촉진된다. B, 후경골동맥은 내과의 바로후면에서 촉진할 수 있다.

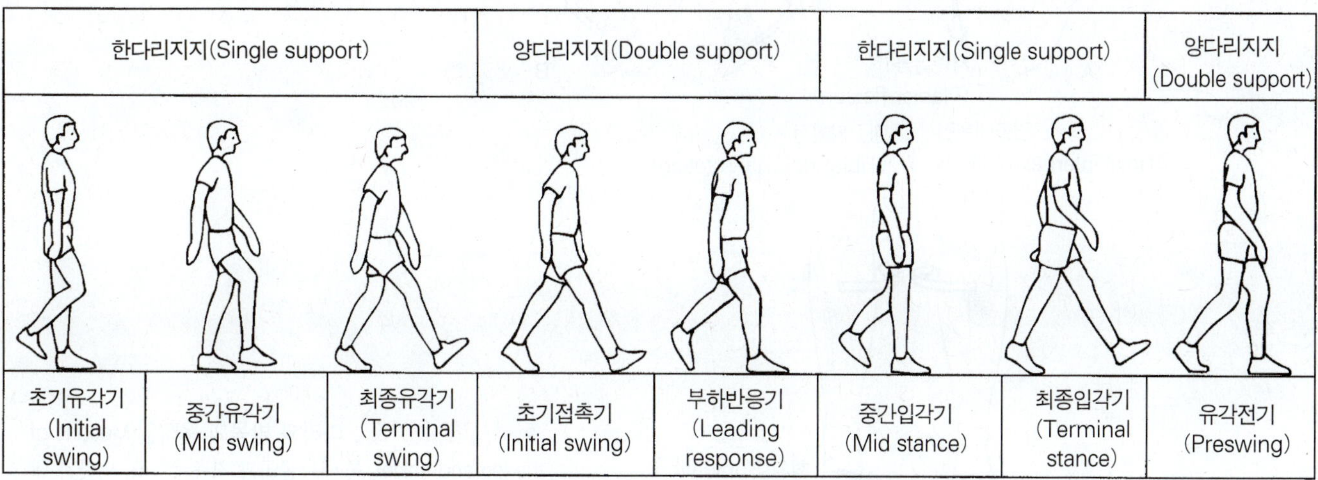

➤ 그림 17.15. **보행(Gait).** 보행주기는 단하지 지지기와 양하지 지지기의 교대로 구성된다.

swing), 중간 유각기(midswing), 최종 유각기(terminal swing)으로 나뉜다. 양하지 지지기(double support)는 유각기에 있던 하지가 지면에 닿으면서 시작된다. 체중이 지지하던 다리에서 유각기에 있던 다리로 이동할 때, 유각기에 있던 다리는 부하를 받게되고 그것이 지지하는 다리가 된다. 새로운 단하지 지지기는 유각기의 다리가 지면과 접촉이 떨어질 때 시작된다. 체중이 지지하는 다리를 통해 균형이 유지되는 시간은 중간 유각기와 관련이 있다. 몸의 중력 중심(center of gravity)이 앞으로 이동하면, 지지하는 다리의 최종 입각기가 반대측 다리의 최종 유각기와 동시에 일어난다.

발가락의 굴곡과 신전 (Toe Flexion and Extension)

몇개의 근육이 2~5번째 발가락의 굴곡에 기여한다. 이 근육들은 장지굴근, 단지굴근, 족저방형근, 충양근, 그리고 골간근등이다. 장무지굴근과 단무지굴근은 엄지발가락을 굴곡시킨다. 반대로, 장무지신근, 장지신근, 그리고 단지신근은 발가락의 신전을 담당한다.

배측굴곡과 저측굴곡 (Dorsiflexion and Platar Flexion)

족관절의 주된 움직임은 보통 배측굴곡과 저측굴곡이라고 하는 굴곡과 신전으로 시상면에서 발생한다(**그림 17.16A**). 내과와 외과는 회전의 축으로 후면과 전면의 다리근육건의 경로에 도르래 역할을 하며, 족저굴곡과 배측굴곡을 돕는다. 전경골근, 장지신근, 그리고 제3 비골근과 같은 배측굴곡 근육과 건은 과의 전면을 통과한다. 과의 후면을 지나서 부착하는 건은 저측굴곡을 담당한다. 주요 저측 굴곡근은 장, 단비골근 그리고 후경골근의 도움과 함께, 가자미근, 비복근, 족척근(plantaris), 장무지굴근이다.

내반과 외반(Inversion and Eversion)

발의 내측과 외측방향 회전은 내반과 외반이라 한다(**그림 17.16B**). 이 동작은 주로 거골하 관절에서 일어나고, 이차적인 움직임은 족근간관절(intertarsal joint)과 족근중족관절(tarsometatarsal joint)에서 일어난다. 후경골근은 주된 내번근이고 전경골근이 약간의 도움을 준다. 외측과의 뒤를 지나는 장비골근과 단비골근은 주된 외번근이고 제3비골근이 도움을 준다.

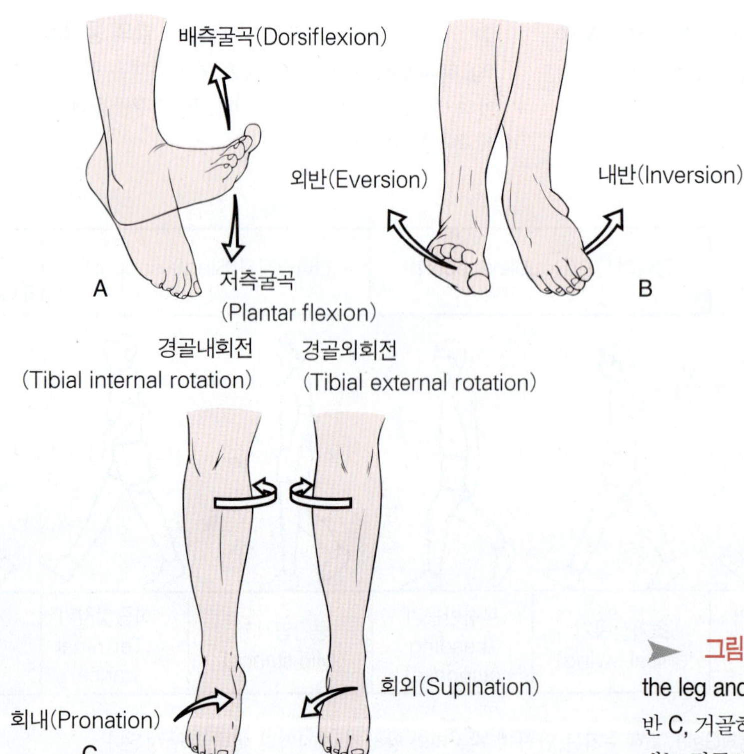

➤ **그림 17.16.** **다리와 발목의 움직임(Motions of the leg and ankle).** A, 배측굴곡과 저측굴곡 B, 외반과 내반 C, 거골하관절의 회외는 경골의 외회전을 일으키고, 회내는 경골의 내회전을 일으킨다.

회내와 회외 (Pronation and Supination)

보행을 하는 동안 하지는 연속적인 동작이 순환되며 일어난다. 이 때, 체중부하시의 거골하관절의 움직임은 하지의 부상 가능성과 가장 관계가 깊다. 발 뒤꿈치가 지지면에 닿을때, 후족은 일반적으로 약간 내번된다. 발이 전방으로 구르고 전족이 지면에 접촉하기 시작할 때, 발은 저측굴곡된다. 이 거골하관절의 종골내번, 발의 내전, 그리고 저측굴곡의 연합운동을 **회외**라고 한다. 중간입각기에서 체중부하시, 발에서 배측굴곡이 일어날 때, 종골의 외반, 발의 외전이 발생하는데 이러한 움직임을 **회내**라고 한다. 거골하관절의 회외는 또한 경골의 외회전을 일으키고, 회내는 경골의 내회전을 일으킨다(**그림 17.16C**).

일반적으로 회내동작은 임팩트 시의 충격을 줄여주지만, 지나치게 혹은 회내동작이 오래지속되면, 두 번째 중족골의 스트레스 골절과 종자골의 자극(irritation), 족저근막염, 아킬레스건염, 그리고 내측 경골 스트레스 증후군을 포함한 과사용손상을 일으킬 수 있다. 정상 보행에서는 일반적으로 6~8°의 회내동작이 일어난다.

하지, 족관절 및 발의 운동역학(KINETICS OF THE LOWER LEG, ANKLE, AND FOOT)

운동역학(Kinetics)이란 움직임과 관련된 힘을 연구하는 것이다. 이것은 부상을 일으키는 근본적인 힘이기 때문에 하지, 족관절 및 발의 운동역학적인 면을 이해하는 것은 부상의 발생 구조를 이해하는데 중요한 토대가 된다.

하지, 족관절 및 발에 의해 지지되는 힘 (Forces Commonly Sustained by the Lower Leg, Ankle, and Foot)

트레이닝동안, 하지의 뼈는 신장, 압박, 굴곡, 그리고 염전과 같은 다양한 부하를 받게된다. 달리는 동안, 발은 체중의 2~3배에 달하는 충격을 받는다; 힘의 크기는 속도와 함께 증가한다. 그러나, 연구자들은 하지 뼈의 힘이 뛰는 동안 받는 최대부하에 필요한 힘의 2~4배라고 평가하였다(8).

과도한 훈련 시 반복되는 충격력은 하지의 스트레스 골절을 일으킬 수 있기 때문에, 연구자들은 스트레스 골절과 관련된 요인을 조사해왔다. 두꺼운 뼈는 보통 스트레스와 관련된 손상에 잘 견딘다(9). 보통, 여성은 남성에 비해 뼈가 작아서 스트레스 골절이 많이 발생하고, 특히 경골과 중족골에서 호발한다. 스트레스 골절은 또한 달리기 선수, 발레선수, 그리고 체육교사들, 그리고 2차적으로 뼈의 무기질 감소, 혹은 골감소증일 때 흔히 발생한다. **골감소증**(osteopenia), 음식섭취이상, 무월경증(amenorrhea)을 포함한 **여성 운동선수의 3징후**(The female athlete triad)는 저체중을 유지하거나 성취하고자하는 어린 여성에게도 나타난다. 여성운동선수 3징후의 원인은 자세히 밝혀지지 않았지만, 낮은 수준의 에스트로겐 순환과 관계있는 것으로 보인다(10,11).

보행 시 발의 변형 (Foot Deformation During Gait)

발의 구조는 해부학적으로 연관되어있고, 체중부하 시 부하는 발전체로 동등하게 분산된다. 체중의 대략 50%가 거골하관절을 통해 종골로 분산되고, 나머지 50%는 횡족근관절을 통해 전족으로 이동한다(12). 정상인에서, 발의 특유한 해부학적 구조는 보행시 족저면의 압력을 약 35%정도 변화시키면서, 보행주기의 역학관계에 기여한다(13).

발이 더 단단하다면, 임팩트 순간마다 골격계에 짧은 기간에 극도로 큰 힘을 발생시킬 것이다. 수많은 뼈들이 유연성이 있는 인대와 건으로 연결되고, 지지되며, 발을 이루고 있다. 이것은 지면에 접촉할 때마다 변형되어 많은 충격을 흡수하고, 골격계에 더 긴시간 동안 작은 충격이 전달되도록 한다.

체중부하시 발의 변형과정은 신장된 건, 인대, 그리고 족저근막에 역학적 에너지를 축적시킨다. 보행 중 경골이 거골위에서 전방으로 회전할 때, 추가적인 에너지가 원심성 장력이 발생하듯이 비복근과 가자미근에 저장된다. 발끝 떼기(push-off) 동작에서 이 모든 탄성 구조물에 저장되었던 에너지가 방출되어 발끝 떼기 동작을 돕고, 대사성 에너지의 소비를 감소시킨다.

하지, 족관절 및 발의 손상 예방 (PREVENTION OF LOWER LEG, ANKLE, AND FOOT CONDITIONS)

손상의 방지는 모든 스포츠활동에서 우선되어야 한다. 몇 가지 절차로 사고를 줄이고, 부상의 정도를 약화시킬 수 있다. 그 방법에는 적절한 보호장비와 신발, 그리고 유연성과 근력강화 운동을 포함한 정기적인 신체검사(physical conditioning)가 있다.

보호 장비 (Protective Equipment)

하지, 족관절 및 발의 보조기와 보호 장비의 사용은 3장에서 논의 되었다. 정강의 보호대(shin pad)는 공, 방망이, 막대기, 또는 발에 차이는 직접적인 충격으로부터 경골의 전면을 보호해준다. 3가지 종류의 발목 보조기(ankle brace)가 발목염좌후 부상방지와 지지를 위해 사용된다: lace-up brace, semirigid orthoses, 그리고 air bladder braces(그림 3.16 참조). Lace-up brace는 모든 족관절의 동작을 제한하고, 반면에 semirigid orthoses와 air bladder brace는 내반과 외반만을 제한한다. 일반적으로 발목보조기는 부상을 줄이는데 테이핑보다 효과적이다. 이것은 독립적으로 적용하기 쉽고, 접착테이프에 비해 피부자극이 적고, 더욱 편안함과 안정감을 주고, 경제적이고 착용하기 편안하다. 특정한 발의 조건은 구두의 안창(innersole), semirigid orthotics, antishock heel lifts, heel cups 또는 패드와 기성품기구와 같은 다양한 것들에 의해 지지되고 보호될 수 있다.

신체 컨디셔닝 (Physical Conditioning)

신체컨디셔닝과 몸의 근력강화는 부상방지에 가장 효과적인 것 중 하나이다. 그러나 발과 하지는 간과하는 경우가 많다. 어느 스포츠든 유연성프로그램이 우선 되어야 한다. 굳어있는 아킬레스건은 족저근막염, 아킬레스 건염, 그리고 외측 발목염좌를 일으키기 쉽다. 이 부위의 내재근과 외재근의 근력강화운동도 반드시 포함되어야 한다. 예를 들면, 발의

실전 전략 17.1 **하지의 부상예방 운동**

A. 발의 내재근 운동

1. **족저근막 스트레칭**(Plantar fascia stretch). 발가락 주위에 수건을 놓고, 천천히 발가락을 과신전한다. 발목을 배측굴곡하여 아킬레스 건을 스트레칭한다.
2. Towel crunches. 발과 발가락의 사이에 수건을 놓고, 발과 발가락으로 수건을 조여 발가락 사이로 쥐어짠다.
3. Toe curls. 발을 수건위에 편안하게 올려놓고 천천히 발가락을 아래로 말아, 수건을 발아래에서 다발로 만든다. 변형: 두발을 사용하거나 또는 작은 무게의 물건을 사용하여 저항을 준다.
4. **물건들기**(Picking up objects). 공깃돌이나 주사위같은 작은 물건을 발가락으로 들어올려, 근처의 박스에 담는다. 또는 발가락 굴곡근을 위한 치료용 퍼티(putty)를 사용한다.
5. Shin curls. 발바닥을 다른 발 정강이 부분 원위부에서 근위부로 활주시킨다.
6. **일측성 균형 동작**(Unilateral balance activities). 편평하지 않은 지면에서 처음에는 눈을 뜨고 후에 눈을 감고 선다.
7. BAPS(biomechanical ankle platform system) board. 앉은 자세에서, 보드를 천천히 시계방향, 시계반대방향으로 20회 돌린다.

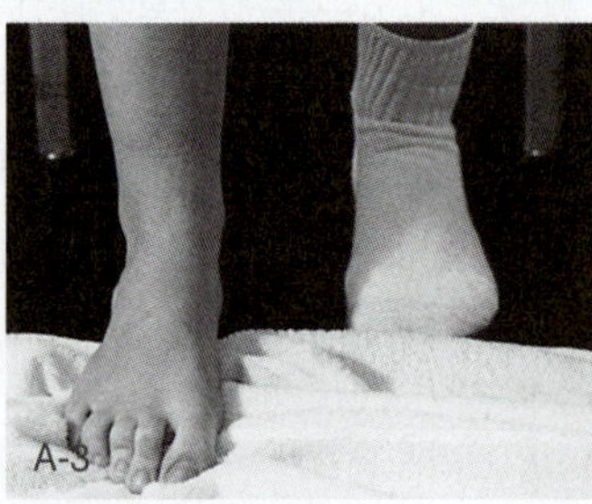
A-3

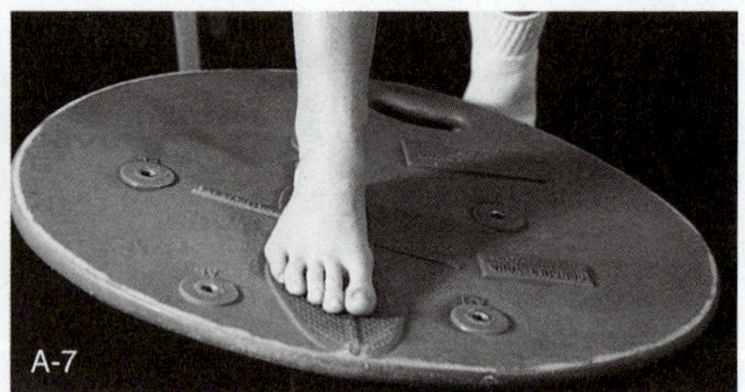
A-7

계속

실전 전략 17.1 하지의 부상예방 운동(계속)

B. 족관절/ 하지 근육 운동

1. Ankle alphabet. 발목과 발만을 사용하여, 알파벳 A~Z까지 대문자 3회, 소문자 3회를 쓴다.
2. **하지삼두근 스트레칭** (Triceps surae stretch). 뒷다리를 곧게 펴고 뒤꿈치를 바닥에 고정한채, 종아리근육에 신장이 느껴질 때까지 벽에 기댄다. 가자미근을 분리하기 위해, 슬관절을 구부린다. 발가락은 바깥, 중앙, 그리고 안쪽을 향하도록 하여 아킬레스건의 다양한 섬유를 신장시킨다.
3. **테라밴드와 고무 탄력 튜브 운동.** 테라밴드 또는 고무 탄력 튜브를 테이블에 묶고, 저항을 주면서 배측굴곡, 저측굴곡, 내반, 그리고 외반을 한다.
4. **일측성 균형 동작** (Unilateral balance activities). Thera-band 운동을 하는 동안 다른 발로 균형을 잡는다.
5. BAPS board. 선자세: 손상측 발로 균형을 유지하고 그 절차를 반복한다. 지지없이, 또는 농구에서 드리블하면서 균형을 유지하는 등 다른 운동이 추가될 수 있다.

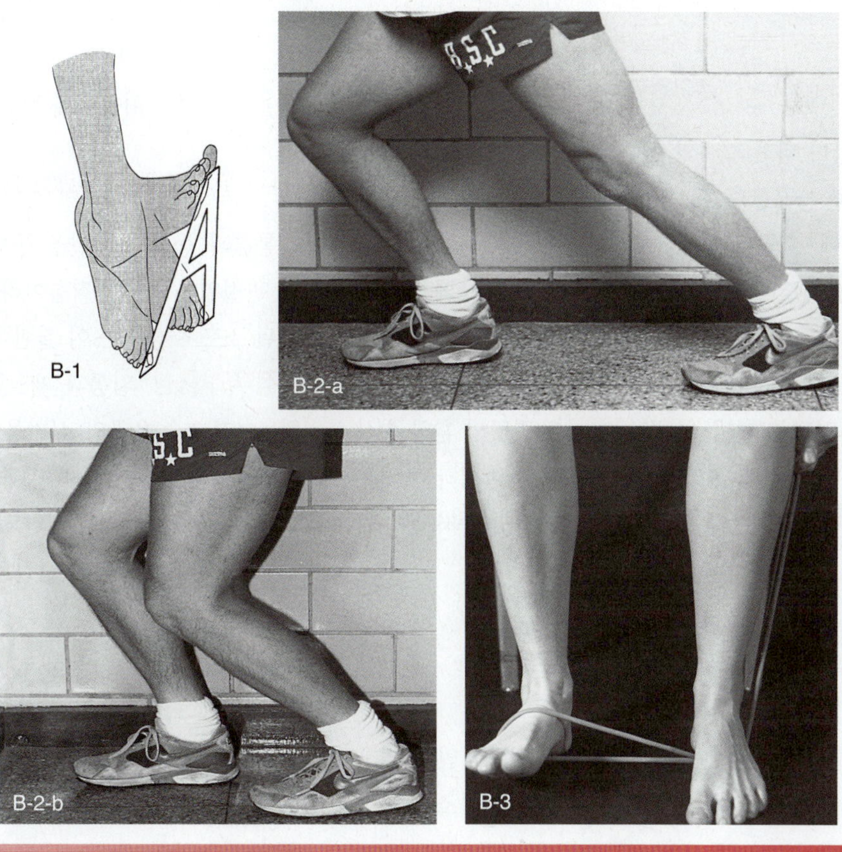

근력은 발가락으로 공깃돌이나 주사위 등을 잡아 올려서 근처의 박스에 담는 연습이나 발바닥사이에 테니스공을 놓고 공을 뒤꿈치부터 전족까지 앞뒤로 굴리는 연습으로 향상될 수 있다. 하지의 근력은 무거운 물건이나 고무 탄력 튜브를 전족에 부착하고, 10~15회 3세트 정도 관절운동범위를 움직임으로써 향상될 수 있다. 양측 발가락과 뒤꿈치를 올리는 동작도 효과가 있다. **실전전략** (17.1)은 하지, 족관절 및 발의 손상을 예방할 수 있는 운동 몇 가지를 보여준다.

신발(Footwear)

특정스포츠에서는 신발의 디자인과 특성의 변화가 필요하다. 필드종목에서, 신발은 flat-sole, long cleat, short cleat, 또는 multicleat등이 있다(그림 3.17 참조). 클릿은 발의 주요 체중부하 부분에 위치하도록 하고, 신발의 바닥부분에서 불편함을 주지 않도록 한다. flat cleats, screw-in cleats, 또는 pivot disc 형태의 신발은 길고, 불규칙한 클릿의 신발에 비해 전십자인대 손상 발생률을 감소시킨다. 족궁의 문제가 있는 사람은 적절한 전족, 아치, 그리고 뒤꿈치의 지지가 필요하다. 어느 경우든 활동에 맞춰 신발을 선택해야 한다. 3장에서 신발의 선택과 적절한 신발의 가이드라인이 상세하게 서술되었다. (실전전략 3.4 참조)

발가락과 발의 질환 (TOE AND FOOT CONDITIONS)

Q 어느 축구선수가 종골후면 아킬레스 건의 부착지점 바로 위에 수시는 통증이 있다. 건을 만지면 통증이 없지만, 건주위를 만지거나 건의 앞쪽 연부조직을 꽉 쥐게되면, 상당한 통증이 있다. 이 질환의 원인은 무엇인가? 어떻게 관리해야 하는가?

많은 사람들이 다리 길이의 차이, 자세의 편위, 근기능 장애(예로, 근육 불균형), 또는 비정렬증후군(malalignment syndrome) (예, 요족(pes cavus), 편평족 (pes panus), 첨족(pes equinus(), 그리고 추상족지 또는 왜곡족지 (hammer or claw toes))등의 문제로 발과 발가락의 상태가 좋지 않다(**그림 17.17과 17.19**). 특히, 요족 (높은 아치와 강직된 발)과 편평족(평발, mobile foot)은 몇몇의 흔한 손상과 관련이 있다(**글상자 17.1**). 발에서 주로 발생하는 피부의 질환(피부경결, 티눈, 운동선수의 발, 그리고 족저사마귀)은 27장에서 소개한다.

발가락 기형 (Toe Deformities)

대부분의 발가락 기형은 심각하지 않고 보존적인 방법으로 치료될 수 있다. 그러나 몇몇 기형은 심각한 구조적 비정렬을 고정하기 위한 수술적인 방법이 필요하다.

➤ ➤ 글상자 17.1

발의 기형과 관계된 일반적인 손상

요족(Pes Cavus)	**편평족**(Pes Planus)
족저근막염	후경골근 건염
중족골통	아킬레스 건염
족근골과 중족골의 스트레스 골절	족저근막염
비골근 건염	종자골 장애(Sesamoid disorders)
종자골 장애	내측 경골 스트레스 증후군
장경인대 마찰증후군 (Iliotibial band friction syndrome)	슬개대퇴 통증

➤ *무지 강직증 (Hallus Rigidus)*

통증과 동작의 제한을 동반하는 제1중족지절관절의 퇴행성 관절염을 무지강직증이라 한다. 달리기와 점프동작이 포함된 스포츠 선수는 이 질환에 걸리기 쉽다.

징후와 증상. 압통과 제1중족지절관절의 비대, 동작의 제한, 그리고 높은굽의 신발을 신기 어렵다. 특징적인 징후는 중족골두의 배측면을 따라 쉽게 촉진되는 골극에 의해 발가락 신전 (배측굴곡)이 제한되는 것이다.

치료. 적절한 넓이와 관절의 늘어난 크기에 맞는 낮은 굽의 신발을 착용하는 것과 같은 보존적인 방법이 있다. 보조기에 Morton's 신전을 사용하거나, 단단한 깔창(insole)이나 신발로 관절에 가해지는 스트레스를 줄일 수 있다. 만약 보존적인 방법이 효과가 없으면, 6개월 이내에 수술적 방법이 필요하다.

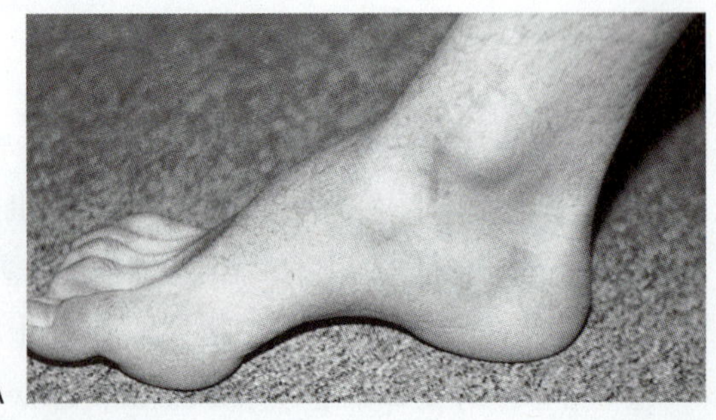

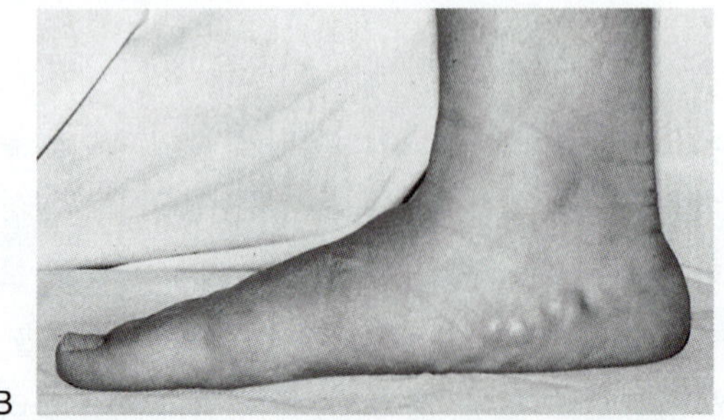

➤ 그림 17.17. **흔한 발의 기형.** A, 요족 B, 편평족

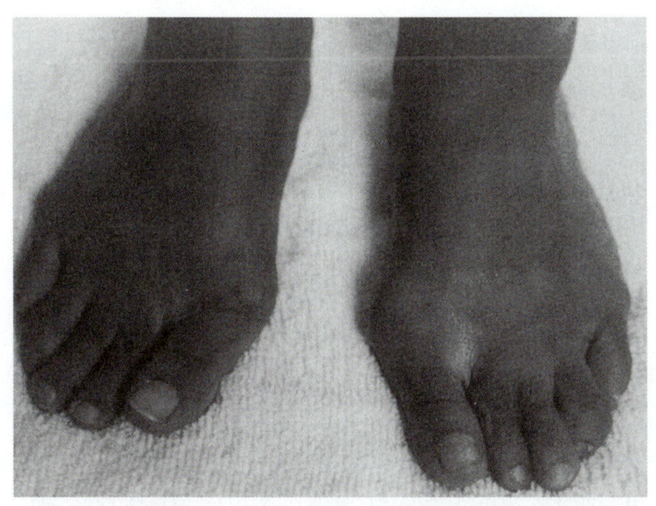

➤ 그림 17.18. **무지외반증(Hallus valgus).** 신발과 무지의 중족지절관절의 내측면에 빈번하게 마찰이 일어나 건막류가 발생한다. 이 발가락은 외측으로 이동하고 무지외반 변형을 일으킨다.

➤ *무지 외반증 (Hallus Valgus)*

제1중족지절관절 내측의 계속적인 압박은 내측 관절낭과 활액낭을 두껍게 만들고(건막류), 엄지발가락의 심각한 외반 변형을 일으킨다(**그림 17.18**). 이 질환은 유전, 내반중족골, 편평족, 류마티스 관절염, 그리고 신경성 질환으로도 유발되지만, 가장 흔한 원인은 좁고 잘 맞지 않는 신발을 착용하는 것이다(14).

징후와 증상. 대부분의 경우 변형의 징후는 없다. 중족지절관절의 통증, 내측의 돌기에 의해 신발착용에 어려움, 그리고 발가락이 겹쳐지는 변형이 일어난다.

치료. 치료는 변형과 증상의 정도에 따라 다양하다. 넓은 발가락공간(toe box)가 있는 넓고 부드러운 신발에 충분한 안쪽깔창(insole padding)은 편안함을 느끼게 해준다. 종아리를 지지해주고 압력을 재분산시켜 주는 보조기 또한 약간의 도움을 준다. 보존적인 방법이 효과가 없을시, 수술을 실시한다.

➤ *왜곡족지, 추상족지, 그리고 추지(Claw, Hammer, and Mallet Toe)*

다른 작은 발가락의 변형들은 선천적인 것일 수 있다(그림 17.19 참조). 그러나 잘맞지 않는 신발, 신경근 질환, 관절염, 혹은 외상에 의해 더 많이 발생한다. **추상족지**(Hammer toe)란 중족지절관절에서 신전되고, 근위지절관절에서 굴곡되며, 원위지절관절은 과신전된 것이다. **왜곡족지**(claw toe)란 중족지절관절의 과신전과 근위, 원위지절관절의 굴곡이다. **추지**(mallet toe)란 중족지절관절과 근위지절관절은 중립위치이지만, 원위지절관절의 굴곡이 나타난 것이다.

징후와 증상. 각각의 질환은 지절관절의 배측부분에 통증 있는 가골을 형성할 수 있다. 신발과 중족골두, 특히 두 번째 발가락에 가해지는 압력은 긴 발가락의 역행성 압력이 원인이다.

치료. 이 질환은 보존적으로 치료하기 어렵다. 중족골패드가 증상을 완화시켜줄 수 있지만, 보통 수술이 필요하다. 연부조직 수술은 건연장술, 피막절개술, 그리고/혹은 인대이완등 이 포함된다. 더 심한 변형일 때는 기절골두 절제술을 시행하기도 한다.

잔디발가락(Turf Toe)

Turf toe, 또는 제1중족지절관절의 족저관절낭인대(plantar capsular ligament)염좌는 모지의 과신전 또는 과굴곡으로 발생한다.(예로, 신발의 끝에 발가락을 억지로 집

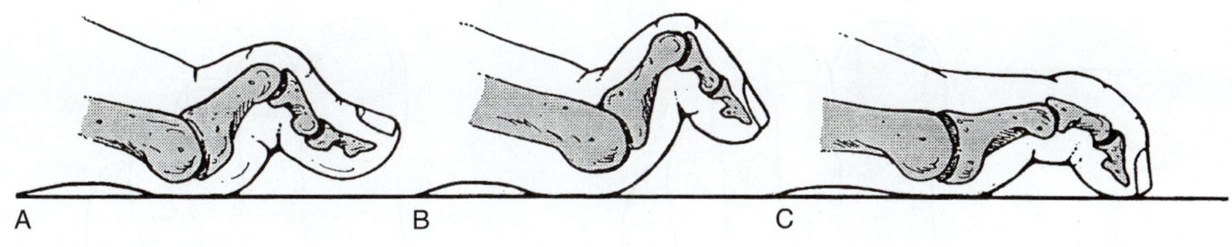

➤ 그림 17.19. **발가락 변형(Toe deformities).** A, 추상족지 B, 왜곡족지 C, 추지

어넣을 때). 과신전은 종자골을 앞으로 당겨 체중부하를 제1 중족골두에서 받게한다. 반복적인 과부하 특히, 외반압력이 주어지면 부상을 일으키기 쉽다.

징후와 증상. 모지의 통증, 압통, 그리고 중족지절관절의 족저면의 종창이 있다. 모지의 신전 시 매우 큰 통증이 있다. 종자골이 단모지굴근건에 위치하기 때문에 이 질환은 때때로 굴곡건의 열상, 종자골의 골절, 뼈의 좌상, 그리고 중족골두의 골연골골절(osteochondral fracture)을 일으킨다.

치료. 경미한 염좌일 때, 초기 치료는 냉치료, NSAIDs, 휴식, 그리고 지나친 동작의 제한 등이 있다. 움직임을 제한하기 위한 중족지절관절의 테이핑, 제1중족골의 스트레스를 덜어주기 위한 중족골 패드, 단단한 신발의 사용, 단단한 금속 또는 플라스틱의 전족부 플레이트가 도움이 된다. 중등도와 심한 염좌일 때, 증상이 사라질 때까지 사용을 제한시킬 필요가 있다(보통 3~6주).

역잔디발가락(축구발가락) (Reverse Turf Toe(Soccer Toe))

공을 찰 때, 중족지절관절의 과신전 때문에 축구선수들은 종종 제1중족지절관절의 배측관절낭에 염증을 일으킨다. 질환은 급성 혹은 만성으로, 통증이 관절의 배측에서 나타나고, 수동굴곡에 통증이 있다는 것을 제외하고, 전통적인 잔디발가락(traditional turf toe)과 증상과 징후가 유사하다. 치료 또한 테이핑의 방향이 중족지절관절의 신전보다 굴곡을 제한시키는 것을 제외하고 유사하다.

조갑내번증 (Ingrowing Toenail)

조갑내번증은 비교적 흔한 질환이지만, 적절한 위생관리와 발톱관리로 예방할 수 있다. 발톱의 길이는 피부를 덮을 정도의 길이는 되도록 하며, 신발에 눌리지 않을 정도로 짧게 유지해야 한다. 발톱은 가장자리가 피부쪽으로 자라지 않도록 가로질러 곧게 다듬어준다. 그리고, 적절하게 맞는 신발과 양말을 착용해야 한다. 발톱을 적절하게 자르지 않고, 맞지 않는 신발을 착용하면 발이 신발 안에서 계속적으로 미끄러져 발톱의 외상을 일으키고, 테두리가 Lateral nail fold 쪽으로 자라게 된다. 발톱의 가장자리는 붉게 되어 통증을 일으킨다. 진균

실전 전략 17.2 조갑내번증 (Ingrowing Toenail)의 치료

방법 1

- 발을 발톱(nail bed)부분이 부드러워질 때까지(보통 10~15분) 뜨거운물(108~116°)에 담근다.
- 발톱의 가장자리를 들어올려 휴지나 작은 천조각을 발톱밑에 넣어 발톱이 피부 바깥으로 올라가도록 한다(그림 A).
- 손상부위에 소독을 하고, 깨끗한 붕대로 덮는다.
- 매일 반복하고, 손상부위가 깨끗하고 건조하도록 유지한다.

EMS *화농성 감염이 발생하면, 의사에게 보내 항생제와 감염의 배액을 실시한다.*

방법 2

- 위의 방법대로 발가락을 담그고, 발톱의 중앙부분을 V자로 자른다 (그림 B).
- 발톱이 자라면서, 모서리부분이 중앙으로 당겨지고, 발톱의 모서리를 피부에서 끌어 당긴다.
- 소독을 실시하고, 깨끗한 붕대로 덮어주고, 건조하고 깨끗하게 유지한다.

EMS *화농성 감염이 발생하면, 의사에게 보내 항생제와 감염의 배액을 실시한다.*

A

B

혹은 세균성 감염이 발생한 것을 **조갑주위염**(paronychia)이라고 한다. 이 질환을 치료하는 두가지 방법은 **실전전략 17.2**에서 논하였다.

중족골통(Metatarsalgia)

일반적인 중족골두 주위의 불쾌감을 **중족골통**, 혹은 Morton's 중족골통이라 부른다. 횡인대의 계속적인 과부하는 횡아치를 편평하게 하여 중간 3개의 중족골두, 특히 두 번째 중족골에 가골이 형성된다. 비록 스포츠 활동과도 관련이 있지만(**글상자 17.2**), 나이, 관절염성 질환, 통풍, 비만, 순환계질환, 그리고 몇몇 신경성 질환 또한 중족골통을 일으키기 쉽다. 치료는 행동교정, 신발검사, 중족골패드, 그리고 발의 내재근 근력강화로 중족골두에 가해지는 부하를 줄이는 방법이 있다.

건막류(Bunions)

건막류는 모지의 중족지절관절의 내측면에서 나타나지만, 소지의 외측면에서도 발생할 수 있다(유사건막류 (Bunionette or tailor's bunion)). 발의 회내, 보행 중 회내동작의 지속, 아킬레스건의 구축, 관절염, 그리고 제1~2중족골두 사이의 인대의 이완은 제 1중족골두의 내측면을 두껍게 하여 신발 내측면에 계속적인 마찰을 일으킨다.

> ➤➤ 글상자 17.2
>
> ### 중족골통을 발생하는 인자
>
> **내재성 인자**
>
> - 과도한 체중
> - 하지삼두근의 제한된 신장성
> - 중족골 아치의 붕괴
> - 발뒤꿈치의 외반(valgus heel)
> - 추상족지(Hammer Toes)
> - 편평족 혹은 요족(Pes planus or pes cavus)
>
> **외재성 인자**
>
> - 좁은 발가락 공간 (Toe box)
> - 부적절한 클리트(cleat)의 위치
> - 부적절한 테크닉 (예를 들면, 사이클 선수의 발의 부적절한 위치, 혹은 낮은 속도에서 높은 기어의 고정)
> - 높은 곳에서의 부정확한 착지
> - 반복적인 점프동작 혹은 과도한 달리기
> - 전족에 과도한 압력을 주는 달리기 방식

징후와 증상. 질환이 악화되면, 모지는 외측으로 이동하고, 두 번째 발가락 위로 겹쳐지면서 강직성의, 무기능성 모지 외반 변형을 일으킨다(그림 17.18 참조). 이 질환은 하이힐과 신발의 뾰족한 발가락 부분(toe box)에 의해 악화되며, 그러한 요인 때문에 여성에게 더 많이 발생한다.

치료. 일단 변형이 발생하면, 질환을 교정하기는 힘들다. 모지를 가능한 해부학적 자세에 가깝게 고정하는 것과 더 넓은 신발을 신는 것이 약간의 도움이 된다. 그러나 심한경우에는 교정 수술이 필요하다.

후종골 점액낭염 (Retrocalcaneal Bursitis)

힐컵(Heel cup)의 압축성 압력, 과도한 회내 혹은 후족의 내반은 팽윤, 홍반, 그리고 아킬레스건과 종골사이의 후종골 점액낭(postcalcaneal bursa)에 염증을 일으킬 수 있다(**그림 17.20**).

징후와 증상. 아킬레스건의 전면 연부조직 촉진시 통증이 유발되고, 피부는 특히 측면이 두꺼워진다. 발끝 떼기 동작시 능동 족저굴곡 동작은 건과 뼈사이의 점액낭 압박한다.

치료. 초기치료는 냉치료, NSAIDs, 아킬레스건의 스트레칭, 신발의 교정, 혹은 점액낭에 가해지는 압력을 덜기위한 heel lift 등이 있다. 때때로, 염증이 있는 점액낭은 매우 크게 부풀어 여성 피겨스케이트 선수와 달리기 선수에게 흔한 "pump bump"(육상선수의 bump) 라 부르는 상태가 된다. 이 융기부는 아킬레스건의 원위 부착부 지점 주위의 잦은 미세 외상과 미세적출(microavulsions)로 인한 골극과 관계가 있을 수 있다.

A 이 축구선수에게는 후종골 점액낭염의 가능성이 있다. 냉치료, NSAIDs, heel lift, 신발의 교정, 그리고 아킬레스건의 유연성 증가는 증상을 완화시킬 수 있다.

타박상 (CONTUSIONS)

Q 장거리 달리기 선수가 아스팔트도로를 달리거나 맨발로 걸을 때, 발뒤꿈치 닿기 동작에서 뒤꿈치의 통증을 호소한다. 그의 신발은 매우 낡고 닳아있다. 어떤 손상이 일어난 것 일까? 만약 이 질환이 치료되지 않는다면, 어떤 합병증이 우려되는가?

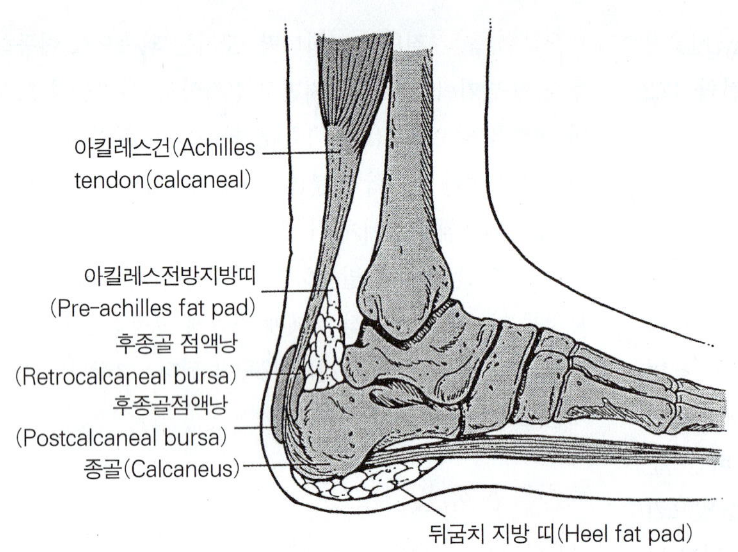

➤ 그림 17.20. **후종골 점액낭.** 후종골점액낭은 저측굴곡시 아킬레스 건과 종골사이에서 끼게되어 흔히 염증이 발생한다.

발과 다리의 타박상은 발에 무거운 것이 떨어지거나, 밟히고, 차이거나, 혹은 빠른 공같은 것에 맞거나 하는 직접적인 외상에 의해 일어난다. 대부분의 경우 심각하지 않고 냉치료, 압박, 거상, 그리고 휴식 등으로 쉽게 치료가능하다. 그러나 몇몇 손상은 지나친 출혈, 골막의 염증, 신경손상, 혹은 건초의 손상으로 인한 건초염과 같은 합병증을 일으킬 수 있다.

발의 타박상 (Foot Contusions)

중족부의 압박은 통증과, 신전근 건의 손상 혹은 중족골 혹은 지골의 골절을 일으킬 수 있다. 체중부하 시, 전족부 족저면의 좌상은 느슨한 클리트(cleat) 혹은 스파이크 자극에 의해 나타날 수 있다. 수리하거나 위치를 바로잡고, 출혈과 불쾌감을 줄이기 위한 냉 치료는 그 상황에서 충분한 치료가 된다.

후족의 타박상은 **뒤꿈치 멍**(heel bruise)이라 하며, 더 심각한 상태일 수 있다. 탄력적인 지방조직이 두꺼운 피부와 종골의 저측면 사이에 있어 외상으로부터 종골의 하부를 보호한다. 이것은 달리기, 점프동작, 그리고 방향전환 시 극도의 스트레스를 받게 된다. 지나친 체중, 나이, 낡은 신발, 훈련의 증가, 그리고 딱딱하고 편평하지 않은 바닥 등이 이 질환이 발생하기 쉽다. 맨발로 걸을때 특히 통증이있다. 통증과 염증을 최소화 하기 위한 냉치료, heel cup과 doughnut pad의 사용은 질환을 최소화 할 수 있다. 최상의 치료에도 불구하고, 이 질환은 몇 달간 지속될 수 있다.

하지의 타박상(Lower Leg Contusions)

비복근의 타박상은 바로 통증, 근약화, 그리고 부분적 동작의 상실을 일으킨다. 출혈과 근경축(muscle spasm)은 쉽게 촉진되는 부드럽고, 굳은 덩어리를 만든다. 냉치료 시, 근육은 반드시 신장된 상태로 근경축을 감소시킨다. 2~3일 내에 증상이 나아지지 않으면, 의사의 지도 아래 혈종을 제거하기 위한 초음파치료가 실시 될 수 있다.

정강이 멍(Shin bruise)이라 부르는 경골의 타박상은 축구, 필드하키, 야구, 소프트볼 혹은 풋볼과 같은 하지에 종종 큰 충격이 가해지는 스포츠에서 흔히 나타난다. 정강이부분은 특히 피하지방이 적어서 직접적인 타격에 상처받기 쉽고, 경골주위 골막조직에 염증을 일으킨다. 참가자들은 반드시 적절한 정강이 보호대를 착용하여 이 부위를 보호해야 한다. 비록 통증이 심하더라도, 이 질환은 냉치료, 압박, 거상, 그리고 휴식으로 효과적인 치료가 가능하다. 이 부위의 도우넛 패드(doughnut pad)와 추가적인 정강이 보호대는 통증의 인내범위 내에서 활동할 수 있도록 해준다.

급성구획증후군 (Acute Compartment Syndrome)

급성구획증후군은 좁은 공간에서 급격한 조직압의 상승으로 국소 정맥압의 상승과 신경혈관계의 연결을 차단하는 것이다. 하지에서, 이것은 경골 전외측의 직접적인 타격, 혹은 경골 골절에 의해 주로 발생한다. 하지전구획은 내측의 경골, 후면의 골간막, 외측의 비골, 그리고 전면의 근막초에 의해 둘러 쌓여 있어서 가장 위험이 크다. 급성 구획증후군은 만성구획증후군에 비해 흔하지는 않지만, 신경혈관기능의 문제로 인해 급성증후군은 내과와 외과적인 위급상황으로 간주된다.

징후와 증상. 증상과 징후에는 최근의 외상병력, 과도한 운동, 혈관손상, 혹은 지속적인 외부의 압력등이 있다. 심각한 통증과 팽윤의 증가는 임상 환경과 비율이 맞지 않아 보인다. 모지와 두 번째 발가락 사이의 배측면에서의 굳은 덩어리, 단단한 피부(최대 신장 되었기 때문에), 감각의 소실과 족배동맥 맥박의 감소는 위험 징후이다. 그러나, 정상적인 맥박을 이 증후군에서 배제할 수 없다. 급성구획증후군은 출혈 발생 후 30분 이내에 비정상적 기능을 일으킨다. 돌이킬 수 없는 손상이 12~24시간 내에 발생하기 때문에 즉각적인 조치가 필요하다.

치료. 즉각적인 치료에는 냉치료와 완전한 휴식이 있다. 압박은 추천되지 않는데, 이미 과도하게 압박되어 있어서 추가적인 압박은 단지 악화시킬 뿐이다. 사지의 거상은 동맥의 압력을 감소시키고, 모세혈관을 손상시킬 수 있기 때문에 실시하지 않는다. 의사에게 위탁하여 즉각적인 보호가 절대적으로 필요하다.

EMS *발의 감각이상이 나타난다면, 틈새-카테터(slit-catheter) 혹은 솔리드스테이트 구획내카테터(solidstate intracompartment catheter)를 사용하여 구획간 압력을 감소시킨다. 압력의 범위가 30~40 mmHg사이라면(정상범위는 0~10 mmHg이다), 그 환자는 주의를 필요로 하고, 증상이 감소할 때까지 반복적으로 측정해보아야 한다. 압력이 40~60 mmHg 라면, 조직의 영구적인 손상을 방지하기 위해 근막의 수술적 이완(근막절개술)이 필요하다.*

A 이 달리기 선수는 heel bruise가 있을 수 있다. 뒤꿈치에 더 좋은 패드를 댄 신발, 혹은 달리는 동안의 충격을 흡수해주는 heel cup을 착용하는 것이 좋다. 만약 질환이 계속적으로 완화되지 않으면, 스트레스 골절이나 골극이 나타날 수 있다.

발과 발목 염좌 (FOOT AND ANKLE SPRAINS)

Q 라크로세 선수가 발목을 내반하여 구멍에 빠졌다. 밤에는 안정을 취하고 냉치료를 하였지만, 다음날 아침 발목은 팽윤이 있고 변색되었다. 그리고 체중부하 시에 계속적인 통증이 있다. 이 질환을 어떻게 치료할 것인가?

발과 발목의 염좌는 스포츠에서 흔히 발생하고. 특히 관리가 좋지 않은 경기장에서 많이 발생한다. 많은 스포츠에서 다리는 계속 돌고 있는데 클리트신발이 땅에 고정된다. 게다가 방향의 전환은 발목부위에 엄청난 부담을 준다. 다른 손상의 기전은 구멍에 빠지거나, 가장자리에서 발을 헛디디거나, 다른 사람의 발을 밟는 경우 등이 있다.

발가락과 발의 염좌 그리고 탈구 (Toe and Foot Sprains and Dislocations)

중족지절관절과 지절관절의 염좌와 탈구는 발가락을 부딪히거나 걸려넘어지면서 발생하기 쉽다. 외반력과 내반력이 특히 첫 번째와 다섯 번째 발가락에 가해진다. 통증, 기능장애, 팽윤, 그리고 만약 탈구되었다면, 심한변형이 확실한 증거이다.

EMS *골절가능성을 판단하기 위해서 방사선 사진은 반드시 필요하다. 그러나 폐쇄정복과 옆발가락과 함께 10~14일 고정하는 것으로 충분하다.*

중족(Midfoot)의 염좌는 종종 심한 배측굴곡, 저측굴곡 혹은 회내에 의해 발생한다. 농구나 축구에서도 발생하지만, 체조선수, 댄서, 낮은 신발을 신은 트랙 운동선수와 같은 발이 지지되지 않는 활동에서 더욱 빈번하다. 통증과 종창이 발의 내측면 심부에 발생하고, 체중부하역 시 통증이 있다. 부위와 통증의 정도에 따라, 끈으로 적절한 고정, 아치의 지지, 그리고 체중부하의 제한이 급성기에 사용된다. 만약 질환이 개선되지 않는다면, 족근 관절의 견열골절의 가능성을 고려하여 의사에게 보내야 한다. 재활운동은 발의 내재근의 ROM과 근력강화운동을 실시한다.

발목 염좌 발생의 기전 (Mechanisms of Injury for Ankle Sprains)

발목의 염좌는 운동선수들에게 가장 흔히 나타나는 부상이다. 이것은 해부학적 구조물의 손상정도와 이차적인 장애에 따라 gradeⅠ, gradeⅡ, gradeⅢ로 분류한다(**표17.3**). 농구에서, 발목염좌는 모든 손상의 45%이상을 차지하고, 축구에서 31%를 차지한다(15).

발목염좌는 보통 심한 내측 (회외 혹은 내반)과 외측(회내 혹은 외반)회전 동작에 의해 발생하고, 이차적으로 족저굴곡 혹은 배측굴곡과 관련이 있는 경우가 있다. 발의 과도한 회외 (내전, 내반, 그리고 족저굴곡)는 발의 족저면이 내측, 몸의 중앙선 방향으로 회전하고, 흔히 내반염좌라 부른다. 과

표 17.3 일반적인 발목 염좌 와 인대손상의 기전

기 전	1 도	2 도	3 도
내반과 족저굴곡	전거비인대의 신장	전거비인대의 부분적인 열상과 종비인대의 신장	전거비인대와 종비인대의 파열과 후거비인대, 경비인대의 열상
내반	종비인대의 신장	종비인대의 열상, 전거비인대 신장	종비인대의 파열, 전거비인대와 후거비인대의 신장
배측굴곡	거비인대의 신장	경비인대의 부분적인 열상	거비인대의 파열
외반	삼각인대의 신장 혹은 내측과의 박리골절	삼각인대와 경비인대의 부분적인 열상	삼각인대, 골간막의 파열(인대결합 위로 비골골절이 일어날 수 있다).

도한 회내(외전, 외반, 그리고 배측굴곡)은 발의 족저면이 외측으로 회전하고 외반염좌라 부른다.

외측 발목염좌 (Lateral Ankle Sprains)

급성 발목염좌는 종종 방향을 급격하게 전환할 때 발생한다. 부상은 부하가 없는 발과 발목(더 정확하게 말해서, 부하가 가해지는 순간)의 족저굴곡과 내반력과 함께 발생한다. 저측굴곡에서, 전거비인대(ATFL)은 팽팽해지고 종비인대는 상대적으로 느슨해진다. 반면에 배측굴곡에서는 반대로 나타난다. 내과와 외과는 거골위에서 아래쪽으로 뻗어 경부이음(mortise-tenon)을 형성한다. 외과는 내과에 비해 더욱 아래로 뻗어었어서, 거골의 외측 이동을 제한한다. 족저굴곡과 내반동작의 초기에 스트레스가 가해지면, 전거비인대가 신장된다. 압력이 계속적으로 가해지면, 발목은 중립자세에서 인대의 안정성을 상실한다. 내과는 더 큰 내반동작의 축으로 작용하고, 종비인대의 신장 또는 파열이 발생한다(**그림 17.21**). 비골근건초의 내측벽은 종비인대에 인접하여 약간의 압력을 덜어주어 인대의 손상을 막는다. 그러나 만약 비골근이 약하면, 관절의 안정성을 잃게되고, 종비인대의 열상을 일으킨다.

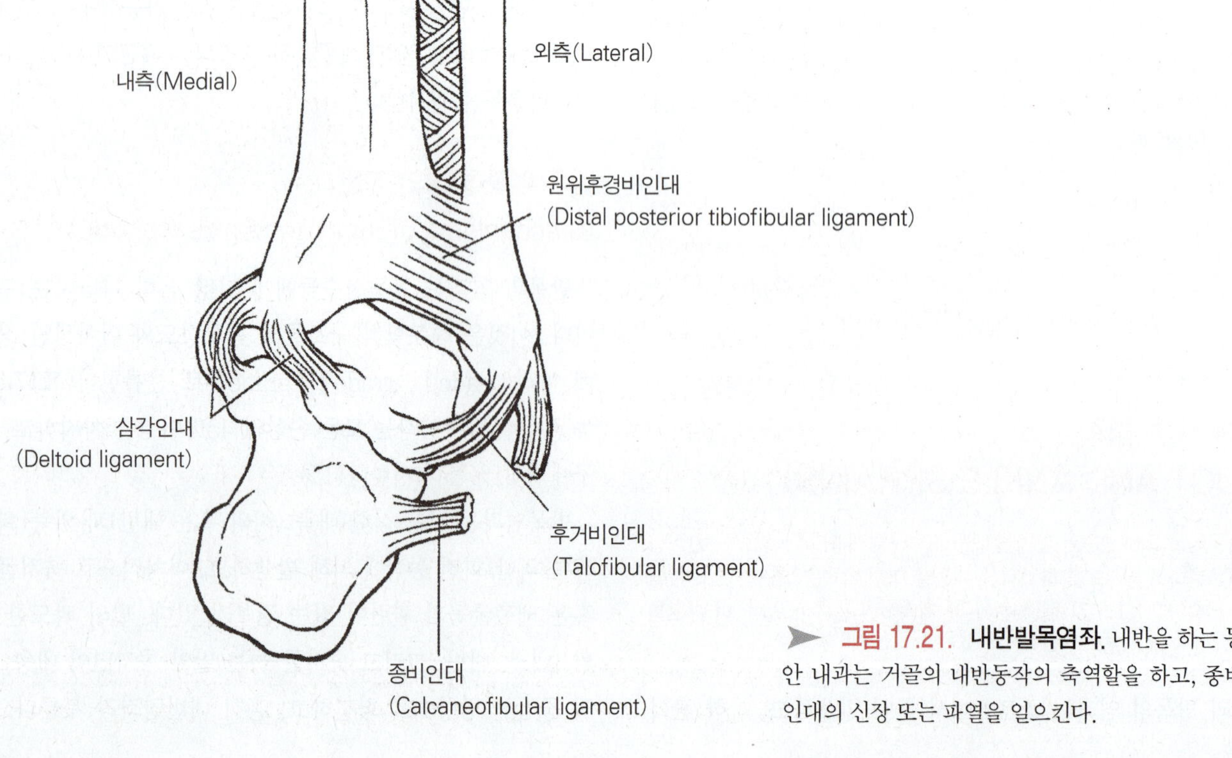

➤ 그림 17.21. **내반발목염좌.** 내반을 하는 동안 내과는 거골의 내반동작의 축역할을 하고, 종비인대의 신장 또는 파열을 일으킨다.

심각한 손상일 때, 후거비인대 또한 손상받을 수 있다. 발목관절의 안정성이 상실되면, 거골은 내과사이에 삼각인대가 끼게 되어, 발목 양측의 부상을 일으킬 수 있다.

징후와 증상. 보통 손상 시 날카로운 소리나 찢어지는 소리가 난다. grade Ⅰ손상 시, 손상이후 즉시 체중부하를 할 수 있다. 통증과 팽윤은 경미하다. grade Ⅱ손상시, 팽윤과 압통이 전거비인대 전면에 국소적으로 존재하고, 종비인대로 확장될 수 있으며, 약간의 무게를 견딜 수 있다. 만약 골절이 없다면, 뼈의 압통은 오직 인대의 부착점에서만 발생한다. 하나 혹은 그 이상의 인대의 완전한 열상은 grade Ⅲ 염좌로 간주된다. 팽윤과 반상출혈은 매우 빠르고 널리 퍼지며, 기능적, 임상적인 불안정성을 보인다. 팽윤이 곧 불안정성의 정도를 모호하게 만들기 때문에, 즉각적인 평가로 손상의 정도를 구별해야한다. **표 17.4**에 발목염좌의 등급에 따른 징후와 증상을 정리하였다.

치료. 골절과 인대 손상의 가능성을 평가하여 실시하고, 초기에는 냉치료, 압박(편자형 패드), 거상, 그리고 동작의 제한을 실시한다. 체중부하가 불가능 할 때는 반드시 목발을 사용하도록 한다.

EMS *중등도와 중증의 염좌 시에는 반드시 즉시 의사에게 의뢰하도록 한다.*

방사선 사진은 인대결합 또는 거골 돔부분(talar dome)의 골연골 골절을 판단할 수 있게 해준다. **실전전략** 17.3에 외측 발목염좌에 대하여 정리하였다.

외측 발목염좌는 아주 흔하기 때문에 발목주위의 모든 손상을 발목염좌라고 보는 경향이 있다. 부상의 과정을 알지 못하거나, 환자의 증상이 심각할 때 인대결합염좌, 비골근건 손상, loose body, 또는 골연골 골절과 같은 다른 손상의 가능성을 의심해 봐야 한다(**글상자** 17.3).

표 17.4 외측 발목 염좌의 증상과 징후

등급	증상과 징후
첫번째 (grade Ⅰ)	외과의 전외측면에 통증과 종창. 전거비인대(ATFL) 부위의 압통. 스트레스 검사에서 느슨함은 없다.
두번째 (grade Ⅱ)	외측면에서 찢어지는 또는 튀는 느낌이 있다; 통증과 팽윤이 외과의 전외측과 하부에서 나타난다. 촉진 시 전거비인대와 종비인대에 걸쳐 통증이 있다. 또한 후거비인대, 삼각인대, 그리고 전관절낭 부분에 압통이 발생할 수 있다. 전방 끌림검사와 거골 경사검사에 양성반응이다.
세번째 (grade Ⅲ)	외측면 전체에 널리 퍼진 팽윤. 외측면에서 찢어지거나, 튀는 느낌이 있다. 전방의 팽윤을 동반하기도 한다. 극심한 통증이 있거나, 통증이 없다. 전방 끌림검사와 거골 경사검사에 양성반응이다.

내측 발목 염좌 (Medial Ankle Sprains)

외반 발목염좌는 내측의, 삼각형모양의 거퇴인대(삼각인대)의 손상과 관련이 있다. 비록 삼각인대의 독립적인 손상일지라도, 발이 외전된 상태에서 높은 곳에서의 착지 또는 다른 사람의 발 위에 착지와 같은 배측굴곡과 외반력에 의한 결과일 수 있다. 이것은 전체 손상의 10%가 넘지 않는다(15). 대부분의 삼각인대 손상은 비골의 골절, 인대결합손상 또는 심각한 외측 발목염좌와 관련이 있다. 회내된 발 또는 과운동성의 발은 외반손상의 발생 가능성이 상당히 높다.

거골의 둥근부분(talar dome)은 앞부분이 뒤에 비해 넓다. 배측굴곡 동안, 거골은 전거비인대에 의해 지지되는 경부이음(mortise)과 더욱 일치된다. 과도한 배측굴곡과 외반이 일어나면, 거골이 비골측으로 밀리면서 삼각인대의 경미한 염좌 또는 힘이 강할 경우, 외과골절을 일으킨다. 만약 골절 발생 후에도 힘이 지속되면, 삼각인대가 파열되거나, 내과의 골편이 떨어져 양측과의 골절을 일으킨다. 이러한 경우, 원위 전거비인대와 골간막이 파열되어 발목의 총체적인 불안정성을 일으키고, 결국 퇴행변화(degeneration)를 일으

➤➤ 글상자 17.3

외측 발목 염좌와는 다른 더 심각한 질환을 의미하는 증상 및 징후

- 정확한 손상기전을 기억하거나 설명할 수 없다.
- 발과 발목에 작은 무게도 견디지 못한다.
- 발과 발목의 변형
- 중족의 심한 팽윤 또는 피부의 물집 (관절의 아탈구, 탈구 또는 골절과 관련된 심한 피부의 신장을 의미한다)
- 만성기에, 불안정성보다 통증을 주로 호소한다.
- 손상후 3~4주 이상의 계속적인 통증

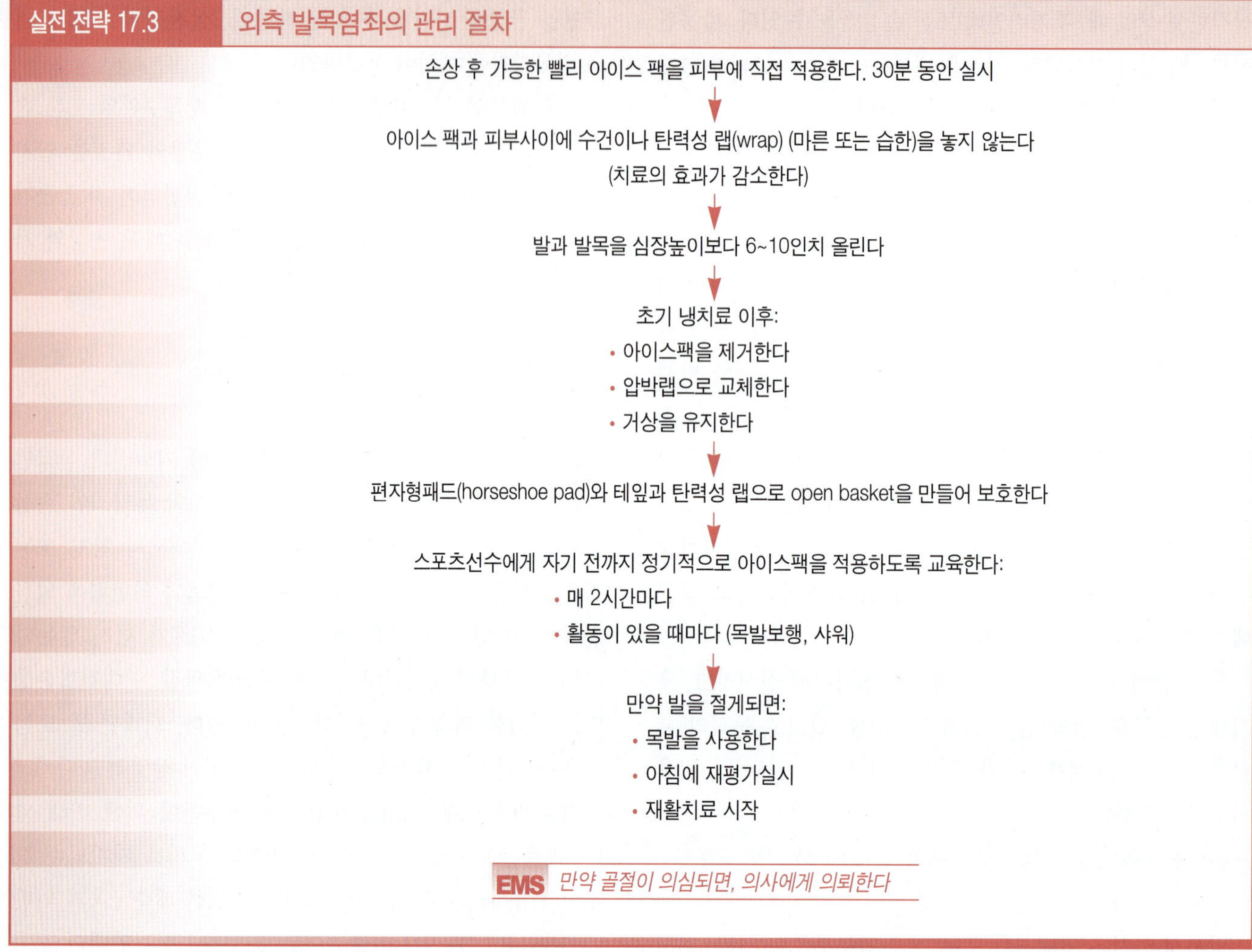
실전 전략 17.3 외측 발목염좌의 관리 절차

손상 후 가능한 빨리 아이스 팩을 피부에 직접 적용한다. 30분 동안 실시

↓

아이스 팩과 피부사이에 수건이나 탄력성 랩(wrap) (마른 또는 습한)을 놓지 않는다 (치료의 효과가 감소한다)

↓

발과 발목을 심장높이보다 6~10인치 올린다

↓

초기 냉치료 이후:
- 아이스팩을 제거한다
- 압박랩으로 교체한다
- 거상을 유지한다

↓

편자형패드(horseshoe pad)와 테잎과 탄력성 랩으로 open basket을 만들어 보호한다

↓

스포츠선수에게 자기 전까지 정기적으로 아이스팩을 적용하도록 교육한다:
- 매 2시간마다
- 활동이 있을 때마다 (목발보행, 샤워)

↓

만약 발을 절게되면:
- 목발을 사용한다
- 아침에 재평가실시
- 재활치료 시작

EMS *만약 골절이 의심되면, 의사에게 의뢰한다*

킨다(**그림 17.22**).

징후와 증상. 내측염좌의 증상과 징후는 손상의 정도에 따라 다르다. 경미한 손상과 중등도의 손상시, 종종 환자들은 손상시 과정을 기억하지 못한다. 발목이 외반과 배측굴곡 되었을 때 초기에 약간의 통증이 있었을 수 있지만, 발목이 정상 해부학적 위치로 돌아오면서 통증은 가라앉고 활동을 계속할 수 있다. 달리려고 할 때 또는 그 부위에 압력이 가해질 때 통증은 증가할지만 그 통증을 이전의 손상과 연관시켜 생각하지는 않을 것이다. 출혈이 다리의 심부에서 발생하고 잘 보이지 않기 때문에 팽윤은 외측염좌만큼 명확하지는 않을 것이다. 팽윤은 외과의 바로 뒤, 외과와 아킬레스 건 사이에서 발생한다. 압통점이 삼각인대와 전거비인대, 그리고 관절의 전 · 후에 걸쳐 발생할 수 있다. 심각한 손상일 때, 수동 움직임은 배측굴곡을 제외한 모든 동작에서 통증이 없을 것이다. 내 · 외과(malleoli)의 골절일 때, 통증은 골절부위에 확연히 나타나고, 경부이음(mortise)의 움직임에 따라 증가한다. 타진과 발뒤꿈치 당기 동작에서 통증이 증가한다.

치료

EMS *초기관리는 외측 발목염좌와 같다. rigid posterior or vacuum splint로 적절한 고정을 실시한다. 골절 혹은 인대결합의 단절이 있는 경우, 일반적으로 수술이 필요하기 때문에 의사에게 의뢰하여야 한다.*

인대결합 염좌(Syndesmosis Sprain)

원위 경비 인대결합의 손상(high ankle sprain이라고도 한다)은 종종 발견되지 않아, 일반적인 외측 발목염좌보다 더 긴 치료 시간과 더 큰 장애를 초래한다. 부상의 발생률은 총 발목 부상의 1~11%정도이다(16). 부상의 발생기전은 내반염좌와는 다르다. 종종 발은 배측굴곡과 외회전된다. 외

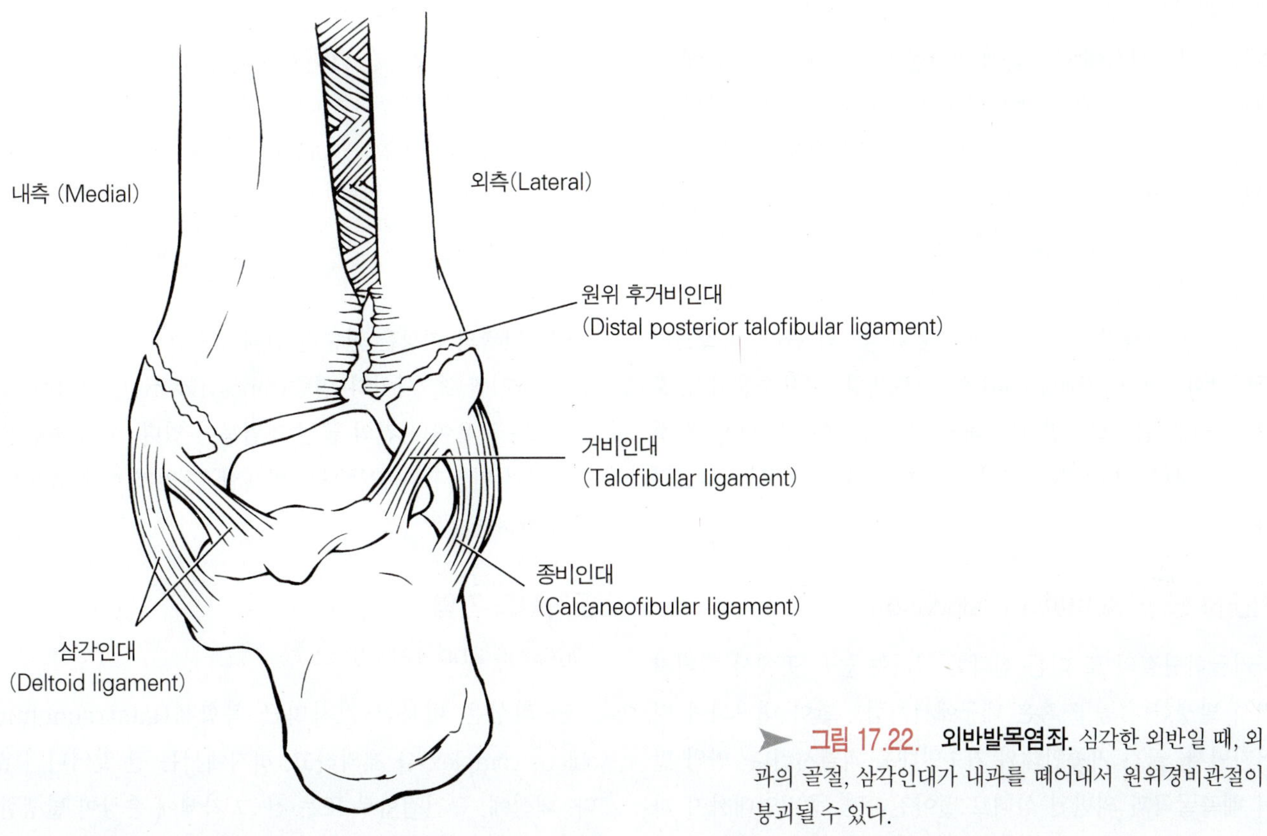

➤ 그림 17.22. **외반발목염좌.** 심각한 외반일 때, 외과의 골절, 삼각인대가 내과를 떼어내서 원위경비관절이 붕괴될 수 있다.

회전은 발목의 경부이음(mortise)을 넓혀 인대결합 구조물에 손상을 일으킨다.

징후와 증상. 가장 압통이 심한부위는 보통 경골과 비골사이, 더 높은 지점이다. 가장 흔히 손상되고 전외측 발목 충돌의 원인이 되는 인대는 전하경비인대(Anterior inferior tibiofibular liigament)이다; 가장 손상이 적은 인대는 후하경비인대(Posterior inferior tibiofibular liigament)이다(17). 평가는 다음의 4가지 특수한 테스트를 실시한다; (1)발목에 외회전력을 적용한 상태에서 한손을 사용하여 하지의 균형유지(외회전 검사). (2)근위 경골과 비골을 압박하면서 통증의 여부를 묻는다(squeeze 검사) (3) 인대결합인대의 촉진, (4) 수동배측굴곡 검사.

치료(Management)

EMS *초기치료는 외측발목염좌와 같다. 골절, 뼈의 견열(avulsion), 그리고 경부이음(mortise)의 정렬을 확인하기 위해 의사에 의뢰하여 방사선 사진을 확인한다.*

골절 또는 인대의 열상이 없으면, 치료는 보통 골절부목으로 3~4주 고정을 한 후, stirrup brace를 추가로 6주정도 착용한다. 종창이 감소할 때까지 냉치료를 실시하고, 체중부하는 처음엔 목발을 사용하여 실시하고, 견딜 수 있으면 목발을 사용하지 않는다. 스포츠 참가는 처음 치료 시작 후, 3개월 정도까지 지연될 수 있다. 만약 골절이 없더라도, 방사선 사진에서 경부이음(mortise)부분이 넓어진 경우, 수술이 필요하다.

거골하 염좌 (Subtalar Sprain)

외측 거골하관절과 관련된 인대는 종비인대(CFL), 하신근지대(inferior extensor retinaculum), 외측 거종인대(lateral TCL), 경추인대(cervical ligament), 그리고 골간인대(interosseous ligament)이다.

징후와 증상. 종종 스포츠 활동 중에 발목이 안으로 돌아가거나 뒤집히는 듯한 느낌이 있다. 이러한 문제가 있을 경우, 걷는 동안 계속해서 땅을 주시하고 편평하지 않은 지면을 뛸 때 불편함을 느끼게 된다. 만성 거골하 불안정성의 평가는 발목의 불안정성에 근소하게 변화를 준다; 질환은 동시에 존재할 수 있다. 거골하관절의 불안정성만을 검사하는 전방 끌림검사에서 음성결과가 나오지만, 발목불안정성 검사에서 양성으로 나타난다 그러나, 거골하 불안정성은 전방 끌림 검사에서 거골 아래 종골의 회전이 증가한다는 조사가 있다. 명확한 진단은 stress방사선 사진에 의해서만 가능하다.

치료. 보존적인 치료는 일반적인 급성기의 관리, 비골근의 근력강화, 힐코드(heel cord)의 스트레칭, 고유수용감각 훈련, 그리고 필요하다면 보호대의 사용 등, 외측 발목염좌 시와 유사하다. 만성 불안정성은 대개 수술적 치료가 필요하다.

거골하 탈구(Subtalar Dislocation)

거골하관절의 또 다른 심각한 염좌는 높은 곳에서 떨어지면서 발생한다(농구 혹은 배구에서처럼). 발이 내반되어 떨어지면서, 골간 거종인대와 거주인대를 파열시킨다. 만약 발이 배측굴곡과 외반된 상태로 떨어진다면, 종비인대까지 파열된다. 전위가 일어나면, 그 손상은 흔히 basketball foot이라고 부른다.

징후와 증상. 극심한 통증과 완전한 기능의 상실이 나타난다. 거골하관절의 심한 변형은 명확하게 보이지 않을 수 있다. 발에 신경혈관계 손상이 있을 경우 창백해 보이고 촉진 시 차가운 느낌이 있다. 또한 shock의 증상이 나타날 수 있다.

치료

EMS *비골건 포착(entrapment)과 신경혈관계의 손상의 가능성 때문에 발로 가는 혈액공급을 감소시킨다. 이 전위는 의학상 응급상태이다. 검사자는 EMS를 실시하고 신경혈관기능을 검사한다. 하지는 발견된 상태 그대로 vacuum splint로 고정하고, 가까운 의료시설로 즉시 후송한다.*

A 다음날 발목에 종창이 있다면, 골절의 가능성을 재평가하고, 계속적인 냉치료, horseshoe pad 또는 open basket weave strapping과 탄력성 랩으로 압박, 그리고 적절한 목발을 사용하여 염증기를 조절한다. 만약 통증이 지속되면, 의사에 의뢰한다.

발과 하지의 좌상 (STRAINS OF THE FOOT AND LOWER LEG)

Q 중년의 테니스 선수가 내과 후면의 통증과 팽윤, 그리고 아침에 일어날 때 족궁에 통증을 호소한다. 이 선수는 편평족이 있다. 저항 근육검사에서, 저측굴곡과 내반에 약화가 나타났다. 이 손상에 관련된 근육은 무엇이고, 이 질환을 어떻게 관리해야하는가?

근건단위의 손상은 단순한 건의 염증(tendinitis), 건과 그것을 둘러싼 초 사이의 염증(tenosynovitis), 근경련, 근좌상, 또는 근육이나 건의 급성 파열등이 있다. 이 질환들은 급성손상과 만성질환 모두에서 발생할 수 있기 때문에 이번 장에 포함하였다.

근좌상과 건염 (Strains and Tendinitis)

근 좌상은 비복근-가자미근 복합체(gastrocnemius-soleus complex)를 제외하고, 하지에서는 잘 일어나지 않는다. 대신에, 근건접합부 또는 건 그 자체에 손상이 발생한다. 하지에서 아킬레스 건을 제외한 대부분의 건은 활액초에 둘러 쌓여있다. 몇 가지 요인들이 건염을 유발할 수 있다(**글상자 17.4**). 건 손상이 호발하는 부위는:

- 아킬레스 건 종골 부착지점의 근위부분
- 내과 후면의 후경골근
- 발등쪽 신근지대 바로 아래의 전경골근
- 외과 뒤쪽과 제5중족골의 기저면 원위 부착부위의 비골건

징후와 증상. 일반적인 증상과 징후는 아침 경직(morning stiffness), 건의 국소적 압통, 팽윤 또는 건과 건주변의 비후, 수동 신장 시의 통증, 그리고 능동과 저항 움직임의 통증이다.

치료. 근좌상, 건염 또는 건주위염(peritendinitis)은 대부분 보존적인 방법으로 치료한다. 역학적인 문제가 있다면, 먼저 해결하여 회복이 일어날 수 있도록 한다. 초기운동은 통증을 견딜 수 있는 범위 내에서 실시하고, 격렬한 운동은 하지 않는다. 아이스 마사지, 탄력성 튜브를 사용하여 저항을 가하는 능동 관절가동운동(AROM), 아킬레스 건의 신장,

➤➤ 글상자 17.4

하지에서 건염을 유발하는 요인

- 다음과 같은 훈련의 문제:
  - 비복근-가자미근의 유연성 부족
  - 열악한 훈련장의 표면 또는 부드러운 지면에서 딱딱한 지면으로의 급격한 변화 또는 그 반대
  - 훈련의 강도 또는 프로그램의 급격한 변화(경사, 전력질주, 또는 거리의 증가)
  - 쉽게 근피로를 유발하는 부적절한 훈련-휴식비율
  - 손상 후 너무 빨리 복귀하였을 때
- 직접적인 외상
- 건을 관통하는 상처로 인한 감염
- 신발, 건, 그리고 뼈 구조물사이의 마찰을 유발하는 비정상적인 발의 역학
- 발에 맞지 않는 신발(footwear)

그리고 종아리근(calf)의 원심성 운동이 재활 초기단계에 바람직하다.

➤ *발의 좌상 (Foot Strains)*

발의 좌상은 직접적인 타격 또는 만성적인 과사용으로 인해 발의 내재근과 외재근에 빈번하게 발생한다. 건초염은 마찰과 이차적인 건과 그것을 둘러싼 초(sheath)사이의 염증에 의해 발생한다. 전경골근과 발가락신전근 건은 반복적으로 발을 구를 때 또는 신발 끈을 지나치게 바짝 조였을 때 손상될 수 있다.

징후와 증상. 통증, 국소 부종, 염증, 그리고 유착이 발생할 수 있다. 손상된 건은 평가하는 동안 수동적인 신장, 능동과 저항 운동에 통증을 일으킨다. 능동 움직임을 하는 동안 건을 촉진하면 눈뭉치(snowball)를 부술 때와 비슷한 소리가 난다. 그래서 그 소리를 **"눈뭉치 염발음"** 이라고 부른다.

치료. 치료는 냉치료, NSAIDs, 그리고 건의 능동움직임을 제한하도록 끈으로 고정(strapping)한다. 급성통증이 사라지면, 관절가동운동과 근력강화 운동을 실시한다.

➤ *비골건의 좌상(Peroneal Tendon Strains)*

비골건의 좌상은 급성 또는 만성으로 일어난다. 일반적인 손상기전은 스키선수가 스키 끝을 잡고 앞으로 떨어질 때와 같은 강한 수동 배측굴곡; 풋볼선수가 three-point stance에서 전방으로 돌진할 때와 같이 약간 회내된 발의 exploding off; 또는 뒤에서 외과부근을 차였을 때이다. 외과의 후면에서 건을 잡아주는 지지대의 손상; 건은 외과를 지나 전방으로 미끄러지지만, 보통 자연적으로 돌아온다. 이 질환은 간과되거나, 불안정성과 외과주위의 통증을 일으키기 때문에 발목염좌와 혼동할 수 있다.

징후와 증상. 부숴지는(cracking) 듯한 감각과 강한 통증과 보행의 불능이 나타난다. 종창과 압통이 내반 발목 염좌에서처럼 전면과 하부에 비해 외과의 후면과 상부에 많이 나타난다. 특징적인 증상은 심한 불쾌감 또는 저항에 대항하여 외반을 시도할 때의 불안감이다. 손상 직후에는 전위된 건이 저항을 가한 배측 굴곡과 외반 동작에서 촉진된다; 그러나 이것은 곧 종창으로 인해 분간하기 어렵다. 만성 손상 시, 주로 불안정성, "giving way" 또는 발목주위의 미끄러짐, 약간의 불편함을 호소한다.

치료. 치료는 일반적인 급성 관리를 실시한다. 급성 손상은 깁스 고정이 효과적이다. 외부 패드와 끈 고정(strapping) 또한 건의 안정을 돕는다. 그러나 스포츠 활동시 재발의 가능성이 높아 수술을 하는 경우가 종종 있다.

➤ *후경골근 좌상과 파열 (Tibialis Posterior Strain and Rupture)*

후경골근건의 급성 좌상은 종종 내과의 뒤를 지나면서 발생한다. 중년의 사람들에게, 후경골근은 건초염과 파열의 발생 가능성이 가장 높은 건이다. 불행히도, 문제는 점진적인 회내(progressive pronation)가 잠행성이고, 비교적 통증이 적어 종종 깨닫지 못하는 경우가 있다는 것이다.

징후와 증상. 건초염이 있는 경우, 통증과 압통, 그리고 종창이 내과의 후면에서 나타난다. 종종 내측 종아치에서 통증과 불쾌감이 동반된다. 저측굴곡과 내반에서 약증이 확연히 나타난다. 건의 파열 시, painful pop이 나타날 수 있고, 편평족 기형을 일으킬 수 있다.

치료. 초기치료는 손상의 정도에 따라 다르고, 표준급성관리(standard acute care), NSAIDs, 활동의 제한, 그리고 medical shoe wedge 등이 있다. 중간정도와 중증 손상일 경우, 의사에 의뢰하도록 한다. 의사는 건초에 코티손(cortisone)주사를 추천한다. 건의 부분적인 열상을 포함한 만성손상일 경우, 외과적인 변연절제술을 요구하는, 통증이

심한, 촉진 가능한 결절성 반흔조직이 건초에 나타날 수 있다.

➤ 비복근 좌상 (Gastrocnemius Muscle Strain)

비복근의 내측두의 좌상은 종종 40세 이상의 테니스선수에게 나타난다. 그래서 "tennis leg"라고도 부른다. 일반적인 손상기전은:

- 슬관절 신전 상태에서 무리한 배측굴곡
- 발의 배측굴곡상태에서 무리한 슬관절 신전

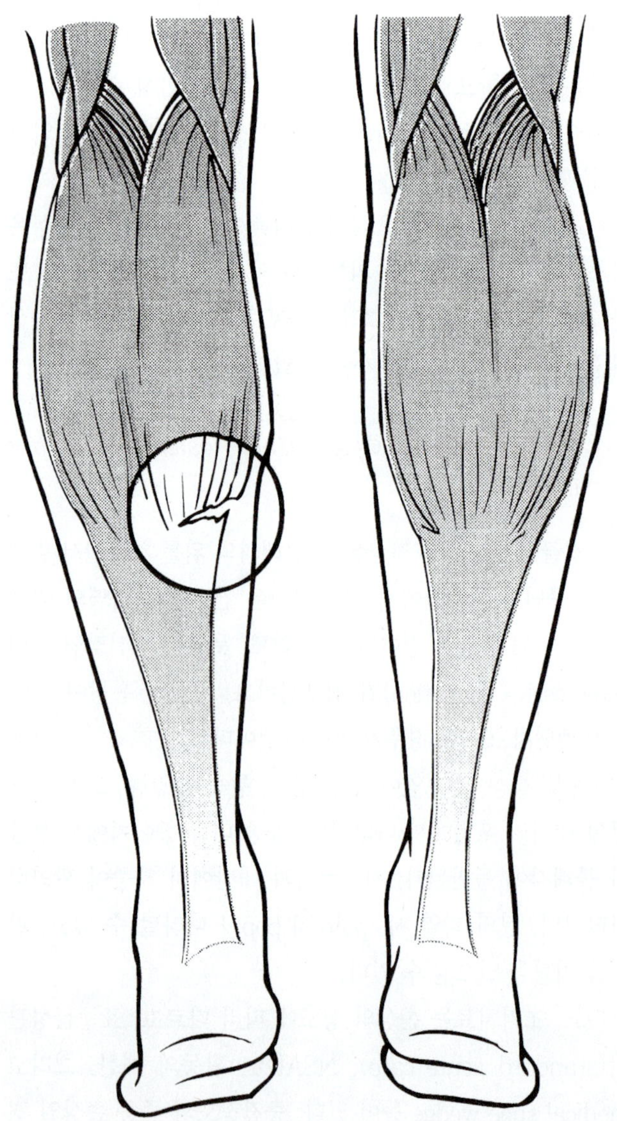

➤ 그림 17.23. **비복근 좌상(Gastrocnemius muscle strain).** 40세 이상의 사람들에게 비복근 내측두의 좌상은 흔히 발생한다. 결손 부분이 근건 접합부에서 촉진될 수 있다.

- 전해질의 결핍(fluid-electrolyte depletion)으로인한 근피로와 근경련

근경련(cramping)과 관련되어 있으면, 이 좌상은 탈수, 전해질의 불균형, 혹은 근섬유의 열상이 동반되고 근경련을 유발하는 지속적인 근피로에 의한 것으로 생각된다. 일부에서, 격렬한 운동을 한 날 밤에 급성경축(spasm)이 발생할 수 있다. 급성 경련은 냉치료, 압박, 그리고 휴식으로 시작하는 느린 신장운동이 가장 효과적이다. 이 질환의 예방은 격렬한 활동 시 충분한 수분섭취와 비복근-가자미근 복합체의 정기적인 스트레칭이다. 더운 날씨에 두 시간 이상 있을 경우, 격렬한 활동 중과 그 후에 전해질의 불균형을 해소하기 위한 수분섭취의 증가가 반드시 이루어져야한다.

징후와 증상. 급성 좌상일 경우, 장딴지근(calf), 주로 근육과 아킬레스건 사이의 근건접합부 또는 비복근의 내측두에서 급격한, 통증이 심한 찢어지는 듯한 느낌이 있다(**그림 17.23**). 즉각적인 통증, 종창, 기능의 상실, 그리고 강직이 흔히 나타난다. 후에, 반상출혈이 다리에서 발과 발목으로 내려가면서 나타난다.

치료. 급성 관리는 냉치료, 염증을 조절하기 위한 압박, 활동의 제한, 비복근의 부드러운 스트레칭, heel lifts, 그리고 점진적인 근력강화 프로그램 등이 포함된다. 더 심각한 손상일 경우, 근육의 완전한 회복을 위해 고정과 비체중부하가 필요하다.

➤ 아킬레스 건염 (Achilles Tendinitis)

아킬레스 건염은 가장 흔히 발생하는 건염이다. 위험요소로는 꽉끼는 heel cords, 발의 비정렬 기형, 신발 또는 달리는 면의 변화, 급작스런 작업부하(예로, 거리, 강도)의 증가 또는 운동환경(예로, 지나친 경사 또는 점프, 달리는 면의 변화 또는 신발의 변화와 같은 충격-부하 활동)의 변화 등이 있다. 종골의 원위 정지부 약 0.8 인치(2cm) 위의 건은 무혈성과 관련이 있고, 건의 최대 토크가 나타나는 위치이다. 이 부위는 부분적 열상이 일어나기 쉽고, 건염으로 인하여 이차적 결절 형성, 퇴행성 낭종이 나타난다(퇴행성은 만성적, 반복 활동에 의한 이차적 변화이고 염증 세포가 생기는 것의 증거는 없다).

징후와 증상. 급성 징후와 증상은 뒤꿈치의 쑤시고, 타는

듯한 통증이다. 통증은 수동 배측 굴곡, 저항 저측 굴곡 시 증가한다. 압통점과 염발음은 골 정지부 또는 정지부 위 1~3cm에서 나타날 수 있고, 또한 후종골 점액낭염과 관련된다. 촉진 시 배측굴곡과 저측굴곡 시 건 내의 움직이는 또는 건주위에 움직이지 않는 국소적인 결절(nodule)을 발견할 수 있다.

만성 징후와 증상은 운동 후 더 나빠지고, 지속되는 통증이다. 건은 종종 두꺼워지고, 후외측 뒤꿈치에 통증이 국소적으로 나타난다. 비복근-가자미근 복합체의 팽팽함은 건 유착, 근 경축 또는 비유연성의 결과이다. 방사선상 종골의 후방, 상방에 두드러지게 보여진다(Haglund 변형). 그리고 석회 돌기가 골-건 경계면에 자주 나타난다. 병리학적으로 염증성보다 만성 퇴행성으로 설명된다.

치료. 급성 치료는 냉치료, 비스테로이드제, 활동 변화, 트레이닝 오류 교정이 있다. 중등도에서 중증일 경우 3주간 활동을 완전히 제한시킨다. 활동 전 · 후 아킬레스 건의 능동 스트레칭은 급성 통증이 감퇴한 후, 즉시 시작한다. 원심성 부하를 포함한 비복근-가지미근 복합체의 완전 근력 프로그램에 속하는 양쪽 뒤꿈치 들기와 단기간의 cross-training은 도움이 된다. 만성적인 경우 보존적 치료법은 증상을 해결할 수 없고, 수술적 요법이 필요하다.

아킬레스건 파열(Achilles Tendon Rupture)

아킬레스 건의 급성 파열은 하지의 가장 심각한 급성 근 문제이다. 30-50대에서 비교적 많이 나타난다(18). 흔한 손상기전은 슬관절의 신전 동안 전족(forefoot)을 밀어낼 때(push-off), 추진력 있는 활동을 할 때이다. 건의 파열은 대개 종골측 원위부착점의 근위 1~2인치 부근에서 발생한다 **(그림 17.24)**.

징후와 증상. 뒤쪽 발목에서 특징적인 "POP(튀김)"을 듣고, 느끼며 뒤꿈치를 차거나 치는 느낌으로 나타낸다. 임상적 징후와 증상은 건의 명백한 결함, 발끝 서기나 손상측 균형 잡기의 불능, 과(malleoli) 주변 종창과 타박상, 과도한 수동 배측 굴곡, Thompson 검사 시 양성 반응이다(그림 17.35 참조). 장비골근, 단비골근과 깊은 후방 구획 근육들은 여전히 손상되지 않았기 때문에 천층 장딴지근육으로 발끝떼기(push-off)를 하지 않기 위해 발을 절거나, 발과 다리가 외회전하여 걷게 된다.

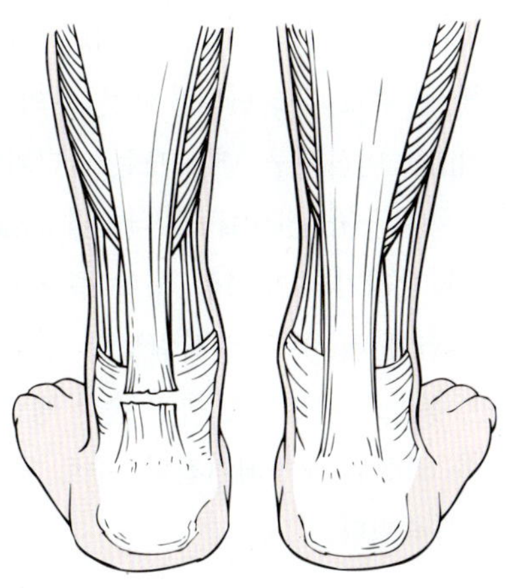

➤ 그림 17.24. **아킬레스 건 파열.** 아킬레스 건은 원위부착점의 근위 1~2인치부위에서 주로 파열된다. 건이 차이는 것과 유사한 "POP" 감각을 듣고 느낄 수 있다.

치료

EMS *탄력붕대는 발가락에서 슬관절까지 적용한다. 다리와 발은 posterior splint로 고정시키고 즉시 의사에 의뢰하도록 한다.*

비수술적 치료는 노인, 비경쟁종목 선수의 부분적 열상에 우수한 효과가 있다. 진단이 지연되거나 경쟁종목 선수들에서 수술적 치료는 더 나은 발끝 떼기(Push-off)의 근력을 제공하고 건의 과신장을 예방한다. 따라서 재손상의 요인은 더 낮다. 행동의 과정은 담당의사에서 의존하지만, 완전한 ROM과 근력은 손상 후 6개월 이내에는 성취될 수 없다.

A 이 중년 테니스 선수는 후경골근 건활막염(tenosynovitis)이 있다. 족저 굴곡과 내반의 약화와 함께 평편족으로 손상된 근육을 확인할 수 있다. 표준 급성 치료에 따른 후 아치를 더욱 지지할 수 있는 신발을 선택하거나 8자로 아치를 감는다. 상태가 좋아지지 않았다면 의사에게 의뢰한다.

과사용 손상(OVERUSE CONDITIONS)

Q 약간 과체중의 초보 달리기 선수가 아침에 달리고 몸을 일으킬 때 전내측 후족(hind foot)에 아주 심한 통증이 나타난다. 하지만 5~10분 내에 사라진다. 현재 상태는 어떠한가? 이 손상의 관리 방법은 무엇인가?

건 구조의 반복적 미세 손상은 세포 회복 능력을 억제하여 만성 염증을 유발한다. 다른 요인은 건염증을 일으킬 수 있는 불완전한 생체 역학, 열악한 쿠션 또는 딱딱한 바닥의 신발, 과도한 내리막길 달리기와 같은 것이다. 과사용 질환은 특정 스포츠에서 주로 나타난다. 달릴 때의 족저근막염(plantar fascilitis; 미식축구, 댄스 또는 달리기에서의 내측 경골 스트레스 증후군(medial tibial stress syndrome); 축구 또는 장거리 달리기의 노력성 구획 증후군(exertional compartment syndrome). 많은 사람들이 막연한 다리 통증을 호소하지만, 통증을 유발하는 특정 손상 병력은 없다. 이것은 급성 근육 좌상과 구분되어진다. 주로 호소하는 것은 활동으로 인한 통증이다.

족저 근막염(Plantar Fasciitis)

족저 근막염은 대개 달리기 선수의 후족의 문제이고, 약 10% 정도이다(19). 트레이닝의 오류를 포함하는 질환의 발생률을 증가시키는 외부적 요인은 부적합한 신발과 단단한 표면에서의 훈련이다. 내재적 요인은 요족, 편평족, 족저굴곡 근력 감소, 족저굴곡근의 유연성 감소(예: 아킬레스건), 과도한 또는 지속적인 회내와 염전의 부정렬(torsional malalignment)등이 있다. 이러한 요인은 체중지지 동안, 종골 전내측면의 족저근막 기시부에 과부하를 준다. 만성일 때, 외측 족저신경의 첫 번째 가지의 포착은 통증 증후군을 유발한다.

징후와 증상. 발바닥에 통증이 나타난다. 휴식 후 내측 뒤꿈치가 악화된다. 특히, 아침의 첫 몇 걸음이 심하지만 5~10분 내에 사라진다(**글상자 17.5**). 통증과 경직은 근육 경축과 이차적인 염증으로 인한 근막의 splinting과 관계가 있다. 정상 근육 길이는 쉽게 회복되지 않고, 추가적 통증과 자극을 유발한다. 압통점이 종골의 내측 결절 위에서 나타나고, 수동 발가락 신전 시 증가된다. 외측 족저 신경이 손상되면, 압통점은 또한 무지외전근의 근위, 상부에서 나타난다. 발목 배측 굴곡의 감소와 단단한 heel cord 편측 증상을 나타내는 환자의 약 70%에서 나타난다(19).

치료. 표준 급성 치료를 포함한다. 염증기의 완료 후, 증상을 경감시키는 치료적 요법은 냉치료, 심부마찰마사지, 초음파, 전기 근자극이 있다. 아킬레스 건 스트레칭 운동, 발가락 굴곡 건 스트레칭, 내재근의 강화, NSAIDs 와 Soft heel lift가 유용하다. Moleskin 족저근막 스트랩이나, 8자 아치 스트랩은 지지에 효과적이다; 발 주위의 circular strips of taping은 근막이 과잉 스트레칭되고 회복을 지연시키기 때문에 금지된다. **실전전략** 17.4는 족저 근막 관리의 가장 중요한 것이다.

➤➤ 글상자 17.5

족저 근막염의 증상과 징후

- 아침의 첫 걸음, 특히 근위, 발바닥, 내측 뒤꿈치에 통증이 있다
- 압통점이 내측 종골 결절 위나 원위부에 나타난다.
- 통증이 뒤꿈치 내측면에 방사되어 나타나고, 때때로 발의 외측면에 교차된다
- 엄지발가락의 수동 신전과 발목 배측 굴곡 시 통증과 불쾌함을 증가시킬 것이다
- 체중지지 시 통증이 증가된다
- 활동시 통증이 완화되지만, 휴식 후에 재발한다.

실전 전략 17.4 족저 근막염의 관리

- 즉시 냉치료와 비스테로이드성 항염증제(NSAIDs)를 사용한다.
- 충격을 흡수하는 부드러운 heel pad 또는 soft plantar arch pad 사용.
- 8자 아치 스트랩 또는 night splint는 급성 증상을 완화시킨다.
- 하루 2~4분간 3~4회 발가락을 곧게, 안쪽, 바깥쪽으로 적극적인 아킬레스 건 스트레칭을 한다.
- 처음으로 발의 내재근을 부드럽게 등척성 후 수축시킨다.
- 통증이 없는 범위 내에서 점진적 능동 ROM 운동을 한다: toe curl, marble pick-up, towel crunches, towel curl
- 내재근과 외재근을 강화시킨다.
- 비체중지지 활동으로 신체 체력, 근력, 유산소 능력을 유지한다.
- 의사는 족저근막 건막에 코티존(cortisone) 주사를 관리한다.

내측 경골 스트레스 증후군 (Medial Tibial Stress Syndrome(MTSS))

내측 경골 스트레스 증후군(MTSS)은 대개 원위 1/3지점에 발생하는, 스트레스 골절이나 구획증후군과 관계없는 후내측 경골면의 골막염(골막의 염증)이다. 후방 경골의 스트레스와 근육염, 근막염, 골막염을 유발시키는 건과 연관 있다고 생각되어 왔지만, 현재는 경골후내측면의 가자미근 정지부의 골막염과 관계있다고 여겨진다. 가자미근은 종골에 정지하면서 heel cord의 내측 1/3을 이룬다. 발의 과도한 회내와 지속적 회내는 가자미근의 원심성 수축을 야기하고, 통증을 유발하는 골막염이 나타난다. 다른 요인으로는 달리는 거리, 속도, 달리는 방식, 신장, 신발 또는 달리는 표면의 변화가 포함된다.

징후와 증상. 달리기 선수나 점프 선수에게 전형적으로 나타나며, 통증은 운동 중 어느 부위에서나 발생하며 무딘 통증이 나타난다. 활동이 진행되면, 통증이 감소되고 활동이 끝나면 재발한다. 이후 단계에서, 통증이 활동 전, 중, 후에 나타나고 수행이 제한된다. 압통점이 경골면의 원위부 후내측면 3~6cm 부위에서 유발된다. 통증은 저항 족저 굴곡 또는 발끝 서기에 의해 악화된다. 아킬레스 건 각도의 증가를 포함한 하지의 내반 정렬과 관련이 있는 경우가 있다(**글상자 17.6**).

치료. 5~7일의 휴식은 급성 증상을 완화시키기 위해 필수적이다. 다른 요법(예로, 냉치료, NSAIDs, 코티손 주사, Heel pads, 석고, 목발, 활동 수정)은 휴식만큼 효과적이지 않다. 양측의 전 · 후 근육의 Pain-free 스트레칭은 관절 가동성 향상과 근육과 건의 근력 ,협응 증가, 근 골격계가 특정 스포츠의 신체적 요구에 적응하는 것을 돕는다. 상태가 호전되지 않으면, 적절한 방사선 또는 스캐닝 절차를 통해 경골의 스트레스 골절 가능성을 배제시켜야 한다. 달리는 동작, 발의 정렬, 달리는 표면과 신발의 분석은 재발을 예방한다. **실전전략** 17.5는 MTSS(Medial Tibial Stress Syndrome)의 관리를 요약한 것이다.

➤➤ 글상자 17.6

내측 경골 스트레스 증후군의 증상과 징후

- 운동시 무딘 통증이 나타난다; 때때로 날카롭고 관통하는 통증
- 통증은 경골의 후내측면 3~6cm 부위, 대개 원위1/3부에 발생한다.
- 통증은 휴식 시 완화되지만, 활동을 멈춘 후 재발한다.
- 숙련된 달리기 선수에게, 질환은 보통 이차적인 역학적 비정상으로 나타난다.
  - 아킬레스건 각 증가(입각기와 달리는 동안)
  - 뒤꿈치 닿기와 최대 회내 사이 아킬레스 건 각도가 더 크다.
  - 외반과 내반 시 수동 하거골 동작이 더 크다.
- 능동 족저굴곡 시 통증이 악화된다.

운동성 구획 증후군 (Exertional compartment syndrome)

운동성 구획 증후군(ECS)은 운동에 의해 유발되고, 휴식 시 완화되는 통증과 종창이 특징이다. 구획의 전방(50~60%), 깊은 후방(20~30%)이 가장 손상을 받는다. 나머지 10~20%는 외측, 천층 후방, 그리고 후경골근 주변의 5번째 구획으로 나뉜다(20). 급성 운동성 구획 증후군(ECS)이 격렬한 운동을 한 비활동적 사람들에게 일반적으로 나타나는 반면, 만성 운동성 구획 증후군(ECS)은 40세 이하의 건강한 사람에서 나타난다.

징후와 증상. 만성 운동성 구획 증후군(ECS)의 전형적 병력은 운동에 의해 유발되는 쑤시는 다리 통증과 완전한 감

실전 전략 17.5 Medial tibial stress syndrome의 관리

- 5~7일의 휴식은 필수이다.
- 냉치료, 압박, 거상과 비스테로이드성 소염제는 급성 증상 완화를 돕는다.
- 스트레스 골절이 나타났는지 확인한다.
- 발의 비정렬성 또는 기술의 문제를 평가하고 바로 잡는다.
- 훈련 지면과 신발을 바꾼다.
- 전 · 후 구획의 근육 유연성을 증가시킨다.
- 하지와 발의 모든 근육의 근력을 증가시킨다.

각, 양측에 따로 따로 발생하는 것이다. 그래서 종종 양측 다리에 나타난다. 증상은 대부분 휴식 시, 보통 운동 후 20분 이내 완화되고, 운동하면 재발된다. 활동과 관계된 통증은 운동 시작 후 또는 특정 수준의 강도 도달 이후, 예상된 시간에서 시작된다. 전방 구획 손상 환자들은 경한 족하수(foot drop)나, 발등 쪽의 감각이상을 호소하고, 다리 원위 1/3 지점 근육내 격막(septum)의 근막 결손이나, 탈장(hernia)이 나타낸다. 평가는 증상이 재현되도록 격렬하게 운동 후 실시한다. 운동은 손상된 구획의 종창과 압통을 유발하고, 다리 둘레(girth)를 증가시킨다. 대부분 깊은 통증은 없지만, 압통이 나타났다면, 경골의 중간 1/3에서 나타날 것이다. 스트레스 골절에서 전형적으로 나타나는 소리굽쇠에 의한 국소 진동은 통증을 일으키지 않는다. 마찬가지로 MTSS(Medial Tibial Stress Syndrome)와 같이 원위부 다리에 통증이 나타나지 않는다. 진단의 확인을 위해 구획 내 압력이 측정되어야 한다(전방 구획증후군 참고).

치료. 치료는 외재적 요인(예로, 훈련 패턴, 기술, 신발 디자인, 훈련지면)과 내재적 요인(예로, 발의 정렬, 특히 후족의 회내, 근육 불균형과 유연성)의 평가가 있다. 경미한 손상(minor condition)에서는 냉 마사지, NSAIDs, 때때로 이뇨제가 도움이 되고, 손상된 구획근의 스트레칭과 근력 강화, 보조기, 활동의 수정을 실시한다. 증상이 3개월 동안 지속된다면, 근막 절개술이 추천된다; 급성 노력성 구획 증후군(ECS)를 위한 근막 절개술과는 달리, 손상된 구획을 완전히 제거하는 것은 제한될 것이다.

A 이 달리기 선수는 족저근막염이 있다. 평가의 한 부분으로 질환에 영향을 줄 수 있는발의 정렬, 보행, 신발의 문제를 체크한다. 발가락 굴곡과 아킬레스 건의 스트레칭은 치료 계획의 주요 부분이다.

혈관과 신경의 장애(VASCULAR AND NEURAL DISORDERS)

Q 어느 아이스하키 선수가 지난 2~3주간 아킬레스 건을 따라 다리 후외측의 양측성 무딘 감각을 호소하였다. 발목 외상의 병력은 없었고, 평상 시 아이스하키 부츠의 근위부를 팽팽하게 묶은 후 고정시키기 위해 하얀 테입의 circular bands를 사용하였다. 이런 것들이 하지의 혈액 또는 신경적 기능을 손상시켰는가? 이 상황에서 어떻게 관리해야 하는가?

하지의 혈관성과 신경성 장애는 스포츠에서는 드물지만 발생할 수 있다. 혈관성 장애는 보통 장딴지 부위의 정맥혈의 폐색을 나타내는 반면, 신경성 장애는 일반적으로 원위 발목과 발 부위 손상을 나타낸다. 어느 경우든, 순환, 감각, 기능의 변화가 나타나면, 평가와 치료를 위해 의사에게 의뢰해야 한다.

정맥의 장애 (Venous Disorders)

배출이나 대사를 위해 부드러운 근육, 골격근이 수축함으로써 심층 정맥뿐만 아니라, 천층 정맥내의 혈액이 심장과 폐 쪽으로 밀리고 짜여진다. 몇몇의 경우 특히, 골절이나 수술로 인한 비활동기 동안, 침상 안정의 연장, 그리고 나이 증가로 이 시스템은 효율이 떨어지고, 혈류 속도가 감소된다. 모여진 혈액은 크기가 커질 수 있는 덩어리를 형성하고, 속해 있는 혈관에 따라, 심정맥 혈전증(Deep venous thrombosis)라 부르는 혈관을 부분 또는 완전히 막는 현상이 나타난다. deep calf vein이 가장 자주 손상되지만, 슬와정맥(Popliteal), 천대퇴정맥(superficial femoral), 장골대퇴정맥(iliofemoral)구획도 자주 손상된다. 스포츠에서 스케이트 끈을 단단히 매는 것은 장딴지의 정맥 혈전증을 유발시킨다. **색전증**(embolism)은 큰 혈관에서 작은 혈관으로 혈전이 순환되었을 때 발생하고 그 결과 폐색된다. 이 폐색이 폐의 정맥에서 일어나면, 폐색전증이라 한다.

징후와 증상. 심정맥 혈전증(DVT)는 무증상이고 폐색전증이 발생할 때까지 명백하지 않다. 가장 확실한 징후는 이상 감각, 손상된 사지에 만성적 종창과 부종, 충혈된 정맥, 푸른 반상 출혈 형성, 양성 Homan's sign이 나타난다(그림 17.36 참조).

치료

EMS *즉시 의사에게 의뢰하도록 한다.*

치료는 임상적으로 안정상태이고 의학적으로 바람직한 경우, 항응고제 치료, 다리 거상, 보행이 포함된다. 비복근과 전경골근의 기능적 신경근(neuromuscular) 자극은 정맥혈이 중심 순환으로 되돌아가 심정맥 혈전증(DVT)를 예방할 수 있도록 생리적 근육 펌프 활성을 돕는다.

신경학적 손상(Neurologic Conditions)

하지와 발에서의 신경 끼임은 드물지만 나타난다. 세 가지 질환은 중족골두에서 두갈래로 갈라질 때의 지간신경(interdigital nerve) 압박(plantar interdigital neuroma), 굴근지대(flexor retinaculum)아래와 내측 복사뼈 뒤의 후경골 신경 압박, 외측 복사뼈 뒤와 발의 외측면을 지나는 비복신경의 압박이다.

➤ *족저 지간 신경종 (Plantar Interdigital neuroma)*

족저 지간 신경종(Morton's neuroma)은 전족(forefoot) 통증의 흔한 원인이다. 특히 중년 여성에서 나타나고, 때때로 양측성으로 나타난다. 외상 또는 단단히 묶인 신발 또는 회내되어진 발에 의한 반복 스트레스는 중족골두와 횡 중족간 인대(transverse intermetatarsal ligament)사이를 압박하여 족저 지간 신경을 비정상적으로 압박할 수 있다. 그것들은 전형적으로 제 3,4번째 중족골 사이의 web 공간(2~3번째 중족골간 공간)과, 작은 범위로, 제 2, 3번째 중족골 사이에서 발생한다(**그림 17.25**).

징후와 증상. 이 환자는 서 있을 때 신발에 돌이 있는 듯한 느낌이라고 묘사한다. 일반적으로 따끔거림(tingling)또는 화끈거림(burning)이 발가락으로 방사되고, 날카로운 충격 같은 감각이 (sharp-shock like sensation) 간헐적으로 나타난다. 활동을 멈추거나 신발을 제거했을 때 통증이 가라앉는다. 사실상 신발을 없애고 발을 마사지 하는 것은 신경종의 전형적인 지시 사항이다. 검사자는 통증이 심한 덩어리를 촉진할 수 있고, 중족골두 사이를 촉진하거나, 중족골두의 외측 압박으로 딸깍거리는 느낌과 함께 통증을 유발시킬 수 있다(그림 17.37 참조).

치료. 보존적 관리는 근위 중족골두의 근위부에 중족골 pad 대기, broad 착용, 낮은 굽의 부드러운 깔창의(soft-soled)신발을 이용하는 것이다. 그러나 국소적인 corticosteroid 주사 또는 수술적 절개가 치료를 위해 필요할 수 있다.

➤ *족근관 증후군(Tarsal Tunnel Syndrome)*

족근관 증후군은 후경골신경 또는 그 신경 가지의 하나가 발의 굴근지대의 섬유성지붕(fibrous roof)아래에서 압박되었을 때 나타난다(**그림 17.26**). 포착은 신경이 내측과를 감싸는 통로의 전하방에서 대부분 발생한다. 외측 족저신경의 가지는 내측 가지 보다 더 자주 손상을 받는 경향이 있다. 이 증상은 과도한 회내 또는 과도한 외반 변형과 연관이 있고, 끼인 신경에 부하 또는 견인을 일으킨다.

징후와 증상. 임상적으로 후경골 신경의 가지에서, 내측과의 발바닥과 뒤꿈치에 방사되는 통증(외측 족저 신경의 포

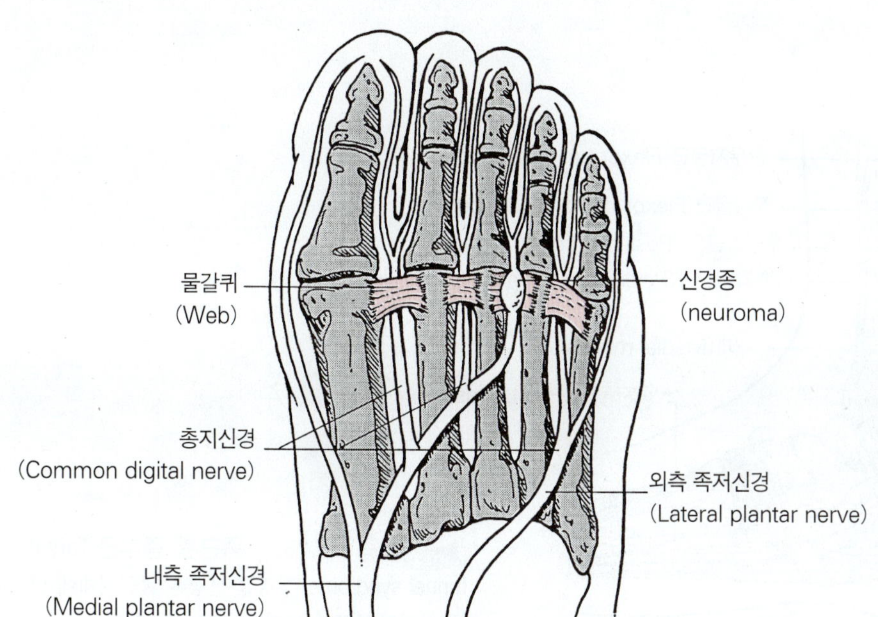

➤ 그림 17.25. **족저 신경종(Plantar's neuroma)**, 족저 신경종(Morton 신경종)은 중족골두 사이에 지간신경이 끼게 되어 발생한다. 신발을 신고 체중지지를 하면, 발 외측에 통증을 나타나고 맨발의 경우에 완화된다.

착), 감각이상(비정상적 감각), 무감각(손상된 감각), 감각과민(높은 감각)을 호소한다. 가장 확실한 징후의 하나는 양성 티넬 징후로, 신경 경로 타진에 의해 저림이 유발되는 것이다(그림 17.38 참조).

치료. 보존적 관리는 안정, NSAIDs, 보조기(특히 과회내), 그리고 점차적 활동 복귀이다. 족근관(tarsal tunnel)에 1회 코티손(cortisone)과 에피네프린이 없는 리도카인 주사가 제공될 수도 있다. 하지만 증상이 지속되고 뒤꿈치 통증의 다른 이유가 제거되었다면, 외과적 제거(release)가 필요하다(14).

➤ *비복 신경 포착(Sural Nerve Entrapment)*

경골 신경과 비골 신경 가지로부터 형성되는 비복 신경은 하지외측과 발의 피부 지배를 한다. 외측과의 근위부 근막에서 나오는 아킬레스 건의 외측 가장자리를 따라 원위부로 지난다. 발목과 뒤꿈치에 외측 종골 가지를 제공한 후, 이 신경은 외측과를 지나고 외측배신경(lateral dorsal nerve)으로써 발의 외측면을 따라 이어져서, 5번째 발가락까지 이어진다. 게다가 단단하게 매어진 스케이트, 부츠, 신발로 인한 압박에 상처받기 쉽고, 반복적인 발목 내반 손상 결과로 인한 섬유성 유착 또는 비골건초에 신경절 형성으로 인해 염증이 일어날 수 있다. 당뇨병과 관련이 있는 말초 비복 신경 신경병증 또한 이 부위 감각 이상의 원인이 된다.

징후와 증상. 비복신경의 증상은 발의 배측과 외측을 따라 온도 감각의 감소와 손상 부위의 무딘 감각, 타는 듯한 감각, 비복신경 주위의 국소 압통, 신경 압박에 의한 증상의 재현(양성 티넬 징후)이다.

치료. 보존적 치료는 스케이트, 부츠, 신발을 매는 법을 바꾸는 것이다. 그러나 외과적 치료가 문제를 교정하기 위해 필요할 수 있다.

A 이 아이스하키 선수는 끈과 테입을 단단하게 묶었기 때문에 비복신경을 압박한 것이다. 의사에 의뢰하여 신경의 추가적인 손상을 확인하고, 부츠 끈을 매는 방법을 바꾸도록 조정한다.

골절(FRACTURES)

Q 어느 소프트볼 선수가 일주일전 오른쪽 발목을 삐었다. 표준 급성 치료와 부분 체중지지를 통해 외측과 주위의 종창과 통증이 현저하게 감소되었지만, 제5 중족골의 경상 돌기에 통증은 여전히 나타난다. 어떤 추가적인 손상이 있을 수 있는가?

단일 외상으로 인한 하지와 발의 골절은 거의 발생하지 않는다. 종종, 반복적 미세 외상은 골단 또는 스트레스 골절을 일으킨다. 중증 발목 염좌와 연관있는 장력은 5번째 중족골의 견열 골절을 유발하고 중증 뒤틀림은 발, 발목, 또는 하지의 전위와 비전위 골절을 일으킬 수 있다. 힘의 결합은 외상성 골절-탈구를 유발한다. 일반적인 골절 가능성을 확인하는 기술은 **실전전략** 17.6에 설명하였다.

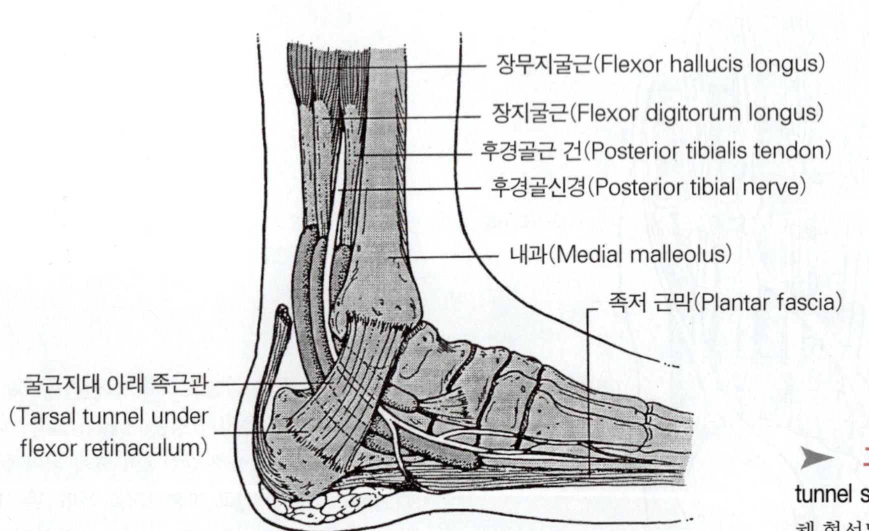

➤ 그림 17.26. **족근관 증후군(Tarsal tunnel syndrome).** 후경골 신경은 굴근지대에 의해 형성된 족근관 아래에서 압박될 수 있다.

프라이버그 질환(Freiberg's Disease)

프라이버그 질환은 제2, 또는 드물게, 제3 중족골두의 통증이 심한 무혈성 괴사로, 골단의 폐쇄 전 14~18세 활동적 청소년기에서 종종 나타난다. 비록 스포츠 손상이 아니더라도, 전족(forefoot)부위에 광범위한 통증을 유발시킬 수있다. 조기 발견 시, 손상된 중족골두에 부하를 주지 않는 중족골 패드나 지지대, 과도한 달리기와 점프를 자제하는 활동 조절에 의한 치료가 최선이다. 통증이 지속되고 퇴행성 골증식체와 함께 변형이 계속된다면, 원위 중족골두의 외과적 절제술이 필요하다.

종골골두염(Sever's Disease)

Sever's disease 또는 종골 골두염(calcaneal apophysitis)은 7~10세에서 흔히 나타나고 급성장, 단단한 heel cord, 슬괵근의 유연성 부족, 그리고 다른 생역학적 비정상으로 인한 충격 흡수의 불량과 관련이 있다(예를 들어, 전족 내반증, 무지 외반증, 요족, 편평족, 그리고 전족의 회내). 골단판은 수직으로 향하고 있기 때문에 비복근의 전단 부하에 영향받기 쉽다. 딱딱한 표면, 낮은 질 또는 낡은 운동화, 그 부위를 발에 차였을 때 또는landing - off balance 또한 증상을 촉진시킨다.

징후와 증상. 환자는 활동 시 발생하는, 한 쪽 또는 양 쪽의, 간헐적 또는 지속적인 뒤꿈치 후면의 통증을 호소한다. 비록 보행이 정상일 지라도, 어린이는 절뚝거리면서 걷거나 강력한 뒤꿈치 닿기를 나타낼 것이다. 압통점은 종골 후면을 따라 아킬레스 건의 정지부 또는 바로 앞쪽에서 유발된다. 발끝으로 설 때(positive Sever's sign), 후종골 아래 1/3지점의 내외측 압박(Squeeze test)은 통증을 유발시킨다. Heel cord의 유연성은 슬관절을 신전한 상태에서 발의 수동 배측 굴곡시켜 검사한다. 그것은 종종 10° 보다 적게 나타나고, 테스트는 통증 증가를 유발할 수 있다.(22) 뒤꿈치의 통증을 유발할 수 있는 다른 질환들은 치료계획을 세우기 이전에 확인해 보아야 한다(**글상자 17.7**).

치료

EMS *표준 급성 치료를 시행하고 더 많은 치료를 위해 의사에게 의뢰하도록 한다.*

이 증상은 보통 골돌기의 폐쇄(closure)로 해결할 수 있다.

> **글상자 17.7**
>
> **어린 운동선수들의 뒤꿈치 통증의 감별진단**
>
> - 족저 근막염(Plantar fasciitis)
> - Heel fat pad 증후군
> - 아킬레스 건염/ 좌상(Achiles tendinitis/strain)
> - 후종골 점액낭염(Retrocalcaneal bursitis)
> - 종골 스트레스 골절(Calcaneal stress fracture)
> - 종골 돌출증 (Calcaneal exostosis)
> - 타박상(Contusion)
> - 감염(Infection)
> - 족근골 융합(Tarsal coalition)
> - 족근관 증후군(Tarsal tunnel syndrome)

> **실전 전략 17.6** **하지와 발의 골절의 확인**
>
> - **타진(percussion).** 비골두 또는 경골간부(shaft)의 타진은 복사뼈의 골절을 발견하는 데 이용할 수 있다. 뼈의 장축에 따른 발가락 끝 타진은 발가락 골절을 발견할 것이다
> - **Bump test.** 거골을 경부이음(mortise)안으로 움직이기 위해 뒤꿈치 바닥을 친다. 통증 증가는 골연골 골절, 과(malleoli) 골절 또는 경부이음 넓이 증가를 의미한다.
> - **Squeeze test.** 슬관절의 원위부에서 경골과 비골을 함께 압박한다. 이것은 원위 과(malleoli)를 견인시킨다. 원위부 통증의 증가는 골절을 의미한다.
> - **Circumferential squeeze test.** 손으로 중족을 감싸고 천천히 중족골두를 압박한다. 통증의 증가는 족근골(tarsal) 또는 중족골(metatarsal)의 골절 징후이다.
> - **진동(vibration).** 골절 의심 부위에 진동소리굽쇠를 놓는다. 국소 통증 증가는 양성 반응이다
> - **압박/신연(compression/distraction).** 발가락 끝과 중족골을 뼈의 종축 방향으로 압박한다. 그 후 장축을 따라 신연시킨다. 골절이 되었다면 압박 시 통증이 증가되지만, 신연 시에는 통증이 감소된다. 신연 시 통증이 증가하면 관절의 염좌일 것이다.

그 때까지 아킬레스 건 좌상의 완화를 위해 안정, 냉치료, NSAIDs, Heel lift, Heel cups, 약간 저측 굴곡 상태에서 발의 고정(strapping)을 실시하고, heel cord의 유연성과 배측 굴곡근 근력 강화 운동이 추천된다.

스트레스 골절(Stress Fractures)

스트레스 골절은 종종 달리기와 점프에서 나타나고, 특히 훈련거리의 증가 또는 표면, 강도, 또는 신발 유형의 변화에서 나타난다. 무월경과 희발월경(oligomenorrhea)의 여성은 스포츠 활동 시 발과 다리의 스트레스 골절 발생률이 높다; 그러나, 경구피임약을 사용하는 여성은 그렇지 않은 여성에 비해 스트레스 골절이 상당히 적게 나타났다(23). 스트레스 골절은 제 4, 5중족골에서도 나타나지만 제 2중족골의 경부에서 가장 많이 발생한다.

무지에 있는 두개의 종자골은 종종 무지의 과신전 상태에서의 계속적인 체중부하 또는 뛰는 동안의 지속적인 회내상태에 의해 골절된다. 요족 또는 단단한 족저근막은 뼈에 큰 신장력이 가해지기 때문에 이 손상이 일어나기 쉽다. 통증과 종창이 ball of foot에 나타나고, 발가락으로 서는 동작을 위해 발을 회전시키는 것이 불가능하다. 종자골은 이분되어 있기 때문에 방사선 사진으로 진단하기 어렵다.

주상골(navicular)의 스트레스 골절은 발의 위치의 특성, 동작과 중족부에 가해지는 스트레스로 인해 높이뛰기 선수, 발레 댄서, 그리고 승마선수들에게 자주 나타난다. 종종 어린아이에게 나타나는데 이것은 평가하기가 어렵다. 중족부의 내측 등쪽면의 통증이 활동 시에 나타나고 휴식 시 감소한다면 스트레스 골절의 가능성이 높다. 증상이 악화되면, 보행 시 심한 종창과 통증이 점점 명확하게 나타난다.

종골의 스테레스 골절은 뒤꿈치 닿기 동작에서 상당한 통증을 일으킨다. 특히, 장거리 달리기 선수들에게 운동량이 많이 증가하였을 때 주로 발생한다. 족저-종골 조면의 내측과 외측면을 촉진하였을 때, 극심한 통증이 나타난다. 종골을 쥐었을 때도 통증이 나타난다.

경골과 비골의 스트레스 골절은 근피로를 유발하는 다리의 반복적인 스트레스에 의해 발생한다. 충격을 흡수하지 못하면, 뼈와 골막에 가해지는 스트레스가 증가한다. 경골에서 중간부분과 원위 1/3지점의 접합부, 경골 고평부(plateau)의 후내측 또는 경골 조면의 바로 원위부에 스트레스 골절이 가장 많이 발생한다. 비골의 스트레스 골절은 원위 골간단(metadiaphyseal)부위에서 호발한다.

징후와 증상. 스트레스 골절로 인한 통증은 잠행성으로 시작되고, 활동 시 증가하고, 휴식 시 감소한다; 통증은 보통 골절 부위로 제한된다. 타진, 소리굽쇠, 또는 초음파에 의해 통증을 이끌어 낼 수 있다. 전족(중족골과 족근골의 골절) 또는 종골(종골 골절)을 손으로 둘러싸고 손가락을 조이면 불쾌감이 나타난다.

치료

EMS *표준 급성치료를 따르고, 더 많은 치료를 위해 의사에 의뢰하도록 한다.*

방사선사진에서 종종 음성으로 나타나지만, 골막반응 또는 피질의 두꺼워짐이 2~4주 후 나타날 수 있다. 보통 Bone scan에서 방사선 사진에서 나타나기 전에 골절을 확인할 수 있다(**그림 17.27**).

치료는 증상이 사라질 때까지 휴식(보통 4~8주 또는 그 이상), 냉치료, NSAIDs, 스트레칭과 근력강화 운동, 그리고 이 질환과 관계된 역학적인 문제를 교정하는 것으로 구성된다. 보호 체중부하, stiff shoe, rigid orthosis, 또는 waling cast가 중족골, 종골, 또는 경골의 골절 시 적용된다. stiffsoled shoes 또는 heel cup의 착용이 종자골과 종골의 스트레스 골절에 각각 효과적일 수 있다. 환자는 완전히 증상이 사라진 후 복귀하도록 한다.

견열골절(Avulsion Fractures)

견열골절은 인대나 건의 부착부위에서 발생할 수 있다. 심각한 발목의 외반염좌시 삼각인대가 파열되는 경우보다 내과의 원위부를 떼어내는 경우가 많다. 내반염좌는 족저건막 또는 단비골근 건이 제5중족골의 기저면의 견열을 일으키는 강한 부하를 발생시킨다. 이 손상을 dancer's fracture라고도 한다. 경상돌기가 견열되면, 이것은 Type Ⅱ골절이라고 부르고, 4~6주에 치유되며, 예후가 아주 좋다.

골간과 골간단 접합부의 제 5 중족골 근위부의 Type Ⅰ **횡골절**(Jones fracture)을 포함한 더 복잡한 견열골절이 육상선수와 높이 뛰기 선수에게 나타난다(**그림 17.28**). 이것은 종종전족의 저측굴곡과 강한 내전력을 일으키는 심각한 발목염좌와 관련하여 간과되는 경우가 있다. 이 부위에는 혈관분포가 적고 강한 스트레스를 받기 때문에, Jones fracture

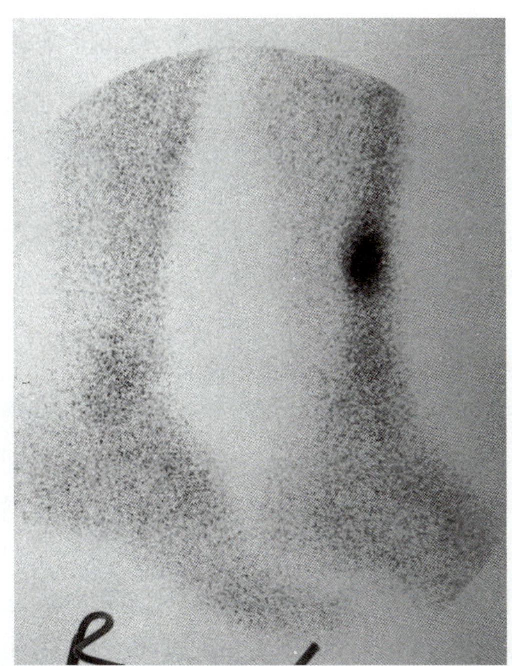

➤ 그림 17.27. **스트레스 골절(Stress fractures).** Bone scan으로 x-ray에서 나타나기 전에 스트레스 골절을 확인할 수 있다.

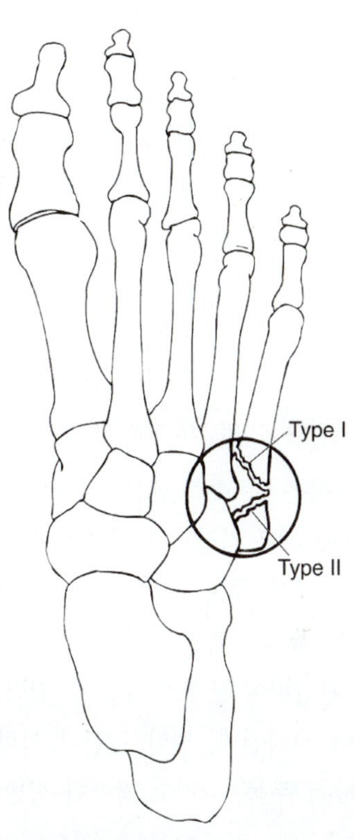

➤ 그림 17.28. **견열골절(avulsion fracture).** 발목 내반 염좌에서, Type I 제 5중족골 근위부의 횡골절은 종종 간과되어 불유합골절을 일으킨다. Type II골절은 제5중족골의 경상돌기 골절이다.

는 예후가 좋지않다; 불유합과 지연 유합이 흔히 발생한다.

치료

EMS *표준 급성치료를 따르고, 더 많은 치료를 위해 의사에게 의뢰하도록 한다.*

치료는 보통 최소 4주간의 비체중부하고정, 그 후 4주간의 walking cast 또는 보조기를 사용한다. 운동활동은 임상적으로, 방사선상으로 유합이 확인될 때까지, 보통 8~12주간 제한한다. 12주안에 치유되지 않는 경우는 흔치않다; 이 경우 뼈의 이식과 내적 고정을 위한 수술이 필요하다.

거골의 골연골 골절 (Osteochondral Fracture of the Talus)

심각한 발목염좌가 발생하면 연골덮개(cartilaginous cover)의 골절을 유발하는 거골의 둥근부분(dome of talus)과 복사뼈의 충돌이 일어날 수 있다. 전외측 골절은 강한 내반과 배측굴곡으로 발생하고; 후내측 골절은 강한 내반과 저측굴곡으로 발생한다(**그림 17.29**). 파편이 관절 내에 남아있거나 돌아다니게 된다. 파편이 발목관절에서 돌아다니면서 혈액 공급을 차단하면, 거골의 이단성 골연골염(Osteochondritis Dissecans)이 발생할 수 있다.

징후와 증상. 증상은 일정하지 않고 활동에 의해 깊은, 쑤시는 듯한 통증; 발목의 종창; 뻣뻣함; 불규칙한 염발음; 찰칵하는 소리(clicking); 그리고 잠금현상(만약 전위 되었다면)이 발생한다. 수동저측굴곡 시와 거골의 전외측 그리고 후내측 모서리를 촉진하면, 압통점 또는 병변부위의 촉진 또는 염발음이 모서리에서 느껴질 것이다.

치료

EMS *발목 내반염좌 또는 발목 골절후 통증과 관절 삼출이 지속되거나 증상이 없다가 다시 나타난다면, 더 심각한 손상이 의심되며 즉각적으로 의사에 의뢰하도록 한다.*

제한된 체중부하, 그리고/또는 고정, 그리고 NSAIDs 가 전위가 없는 골절에 사용된다. 전위가 발생한 골절에는 관절경을 사용한 적출 또는 치료를 한다.

전위 골절과 골절 탈구(Displaced Fractures and Fracture Dislocations)

심각한 골절은 외상에 의한 직접적인 압박(예로, 높은 곳에서 떨어지는 것)또는 강한 뒤트는 동작 시 발생하는 압박과 전단력의 결합에 의해 발생한다. 주요 혈관들과 신경이 근접하여 있기 때문에 전위와 비전위 골절 시, 즉시 고정하여 가까운 병원으로 가도록한다.

➤ *전족골절(Forefoot Fractures)*

발가락의 골절은 축 부하(예로, 단단한 물체에 발가락을 억지로 넣을 때) 혹은 직접적인 외상(예로, 충돌 손상)에 의해 발생한다. 대부분 무지의 골절이 없는 경미한 손상이다. 종창, 반상출혈, 그리고 통증이 나타난다; 환자는 걸을 수 있지만, 신발과 관련하여 문제가 있을 수 있다. 대부분의 압통은 3~4주안에 사라진다. 만약 골편이 전위되지 않았다면, buddy padding, 부목, 그리고 딱딱한 신발(wooden shoe) 또는 넓은 발가락 공간(toe box)의 신발이 도움이 될 것이다.

중족골 골절은 해부학적 위치에 따라 분류된다(경부, 간부 또는 기저부). 단일골절은 중족간인대의 제한으로 최소의 전위가 일어난다. 종창과 통증이 골절부에 국소적으로 나타난다; 체중부하 시 통증이 증가한다.

➤ *족근골 골절 (Tarsal Fractures)*

리스후랑 손상은 연관된 골절의 동반 또는 동반이 없는 족근중족관절(tarsometatarsal joint)와 관계있다. 일반적인 손상기전은 풋볼선수가 다른 선수의 발에 떨어져 중족골에 축부하가 가해질 때와 같은 강한 비틀림 손상이다. 제1중족골은 다른 4개의 중족골은 외측으로 전위되는 반면에, 보통 제1설상골로 부터 전위되고, 보통 제2중족골 기저면의 골절이 동반된다(25). 전족부의 혈액공급이 전위와 이어지는 종창에 의해 지장받을 수 있고, 구획증후군으로 심각한 손상이

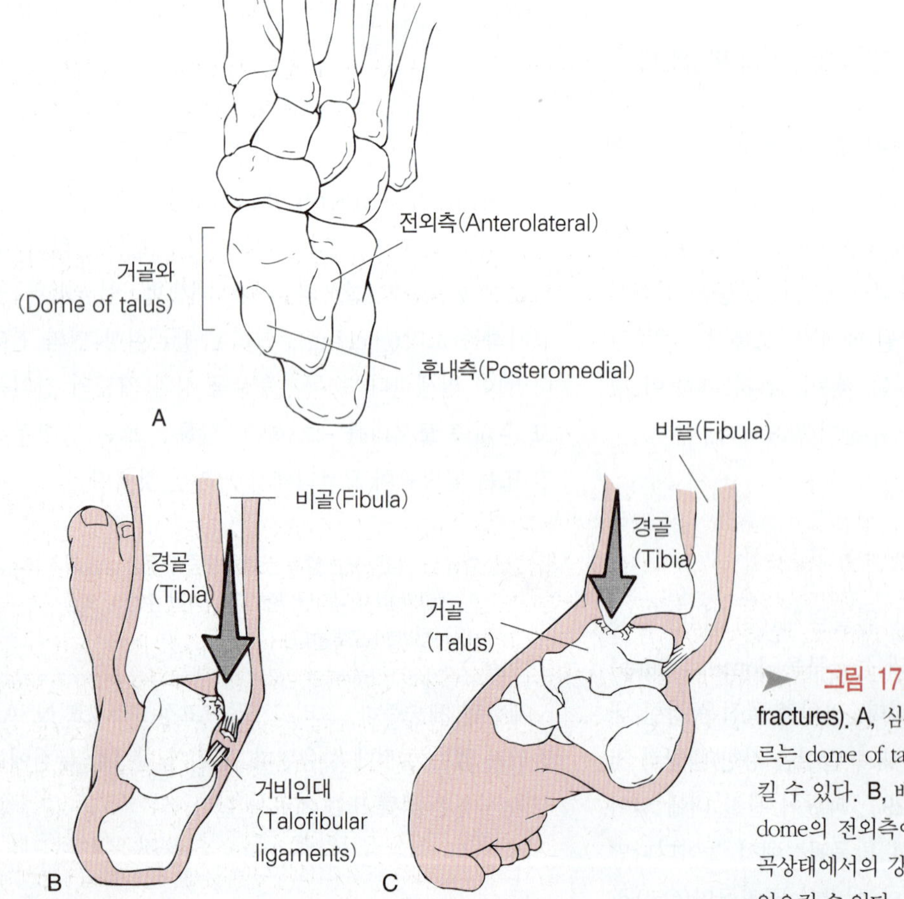

➤ 그림 17.29. **골연골 골절(Osteochondral fractures).** **A**, 심각한 발목의 손상은 골연골이라고 부르는 dome of taluscartilaginous cover의 골절을 일으킬 수 있다. **B**, 배측굴곡상태에서의 강한 내반은 talar dome의 전외측에 손상을 일으킬 수 있다. **C**, 저측굴곡상태에서의 강한 내반은 dome의 후내측에 손상을 일으킬 수 있다.

일어날 수 있다. 만약 손상 후 즉시 평가한다면, 종창이 일어나기 전까지 알아보기 어려울 것이다. 중족부의 심각한 통증, 이상감각 또는 아치의 변형 또는 전족의 외전을 일으키는 중족부의 종창은 심각한 상태임을 나타낸다.

거골은 종종 과배측굴곡 손상으로 골절된다. 드물게 나타나는 거골의 외측 돌기 골절과 거골 경부골절은 급격한 과배측굴곡과 내반에 의해 발생하고, 심각한 후족의 통증과 중등도와 중증의 부종, 압통, 그리고 반상출혈을 일으킨다. 잠재적인 합병증으로 거골의 무혈성 괴사가 발생할 수 있기 때문에 거골 경부골절은 즉시 고정후에 의사에 의뢰하도록 한다. 거골의 후부골절은 15~30세의 특히, 발레 혹은 축구와 같은, 발의 강한 저측굴곡을 요구하는 운동선수에게 많이 발생한다. 점프동작, 달리기 또는 발차기 동작에서 후면에 통증이 나타나고, 강한 저측굴곡시 통증이 증가한다. 장무지 굴곡근 건이 골절된 돌기에 접근하게 되어 무지 굴곡에 제한이 나타난다.

종골의 외상성 골절은 드물지만, 발생하였을 경우 강한 축부하에 의한 경우가 일반적이다. 때때로, 강한 저측굴곡과 내전 혹은 압박에 의해 전방돌기(anterior process)에서 골절이 일어난다. 종골 골절의 약 75%는 거골하관절에도 영향을 미친다. 증상은 뒤꿈치의 심한 통증, 보행의 불가능, 그리고 족근동 원위부 돌기부분의 촉진가능한 강한 통증이다. 관절내 골절의 초기치료는 두꺼운 붕대나 부목으로 고정, 부종을 조절하기위한 냉치료, 거상을 실시한다.

➤ 경비골절 (Tibia-Fibula Fractures)

내반염좌에서, 내과는 일반적으로 talar dome 높이에서 골절되거나 원위 경골 골간단부에 나선형 골절이 나타난다. 외반과 배측굴곡 손상은 외과의 나선형 또는 분쇄골절을 일으킨다. 외과골절에서, 삼각인대가 내과를 떼어내서 양측과 골절이 발생할 가능성이 높다(그림 17.22 참조). 종종 수포음이 들리고, 심한 통증 때문에 손상된 하지로 체중부하를 할 수 없다. 변형이 나타나는 경우도 있다.

Maisonneuve **골절**은 근위 비골 1/3지점의 동반골절과 관계된 발목의 외회전 손상이다; 이손상은 종종 간과되어 긴 기간동안 장애가 되기도 한다. 일반적인 손상기전은 발의 외회전이다. 삼각인대부분과 근위 비골의 골절부위에 압통이 있다. 비틀림 손상 후 근위 비골의 압통이 있으면, 발목과 경골 그리고 비골의 방사선 사진을 보아야 한다. 종종, 많은 비골 골절이 인대의 치유기 동안 뼈의 정상 관계를 유지하기 위해 원위 비골과 경골사이에 개방 정복과 내적 고정을 요구한다. 나사는 일반적으로 수술 후 8~12주 후에 제거한다.

경골골절의 거의 60%정도가 중간과 하부 1/3지점이다. 대부분은 폐쇄성 골절이다(26). 개방성이든 폐쇄성이든, 이 골절은 지연 유합, 불유합, 또는 부정 유합과같은 합병증과 관련이 있다. 경골만의 골절이 발생하는 가장 주된 원인은 경골 하부 1/3지점에 나선형 또는 사선골절을 일으키는 염전력(torsional force)이다. 심한 변형, 골절 부위에서 뼈의 이동, 염발음, 즉각적인 종창, 극심한 통증, 또는 동작시 통증이 있는 경우 즉시 조취 하여야 한다.

➤ *발목 골절 - 탈구(Ankle Fracture - Dislocations)*

골절-탈구는 보통 발이 지나치게 외반 또는 내반된 상태로 높은 곳에서 떨어질 때, 또는 발이 지면에 굳게 고정되어 있을 때 뒤에서 발에 차이는 경우 발생한다. 일반적으로 발은 하지에 대해 크게 외측으로 전위되고, 극심한 통증이 나타난다. 이 위치는 후경동맥과 신경을 손상시킬 수 있다.

➤ *전위골절과 골절-탈구의 관리(Management of Displaced Fractures and Fracture-dislocations)*

하지, 발목, 그리고 발의 골절의 관리는 신발과 양말을 제거하고 환부를 노출시킨다. 만약 골절이 의심되면, 검사자는 사지의 움직임에 앞서 타진, 압박, 그리고 견인을 실시하는 것이 좋다. 부위에 따른 적용을 실전전략 17.6에 기술하였다. 검사자는 또한 고정 전 · 후 후경골동맥, 족배동맥의 원위부 맥박을 체크하거나 발톱을 창백하게 한 후, 모세혈관의 상태를 검사하여 사지의 신경혈관 상태를 평가해야 한다. 검사자는 발과 발가락의 피부색과 발가락의 온도를 기록해야 한다. 원위 중족골두의 끝을 손가락의 부드러운 부분으로 두드리면서 감각이 느껴지는지 물어보고 감각을 평가한다. 이 동작을 손톱부분으로 반복한다.

EMS *심각한 외상골절시 충격(shock)을 받을 수 있으므로, 고정하여 가까운 의료 시설로 보낸다. 족근중족관절의 붕괴(Lisfranc fracture)가 의심되거나 신경혈관의 손상이 의심되는 골절시 압박으로인한 합병증을 일으키지 않는 noncircumferential bulki splint로 고정한다.*

만약 무지가 골절되면, 보행석고, 혹은 딱딱한 신발과 목발이 도움이 된다; 만약 전위가 발생하면, 골관절염을 방지하기 위해 수술이 필요할 것이다. 중족골 골절은 짧은 슬리퍼형 혹은 딱딱한 신발(wooden shoe)을 6주간 사용하고, 참을 수 있는 범위 내에서 체중부하를 실시한다. 전위가 없는 Lisfranc 손상시 단하지비보행 석고붕대를 6주간 착용하고, 그 후 6주간 short-leg walking cast를 착용한다. 대부분의 손상에서 개방성 정복과 내적 고정을 필요로 한다. 비전위성 관절외 종골 골절(extra-articular calcaneal fracture)은 단하지(short-leg) cast 혹은 walking boot를 6주간 착용한다. 대부분의 전위 골절은 수술적으로 치료되지만, 환자들은 일반적으로 이후 운동 활동에 영향을 줄 수 있는 거골하관절에 잔존하는 뻣뻣함을 호소한다. 비전위 과 골절(malleoli fracture)시 보존적인 방법으로 4~6주간 깁스 고정을 하고, 이후 완전히 치유 될 때까지 기능적 보조기(functional brace)를 착용한다. 전위 골절은 관절의 안정성과 관계된 전위골절은 개방성 정복과 내적 고정을 필요로 한다. 수술 후 치료되기 까지 보통 2~3개월 혹은 그 이상이 걸리고, 이후 사회에 복귀한다. 판과 나사를 사용한 내적고정은 종종 경골 골절시 안정성을 위해 필요하다; 그러나, 내적고정시 합병증으로 감염 발생율이 높다(44%)(26).

A 이 소프트볼 선수에게 제 5중족골의 경상돌기에 단비골근과 관련된 손상으로 견열골절의 가능성이 있다. 이 선수는 반드시 더 많은 검사와 치료를 위해 의사에 의뢰하도록 한다.

하지, 족관절 및 발의 손상 평가 (ASSESSMENT OF THE LOWER LEG, ANKLE, AND FOOT CONDITIONS)

Q 풋볼 lineman이 뒤꿈치 후면 종골 바로 근위부에 쑤시는 듯한 통증을 호소한다. 통증은 아킬레스 건을 만지고 발가락 끝으로 설 경우 증가한다. 이 것을 발만의 질환인가, 혹은 하지 전체의 질환인가? 어떻게 평가 할 것인가?

비록 특정 부위에 통증, 불쾌감, 혹은 약증이 나타날 수 있지만, 하지는 직립한 몸을 지지하는 기초를 제공하는 하나의 단일체로서 작용하고, 공간에서 추진력을 제공하고, 충격을 흡수하고, 다양한 지형에 적응하도록 한다. 그래서, 반드시 하지 전체를 평가하도록 하고, 몸의 분절이 어떻게 연합하여 움직임을 만드는지 평가한다. 요추, 천골, 고관절 혹은 슬관절의 질환으로 하지, 족관절 및 발에 통증이 나타날 수 있으므로 열린 마음으로 평가 하는 것이 중요하다. 이 것을 평가하는 과정동안 마음에 새기도록 하라. **실전전략** 17.7에서 하지, 족관절, 및 발의 평가를 요약하였다.

병력 (HISTORY)

Q 아킬레스 건의 통증을 호소하는 풋볼선수에게 어떤 정보가 필요한가? 주로 호소하는 문제의 주된 원인을 확인하기 위해 어떤 질문을 해야하는가?

하지, 족관절 및 발의 많은 질환들이 가족력, 선천성 기형, 낮은 기술수준, 그리고 트레이닝 프로그램, 지면, 혹은 신발의 변화와 관계가 있다. 평가는 손상기전, 관련 증상, 증상의 진행, 손상으로 인한 장애, 그리고 관계된 의학적 병력을 묻는 것으로 시작한다. 예를 들면, 급성 발병은 판명되기까지 뼈의 외상 혹은 급성 발목 염좌를 의심할 수 있다. 통증의 단계적인 발병은 근육 혹은 근막의 과사용, 또는 스트레스 골절의 발생을 의미하는 것일 수 있다. 최근의 훈련의 거리, 시간, 혹은 강도의 변화에 특별히 주의 하여야 한다. 각각의 요소는 과사용 손상을 일으킬 수 있다. 뒤꿈치 내측의 통증은 족저근막염, 뒤꿈치의 족저면의 중앙부 통증시 골극을 의심할 수 있다. 내측아치의 통증은 내측 종아치의 붕괴 혹은 족근관 증후군의 징후이다. 양측과(malleoli) 주위의 통증은 발목 염좌의 징후이다. 외과 후면의 통증은 비골근 건염, 아탈구, 혹은 탈구, 혹은 비복신경 포착 증후군의 징후이다. 내과 후면의 통증은 후경골근의 건염 혹은 파열을 의심할 수 있다. 추가적인 사항들은 4장에서 논의 되었고, 하지, 족관절, 및 발과 관련된 질문들은 **실전전략** 17.8에 기술하였다.

A 이 풋볼 선수는 지난 2년간 이따금씩 뒤꿈치 후면의 통증이 있다. 이번주에 그는 달리기와 전력질주 훈련시 새로운 cleat을 사용하였기 때문에 특히 통증이 심했다. 각 연습후에 양측 뒤꿈치에 ice를 적용하였고 증상을 완화시키기 위해 NSAID를 사용하였지만 통증은 지속되었다.

실전 전략 17.7 하지, 발목과 발 평가

병력
- 주로 호소하는 증상:
  - 최근의 특성, 위치, 그리고 손상의 발생시기
- 손상기전
  - 스트레스에 의한; 고관절, 슬관절, 그리고 족관절의 위치; 힘의 방향
  - 킥 스타일, 장비, 뛰는 방법, 또는 검사 방식의 변화
- 증상의 특성
  - 손상의 진전, nature, 위치, 증상정도, 그리고 통증의 기간 그리고 약증
- 손상으로 인한 장애
- 연관된 의학적 병력
  - 이전의 손상 병력, 선천성 기형, 또는 가족력

관찰과 시진
- 전체적인 자세와 보행을 분석한다(실전전략 16.9)
- 손상부위의 기형, 종창, 변색, 비대, 또는 근위축, 선천적 기형, 또는 수술 흔적, 또는 상처를 검사한다.

촉진
- 골절의 가능성을 확인하기 위한 뼈 구조물의 촉진
- 피부 온도, 종창, 압통점, 염발음, 기형, 근경련, 피부감각, 그리고 맥박을 확인하기 위한 연부조직의 촉진

기능적 검사
- 능동 운동 범위
- 수동 운동 범위

저항성 도수 근력 평가

스트레스 검사
- 전방 끌림 검사
- 거골 경사
- 외회전 검사 (Kleiger's test)
- 아킬레스 건 파열 검사 (Thompson's test)
- Homan's Test
- Tinel's sign
- Morton's test

신경학적 검사
- 근절
- 반사
- 피부분절

스포츠 기능 검사

관찰과 시진 (OBSERVATION AND INSPECTION)

Q 이 환자를 관찰한다고 가정해보자. 자세와 보행의 분석이 도움이 될 것인가? 그 이유는? 어떤 비정렬 상태가 발, 발목, 또는 다리의 통증을 유발하는 것인가?

양측 하지는 좌우대칭, 선천성 기형, 종창, 변색, 비대, 근위축, 또는 이전의 수술 상처 등이 명확하게 나타난다. 환자는 짧은 반바지를 입어 하지를 볼 수 있도록 한다. 환자에게 통증이 나타날 때 주로 신는 신발을 가져오도록 하여, 이것이 슬관절에 영향을 주는 역학적인 문제가 있는지 조사하도록 한다.

보행이 가능한 환자에게는 자세 검사(postural exam)의 수행부터 관찰하도록 한다. 양측 발가락, 발 또는 발목의 전체적인 기형, 종창 또는 발적(redness)등을 기록한다. 발에

실전 전략 17.8 **손상의 과거력 전개**

현재의 부상 상태

1. 통증(혹은 약증)이 어느 부위에 나타나는가? 통증(약증)이 어느 정도인가? 통증이 방사되어 나타나는가? (고관절의 통증은 연관통일 수 있다. 그러므로 내장, 허리, 요추 혹은 슬관절의 문제가 의심되면 추가적인 질문을 하도록 한다.)
2. 통증이 급격히 발생된 것인가 (급성) 혹은 점진적으로 발생한 것인가 (과사용)? 통증이 처음 손상 발생시에 가장 강했는가, 혹은 점점 통증이 심해지는가?
3. (만약 급성이라면) 손상시 어떤 상황이었는가? 손상 발생시 다리는 어떤 위치였는가? (만약 만성이라면) 지난주에 특별한 활동을 한 것이 있는가? (방법, 빈도, 기간, 강도의 변화 혹은 신발, 장비, 혹은 지면의 변화)
4. 사고시 어떤 소리가 들렸는가? 관절의 잠김이 나타난 적이 있는가 (talar dome부분에서 나타날 수 있는)? 손상측 다리로 체중지지와 균형 유지가 가능한가? 손상으로 인한 종창, 변색, 근경련, 혹은 저림 증상이 나타났는가?
5. 어떤 동작이나 움직임이 통증을 일으키는가? 아침, 활동 시, 활동 후, 혹은 밤에 증상이 악화되는가? 통증으로 인해 잠을 설치는가? 통증이 나타나면 얼마나 오래 지속되는가?
6. 통증으로 인해 할 수 없는 특정한 동작이 있는가?
7. 서기, 앉기, 혹은 편평하지 않은 지면 걷기를 오랫동안 할 수 있는가? 통증이 있을 때 어떤 신발을 신는가?(굽의 높이, 착용방식, 내측아치와 heel pad.)
8. 나이가 어떻게 되는가? (많은 문제들이 나이와 연관 되어있다.) 어떤 다리를 주로 사용하는가?

과거 부상 상태

1. 전에 다리, 발목, 혹은 발의 부상경험이 있는가? 어떻게 발생한 일인가? 부상 시 어떻게 조치하였나? 완전히 회복되는데 어려움이 있었는가?
2. 최근에 의학적인 문제가 있었는가? (연관통이 일어날 수 있는지 검사한다.) 약을 복용하고 있는가? 근골격계의 문제가 있는가? (이것은 보행의 변화 혹은 하지에 비정상적인 압력이 가해지기 때문일 수 있다.)

서 체중부하시와 비체중부하시의 아치의 유무를 기록한다. 체중부하시 유연한, 혹은 유동성이 있는(supple, or flexible) 편평족은 편평하게 보일 수 있다. 그러나 비체중부하시 명백하게 아치를 확인할 수 있다. 반대로 강직성(rigid) 편평족은 체중부하시와 비체중부하시 모두 편평하게 보인다. 발이 회내, 중립, 혹은 회외 위치인지 주의해야 한다(글상자 17.1 참조). 하지에서 주목해야 할 부분을 **실전전략** 17.9에 정리하였다.

그 후, 검사자는 거골이 중립위치인지 확인하기위해 환자를 발과 발목이 테이블 밖으로 나오도록 하여 엎드리게 한다. 예를 들면, 왼쪽 발을 평가하기 위해, 검사자는 오른손의 엄지와 검지를 발의 전면거골의 등근부분에 위치시킨다. 왼손을 사용하여 외측으로 발을 잡고 발목과 발을 중립위치를 알 수 있을 때까지 내반과 외반시킨다(**그림** 17.30). 중립위치는 거골이 엄지와 검지사이에 대칭적으로 정렬되었을 때 알 수 있다. 거골의 중립위치가 확인되면, 전족과 후족의 정렬상태를 살펴본다. 이것은 비체중부하자세, 체중부하자세, 혹은 두 자세 모두에서 시행될 수 있다. 종골과 거골의 중립위치에서 나타나는 질환에는 다음과 같은 것들이 있다:

- **전족부 내반.** 제 1중족골이 제 5중족골에 비해 상승되어 있다.
- **전족부 외반.** 제 5중족골이 제 1중족골에 비해 상승되어 있다.
- **후족부 내반.** 경골의 내반 정렬로 인해 종골이 경골의 장축에 비해 내반되어 있다.
- **후족부 외반.** 경골의 외반 정렬로 인해 종골이 경골의 장축에 비해 외반되어 있다.

첫 번째 열(제 1족근중족관절(TM joint)과 제 1중족지절관절(MTP joint)의 연결)의 운동성을 평가해보아야 한다. 만약 첫 번째 열이 족근중족관절에서 약간 저측굴곡 되어있다면, 이것은 다른 4개의 ray의 아래쪽에 위치하게 된다. 이것은 종종 강직성으로 요족(cavus foot)과 관련이 있다. 반대로, 첫 번째 열의 과운동성은 편평족과 관련이 있다.

검사자는 환자를 맨발로 걷게하고 전면, 후면, 그리고 측

실전 전략 17.9 하지, 족관절 및 발의 자세 평가

전면

- 장골릉은 수평으로 같은 높이이어야 하고, 팔과 허리 사이의 공간도 같아야 한다. 양측의 대퇴부는 대칭적이어야 한다. 비대와 위축이 있는지 살펴본다. 슬개골은 같은 높이에서 전방으로 향해 있어야 한다.
- 다리는 곧게 뻗는다. 슬관절은 외반슬(knock-kneed) 혹은 내반슬 (bow-legged).
- 내과와 외과는 반대측 발과 비교해서 같은 높이에 있어야 한다. 발목관절에 종창이 있는가?
- 양측 발은 같은 각도여야 한다. 경골의 염전(torsion)으로 발이 내측을 향하거나(pigeon toes), 약간 외측을 향할 수 있다. 발의 회외와 회내를 확인한다. 양측발의 아치는 같아야 한다. 요족(pes cavus), 혹은 편평족(pes planus)이 있는지 살펴본다. 다리가 벌어져 있는가? 발가락은 곧고 평행한가? 발톱은 정상인가?
- 피부의 상태, 변색된 부위, 뼈돌출증(exostosis) 혹은 다른 융기(bumps), 티눈(corns), 가골(calluses), 혹은 이전의 손상이나 수술로 인한 흉터를 체크한다. 순환계 장해 혹은 하지 정맥류(varicose veins)가 있는지 확인한다.

후면

- 둔부의 주름과 슬관절 주름은 같은 높이여야 한다. 슬괵근(hamstrings)과 장딴지근(calf muscles)의 크기는 같아야 한다.
- 아킬레스 건은 종골을 향해 곧게 내려가야 한다. 만약 angle out이 있으면 과도한 회내에 의한 것일 수 있다. 뒤꿈치는 같은 모양과 위치로 곧게 뻗어야 한다.
- 외과는 외과가 내과에 비해 약간 더 멀리 뻗어있고, 내과는 외과에 비해 약간 더 전방에 위치한다.

측면

- 슬관절은 약간 굴곡 상태여야 한다(0~5°).
- 외과는 슬관절의 중심에서 약간 후면에 있다.

비체중 부하시

- 비정상적인 가골(calluses), 사마귀, 아치, 그리고 발의 족저면의 흉터를 조사한다.

면에서 관찰을 한다. 보행, 편측으로 치우침, 뒤꿈치와 발의 바닥 접촉, 그리고 뒤꿈치의 정렬의 비정상을 분석하는 것은 아주 중요하다. 보행분석은 신발과 보조기를 착용한 상태에서 반복 실시한다.

최종적으로, 손상부위의 변형, 변색, 부종, 혹은 이전 수술의 흉터, 그리고 피부의 일반적인 상태를 조사해 보아야 한다. 양측을 비교해본다.

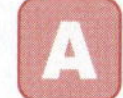

이 환자는 양측 아킬레스건 주위에 발적과 종창, 그리고 후족 외반변형이 있다. 오른발에서 회내동작이 지속되는 것을 제외하고 보행은 정상이다. 그가 착용하는 새로운 cleat은 heel cup의 후면에 단단한 탭(tab)이 달려있다.

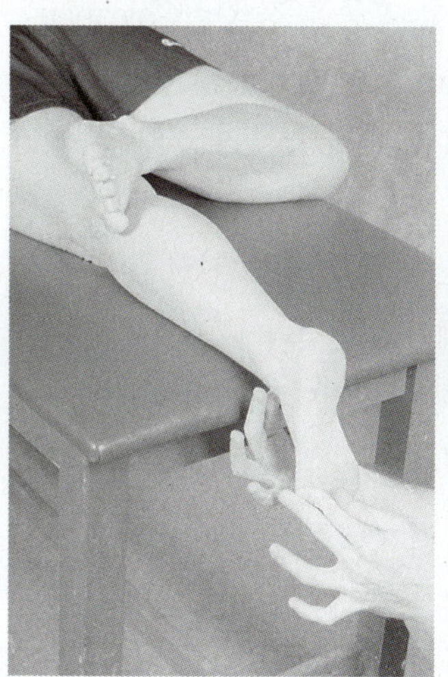
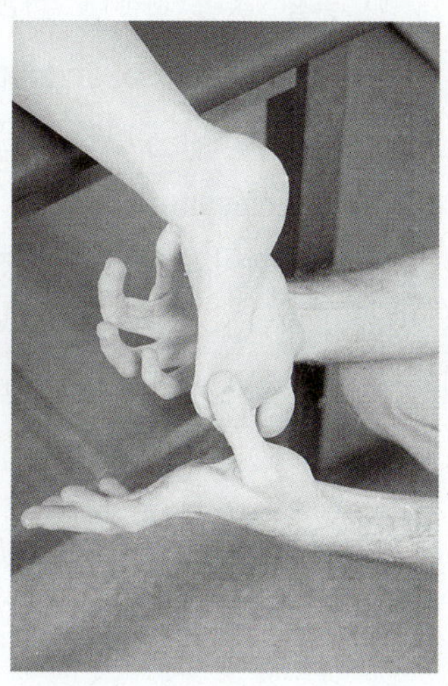

➤ 그림 17.30. **거골의 중립위치 평가 (Assessing the neutral talar position).** 검사자는 엄지와 검지손가락을 발의 전면 talar dome에 위치시킨다. 다른 손으로, 발의 외측면을 잡고 발목과 발을 중립위치가 결정될 때까지 내반과 외반시킨다.

촉진(PALPATION)

Q 아킬레스건 중앙에 통증이 있으면 어떤 구조물부터 촉진해야 하는가 생각해보라. 촉진시 어떤 것에 주의해야 하는가?

환자를 검사대에 앉히고, 발과 발목의 테이블 밖으로 나오도록 한다. 양측의 온도, 종창, 압통점, 염발음, 기형, 근경축, 그리고 피부 감각을 촉진한다. 내과의 뒤에서 후경골동맥의 맥박을, 발등에서 족배동맥을 촉진할 수 있다. 촉진은 근위에서 원위 방향으로 이루어져야하며, 통증이 있는 부위는 마지막에 하도록 한다.

전내측의 촉진 (Anterior and Medial Palpation)

1. 경골 간부 (Shaft of tibia)
2. 내과 (Medial malleolus)
3. 후경골 동맥 (Posterior tibial artery)
4. 후경골근, 장지굴근, 그리고 장무지굴근과 건 (Tibialis posterior, flexor digitorum longus, and flexor hallucis longus muscles and tendons)
5. 삼각인대(Deltoid ligament)
6. 재거돌기(Sustentaculum tali) (내과에서 손가락 넓이만큼 아래쪽)
7. 거골 돔과 거골경(Talar dome and neck)
8. 관절낭 (Joint capsule)
9. 전경골근, 장무지신근, 장지신근과 건, 그리고 족배동맥(Tibialis anterior, extensor hallucis longus, extensor digitorum longus muscles and tendons, and dorsalis pedis artery)
10. 주상골과 주상골 결절(Navicular bone and tubercle of navicular)
11. 내측, 중간, 그리고 외측 설상골(Medial, middle, and lateral cuneiforms)
12. 종비인대(Calcaneonavicular ligament, spring ligament)
13. 내측 종골(Medial calcaneus)
14. 족저 근막(Plantar fascia)
15. 제 1중족골두, 종자골, 그리고 모지(Head of first metatarsal, sesamoid bones, and great toe)
16. 제 2중족골과 두 번째 발가락(Second metatarsal and second toe)

전외측의 촉진 (Anterior and Lateral Palpation)

1. 비골두, 장비골근과 단비골근(Head of the fibula, peroneal longus and brevis)
2. 원위경비관절과 인대(Distal tibiofibular joint and ligament)
3. 외과(Lateral malleolus)
4. 전과 후거비인대, 종비인대, 비골결절, 그리고 비골건(Anterior and posterior talofibular ligaments, calcaneofibular ligament, peroneal tubercle, and peroneal tendons)
5. 족근동(Sinus tarsi) - 단지신근의 근복부분 옆에있는 거골위 움푹들어간 부분
6. 관절낭과 거골돔(Joint capsule and dome of the talus)
7. 입방골(Cuboid bone)
8. 제 5중족골의 경상돌기, 제 3,4,그리고 5중족골간부(Styloid process of the fifth metatarsal, shaft of the third, fourth, and fifth metatarsals)
9. 3~5번째 발가락(Third through fifth toes)

후면의 촉진(Posterior Palpation)

1. 하지삼두근과 아킬레스 건(Triceps surae and Achilles tendon)
2. 종골, 종골 점액낭, 그리고 후종골 점액낭(Calcaneus, calcaneal bursa, and retrocalcaneal bursa)
3. heel pad의 후면과 종골(Posterior aspect of heel pad and calcaneus)

만약 골절이 의심되면, 타진, 압박, 그리고 견인을 우선 실시해야 한다. 이런 기법들의 예는 실전전략 17.6에 기술되어 있다. 이 검사는 자세 혹은 보행분석 전에 실시되어야 한다.

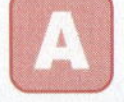
아킬레스건의 촉진시 통증의 증가와 염발음이 나타나고 건 바로 앞의 연부조직에 통증이 있다. 이 부위에 국소적인 종창과 피부 온도의 상승이 있다. 골절검사는 음성이다.

이학적 검사 (PHYSICAL EXAMINATION TESTS)

Q 통증과 종창이 아킬레스건 약간 앞에서 국소적으로 나타난다. 손상이 건, 점액낭, 혹은 이 부위 다른 연부조직의 문제인지 판별하기 위해서 어떤 특수검사를 해야하는가?

특수검사는 환자가 검사대에 눕거나 앉은 상태에서 편안한 자세로 실시한다. 정상기능 수준을 평가하기 위해 양측을 비교해본다.

기능검사 (Functional Tests)

검사자는 발목의 배측굴곡/저측굴곡, 회외/회내, 발가락의 굴곡/신전, 그리고 발가락의 외전/내전의 관절가동범위를 파악해야 한다. 양측의 비교는 정상 혹은 비정상 움직임을 평가하는데 필수적이다.

➤ 능동움직임 (Active Movements)

능동 움직임은 환자가 테이블 끝에 다리를 굴곡시켜 앉았을 때 가장 잘 일어난다. 대퇴부와 슬관절은 고정되어야 한다. 통증을 유발하는 동작은 마지막에 수행하여 통증이 다른 동작에 영향을 주지 않도록 한다. 이어지는 움직임은 체중부하와 비체중부하로 실시한다. 괄호안의 숫자는 각동작의 정상운동범위이다.

- 발목의 배측굴곡(20°)
- 발목의 족저굴곡(30~50°)
- 회내(15~30°)
- 회외(45~60°)
- 발가락신전
- 발가락굴곡
- 발가락외전과 내전

➤ 수동관절가동범위 (Passive Range of Motion)

만약 환자가 능동움직임 동안에 전 관절가동범위를 움직일 수 있다면, 동작의 끝에서 부드러운 압력을 가해 끝 느낌을 확인한다. 배측굴곡, 저측굴곡, 회내, 회외, 그리고 발가락의 굴곡과 신전의 끝 느낌은 조직의 신장(tissue stretch)이다. 만약 환자가 능동적으로 전 관절가동범위를 움직이지 못한다면, ROM과 끝 느낌을 판단하기 위해서 수동 움직임을 실시해야 한다. **그림** 17.31은 발목의 goniometry 검진을 위한 적절한 자세이다.

➤ 저항검사 (Resisted Muscle Testing)

대퇴부는 고정하고 전범위에 걸친 저항 검사를 실시한다. 평가는 근육이 신장된 상태에서 시작하고, 저항은 전범위에 걸쳐 적용하도록 한다. 검사자는 손상되지 않은 측과 비교하여 근육의 약증을 검사한다. 통증이 있는 움직임은 마지막에 실시한다. **그림** 17.32는 검사동작을 보여준다.

스트레스 검사 (Stress Tests)

병력, 관찰, 시진, 그리고 촉진으로 얻은 정보로 검사자는 어떤 검사가 가장 효과적으로 증상을 평가할 수 있는지 결정해야 한다. 이 테스트들 중 반드시 필요하다고 생각되는 검사만 실시하도록 한다.

➤ 전방 끌림 검사(Anterior Drawer Test)

이 검사는 발목의 측부인대를 통합적으로 평가한다. 환자는 발을 검사대 밖으로 하여 앙와위로 눕고, 한 손으로 경골과 비골을 고정하고 다른 손으로 뒤꿈치를 컵모양으로 잡는다. 양측의 전거비인대와 삼각인대의 검사는 약간의 배측굴곡과 함께 곧게 전방으로 움직여서 실시한다(**그림** 17.33A). 만약 거골돔(dome of the talus)이 전방으로 동일하게 이동한다면, 이것은 양측의 내측과 외측 인대의 손상을 의미한다. 전거비인대와 전외측 관절낭은 곧게 전방으로 움직이면서 약간의 저측굴곡과 내반을 적용하면 분리하여 검사할 수 있다. 양성반응은 거골의 외측이 전방으로 움직이는 것으로, 전외측 회전불안정을 의미한다.

➤ 거골경사(Talar Tilt)

종비인대와 삼각인대는 전방 끌림 검사에서 설명한 것과 같이 검사한다. 종골을 해부학적 위치로 유지하고(90° 굴곡), 검사자는 천천히 거골을 내반과 외반시킨다(**그림** 17.33B). 내반검사는 종비인대, 외반검사는 삼각인대의 검사이다.

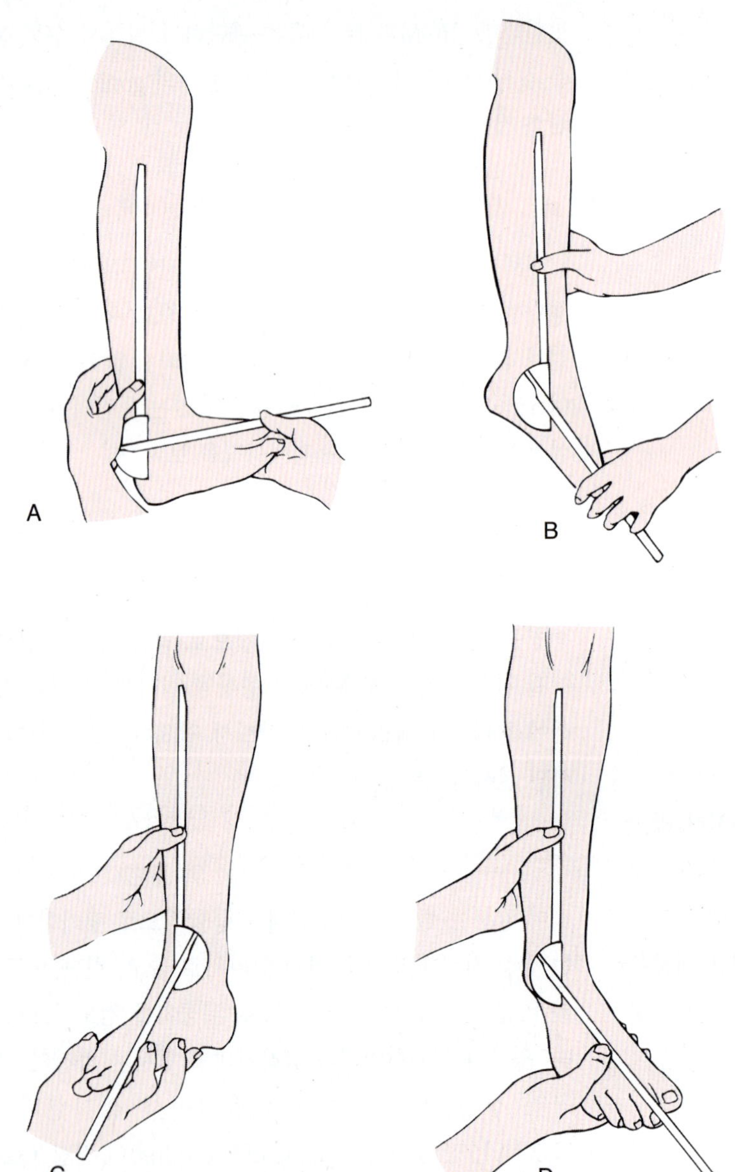

➤ 그림 17.31. **관절각도 측정.** 발목 배측굴곡(A)과 저측굴곡(B) 축의 중심을 외과의 위로 놓는다. poximal arm을 비골두를 참고하여 비골을 따라 정렬한다. distal arm을 제 5중족골의 중앙선과 평행하게 정렬한다. 회내(C)와 회외(D)

➤ *외회전 검사 (External Rotation (Kleiger's) Test)*

삼각인대의 불안정성을 검사하기 위한 거골 경사 검사의 변형방법은 외회전, 혹은 Kleiger's test이다. 하지는 경비인대결합으로 근위에서 원위까지 고정되어 있다. 이 관절을 압박하지 않도록 주의한다. 발을 중립위치로 놓고, 검사자는 발의 내측을 잡고 외측으로 회전시킨다(**그림** 17.34). 만약 내측 관절부위에서 통증이 나타나면, 이것은 삼각인대의 손상이고, 외과부위에서 통증이 나타나면 인대결합의 손상을 나타낸다.

➤ *아킬레스 건 파열검사 (Thompson's Test for Achilles Tendon Rupture)*

환자를 검사대에 복와위로 눕히고, 검사자는 장딴지 근(calf muscle)을 꽉 쥔다. 정상적인 반응은 약간의 족저굴곡이다. 양성검사는 족저굴곡의 상실이며, 비복근-가자미근 복합체 혹은 아킬레스 건의 파열을 의미한다(**그림** 17.35). 족저근이 손상받지 않았다면 약간의 족저굴곡이 일어날 수 있기 때문에, 움직임의 양은 반드시 반대측과 비교해보아야 한다. 그러나, 수축의 양은 손상받지 않은 측에 비해 현저히 감소된다.

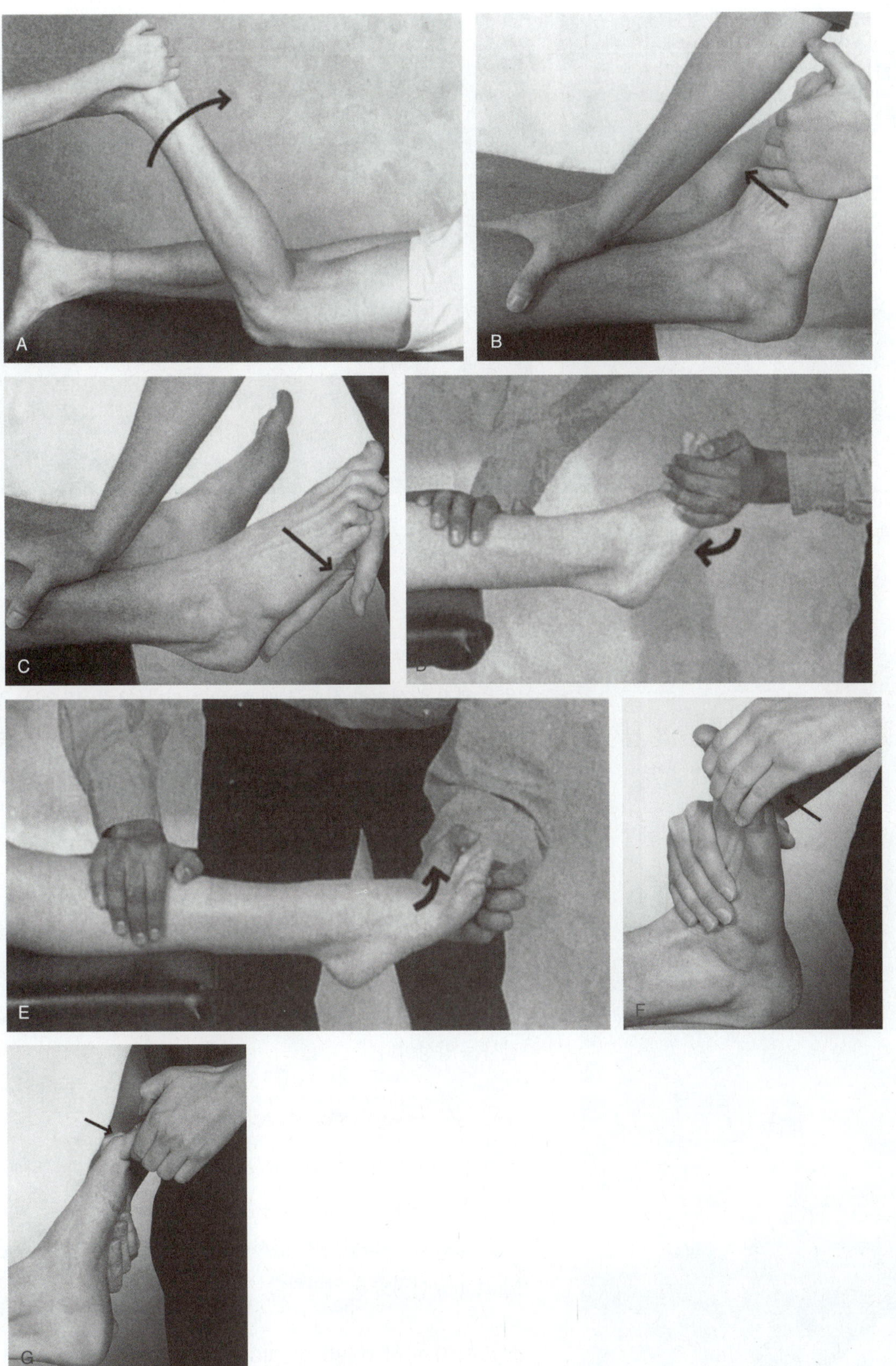

➤ 그림 17.32. 저항도수근력검사 (Resisted manual muscle testing). A, 슬관절 굴곡 (S_1 과 S_2). B, 배측굴곡(L_4). C, 저측굴곡(S_1). D, 회내. E, 회외. F, 발가락신전(L_5). G, 발가락굴곡 (괄호안은 근절을 나타냄)

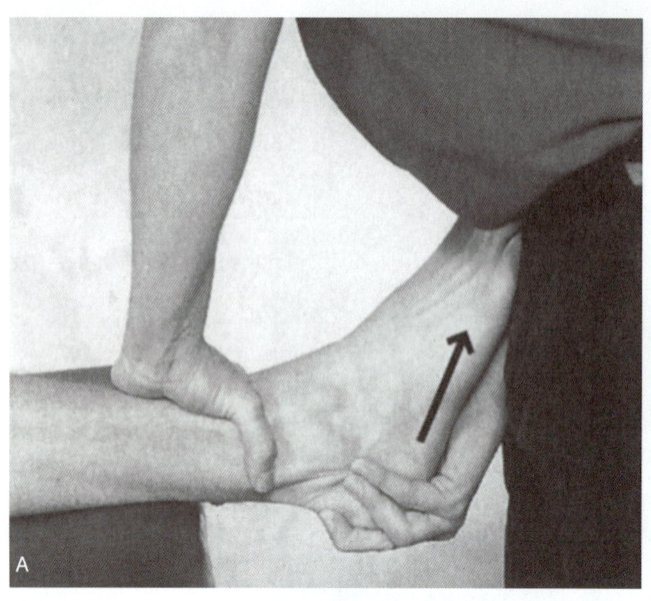

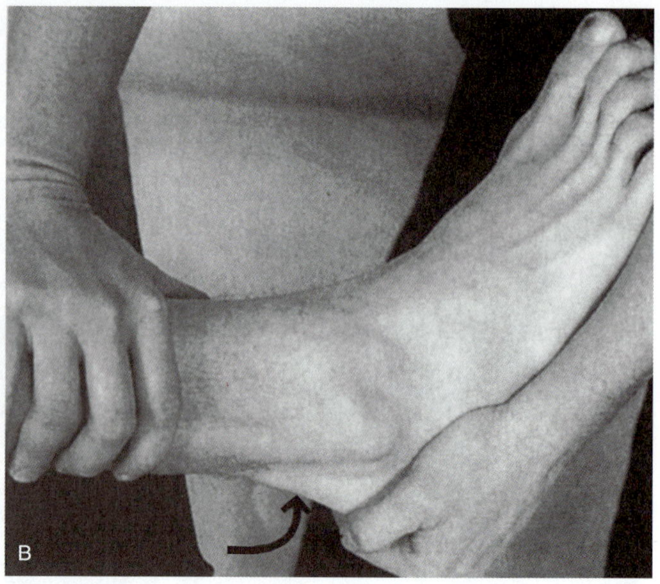

➤ 그림 17.33. **발목 측부인대 검사를 위한 스트레스 검사.** A, 전방 끌림 검사(Anterior drawer test) B, 거골 경사 검사(Talar tilt test)

➤ *호만 징후(Homan's Sign)*

심정맥혈전증(DVT:deep venous thrombosis)를 검사하기 위해서 환자를 검사대에 앙와위로 눕힌다. 검사자는 손상측 발을 슬관절을 신전한 상태로 배측굴곡시킨다(**그림 17.36**). 장딴지근(calf)의 통증은 양성 호만 징후이다. 또한 장딴지근의 촉진시 압통이 나타날 수 있다. 그리고 족배동맥의 맥박상실과 함께 창백 혹은 종창이 나타날 수 있다.

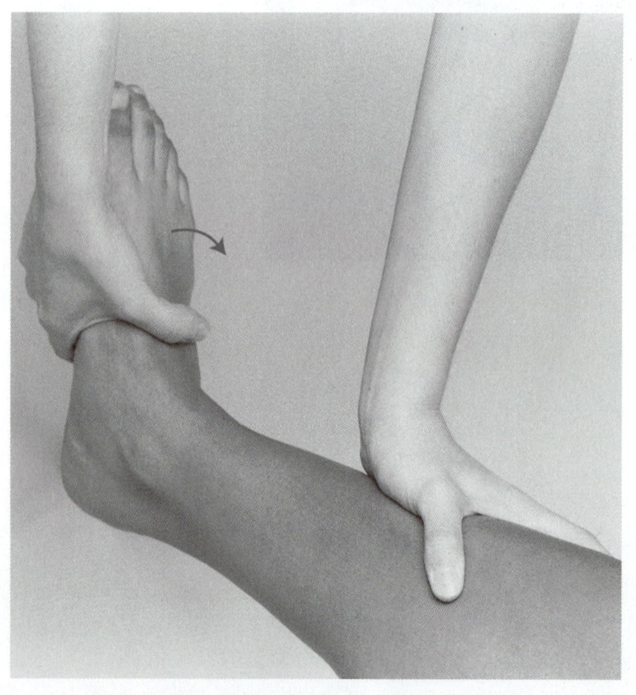

➤ 그림 17.34. **외회전 검사(External rotation test).** 검사자는 발목을 수동 배측굴곡시키고 외측으로 회전시킨다. 외과(lateral malleolus)부위의 통증은 인대결합의 손상을 나타낸다.

➤ *티넬 징후(Tinel's Sign)*

족근관 증후군이 있는지 판단하기 위해, 검사자는 내과의 후면을 지나는 후경골신경을 두드린다(**그림 17.37**). 만약 저린 감각, 따끔거리는 느낌, 그리고 감각이상이 나타나면 검사는 양성이다.

➤ *모튼 검사(Morton's Test)*

환자를 발을 검사대 밖으로 하여 앙와위로 눕힌다. 검사자는 중족골두에 횡압력을 적용한다(**그림 17.38**). 만약 날카로운 통증이 나타난다면 검사는 양성이고, 중족골통 혹은 Morton's 신경종을 의미한다.

신경학적 검사 (Neurologic Tests)

신경학적인 상태는 근절의 등척성 근수축, 반사검사, 그리고 피절부분의 감각과 말초신경 피부 유형으로 평가한다.

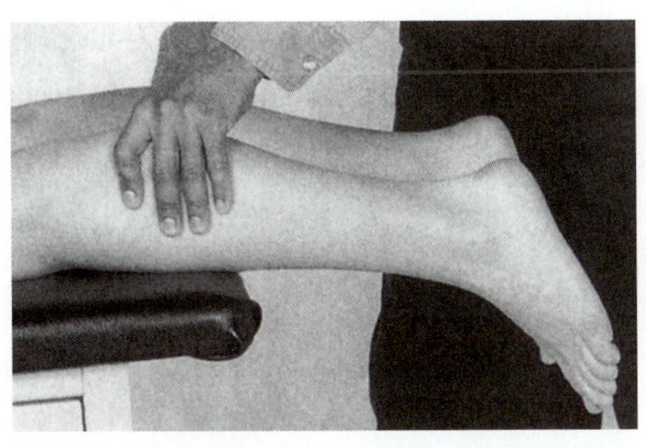

➤ 그림 17.35. **톰슨 검사(Thompson's test).** 검사자는 장딴지근(calf muscle)에 수동적인 압박을 준다. 이것은 발목에서 약간의 저측굴곡을 일으킨다. 만약 저측굴곡이 일어나지 않는다면, 비복근-가자미근 복합체 혹은 아킬레스 건의 파열을 의심해보아야 한다.

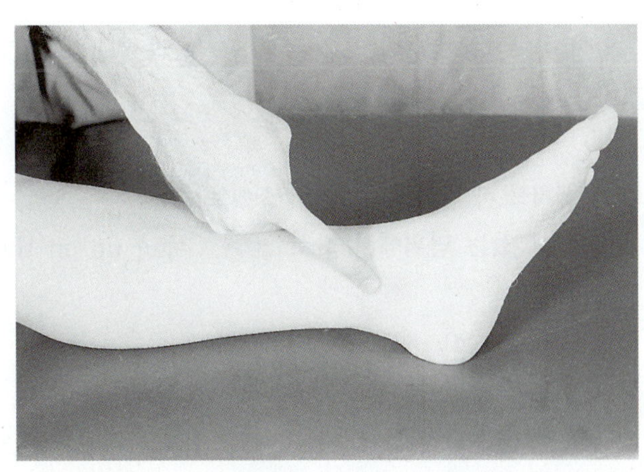

➤ 그림 17.37. **티넬징후(Tinel's sign).** 검사자는 후경골신경을 가볍게 두드린다. 저림, 따끔거림, 그리고 감각이상은 족근관 증후군의 가능성을 의미한다.

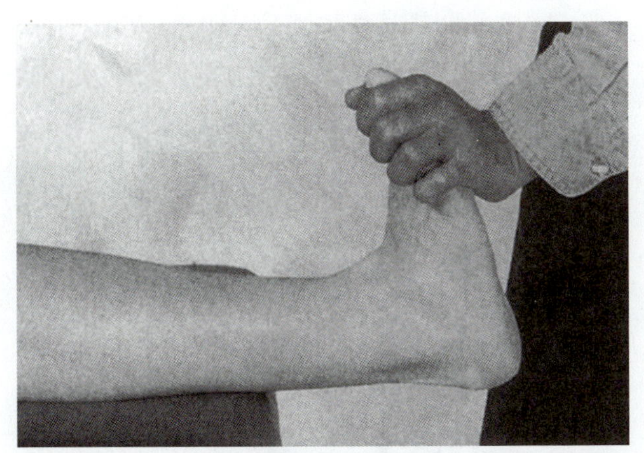

➤ 그림 17.36. **호만징후(Homan's sign).** 검사자는 수동으로 슬관절을 신전한 상태에서 발을 외측굴곡 시킨다. 장딴지근의 통증은 심정맥혈전증의 가능성을 의미한다.

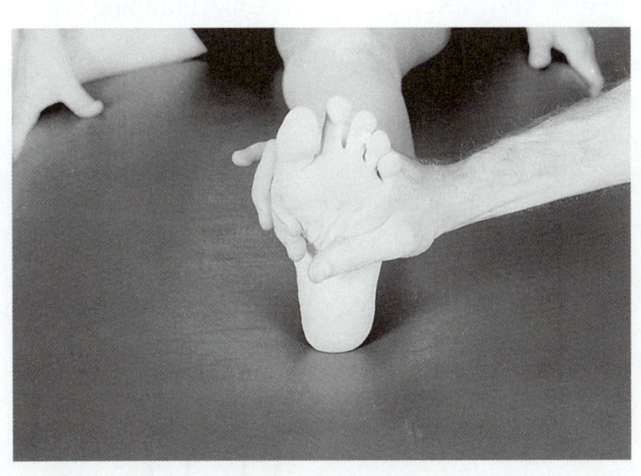

➤ 그림 17.38. **모튼 검사(Morton's test).** 중족골두의 횡압력으로 인한 발의 날카로운 통증은 Morton's 신경종 혹은 중족골통을 의미한다.

➤ *근육분절 (Myotomes)*

등척석근육 검사는 특정근절을 평가하기 위해 다음의 동작을 실시한다 : 슬관절 신전(L_3), 발목배측굴곡(L_4), 발가락신전(L_5), 그리고 발목 저측굴곡, 발의 외반, 혹은 고관절 신전(S1).

➤ *반사 (Reflexes)*

하지부위의 반사는 슬개골(L_3,L_4) 그리고 아킬레스건 반사(S_1)이다. 이것들은 15장에서 논의되어있고 그림 15. 27에 나타나있다.

➤ *피부 유형(Cutaneous patterns)*

피부감각 검사에서, 검사자는 날카로운 것과 무딘 것을 피부에 문지른다(예를 들면, 테이핑 가위의 무딘 끝과 편평한 날). 환자는 눈을 감거나 얼굴을 돌리고 날카로운 것과 무딘 것을 구별하도록 한다. 발과 하지의 신경피절 구획은 **그림** 17.39에 설명하였다. 말초신경 피부분포는 **그림** 17.40과 같다.

활동-특수 기능검사 (Activity-Specific Functional Tests)

환자가 경기에 복귀하기 전에 기능적인 검진이 반드시 통증 없이 이루어져야 한다. 그것은 다음 항목의 부분 혹은 모든 것을 포함한다.

- 뒤꿈치를 바닥에 댄 상태에서 스쿼트 운동
- 통증이 없는 범위에서 최소 20회 Going up on the toes.
- 발가락으로 20~30보 걷기
- 한발로 균형 잡기
- 앞으로 곧게 달리기, 멈추기, 그리고 뒤로 달리기
- 넓게 8자 모양으로 달리기, 천천히 크기를 줄인다.
- 인도 모서리와 V-cut에서 달리기(Running at an angle sideways and making V-cuts)
- 최소 1분 동안의 줄넘기
- 곧게 뛰어 오르고 90° 로 스쿼트하기(jumping straight up and going to a 90° squat)

이 운동들은 손상된 해부학적 구조물의 평가에 사용되는 예이다. 각 동작들은 통증없이 그리고 발을 절거나 진통 보행(antalgic gait)이 없이 이루어져야 한다.

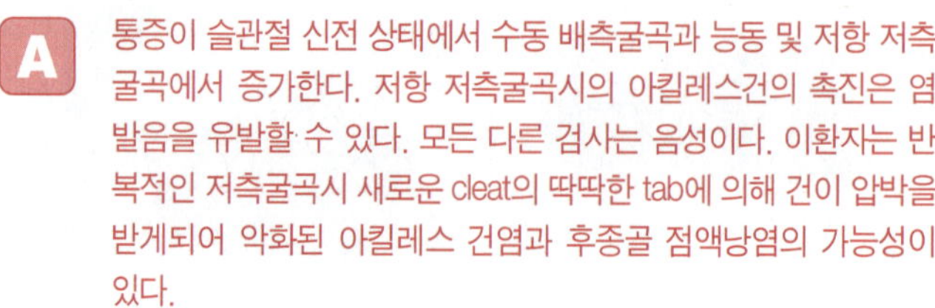

A 통증이 슬관절 신전 상태에서 수동 배측굴곡과 능동 및 저항 저측굴곡에서 증가한다. 저항 저측굴곡시의 아킬레스건의 촉진은 염발음을 유발할 수 있다. 모든 다른 검사는 음성이다. 이환자는 반복적인 저측굴곡시 새로운 cleat의 딱딱한 tab에 의해 건이 압박을 받게되어 악화된 아킬레스 건염과 후종골 점액낭염의 가능성이 있다.

재활(REHABILITATION)

Q 이 풋볼선수의 새 cleat에 heel lift를 두었고, tab는 제거하였다. 그 후 2일동안의 휴식과 냉치료는 아킬레스 건의 통증을 상당히 개선되었다. 어떤 운동이 재활프로그램에 포함되어야 하는가?

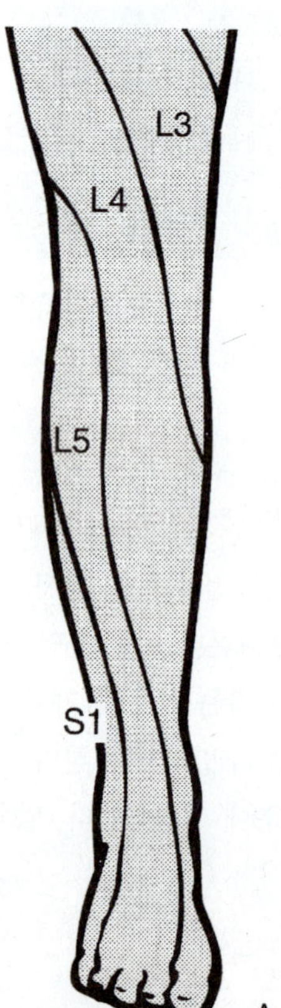

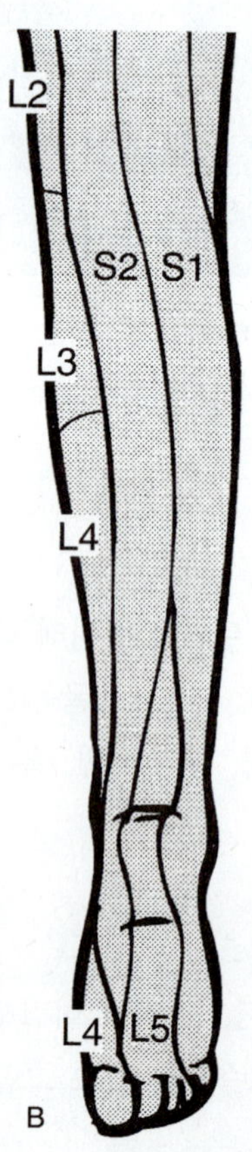

➤ 그림 17.39. 하지, 족관절, 및 발의 피절. A, 전면 B, 후면

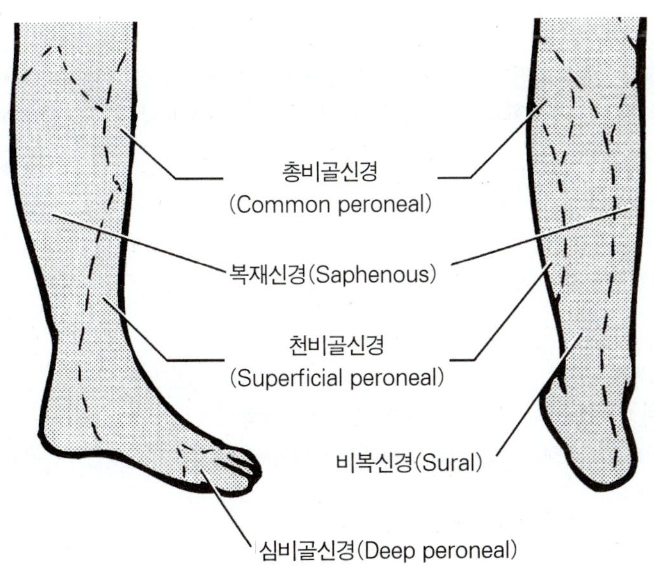

➤ 그림 17.40. **하지, 족관절 및 발의 말초신경 분포**

하지, 족관절, 및 발의 재활운동은 질환이 더 악화되지 않는다면 급성 염증기에 시작하도록 한다. 예를 들면, 냉치료 중인 발목, 그리고 비복근과 가자미근을 수동으로 신장시키거나 발의 내재근의 근력강화 운동을 시작한다. 통증과 종창에 따라 운동의 양을 결정하고, 제한된 체중부하가 필요할 수 있다. 재활프로그램은 닫힌 생체 사슬 운동(closed-chain exercises)을 통해서 동작과 고유수용성 감각의 회복, 심혈관계의 건강유지, 그리고 근력, 지구력, 및 힘을 향상시킨다.

동작의 회복 (Restoration of Motion)

실전전략 17.1은 몇 가지 비체중부하 ROM 운동을 보여준다. 예를 들면, 수건당기기는 아킬레스건을 신장시키고, 크게 원을 그리며 글씨를 쓰기, shin curls과 함께 발가락으로 물건을 집어 올리고, BAPS(biomechanical ankle platform system)보드의 사용이 앉은 자세에서 실시될 수 있다. 통증이 가라 앉으면 체중부하를 시작하고, 아킬레스건의 신장, 발가락 올리기, 균형운동, 그리고 BAPS보드의 사용을 선 자세에서 실시한다.

고유수용감각과 균형의 회복 (Restoration of Proprioception and Balance)

고유수용감각과 균형은 스포츠 활동에 안전하게 복귀하기 위해서 반드시 회복되어야 한다. 초기 운동은 목발을 짚은 상태로 체중의 이동, 양측의 mini-squat, 혹은 앉은 자세에서 BAPS 보드의 사용 등이 있다. 균형이 향상되면, BAPS보드 운동은 검사대에 의해 지지되는 부분 체중부하 운동, 그 후 완전체중부하 운동으로 진전될 수 있다. 미니 트렘폴린(mini-tramp)에서 달리기와 slide board의 사용 또한 고유수용감각과 균형을 향상시키는 닫힌 사슬 운동이다.

근강도, 근지구력, 그리고 근력 (Muscular Strength, Endurance, and Power)

초기에 중요한 것은 발의 내재근의 근력강화이다. Towel crunch에 대해서 실전전략 17.1에 기술하였다. 가능하다면 테라밴드(Thera band) 혹은 고무 탄력 튜브(surgical tube) 운동을 추가한다. 하지의 근력강화를 위해 다축성 ankle machine, 무게를 주고 발가락 올리기, squats와 lunges, 그리고 등속성 운동을 계속해서 실시한다. 그 이후에는 조깅, 측면으로 달리기, 그리고 다각도의 폴리오메트릭 등이 스포츠 활동으로 복귀에 도움을 줄 수 있다.

심혈관계의 체력(Cardiovascular Fitness)

심혈관계의 체력을 유지하는 것은 생체자전거(UBE) 혹은 수치료 등으로 손상 직후 시작할 수 있다. 깊은 물에서 달리는 것과 스포츠의 특정 운동을 하는 것은 비체중부하 상태에

실전 전략 17.10 **하지의 재활운동**

A. **1단계.** 염증 조절. 치유를 돕기 위해 내반과 외반운동을 최소화한다. 배측굴곡과 저측굴곡은 통증의 한계 이내에서 실시한다. 운동은 냉치료 또는 거상과 전기자극을 결합하여 실시한다. 가능한 범위 내에서 17.1과 연관하여 다음의 운동을 실시한다.
   1. 족저근막 신장
   2. 수건끌기(Towel crunches)
   3. 발가락 구부리기(Toe curls)
   4. 물건 집어 올리기
   5. 앉은 자세에서 BAPS보드 운동
   6. 하지삼두근(Triceps surae) 신장, 비체중부하
   7. 수중치료(Pool therapy) 또는 심혈관계의 건강을 위한 UBE(Upper Body Ergometer)운동

B. **2단계.** 통증과 압통이 감소함에 따라, 내반과 외반 ROM을 시작한다. 가능한 범위 내에서 다음과 같은 근력강화 운동을 시작한다:
   1. Shin curls
   2. 발목으로 글씨 쓰기(Ankle alphabet).
   3. 선 자세에서 하지삼두근 신장
   4. 발가락 올리기(Toe raise)
   5. 테라밴드 또는 고무 탄력 튜브를 이용한 배측굴곡, 저측굴곡, 내반, 그리고 외반운동
   6. 지지하면서 한쪽으로 BAPS보드 운동
   7. 심혈관계의 건강을 위한 수중치료(Pool therapy), 생체자전거(UBE), 그리고 고정식 자전거(stationary bike) (가능할 경우)

C. **3단계**
   1. 무게를 주고 발가락 올리기(Toe raises with Weights)
   2. 다축성 ankle machine(Multiaxial ankle machine)
   3. 스쿼트(Squats)와 런지(lunges)
   4. 한 다리로 균형을 유지한 상태에서의 드리블, 테라밴드 운동, 또는 불규칙한 지면에서 균형유지와 같은 균형 운동
   5. 만약 발을 절지 않고 걷기가 가능하다면 조깅

D. **4단계.** (만약 필요하다면 발목 외부 보조기를 사용.)
   1. 작업의 기능적인 속도를 위한 등속성운동
   2. 한쪽과 양쪽 발의 점프, 앞 · 뒤, 좌 · 우, 그리고 대각선방향 등, 다방향의 폴라이오 매트릭.
   3. 측면으로 달리기
   4. 뒤로 달리기
   5. 높이 그리고 멀리 뛰기(긴 점프)
   6. slide 보드
   7. 보호하면서 점차적으로 스포츠 활동에 복귀

서 약간의 저항을 주게 된다. ROM이 충분하다면, 고정식 자전거(stationary bike)를 사용한다. 가벼운 조깅, 뒤로 달리기, 그리고 측면으로 달리기는 활동 복귀를 촉진시킬 것이다. **실전전략** 17.10의 목록은 하지의 회복을 위한 몇 가지 재활운동을 나타내었다.

운동뿐 아니라 생역학적인 이상을 평가하고, 정렬이상을 교정하기 위한 적절한 보조기의 사용이 필요하다. 발목손상에서, 발목에 외부적인 지지를 해주는 것이 필요할 수 있다. 재활 프로그램의 완료와 완전한 복귀를 위해 반드시 적절한 스트레칭과 근력강화 운동이 이루어져야한다.

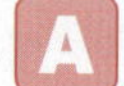

재활 프로그램에서 비복근-가자미근 복합체의 유연성과 근력강화 운동이 우선되어야 한다. 그리고, 후족의 외반기형을 평가하여 보조기가 필요한지 결정하도록 한다.

요약(Summary)

1. 실질적인 발목관절(거퇴관절)은 경골, 비골, 그리고 거골의 경부이음(mortise)-건(tendon)관절이다. 거골하 관절에서의 움직임은 사선방향으로 일어난다. 종골의 내반, 발의 내전, 그리고 저측굴곡의 결합을 회외라한다; 종골의 외반, 발의 외전, 그리고 배측굴곡은 회내라 한다.
2. 족궁의 주요 지지구조물은 스프링인대(종비인대), 장족저인대, 족저근막(족저건막), 그리고 단족저인대(족저종입인대)이다. 그리고 후경골근이 약간의 지지를 해준다.
3. 선천성 기형, 다리 길이의 차이, 근 기능장애(예로, 근육의 불균형), 또는 비정렬 증후군(예로, 요족, 편평족, 첨족, 그리고 추상족지(hammer toes) 또는 왜곡족지(claw toes)는 심각한 만성 손상을 초래할 수 있다.
4. 일반화된 전족의 통증은 내재적 요인(예로, 지나친 체중, 아킬레스건의 유연성부족, 회내, 뒤꿈치 외반, 추상족지, 중족아치의 상실, 편평족, 또는 요족), 또는 외재적 요인(예로, 좁은 toe box, cleat의 부적절한 위치, 반복적인 점프 또는 달리기, 높은 곳에서 부적절한 착지)에 의해 발생할 수 있다.
5. 급성 전방구획증후군은 임상적으로 응급상황이다. 증상과 징후는 최근의 외상병력, 전방 구획에 촉진가능한 단단한 덩어리, 딱딱한 피부, 그리고 족배동맥의 맥박 감소를 포함한다.
6. 발목의 염좌는 손상의 정도와 차후의 장애에 따라 grade Ⅰ, Ⅱ, Ⅲ로 분류된다. 저측굴곡과 내반에 의해 발생하는 외측 발목 염좌에서는, 전거비인대가 처음으로 손상되고, 그 다음 종비인대가 손상된다. 외반염좌에서는 삼각인대가 손상된다; 이것은 또한 한쪽 또는 양쪽 과(malleoli)의 견열골절과도 관련이 있다.
7. 건 손상이 주로 일어나는 부위는 아킬레스건의 종골 부착부위 근위부, 후경골근의 내과 후면, 전경골근의 신근지대 아래부분, 비골건의 외과 후면 또는 제5중족골 경상돌기의 원위 부착지점이다.
8. 후경골근의 손상은 족저굴곡과 내반의 약증을 초래하고 후천성 편평족을 일으킬 수 있다.
9. 아킬레스 건염의 위험요인은 단단한 heel cord, 발의 비정렬기형, 최근 신발이나 훈련 지면의 변화, 갑자기 늘어난 작업부하(예로, 거리나 강도), 또는 훈련 환경의 변화(예로, footwear의 교체 또는 과도한 경사 또는 점프와 같은 충격-부하(impact-loading) 활동)
10. 내측 경골 피로 증후군(Medial Tibial Stress Syndrome)은 경골 가장자리의 후내측면, 보통 원위부 1/3에 골막염이 발생하는 것으로, 스트레스 골절 또는 구획 증후군과는 관련이 없다. 증상과 징후는 경골 가장자리의 후내측면 원위부에 3~6cm 정도의 압통점, 그리고 저항 저측굴곡 시 또는 발끝으로 설 때의 통증과 약증이다.
11. 노력성 구획 증후군은 운동에 의해 유발되고, 휴식 시 감소되는 동통과 종창이 특징이다. 전방구획 증후군은 가장 흔히 발생하고, 만약 발생하면, 경미한 족하수(foot drop) 또는 이상감각(또는 둘다)이 나타난다. 또한 근막의 결손 또는 탈장(hernias)이 다리의 원위부 1/3지점 전방 근육내 격막(anterior intramuscular septum)위에 나타난다.
12. 신경포착(Nerve impingement)은 중족골두에서 분기되는 지간신경(interdigital nerve)과 굴근지대 아래의 후경골신경 또는 외과의 뒤를 지나는 비복신경이 포함된다.
13. 하지, 족관절 및 발의 골절에는 다음과 같은 것이 있다:
    - Freiberg's 질환(제2중족골두의 무혈성 괴사)
    - Sever's 질환(종골 돌기)
    - 스트레스 골절(제2 중족골 경부에 가장 빈번하게 발생)
    - 견열 골절(제5 중족골의 경상돌기, 그리고 내과와 외과)
    - 골연골 골절(talar dome)
    - 전위 골절 또는 골절 탈구(Displaced fractures or fracture dislocations)
14. 요추, 고관절 또는 슬관절의 문제로 하지, 족관절, 및 발에 연관통이 나타날 수 있다.
15. 세심한 주의가 필요한 질환은 다음과 같은 것들이 있다:

- 전위, 골절 또는 아킬레스건의 파열을 일으키는 심한 변형
- 심한 움직임의 상실 또는 근절의 약증
- 과도한 관절의 종창
- 골단(epiphyseal) 또는 돌기(apophyseal)의 손상
- 비정상적인 반사 또는 감각, 또는 약한 맥박이나 맥박의 부재.
- 총체적인 관절의 불안정성
- 불분명한 통증(Any unexplained pain)

16. 환자가 복귀하기 전, 기능적 검사를 통증이 없이 다리를 절거나, 통증보행(antalgic gait) 없이 수행할 수 있어야 한다. 뿐만 아니라, 환자는 양측의 ROM, 근력, 고유수용감각이 동일해야 하고, 높은 심혈관 체력수준을 갖추어야 한다. 필요하다면, 재손상 방지를 위해 보호 장비 또는 부목을 사용한다.

참고문헌(References)

1. Puffer JC. The sprained ankle. Clin Cornerstone 2001;3(5):38-49.
2. McKay GD, Goldie PA, Payne WR, Oakes BW. Ankle injuries in basketball: injury rate and risk factors. Br J Sports Med 2001;35(2):103-108.
3. Hosea TM, Carey CC, Harrer MF. The gender issue: epidemiology of ankle injuries in athletes who participate in basketball. Clin Orthop 2000;(372):45-49.
4. Wang Q, et al. Fibula and its ligaments in load transmission and ankle joint stability. Clin Orthop 1997;(330):261-270.
5. Leardini A, Stagni R, O'Connor JJ. Mobility of the subtalar joint in the intact ankle complex. J Biomech 2001;34(6):805-809.
6. Stagni R, Leardini A, O'Connor JJ, Giannini S. Role of passive structures in the mobility and stability of the human subtalar joint: a literature review. Foot Ankle Int 2003;24(5):402-409.
7. Gefen A. The in vivo elastic properties of the plantar fascia during the contact phase of walking. Foot Ankle Int 2003;24(3):238-244.
8. Klein P, Mattys S, Rooze M. Moment arm length variations of selected muscles acting on talocrural and subtalar joints during movement: an in vitro study. J Biomech 1996;29(1):21-30.
9. Wear KA. Autocorrelation and cepstral methods for measurement of tibial cortical thickness. IEEE Trans Ultrason Ferroelectr Freq Control 2003;50(6):655-660.
10. Kazis K, Iglesias E. The female athlete triad. Adolesc Med 2003;14(1):87-95.
11. Miller KK. Mechanisms by which nutritional disorders cause reduced bone mass in adults. J Women's Health(Larchmt) 2003;12(2):145-150.
12. Norkin CC, Levangie PK. Joint Structure and function: a comprehensive analysis. Philadelphia: FA Davis, 1992.
13. Cavanagh PR, et al. The relationship of static foot structure to dynamic foot function. J Biomech 1997;30(3):243-250.
14. Coady CM, Gow N, Stanish W. Foot problems in middle-aged patients: keeping active people up to speed. Phys Sportsmed 1998;26(5):31-42.
15. Clanton TO, Porter DA. Primary care of foot and ankle injuries in the athlete. Clin Sports Med 1997;16(3):435-466.
16. Norkus SA, Floyd RT. The anatomy and mechanisms of syndesmotic ankle sprains. J Ath Train 2001;36(1):68-73.
17. Alonso A, Khoury L, Adams R. Clinical tests for ankle syndesmosis injury: reliability and prediction of return to function. JOSPT 1998;27(4):276-284.
18. Brown DE. Ankle and leg injuries. In: Mellion MB, Walsh WM, Madden C, Putukian M, Shelton GL, eds. The Team Physician's Handbook. Philadelphia: Hanley & Belfus, 2002.
19. Harmon KG, Rubin A. Plantar fasciitis: prescribing effective treatments. Phys Sportsmed 2002;30(7):21-25.
20. Davey JR, Rorabeck CH, Fowler PJ. The tibialis posterior muscle compartment: an unrecognized cause of exertional compartmental syndrome. Am J Sports Med 1984;12(5):391-397.
21. Edwards P, Myerson MS. Exertional compartment syndrome of the leg: steps for expedient return to activity. Phys Sportsmed 1996;24(4):31-46.
22. Madden CC, Mellion MB. Sever's disease and other causes of heel pain in adolescents. Am Fam Phys 1996;54(6):1995-2000.
23. Blue JM, Matthews LS. Leg injuries. Clin Sports Med 1997;16(3):467-478.
24. Yu WD, Shapiro MS. Fractures of the fifth metatarsal: careful identification for optimal treatment. Phys Sportsmed 1998;26(2):47-64.
25. Thompson E, Cordas M Jr. Fracture-dislocations you can't afford to miss. Phys Sportsmed 1996;24(6):37-42.
26. Garl TC, et al. Tibial fracture in a basketball player: treatment dilemmas and complications. Phys Sportsmed 1997;25(6):41-53.

제 6 부

특별한 고려사항(Special Considerations)

제 18 장

환경적 손상 (Environmental Conditions)

결과

1. 열의 규칙적인 기전에 대한 활성화를 기술하며, 내 · 외적 원인으로 열 발생을 일으키는 방법을 설명한다.
2. 흔들어 돌리는 건습계(Sling psychrometer)의 이용으로 열 자극 지수에 대한 측정을 설명한다.
3. 열병(heat illness)을 막기 위해 이용되는 방법을 설명한다.
4. 열과 관련된 상태의 증상과 증후를 확인하며, 관리에 대해 설명한다.
5. 저온에 노출되어 있는 동안 신체의 내부 열 생산에 대해 설명한다.
6. 동상과 체계성 신체 저체온증(systemic body cooling-hypothermia)과의 차이와 각각의 관리에 대해 설명한다.
7. 훈련과 스포츠 활동 시, 고도(altitude)와 부족한 공기의 영향을 설명한다.
8. 천둥번개가 치는 동안 야외에서 취해야 할 단계들을 설명한다.

환경적 요인은 건강한 사람에게도 영향을 줄 수 있다. 운동의 연습과 경기는 흔히 덥고 습도가 높은 날, 또는 추운 곳에서 행해지며, 고온과 저온 상태에서 각각의 수행에 영향을 준다. 또한 극도로 위험 할 수 있는 천둥번개가 치는 동안에도 운동을 하고 있다. 본 장에서는 환경적 요인과 더불어 운동과 공기의 특성에 대해 설명하였다.

열과 관련된 손상(HEAT-RELATED CONDITIONS)

Q 8월초 축구팀이 가을 시즌을 위해 돌아왔다고 보고하였다. 이 시즌 전 연습기간 동안 열병 위험을 감소하기 위해 취할 수 있는 방법은 무엇인가?

몸에서 체온을 유지하는 과정은 뇌의 제3뇌실 바닥을 형성하는 간뇌 부위인 **시상하부**에 의해서 일차적으로 조절을 받게 되며, **체온 조절**(thermoregulation)이라 한다.

고체온증(hyperthermia), 또는 상승된 체온은 내부 열 생산이 외부 열 소실보다 과도할 때 발생한다(**그림 18.1**). 시상하부선(Hypothalamus gland)은 **항상성**, 또는 36.1°~37.8℃사이의 비교적 일정한 체내온도를 얻기 위해 열과 한 유지 기전에 의해 신체 내 평형상태를 유지한다. 두개, 흉곽, 그리고 복부는 신체의 생명 기관을 포함하고 있다. 발한 또는 떨림과 같은 열 조절 기전은 다음 두 가지 의미의 활동이다: (1)피부에서의 말초적 온도 수용기의 자극, 그리고 (2)시상하부를 거쳐 흐르는 혈액온도에서의 변화이다.

내부 열 조절 (Internal Heat Regulation)

운동 시 신체는 외부적 원인(외부 환경 온도)이나 내부적 과정에서 열을 얻는다(**그림 18.2**). 내부 열의 양은 에너지 대사를 통해 근육의 활동 시 발생하게 된다. 떨림만으로 전체 대사율은 3~5배까지 증가한다. 활발한 운동이 지속화 될 때, 대사율은 안정수준의 20~25배 증가할 수 있다. 이론적으로 이것은 매 5분에서 7분 사이에 약 1℃ 정도의 체내 온도가 상승한다(1). 순환계는 운동 시 작용하는 근육에 산소를 공급하고, 심부 조직내부에서 말초(외피)로 열을 소모하기 위해 뜨거워진 혈액을 전달해야 한다. 근육과 피부에 흐르는 증가된 혈액은 심박출의 증가와 부위별 혈액 흐름의 재분배에 의해서 가능해 진다(내장 기관에 흐르는 혈액은 감소하게 된다). 운동이 시작되면, 심박동과 심박출은 피부 표면에 따뜻한 혈액으로 전환하기 위해 표재성 정맥과 동맥 혈관

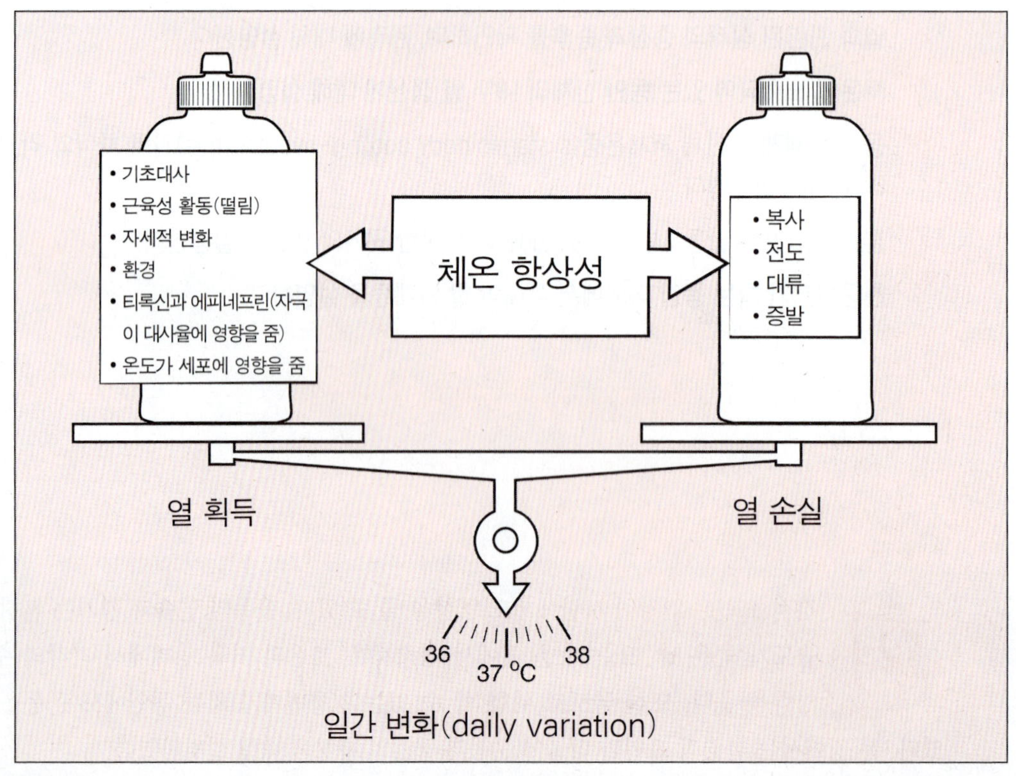

➤ 그림 18.1. **체온 항상성.** 항상성은 내부 열 생산과 손실이 신체 내부온도를 비교적 일정하게 유지하기 위해 적절한 균형을 이룰 때 이뤄지게 된다.

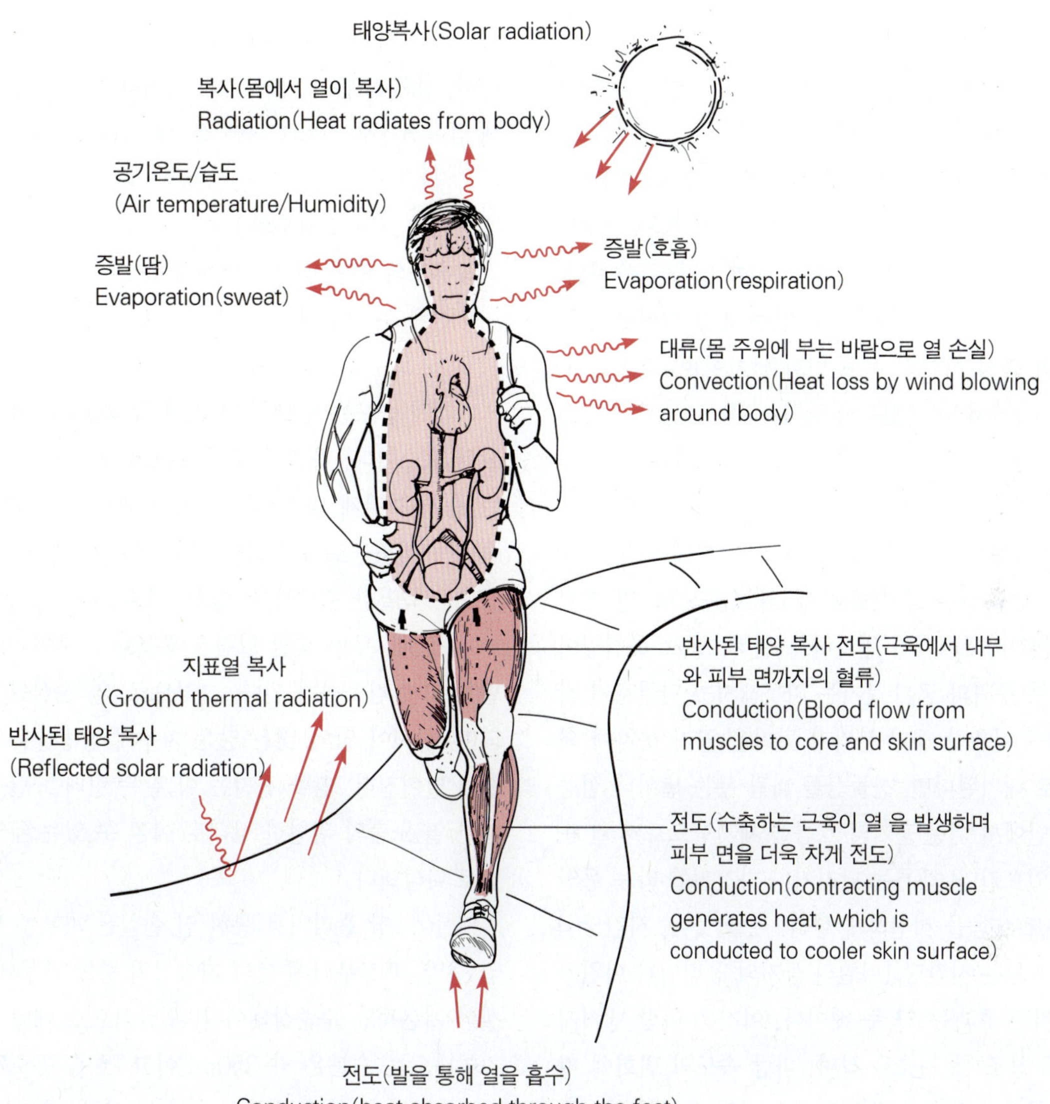

➤ **그림 18.2. 열 습득과 손실.** 작용 근육 내 생산된 열은 몸의 내부와 피부로 전달되게 된다. 운동 시 체열은 복사, 전도, 대류, 그리고 증발로 주변 환경으로 분산된다. 직선은 열획득을 표시하며 굴곡선은 열 손실을 나타낸다.

으로 퍼지는 동안 증가하게 된다. 열은 따뜻한 혈액이 모세혈관으로 퍼지며 피부충혈을 일으킨다. 이것은 더운 날이나 운동 후 얼굴이 붉어지고 홍조를 띄게 되는 증거이다. 개인이 안정 상태에서 공기 온도가 30.6℃ 이하일 때 신체의 정상적 열 손실의 약 2/3은 전도, 대류, 그리고 복사의 결과로써 발생한다. 공기 온도가 피부 온도와 접촉하여 30.6℃를 초과하면, 증발로써 열 소모를 하게 된다.

➤ 복사(Radiation)

복사는 적외선 파장(열 에너지)의 형태로 물리적 접촉 없이 따뜻한 물질에서 차가운 물질로 변하는 열 손실이다. 일반적으로 체온은 외부 환경보다 따뜻하며 복사열은 차가운 물질에, 둘러싸인 고체로 공기를 통해 열을 소모하게 된다.

태양이나 뜨거운 인공 잔디와 같은 외부 환경에서 주변 물질의 온도가 피부 온도를 초과할 때 복사열은 흡수된다. 그늘 진 곳에 있는 것은 활동하는 동안 복사열의 영향이 어떻게 조절되는 가를 보여주는 예이다.

➤ 전도(Conduction)

전도는 따뜻한 것에서 차가운 물체로 액체, 고체, 또는 기체를 통한 열의 직접적인 전환이다. 예를 들어, 축구 선수는 뜨거운 인공잔디에 있을 때, 발을 통해 쉽게 열을 흡수한다. 전도열의 손실율은 피부를 둘러싸고 있는 표피 그리고 이들 외관의 온도적 특성 사이의 온도 변화율(차이)에 좌우된다. 예를 들어, 물 속에서 열 손실은 상당히 크다.

➤ 대류(Convection)

대류는 피부로부터 공기나 물에 이르는 전도에 의해 좌우된다. 대류는 몸에 빠른 공기(또는 물)의 흐름으로, 열 손실의 영향은 일단 따뜻해지면 변화하게 된다. 공기 움직임이 느리다면, 피부 주위의 공기 분자는 따뜻해지고 단열로써 작용한다. 반대로 따뜻한 공기 분자가 차가운 공기 분자에 의해 지속적으로 대치된다면, 산들산들 바람 부는 날이나 선풍기가 있는 방안에서 더운 공기의 흐름을 제거함으로써 열 손실의 증가를 일으킨다. 대류는 달리거나 자전거를 타는 동안의 공기 흐름으로 몸을 시원하게 한다. 예를 들어, 시간당 4마일의 공기 흐름은 시간당 1마일의 공기의 움직임과 마찬가지로 차가워지는 효과는 약 두 배이다. 이것은 바람 냉기지수(그림 18.5 참조)를 기초로 하며, 바람 속도의 변화에 따라 특별히 둘러싸인 온도에 대해 똑같은 바람 온도의 변화를 보여주고 있다. 물 속에서 움직임 없이 누워있는 것보다 수영하는 동안 대류에 의해 보다 빠르게 신체는 열을 손실한다.

➤ 증발(Evaporation)

증발은 몸을 차갑게 하는데 이용되는 가장 효과적인 열 손실기전이다. 휴식 시 땀선의 땀은 무시될만한 숨겨진 양에 의해 온도 조절을 돕는다(약 500mL/day). 땀은 약간의 염분 용해와 물(99%)로 구성되며, 물에서 분자가 외부환경으로부터 열을 흡수할 때 증발하고, 새는 기체처럼 충분히 에너지화 된다. 내부온도가 운동 또는 질병 시 상승할 때, 퍼져있는 말초 혈관과 땀선은 많은 땀을 생성하기 위해 자극 받게 되고, 1시간에 체액의 1.5~2.5 *l* 의 양을 손실할 수 있다(2). 덥고 건조한 날엔 땀 흘리기가 열 손실의 80% 이상을 차지한다. 땀을 흘리는 것 자체는 몸을 차갑게 하는 것이 아니며, 땀의 증발이 차게 하는 것이다. 피부로부터 증발된 전체 땀은 3가지 요소에 의해 결정된다:

- 피부 표면이 외부환경에 노출
- 온도와 주변 공기의 비례적 습도
- 신체 주위의 대류적 공기 흐름

비례적 습도는 증발적 열 손실의 결정적인 효과로 가장 중요한 요소이다. 특별한 주변 온도에 공기를 이동시킬 수 있는 습기의 전체 양으로 주변 공기에서 물의 비율인 비례적 습도는 백분율로 표시되어진다. 예를 들어, 65%의 비례적 습도는 특별한 온도에서 공기의 수분 수송 능력에 대한 습도가 높을 때, 주변 증발 압력은 촉촉한 피부와 비슷해지고 증발은 크게 감소하게 된다. 그러므로, 열 손실의 길은 닫히게 되며, 심지어 땀의 많은 양은 피부에 땀방울을 맺고 사실상 흘러 떨어진다. 땀을 흘리는 이 같은 형태를 탈수 그리고 과다한 열 노출의 위험한 상태로 이끌 수 있는 무익한 수분 손실로 나타낸다.

덧붙여, 땀 흘리기를 통한 열 손실은 피부를 통해, 그리고 입 점막, 폐로부터 수분의 지속적인 증발 때문에 몸의 열 손실의 기본적인 수준상태이다. 평균적으로 매일 피부를 통해 스며나오는 수분은 약 350mL이고, 호흡 통로와 입에서 점막으로부터 증발된 수분은 300mL이다. 후자는 매우 추운 날씨에 "자신이 호흡을 할 때" 확인 할 수 있다. 일반적으로 운동 시 수분의 $1\frac{1}{2}$~$2\frac{1}{2}$L/hr가 손실된다. 이것은 시간 당 체중의 3~6 파운드 손실로 해석된다. 2~3시간 운동 시 개인은 체중의 6~12파운드를 손실하게 되는 것이다. 개인이 운동 전체 과정에서 지속적으로 물을 마시지만, 액 손실의 50% 이하만 재보충된다. 이 같은 수의적 탈수는 오래 전에 인식되었고 연구자들의 지속적인 관심사였다(2). 이것이 왜 개인이 신체적 활동에서 운동 전 그리고 운동 시 갈증을 느끼기 전에 가능한 많은 물을 마셔야 하는 지를 말해준다. 마찬가지로 중요한 것은 수의적 탈수증을 막기 위해 갈증해소를 인식하기 전에 마시는 것 또한 **과수증**(overhydrate)으로 위험하다.

열 자극 지수의 측정 (Measuring the Heat-Stress Index)

열 자극 지수는 주변 공기 온도, 습도, 그리고 태양 복사 에너지의 측정이다. 가장 일반적으로 사용되는 열 자극 지수는 Wet-Bulb-Globe Temperature Index(WBGT)이며 주변 온도의 측정(Ta), 젖은 구 온도(Tw), 그리고 검은 구 온도(Tg)로 구성되며 다음과 같다.:

실외 이용: WBGT=(0.1×Ta)+(0.7×Tw)+(0.2×Tg)
실내 이용: WBGT=(0.3×Ta) + (0.7×Tw)

현재 WBGT는 실내 · 외 열 자극 판단을 위해 가장 폭 넓게 이용되는 지수이며, 신체적 활동의 한계를 판단하기 위해 군인 그리고 산업체에서 이용되고 있다. 그러나 지수는 방수 또는 반 방수되는 옷을 입고 있어 측정에 실패하는 한계점이 있으며, 땀 증발을 막거나 방해할 수 있어 높은 열 자극 수준에 이르게 한다. 덧붙여, 많은 사람이 검은 구 온도의 불편함과 비실용성을 알고 있다(3). 젖은 구 온도(Tw)는 젖은 심지로 둘러싸인 수은 구로 온도계에 의해 기록된 온도이다. 구 온도(Tg)는 구를 검게 칠한 것으로 수은 구로 둘러싸인 온도계로 기록된 온도이다. 검은 구는 건조 또는 젖은 구 온도계가 할 수 없는 중요한 요소를 측정하기 위해 외부 환경에서 복사 에너지를 흡수한다. 흔들어 돌리는 건습계(**그림 18.3**)는 빠른 공기 흐름으로 건조와 젖은 구 온도계의 노출에 의해 열 자극을 측정한다. 기록된 온도에서의 큰 차이는 증발의 높은 비율과 낮은 습도를 가리키는 것이다. 가장 낮은 차이는 증발의 낮은 비율과 높은 습도를 가리키는 것이다. 2002년 국제운동트레이너 협회(National Athletic Trainers′ Association: NATA)에서는 전문적인 열병에 대한 보고를 공개하였고(4), 열병의 위험을 줄이고 보편적 지침을 발전시키기 위해 NATA의 요구로 결성된 단체로 Inter-Association Task Force on Exertional Heat Illness에 의해 2003년에 첨부된 정보를 기준으로써 제공되고 있다(5). Inter-Association에서 일치된 정보는 American Academy of Pediatrics American College of Emergency Physicians, American Orthopaedic Society for Sports Medicine, 그리고 American College of Sports Medicine, 또 다른 명성 있는 기관들 사이에서 지지 받고 있다. 두 정보는 지리학적 위치를 바탕으로 스포츠에 참가하는 이들의 안전한 연습 환경을 보장하기 위해 운동 트레이너들이 확인하는 출발점으로 이용되어야만 한다. 예를 들어, 지리학적으로 미국 남동쪽 WBGT는 연중 내내 일반적으로 높으며 극한이거나 위험스럽다. 그러므로 운동 트레이너는 열병에 대한 위험 수준이 높다는 것을 인식해야 하며 스포츠 참가자의 위험을 줄이기 위해 적절한 단계를 거쳐야 한다. **표 18.1** 항목은 WBGT 지수를 이용하여 측정한 온도, 습도, 그리고 복사상태에서의 활동에 대한 권고 사항이다.

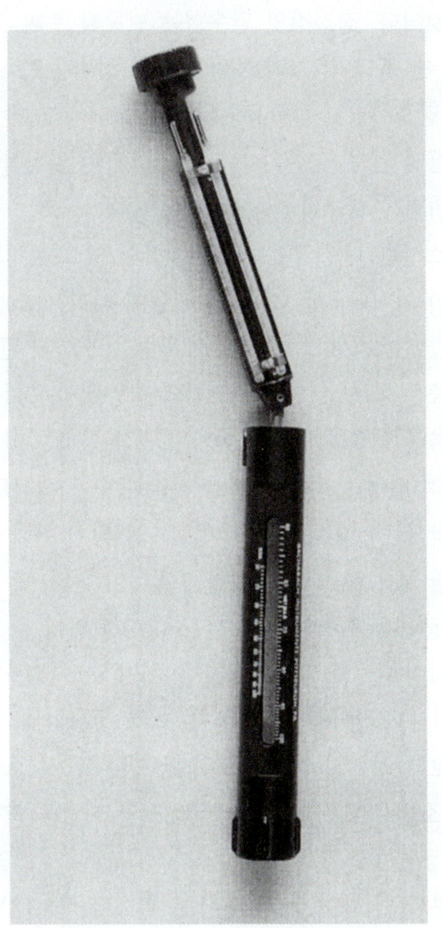

➤ 그림 18.3. **흔들어 돌리는 건습계(Sling Psychrometer).** 흔들어 돌리는 건습계는 빠른 공기 흐름으로 안전한 신체 활동 참가 수준을 판단하는데 도움을 줄 수 있다.

열 내성에 변화를 주는 요소 (Factors That Modify Heat Tolerance)

여러 요소들이 열에 대한 내성에 영향을 줄 수 있다. 기후에 대한 순응과 적절한 수화(hydration)는 열병을 예방하는 데 가장 필수적인 것들이다.

표 18.1 습구 온도 위험 차트

습구 온도	표시 색깔	위험 수준	지시
<65° F (<18℃)	초록	저	위험은 낮지만 기본적인 위험요인은 존재한다.
65°- 73° F (18°- 23℃)	노랑	중	하루의 상황에 따라 위험 수준이 증가한다.
73°- 82° F (23°- 28℃)	빨강	고	모든 사람은 손상 가능성을 인식해야 한다; 위험 가능성 있는 개인은 경기를 피해야 한다.
>82° F (28℃)	검정	극한 또는 위험	안전 상태가 확보될 때까지 경기를 늦추거나 재 계획을 고려한다; 경기에 참여한다면 매우 주의해야 한다.

From Roberts WO. Medical management and administration manual for long distance road racing. Edited by Brown CH, Gudjonsson B. IAAF Medical Manual for Athletics and Road Racing Competitions: A Practical Guide. Monaco: International Association for Athletics Federations, 1998, with permission.

➤ 기후 순응(Acclimatization)

열 노출에서 반복적인 중등도의 운동은 더운 환경의 생리적 적응을 할 수 있게 하며 수행력과 열 내성을 증진시킨다(**글상자 18.1**). 일반적으로 일차적인 기후 순응은 열 노출의 첫 주 동안 발생하며 10~14일 후 완벽해 진다. 열 노출은 하루에 단 2~4시간 정도 필요하다. 처음 몇일은 가볍게 그리고 약 15~20분 정도 지속한다. 그런 다음 운동 기간은 강도와 주기에서 점차적으로 증가시킬 수 있다. 적절한 기후 순응이 된 사람은 경기와 경기 동안에 존재하게 될 동일한 열 조건 하에서 1~2시간 동안 훈련한다(4). 적절한 수화는 효과적으로 기후 순응 과정을 위해 필수적이다. 열 기후 순응은 빠르게 손실된다. 일반적인 법칙에 따라, 열 기후 순응에 대한 1일은 높은 온도 환경으로 돌아간 후 2~3주 내 주요한 이득의 상실과 함께 열 노출 없이 2~3일에 걸쳐 손실하게 된다.

➤➤ 글상자 18.1

열 노출 10일 후 나타나는 생리적 변화

- 심박수와 체온 감소.
- 말초 혈류와 혈장 용량의 증가.
- 발한력이 거의 두 배가 됨.
- 발한은 더욱 묽게 된다(낮은 소금 손실).
- 발한은 피부면 전체에 나타난다.
- 증가된 발한율은 장시간에 걸쳐 지속화 된다.

➤ 체액 재수화(Fluid Rehydration)

체액 회복의 일차적 목적은 이상적인 수준(optimal level)에서 발생하는 순환과 땀 흘리기를 위해 원형질 부피를 유지시키는 것이다. 점진적인 탈수화는 원형질 부피, 말초 혈류의 흐름, 땀 흘리기, 그리고 박출량(각 심박동으로 혈액양의 분출)을 감소시키고 심박동수(heart rate)에 있어 보상적 증가를 이끌게 된다. 순환과 온도조절 효과의 일반적인 저하는 열병의 위험과 생리적 기능에 손상을 증가시키며 신체 수행력을 감소시킨다. 갈증은 운동 시 물의 필요를 적절히 요구하는 것이 아니다. 개인의 신체 활동에 따라 시스템의 물 손실이 체중에 2%가 될 때 비로소 갈증을 느끼게 된다(7). 오히려 갈증은 삼투압, 혈액 나트륨의 집중에서 증가된 반응으로 발전하며 탈수화에 의해 야기된 혈장 부피는 감소하게 된다. 신체적 활동을 하는 개인은 적절한 수분 섭취로 운동 단계를 시작하는 것이 필수적이며 탈수를 막기 위해 운동 단계별 적당한 물 보충을 위해 미리 준비해야 한다(**표 18.2**). 운동 전 수분은 스포츠시 운동 전 2~3시간 전에 물 17~20온스를 마시며, 물 7~10 온스를 운동 전 10~20분전에 마신다(8). 위와 소장이 비어 있을 때, 특히 찬 액체의 물은 따뜻한 액체보다 상당히 빠르게 흡수된다. 운동 시 보충된 체액은 땀과 소변으로 손실되며 결국 2%의 체중을 회복하는 것보다 체중의 더 큰 손실은 없다. 이것은 일반적으로 매 10~20분 동안 액체 7~10온스를 필요로 한다(8). 운동 후 수분은 운동 시합(bout) 후, 2시간 내 완전히 섭취해야 한다. 이 같은 섭취는 물, 글리코겐 저장을 보충하기 위한 탄수화물, 그리고 빠른 수분 재 흡수를 위한 전해질 등을 포함하

표 18.2 90분의 강한 운동 동안 권고하는 체액 섭취

체중 손실/lb	수분 섭취 사이의 시간(분)	체액/휴식(OZ)
8	권고 불가	-
$7\frac{1}{2}$	권고 불가	-
7	10	8-10
$6\frac{1}{2}$	10	8-9
6	10	8-9
$5\frac{1}{2}$	15	10-12
5	15	10-11
$4\frac{1}{2}$	15	9-10
4	15	8-9
$3\frac{1}{2}$	20	10-11
3	20	9-10
$2\frac{1}{2}$	20	7-8
2	30	8
$1\frac{1}{2}$	30	6
1	30	6
1/2	30	6

고 있다. 여러 단계에서 운동 전, 중, 후 적절한 수분 섭취를 할 수 있다(**글상자 18.2**).

탈수를 막기 위해 체액은 섭취되고 흡수되어야만 한다. 머리 위에 퍼붓는 물이나 살수기를 통과해 달리는 것은 차가운 느낌과 만족스러움은 있지만 탈수를 막지는 못한다. 보편적 방법은 갈증이 사라질 때까지, 그리고 나서 약간 더 마시는 것이다. 그리고 충분한 체액을 섭취했는지에 관한 쉬운 판단 방법은 소변 양과 색깔을 확인하는 것이다. 성인 평균 소변은 24시간 동안에 1.2쿼오트(quarts) 양이다. 꽉 찬 방광의 소변은 흔히 하루 4번정도 발생한다. 운동 60분 내에 정상 이상의 부피(줄기)로 정상적인 옅은 색깔의 소변을 배출하는 것은 적절한 수분상태를 표시하는 것이다. 소변의 색깔이 탁한 노란색이며 작은 부피와 강한 냄새가 난다면, 지속적으로 수분을 섭취하는 것이 필요하다. 그러나, 비타민을 섭취했다면, 탁한 노란색 소변을 배출한다. 그러므로 소변 색깔, 부피, 그리고 냄새는 수분 상태를 판단할 때 모두 고려되어야할 사항이다(2,7).

➤ *전해질 보충(Electrolyte Replacement)*

무기질 나트륨, 염소, 마그네슘, 그리고 칼륨은 이온이라 불리는 전기적으로 전하된 입자로서 몸에 용해되어 있기 때문에 전해질이라 불린다. 전해질은 체액의 균형, 신경전도, 그리고 근 수축을 규칙적으로 하게 한다. 땀의 이온 농축은 발한과 기후 순응율에 의해 크게 영향을 받는다. 발한의 4 *l* 는 체중의 약 5.8% 감소와 같다. 땀은 고농도의 나트륨과 염소를 포함하지만 칼륨, 칼슘, 또는 마그네슘은 거의 없다. 이 같은 손실이 몸의 5~7% 정도의 나트륨과 염소 성분과 1.2%이하의 칼륨 성분을 낮춘다(9). 몸은 전해질 보다 물을 더 손실하기 때문에 체액에서 이러한 물질의 이온 농축은 증가한다. 이것이 심한 발한 시 몸에 전해질의 보충보다 물의 보충이 더 필요한 중요한 예이다. 몇몇 손실된 전해질은 필요할 때, 음식에 소량의 소금을 첨가함으로써 또는 감귤나무(citrus) 과일이나 바나나와 같은 칼륨이 풍부한 음식을 섭취함으로써 쉽게 재충전된다. 오렌지나 토마토 쥬스 한잔은 땀으로 약 3L 배설된 거의 모든 칼륨, 칼슘, 그리고 마그네슘을 재충전 할 수 있다. 전해질 용액은 정상적인 식생활에서는 필요치 않다. 그러나 1시간 이상의 경기에서 최대 수행력이 요구되거나, 격렬한 간헐적 운동을 하는 사람에게서는 탄수화물(CHO) 음료가 수행력을 돕게 된다(8, 10). 일반(상업적) 음료를 이용한다; 그러나 그것은 주변 온도(10~15℃

➤ ➤ 글상자 18.2

탈수증 위험을 감소시키기 위한 방법

건강한 일반인

- 경기 전 적어도 24시간 내에 물 8~12컵(8 oz/컵)을 마신다.
- 운동 2시간 전 적어도 물 16온스를 마시고 다시 운동 전 약 20분 전에 다시 마신다.
- 운동 중 허용 가능한 체액을 섭취한다.
- 한 시간 또는 그 이상 운동할 때 매 15~20분마다 적어도 체액 5~10 온스를 마신다. 갈증을 느끼기 전에 마신다.
- 8%이하의 탄수화물이 포함된 찬 체액을 마신다.
- 체액 섭취를 정확히 측정하기 위해 개인 물병을 사용한다.
- 운동 전 플라스틱 병으로 얼린 체액을 이용한다; 운동하는 동안 차게 유지하며 녹을 것이 다.
- 옷을 말려 최소로 운동 전과 후 체중을 기록한다.
- 체중 손실의 매 파운드마다 적어도 체액 24온스를 재 충전한다.
- 카페인, 알코올, 그리고 탄산 음료를 피한다.

어린이

- 기후 순응을 위해 10~14일 정도 적응한다.
- 장시간 운동의 강도를 줄인다.

(50~59°F))보다 더 차야 하고 탄수화물의 4~8% 사이 범위로 흡수가 빨라야하며, 상쾌한 기분을 상승시키는 것을 선호하며, 작은 양의 나트륨 염소를 포함해야만 한다(8,10,11). 전해질 음료는 운동 전 수화기간(운동 전 2~3시간)과 운동 바로 전 30분 동안에 섭취해야만 한다. 운동 시 6%의 탄수화물 음료 1 l 는 매시간 필요한 권장량이다. 과일 쥬스, 탄수화물 젤, 소다수, 그리고 몇몇 스포츠 음료는 8% 이상의 탄수화물이 농축되어 있으며 단일 음료는 운동기간 중에는 바람직하지 않다(8). 수화 상태를 유지하는 동안 경기자들은 과다 량의 단백질, 카페인 음료(예, 소다수, 차, 그리고 커피), 초콜렛, 그리고 알콜성 음료와 같은 **이뇨제**(소변 배출을 촉진시키는 물질)를 피해야 한다.

➤ 옷(Clothing)

밝은 색과 가볍고 통풍성이 있는 옷은 어둡고 무거우며 통풍성이 없는 옷보다 좋다. 100%면으로 만든 옷은 땀에 젖게 되면, 쉽게 증발 할 수 없기 때문에 특히 더운 날씨에는 바람직하지 않다. 증발적 열 손실은 옷이 완전히 젖고 발한이 증발될 때만 발생한다. 젖어 있거나 찬 상태로 오랜 시간 있을 경우, 마른 셔츠로 바꿔 입는다. 무겁고 젖은 옷이나 고무 같은 플라스틱 옷은 피부에 달라붙어 비교적 높은 습도를 생산하고 증발을 방해하며 심지어는 열병의 위험을 증가시킨다. 풋볼 헬멧과 늘어진 옷, 공기 구멍이 있는 저어지(jersey), 그리고 짧은 옷만을 입었을 때, 풋볼 선수의 신체 표면의 50%는 밀폐되어 있으며 냉기를 증발하는데 제한을 받는다. 대사율의 증가는 선수들이 장비의 무게를 이동시키는데 필요하며, 인공적 표면의 온도는 증가되고 또한 열병의 위험도 증가한다. 이러한 것을 고려하여, 풋볼 선수는 티셔츠, 반바지, 그리고 짧은 양말을 연습 초기부터 신고해야 한다. 덥고 습도가 높은 낡은 유니폼을 입지 않으며 가능한 어깨 보호대나 헬멧은 냉기 증발과 복사 위해 제거해야만 한다. 신체의 많은 열이 머리를 통해 발산되기 때문에 접촉이 없는 스포츠(싸이클링)에 사용되는 헬멧은 적절한 공기 흐름과 증발을 시킬 수 있어야 한다.

➤ 연령(Age)

어린이는 청년이나 성인에 비해 열 노출 시 땀흘리기 능력이 떨어지며 높은 내부 온도를 갖고 있다. 이것은 어린이가 피부의 단위당 열 활동인 땀선의 높은 분포를 가지고 있으므로 발생한다. 땀 성분 또한 다르다. 어린이는 높은 나트륨과 염소의 농축액을 그리고 낮은 유산염과 칼륨 농축액을 배출한다. 그러므로 어린이는 전해질 음료는 효과가 없으며 액을 보충하기 위해 찬물을 이용해야 한다(12). 또한 어린이는 청년이나 젊은 성인과 비교할 때 열에 대한 기후 순응에 오랜 시간이 필요하다. 일반적으로 중년과 노년, 그리고 여성은 운동과 열에 대한 내성이 약하다. 열 자극 운동 시 젊은 남성과 여성을 비교할 때, 나이든 남성과 여성은 심박동수, 피부와 내부온도가 상승하게 되며, 낮은 땀 비율을 보이고 있다. 노인은 국소적 혈관 확장 손상을 줄 수 있는 말초 혈관 반응에 제한을 받게 된다. 확실히 나이가 들어감에 따라, 땀 발산의 지연이 시작되고 뿐만 아니라, 땀 발산 반응은 둔화하게 된다. 이 같은 상태에서 한선 출구의 제한 또는 액 보충이 불충분하다면, 탈수화된 땀 출구의 제한으로 탈수화된다. 덧붙여, 나이든 사람은 젊은 사람만큼 효과적으로 탈수를 회복할 수 없으며 둔해진 갈증 욕구와 관계가 있다. 이것은 나이든 사람의 온도조절 능력에 악영향을 줄 수 있으며 쉽게 탈수를 가져올 수 있다.

➤ 성별(Sex)

여성은 비교적 건강한 남성과 마찬가지로 기후 순응 수준에 있어 운동의 생리적 그리고 온도적 스트레스를 이겨낼 수 있는 일관성을 보이고 있다; 두 성은 동일한 정도의 기후 순응을 할 수 있다. 그러나 발한은 다르다. 여성은 남성보다 피부 단위당 열 활동 한선을 더 갖고 있지만, 여성은 남성보다 땀이 덜 난다. 여성은 피부와 내부 온도가 높아 땀이나기 시작하며, 열 운동 부하에 대해 남성보다 덜 땀을 생산하고, 남성과 동등한 열 내성을 보이지는 않는다(1). 아마도, 여성은 열 소모를 위해 순환적 기전에 더욱 의존하는 반면, 남성은 증발적 냉각에 의존을 하는 것으로 보인다. 여성에게 있어 온도 균형 유지를 위해 땀을 덜 생산하는 것은 높은 주변 온도에서 작업하는 동안 탈수를 막는 것이다.

➤ 이뇨제, 보충제, 그리고 약물(Diuretics, Supplements and Medications)

이뇨제나 이완제를 복용하고 있다면, 탈수증에 대해 주의 깊게 관찰해야 한다; 이 같은 중재로 체액 손실이 증가하며, 혈장 부피는 감소하고 온도 조절과 심혈관 기능에 악영향을 미친다. 구토나 설사를 일으키는데 사용되는 물질은 탈수증을 일으킬 것이며 동반되는 근육의 약화와 함께 과도한 전해질 손실을 야기 시킨다. 인산 크레아틴과 같은 몇몇 영양 보충제는 열 경련과 또 다른 열병과 관련된 위험성을 감소시키기 위해 부가적인 체액을 필요로 한다. 알파 아드레날린, 억제성 콜린, 항 히스타민, 베타 차단제, 칼슘 채널 차단제, 그리고 삼환식 항 억제제(tricyclic antidepressants)와 같은 약은 열을 방출하는 신체의 정상적 기전에 손상을 주며, 결국 높은 내부 온도의 위험성을 갖게 된다(13). 보충제 또는 약을 섭취하기 전에 물질의 부작용 가능성과 올바른 사용에 대한 전체적인 정보를 갖는 것이 현명할 것이다.

➤ 훈련계획(Practice Schedules)

덥고 습도가 높은 날은 하루 중 최악의 더위를 피하기 위해 이른 아침이나 저녁 시간에 연습, 훈련, 그리고 경기 계획을 세워야 한다. 휴식 시(매 30분마다 10분)물을 자주 마시고 훈련시간을 짧게, 그리고 운동의 강도를 줄이는 것을 허용할 필요가 있다. 가능하다면, 선수는 직접 햇빛에 노출되는 것을 피하며(나무나 텐트 그늘), 고정하는 장비(패드 그리고 헬멧)를 자주 제거해야 한다.

➤ 체중 차트(Weight Charts)

운동 전 · 후 체중을 측정하는 것은 열병의 위험을 감소시킬 수 있다. 체중의 1%만큼의 동등한 체액의 손실은 흡수된 온도의 증가와 관계 있다. 땀 손실로 인한 탈수의 각 리터에 대한 심박동수는 심박출의 감소에 따라 분당 약 8회의 박동으로 증가한다. 체액 손실이 4~5%(고등학교 레슬러 사이에서 흔히 볼 수 있는 수치) 도달될 때 나타나는 뚜렷한 손상은 신체적 작업 능력, 생리적 기능, 그리고 온도 조절에 있다(1). 체액 손실의 매 파운드마다 일정한 법칙은 체액의 24oz(3컵)를 섭취해야 하며, 운동 시 체액 손실의 150%를 재충전하는 것을 의미한다(9). 게다가, 체액 탄수화물은 운동 후 30분 내, 특히 높은 수분 함량(메론 또는 토마토)을 섭취해야 한다. 최상의 환경 하에 24시간 동안 체액을 충분히 섭취했을 경우, 근 글리코겐은 심한 운동 시 2시간 동안 사용된다. 다음 운동 기간 전에 체중 파운드 당 $3\frac{1}{2}$~$4\frac{1}{2}$의 탄수화물을 섭취한다. 알코올은 피해야 한다. 손실된 체액은 보충해야 하며 다음 운동을 하기 전 체중을 정상화 시켜야한다. 체액 손실을 보충하기 위해 섭취해야 할 권장량은 표 18.2에 기술하였다.

위험성 있는 사람에 대한 확인 (Identifying Individuals at Risk)

열병의 위험이 있는 사람은 부족한 기후 순응 또는 건조, 열 질병에 익숙하지 않은 사람, 큰 근육을 갖은 사람, 아이, 휠체어 운동선수, 올림픽 선수, 그리고 나이든 사람을 포함한다. 그 밖의 위험은 **글상자 18.3**에 기술하였다.

➤➤ 글상자 18.3

열병에 대한 위험성이 있는 사람

- 건강한 사람
- 나이: 어린이, 노인
- 과도한 근 집단, 크기, 또는 비만
- 부족한 기후 순응과 몸상태
- 열 질병의 이전 과거력
- 소금 또는 물의 고갈
- 수면 부족

급성 질병을 앓는 사람들

- 열이 있는 질병
- 위장 질병

만성 질병을 앓는 사람들

- 알코올 중독과 약물 남용(암페파민[amphetamines], 코카인, 환각제, 이완제, 이뇨제, 또는 마취제)
- 심장성 질환
- 영양 공급(크라아틴 인산)
- 낭포성(cystic) 섬유증
- 먹는 것의 장애
- 약(항콜린제, 항우울제, 항히스타민, 이뇨제, 신경 이완제, 그리고 베타 차단제)
- 손상된 발한으로 피부의 문제(홍색한진 또는 심부한진)
- 조절되지 않은 당뇨병 또는 고혈압
- 증발적인 냉기를 차단하는 기름이나 젤을 기초로 하는 태양 차단제의 사용

휠체어 운동선수:

- 척수 손상이 있는 자(온도 조절의 변화)
- 화장실 가는 것을 피하기 위해 물 섭취를 제한

열병(Heat Illnesses)

열병(갈증, 피로, 혼수상태, 붉어진 피부, 두통, 그리고 시각적 장애)의 증후와 증상이 나타나지 않는다면, 심혈관 보상이 손상 받기 시작하며, 결국 열병이라는 점진적인 합병증이 나타난다. 심한 열병의 다양한 형태는 열경련, 열 피로, 그리고 열사병 등을 포함한다. 증상은 여러 상태로 중복되어 나타나며 즉시 응급처치를 하지 않는다면 결국 심각한 탈수와 죽음에 이를 수 있다.

➤ *운동과 관련된 근(열)경련[Exercise-Associated Muscle(Heat) Cramps]*

운동과 관련된 근(열)경련은 통증이 있으며, 더위에서 격렬한 운동 중 · 후에 물과 전해질의 과도한 손실에 의해 불수의적 근경련을 야기 시킨다. 역설적으로 가장 흔한 상태는 좋은 몸 상태에서 발생하며, 더운 날씨에 지쳐버린 신체적 활동은 기후에 순응하며 물론 쉽게 재수화 된다. 기후 순응 부족의 체질로는 설사나 이뇨제 사용하며 정상적 음식 섭취로는 나트륨이 고갈된다. 이 상태는 많은 양의 물을 섭취함으로써 막을 수 있으며 열 스트레스 기간 전 몇일 동안은 정상적인 음식을 통해 매일 소금의 섭취를 증가한다.

징후와 증상. 운동과 관련된 근경련은 흔히 장딴지와 복부근에서 일어나지만, 상지 근육은 침범되지 않는다. 증후와 증상은 탈수와 흡사하며, 그리고 갈증, 발한, 일시적 근경련, 피로를 포함한다. 체온은 일반적으로 상승하지 않으며, 피부는 습하고 찬 상태로 남아있다. 맥박과 호흡은 정상이거나 약간 증가하고 현기증이 나타난다.

치료. 활동을 멈추고 나트륨 함유 체액으로 손실된 체액을 보충하며, 침범된 근육을 부드럽게 신장하고 손상 받은 부위에 찬 마사지를 한다. 갈증이 해소되는 선을 넘어 충분한 찬 탄수화물 체액을 섭취해야 한다. 누운 자세(recumbent)로 경련이 있는 다리 근육에 빠른 혈류 흐름을 재분해하도록 허용한다(4). 이러한 상태는 갑작스런 열 피로나 열사병이 발생될 수 있으므로 매우 주의 깊게 관찰해야 한다.

➤ *운동(열) 피로[Exercise(Heat) Exhaustion]*

열 피로는 더운 날 초기 강한 운동기간 동안 기후 순응에 익숙하지 않은 사람에게서 일어난다. 보호 장비나 무거운 유니폼을 입은 사람은 장비를 통한 증발이 방해되기 때문에 크게 위험하다. 이것은 "기능적" 질병이며, 기관 손상과는 관계없다. 열 피로를 느끼는 운동은 땀이 과도하게 흐르기 때문에 세포 외 체액 특히, 혈장 부피의 고갈에 의해 비효율적으로 조합된 순환 조절에서 발생하게 된다. 혈액은 말초 혈관에 느리게 흐르며, 심장 혈액 박출량을 유지하기 위해 필요한 중추적 혈액 용적이 현저하게 감소한다.

징후와 증상. 갈증, 두통, 현기증, 경미한 불안, 피로, 과도한 발한, 약하고 빠른 **맥박(빈맥,** tachycardia), 그리고 기립 자세에서의 낮은 혈압이 흔한 증후이며 증상이다. 또한 창백하고 회색이며, 차고 끈적끈적한 피부와 비 협응적 보행, 그리고 소량의 소변 배출을 한다(**그림** 18.4A). 발한이 탈수 상태에 있다면 감소하게 되지만, 체온은 일반적으로 39.5℃ 넘지 않는다. 배변이 촉진되거나 설사를 경험하게 된다.

치료

EMS *선수 트레이너는 찬 곳으로 바로 옮기고, 모든 장비와 불필요한 옷을 제거하며 빠르게 몸을 차게 한다. 차게 하는 것은 찬물, 얼음 수건 또는 주머니로 닦거나 씻어내고, 가능한 빠르게 희석된 전해질 용액으로 충분한 양의 찬 체액을 섭취시키는 것이 필수적이다. 자세적 저 혈압을 줄이기 위해 다리를 높게 드는 것이 효과적일 수 있다. 회복이 안정적이고 빠르게 이뤄지지 않는다면, 가까운 의료 기관으로 이송해야 한다; 정맥내 체액을 주입할 필요가 있다. 신체적 활동은 탈수 전 상태 그리고 신체적으로 완전히 회복될 때 다시 시작할 수 있다.*

➤ *열사병(Exertional Heat Stroke)*

열사병은 가장 심각한 열병이지만 흔치는 않다. 풋볼에서 죽음을 가장 흔하게 일으키는 두부손상 다음이 열사병 손상이다. 이러한 상태는 장거리 달리기 선수와 레슬러의 탈수로 볼 수 있다. 열사병은 부족한 기후 순응을 갖은 사람이나 발한에 대한 증발이 제한된 상황에서 장시간 심한 신체적 운동으로 흔히 나타난다. 운동 시 대사 열은 상승을 지속한다. 감소된 혈장 용적은 빠른 심박동과 순환계를 통한 과도한 혈액 펌프를 일으킨다. 온도 조절 시스템은 과부하 상태가 되고 신체의 냉 조절 기전은 내부 온도의 과도한 상승으로 실패하게 된다. 시상하부는 한선, 그리고 물 손실을 막는 것을 포함한 모든 열 조절 기전을 멈춰버리게 한다. 이러한 악 순환이 거듭된다: 온도가 증가함에 따라 대사율은 증가하고 다음으로 열 생산도 증가한다. 피부는 건조하며 뜨겁게 된다. 온도 상승이 계속됨에 따라 영구적인 뇌 손상을 일으킨다. 내부 온도는 40.6℃로 상승할 수 있으며, 41.7℃~42.2℃까지 도

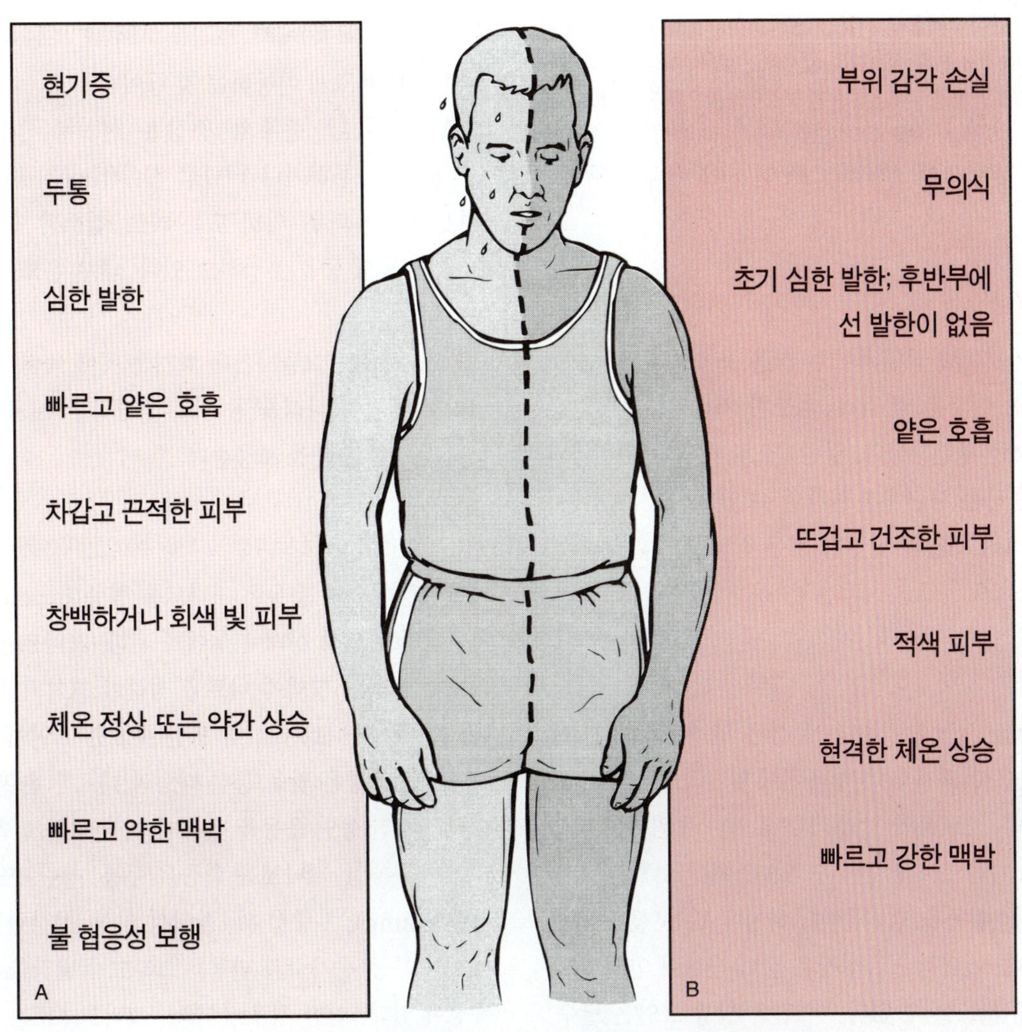

➤ **그림 18.4.** **열 피로와 열사병의 증후와 증상.** A, 열 피로 B, 열사병

달할 수 있다고 알려져 있다. 만일 치료받지 않는다면, 죽음에 직면하게 될 것이다. 사망률은 과 온증의 정도와 기간과 직접적으로 관계가 있다.

징후와 증상. 정신 상태의 손상 수준은 열 피로에 의한 열사병과 구별된다. 초기 증상은 착란의 중등도 수준으로 타버리는 느낌, 부위 감각 상실(disorientation), 비정상적 행위, 흔들거림, 과도한 발한, 그리고 불안정한 보행을 포함하고 있다. 몸 상태의 약화로 발한은 중단된다. 피부는 뜨겁고 건조하며 붉거나 조홍 빛으로 나타난다(**그림 18.4B**). 과호흡 또는 호흡을 깊게 하고, 동공이 확대된 사람은 흐릿한 시야를 보이게 된다. 내부 온도 상승으로 맥박은 분당 150~170번 만큼 빠르고 강하게 뛴다. 이러한 사람은 히스테리컬 또는 정신착란을 일으킨다. 과도한 체온에 의한 조직 손상은 혈관 운동의 약화, 얕은 호흡, 감소된 혈압, 그리고 빠르고 약한 맥박을 일으키게 한다. 근 연축, 구토 또는 발작은 혼수상태로 빠지기 직전에 일어난다.

치료

EMS *선수 트레이너는 바로 응급 의료서비스(EMS)를 취해야 한다. 시원한 곳으로 옮기며 모든 장비와 불필요한 옷을 제거하고 몸을 빠르게 차게 한다. 차갑게 하는 가장 효과적인 방법은 약 1°~15℃ 찬물의 물통 또는 풀(pool)속에 담그는 것이다(4,14). 물의 순환은 차가움을 증가시킨다. 얼음물에 담그는 것을 할 수 없다면 그밖의 차갑게 하는 다른 방법을 이용한다. 차가운 것을 몸에 감고 젖은 얼음 수건을 댄다;선풍기 이용;그리고 목, 겨드랑이, 그리고 서혜부에 얼음 팩을 댄다. 그러나 선풍기와 차가운 분무기는 습도 상태에 따라 이용을 제한한다. 내부 온도*

는 매 5~10분마다 측정해야 하며 저온증을 피하기 위해 38℃(101°F) 이하로 떨어져서는 않된다(4,15). 열사병 손상은 기도 관리, 정맥내 체액, 그리고 심한 경우에 있어 순환 보조제가 필요하다. 가장 가까운 의료센터로 이동 시 몸을 지속적으로 차갑게 유지한다. 신체적 활동은 탈수 전 상태 그리고 신체적으로 완전히 회복될 때 다시 시작할 수 있다.

그 밖의 열 상태(Other Heat Conditions)

그 밖의 네 가지 일반적인 상태는 더운 곳에서의 운동으로 일어날 수 있다. 이것은 열 실신, 과도한 저나트륨 혈증, 홍색한진, 그리고 심재한진이다. 일반적으로 생명엔 위험하지 않지만, 경기를 하는 사람에겐 불편할 수 있다. **표** 18.3에서 증후와 증상, 그리고 열과 관련된 모든 상태에 대한 관리를 기술하였다.

➤ 열 실신(Heat Syncope)

열 실신(fainting) 또는 가벼운 두통은 열 자극 하에서든 아니든 기후 순응이 되지 않은 상태에서 일반적으로 경기 끝 무렵에 나타난다. 오랫동안 서 있거나 앉거나 누워있는 자세에서 갑작스런 기립으로 발생할 수 있다. 최대로 혈관 확장이 된 상태이다; 활동을 멈췄을 때, 하지에 많은 혈류 량이 형성되는 것이다. 결과적으로 심장은 정맥 순환이 안되 뇌로 충분한 혈액 공급을 할 수 없다. 이 같은 발생 요인은 탈수, 기후 순응의 결핍, 휴식 없이 운동 경기를 끝내기, 또는 차가운 곳(찬물 목욕)에서 뜨거운 사우나 또는 와류욕(whirlpool)으로 빠르게 이동하는 것 등이다.

징후와 증상. 증후와 증상은 현기증, 저혈압(hypotension), 몽롱하거나 터널성 시야(tunnel vision), 창백하거나 축축한 피부, 약화 또는 피로, 감소된 맥박, 그리고 높은 피부 온도 등을 포함하고 있다. 내부 온도는 상승되지 않는다(4).

치료. 치료는 그늘지거나 차가운 곳에 똑바로 누운 자세로 머리보다 높이 다리를 올리고, 생명징후(vital sign)를 확인하며 부족한 수분을 보충한다.

➤ 저나트륨 혈증(Exertional Hyponatremia)

장시간 동안의 운동은 저나트륨 **혈증**(hyponatremia)으로 치명적인 위험성 상태에 놓이게 된다. 저나트륨 혈증은 물의 과도한 섭취로 혈액에 나트륨 성분이 희석되었을 때 발생한다. 불충분한 나트륨 섭취 또한 주요한 요인이 된다. 그러나 저나트륨 혈증은 땀을 통한 다량의 나트륨 손실로 탈수된 사람이 장시간 동안 운동을 했을 때 가장 심하게 발생한다.

징후와 증상. 저나트륨 혈증은 두통, 착란, 오심(nausea), 경련(cramp), 부종성 위, 착란성 의식, 심각한 정신적 혼란, 사지의 부종(손가락과 발목), 그리고 급발작(seizures) 등의 특징이 있다. 심한 경우에 대뇌, 그리고/또는 폐 부종의 결과로 호흡의 변화를 경험하게 된다.

표 18.3 심장과 관련된 상태의 관리

상태	증후/증상	치료
열 경련	불수의적 근 경축 또는 경련; 정상적 맥박과 호흡; 심한 발한과 현기증	찬 곳에서의 휴식; 얼음으로 경련부 마사지와 수동적 신장; 희석된 전해질 용액이 있는 차가운 물을 마신다.
열 실신	약화; 피로; 저혈압; 흔들리는 시야; 기절; 피부와 내부온도 상승	찬 곳에서 똑바로 눕는다; 다리 거상; 의식이 있다면 경구용 소금을 준다; 혈압과 체온을 기록한다.
홍색한진과 심부한진	소양증(pruritic), 염증성 피부 발진	손상된 피부를 차갑고 건조하게 한다; 감염 조절; 손상이 치료되기 전까지 재노출을 피한다.
열 피로	갈증; 두통; 약화; 착란; 심한 발한; 피부는 축축하고 차가우며 창백하게 나타난다; 호흡은 빠르고 얕으며; 맥박은 약하다.	찬 곳에서의 휴식; 장비와 옷을 제거; 몸을 빠르게 차갑게 한다; 찬물로 적신 타월이나 스펀지, 또는 선풍기를 사용한다.; 혈관 내 체액; 신체적으로 회복될 때까지 활동을 중단한다.
열사병	발한 중단; 자극이 착란과 히스테리성으로 진행; 불안정한 보행; 맥박은 빠르고 강하다; 피부는 뜨겁고 건조하며 붉거나 붉은 빛을 낸다; 혈압이 떨어지고: 경련; 급발작; 혼수상태	EMS *응급의료 서비스 시행; 찬 곳에서의 휴식; 찬물에 담궈 빠르게 몸을 차게한다. 목, 체액 와, 그리고 서혜부에 찬 팩을 놓는다.; 가장 가까운 의료 센 터로 즉시 이동한다.*

치료

EMS *선수 트레이너는 가장 가까운 의료 기관으로 이송하기 위해 즉시 EMS을 취해야 한다. 혈액의 나트륨 수치를 확인해야 한다. 이뇨제 또는 정맥내 체액이 필수적이다. 음료와 식사의 형태로 적절한 수준을 확보하기 위해 개인의 특별한 수분 병력으로 처치 되어야 하며 생리적으로 완전할 때 비로소 재 활동을 해야 한다(5).*

➤ *홍색한진과 심재한진(Miliaria Rubra and Miliaria Profunda)*

홍색한진은 염증성이며, 한선의 활동이 기관의 파괴된 흔적에 의해 멈춰버리게 될 때, 발생하는 **가려운**(pruritic) 피부 발진이다. 옷으로 전체가 덮여진 습한 날씨나 피부에서 흔히 볼 수 있으며, 결국 매우 습한 환경이 원인이다. 치료는 가려움증을 진정시키고, 차게 그리고 피부를 건조하게 하는 것이다. 프라목신(pramoxine)과 칼라민(calamine) 로션과 같은 전형적인 항가려움 제재와 찬 목욕이 진정을 시킬 수 있다. 발진은 1,2일 동안 발한을 피할 수 있다면 가라앉는다(16). 홍색한진이 광범위하고 장시간 지속된다면 심재한진이라 불린다. 이 상태는 한선이 막히고 증발하는 동안 더 이상 땀을 생산하지 못하기 때문에 열 피로를 야기 시키는 것이다. 병변은 갈라지고 비염증이며 **구진**(papular)(작고, 제한적이며 피부가 딱딱해지는 것이 증가) 이다. 심재한진이 있는 사람은 일반인들보다 열 내성이 약하다; 그러므로, 매우 위험한 열병에 놓일 수 있다(17). 이러한 상태는 홍색한진과 같은 동일한 처치로 관리할 수 있다.

A 시즌 전 열병을 예방하기 위해 아래와 같은 내용을 확인해야 한다: 점진적인 기후순응; 이른 아침 또는 밤 시간에 운동 계획을 세운다; 운동 단위의 강도와 길이를 점진적으로 증가시킨다; 반복적이며 규칙적으로 수분을 섭취 할 휴식시간을 갖는다; 옅은 색깔, 가볍고, 기공이 있는 옷을 입는다; 저녁 식사 때 소금 섭취를 증가한다; 그리고 일반적으로 하루동안 체액의 양을 증가한다.

추위와 관련된 손상 (COLD-RELATED CONDITIONS)

Q 정해진 필드 하키 게임동안의 날씨가 시간 당 25마일의 강한 바람으로 -40s로 예고하고 있다. 추위와 관련된 요인을 예방하기 위해 취할 수 있는 방법은 무엇인가?

저체온증(hypothermia), 또는 체온 감소는 신체가 일정한 내부 온도를 유지할 수 없을 때 발생한다. 추운 날씨에 3가지 주요한 열을 증진시키는 기전이 내부 온도의 유지 또는 상승을 위해 작동하기 시작한다. 초기 반응은 혈액이 피부가 닫히는 것을 막기 위해 피부 혈관 수축을 한다. 피부는 피하지방층으로 차단하기 때문에 열 손실은 감소하게 된다. 이차 반응은 골격근의 비수의적 수축인 떨림에 의해 대사열 생산을 증가하는 것이거나 신체적 활동을 증가하는 것이다. 심한 운동 시 골격근은 휴식 시 생산되는 열량의 30~40배를 생산한다. 점진적으로 환절기 동안 티록신 호르몬의 증가는 대사 율 증가의 세 번째 수단으로 제공되는 갑상선에 의해 완화하게 된다. 어린이는 신체 체표면적의 높은 비율과 훨씬 적은 양의 피하지방 때문에 어른보다 차가운 곳에 노출 시, 열 손실이 더욱 높아진다. 차가운 곳에서의 노출은 운동 시, 기관지 경련을 일으킬 수 있는 위험성이 높아지며, 어린이에게서 증가하는 것으로 보인다. 여성은 부가적으로 피하 지방이 조직 단열을 시키지만, 마른 신체 면적의 낮은 비율 때문에 운동이나 떨림을 통해 열 생산을 덜하게 된다. 남성은 여성보다 낮은 심박동수를 유지하고 높은 박출량, 그리고 동맥 혈압이 훨씬 높지만 성(genders)이 동일한 조건 하에서 유산소적 휘니스에 처해 있을 때 냉 내성에는 특별한 차이는 없다. 그러나 나이든 사람은 열을 생산하는 대사 능력과 혈관 수축이 감소된다. 알코올은 냉에 대한 정신적 인식을 둔하게 하며 저혈당증의 발생으로 인한 떨림의 억제를 일으킨다(3).

추위와 관련된 손상의 예방 (Preventing Cold-Related Injuries)

추운 날씨에 체열은 호흡, 복사, 전도, 대류, 그리고 증발을 통해 손실된다. 신체가 열을 생산하는 기전을 통해 열 발생을 시도하지만 이것은 일정한 내부 온도를 유지하기 위해서는 부적절하다. **글상자** 18.4에서 냉 손상을 줄 수 있는 요인들을 기술하였다. 열 손실을 막기 위해 취할 수 있는 여러 단계들은 **글상자** 18.5에 요약하였다. 옷의 "겹 원리(layered principle)"는 하나 또는 두 개의 두꺼운 옷보다 오히려 얇은 여러(세 개 또는 그 이상)겹이 단열에 효과적이라는 것이다. 직물은 가볍고, 발한을 자유롭게 교환할 수 있는 충분한 기공이 있어야 하며 움직임을 제한하지 않아야 한다. 직물은 양모, 합성 양모, 카필렌(capilene)과 같은 폴리프로필렌 또는 혼합된 폴리에스테르와 항온소재의(thermastat) 기공이 있는 폴리에스테르 등이다(18). 면은 발한으로 젖었을 때 단열이 현격히 감소되는 성질이 있다. 데이크론(Dacron), Hollofil, Thinsulate 또는 Quallofil과 같은 내의는 준비 단계, 경기가 끝난 후 또는 다음 운동 중 쉬는 동안 입을 때 유용하다. 모자나 끈이 달린 외투와 콜텍스(Gore-Tax), 나이론과 같은 바람을 막는 물질로 만든 바지는 바람에 대해 체온을 보호할 수 있다. 스키 모자, 안면 마스크, 그리고 목도리는 얼굴과 귀를 동상으로부터 보호할 수 있다. 스키 고글은 눈을 보호할 수 있다. 습기를 막기 위해 통풍이 잘되어야 하며 습기 제거제로 처치할 수 있다. 혹한에서 폴리프로필렌 장갑 또는 양모 벙어리 장갑은 콜텍스(Gore-Tax)나 나이론의 바람 표준 강도 외피 장갑으로 착용할 수 있다. 운동 선수의 신발은 두꺼운 양모 양발을 신고 착용할 수 있도록 충분히 커야 한다. 열 손실이 증발에 의해 증가할 수 있기 때문에 젖은 상태를 피하는 것이 중요하다. 옷의 단열성은 외부적 습기 또는 발한에 의한 응축으로 젖었을 때 90%만큼 감소될 수 있다. 날씨가 좋지 않다면, 운동이나 활동 등은 취소하는 것이 좋다.

냉적 손상 (Cold Conditions)

사람들은 더위보다 추위에 적응이 느린 경향이 있다. 심지어 추운 지역에 사는 것은 높은 대사율과 같은 적응에 제한적인 증거를 보이고 있다. 열병과 마찬가지로, 추위 손상은 레이노 증후군(Raynaud's syndrome), 추워서 발생하는 기관지 경련과 같은 작은 문제의 범위에서 그리고 일반적인 기관이 차가워지는 동상, 또는 생명에 위협적인 저온증 등이다. 냉 응급상황은 두 가지 형태로 발생한다. 첫째는, 겉 피부 온도는 감소하지만, 내부 온도는 비교적 일정하게 유지된다. 결국 이것은 동상으로부터 손상을 국소화 하는 것이다. 두 번째, 냉 응급상황은 내부 온도와 피부 온도 둘 다 감소할 때 발생하며, 몸 전체가 차가워지는 것이다. 모든 신체의 기능은 천천히 떨어지며 결국, 기관의 저체온증을 일으킨다. 그대로 내버려둔다면, 죽음에 처하게 될 것이다.

➤➤ 글상자 18.4

냉손상을 예견할 수 있는 요인

- 냉 또는 바람으로부터 부적절한 단열
- 꽉조이는 옷이나 특히 발에서 말초 순환을 방해하는 동맥성 질환
- 적당한 탄수화물 또는 지방 섭취 부족
- 만성 대사성 장애의 존재
- 척수 손상이 있는 사람(피부에서 말초 세동맥의 혈관 수축을 할 수 없으며 추운 것에 반응하는 떨림현상이 둔하다)
- 이미 존재하는 피로나 일반적인 약화
- 알코올, 담배, 그리고 바르비투르산염(barbiturate), 페노티아진(phenothiazine), 레세르핀 (reserpine), 그리고 마취제와 같은 그 밖의 약의 사용
- 연령(너무 어리거나 노인)
- 감소된 순환

➤➤ 글상자 18.5

냉손상의 위험을 감소시키기 위한 방법

- 날씨 상태를 체크하고 악화요인에 주의를 한다.
- 냉에 예민한 사람을 확인하고 엄밀히 관찰한다.
- 얇은 여러 겹의 옷을 입는다.
- 땀을 잘 증발하고 방풍, 건조, 보온이 잘 되는 옷을 입는다; 카필렌(capilene)과 같은 양모, 폴리프로필렌, 폴리에스테르 또는 항온소재의 옷(thermastat) 추천된다.
- 만약 바람을 막아야 하는 상황이라면, 방풍용 바지와 윗옷을 준비한다.
- 방풍용 장갑, 모자, 목도리를 착용한다.
- 발을 건조하게 유지하기 위해 보온이 잘되는 양말을 신는다.
- 탈수증을 피한다. 알콜은 탈수를 악화시킨다.
- 탄수화물이 함유된 스넥을 가지고 다닌다.
- 적은 양의 음식을 자주 먹는다.
- 한 자세를 오래 유지하고 있지 않는다. 발가락을 자주 움직여 혈액순환을 돕는다.
- 옷은 젖지 않게 하고 젖었다면 바로 건조된 옷으로 갈아 입는다.
- 체액과 열손실을 막기 위해 코로 호흡을 한다.
- 동상 증상이 있는지를 확인하기 위해 얼굴, 코, 손가락을 살핀다.

➤ *레이노 증후군(Raynaud's Syndrome)*

레이노 증후군는 특히, 젊은 여성에게서 나타나며 한랭에 노출 또는 감정의 반응으로 말초 혈관이 경축 증상이 특징적이다. 기초 질병 또는 해부학적 이상으로 발생하며 동상으로 인한 장기간의 합병증 일 수 있다. 그러나 원인은 알려져 있지 않다. 초기 허혈 단계 시, 손상된 말단(흔히 손가락)은 차

고 창백하며 무감각해진다. 이어서 발적, 동계성 통증(throbbing pain), 그리고 부종을 갖는 **충혈**(신체 부위 내 증가된 혈액) 상태가 된다. 이러한 상태는 손상된 사지를 따뜻하게 해줌으로써 치료된다. 의사는 근본적 상태를 배제하고 평가해야 한다. 흡연은 순환을 저해시키기 때문에 피해야만 한다.

➤ *추위로 야기된 기관지 경련(Cold-Induced Bronchospasm)*

요즘 젊은 사람에게서 흔히 볼 수 있는 것이 냉으로 야기된 기관지 경련이다. 크로스 컨트리 스키와 같은 추운 날씨의 스포츠 시, 차갑고 건조한 공기에 노출됨으로써 발생한다. 운동으로 야기된 기관지 경련(EIB)과 연관되며 사람들은 짧아진 호흡의 변화로 호흡에 어려움을 경험하여, 기침, 가슴의 조임, 그리고 씩씩 소리를 낸다. 이러한 침범은 기관지 확장기 또는 크로몰린 나트륨(cromolyn sodium)을 사용하여 예방할 수 있다. 더욱더 최근에는, 운동 전 30~60분 전에 처치하는 살메테롤(salmeterol)이 오랜 시간 작용하는 기관지 확장제로써 12시간까지 보호하는 것으로 제시되고 있다(18). 운동으로 야기된 기관지 경련에 관한 더 많은 정보는 제 12장에서 기술하였다.

➤ *동상(Frostbite Injuries)*

동상은 연부조직이 얼어서 발생하게 된다. 한랭 담마진(Cold Urticaria-Cold allergy) 또는 레이노 증후군을 앓고 있는 사람은 동상의 위험이 훨씬 높다. 동상은 세 가지 정도로 분류되어진다(**표 18.4**). 1도 또는 표재성 동상은 피부와 조직 아래에 침범하지만, 심부 조직은 부드럽고 유연하게 느껴진다. 피하 조직으로 손상이 퍼지면, 이것이 2도 동상으로 분류한다. 3도 또는 심부 동상은 피하층의 심부 조직에 침범되며 뼈, 관절, 건 손상을 포함한 손상된 조직이 결국 완전히 파괴된다(19). 손상은 노출 기간, 온도, 그리고 바람속도의 결과로써 한랭의 침투 깊이에 달려있다. 흔한 손상 부위는 손가락 끝, 발가락(특히 꽉 조이는 신발을 신었을 때), 귀볼, 그리고 코끝이다.

징후와 증상. 표재성 동상에 있어서 그 부위를 만질 때 딱딱한 느낌이 있지만, 조직 아래는 부드럽고 탄력이 있다. 피부는 초기에 발적과 부종이 있으며 가려움 또는 찌르는 듯한 감각에 의해 진행되기도 하고 그렇지 않은 마비감이 퍼지는 것을 호소한다. 동상이 피하 또는 심부 층으로 퍼진다면 피부는 사실상 조직이 얼어 버렸기 때문에 딱딱한 느낌이 있다. 그 부위는 창백하게 보이는 노란 또는 푸른빛을 띤 흰색으로 변한다.

표 18.4 동상의 증후와 증상

1도	피부 촉진 시, 부드러우며 초기에는 빨갛게 그리고 나서 하얗게 보이며 흔히 통증은 없다.
2도	피부 촉진 시 견고하지만, 피하는 부드럽고 초기에는 붉고 부종이 나타난다. 혼몽의 발산은 가렵거나 뜨끔뜨끔 쑤시는 감각에 의해 먼저 나타난다.
3도	피부 촉진 시, 딱딱하며 전체적인 혼몽, 그리고 하얀 얼룩에서 노란 회색빛 또는 푸른 회색 빛으로 나타난다.

치료. 표재성 동상을 앓는 사람은 냉기를 제거하고 실내로 바로 옮기고 주의 깊게 처치하며 그 부위를 신속히 따뜻하게 해야 한다. 옷, 장신구, 또는 반지를 제거하고 30~45분 동안 39°~42℃의 따뜻한 물에 손상된 부위를 담근다(18). 월풀이 이상적이지만 여건이 안된다면, 피부가 용기의 측면에 닿지 않을 정도로 충분히 큰 대야를 사용한다. 뜨거운 물은 화상을 입힐 수 있기 때문에 피해야 한다. 동상이 표재성이면 다시 따뜻해진 피부는 맑은 물집이 생기는 반면, 심부 동상에서는 출혈성 수포가 생기게 된다(19). 침범된 부위는 건조하게 하며 소독한다. 손가락 또는 발가락이 침범되었다면, 소독은 덮기 전에 가락 사이를 하도록 한다. 전체 부위의 따뜻함을 유지하기 위해 수건이나 담요로 덮고, 손상된 사지를 약간 높게 하며 가까운 의료센터로 이송한다.

EMS *심부 동상은 병원에서 조절된 상태로 최상의 처치를 한다. 이송하기 위해 응급 의료서비스를 실시한다. 이송 도중 환자를 따뜻하게 유지해야 하지만, 얼어버린 부위에 대해 능동적으로 다시 따뜻하게 하는 것은 하지 않도록 한다.*

동상이 심하다면, 출혈성 수포는 손상부위 위에 형성되며 괴저(gangrene)는 2~3주 내 진행한다. 동계성 통증, 그리고 타는 듯한 감각은 몇 주 동안 지속된다. 피부는 지속적으로 붉고, 약해지며 추위에 다시 노출 시 민감하게 된다.

➤ *체계성 신체 저체온증(Systemic Body Cooling-Hypothermia)*

저체온증은 장거리 달리기 선수와 북유럽 스키 선수 특히, 피로와 손상 때문에 경기 후반부에 지친 선수처럼 오랜 시간 동안 추위에 노출된 사람에겐 더욱 위험하다. 추운 날씨 또는 찬물에 노출되어 손상을 받았거나 아픈 사람은 다른 방법으로 증명될 때까지는 저체온증으로 추측된다. 체온은 복사를 통해 노출된 표면 즉, 손, 얼굴, 머리, 그리고 목에서 가장 크게 손실된다. 온도가 -15℃면, 체온의 75%까지가 머리를 통해 손실된다. 추위와 함께 공기의 움직임은 정적인 공기에서 보다 훨씬 빠른 바람이 체온 손실을 야기 시키는 요인으로 작용한다. 더욱 빠르고 높은 바람이 한기의 요인이다(**그림 18.5**). 내부 온도가 34.4℃ 이하로 떨어질 때, 필수적인 생화학적 과정은 느려지기 시작한다. 심장과 호흡률은 느리며 심박출과 혈압은 떨어지고 마찬가지로 피부와 근육은 차가워지며, 떨림은 격렬하게 증가한다. 무감각이 시작되며 심지어 가장 단순한 일조차 수행하기 어렵게 된다. 내부 온도가 32℃이하로 계속 떨어진다면, 떨림은 멈추고 근육은 차갑고 딱딱하게 된다. 한랭 이뇨(polyuria)는 혈관 용량을 유지하기 위해 피부에서 내부까지 혈액이 제거됨으로써 발생한다. 이것이 신장에 의한 과도한 소변 배출을 야기시킨다. 처치가 초기에 이루어지지 않는다면, 죽음에 임박할 것이다. 기관 저체온증의 주요한 단계는 **표 18.5**에서 기술하였다.

징후와 증상. 저체온증은 경미한 저체온증(직장 온도 〉 32℃)이고, 중등도에서 심한 저체온증(직장온도 〈 32℃)으로 분류한다. 경미한 저체온증에선 떨림이 있다. 뻣뻣하고 감정이 둔해 보이거나 혼란스럽게 보이며, 언어 차질(slurred speech), 말을 더듬거린다. 어떠한 감각이나 통증을 느끼지 못하는 사람은 떨림이 없고, 32℃보다 훨씬 차다. 움직임은 반사적이 되며 주변에 대한 인식을 하지 못하게 된다.

치료

EMS *경미한 저체온증에서는 선수 트레이너가 응급처치를 취하고 따뜻한 곳으로 주의하여 이동시켜야 한다. 다시 따뜻하게 하는 것은 침낭 속에서 떨게 하거나, 뜨거운 물병 또는 열 패드와 같은 외부적인 열 생산 장치를 이용함으로써 행해질 수 있다. 가능하다면 따뜻한 목욕을 이용할 수 있다. 물은 약 43℃(110°F)정도여야 한다(18). 따뜻한(비카페인) 음료는 몸을 부분적으로 따뜻하게 하며 삼키기를 할 수 있을 때 이용한다. 가까운 의료 기관에 가는 도중 따뜻함을 유지해야 한다. 저체온증이 중등도에서 심한 정도의 상태라면, 따뜻하게 하는 것은 시도하지 말아야 한다. 일단 다시 따뜻해지기 시작한다면, 야외에*

Wind speed, mph	Ambient temperature, °F*															
	40	35	30	25	20	15	10	5	0	−5	−10	−15	−20	−25	−30	
	Equivalent temperature, °F															
Calm	40	35	30	25	20	15	10	5	0	−5	−10	−15	−20	−25	−30	Calm
5	37	33	27	21	16	12	6	1	−5	−11	−15	−20	−26	−31	−35	5
10	28	21	16	9	4	−2	−9	−15	−21	−27	−33	−38	−46	−52	−58	10
15	22	16	11	1	−5	−11	−18	−25	−36	−40	−45	−51	−58	−65	−70	15
20	18	12	3	−4	−10	−17	−25	−32	−39	−46	−53	−60	−67	−76	−81	20
25	16	7	0	−7	−15	−22	−29	−37	−44	−52	−59	−67	−74	−83	−89	25
30	13	5	−2	−11	−18	−26	−33	−41	−48	−56	−63	−70	−79	−87	−94	30
35	11	3	−4	−13	−20	−27	−35	−43	−49	−60	−67	−72	−82	−90	−98	35
*40	10	1	−6	−15	−21	−29	−37	−45	−53	−62	−69	−76	−85	−94	−101	40**

Little danger   Danger   Great danger

* °C= 0.556 (°F −32)
** Convective heat loss at wind speeds above 40 mph has little additional effect on body cooling

➤ 그림 18.5. **바람-추위 지수.** Frome McArdle WD, Katch Fl, Katch VI. Exercise Physiology:Energy, Nutrition, and Human Performance. 4th ed. Baltimore: Williams & Wilkins, 1996: 521.

표 18.5 저체온증의 증후와 증상

(℃)	(°F)	증후와 증상
35.5-37.2	96-99	격렬한 불수의적인 떨림.
32.8-35	91-95	지속적으로 격렬한 떨림. 의식은 있지만 말하기는 어렵다.
30-32.2	86-90	떨림이 감소하고 불규칙한 경련성 움직임으로 근육 강직에 의해 대치된다. 생각은 불명료하며 건망증이 나타난다.*
27.2-29.4	81-85	주변 인식력의 손실, 불합리한 생각, 그리고 무감각 상태로 변한다. 강직은 지속되며 심장과 호흡률은 느려진다. 심장성 부정맥이 나타난다.
25.6-26.7	78-80	무의식. 반사가 기능을 멈추게 하며 심박은 불규칙하다.
<25.6	<78	심장과 호흡 중추의 손상. 부종과 출혈이 폐에 발생하며 죽음에 이르게 된다.

*Note: Rough handing can trigger cardiac arrest at or below 32℃(90°F)

서 치료할 수 없는 심각한 전해질, 신진대사, 그리고 심혈관의 변화가 발생한다. 위와 같은 증상의 관리는 더 이상 차가워지는 것을 막고 ABCs [기도확보(Airway), 호흡(Breathing), 순환(Circulation)]를 유지하며 가까운 의료 기관으로 이송한다. 무엇보다 생명 유지가 필수적이다.

A 한랭의 영향은 유니폼 안에 단열작용을 하는 여러 겹의 옷을 입음으로써 최소화 할 수 있다. 모자가 달리고 끈으로 맬 수 있는 외투와 바지는 바람에 보호할 수 있는 바람을 막는 재질로 만든다. 양모 양말과 장갑은 선수들을 따뜻하게 유지 시켜준다.

그 밖의 환경적 손상들(OTHER ENVIRONMENTAL CONDITIONS)

Q 비는 오지 않지만, 소프트 볼 경기 중 멀리서 천동소리가 들린다. 경기를 지시하는 심판에게 알리거나 또는 폭풍과 관련 있는 빛을 봤다면 기다리는 것이 나은 것인가?

항상 변화하는 환경은 운동 경기에서 유일한 어려움을 준다. 열, 습도, 추위, 비, 번개, 고도, 그리고 대기 오염에 대처해야 하며 그럼에도 불구하고 최선을 다해 수행하길 기대한다. 이러한 상황의 기본적인 이해가 선수들의 수행력을 촉진 시키는데 도움을 준다.

고지 장애 (Altitude Disorders)

10,000피트 고도에서 산소의 퍼센트는 바다 수준과 정확히 일치한다. 그러나, 공기의 밀도는 바다 수준 이상으로 올라가면서 점차적으로 감소한다. 주변 산소의 감소된 부분적인 압력 또는 산소 분자의 밀도는 신체의 근육 활동을 위한 산소 운반을 더욱 어렵게 만들고 고도와 직접적인 비율로 작업 능력을 감소시키게 된다. 산소가 없거나 약간 있다면, 에너지의 짧은 활용에 영향을 주지만, 지속적인 유산소 활동에는 심각한 영향을 줄 수 있다. 고지에 노출된 영향을 인식하지 못하는 사람은 계속 활동할 수 있으며, 과호흡 또는 빈맥(빠른 심박동)을 경험함으로써 최대 산소 섭취로 이러한 감소를 보상하게 된다. 결과적으로, 박출량은 감소하게 되고 적은 적혈구가 필요한 산소 수송을 허용한다.

고도병은 높은 고지를 오른 후, 짧게 기후 불순응에 영향을 받는 증후군에 대한 포괄적인 용어이다. 이 용어는 급성 고산병(AMS)의 일차적인 대뇌 증후군, 높은 고도에서의 대뇌 부종(HACE), 그리고 높은 고도 폐부종의 폐증후(HAPE) 등을 포함하고 있다. 대뇌부종(HACE)과 폐부종(HAPE)은 급성고산병(AMS)보다 훨씬 흔치 않게 발생하지만 사망 가능성이 높다. 고도병이 나타나는 위험요인은 오르는 속도, 고도, 그리고 개인에 따른 감수율 등 이다(20).

➤ *급성 고산병(Acute Mountain Sickness)*

고도병(또는 고산병)은 높은 고지에서 **저산소증**([hypoxia] 혈액과 조직에서 산소의 비정상적인 수준)과 관련된 장애이다. 예견되는 요인은 추운 온도, 심한 운동, 담배 또는 술의 이용, 호흡기의 감염 또는 환기 반응이 둔한 사람, 월경 중인 여성, 그리고 급성고산병(AMS)에 대한 가족력 등을 포함하고 있다. 급성 고산병, 고도병의 가장 경미한 형태는 8,200피트(2,500미터) 이상의 고도에서 빠르게 오른(〈 24 시간) 후 나타난다. 고지에 도착후 증상이 나타나기 시작하는 시간적 차이는 6~36시간까지 느리게 나타난다(17).

징후와 증상. 증후와 증상은 빠르게 오르는 속도와 비례하고 신체적 기여의 기간과 정도, 그리고 역으로 신체 상태와 기후 순응에 대해 비례에 있다. 두통은 일차적인 증상이지만 두통을 일으키는 또 다른 요인들과 구별하기 어렵다. 또 다른 증상은 현기증, 피로, 구역질(nausea), 구토, 식욕 억제,

불면증, 발성곤란(힘든 호흡), 감소된 소변 배출, 그리고 신체 활동 동안의 빈맥 등이 나타난다. 식욕 억제는 높은 고지에서 심하게 나타나며, 결국 몸무게의 동반 손실과 함께 약 40%의 평균 에너지가 감소된다. 급성고산병(AMS)의 일반적인 증상은 탈진, 탈수, 저온증, 술 숙취, 그리고 편두통과 같은 또 다른 장애와 조합하여 진단된다(20).

치료. 기후 순응과 신체적 조건은 고도의 내성을 향상시키고 심한 AMS를 감소시킬 수 있으며 고산병 초기 단계시 신체적 수행력의 감소를 줄일 수 있다. 게다가, 높은 탄수화물(전체 kcal 〉 70%)과 급성고산병(AMS)의 영향을 낮출 수 있는 적은 양의 소금을 섭취한다. 급성고산병(AMS)가 발생한다면, 치료는 고지에서 신체적 휴식, 작은 양의 음식을 자주 먹고 술을 피하며, 두통에 대한 아세트아미노펜(acetaminophen)을 복용한다. 회복은 후유증 없이 몇일 내 정상적으로 돌아온다.

➤ 높은 고도로 인한 대뇌 부종(High-Altitude Cerebral Edema)

급성고산병(AMS)의 마지막 단계로 생각되는 높은 고도에서의 대뇌 부종은 10,000피트 이하에선 흔치 않으며, 흔히 아주 높은 고지를 빠르게 오를 때 발생한다.

징후와 증상. 경미한 AMS의 시작 후 몇 일 동안 증가된 뇌 세포 용량은 심한 두통, 구역질, 그리고 구토, 운동 실조(incoordination), 판단력의 손상, 결정력의 장애, 비이성적 행위, 그리고 몇몇 경우에서는 의식의 혼돈, 뇌 손상으로 인한 죽음과 혼수상태로 진행 될 수 있다.

치료. 즉시 내려갈 것을 지시한다. 하산하는 것이 지연된다면, 고농도 산소 공급 또는 이동식 고비중성 주머니(hyperbaric bag)를 내려오는 동안 이용해야 한다.

➤ 높은 고도로 인한 폐 부종(High-Altitude Pulmonary Edema)

원인은 잘 알려져 있지 않으며, 몇몇 사람이 HAPE라 불리는 9,000피트 이상의 고지에서 AMS의 심각한 측면에서 볼 수 있다. 빠르게 오르고, 도착지에서 격렬한 운동을 수행하며 폐 부종(폐에 체액의 축적)에 대한 이전 과거력을 갖은 사람, 그리고 남성, 뚱뚱한 사람 등이 큰 위험에 노출된 사람이다(17). 높은 고지로 인한 폐 부종은 최초 노출 시 하산과 다시 오른 후 발견되거나, 오른 후 둘째 날 밤에 발생한다. 폐는 폐 부종으로 진행하는 폐포벽 내에 체액이 축적되는 것이다.

징후와 증상. 초기 증후와 증상은 **빠른 호흡**(tachypnea **빈호흡**), 활동 중 **호흡이 짧아짐**(dyspnea), 그리고 고지에 대비한 것보다 훨씬 크게 감소된 운동 내성 등이다(20). 흉골 하 가슴 통증을 동반한 마른 기침 후반기에는 혈액이 섞인 객담을 배출하게 된다. 휴식 시 두통, 집중력 감소, 피로, 빈맥, 그리고 오른쪽 폐의 중간 부위에서 비정상적인 **숨소리**(rales)가 나타난다. 후반부에서는 극도의 약화가 특징인 **청색증**(cyanosis-혈액에 산소 결핍으로 인한 피부가 푸르스름하게 변하는 것)과 혈액이 섞인 객담을 배출하는 기침을 하며, 비이성적 행위, 그리고 혼수 상태에 빠지게 된다.

치료. 낮은 고도로 빠르게 이동할 것을 지시하며 가능한 산소를 빨리 공급한다. 활동은 최소화 한다. 산소 공급 없이 내려가는 것이 불가능하다면 이동식 고비중성 가방을 이용한다. 이러한 치료가 비록 처치를 위해 옆으로 누운 자세의 불편함을 환자가 참기 힘들지만, 생명을 구할 수 있다. 이러한 상태는 빠르게 해결해야 한다.

➤ 고도병의 예방(Preventing Altitude Illness)

기후 순응은 고도병을 예방하는데 있어 유일한 가장 중요한 요인이다. 일반적으로 필요한 기후 순응 기간은 고도에 따라 변하게 된다. 높은 고지에 사는 원주민은 훨씬 큰 가슴 용량, 더 많은 폐포, 조직에 혈액을 수송하는 많은 모세혈관, 그리고 높은 적혈구를 갖고 있다. 결과적으로, 이러한 사람이 아주 높은 고지에서 활동을 이겨낼 수 있는 이득이 있다. 6,800피트(2,000미터) 이상의 고지에서 유산소 활동(3~4분 동안 지속적인 일)을 위한 훈련은 최대 수행을 위해 10~20일 동안 기후 적응이 필요하다. 중간 고지에서의 심한 유산소 활동은 일을 진행하는데 의미가 없다(17). 기후 순응의 효과는 바다와 같은 수준에서 회복된 후 2~3주 내 거의 손실된다.

대기오염과 운동 (Air Pollution and Exercise)

전형적으로 대기오염을 구성하는 화학물은 일차 오염물질(환경에 직접적으로 발산된 물질) 또는 이차 오염물질(일차 오염물질에서 상호 작용으로 발전한 물질)로 구분된다. 대부분의 일차 오염물질은 석유를 기초로한 연료의 연소로 필수적으로 발생되며, 일산화탄소, 아산화 유황(sulfur oxides), 아산화 질소(nitrogen oxides), 탄화수소(hydrocarbons) 그리고 미립자물(particulates) 등을 포함하고 있다. 이차 오염물질은 오존, 페록시아세틸 질산염(peroxyacetyl nitrate), 황산(sulfuricacid), 알데히드, 그리고 황산염(sulfates) 등이다. 스모그는 일차와 이차 오염물질 둘 다 갖고 있다. 어떤 사람은 대기오염의 악영향에 아주 쉽게 반응한다. 건강한 성인에게는 역치 이하의 대기오염 농축일지라도, 어린이와 나이든 사람의 호흡과 심혈관 기능에는 영향을 줄 수 있다. 대기 오염에 의해 손상된 그 밖의 사람들은 호흡기 장애(천식 또는 만성 폐쇄성 폐 질환) 그리고 심장 질환이 있는 사람들이다. 대기 오염의 복잡성 때문에 단 몇가지 화학물만 여기서 논의하였다.

➤ 일산화탄소(Carbon Monoxide)

가장 흔한 대기 오염물질은 산소 수송을 하는 헤모글로빈의 능력을 감소시키는 무색, 무취의 일산화탄소이며, 세포성 수준에서 산소의 활동을 제한한다. 흡연자에 있어서 일산화탄소는 유산소 능력과 최대하 상태에서 지속적으로 유지하는 운동 능력을 감소시킨다. 운동 시 최대 수행력을 방해하고 주의력, 결정력, 그리고 수의 운동, 행위 또는 주의력과 관련된 일에 영향을 받으며 결국 장시간의 운동 시 내부 온도가 상승하게 된다. 일산화탄소의 노출로 위험에 처한 주요 그룹은 심혈관 장애(협심증, 허혈성 심혈관 질환, 그리고 간헐성 파행증[동맥이 좁아져 야기된 근육의 허혈 상태]), 폐 질환(만성 기관지염, 폐기종), 또는 빈혈을 앓고 있는 사람 등이다.

➤ 이산화 유황(Sulfur Oxides)

이산화 유황은 석탄 또는 석유가 탈 때 발생한다. 이것은 2산화 황산의 형태로 주변 환경 속에 녹아있는 98%의 유황으로 2산화 황산, 황산, 그리고 황산염을 포함하고 있다. 2산화 황산 그 자체는 정상적인 사람에게 있어서 폐 기능에 영향을 거의 주지 않지만 천식으로 기관지 협착 가능성이 있다. 짧은 시간의 격렬한 운동(10분)시 이 가스에 바로 노출되는 것은 천식상태에서 기도의 전달력에 현저한 감소를 나타낸다. 천식은 이나트륨 크로모글리케이트(disodium cromoglycate)를 우선 섭취함으로써 호흡의 문제를 막거나, 코를 통한 호흡으로 예방한다.

➤ 산화 질소(Nitrogen Oxides)

산화 질소는 고온의 연소 시 발생하는 산소와 질소의 합성물이다; 여러 형태로 나타나는데-아산화 질소, 산화질소, 이산화 질소(NO_2), 이산화 이질소(dinitrogen dioxide), 디니트로젠 펜독사이드(dinitrogen pentoxide), 질산염 이온이다. 공기 중 산화물 수치는 불을 짚피고 담배를 필 때, 발생하는 연기에서 그리고 최고 속도 주행 또는 비행장에서 특히 높다. 높은 NO_2 수치(200~4,000 ppm)는 심한 폐 부종과 죽음을 일으킬 수 있다. 낮은 농축(2~5 ppm)에서, NO_2는 기도의 저항을 증가시키고 폐의 확산 용량을 감소시킨다. 정상적인 주변 공기의 농축이 일반적으로 1 ppm 이하라 할지라도, 노인과 만성 폐쇄성 폐 질환을 앓고 있는 사람은 NO_2에 대한 내성의 감소를 나타내며, 또 다른 호흡기 질환자는 NO_2에 0.3 ppm수준으로 4시간 노출 시 폐 기능의 감소를 보이고 있다(17).

➤ 오존(Ozone)

오존(triatomic oxygen)은 산소, 햇빛, 아산화 질소, 탄화수소의 복합적인 결합물이며 그러므로 광화학 산화물이라 말한다. 오존은 지면 수준 또는 대기로 분류된다. 대기 오존은 자연적으로 발생하며 태양의 자외선 파장으로부터 지구를 보호한다. 기능적 용량에 방해를 주는 오존은 지표 수준이며 지구의 표면에 가깝게 머물고 자동차와 공장에서 발산하는 것으로 발생한다. 지표 수준 오존의 영향은 정상적으로 짧은 기간이지만 일 생산력을 감소시키며, 호흡이 짧아지고 쉽게 피로해지게 한다. 최대 힘이 요구될 때, 오존은 기침, 가슴의 긴장, 짧은 호흡, 심호흡 시 통증, 구역질, 눈에 자극, 피로, 그리고 폐 감염에 대한 저항력의 감소 등을 야기 시킨다. 오존의 수준은 저 · 중 · 고로 표시한다(**표 18.6**). 그 날의 오존 수치는 신문에서의 날씨 페이지(www.weather.com)에서 확인 할 수 있다. 고 오존 수준의 지역에 있는 사람들은 반복적인 노출 후 오존 영향에 대한 자극의 민감도가 떨어지게 되며, 기능적인 능력에 있어 증상의 변화 없이 발전하게 된다.

표 18.6 오존 수준

수준	활동 시 주의
저	주의가 필요치 않다.
중	호흡에 문제가 있는 사람은 바깥 노출을 최소화하며 장시간의 운동 또는 일을 줄인다.
고	호흡에 문제가 있는 사람은 실내에서 지내며, 호흡에 문제가 없는 사람은 바깥 노출을 최소화한다.

➤ 일차적인 미립자물(Primary Particulates)

먼지, 검댕(soot), 그리고 연기를 포함한 일차 미립자물을 폐 속으로 들어 마셨을 때 폐 기능은 손상될 수 있다. 숯(charcoal)과 담배 연기에서 나오는 미세 먼지는 기도의 저항을 증가시키며 호기 용량의 힘을 감소시킨다. 미세 먼지는 미분자의 크기, **단일 호흡**(tidal volume)에서 흡기와 호기된 공기 양, 호흡 횟수, 그리고 미분자가 코 또는 입으로 들어 마셨는지에 따라 폐에 침투할 수 있다. 격렬한 운동 시 호흡률은 크게 증가하며 호흡은 입으로 하는 경향이 있다. 그러므로, 운동은 호흡의 영향으로 이러한 오염물질로 인한 손상을 증가시키게 된다.

뇌우에서의 운동 (Exercising in Thunderstorms)

또 다른 환경적 위협은 비, 번개, 그리고 뇌우가 존재하는 험악한 날씨일 때 운동에 참여하는 것이다. 대부분의 실외 스포츠의 연습과 경기 체계는 뇌우와 번개가 가장 활발한 시간인 오후 3시와 9시 사이에 열리게 된다. 번개가 30초 내에 번쩍인다면, 모든 실외 활동은 중단해야 하며 참석한 모든 사람은 피할 곳을 찾아야 한다.

➤ 번개에 의한 손상(Lightning injuries)

번개는 손상에 대해 세 배의 위협을 갖고 있다. 즉 번개 칠 때 발생하는 높은 온도로 타버리는 것, 전기적 수준의 활동으로 기계적 힘의 활동을 이끌어 내림으로써 발생하는 손상, 그리고 바람으로 물건을 움직일 수 있게 하는 격심한 힘이 무딘 외상([blunt trauma]골절과 뇌진탕)을 발생시킨다. 번개에 의한 손상은 흔히 5가지 기전으로 나타난다.: 직접 번개에 맞는 것, 접촉성 손상, 섬광이 튐(splash), 지면 전류, 그리고 무딘 외상이다(21).

징후와 증상. 번개로부터 가장 흔한 화상은 피부 위에 깃 형태와 닮은 리히텐베르크 무늬(Lichtenberg Figure)이다. 리히텐베르크 무늬는 사실상 화상은 아니지만, 빛에 의한 신체에 타격을 주는 전자 사태(electron avalanche)로 피부의 무늬이며 염증성 피부 반응을 일으킨다(22). 무늬는 24시간 후 잠시 있다 사라진다. 직접 타격은 특히, 사람이 금속(골프 클럽, 구두 뒤 굽, 벨트 버클, 브라 클립, 시계 줄, 그리고 금속 좌석)에 접촉해 있을 때, 금속 물질의 접촉으로 사람의 신체는 타버려 죽게 된다. 부가적인 증상은 **심장 부전 수축**(심장정지)과 호흡 정지이다. 다행히도, 심장은 피해자가 호흡정지 상태가 아니라면 자동적으로 다시 뛰기 시작한다. 번개에 맞는 것과 관련된 병적 그리고 생명을 결정하는데 가장 위험한 요인은 심장 부전 수축보다 오히려 **무호흡**(호흡의 중지)의 기간이다. 흔히 번개를 맞았을 때, 의식이 없거나 착란 또는 건만증이 진행되게 된다. 알려진 또 다른 의학적 상태는: 골절과 내부 기관 손상을 포함한 무딘 외상; 심장 부전 수축으로 발생하는 저산소증에 의한 뇌 손상; 고막의 파열; 빈혈 그리고 움직임이 없고, 확장된 동공을 포함한 눈 문제; 발작; 경막하 그리고 경막 외 혈종; 전구획 증후군; 그리고 일시적인 하지 마비이다(22).

치료. 번개를 맞고 매년 약 100명이 생존한다고 보고하고 있다(23). 의식이 있고 심호흡계 기능이 정상이라면, 이차적인 평가는 화상, 골절, 또는 외상을 입었는지에 대한 판단으로 진행해야 한다.

EMS *호흡이 없고 심장 정지 상태라면, EMS의 실시 그리고 즉시 호흡구조와 심폐소생술(CPR)을 시작한다. 배제되지 않는다면, 언제든 경추 손상을 확인하고 치료가 뒤따라야 할 것이다. 번개를 맞은 사람은 즉시 가까운 의료 기관으로 이송해야 한다.*

➤ 번개에 대한 안전 방침(Lightning Safety Policy)

언급했던 것처럼 대부분의 실외 스포츠 연습과 경기는 뇌우의 위험이 가장 큰 때인 오후 3시와 9시 사이에 이루어진다; 번개에 의한 손상과 재난의 70%가 오후에 일어난다(24). 뇌우는 번개의 첫 징후 30분 내에 위협적이다. 코치, 선수 트레이너, 운동 감독, 운동 관리자, 그리고 신체적 활동을 하는 모든 사람은 뇌우가 어떻게 진행하고 번개가 왜 치는지를 이해해야 한다. 단체와 협회는 뇌우와 번개의 활동 시, 수행할 수 있는 지침 내에서 방침을 세워야 한다. 번개에

➤ ➤ 글상자 18.6

수영을 포함한 모든 실외 활동에 대한 가벼운 안전 수칙

- 일기예보와 번개 가능 지역을 확인한다. 주: 비 없는 번개
- 가까운 피할 곳을 마련한다.
- 당신의 위치에서 번개가 얼마나 가까운지 확인한다. 번쩍-쾅 방법을 이용하여 번쩍하는 빛과 천둥소리 사이의 초(seconds)를 계산한다. 5로 이 숫자를 나눈다. 당신이 천둥에서 몇 마일 정도 떨어져 있는지 대략적인 거리를 나타내는 것이다(소리는 1마일 당 약 5초 정도 걸린다).
- 번쩍에서 쾅까지 30초 내라면, 모든 실외 활동을 중단하며, 참가자 모두는 피할 곳(견고한 건물)을 찾아야 한다. 피할 곳이 마땅치 않다면 견고한 금속 지붕이 있는 차로 피신한다. 창문은 닫힌 상태로 유지한다.
- 피난처 또는 차가 여의치 않다면, 키 큰 나무로 둘러싸인 작은 나무숲 또는 개천, 도랑에 웅크리고 있는다. 평평하게 눕지 않으며 지면에 발만 딛고 웅크리며 신체 부위를 최소화하기 위해 머리를 숙이고 팔로 무릎 주위를 감싼다. 크거나 덩그라니 서 있는 나무, 장대(poles), 금속 물질, 물에 서 있는 것, 그리고 넓은 대지로 부터 떨어져 위치한다.
- 보트에 머물거나 넓은 물 속에서 수영을 지속하는 것은 금한다.
- 머리카락이 쭈뼛하거나 피부가 따금따금한 느낌이 있다면 즉시 쪼그린 자세를 취한다.
- 응급한 상황이 아니라면 전화 사용을 금한다.
- 실외 활동의 재개는 빛이 번쩍하는 것이나 천둥소리 후 30분이 지난 다음 허용한다.
- 번개를 맞은 사람은 잔존해 있는 전기적 부하를 품고 있지 않다. 그러므로 인공 호흡과 심폐소생술이 번개를 맞은 희생자에게 시행되는 것은 안전하다.

출처: Bennett BL. A model lightning safety policy for athletics. J Ath Train 1997; 32(3): 251-252, with permission.

대한 안전 방침은 죽음과 손상의 위험을 줄일 수 있으며 방침의 언급과 주의에 대한 소송에서 단체와 협회를 보호할 수 있다(**글상자 18.6**).

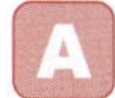

천둥은 볼 수 없지만, 폭풍우 속에서 번개를 갖고 있다. 천둥과 번개의 가능성을 심판들은 경고해야 한다. 그리고나서 게임을 계속하든지, 피할 곳을 찾든지 하는 결정을 내릴 수 있다.

요약(Summary)

1. 몸은 떨림 또는 신체적 활동에 의해, 그리고 점진적으로 계절의 변화 시 갑상선 호르몬을 통해 신진대사 열 생산의 증가와 피부의 혈관 수축을 거쳐 열을 발생한다. 몸은 호흡, 복사, 전도, 대류, 그리고 증발을 통해 열을 손실한다.
2. 운동 시, 신체는 외부 요인(환경적 온도) 또는 내부 과정으로부터 열을 얻게 된다.
3. 휴식 시, 신체의 정상적인 열 손실의 약 2/3는 전도, 대류, 그리고 복사의 결과로 발생한다. 공기 온도가 피부 온도와 접촉하고 30.6℃(를 초과함으로써 증발은 열 손실의 주요한 역할을 하게 된다.
4. 발한은 체액 보존을 위한 것이며 탈수와 관련된 상태를 발생시킬 수 있다. 발한이 과도하고 체액의 지속적인 보충이 없다면, 혈장 용량은 떨어지고 내부 온도는 치명적인 수준으로 상승 할 것이다.
5. 기후 순응과 적절한 수분은 열병을 예방하는데 있어 가장 필수적인 요소 중 하나이다. 일반적으로, 발한으로 손실된 무기물은 식사를 통해 보충할 수 있다. 장시간의 운동 시, 재수분의 대치 음료로 첨가되는 소량의 전해질은 보통의 물을 마시는 것보다 더욱 효과적이다.
6. 탈수를 막기 위해 체액은 몸으로 흡수, 섭취되어야 한다. 찬 액체, 특히 물은 따뜻한 체액 보다 위를 비우게 하며 훨씬 빠른 작은 자극을 준다.
7. 열 경련은 더운 상태에서 강도 있는 운동 중 그리고 후에 과도한 물과 전해질 손실로 발생하게 된다. 치료는 침범된 근육의 수동 신장과 손상 부위에 찬 마사지를 한다. 갈증을 해소시키는 양보다 더 많은 충분한 양의 전해질 용액이 포함되어 있는 충분한 체액을 섭취해야 한다.
8. 열 피로는 기능적인 병이며 기관 손상과는 관련이 없다. 치료는 몸을 차갑게 하고 찬 곳으로 옮기는 것이다. 갈증을 만족시키는 선을 넘어서 전해질 용액이 포함되어 있는 충분한 체액을 섭취해야 한다. 혈관 내 체액은 탈수된 상태가 심한 상태라면, 처치가 필요하다.
9. 열사병은 상승된 내부 온도와 탈수를 의미한다. 응급 의료 서비스는 기도 확보를 필요로 즉시 취해야 하며

혈관 내 체액, 그리고 심한 경우 순환기 보조 장치로 옮기고, 몸을 차갑게 하는 행동을 취해야 한다; 그러나 내부 온도가 저온증 상태를 피하기 위해 38℃ 이하로 떨어지게 해서는 안 된다. 의식이 있다면, 많은 양의 수분을 마시게 한다.

10. 옷 겹의 원리는 여러 개의 얇은 단열 층을 적용한 것이다. 덧붙여, 스키 모자, 안면 마스크, 그리고 목도리는 동상으로부터 얼굴과 귀를 보호한다.
11. 동상은 내부 온도가 비교적 일정하게 유지되지만 외피 온도가 감소할 때 발생한다. 표재성 동상은 실내로 옮기고, 30~45분 동안 39°~42℃의 따뜻한 물에 신체 부위를 담궈 치료한다. 심부 동상은 병원에서 조절된 조건 하에서 따뜻하게 하는 것이 최상이다. 응급의료 서비스는 환자를 바로 이송해야 한다.
12. 저체온증은 내부와 외피 온도 모두 감소할 때, 전체적으로 몸이 차가워 졌을 때 발생한다. 치료는 즉시 가까운 의료 기관으로 이송하기 위해 EMS를 행한다. 저온증이 경미하다면 따뜻하게 한다; 그러나 중등 또는 심하다면, 바로 따뜻하게 하는 것을 시도하지 말아야 한다.
13. 고도병은 급성 고산병, 높은 고도로 인한 폐부종 또는 높은 고도로 인한 대뇌 부종 등이 있다. 후자의 두 질병은 빠르게 사망으로 이끌 수 있다;그러므로 산소 치료와 즉시 하산을 지시한다.
14. 가장 흔한 대기 오염물질인 일산화탄소는 세포성 수준에서 산소를 수송하는 헤모글로빈의 능력에 방해를 준다. 그 밖의 대기 오염물질인 아산화유황, 오존, 아산화질소, 그리고 일차 미립자물은 스포츠를 수행하는데 영향을 준다.
15. 번개는 손상에 대해 이중적인 위험을 갖고 있다: 번개 칠 때의 높은 온도로부터의 화상, 그리고 전기적 기전의 힘을 이끌어냄으로써 발생하는 충격적 손상이다.
16. 대부분의 뇌우는 오후 3시와 9시 사이에 발생한다. 학교와 스포츠 기관은 천둥으로부터 손상과 죽음을 예방하기 위해 번개에 대한 세심한 안전 방침을 세워야 한다.

참고문헌(References)

1. McArdle WD, Katch FI, Katch VI. Exercise Physiology: Energy, Nutrition, and Human Performance. 4th ed. Baltimore: Williams & Wilkins, 2001.
2. Murray R. Dehydration. hyperthermia, and athletes: science and practice. J Ath Train 1996;31(3):248-252.
3. Moran DS. Potential applications of heat and cold stress indices to sporting event. Sports Med 2001;31(13):909-917.
4. Binkely HM, Becett J, Casa DJ, Kleiner DM, Plummer PE. National Athletic Trainers' Association Position Statement: Exertional heat illnesses. J Ath Train 2002;347(3):329-343.
5. Inter-association task force on exertional heat illnesses consensus statement. NATA News 2003;6:24-29.
6. Roberts WO. Medical management and administration manual for long distance road racing. Edited by Brown CH, Gudjonsson B. IAAF Medical Manual for Athletics and Road Racing Competitions: A Practical Guide. Monaco: International Association for Athletics Federations, 1998.
7. Mellion MB, Shelton GL. Safe exercise in the head and heat injuries. In: The Team Physician's Handbook. Edited by Mellion MB, Walsh WM, Madden D, Putukian M, Shelton GL. Philadelphia: Hanley & Belfus, 2002.
8. Casa DJ, Armstrong LE, et al. National Athletic Trainers' Association position statement: fluid replacement for athletes. J Ath Train 2000;35(2):212-224.
9. Gatorade Sports Science Institute. Dehydration & Heat Injuries: Identification, Treatment, and Prevention. Chicago: Gatorade, 1997.
10. Shi X, Gisolfi CV. Fluid and carbohydrate replacement during intermittent exercise. Sports Med 1998;25(3):157-172.
11. American College of Sports Medicine. Position Stand on Exercise and Fluid Replacement. Med Sci Sports Exerc 1996;28(1):i-vii.
12. Myer F, Bar-Or D, Macdougall D, Heigenhauser G. Drink composition and electrolyte balance of children exercising in the heat. Med Sci Sport Exerc 1995;27(6):882-887.
13. Wexler RK. Evaluation and treatment of heat-related illnesses. Am Fam Phys 2002;65(11):2307-2314.
14. Armstrong LE, et al. Whole-body cooling of hyperthermic runners: comparison of two filed therapies. Am J Emerg Med 1996;14(4):355-358.
15. Sandor RP. Heat illness: on-site diagnosis and cooling. Phys Sportsmed 1997;25(6):35-40.
16. Leshaw SM. Itching in active patients: causes and cures. Phys Sportsmed 1998;26(1):47-53.
17. Montain SJ, Freund BJ. Environmental considerations for exercise. In: Athletic Injuries and Rehabilitation. Edited by Zachazewski JE, Magee DJ, Quillen WS. Philadelphia: WB Saunders, 1996.
18. Bowman WD. Safe exercise in the cold and cold injuries. In: The Team Physician's Handbook. Edited by Mellion MB, Walsh WM, Madden C, Putukian M, Shelton GL. Philadelphia: Hanley & Belfus, 2002.
19. Biem J, Koehncke N, Classen D, Dosman J. Out of the cold: Management of hypothermia and frostbite. CMAJ 2003;168(3):305-311.
20. Basnyat B, Murdoch DR. High-altitude illness. Lancet 2003;361(9373):1967-1974.
21. Whitcomb D, Martinez JA, Daberkow D. Lightning injuries. S Med J 2002;95(11):1331-1334.
22. Walsh KM, et al. A survey of lightning policy in selected Division I

colleges. J Ath Train 1997;32(3):206-210.
23. Cherington M, Yarnell P, Wappes JR. Lightning strikes: how to lower your risk. Phys Sportsmed 1997;25(5):129-130.
24. Uman MA. All About Lightning. New York: Dover, 1996.
25. Bennett BL. A model lightning safety policy for athletics. J Ath Train 1997;32(3):251-253.

제 19 장

심혈관 질환 (Cardiovascular Disorders)

결론

1. 빈혈의 증후와 증상을 이해하며, 스포츠와 신체적 활동 수행 시 혈액 장애의 손상 가능성과 빈혈의 영향을 최소화하는 방법을 설명한다.
2. 혈우병의 초기 증상을 확인하고, 치료법을 설명한다.
3. 라이에 증후군(Reye's syndrome)과 장애를 예방하는 방법을 설명한다.
4. 실신의 생리적 원인과 증후, 증상과 관리를 설명한다.
5. 쇼크(shock)의 기초 생리적 원리와 증후, 증상과 관리를 설명한다.
6. 고혈압의 4단계를 설명하며 고혈압에 이환될 수 있는 체질적 요인과 질병을 설명한다.
7. 혈압 상승을 일으킬 수 있는 약물을 확인한다.
8. 저혈압을 유발시킬 수 있는 조건과 요인을 확인한다.
9. 고혈압과 저혈압에 대한 관리를 설명한다.
10. 일반적인 신체적 활동으로 돌연사와 관련된 역학적 요소(epidemiologic factors)와 기초 생리학적 원리를 확인한다.
11. 30세 이하와 이상에서 심장과 관련된 돌연사 유발 원인에 대한 차이점을 설명한다.
12. 관상동맥 질환과 스포츠 의학(미국)에서 정의 한 마르팡 증후군(Marfan's syndrome)에 대한 위험 요인들을 설명한다.
13. 돌연사를 유발하는 비심장성 상태의 일반적인 원리를 설명한다.
14. 돌연사와 관련된 위험요소에서 경기 참가 전 검사의 두 가지 접근 방식을 설명한다.
15. 심혈관 상태가 비정상적인 운동 선수에게 바람직한 의료적 결정 과정에 영향을 미치는 윤리, 법률, 그리고 실질적인 고려사항을 설명한다.

신체적 활동과 스포츠의 참여는 개인의 신체적, 정신적, 그리고 사회적 건강에 긍정적인 효과를 주는 것으로 알려져 있다. 그러나 어떤 신체적 활동의 참여는 손상의 유전적 위험을 갖고 있다. 경기 참가 전 검사(PPEs)는 손상에 대한 개인의 소양 상태를 흔히 확인할 수 있다. 그러나 최상의 경기 참가전 검사(PPE)에도 불구하고 어떤 상태는 확인할 수가 없다. 이러한 이유로 이미 존재하는 상태 때문에 심하고 심지어 파멸적인 손상에 이르게 한다. 혈액 장애(빈혈과 혈우병)와 심혈관 장애(실신, 고혈압, 저혈압)는 주의를 기울여야 할 상태이다. 치료하지 않고 방치해 둔다면, 이러한 상태는 신체에 심각한 영향을 주며 운동 시 발생될 때 더욱더 심각해지게 된다. 본 장은 보편적인 신체 활동에서의 다양한 심혈관 질환과 장애에 대한 원인, 식별, 그리고 관리 등을 평가한다. 참가 전 검사의 한 부분으로써 심혈관 과거력을 통해 이러한 상태의 위험성을 줄이는 권고사항을 제공한다. 결과적으로, 돌연사의 위험에서 운동선수에게 필요한 소견을 논의하였다.

혈액과 림프 장애 (BLOOD AND LYMPH DISORDERS)

Q 한 레슬러가 겸상 적혈구 빈혈(sickle cell anemia)로 진단 받았다. 그의 스포츠 수행에서 이러한 질환이 암시하는 것은 무엇인가? 이러한 질환의 영향을 낮출 수 있도록 취할수 있는 것은 무엇인가?

순환계는 심장과 혈관(심혈관계), 그리고 림프계 등이다. 심장과 혈관(동맥, 세동맥, 정맥, 세정맥, 그리고 모세혈관)은 세포에 산소, 영양분, 그리고 호르몬을 전달하고 세포로부터 노폐물과 이산화탄소를 제거하며, 감염에서 몸을 방어하고, 응괴를 통한 혈액 손실을 막는다. 면역 시스템 역할로 작용하는 림프계는 림프 모세혈관, 유즙(lacteals), 결절, 혈관과 관(ducts), 액 수송, 영양물(지방과 단백질), 그리고 조직의 배(back)에서 주요 정맥과 연결되어 혈류까지 발산되는 노폐물 등을 포함하고 있다. 혈액과 림프의 장애는 빈혈, 혈우병, 라이에 증후군, 임파관염 등이다.

빈혈(Anemia)

여러가지 기능을 제공하며 모든 사람의 세포에 존재하는 철은 헤모글로빈(Hb)의 형태로 폐에서 조직까지 산소를 운반, 미오글로빈(근헤모글로빈)으로써 근육에서 산소의 이용 및 저장하는 촉매제, 시토크롬(cytochromes)의 형태로 세포 내 전기적 수송 매질, 그리고 다양한 조직에서 효소 반응을 통합하는 역할 등을 포함하고 있다. 부족한 철은 이러한 생명 기능을 방해하며 심각한 병 또는 사망을 이끌 수 있다. 적혈구 용량(hematocrit) 또는 헤모글로빈(Hb) 농도의 감소를 **빈혈**이라 부른다. 빈혈은 5가지로 분류하지만, 모든 것은 손상된 적혈구(RBC) 형태, 과도한 손실 또는 적혈구(RBC)의 파괴에 의해 발생한다.

청년기 소녀나 임신 가능한 여성에게서 철의 권장섭취 허용량(RDA)은 하루 15mg이다. 일반적인 식사에서 1,000kcal 당 철은 5~7mg 정도 들어있다(1). 그러므로 여성은 권장섭취 허용량(RDA)을 맞추기 위해 하루 3,000kcal를 필요로 한다. 많은 여자 운동 선수들이 하루 2,000kcal 이하를 섭취하고 있다는 것은 주목할 만한 것이다. 게다가, 식생활의 변화로 수많은 여자 운동 선수들은 철 성분이 낮은 채식을 주로 하며 철의 낮은 생화학적 변화를 겪고 있다. 철이 풍부한 음식은 동물의 살코기 음식(간, 불고기용 고기, 연한 허릿살, 새끼 양, 치킨 또는 칠면조 다리), 참치, 조개, 새우, 건포도 또는 콘 플레이크, 사탕수수, 보리빵, 말린 살구, 구운 감자칩, 콩, 강낭콩, 상추, 그리고 밀 등이 있다. 스포츠와 신체적 활동에 있어서

> ➤➤ 글상자 19.1
>
> **빈혈로 진행하는 소양적 요인**
>
> - 빈혈의 가족력, 출혈성 장애, 또는 만성 질환
> - 어린 시기에 간헐적 황달
> - 과도한 월경; 증가된 기간, 횟수, 또는 양
> - 위장 출혈로 인한 만성적 혈액 손실(아스피린의 만성적 사용 또는 비스테로이드성 항염증 약)
> - 약과 독소
> - 분만
> - 유해한 사회 경제적 배경
> - 부족한 식사 또는 편식(채식주의 다이어트, 체중 감소 다이어트, 또는 일시적으로 유행하는 다이어트)
> - 암
> - 공혈자(Volunteer blood donor)
> - 간, 신장, 또는 갑상선 기능의 감소

출처: Harris SS (1), page 44-46.

빈혈은 최대의 유산소 능력 감소, 최대 하 수준의 생리적 활동력 감소, 유산증(lactic acidosis)의 증가, 피로의 증가, 그리고 피로에 의한 운동시간의 감소 등을 일으킨다(1,2). 여러 소양의 요소가 빈혈을 일으키는 위험성을 증가시키지만(**글상자 19.1**), 개인의 신체적 활동은 특별한 빈혈 상태에서 더욱 우선하게 된다.

➤ *빈혈의 단계(Stages of Anemia)*

철분 상태는 여러 연구 검사를 통해 평가되고 있다. 각 검사는 철 신진대사의 서로 다른 측면을 평가하기 때문에 하나의 검사 결과가 또 다른 검사 결과와 언제나 일치하지는 않는다. 헤모글로빈 농도와 적혈구 용량(Hct)은 신체에서 철의 기능적 양을 평가하기 때문에 흔히 검사하는 항목이다. 순환하는 적혈구에서 헤모글로빈의 농도는 더욱 직접적이며 민감한 측정법이다. 적혈구 용량은 적혈구에 의해 전체 혈액에 포함된 비율을 나타내는 것이며; 헤모글로빈 농도가 떨어진 후에만 낮아지게 된다. 적혈구(헤모글로빈, 적혈구 용량, 그리고 전체 철 함유 용량〔TIBC〕)의 특성을 바탕으로 한 혈액학적 검사는 매우 보편적이며 생화학적 검사보다 더 저렴하다. 그러나 생화학적 검사(자유 적혈구 프로토포르피린〔FEP〕 농도, 혈청 철 단백질 농도, 트란스 페린 포화도)는 철분 상태의 초기 변화를 확인 할 수 있다. 철 부족은 점차적으로 발전하며, 빈혈이 나타나기 전 여러 단계를 거쳐 진행하게 된다.

- Ⅰ **단계.** 철 고갈은 12mg/mL 이하의 페리틴(철 단백질 복합체)이 특정적이며 골수에서 감소된 철 저장을 표시한다. 그 밖의 철분 상태의 구성요소는 정상이다: 헤모글로빈, 적혈구 용량, FEP, 철혈청, 철 함유용량(IBC), 그리고 트란스 페린 포화도.
- Ⅱ **단계.** 철 결핍 적혈구 조혈은 몇 개월의 철 고갈로 나타나게 되며 순환하는 철의 감소가 특징적이지만, 헤모글로빈과 적혈구 용량은 정상이다.
- Ⅲ **단계.** 철 결핍 빈혈은 몇 주의 철 결핍 적혈구 조혈로 나타난다. 헤모글로빈 생산의 감소, 그리고 임상적으로 개인이 철 결핍 빈혈을 인식할 정도로 발전하며 진성 빈혈이 된다.

➤ *철 결핍 빈혈(Iron-deficiency Anemia)*

철 결핍은 헤모글로빈 합성 결핍이 특징적이다. 미국에서 가장 흔한 영양적 결핍이며, 청년기 소녀와 임신 가능한 여성에게 영향을 주고, 이차적으로 월경에 의한 혈액 손실과 임신 시 철분의 필요 증가로 나타난다(3). 미국 남성(18세~노인)과 폐경기 여성 사이에서 철 결핍 빈혈은 흔치 않다. 유아와 어린 아이들에게 있어 부적절한 식사가 근본 요인이 된다; 청년과 성인에게 있어 혈액 손실 또는 철의 흡수력 손상을 의심할 수 있다. 이러한 상태는 지구력을 필요로 하는 운동선수와 낮은 체지방 상태를 갖은 개인에게서 볼 수 있다.

징후와 증상. 초기 증상은 피로, 빈맥, 혈액이 섞인 변, 창백(pallor), 그리고 혀의 궤양과 같은 비정상적인 상피 등이다. 후기에 발달해 나타나는 증상은 심장잡음, 울혈성 심장마비, 탈모, 그리고 진주 경화증(pearly sclera) 등이 있다. **글상자 19.2**에서 철 결핍 빈혈의 일반적인 증후와 증상을 기술하였다.

치료. 치료는 철 함유물(황산제일철〔ferrous sulfate〕, 글루콘산염제일철〔ferrous gluconate〕)과 철 흡수를 높이는 아스코르빈산(ascorbic acid〔비타민C〕)을 섭취한다. 카페인은 철 흡수를 방해하기 때문에 콜라, 커피, 차, 초콜렛, 그리고 그 밖의 카페인 물질은 피해야 한다. 수술은 용종(polyps), 궤양, 악성종양, 또는 치핵(hemorrhoids)으로 인한 심한 출혈이 원인이라면 필요하다.

➤➤ 글상자 19.2

철 결핍성 빈혈의 증후와 증상

- 운동 피로
- 근육 열상
- 구역질
- 짧아진 호흡(호흡곤란)
- 영양가 없는 물질의 섭취(전분, 얼음)
- 창백함
- 심계항진
- 탈모증
- 진주빛의 공막(pearly sclera)
- 스푼형 손톱(koilonychia)
- 마르거나 갈라진 입술(구각증[angular cheilosis])
- 혀의 염증(설염[glossitis])

➤ 운동으로 야기된 용혈성 빈혈(Exercise-induced Hemolytic Anemia)

운동으로 야기된 **용혈성 빈혈**(runner's anemia)은 적혈구(RBC)가 파괴되고, 세포가 현탁([suspend] 혈관 내 용혈현상)으로 중등도로 헤모글로빈이 유리된 상태에서 운동을 함으로써 발생한다. 혈관 내 용혈현상은 고 · 저 강도의 스포츠와 신체적 활동에서 발생할 수 있다. 달리기와 같은 고강도 활동은 반복적이며 심한 발 딛기로 인한 외상이 적혈구(RBC)를 파괴한다고 생각한다. 때때로 이러한 상태를 **발 충격 용혈현상**(foot strike hemolysis)이라 하며 마라톤 선수와 중년의 장거리 달리기 선수 특히, 과체중, 딱딱한 지면 뛰기, 쿠션이 부족한 신발을 신은 사람에게서 더욱 흔히 볼 수 있다. 그러나 혈관 내 용혈현상은 경기에서 수영선수와 노 젓는 사람(rower)에게서 보고되고 있다. 이러한 이유로 세포의 손상은 근 수축, 산성증(acidosis), 또는 체온의 상승 등을 포함하는 또 다른 소양을 제공하고 있다.

치료. 달리기 선수의 빈혈은 다소의 철 손실이 원인으로 보기엔 부족하다. 일반적으로 이같은 상태는 경기와 관련 있다. 일부 생리적 특성의 차이를 극복하는 세계적 수준의 선수가 결국 경쟁적으로 불이득을 보게 되는 것이다. 예방과 치료는 체중을 가볍게 하기, 부드러운 바닥 뛰기, 가벼운 신발, 그리고 쿠션이 좋은 안창과 신발을 착용하도록 하는 것이다.

➤ 겸상적혈구 빈혈(Sickle Cell Anemia)

흑인에게서 가장 보편적으로 볼 수 있는 **겸상적혈구 빈혈**은 산소 수송을 할 수 없거나, 취약한 특징의 겸상 또는 반월형 모양으로 된 적혈구(RBC)를 생산하는 비정상적인 헤모글로빈에서 비롯된 것이다. 이러한 상태는 적혈구 겸상형성 경향에 방해를 주는 것으로써 상염색체가 받는 유전자(두 가지 겸상 유전자)의 유전에 의해 기인하며, 단지 하나의 겸상 유전자가 유전되므로 나타난다. 강직과 불규칙한 모양 때문에 겸상 적혈구가 서로 응집되고 심장, 폐, 신장, 비장, 그리고 중추신경계와 같은 기관에서 혈관의 폐쇄 또는 경색을 일으켜 작은 혈관을 막아버린다(**그림 19.1**). 적혈구 겸상형성 경향을 앓고 있는 사람은 자신의 전체 생활에서 미만성(asymptomatic)으로 나타나지만, 고온, 습도, 또는 고도에서의 과도한 운동으로 탈수증, 체온의 상승, 저산소증, 그리고 산성증을 일으키며 순환하는 혈구에서 단백질 농도의 증가를 보이는 경향이 있다. 높은 농도의 단백질은 혈액 점성을 증가시키고 혈액 흐름에 손상을 주며, 이것이 뇌출혈, 울혈성 심마비, 급성 신장 폐쇄, 폐동맥 색전증, 또는 돌연사를 일으키게 한다.

징후와 증상. 겸상 적혈구 빈혈을 앓고 있는 사람은 미만성이다. 증상이 나타났을 때, 증후와 증상은 재발성 부종과 통증, 그리고 손과 발의 염증, 불규칙한 심박동(빈맥), 극심한

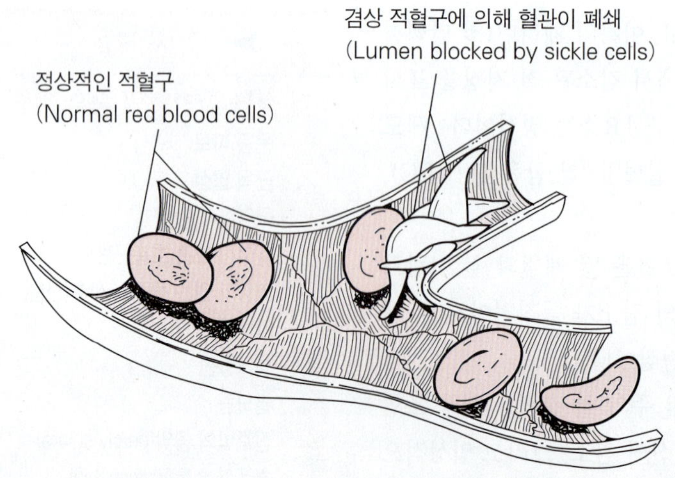

➤ 그림 19.1. **겸상 적혈구.** 겸상 적혈구는 산소 수송을 할 수 없으며, 취약한 비정상적인 적혈구이다. 강직과 불규칙한 모양 때문에, 서로 응집되고 작은 혈관을 막아버려 생체기관의 혈관성 폐쇄를 야기시킨다.

피로, 두통, 창백함, 근육의 약화, 그리고 산소 공급 방해로 인한 심한 통증 등이다. 눈의 공막(sclera)은 또한 황달이 보이게 된다.

치료. 현재, 치료 방법은 알려져 있지 않다. 탈수증이 이러한 상태의 합병증일 수 있기 때문에, 운동 전, 중, 후 그리고 신체적 활동에서 최대한의 수분 섭취를 해야 한다. 카페인 물질은 이뇨제 효과 때문에 피해야만 한다. 적혈구 겸상형성 경향을 앓고 있는 사람은 휴식 없이 1마일 이상 뛰는 것을 제한해야 하며 극도로 더운 습도의 날씨에서, 그리고 2,500피트 보다 높은 고도에서의 활동을 피해야 한다(2).

혈우병(Hemophilia)

혈우병은 몸의 혈액 응고 시스템에서 선택된 단백질의 결핍으로 출혈성 장애가 특징적이다. 혈액 응고에 있어, 혈액 단백질의 세 가지 분류: (a)응혈촉진 단백질은 응고를 형성하는데 도움을 주며, (b) 항 응혈 촉진 단백질은 응고 형성을 억제하고, (c) 섬유소 용해 단백질은 형성된 응고를 용해하는데 도움을 준다. 응고 과정은 혈소판이라 불리는 혈액 입자와 응고 요소로 불리는 응혈 촉진 혈장 단백질을 포함하고 있다. 이러한 과정은 손상부위의 혈관에 혈소판이 붙을 때 시작한다. 효소 반응의 복잡한 폭포 모양은 혈소판을 둘러싸고, 판(혈소판 단계)에서 응고 형성(응혈 촉진 단계)을 유지하는 거미줄 같은 단백질 망을 생산하기 위해 나타난다. 폭포모양으로 각 응고 요소는 비활동성에서 활동성 형태로 변화하게 된다. 혈우병은 세 가지 형태로 - 혈우병 A, B, 그리고 C - 응고 요소의 부족에 따라 발생한다. 세 가지 모든 형태는 지속적인 출혈을 발생시킬 수 있다. 혈우병 A, B, C는 유전성 질환이다. 유전의 형태 때문에, 혈우병 A와 B는 소년에게서 거의 언제나 발생한다. 혈우병 C는 소년과 소녀 둘다에서 발생한다. 합병증은 질환 또는 질환의 치료에서 발생할 수 있다(**글상자 19.3**)(4).

➤➤ 글상자 19.3

혈우병의 합병증

- **심부 출혈.** 혈우병은 심부 근육의 출혈이 원인이다. 사지 부종은 신경을 압박하고, 통증 또는 혼몽을 야기시키며 결국 사지의 사용을 어렵게 한다.
- **관절의 손상.** 내부 출혈은 관절에 압박과 손상을 준다. 통증은 심하며 결국, 사지 또는 관절의 사용을 어렵게 한다. 출혈이 반복적이며 치료받지 않고 방치해 둔다면, 관절의 자극이 관절 파괴 또는 관절염의 진행으로 발전하게 된다.
- **감염.** 혈우병을 앓는 사람은 수혈을 받게 되며 그럴수록 감염된 혈액 성분을 받을 위험이 커진다. 혈액 성분을 통한 감염의 위험은 감염이 없는 재결합 요소라 불리는 유전적으로 활성화되는 응괴 성분이 생산되기 때문에 실질적으로는 적지만, HIV와 간염과 같은 그 밖의 질환과 연결된 혈액 공급에 의존하는 사람에게서는 위험성이 있다.
- **응괴 요소를 치료하기 위한 역반응.** 혈우병을 앓는 사람은 출혈을 치료하기 위해 이용되는 비 활동성 응괴 요소인 혈액 내 단백질로 발전하게 된다.

징후와 증상. 증후와 증상은 크거나 심부 좌상; 내부 출혈에 의한 관절 통증과 부종; 근육 내 출혈; 소변 또는 변에 혈; 그리고 절단 또는 손상, 또는 수술이나 치아 발치 후의 지속적인 출혈 등을 포함하고 있다. 유아기 동안 혈우병은 제한된 움직임 때문에 미만적으로 나타난다. 아이는 사물에 부딪치고 떨어지기 시작할 때, 표재성 좌상이 일어난다. 연부조직 출혈은 어린이가 더욱 활동적이기 때문에 흔하게 나타난다. 대부분의 경우, 타박과 좌상은 의학적 치료가 필요치 않다. 그러나 응급 상황에 나타나는 증후와 증상은 다음과 같다:

- 머리와 목 내부 또는 소화관의 의심스런 출혈
- 갑작스런 통증, 부종, 그리고 슬관절, 주관절, 고관절, 그리고 견관절과 같은 큰 관절과 사지근육에 열
- 특히 심한 혈우병의 형태를 앓고 있다면, 손상으로 지속적인 출혈

치료. 혈우병의 치료는 심한 정도에 따라 다양하다. 경미한 혈우병 A는 출혈을 멈추기 위해 신체의 자연적 응고 요소의 이완을 자극하는 인대 압박제(DDAVP) 주사를 처치하여 치료한다(4). 경우에 따라, 인대 압박제는 코에 투약할 수 있다. 전형적으로, 심한 혈우병 A 또는 B에 의한 출혈 관리는 기증된 혈액에서 축출한 응고 요소나 응고 요소의 재결합이라 불리는 유전학적으로 설계하여 생산된 주입물을 필요로 한다. 내부 출혈이 심하다면, 반복적인 주입이 요구된다. 혈장 주입은 혈우병 C를 앓 고 있는 사람의 출혈을 멈추기 위해 필요로 한다. 일주일에 두, 세 번 응고 요소의 주입은 출혈 현상을 예방하는데 도움을 준다.

라이에 증후군 (Reye's Syndrome)

라이에 증후군은 드물지만 신체의 요소 싸이클을 방해하는 심각한 급성 질병이며, 혈액에 암모니아 축적, 저혈당증, 심각한 뇌부종, 그리고 높은 뇌내압을 일으킨다. 질환은 거의 2~16세 사이에서 일관되게 손상을 일으킨다(5). 라이에 증후군은 건강이 좋지 않은 아이에게서 발생하며 상부 호흡기계에 바이러스성 감염으로 이어진다. 이러한 상태는 특히, B형 인푸르엔자와 수두(대수포성 수두)와 관련 있지만, 흔히 감기 후 진행한다. 라이에 증후군은 바이러스성 질병으로 알려진 미만성 신진대사 상태를 말한다. 정확한 이유는 알려져 있지 않지만, 바이러스성 질병 또는 감염을 치료하기 위해 아이에게 사용하는 아스피린이 원인일 것으로 생각된다. 라이에 증후군에 있어서 혈액 내 암모니아와 산성도 수치는 당 수치가 떨어지는 동안 일반적으로 상승한다. 동시에, 간은 붓고 지방의 축적으로 발전하게 된다. 또한 부종은 뇌에서 발생하며 발작 또는 경련을 일으키고 결국, 뇌사 또는 혼수상태에 이르게 된다.

징후와 증상. 라이에 증후군은 빠르게 진행하며, 결국, 영구적인 간의 손상, 회복할 수 없는 신경적 손상, 혼수상태, 그리고 사망에 이르게 한다. 일반적으로, 징후와 증상은 바이러스성 감염(인푸르엔자, 대수포성 수두, 또는 감기)후 약 1주 후부터 시작된다. 아이가 병을 앓고 회복을 보인 후 훨씬 더 심한 병을 앓게 된다.

이러한 상태는 일반적으로 다섯 단계를 거친다(5):

- 1단계: 몇 일 동안의 회복에 이어 혼수(lethargy), 구토와 간 기능 장애
- 2단계: 과도 호흡, 섬망(delirium), 그리고 기능항진적 반사
- 3단계: 혼수상태, 그리고 기관 피질(organ corties)의 강직
- 4단계: 심부성 혼수 상태, 크고 고정된 동공, 그리고 대뇌 기능의 손실
- 5단계: 발작, 심부 건반사의 손실, 이완(flaccidity), 그리고 호흡 정지

치료

EMS *라이에 증후군을 앓고 있는 아이는 입원과 함께 혈중 당 수치 회복을 위한 집중 치료, 대뇌 부종 조절, 그리고 산 염기 불균형의 조절을 필요로 한다. 약물 치료는 아래와 같다(5):*

- 포도당과 같은 저 혈당을 증가시키기 위한 혈관 내 투약: 혈액의 화학적 수치를 조절하기 위해 나트륨을 포함한 전해질 액, 칼륨, 염소; 그리고 산성을 치료하기 위한 염기성액
- 포도당 대사의 증가를 위한 작은 양의 인슐린
- 뇌부종과 염증을 감소시키기 위한 코르티코스테로이드(덱사메타손[dexamethasone])
- 배뇨를 통한 체액 손실 증진과 뇌부종 감소를 도와주기 위한 이뇨제(만니톨[mannitol])

라이에 증후군이 진행된 단계에 있다면, 치료는 호흡을 돕기 위해 기관내 삽관법(endotracheal intubation)과 기계적인 호흡기를 사용한다. 어떤 경우에서는 두개내압을 감소시키기 위해 수술이 적용된다.

임파관염(Lymphangitis)

임파선은 림프액의 여과기다. **임파관염**은 통로의 원위 부분에 감염의 결과로 발생하는 임파관 통로의 염증이다. 병리적 유기체는 상처를 통해 또는 감염의 합병증으로 직접적으로 임파관에 침범된 것이며, 국소적으로 임파선 방향의 통로를 따라 퍼지게 된다.

징후와 증상. 일단 통로에 세균이 들어가면, 국소적 염증과 연이은 염증이 계속 일어나며 혈관을 따라 육안으로 확인 할 수 있는 붉은 줄무늬 모양이 나타난다. 염증 또는 감염은 근위부의 림프선 방향으로 퍼져간다. 두통, 식욕부진, 열, 떨림, 불안, 그리고 근육통을 호소한다. 이러한 상태는 빠르게 진행되며 특히, 연쇄상구균, 균혈증, 전염성 감염, 그리고 패혈증에 의해 발생된다.

치료

EMS *의사의 진찰을 즉시 받아야 한다; 일반적으로 입원이 필요하다. 가능하다면, 손상된 부위는 감염이 퍼지고, 부종과 통증을 감소시키기 위해 거상과 고정을 시켜야 한다. 뜨겁고 축축한 것으로의 압박은 염증과 통증을 감소시키는데 도움을 준다. 처방된 살균제 와 항생제 약품으로 처치하며 진통제나 항 염증약은 통증 조절과 염증 그리고 부종을 감소하기 위해 사용될 수 있다. 농양은 수술적 제거가 필요하다.*

A 적혈구 겸상형성 경향을 갖은 사람은 증상이 없다. 그러나 높은 온도, 습도, 또는 고지에서 과도하게 운동하는 것은 탈수, 체온 상승, 저산소증, 그리고 산성증을 일으키며, 뇌출혈, 울혈성심마비, 급성 신장폐쇄, 폐동맥색전증, 또는 돌연사를 야기 시킬 수 있다. 탈수가 이러한 상태의 합병증이기 때문에 레슬링 선수는 운동 또는 신체적 활동 전, 중, 그리고 후에 최대한 수분을 섭취하고 카페인을 피한다. 그 밖의 예방법은 휴식 없이 1마일 이상 뛰는 것을 제한하고, 극도로 뜨겁고 습한 날씨에선 활동을 피한다.

실신(SYNCOPE)

Q 결승선을 지난 후 마라톤 선수가 갑자기 쓰러져 의식이 없다. 이러한 갑작스런 의식 불명을 무엇이라 설명 할 수 있는가? 이러한 상태를 어떻게 처치해야 할 것인가?

실신은 갑작스럽고 건강한 사람에게서 흔히 일어날 수 있는 "기절(fainting)"로서 설명되는 일시적인 의식의 상실(LOC)이며, 발작, 혼수상태, 쇼크, 또는 변화된 의식의 또 다른 상태와는 관계가 없다. **약한 실신**(Near Syncope)은 급격한 의식의 상실(LOC) 또는 약화감이다. 실신보다 더욱 흔히 나타나며, 환자가 사건을 보다 잘 기억할 수 있기 때문에 의사에게 보다 나은 정보를 제공한다(6). 실신과 관계된 문제는 이미 받은 신체검사(PPE)에 대한 의학적 과거력의 한 부분이다. 실신에 대한 과거력이 있다면, 운동선수는 보다 정밀한 신체적인 검사를 받아야 한다. 실신과 약한 실신에 대한 다섯 가지 주요 원인이 있다(**글상자 19.4**). 실신의 가장 흔한 원인은 신경 심장성, 혈관 미주 신경성, 혈관운동 억제성, 또는 반사적 개입 실신이라 불리는 신경성 개입 실신(NMS) 등이다. 모든 연령에서 발생할 수 있지만, 아이와 젊은 성인에게서 더욱 흔하게 나타난다. 혈압이 갑자기 떨어져 뇌에 혈액 순환을 감소시켜 의식의 상실(LOC)를 일으킨다. 그 밖의 원인은 열병(열실신), 탈수증, 감정적 스트레스, 불규칙한 심장 리듬, 그리고 혈액 용량 또는 혈액 분배의 변화이다. 실신은 심장성, 신경성, 정신성, 물질대사성, 그리고 다양한 폐 장애로부터 일어날 수 있다(7).

징후와 증상. 전형적인 신경성 개입 실신(NMS)은 서 있는 동안 발생하며, 휴식 없음, 창백함, 약화, 한숨쉬는 것, 하품하는 것, 발한, 그리고 구토를 포함한 전구증에 의해 흔히 먼저 나타난다. 이 같은 증상은 가벼운 두통, 흐려진 시야, 허탈, 그리고 의식의 상실(LOC)에 의해 나타난다. 경우에 따라, 경미한 간대성 발작이 발생하지만, 그 외 증후는 나타나지 않으며 발작의 진행은 일어나지 않는다. 그 밖의 증후와 증상은 현기증, 심한 발한, 손 또는 발의 지각이상, 그리고 양쪽 또는 한쪽 가슴의 통증 등이다(8). 실신의 몇몇 형태는 심각한 장애를 암시한다:

- 운동으로 인해 발생한 실신
- 심계항진 또는 심장의 불규칙성과 관련된 실신
- 재발성 실신 또는 돌연사의 가족력과 관련된 실신

치료. 신경성 개입 실신은 사건과 관련된 자극을 피하기 위해 흔히 반응하는 것이다. 실신이 발생한다면, 초기 관리는 개인의 생체징후(혈압, 맥박, 그리고 호흡)를 평가한다.

➤ ➤ 글상자 19.4

실신과 약한 실신의 원인

- **심장과 순환계의 원인**
  1. 심장 기능 억제성(서맥, 항진된 부교감 신경), 신경심장 유전성(혈관 미주 신경), 혈관 확장 인자(감소된 혈관계 저항): 감수성이 예민한 사람은 스트레스성 상황에 놓일 때 발생한다.
  2. 기립성 저혈압: 혈압의 하강은 기립자세를 취할 때 발생한다.
  3. 박출(outflow) 폐쇄: 대동맥판 협착증, 승모판 협착증, 폐동맥 협착증, 쇄골하 스틸 증후군(subclavian steal syndrome), 또는 기계적 판막 기능 부전으로 발생. 이와 같은 사람은 과로로 인한 실신이 나타난다.
  4. 심근 허혈 및 경색.
  5. 부정맥.
  6. 경동맥동 과민성: 실신은 목이 꽉 조이는 것을 입거나 벗을 때, 발생한다.
- **대사적 원인**
  1. 선천성 심장 질환에 의한 문합(shunting)으로 발생한 저산소증.
  2. 과도 호흡: 결국 대뇌 혈관 수축을 일으킨다.
  3. 과혈당증.
  4. 알코올 중독 또는 그 밖의 약.
- 신경학적 원인
  1. 편두통: 어린이에게서 이차적으로 가장 흔한 원인. 의식 손실이 두통으로 인해 나타난다.
  2. 급발작.
  3. 지주막하 출혈로써 나타날 수 있는 두개내압의 갑작스런 상승.
- 반사성 실신은 우측 청각 충전의 손상과 대뇌반구 저환류(hypoperfusion)가 원인이 된다.
- 기타(기침 실신, 정신 발달, 심한 내장 또는 인대의 통증, 어지러움증).

안전한 곳에 위치시키고, 누운 자세를 취하게 한다. 수분 내 의식 회복이 없거나 호흡 또는 심장 손상 징후가 나타난다면, 응급 의료 서비스(EMS)를 즉시 적용한다. 운동으로 인한 실신이 재발하였다면, 심각한 의학적 상태를 나타내는 증후이기 때문에 심계항진 또는 심장 불규칙성 또는 실신의 가족력 등 의학적 평가를 시행해야 한다. 심각한 실신일 경우라면, 베타 차단제, 심장 보조 조절기, 항 억제제를 권유한다; 그러나 성공률은 낮다.

A 마라톤 선수들은 탈수 또는 열병의 결과로 실신을 경험한 적이 있다. 선수는 안전한 장소로 옮기고 생체징후를 측정하며 관찰한다. 선수가 수분 내 의식 회복이 없다면, 응급의료 서비스(EMS)를 실시해야 한다.

쇼크(SHOCK)

Q 야구 선수가 몸을 날려 날아가는 공을 잡으려다 오른쪽 견관절이 탈구가 되었다. 탈구를 고정하고 응급 의료 서비스(EMS)가 도착할 때까지 기다린다. 이 같은 외상 손상의 결과로 일어날 수 있는 합병증은 무엇인가? 응급 의료 서비스(EMS)가 도착할 때까지 기다리는 동안 운동선수 트레이너가 해야하는 그 밖의 처치는 무엇이 있는가?

쇼크는 심장이 생체 기관에 충분한 산소를 공급할 수 있도록 혈액 순환을 위해 적절한 압력을 줄 수 없을 때 발생한다. 이 같은 상태는 적절한 펌프의 실패, 혈액 손실로 인한 손상된 심장 때문이며, 탈수증으로 인한 낮은 혈액용량, 또는 혈관 확장증 때문에 생체 부위에서 벗어난 커진 혈관에 혈액이 고이는 등의 상태이다(**그림** 19.2). 그 결과 세포 수준에서 산소와 영양분이 부족하게 된다. 심장은 빠르게 뛰지만, 감소된 용량 때문에 맥박수는 약해지고 혈압은 떨어진다(저혈압). 빠르고 약한 맥박은 쇼크의 가장 두드러진 징후이다. 상태가 악화됨에 따라, 호흡은 빠르고 얕아지게 된다. 발한은 심해진다. 생체액은 약화된 모세혈관을 통해 흐르고, 이것이 훨씬 더 순환에 좋지 않은 스트레스를 야기 시킨다. 조치가 이루어지지 않는다면, 순환적 약화가 무의식과 사망을 일으킬 수 있다.

손상으로 발생한 쇼크는 심한 통증, 출혈, 골절이 척수 또는 복부, 흉부 등을 포함하지만, 최소의 손상으로도 어느 정도는 발생할 수 있다. 쇼크의 정도는 연령, 신체적 상태, 통

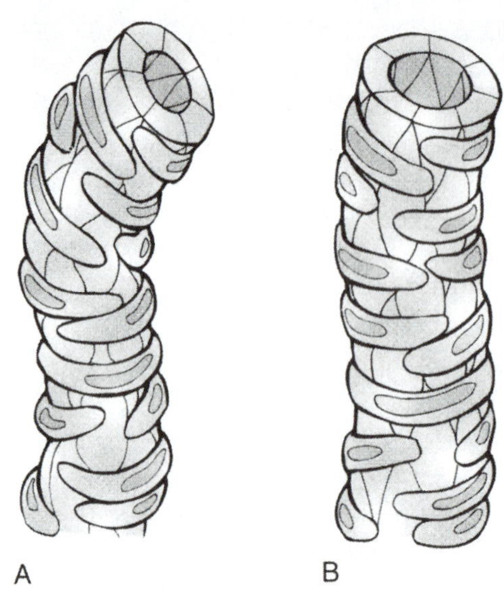

➤ 그림 19.2. **쇼크.** 세동맥 혈관 단면적은 규칙적으로 말초 혈류의 수축 또는 이완으로 평활근의 순환 층에 의해 조절된다(A). 혈관은 쇼크 시 확장된다. 이 활동은 혈관상의 크기를 증가시키고 혈류 저항을 감소시키며 결국, 보다 큰 혈관에 혈액 저류(pooling)를 일으키고, 뇌와 생체기관에서 요구되는 산소의 이동을 방해하게 된다. 결과적으로, 심박수는 증가하고 특징적으로 빠르게 뛰며 쇼크의 첫 번째 징후인 약한 맥박을 보인다.

증의 내성, 피로, 탈수; 다른 질환의 여부, 극심한 추위 또는 열에 노출, 또는 손상된 부위를 잘못 조절해 움직이는 등에 따라 결정된다. 쇼크의 형태는 아나필락성(anaphylatic), 심장성, 대사성, 신경성, 호흡성, 정신성, 그리고 패혈성, 저용량성(hypovolemic) 등이 있다(**글상자 19.5**).

징후와 증상. 쇼크의 증후와 증상은 여러 번 걸쳐 진행된다(**글상자** 19.6). 초기에는 불편하거나 피곤한 느낌이 있고, 호흡이 증가하게 되며 약화된 심박수가 증가한다. 피부는 창백하고 차게 변하며 심한 발한이 일반적으로 나타난다. 입술, 조모(nail beds), 그리고 입 점막은 청색증이 나타난다. 갈증, 약화, 구역질, 그리고 구토가 심해진다. 후기 단계에서 빠르고, 약한 맥박 그리고 힘들며 약한 호흡은 혈압을 감소시키고, 의식 불명의 위험성을 일으킨다.

치료

EMS *쇼크의 관리는 응급 의료 서비스(EMS)적용, 기도 확보를 유지, 출혈 조절, 골절에 부목 적용, 그리고 체온 유지 등을 포함한다. 머리 또는 목의 손상이 확실하다면, 발과 다리는 8~12인치정도 거상 시켜야 한다. 생체징후는 매 5분마다 확인하고 기록한다.* ***실전 전략 19.1**은 쇼크의 응급 관리를 정리하였다.*

➤➤ 글상자 19.5

쇼크의 형태와 원인

혈액량감퇴증 (Hypovolemic)	과도한 혈액과 액 손실로 전체 신체 기관에 부적절한 산소 공급과 순환을 일으킨다. 유발 원인은 출혈, 탈수증, 다발성 외상, 그리고 심한 화상 등이다.
호흡기 (Respiratory)	부적절한 호흡으로 혈액에 산소가 불충분하다. 유발 원인은 호흡기계를 조절하는 척수신경의 손상, 기도 폐쇄, 또는 기흉증(pneumothorax), 혈흉증(hemothorax), 또는 관통된 폐에서와 같은 가슴 외상 등이다.
신경성 (Neurogenic)	말초 혈관 확장과 불충분한 혈액 용적이 생체 기관에 산소를 공급할 수 없을 때 발생한다. 이것은 척추나 두부 손상으로 혈관계 조절 신경이 손상될 때, 혈관 통합성(integrity)이 변화하여 발생한다.
정신성 (Psychogenic)	혈관의 일시적인 확장에 따라 복부에서 혈액 저류로 두부에서 혈액이 배출되게 된다. 흔히 혈액 측면에서의 실신이 나타난다.
심장성 (Cardiogenic)	심근이 시스템을 통해 혈액 펌프의 충분한 압이 더 이상 지속적일 수 없을 때 발생한다. 유발 원인은 심장의 손상 또는 이미 손상된 심장이다.
대사성 (Metabolic)	체액의 심각한 손실로 인한 생화학적 균형을 변화시키는 치료되지 않은 질병 때문이다. 유발 원인은 인슐린 쇼크, 당뇨성 혼수상태, 구토, 또는 설사 등이다.
폐혈성 (Septic)	작은 혈관 벽에 침투한 독소에 의한 세균, 감염 등의 심각한 원인으로 혈관 확장을 일으키며 결국 혈압을 감소시킨다.
아나필락시성 (Anaphylatic)	음식물 섭취, 흡기, 또는 음식으로부터 주입, 약, 또는 벌레 물림과 같은 외부 단백질로 인한 신체의 심각한 알러지 반응으로 나타난다.

A 관절 탈구는 쇼크를 일으킬 수 있다. 탈구된 견관절을 고정한 후, 생체 징후를 확인하고, 쇼크의 위험을 최소화하기 위해 따뜻하게 하며 체온을 유지시킨다. 의사에게 즉시 진찰을 받아야 한다.

혈압 장애 (BLOOD PRESSURE DISORDERS)

Q 참가 전 검사 시, 풋볼 선수는 150/90 mmHg 혈압이 있었다. 선수 트레이너가 이 측정치에 대해 주의해야 하는가? 운동 참가 여부에 대해 이 같은 혈압이 암시하는 것은 무엇인가?

➤➤ 글상자 19.6

쇼크의 증후와 증상

- 불안함, 흥분, 두려움, 또는 혼미(disorientation)
- 한기, 차고 축축한 피부
- 심한 발한
- 극도의 갈증
- 눈은 확장된 동공으로 인해 둔하며 쳐짐
- 피부는 초기 석회 같지만, 후에 청색증이 나타남
- 구역질 그리고/또는 구토
- 얕고 불규칙한 호흡이지만, 힘겹고 빠르며 또는 헐떡거림
- 현기증
- 맥박은 빠르고 약함

혈압은 동맥벽에 가해지는 단위당 힘이며 일반적으로 대동맥으로 간주한다. 이것은 두 가지 요인으로 나타난다. 심장혈액 박출량과 전체 말초조직의 저항이다. 심장혈액 박출량은 심박수, 심근의 수축성(수축력), 혈액 용량, 그리고 정맥의 회귀에 의해 결정된다. 가장 중요한 생체징후의 하나로 혈압은 순환 시스템의 효율성을 반영한 것이다. 혈압은 개인마다 다양하지만, 정상 혈압은 수축기 혈압(SBP) 120 mmHg와 확장기 혈압(DBP) 80mmHg이다. **수축기 혈압**은 좌심실의 수축과 대동맥으로 혈액이 분출할 때 측정한다. 심박사이 대동맥에 잔존한 압력이 존재하는 **확장기 혈압**은 건강한 성인에게 있어 평균 70~80mmHg이다. 혈압은 성별, 몸무게, 종족, 생활습관, 그리고 식사에 의해 영향을 받으며, 개인의 건강 수준과 하루 중 어느 때인가에 따라 다양하게 변할 수 있다. 비교적 신체적으로 건강한 사람은 혈압이 70~90mmHg이다. 혈압은 혈압계와 청진기로 상환 동맥에서 측정한다; 실전 전략 2.1에 논의하였다.

심장혈액 박출량 또는 말초적 저항에서의 변화는 혈압의 증가와 감소를 나타낸다. **고혈압**은 수축기 혈압 140mmHg 이상이거나 확장기 혈압 90mmHg 이상 지속적으로 상승되었을 때를 말한다. **저혈압**은 수축기 혈압의 정상 기준치보다 20mmHg로 또는 그 이상 떨어지는 것이 특징적이다.

고혈압(Hypertension)

고혈압은 미국에서 약 5천만 그리고 전 세계적으로는 약 10억 정도의 사람에게서 나타나고 있다(9). 높은 혈압(BP)

실전 전략 19.1 쇼크 관리

- 즉시 응급 의료 서비스를 실시한다. 열린 기도를 유지하며 안정되게 한다. 주된 출혈을 조절하며 생체징후를 확인한다.
- 두부 또는 경부 손상, 또는 다리 골절 의심이 없다면, 8~12인치 정도 발과 다리를 거상시킨다. 호흡이 어렵다면, 옆으로 누운 자세로 두부와 견부를 거상시켜 더욱 편하게 한다. 두부 손상으로 뇌의 압력을 감소시키기 위해 두부와 견부를 거상 시킨다. 다리는 약 간 거상시킨다. 경부 손상이 의심된다면, 평평하게 눕혀 유지한다.
- 구토나 무의식 상태라면, 이물질로 인한 기도 폐쇄를 피하기 위해 옆으로 눕게한다. 그리고 입에서 이물질을 제거한다.
- 골절이 있을 때 부목을 댄다. 이것은 지혈로 쇼크를 감소시키며 통증 완화를 돕는다. 다리에 골절이 있다면, 골절에 부목을 대고 그 상태로 유지한다. 정확히 고정한 후에만 다리를 들어 올린다.
- 따뜻한 곳으로 옮긴다. 따뜻하게 유지하여 체온을 유지시키지만 과온은 피한다. 가능하다면, 젖은 옷을 벗기고 담요로 덮어준다. 조용하고 편안하게 유지한다. 거칠거나 과도하게 다루는 것을 피한다.
- 입에 어떠한 것도 주어선 안되며, 수술의 경우에서는 가능하다.
- 앰블란스가 도착하기 전까지 매 2~5분 마다 생체징후를 확인한다.

은 심근경색, 심기능 부전, 뇌졸중, 그리고 신장질환이 될 가능성이 크다. 40~70세 사이에서, 수축기 혈압 20mmHg나 확장기 혈압 10mmHg가 각각 증가하는 것은 전체 혈압이 75/115~115/185mmHg 범위로 심혈관 질환의 위험성이 두 배로 증가하는 것이다(9). 여러 요인들이 고혈압으로 진행되는 위험요소들이다(**표 19.1**). 초기 발생은 흔히 20~50세 사이에서 나타난다. 고혈압은 다양한 물질(**글상자 19.7**)에 의해 발생되며 전 고혈압 단계와 두 가지 주요 단계로 분류한다(**표 19.2**). 이같은 범주는 항 고혈압제를 복용하지 않고, 급성 질병이 없는 성인 18세에서 노인에게 적용될 수 있다. 수축기와 확장기 압이 특별한 범주로 떨어졌을 때, 보다 높은 범주는 운동 선수의 혈압 상태로 분류되고 있다. 아이와 청년기의 보다 자세한 기준은 표 2.2에서 언급하였다.

➤ *고혈압의 범주(Categories of Hypertension)*

분류는 두 번 또는 그 이상 표시된 혈압을 읽어 정확히 측정한 값을 기준으로 한다. 과거 기준치와 비교하는데 있어, 고혈압으로 진행 될 위험에 처한 환자를 확인하기 위한 전 고혈압 범주로 설계된 새로운 기준치 분류를 확인해야 한다. 80/130~89/139mmHg의 혈압 범위를 갖고 있는 사람은 낮은 수치와 마찬가지로 고혈압으로 발전 될 위험성이 두 배이다(9). 고혈압은 두 가지 범주가 있다. 일차적, 또는 기본적인 고혈압은 만성적이고, 심장, 뇌, 신장, 그리고 눈에 침범된 불확실한 원인으로 점진적인 장애이며, 유병율과 사망률의 증가와 관계 있다. 이러한 상태는 약, 식이요법, 그리고 운동을 통해 성공적으로 치료할 수 있다. 이차적 고혈압은 원인을 확인할 수 있으며, 만성 신장 질환, 신장혈관 질환, **협착증**(동맥의 수축 또는 협착), 그리고 그 밖의 상태와 관련되어 있다. 이차적 고혈압은 일단 발병 원인이 확인된다면, 조절할 수 있다.

표 19.1 고혈압으로 진행되는 위험 요소

위험 요소	원인
나이	세동맥의 신장력 손실과 혈압이 나이에 따라 증가한다. 고혈압의 높은 발명 연령은 60세 이후이다.
당뇨성	당뇨로 발생하는 것은 복부비만으로 증진된 인슐린 저항 때문이다.
유전성	여성(〈65)과 남성(〈55)에서 고혈압의 가족력과 심장 질환의 높은 발병률을 일으킨다.
높은 혈액 지질	높은 혈액 지질은 아테롬성 동맥 경화증과 고혈압, 그리고 높은 지방 섭취가 고혈압에 원인이 된다.
비만	과도한 체지방, 특히 복부 지방은 고혈압과 밀접한 관계가 있다.
종족	종족과 인종 그룹사이에서 차이가 있지만, 아프리카 아메리카에서의 발병율이 세계에서 가장 높다.
성	남성 그리고 폐경기 후 여성에게서 높게 발병한다.
흡연	흡연은 혈압의 증가로 인해 심장의 과도 부하를 증가시키게 한다.

➤➤ 글상자 19.7

고혈압의 원인

- 처방된 약
- 경구 피임약
- 아나볼릭성 스테로이드
- 암페타민(amphetamine)
- 만성적 알코올 섭취
- 교감신경 흥분성 아민(amine)이 포함된 코의 충혈 제거제
- 몇몇 비스테로이드성 항 염증약
- 수면 무 호흡
- 만성적 신장 질환
- 신장 혈관 질환
- 대동맥 협착증
- 갑상선 또는 부갑상선 질환

➤ *스포츠와 신체적 활동의 참가확인(Sport and Physical activity Participation Clearance)*

경미하거나 중등도 고혈압이 있는 사람은 의사에 의해 치료될 때까지 경쟁적인 스포츠와 신체적 활동에 참가하지 말아야 한다. 혈압이 잘 조절되고 기관 손상이나 심장 질환이 없다면 활동에 참여할 수 있다. 혈압은 선수 트레이너에 의해 1주에 한 번 그리고 의사에게 2~4개월에 한 번씩은 재체크해야 한다. 고혈압 2단계에 있는 사람의 신체적 활동은 고혈압이 잘 조절될 때까지 높은 정적 구성요소(레슬링, 체조, 역도, 암벽등반, 그리고 노젓기)인 스포츠에서 특히 제한해야 한다.

➤ *고혈압 관리(Management of Hypertension)*

고혈압 치료는 두 가지로 이루어져 있다: 수축기와 확장기 혈압의 감소, 그리고 장기간의 합병증을 예방한다. 90/140mmHg 이하의 목표 혈압은 심혈관 합병증의 감소와 관계 있다. 당뇨 또는 신장 질환을 앓고 있는 고혈압성 환자의 목표 혈압은 80/130mmHg 이하이다(9). 비약학적 치료는 생활방식의 변화와 유산소 운동으로 한다. 약학적 치료는 항고혈압제를 투여한다.

생활방식의 변화. 고혈압은 심혈관 질환의 위험에 심각한 영향을 주기 때문에 고혈압을 앓고 있는 사람은 운동 프로그램과 함께 생활방식의 변화를 세우도록 한다. 이 같은 단계는 아래와 같은 조치를 필요로 한다(9,10):

- 과체중 또는 비만이라면 체중을 줄이는 것.
- 활기차게 걷기(일주일 내내, 매일 적어도 30분)와 같은 규칙적인 유산소 신체 활동에 참여하는 것.
- 대부분의 남성은 매일 2잔(에탄올의 <1 OZ/day[맥주 24 OZ, 와인 10 OZ, 80%의 위스키 3 OZ]) 그리고 여성과 마른 체중의 사람은 매일 1잔 이상 마시지않게 술 섭취를 제한하는 것.
- 매일 <100mmol (나트륨<2.4g 또는 나트륨 염화물 6g)의 나트륨 섭취를 감소하는 것.
- 과일, 채소를 충분히 섭취하고 저지방 음식을 먹는 것.
- 적절한 칼륨, 칼슘, 그리고 마그네슘 섭취를 유지하는 것.
- 금연하는 것.

식이요법은 전체 열량의 30%를 초과하지 않는 지방이 흡수된 음식을 섭취하고 칼륨, 칼슘, 그리고 마그네슘 섭취를 증가한다. 고혈압이 심각한 경우에서는 나트륨과 알코올은 더욱 신중히 제한하며 체중감소, 그리고 그 밖의 심혈관 위험 요소를 감소시키기 위해 프로그램에서 구체화시켜야 한다.

표 19.2 성인 18세 또는 노인의 혈압(BP) 분류

혈압 분류	수축기 혈압 mmHg*		확장기 혈압 mmHg*	생활 양식의 수정
정상	<120	그리고	<80	권장
전고혈압	120 -139	또는	80-89	예
1단계 고혈압	140 -159	또는	90-99	예
2단계 고혈압	≥160	또는	≥100	예

*치료는 최대 높은 혈압 분류에 따라 결정된다.
기준은 높은 혈압의 예방, 검사, 평가, 그리고 치료에 대한 연합 국제 협회의 6차 보고에서 근거하였다. JAMA2003;289(19):2560-2572

운동 프로그램. 유산소 운동은 고혈압을 앓고 있는 사람에게서 수축기 혈압 평균 4~9mmHg이고, 확장기 혈압 평균 6mmHg의 낮은 안정상태를 보이고 있지만, 특별한 기전은 아직 알려져 있지 않다(9,11). 의미있는 영향을 주는 요소는 아래와 같다:

- 말초적 저항과 혈액 흐름을 줄이는 교감신경계의 감소된 활동
- 신장에 의한 나트륨의 감소를 촉진시키는 변화된 신장의 기능, 이어지는 액 용량과 혈압의 감소
- 체지방의 감소
- 운동과 함께하는 담배와 알코올 섭취의 감소
- 운동 시 긴장완화의 증가.

최대 심박동수(MHR)의 55~70%로 30분의 유산소 운동을 매주 5~6회 정도로 권장한다. 노인이나 건강이 좋지 않은 사람은 55~60%의 최대 심박동수로 시작하고 건강한 사람은 65~70%의 최대 심박동수로 시작한다(12). (제 2장에서 최대 심박동수의 측정 정보를 제공하였다.) 중등도 상태로 매일 걷는 것은 유산소 운동으로 좋은 방법이다. 등척성 운동과 무거운 저항 훈련은 고혈압성 사람에게는 피해야 한다. **실전 전략** 19.2에서 고혈압인 사람을 위한 운동 프로그램을 제공하였다.

약학적 투약. 생활 방식의 변화, 식사, 신체적 활동으로 고혈압 조절이 실패되었을 때 이뇨제와 항 고혈압제를 처방한다. 대부분의 환자는 목표하는 혈압을 얻기 위해 두개 또는 그 이상의 항 고혈압성 제재를 필요로 한다. 티아신성(thiazide) 이뇨제는 일반적인 환자의 초기 치료 시 사용되고, 항 고혈압성 효과의 증진으로 혈압 조절을 얻기 위해 이용할 수 있으며 그 밖의 항고혈압성 제재보다 더욱 유용하다. 이뇨제는 액 손실의 증가로 혈압을 낮춘다. 그러나, 몇몇 이뇨제는 칼륨의 손실을 야기 시킬 수 있다. 이러한 이유로 사람들은 약화(특히 하지), 알 수 없는 혼몽, 또는 타진동 감각, 불규칙한 심박동, 경련, 그리고 갈증과 배뇨를 포함한 칼륨의 불균형 증후 등을 인식하게 된다. 칼슘 통로 억제제와 혈관 확장 전환 효소 억제제와 같은 또 다른 항 고혈압제는 환자 상태를 관리하는데 사용된다(9,13). 혈관 확장 전환 효소 억제제는 운동과 함께 부정적인 상호작용을 적게 하는 약학적 개입이다; 그러나 운동으로 야기된 기관지 경련 또는 임산부에게는 적합하지 않다. 운동 중 칼슘 통로 억제제를 섭취하는 것은 기립성 문제를 일으키지만, 모든 운동 활동 후 진정을 통하여 예방할 수 있다.

저혈압(Hypotension)

동맥 혈압이 정상보다 낮을 때 부족한 혈액이 심장, 뇌, 그리고 또 다른 생체기관으로 순환하게 되며 결국 신체 기능은 떨어지게 된다. 저혈압 또는 낮은 혈압은 수축기 혈압에서 20mmHg 또는 그 이상 감소한 것을 말한다. 이것은 쇼크, 급성 출혈, 탈수증, 그리고 **기립성** 또는 **자세적 저혈압**(누운 상태에서 기립자세로 움직이는 것과 같은 신체적 자세의 갑작스런 변화로 발생) 또는 고혈압에 대한 지나친 치료 등을 포함한 다양한 요인으로 발생할 수 있다(**글상자** 19.8). 기립성 저혈압은 흔히 나타난다. 노인들의 약 반 정도에서 발생하며 어지러워 쓰러지게 된다(14). 그러나, 치료는 증상이 사라지면 필요치 않다. 의료적 접근이 요구되는 증상은 시야가 침침하거나 손실, 가벼운 두통, 현기증, 과도호흡, 감소된 청력, 창

실전 전략 19.2 고혈압 운동 프로그램

- 운동 프로그램 시작 전 신체 검사를 한다.
- 약을 복용했다면, 약이 운동 프로그램으로 부정적인 상호작용이 없는지 확인한다.
- 초기 유산소 운동을 매주 3~4번 정도(걷기, 조깅, 싸이클링, 수영)하고, 점차적으로 최대 심박수의 55~70% 비율로 매주 5~6번 정도 실시한다.
- 본 운동 전 5분의 준비운동을 시작하고, 다음 본 운동 25~30분, 그리고 5분의 마무리 운동으로 끝낸다.
- 견딜 수 있는 정도에 따라, 프로그램의 강도를 점차적으로 증가한다.
- 큰 저항을 이용한 운동 또는 등척성 운동은 실시하지 않는다.

가슴과 턱 또는 팔에 통증을 느끼거나, 현기증 또는 호흡이 평상 시와 달리 짧아 진다면, 즉시 운동을 멈춘다.

➤➤ 글상자 19.8

저혈압의 비신경학적 원인

- 스트레스나 외상 반응으로써의 쇼크
- 출혈, 화상
- 당뇨병
- 알레르기성 약 부작용
- 탈수증
- 저염도의 식사
- 설사
- 열(뜨거운 환경, 뜨거운 목욕이나 샤워, 발열)
- 약의 독성(알코올, 마취제, 이뇨제, 진통제, 혈관 확장제)
- 고혈압의 과치료(이뇨제, 항 고혈압제, 혈관 확장제)
- 기립 또는 자세적 저혈압(신체 자세의 갑작스런 변화 특히, 아침에 일어날 때)
- 무거운 것을 들어올리는 것, 그리고 방뇨, 배변 시 복압
- 혈관 미주 신경성 실신(기절)

백함, 구토, 그리고 약화 등이다(15). 몇몇 약(혈관확장제와 항 하강제)이 기립성 저혈압을 일으킨다. 만일 그렇다면, 의사는 약을 바꾸거나 적절한 조치를 취해야 한다. 신체적으로 활동하는 사람은 저혈압에 신경 쓸 필요가 없다. 일반적으로, 문제가 없다면 낮은 혈압이 더 낫다. 그러나, 나이든 운동 선수는 무거운 저항 운동 수행 전에 의사에게 체크를 받아야 한다. 기립성 저혈압의 영향을 줄이기 위해 취할 수 있는 비약학적 단계는 **글상자** 19.9에서 볼 수 있다.

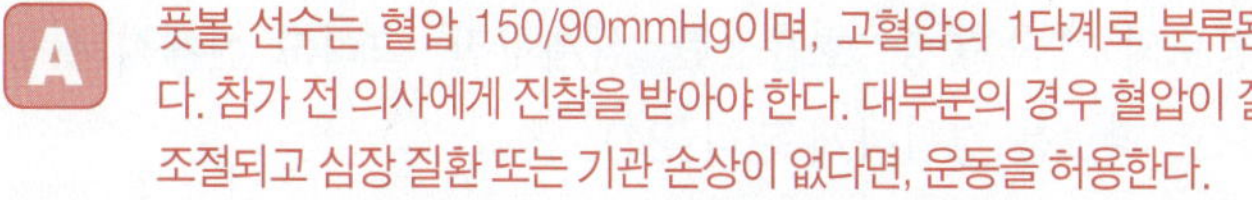

A 풋볼 선수는 혈압 150/90mmHg이며, 고혈압의 1단계로 분류된다. 참가 전 의사에게 진찰을 받아야 한다. 대부분의 경우 혈압이 잘 조절되고 심장 질환 또는 기관 손상이 없다면, 운동을 허용한다.

➤➤ 글상자 19.9

기립성 저혈압의 비약리학적 치료

- 금기:
  - 장시간 서 있는 상태
  - 심한 운동
  - 알코올
  - 뜨거운 환경, 그리고 뜨거운 목욕이나 샤워
- 특히 아침에 일어날 때, 천천히 자세를 주의하여 변화시킴
- 소식(small meals)하기
- 오후에 신체 활동 계획을 세움
- 소금과 액 섭취를 증가

돌연사 (SUDDEN CARDIAC DEATH)

Q 신체적 활동 시 돌연사의 위험이 있는 사람은? 대부분의 심장성 돌연사는 언제 발생하는가? 심장성 돌연사의 예방을 촉진시키는 요인들은 무엇인가?

신체적 활동과 스포츠에 참여하는 것은 개인의 신체적, 정신적, 그리고 사회적 건강에 긍정적인 효과로 받아들여지고 있다. 그러나 어떤 스포츠의 참여는 손상의 유전적 위험을 갖고 있다. 참가 전 검사가 손상에 대한 운동선수의 상태를 확인하는 것이다. 그러나 최상의 참가 전 검사를 했음에도 불구하고 어떤 경우에서는 찾아낼 수 없다. 심장성 돌연사는 “고요한 살인자” 라고 하며, 정상적인 임상적 건강 상태와는 달리 6시간 내 갑작스런 심장의 정지로 죽는 것을 의미한다(16).

병역학(Epidemiology)

신체적 활동 시 심장성 돌연사가 나타나는 이유는 확실치 않다. 180,000명의 고등학생 운동선수 중 1명이 돌연사를 일으킨다고 보고하고 있다. 남자가 여성보다 5배 비율로 사망이 보고되고 있으며, 그 중 가장 높은 수치는 농구와 풋볼 선수에게서 나타났다(16). 여자 운동선수의 낮은 발병률에 대한 이유는 불확실하다. 그러나, 몇몇 연구자들은 아래와 같이 가정하고 있다(17-19):

- 여성의 낮은 스포츠 참여도.
- 몸 전체를 보호하는 장비(풋볼, 하키)가 요구되는 높은 강도의 스포츠에 낮은 참여.
- 요구되는 훈련에 심장성 적응에 관한 성별의 차이.
- 여성은 훨씬 작은 심장을 갖고 있다.

흔히 심장성 돌연사는 신체적 활동으로 경감시킬 수 있으며, 심혈관 상태에 따라 발생한다; 가장 일반적인 질환은 비대성 심근병(hypertrophic cardiomyopathy)이다. 비심장성 원인은 심장 진탕증(commotio cordis), 열사병, 폐의 합병증, 그리고 약의 남용 등이 있다(17). 개인의 나이는 심장성 돌연사의 발병에 대한 근본적인 생리적 병리를 나타낸다. 선천성 비정상 심장은 30세 이하의 개인에게서 심장성 돌연사

가 가장 광범위하게 나타나며, 반면, 아테롬성(atherosclerotic) 관상 동맥 질환은 질환의 80% 정도가 35세 이상의 개인에게서 발생한다(20).

돌연사의 심장성 원인(Cardiac Causes of Sudden Cardiac Death)

비정상적인 심장은 가장 흔한 비대성 심근병으로 30세 이하의 운동선수에게서 심장성 돌연사의 가장 직접적인 원인이 된다. 심장과 관련된 또 다른 보고된 원인은 심장의 응어리, 승모판 탈출증, 후천성 판상 심장 질환, 비정상적인 관상 동맥, 파열된 대동맥 동맥류(말판 증후군으로 내재성 대동맥 약화), 그리고 부정맥성 우심방 이형성증 등이 있다. 돌연사를 일으키는 그 밖의 흔치 않은 심장의 상태는 결국, 치사적 심장 리듬의 문제인 비정상적인 심장 전도 시스템이다(**글상자 19.10**).

➤ *비대성 심근증(Hypertrophic Cardiomyopathy)*

좌심실 벽이 비정상적으로 두꺼워지는 특징의 **비대성 심근증**(HCM)은 20세 이전에 진행하며, 신체적 활동으로 돌연사를 일으킨다. 전형적인 비대성 심근증은 일반 신체 검사로 찾아낼 수 없다. 정의에 따르면, HCM은 비대의 유무 정도를 나타내는 시스템 질환이며, 또는 그 밖의 심장 능력의 부재로 비대화되고, 비확장된 좌심실을 말한다. 정상적인 좌심실은 약 1cm 두께이다. 일반적으로 HCM에서 벽은 2~4cm 범위의 두께이며 15cm이상 크게 두꺼워 질 수 있다(21). 이 같은 비정상적인 두께가 전기적 문제와 심실세동과 치사리듬을 포함한 비정상적 리듬을 일으키게 한다. 비대성 심근증은 젊은 성인 인구의 약 0.2% 정도에서 발병하며 유전적이다(22). 이러한 상태는 소아기와 청년기에서 나타나며, 신체적인 성숙 시기에 따라 전체적으로 진행하게 된다. 어린 청년기에서 비로소 나타나는 심장 기능장애의 증상은 결국, 손상된 심실을 부풀게 한다. 결과적으로, **부정맥**(불규칙한 심박) 또는 신체적 활동 시 실신을 일으키는 혈류 폐색의 시기가 된다. 신체 검사는 심장성 과거력과 심장 검사("참가 전 심혈관 검진")를 해야 한다. 개인은 증후와 증상을 보이지 않고 운동이나 스포츠에 몇 년 동안 참여할 수 있다. 불행히도, HCM은 일반 신체 검사로 확인할 수 없다.

EMS *실신, 현기증, 또는 운동 중, 후에 심한 피로와 같은 전구 증상(질환의 초기 증상)을 호소하는 운동선수는 의사나 심장 전문의에게 진찰을 받아야 한다.*

➤ *승모판 탈출증(Mitral Valve Prolapse)*

승모판 탈출증(MVP)은 돌연사의 흔한 원인은 아니지만, 전 연령에 걸쳐 인구의 2~5% 정도에서 영향을 준다(23). 승모판 탈출증은 승모판 소엽이 하나 또는 두 개가 불필요하게 발견되는 조직 상태이다. 심실 수축 시, 승모판의 불필요한 조직 부위가 정상적 한계를 넘어 밀게 되고, 결과적으로, 비정상적인 소리를 내게 한다. 이 소리는 혈액이 좌심방으로 승모판을 거쳐 역류된 것으로 수축기 잡음으로 나타내게 되는 것이다. 특징적인 소리 때문에 이러한 상태를 "딸깍 잡음 증후군"이라고 말한다. 흔히 MVP을 앓고 있는 사람은 어느 정도의 가슴 통증, 호흡곤란, 심계항진, 그리고 신체적 활동으로 피로를 경험하게 된다(24).

➤ *심근염(Myocarditis)*

심근염은 박테리아나 바이러스 감염으로 일어날 수 있는 심장의 근육성 벽의 염증 상태이다. 이 같은 상태는 심근 속으로 염증성 세포가 침투된 것이 특징적이며, 좌심실이 비정상적으로 커지게 된다. 인접 근세포의 퇴행 또는 사망을 야기 시킬 때, 발생하는 심장성 돌연사인 심근의 염증성 변화는 결국 전기적 불안정성과 생명을 위협하는 부정맥을 일으키게 된다. 몇몇 사람은 증상이 없지만, 그 밖의 사람들은 열, 전신의 피로, 감기 또는 진단을 방해하는 구토 등을 포함한 생체 감염과 흔히 관계되는 증상이 나타난다. 운동을 지

➤➤ 글상자 19.10

돌연사의 심장성 원인

- 비대성 심근증
- 승모판 탈출
- 심근염
- 후천성 판상 심질환
- 관상 동맥 질환
- 말판 증후군
- 긴 QT 증후군
- 볼프-파킨슨-화이트 증후군
- 부정맥성 우심실 이형성

속할 수 없고 호흡이 짧아지며, **심계 항진** 또는 실신을 포함한 더욱 심한 심장성 증상은 갑자기 발생한다.

➤ 후천성 판상 심장질환(Acquired Valvular Heart Disease)

후천성 판상 심장질환은 심장을 통해 부적절한 혈액의 흐름을 일으키는 심장판막의 부족 또는 불충분으로 발생하게 된다. 이 같은 상태는 **판상의 협착**(심장 판막 주위 구멍이 좁아지는 것)이나 **역류**로 나타나며, 손상된 판막(승모판, 대동맥판, 그리고 삼천판)에 따라 이름지어 진다. 한 판막 이상이 손상되었다면, 류마티스성 심장 질환을 배경으로 발생하는 **다판막 질환**(multivalvular disease)이라 부른다. 잡음이 특징적이기 때문에 흔히 진단은 신체 검사 시 이뤄진다. 경미한 상태에서 중등도까지 승모판과 삼천판 협착 또는 역류를 앓고 있는 사람은 각 경우에 따라 개개의 원인을 평가해야 하지만, 스포츠와 신체적 활동에 참여할 수 있다. 초기에 전문가들은 대동맥 협착증이 돌연사의 흔한 원인이라고 생각하였다. 그러나 새로운 연구는 그들의 이론을 지지하지 않고 있다. 또 다른 판막 질환과 같은 대동맥 협착증은 신체 검사를 통해 초기에 확인할 수 있다. 경미한 대동맥 협착증을 앓고 있는 사람은 모든 경쟁적인 스포츠에 참여할 수 있다. 안정시, **상실성 빈맥** 또는 심실 부정맥의 과거력으로 경미하거나 중등도의 무증상적 대동맥 협착증을 앓고 있는 운동선수는 강도가 낮은 경기의 스포츠만 참여해야 한다. 심한 대동맥 협착증 또는 중등도 협착증을 앓고 있는 운동선수는 어떠한 경쟁적인 스포츠에도 참여하지 말아야 한다(25).

➤ 관상 동맥 질환(Coronary Artery Disease)

30세 이상의 돌연사 중 가장 흔한 원인은 **아테롬성 동맥경화증**이라고 하는 관상동맥 질환(CAD)이다. 관상 동맥 내 콜레스테롤의 과다 형성이 동맥의 직경을 좁게 하고, 혈류 흐름을 방해하며 심장으로 공급되는 산소 양을 감소시키게 한다. 감소된 산소 때문에 신체적 활동 시, 협심증(angina) 또는 가슴 통증이 흔한 증상이다. 과도한 콜레스테롤 형성이 관상 동맥을 막는다면, **심근 경색**의 위험에 놓이게 된다. 주요 관상 동맥이 폐쇄되었다면, 흔히 사망하게 될 것이다.

젊은 사람과 같지 않게, 돌연사의 위험에 처하는 비정상적인 심장을 갖고 있는지 모르고 있으며, 30세 이상의 신체적 활동으로 심혈관 전구증 증상을 경험하게 되며 관상 동맥 질환의 의료적 과거력을 알게될 것이다. 그러므로 30세 이상된 사람은 세 가지 특성을 가지고 있다. 아래와 같은 것을 선택하게 된다:

- 증상을 모르고 동일한 수준에서 지속적으로 참여하며, 스스로 돌연사의 위험에 처하게 한다.
- 관상 동맥 질환(CAD)에 권고하는 생활 방식에 따라 변화하며 제한된 활동에 지속적으로 참여한다.
- 더 이상 신체적 활동에 참여하지 않는다.

미국 스포츠 의학(ACSM)에서는 관상 동맥 질환(CAD)에 대한 위험 요인을 기술하였다(26)(**표 19.3**). 평가는 운동 프로그램 시작 전 정당한 근거의 운동 **심전도**(ECG)나 트레드밀 스트레스 검사로 개인의 심장 손상 위험을 확인하는데 이용되어야 한다. 덧붙여, 협심증, 심계항진, 실신, 또는 운동 시 호흡 곤란의 과거력이 있는 사람들은 중등도나 심한 운동 프로그램을 시작하기 전에 운동 심전도를 해야 한다고 ACSM에서는 권고하고 있다.

➤ 말판 증후군(Marfan's Syndrome)

말판 증후군은 돌연사를 꼭 일으키지는 않는다. 돌연사가 발생할 때 질환의 확실한 특징에 의해 발생한다: 약화된 대동맥. 말판 증후군은 근골격, 폐, 눈, 심장, 그리고 혈관에 영향을 주는 결합조직의 유전적 장애이다. 단일 돌연변이 유전자가 질환과 연계하게 된다. 흔히 유전되지만 모든 경우의 1/3은 가족력이 없다(27). 말판을 앓고 있는 사람은 과도하게 긴 사지로 키가 크다; 팔이 보통사람들의 길이보다 과도하게 길다. 관절은 흔히 과운동성이 있으며 새가슴, 현저히 신장되고, 측만증, 그리고 헤르니아의 위험성이 커진다. 양성적 엄지와 손목 검사는 초기 말판을 확인하는 시작단계다. 엄지 검사는 손바닥을 가로지르는 엄지의 내전과 엄지 주위의 손가락 굴곡 등을 포함한다. 손목 검사는 대립 위의 엄지와 새끼 손가락으로 손목으로 크게 원을 그리는 것이다. 검사로 엄지와 새끼 손가락이 서로 덮는다면 양성이다. 덧붙여, 비정상적 정형외과적 상태에 있어서는, 과도하게 높은 구개, 승모판 탈출증, 눈의 결함(특히 근시), 그리고 대동맥 결합 조직층의 결함 등이 있다. 이같은 결함의 결과로, 말판

표 19.3 미국 스포츠 의학(ACSM) 관상동맥 질환의 위험 요인

양성적 위험 요인	판정 기준
나이	남성 > 45세; 여성 > 55 또는 에스트로겐 대체 치료 없는 이른 폐경기
가족력	아버지 또는 그 밖의 남성(삼촌 또는 사촌) 55세 전, 어머니 또는 그 밖의 여성(이모 또는 사촌) 65세 전의 심근 경색 또는 돌연사
현재 흡연자	
고혈압	혈압은 적어도 > 140/90이며, 또는 항 고혈압성 약 복용
과콜레스테린 혈증	전체 혈청 콜레스테롤 > 200 mg/dL, 또는 HDL < 35 mg/dL
당뇨병	> 30세의 인슐린 의존성 당뇨병(IDDA)을 앓는 사람, 또는 > 15세의 IDDA을 앓는 사람, 그리고 > 30세의 비인슐린 의존성 당뇨병(NIDDA)을 앓는 사람
앉아서 일하는 생활방식	하루 중 대부분을 앉아서 지내는 직업과 규칙적 운동 또는 활동적인 여가 활동이 없는 상태로 인구의 25%가 최소 활동을 하며 이에 속하는 사람
음성적 위험 요인	**판정 기준**
높은 혈청고밀도지방성 단백질 콜레스테롤	> 60 mg/dL (1.6 mmol/L)

ACSM' s Guidelines for Exercise Testing and Prescription. 5th ed. Baltimore: Williams & wikins,1995:18.

으로 죽는 것은 대동맥의 절개 또는 파열과 관계 있다. 말판 증후군에 대한 검진은 근골격과 눈검사, 그리고 대동맥의 비정상을 판단하는 음파 심장촬영 등으로 한다(**글상자 19.11**). 말판 치료법은 없지만, 주의 깊은 의료적 관리로 대부분의 사람은 정상적인 삶을 살 수 있다. 말판 증후군을 앓고 있는 사람들은 눈과 대동맥의 손상 위험 때문에 접촉하는 스포츠는 피해야 한다. 성숙 전 돌연사의 가족력과 대동맥근 확장 증거가 없는 사람은 중등도, 낮은 정적, 그리고 낮은 동적 경쟁적인 활동 즉, 활기차게 걷기, 자전거 타기, 골프, 가벼운 조깅, 그리고 느린 정도의 테니스에 참여 할 수 있다. 대동맥근 확장을 앓고 있는 사람은 낮은 강도의 신체적 활동만 참여해야 한다. 특히, 비경쟁적이고 격렬하지 않은 유산소 활동은 유산소 능력의 50% 이상을 초과하지 말아야 하며 등척성 운동은 금기이다(28,29).

➤ 드문 심장성 질환(Rare Cardiac Conditions)

그 밖의 드문 심장성 질환은 긴 QT 증후군(QT 심전도)과 우심실 이형성 등이 심장성 돌연사에 기여하며 이들은 심각한 부정맥을 일으킨다. 우심실 이형성과 우심실 장애는 심외막에서 심내막까지 뻗어있는 지방 또는 섬유성 조직의 형성이 특징적이다. 조직의 비정상적 성장은 심실 세동의 위험을 증가시킨다. 심실의 빈맥 또는 심실 세동과 같은 불안정한 심장 심실 리듬은 사망을 일으킬 수 있다. 사실, 심장성 돌연사를 일으키는 대부분의 심장 상태는 비정상적인 심실 리듬의 결과이다(17,23,30).

볼프-파킨슨-화이트 증후군(Wolff-Parkinson-White Syndrome)은 상실성 빈맥으로 나타나는 비정상적인 심장의 리듬이다. 이러한 상태는 분당 200~300회의 심박 범위 내에서 심방 근섬유의 빠른 연축이 자동적으로 생산하는 심

➤➤ 글상자 19.11

말판 증후군의 검진

다음 기술된 내용으로 2가지가 존재할 때, 심전도와 세극등(slit-lamp) 검사로 6피트 이상의 모든 남성과 5피트 10인치 이상의 모든 여성을 검진한다:

- 말판 증후군의 가족력*
- 심장의 잡음 또는 중간 수축기시 딸깍나는 소리
- 후측만증(측만증과 함께 후만증)
- 전방 흉곽 기형(누드흉[pectus excavatum])
- 신장보다 팔 길이가 더 길 때
- 상부에서 하부 신체 비율이 기준치 이하의 1기준 편위 이상일 때
- 근시(myopia)
- 전위 렌즈(접안렌즈의 대치)

*이것의 유일한 확인은 더 많은 검사를 추가해야 한다.

실에서 심장 근위부로 들어가는 보조적인 전기 통로와 관계가 있다. 그리고 증상이 없으며 심전도 검사 시 건강하게 보인다. 돌연사와 깊은 관계는 없지만, 심근염 또는 허혈성 심장 질환과 같은 또 다른 심장 질환의 합병증을 일으킨다. 선천성 비정상 관상 동맥은 젊은 운동 선수에게서 돌연사를 일으키는 또 다른 원인이다. 가장 흔한 이상은 좌관상동맥의 비정상적인 기시부이다. 비정상은 급성으로 제거한 각도와 대동맥과 폐동맥 사이를 지나는 힘있는 동맥이 필요하므로 두 동맥은 심장으로 혈액 흐름을 감소시킬 수 있다. 또 다른 이상은 우 관상동맥의 비정상적인 기시부, 좌 관상동맥 없이 우 관상동맥이 존재하는 것, 그리고 비정상적인 관상동맥 강직 등이 있다. 선천성 비정상 관상동맥은 실신과 같은 증상 때문에 운동 시 확인할 수 없으며, 그리고 가슴 통증이 간헐적이며 예측할 수 없이 나타난다.

돌연사의 비심장성 원인 (Noncardiac Causes of Sudden Death)

돌연사는 흔히 심장 상태와 직접적으로 관련되어 있다; 그러나, 비심장 상태 또한 심장성 돌연사를 일으킨다(**글상자 19.12**). 비심장성 상태는 신체 검사와 현장 평가를 통해 쉽게 확인할 수 있다. 일단 확인된다면, 그 상태를 치료할 수 있다. Van Camp와 동료들은 고등학교와 대학 운동선수에게서 스포츠와 관련된 비외상성 죽음의 빈도와 원인을 판단하기 위해 연구하고 있다(16). 1983~1993년 사이, 160명이 비외상성으로 죽었으며, 그 중 고등학교 운동 선수는 124명, 대학 운동선수는 34명이었다고 보고하였다. 경기에서 여성보다 남성에게서 5배 이상의 높은 사망을 보였다. 심혈관 상태는 돌연사(74%)의 가장 흔한 원인이지만, 그 밖의 원인(22%)은 활동으로 인한 과온증, 간상근변성([rhabdomyolysis] 혈액과 뇨에 미오글로빈을 방출하는 골격근의 파괴), 천식 상태(장시간의 천식 상태), 그리고 번개로 인한 전기적 사망 등을 포함한다(16).

➤ 심장 진탕증(Commotio Cordis)

구조적 심혈관 질환이 없는 상태에서, 가슴에 낮은 강도의 타격으로 심장의 정지는 스포츠에선 드문 일이다. 미국 진탕증 등록에서 2001년 9월, 128개의 사례를 보고하였다(31). 사례의 대부분은 경쟁적인 스포츠(62%)에 참여하는 젊은 사람(평균 연령 13.6세)에게서 발생하였다. 손상된 사람의 95%는 남자다. 손상을 일으키는 기전은 야구(모든 사례의 43%), 소프트볼(11%), 하키 퍽(7.8%), 그리고 러크로스볼(3.9%)을 포함한 가슴에 가해지는 충격이다. 그 밖의 충격을 일으키는 것은 축구공과 크리켓 공이 있다. 심장 진탕증으로 사망한 사람의 부검에서 심장 또는 덮고있는 보호성 구조(흉골 또는 늑골)의 구조적 손상이 없었다고 밝히고 있지만, 좌측 가슴벽의 연부조직 타박을 볼 수 있었다(32). 이러한 사례로 인한 돌연사는 비정상적인 타격력으로 야기된 것이라고 생각된다. 심장 진탕증은 흔히 치명적인 사건이기 때문에 초점은 예방에 맞춰져야 한다. 가능한 예방책은 심장 위 가슴 부위를 감싸는 보호성 패드 장비를 이용하고 말랑한 공 또는 부드러운 물질로 퍽을 만들어 사용하는 것이다.

> ➤➤ 글상자 19.12
>
> **돌연사의 비심장성 원인**
> - 심장성 진탕증
> - 약물의 남용
> - 두부 손상
> - 열병
> - 과도한 과온증
> - 운동으로 발생한 아나필락시(anaphylaxis)
> - 지친 간상근변성
> - 적혈구 겸상 형성 경향

➤ 약물 남용(Substance Abuse)

약물 남용의 형태는 개인의 심장성 돌연사 소인으로 확실한 심장성 변화를 이끌 수 있다. 암페타민(amphetamine)은 심박동수, 호흡수, 그리고 혈압의 증가로 중추신경계를 자극한다. 마취성인 코카인(cocaine)은 관상동맥의 협착과 관상동맥 질환없이 심근 경색을 일으킨다고 알려져 있다. 게다가, 심근염은 코카인과 관련된 심장성 돌연사의 사례로 부검을 통해 밝혀지고 있다. 코카인의 다량 복용이 심장 또는 호흡에 효과를 주기 위해 필요치 않다는 것을 주목해야 한다. 스테로이드 사용과 돌연사 사이의 직접적인 상관관계는 아직 성립되지는 않았지만, 애너볼릭 스테로이드(anabolic steroid) 사용자에게서 심장성 돌연사의 여러 사례가 보고되고 있다.

신장에서 생산되는 **에리트로포이틴**(erythropoietin)은 적혈구 생산의 증가를 위해 골수를 자극하는 호르몬이다. 1980년 후반에, 에리트로포아틴(EPO/ EPOGEN)은 지구력 운동선수의 작업량 증가를 돕기 위해 일반적으로 사용하게 되었다. 에리트로포아틴(EPO)의 사용은 혈액 마취제와 동일하며 혈류량과 혈액 점도를 증가시키고 순환의 감소, 혈전증과 심근 경색을 일으킨다. 이러한 심혈관의 악영향이 심장성 돌연사를 일으킨다; 에리트로포아틴(EPO)는 작업량 증가를 돕는데 허용되는 가장 치명적인 것 중 하나이다(33).

➤ 두부손상(Head Injuries)

심장성 돌연사를 일으키는 재해성 뇌 손상은 두개골 골절, 경막 외 혈종, 급성과 아급성 경막하 혈종, 이차 손상 증후군 또는 다양한 그 밖의 뇌출혈 상태 등이다(34). 의식 수준과는 상관없이 두부 손상 확인 후 쉽게 관찰 할 수 있다. 두개내 압이 빠르게 증가하는 증상은 동공의 확장 또는 불규칙, 맥박의 감소, 구역질 또는 구토, 호흡곤란, **광선공포증**([photophobia] 빛에 민감), 기분 동요, 근 약화, 그리고 의식 수준의 감소 등이 있다. **피질박리**([decortication] 주관절, 손목, 손가락의 굴곡과 함께 하지 신전) 또는 **대뇌제거**([decerebration] 모든 사지의 신전)는 심각한 손상에서 나타난다(그림 5.15 참조). 손상을 일으킨 사건(퇴행성 건망증) 또는 이어져 나타나는 손상(전전 건망증)을 기억하지 못하는 사람은 지속적인 활동을 허용하지 말아야 하며 의사에게 즉시 진찰을 받아야 한다.

EMS *두부 손상과 관련된 부가적인 정보는 제 9장에서 확인할 수 있다.*

➤ 열병(Heat Illness)

열병은 심장성 돌연사의 원인 중 가장 잘 예방할 수 있는 것이지만, 매년, 활동을 통한 과온증으로 죽고 있다. 풋볼에서 열사병은 죽음의 가장 흔한 원인으로 두부 손상 외 두 번째를 차지하고 있다. 이 같은 상태는 장거리 선수와 체중 감소로 인한 탈수된 상태의 레슬러에게 보인다. 열사병은 기후 순응이 부족한 사람에게서 또는 땀 증발이 제한된 상황에서, 장시간 격렬한 신체적 활동으로 진행하게 된다. 흔히 타버리는 느낌을 호소한다. 깊은 호흡, 이상감각, 히스테리컬한 행동, 그리고 불안정한 보행이 나타난다. 이 같은 상태가 악화됨에 따라 피부는 뜨겁고 건조하며 붉게 보이며, 그리고 분당 150~170회의 빠르고 강하게 맥박이 뛰게 된다. 과도한 신체의 열에 의한 뇌 조직 손상은 혈관운동의 상실, 얕은 호흡, 감소된 혈압, 그리고 빠르고 약한 맥박 등을 일으킨다. 근 연축 또는 발작은 혼수상태로 경과하기 전에 발생하는 것이다. 이것은 의료적 응급 상황이며, 응급의료서비스(EMS)를 즉시 취해야 한다.

EMS *열병과 관련된 더 많은 정보는 제 18장에 기록하였다.*

➤ 겸상 적혈구화(Sickle Cell Trait)

겸상 적혈구화는 겸상 모양의 구조를 형성하려는 적혈구에서의 유전적 장애이다(그림 19.1 참조). 적혈구의 겸상화 형성은 조직에 산소를 수송하는 능력을 막아버리고 혈관의 폐쇄, 응고, 그리고 사망에 이르게 한다. 전체 흑인 겸상 적혈구화의 8%, 그리고 그 중 23~30%는 활동 시 특히, 극도의 열, 습도 상태와 증가된 고도에서 돌연사로 죽을 가능성은 1,000명 당 1.3명이다(35). 돌연사는 심한 **간상근변성**, 손상된 골격근(미오 글로빈)의 세포성 물질이 순환계로 들어갈 때 발생하여 신장 폐쇄를 일으키는 치명적인 질환과 관계있다. 겸상 적혈구 빈혈은 연구실에서 검사를 통해 쉽게 확인할 수 있다; 존재한다면, 안전한 스포츠와 신체적 활동의 참여를 권유한다.

A 신체적 활동으로 심장성 돌연사와 관계된 가장 흔한 심장 상태는 심장의 좌심실이 비정상적으로 두꺼워진 비대성 심근증이다. 두꺼워진 심실은 혈류 흐름을 방해하고, 심근 경색을 일으키는 부정맥이 나타난다. 그 밖의 심장성 이상은 승모판 탈출증, 심근염, 그리고 말판 증후군 등이 있다. 심장의 상태는 심장 과거력과 검사를 통해 확인할 수 있다. 확인이 되었다면, 운동 프로그램에서의 변화로 안전이 보장된 참여를 해야 한다.

참가전 심혈관 검진(CARDIOVASCULAR PREPARTICIPATION SCREENING)

Q 선수 트레이너는 심장성 돌연사와 관계된 위험을 어떻게 확인할 수 있는가? 위험이 확인되었을 때, 스포츠의 안전한 참가를 위해 권고해야 할 것은 무엇인가?

돌연사와 관계된 위험을 확인하기 위해 2단계 접근법을 실시해야 한다. 먼저 기초 검진 검사는 스포츠 시즌 시작 6~8주전, 그리고 그 후 2년마다 해야 한다(36,37). 검진은 의료적 기술과 필요한 훈련, 그리고 심혈관 과거력을 자세하게 얻을 수 있는 의학적 경험, 광범위한 신체 검사의 수행, 그리고 가능성 있는 심장 질환 또는 심장 이상을 인식 할 수 있는 건강관리자에 의해 이루어져야 한다. NATA 연구와 교육기관(36), 그리고 ACSM 26회 베테스다(Bethesda)협회(38)의 돌연사를 일으키는 연관성에 대한 권고에 따르면, 심장성 과거력은 이전 증상의 요인과 가족력에 대한 광범위한 질문을 포함해야 한다고 한다. 의학적 과거력으로 인해 신체 검사가 포함되지만, 심장 잡음을 확인하기 위해 전흉부 청진, 대퇴 동맥 맥박의 평가, 말판 증후군의 증상을 확인하는 것(**글상자 19.3**), 그리고 상완 혈압 측정 등 제한 없이 필요하다. 불행하게도, 많은 전문가들은 개인의 심장병 과거력이 젊은 운동선수들에게서는 비정상적인 것을 찾을 수 없다고 말한다. 그러나 광범위한 의학적 과거력은 나이든 운동선수에게서 이로운 것을 찾을 수 있다(38,39). 심장성 과거력 또는 기본 신체 검사 시 가능한 심혈관의 이상을 확인하는 것은 먼전 인식단계이다. 이러한 상태는 글상자 2.3에서 기술하였다. 두 번째 단계는 특히 비대성 심근증을 확인 할 때 심전도를 포함한 더욱 광범위한 검진을 위해 전문의(심장 전문의)에게 진찰을 받는다. **표 19.4**에서 심장성 돌연사의 다양한 원인과 관련 있는 진단적 검사를 확인할 수 있다. 심혈관 이상을 확인한 후 개인이 운동을 참여할 것인가에 대한 결정은 ADA(Americans with Disabilities Act of 1990), 재활 활동(1973), 그리고 신체적 손상에 대한 부적합한 구분으로 금기하는 동일한 상태 하에서 개인의 수준에 맞게 해결해야 한다. 이같은 법칙이 심혈관의 이상이 있다는 사실에도 불구하고, 스포츠를 참여하기 위한 신체적 능력과 기술을 허용하게 한다. 참가 제외 상태는 합리적인 의학적 판단, 특별한 상태에 대한 특별한 조사로 얻은 상태를 기초로 해야 한다. 이같은 법칙은 경기에 참가하기 위한 개인의 권리, 참가에 대한 의학적 위험의 신체적 평가, 그리고 안전한 운동 프로그램을 수행하는데 있어 팀의 관심 등 주위깊게 균형을 맞출 필요가 있다. 제 26회 베테스다 회의에서 미국 스포츠 의학은 운동 참가의 적합성 결정을 위한 지침을 세웠다(38). 이같은 지침은 팀 의사, 운동선수, 팀 관리, 그리고 운동기구, 뿐만 아니라 코트, 심혈관 이상으로 알려진 운동 참가를 허용할 수 있는 의학적 위험에 대한 고려 등을 밝히고 있다. 게다가, NCAA(경기의 안정성과 스포츠의 의학적 관점)에서, 팀 의사는 대학 운동선수가 경기에 복귀할 수 있는 지에 대한 결정권을 갖고 있다고 하였다. 팀 의사는 적절한 결정을 내리기 위해 이용할 수 있는 모든 방법을 사용하는 것이 필수적이다. 이 방법은 심장전문의와 함께 밝혀진 크고 작은 것들에 대해 논의해야 한다; 그 밖의 보조적 관리, 의료, 그리고 코칭 스탭; 그리고 운동선수와 가족으로부터 얻는 정보이다. 더욱 복잡하고 어려운 결정은 적합성을 고려해야 한다. 그러나 이러한 관계에서 중요한 역활자는 선수와 팀 의사이다. 베테스다 협회 지침에 따라, 심혈관 이상으로 알려진 운동선수가 의학적으로 깨끗하다는 결정에 대한 책임은 의사의 몫이다(40). 바람직한 응급 행위 계획을 세우기 위한 부분으로써 모든 편의는 정확한 활동 계획을 세우고 사건의 증명을 위한 기준 등 재해석 사건 지침을 마련해야 한다(41).

➤➤ 글상자 19.13

돌연사 검진을 위한 권고사항

1. **의료적 과거력 질문**
   - 신체적 활동시 나타나는 가슴 통증
   - 운동으로 발생한 실신 또는 가벼운 실신
   - 운동으로 과도하고 갑잡스런 짧은 호흡, 피로, 또는 현기증
   - 심장 잡음에 대한 이전 과거력 또는 증가된 혈압
   - 50세 이하에서 심혈관으로 사망한 가족력
   - 비대성 심근증, 확장성 심근증, 긴 QT 증후군, 또는 말판 증후군의 가족력
2. **신체적 검사**
   - 말판 증후군의 검진
   - 심혈관 검사 시 중점 사항:
     - 상완 동맥 혈압 측정
     - 똑바로 누운 자세와 선 자세에서의 전 흉부 청진
     - 대퇴동맥의 맥박 평가

A 선수 트레이너는 스포츠 시즌의 시작 6~8주전, 그리고 그 후 2년마다 건강관리자에 의해 경기 참가전 검사(PPE)가 수행됨으로써 돌연사 위험을 확인할 수 있다. PPE는 광범위한 심장성 의학적 과거력과 심장의 신체 검사, 상완 동맥 혈압 측정, 대퇴 맥박의 평가, 전흉부 청진, 그리고 말판 증후군에 대한 검진 등이다. 심혈관 이상을 앓고 있는 사람은 미국 스포츠 의학(ACSM)의 지침에 따라, 권고할 수 있는 활동은 무엇인지 결정하기 위해 팀 의사와 심장 전문의에게 상담을 받아야 한다.

표 19.4 심장성 돌연사의 다양한 원인에 대한 진단적 검사

상태	검사	가능성 있는 이상
관상 동맥 질환	심전도(ECG)	이전의 심근경색
	운동 심전도(treadmill)	심근 허혈(심장에 부족한 산소)
	탈륨 조사(Thallium scan)	심근 허혈
	맥관 촬영(Angiogram)*	관상 동맥 폐쇄
비대성 심근증	심전도	심실의 비대
	가슴 X-ray	심장 비대증(커진 심장)
	음파심장촬영(Echocardiogram)*	심실벽의 비대, 혈류 폐색
선천성 관성 동맥 이상	심전도	이전의 심근경색
	운동 심전도	심근 허혈
	탈륨 조사	심근 허혈
	맥관 촬영	비정상적 해부학구조의 관상동맥
말판 증후군	신체 검사	근골격계 이상
	눈병 검사	렌즈의 탈구, 근시, 망막 박리
	음파 심장 촬영	대동맥이 커지고 동맥류 또는 이단(dissection)
급성 심근염	심전도	빈맥, 그 밖의 이상
	가슴 X-ray	심장 비대증, 폐부종
	혈액 화학	상승된 심장성 효소
	심근의 생검*	염증성 세포, 근의 변성
부정맥	심전도	비정상적 심장 리듬
	정지 확인/사건 기록	간헐적 부정맥
	운동 심전도	운동으로 발생한 부정맥

* 가장 정확한 검사.[진단적 검사는 의료적 과거력과 신체적 검사를 바탕으로 심각한 임상적 의심이 있을 때에만 시행한다.]
Reprinted with permission from Kronisch RL. Sudden cardiac death in sports. Ath Ther Today 1996; 1(4):40

요약(Summary)

1. 빈혈은 적혈구 용량(헤마토크리트) 또는 헤모글로빈 농도의 감소이다. 빈혈은 최대 유산소 능력을 감소시키고 최대 하 수준에서 신체적 일 능력을 감소시키며, 유산성증의 증가, 피로의 증가, 그리고 운동시간의 감소를 일으킨다.
2. 응고시키는 인자의 부족에 따라 혈우병은 세 가지 형태 - 혈우병 A, B, C - 로 분류한다. 세 가지의 모든 형태는 장기간의 출혈로 발생한다.
3. 라이에 증후군은 드물지만, 신체의 요소 싸이클을 방해하는 심각하고 급성적인 질병이며, 혈액에 암모니아 축적, 저혈당증, 심각한 부종, 그리고 심각하게 높은 뇌내압을 발생시킨다. 질환은 거의 2~6세 사이에서 일관되게 영향을 주며, 생체 감염을 치료하기 위한 아스피린의 사용과 관련되어 있다.
4. 실신은 갑작스럽고 건강한 사람에게서 흔히 일어날 수 있는 "기절"로 설명되는 일시적인 의식의 상실이다.
5. 쇼크는 심장이 생체 기관에 충분한 산소가 공급된 혈액 순환을 위해 적절한 압력을 줄 수 없을 때, 발생한다.
6. 빠르고 약한 맥박은 쇼크의 가장 두드러진 징후이지만, 그 밖의 증상은 빠르고 얕은 호흡, 과도한 발한, 그리고 피부가 차게 된다.
7. 신경성 개입 실신은 기절을 일으키는 가장 흔한 실신의 형태이며, 뇌의 혈액 순환 감소로 의식의 손실을 일으키며, 혈압의 갑작스런 하강으로 나타난다.
8. 혈압은 동맥벽에 가해지는 단위당 힘이며, 일반적으로 대동맥으로 간주한다. 이것은 두가지 요인으로 나타난다: 심장 혈액의 박출량과 전체 말초 조직의 저항이다.

9. 혈압은 개인에 따라 다양하지만, 정상은 수축기 120mmHg와 확장기 80mmHg 이상이다. 고혈압은 수축기 혈압 140mmHg 이상이거나, 확장기 혈압 90mmHg 이상 지속적으로 상승되었을 때를 말한다. 저혈압은 수축기 혈압의 정상 기준치 보다 20mmHg로 또는 그 이상 떨어지는 것이 특징적이다.
10. 고혈압의 1단계 또는 2단계에 있는 사람은 의사에 의해 완쾌될 때까지 스포츠와 신체적 활동에 참가하지 말아야 한다. 1단계 고혈압이 있는 사람은 혈압이 잘 조절되고, 심장질환이나 목표하는 기관의 손상이 없다면 경기에 참가할 수 있다. 혈압은 전문가(선수 트레이너 등)에 의해 매주 재확인해야 하며 의사에겐 2~4개월에 한번씩 확인 받도록 한다.
11. 2단계 고혈압이 있는 사람의 신체적 활동은 고혈압이 잘 조절 될 때까지 높은 정적 구성요소인 스포츠에서 특히 제한되어야 한다.
12. 고혈압의 식이요법은 전체 열량의 30%를 초과하지 않는 지방이 흡수된 음식을 섭취하고 칼륨, 칼슘, 그리고 마그네슘 섭취를 증가하며 나트륨과 많은 지방은 제한한다.
13. 유산소 운동은 전 단계 고혈압과 1단계 고혈압에서 혈압을 감소시키는 것으로 보인다.
14. 기립성 저혈압은 흔히 나타난다; 그러나, 신체 자세에서 갑작스런 변화로 자주 어지럽거나 가벼운 두통이 있다면 의사에게 상담을 받아야 한다.
15. 신체적 활동을 하는 사람은 일반적으로 저혈압에 대해 걱정 할 필요는 없다. 일반적으로, 문제가 없다면 낮은 혈압이 더 낫다.
16. 심장성 돌연사는 드물다. 발생했다면, 그 자리에 있는 사람은 즉시 EMS를 행하고, 심폐 소생술을 시작한다.
17. 비대성 심근증은 심장과 관련된 가장 흔한 돌연사의 원인이다.
18. 그 밖의 심장과 관련된 돌연사의 원인은 승모판 탈출증, 심근염, 후천성 판상 심장질환, 관상 동맥 질환, 말판 증후군, 긴 QT 증후군, 볼프-파킨슨-화이트 증후군, 그리고 부정맥성 우심실 이형성 등이다.
19. 돌연사의 비심장성 원인은 심장 진탕증, 열병, 두부손상, 약물 남용, 활동으로 인한 과온증, 운동으로 야기된 아나필락시(과민증), 그리고 겸상 적혈구 빈혈 등이다.
20. 개인의 신체적 활동으로 돌연사의 위험을 감소시키기 위해 2단계 시스템을 시행해야만 한다: 참가 전 신체 검사는 광범위한 심장의 의학적 과거력과 신체 검사를 포함해야 한다. 심장의 이상이 확인되었다면, 보다 정밀한 평가를 위해 전문가에게 진찰을 받아야 한다.
21. 스포츠 참여에 대한 결정은 심장 전문의, 가족, 그리고 팀 사무실과의 상담 후 개인과 팀 의사에게 맡겨야 한다.
22. 심혈관 이상이 있는 운동 선수의 참가여부는 제 26회 베테스다 회의에서, 미국 스포츠 의학이 권고한 운동 참가 적합성에 따라 결정하게 된다.

참고문헌(References)

1. Harris SS. Helping active women avoid anemia. Phys Sportsmed 1995;23(5):35-48.
2. Fields. KB. Anemia in athletes. In: Mellion MB, Walsh WM, Shelton GL, eds. The Team Physician's Handbook. Philadelphia: Hanley & Belfus, 1997.
3. Recommendations to prevent and control iron deficiency in the United States. MMWR 1998;47(RR-3):1-29.
4. Bolton-Maggs PHB, Pasi KJ. Haemophilias A and B. Lancet 2003;361(9371):1801-1810.
5. Tamparo CD, Lewis MA. Diseases of the Human Body. Philadelphia: FA Davis, 2000.
6. Henderson MC, Prabhu SD. Syncope: current diagnosis and treatment. Curr Probl Cardiol 1997 May;22(5):242-296.
7. Kapoor WN. Evaluation and management of the patient with syncope. JAMA 1992;268(18):2553-2560.
8. Meyer MD, Handler J. Evaluation of the patient with syncope: an evidence based approach. Emerg Med Clin North Am 1999:17(1):189-201.
9. Chobanian AV, et al. The Seventh Report on the Joint National Committee on Prevention, Detection, Evaluation, and Treatment of High Blood Pressure. JAMA 2003;289(19):2560-2572.
10. Hollenberg NK, Braunwald E, eds. Atlas of Heart Diseases. Hypertension: Mechanisms and Therapy. Philadelphia: Current Mediicine, 1998.
11. Bove AA, Sherman C. Active control of hypertension. Phys Sport Med 1998;26(4):45-53.
12. Massie BM. To combat hypertension, increase activity. Phys Sportsmed 1992;20(5):89-111.
13. Martin M, Yates WN. Therapeutic Medications in Sports Medicine. Baltimore: Williams & Wilkins, 1998.
14. Parson Y. Feeling faint: sudden changes in blood pressure can lead to falls. contemp Long-term Care 1997;220(6):13.
15. Engstrom JW. Evaluation and treatment of orthostatic hypotension. Am

Fam Phys 1997;56(5):1378-1385.
16. Van Camp SP. et al. Non-traumatic sports death in high school and college athletes. Med Sci Sports Exerc 1995;27(5):641-647.
17. Maron BJ, et al. Sudden death in young competitive athletes: clinical, demographic, and pathological profiles. JAMA 1996;276(3):199-204.
18. Kronisch RL. Sudden cardiac death in sports. Ath Ther Today 1996;1(4):39-41.
19. Thompson PD. The cardiovascular complications of vigorous physical activity. Arch Intern Med 1996;156(20):2297-2302.
20. Hosey RG, Armsey TD. Sudden cardiac death. Clin Sports Med 2003;22(1):51-66.
21. Pelliccia A, et al. Athlete's heart in women. JAMA 1996;276(3): 211-215.
22. Maron BJ. Hypertrophic cardiomyopathy in athletes. Phys Sportsmed 1993;21(9):83-90.
23. Maron BJ, et al. Prevalence of hypertrophic cardiomyopathy in a general population of young adults: echocardiographic analysis of 4111 subjects in the CARDIA Study: Coronary Artery Development in(Young) Adults. Circulation 1995;92(4):785-789.
24. Kenny A, Shapiro LM. Sudden cardiac death in athletes. Br Med Bull 1992;48(3):534-545.
25. Cheitlin MD, Douglas PS, Parmley WW. Acquired valvular heart disease. Med Sci Sports Exerc 1994;26(10):S254-S260.
26. American College of Sports Medicine. ACSM's guidelines for exercise testing and prescription. Baltimore: Lippincott Williams & Wilkins, 2000.
27. Lopez R. Sudden cardiac death: What athletic directors, coaches and trainers should know. Int Sports J 2003;7(2):1-17.
28. The Marfan Syndrome Fact Sheet. Washington, DC: National Marfan Foundation, 1997.
29. Mitchell JF, Haskell W, Raven PB. Classification of sports. Med Sci Sports Exerc 1994;26(10):S242-S245.
30. Sudden Death in Sports. Champaign, IL: Human Kinetic and NATA-Research and Education Foundation, 1997.
31. Maron BJ, et al. Clinical profile and spectrum of commotio cordis. JAMA 2002:287(9):1142-1146.
32. Maron BJ, et al. Blunt impact to the chest leading to sudden death from cardiac arrest during sports activities. N Engl J Med 1995;333(6):337-342.
33. Cowart VS. Erythropoietin: a dangerous new form of blood doping. Phys Sportsmed 1989;17(8):115-118.
34. Cantu RC. Cerebral concussion in sport management and prevention. Sports Med 1992;14(1):67-74.
35. Kerle KK, Nishimura KD. Exertional collapse and sudden death associated with sickle cell trait. Am Fam Phys 1996;54(1):237-240.
36. Van Camp SP, et al. Sudden Death in Athletes: Summit Statement. Dallas: National Athletic Trainer's Association Research and Education Foundation, 1997.
37. Maron B, et al. Cardiovascular preparticipation screening of competitive athletes. Washington, DC: American Heart Association, 1996.
38. American College of Sports Medicine, American College of Cardiology 26th Bethesda Conference. Mitchell JG, Maron BJ, Raven PB, eds. Recommendations for determining eligibility for competition in athletes with cardiovascular abnormalities. Med Sci Sports Exerc 1994;26(10):S223-S283.
39. Maron BJ, Pelliccia A, Spirito P. Cardiac disease in young trained athletes: insights into methods for distinguishing athlete's heart from structural heat disease, with particular emphasis on hypertrophic cardiomyopathy. Circulation 1995;91(5):1596-1601.
40. Mitten MJ, Maron BJ. Legal considerations that affect medical eligibility for competitive athletes with cardiovascular abnormalities and acceptance of Bethesda conference recommendations. Med Sci Sports Exerc 1994;26(10):S238-S241.
41. Hunt V. Can guidelines ease the aftermath of tragedy? NATA News 2003;May:10-14.

제 20 장

신경학적 질환 (Neurologic Conditions)

결론

1. 편두통의 병태 생리를 설명한다.
2. 편두통의 다양한 형태의 증후와 증상을 설명한다.
3. 편두통의 처치와 예방을 어떻게 할 것인가에 대해 설명한다.
4. 급발작(seizure) 장애와 간질(epilepsy) 간의 차이점을 설명한다.
5. 간질의 원인을 밝힌다.
6. 전체적 그리고 부분적 급발작의 형태를 설명한다.
7. 가장 흔한 급 발작의 특징을 설명한다.
8. 의료적 응급을 요하는 간질 상황에 대해 설명한다.
9. 급발작에 대한 처치를 설명한다.
10. 급발작을 앓고 있는 개인의 운동 지침에 대해 설명한다.

신체의 신경계는 뇌, 척수, 그리고 신경 등이다. 이것이 신체 활동을 규칙적이고 협응되게 하며 내 · 외부 환경의 변화에 신체가 적절히 적응하여 반응할 수 있도록 하는 것이다. 본 장에서는, 우선, 편두통의 형태와 증후 그리고 증상에 대해 알아보도록 한다. 다음, 급발작 장애의 다양한 형태를 증후와 증상, 관리, 그리고 급발작 장애의 고통이 있는 사람에게 신체적 활동의 지침 등에 대해 기술하였다. 마지막으로, 중추신경계의 감염과 반사성 교감성 이영양증에 관한 정보를 제공하였다.

두통(HEADACHES)

Q 여자 체조 선수가 구역질을 동반한 심한 두통을 호소한다. 이런 선수에게 도움을 줄 수 있는 것은 무엇인가? 어떠한 경우가 정밀한 평가와 관리를 위해 의사의 진찰을 받게 되는가?

전체 남성 93%와 전체 여성 99%가 한 번 또는 그 이상 심한 두통을 경험하였다고 밝히고 있다. 게다가, 청년기 전 20~54%의 아이들이 최소 한 번의 두통을 경험하였다; 이 중 4%는 편두통을 앓고 있다(1). 두통은 급성 또는 아급성으로 나뉘며 피로, 스트레스, 또는 긴장 등으로 흔히 나타난다. 그러나, 몇몇 경우에서는 두통이 심각한 질환을 야기하는 것이다(**글상자 20.1**).

두통은 머리와 목의 통증, 민감성 구조 또는 조직의 하나 또는 그 이상이 자극되었을 때 발생한다. 이러한 구조는 두개 동맥과 정맥, 두개와 척추 신경, 두개와 경부 근육, 그리고 경막 등이 포함된다. 이 같은 상태는 기관성 장애(독소, 시스템성 질환, 또는 신체의 특별한 시스템 장애), 정신 신경적 문제(신경 긴장, 피로, 근심, 흥분, 또는 정신신경증), 그리고 환경적 원인(두부외상; 밝은 빛; 소음; 빠른 행동의 변화; 일사병; 움직일 때의 통증; 연기, 먼지, 또는 꽃가루와 같은 자극) 등으로 발생한다(2). 두통의 가장 흔한 형태는 편두통, 긴장성 양상, 진통성 반응, 그리고 약으로 인한 것 등이다.

편두통(Migraine Headache)

➤➤ 글상자 20.1

부가적인 검사가 필요한 적색 신호

- 50세 이후 심한 두통
- 갑작스런 두통의 시작
- 두통 형태의 변화(강도와 횟수의 증가)
- 면역 질환을 앓고 있는 환자에게 새롭게 시작된 두통
- 시스템성 통증, 열, 또는 목 경직과 관련된 두통
- 주요 신경학적 결핍과 관련된 두통
- 울혈유두([papilledema] 시신경원판의 부종)
- 외상과 관련된 두통
- 통증이 없는 쪽으로의 보상 보행, 건망증 또는 변화된 의식과 관련된 두통
- 두통 없이 이른 아침의 구역질과 구토

편두통은 4~72시간 지속되는 일시적인 두통 장애이며, 자연 발생한 병적 상태로써 국제두통협회(HIS)에 의해 정의되고 있다. 정확한 원인은 알려져 있지 않지만, 대부분의 의료 전문가들은 대뇌 혈류 흐름의 변화와 뇌 삼차신경의 자극에 의한 대뇌-두개 세동맥의 지속적인 혈관확장과 혈관수축 때문이라고 추측하고 있다(1). 여성에게 있어서 두통은 배란 전 · 중 · 또는 후에 발생하며, 월경과 관계없는 여성환자의 70%는 남성보다 거의 3배 이상 편두통을 앓고 있다. 월경성 편두통은 월경 주기에 따라 에스트로겐 수치가 떨어짐으로써 발생된다고 생각된다(3). 호르몬 수준의 변화가 편두통의 기간을 길게 하거나 악화시키고, 급속하게 하는 많은 **원인** 중에 하나라고 생각된다. 그 밖의 원인은 아스파르타임(aspartame), 카페인(이용 또는 금단), 단일 나트륨 글루타민, 니코틴, 알코올, 치즈, 초콜렛, 혼합된 밀, 향료, 적포도, 질산염, 수면(너무 많거나 너무 부족), 스트레스, 밝은 빛, 강한 냄새, 또는 고도의 변화 등이 있다(1,4).

➤ *편두통의 분류(Classifications of Migraine Headaches)*

편두통은 세 가지 소그룹으로; 전조가 있는 편두통, 전조가 없는 편두통, 그리고 복합적 편두통으로 분류한다. 편두통 분류로써 흔히 언급되는 **전조가 있는 편두통**은 한시간 이하의 편두통 진행이 시작되는 **전조**(aura)가 특징적이다. 가장 흔한 몇몇 전조 증상은 붉은 빛이 보이고, 시야의 부분적 상실, 독특한 냄새나 맛을 보았을 때 현기증을 느끼는 것이다. 이러한 증상은 일단 편두통이 시작되면 흔히 사라진다. 그 밖의 분류는 **글상자 20.2**에 기술하였다.

징후와 증상. 전조 증상이 있다면, 두통 전 20~60분까지 지속적으로 나타난다. 편두통은 일반적으로 편측이지만 양측일 수도 있다; 중등도 에서는 맥박이 심하게 뛴다. 활동할수록 더욱 가속화되며 구역질, 구토, 수명, 고성공포증, 그리고 어두운 곳이나 조용한 방에 눕고 싶은 것과 관련이 있다. 편두통은 4시간에서 3일 동안 지속될 수 있으며, 매달 1~4번 정도 발생한다(1).

복합적 두통(Cluster Headache)

복합적 두통은 15~180분 동안 계속되는 심각한 양측(안와부, 상안와부, 또는 측두부) 통증과 잠에서 깨어난 후, 하

➤➤ 글상자 20.2

편두통의 분류

- **전조가 있는 편두통**: 한시간 미만의 편두통 개시에 앞서 전조(aura)가 나타나는게 특징적이다.
- **전조가 없는 편두통**: 모든 편두통의 80% 이상에서 전조 증상 없이 발생한다.
- **복잡한 편두통**: 몇 일 또는 몇 주 동안 계속되는 두통을 통해 신경적 증상이 발생한다.
- **편마비성 편두통**: 두통과 함께 신체 한쪽 편의 혼몽과 약화, 구토, 가면상태, 그리고 말하기의 어려움이 특징적이다.
- **안근마비성(ophthalmoplegic) 편두통**: 몇 분에서 몇 일 동안 계속해서 한쪽 방향으로 눈을 돌리며 확장된 동공, 쳐진 눈썹, 복시(double vision), 그리고 두통이 특징적이다.
- **기저 동맥(basilar artery) 편두통**: 흔들리거나 터널 시(tunnel vision), 약화, 혼몽, 양측 마비 또는 마비증, 구역질 또는 구토, 어지러움증, 그리고 언어차질 (slurred speech)과 관련 있는 후두부에서의 두통이 특징적이다.

루 8번까지 몇 일 동안 발생하는 것을 말한다(1). 편두통보다는 흔치 않지만, 30~50세 사이의 남성에게서 흔히 발생하는 경향이 있다.

징후와 증상. 통증은 "찌르는 듯한(stabbing)", "콕콕되는(boring)", 또는 "눈을 찌르는" 등으로 표현한다. 통증은 복합적이며 전체적이고 1년 중 몇 개월만 두통에서 자유로운 상태로써 3주에서 3개월까지 계속될 수 있다. 두통은 다음 두 가지 이상과 관련되어 나타난다: 〔결막충혈, 최루(lacrimation), 비충혈, 비출혈(rhinorrhea), 전두와 얼굴의 발한, 동공 수축, 위 눈꺼풀이 내려가거나 눈꺼풀에 부종〕 알코올 또한 두통을 일으키는 원인이다.

긴장성 두통(Tension-type Headache)

이 같은 두통은 양측두나 후두부위에 "압박"이나 "조이는 듯한" 느낌으로 경미한 상태에서 중등도의 통증이 특징적이다.

징후와 증상. 통증은 30분에서 몇 일 동안 지속되며, 경미한 구역질, 수명, 고성 공포증과 연관되어 나타난다. 만성 긴장성 두통은 6개월 동안 매달 적어도 15일 정도 나타난다(1).

진통성 반응 두통 (Analgesic Rebound Headache)

진통성 반응 두통은 과 길항적 약(아스피린 또는 아세트아미노펜〔acetaminophen〕) 또는 조제 약(부탈비탈〔butalbital〕이 포함된 조제 약, 아편제)에 의해 흔히 발생한다. 통증은 중등도, 둔감, 양측성, 전-후두에 나타나며, 6~24시간 지속적이고 미만성이다. 진통성 제제의 중단이 이러한 상태를 치료하는 최고의 방법이다(1).

약으로 인한 두통(Drug-induced Headache)

약으로 인한 두통은 단일 나트륨 글루타민, 질산염, 알코올, 코카인, 일산화 탄소와 같은 약물, 그리고 만성적으로 약물을 이용하는 것으로 나타난다. 급성 두통은 혈관 확장제, 비스테로이드성 항염증약(NSAID), 세로토닌 길항제, 아미노산, 성호르몬, 에탄올, 화학 요법제, 면역조절 약, 그리고 항미생물과 항말라리아 약 등으로 발생한다.

활동성 두통(Exertional Headache)

강도있는 신체적 활동은 활동성 두통을 일으킬 수 있다. 이것은 혈관성 또는 긴장성 두통으로 알려져 있지만, 운동에 의해 통증은 발생한다.

징후와 증상. 양측성 주율성 박동(throbbing) 통증은 5분에서 24시간까지 계속되며, 편두통으로 의심되는 개인에게서 편두통과 같은 증상으로 진행하게 된다. 이같은 형태의 두통은 특히, 더운 날씨나 높은 고지에서 과도한 운동을 피함으로써 예방할 수 있다.

외상 후 두통(Posttraumatic Headache)

외상 후 두통(PTH)은 두부 외상에 따라 나타나는 가장 흔한 신경학적 증상이다. 두부 외상 후 발생하는 두통(편두통, 복합성 또는 긴장성)의 여러 형태이며, 경미한 두부 손상 후 환자의 1/2에서, 그리고 두통이 2개월 이상 계속되는 환자의 1/3에서 나타나고 있다(1).

징후와 증상. 급성 외상후 두통(PTH)은 외상 후 14일 내 발생하며, 8주 내 사라진다. 만성 PTH은 8주이상 지속될 수 있다. 이 같은 상태는 의식의 손실, 외상 후 10분 이상 지속된 건망증, 또는 다음 사항에서 두 가지 이상 확인되었을 때 의심할 수 있다: 신경학적 검사, 두개골 X-ray, 유발인자, 전정기능 검사, 또는 신경 정신과적 검사 등이다(1). 운동선수에게 증상이 잔존해 있다면, 경기에 결코 재참가해서는 안된다. 주의해야할 것은 이차 손상 증후군, 혈관의 이상, 종양, 그리고 그 밖의 신경학적 장애 등이 있다.

두통의 치료 (Treatment of Headaches)

치료는 대사 기능과 구조적 병인을 배제할 시 두통의 처방과 과거력으로 시작한다. 대부분의 두통은 약물로 치료한다; 그러나, 만성적 증상이 치료되지 않았다면, 약에 의한 통증 완화는 덜 효과적이다. 이부프로펜(ibuprofen), 나프록신(naproxen)과 같은 과 길항 통증 완화제와 카페인 또는 항 염증성 약은 모든 두통에 보편적으로 사용된다. 긴장성 두통에 사용되는 처방 약은 예방성 약(편두통 발생을 예방하기 위해 사용)과 돈좌성(abortive) 약(두통 발생 후 두통을 멈추기 위해 사용) 등이 있다. 예방성 치료는 두통이 일상 생활을 방해하거나, 매달 4번 이상 발생한다면 허용하게 된다. 그 밖의 약과 대체요법을 사용할 수 있으며, 베타차단제, 칼슘 통로 차단제, 항 우울제, 선택적인 세로토닌 억제제, 일아미노 산화효소(monoamine oxidase) 억제제, NSAID, 그리고 코타코스테로이드 등을 포함한다. 스트레스 감소와 생체 피드백 기법은 몇몇 환자에게선 성공적이다. 약과 스트레스 경감 기법이 도움이 안 된다면, 중추 신경계의 구조적 장애가 통증의 원인인지 판단하기 위해 컴퓨터 단층 촬영(CT) 검진 또는 자기공명 영상(MRI)을 필요로 한다(3).

A 여자 체조 선수는 대부분 편두통을 앓고 있다. 편두통의 과거력은 주율성 박동 또는 가벼운 민감성, 식욕 감퇴, 그리고/또는 매달 4번에서 그 이상 구역질과 관련된 심한 두통 등을 보이고 있다. 운동선수의 초기 통증 치료를 위해 과길항적 항 염증제 또는 진통성 제재를 섭취한다. 이같은 약으로 두통조절에 반응이 없다면, 의사에게 진찰을 받아야 한다.

급발작 장애와 간질(SEIZURE DISORDERS AND EPILEPSY)

Q 고등학교 야구 선수가 시즌 전 신체 검사에서 부분 급발작의 과거력이 확인되었다. 운동에 참가 여부를 결정하는 지침은 무엇인가?

급발작은 뇌의 비정상적인 전기적 부하이다. **급발작 장애**는 원인이 알려져 있던 그렇지 않던(idiopathic) 간에 전기적 활동의 갑작스런 과부하로 나타나는 재발성 소견을 수반한다. 한편으로, **간질**은 뇌에서 전기적 활동의 과도한 방출과 갑작스런 자연 발생한 병적 상태의 소견(적어도 두 가지)으로 기술 될 때 사용하는 일반적인 용어이다(5,6). 부하는 감각 인식, 행위, 기분, 의식수준의 변화를 일으키거나 경련성 움직임을 일으킨다. 급발작과 간질은 흔히 서로 바꾸어 사용할 수 있다; 그러나 이 같은 것들의 정의를 이해하는 것이 중요하다.

간질의 원인 (Causes of Epilepsy)

간질은 발생 연령과 직접적으로 연관되어 나타나며, 일반적으로, 유발성 또는 비유발성으로 분류한다(**글상자 20.3**). 5세 전에 시작하는 간질은 정신적 또는 신경적 손상과 관련되어 있다. 5~15세 사이 시작하는 간질은 알려진 대사 기능이나 구조적 원인과는 관련이 없으며, 그리고 자연 발생한 병적 상태 또는 비 유발성 간질이라 부른다. 이 같은 급발작은 치료에 매우 잘 반응하며 활동에 거의 제한 없이 참여할 수 있다. 외상과 종양은 젊은 성인에게서 가장 흔한 급발작의 원인이다; 뇌출혈은 40세와 나이든 사람에게서 가장 흔한 원인이다(5, 7).

급발작의 형태 (Types of Seizures)

급발작은 3가지 기본 형태로 나뉜다: 부분적 또는 집중적, 전체적, 그리고 특별한 간질성 증후군이다. 선수 트레이너는 단지 일반적이고 부분적 급발작을 확인할 수 있다; 그러므로, 특별한 간질성 증후군에 대한 정보는 아주 미미하다. **글상자 20.4**에서 급 발작의 분류를 정리하였다.

➤ *부분 급발작(Partial Seizures)*

부분적 또는 집중적 급발작은 국소적으로 발생하고, 특별한 뇌의 한 부위에 초점이 맞춰져 있으며, 신체의 특별한 부위를 제한한다(6). 부분 급발작은 단순(의식이 회복)과 복잡(의식이 손상)으로 세분화한다.

징후와 증상. 단순한 부분 급발작은 비교적 흔하며, 주요 임

➤➤ 글상자 20.3

간질의 원인

1. 발생 이유가 없거나 자연 발생한 병적 상태; 급발작의 원인을 확인할 수 없다.
2. 유발인자
   - 외상 후(두개골 골절, 두개 내 혈종 등)
   - 대사성(저나트륨혈증, 저칼슘증, 저혈당증, 저마그네슘증, 탈수증)
   - 약과 약 금단증(알코올, 코카인)
   - 감염(수막염, 뇌염, 뇌 농양)
   - 산소결핍증과 저산소증
   - 뇌혈관성(출혈, 뇌 내 또는 지주막하 혈종, 정맥동 혈전)
   - 과온증
   - 수면부족
   - 열성(febrile) 급발작
   - 신생물(암종증성[carcinomatous] 수막염, 전이성, 임파종, 백혈병)
   - 분만 시 또는 유전성(선천적 이상, 유전자 또는 유전적 장애, 분만 시 외상)

상적 발현에 따라 분류한다. 증상은 얼얼하거나 혼몽, 핀과 바늘로 찌르는 감각, 감각의 손실 등과 같은 신체의 감각과 불편함 등이 나타난다. 운동 변화(motor manifestation)는

➤➤ 글상자 20.4

급발작의 분류

1. 부분 급발작
   - 단순(의식 손상 없음)
   - 복잡(의식 손상 동반)
   - 부분적인 2차 발생
2. 전체적인 급발작
   - 강직성-간대성(대발작)
   - 간헐적 급발작
   - 지속적인 급발작(간질성 상태)
   - 결여증(소 발작)
   - 근 간대성 간질
   - 외상 후
3. 특별한 간질성 증후군
   - 열성 급발작
   - 히스테리성 급발작
   - 반사성 급발작

얼굴, 사지, 또는 머리의 불수의적 움직임이 특징적이며 말하기 무력화 등이 나타난다. 급발작은 발작 발생으로 신체 부분의 국소적 약화와 마비증이 나타나며, 수분 또는 몇 시간 지속된다; 이것을 **토드 마비**(Todd's paralysis)라 부른다. 두려움, 불안, 우울, 또는 명확한 이유가 없는 행동 방해와 같은 심각한 감정 변화를 경험하게 된다; 또는 마치, 몸과 마음이 분리되는 것처럼 느낀다. 사물과 사람을 볼 때 크거나 작게 또는 뒤틀려 보인다; 보이는 사물이 그대로의 모습으로 보이지 않고(환시[visual hallucinations]); 냄새는 그대로의 냄새가 아니며(환후[olfactory hallucinations]); 듣는 것은 소리나는 것 그대로 듣는 것(환청[auditory hallucinations])이 아니다. 정신적 증상은 번쩍 후, 기억 장해 또는 기시체험([deja vu]익숙치 않은 사물과 사람이 친숙하게 보임), 미시체험([jamais vu]익숙한 사물이나 사람이 낯설게 보임)과 같은 불일치한 현상 등이 나타난다. 시간의 왜곡, 몸이 분리된 경험, 갑작스런 구역질 또는 위통이 발생한다. 의식의 손상은 없다; 그러나, 부분적 또는 집중적 급발작은 전체적 급발작에 앞서 나타나며, 전조 현상이나 의식이 변화하는 경고 단계이다(8).

➤ *복잡한 부분 급발작(Complex Partial Seizures)*

복잡한 부분 급발작은 뇌의 넓은 부위의 손상이며, 의식 손상이 있다. 이 같은 것을 측두엽 간질 또는 정신운동(psychomotor) 급발작이라 한다.

징후와 증상. 급발작은 목적하는 움직임의 문제 또는 의식의 손상에 의해 뒤따르는 경험이 특징적이다. 즉, 의식이 있는 것처럼 보이지만 의식이 변화된 상태에 있으며, 거의 혼수상태와 같다(7):

- 감정(우울, 두려움, 편집광[paranoia], 아우성 치는 것)
- 단순 자동증(automatism) (씹는 것, 삼키는 것, 입술로 입맛을 다시는 것, 동일한 단어를 되풀이 하며 말하는 것)
- 복잡 자동증(방안에서 걷는 것, 옷을 벗는 것, 사물을 정리하는 것)
- 환각(환청, 환시, 환미[gustatory], 환후)

활동에 참여한다면, 움직임은 분열(disorganized), 착란,

그리고 초점이 없음에도 불구하고, 관찰자는 개인이 무엇을 행하는지 모른다는 것을 알기 어렵다. 평균 급 발작은 1~5분 동안 지속된다. 구두(verbal) 자극에 반응하지 않으며, 부위감각상실(disorientation) 또는 착란이 나타난다. 그후, 자신이 했던 행위를 기억하지 못한다. 대부분의 경우는 10~30세 사이에서 발생한다.

➤ *전체적인 급발작(Generalized Seizures)*

전체적인 급발작은 뇌 전체의 손상이다. 이 같은 급발작은 경련성과 비경련성 형태로 세분화 된다. 경련성 형태의 가장 흔하고 심한 급발작인 강직성-간대성([grand mal],대발작) 급발작은 간헐적 또는 지속적인 형태로 발생한다. **긴장성**(tonic)은 골격근의 장시간 수축을 말하는 반면, **간대성**(clonic)은 빠르고 연속적이며 근육의 리드믹한 수축과 이완을 말한다. 간헐적 급발작은 강직성, 간대성, 또는 두 가지 모두 나타나며 의식의 손실과 흔히 관련되어 나타난다. 많은 사람들은 급발작이 발생하기 전, 독특한 냄새 또는 맛과 같은 감각 현상(전조)을 경험한다. 평균 급발작은 50~90초 정도 지속되지만, 5분까지 진행되기도 한다. 무의식적 급발작 운동 선수는 급발작 시 과도한 전기적 방출에 의해 갑자기 엄습하기 때문에 방광과 장 기능의 조절 상실로 결국 소변이나 대변을 보게 된다. 이와 같은 현상은 당황스럽고 불쾌하지만, 자연스런 일이다. 급발작이 멈출 때, 뇌는 수면의 형태로 변하게 된다. 이러한 이유로 환자는 짧은 시간동안(몇 초에서 몇 분까지) 깨어나지 못하게 된다. 이 기간 동안 근육은 이완되며, 깨어나게 된다. 이어지는 급발작에서, 개인은 부위 감각 손실, 착란, 그리고 기면 상태(lethargic)가 되며 일어난 것들에 대해 기억하지 못하게 된다.

EMS *지속적인 강직성-간대성 급발작(간질 상태)은 응급상황이다. 지속적인 경련성은 30분 또는 그 이상 지속되며, 전체적인 재발성 경련성은 발생사이에서 완전한 의식 회복 없이 다시 발생한다. 경련성이 60분을 초과 한다면, 돌이킬 수 없는 신경 손상이 발생하게 된다. 5분 이상 지속되는 급발작은 심각한 문제를 야기하는 것이며 선수 트레이너는 즉시 응급 의료 서비스(EMS)를 실시해야 한다.*

근 간대성 급발작은 근 군의 산재성 또는 지속적인 간대성이 특징적이며 점진적으로 정신의 약화가 나타나게 된다. 폭발적인 신체적 활동은 좀처럼 보이지 않는다. 외상 후 급발작은 두부 외상으로 발생하며, 충격(impact), 직접(immediate), 초기(early), 그리고 후기(late)로 분류한다. 충격 급발작은 외상 시기에 발생하며 외상으로 발생한 전기화학적 변화의 결과로 생각된다. 직접 급발작은 외상의 처음 24시간 내에 발생한다. 초기 급 발작은 두부 외상(함몰된 두개골 골절, 급성 두개 내 혈종) 후, 첫 주내 발생하며, 24시간 이상 지속되는 장시간의 외상 후 건망증과 관련 있다. 후기 급발작은 두부 외상의 첫 주 후 발생하지만, 1년 내 주로 나타나며, 소아기의 간질 과거력과 관련 있다(3). 전형적인 일시적 의식상실(absence) 또는 소발작(petit mal)은 의식의 경미한 손실, 허공을 주시하는 것, 신체의 긴장력 손실 또는 쓰러지지 않고, 3~15초 정도 발생하는 것이 특징적이다. 안면근의 약한 연축, 입술로 입맛을 다시는 것, 또는 눈썹의 떨림 등이 나타난다. 개시는 흔히 4~8세 사이이며 이러한 상태는 30세쯤 해결된다.

➤ *특별한 간질성 증후군(Special Epileptic Syndromes)*

급발작의 세 번째 범주는 유아기와 소아기의 열성 급 발작장애이다. 열성 급발작은 열이 38.9℃ 이상 시, 시작하게 되며 온도가 빠르게 상승하는 동안 가장 쉽게 발생한다. 이와 같은 범주 외의 급발작은 히스테리컬성 급발작과 반사성 간질, 깜박거리는 빛, 독특한 소리, 갑작스런 움직임, 먹는 것, 또는 단어나 숫자를 읽은 것과 같은 특별한 자극으로 반응할 때만 발생하는 소규모의 급발작 등이 있다(6).

급발작의 직접 관리 (Immediate Management of Seizures)

개인의 급발작 발생을 직접 봤을 때, 그 시간을 주시하는 것이 필수적이다. 초를 분으로 본다; 만일 시간이 정확치 않다면, 급발작의 기간을 과장하는 경향이 있다. 몇몇 급발작의 관리는 직접적인 손상으로부터 환자를 보호한다. 가까이 있는 물체는 통제할 수 없는 근 수축이 있는 동안 충격을 받지 않게 하기 위해, 제거하거나 패드를 대준다. 급발작을 하는 동안 개인의 두부를 보호해야 하지만, 환자를 제지하거나 멈추게 하지 말아야 한다. 개인이 급발작 동안 혀를 깨물 수는 있지만, 입안에 손가락이나 어떠한 물질도 넣어서는 안된다. 급발작 동안 과도한 전기적 방출 때문에 개인은 방광과 장 기능의 조절력이 상실된다. 이것은 매우 당황스런 일일 것이다. 가능하다면, 관찰자나 구경꾼은 개인의 사생활을 보호하기 위해 피해 주어야 한다. 급발작이 끝날 때, 수면 형태로 빠지게 된다. 이것은 정상적인 상태이며, 적절한 기도를 확보하고 깨어날 때까지 기다린다.

EMS *급발작의 발생한 기간과 얼마동안 긴 시간을 잤는지 기록한다. 단일 지속적 급 발작 또는 간헐적 급발작의 씨리즈가 5분을 초과한다면, EMS 시행한다. 환자는 의사에 의해 평가받아야 한다. 가능하다면, 체온을 유지하기 위해 덮어준다. 선수가 급발작 장애를 앓고 있다면, 선수 트레이너는 급발작이 왜 발생했는지 찾아내도록 시도해야 한다. 처방에 따라 약을 복용하는 것이 필요하며, 처방한 약이 다 떨어졌는지, 재 처방이 없었는지 또는 단순히 환자가 약을 끊은 것인지 등을 확인한다. 이 같은 정보는 병원에 도착하는 동안 EMS과정에서 제공되어야 한다.* ***실전 전략*** *20.1에서 급발작관리를 정리하였다.*

약물과 간질 (Medications and Epilepsy)

항 간질성과 항 경련성 제재는 급발작 장애와 간질을 앓고 있는 사람들을 위한 보조제이다. 이 약은 신체적 활동을 위해 적어도 1~2 시간 전에 복용해야 한다. 장기간의 목표는 최소의 약을 복용함으로써 급발작 활동을 제거하거나 통제하는 것이다. 항 경련성 중재는 몸을 천천히 좋아지게 하며, 치료 기간을 세우기 위해 시간이 걸리기 때문에 약의 규칙적인 장기간 복용(몇 개월에서 몇 년까지)은 치료적 기간에서 신체를 유지하는데 필요하다. 몇 일 동안에 걸쳐 약 복용을 하지 않는 것은 결국 효과적인 치료적 기간을 이룰 수 없게 한다. 혈청 수치는 두 가지 이유로 확인해야 한다: (1)약이 치료 기간 내에 안정적인 것인가, 그리고 (2)신체 활동을 한다면, 증가된 활동 수준이 약의 대사작용에 변화를 주지 않는가 이다. 혈청수치가 너무 낮다면, 급발작 위험은 증가한다; 수치가 너무 높다면, 약의 독소 영향이 뇌 활동을 억압하며 생체 기능을 지지하지 못하게 한다. 몇몇 항 경련성 중재는 피로, 두통, 또는 구역질을 발생시키는 반면, 그밖에 운동실조(incoordination)를 일으킨다(9). 이 같은 중재는 비록 많은 항 경련성 중재가 국제대학 운동선수 협회(NCAA)와 미국 올림픽 협회(USOC)에서 허용하고 있지만, 경쟁적인 운동에서는 피해야 한다.

신체 활동 지침 (Physical Activity Guidelines)

거의 모든 경우에 있어, 급발작 장애는 적절한 약으로 조절 될 수 있다. 급발작의 이상적인 조절은 6개월 또는 1년 동안 급발작이 나타나지 않음으로써 일반적으로 확인될 수 있다. 특히, 쓰러지는 위험이 있고 접촉이 있는 스포츠와 물에서의 스포츠 참가는 참가 전 신경 전문의의 주의 깊은 평가를 받아야 한다. 참가 수준을 결정하는데 있어 여러 문제들을 확인해야 한다.

- 활동하게 될 스포츠의 형태는 무엇인가(접촉 또는 충돌 대 비접촉)?
- 활동 시 급발작이 발생한다면, 사망 또는 심한 손상의 위험은 존재하는지?
- 뇌 손상이나 다른 신경학적 장애가 이미 존재했는지?
- 스포츠의 참가로 뇌의 손상 가능성 위험이 있는지(진탕증 또는 두개 내 혈종)?
- 운동이 급발작 조절에 악영향을 주는가?
- 항 경련성 약이 스포츠 수행 중 일으킬 수 있는 영향은 무엇인가(판단의 손상 또는 지연되는 반응시간)?

스포츠 참가 시, 두부 손상은 명확히 지각할 수 있는 급 발작을 일으킨다. 그러나, 간질을 앓고 있는 사람은 간질이 없는 사람보다 두부 손상 후, 급발작을 덜 일으킨다. 게다가, 간질은 스포츠에 참가하는 동안 손상의 위험이 증가하지 않는다고 알려져 있다(10). 급발작 장애를 앓고 있는 아이들은 신체 활동과 스포츠에 참가하도록 허용되며, 급발작의 이상적인 조절과 적절한 관찰이 모든 시간에 이루어져야 한다고 권고하고 있다. 여러 활동(풋볼, 스쿠우버 잠수, 등산, 그리고 자동차 경주)이 급발작을 발생시키는 위험에 놓이게 한다. 이 같은 활동은 피하는 것이 좋다. 급발작 과거력이 있는 사람은 급 발작 조절과 관계없이 권투는 금지해야 한다. 잦은 급발작 경험이 있는 사람은 몸상태에 맞는 신체 활동을 선택해야 한다.

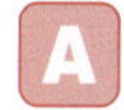
야구 선수는 약으로 자신의 급발작 장애를 조절할 수 있으며, 그 밖의 주의사항을 따른다면, 어떠한 규제 없이 야구 경기에 참가할 수 있다.

실전 전략 20.1 급발작의 관리

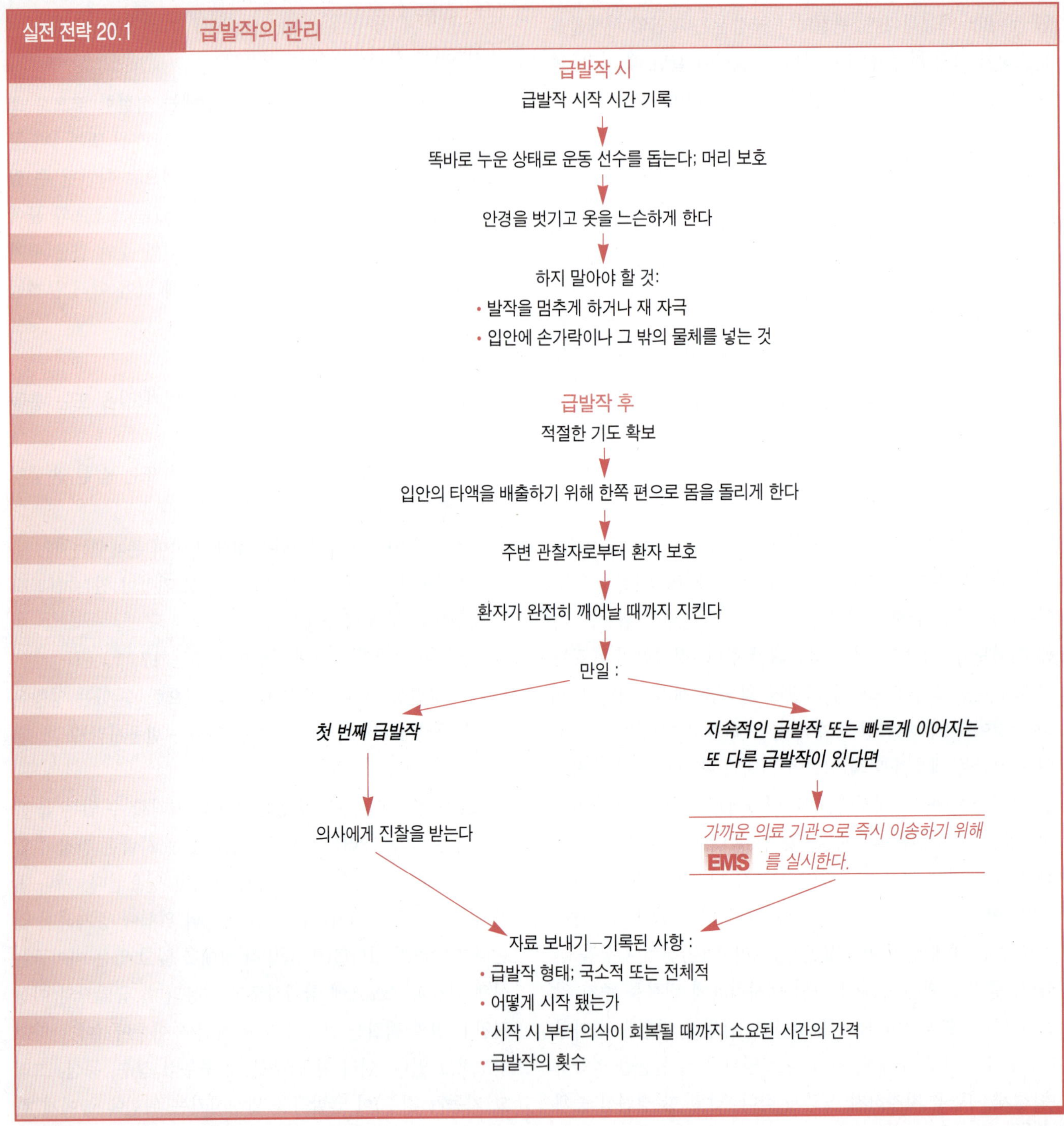

그 밖의 중추신경계 장애(OTHER CENTRAL NERVOUS SYSTEM DISORDERS)

Q 46세의 여성이 2주 전 농구경기 중 좌측 무릎을 다쳤다. 치료를 위해 병원에 갔다. 손상 당시 그녀는 "뒤틀리는" 느낌이었지만, 심각한 통증이나 부종은 없었다. 2주 동안, 통증은 강하게 나타났다(1~10 범위에서 10+) ; 그녀는 걸을 수 없었고, 오르거나 내려갈 때, 왼쪽 다리에 압을 주거나, 왼쪽 무릎에 어떤 형태의 물질(천, 양말 또는 옷)도 덮을 수 없었다. 매일 밤 1~3시간 잠을 자며, 통증 때문에 나프록신(naproxen)을 복용하였으며 구역질, 구토, 그리고 현기증 등이 일어난다고 말하였다. 슬관절의 철저한 평가 후 통증과 기능 장애의 수준을 지지할 수 있는 손상이 있는지 확신할 수 없다. 이 같은 환자는 의사의 진찰을 받아야 만 하는가?

흔치 않지만 세 가지의 중추 신경계 장애는 신체적 활동의 참여에 영향을 줄 수 있다. 뇌와 척수를 감싸는 수막(meninges)과 액(뇌 척수액)의 감염과 염증성인 수막염은 세균과 바이러스에 의해 대부분 발생한다. 뇌염은 바이러스성 감염에 의해 발생하는 뇌 염증이다. 이 질환은 특히, 감염된 새와 동물의 피를 먹은 모기와 같은 벌레에 의해 흔히 퍼진다. 복잡한 영역의 통증 증후군(complex regional pain syndrome) 또는 때때로 반사성 교감성 이영양증(RSD)이라고 하는 질환은 혈액 흐름과 한선을 조절하는 신경계 부분인 교감신경계의 특별한 장해이다. 각 상태에 대한 초기 인식과 치료가 바로 이루어지지 않는다면, 개인에게 심각한 영향을 미치게 된다.

수막염(Meningitis)

대부분의 수막염은 세균이나 바이러스에 의해 발생하지만, 진균류 감염, 기생충, 두부의 타격, 낭창과 같은 염증성 질환, 또는 약의 과민 반응-특히, 이부프로펜(Advil 또는 Motrin)과 그 밖의 치료를 위해 사용하는 감마 글로블린 투약 등이 원인이 된다. 세균성 폐렴 연쇄상 구균(폐렴구균〔pneumococcus〕)에 의해 일차적으로 발생하는 급성 세균성 수막염은 응급 의료 상태로 생각된다. 급성 세균성 수막염은 바이러스성 수막염보다 훨씬 더 심각하며 다양한 세균에 의해 발생한다(**글상자 20.5**). 대부분의 경우, 또 다른 신체 부분(폐렴, 골수염, 또는 심내막염)의 감염으로 세균이 뇌와 척수의 혈류를 통해 흐를 때 발생한다. 세균은 심각한 두부 손상(두개골 골절)으로 직접적으로 뇌 또는 척추를 따라 퍼져 갈 수 있다; 부비동, 중이(중이염), 코 또는 치아에 감염으로; 신경 외과적 과정(뇌척수액〔CSF〕 분할측로); 또는 관통성 상처 등이다(11). 이러한 상태는 수막염을 앓고 있는 누군가의 기침 또는 재채기 때문에 개인이 세균에 노출 됐을 때, 전염될 수 있다. 세균은 키스 또는 함께 쓰는 도구, 칫솔, 담배를 통해 전파된다. 무균성 수막염이라 불리는 바이러스성 수막염은 흔히 경미하여 1~2주 내에 완쾌된다. 흔한 장(intestinal) 바이러스는 미국의 사례 중 약 반을 차지한다. 또한, 헤르페스 감염 또는 그 밖의 질환인 유행성 이하선염과 관련된 바이러스나 오염된 물은 바이러스성 수막염을 일으킨다. 효모균성 수막염은 AIDS를 앓고 있는 사람의 약 10%에서 영향을 주는 균류성 질환의 형태이다. 효모균성 수막염은 항 균류성 제재로 효과적으로 치료될 수 있지만, 손상 받은 사람의 거의 반 정도는 재발하는 경향이 있다. 이 같은 경우, 의사는 플루코나졸(fluconazole)과 같은 약으로 장기간의 항 균류 치료를 권유한다.

징후와 증상. 세균과 바이러스성 수막염의 초기 증상은 독감(인플루엔자)과 동일하지만, 갑자기 시작되는 경향이 있다(**글상자 20.6**). 증상은 고열, 심한 두통, 구토, 경부와 등의 강직, 감각장애, 그리고 정신 착란 등이 나타난다(4,12). 검사 시, 케르니히(kernig) 또는 브루진스키 징후(Brudzinski sign)는 양성이다(제 15장). 나이든 환자에게서 전형적인 징후는 **항선 경직**(nuchal rigidity)이다. 질환이 진행함에 따라, 뇌는 부어오르고 출혈이 시작된다. 초기 기면 상태는 혼미(stupor) 또는 혼수상태로 진행한다. 수막염 사례 중 약 10%는 사망한다. 불행히도, 생존한 사람은 심각한 장기간의 신경학적 합병증(난청, 실명, 말하기 손실, 학습장애, 그리고 행위 문제 등) 또는 비 신경학적 합병증(신장과 부신의 폐쇄)을 앓게 된다(11). 수막염의 만성적 형태는 뇌를 감싸는 수막과 액에 결핵의 침범으로 발생한 미생물과 같은 느리게 진행하는 세균이 있을 때 발생한다. 급성 수막염은 갑작스럽

글상자 20.5

급성 세균성 수막염의 원인

- **폐염구균.** 성인과 아이들에게서, 수막염의 가장 흔한 원인은 폐염연쇄상구균(폐염구균)이다. 세균은 혈류를 타고 뇌와 척수로 들어가며 뿐만 아니라, 폐로 진행하여 폐염을 일으킨다. 폐염구균 수막염은 귀의 감염으로 발생할 수 있다.
- **수막염균 감염증.** 5세 이하의 어린이와 10대와 젊은 성인에게서, 수막염의 가장 흔한 원인은 상부 호흡기계 감염으로 세균이 혈류에 침투하여 매우 높은 전염성을 보인다. 기숙사, 학교, 그리고 군 기지에서 국소적인 유행을 일으킨다.
- **혈호균속(Haemophilus).** 혈호균속 인플루엔자균은 5세 이하 어린이에게서, 세균성 수막염을 일으키는 원인이 된다. 미국에서는 혈호균속 인플루엔자균 백신을 널리 사용하여 이 같은 수막염은 급격히 감소되고 있다. 발생할 때, 상부 호흡기계 감염, 귀 감염, 또는 정맥동염이 나타나는 경향이 있다.
- **리스테리아속(Listeria).** 단구증(monocytogenes) 리스테리아속은 세균에 오염된 흙, 먼지, 그리고 음식(치즈, 핫도그, 점심 식사) 등 거의 어디에서나 볼 수 있다. 야생과 애완 동물이 이 같은 세균을 전달한다. 리스테이라속에 노출된 대부분의 건강한 사람에게선 문제가 되지 않지만 임산부, 신생아, 그리고 노인은 특히 위험할 수 있다.

➤➤ 글상자 20.6

급성 세균성 수막염의 증후와 증상

- 먹고 마시는 것을 방해하는 높은 열
- 심한 두통
- 한기(chills)
- 빛에 예민함(수명)
- 구토
- 착란
- 경련 또는 급 발작
- 이상감각
- 섬망(delirium)
- 점진적 기면 상태
- 졸음
- 케르니히와 브루진스키 징후의 양성과 관련된 항선 경직(뻣뻣한 목)
- 액와 또는 손등, 발 피부에 발진(rash)
- 피하의 미세 출혈의 빠른 진행

게 손상을 주지만, 만성 수막염은 몇 주 또는 몇 달 이상 천천히 진행된다. 그럼에도 불구하고, 만성 수막염의 증상은– 두통, 열, 구토, 그리고 정신의 혼탁– 급성 수막염과 동일하다.

치료

EMS *수막염은 의료적 응급상황이다. 회복 율은 얼마나 조기에 치료하는 지에 달려있다. 수막염이 의심스럽다면, 즉시 의료 처치를 받아야 한다.*

급성 세균 수막염은 회복과 합병증의 위험을 줄이기 위해 혈관 내 항생제로 신속한 치료가 요구된다. 항생제의 선택은 혈액–뇌 장벽(blood-brain barrier)을 통한 약의 침투 정도와 약의 살균제 영향에 의해 결정하게 된다. 흔히, CSF의 견본을 분석하는 것은 원인이 된 중재인자를 확인하는데 도움을 줄 수 있다. 폐렴연쇄상구균은 경구용 항생제로 10~14일 동안 퍼지게 된다(12). 또한, 질환의 가장 흔한 합병증 중 하나인 청각 손실을 막는데 도움을 주기 위해 코르티코스테로이드를 복용한다. 바이러스성 수막염이 경미한 경우에는 휴식을 취하며, 충분한 수분과 열을 내리고 몸의 통증을 진정시키기 위해 때때로 진통제를 섭취하여 치료한다. 수막염이 헤르페스(herpes) 바이러스에 의해 발생했다면, 치료는 헤르페스 균에 대한 항 바이러스성 제재를 사용한다. 모든 바이러스가 수막염의 원인은 아니지만, 항 바이러스성 제재가 유용하게 사용된다.

뇌염(Encephalitis)

뇌염은 뇌의 염증, 특히 대뇌 반구, 소뇌, 또는 뇌간이며, 바이러스의 감염에 의해 그리고 유행성으로 발생한다. 이 질환은 특히 감염된 새와 동물 피를 먹은 모기와 같은 벌레에 의해 흔히 퍼지게 된다. 뇌염은 두 가지 형태를 취한다:

- **일차성.** 뇌에 직접적인 바이러스 침입으로 발생하며, 산재성이며 유행성이다. 가장 흔한 산재성 형태인 헤르페스성 단순 뇌염은 두통과 열을 동반한 미세 통증으로 시작하며 이어 더욱 심한 증상이 나타난다. 유행성 변종은 모기가 전달하는 바이러스에 의해 흔하게 발생한다. 미국에서 사람을 감염시키는 모기가 전달한 뇌염의 주요 형태는 동부 말(equine) 뇌염, 서부 말 뇌염, 세인트 루이스 뇌염, 크로쎄(La crosse) 뇌염과 최근에는 서부 나일(Nile) 뇌염이 있다.
- **이차성(후감염성).** 이 같은 형태는 수두, 마진(rubeola), 유행성 이하선염, 풍진(German measles) 또는 급성 척수 회백질염과 같은 신체의 또 다른 부위에 바이러스성 감염으로 발생한다. 몇몇 이차성 경우에서, 뇌염의 원인은 외부 물질에 대한 면역 시스템의 과반응–과민반응이다.

일차성 뇌염은 뇌염의 가장 심각한 종류이지만, 이차성 형태가 더욱 흔하다. 뇌염의 몇천 개의 사례가 미국에서 해마다 보고되고 있다. 많은 경우가 경미하거나, 비특이적 증상 때문에 보고되지 않고 있다. 모기가 전파한 뇌염이 흔치 않음에도 불구하고, 뇌염은 미국에서 모기가 전달한 가장 흔한 질환이다.

징후와 증상. 증후와 증상은 환자의 나이에 따라 다양하다. 유아에서는 열과 경련이 갑자기 시작되며, 두개골의 부드러운 점(fontanelles〔천문〕)이 부어오른다. 아이들은 두통, 열, 그리고 구역질로 인한 기면 상태, 그리고 구토, 수명, 근육통, 그리고 항선의 경직이 나타난다. 성인은 흔히 열, 구역질의 갑작스런 시작과 함께 심한 두통을 동반한 구토, 진전(tremor)으로 진행한 근육통, 그리고 수명을 경험한다. 정신 착란과 부위 감각 상실은 성인의 대표적인 증상이다.

치료. 헤르페스성 단순 뇌염을 치료하기 위해서 아시클로버(acyclovir)와 같은 항 바이러스 제재가 초기에 처방된다.

두개골 내의 압력을 감소시키는 항 염증약이나 제재를 사용한다. 항생제에 반응이 없는 뇌염을 일으킨 바이러스 때문에 보조적인 치료는 휴식과 건강 음식, 바이러스와 싸우는 면역 시스템을 돕기 위해 충분한 물을 섭취한다. 신체와 말하기 치료는 치료 계획에 한 부분을 차지한다.

복합 영역 통증 증후군 (Complex Regional Pain Syndrome)

복합 영역 통증 증후군은 통증 장애 형태의 새로운 용어로 **반사성 교감성 이영양증**이라고 부른다. 복합 영역 통증 증후군은 유해 사건으로 나타나는 영역의 통증과 감각 변화가 존재하는 것을 말한다. 통증은 비정상적 피부 색깔, 온도 변화, 비정상적 발한, 손상된 부위의 과민성, 비정상적 부종, 그리고 운동기능의 심각한 손상(손상된 사지의 근 약화)과 같은 것과 관련되어 있다. 이 같은 증상의 결합은 알려진 신체적 손상의 반응에서 더욱 큰 손상을 초래한다(13). 여성은 남성보다 CRPS에 의해 더욱 쉽게 손상 받게 된다. 40~60대 사이에서 가장 흔하지만, 어떠한 연령에서도 발생할 수 있다(14). 복합 영역 통증 증후군은 두 가지 형태로 발생하며, 증후와 증상은 동일하지만, 원인은 다르다. 반사성 교감성 이영양증 증후군으로 이미 알려진 I 형은 손상된 사지에서 직접적으로 손상된 신경이 없는 통증이나 손상으로 발생한다. 이 같은 손상은 골편, 발목 염좌, 혈관 내 카테테르 삽입, 또는 허리의 긴장과 같은 단순한 것과 심근 경색, 수술, 또는 감염과 같이 복잡하게 나타날 수 있다. **작열통**이라 말하는 II형은 명백한 신경 손상이 나타난다(14). CRPS의 진단은 손상 부위에 나타나는 통증과 기능부전의 정도에 따라 알려진 병리 상태로써 통증 상태가 나타나는 것을 제외한 것이다. 본래 CRPS는 수수께끼이며 원인을 명확히 알 수는 없다. 이것은 초기 사건, 흔히 미세 외상, 또는 C-유해자극 수용기의 민감성이라 생각한다. 느린 전도 속도를 갖고 있는 작은 직경의 축삭은 기계적 온도, 그리고 화학적 자극에 반응한다. 교감 신경계의 활동은 염증 반응의 활동으로 적절한 손상에 대한 반응을 몸이 받아들이는 것이다. 정상적으로, 이 활동은 손상 후 수분에서 몇 시간 내 감소하게 된다. 그러나, CRPS에 있어서, 교감성 자극은 멈추지 않으며, 지속적인 염증 반응이 퍼져가게 되고, 혈관의 경축을 일으키며, 신경 전달 물질의 지속적인 방출과 증가된 통증, 그리고 조직 파괴를 일으킨다.

징후와 증상. CRPS의 두 가지 형태의 증후와 증상은 세 단계로 진행된다(**글상자 20.7**). 몇몇 사람은 1단계 이상 진행하지 않으며, 손상된 사람의 소수만이 3단계로 진행한다. 증후와 증상은 초기에 손상 부위 근처에서만 나타나게 된다. 사지 원위부에 위치하는 통증은 타는 듯하거나, 아픈 듯(aching)한 느낌이며 손상된 사지를 내려놓거나 움직임으로 해서 악화되게 된다. 피부 위(Tinel 징후 경우)를 가볍게 압을 가하면, 통증이 증가하며 특히,발통점(trigger point)에서 갑자기 날카로운 통증이 발생한다(14). 초기 손상된 사지는 따듯하며 붉게 보이고, 반점으로 퇴색되며 원위부의 부종이 심해진다. 피부 온도는 질환의 후기 과정에서 과온증에서 저온증 상태로 변하게 된다. 환자는 손상으로 불균형된 사지의 실질적인 근육 약화를 보인다. 손톱은 잘 부서지고, 가는 홈이 생기게 된다. 피부는 약하고 윤이 나게 보인다; 후에 각화

➤ ➤ 글상자 20.7

복합 영역의 통증 증후군의 증후와 증상

1단계: 일반적으로 1~3개월까지 지속되며 아래와 같은 특징이 있다:

- 심하게 타는 듯 하거나 아픈 통증, 압통, 그리고 손상 부위에 제한된 부종
- 조직과 피부 색깔, 온도의 변화, 처음 피부는 축축해지고, 후에 차갑게 된다. 피부색은 흰색에서 붉거나 푸른 빛으로 변한다. 손상 부위 피부는 민감하고 얇아지며 번들거림
- 털과 손톱 성장의 증가
- 근 경련 또는 경축
- 부종과 관절 경직이 운동성을 제한

2단계: 일반적으로 3~6개월까지 지속되며 아래와 같은 특징이 있다:

- 통증 증가와 넓게 퍼짐; 통증은 손상에 대해 불균형적으로 나타남
- 부종 증가
- 피부색과 조직에 더욱 심한 변화
- 털은 거칠어지고 빠지게 된다; 손톱은 잘 부서지고 갈라지며 페이게 됨
- 근육과 관절의 경직은 증가하고; 위축이 발생함

3단계: 영구적인 손상이 발생한다. 증후와 증상은:

- 전체 사지를 새롭게 침범하는 악화되는 통증
- 근육 위축과 진행된 관절 손상은 손상된 신체 부위의 운동성 감소를 일으킴
- 굴곡 건 구축
- 회복할 수 없는 피부 손상
- 골다공증

증(hyperkeratosis)과 장측 또는 배측에 섬유증이 나타난다(13). 질병은 아래와 같은 형태로 원위부에서 그 밖의 몸으로 퍼져간다:

- **연속형**(continuity type). 증상은 통증의 초기 부위로부터 이동하게 된다; 예를 들어, 손에서 어깨, 몸통 그리고 얼굴로 몸의 윗 부분에 영향을 주게 된다.
- **거울-상형**(mirror-image type). 증상은 하나의 사지에서 반대편 사지로 퍼져간다.
- **독립형**(independent type). 때때로, 증상은 몸의 먼 부분으로 건너뛰듯 나타난다.

치료. CRPS의 경감 또는 극적인 회복은 초기 증상의 몇 개월 내에 치료를 시작한다면 가능하다. 치료 계획의 주요한 목적은 통증 완화이다. 아스피린, 이부프로펜(Advil, motrin...) 그리고 나프록신 나트륨(Aleve)과 같은 비스테로이드성 항 염증성 약은 통증과 염증을 완화시킨다. 몇몇 경우에서는 통증 이완제 처방이 권유되기도 한다. 열에 대한 과민성은 급성 CRPS를 앓는 환자에서 가장 지속적으로 나타나는 증상 중 하나이기 때문에 실질적으로 한랭요법은 통증, 부종, 그리고 발한을 진정시킨다. 침범된 부위가 차다면, 열을 적용하여 진정시킨다. 손상된 사지의 부드럽고 조절된 운동은 가동범위와 근력을 증진시킨다. 이미 행한 치료가 효과적이지 않다면, 의사는 염증을 줄이기 위해 코르티코스테로이드 프레드니손(prednison)을 사용하거나, 침범된 신경에서 통증 섬유를 차단하기 위해 마취제를 주사하도록 권고하고 있다. 높은 혈압을 치료하기 위해 전통적으로 사용하는 혈관 확장제는 혈관 협착을 막음으로써 침범된 부위의 통증 완화에 도움을 준다. 경피신경자극 치료기(TENS)는 만성 통증을 완화시키기 위해 사용하며, 생체 피드백 기법은 몸의 이완과 통증 증상의 완화에 도움을 준다. 흔치 않은 경우에서, 침범된 부위의 신경에 대한 수술적 절단이 필요하다; 그러나, 이 과정은 또 다른 감각의 파괴 때문에 논쟁이 많다(13).

A 손상 시기의 초기 증상을 바탕으로 농구를 하던 중 슬관절이 손상된 46세의 여성은 댕기는 통증, 접촉시 과민 반응을 보이고 있으며, 왼쪽 슬관절의 심각한 기능장애를 호소하고 있다. 슬관절에 대한 당신의 평가는 보고된 증상과 일치하는 손상 수준 상태를 확인할 수 없다. 그러므로 이 같은 환자는 의사에 의해 정밀한 진찰을 받아야 한다.

요약(Summary)

1. 편두통은 중등도에서 심한 욱신거림 또는 때리는 듯한 통증이 경미한 민감성, 구역질 또는 구토, 식욕 감퇴, 그리고 복통과 동반하여 나타나는 특징이 있다.
2. 편두통의 치료는 편두통의 형태, 빈발도, 그리고 원인을 기초로 한다. 대부분의 편두통은 다양한 약물 치료로 치료된다.
3. 급발작 장애는 원인이 알려져 있든 그렇지 않던 간에 뇌에 전기적 활동의 갑작스런 과부하로 나타나는 재발성 소견을 수반한다. 간질은 뇌에 전기적 활동의 과도한 방출과 갑작스런 자연 발생한 병적 상태의 재발성 소견(적어도 두 가지)으로만 기술 될 때, 사용하는 일반적인 용어이다. 방출은 감각, 인식, 행위, 기분, 의식 수준의 변화를 일으키거나 경련성 움직임을 일으킨다.
4. 급발작은 부분적, 전체적, 또는 특별한 간질성 증후군으로 분류한다.
5. 가장 심한 급발작은 간헐적이거나 지속적으로 발생하는 강직성-간대성 급발작이다. 간헐적 급발작은 50~90초 정도 지속되지만, 5분까지 진행하며 이상한 냄새나 맛(전조)으로 진행하게 된다.
6. 전형적 압산스(소발작)는 의식이 경미한 손실, 허공을 주시하는 것, 신체의 긴장력 손실 또는 쓰러짐 없이 3~15초 정도 일어나는 특징이 있다.
7. 단순 부분 급발작은 얼굴, 사지, 또는 머리의 불수의적 움직임이 특징적이며; 얼얼하거나 혼몽을 경험한다. 국소화된 운동 급발작은 급발작이 발생한 신체 부분에 국소적인 약화 또는 마비감이 나타난다.
8. 복잡한 부분(정신운동) 급발작은 의식의 손상으로 나타나는 목적성 움직임이나 경험이 특징적이다.
9. 급 발작의 관리는 손상으로부터 개인을 직접적으로 보호하는 측면으로 한다. 물체에 패드를 대거나 치워 급발작 머리를 보호하지만, 입에 무언가를 넣거나 급발작을 멈추게 하는 등의 제한을 주어서는 안 된다. 급발작이 끝났을 때, 적절한 기도 확보를 한다. 급 발작이 5분을 초과한다면, EMS를 실시한다.

10. 모든 경우에 있어, 급발작을 앓고 있는 사람은 적절한 급발작 조절과 관찰로 스포츠에 참가할 수 있다.
11. 여러 활동(풋볼, 스쿠우버 잠수, 등산, 그리고 자동차 경주)으로 급발작이 발생한다면, 운동 선수나 그 밖의 사람을 위험하게 한다. 이와 같은 활동은 금기되어야 한다.
12. 뇌와 척수를 감싸는 수막과 뇌척수액(CSF)의 감염과 염증인 수막염은 세균 또는 바이러스에 의해 흔히 발생한다.
13. 뇌염은 바이러스성 감염에 의해 발생된 뇌의 염증이다. 이 질환은 특히, 감염된 새와 동물의 피를 먹는 모기와 같은 벌레에 의해 흔히 퍼진다.
14. 때때로 반사성 교감성 이영양증이라 일컫는 복합 영역의 통증 증후군은 교감 신경계의 특별한 장해이다. 이와 같은 상태는 댕기는 통증, 비정상적 피부색, 온도 변화, 접촉의 과민 반응, 부종, 그리고 손상으로 불균형된 운동 기능 장애와 관련 있다.

참고문헌(References)

1. Putukian M. Headaches in the athlete. In The Team Physician's Handbook. Edited by Mellion MB, Walsh WM, Madden c, Putukian M, Shelton GL. Philadelphia: Hanley & Belfus, 2002.
2. Tamparo CD, Lewis MA, Diseases of the Human Body. Philadelphia: F. A. Davis, 2000.
3. Robbins L, Lang SS. Headache Help: A Complete Guide to Understanding Headaches and the Medicines that Relieve Them. Houghton Mifflin, CA: National Headache Foundation, 1998.
4. Diamond S, Still B, Still C. Migraines and Other Headaches. Houghton Mifflin, CA: National Headache Foundation, 1995.
5. Lang D. Seizure disorders and physical activity. Your Patient and Fitness 1996;10(5):24e-24k.
6. Agnew CM, Nystul MS, Conner MC. Seizure disorders: an alternative explanation for students' inattention. Prof Sch Coun 1998;2(1):54-60.
7. Jordan BD. Epilepsy and the athlete. In: The Team Physicians' Handbook. Edited by Mellion MB, Walsh WM, Shelton GL. Philadelphia: Hanley & Belfus, 1997.
8. Kistner D, DeWeaver KL. Nonconvulsive seizure disorders: Importance and implications for school social workers. Soc Work Ed 1997;19(2):73-86.
9. Martin M, Yates WN. Therapeutic Medications in Sports. Baltimore: Williams & Wilkins, 1998.
10. Nakkan KO, et al. Effect of physical training on aerobic capacity, seizure occurrence, and serum level of antiepileptic drug in adults with epilepsy. Epilepsia 1990;31(1):88-94.
11. Saez-Lioren X, McCracken Jr GH. Bacterial meningitis in children. Lancet 2003;361(9375):2139-2148.
12. Choi C. Bacterial meningitis in aging adults. Aging Infect Dis 2002;33(8):1380-1385.
13. Vacariu G. Complex regional pain syndrome. Disabil Rehab 2002;24(8):435-442.
14. Miller RLS. Reflex sympathetic dystrophy. Ortho Nursing 2003;22(2):91-99.

제 21 장

호흡기계 질환 (Respiratory Tract Conditions)

결론

1. 흔한 호흡기계 질환과 관련된 생리학적인 요소를 설명한다.
2. 감기, 부비강염(sinusitis), 후두염(pharyngitis), 편도선염(tonsillitis), 그리고, 알러지성비염(allergic rhinitis)를 포함한 흔한 상기도 감염의 증상과 증후를 구분하고, 설명한다.
3. 감기를 예방하기 위해 이용되는 방법을 설명한다.
4. 기관지염(bronchitis), 기관지성 천식(bronchial asthma), 운동-유발기관지수축(exercise-induced bronchospasm), 인푸렌자, 폐렴을 포함한 일반적인 상기도 감염의 증상과 증후를 구분하고 설명한다.
5. 흔한 상기도 감염 질환의 관리와 치료를 설명한다.
6. 천식 관리시 사용되는 정량흡입기(meter-dose inhaler)와 최대호흡량측정기(peak flow meter)의 이용법을 설명한다.

호흡기계의 질환은 매우 흔하다. 생활 속에서 유발되는 국소적인 감염, 환경적인 요인(예. 알러지항원, 먼지, 스모그), 생리적 스트레스는 피로와 만성감염을 유발하고 이는 호흡기계 질환의 면역을 저하시킨다. 본 장에서는 흔한 상기도 감염과 일반적인 호흡기계 질환을 다룬다.

상기도 감염(UPPER RESPIRATORY TRACT INFECTIONS)

Q 선수들은 경쟁시즌 동안 자주 감기나 인플렌자에 걸린다. 이런 증상의 위험을 감소시키는 전략은 무엇인가?

바이러스성 질환은 상기도 감염(upper respiratory infections(URIs))으로 자주 설명된다. 이런 질환은 미약하지만, 특히 열이 있는 경우 운동능력에 영향을 미친다. 일반적으로 열(38℃ 이상), 심한 **몸살**, **근육통**, 약화, 짧은호흡 그리고, 심한기침, 탈수의 증상이 있다면 육체적인 활동을 할 수 없다 (1). 열은 근력, 유산소이용, 지구력, 협조성 그리고 집중력을 감소시키고, 열사병을 일으킬 수 있다. 탈수 또한 체온을 더 상승시키고, 열사병을 일으킬 수 있다. 이 섹션에서는 감기, 부비강염(sinusitis), 인두염(pharyngitis), 후두염(laryngitis), 편도선염(tonsillitis)과 알러지성 비염(allergic rhinitis)건초열(hay fever)에 대해서 언급한다.

감기 (Common Cold)

해마다 성인은 평균 1~6회 정도의 감기에 걸리는데, 이런 감염의 40~50%는 사람 라이노바이러스(human rhinoviruses(HRVs)가 원인으로 주로 가을이나 봄철에 걸린다 (2). 아스피린 민감성, 경구용피임약, 국소충혈제거제 남용, 코카인 남용, 코속 폴립(nasal polyps), 중격이탈(deviated septum), 알러지 질환이 있는 경우, 쉽게 감기에 걸린다. 감기는 전염성이 강해 사람과의 접촉과 공기 중에 입자로 전파될 수 있다. 그러나, 몇가지 전략을 숙지하면, 감기에 걸릴 위험을 줄일 수 있다(**글상자 21.1**).

상기도 감염의 증상은 노출 후 1~2일에 시작되고, 일반적으로 1~2주간 지속된다. 그러나, 바이러스성 전파나, 전염력은 2~3주간 더 지속될 수 있다. 최근 연구에서 비록 많은 사람들이 감기에 의해 스포츠나 육체적인 활동을 방해받지만, 건강했을 때와 병에서 회복된 후의 안정시 폐기능 검사(resting pulmonary test)와 최대하 운동 검사(submaximal exercise test)를 남,녀선수에게 적용한 결과 호흡기능과 최대산소섭취량, 최대심박수, 자각인지도(perceived exertion rate)에 차이가 없음을 보고 하였다(4).

징후와 증상. 맑은 콧물(**비루**), 코 가려움, 재채기, 헛기침 그리고, 눈의 부어오름이나 가려움이 빠른 증상으로 나타난다. 몸살(기분이 나쁘거나 피곤), 약한 목 염증, 오한, 그리고 일부는 미열의 증상을 보인다. 대부분의 감기증상이 양성이고 상기도에만 나타나지만, 코의 점막이 부어 공기의 흐름이 막히게 되면, 중이염이나 세균성 부비동염(bacterial sinusitis)을 일으킬 수 있다.

치료. 감기에 대한 치료법은 없지만, 일반의약품(의사처방없이 살 수 있는 약(over-the-counter(OTC))으로 증상을 완화 시킬 수 있다. 비타민 C의 섭취는 증상의 기간과 정도를 감소시킬 수 있다고 알려져 있다. 마찬가지로, 아연 글루코네이트 정제도 발병후 24~48시간 안에 복용하면 같은 효과를 낸다(5). 만약 환경요인, 알러지항원, 세균성감염 또는 스트레스를 받는 생활이 원인이라면, 치료는 휴식, 스트레스 요인 제거 그리고, 몸 전체에 대한 치료보다는 펌프 스프레이를 이용한 국소적인 치료를 한다. 일반의약품 정제와 비교했을 때, 펌프 스프레이는 콧속에 적은 양을 사용해도 되고 특히, 중격에 자극이 적다. 국소치료제는 항천식제(antiasthmatic agents 예, cromolyn sodium, Nasalcrom), 코티코스테로이드(예, beclomethasone 또는 flunisolide) 그리고, 항콜린계약물(예, nasal ipratropium 또는 atropine in saline)이 있다. 선수들은 앞에서 언급한 약물들이 금지 약물인지를 주의 깊게 확인하여야 한다.

부비동염(Sinusitis)

부비동염은 세균이나 바이러스, 알러지 또는 환경적인 요인에 의해서 부비동(paranasal sinus)에 염증이 생긴 상태이다(**그림 21.1**). 부비동염은 급성이 30일 정도, 아급성이 3주에서 2개월, 만성이 2개월 이상 정도 증상이 지속된다. 국소적인 점액의 증가 때문에 부비동구멍(ostium)이 막히거나 상해, 기계적인 폐쇄가 있으면, 발생하기 쉽다. 국소점액의 증가는 상기도 감염, 알러지, 또는 직접적인 손상의 이차적인 증상이다. 기계적인 폐쇄는 종격이탈, concha-bullosa(코안쪽에 concha에 위치한 serum이나, 혈액의 낭), 폴립이나 종양같은 코속의 덩어리로 인한 막힘이 원인이 될 수 있다.

징후와 증상. 코의 울혈, 안면 통증 또는 부비동에 압박, 윗치아의 통증, 눈뒤(retro-obital)에 압박과 통증의 증상이 있

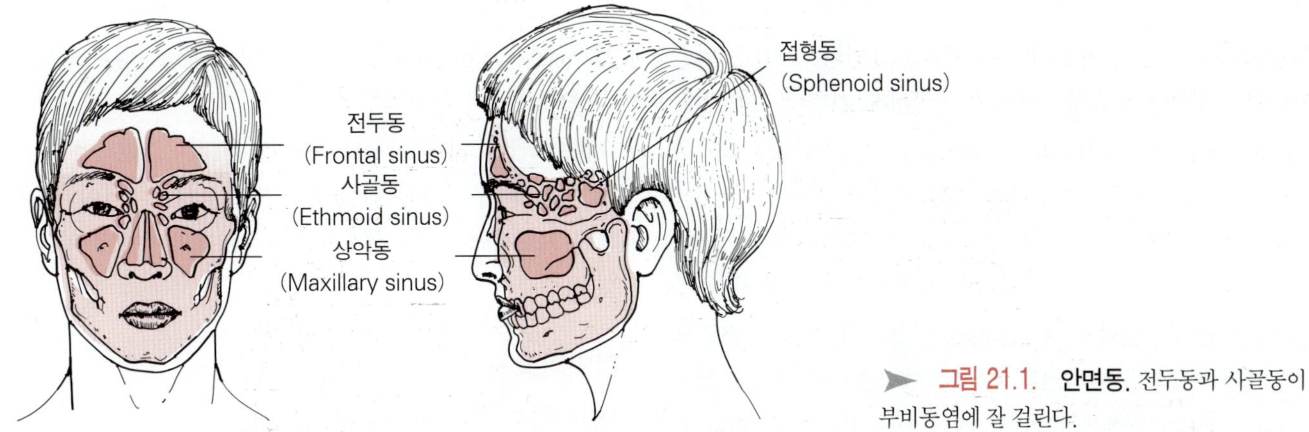

➤ 그림 21.1. **안면동.** 전두동과 사골동이 부비동염에 잘 걸린다.

다. 다른 증상으로 화농성 고름이 나오고, 아픈 부비동 부위에 접촉 시 통증, 밤과 낮시간에 기침 그리고, 심한 경우는 코주변과 눈꺼풀에 부종, 열, 오한이 있을 수 있다. 일반적인 콧물이 맑은 것에 비해 세균성 감염은 어두운 색이다. 만성 부비동염은 만성적인 코에 울혈, 콧물(비루), 코주변의 압력에 의한 코뒤에 고름 유출을 특징으로 하고 , 두통은 편두통이나 근육경직과 관련이 없다. 어떤 경우는 불쾌감이 느껴지는 부위에 bridge of the nose가 꼬집혀 통증을 느끼거나, 안경으로 불쾌감이 악화된다는 보고가 있다.

치료. 감염을 치료하고, 점막의 부종을 감소시키고, 고름을 빼낸다. amoxicillin, penicillin, erythromycin 같은 경구용 항생제가 처방된다. 국소치료제로는 phenylephrine hydrochloride(Neo-Synephine)이나 oxymetazoline hydrochloride(Afrin)이 고름 유출을 촉진하기위해 초기 3~4일 동안에 사용된다. 항울혈제를 장기간 사용하면, 과도한 콧물과 부종의 부작용이 있다. 심한 경우는 부비동에 고름을 제거하기 위해 외과적 수술을 필요로 한다.

인두염(Pharyngitis(Sore Throat))

인두염은 인두(pharynx)에 바이러스나 세균, 진균의 감염이 원인으로 목에 염증을 유발한다. 감기, 인푸렌자, 스트렙토코커스 감염, 디프테리아, 헤르페스 심플리스 1과 2, Epstein-bar virus, gonococcal bacteria, 클라메디아 또는 칸디다증에 의해 생긴다. 원인이 strepto-coccus pyogenes(strep throat) 박테리아나 적절히 치료가 되지 않는다면, 편도선주위 농(peritonsillar abscess), 성홍열(scarlet fever), 류마토이드 열(rheumatic fever), 또는 류마토이드 심장질환을 일으킬 수 있다.

징후와 증상. 목은 전형적으로 어두운 붉은 색이지만, 편도선은 붉고 부어있으며, 농이 있다. 목의 통증은 삼킴시 더욱 악화되고, 귀에 설인신경(뇌신경 9번)의 갈래를 따라 방사통이 생긴다. 다른 증상으로는 콧물, 림프선부종, 쉰목소리, 두통, 기침, 미열, 몸살이 있을 수 있다.

치료. streptococcal 후두염의 치료는 항생제(penicillin 또는 erythromycin)를 사용하거나, amoxicillin, cephalosporins, macrolides 또는 clindamycin을 사용한다(1). streptococcus 후두염이 아닌 경우는 침상안정, 수분공급, 따뜻한 saline으로 입안 행구기, 목 정제 그리고, 진통제(아스피린, ibuprofen)을 사용한다.

후두염(Laryngitis)

후두개(epiglottis)의 아래 조직이 붓고, 염증이 생긴다. 성대의 주변이 붓고, 정상적으로 떨리는 작용을 하지 못해서 결과적으로 특징적인 쉰목소리가 나온다. 후두염은 상기도 감염 시(감기)에 일반적으로 동반되는 문제이다. 그렇지만, 일반적인 성대의 자극으로도 질환이 생기는데 특히, 목을 많이 사용하는 가수, 정치인, 치어리더 등에서 볼 수 있다. 또한 환경적인 요인에서는 직접흡연이나, 간접흡연, 자극적인 화학물질에 노출되었을 때도 비슷한 증상을 보인다.

징후와 증상. 후두염은 목소리의 약함, 쉰소리, 저음뿐만 아니라, 목염증, 열, 마른기침, 목뒤의 간질거림, 삼키기 어려움 등의 증상을 특징으로 한다. 그렇지만, 아동 크로프(쉰

목소리, 기침, 호흡곤란등을 수반한 소아인후질환)나 **급성** epiglottis도 후두염과 비슷한 증상을 보인다. 기침은 비슷하지만, 후두염은 급성감염이 끝난 후에도 기침이 지속된다. 열과 아픈 느낌이 없는 것, 쉰 목소리가 몇 일에서 몇 주이상 지속되는 증상으로 후두염과 감별할 수 있다.

치료. 후두염은 대부분 자기관리로 치료가 가능하다. 성대가 스트레스를 받지 않게 말을 부드럽게하고, 따뜻한 물을 마시거나, 사탕이나 정제(lozenge)를 빨거나, 따뜻한 소금물(물한컵에 소금 1/2 티스픈)로 입을 행굼으로써 증상을 호전시킬 수 있다. 담배를 피거나 흡연장소에 있는 것을 피한다. 가습기를 사용하되 차가운 습기가 나오는 초음파 가습기가 좋다. 초음파 가습기는 가격은 비싸지만, 가열식 가습기보다 안전하고 효과적이다. 열이 지속되는 경우에도 가습기의 스팀샤워가 도움이 된다. 열, 몸살, 통증을 감소시키기 위해 아스피린, ibuprofen 또는 acetaminophen을 사용하지만, 19세이하의 어린이는 **레이 신드롬**(Reyes Syndrome)이 있을 수 있기 때문에 아스피린을 사용하지 않는다.

호흡곤란, 삼킴장애, 고열(38.3℃나 101°F 이상); 어린이의 경우 물개가 짖는듯한 깊은 기침; 갈색, 녹색 또는 노란 가래; 또는 특별한 원인없이 쉰 목소리가 1개월정도 지속된다면 의사에게 진료를 받는다. 이상의 증상은 좀 더 심각한 질환 때문일 수도 있다.

편도선염(Tonsillitis)

편도선은 목뒤에 위치한 림프선이나 절로써 질병을 일으키는 박테리아들이 호흡기로 들어오기 전에 걸러내서 후두를 보호하는 역할을 한다. 거르는 과정에서 편도선은 스스로 염증을 일으키거나 급성 또는 만성으로 감염이 된다. 이러한 질환을 편도선염이라고 한다. 대부분은 박테리아 streptococcus 감염이지만, 독감, 감기, 단핵구증가증(mononucleosis), 또는 헤르페스 심플리스 같은 바이러스 감염에 의해 생기기도 한다. 편도선염은 감염성이 높고 일반적으로 사람과의 접촉(기침, 재채기, 콧물)으로 전파가 쉽다.

징후와 증상. 편도선염은 가벼운 목소리의 변화, 목에 염증, 삼킴 시 통증, 열, 편도의 염증과 비대를 특징으로 한다. 초기 편도선염 시 편도선을 감싸는 조직에 농을 형성하고, 특히 strepcoccus가 원인일 경우, 편도선에 흰 반점이 보이거나, 희끄므레한 삼출물로 덮혀있다. 다른 증상으로 림프절 부종, 두통과 나쁜 호흡, 오심, 구역질, 복통 등이 어린이에게서 나타날 수 있다. 인두염은 자주 편도선염과 동반되서 나타난다.

치료. 급성 박테리아성 편도선염은 페니실린같은 항생제로 치료가 가능하나, 바이러성 편도선염은 예외이다. 만성 재발 편도선염은 편도선제거같은 외과적인 수술로 치료하기도 한다.

알러지성 비염(건초열) (Allergic Rhinitis(Hay Fever))

알러지성 비염은 미국의 어린이와 성인 20%가 걸리는 코점막의 염증이다(6). 비염의 위험은 어린이, 청소년기, 20대 후반과 30대 초반에 증가한다. 비염은 계절성 알러지 비염(건초열)과 비계절성 알러지 비염으로 구분할 수 있다. 건초열은 일반적으로 꽃가루가 날리는 특별한 계절에만 증상을 보인다. 이와는 반대로 비계절성 알러지성 비염은 음식(예, 갑각류, 빵곰팡이), 먼지, 동물의 털같은 알러지항원에 노출이 되면, 일년내내 발생을 한다.

징후와 증상. 코뒤의 농의 형성은 만성적 목 염증과 기관지 감염을 일으킬 수 있다. 게다가 유스타기오관의 후두 열림은 점막부종, 림프조직의 비대와 삼출을 가져온다. 비정상적인 호흡, 중이의 음압의 증가는 액체를 축적시켜 부분적인 난청과 중이염의 재발을 유발한다.

과거병력을 주의깊게 관찰함으써 다른 호흡기계 질환과 감별할 필요가 있다. 질문은 주요증상의 계절과 노출과의 관계에 중점을 둔다. 예로, 만약 실외에서 증상이 나타난다면, 꽃가루가 증상의 원인이 될 수 있다; 실내는 곰팡이균이 될 수 있다. 또한 어떤 지역은 다른 곳 보다 환경적인 알러지항원이 많을 수 있다. 이런 환경에 노출이 되지 않게 주의를 기울여야 한다. 알러지 검사(피부나 intrademal 검사)는 특히 환경요인에서 알러지항원이 없다면 시행할 필요가 없다.

치료. 치료는 알러지항원이나 자극에 노출되는 것을 제한하고, 증상을 완화시키는 약물, 피할수 없는 알러지항원에 반응을 감소시키기 위한 특이성 민감화 방법 등을 사용한다. 예로, 만약 먼지가 알러지항원이라면, 마루바닥은 카펫을 자제하고, 베개나 매트리스는 비닐로 싸고, 천 커튼을 없애고, 어질러진 액자를 치우는 것이 집안에 먼지를 줄이는데 도움이 된다. 항히스타민제(Benadryl, Tavist-1또는 Chlor-

Trimeton)들은 알러지비염의 증상에 효과적인 약제이다. 그렇지만, 졸림, 무기력감, 점막건조와 경우에 따라 오심과 현기증이 부작용으로 나타날 수 있다. Ephedrin(Fedrine, Ephedd II, Efedron nasal jelly), isoephedrine, 그리고 phenylpropanolamine 등의 약제는 점막항울혈제로서 항히스타민제에 진정작용을 한다. Cromolyn sodium은 알러지비염과 결막염(conjunctivitis)의 증상을 감소시킬 수 있다. 이런 약물들은 경기 중에 있는 선수들에게는 금지약물이 포함되어있기 때문에 주의해야한다.

A 감기를 예방하거나 증상을 약화시키기 위해서는 상기도 감염에 걸린사람들과의 접촉을 피하고, 손을 자주 씻고, 물을 충분히 섭취하고, 비타민 C를 보충하고, 스트레스를 줄인다.

일반적인 호흡기 질환(GENERAL RESPIRATORY CONDITIONS)

Q 15세에 천식증상이 있는 아이에게 운동 후 유발기관지수축(exercise-induced bronchospasm)이 생기지않게 심혈관계지구력를 개선시키려고 한다. 어떤 활동을 추천하고 운동프로그램에 따른 어떤 기본지침을 세우겠습니까?

일반적인 호흡기질환은 흡기시 들어오는 이물질에 의한 자극이나 감염 때문이다. 이 단락에서는 기관지염, 기관지 천식, 그리고, 운동 후 유발기관지수축(exercise-induced bronchospasm(EIB))-예전엔 운동후 유발 천식(exercise-induced asthma), 인플렌자, 폐렴에 대해 언급한다.

기관지염(Bronchitis)

기관지염은 tracheobronchial tree의 점액선에 염증이다. 급성과 만성으로 흡기 시 이물질에 의해 생긴다. 대부분 일반적인 원인은 바이러스(파라인플렌자, 호흡기 합포체(syncytial), 아데노바이러스, 라이노바이러스, 인플렌자바이러스 또는 엔테로바이러스) 그리고, 박테리아 이다(M.pneumoniae, C.pneumoniae 또는 B.pertusis)(1).

징후와 증상. 급성 기관지염은 일반적으로 신체적 활동이 왕성한 사람에게 나타나는데 기관지부종, 점액분비, 호기 시 저항의 증가 등의 증상이 있다. 기침, 가쁜 숨(쌔근거림), 많은 양의 점액증가가 이따른다. 일단 자극원이 제거되면 부종은 감소하고 호흡기도 정상으로 돌아온다.

만성 기관지염은 기침이 매일 3개월 동안 연속적으로 지속되고 2년 동안 계속되는 것을 특징으로 한다. 환경오염, 흡연, 감염이 자극원이 된다. 이 질환은 호흡기폐쇄 증가, 심부전, 호흡상피세포변형에 의한 악성종양 등으로 발전할 수 있다. 증상은 청색증, 부종, 다량의 가래, 혈액에 비정상적인 이산화탄소의 높은 농도와 낮은 산소농도를 보인다. 폐기종과 동시에 나타나기도 한다.

치료. 대부분 바이러스성 기관지염에 대해 유효한 특별한 치료는 없다. 인플렌자바이러스로부터 유발된 것이라면, 제한된 처방약물이 효과가 있다. 박테리아로부터 유발된 경우는 macrolides로 좀 더 효과적이 치료를 할 수가 있다. 열은 acetaminopen이나 ibuprofen, 아스피린으로 관리를 한다. 19세이하는 레이증후군이 있을 수 있으므로 아스피린은 사용하지 않는다(1).

기관지 천식 (Bronchial Asthma)

천식은 기관지 평활근 수축(기관지경직)이 원인인데, 기관지분비물의 증가와 점액부종으로 호흡 시(특히, 호기)부적절한 기도를 만든다(**그림 21.2**). 간헐적, 계절성, 만성 천식으로 구분한다. 간헐적 천식은 한달에 증상이 5일이하로 짧게 나타나는 경우이고, 계절성 천식은 계절과 관계되서 흡기 알러지항원에 노출된 계절내내 증상을 보인다. 만성천식은 거의 매일 증상이 나타난다.

징후와 증상. 가쁜 숨은 공기가 좁아진 기도를 지나면서 발생하는 일반적인 증상이다. 기도는 부적절하게 차거나 비워지면, 안되기 때문에 횡경막이 평편해지는 경향이 있고, 흡기 시 가슴을 크게하기 위해 호흡보조근들이 과도하게 일을 한다. 이러한 호흡은 피로를 빨리 일으키고 충분한 산소의 공급을 방해한다. 급성은 자연발생적으로 생기기도 하지만, 바이러스 감염에 의해 생기기도 한다.

많은 양의 노랗거나 파란 끈적한 가래는 기관지점막에서 만들어진다. 호흡곤란(dyspnea)이 계속되면, 화, 큰 가쁜숨, 발한, 빠른 삼박동수, 괴로운 호흡의 증상이 나타난다. 심한 경우에는 청색증, 가쁜호흡의 감소와 의식의 저하로 호흡부전에 빠질 수 있다.

치료. 일반적으로 천식의 진단을 받은 사람은 증상을 완화

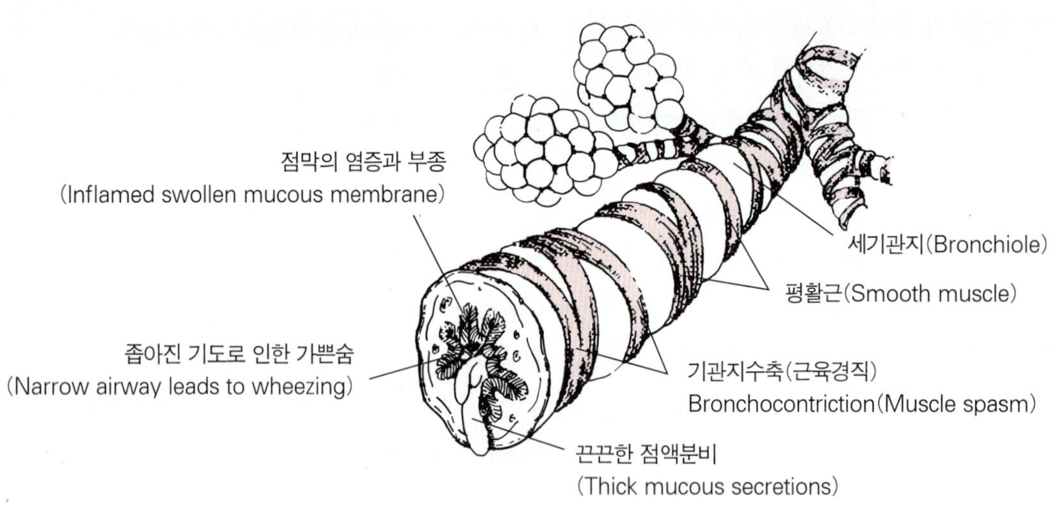

➤ 그림 21.2. **기관지 경직(수축).** 천식은 세기관지 관의 수축에 의한 기관지경직이다. 이 경직은 기관지분비물, 점액부종과 동반되서 호기 시에 쌔근거리는 호흡을 한다.

시키기 위해 압력방식 네블라이져(nebulizer)나 흡입기(inhaler)를 사용한다. 어린이와 청소년에게 기관지 확장제의 사용은 아직 논쟁 중이다. 약물은 선택적인 기관지확장제, 에어솔 코티코스테로이드, 그리고 cromolyn sodium, 기관지수축과 점막염증 변화의 원인이 되는 화학물질의 분비를 방해하는 항히스타민제가 쓰인다. 일단 증상이 호전되면, 폐의 기능은 정상으로 되돌아온다.

운동-유발 기관지수축 (Exercise-induced Brochospasm)

운동-유발 기관지수축은 천식환자의 90%와 천식이 없는 사람에게서 35%의 발병율을 보인다. 주위 공기 조건(찬공기, 낮은 습도, 오염물)은 EIB의 정도에 영향을 줄 수 있다; 기간, 종류, 운동강도; 민감한 사람의 알러지항원에 노출; 신체적인 상태가 안 좋을 때; 호흡기계 감염; 기관지과민성(7). 알러지, 부비동 질환, 또는 과호흡으로 고통받는 사람은 EIB의 위험성이 증가한다. 그리고, 기관지염, 폐기종, 기관지 관(tube)와 관련된 다른 질병이 있으면 증상이 악화될 수 있다.

높은 발병율에 비해 EIB의 정확한 기전은 아직 알려져있지 않다. 이론적으로, 과호흡으로 기도가 가열, 건조되고, 이산화탄소가 감소, 그리고, 기관지수축을 일으키는 화학물질의 분비가 증가되서 발생한다는 설이 있다. 그러나 이런 이론들은 아직 증명되지는 않았다. 입을 통해 건조하고 찬공기가 유입되면, 기관지 수축을 일으킨다는 생각이다. 그래서, 차가운 날씨에 운동을 할 때에는 코로 호흡을 하거나, 마스크를 해서 공기가 덥혀지고, 습기를 가지게 되면 증상의 발생이 줄어든다. 일반적으로 따뜻하고 다습한 실내수영장에서의 수영도 증상의 발생을 예방하는데 도움이 된다. 이러한 기전에도 불구하고, 운동 후 호흡의 양과 흡입된 공기의 온도는 EIB의 심각성을 결정하는 중요한 요인이다. 호흡된 공기가 차고 건조할수록 EIB의 위험성은 커진다. 최근에, EIB은 최대호흡량측정장치(peak flowmeter device)를 사용한 1초당 강제호기량(forced expiratory volume at 1 second (FEV1))의 측정으로 진단을 할 수 있게 되었다. 정상인 경우는 운동후 FEV1이 10% 정도 감소하지만, 10-20% 정도 감소하면 경증의 EIB; 20-40% 정도는 중간정도 EIB; 40% 이상 감소는 중증 EIB로 볼 수 있다(8). 최대호흡량측정장치의 사용법은 **실전 전략 21.1**에 정리하였다.

EIB의 감별을 위한 몇가지 질문은 **글상자 21.2**에 정리하였다.

징후와 증상. EIB는 흉통, 가슴맹김, 가쁜 숨을 동반하거나 동반하지 않은 화끈거림(burning sensation); 규칙적인 마른기침; 운동 후 짧은 호흡; 운동 후 위경련의 일반적인 증상이 있다. EIB의 증상은 전형적으로 격렬한 운동 후 8~10분 뒤에 보이기 시작하고, 운동 종료 후 더 심하게 나타난다. 30

실전 전략 21.1 최대호흡량측정기 사용법

1. 측정기의 마우스피스를 입에 댄다.
2. 기기 사용전에 계기판에 붉은 지시계가 0에 있는지 확인한다.
3. 측정기를 수직으로 잡고, 손가락이 입구를 막지 않았는지 확인한다.
4. 가능한 깊게 흡기하고, 입술을 꼭 다문다.
5. 가능한 빠르고, 강하게 측정기를 분다; 이때 계기판의 지시계가 움직인다. 붉은 지시계의 마지막 위치로 최대호흡량을 측정한다.
6. 2~5단계를 2번이상 반복하고, 3번 측정후 가장 높은 점수를 최대호흡량으로 기록한다.

분~60분 안에 일반적으로 진정되고, 기도 재활동이 증가되지는 않거나, 폐기능에 장기간 악화가 유발된다. EIB의 경력이 있는 50% 정도가 "불응기(refractory)"를 경험한다. 일반적으로, 만약 최초의 증상후 1시간 안에 운동이 반복되면, 기관지 협착이 생기지만 처음의 진행과정보다 증상이 줄어든다. 불응기는 40분~3시간 정도 지속된다. 이 기간 안에는 별 어려움 없이 운동을 길게, 격렬하게 할 수 있다(9,10).

치료. 기관지확장제, cromolyn sodium, 경구 theophylline, leukotriene modifiers zafirlukast와 zileuton(7,10) 같은 약물이 통상적인 천식의 치료에 이용된다. 그러나 경기중에 있는 선수는 사용할 수 있는 합법적인 처방을 상담해야 한다. **실전 전략** 21.2에 정량흡입기(metered-dose inhaler)의 사용 가이드라인을 제시하였다.

천식이 있는 어린이나 청소년들은 신체에 맞고, 기도가 막히지 않는 방법으로 운동하기를 원한다. 격렬한 운동 전에 30분 정도, 5-10분의 스트레칭과 최대심박수의 60% 준비운동(Warm-up)을 10-15분 포함한 프로그램을 시행 후 테니스, 달리기, 축구를 한다면 잘 견디어낼 것이다. 준비운동(warm-up) 후에 2~6시간 정도 증상을 예방하기 위해 정량흡입기를 짧게 2회 흡입한다. 흡입기만을 사용할 때는 폐까지 약물에 노출되지 않게 최대용량을 사용하지 않는다. aeroflow chamber나 inspirease 같은 부속품은 기관지 tube와 폐에 약물이 좀 더 정량으로 분리되어 흡입될 수 있도록 도와준다. 운동 후 몇 분간의 스트레칭과 몸풀기(cool-down시기)로 점차

➤➤ 글상자 21.2

운동-유발기관지수축(EIB) 감별을 위한 질문

- 당신이 천식이나 운동-유발기관지수축이 있다고 들은 적이 있는가?
- 운동중이나 후에 흉통이나 가슴 땡김을 느낀 적이 있는가?
- 중간정도의 운동 중이나 후에 쌔근거리는 호흡을 한 적이 있는가?
- 운동 중이나 후에 짧은 호흡을 한 적이 있는가?
- 운동 후에 코나 목에 통증 혹은 재채기를 한 적이 있는가?
- 운동 후 위경련을 일으킨 경험이 있는가?
- 흉통, 가슴 땡김, 기침, 가쁜숨, 지속적인 짧은 호흡으로 결근이나 결석한 적이 있는가?

실전 전략 21.2 정량흡입기의 사용법

1. 뚜껑을 열고, 흡입기를 바로 잡는다.
2. 흡입기를 잘 흔든다.
3. 머리부분을 뒤로 기울여, 완전히 뿜어내지만, 강제로 공기를 빼지는 않는다.
4. 열린 입으로부터 1-2인치(손가락1-2개 너비)거리에서 흡입기를 유지한다.
5. 천천히 숨을 쉬며, 흡입기를 한번 누른다.
6. 3-5초 동안 천천히 계속 숨을 쉰다(천천히 숨을 쉴수록 폐에 흡수가 잘된다)
7. 10초 동안 호흡을 유지한다.
8. 4-7단계를 반복한다.

* 주의: aeroflow chamber나 inspirease는 약물투여를 조절하는 부속품이다.

적으로 데워진 기도는 천식의 증상을 경감시킨다(10). **실전 전략** 21.3은 운동 후 기관지수축이 있는 사람을 위한 관리지침이다.

독감(Influenza)

Influenza 또는 flu라고 불리는 독감은 헤모필루스(Haemophilus) 인플렌자 A,B,C 형이 원인인 특이성 바이러스 기관지염이다. 특히, 학령기 아동에게 잘 발병이 된다. 인플렌자 A, B형은 고위험군(임신부, 당뇨병, 심혈관계질환, 어린이, 면역저하자)인 사람들도 예방접종을 할 수 있다. 열에 대한 백신은 없고, 겪는 수 밖에는 없다.

징후와 증상. 39° ~ 39.5℃의 열, 오한, 불쾌감, 두통, 근육통, 무의식적인 기침, 점막염증의 증상이 있다. 바이러스 감염 후 24~48시간 안에 증상이 빠르게 발병한다. 목에 염증, 눈물, 광공포증(photophobia), 마른기침은 5일까지 지속된다. 기침은 기관지염으로 발전할 수 있다.

치료

EMS *초기의 치료는 휴식, 물섭취, 소금물로 입행구기, 기침약, 열과 통증을 위한 진통제가 있다.*

24시간 이내 체온이 정상으로 돌아오지 않으면, 다른 감염을 의심하고 즉시 의사의 진료를 받는다.

폐렴(Pneumonia)

폐렴은 박테리아, 바이러스, 마이코플라즈마(mycoplasma), 곰팡이, 뉴모시스티스(pneumocystis), 화학물질 등에 의한 폐의 감염과 염증이다. 폐렴의 걸릴위험이 큰 부류는 65세 이상 노인; 면역이 미성숙한 소아; AIDS 같은 면역결핍증 환자; 심혈관질환, 당뇨병, 폐기종 같은 만성질환자; 비장제거 수술을 한 사람; 화학치료나 장기간 면역억제제 치료로 면역체계가 손상된 사람들이다. 흡연자나 알콜중

실전 전략 21.3 운동-유발기관지수축의 관리지침

일반적인 지침

- 운동프로그램 시작 전 의사와 상의한다.
- 운동에 의한 것이나 공기중에 알러지항원에 의한 천식의 증상을 조절할 수 있는 약을 복용한다.
- 의사의 처방을 위해 최대호흡량측정기를 사용한다.
- 가능하면 오염물이나 알러지항원에 노출을 항상 피한다.
- 꽃가루가 집중되는 새벽에는 운동을 피한다.

↓

기본적인 운동

운동전 기관지확장제 사용

↓

중간정도의 스트레칭으로 5-10분 준비운동(warm-up)하고, 10-15분 천천히 운동을 하고, 최대심박수가 60%(분당 140회)정도 유지한다

↓

견딜만하면 운동의 시간과 강도를 늘린다. 특히, 새로운 운동인 경우

↓

호흡:

- 공기가 데워지고, 습기를 가질 수 있도록 코로 숨을 쉰다. 따뜻한 실내 수영장같이 따뜻하고, 다습한 환경에서 운동을 한다.
- 차갑고, 건조한 환경에서는 마스크나 스카프를 통해 호흡을 한다. 겨울철에는 수영, 달리기 또는 실내 자전거같이 운동의 형태와 장소를 바꾸어 보는 것도 좋다.

↓

격렬한 운동 후에는 10-30분 정도 점차적인 몸풀기(cool-down)가 필요하다. 이것은:

- 기도의 급격한 온도변화를 피할 수 있다.
- 가벼운 조깅, 자전거 타기, 수영과 스트레칭으로 가능하다.

독, 약물중독자도 위험군에 속한다. 흡연은 기도에 손상을 주고, 알콜은 백혈구의 역할을 방해한다. 주사바늘을 사용한 정맥주입은 혈류의 흐름을 타고, 폐까지 이를 수 있는 주사 부위의 감염을 일으킨다. 농업, 공업, 건설현장에서 나오는 오염물에 노출, 독성연기등으로 폐렴에 걸릴 수 있다.

폐렴박테리아는 건강한 목에도 존재하는데, 질병, 노환, 영양불균형, 일반적인 쇠약, 면역손상 등으로 면역이 약해지면, 이 박테리아가 다양하게 심각한 손상을 줄 수 있다. 일반적으로 사람의 저항력이 약해지면, 박테리아가 폐에 침투해 허파꽈리에 염증을 일으킨다. 허파꽈리는 농과 액체로 차있어서 산소로부터 혈류속으로 감염이 되는 것을 예방한다. 5개의 엽으로 구성된 폐는 폐렴에 걸리면, 폐의 일부나 전체가 액체로 차게 된다. 감염은 혈류를 타고 빠르게 전신으로 확산되고, 생명을 잃을 수도 있다. 폐렴연쇄구균(streptococcus pneumoniae)은 가장 일반적인 박테리아폐렴으로 백신이 효과적인 종류 중에 하나이다. 감염은 한쪽이나 양쪽의 폐에 걸릴 수 있는데, 양쪽에 다 걸린 경우, 이중폐렴(double pneumonia)이라고도 한다.

징후와 증상. 증상은 원인이 된 유기체에 따라서 다양하게 나타난다. 박테리아 폐렴은 감기와 독감같은 상기도 감염을 동반하고, 갑작스런 오한, 고열, 식은땀, 흉통과 끈끈하고 탁한 노란 혹은 녹색의 가래가 섞인 기침을 한다. 나이든 성인이나 만성질환자들이 증상은 더 적고, 약하게 나타난다(1).

바이러스폐렴은 독감을 일으키는 같은 종류의 바이러스가 원인인데, 가을이나 겨울에 잘 발생하고, 심혈관계질환자나 폐질환자에서 심하게 나타나는 경향이 있다. 일반적으로 비생산적인 마른 기침, 두통, 열, 근육통과 피로감으로 시작되고, 진행이 될 수 록 호흡이 적어지고, 가래가 나오는 기침이 생기며, 이차적인 박테리아폐렴으로 발전할 위험이 있다.

미코플라스마(Mycoplasma)는 미세한 유기체로 비록 점차적이고, 약하지만 바이러스와 박테리아폐렴의 양쪽의 증상과 유사하게 나타난다. 걸어다니는 폐렴으로 불리며, 증상이 심하지 않기 때문에 약을 먹지도 않아, 사람이 많은 장소나 소아병동, 학교에서 어린이들이 쉽게 걸린다.

일부 곰팡이는 폐렴을 유발하는데, 미시시피나 오하이오강 계곡에 일반적인 히스토플라스마 캡슐라중균(Histoplasma cpsulatum)이 특히 알려져 있다. 어떤 사람들은 곰팡이를 흡입해도 아무런 증상이 없지만, 일부는 급성폐렴의 증상이 나타나고, 몇 개월간 지속되는 만성폐렴으로 발전하기도 한다.

기생충인 폐포자충(pneumocystis carinii)에 의한 폐렴은 AIDS에 걸린 미국인에서 많이 발견되었다. 폐포자충폐렴(pneumocystis carinii pneumonia)은 계속되는 기침, 열, 호흡곤란의 증상이 나타난다.

치료. 폐렴의 종류와 증상의 정도에 따라 다양하게 치료한다. 박테리아폐렴은 일반적으로 항생제를 사용한다. 항생제는 바이러스폐렴에는 효과가 없다. 바이러스폐렴은 항바이러스제가 효과가 있지만, 휴식, 충분한 수분 공급과 같은 독감치료법을 권장한다. 미코플라스마형(mycoplasmal)폐렴은 항생제로 치료를 하지만 심한 경우는 4~6주 정도가 걸리기도 한다. 일부 사람들은 폐렴이 나은 후에도 지속적인 피로감을 호소하기도 한다. 이런 치료와 더불어 의사는 열, 통증, 기침을 감소시키기 위해 일반의약품을 추천한다. 그렇지만, 기침은 폐를 깨끗이 하기위한 방법이기 때문에 기침을 완전히 멈추는 것은 바람직하지 않다.

A 천식이 있는 사람은 운동프로그램시작 전에 의사의 진료를 받는 것이 좋다. 일반적인 운동프로그램은 중증도 스트레칭을 통한 5-10분 간의 준비운동(warm-up)과 최대심박수의 60%이하의 낮은 강도의 운동 10-15분을 포함한다. 운동 15분 전에 기관지 확장제의 사용은 2-6시간 동안 증상을 지연시킬 수 있다. 운동 후에는 10~30분 정도 스트레칭과 몸풀기를 통해 천천히 기도를 따뜻하게 한다.

요약(Summary)

1. 바이러스질환은 주로 상기도 감염(URIs)으로 언급된다.
2. 감기는 아스피린 민감성, 경구용피임약, 국소충혈제거제 남용, 코카인 남용, 코속 폴립(nasal polyps), 중격이탈(deviated septum), 알러지질환이 있는 경우, 쉽게 걸린다.
3. 부비동염은 세균이나 바이러스, 알러지 또는 환경적인 요인에 의해서 부비동(paranasal sinus)에 염증이 생긴 상태이다.
4. 인두염의 원인이 streptococcus pyogenes(strep throat) 박테리아이거나, 적절히 치료가 되지 않는다면, 편도주위 농(peritonsillar abscess), 성홍열(scarlet fever), 류마토이드 열(rheumatic fever), 또

는 류마토이드 심장질환을 일으킬 수 있다.

5. 후두염은 후두개(epiglottis)의 아래 조직이 붓고, 염증이 생긴다. 성대 주변이 붓고, 정상적으로 떨리는 작용을 하지 못해서 결과적으로 특징적인 쉰목소리가 나온다.
6. 편도선염은 가벼운 목소리의 변화, 목에 염증, 삼킴시 통증, 열, 편도의 염증과 비대를 특징으로 한다.
7. 건초열은 일반적으로 꽃가루가 날리는 특별한 계절에만 증상을 보인다. 이와는 반대로 비계절성 알러지성 비염은 음식(예, 갑각류, 빵곰팡이), 먼지, 동물의 털 같은 알러지항원에 노출이 되면 일년내내 발생을 한다.
8. 기관지염은 급성과 만성이 있고, 기관지부종, 점액분비, 호기시 저항증가가 증상의 특징이다.
9. 천식은 기관지 평활근 수축(기관지 경직)이 원인인데, 기관지분비물의 증가과 점액부종으로 호흡 시(특히, 호기)부적절한 기도를 만든다. 가쁜 숨은 공기가 좁아진 기도를 지나면서 발생하는 일반적인 증상이다. 간헐적, 계절성, 만성 천식으로 구분한다. 선택적인 기관지확장제, 에어솔 코티코스테로이드, 그리고 크로몰린 나트륨(cromolyn sodium)의 약물로 관리한다.
10. 운동-유발 기관지수축은 천식환자의 90%와 천식이 없는 사람에게서 35%의 발병율을 보인다. 중등도의 운동을 시작한지 8~10분이 지나면서 규칙적인 마른 기침의 증상이 나타나고, 운동 후에는 위경련을 호소한다.
11. 독감은 39 ~ 39.5℃(102~103°F)의 열, 오한, 불쾌감, 두통, 근육통, 무의식적인 기침, 점막염증의 증상이 나타나고, 바이러스 감염 후 24~48시간 안에 증상이 빠르게 발병한다. 초기의 치료는 휴식, 물섭취, 소금물로 입행구기, 기침약, 열과 통증을 줄이기 위한 진통제가 있다.
12. 바이러스폐렴은 독감을 일으키는 같은 종류의 바이러스가 원인인데, 가을이나 겨울에 잘 발생하고, 심혈관계질환자나 폐질환자에서 심하게 나타나는 경향이 있다. 일반적으로 비생산적인 마른 기침, 두통, 열, 근육통과 피로감으로 시작되고, 진행이 될 수 록 호흡이 적어지고, 가래가 나오는 기침이 생기며, 이차적인 박테리아폐렴으로 발전할 위험이 있다.

참고문헌(References)

1. Martin TJ. Infections in athletes. In: The Team Physician's Handbook. Edited by Mellion MB, Walsh WM, Madden C, Putukian M, Shelton GL. Philadelphia: Hanley & Belfus, 2002.
2. Weidner TG, Gehlsen G, Schurr T, Dwyer GB. Effects of viral upper respiratory illness on running gait. J Ath Train 1997;32(4):309-314.
3. Swain RA, Kaplan B. Upper respiratory infections: Treatment selection for active patients. Phys Sportsmed 1998;26(2):85-96.
4. Weidner TG, et al. Effect of a rhinovirus caused upper respiratory illness on pulmonary function test and exercise response. Med SciSports Exerc 1997;29(5):604-609.
5. Mossad SB, et al. Zinc gluconate lozenges for treating the common cold. Ann Intern Med 1996;125(2):81-88.
6. Ferguson BJ. Allergic rhinitis: Recognizing signs, symptoms, and triggering allergens. Postgard Med 1997;101(5):110-116.
7. Rupp NT. Diagnosis and management of exercise-induced asthma. Phys Sportsmed 1996;24(1):77-87.
8. Randoph C. Exercise-induced asthma: Update on pathophysiology, clinical diagnosis, and treatment. Curr Prob Pediatr 1997;27(2):53-77.
9. Tan RA, Sheldon SL. Exercise-induced asthma. Sport Med 1998;25(2):1-6.
10. Disabella V, Sherman C. Exercise for asthma patients: Little risk, big rewards. Phys Sportsmed 1998;26(6):75-84.

제 22 장

위장관 질환 (Gastrointestinal Conditions)

결론

1. 일반적인 위장관질환과 관계된 생리학적 요소들을 설명한다.
2. 연하곤란(dysphagia), 위식도 역류(gastroesophageal reflux), 소화불량(dypepsia(indigestion)), 위궤양(gastric ulcer), 그리고 위장관염(gastroenteritis)과 같은 상부 위장관질환과 관계된 일반적인 증상을 안다.
3. 과민성 대장증(irritable bowel syndrome), 크론병(Crohn s disease;국한성회장염), 궤양성 대장염(ulcerative colitis), 설사(diarrhea), 변비(constipation), 그리고 치질(hemorrhoids)과 같은 하부 위장관질환과 관계된 일반적인 증상을 안다.
4. 상 · 하부위장관질환의 일반적인 관리방법을 안다.
5. 상 · 하부위장관질환과는 관계가 없지만, 전체 위장관계(GI tract)에 영향을 주는 다른 요인들을 안다.

위장관계는 입에서부터 항문으로 이어지고, 소화된 음식으로부터 영양물질을 흡수하거나, 쓰레기를 배설하는 기능을 한다. 능동적인 연동 운동(active population exercise)이 상 · 하부 위장관질환의 증상과 문제에 중요한 역할을 한다. 연동운동이 일어나는 초기 몇분동안에, 혈액량의 15% 정도가 내장기관의 근육에 집중이 된다. 중심 체온이 상승되면, 체온을 떨어뜨리기 위해 혈액량의 20% 정도가 피부에 집중된다. 이런현상은 정상적인 위장관 혈류 감소를 가져온다(1). 운동-유발관류(exercise-induced shunting)는 식도운동성의 저하, 출혈성 위염의 침식, 위공복기 지연, 설사 혹은 위장관 출혈을 일으킬수 있다. 탈수(dehydration)는 높은 주위온도와 고온에서 운동할 때 적응 능력이 부족하여 발생하는데, 모두 위장관계의 저관류(hypoperfusion)을 악화시킨다. 신경계의 긴장 또한 소화불량, 설사, 혹은 변비를 유발하고, 스포츠나 신체활동이 반대로 작용하기도 한다. 그러나, 이러한 약한 증상들이 아래 언급하는 심각한 증상들의 최초 사인이 되기도 한다. 증상이 지속되면, 의사에게 진료를 받아야 한다.

이 장에서는 상,하부위장관질환에 대해 알아보고, 상,하부위장관질환은 아니지만, 전체 위장관계에 영향을 미치는 요인을 알아본다.

상부 위장관질환(UPPER GASTROINTESTINAL DISORDERS)

Q 젊은 수영선수가 미열, 위장이상 그리고, 복부경련을 호소한다. 그는 전날 저녁 설사와 오심(nausea)을 느꼈지만, 토하지는 않았다. 어떤 질환이라고 생각하며, 어떻게 관리를 해야 할까?

상부위장관 질환(예, 위를 포함해서 윗부분)들은 스트레스와 카페인, 알콜, 그리고 토마토의 소화 그리고, 시트릭산(citric acid)제품에 국소적인 자극을 받아 생긴다. 이런 자극은 오심, **구토**(emesis), 가스팽만(bloa-ting), 복부경련 그리고, 가슴쓰림(heartburn)을 일으킨다. 일반적인 관리는 **산성중화제**(antacids)나 음식조절로 한다.

연하곤란(Dysphagia)

연하곤란은 삼킴작용이 잘 안되서 삼키기가 어렵거나 불가능한 상태이다. 식도 협착이나 식도나 인두의 근육들의 마비나 근경축으로 생길수 있다.

EMS *연하곤란을 호소하는 운동선수는 운동을 지속하면 안되고 바로 의사의 진단을 받아야한다.*

위식도 역류(Gastroesophageal Reflux)

위산, 산성물질등이 식도로 역류할 때, 위식도 역류(gastrophageal reflux(GER))라고 한다. 이 증상은 과도한 음주나 과식으로도 생기지만, 비만, 임신 등으로 복부의 내용물들이 위로 압박주거나, 달리기 시 매 스탭마다 위의 내용물이 위로 튀어 올라와서 생기기도 한다(runner s reflux). 운동의 강도가 세지면, 식도의 수축 기간, 크기, 빈도가 떨어진다.

징후와 증상. 위식도 역류는 약한 가슴쓰림(heartburn)이 생기는데 작열통(burning), 방사되는 흉골하통증(radiating substernal pain)이 생길 수 있다. 위산의 만성적인 노출로 인한 위식도 역류는 역류로 인해서 심한 가슴쓰림이나 상흉부통같은 합병증을 유발한다. 증상은 심장마비와 비슷하게 처음 통증으로 고생하는 사람들은 가장 가까운 병원으로 달려갈 정도이다.

관리. 초기의 관리는 운동 4시간 전에 산성중화제(antacid)를 사용하고, 음식을 조절하고, 그리고, 운동을 조절한다.

소화불량 (Dypepsia(Indigestion))

소화불량은 병인이 밝혀지지 않은 상부위장관질환이다.

징후와 증상. 불규칙적으로 식사 후에 포만감으로 이어져 마치 식도에 무언가 걸린 듯하고, 가슴쓰림, 오심, 구토, 그리고 식욕감퇴의 증상을 보인다. 검상돌기부위(xiphoid)의 통증이나 불쾌감은 가장 일반적인 증상이다. 위궤양과 비슷하게 소화불량은 위에 과도한 산성물질의 축적, 과도한 음주가 원인이 될 수 있다.

치료. 운동 4시간전에 산성중화제(제산제)를 사용하고, 운동조절로 불쾌감을 줄여준다.

EMS *만약 증상이 지속되면, 의사의 진찰을 받아서 다른 심각한 질병이 복부에 있는지를 확인한다.*

위궤양(Gastric(Peptic) Ulcer)

위궤양은 식도의 하부 끝이나, 위, 십이지장에서 발생한다. 과도한 위산의 원인물질에는 과음, 맵고 짠음식, 후추나 카페인음료, 살리실산염(salicylates), 그리고 담배등이 있다(2). 장시간 위가 위산이나 펩신에 노출이 되면 위자체가 소화되게 된다.

징후와 증상. 가장 일반적인 증상은 오렌지쥬스, 커피, 알콜 섭취 후 1~3시간 안에 에는 듯한 통증이 전형적으로 나타나고, 종종 다시 섭취하면 통증이 경감된다. 소화불량, 오심, 구토, 가슴통증, 설사가 동반되기도 한다. 위궤양의 위험성은 복막염(peritonitis) 후에 위벽의 구멍이 생기는 것으로 다량의 출혈을 가져온다.

치료. 치료의 목적은 산의 분비를 줄이고, 위점막을 치료하고, 증상을 경감시키는 데 있다. 공복 시나 식사 후 1시간 후에, 산성중화제가 30분 안에 산도를 감소시키고, 지속적으로

3시간 동안 감소효과를 가져온다.

EMS *만약 처방없이도 구입가능한 일반의약품(over-the-counter)인 산성중화제가 통증감소나 불편함을 줄이는데 효과가 없으면, 즉시 의사의 진료를 받는다. 출혈이나 구멍이 있으면, 위급한 상황이 일어날 수도 있다. 이때는 반드시 입원하여 치료를 받는다.*

자극이 없는 식사는 일부 도움이 되지만, 알콜, 카페인, 흡연는 삼가는게 좋다.

위염(Gastritis)

위염은 가장 흔한 위에 생기는 질환 중 하나로, 위벽에 염증이 생겨 위점막이 침식된다. 위염은 화(anxiety), 운동관련 저관류(exercise-related hypoperfusion), 비스테로이드 계항염증제(NSAIDs), 혹은 과도한 카페인이나 알콜 섭취로 유발된다.

징후와 증상. 자극적인 음식 섭취 후에 급성 위염이 위장관계 출혈, 트림(belching), 위통(epigastric pain), 그리고 구토, **토혈**(hematemesis)과 같이 나타난다. 만성 위염은 증상이 없거나 급성과 비슷하게 나타나고, 약한 불편함이 있다. 현재 증상이 있을 때는 식욕부진에서 부터 위 팽만감, 위치를 정확히 모르는 위통이 다양한 범위에서 나타난다.

치료. 증상은 자극의 원인이 사라지면 감소한다. 항콜린작동성약물(anticholinergic)이나, 산성중화제가 증상 감소에 도움이 된다. 그러나, 심한 출혈이 있는 경우는 혈액제거가 필요하다.

EMS *위 출혈이 있으면, 산성중화제(제산제)는 금기증에 해당한다. 위 출혈이 발생하면, 운동은 멈추고, 의사의 진료를 받는다.*

위장관염(Gastroenteritis)

위나 소장의 점막에 급성염증이 생기는 위장관염의 발병율은 청소년과 청년층에 생기는 상기도 감염에 이어 두 번째이다(1). 증상은 장관계통 인플렌자(intestinal flu), 여행자설사(travelers diarrhea), 혹은 식중독(food poisoning)으로 불리기도 한다. 증상은 주로 바이러스나 박테리아감염, 알러지반응, 약물투약, 기생충, 음식물오염, 혹은 스트레스로 발생한다.

징후와 증상. 증상이 약한 경우는 위에 염산(hydro-chloric acid)의 분비가 증가되어 소화불량, 오심, 가스팽만(flatulence), 그리고 위의 불편함이 나타난다. 중등도에서 심한 경우는 복부경련, 설사, 열, 그리고 구토가 일어나 전해질 균형이 깨진다.

치료. 증상은 보통 2~3일 정도면 스스로 가라앉는다. 치료는 자극적인 음식, 성냄, 스트레스를 피하고, 전해질 음료를 섭취하여 탈수를 막는다(예,이온음료). 항자동운동억제제(antimotility drug)(예, Imodium, Lomotil, Diasorb)는 소장의 운동을 감소시키고, 복부경련과 설사에 효과를 보이지만, 일부 감염은 지속될 수도 있다. 선수는 탈수 정도, 감염정도, 증상의 복합성(예, 반복적인 설사)에 따라 운동을 다시 시작할 수 있다. 어린선수들은 운동 동안에 전해질 균형을 주의 깊게 관찰해야 한다.

A 젊은 수영선수가 미열, 위통, 복부경련, 설사, 그리고 오심이 있다면, 위장관염을 의심해 볼 수 있다. 선수는 팀에서 격리하고 휴식과 이온음료를 섭취한다. 만약 2일 안에 증상이 호전되지 않으면, 의사의 진료를 받는다.

하부 위장관계 질환(LOWER GASTROINTESTINAL DISORDERS)

Q 달리기 선수가 훈련도중에 지속적으로 멈추고, 방광에 이상을 호소한다. 어떠한 상태인가?

하부 위장관계 질환은 위에서부터 말단쪽에서 발생한다. 일반적인 증상은 과민성 대장증(irritable bowel syndrome), 크론병(Crohns disease;국한성회장염), 궤양성 대장염(ulcerative colitis), 설사(diarrhea), 변비(constipation), 그리고 치질(hemorrhoids)과 관련이 있다. 많은 하부 위장관계질환들은 섬유성음식 섭취와 자극성음식을 피하는 것으로 관리를 한다.

과민성 대장증(Irritable Bowel Syndrome)

과민성 대장증(IBS)은 복통과 방광기능정지-전형적인 변비, 설사, 혹은 교대로 생기는 변비와 설사 증상-가 주 증상으로 일어나고 유기체에 의한 증상은 발견하기 어렵다. 만성적인 증상은 어렸을 때부터 시작해서 수년동안 간헐적으로 반복된다. 과민성대장증은 미국에서 가장 자주 발생하는 위장관계질환이고, 때때로 강직성 대장(spastic colon)과 혼돈되기도 한다(2).

징후와 증상. 과민성 대장증의 가장 두드러진 증상은 변비를 동반한 복통, 혹은 교대로 생기는 설사와 변비이다. 가슴통증, 복부팽만(abdominal distention), 요통(back pain), 약화(weakness), 그리고 무기력감(faintness)등이 생길 수 있다. 대변은 점액으로 쌓여 있을 수 있다. 급성인 경우 하루 안에 증상이 호전되기도 하지만, 악화되어 재발한다.

치료. 환자는 좀 더 심한 질환인지 아닌지를 감별하기 위해 의사의 진료를 받는다. 혈액검사나 대변검사를 통해 잠혈(occult blood), 알(ova), 기생충, 그리고 병원성 박테리아와 관계된 다른 증상이 있는 지를 감별한다. 과민성대장증에 특효약은 없다. 음식조절을 통해 자극적인 음식(예, 유제품이나 가스형성 음식)을 자제하고, 변비증상이 있으면 섬유성음식을 섭취한다. 스트레스는 가능한 줄이고, 휴식과 운동을 적절히 조절한다. 진정제(sedative)혹은 항경련제(antispasmodic)가 사용된다(2).

크론병(Crohn s Disease; 국한성회장염)

크론병(Crohn s disease; 국한성회장염)은 소장 내 어디에도 생길 수 있지만, 주로 회장(ilium)에 생기는 심각한 만성 염증 질환이다. 원인은 아직 잘 모른다. 염증의 패턴에 따라서 과민성대장증과 구별된다. 염증은 소장벽의 모든 층에 퍼져서 소장의 벽이 두꺼워지고 내강(lumen)이 좁아지는 특징을 보인다. 염증은 반점(patch)를 형성하거나, 분절형태(segment)를 이루는 경향이 있다.

징후와 증상. 환자는 자주 산통(colicky)과 비슷한 복통을 우하사분역(right lower quadrant)에서 경험하고, 설사, 식욕부진, 그리고 체중감소의 증상을 보인다. 항문주위에 궤양(sore), **균열(fissure)**, 혹은 누공(fistular)이 보일 수 있다.

치료. 환자는 의사의 진료를 보도록 한다. 바륨 관장(barium enema), S상결장경검사(sigmoidoscopy), 그리고 대장경검사(colonoscopy)가 다른 질환를 감별하기 위해서 필요하다. 생검(biopsy)은 단지 확진을 위해서 실시한다. 치료는 증상에 맞추어 보전적인 치료를 한다. 설파살라진(sulfasalazine)이 포함된 경구투여용 mesalamine은 크론병의 치료와 재발방지로 쓰인다. 코르티코스테로이드(corticosteroid)는 구강, 항문, 주사제로 투여되며 증상이 심할 때 이용한다(2).

궤양성 대장염(Ulcerative Colitis)

대장염은 또다른 대장의 만성 염증성궤양 질환으로 직장에서 시작해서 S상결장, 전체 대장으로 퍼진다. 크론병의 염증이 소장벽의 모든 층에 생기고, 반점이나 분절의 양상을 보이는 것에 비해 대장의 점액층만 염증이 일어난다. 손상된 대장은 건강한 점액조직에서는 볼 수 없는 홍반(erythema)과 수많은 출혈성 궤양이 보인다(2).

징후와 증상. 전형적으로 피가 섞인 설사를 반복한다. 가끔 심한 배뇨감이나, 복통을 동반한 농(pus)이나, 점액이 섞인 대변을 본다. 다른 증상들은 열, 체중감소, 그리고 탈수 증상이 나타난다. 증상이 심해졌다 나아지는 것을 반복하는 것이 보통이다.

치료. 대장염 관리의 주안점은 증상을 제거하기 위해 염증반응을 억제하고, 치료를 하는데 있다. 설파피리딘(sulfapyridine)이나, 5-ASA에서 유래된 화합물인 설파살라진(sulfasalazine)은 경증에서 중증의 증상을 치료하는데 효과적이다. 5-ASA의 경구투여용은 활동성 궤양성 대장염과 재발을 방지하는데 효과적이다. 코르티코스테로이드(corticosteroid)치료가 효과적으로 이용되기도 한다(2).

설사(Diarrhea)

화가 나거나 시합전 불안은 일반적으로 "신경성 설사(nervous diarrhea)"의 원인이 된다. **설사**는 비정상적인 묽은 변을 특징으로 한다. 설사는 대장에서 충분한 수분이 흡수되지 못하고 지나치면 생긴다. 성인에 있어서 설사는 흡수장애증후군(malabsorption), 위염, 유당불내증(lactose intolerance), 민감성대장증, 크론병, 궤양성대장염, 위장관계종양, 게실증(diverticular disease), 바이러스나 박테리아 감염, 기생충 감염, 정신병, 음식 알러지, 그리고 다양한 약물부작용으로 생긴다(2). 장시간의 설사는 탈수와 전해질 불균형을 가져오고, 특히 나트륨, 중탄산염(bicarbonate), 칼륨의 결핍을 일으킨다. 달리기선수들은 다양한 대장이상 패턴을 유발하는 장운동성증가로 육상선수의 설사(runner s diarrhea)를 많이 경험한다(**글상자 22.1**). 만약 표와 같은 증상이 나타나면 대장을 비우기 위해 활동 전에 가벼운 운동을 수행하고, 수분공급을 충분히 한다.

징후와 증상. 방귀(flatulence), 복부팽만, 열, 두통, 구토, 권태감(malaise), 그리고 **근육통(myalgia)**을 동반한 비정

➤ ➤ 글상자 22.1

달리기선수에서 보이는 장이상의 패턴

1. 경기 전의 신경인성 설사
   - 여성에서 흔함
   - 다음과 같은 달리기 선수에게 발병:
     - 달리지 않을 때도 불규칙적으로 설사
     - 유당불내증이 있는 선수
2. 훈련 중 장운동이 멈추거나 활발해지는 문제
   - 초기 몇 마일을 달렸을 때 남자선수에서 흔함
   - 다음과 같은 달리기 선수에게 발병:
     - 불규칙적인 장기능을 가진 선수
     - 달리기 전에 식사하는 선수
     - 아침식사 전에 달리는 선수
3. 심한 달리기 후에 혈변이 보이지 않는 경련이나 설사
   - 달리기선수에서 일반적으로; 심한 하복부경련, 오심, 그리고 구토와 연관됨
4. 심한 달리기 후에 혈변과 경련이나 설사
   - 설사, 심한 하복부 경련, 그리고 직장출혈과 연관됨

상적인 묽은 대변을 본다.

치료. 설사제(antidiarrhea)는 장 운동의 감소, 수분흡수의 증가, 장내 박테리아 조절, 혹은 설사와 관련된 염증을 감소시킨다. Peptobismol, Ioperamide(Imodium), 혹은 아트로핀이 함유된 diphenoxylate가 도움이 된다; 하지만 이런 성분이 주성분인 약은 잘 사용하지 않는다. 정해진 시간에 배변하는 습관, 보통 아침에 배변을 자극하는 **위대장반사**(gastrocolic reflex)가 효과적이다. 연동운동(peristalsis)과 배변(defecation)은 커피나 차, 경기전 가벼운 식사로 촉진될 수 있고, 조깅(jogging)은 위대장 반사를 촉진한다. 습관된 운동보다 많은 양의 운동은 장의 활동을 증가시킨다. 그러므로, 다음 사항을 유의해야 한다.

- 증상이 있을 시 즉시 훈련강도를 20~40% 정도 감소하고, 증상이 사라진 뒤 천천히 운동을 시작해서 증가시킨다.
- 장을 자극하는 유제품(유당불내증이 있는 경우), 과도한 쥬스, 과일, 건포도, 건과일, 콩 등을 섭취하지 않는다.
- 무설탕껌, 솔비돌(sorbitol)을 함유한 사탕은 설사의 원인이 될 수 있으므로 자제한다.
- 운동 전이나 운동 중에 수분섭취를 충분히 해서 체액을 유지하고, 장 점액의 감소를 막는다.

저섬유소 식사를 하는 선수는 많은 수분을 흡수하기 위해서 섬유소를 증가하는 것이 도움이 된다. 반대로 고섬유소 식사를 하는 선수는 장운동의 자극을 감소시키기 위해 섬유소를 줄이는 것이 좋다. 자극적인 음식을 확인하여 도표를 만드는 것도 도움이 된다. 의심되는 음식은 되도록 멀리하고, 일인분만 먹으면서 대장의 변화를 관찰한다. 음식은 일반적으로 2~4일 동안 장을 통과한다. 간단히 음식물의 통과시간을 재는 방법은 옥수수, 씨앗 등을 먹은 후 변을 관찰하면 된다. 맑은 유동식은 24~48시간정도가 소요된다(1,3).

변비(Constipation)

가끔 생기거나 불완전한 대장의 운동으로 생기는 변비는 질병은 아니지만, 아래 증상처럼 심각한 경우는 질병으로 볼 수 있다. 잠재적인 원인은 음식 중에 섬유소가 적고, 부적절한 대장 습관, 운동부족, 감정변화, 당뇨, 임신, 완하제(laxative)남용, 그리고 약물효과(예, 이뇨제, 담즙산 결합제(bile acid binder), 칼슘보충제, 알루미늄제산제, 항우울제, 항히스타민제, 항고혈압제, 항경련제, 마약성진통제)로 발생한다(4,5).

치료. 발생원인에 따라서 관리를 한다. 환자가 저섬유소 식사로 변비가 발생했으면 점차적인 고섬유소 식사로 바꾸어준다. 섬유소는 물을 흡수하고, 변을 부드럽게 해주어 배변을 쉽게 해준다. 밀기울로 만든 시리얼은 섬유소가 풍부한 음식이고, 채소, 과일에 많다. 유산소운동같이 매일 운동을 증가시키는 운동은 증상을 경감시키기 위해 과일을 적당히 섭취하는 것이 좋다. 완화제(laxative)나 좌약(suppository)이 유용하지만, 단기치료로만 사용하는 것이 좋다.

완화제는 수분을 유지하고 장을 채워 대변을 부드럽게 지방성분과 물을 섞어 대장을 비우는데 도움이 된다. 일부 둘코락스(Dulcolax), Senokot, Metamucil, 그리고 Citrucel 같은 일반의약품(OTC)들은 대변을 부드럽게 만든다.

이런 약품들은 아침에 따뜻한 액체(예,쥬스, 소다, 수프)와 같이 섭취하면 대장활동을 자극할 수 있다. 보통 신체는 아침에 따뜻한 음료를 마신 뒤 30분 후에 변의를 느낀다. 시간배정은 변의를 이완하거나 자극할 때 중요하다. 하루에 충분

한 양의 수분을 섭취하는것은 중요하지만 자두주스를 반컵 이상 마시는 것은 좋지 않다. 충분한 양의 수분을 섭취해서 나타나는 현상은 매 2~4시간 마다 소변을 보고, 소변의 색이 레몬에이드처럼 맑고, 사과사이다처럼 검으면 안된다. 만성적인 변비는 외과적인 중재가 필요하다.

치질(Hemorrhoids(Piles))

치질은 직장과 항문주위의 정맥총(venous plexus)의 팽창 때문에 나타난다. 임신 시에 일반적이고, 30세 이후에 흔하다. 직장이나 항문강에서 안쪽으로 튀어나오거나 항문의 바깥쪽으로 튀어나오면, 팽창된 주머니가 터지게 된다. 변비, 설사, 육체적인 노력, 골반울혈, 전립선비대, 직장암, 정맥류, 자궁섬유종(uterine fibroid)그리고 임신같은 요인들로 발병율이 증가한다.

징후와 증상. 통증, 가려움(itching), 그리고 소량의 맑은 혈변이 가장 흔한 증후및 증상이다.

치료. 일반적으로 2~3주 정도면 회복이 된다. 직장마취제(rectal anesthetic preparations)는 통증, 가려움, 그리고 자극을 제거해 줄 수 있다. 약품의 형태는 좌약식, 크림, 연고, 에어졸 등이 있다. Preparation-H, Proctofoam, Tucks pads, 그리고 Tronolane들이 많이 쓰이는 일반의약품이다. 통증이나 부종은 **글상자** 22.2에 따라 관리한다.

EMS *만약 치료가 성공적이 않으면, 바로 의사의 진료를 받는다. 조제된 니트로글리세린 연고를 염증부위에 바르고, 5분 후에 치질통증이 사라지는지 확인한다(6). 수술은 심한 경우에만 실시한다.*

➤➤ 글상자 22.2

치질의 염증 감소방법

- 장운동 후에 하루에 여러번 15분 동안 따뜻한 물에 좌욕을 한다.
- 변비를 예방하고 마찰을 줄이기 위해 대변연화제(stool softener)를 사용한다(예, 항문주변에 바세린을 바른다).
- 고섬유소식으로 아침 시리얼에 가공되지 않은 밀기울을 첨가하거나, 기타 섬유소가 풍부한 음식을 섭취한다.
- 충분한 수분을 섭취한다.
- 장운동이 생겨 변의를 느끼면 참지 않는다. 지연되면 직장에 압력이 증가하고, 변비가 생길 확률이 높아져 치질로 발전한다.
- 운동은 복부근육의 긴장도를 증가시키는데 좋다.
- 너무 장시간 대변을 보는 습관은 피한다.

접촉성 스포츠를 하는 선수(예, 복싱, 축구, 아이스하키)는 정상적으로 소량의 혈변을 경험한다. 많은 장거리 달리기 선수가 위장관계 출혈로 인한 혈변을 보는데 매우 일반적이고 정상적이다. 이런 출혈은 철분결핍 빈혈을 유발할 수 있고, 25장의 여성선수와 관계된 질환에서 언급한다.

A 이 달리기 선수의 질환은 일반적이지 않다. 만약 비정규적으로 장의 기능이 이상하고, 달리기 전에 음식을 섭취했거나, 아침식사 전에 달렸는지 확인한다. 고섬유질식사, 매일 운동이나 수분섭취를 증가, 그리고 항운동성약물(일반의약품)을 처방한다. 만약 증상이 지속되면 의사의 진료를 받고, 다른 질병이 있는지 확인한다.

기타 위장관계 질환 (OTHER GASTROINTESTINAL PROBLEMS)

Q 경기 전, 식사 후 3시간이 지난 후에 소프트볼 팀의 몇 명의 선수가 위경련, 오심, 설사증상을 호소한다. 이런 증후와 증상을 어떻게 관리할 것인가? 어떤 해로운 현상이 선수의 활동에 영향을 줄 것인가?

일부 요인들은 상 · 하부 위장관계 질환과 관련이 없이 전체 위장관계에 영향을 끼친다. 화나 스트레스, 구토, 그리고 식중독들이 이런 증상을 유발한다.

화나 스트레스 반응 (Anxiety and Stress Reaction)

화나 운동 전 스트레스는 경쟁하는 선수들에서는 흔한 일이다. 상부 위장관계의 기능은 위산분비의 감소, 장운동의 감소, 혹은 혈류의 감소에 영향을 받는다. 지속적인 화는 위산분비과다, 장운동성 증가, 혹은 장 통과시간의 감소를 유발한다.

징후와 증상. 일반적인 증상은 구강건조, 소화불량, 위식도역류, 가슴통증, 복부경련 혹은 설사등 이다.

치료. 치료는 신체과정(bodys process)에 대한 교육및 재확신이 포함된다; 심호흡, 능동적이거나 수동적 이완, 조용한 음악, 미소 그리고 치료적 마사지와 같은 이완기술; 그리고 인식재구성을 통한 행동조절, 모방연극, 상상, 그리고 긍정적인 자신과의 대화. 이러한 중재전략은 7장에서 언급한다.

구토(Vomiting)

구토는 수의근과 불수의근의 연동수축이 반대로 일어나 위의 내용물이 구강을 통해 나오는 것을 말한다. 입에 물이 차고 오심이 전조증상으로 나타난다. 구토는 자극적인 음식이나 장에 자극, 스트레스, 과음, 약물섭취 혹은 식중독으로 일어난다.

치료. 최상의 관리는 선수를 편하게 하고, 기도를 확보하는 것이다. 입은 깨끗이 하고, 구토를 반복하는지 살핀다. 항오심제나 탈수를 방지하기 위해 수분을 공급한다.

EMS *만약 식중독이 예상되거나, 구토물에 피가 보이면 즉시 의사의 진료를 받는다. 아침에 발생하는 구토는 임신의 초기 증상일 수 있다.*

식중독(Food Poisoning)

식중독의 가장 큰 원인은 오염된 음식이다. 그러나 식중독은 살충제(insecticides) 혹은 감염성 미생물(예, 살모넬라같은 박테리아, 일부 포도상구균, 연쇄상구균 혹은 이질간균), 조리되지 않거나 부패된 음식 때문에 생길 수 있다.

징후와 증상. 식중독은 다양한 강도의 복부팽만이나 복통, 오심, 구토, 미열, 그리고 설사가 나타난다. 이런 증후나 증상은 오염된 음식이 소화되고, 1~6시간 내에 시작되고, 1~3일간 지속될 수 있다. 구토나 설사로 인한 탈수는 약화, 피로, 그리고 열병(heat illness)의 위험을 증가시킬 수 있다.

치료. 약한 증상은 전해질이나 수분공급, 항설사제로 보전적으로 치유하고, 가능하면 스프 혹은 약간의 소금을 넣은 고기스프, 으깬 계란 혹은 시리얼을 제공한다.

EMS *증상이 심하면 병원 응급조치를 받고, 수액은 정맥내 주사를 맞고, 필요하면 위의 내용물을 비우는 것이 좋다. 내용물의 샘플을 검사소로 보내서 식중독의 원인을 확인해야 한다.*

A 경기 전, 식사 후 3시간 안에 소프트볼 선수들은 복부경련, 오심, 설사의 증상을 보였다. 같은 증상을 보이는 선수가 많기 때문에 식중독을 의심해볼 필요가 있다. 관리계획은 휴식, 수분공급, 항설사제가 포함된다. 지속적인 설사는 탈수로 인해 선수의 약화, 피로, 열병의 위험성을 증가시키므로 선수의 행동을 저하시킨다.

요약(Summary)

1. 운동-유발 관류는 식도운동성을 감소, 출혈성 위염의 침식, 위공복기 지연, 설사, 혹은 장출혈을 유발할 수 있다. 탈수, 고온의 환경, 그리고 열에 대한 순화(acclimatization)의 부족은 위장관계의 저관류를 악화시킬 수 있다.
2. 많은 상부위장관계질환들은 스트레스나 카페인, 알콜, 토마토, 시트르산제품 섭취가 원인이 되기도 하고, 오심, 구토, 소화불량, 복부경련, 그리고 가슴통증을 유발할 수 있다.
3. 위식도 역류는 위액이 식도로 역류되는 것과 관련이 있다. 소화불량은 병인이 불분명한 상부 위장관계 통증이다. 둘다 운동 4시간 전 제산제로 치료한다.
4. 위궤양은 일반적으로 식도의 하부 끝이나 위, 십이지장에서 발병한다. 제산제는 위산을 감소시키거나, 중성화시키고, 위산이 식도로 움직이는 것을 예방하고, 가슴통증이나 불편함을 감소시킨다.
5. 위나 소장의 점막에 급성염증이 생기는 위장관염의 발병율은 청소년과 청년층에 생기는 상기도감염에 이어 두번째이고, 주로 바이러스나 박테리아감염, 알러지반응, 약물투약, 기생충, 음식물오염, 혹은 스트레스로 발생한다. 증상은 보통 2~3일 정도면, 스스로 가라앉는다. 치료는 자극적인 음식, 성냄, 스트레스를 피하고, 전해질 음료를 섭취하여 탈수를 막는다.
6. 달리기선수에게 흔한 설사는 장운동의 증가로 인해 생긴다. 항설사제는 장운동을 감소시키고, 수분흡수를 증가시키고, 장내박테리아를 조절하거나, 설사와 관련된 염증을 감소시킨다. 만약 설사증상을 알고 있으면, 선수는 운동 전에 배변을 하도록 노력하고 달리기 전에는 음식을 섭취하지 않는다.
7. 치질은 직장과 항문주변의 정맥총이 확장되는 것으로 통증, 가려움, 그리고 소량의 혈변이 특징이다. 통증, 가려움증, 자극을 제거하기 위해 직장마취약품을 사용할 수 있다. 정상적으로 2~3주 후면 치유가 된다.
8. 화나 스트레스는 위산분비를 감소시키고, 장운동을 느리게 하고, 혈류의 흐름을 감소시킨다. 지속적인 화는 위산의 분비를 증가시키고, 장운동을 증가시키며, 장통과 시간을 감소시킨다. 치료는 신체과정에 대한 교육과

재확신, 이완기법, 행동조절이 있다.

9. 구토는 자극적인 음식, 스트레스, 과음, 약물복용, 식중독에 의해 생긴다. 탈수를 예방하기 위해 항오심제나 수분이 공급되지만, 아침에 발생하는 구토는 임신의 초기 신호일 수 있다. 지속적인 구토는 좀 더 심각한 질환일 수 있기 때문에 의사의 진료를 받는다.

참고문헌(References)

1. Balakrishnan N, Torres JL, Mellion MB. Gastrointestinal problems. In: The Team Physician's Handbook. Edited by Mellion MB, Walsh WM, Madden C, Putakian M, Shelton GL. Philadelphia: Hanley & Belfus, 2002.
2. Tamparo CD, Lewis MA. Diseases of the Human Body. Philadelphia: FA Davis, Company, 2000.
3. Clark N. Process of elimination. Am Fitness 1998;16(3):58-59.
4. Martin M, Yates WN. Therapeutic Medications in Sports Medicine. Baltimore: Williams & Wilkins, 1998.
5. Consumers Union. Pillbox: laxatives and alternatives. Consumer Reports Health 1998;10(4):8-9.
6. Men's Health. Fast relief from a pain in the butt. Men's Health 1997;12(9):144.

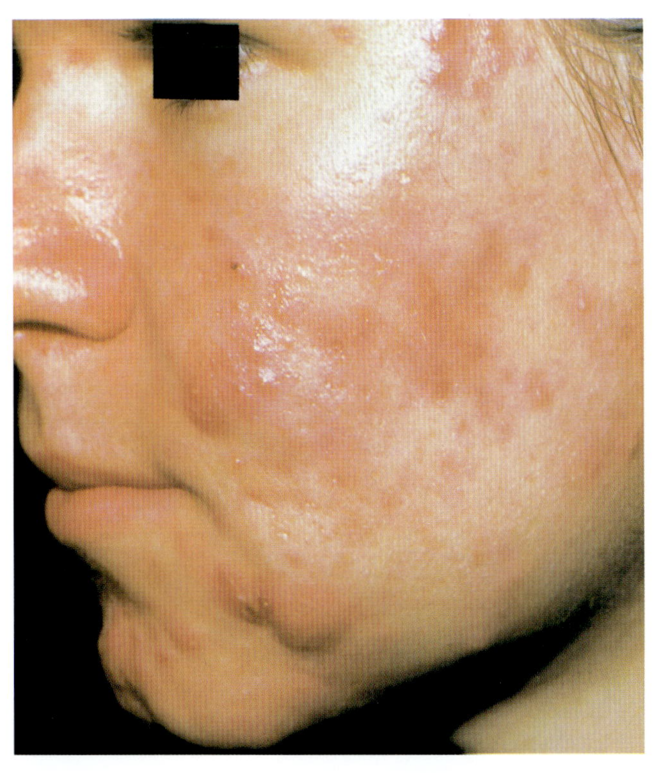

➤ 색깔 도해 1 여드름

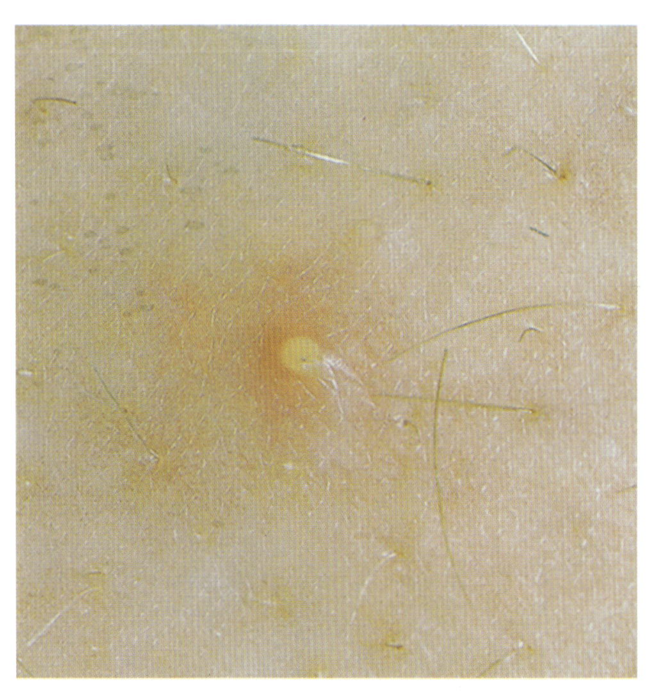

➤ 색깔 도해 2 종기

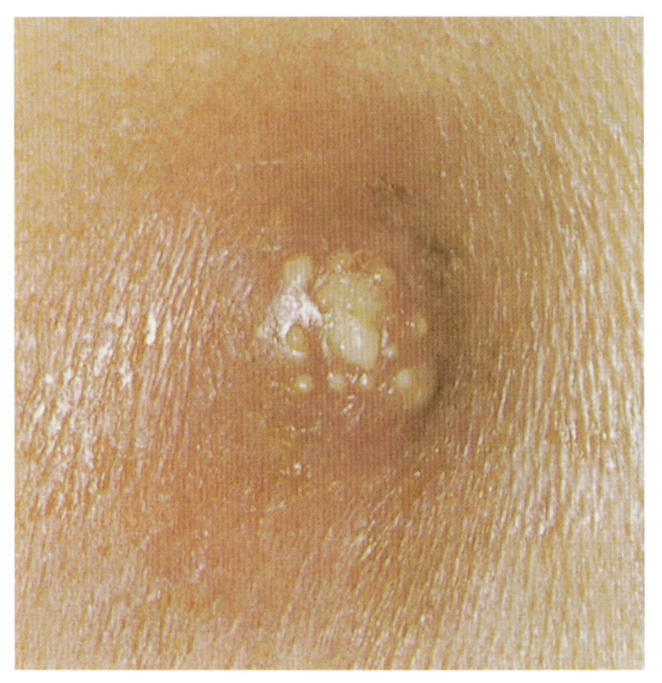

➤ 색깔 도해 3 연결된 종기덩어리는 큰 종기라 불린다

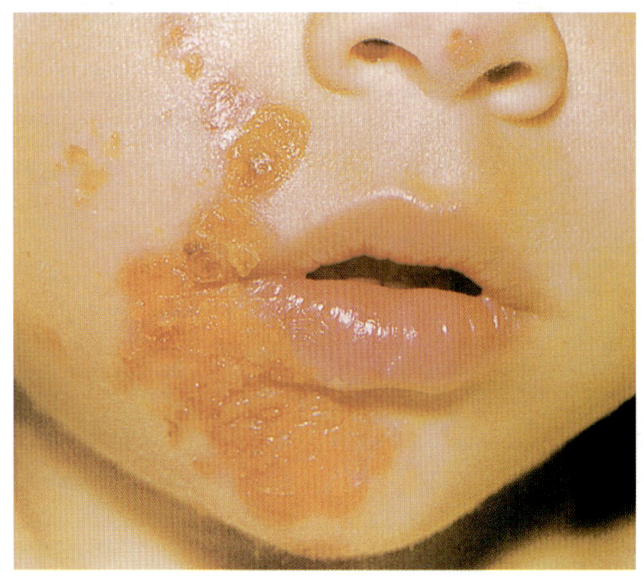

➤ 색깔 도해 4 농가진

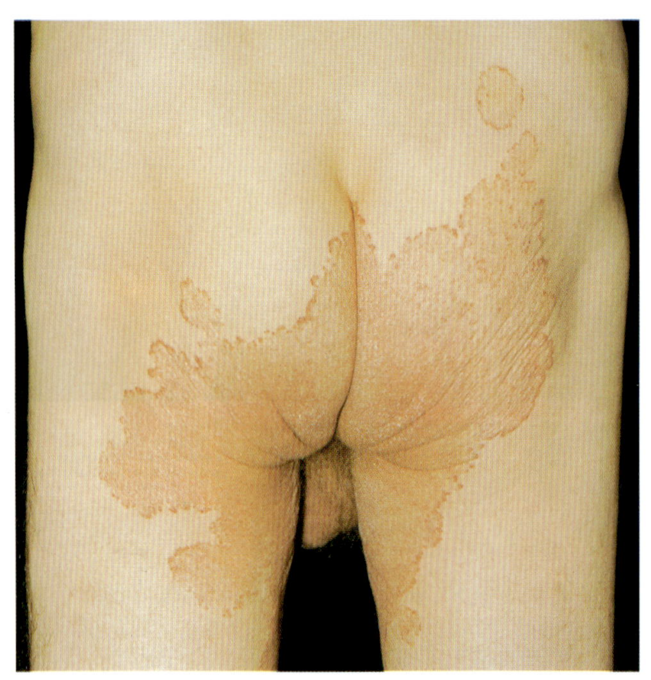

➤ 색깔 도해 5 완백선 (성기가려움)

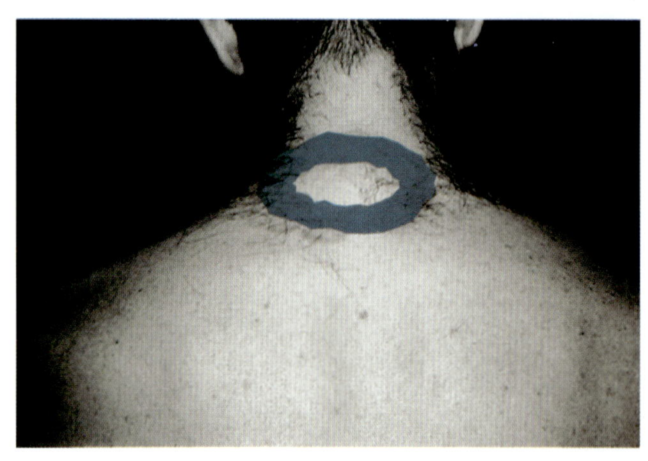

➤ 색깔 도해 6 체부백선 (체백선)

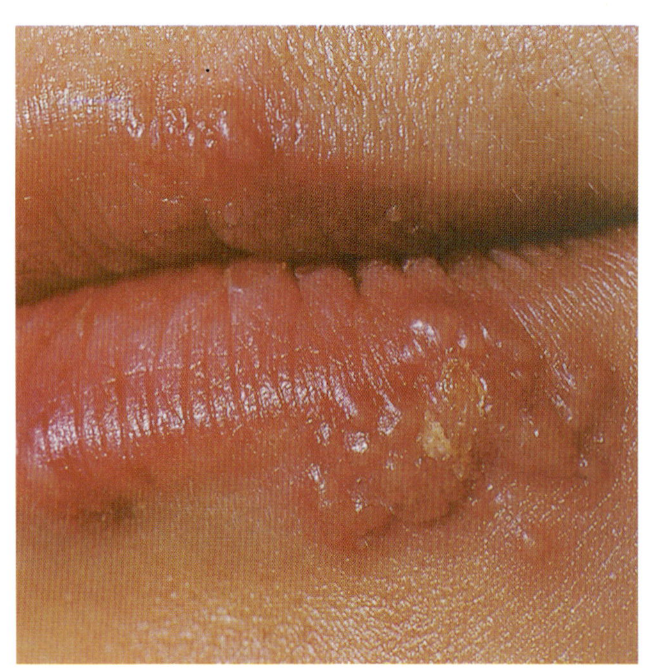

➤ 색깔 도해 7 단순포진

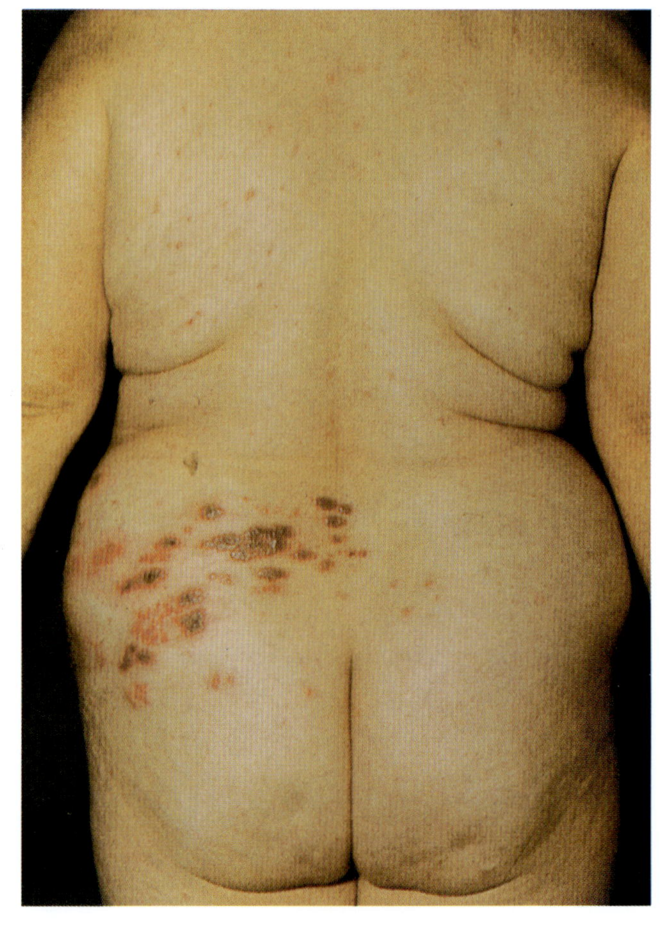

➤ 색깔 도해 8 대상포진

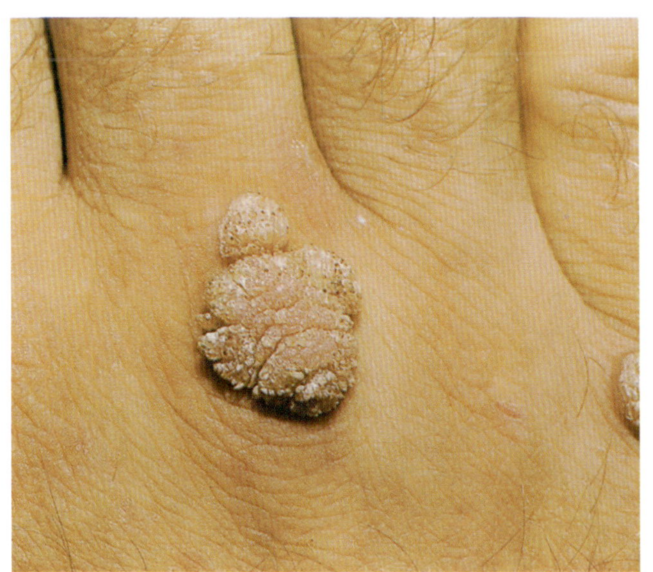

➤ 색깔 도해 9 사마귀

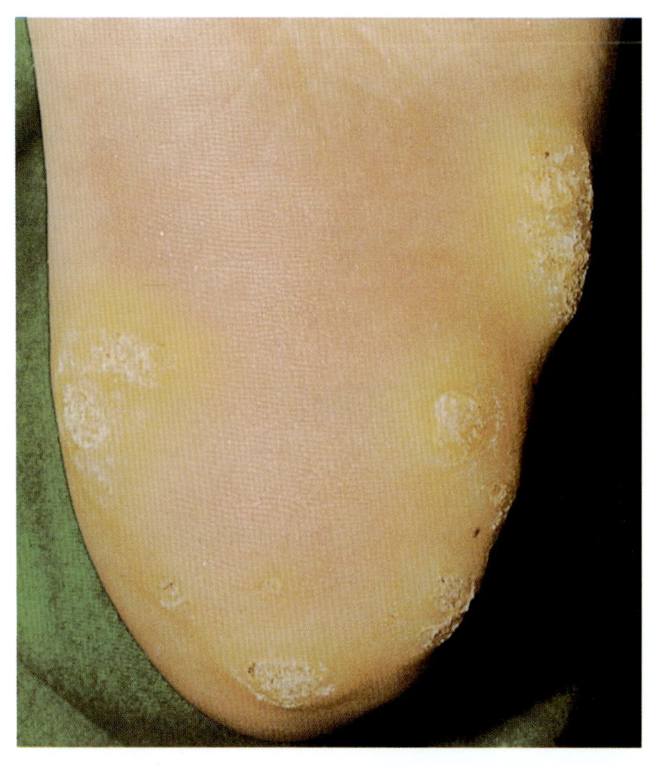

➤ 색깔 도해 10 저측 사마귀

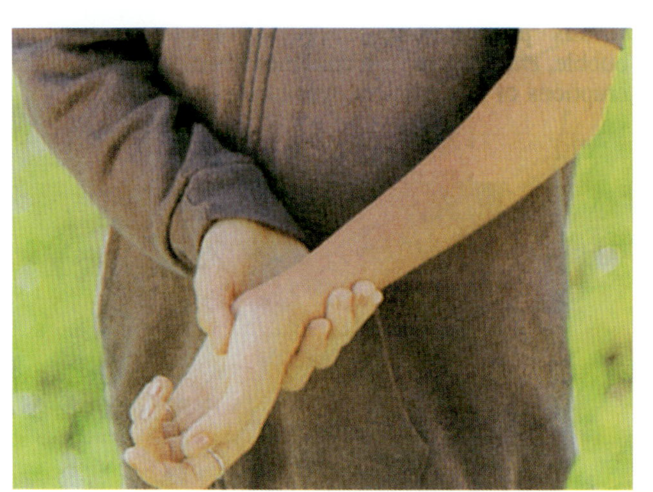

➤ 색깔 도해 11 1도 화상 (일광화상)

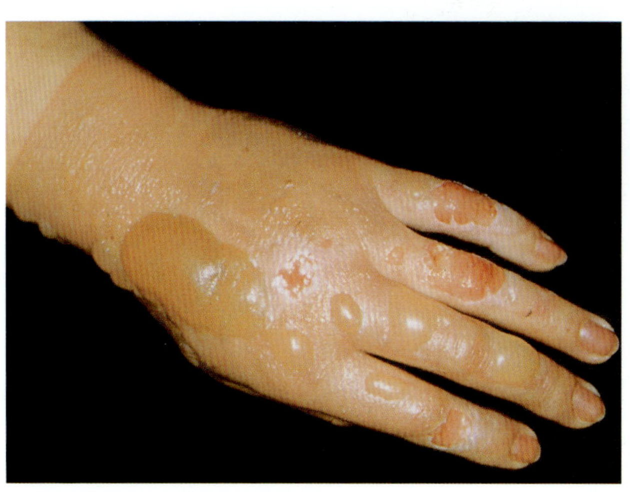

➤ 색깔 도해 12 2도 화상

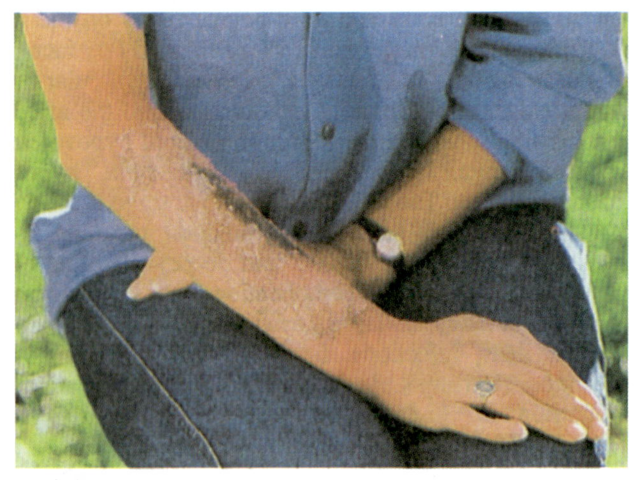

➤ 색깔 도해 13 반흔 조직과 3도 화상

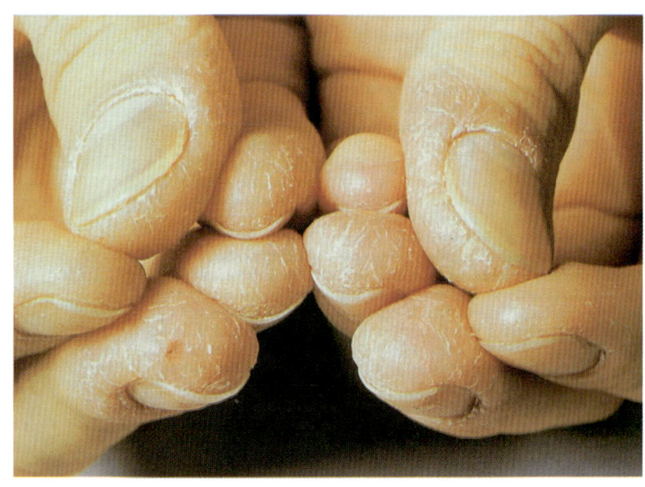

➤ 색깔 도해 14 습진

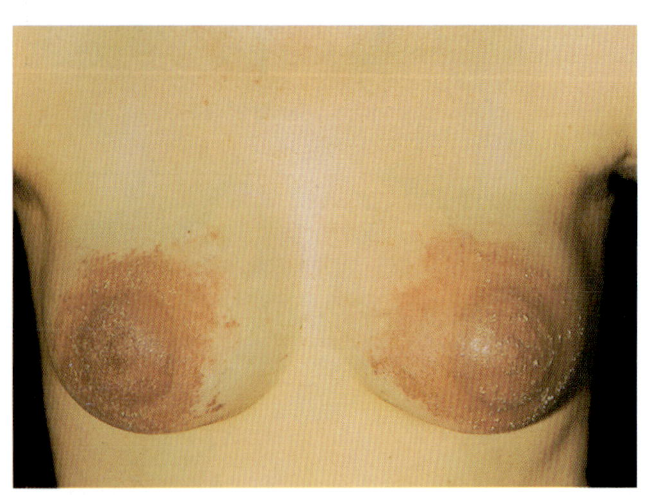

➤ 색깔 도해 15 피부염

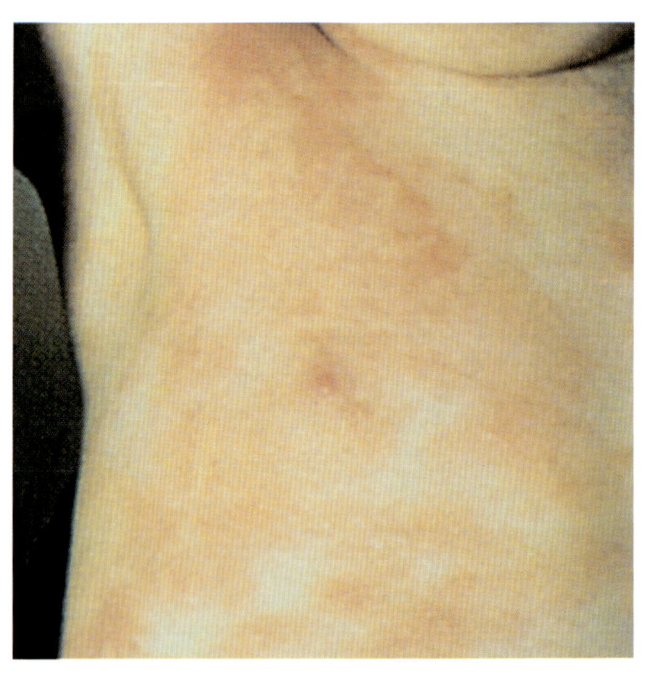

➤ 색깔 도해 16 두드러기 (담마진)

제 23 장

내분비계 질환 (Endocrine Conditions)

결론

1. 갑상선기능항진증(hyperthyroidism)과 갑상선기능저하증(hypothyroidism)의 증후와 증상을 비교한다.
2. 갑상선질환의 관리를 설명한다.
3. 급성과 만성 췌장염(pancreatitis)를 비교한다.
4. 급성과 만성 췌장염의 관리를 설명한다.
5. 인슐린의 혈당조절수준을 설명한다.
6. 당뇨병(diabetes)의 생리학적 기초를 설명한다.
7. 당뇨병(diabetes mellitus)의 4가지 분류를 설명한다.
8. 당뇨병에서 생기는 순환계와 신경계 합병증을 설명한다.
9. 인슐린 쇼크(insulin shock)와 당뇨병성 혼수(diabetic coma)의 증후와 증상을 비교한다.
10. 인슐린 쇼크(insulin shock)와 당뇨병성 혼수(diabetic coma)를 어떻게 관리하는지 비교한다.
11. type1과 type2 당뇨병 선수를 위한 식이요법을 설명한다.
12. 당뇨가 있는 선수들에게 적응과 금기되는 운동을 설명한다.

건강한 신체를 유지하기 위해 내분비계는 아주 중요한 시스템이다. 내분비계는 혈관으로 호르몬을 분비하여 신체전체에 영향을 주는 관(duct)이 없는 기관이다. 내분비선은 뇌하수체(pituitary), 갑상선(thyroid), 부갑상선(parathyroid), 부신(adrenal), 송과체(pineal), 그리고 흉선(thymus glands)이 있다. 일부 기관은 외분비선과 내분비선을 함께 가지고 있는것도 있다. 이러한 기관은 췌장(pancreas), 생식선(gonads(난소와 정소)), 그리고 시상하부(hypothalamus)가 있다. 호르몬이 적당한 수준으로 분비되지 않으면, 심각한 질환에 걸린다. 이번 장에서는 갑상선기능항진증이나 저하증, 췌장염, 그리고 당뇨병에 관하여 논의한다.

갑상선질환(THYROID DISORDERS)

갑상선은 Adams apple 바로 아래에 위치한 나비모양의 선(gland)이다. 갑상선은 2가지의 중요한 호르몬을 만들어 내는데 티록신(thyroxine(T-4))과 삼요드 타이로닌(triiodothyronine(T-3))이다. 이 호르몬들은 지방과 탄수화물의 대사를 조절하고, 체온조절, 심장박동과 단백질 생성을 돕는다. 또한 칼시토닌(calcitonin)은 혈관 안에 칼슘의 양을 조절한다. 이러한 호르몬 분비의 양은 뇌하수체나 시상하부의 조절을 받는다 - 이 부위는 대뇌의 기저부로 신체의 온도조절(thermostat)의 역할을 한다.

갑상선에서 분비되는 호르몬의 양이 정상이면, 신체의 대사기능이 정상으로 작동한다. 하지만 과다분비가 되는 경우, 갑상선기능항진증이라고 한다. 이런 증상은 신체의 대사작용을 가속화시켜서 - 60%~100% 정도- 갑작스런 체중감소, 빠르고 불규칙한 심장박동, 신경질이나 초조함을 나타낸다. 반대의 경우는 티록신의 생산이 적어져 갑상선기능 저하증이 발병한다.

갑상선기능항진증(Hyperthyroidism)

갑상선기능 항진증은 갑상선호르몬인 티록신(thyroxine)이 과다분비되어 생긴다. 이런 변화는 주로 갑상선중독증(thyrotoxicosis)이라 부르고, 발견한 의사의 이름을 부쳐 **그레이브스 병**(Graves's disease)라고도 한다. 그레이브스 병은 유전적인 요인이나 면역적인 요인으로 발생을 하는데 갑상선비대(goiter), 안구질환(ophthalmopathy), 그리고 드물게 피부질환을 특징으로 한다(1). 남성보다는 여성에서 많고, 30~50대 사이에서 많이 볼 수 있다.

징후와 증상. 전형적으로 갑상선비대(goiter), 안구돌출, 갑상선중독증, 피부질환을 보인다(**표** 23.1). 갑상선중독증의 증상은 신경질(nervousness), 심계항진, 불면증, 피로, 과도한 발한, 그리고 열불내성(heat intole-rance)이 있다.

표 23.1 갑상선질환의 증후와 증상

갑상선기능 항진증	갑상선기능 저하증
갑작스런 체중감소, 식욕감퇴에도 음식물의 섭취는 정상이나 증가되어 유지됨	이유없는 체중증가
	혈중 콜레스트롤 증가
	우울증
빠르거나 불규칙한 심박동(부정맥(arrhythmia) 혹은 심장 두근거림	창백하고, 건조한 피부; 부어오른(puffy)얼굴
	월경과다
신경질, 성급함, 떨림(tremor)	냉에 대한 민감성 증가
발한	변비
월경패턴의 변화	갑상선비대
열에 민감성 증가	두통
장 패턴의 변화, 특히, 자주 대변을 본다	수면 무호흡(apnea)
	발 부러지는 손발톱; 거친 머리카락
갑상선비대(goiter), 목의 바닥부위가 부어보인다	고혈압
피로, 근력약화	감각이상(paresthesia)
불면증	

따라서, 운동은 금기증에 해당한다. 안질환은 안구가 정상적으로 보호하는 구멍보다 앞으로 돌출되는 안구돌출증이다. 안구표면이 밖으로 노출되어 쉽게 건조해진다. 다음과 같은 증상이 있다;

- 눈이 빨개지거나 붓는다.
- 눈사이가 넓어진다.
- 한쪽이나 양쪽 눈에 눈물이 많거나 불편하다.
- 빛에 민감하고, 시야가 희미하거나 두개로 보이고, 염증 혹은 안구운동이 저하된다.
- 지속적인 깜박임으로 눈 주위의 근육에 염증이 생긴다.

피부질환은 발이나 하지에 두꺼운 반점이 생기고, 오렌지색을 띈다.

치료. 다양한 치료가 필요하다. 환자의 나이, 성별, 신체적인 상태, 질환의 정도에 따라서 접근한다: 일부는 항갑상선약물(예, 갑상선의 호르몬생산을 방해하는 약제)을 처방한다. 약물로는 propylthiouracil이나, methimazole(Tapazole)이 있다. 증상은 일반적으로 6~8주 정도면 개선이 되지만 항갑상선약물은 1년 이상 복용해야 한다(1).

다른 접근방법은 갑상선의 크기 자체를 줄이는 방법으로

수술이나, **방사성요오드**(radioactive iodine)를 미국에서는 가장 많이 사용한다. 구강을 통해서 섭취된 방사성요오드가 갑상선에 흡수되어 크기를 줄이고, 증상을 완화시키는데 2~3달 정도가 소요된다. 이 치료는 갑상선의 활동을 느리게 만들기 때문에, 환자는 사실상 매일 적당량의 티록신(thyroxine)을 보충하는 약물을 복용해야 한다(1).

갑상선기능 저하증(Hypothyroidism)

갑상선기능 저하증은 갑상선의 기능의 저하나, 불충분한 갑상선호르몬의 분비로 생긴다. 갑상선기능항진증에 비해서 원인이 불명확하지만, 하시모토(Hashimoto) 갑상선염처럼 자가면역질환이라는 설이 지배적이다(3). 하시모토(Hashimoto) 갑상선염의 기본적인 증상은 갑상선비대(goiter)이고, 기타 요오드결핍, 머리나 목의 방사선치료, 뇌하수체가 충분한 갑상선자극호르몬(TSH)을 분비하지 못하는 경우, 혹은 임신으로 생길 수 있다. 일부 여성은 임신 중이나 임신 후에 자신의 갑상선에 항체가 생성되어 갑상선기능 저하증으로 발전될 수가 있다. 갑상선기능 저하증을 치료하지 않으면, 유산, 조산, 그리고 경기을 일으킬 수 있고, 마지막 임신 3달에 여성의 혈압을 상승시키는 요인이 된다. 또한 태아의 발달에 심각한 영향을 준다(2).

갑상선기능 저하증은 주로 40세가 넘은 중년 여성에게서 잘 발생하고, 병의 위험도는 나이에 따라 증가한다. 또 다른 발병원인은 부모나 조부모가 자가면역질환이 걸린 경우; 당뇨, 방사능요오드치료나 항갑상선약물을 복용한 적인 있는 경우, 혹은 갑상선절제수술을 받은 경우이다.

징후와 증상. 갑상선기능 저하증의 증상은 매우 광범위하고, 환자의 나이와 호르몬의 결핍정도에 많은 영향을 받는다(**표 23.1**). 어린이의 경우 성장저하, 이차성징의 지연, 지능저하, 그리고 성인의 갑상선기능 저하에서 볼수 있는 증상이 하나 또는 그이상 나타날 수 있다. 성인의 경우는 초기증상이 피로, 변비, 냉불내성(cold intolerance), 근육경련, 그리고 **월경과다**(menorrhagia)와 지연(sluggishness)을 보이며, 가끔 나이탓으로 돌리기도 한다. 하지만, 대사작용의 지속적 저하, 정신혼탁, 의욕저하, 그리고 체중증가로 발전한다. 피부는 건조해지고, 머리카락과 손톱이 쉽게 부스러진다. 병이 악화되면, 환자는 무표정한 얼굴, 탈모, 그리고 갑상선비대로 발전한다(3). 갑상선기능 저하증은 저밀도지방단백질(low-density lipoprotein(LDL))이 많아져서 심장병의 위험을 증가시킨다. 또한, 심장비대, 우울증, 치매, 그리고 성욕감퇴를 일으키기도 한다.

치료. 합성갑상선호르몬인 levothyroxine(Levothroid, Synthroid) 또는 동물에서 유래된 갑상선호르몬 같은 호르몬공급치료를 한다. 경구투약제품은 적당한 호르몬수준을 유지하고, 피로를 감소시키고, 점차적으로 콜레스트롤의 수치를 낮추어 주는데 반대로, 체중증가가 있을 수 있다. levothyroxine은 장기간 복용해야 한다.

췌장염(PANCREATITIS)

췌장은 위(stomach) 뒤로 길고, 편평하게 가로로 있는 장기이다. 췌장의 머리는 십이지장 위에 있고, 꼬리는 비장까지 뻗어있다. 췌장의 2가지 중요한 기능은:

- 소화액과 효소를 분비해서 지방, 탄수화물, 단백질의 소화를 돕는다(췌장의 외분비기능). 만들어진 소화액과 효소는 작은 관을 따라 십이지장으로 들어간다.
- 인슐린(insuline), 글루카곤(glucagon)을 분비하고, 소마토스테틴(somatostatin)은 다른 호르몬의 기능을 조절한다. 인슐린과 글루카곤의 첫 번째 기능은 혈당과 탄수화물의 대사작용을 조절한다.

췌장의 염증이 심해지면, 이런 기능이 멈추게 되고, 염증은 급성에서 만성으로 발전한다. 대부분의 증상은 경증에서 중증도이지만 20%정도는 매우 증상이 심각하다.

급성 췌장염(Acute Pancreatitis)

담석(gallstones)은 선진국에서 발생하는 급성췌장염의 주원인이다; 세계적으로 환자의 90% 이상이 보고되고 있다(4). 담석은 담낭(gallbladder)에서 나와 총담관(common bile duct) 통해 십이지장입구 근처에 췌장관(pancreatic duct)까지 이주해 온다. 이 부위에서 담석이 머무르거나, 췌장관 근처에서 십이지장으로 들어가는 췌장액의 흐름을 막는다. 소화 효소들은 소화관으로 나가지 못하고, 췌장에서 활성화가 되어 급성췌장염을 일으킨다. 알콜남용은 이 질환을 야기하는 2번째 주요한 원인이다. 다른 원인으로는 약물 반응, 바이러스 감염, 전신면역질환, 췌장암, 또는 십이지장 궤양의 합병증이 있다. 일부의 경우는 원인이 불명확하다.

징후와 증상. 급성췌장염의 주된 증상은 갑자기 발생하여 좀처럼 낫지않는 복통이 경증에서 중증으로 상위부(epigastric region)에서 등으로 방사되거나, 때때로 가슴까지 통증을 느낀다. 이런 통증은 몇시간이나 며칠간 지속되기도 한다. 음주나 식사는 통증을 악화시킨다. 급성췌장염이 있는 많은 사람들은 통증을 감소시키기 위한 자세로 앉아서 몸을 앞으로 구부려 움추린다. 심한경우 복부팽창(abdominal distention)의 원인이 되거나, 내부 출혈로 인한 멍(bruise), 지속적인 구토, 열 그리고 빈맥(tachycardia)이 생긴다. 생명신호(vital sign)는 빠르고, 얕은 호흡, 낮은 혈압, 체온 상승을 보인다.

치료

EMS *급성 췌장염인 경우, 생명에 영향을 미치는 합병증을 예방하기 위해 바로 병원으로 간다.*

치료는 증상에 맞추어 광범위하게 이루어진다. 주된 목적은 순환과 체액균형유지, 통증과 췌장액 분비 감소, 그리고 합병증 조절이다. 진통제, 정맥을 통한 수액주사, 그리고 금식(fasting)이 필요하다. 급성췌장염은 자기제어성질환(self-limiting)으로, 췌장의 기능은 결국 회복된다.

만성 췌장염 (Chronic Pancreatitis)

장기간의 합병증을 가지지 않고 자발적으로 개선되는 급성췌장염과는 다르게 만성췌장염은 진행성의 염증으로 구조, 기능이 영구적으로 손상되는 질환이다. 알콜남용이 원인이라고 여겨지고 있다. 드문 경우는 자가면역질환, 전신면역질환, 췌장관을 막는 종양, 그리고 유전적인 요인에 의해 발생한다. 일반적으로 50~70대의 성인이 잘 걸리나 드물게는 30대 이전에도 보인다(4).

염증이 지속되면, 천천히 췌장을 파괴하기 시작한다. 췌장은 소화에 필요한 효소와 호르몬의 분비량이 줄어들게 된다. 특히, 지방을 흡수하지 못하는 영양흡수이상(malabsorption)이 생겨서 체중감소, 대변에 지방에 섞이고 악취가 심하다. 인슐린을 분비하는 세포가 손상되면 당뇨병이 된다. 만성췌장염은 유전적으로 췌장암의 위험을 증가시킨다(4).

징후와 증상. 만성췌장염은 수년동안 염증이 서서히 진행하여, 조직을 지속적으로 파괴한다. 이 질환은 일반적으로 증상이 불분명하고, 초기에는 증상을 인식하기가 어렵다. 일부환자는 통증이 없다. 다른 환자들은 경증과 중증도의 간헐적인 복통을 호소하고, 주로 음주나 식사 후에 증상이 심해진다. 다른 증상으로는 오심, 구토, 열, 소화불량(bloating), 가스, 체중감소, 영양흡수 이상 그리고 과혈당증(hyperglycemia)이 나타날 수 있다.

치료. 치료는 통증과 영양흡수 이상으로 생기는 영양의 균형을 맞추는데 목적을 둔다. 저지방식이 처방된다. 통증은 진통제나 다양한 외과적 방법으로 조절한다. 췌장 효소 대치 치료는 영양흡수 이상을 바로 잡고, 통증을 제거해준다. 알콜중독이 원인이면, 사망률이 매우 높다(1).

당뇨병 (DIABETES MELLITUS)

Q 당뇨가 있는 농구선수가 갑자기 어지럼과 두통을 호소하나, 배는 고프지 않다고 한다. 선수가 땀을 많이 흘렸는지, 피부가 창백하고 축축한지, 움직임이 서투른지, 그리고 여러번 많은 물을 마시는지를 확인한다. 저혈당증(hypoglycemia)을 의심하고, 어떻게 관리해야 하는가?

당뇨병(Diabetes mellitus(DM))은 인슐린이 부족하거나, 인슐린에 저항을 갖는 것을 특성을 하는 만성대사성질환이다. 많은 수의 미국인이 당뇨병에 걸려 있고, 미국에서 사망률 5위 안에 드는 질환이다. 다른 질환보다 두배나 많게 당뇨가 원인이 되는 심장질환이나 뇌졸중으로 사망한다(5). 유전, 나이증가, 비만, 여성, 스트레스, 소수민족, 감염, 앉아서 일하는 직업, 그리고 고탄수화물이나 고지방식이 당뇨병에 걸릴 위험을 증가시킨다.

당뇨병의 생리 (The Physiologic Basis of Diabetes)

탄수화물은 신체 기관에 에너지를 발생시키기 위한 글루코스를 세포에 공급하는 영양물질이다. 식사를 하면, 사람의 혈당은 상승하고, 췌장이 자극을 받아 인슐린을 분비한다. 정상에서는 혈당의 범위가 80~120 mg/dL이다. 인슐린의 주요기능은 혈당을 감소시키고, 아미노산 흡수, 지방대사를

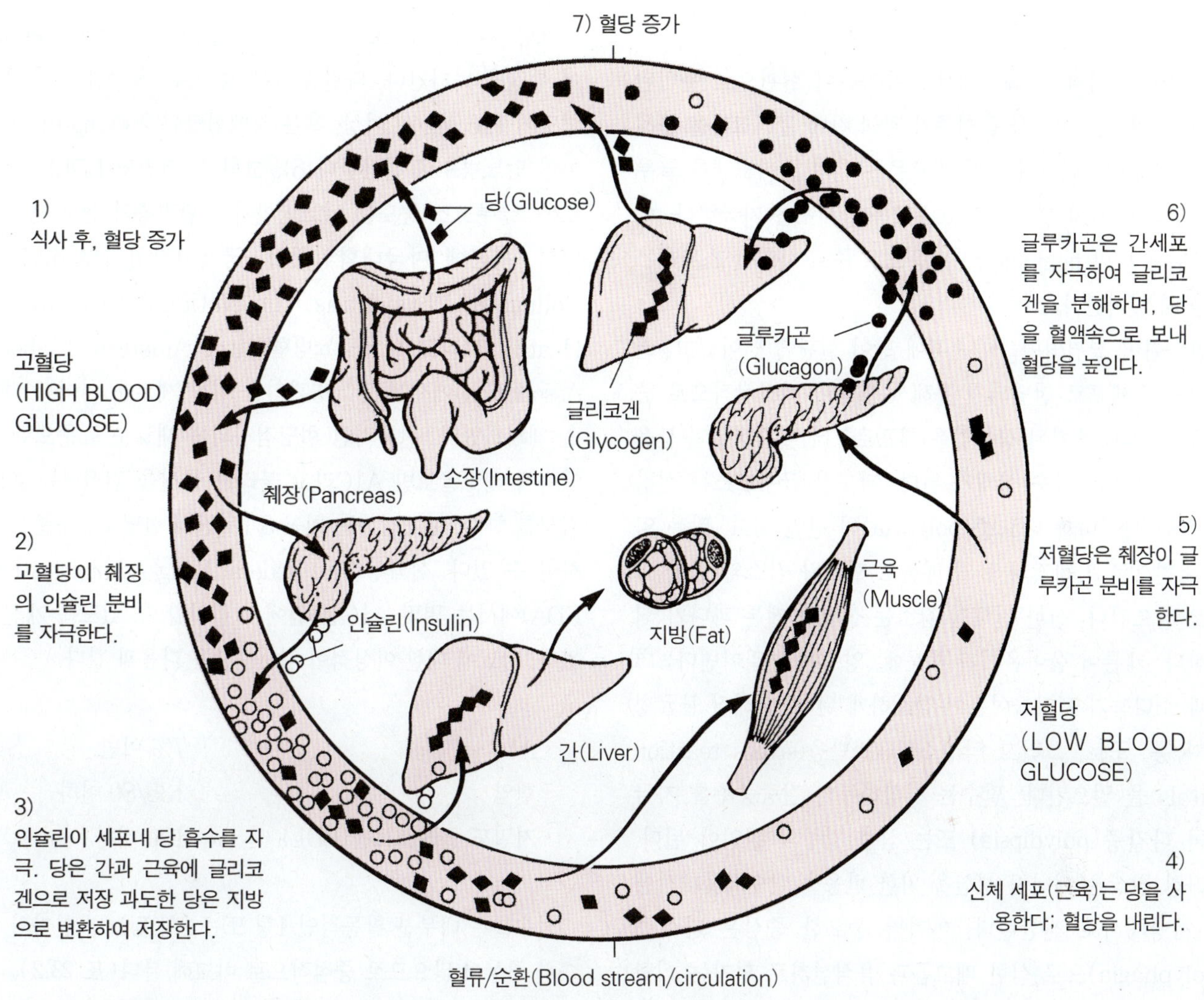

➤ 그림 23.1. **혈당균형 유지.** 인슐린은 혈당을 세포 내로 보내는데 필요하다. 세포가 글루코스를 사용할 때, 혈당은 떨어지고, 혈류로 들어온 글루카곤에 간은 반응한다. 글루카곤은 간세포를 자극하여 저장된 글리코겐을 분해하고 혈류로 글루코스를 보낸다, 그러므로 혈당은 다시 정상으로 돌아온다.

자극하고, 근육세포에서 단백질의 합성에 영향을 준다. 인슐린은 특히, 골격근과 심장근육에서 혈관으로부터 글루코스의 막수송을 세포로 증가시켜 혈당을 감소시킨다(**그림 23.1**). 인슐린은 간, 신장 그리고 대뇌로 가는 글루코스를 증가시키지 않는데 이 조직들은 인슐린 농도에 상관없이 쉽게 통과된다. 글루코스가 목표세포로 들어간 후에 인슐린은 다음과 같은 일을 한다:

- ATP생산을 위한 글루코스의 산화를 증진한다.
- 글루코스가 결합하여 글리코겐을 합성한다.
- 저장을 위해 글루코스가 지방으로 전환된다(특히 지방조직)

일반적으로 먼저 에너지가 필요한 곳에 쓰이고, 간이나 근육세포는 남는 글루코스를 **글리코겐** 사슬로 만들어 저장한다. 간세포는 남은 글루코스를 지방으로 전환하기도 한다. 고혈당수준에서는 글루코스가 글리코겐(다시 글루코스로 전환이 가능하다)이나, 지방(다시 글루코스로 전환이 불가능하다)으로 전환되면서 정상으로 돌아온다.

혈당이 떨어지면, 췌장에서 글루카곤이 혈관으로 분비된다. 글루카곤은 혈당을 올려주기 위해 간에 글리코겐을 분해한다. 에피네피린이나 기타 호르몬은 간의 글리코겐을 글루코스로 분해하여 혈관으로 보내도록 간세포를 자극한다. 이는 "투쟁-도피(fight-flight)"반응으로 주로 사람이 스트레스 받을 때 일어난다.

인슐린이 결핍되면, 식사 후에 당이 혈관에 남아있고, 글루코스는 세포로 전달되지 못해서 혈당이 비정상적으로 증가하게 된다. 증가된 삼투압은 세포로부터 혈관계로 수분을 보내고 세포는 탈수 상태가 된다. 과도한 글루코스는 신장을 통해 빠져나가 **다뇨증**(polyuria)의 원인 되고, 많은 양의 소변으로 전해질과 물의 배출로 혈액량 감소와 심한 탈수를 일으킨다. 심한 전해질 감소는 신체가 케톤 과다가 되게한다. 케톤이 음이온이기 때문에, 양이온을 밀어낸다; 그 결과 소디움과 포타슘이온이 감소하게 된다. 전해질 불균형은 복통, 구토, 그리고 악성스트레스반응(stress reaction spirals)을 일으킨다. 탈수는 시상하부의 갈증중추를 자극하여 **다갈증**(polydipsia) 또는 심한 갈증의 원인이 된다. 이러한 현상은 에너지 생산을 위한 반응을 탄수화물대사에서 지방대사로 전환한다. 마지막 중요한 증상은 **다식증**(polyphagia)으로 심한 배고픔과 음식섭취로 환자는 식탐을 한다. 그러지만, 비록 충분한 양의 글루코스가 가용하다 해도, 이를 사용할 수가 없다. 심한 경우는 지방산의 혈중농도와 대사작용이 급격히 증가하여 과도한 케톤산(ketoacids)를 만들어내어 산증(acidosis)를 일으킨다. 아세톤(acetone)은 지방대사의 부산물로 과일향이 숨을 내쉴 때나 땀에서 난다. 인슐린이 투여되지 않으면, 심한 탈수와 **케톤산증**(ketoacidosis)을 일으키고, **케톤뇨**(ketonuria)가 시작된다. 치료하지 않으면, 케톤산증이 심장활동이나 산소운반 등 모든 생리학적인 과정을 방해한다. 신경계에 심한 손상을 주어 정신혼돈(confusion), 기면졸음(drowsiness), 혼수(coma), 그리고 사망에 이르게 된다.

당뇨병의 종류(Types of Diabetes)

국제당뇨병데이터그룹과 WHO에서는 당뇨병을 4가지로 구분한다: Type 1, Type 2, 임신성당뇨병(gestational diabetes mellitus(GDM)), 그리고 다른 질환에 의한 2차성 당뇨병. 각 그룹은 고혈당 혹은 **고혈당증**(hyperglycemia)이 특징을 나타난다. 다갈증, 다뇨증 혹은 체중감소, 공복기 혈당이 126 mg/dL이상, 혹은 정맥혈당이 200 mg/dL를 보이면 당뇨병으로 진단한다(6). 고혈압, 저밀도(LDL)콜레스트롤, 글루코스 농도는 당뇨병환자의 합병증과 많은 연관이 있다. 최근에 미국대학임상의, 국제건강협회(American College of Physici-ans, the National Institutes of Heath), 그리고 미국당뇨병협회(the American Diabetes Association)에서는 당뇨병관리를 위한 새로운 가이드 라인을 제시하였다. 전통적인 혈당검사외에 새로운 표준으로 혈액속에 헤모글로빈 A1C라고 불리는 물질을 검사하는 A1C 검사를 한다. A1C검사는 최근 3개월간의 혈당조절수준을 검사할 수 있다. 식약청(The Federal Drug Administration: FDA)에서는 몇몇 A1C를 집에서 검사할 수 있도록 개선해 왔다. 당뇨에 대한 이상적이 검사수준은 다음과 같다.

- A1C　7% 미만
- 혈압　135/80 이하
- 저밀도 콜레스트롤(LDL)　100 이하

선수들은 대부분 활동적인 1형 또는 2형 당뇨병 환자와 비슷한 증상이 많으므로 중점적으로 비교해 본다(**표 23.2**).

➤ *1형 당뇨병(Type 1 Diabetes Mellitus)*

1형 당뇨병은 췌장이 인슐린을 합성하지 못하는 질병이다. 이 환자들은 반드시 인슐린을 섭취해서 혈액으로부터 세포로 필요한 연료를 공급받아야 한다. 인슐린은 주사제를 사용한다; 인슐린은 단백질계 호르몬으로 위장관계 호르몬으로 분해되기 때문에 경구섭취해서는 안된다. 1형 당뇨병은 일반적으로 인슐린 의존성 당뇨병 또는 소아당뇨병이라고 불리며, 자가면역질환이 원인으로 가장 흔한 만성소아질환 중 하나이다. 발병은 주로 급성을 발병하여 몇일이나, 몇 주사이에 증상이 발전된다. 1형 당뇨병의 95% 이상이 25세 이하이고, 남여의 발병율은 비슷하며 백인에게서 더 잘 유발된다(8). 일부에서 가족력이나 다른 내분비계질환으로 발생한다. 30세이전에 발병한 사람은 보통 뚱뚱하지 않다; 하지만 어떤 연령에서 발병할 수도 있다. 뚱뚱한 사람은 일반적으로 혈당조절이 좀 더 어렵고, 운동의 효과가 더 강조된다. 운동

표 23.2 1형 당뇨병과 2형 당뇨병의 비교

	1형 당뇨병	2형 당뇨병
명칭	소아당뇨병	성인당뇨병
	인슐린 의존형	인슐린 비의존형
발병 연령	일반적으로 30세 이전	일반적으로 40세 이후
발병형태	갑작스럽게(몇일~몇주)	점차적으로(몇 주~몇 달)
영양상태	마른 체형	비만
인슐린 생산	극히 적거나 없다	생산이 많이 되나 비만으로 효과적이지 않다
인슐린	모든 환자에게 필요	20~30%의 환자만 필요
식사요법	인슐린을 이용 강제적으로 혈당조절	식사요법으로만 혈당조절이 가능하다
유병률	백인	임신당뇨병의 병력있는 여성
		흑인
		아메리카 원주민
		히스패닉계
가족력	극히 적다	관련있다

과 관련된 문제의 관리는 좀 더 어렵다.

➤ 2형 당뇨병(Type 2 Diabetes Mellitus)

2형 당뇨병은 인슐린 비의존성 당뇨병(non-insulin-dependent diabetes(NIDDM)) 또는 성인당뇨병))이며 전체 당뇨병의 90~95%를 차지한다(9,10). 이것은 가족력, 나이, 비만 그리고 운동부족과 관련이 있다. 임신당뇨병이 있었던 여성, 흑인, 아메리카 원주민, 히스패닉계에서 흔하다(8). 비록 정확한 2형 당뇨병의 원인은 알려져 있지 않지만, 고혈당, 그리고 인슐린저항이 주요 원인으로 생각된다. 인슐린저항은 베타세포의 인슐린 분비 결핍과 관련되어 세포막을 통한 인슐린의 이동이 제한되거나 방해를 받는다. 이런 환자들은 결국 혈당이 높아지는데 그에 비해 세포가 민감하게 반응하지 못한다; 즉 인슐린에 저항을 가지게 된다. 1형 당뇨병처럼 고혈당증(hyperglycemia)이 된다. 고혈당은 췌장의 베타세포를 더욱 자극하여 인슐린을 만들게 하지만 세포들이 지쳐서 생산하는 능력이 줄어든다. 그러므로, 2형 당뇨병은 스스로 악화되는 질환이다.

40대 이후에 발병하지만, 뚱뚱한 소아에서도 볼 수 있다. 성인비만이 주 원인으로 2형 당뇨병의 90%에서 나타난다. 정상체중인과 비교해 보면, 비만인은 정상 혈당을 유지하기 위해 좀 더 많은 인슐린을 필요로 한다. 많은 인슐린이 생산되지만, 체지방이 증가하고, 인슐린수용체의 기능과 수가 줄어든다. 결과적으로, 인슐린저항이 늘어나면, 지방과 근육조직이 줄어들고 글루코스를 저장할 수 없다. 어느 시점이 되면 충분한 인슐린을 생산하지 못하고, 2형 당뇨병이 된다.

➤ 임신성 당뇨병(Gestational Diabetes Mellitus)

임신성 당뇨병은 **임신** 중에 여성에게서 당뇨의 증상이 생기는 것으로 병적인 것보다는 조직상의 분류이다. 나이가 많고, 비만, 그리고 가족력과 관련되어 있다. 임신 전에 당뇨병으로 진단받은 여성은 이 범주에 포함시키지 않는다. 임신 중에 1형 당뇨병이 생긴 여성이나, 임신 중에 발견된 무증상 2형 당뇨병으로 진단되지 않았던 여성들이 임신당뇨병(GDM)으로 분류된다. 대부분의 임신당뇨병의 여성은 임신 초기 5개월간은 글루코스의 항상성이 정상이지만, 임신후반기에 분비되는 호르몬의 영향으로 산모의 혈당이 증가된다. 그 결과, 산모는 충분한 인슐린을 생산할 수 없어 혈당이 더 증가하게 되고, 고혈당증이 된다. 고혈당증은 보통 출산 후에 회복되지만, 2형 당뇨병에 걸릴 위험이 증가하게 된다.

➤ 다른 질환에 의한 2차성 당뇨병(Diabetes Secondary to Other Conditions)

다양한 다른 질환에 의해 발생하는 당뇨병을 구분한 것으로 베타세포기능 유전자결핍(일반적으로 MODY(maturity-onset diabetes in youth)) 또는 인슐린 활동의 결핍, 췌장질환이 있는 사람, 호르몬질환이 있는 사람, 그리고 약물 또는 화학제에 노출된 사람들에서 볼 수 있다(9).

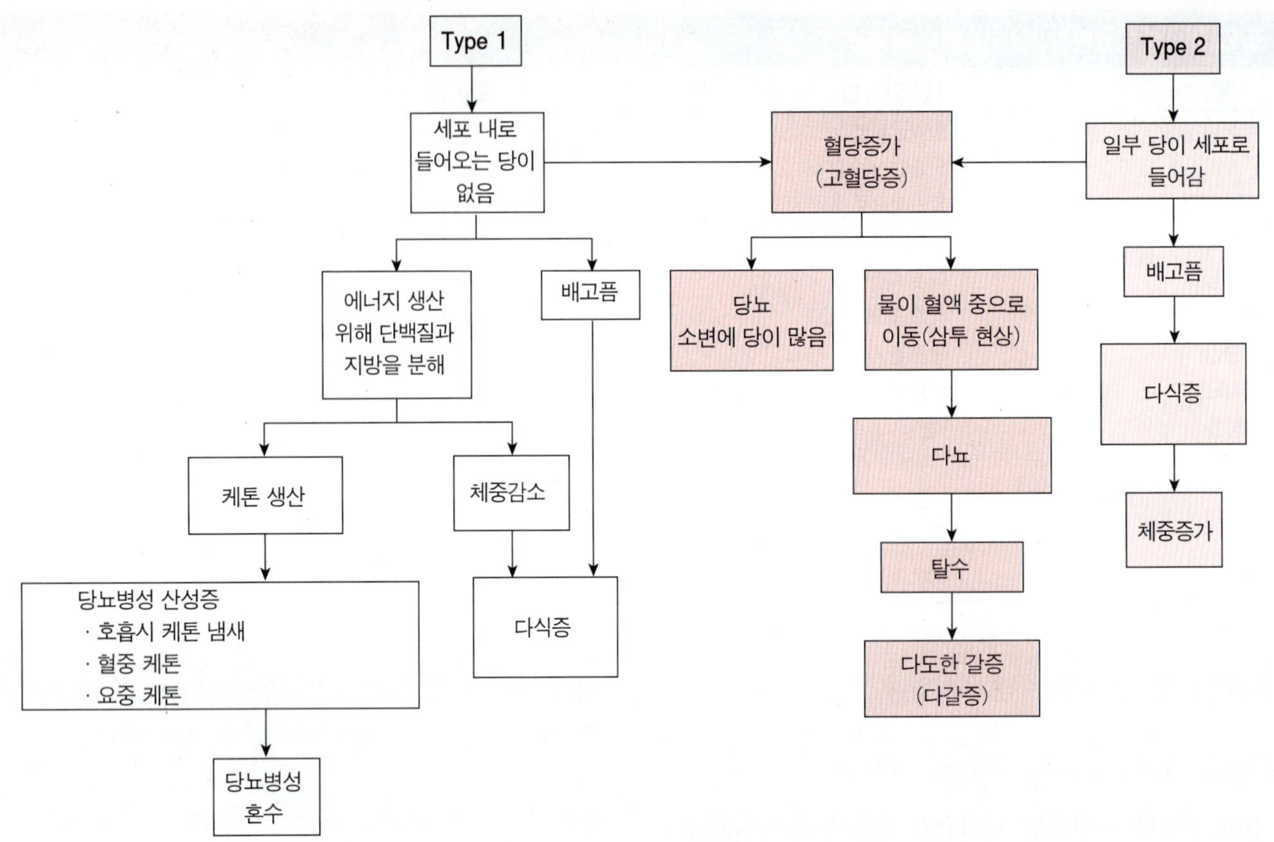

➤ 그림 23.2. **치료하지 않은 당뇨병의 대사 결과.** 1형 당뇨병은 2형에 비해 빠르고, 심각하게 대사과정이 이루어진다. 1형에서는 인슐린이 없어 세포 내로 글루코스가 들어갈 수가 없고, 그 결과 단계적으로 대사의 변화를 일으킨다. 2형에서는 일부 글루코스가 세포로 들어간다. 세포는 아직 덜 배고픈 상태이므로, 대사작용이 빠르게 변하지 않는다(체중감소와 케톤의 생산).

당뇨병의 합병증 (Complications of Diabetes Mellitus)

1형이나 2형 당뇨병에서, 글루코스가 세포 내로 들어가지 못하거나 혈액에 축적되면, 둘다 급성이나 만성 합병증을 일으킨다. **그림 23.2**는 치료되지 않은 당뇨병의 대사작용 결과를 보여준다. 장기간에 걸쳐, 이러한 대사작용의 변화는 심각한 만성 합병증을 일으킨다. 만성적으로 증가된 혈당은 혈관이나 신경에 손상을 주고, 순환이나 신경장애를 일으킨다. 적당한 영양균형, 운동, 인슐린 주사, 혈당이 적절하게 조절되지 않으면, 생리적으로 활동적인 사람은 인슐린 쇼크(shock)이나 당뇨성 혼수(coma)를 경험한다.

➤ *순환계 합병증(Circulatory Complications)*

심장의 관상동맥 질환(coronary heart disease)은 가장 일반적인 심혈관계 질환으로 죽상경화증(atherosclero-sis)과 고혈압을 포함한다. 죽상경화증은 지방(lipids)이나, 다른 물질들이 동맥에 축적되는 질환이다. 이 질환이 발병되면 안쪽 동맥혈관벽을 따라 지방이 침착되는데, 특히 갈라지는 부위에 많이 생긴다. 결과적으로 두꺼워지고, 미네랄이 침착되어 단단한 플라그(plaque)를 형성하여, 동맥이 단단하고 좁아진다. 혈소판은 손상이 발생하면 피딱지(clots)를 형성한다. 정상적인 상황에서는 이런 피딱지가 형성되고 바로 분해되지만, 죽상경화증에서는 분해보다 형성이 더 빨리 일어난다. 당뇨병에서 죽상경화증은 일찍 발생하고, 빠르게 진행되고, 좀 더 심각하다. 당뇨병의 80%이상이 심장병(heart attacks)같은 심혈관계 질환으로 사망한다(10). 모세혈관의 합병증은 신장의 기능을 손상시키고, 시력을 감소시키는 망막(retinal)의 퇴행성 변화을 일으킨다. 약 85%의 당뇨병환자들은 신장기능이상, 시력감소 또는 둘 다 가지고 있다(10). 결론적으로, 당뇨병은 신부전(kidney failure)과 시력손실(blindness)을 가져온다.

➤ *신경계 합병증(Nerve Complications)*

당뇨병은 신경계 손상을 일으킨다. 초기증상은 팔, 다리에서 발생하는 찌르는듯한 통증(pricking pain)이다. 후기에는, 손, 발에 감각이 떨어진다. 이런 부위에 감각이 떨어지고 감염이 빠르게 진행한다. 순환계와 감각이 동시에 손상이 오면 손상과 감염에 대한 저항이 떨어져 조직의 무균성괴사(aseptic necrosis(gangrene))가 일어나고, 사지를 절단해야 한다(주로 발, 하지). 이런 이유로, 족부의사가 정규적으로 방문하여 발을 관리해주는 것이 반드시 필요하다. 손상을 줄이기 위해, 실리카겔(silica gel) 신발 삽입물(insert)을 사용하거나, 발의 건조와 상처를 예방하기 위해 면-폴리에스터 양말을 신는다. 모든 개방상처는 감염여부를 확인한다. 신경손상은 위공복기 지체를 일으킬 수 있다. 식사 후 위가 천천히 비워지면, 환자는 불완전하게 포만감을 느낀다. 이것은 소화불량, 오심, 구토, 체중감소, 그리고 불규칙적인 영양흡수로 혈당조절 실패를 일으킨다.

➤ *저혈당증(Hypoglycemia)*

저혈당증은 1형 인슐린의존성 당뇨병에서 흔하고, 증상이 없는 경증의 저혈당(60~70mg/dL)에서 중증의 저혈당(< 40mg/dL)과 신경계 손상을 일으킨다. 비록 저혈당증이 당뇨병환자에서는 다 위험하지만, 특히 1형 당뇨병환자는 회복이 제한되기 때문에 위험하다. 회복은 에피네피린, 노에피네피린, 그리고 글루카곤의 분비로 가능하다(11). 당뇨병환자에서 인슐린치료와 관련된 저혈당증은 용량에러, 지연된 식사, 운동, 혈당조절의 강도, 피하주사부위의 인슐린 흡수량의 변화, 인슐린 결합의 변이, 역조절(counter-regulation)의 실패, 그리고 인간 인슐린의 사용 가능성과 연관이 되어 있다(9). 치료하지 않고 방치하면, 이 질환은 인슐린 쇼크을 일으킨다.

➤ *인슐린 쇼크(Insulin Shock)*

운동은 혈당을 낮춘다; 운동은 증가된 음식섭취 또는증가된 인슐린 양에 균형을 이루게 실시한다. 저혈당증은 정상수준보다 혈당이 떨어지면 생긴다. 일반인도 저혈당증을 경험할 수 있지만, 당뇨병이 있는 선수는 즉시 상황에 대처하는 것이 중요하다.

징후와 증상. 당뇨병성 혼수(diabetic coma)가 천천히 발생하는 반면에 저혈당증은 빠르게 발생한다. 증후및 증상에는 어지러움; 두통; 심한 배고픔; 과격한 행동; 창백하고, 차고, 축축한 피부; 그리고 많은 발한, 타액, 침흘림, 그리고 안면, 혀, 그리고 입술에 따끔거림(tingling)이 나타난다. 다른 증상으로는 비틀거림, 서툰 움직임, 혼란(confusion), 그리고 일반적인 행동의 감소가 나타난다.

치료. 혈당에 비해서 인슐린의 양이 많기 때문에, 치료의 중점은 빠르게 작용하는 당류(fast-acting carbonhydrate) 10~15g을 공급하는데 있다. 일반적인 콜라 4온스, 생강맥주(ginger ale) 6온스, 사과나 오렌지 쥬스 4온스, 설탕 4팩, 건포도 2 스푼, 또는 5~7개의 Lifesavers도 같은 효과가 있다(11,12). 이런 방법은 의식이 있어 삼킬 수 있는 환자에게 적용이 가능하다. 쵸코렛은 많은 지방이 함유되어 있어 당류의 흡수를 방해하기 때문에, 저혈당반응 치료에는 사용하지 않는다. 만약 환자가 의식이 없거나 삼킬 수 없으면, 환자를 옆으로 뉘이고, 침이 기도로 들어가지 않게 기도를 확보하고, 점막을 통해 흡수되도록 혀 아래에 설탕이나 꿀을 넣어준다. 회복은 빠르게 일어난다.

초기 회복 후에, 15분을 기다린 후 혈당을 검사한다. 만약 혈당이 여전히 70mg/dL이거나, 측정기가 없고, 증상이 남아 있으면, 당류를 다시 10~15g 정도 공급한다. 혈당검사와 치료는 혈당이 정상으로 돌아올 때까지 반복한다(11). 혈당이 정상으로 회복되어도, 신체의 움직임이나 판단은 아직 정상이 아니거나, 너무 빠르게 당이 유입되어 고갈되면 재발할 수 있다. 증상이 해결된 후, 환자는 가능하면 빨리 신체에 당류를 증가시키기 위해 적당한 식사를 해야 한다.

저혈당증을 여러번 경험한 많은 당뇨병 환자들은 희석용액과 글루카곤 분말이 포함된 글루카곤 주사 키트(glucagon injection kits)를 가지고 다닌다. 일단 용액과 분말을 섞은 후, 상완, 대퇴, 또는 둔부에 주사한다. 당뇨병환자가 이런 주사제의 사용을 친구나 가족에게 가르치는 것처럼 선수트레이너가 이런 과정을 알아둘 필요는 없지만, 어떤 상황에서 글루카곤을 주사하고, 언제 응급실로 가야하는지를 알아 둘 필요가 있다. 선수트레이너는 주치의에게 적당히 사용법을 배우고, 용액사용에 대한 승인을 기록할 필요가 있다.

➤ *당뇨병성 혼수(Diabetic Coma)*

인슐린이 없으면, 신체는 글루코스 대사작용이 안되서 고혈당증이 생긴다. 탄수화물 대사작용에서 지방대사작용으로 바뀌게 되면, 혈액 중에 과도한 케톤산이 혈액의 pH를 7.0으로 낮추고(정상범위는 pH 7.35~7.45), 당뇨병성 케톤산증(diabetic ketonacidosis)을 일으킨다. 케톤은 아세톤 호흡(acetone breath), 케톤혈(ketonemia), 케톤뇨(ketonuria)을 불러온다.

징후와 증상. 증상은 점차적으로 몇일에 걸쳐 일어난다. 환자는 불안정이 증가되고, 혼란을 느끼며, 구강건조와 강한 갈증을 호소한다. 복부경련이나 구토도 일반적이다. 환자가 혼수에 빠지는 증상은 건조하고, 붉고, 따뜻한 피부; 눈은 움푹 들어간다; 깊고, 강한 호흡; 빠르고, 약한 맥박; 그리고 발한, 호흡은 과일향 아세톤 냄새(메니큐어 지우는 아세톤 같은 냄새)가 나타난다.

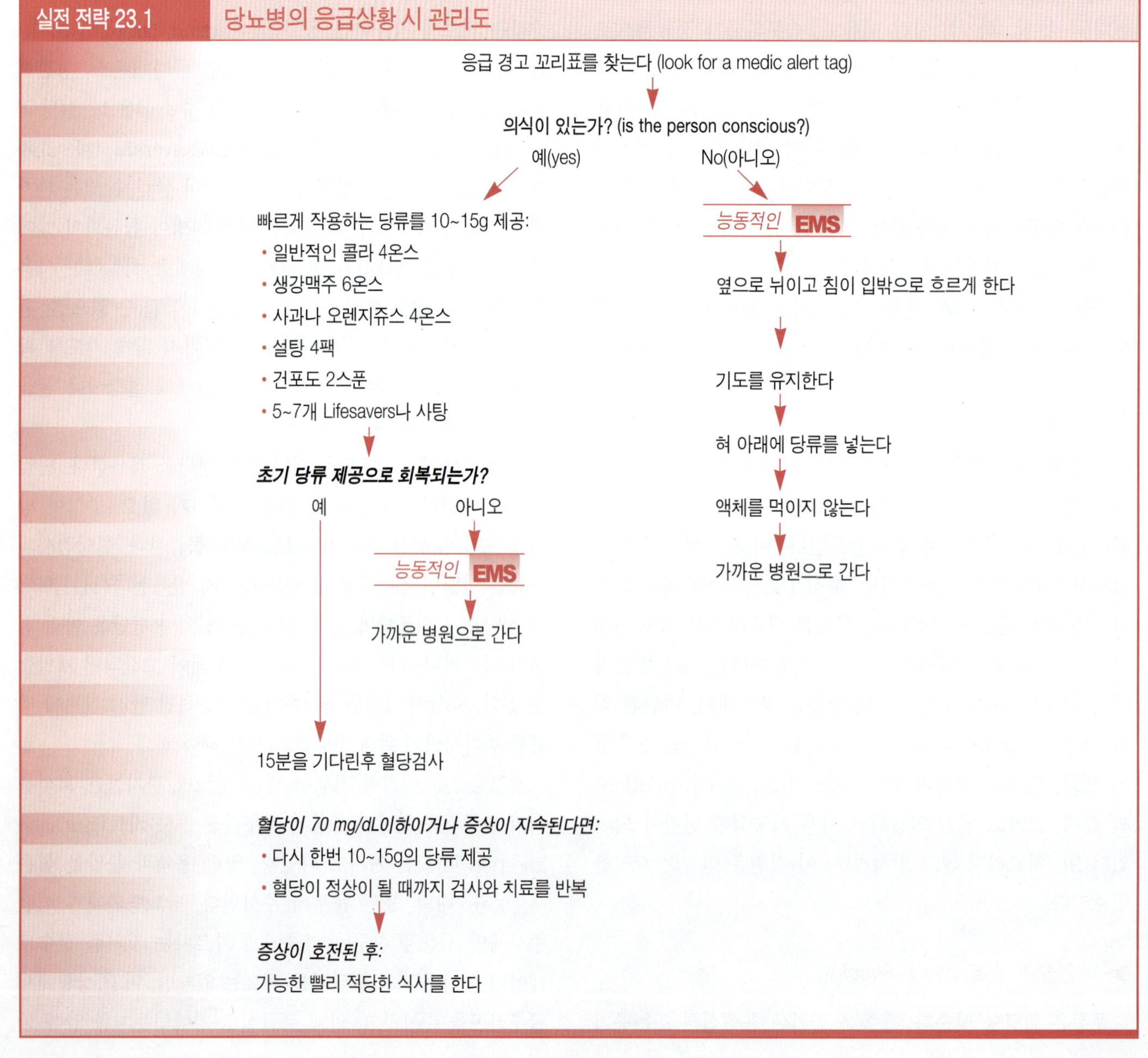

실전 전략 23.1 당뇨병의 응급상황 시 관리도

치료

EMS *당뇨병성 혼수는 글자 그대로 심각하고 바로 응급실로 향한다. 일반적으로 당뇨병성 혼수인지 인슐린 쇼크인지 구분하는 것은 어렵다. 그러므로, 의식이 있는 경우, 글루코스나 오렌지 쥬스를 먹인다. 만약 회복이 느리다면, 응급실로 간다. 이동 중에 추가적인 글루코스 제공이 질환을 악화시키지는 않는다. 만약 환자가 무의식중이거나 반의식이 있는 경우는 경구로 제공하지 않는다. 그대신, 기도를 확보하고, 환자의 쇼크을 치료하기 위해 응급실로 가면, 인슐린 정맥내 주사 용액을 처치할 것이다.* ***실전전략*** *23.1은 인슐린 쇼크과 당뇨병성 혼수의 관리를 요약하였다.*

영양과 운동 조언 (Nutrition and Exercise Recommendations)

당뇨병조절은 혈당, 인슐린, 영양, 그리고 운동을 균형적으로 유지하는 것이다.

일부 당뇨병환자는 격렬한 운동은 금기증이기 때문에 운동프로그램 전에 의사에게 식사에 대한 조언을 구하고 정상 혈당을 기록한다. 혈당 자가-관리 기기(BG self-monitoring)가 개발되어 예방수단이 뒷받침된다면, 운동은 장려된다. 운동이 혈당에 어떤 영향을 주는지 운동전 30분과 운동 1시간 후에 측정한다. 이것은 음식조절과 인슐린 용량을 조절하는데 중요하다.

➤ *1형 당뇨병에 대한 영양관리(Nutritional Recommendations for Type 1 Diabetes)*

정상적으로, 신체는 기준치의 인슐린을 지속적으로 분비하고, 식사를 하면 혈당이 약간 올라감에 따라 좀 더 분비된다. 1형 당뇨병환자는 인슐린 용량, 식이요법, 신체활동, 그리고 건강상태를 수시로 검사하고 조절하는 방법을 배운다. 최적의 영양상태를 유지하는 것의 목적은 혈당, 콜레스트롤 수치, 혈압을 조절하고, 합병증을 예방하기 위해서이다. 식이요법은 갑작스런 혈당의 상승을 막기 위해 매일 탄수화물과 간식의 양을 조절해야 한다. 운동전 식사(preactivity meal)는 운동전 1~3시간 전에 섭취해야 하고, 선수가 중증도의 운동을 할 때 30분 전에 약 10~15g의 당류를 추가로 공급하고, 격렬한 운동은 약 20~30g의 당류를 공급한다(10). 집중적인 운동 중에는, 15~30g의 당류를 매 30분마다 섭취한다. 당류로 된 간식도 운동전에 제공할 수 있고, 과일, 과일쥬스, 요거트, 크래커, 기타 전분 형태로 준비해 놓는다.

운동이 몇 시간 동안 지속될 때는 인슐린 요구량이 줄어든다; 이때부터 총 인슐린용량을 20~50% 정도 감소시킨다. 주사는 고인슐린 용량일 때, 운동이 최고조에 이르지 않게 한다(주사후 2~4시간). 만약 이것이 비나 다른 요소로 경기가 지연되어 불가능하면, 고당류의 쥬스나 크래커, 밀크나 쿠키를 경기 재개 30분 전에 간식으로 섭취한다(13). 추가로, 음식은 항상 공급할 수 있도록 근처에 보관한다(예, 락커룸, 버스, 선수트레이너 가방)

➤ *2형 당뇨병에 대한 영양관리(Nutritional Recommendations for Type 2 Diabetes)*

1형 당뇨병처럼 2형 당뇨병도 정상 근처의 혈당을 유지하기 위해 매일 같은 양의 탄수화물을 섭취한다. 한번에 많은 양의 탄수화물을 섭취하면 혈당이 급격히 올라가고, 베타세포가 스트레스를 받게 된다. 너무 적게 섭취하면 저혈당증을 유발한다. 게다가, 콜레스트롤 수치가 높은 사람은 탄수화물 뿐만 아니라, 지방 섭취도 조절해야한다. 만약 적은양의 지방을 섭취하게 되면, 탄수화물에서 나오는 칼로리의 백분율이 증가된다. 고탄수화물 식사는 트리글리세라이드(triglycerides)를 증가시키고, 고밀도콜레스롤(HDL)을 감소시킨다. 고지방식에 익숙한 환자들은 저지방식을 따르기가 어렵다. 규칙적인 운동과 중간정도의 체중감량(10~20 파운드)이 같이 시행되면, 혈당조절, 혈중 콜레스트롤을 개선하고, 역 인슐린 저항 그리고 혈압감소를 예방할 수 있다(10)

➤ *운동 권고(Exercise Recommendations)*

운동은 당뇨병관리에 매우 중요하다. 유산소운동은 인슐린 요구량을 줄이고, 신체의 인슐린에 민감도를 증가시킬 수 있다. 운동은 또한 이상적인 체중을 유지하고, 심혈관계와 말초혈관질환 같은 고혈압 질환의 위험을 줄이고, 당뇨병성 **신장병**(nephropathy)의 진행을 늦춘다. 모든 당뇨병환자는 **글상자 23.1**의 지침에 따라 운동한다.

운동이 주는 장점에도 불구하고, 감각신경이 손상된 2형 당뇨병환자는 트래드밀 보행운동이나, 장거리 보행, 조깅 또는 스텝 운동은 해서는 안된다. 이 환자들은 낮은 저항의 보행운동, 수영, 자전거, 노젓기, 의자운동, 팔운동, 그리고 비체중부하운동이 추천된다. 안질환이나 신장질환이 있는 당뇨병환자는 많은 저항이나 근력이 필요한 운동은 금기이다.

➤➤ 글상자 23.1

안전한 운동을 위한 지침

- 기본적인 의학검사를 하고, 문제가 없으면 실시한다.
- 의사의 처방하에 운동과 식이요법을 균형있게 실시한다.
- 당뇨병환자라는 표식을 착용한다(팔찌, 목걸이)
- 규칙적인 시간에 식사를 한다.
- 인슐린의 활동이 최고조일 때나, 저혈당증이 발생하기 쉬운 저녁에는 운동을 피한다.
- 탄수화물의 섭취와 인슐린의 용량을 운동전에 조절한다.
- 운동 전, 운동 중(가능하면), 운동 후에 혈당검사를 한다.
- 운동 전, 운동 중, 운동 후에 탈수를 예방하기 위해 적당한 수분을 섭취한다.
- 저혈당증을 예방하기 위해 빠르게 작용하는 당류를 소지한다.
- 알콜성 음료를 피하거나, 조절해서 마신다.
- 금연한다.

스쿠바 다이빙, 암벽등반, 파라슈팅들은 추천하지 않는다.

A 저혈당의 선수는 당류를 빨리 공급하는 것이 중요하다. 설탕, 꿀, 사탕, 오렌지쥬스, 혹은 일반적인 소다를 제공한다. 회복은 빠르게 일어난다. 선수가 가능하면 적당한 식사를 바로 할 수 있도록 하고, 재발이 되는지 살펴본다.

요약(Summary)

1. 갑상선기능항진증은 갑상선호르몬인 티록신(thyroxine)이 과다분비되어 생긴다. 이런 변화는 주로 갑상선중독증(thyrotoxicosis)이라 한다. 갑상선중독증의 증상은 신경질(nervousness), 심계항진, 불면증, 피로, 과도한 발한, 그리고 열불내성(heat intolerance)이 있다.
2. 갑상선기능저하증은 갑상선의 기능의 저하나 불충분한 갑상선호르몬의 분비로 생긴다. 성인의 경우는 초기증상이 피로, 변비, 냉불내성(cold intole-rance), 근육경련, 그리고 월경과다(menorr-hagia)와 지연(sluggishness)을 보이며, 가끔 나이탓으로 돌리기도 한다. 하지만, 대사작용의 지속적 저하, 정신혼탁, 의욕저하, 그리고 체중증가로 발전한다.
3. 담석은 급성췌장염의 원인이다. 알콜남용 또한 이 질병을 일으킬 수 있다.
4. 급성췌장염의 증상은 갑자기 발생하여 좀 처럼 낫지않는 복통이 경증에서 중증으로 상위부(epiga-stric region)에서 등으로 방사되거나, 때때로 가슴까지 통증을 느낀다.
5. 알콜남용은 만성췌장염의 원인으로 여겨지고 있다.
6. 인슐린은 탄수화물 섭취후에 글루코스를 혈액으로부터 골격근이나 심장근으로 보내는데 필요하다. 또한 근육이나 간에 글루코스를 글리코겐으로 저장하는 것을 증진시킨다. 만약 인슐린이 부족하거나 없으면, 글루코스는 세포로 전달되지 못하고, 비정상적으로 혈당을 올린다. 과도한 혈당은 많은 양의 물과 전해질과 함께 소변으로 배출되어, 약화, 피로, 무기력, 그리고 갈증을 증가시킨다.
7. 글루코스가 세포로 들어가지 못하면, 세포는 탄수화물 대사작용에서 지방대사작용을 이용하여 에너지를 만들고, 그 결과 탈수와 케톤산증, 그리고 대뇌기능 억제를 일으킨다. 아세톤은 지방대사의 부산물로 만들어져 호기시에 과일향이 난다.
8. 4가지 형태의 당뇨병이 있다
   - 1형 당뇨병(인슐린의존형)은 30세 이전에 발병하고 뚱뚱하지 않다.
   - 2형 당뇨병(인슐린비의존형)은 40세 이후에 발병하고 가장 일반적인 당뇨병이다. 가족력, 고령, 비만, 운동부족과 관련이 있다.
   - 임신당뇨병은 임신 5개월 이후에 호르몬 분비로 인해, 산모가 충분한 인슐린을 생산하지 못해서 혈당이 높아진다. 일반적으로 출산후에 회복되지만, 2형 당뇨병이 될 가능성이 있다.
   - 다른 질환에 의한 2차성당뇨병은 다양한 다른 질환에 의해 발생하는 당뇨병을 구분한 것으로 베타세포 기능 유전자결핍(일반적으로 MODY (maturity-onset diabetes in youth)) 또는 인슐린 활동의 결핍, 췌장질환이 있는 사람, 호르몬질환이 있는 사람, 그리고 약물 또는 화학제에 노출된 사람들에서 볼 수 있다.
9. 만성당뇨병은 죽상경화증과 관상동맥질환, 신부전, 시력손실, 그리고 신경기능손상을 일으킬 수 있으므로, 환자는 손과 발의 손상과 감염에 항상 주의를 기울여야 한다.

10. 심각한 저혈당증은 인슐린 쇼크을 유발하고, 증상에는 빠르게 발생하는 어지러움; 두통; 심한 배고픔; 과격한 행동; 창백하고, 차고, 축축한 피부; 그리고 많은 발한, 타액, 침흘림, 그리고 안면, 혀, 그리고 입술에 따끔거림(tingling)이 나타난다.
11. 당뇨병성 혼수의 증상은 점차적으로 몇일에 걸쳐 일어난다. 환자는 불안정이 증가되고, 혼란을 느끼며, 구강건조와 강한 갈증을 호소한다. 복부경련이나, 구토도 일반적이다. 환자가 혼수에 빠지는 증상은 건조하고, 붉고, 따뜻한 피부; 눈은 움푹 들어간다; 깊고, 강한 호흡; 빠르고, 약한 맥박; 그리고 발한, 호흡은 과일향 아세톤 냄새(메니큐어 지우는 아세톤같은 냄새)가 있다.
12. 인슐린 쇼크과 당뇨병성 혼수는 구별하기가 어렵다. 우선 빠르게 작용하는 당류를 공급한다. 인슐린 쇼크라면 바로 회복할 것이고, 회복이 되지 않으면 바로 응급실로 환자를 옮긴다.
13. 식이요법은 갑작스런 혈당의 상승을 막기 위해 매일 탄수화물과 간식의 양을 조절해야한다. 운동 전 식사(preactivity meal)는 운동 전 1~3시간 전에 섭취해야 하고, 선수가 중증도의 운동을 할 때 30분전에 약 10~15g의 당류를 추가로 공급하고, 격렬한 운동은 약 20~30g의 당류를 공급한다. 집중적인 운동 중에는 15~30g의 당류를 매 30분마다 섭취한다.
14. 유산소, 낮은 저항운동이 당뇨병환자에게는 추천된다. 운동프로그램은 의사의 처방 하에 실시한다.

참고문헌(References)

1. Ginsberg J. Diagnosis and management of Graves' disease. Can Med Assoc J 2003;168(5):575-586.
2. Tamparo CD, Lewis MA. Disease of the Human Body. Philadelphia: FA Davis, 2000.
3. Guha B, Krishnaswamy G, Peiris A. The diagnosis and management of hypothyroidism. South Med J 2002;95(5):475-481.
4. Mitchell RMS, Byrne MF, Baillie J. Pancreatitis. Lancet 2003;361(9367):1447-1456.
5. Diabetes: New ways to deal with an old problem. Ebony 2003;58(5):64-68.
6. Birrer RB, Sedaghat VD. Exercise and diabetes mellitus. Phys Sportsmed 2003;31(5):10-14.
7. Gorman C. The ABCs of diabetes. Time 2003;161(15):104.
8. Mayfield M. Diagnosis and classification of diabetes mellitus: new criteria. Am Fam Phys 1998;58(6):1355-1363.
9. National Institutes of Health. Diabetes in America. Washington, DC: National Institute of Diabetes and Digestive and Kidney Diseases, 1995.
10. Whitney EN, Rolfes SR. Understanding Nutrition. Belmont, CA: Wadsworth, 1999.
11. Jimenez CC. Diabetes and exercise: the role of the athletic trainer. J Ath Train 1997;32(4):339-343.
12. Seitzman A, Anderson C. Lower your risk for lows. Diabetes forecast 1998;51(6):60-65.
13. Small E, Bar-Or O. The young athlete with chronic disease. Clin Sports Med 1995;14(3):709-726.

제 24 장

일반 감염 질환 (Common Infectious Diseases)

결론

1. 예방접종이 가능한 일반적인 소아질환을 알아본다.
2. 소아질환과 관련된 특정 부위와 증상을 구분한다.
3. 감염성 단핵구증가증(infectious mononucleosis)의 전파, 잠복기, 일반적인 증상과 치료를 숙지한다.
4. 바이러스성 뇌막염의 증후와 증상을 숙지한다.
5. 일반적인 성병질환(sexually transmitted diseases(STDs))들의 증상을 구분한다.
6. 어떤 성병들이 어떤 방법으로 성공적으로 치료되는지를 숙지한다.
7. 5종류의 간염을 구분하여 숙지하고, 전파방법의 차이를 구분한다.
8. 간염의 초기증상을 구분하고, 어떤 경로로 증상이 악화되는 지를 숙지한다.
9. AIDS의 일반적인 증상을 숙지한다.
10. 감염성이 높은 질환에 전파를 최소화하기 위한 선수훈련실의 안전사항을 숙지한다.

이번 장에서 어떤 스포츠와 운동에 참가하는 선수들에게 감염되기 쉬운 모든 감염질환을 언급하지는 않지만, 일부 질환은 선수트레이너가 흔히 직면하는 것들이다. 앞으로 언급될 소아질환들은 백신접종으로 충분히 예방이 가능하다. 그러나, 성인은 다양한 질병을 예방하기 위한 백신의 혜택을 받지 못해왔을 수도 있다. 수두(chicken pox), 이하선염(mumps), 홍역(measles), 풍진(German measles) 그리고, 독감은 흔하게 전염되는 질환이다.

성병은 성행위 연령대인 청소년과 대학생들이 관련된 건강관리 제공자나 임상의들에게 특히 중요하다. 클라메디아, 캔디다증, 트리코모나증은 선수들에게 흔한 성병들이다. 일찍 발견되고 치료가 된다지만 성가신 질환이다. 그러나, 간염이나 AIDS 같은 질환은 심각하고 특별한 관리가 필요하다.

이 장에서는 일반적인 소아질환, 성병, 단핵구증가증 같은 기타 감염성 질환의 증상, 감별, 치료에 대해서 언급한다. 물론 정확한 진단과 치료는 의사에 의해 이루어지지만, 선수트레이너가 초기에 발견하고 팀닥터나 의사에게 의뢰하는 것이 중요하다.

일반 소아질환 (COMMON CHILDHOOD DISEASES)

Q 남자 수영선수가 목이 붓고, 삼키기 어려우며, 미열이 있다고 증상을 호소하였다. 또한, 두피로부터 목과 어깨, 팔에 현저한 불규적인 갈색같은 핑크빛 점들이 있었다. 질환의 원인을 알기 위해 병력청취 시 어떤 질문을 하여야 하는가?

최근에 대부분의 박테리아와 바이러스성 소아질환은 출생시부터 18개월 안에 예방접종이 가능하다. 백신은 감염성병원체의 활동을 중지시키거나, 감염성질환에 저항력을 기르기 위해 이용된다. 일반적인 4가지 백신의 분류는 다음과 같다:

- 살아있는 감염성 유기체로 만들지만, 무능하거나 전염성 기질을 갖고 있지 않다.
- 물리적, 화학적 수단에 의해 감염성 병원체는 없앤다.
- 직접사용 가능한 미세유기체로부터 독성용액을 만들지만, 일반적으로 독성의 잠재력은 중성화 시킨다.
- 감염성병원체에서 추출한 기질로 만들기도 하지만, 효과적인 항바이러스 백신을 위해 단지 바이러스의 단백질 껍질만 추출해서 만들기도 한다.

무엇으로 만들어졌든 간에, 백신은 거의 영구적인 질병에 방어로 특이한 면역기전을 자극한다. 예방접종은 학령기(4~6세)에 시작하고, 청소년기(11-12 or 14-16세)에 다시 접종한다. 디프테리아나 파상풍(tetanus)의 면역을 유지하기 위해선 매10년 주기로 백신을 접종해야 한다. 간염은 혈액전파가 가능하고, 선수트레이너에 중요한 질병이기 때문에 다음 장에서 좀더 자세하게 다룰 것이다.

박테리아성 소아질환 (Bacterial Childhood Diseases)

미국에서는 소아에게 디프테리아, 파상풍, 백일해(pertussis(DTP)), 헤모필루스 인플루엔자 B형(*Haemophilus influenza* type b(Hib))에 대해서 예방접종을 하고 있다. 그럼에도 불구하고, 매년 면역성이 없거나, 부분적인 면역이 있는 성인에게서 디프테리아나 파상풍에 대한 몇 건의 보고가 있다. 헤모필루스 인플루엔자 B형(*Haemophilus influenza* type b(Hib))는 5세이하의 소아에게 침습하는 박테리아 질환 중에 하나로, 이 연령대에 소아에 뇌막염의 원인이 되기도 한다(1).

➤ *디프테리아(Diphtheria)*

디프테리아는 *Corynebacterium diphtheriae* 이 원인 유기체로, 상기도에 침습하는 급성질환이며, 생명을 위협하기도 한다. 박테리움은 2-5일간의 잠복기를 가진다. 박테리움은 점막을 따라 다양하게 침범을 하는데, 박테리아, 죽은세포, 염증세포, 피브린이 섞인 특이하고 가죽같은, 청백의 가짜점막을 만들게 된다. 이 점막은 자라서 호흡기능을 손상시키게 된다.

징후와 증상. 코, 연구개, 편도, 인두, 후두의 점막에 두껍고, 기운듯한 회색 또는 청백의 막을 형성하는 것이 특징적인 증상이다. 또한, 미열(100-101°F), 목에 염증, 빠른 기침, 쉰목소리, 목 림프절 부종의 증상도 있다. 호흡시 강한 악취가 있을 수도 있다. 치료를 하지 않는다면, 가짜점막이 부종으로 기도를 막아 질식사하거나, 감염이 몸 전체로 퍼져 심장염, 신경염, 신장염으로 사망할 수 있다. 전염경로는 직접접촉이나 비말감염, 감염자로부터 떨어져나온 오염물에 의해 일어난다.

치료

EMS *즉시 의사의 진료를 받는다. 치료는 유기체를 파괴하기 위한 항생제나 디프테리아 항독성제를 투여한다. 환자는 반드시 격리치료하고 안정을 요한다. 연유동식 식사가 처방된다.*

➤ 파상풍(파상풍에 의한 턱경직) (Tetanus(Lockjaw))

파상풍 박테리아인 *파상풍균(Clostridium tetani)*은 혐기성 세균으로 거름진 흙, 먼지, 배설물, 타액에 존재한다. 파상풍 포자는 창상, 열상, 화상, 하찮은 작은 상처, 오염된 마약의 주사 등으로 몸에 침투한다. 포자들은 강력한 독성으로 중추신경계를 공격하고, 수의근 수축에 영향을 미친다. 파상풍은 어느 장소, 누구에게나 걸릴 수 있지만, 특히 어린이들은 놀이 중에 피부에 상처 입을 경향이 많이있어 위험성이 크다.

징후와 증상. 증상은 점차적이거나 비약적으로 나타나는데, 몸통근육도 침범 당하지만, 처음에는 교근과 목근육에서 시작하여 극심한 근육수축으로 복부 강직을 보인다. 그 후 턱관절이 고정되어 턱강직(lockjaw)이 일어나고, 목소리의 변성, 안면근육 수축으로 찡그린 얼굴이 된다. 더 진행이 되면, 등근육과 사지가 강직되고, 환자는 극심한 근육경련을 일으킨다. 결국에는, 심계항진(tachycardia), 다한증, 고열, 극심한 통증을 동반한다(2).

치료

EMS *파상풍의 심각성 때문에, 모든 상처는 표준관리지침에 따라서 청결히 한다(6장 참조). 창상, 교상, 열상, 화상 등의 상처에는, 최초의 백신 투여일이 5년이 경과 했으면, 가능한 빠른 백신의 투여(72시간 이내)가 요구된다. 독성물질이 신경세포를 손상시키기 전에 파상풍 항독성제가 투여 된다면, 독성을 중화시킬 수 있다. 근육이완제가 처방되기도 한다.*

➤ 백일해(Pertussis(Whooping Cough))

백일해는 *보르데텔라 백일해(Bordetella pertusis)*가 원인균으로 7-10일 정도의 잠복기를 가진다. 소아에게 가장 전염성 높은 호흡기질환이지만, 일반적인 소아예방접종으로 대부분 예방이 되는 질환이다(3).

징후와 증상. 백일해 기침의 3단계: 코막힘 소리같은(잠행적인)시기, 발작적인(갑작스럽고 주기적이)시기, 회복기로 구분한다. 코막힘기는 특히 밤에 자극적인 기침이 모르는 사이에 일어나고, 식욕감퇴, 코골이, 난청, 결막염, 미열등이 동반된다. 기침은 점차 자극적이 되어 1-2주 사이에 발작적으로 변한다. 고음의 쌕쌕거리는 상태의 흡기로 반복되는 격렬한 기침의 과정이 전파된다. 이런 증상은 코막힘에 의한 구토가 있고, 맑은 콧물이 나오면 사그라든다. 기침은 코피, 망막분리, 탈장이 일어날 정도로 격렬하다. 이 시기에는 높은 이차 감염율로 중이염, 폐렴, 뇌손상등이 어린이에게 나타날 수 있다. 이 시기는 3-4주간 지속되고, 결국에는 회복기로 접어드는데 2-3개월의 경한 상기도 감염증상이 지속된다.

치료

EMS *즉시 의사의 진료를 받는다. 항생제는 초기에 효과적이다(지속적인 기침이 있기 전); 만약 이 시기가 지난 뒤에 항생제를 투여하면 효과가 약하다.*

➤ 헤모필루스 인플루엔자 B형(Haemopilus Influenza Type B)

헤모필루스 인플루엔자 B형은 5세이하의 소아에게 침습적인 박테리아 질환의 하나이다. 이 연령대의 소아들에게 뇌막염을 일으키는 원인이 되기도 한다. 또한, 폐렴, 세포염, 패혈성관절염, 이염(otitis), 부비동염, 기관지염을 일으키기도 한다. 호흡기계 비말감염이나 사람과의 접촉으로 전파된다. 65세 이상의 노인; 천식을 비롯한 심폐기능의 만성질환자; 당뇨병이나 신장질환, 면역억제제 투여자; 소아나 청소년 중에 아스피린 장기 치료를 받은 경험이 있는 환자(레이증후군의 위험)들은 고위험군에 속한다. 1988년 HIb 백신이 소개된 이후로는 감염은 95% 줄었다(1).

징후와 증상. 병원균이 뇌막염을 일으켰다면, 일반적으로 발열, 오한, 불쾌감, 두통, 구토의 증상이 보인다. 뇌막염의 증상이 심해지면, 목이 뻣뻣하고, 심부건반사가 항진되고, 등쪽의 근육 경직과 통증이 생긴다.

치료

EMS *질환이 확인되면, 즉시 의사의 진료를 받는다. 항생제는 경구용 항생제 투여 후에,적어도 2주간 정맥주사로 투여된다. 보균자에게 예방차원으로 rifampin을 처방한다.*

바이러스성 소아질환(Viral Childhood Diseases)

1955년에 Jana Salk가 최초의 소아마비 사균-바이러스 백신을 소개하기 전까지, 소아마비는 영구적인 장애와 사망에 이를 수 있는 가장 무서운 질병 중에 하나였다. 얼마 후, Albert B. Sabin은 소아마비예방을 위한 더 나은 생균-바이러스 백신을 소개하였고, 성공적으로 전파되었다. 1969년에는 홍역, 이하선염, 풍진에 백신이 개발 되었다. 수두와 독감에 대한 백신도 뒤를 이어 개발되었다. **표 24.1**은 일반적인

표 24.1 일반적인 바이러스 감염

병명	전파(감염경로)	잠복기	증상	기간
수두(천연두)	환부의 분비물이나 체액에 의한 직접접촉	13-17일	열, 두통, 발진(몸과 구강점막에 물집이 있는 흐린 발진이 점차 딱지를 만든다)	1-2주
독감	공기비말감염; 감염자와 간접접촉에 의해 감염	1-5일	오한, 열, 두통, 근육통, 마른기침, 목염증, 쉰목소리, 비염.	2-7일
풍진	코나 목 비말감염; 감염자의 목이나 코의 분비물에 직접접촉	14-23일	얼굴에서 시작해 몸과 사지로 퍼지는 밝은색 발진, 미열, 림프절부종, 임신초기(3개월)에 걸리면 태아에 선천성심장병의 위험이 있다.	1-5일
홍역	공기비말감염; 감염자의 코나 목분비물의 직접접촉.	7-18일	열, 광공포증, 몸살, 비염, 코플릭(Koplik) 반점, 목부종, 얼굴과 목에 진행성의 갈색-핑크빛 발진	4-7일
이하선염	공기비말감염; 감염자의 침에 직접접촉	18일	이하선부종, 열, 두통, 몸살, 남성에 있어서 붓거나 민감한 고환.	10일

바이러스성 소아질환의 잠복기, 증상, 기간을 요약 하였다. **표 24.2**는 미국에서의 연령대별 백신과 예방접종을 요약하였다.

➤ 소아마비(Poliomyelitis((Polio))

소아마비는 척수의 회백질에 생긴 염증이다. 자주 척수나 근육의 마비을 일으킨다. 바이러스는 대변-입이나 입-입을 통한 경로로 직접 접촉에 의해 감염된다.

징후와 증상. 뇌간이나 척수의 신경세포가 손상된 위치에 따라서 마비 부위가 달라진다. 한쪽 다리만 마비가 올 수도 있지만, 생명과 연관된 부위에 마비가 진행중이라면 사망할 수 도 있다. 일반적으로 감염의 4가지 예후가 있다(1).

- 90%정도 무증상이다.
- 약 5% 정도 미약한 증상으로 발열, 두통, 불쾌감, 목에 염증, 구토가 있다.
- 1-2%정도에서 마비증상은 없지만, 요통이나 근육경직을 느낄 수 있다.
- 0.1-2%정도에서 경증의 증상이 사라진 후 2-4일 후 척수나 뇌신경마비를 일으키는 마비성 소아마비가 발견된다.

치료

EMS *서반구에서는 예방접종으로 사라졌다고는 하나, 소아마비는 현 세기에 아직 잠재적인 위험성을 가진 질병이다. 통증 경감을 위한 진통제 뿐 별다른 치료법은 없다.*

➤ 수두(Chickenpox(Varicella))

대부분의 사람들은 10세 이전에 수두를 경험한다. 어린이에게는 경하지만 무척 전염력이 강하다. 성인에 있어서는 심한 증상으로 나타날 수 있다. 제3형 사람 헤르페스 바이러스

표 24.2 미국 성인의 권장 예방접종

나이	백신						
	독감	B형 간염*	홍역	이하선염	풍진	수두	파상풍†
18-24	×‡	×	×	×	×	×	×
25-64		×	×	×	×[1]	×	×
65	×					×	×

* 혈액이나 혈액생산물에 접촉이 된 사람

† 예방접종 매10년 주기로 접종한다.

‡ 감염되기 쉬운 환경(단체생활을 하는 군인, 기숙사 등)

출처: Bartlett에서 인용 p 105-108

(수두대상포진)가 원인으로, 잠복기가 2-3주 정도이지만 13-17일 정도이다. 호흡기 분비물이나 감염자의 분비액에 의해 직접전파되며, 수포가 생기기 5일을 전후해서 전염력이 생긴다.

징후와 증상. 피부발진이 일어나기 약 24-36시간 전에 미열과 두통, 몸살, 식욕감퇴가 갑자기 일어난다. 두피와 몸통에 편평하고 붉은 발진이 생기기 시작하고, 1-2일 안에 부풀어올라 맑은 진물이 들어있는 붉은색의 물집를 형성한다. 24-48시간 안에 물집은 과립상 딱지로 변한다. 초기에 등과 가슴에 생기고, 얼굴, 목, 사지로 퍼져가다가 3단계가 되면 물집이 터진다.

치료

EMS *즉시 의사의 진료를 받는다. 수두에 치료제가 없으므로 증상을 경감시키는 치료를 한다. 딱지가 전부 사라지기 전까지 감염기에는 격리가 중요하다. 이산화탄소 소다 목욕, 카라민이나 항히스타민 연고가 가려움에 효과가 있다. 부위를 긁지 않는 것이 최선이다. 심한 경우는 항바이러스제, 아사이클로비르(acyclovir)가 사용될 수도 있다. 주의: 어린이와 청소년들에게는 해열을 위해 아스피린을 사용하지 않는다(레이증후군의 위험).*

➤ 이하선염(Mumps)

이하선염은 5-9세의 연령대 소아에게 발병율이 높다. 수두와 비교해 보면, 이하선염은 목 근처의 침샘에 부종을 특징으로 한다. 잠복기가 8일 정도이고, 증상 전 6일과 증상 후 9일 후에 전염력이 생긴다. 공기비말감염이나 감염자의 침으로 전염된다.

징후와 증상. 전형적인 이하선염의 증상은 한쪽이나 양쪽 이하선의 부종이다. 초기에는 식욕감소, 두통, 몸살, 미열이 보이는데, 이런 증상은 귀 통증, 이하선부종, 열(38.3-40℃(101-104°F))이 동반되서 나타난다. 이하선은 신액체나 씹는 음식을 먹을 때 더 부어오른다. 합병증은 부고환염(epididymitis), 뇌막염 등이 남성에게서 자주 발생하는 경향이 있고, 드물지만 심각한 질병인 췌장염이나 다양한 중추신경계이상이 있다.

치료

EMS *즉시 의사의 진료를 받는다. 바이러스성이어서 항생제는 효과가 없고, 진통제, 수분공급, 휴식등의 치료를 한다.*

➤ 홍역(Measles(Rubeola))

홍역은 면역성이 없는 사람이나 예방접종을 하지 않은 사람들 사이에서 빠르게 전파되는 특성이 있다. 공기비말감염이나 감염자의 코와 목의 분비물에 직접접촉되어 감염이 된다. 잠복기는 일반적으로 7-18일이고, 발진의 발생은 14일 전후이다.

징후와 증상. 증상은 서서히 진행되고, 초기에 열, 몸살, 광선공포증, 결막염, 비염, 기침의 증상이 있다. 초기증상 후 4-5일이나 발진이 생기기 1-2일 전에 볼 안쪽에 작은 코플릭 반점(Koplik s spots)을 특징으로 한다. 코플릭 반점은 마주보는 어금니에 구강점막에 붉은 테를 두른 작고, 청회색의 작은 반점이다. 목에 부종이 있고, 체온이 39.4-40.6℃(103-105°F)까지 상승한다. 발진은 처음에는 불규칙적, 갈색같은 핑크색의 반점으로 두피, 귀, 목에 나타난다. 24-48시간안에 몸, 팔, 다리에 퍼지고 딱지가 생기기 시작한다. 환부는 부종과 붉은 발진으로 뭉쳐있다. 3-5일 안에 열은 내리고, 반점은 부종이 빠지고 갈색을 띄며, 흐릿해 진다. 뇌염은 가장 심각한 합병증이다.

치료

EMS *즉시 의사의 진료를 받는다. 증상에 따른 치료를 원칙으로 한다. 침상안정을 취하고, 광선공포증에 대한 불편함을 줄이기 위해 방안을 어둡게 한다. 충분한 수분공급, 해열을 위한 acetaminophen이 처방된다. 아스피린은 레이증후군에 위험이 있기 때문에 어린이에게 처방하지 않는다. 발진이 사라질 때까지 격리시킨다.*

➤ 풍진(Rubella(German Measles))

풍진은 한번 걸리면, 영구 면역이 되는 어린이와 성인에게 일반적으로 경한 질병이다. 그렇지만, 임신초기에 태아에게는 매우 위험한 질병이다. 출생 시 심장병, 백내장, 청각장애, 정신지체가 있을 수 있다. 감염자의 목이나 코의 분비물에 의한 비말감염이나 직접접촉 감염이 된다. 14-23일의 잠복기를 가지고, 발진 발생 후 적어도 4일 후나 발생 전 1주일 정도에 전파가 잘 된다.

징후와 증상. 풍진은 열, 경한 상기도감염, 몸살, 두통, 림프부종, 관절통, 얼굴에서 시작해 몸 전체로 퍼져나가는 발진이 있다. 발진은 옅은 붉은 색에 불규칙한 여드름같거나, 넓게 퍼지는 진한 붉은색을 띈다. 발진은 얼굴에서 시작해서 몸 전체로 퍼지는데, 사지에 생기기 전에 얼굴의 발진은 빠르게 사라진다. 증상은 2-3일정도 지속되나, 관절통은 더 오래 간다.

치료

EMS *즉시 의사의 진료를 받는다. 증상에 따른 치료를 원칙으로 한다. 침상안정이 처방되고, 국소용 항소양제나 온욕이 통증 감소를 위해 처방된다.*

A 수영선수의 증상이 과거의 소아질환이나 예방접종과 연관이 있어 보이는가? 최근에 홍역, 이하선염, 풍진, 수두에 예방접종을 했는지 질문한다. 종교나 문화적인 문제로 예방접종을 하지 않았다면, 즉시 의사의 진료를 받는다.

감염성 단핵구증가증(INFECTIOUS MONONUCLEOSIS)

Q 배구선수가 단핵구증가증으로 진단을 받았다. 신체검사 소견상 비장에 비대가 보였다. 스포츠 참여에 어떤 문제가 예상되는가?

헤르페스(Herpes)류인 에스테인-바(Epstein-barr) 바이러스는 감염성 단핵구증가증의 원인균으로 알려져 있고, 일반적인 몸살, 피로의 증상이 보이는 급성바이러스 질병이다. 단핵구증가증은 구강-후두 전파경로를 통해 침으로 전파되는 키스전파 질병이다. 또한, 감염자와 음료수를 돌려 먹어도 감염이 되고, 15-25세 연령대에 많이 발병하며, 40세 이상에서는 드문 질병이다. 잠복기가 4-6주이며, 만성피로증후군과 비슷한 증상을 갖지만, 둘의 연관성은 아직 이견이 많다.

징후와 증상. 초기에 두통, 몸살, 피로가 있고, 3-5일 후 열, 림프선부종, 목염증의 증상을 보인다. 환자들은 이렇게 심한 목에 염증은 처음이라고 표현하기도 한다. 10-15%의 환자들은 황달이나 풍진같은 발진의 증상이 있다. 만약 편도선이나 아데노이드 부종으로 기도가 막히거나, 신경학적, 심혈관계 변화가 발생하면 합병증이 발생할 수도 있다.

치료

EMS *단핵구증가증이 의심되면, 즉시 의사의 진료를 받는다.*

일부 환자에서 초음파검사가 비장의 크기를 측정하는데 좋은 검사도구로 이용된다. 대부분은 잘 회복이 된다. 항염증제는 두통, 열, 근육통을 경감시키기 위해 사용한다. 정제, 소금물로 입헹구기, 점액성 리도카인(Xylocane)은 목에 통증을 감소시켜준다. 코티코스테로이드 치료(prednisone)는 기도폐쇄, 심한 단 간염(mono-hepatitis)이나 심혈관계, 신경학적, 혈액학적 합병증이 있는 특별히 심한 경우에 사용한다.

단핵구증가증이 있는 선수는 비대해지고 약해진 비장이 상처받을 수 있는 접촉이나 충돌이 있는 스포츠는 피한다. 비대해진 비장은 초기 증상 후 3주간 문제를 가지고 있다. 만약 비장이 통증과 부종이 없고, 간의 기능이 정상이라는 검사소견이 있다면, 발병 후 3주 뒤에 제한된 신체훈련을 시작하고, 그 뒤 1-2주 후에 격렬한 운동이나 접촉운동을 시작한다. 상처로부터 비장을 보호하기 위해 보호자켓을 입을 수 있다.

A 배구선수의 비장은 단핵구증가증의 이차적인 증상으로 비대해졌을 것이다. 비장파열의 위험성이 있으므로, 선수는 경기에 빠져야 한다. 비장의 크기와 간기능이 정상이라는 정확한 검사결과가 있기 전까지는 경기에 참여하지 않는다.

바이러스성 뇌막염 (VIRAL MENINGITIS)

선수들에게서 신경계통에 바이러스 감염은 매우 드물다. 그러나, 선수나 활동적인 사람은 비위생적인 음료자판기, 생수공급기의 사용으로 감염될 위험성이 있다.

징후와 증상. 열, 두통, 오심, 구토, 목에 통증, 근육통, 목경직, 협조성저하, 몸살, 광선공포증이나 정신상태 변화의 증상이 있다. 뇌막에 염증이 있기 때문에, 목을 굴곡시켜 스트레칭시키면 통증이 증가한다.

치료

EMS *정확한 진단을 위해 즉시 의사의 진료를 받는것이 가장 중요하다. 저절로 해결이 되고, 증상을 조절하기 위한 약이 처방된다.*

증상이 경감된 후, 2-3주 동안은 전처럼 운동하기가 어렵다. 회복된 후, 운동은 서서히 진행한다. 증상이 재발하면, 바이러스가 아직 활동 중으로 의사의 재진단을 받기전까지 운동을 중단한다.

성병(SEXUALLY TRANSMITTED DISEASES)

생식기의 감염을 성병(STDs)이라고 한다. 매년 천2백만명 이상의 미국인이 감염되고, 15-19세 연령대에서 대부분 전파된다. 그럼에도 불구하고, 대학생의 80%가 성경험이 있고, 거의 1/5이 성병에 걸린적이 있다고 한다(6). 클라미디아는 미국에서 가장 흔한 박테리아성 성병으로 발병된 대학생이 10-20%에서 보고 되었다(7). 대학 1부 리그에 활동하는 100명의 여자운동선수들에 대한 최근 보고서에서 11%가 성병의 경험이 있고, 이들중 37%는 클라메디아, 18%는 임질이나 생식기 혹이 있었다고 보고하였다(8). 헤르페스나 사람 유두종 바이러스(papillomavirus(HPV))와는 다르게 클라메디아는 콤돔을 사용하여 예방하기 쉽고, 항생제로 쉽게 치료가 된다. 여자에서는 클라메디아가 무증상으로 건강과 생식기능에 잠재적인 위험이 될 수도 있다. 일부 전문가는 글라메디아 검사를 부인과 정기검사에 포함시켜야 된다고 제안한다.

표 24.3 일반적인 성병

병명	전파경로	잠복기	증상	치료
박테리아성 질염*	Gardnerella vaginalis bacterium이 원인균으로 성교에 의해 전파	1-3주	**여성**: 밀가루 반죽같은 자극성 곰팡이나 비린내가 나는 묽고, 회색의 질분비물 **남성**: 주로 무증상; 생식기의 포피나 선에 염증, 요도염 또는 방광염.	경구용 항생제
칸디다증 (진균감염)*	Candida albicans 진균이 질내 화학균형이 깨지면 번식; 성교를 통해 전파	2주-1개월	**여성**: 묽고, 맑은, 치즈맛의 흰색 분비물이 많다. 질이나 음부의 격렬한 통증, 부종, 자극이 성교 시 통증이나 건조한 발진.	진균감염을 치료하기 위한 좌약이나 크림
트리코모나증*	Trichomonas vaginalis 기생충이 원인, 성적접촉, 드물게 수건, 변기의자, 욕조를 감염자와 같이 사용할 때 감염	남성; 24시간 여성; 2-3일	**여성**: 흰색이나 노란색의 분비물; 불쾌한 냄새; 음부의 염증이나 자극 **남성**: 주로 무증상;소변시 경한 통증이나 타나는 감각과 흰색의 분비물.	항감염제; 경구용 항생제(임신부 제외한 모든 경우)
클라메디아증*	Chlamydia trachomatis가 원인, 성접촉 드물게는 타인의 손가락이나 몸을 통해 전파.	7-8일	**여성**: 골반염증(PID:pelvic inflammatory disease; 아래설명)이 일어나는 상부생식기선까지 퍼지기 전에는 무증상. 골반염증은 자궁외 임신, 분만 후 자궁내막염, 자연유산, 조산, 신생아 사망이나 시력상실을 일으킬 수 있다. **남성**: 연한 분비물, 소변 시 통증, 직장통증, 서혜부 통증, 열, 오한, 감염된 고환의 묵직함, 음낭피부의 염증, 고환 아래의 작고, 딱딱한, 부종.	광범위한 항감염제; 경구용항생제
임질(clap)*	Neisseria gonorrhea가 원인으로 성접촉으로 전파	남성: 1-5일 여성: 2주	**여성**: 골반염증(PID)전까지는 무증상; 청색이나 노란색의 분비물. 자궁외임신, 불임이 될 수 있다. **남성**: 자극적이고, 짙은 우유빛 노란색이나 초록색의 분비물, 소변 시 타는 듯한 통증.	페니실린;항생제
골반염증*	클라메디아, 임질같은 다양한 감염이 원인. 위험인자: 25세 이하, 다중 성접촉, 잦은 질세척, 여성위생스프레이의 사용.	다른 감염의 합병증의 결과이다.	운동 시 급격히 증가하는 만성 하복부통; 질내분비물, 월경이상, 열, 두통, 오심, 구토. 불임이나 자궁외임신이 될 수도 있다.	원인치료를 해야한다; 주사용이나 경구용 항생제
비임균성 요도염 (NGU))*	*Chlamydia trachomatis와 Ureaplama urealyticum이 대표적인 원인;* 성교로 전파.	7-28일 그러나, 2-3개월 후 사라질 수도 있다.	**여성**: 무증상; 약한 통증, 소변 시 타는 느낌, 농 같은 분비물 **남성**: 분비물, 소변 시 타는 느낌.	항생제

(계속)

표 24.3 일반적인 성병(계속)

병명	전파경로	잠복기	증상	치료
매독*	나선형 박테리아 *treponema pallidum이 원인*. 남성기-질, 입-생식기, 생식기-항문 등의 접촉으로 전파.	10-90일, 잠복기의 초기 1년이나 질병초기에 있는 감염자로부터 전파가 잘 된다.	1기: 무통증의 궤양/하감이 입구에 보인다. 2기(6주-6개월): 연성하감이 사라지고, 미열, 목염증, 선(gland)에 부종, 피부발진이 몸에 나타난다. 잠복기(몇개월-일생): 눈에 띄는 증상이 없다. 3기(3-40년): 심부전, 실명, 정신장애, 사망	초기1년은 benzathine peniciline, doxycycline, erythromycin을 근육주사. 일년 후, 3회 연속 매주 근육주사.
헤르페스†	구강헤르페스바이러스(HSV-1)은 성접촉없이 전파, 생식기 헤르페스바이러스(HSV-2)는 질, 항문, 입-생식기 접촉으로 전파되지만, 자가접종(만지거나, 긁히거나, 마사지)을 통해서는 전파되지 않는다.	3-5일; 때때로 24시간이내	입(구강헤르페스)이나 성기(생식기헤르페스)에 작고 아픈 붉은 구진. 구진은 아픈 물집이 되고, 물집은 10일 안에 터지고 염증, 노란 딱지가 되고, 아문다. 질내분비물, 열, 근육통, 서혜림프부종, 두통의 증상도 있다.	알려진 치료법은 없다; 재발방지, 증상완화, 치유증진을 위한 경구항바이러스제나 정맥내주사.
생식기사마귀 (genital wart)†	human papilloma 바이러스가 원인, 질, 항문 또는 구강-생식기 성교를 통해 전파.	3주-18개월 (평균 3개월)	피부건조, 딱딱하고, 노란-회색의 사마귀가 나타난다. 습한 부위에선 연한핑크색 붉은사마귀가 양배추모양으로 생긴다.	국소 항신생물연고(대사길항제(antimetabolite)) 또는 부식제, 얼림, 수술, 이산화탄소 레이저로 증발.
바이러스성 헤르페스 (표 21.4 참조)†				
선천적면역 결핍증(AIDS)†	HIV가 성교나 정맥내나 스테로이스 사용자들 간에비위생적인 주사바늘을 통해 혈액, 정액, 질내분비물로 전파된다.	알려져 있지 않다.	손상된 면역시스템의 정도에 따라 다양하다. 글상자 21.2을 참조.	감염 시 효과적인 치료나 백신은 없다. 치료는 증상을 조절하는데 초점을 맞춘다.

*초기 발견하면 성공적으로 치료가 가능
†증상은 치료되나, 효과적인 완치는 어렵다.

임질은 미국에서 두 번째로 흔한 성병으로, 남성에서는 얼얼하고, 진한, 우유빛에 노랗거나 녹색의 분비물과 소변시 타는 듯한 감각이 증상으로 보이고, 여성에서는 골반염증으로 진행될 때까지 무증상인 경우가 있다. 생식시 궤양은 대부분 헤르페스(herpes simplex는 거의 20%의 청년이 걸린다), 매독(syphilis), 연성하감(chancroid)가 원인이다. 성병의 전파, 잠복기, 증상, 일반적인 치료는 **표 24.3**에 요약하였다.

간염(HEPATITIS)

간염은 바이러스 종류에 따라 6종류로 구분한다. **표 24.4**는 5가지 중요한 간염을 정리하였다. G형간염바이러스(Hepatitis G virus: HGV)는 많이 알려져 있지 않은데, 혈액감염 RNA 바이러스(blood-borne RNA virus)이다. 미국의학협회, 미국가정의학학회, 미국소아과학회에서는 18개월 안에 B형간염 예방접종을 받을 것을 권고하였다. 만약 노동자가 혈액감염으로 병원균에 노출될 환경이라면, 고용주가 예방접종의 비용을 지불하도록 규정하고 있다. 예방접종은 6개월 동안 3회 접종한다. 청소년들은 B형간염에 위험성이 높지만, 백신으로 예방이 가능하다. 감염의 위험이 높은 사람들은 **글상자 24.1**에 정리하였다. 특별히 언급하지는 않았지만, 코치, 심판, 협회관계자, 레크레이션 스포츠지도자, 개인 트레이너 들은 출혈이 있는 상처에 제일 먼저 접촉하는

표 24.4 중요한 간염 바이러스

	A형간염	B형간염	C형간염	D형간염	E형간염
전파경로	대변-구강; 오염된 음식이나 물(전염병)	혈액전파; 성접촉; 오염된 주사바늘	혈액전파; 성접촉	혈액전파	대변-구강
잠복기	15-50일	45-160일	15-150일	30-60일	20-60일
특이성	면역글로블린-예방이 효과적	전노출예방이나 후노출 예방이 효과적	무증상; 수혈후간염의 원인; 만성화 되기 쉽다.	활동성 HBV에 같이 감염되거나 만성 HB와 중복 감염	임신부에서 높은 사망률. 오염된 물에 의해 발생하기 쉬운 전염병

출처: Bartlett에서 인용(4) p 193-196, 289-291

글상자 24.1

B형간염과 사람면역결핍바이러스(HIV) 감염에 걸리기 쉬운 사람

- 혈액에 노출된 사람(선수 트레이너, 학생선수트레이너, 간호사, 의사)
- 발달장애시설의 직원이나 실습생
- 신장투석실 직원이나 환자
- 정맥주사용 약 사용자
- 남자 동성연애자
- 성교 파트너가 많은 사람
- Haiti나 중앙아프리카에 거주한 적이 있는 사람(HIV 바이러스)
- 다음에 한개나 몇가지에 해당하는 양성연애자 남성이나 여성
  항문성교를 한다.
  파트너가 많다.
  감염자와 많은 접촉을 했다.
  콘돔을 사용하지 않는다.

사람들이기 때문에 예방접종을 받아야 한다.

B형간염은 가장 흔한 바이러스성 간염으로 잠복기가 45-160일이고, 혈액이나 혈액생산물(수혈 후 간염), 정액, 질내분비물, 타액등으로 인해 전파된다. 손, 입, 남성기을 이용한 항문성교는 B형간염이 전파에 강력한 영향을 끼치는 행위이다. B형간염 감염자의 증상이 드러나지 않기 때문에 바이러스가 잘 발견되지 않을 수 있다. 백신이 있지만, 타인의 혈액이나 체액에 노출, 성교를 통해 모르게 감염된다. B형간염 바이러스는 굳은 혈액이나 오염된 곳에서 적어도 일주일 정도 생존이 가능하다.

징후와 증상. 간염은 간의 기능에 심한 손상을 입힌다. 초기 증상은 몸살, 피로, 식욕감퇴 등의 독감과 같은 증상이 있고, 진행되면, 심한피로, 식욕부진, 오심, 구토, 설사, 근육이나 관절통, 고열, 심한복통, 검은빛 소변의 증상이 보인다. 가장 눈에 띄는 증상은 황달이고, 피부색이 밝은 환자에서는 피부에서 황달증상을 볼 수 있다. 간염은 드물게 간암으로 발전할 위험성이 있고, 치명적이다.

치료

EMS *바이러스에 노출이 의심되면, 즉시 의사의 진료를 받는다. 아직 바이러스성 간염에 특효약은 없다. 감염노출 후 백신(postexposure vaccination)도 감염자의 체액에 직접 접촉되었을 때만, 효과가 있다. 침상안정이나 수분섭취가 탈수증을 예방하지만, 병의 진행은 막을 수 없다.*

선천적 면역 결핍증(ACQUIRED IMMUNODEFICIENCY SYNDROME)

선천적 면역 결핍증(AIDS)은 사람면역결핍바이러스(human immuno-deficiency virus:HIV)가 원인으로 **레트로 바이러스**(retro viruses)라 불리는 특이한 카테고리에 속한다. HIV 양성인 사람은 증상이 나타나기 전, 몇년 동안 다른 사람을 감염시킬 수 있다. HIV 바이러스는 사람의 면역체계에 있는 세포를 공격하여 파괴시키는데, 주로 T-보조세포(helper T cell)로 알려진 림프세포이다. 건강한 사람에서 보이는 이들 세포는 면역시스템을 자극해 질병과 싸우도록 한다. 감염자는 면역시스템이 점차 파괴되어 헤르페스, 구강칸디다증, 폐렴, 뇌염, 각막염 같은 감염이나 종양에 쉽게 걸리게 된다.

최근에, HIV는 수혈, 정액, 질내분비물 등으로 전파됨을 발견하였다. 스포츠에서, AIDS의 위험은 드물다. 권투, 축

구, 레슬링등 선수들이 코피나 상처를 입기 쉬운 경기에 위험이 도사리고 있기도 하다. 만약 유니폼에 혈액이 묻었다면, 다시 경기 전에 갈아 입어야한다. 그렇지만, 작은 혈흔 때문에 유니폼을 갈아입을 필요는 없다.

징후와 증상. 증상은 면역시스템의 손상정도에 달려있다. 일반적인 증상은 **글상자 24.2**에 정리하였다. 일부 연구자들은 감염의 속도가 여성에게서 빨리 일어나기 때문에 더 위험하다고 보고하였다.

치료

EMS *바이러스에 노출이 됐거나, 의심이 되면 즉시 의사의 진료를 받는다. 현재까지, 백신이나 특효약은 없다.*

증상을 조절하고, 병의 진행을 지연하기 위한 다양한 치료약이 발견되어왔지만, 약물치료의 성공은 바이러스의 진행 단계와 치료의 시기에 따라 다르다. 건강한 HIV 양성 선수는 신체적인 활동을 지속할 수 있다. 1991년의 미국장애인 법령에는 HIV에 감염된 선수를 차별하거나, 의학적으로 안전한 경기에 출전하지 못하도록 하는 것을 금지하는 법이 추가되었다. 어떤 경우는 피로로 경기출장이나 격렬한 운동을 못할 수 있다. 에이즈를 예방하는 최선의 방법은 안전한 콘돔의 사용법과 혈액이나 혈액생산물을 국제적 규약에 맞추어 주의 깊게 다루는 법을 숙지하는 것이다(실전 전략 6.1 참조).

➤ ➤ 글상자 24.2

일반적인 선천적 면역결핍증(AIDS) 증상

- 지속적인 열이나 밤에 나는 땀
- 설명하기 어려운 체중감소나 식욕감소
- 생리학적 활동이나 정신적 우울증으로 설명하기 어려운 극도의 피로감
- 입안에 흰반점이나 흠집
- 지속적인, 흡연과 관계없는 기침
- 지속적인 설명하기 힘든 설사나 혈변
- 멍이 쉽게 나거나, 비전형적인 출혈이 쉽게 생김
- 피부 위나 아래에 반점이나 부스럼
- 지속적인 심한 두통

요약(Summary)

1. 소아질환은 출생시부터 18개월안에 예방접종으로 예방이 가능하다. 예방접종은 학령기나 청년기에 추가접종을 하여야 한다.
2. 소아박테리아성 질환인 디프테리아, 파상풍, 백일해, 헤모필루스 인플루엔자 B형(Haemophilus influenzae type B)은 예방접종으로 예방이 가능하다. 소아바이러스성 질환인 소아마비, 수두, 이하선염, 홍역, 풍진, 간염은 예방접종으로 예방이 가능하다.
3. 18-24세 성인들은 홍역, 이하선염, 풍진, 수두, 파상풍의 추가접종이 필요하고, 디프테리아나 파상풍은 매 10년 주기로 접종이 필요하다.
4. 단핵구증가증은 침에 의해 전파되고, 15-25세 연령대에 호발하며, 두통, 피로, 식욕감퇴, 림프절부종, 비장부종이 증상으로 나타난다.
5. 바이러스성 뇌막염은 비위생적인 음료공급기의 이용으로 감염되기 쉽다.
6. 클라메디아는 가장 흔한 박테리아성 성병이고, 임질, 헤르페스에 의한 생식기 궤양, 매독, 연성하감(chancroid)이 그 다음이다. 남성에 있어 성병의 증상은 소변 시 통증이나 타는 감각, 분비물이 있고, 여성에서는 질내분비물이 있으나, 심각한 골반염증이 생기기 전까지는 무증상이 대부분이다.
7. B형간염은 바이러스간염 중에 가장 흔하고, 백신에 의한 예방이 가능하다. 초기에 간에 침범하고, 점차 간기능을 손상시킨다. 초기증상은 심한피로, 몸살, 식욕감퇴가 있고, 진행할 수록 식욕부진, 오심, 구토, 고열, 황달이 나타난다.
8. AIDS는 HIV바이러스가 원인으로 수혈, 정액, 질내분비물에 의해 전염된다.
9. 혈액이나 혈액생산물의 국제적규약에 맞는 관리는 간염이나 AIDS를 예방할 수 있다.
10. 감염성질환이 의심되면, 의사는 약물치료와 다른 치료를 병행할 것이다. 만약 감염이 퍼질 위험이 있다면, 의사의 별도 지시가 있을 때까지 감염자를 격리시킨다.

참고문헌(References)

1. U.S. Department of Health and Human Services. Clinician's Handbook of Preventive Services. U.S. Department of Health and Human Services. Washington, DC: U.S. Government Printing Office, 1994.
2. Tamporo CD, Lewis MA. Diseases of the Human Body. Philadelphia: FA Davis Company, 2000.
3. Bentsi-Enchill A. The return of the 100-day cough: resurgence of pertussis in the 1990s. Can Med Assoc J 1998;159(6):695-696.
4. Bartlett JB. Pocket Book of Infectious Disease Therapy. Baltimore: Williams & Wilkins, 1997.
5. Benenson AS(ed.). Control of Communicable Diseases Manual. Washington, DC: American Public Health Association, 1995.
6. Zinner Sh, McCormack WM. Three decades of research on sexual behavior, and sexually transmitted pathogens in college students. Med Health 1997;80(10):338-340.
7. Sawyer RG, Moss DJ. Sexually transmitted diseases in college men: a preliminary clinical investigation. College Health 1993;42:111-115.
8. Watson A, Martin M, Hunt H. Incidence of sexually transmitted diseases and the need for sexual education for female collegiate athletes. J Ath Train 1998;33(2 Suppl):S-61.

제 25 장

여성 선수와 장애 선수 그리고 고령 선수의 손상 (Conditions of the Female Athlete, Disabled Athlete, and Senior Athlete)

결론

1. 각각의 월경 불규칙에 대한 이름을 말해보면, 내포된 의미가 스포츠나 운동의 참여와 관련성을 확인한다.
2. 신체적으로 활동하는 여성에게서 경구 피임제나 다른 일반적인 산아 제한 방법의 잠재적인 효과를 설명한다.
3. 임산부에게 영향을 끼칠 수 있는 자세와 근골격계 논쟁점에 대하여 설명해 보면, 내포된 의미는 신체적으로 활동하는 임산부와 관련성을 알 수 있다.
4. 임신 중의 스포츠나 운동 참여에 대한 적용과 금기에 대하여 설명한다.
5. 섭식 장애의 종류에 대하여 알아보고, 각 장애의 일반적인 증상과 징후를 설명한다.
6. 신체적으로 활동과 운동에 있어서 골다공증의 영향을 설명한다.
7. 여성 선수 삼징후의 구성요소를 알아보고, 건강과 신체활동 수행 상태에서의 영향을 설명한다.
8. 휠체어 스포츠 선수에게 흔히 보이는 손상과 의학 상태를 설명한다.
9. 절단 선수, 뇌성마비를 지닌 선수, 시력 장애 선수에 대한 신체적 활동과 연관된 특별한 고려사항을 논의한다.
10. 고령 선수에게서 흔히 보이는 손상과 의학 상태를 설명한다.

보다 많은 소아, 여성, 노인 그리고 신체적 능력의 수준이 다양한 사람들이 운동과 스포츠에 참여할수록, 이런 참가자의 요구를 충족시키기 위하여 향상된 지식과 임상 기술 수준이 요구된다. 이 장에서는 이러한 특수한 참가자의 고려사항에 대하여 초점을 맞추고 있다. 신체적으로 활동적인 여성에 대한 특수한 논점을 논의하였고, 뒤이어 장애 선수에 대한 특수 고찰이 이어진다. 마지막으로, 고령 선수에 대한 고찰이 기록되어 있다. 소아 선수에 대한 특별한 요구들은 책을 통해 통합되므로, 본 장에서는 반복하여 기술하지 않는다.

여성 선수의 특수한 고려사항(SPECIAL CONCERNS OF THE FEMALE ATHLETE)

Q 여성 달리기선수는 위장관의 소화기계 장애로 고통을 호소하고 있다. 그녀의 의학 병력을 살펴보면, 당신은 그녀가 반복적으로 위장관 장애를 앓았고, 또한 작년에 두개의 중족골 피로 골절로 고통을 받고 있다는 것을 알 수 있다. 이러한 사람에게 당신이 즉시 충고해 줄 수 있는 것은 무엇이고, 이 상황을 어떻게 설명할 것인가?

모든 연령대에서 이러한 신체적 활동과 운동에 여성 참여자들이 많아질수록 이러한 사람들의 요구를 충족시키기 위해 여성에 대한 고유한 신체 본질에 대한 향상된 이해가 많이 요구된다. 본 파트에서는 월경 불규칙, 경구 피임제와 다른 산아 제한방법, 임신과 운동, 빈혈, 비기능적인 섭식 장애, 골다공증 그리고 여성 선수 삼징후에 대하여 기술할 것이다.

자궁주기(월경주기) (The Uterine(Menstrual) Cycle)

자궁 또는 월경**주기**는 내측벽(자궁 내막)이 매달 혈중 호르몬의 수준 차이에 의한 요구에 따라 겪게 되는 일련의 주기 변화이다. 그것은 **난소 주기**와도 일치하며, 알의 성숙과 관련이 있다. 난소 주기는 두 단계로 나눠어 진다. **여포기**(첫날~14일째)는 여포(난소의 타원형 세포가 난소나 알을 포함하고 있다) 성장 기간이다. **배란** 또는 알의 유출은 부푼 난소벽이 파열되어 알이 배출되는 중기 단계에 일어난다. **황체기**(14일째~28일째)는 배란기 이후에 일어난다. 파열된 여포가 무너지고 황체라 불리는 새로운 내분비 샘이 형성되는데, 샘에서 프로게스테론과 약간의 에스트로겐을 분비하기 시작한다. 만약 임신이 일어나지 않는다면, 황체는 약 10일 이내에 퇴화되기 시작하고 호르몬 분비도 끝난다. 반대로

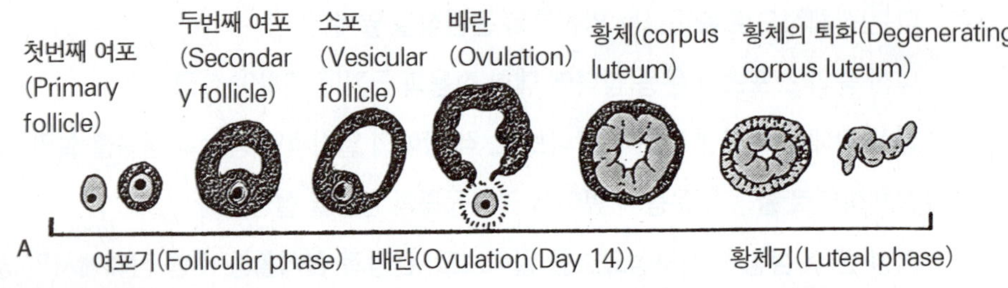

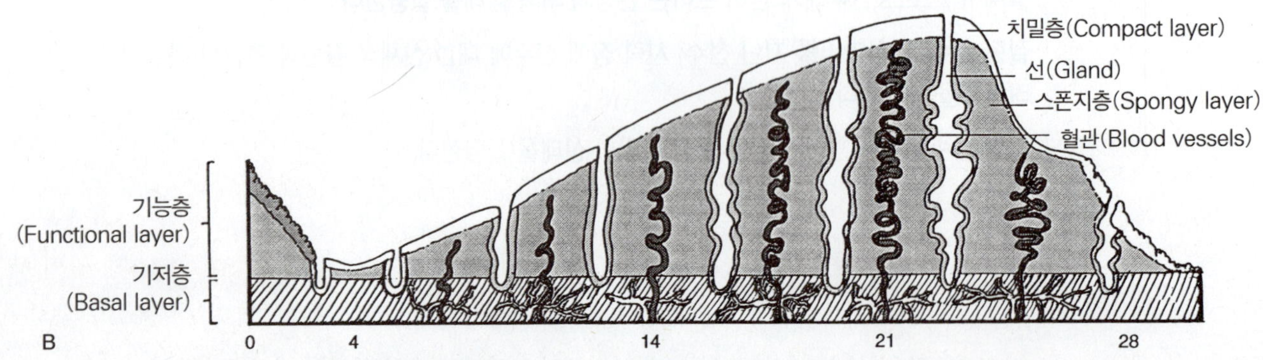

➤ 그림 25.1. **난소와 자궁주기.** A, 28일간 난소주기 중 난소 여포의 구조적인 변화는 자궁 주기 동안 자궁의 내벽의 변화와 관련이 있다. B, 자궁 주기는 월경기, 증식기, 분비기 세 단계를 갖는다. 첫 번째 단계는 허물 탈락, 둘째 단계는 자궁내막의 재건이며 이 두 단계는 배란기에 앞서 일어난다. 마지막 단계는 혈액 공급 강화와 수정된 알을 받기 위해 자궁내막을 준비하기 위한 영양 공급을 포함한다.

만약 알이 수정되거나 임신이 일어나게 되면, 황체는 태반이 3개월 안에 그 호르몬 생산 반응을 대신하게 될 때까지 존속하게 된다. 월경 주기는 **그림 25.1**과 같이 3가지 분명한 단계를 따르게 된다:

1. **1~5일 : 월경기.** 이 단계에서는 자궁내막의 전 영역, 특히 깊은 층으로부터 허물이 탈락된다. 자궁 벽에서 자궁내막이 분리될 때, 3~5일 동안 출혈이 동반되기도 한다. 조직과 피는 질을 통하여 나와 월경 유출로써 분비된다.
2. **6~14일 : 증식기.** 이 단계동안 자궁내막은 스스로 재건된다. 에스트로겐의 증가하는 혈중 농도에 의해 영향을 받는 기저층은 새로운 기능층을 생성한다. 층이 두꺼워짐에 따라, 샘도 커지고 나선형 동맥의 수도 급격히 증가한다. 결과적으로, 자궁내막은 일단 다시 두꺼워지고, 혈관 공급도 양호해진다. 또한 이 기간동안, 에스트로겐은 자궁내막 세포에서 프로게스테론과의 상호작용을 준비하기위해 프로게스테론의 합성을 유발시킨다. 배란은 이 시기의 후기에 난소에서 일어난다.
3. **15~28일 : 분비기.** 이 단계에는 자궁내막이 배아의 착상을 준비한다. 높아진 프로게스테론의 농도는 에스트로겐에 기초한 자궁내막에 작용하여 나선형 동맥들을 더욱 단단하게 감게하고, 기능층 영역을 분비 점막으로 전환시킨다. 자궁 샘은 확장되어 감기고, 영양이 담긴 당단백질을 자궁강안으로 분비한다. 이러한 영양분은 자궁 내막층의 풍부한 혈액이 주입되기 전까지 배아를 보존한다. 만약 수정이 이루어지지 않으면, 황체는 분비기의 종말을 향해 퇴화되기 시작한다. 프로게스테론 농도가 떨어지면, 자궁내막의 호르몬 지지는 박탈되고, 나선형 동맥은 걷어내어져서 경련이 일어난다. 산소와 영양공급 없이 자궁내막은 죽어가고, 기능층은 스스로 영양을 취하기 시작하며 28일째 시작할 월경기를 위한 단계를 준비한다.

신체적 활동이 없는 여성은 **초경**(월경의 시작)을 평균 12.5세에 경험하지만, 활동적인 여성은 13.5~15.5세에 경험한다. 정상적인 주기는 28일이지만, 25에서 35일까지 변할 수 있다. 초경은 월경기능이 중단되고 뒤이어 난소 호르몬 생산이 감소하는 폐경까지 여성의 삶 속에서 지속된다. 폐경의 평균나이가 51세 전후이지만, 46~55세 범위의 **갱년기**라 불리는 기간동안 재생산 기능의 변화는 단계적으로 일어난다. **전폐경기**라 불리는 이 기간동안 월경 주기는 짧아지고, 빈도와 출혈량이 불규칙해진다. 56세 이후 여성들은 후폐경기로 불린다.

부인과적 불규칙(Gynecologic Irregularities)

많은 소녀와 여성들은 한번 혹은 그 이상 부인과적인 불규칙에 영향을 받는다. 질염은 여성을 전문적으로 진료하는 의사에 의해 내려지는 가장 흔한 부인과 진단명이다. 월경 불규칙에는 월경곤란증, 월경과 연관된 하지 통증, 무배란성의 희발 월경, 황체기 결핍과 운동과 관련된 무월경을 포함할 것이다. 비록 이 상태가 각각 확인될 수도 있고, 관리될 수 있지만, 조기 발견과 적절한 치료가 없으면 만성 피로골절, 골다공증, 자궁내막증과 불임증을 포함하는 장기적인 건강 문제를 초래할 수 있다.

➤ *질염(Vaginitis)*

질의 감염인 질염은 보통의 질이 병리현상이나 병리현상이 나타날 수 있는 환경의 변화로 인하여 변성되는 것이다. 이 질환은 징후가 자궁경염, 생식의 궤양, 외음부 상피내종양, 이염과 알레르기성과 접촉 반응의 상태, 진균이나 세균, 원충의 감염, 위축성 질염으로부터 기인할 수 있기 때문에 평가하기에 매우 어렵다. 감염의 원인들은 대부분 세균성 질, 외음부 질 칸디다증, 트리코모나스증에 이차적으로 발생한다. 그러나 전형적인 증상이 나타나는 여성이 드물고 증상이 전무할 때도 있으며 증상의 다른 원인이 있을 수 있어 진단이 어렵다. 위험요소로는 관주, 자궁내 장치, 경구생식 성관계, 이른 임신, 백인 이외의 인종일 경우가 있다.

징후와 증상. 질 분비물, 가려움증, 종종의 배뇨, 질의 염증이 흔한 징후와 증상이다. 염증의 원인에 따라 특징적인 질 분비물을 가진다. 질염의 가장 흔한 원인인 세균성 질은 성관계 이후 묽은 흰색이 아닌 비릿하고, 냄새가 많이 나는 질 분비물을 생산한다. 칸디다 질염은 진하고 하얀 치즈색을 띄며 냄새가 나지 않는 질 분비물을 생산한다. 질의 가려움(**소양증**) ,배뇨 곤란과 통증(**배뇨곤란**) 또한 나타날 수 있다. 트리코모나 **질염**은 악취와 노란색 혹은 연두색의 탁한

색의 분비물, 소양증, 질의 통증이 나타난다.

치료. 질염을 의심하는 여성은 조기진단을 위해 우선 의사에게 즉시 의뢰해야 한다. 병력과 이학적 검사는 질 분비물의 분석에 포함되어야 한다. 질병관리센터에서는 세균성 질염의 치료에서 메트로니다졸 500mg을 하루 두 번, 일주일 동안 경구 투여하거나, 클린다마이신 또는 메트로니다졸 질 크림을 권장한다. *칸디다*에 의해 염증이 생겼다면, 국소적인 항진균제 또는 한번의 플루코나졸 150mg 경구캡슐을 권장한다. *트리코모나시스* 질염은 성관계 파트너에게도 치료가 필요하다. 질병관리센터는 급성치료에 한번의 메트로니다졸 2mg 경구투여를 권장한다.

➤ *월경장애(Menstrual Disorders)*

신체적 활동이 많은 소녀난 여성은 월경 장애를 가지는 경향이 많다. 이것은 월경곤란, 통증이 심한 월경경련, 월경과 관련된 하지통증, 무배란성 희발월경, 황체기 결핍과 운동과 관련된 무월경이 포함된다.

월경곤란. **월경곤란증**이나 월경 경련은 보통 모든 신체조직에서 합성, 생산되는 국소 홀몬으로 화학적 작용을 하는 프로스타글란딘의 과도한 생산에 의해 발생된다. 자궁 프로스타글란딘은 자궁의 수축을 야기한다. 대부분의 질병에서 이 수축은 작고, 알아채지 못 한다. 더욱 심한 자궁근 수축과 자궁근 허혈의 결과는 월경곤란과 관련된 복통을 일으킨다.

통증은 하복부에 국소적으로 나타나지만 등, 엉덩이, 허벅지로 전해진다. 이것은 월경의 시작과 동시에 일어나며 월경주기 첫날동안에 지속된다. 그러나 개인의 나이에 따라 감소되는 경향이 있다. 다른 증상으로 배가 나오거나 오심, 구토, 설사, 두통, 유방통증, 피로, 통증, 예민함 등이 나타날 수 있다. 규칙적인 운동과 많은 수분과 섬유질 섭취 또는 낮은 소금섭취는 물의 재흡수로 인한 부종을 완화한다. 처방전이 필요없는 이부프로펜, 아스피린, 타이레놀과 같은 약은 통증과 경련을 완화한다. 이 약들은 프로스타글란린의 합성을 억제하므로 자궁의 근수축을 감소시킨다. 하요부의 냉찜질, 핫팩, 침은 통증을 완화한다. 심하므로 계속되는 통증은 골반염증질환, 양성 자궁종양, 자궁경부의 폐쇄, **자궁 내막염**(자궁내층의 자궁내막 세포가 복강, 자궁강, 가끔은 난소내층에서 그들끼리 붙어있는 질환)과 감별하기 위해 의사에게 반드시 의뢰해야한다. 홀몬 치료는 월경곤란과 관련된 증상과 징후, 불편함, 통증을 완화하는데 흔히 사용되는 방법이다.

월경으로 인한 하지 통증. **월경주기** 이전의 기간동안 신체적 활동으로 유발된 하지통증을 가지는 여성이 있다고 알려져 있다. 이 통증은 배란하고 보통 월경 전 물의 재흡수를 갖는 여성에게 관련된다. 물의 재흡수는 운동하는 동안의 근육 비대에 비해 조금 좁은 공간만을 만들 것이라고 생각되며 하지의 운동성 구획 증후군으로 나타난다. 월경으로 인한 하지 통증을 가진 여성은 배란억제제나 물의 재흡수를 방지함으로서 치료된다. 어떤 여성은 피임의 방법으로 경구 피임약을 사용한 후, 하지의 운동성 구획 증후군을 호소한다. 피임약 성분인 프로게스테론이 물의 재흡수를 증가시키는 것으로 보이고 하지의 통증을 야기한다. 적은 프로게스테론을 가진 피임약으로 바꾸는 것은 종종 이를 완화시킨다. 월경과 관련된 운동성 구획 증후군을 가진 여성이 피임약을 먹고 있다면, 월경주기에 의문을 가져야 한다.

무배란성 희발 월경. **무배란**(배란 중지)은 만성적이며, 프로게스테론을 낮추고, 자궁내막을 지속적으로 자극하도록 유도하는 에스트로겐 생산에 반대되는 데 관련된다. 출혈의 불규칙적인 몇 가지 패턴으로 출현사이의 기간이 짧게는 21일 이하, 길게는 35일~90일 범위이다. 이 중 긴 패턴은 **희발월경**에 연관된다. 희발 월경은 드문 월경주기를 말한다(1년에 6~9번). 또 그것은 심각한 체중손실과 격렬한 운동의 조합과 관련된다. 이처럼 희소 월경과 무월경은 일반 여성보다는 달리기 선수에 더 현저히 나타난다. 무배란성 희소 월경동안 출현은 굉장한 월경통을 동반할 수 있으며 동시에 운동 수행에 영향을 주는 빈혈과 이온 고갈을 동시에 야기한다. 치료로는 자궁내막증과 감별하기 위해 이학적 검사를 포함한다. 매달 프로게스테론치료가 적용된다.

황체기 결핍. 난소 주기의 황체기는 배란에서 다음 월경 출혈까지의 보통 12~17일 기간을 말한다.

프로게스테론은 배란후에 생산된다. 황체기 결핍은 짧은 황체기 기간과 불충분한 프로게스테론 생산의 특징을 갖고 있다. 보통 월경주기는 정상이나 좀더 자주 일어난다. 달리기 선수에 있어 일주일에 몇 마일의 달리기는 황체기의 더욱 큰 단축을 야기한다.

운동과 관련된 무월경. 월경을 하지 않는 **무월경**은 보통 여성보다는 특히 달리기 선수와 같은 신체적 활동이 왕성한 여성에게 현저하다. 무월경은 질환이 아닌 증상인데 사춘기 전의 운동, 미성숙한 난소 부전, 중추신경계의 종양, 감염, 시상하부-뇌하수체-난소 홀몬의 부조화,만성 질환, 골다공증 그리고 영양실조, 지방 조직의 손실 (특히, 대퇴의 지방조직의 저장), 과도한 운동, 그리고 채식과 연결된다. 운동과 관련된 무월경은 모든 운동에 참여하는 여성 특히, 어린 나이에 운동을 시작한 여성에게서 보고된다. 심각한 위험 요소들은 여성을 질병에 걸리게 한다(**글상자 25.1**).

일차적 무월경 (지연된 초경)은 이차 성장을 가진 16살까지의 소녀가 월경이 없음을 말한다. 이차적 무월경은 초경이후 3번, 혹은 그 이상의 계속적인 월경의 부재를 말한다. 이는 임신. 난소, 자궁내막증, 뇌하수체와 시상하부의 기능이상의 결과이다.

감소된 순환 에스트로겐 수치와 무월경은 요추와 하지의 피로 골절, 골기질 감소의 위험을 증가시키는 골밀도 감소와 근골격계 손상에 걸리기 쉽게 한다.

무월경 시작 3개월 안에 여성은 임신과 감별의 골밀도 감소의 위험에 대해 상담, 운동을 대신할 것을 장려, 음식 섭취를 줄이고, 운동을 줄이고, 무월경 치료에 사용되는 약품 치료를 위해 충분히 평가되어야 한다.

➤➤ 글상자 25.1

무월경의 위험 요소

- 어린 나이; 시상하부 뇌하수체난소 축의 미성숙
- 많은 활동 수준; 달리기선수 , 자전거 선수, 수영선수
- 높은 강도; 격렬하거나 긴 운동시간
- 월경 불규칙의 병력
- 사춘기 이전의 운동
- 지연된 초경
- 저체중/ 체중 손실; 낮은 체지방 / 지방손실
- 출산 경험이 없을 때
- 경구 피임약의 사용경험이 없을 때; 경구피임약을 복용하는 여성보다 피로골절에 2배정도 고통 받는다.
- 총열량과 단백질 섭취 부족. 영양 부족은 무월경의 위험을 증가하는 가장 중요한 요소이다
- 섭식 장애
- 심리적 스트레스 연구들은 모순이다.
- 유전적 요소는 초경의 시기에 영향을 준다.
- 총 위험요소의 숫자; 더 많은 위험 요소를 가진 선수는 더 많은 운동과 관련된 월경 장애를 가지는 것처럼 보인다.

연구들은 무월경 여성이 체중이 늘거나 운동을 감소하거나, 이 두가지를 할 경우 월경이 다시 돌아온다고 제안한다. 이는 훈련의 날짜나 거리 또는 강도를 줄임에 따라 성취된다. 식이요법은 고 에너지 발산과 맞추어 적당한 열량 섭취를 낮추기 위해 반드시 평가되어야 한다. 에스트로겐과 프로게스테론과 같은 경구 피임약의 주기적 호르몬 치료는 골절을 증가시키지는 않지만 더 이상의 골 손실, 질과 유방의 위축, 골부족을 막는다. 그러나 환자는 정서 변화, 유방 동통, 여드름, 체중증가, 질염의 발병률을 증가시키는 등의 부작용 때문에 경구 피임약을 선택하지 않을 수 있다. 무월경을 갖고 있는 여성은 정기적으로 검사받아야 한다.

월경 기능 이상의 전반적 치료. 어떤 종류의 월경 기능 이상을 경험한 모든 여성은 부인과 의뢰에 앞서 내과의사에게 의뢰해야 한다. 골반 검사에서 어떤 경우는 만약 월경 기능 이상이 운동이나 다른 병리학적 상태와 관계되는지 결정하기 위해 혈액검사를 포함한다. 게다가 희소 월경이나 무월경을 가진 여성은 정기적인 병력과 이학적 검사가 필요하다. 월경 기능 이상의 치료는 그 기능 이상의 종류에 따라 다르다. 에스트로겐과 프로게스테론 치료 계획을 포함한 홀몬 치료는 선택 가능한 치료이지만 약물 치료의 부작용이 나타날 수 있다. 에스트로겐 치료는 고혈압, 당뇨, 편두통, 섬유성 유방질환, 담낭 질환의 금기증이다.

➤ *자궁 내막증(Endometriosis)*

자궁 내막 조직이 자궁 내막강의 밖에서 성장할 때 월경곤란, 희소월경, 심한 골반통, 배변통이 나타날 수 있다. 자궁 내막증은 증상 없이 발전될 수 있으며 결국 불임을 야기한다. 치료는 복강경 시험을 위해 부인과에 의뢰하는 것을 포함한다. 심한 정도에 따라 약물 치료와 외과적 처치가 적응증이 된다. 자궁내막증의 여성은 운동이 금기증이 되지는 않는다.

➤ *월경 전 증후군(Premenstrual Syndrome)*

월경 중인 여성은 종종 일생 전반적으로 갖는 흔한 주기적 **월경 전 증후군**으로 고통 받는다. 증상은 쇠약해 질 수 있고, 경쟁과 신체적 훈련을 방해할 수 있다. 피로는 평균 이하의 운동수행과 손상의 증가를 낳는다. 월경 전 증후군의 원인은 차이가 있지만, 월경 주기 동안 홀몬 수준의 급격한 요

동이 가장 흔하다.

징후와 증상. 편두통, 유방 통증, 요통, 부종, 통증, 우울증, 피로, 특정 음식의 갈망 등이 월경주기인 황체기(15~28일)에 나타날 수 있다. 월경 전 증후군들은 신체적인 것과 심리적인 것으로 나눌 수 있는데 월경 전 증후군으로 진단된 여성의 황체기 동안 심리적 변화와 신체적 증상이 일관적으로 조합되어 나타난다(**글상자 25.2**).

규칙적인 운동, 특히 유산소 운동, 소금 섭취를 줄인 전체적인 건강을 위한 식이요법은 증상들을 완화한다. 월경 전 증후군과 관련된 월경곤란과 두통은 비스테로이드성 소염제로 치료될 수 있다. 호르몬 치료가 사용될 수 있으나 개인적 특성에 반드시 맞추어져야 한다. 만약 자조적인 방법이 증상을 완화하지 못하거나 병리적인 중등도이상의 문제가 증상에 관련된다면, 내과의사의 진료가 필요하다.

산아 제한과 운동 참여 (Birth Control and Sport Participation)

최근 발표된 연구에 따르면 I 대학의 여성 선수들의 60%가 성적으로 활동적이며, 이 여성들의 많은 부분이 안전한 성생활을 실행한다.(86.1%) 그러나 1/3 만이 피임을 위하여 경구 피임약을 사용한다. 경구 피임약은 배란과 월경곤란을 방지하며, 월경의 기간과 양을 감소시킨다. 그러나 경구 피임약을 사용하는데 금기증이 있다(**글상자 25.3**). 게다가 항생제, 진통제, 항히스타민제 그리고 폐결핵과 간질 우울증을 치료하는 약물은 경구 피임약의 효과를 낮춘다.

산아 제한의 선택은 성교의 빈도, 운동 습관, 생활 습관, 병력, 임신 계획, 나타날 수 있는 양성 부작용에 따라 다르다(**글상자 25.4**). 15~44 세의 보통 여성의 1/4은 경구 피임약을 사용한다. 신체적 활동이 적은 여성은 경구 피임약을 사용하는 것과는 다르게 그들은 차단의 방법을 사용한다(콘돔, 살정자제 등). 경구피임약 보다 차단 요법을 결정하는 것은 경구피임약 사용 시 산소 흡수량이 줄고, 등척성 운동과 지구력 기간의 감소, 미토콘드리아 구연산염(산화 효소)의 감소의 연구 결과의 반응이라 본다. 에스트로겐과 프로게스테론의 비율의 양과 관련된 대부분의 부작용과 다양한 경구 피임약에서 발견되는 복합체는 운동에 의하여 상호 작용한다. 규칙적인 운동은 보호적인 고밀도 지단백 콜레스테롤을 증가시키고, 해로운 저밀도 지단백 콜레스테롤을 감소시키며 총 3-글리세리드 수치를 낮추고, 피브린을 용해산물로 전환하는 피브리노틱 시스템을 활성화한다. 또한, 대부분의 신체적으로 훈련된 여성은 낮은 동맥혈압, 낮은 체지방, 높은 근육량을 갖고 있으며 담배를 피우지 않는다. 이러한 요소들은 항상 앉아서 일하는 여성을 합병증의 위험의 범위에 노출시킨다. 이처럼, 건강을 위해, 활동적인 여성, 경구 피임약을 사용하는 여성은 위험을 제압해야 한다.

➤➤ 글상자 25.2

월경 전 증후군과 관련된 증상

신체적 증상	심리적 증상
두통	통증 자극
부종	우울증
유방 통증	피로
위장 경련	집중의 어려움
식욕변화	건망증
혈관운동의 문제	
심계 항진	
어지럼증	

➤➤ 글상자 25.3

경구 피임약의 금기증

- 고혈압(이완기 혈압 90이상)
- 편두통
- 우울증
- 간염 또는 간기능 이상
- 희소 월경 또는 무월경
- 비정상적인 포도당 내성
- 최근의 큰 대기 수술(수술 후 4주 이내)

➤➤ 글상자 25.4

구강피임용구의 사용에 대한 이점

- 월경주기의 조절
- 철분 결핍 빈혈증의 예방
- 유섬유종, 자궁내막암, 자궁내막과형성의 위험 감소
- 골다공증의 예방
- 난소암과 낭종의 위험 감소
- 월경통과 월경전 긴장 감소

임신과 운동의 참여 (Pregnancy and Sport Participation)

임신한 여성과 발달하는 태아에 대한 운동의 영향은 특히 고려해야 할 부분이다. 화학물질과 영양은 태반과 혈관을 통해 자유로이 전달되기 때문이다. 특히, 태아 혈액 순환에 영향을 미치는 요인들에 대해서 임신동안 운동을 하는 여성은 꼭 상담해야 할 중요한 부분이다. 체중 증가와 지방 축적은 임신에 대한 확연한 적응이며 이것은 체중부하 운동에 특별한 영향을 미친다. 프로게스테론과 출산 촉진 호르몬은 관절을 이완하고, 관절면을 넓히며 움직임을 더 크게 만든다. 따라서 튀어 오르는 운동은 피해야 하며(일상생활과 운동을 하는 동안), 운동은 활동적인 여성의 중요한 부분이 되어야 하며 이로써 몇 가지 이득을 얻을 것이다(**글상자** 25.5).

➤ *자세와 근골격계 조직(Postural And Musculoskeletal Issues)*

태아의 무게를 보상하기 위한 자세의 변화는 전만의 증가와 상부 척추의 신전을 야기한다.

여성의 중력선은 전상방으로 옮겨지며 때론 요통을 유발한다. 척추기립근과 고관절 굴곡근(장요근, 치골글, 대퇴직근)의 이완뿐만 아니라, 복근과 고관절 신전근(슬괵근, 대둔근)의 강화는 이 통증을 완화할 것이다. 하요부 통증을 완화하기 위한 적당한 중량 운동은 일상생활에 결합되어야 하며, 중등도의 유산소 운동은 태아로 가는 산소 공급량을 위한 순환변화와 유즙생산에 변화를 주지 않는다. 태아 발달, 태반의 성장, 조산, 태아의 스트레스 · 분만과 출생 동안의 질병에 대한 연구에서 규칙적으로 운동을 하는 여성은 낙태, 선천적 기형, 태반 기형, 태반이나, 자궁막의 조기 박리 등을 경험하지 않는다고 조사되었다. 운동 후에 태아의 심박동이 증가하지만, 해로운 영향은 논증되지 않았다.(9)

운동과 적당한 식이요법은 자간전증과 임신에서 흔한 질병들의 위험을 줄이고, 임신의 정상 혈액역학 반응을 유도하고, 유선의 발달, 유즙량, 유즙의 구성에 영향을 준다.(10,11)

➤ *운동에 대한 고려사항들(Exercise Considerations)*

임신한 여성은 운동을 하는 동안의 태아의 저혈당혈의 가능성에 대해 항상 인식해야 한다. 계속적인 운동하에서 산모의 혈중 포도당은 감소한다. 임신한 여성은 임신과 운동에 대한 수요 모두를 감당하기 위한 여분의 열량의 소비가 필요하다. 더구나, 임신 5개월 이후, 누워있는 자세로 운동을 한다면, 산모의 저혈압을 야기할 수 있다. 이 자세에서 산모의 저혈압뿐 아니라, 자궁은 대정맥을 압박하고 정맥환류를 느리게 하여 태아 순환을 감소시킨다. 이러한 운동이 금기증되는 절대적 질병 상태는 다음의 질환을 포함한다. 심혈관 질환; 심각한 빈혈; 자궁막의 조기박리; 계속되는 2~3개월 동안의 출혈; 첫 번째 임신이나 임신 초기 또는 이 둘 모두다의 경우 동안의 분만 이전의 기간; 자궁 경부의 기능 부전 또는 자궁 경관 무력증; 조절불능의 고혈압; 빈혈; 신장 질환; 당뇨(1)

운동 프로그램은 내과 의사나 부인과 의사의 감독으로 개개인에 맞추어져야 한다. 임신 동안의 운동의 일차적 목표는 안전이다. 규칙적인 운동을 하는 여성은 걷기, 자전거, 유산소 운동, 수중 유산소 운동, 수영, 조깅, 크로스 컨트리, 스키, 아이스 또는 롤러 스케이팅,테니스 등과 같은 유산소 활동에 참여할 수 있다. 유산소 운동은 바운스되는 움직임의 양이 감소되도록 수정해야 하며, 드러누운 상태에서의 운동은 피해야 한다. 최대 심박동의 65~85%의 강도로 30~60분 정도의 운동은 5~10분의 준비운동이 필요하며 일주일에 3~5번이 적당하다. 전문 선수는 최대 심박동의 75~85% 정도(중등도의 강도)의 60~90 분의 운동에는 3~5분의 준비운동이 필요하며 일주일에 4~6번이 적당하다.

➤➤ 글상자 25.5

임신 기간 중 운동의 이점

- 모체 건강의 유지 또는 향상
- 과도한 체중 증가의 조절
- 자세와 외관의 향상
- 에너지 증가
- 수면 향상
- 요부 통증의 발생율 감소
- 자기 형상화 와 자아존중 향상
- 정맥류성 정맥의 발병률 감소
- 물 축적 감소
- 긴장도의 감소
- 합병증에서 산고와 단기산고 감소
- 더 빠른 산후 회복

운동 기간에는 적당한 마무리 운동과 스트레칭이 필요하다. 가벼운 무게로 많은 횟수의 반복을 하는 중량 운동은 중량보다는 근력의 유지가 목표라면, 임신 동안 계속 될 수 있다. 운동 동안의 호흡과 들어올리는 동작의 기술은 일관적으로 실행되어야 한다. 관절이 견인 상태가 되고 인대가 긴장 상태인 무중량 운동은 피해져야 한다. 달리기 프로그램에서 거리와 강도는 임신 후기에 갈수록 감소되어야 한다. **글상자 25.6**는 운동을 하는 동안 임신한 여성이 부딪힐 수 있는 문제와 제한된 추천사항을 요약하였다. 왜냐하면 임신의 많은 생리학적 형태학적 변화가 출산 후 4~6주 동안 계속될 것이며, 부인과 의사의 감독과 자문아래 출산 후 6주 이후 의학적 상태를 체크하여 일상적 운동이 다시 점진적으로 시작되어야 하기 때문이다.

섭식 장애(Eating Disorders)

임상적으로 섭식장애는 건강한 체중의 부정, 급작스런 체중 감소, 저 체중임에도 불구하고, 체중 증가의 두려움, 음식에 대한 선입견, 비정상적인 음식 섭취 패턴, 죄책감의 조절의 실패에 관련한 섭식 행동의 혼란 등을 수반한다. 섭식 장애는 경쟁적 운동과 레크리에이션 운동선수 모두 다, 여성과 남성선수 모두에 현저하게 나타나고 있다. 더 어린 선수들에게 이런 섭식 장애는 좀 더 큰 문제가 되고 있다. 미국의 사춘기 여성선수의 0.5%가 신경증 거식증을 , 남성에서는 1~5%가 신경성 폭식증, 5~10% 이상이 섭식장애를 경험했다.(12)

이러한 섭식장애는 체중 조절이 중요한 종목(체조, 장거리 달리기,수영, 다이빙, 조정, 발레, 크로스컨트리 스키, 레슬링)에 주로 포함되지만, 다른 종목도 예외가 될 수는 없다. 섭식 장애의 발병률은 이 장애를 가진 사람들이 숨기고 있기 때문에 정확히 알 수 없다. 섭식 장애에는 3가지 종류가 있다 ; 불규칙적인 섭식 장애, 신경성 폭식증, 신경성 거식증.

거식증과 폭식증은 섭식 장애의 66%에 이른다. 이 세 가지 외에도 준임상적인 **섭식장애**가 최근 장애성 섭식 이라하며 섭식장애의 주요 증상과 징후를 갖지만, 섭식장애의 범위까지 속하지 않는 경우를 말한다.

➤ *불규칙적 섭식 장애(Atypical Eating Disorders)*

많은 신체적 활동이 많은 여성과 남성은 장애성 섭식 습관을 보이지만 신경성 폭식증과 거식증 범위에 속하지 않는다. 체중이 신경성 거식증의 진단을 위한 최저 체중보다 많이 나가거나, 여성은 정상 월경을 계속 갖는 것이 예가 될 수 있다. 이들은 극심한 식이요법, 과도한 운동을 선언하고, 때로는 섭식의 혼란(구토와 같은)을 겪고, 저체중에서 보통 체중을 갖는다. 이런 사람들은 신경성 거식증과 폭식증을 가질 수 있고 특징이 계속됨을 암시한다 **글상자** 25.7).

➤ *신경성 폭식증(Bulimia Nervosa)*

신경성 폭식증은 나이와 키에 적당한 체중과 최소 3개월

➤➤ 글상자 25.6

운동의 문제를 가지는 임신한 여성을 위한 추천사항

문제점	추천사항
나쁜 균형	속도를 줄이고 조심스럽게 운동해라. 실외에서 운동을 할 때는 주변 지역의 변화에 대해 항상 인식해라. 운동을 하는 동안에 가장 안정 적인 자세를 찾기 위해 자세의 변화를 항상 경험해라.
과열과 탈수	뛰기 전에 물을 마셔라. 더운 날 한 낮에는 운동하지 말고 이른 아침이나 늦은 오후에 하는 편이 낫다. 만약 한 낮에 운동을 한다면, 짧은 거리를 걷거나, 운동 기간의 길이나 강도를 줄여라. 어지러움이나 구토가 생긴다면, 운동을 멈추고 몸을 식히며 시원한 물을 마셔라.
다리, 엉덩이, 또는 복부의 통증	어떠한 운동이던지 항상 스트레치와 준비운동을 먼저하라. 발바닥의 한 가운데는 딱딱하고, 곧고, 뒷발의 안정성이 높은 쿠션이 좋은 신발을 신어라. 특정 부위에 통증이 있다면, 짧은 거리라도 운동을 멈춰라.
임신동안의 안전한 운동을 위한 다른 주의점	일어날 수 있는 문제점에 대해 내과의사나 부인과 의사의 자문을 얻고, 임신 중에 운동을 하는 여성이나 했던 여성과 같이 운동해라. 임신 중에 운동에 철저하되 항상 주의하고, 합리적인 방식을 취해라. 가능하다면 친구와 함께하고, 긍정적인 태도를 갖어라

동안 일주에 평균 2회의 섭식 혼란의 사건을 가지는 것을 특징으로 한다. 폭식증은 굉장히 많은 양의 섭취를 하는 것을 주기적으로 유지하며 종종 몇 시간 내에1000~1000cal의 음식을 섭취하기도 한다. 하제나 토하는 것은 있을 수도 있고 없을 수도 있다. 만약 이것이 있다면 '먹고-토하는 주기'라 한다. 이들은 종종 심각한 수분과 전해질의 비정상을 갖는데 이는 설사와 심근질환, 식도의 천공, 췌장염, 변비, 만성 설사로 인한 이차적 문제가 야기한 낮은 혈액량, 대사성 산증으로 부정맥, 저혈압을 일으킨다. 불규칙적인 월경은 거식증에서 처럼 무 월경보다 흔하다.

폭식증과 관련된 흔한 신체적 징후로는 다음 세 가지가 있다.

- 스스로 구토를 하는 동안 반복적인 외상으로 인한 손등 쪽의 병변인 루셀의 징후가 있다. 이는 궤양으로 발전하며, 과도하게 색소 침착된 가골과 상처가 중수지절관절에서 발견된다.
- 침샘의 비대 특히, 이하선의 비대가 나타난다. 다람쥐 모양의 얼굴을 갖는다.
- 위산의 분비로 인한 치아의 침식, 구토가 재발될 때마다 치아를 부식시킨다.

➤ ➤ 글상자 25.7

섭식장애의 징후와 증상

신체적 모습

- 운동 수행을 하기에는 너무 적은 체중 또는 극심하게 요동하는 체중
- 침샘의 비대(귀 바로 앞부분의 부푼 볼이나 턱)
- 무월경
- 유도된 구토로 인한 손등이나 마디의 가골이나 상처
- 저혈당증
- 부정맥, 서맥
- 위장관 문제
- 두통, 어지럼증, 근경련, 전해질 장애로 인한 쇠약
- 전해질 장애로 인한 신장장애
- 골절의 가능성
- 털이 빠지거나 얇아진다.

심리적 행동적 증상

- 과도한 식이요법과 먹는 것에 대한 죄책감
- 체중증가 없는 과도한 섭취
- 훈련과정에도 없는 과도한 운동
- 다른 사람의 부정에도 불구하고, 본인이 정상체중이지만 뚱뚱하다는 느낌을 주장
- 공공장소에서 먹는 것을 피하고 배고픔을 부정한다.
- 잦은 체중측정
- 폭식과 그 후 스스로 유도한 구토
- 체중 조절을 위해 약을 사용한다(설사제, 식이요법 약, 이뇨제, 구토제 등의 오용)
- 신경성 거식증

신경성 거식증인 경우에 우울증과 걱정의 증상이 종종 나타날 수 있으며, 약물의 오용, 자학 또는 둘 다를 경험하는 사람들이 있다.(16)

➤ *신경성 거식증(Anorexia Nervosa)*

신경성 거식증은 나이와 키에 맞는 최소 체중을 유지하는 것을 거부하고, 기대되는 정상적인 체중의 15% 아래의 체중을 갖는 것으로 정의한다.(14) 이 질환은 폐경이후에 나타난다고도 알려져 있지만 사춘기 동안의 여성에게 전형적으로 나타난다. 이런 사람들은 일정 기간 동안 극심한 체중 손실을 보이므로 보통 확인하기가 쉽다.

거식증은 일그러진 몸의 이미지를 갖고 있고, 저 체중 임에도 불구하고, 체중이 증가하는 것에 대해 큰 두려움을 갖고 있다. 그들은 스스로를 뚱뚱하다고 생각하고, 자신의 가치가 외모와 동등하다고 생각한다. 완벽함과 성취에 대한 집착과 강박관념은 본인을 극심한 운동으로 이끈다. 무월경은 종종 극심한 체중 감소 전에 나타나며 적어도 연속 3달 동안 지속된다. 체중과 섭식을 조절하길 바라며, 사춘기 전의 상태로 남길 바라고, 거의 굶는 것에 가까운 상태가 된다. 많은 거식증 환자들은 더운 날에도 항상 춥다고 한다. 또한 섭취하는 음식이 작아 변비로 고통을 겪고, 많은 환자들은 체중 감소에 영향을 주는 과도한 운동을 한다. 우울증과 걱정 증후군의 증상으로는 예민함, 감정의 급격한 변화, 집중력 부족, 성욕의 감소, 외모에 대한 강박관념이 자주 동반된다(16).

거식증의 진단은 신체적 상태의 악화로 인하여 신경성 폭식증보다 더 쉽다. **표 25.1**은 거식증과 폭식증을 비교하고 있고 **글상자 25.8**은 섭식 장애로 인한 의학적 합병증을 다루고 있다.

표 25.1 신경성 폭식증과 신경성 거식증의 비교

요인	신경성 폭식증	신경성 거식증
체중	나이와 키에 비해 정상	기대되는 것의 15% 이하
체중 감소	변화가 심하다	천천히 감소
나이	10대와 20대의 여성, 레슬러	10대 20대 여성
몸의 이미지	일그러진 몸의 모양과 체중에 대한 이미지를 갖고 있음	일그러진 이미지, 말랐음에도 뚱뚱하다고 느낀다.
섭식 장애	금식 후에 폭식이 재발	거의 굶는 것에 가깝다
하제나 구토	있을 수도 없을 수도 있다 ; 설사 이뇨, 스스로 유도한 구토가 흔함	없다
자존심	낮다; 우울증이 흔함. 강박적인 행동	낮다; 완벽에 대해 강박적이고 집착하는 행동
월경	불규칙한 월경이 흔하다	무월경이 흔하다

➤ *섭식 장애의 전반적인 치료(General Treatment of Eating Disorders)*

폭식증과 거식증 둘 다를 위한 치료는 내과의, 정신 건강적 전문의(정신과, 정신적 건강의 상담 또는 사회 복지사), 영양학자와 관련된 3가지 갈래의 접근법이 요구된다. 정신 건강 전문의로부터 인격장애가 보여 진다고 결정되면, 정신학적, 약학적인 광범위한 재활프로그램의 치료가 필수적이다. 충분히 빨리 진단한다면 개인적인 상담과 함께 행동학적, 정신교육학적 치료가 이로울 것이다. 영양학적 감시와 가이드는 환자가 섭취에 대한 미신을 극복하고 적당한 영양 섭취의 방향에 집중할 수 있도록 도울 것이다.

신경성 폭식증과 거식증은 치료될 수 없지만, 잘 구성되고 감독되는 재활 프로그램에 의해 다뤄질 수 있다(17).

➤ ➤ 글상자 25.8

섭식 장애의 합병증

하제와 구토에 관련하여

- 증가된 혈액량, 심근 대사성 산증, 마그네슘 부족 메스꺼움으로 인한 전해질장애
- 침샘과 췌장의 염증
- 위장관 출혈을 발생하는 식도와 위의 침식
- 위산에 의한 치아의 변색과 부식과 침식

체중 감소에 관련하여

- 지방, 근육의 질량의 손실, 부풀어 오름, 변비, 복통, 월경
- 골빈혈증, 골괴사증, 대퇴 경부의 골절
- 말초신경 질환
- 머리털과 치모의 감소, 몸 전체에 아기의 털과 같은 털이 자란다.

골다공증(Osteoporosis)

골다공증은 성, 나이, 인종에서 기대되는 것보다 더 큰 골질과 근력의 감소를 보이는 심각한 질병이다. 나이와 관련된 골다공증은 골절을 야기하는 해면골과 피질골 모두의 손실을 야기한다. 이 골절은 보통 척추체, 대퇴골 상부, 요골의 하부에 흔하다. 피질골은 40대에서 최대 밀도에 도달한다. 해면골(골반, 척추, 대퇴)의 밀도는 20대 중반에 최대 밀도를 갖고 서서히 골밀도는 일년에 1%씩 감소한다. 폐경 후 여성의 40%와 50대 이상의 남성 12.5%가 평생 골다골증성 골절로 고통 받는다. (13.18) **글상자** 25.9의 위험요소를 알아보자.

칼슘뿐 아니라 에스트로겐은 강한 뼈를 만드는데 필요하다. 월경 후, 에스트로겐 수치가 낮아진 여성은 다른 어떤 집단보다 골다골증으로 발전시키는 큰 요소를 갖고 있다. 일차적인 예방법으로 하루 1200mg의 칼슘을 섭취하는 것, 적당한 순환 에스트로겐을 유지하고, 규칙적인 체중 부하 운동, 금연과 금주를 포함한다. 칼슘의 풍부한 원천으로는 우유, 요쿠르트, 치즈, 아이스크림, 시금치, 구운 콩이 있다. 비타민 D는 칼슘의 체내 흡수를 돕는다. 마가린이나 씨리얼과 같은 음식에 비타민 D가 포함되어 피부의 햇빛의 활동이 주요한 원천이다. 국제 골다공증 협회는 피부암의 요소의 노출로부터 피하기 위한 적당한 양은 매일 햇빛 아래서 15분 동안 활동하는 것이라고 추천한다(19).

가장 중요한 예방적 방법으로는 순환 에스트로겐을 유지하는 것이다. 어떤 사람이 무월경 상태라면 적당한 칼슘 흡수와 운동을 유지한다 해도 골밀도 감소가 일어나기 쉽다.

이차적으로 정상 월경을 갖는 여성(두 가지 모두가 무 월경 여성보다 낮더라도)은 무월경 여성보다 높은 골 밀도를

➤➤ 글상자 25.9

골다골증의 위험요소

- 낮은 칼슘 섭취
- 앉아서 일하는 생활 방식
- 흡연
- 저체중
- 골 밀도 감소와 관련된 무 월경
- 에스트로겐 결핍
- 골질 밀도 테스트에서 발견된 골질 무기물의 감소

가진다. 왜냐하면 여성은 사춘기와 40대 사이에 그들의 골질을 축적할 수 있으며 무월경의 기간 동안은 골다골증을 유도하여 장지간의 해로운 기간을 만든다. 적당하지 않은 에스트로겐 수준(양)은 선수의 무월경, 폐경, 또는 과도한 프로락틴에 의해 야기될 수 있다. 프로락틴은 임신 기간동안 유즙의 분비를 자극하는 단백질이다. 그러나 다른 시기에 분비된다면 비정상적인 것이다. 낮은 에스트로겐 수치의 다른 원인으로는 영양실조, 만성 질병, 신장 기능이상, 결합 조직의 기능이상, 비정상적인 갑상선, 악성 종양이 있다. 과도한 운동은 골의 재건에 다양하게 영향을 주며 골다공증의 위험을 증가시킨다. 두 번째 예방은 폐경 또는 5~6년 지속되는 동안 에스트로겐 치료이다.(13) 체중 부하 운동과 에스트로겐 치료는 폐경 이후의 골 손실을 예방할 수 있다.

여성 삼징후(The Female Triad)

1992년, 미국 스포츠 의학 대학은 사춘기와 젊은 여성에게서 흔히 발생하는 섭식장애, 월경 기능의 변화, 골 무기화 비정상인 여성의 3대 질환에 대해 토의하기 위해 전문가를 모았다. (20) 지금 여성 삼징후는 특히, 체중 조절과 수행을 위해 최소의 체지방이 필요한 스포츠(체조, 피겨 스케이팅, 크로스 컨트리 달리기, 다이빙, 수영, 발레) 참여가 많은 여성에게 많다(**그림** 25.2).

이런 질병들은 건강과 스포츠 수행에 잠재적으로 심각한 영향을 준다. 그러나 두 개 이상의 요인이 함께 존재할 때,

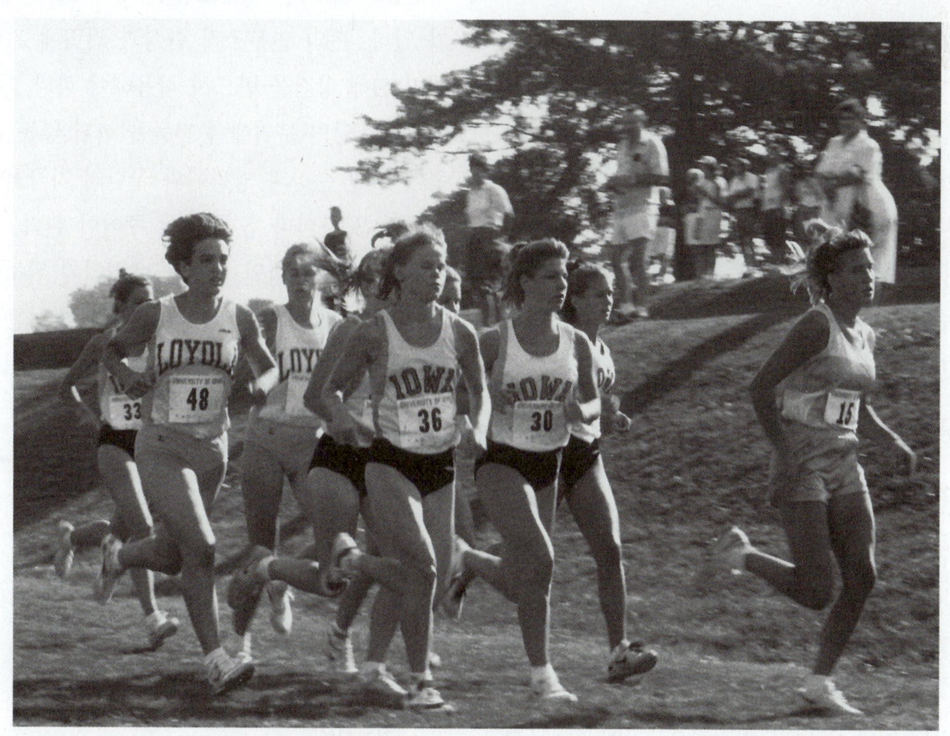

➤ 그림 25.2. **여성 삼징후.** 여성 삼징후은 청소년기와 젊은 성인기 여성 운동선수들에게서 보이는 불규칙한 식사, 월경 불순 그리고 골다공증 이 3가지 무질서의 결합이다. 특히, 보통 운동선수 사이에서 스포츠 참가는 업적을 위해 이상적 체중 또는 최적의 체지방률을 요구한다(예를 들면, 체조, 피겨 스케이팅, 크로스컨트리 육상, 잠수, 수영 발레).

서로를 과속하여 삶의 양과 질 모두에 해로운 영향을 준다. 장애성 섭식의 장기간의 영향은 월경 기능의 변화를 일으켜 골다골증의 발생을 증가시킨다.

여러 연구에서 피로 골절의 경험이 있는 사람은 골 밀도가 낮고, 칼슘 섭취가 적고, 월경이 불규칙하고, 경구 피임약을 적게 사용한다고 보고하였다.(21,22) 이 연구는 무월경은 여성의 삼징후 회로를 작동하는 섭식장애, 낮은 에스트로겐 수치 .낮은 골 밀도와 관련된다고 말한다. 무월경을 갖고 있는 여성은 계속 골질을 잃을 것이다, 그러나 다시 월경이 시작되면 (특히, 척추에서) 골질이 증가하고 회복될 것이다.

A 위장관 문제와 주수지관절의 피로 골절로 고생하는 여성 선수는 여성 삼징후와 관련된 증상을 가졌는지 의심해봐야 한다. 관리 계획은 내과적 의뢰와 병력, 식이요법, 월경기능을 포함하여야 한다.

장애 선수(THE DISABLED ATHLETE)

Q 휠체어 스포츠 선수는 따뜻하고 맑은 날 10 km 경기를 준비하고 있다. 주의해야 할 점은 무엇일까? 있다면 상해와 탈수를 예방하기 위해 무엇을 해야 할까?

미국의 2~3백만 장애 선수들이 레크레이션과 조직화된 스포츠에 참여한다. 장애를 가진 사람이 신체적 상해의 위험요소가 더 클 것이라고 생각하지만, 사실은 그렇지 않다. 사실은 장애를 가진 선수들의 상해률은 더 높지 않다. 장애를 가진 선수의 상해 형태는 장애가 없는 선수의 상해 형태와 비슷하다; 가장 주된 것은 연부조직 손상이다. 이 부분에서는 장애를 가진 선수의 신경학적, 신경근육학적 부분과 관련된 의학적 질병과 상해에 대해 초점을 맞출 것이다.

휠체어 선수(Wheelchair Athletes)

척수 손상, 척추 이분증, 급성 회백수염 후 마비, 절단을 가진 사람은 휠체어 선수로 활동한다. 휠체어 선수는 트랙, 달리기, 농구에 참여하기도 하고 테니스, 필드 경기, 볼링, 양궁, 회전 스키, 탁구, 수영, 이외의 다른 운동에도 참여한다. 휠체어의 설계는 지난 20년간 기적적으로 발전했다(**그림 25.3**). 전체적인 질량은 줄었고, 앉는 부분과 등받이는 낮아졌고, 바퀴는 볼록해 졌으며 바퀴의 손잡이는 개인의 필요에 맞게 수정되었다.

➤ *휠체어 선수의 손상(Injuries To Wheelchair Athletes)*

근력과 유연성의 변화는 반복적인 휠체어 추진력 때문에 좀 더 손상받기 쉬운 근육, 관절에 제공되는 생체역학적인 힘에 변화를 준다. 가장 큰 속도는 휠체어의 미는 손잡이를 길게 미는 것 보다는 속도에 의해 얻어진다. 팔은 다리보다 더 낮은 역학적 효율성으로 작용하고, 팔을 움직이는 동안 몸통의 안정성에 영향을 미친다. 효율성은 특히, 상위 레벨의 척수손상 환자에서 더 나쁘다. 이런 이유로 상지의 상해가 가장 흔하다. 가장 흔한 상해는 인대 손상과 근육 손상, 팔과 손의 찰과상, 수포 , 가골 등의 다른 연부 조직손상을 포함한다(24-26) (**글상자 25.10**). 휠체어를 밀면서 발생하는 뒷꿈치와 손의 반대압은 중심관 증후군을 일으키고 앉은 자세의 압력은 엉덩이와 골반의 압력과 관련된 상처를 만든다. 그들 질병의 특성상 많은 휠체어 선수들이 하지에 감각을 갖고 있지 않다(하지마비). 따라서 발과 발가락이 경기 동안, 콘크리트나 딱딱한 표변에 긁히거나 끌려서 찰과상이나 열상을 일이 없도록 최대의 주의가 필요하다. 휠체어를 높은 속도로 사용하여 일어나는 사고에 관련하여 상해를 입는 경우가 있지만, 그 외 다른 것들로 훈련의 강도가 커서 일어나는 경우가 있다. 손의 연부조직 손상과 압력에 관련된 손상을 예방하기 위해 장갑을 반드시 착용해야 한다. 충전물이 필요하다면, 높은 압력 부위에 충전물을 끼워 넣는 것도 필요하다. 압력에 의한 손상과 엉덩이와 골반의 자극을 줄이기 위해서는 선수는 30분마다 몸을 들어 주어야 한다. 개방성 욕창을 가진 선수는 추가적인 욕창을 예방하기 위하여 신체적 활동을 중지해야 한다. 유연성과 준비운동을 하는 훈련 프로그램은 근건 손상의 발병률을 낮추기 위해 필수적이며 이것들은 훈

➤➤ 글상자 25.10

휠체어 선수의 흔한 손상

- 연부조직 손상(근육 손상, 인대 손상, 건염, 활액낭염)
- 수포
- 열상, 찰과상, 상처(피부감염을 포함)
- 욕창
- 관절질환
- 골절
- 손의 약화와 저림
- 고열과 저열의 문제

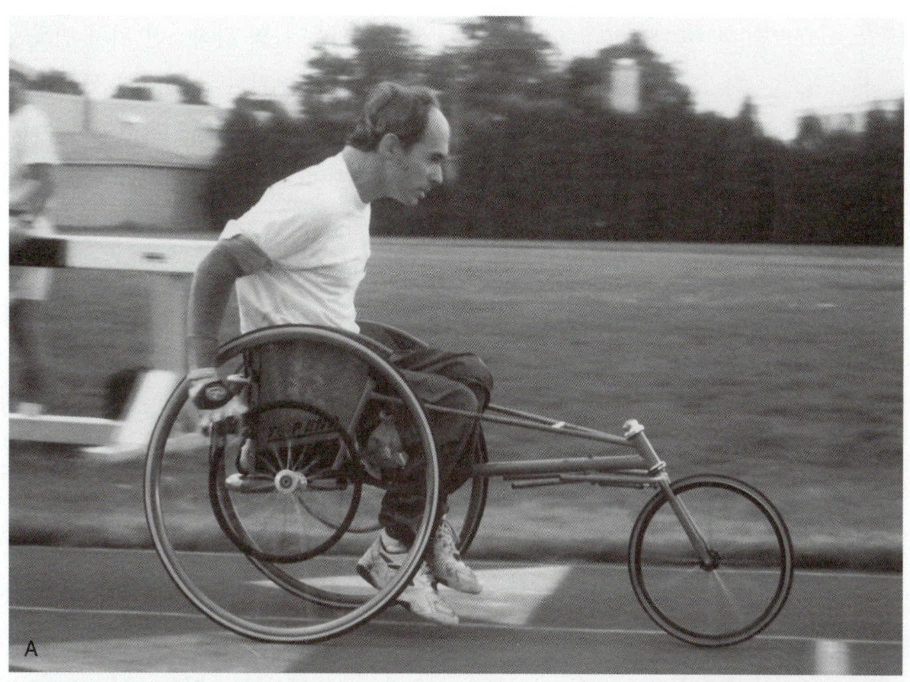

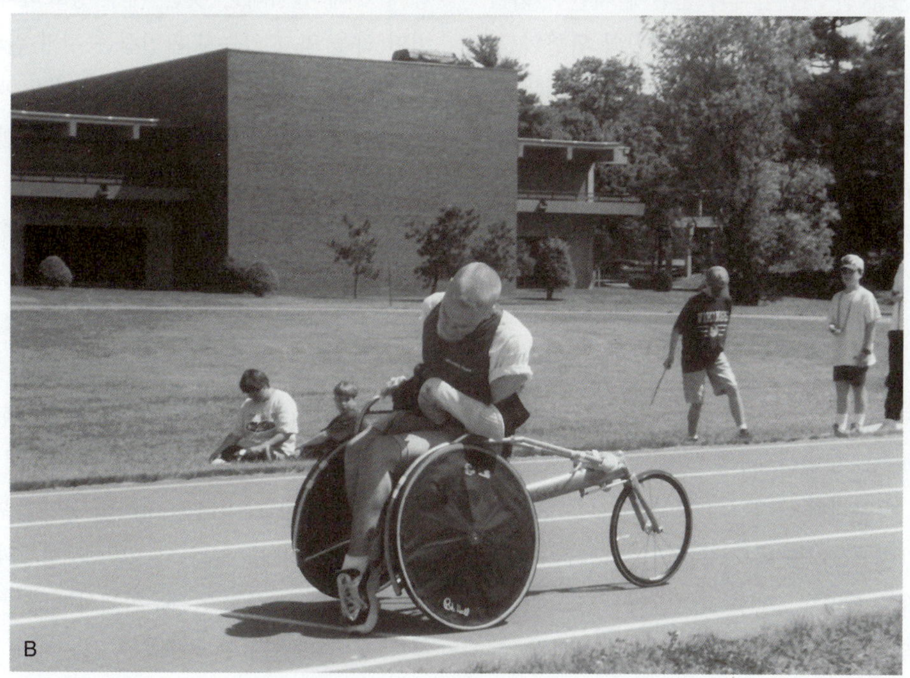

➤ **그림 25.3. 운동선수를 위한 휠체어디자인.** 오늘날 휠체어의 전체 양은 매우 감소하고 있다. 좌석과 등받이는 더 낮아지고 바퀴는 가운데가 더 돋아있고, 손잡이의 크기는 개별적 경우에 따라 필요에 의해 고안된다. A, 양하지마비 운동선수 B, 뇌성마비 운동선수

련과 경쟁 전후 모두에 선행되어야 한다. 어떤 휠체어 선수들은 장애의 특성에 관련하여 상지의 만성적 통증을 갖고 있다. 이러한 만성 통증은 급성이나 아급성으로 잘못 판단되어서는 안된다. 손상을 치료할 때 냉 치료와 열 치료는 조심스럽게 적용되어야 한다. 이 선수들의 대부분은 많은 부분의 감각을 느낄 수 없으므로 너무 차갑거나 너무 뜨거우면 화상과 통증의 위험요소가 될 수 있다.

➤ 환경적 고려사항(Environmental Considerations)

휠체어 운동 선수들은 고체온증과 저체온증과 같은 환경과 관련된 질병에 더 큰 위험에 놓여있다. 척수 손상(특히, 첫째 흉추 위의 손상)은 순환 혈액량과 땀 생산에 영향을 주는 부교감 신경계에 손상을 주고, 열 생산에 다양하게 영향을 준다(27). 결과적으로 사지마비는 손상 부위 이하로 땀을 흘리지 못하고 열을 식힐 수 없다. 다른 주의 사항으로는 선수가 운동을 할 때, 따뜻한 환경에서 해야 하는 것을 들 수 있다. 훈련과 경기는 85°F 이상의 온도와 70% 이상의 습도에서만 한정되어야 한다. 수화작용과 재수화작용에 관하여서는 장애가 없는 선수와 같은 원칙을 적용한다(18장). 물은 피부에 종종 뿌려주어야 하며, 물을 넣을 병을 휠체어에 고정시켜 항상 물이 준비되도록 한다. 탈수에 대한 걱정 이외에도 이러한 척수 손상 선수는 감각과 순환에 대한 변화를 잘 느끼지 못하여, 햇빛에 노출되는 동안 화상의 위험이 높다. 선수들은 자외선 차단제를 바르고, 경기 전후나 쉬는 시간에 그늘지역으로 옮겨야 한다. 또한 선수들은 추위로 인한 질병상태에 더 큰 위험을 갖고 있다. 체온을 유지하는 것은 기온이 50°F 이하로 떨어질 때 문제가 발생한다. 휠체어 선수들은 겨울에는 단열 옷을 착용해야 하며 특히, 절단선수의 절단 부위는 더욱 그러하다.

➤ 방광 기능이상(Bladder Dysfunction)

방광의 부적절한 배뇨, 방광염, 방광 결석, 방광 폐색은 신경학적 방광을 가진 사람에게 나타난다. 휠체어 선수들은 방광을 비우기 위해 간헐적 카테터를 사용한다. 카테터는 적절하게 깨끗이 사용되지 않으면, 방광-요로감염에 걸리기 쉽다. 방광을 비우기 위하여 하루에 2L의 물을 먹어야한다. 휠체어 선수는 적당한 양의 물을 마셔야 하고 요로감염의 위험을 줄이기 위해 적당한 관리를 해 주어야 한다. 선수가 방광염에 걸렸다면, 항생제가 주로 사용되고, 신체적 활동은 항생제 치료 후 8시간 이후에 재개할 수 있으며, 만약 열이 있다면 체온이 정상으로 돌아온 뒤 24시간 이후에 활동이 가능하다.

➤ 기립성 저혈압(Orthostatic Hypotension)

오래 앉아 있거나 갑자기 몸의 위치를 바꿔서 생기는 기립성 저혈압은 몸의 갑작스런 위치 변화에 적응하려는 교감신경의 문제로 야기된다. 기립성 저혈압을 가진 선수는 어지러움을 느낀다. 이 선수는 드러누워서 휴식을 취하도록 해야 하며(휠체어의 등받이를 기울여서) 깊이 숨을 쉬도록 해야 한다. 이는 뇌혈류에 도움을 줄 것이다. 휠체어 선수가 강한 두통이나 얼굴이 붉어지고 얼굴과 목에 땀이 많이 난다면, 그 환자는 혈압과 심박을 조절하는 **자율신경 반사부전**을 경험하는 것이다.

EMS *자율신경 반사부전은 드물지만 배변 배뇨기관의 폐쇄로 인해 발생하는 의학적 응급에 해당하는 위험한 상태이다*

➤ 휠체어 선수의 안전(Safety and Wheelchair Athlete)

많은 휠체어 선수는 감염, 비정상적인 근 긴장, 간질, 다른 신경학적 문제로 인하여 다양한 약물을 사용하므로 약물 반응에 대해 인식하는 것은 매우 중요하다. 그러므로 선수가 어떤 약을 먹고 있는지 확인하는 것과 편의점과 같은 곳에서 처방 없이 약을 먹는 것을 피하는 것은 굉장히 중요하다. 또한 운동과 경기 동안 휠체어 선수의 안전을 지키지 위해 적절한 단계를 밟아야 한다(**글상자 25.11**). 이러한 단계들이 개인의 책임이지만, 선수의 트레이너 또한 경기 중에 안전을 강조하여야 한다.

절단 선수(Amputee Athletes)

절단 선수의 가장 흔한 문제점은 절단된 사지와 의수족 연결 부위의 통증이다. 이는 체중 부하로 인하여 하지에서 더욱 심하다. 선수 트레이너는 이러한 문제를 빨리 해결하기 위해 적당한 전문가(물리치료사 또는 정형외과의)와 긴밀한 협조가 필요하다. 이러한 연결부위에서는 홍반, 피부 자극, 때로는 부종 등이 관찰된다. 의수족과 절단지의 적절한 착용은 이러한 문제를 피하기 위해 필수적이다. 의수족이 너무 헐거우면 마찰이 발생하고, 너무 꽉 끼면 혈관 기능이 손상될 수 있다. 절단지의 치료는 환부의 청결과 보호 패딩을 적용하는 것과 관련된다. 통증이 심하면 의수족을 사용하지 않고, 신체 활동을 줄여야 한다.

뇌성마비(Cerebral Palsy)

뇌성 마비는 경도에서 중도까지 조절되지 않는 근 경직과 관련한다. 계속적인 경직과 관절운동 범의의 감소로 근건 단

➤ ➤ 글상자 25.11

휠체어 운동선수 훈련 시 유의점

- 보호장비를 사용한다. (예. 장갑, 압박붕대, 방석(쿠션))
- 환경적 조건을 감독한다.
- 많은 액체에 대비한다. (휠체어 위에 있는 물병 손잡이)
- 카테터가 비어있을 많은 기회가 있음을 명심해라.
- 일광화상에 대해 보호하라.
- 발과 발가락의 벗겨짐을 보호하라.
- 약물 반응에 대해 경계해라.

위에 부하가 증가되기 때문에 근육의 손상이 가장 흔하다. 고유수용성 신경근 촉진(PNF) 스트레칭과 근력강화를 포함한 유연성 운동은 근육의 손상 발생을 감소하기 위해 시작해야 한다. 근력 강화 운동의 목적은 주동근과 길항근의 균형을 맞추기 위해 적용된다. 어떤 경우, 뇌성 마비 선수들은 아킬레스건과 슬괵근의 관절 가동 범위를 증가하고 근 경직을 조절하기 위해 수술을 하기도 한다.

시각 장애(Visual Impairment)

시각 장애를 가진 운동 선수는 안 보이는 것에 대한 심각한 문제를 갖고 있다. 길의 표면 상태, 벽, 커브 다른 선수들과 같은 것을 볼 수 없다는 것은 환경의 변화에 반응을 하는데 실패하여 선수를 특히, 하지의 손상의 큰 위험에 빠뜨린다. 또한 시각 장애 선수들은 더 많은 에너지를 소모하고, 하지의 만성적 과사용으로 인한 피로를 더욱 빨리 느낀다고 생각된다. 따라서 훈련기간이나 경기 동안 손상된 시각을 보상해주는 청각적 보조가 도움을 줄 수 있다고 제안할 수 있다.

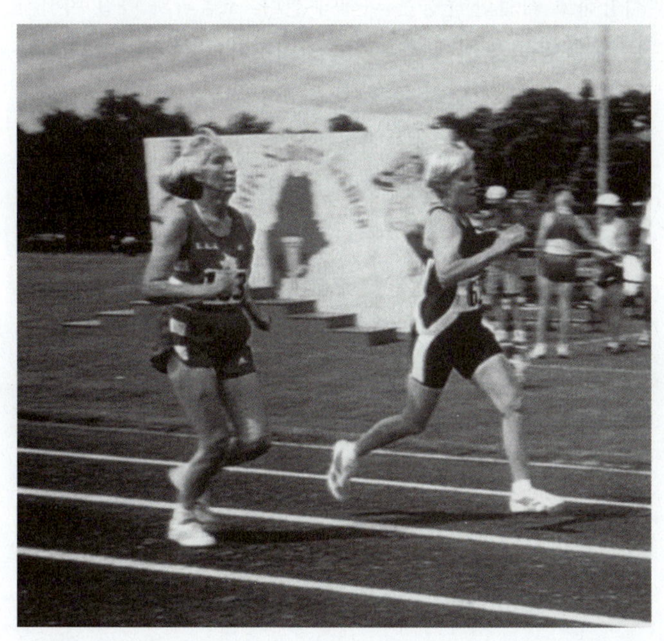

A 휠체어 선수의 준비과정에서 당신은 경주에 앞서 배뇨를 하고, 자외선 차단제를 바르고, 장갑을 착용하고, 압력이 높은 부위에 패드를 대어주고, 물을 준비하고, 운동 전후에 준비운동과 유연성 운동을 해 주어야 한다. 이것들이 손상의 위험을 줄이도록 도울 것이다.

고령 선수(THE SENIOR ATHLETE)

Q 고령의 테니스 선수가 만성적 어깨 통증을 갖고 있다. 이 선수의 어깨 손상이 어떤 상태라고 생각되는가? 견봉하 충돌 증후군의 증상과 징후는 무엇인가?

미국민의 평균 연령이 증가함에 따라 65세 이상의 노인의 60% 이상이 운동에 참여하고 있다(**그림 25.4**). 점진적으로 근력, 질병, 운동 손상에 관련된 치료에 대한 필요가 증가되고 있다. 노화는 골격계와 신경근육계의 기능에 큰 역할을 한다. 언급했듯이 비록 신체적 활동이 노화를 줄인다 하더라도 골질이 줄어든다. 노화는 조직의 교원질의 밀도를 낮추어 조직의 탄력성을 줄인다. 그러나 신체적 활동은 유연성을 유지할 수 있도록 교원질 생산을 자극한다. 노화는 타입 Ⅰ, Ⅱ

➤ 그림 25.4. **노인 운동선수.** 65세 이상의 성인 중 60% 이상이 신체적 활동에 참여한다고 추정된다. 보통수준의 운동으로 노화의 많은 이롭지 못한 영향이 파생될 수 있고, 더 건강하게 삶은 더 길어진다.

의 근섬유를 악화시키고, 신체적 활동은 더 긴 시간을 활동할 수 있도록 유지하고, 또한 연골세포의 활동을 유지하고, 반월판과 연골 조직의 상태를 유지한다.

나이가 들면서 근육은 짧아지고 약해지는 경향이 있어 균형이 맞지 않는다. 이는 만성적 손상과 중력에 대한 자세 적응, 신경근 그리고 신경학적 기능이상, 전반적인 몸의 피로에 의해서도 유발된다. 이런 다양한 노화의 특성은 고령 선수의 손상의 위험을 증가시킨다. 사실, 이 고령선수의 손상은 근골격계의 노화에 따른 영향과 직접적인 관계가 있다. 고령 선수의 치료를 위한 핵심은 다른 집단의 선수들과 마찬가지로 가능한 통증 없이 운동에 참여할 수 있도록 하는 것이다. 이 부분에서는 이 고령 선수의 특별한 근 골격계의 고려사항에 대해 초점을 맞추었다(**글상자 25.12**). 독자는 특별한 손상과 질병에 대한 더 많은 정보를 위해 관련된 다른 장을 참고하도록 해야 한다.

상지와 척추의 고려사항 (Upper Extremity and Spinal Considerations)

유착성 관절낭염, 견봉하 활액낭염, 견봉하 충돌 증후군은 고령 선수의 가장 흔한 손상이다. 이러한 질병은 몸의 구조적 변화, 생 역학 변화, 어깨 근육의 불균형을 일으키는 후만증을 가진 사람에게서 자주 나타난다. 이러한 상태들은 팔로 연관통을 일으킨다.

유착성 관절낭염은 관절와-상완 관절에 긴장과 유착이 있을 때 발생한다. 이는 여성보다는 남성에게 흔하고 회선건판의 진행성 병변이다. 징후로는 수동 또는 능동운동의 마지막에 급성의 극심한 통증을 포함한다. 관절가동 범위의 제한은 관절와-상완 관절의 굴곡, 외전, 외회선 시 눈에 띈다. 야간 통증도 종종 있다. 이 질환의 치료의 첫 단계는 제한된 움직임의 관절 패턴을 알고, 열치료(초음파 등), 비스테로이드성 진통소염제를 적용하고 ,마지막 범위에서의 움직임을 유도하는 기술이 있다. 열 치료를 보완하기 위하여 모든 재활치료가 가능하다. 환자가 관절 가동 범위의 제한을 무시하고 활동을 계속한다면, 둘러싸고 있는 연부조직의 추가적인 손상이 발생할 수 있다. 견봉하 활액낭염은 종종 견봉하 충돌 증후군과 관련이 있다. 선행 요소로는 회선건판의 건의 석회화, 관절와 - 상완 관절의 낮은 생역학적 배열과 기능이상 등을 포함한다. 통증은 심하며, 지속적이고, 급격하거나 무디고 굴곡과 외전 시 관절와 - 상완 관절의 마지막 범위에서 증가한다. 급성기에는 관절 가동 범위의 조절에 따라 견봉하 활액낭염은 냉치료, 비 스테로이드성 진통 소염제, 슬링으로 치료한다. 만성기에는 열치료(초음파)와 적절한 재활 치료와 조합되어야 한다. 어떤 경우에는 내과의사에 의하여 전통적인 치료를 보완하기 위하여 콜티코스테로이드 주사를 사용하기도 한다.

척추 후만증, 어깨의 근육의 불균형, 과거의 회선건판의 손상, 또는 만성적 건염이 견봉하 충돌 증후군을 걸리기 쉽게 한다. 통증은 어깨의 앞, 옆으로만 한정되며 팔꿈치 쪽까지 퍼진다. 통증은 어깨의 굴곡, 외전, 외회선을 따라 서서히 증가한다. 치료를 위해 휴식, 비스테로이드성 소염진통제를 적용하고 격렬한 운동은 피해야 한다. 초음파와 마찰 마사지는 재활 운동과 함께 적용되며 스테로이드 주사는 가끔 사용된다. 퇴행성 질환과 충돌 증후군이 관련되었다면, 치유는 굉장히 느려지고, 어깨의 스트레스가 계속되고, 혈류가 원활하지 않아 치료가 되지 않기도 한다. 요부의 디스크 탈출은 고령의 선수에게서도 나타나지만 주로 중년에서 흔하다. 하지만 요부의 전반적 질환은 고령에게서 더 흔하다. 왜냐하면 노화와 함께 디스크에 혈액순환이 나빠지고, 수분을 잃고, 점성과 탄성의 퇴행과 구조적 특징이 퇴행성 디스크 질환을 야기하기 때문이다.

하지에 대한 고려사항 (Lower Extremity Considerations)

연부 조직의 낮은 유연성과 노화의 변화는 고령 선수를 대

➤➤ 글상자 25.12

고령 선수에게 흔한 손상

- 유착성 관절낭염
- 견봉하 활액낭염
- 견봉하 충돌 증후군
- 슬괵근, 대퇴사두근, 하퇴 삼두근의 좌상
- 전자의 활액낭염
- 퇴행성 반월판 손상
- 아킬레스건의 파열
- 외상 후 발목 불안정성
- 족저 근막염

퇴사두근과 슬괵근의 좌상의 더 큰 위험에 빠뜨린다. 이러한 손상은 달리기, 단거리 경주, 필드 경기, 축구, 농구와 같은 근력이 강력히 요구되는 운동에 더 많이 관련된다. 급성 좌상은 만성 좌상 보다 더 흔하다. 징후, 증상, 치료는 젊은 사람의 것과 기본적으로 같지만 노화의 과정 때문에 치료가 더 더디다. 약한 고관절 외전근과 장경대의 낮은 유연성은 이 고령 그룹의 전자의 활액막염의 위험을 높인다. Hallmark 징후는 고관절의 옆에서 통증이 시작하여 대퇴의 옆까지 퍼지고, 침범된 고관절로 옆으로 굴릴 때 통증이 있는 것을 말하며 저항을 준 고관절 외전, 점프, 경사 오르기, 계단 오르기를 하는 동안 통증이 심해진다. 치료로는 냉 치료, 비스테로이드성 진통 소염제의 사용, 격렬한 운동을 피하는 것이 있다. 생역학적 분석은 고령선수가 걷는 것이 장경대와 대전자에 압력을 주는 지 확인하기 위해 실행된다. 무부하 운동 (수영과 같은) 손상의 치유 과정동안 실행이 필요하다. 이러한 치료와 휴식에도 호전이 없다면, 내과의사에게 의뢰하는 것이 필요하다.

무릎의 대퇴골과 경골의 계속적인 굴림 운동에 의해 생긴 반월판의 퇴행적 손상(반월 연골의 떨어져 나감)은 젊은 사람에게는 잘 발생하지 않는 손상이다. 퇴행성 반월의 손상은 큰 체중 부하가 필요한 운동선수에게서 나타난다(달리기, 점프, 트위스트). 통증은 주로 관절의 안쪽에 발생하고, 전염이나 신전상태의 무릎의 안정성에 관한 병력이 보고 되고, 반월연골의 부족으로 관절의 불안정성이 있을 수 있다. 급성기의 치료로는 냉치료, 목발을 이용한 부분 체중 부하가 있다. 선수가 불안정성이나 운동제한이 있을 때, 내과의사의 의뢰가 필요하다. 비복근과 가자미근의(하퇴 삼두근) 부분의 부분적 손상은 고령 선수에게 두 번째로 흔한 근좌상이다(28). 손상은 주로 근복에 많고 '딱딱' 하는 소리가 나기도 한다. 즉시 심한 통증이 생기고 촉진 가능한 문제점이 발견되고, 선수는 발을 밀어내는 동작을 할 수 없다.

치료로는 냉치료, 휴식, 목발을 이용한 체중의 부하를 제한하는 것이 있다. 급성기 이후에는 재활 운동과 점진적인 생활 활동과 함께 초음파가 추천된다.

아킬레스 건의 파열은 점프(배구, 농구), 단거리 질주 (테니스, 축구)와 같은 무릎이 신전상태에서 발이 떼지는 동안에 발생한다. 하퇴 삼두근의 좌상과 함께 딱딱 소리가 나거나, 염발음을 느낄 수 있는데 손상된 다리의 발가락으로 서 있는 체중 부하는 불가능하다. 관찰이나 촉진이 가능한 문제점이 발견되며 톰슨 테스트가 양성으로 나타난다(17장 참조). 냉치료, 후방 보조기, 목발, 내과의사의 의뢰가 필수적이다.

발목의 측방 인대의 반복되는 좌상은 골관절염과 동시에 고령 운동선수의 외상 후 발목의 불안정성을 야기한다. 제한된 발목의 배측 굴곡은 거골의 앞측에 골극을 발생과 관련된다. 불안정성은 주로 앞 방향으로 있고, 양성 전측 끌림 테스트로 평가된다(17장 참조). 치료는 주로 체중을 지지하는 근육 조직의 재활에 초점을 맞춘다. 치료가 안정성의 측면에서 충분히 성공적이지 못한다면, 재건 수술이 필요하다.

족저 근막염은 모든 연령에서 발생하지만, 아키레스건의 긴장과 종골의 골극으로 인해 고령인 사람에게 더 흔하다. 통증은 아침에 가장 크며 낮 동안은 감소되고, 저녁과 체중 부하가 일어날 때에는 통증이 증가한다. 통증의 부위는 거골의 저측면에 국소적이다. 저측 근막의 긴장이 촉진될 수도 되지 않을 수도 있다. 급성기에는 냉치료, 비스테로이드성 진통 소염제가 적용되며 아킬레스건의 긴장을 줄이기 위해 뒷꿈치를 들어올릴 수 있다. 아킬레스건, 족저 근막, 슬괵근의 스트레칭 운동이 권장되며 만약 과도하게 회내될 경우, 교정이 필요하다.

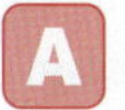

어깨 통증이 있는 고령 선수는 다음의 요인을 갖고 있다면 견봉하 충돌 증후군에 걸리기 쉽다; 척추 후만증, 어깨 근군의 불균형, 회선건판의 건염의 만성적 병력. 이 충돌 증후군의 추가적인 징후와 증상으로는: 관절와-상완 관절의 굴곡, 외전, 외회전 시 어깨의 앞과 옆에서 나타나는 통증이 있다.

요약(Summary)

1. 월경 기능장애는 월경곤란(월경 경련), 다리로 방사되는 월경통, 무배란성 희발 월경, 황체기 결핍 (황체기의 단축과 프로게스테론의 생산 저하), 운동과 관련된 무월경(월경의 부재)을 포함한다.
2. 자궁 내막증은 자궁내막강의 밖으로 조직이 증식하는 것과 관련되며, 월경곤란, 희발 월경, 심한 골반통, 배변 동안의 통증을 야기한다. 심한 경우 자궁내막증은 불임의 원인이 된다.
3. 월경 전 증후군은 월경주기의 황체기(15~28일)와 관련된다. 이것의 징후와 증상으로는 두통, 요통, 부종, 자극적 통증, 우울, 피로, 특정 음식의 열망이 있다.

4. 임신한 여성의 운동 계획은 개인에게 맞춰져야 하며 내과의가 감독, 상담해야 한다. 최고 심박동의 65~80%의 강도로 30~60분 동안 일주에 3~5번, 5~10분 준비운동과 함께 즐겁고 규칙적인 운동이 필요하다. 모든 운동은 마무리 운동과 스트레칭이 필요하다.
5. 섭식장애는 정상적인 체중의 거부, 급격한 체중 손실, 저 체중임에도 체중의 증가에 대한 두려움, 음식에 대한 선입견, 비정상적인 음식 섭취의 패턴, 최근의 죄책감의 조절과 관련된 폭식으로 분명히 나타난다. 치료는 내과의사, 정신 건강의 전문가, 영양전문가의 세 가지 접근으로 다뤄져야 한다.
6. 골다골증은 골질과 근력의 감소로 야기되며 골절이 일어나기 쉽게 한다. 일차적 예방은 적당한 칼슘 섭취, 혈중 에스트로겐, 체중 부하 운동을 포함한다. 가장 중요한 것은 혈중 에스트로겐이다.
7. 장애성 섭식, 무월경, 골다골증의 조합은 여성 삼징후라 불린다, 이들이 서로 같이 존재할 때, 서로를 가속하며 인생의 양과 질에 악영향을 미친다.
8. 장애를 가진 선수가 장애가 없는 선수에 비해 손상이 더 많은 것은 아니다. 휠체어 선수에게서 보여 지는 가장 흔한 손상은 근육 좌상과 염좌, 수포, 찰과상, 열상, 상처와 같은 연부조직의 손상, 중심관 증후군, 손, 골반, 엉덩이와 같은 곳의 압력과 관련된 손상 화상, 탈수, 고체온증, 저체온증, 배뇨장애, 저혈압 등이 있다.
9. 고령 운동선수의 가장 흔한 손상은 유착성 관절낭염, 활액막염, 근육 좌상, 족저 근막염, 퇴행성 질환, 유연성과 근력과 균형의 감소가 있다.

참고문헌(References)

1. Joy EA, Macintyre JG. Women in sports. In: The Team Physician's Handbook. Edited by Mellion MB, Walsh WM, Madden C, Putukian M, Shelton GL. Philadelphia: Hanley & Belfus, 2002.
2. Lipsky MS. Vaginitis: case reports and brief review. AIDS Patient Care and STDs 2002;16(8):367-373.
3. Brukner P, Bennell K. Stress fractures in female athletes: diagnosis, management and rehabilitation. Sports Med 1997;24(6):419-429.
4. Bennell KL, Malcolm SA, Wark JD, Brukner PD. Skeletal effects of menstrual disturbances in athletes. Scand J Med Sci Sports 1997;7(5):261-273.
5. Ransom S, Moldenhauer J. Premenstrual syndrome: systematic diagnosis and individualized treatment. Phys Sportsmed 1998;26(4):35-43.
6. Dickerson LM, Mazyck PJ, Hunter JG. Premenstrual syndrome. Am Fam Phys 2003;67(8):1743-1752.
7. Martin M, Stalans L. Unpublished. Sexual behaviors of NCAA division I female basketball, softball, and volleyball players, 1998.
8. Wells CL. Women, Sport & Performance: A Physiological Perspective. Champaign, IL: Human Kinetics, 1991.
9. Clapp JF III. A Clinical approach to exercise during pregnancy. Clin Sports Med 1994;13(2):443-458.
10. Yeo S, Davidge ST. Possible beneficial effect of exercise, by reducing oxidative stress, on the incidence of preeclampsia. J Women's Health Gender-Based Med 2001;10(10):983-989.
11. Carey GB, Quinn TJ. Exercise and lactation: are they compatible? Can J Appl Physiol 2001;26(1):55-74.
12. American Academy of Pediatrics. Identifying and treating eating disorders. Policy Statement: Committee on Adolescence. Pediatrics 2003;111(1):204-211.
13. Isenbarger DW, Chapin BL. Osteoporosis: current pharmacologic options for prevention and treatment. Postgrad Med 1997;101(1):129-143.
14. American Psychiatric Association. Diagnostic and Statistical Manual of Mental Disorders. 4th Ed. Washington, DC: American Psychiatric Association, 2000.
15. Daluiski A, Rahbar B, Meals RA. Russell's sign: subtle changes in patients with bulimia nervosa. Clin Orthop 1997;343:107-109.
16. Faiburn CG, harrison PJ. Eating disorders. Lancet 2003;361(9355):407-416.
17. Powers PS. Initial assessment and early treatment options for anorexianervosa and bulimia nervosa. Psych Clin North Am 1996;19(4):639-653.
18. Campion JM, Maricic MJ. Osteoporosis in men. Am Fam Phys 2003;67(7):1521-1526.
19. Silverwood B. Building healthy bones. Paediatric Nurs 2003;15(5):27-30.
20. Otis CL, et al. American College of Sports Medicine position stand: the female athlete triad. Med Sci Sports Exerc 1997;29(5):i-ix.
21. Kadel NJ, Teitz CC, Kronmal RA. Stress fractures in ballet dancers. Am J Sports Med 1992;20(3):445-449.
22. Licata AA. Stress fractures in young athletic women: case reports of unsuspected cortisol-induced osteoporosis. Med Sci Sports Exer 1992;24(8):955-957.
23. Ferrar MS, et al. The injury experience of the competitive athlete with a disability: prevention implications. Med Sci Sports Exerc 1992;24(2):184-188.
24. Taylor D, Williams T. Sports injuries in athletes with disabilities: wheelchair racing. Paraplegia 1995;33(5):296-299.
25. Curtis KA. Prevention and treatment of wheelchair athletic injuries. Ath Ther Today 1997;2(1):19-25.
26. McCormick DP. Medical coverage for Special Olympics games. In: The Team Physician's Handbook. Edited by Mellion MB, Walsh WM, Madden C, Putukian M, shelton GL. Philadelphia: Hanley & Belfus, 2002.
27. Hopman MFE, Oseburg B, Binkhorst RA. Cardiovascular responses in paraplegics to prolonged arm exercise and thermal stress. Med Sci Sports Exerc 1993;25(5):577-583.
28. Scott WA, Couzens GC. Treating injuries in active seniors. Phys Sport Med 1996;24(5):63-68.

제 26 장

약리학 (Pharmacology)

결론

1. 약물 동태학의 정의한다.
2. 약물 동태학의 5단계 과정을 설명한다.
3. 투여경로의 2가지 방법인 경구. 비경구 방법을 설명한다.
4. 약물의 세포막투과 흡수율에 영향을 주는 인자를 확인한다.
5. 우리 몸에서 약물 분해 · 대사 · 배출 과정을 설명한다.
6. 약물에 의해 발생되는 치료효과를 설명한다.
7. 약물치료에 있어서 부작용의 가능성을 설명한다.
8. 약물에 이름을 붙이는 방법을 설명한다.
9. 스포츠에 사용되는 일반적 약물치료의 자료목록을 확인한다.
10. *'의사용 데스크 참고서'*의 사용방법과 약물치료의 정보 찾는 방법을 설명한다.
11. 일반적 연부조직 치료에 약물치료 방법을 확인한다.
12. 성능 향상 약물과 관련된 부작용과 사용을 설명한다.
13. 다양한 약물 검사 방법을 설명한다.

약물치료는 스포츠 손상 관리의 한 부분으로 사용되고 있다. 1997년 국립대학선수협회의 13,914 학생 선수를 대상으로 한 조사에서 알코올사용(80.5%), 대마(28.4%), 담배(22.5%), 환각제(5.6%), 에페드린(3.5%), 암페타민(3.1%). 코카인(1.5%), 동화스테로이드(1.1%)를 규칙적 사용을 하고 있었다. 이 조사의 결과로 공인된 선수 트레이너들은 약물치료의 사용, 적응증, 금기증 뿐만 아니라 성능 향상 약물의 사용에 대한 이해의 중요함을 알 수 있었다.

이 장에서는 몸에서의 약물 경로 과정을 설명할 것이다. 이것은 약물 동태학과 약물치료의 효과, 약물 상호작용, 약물 반응, 스포츠 손상관리의 약물 사용에 대한 정보를 제공할 것이다.

약물동태학(PHARMACOKINETICS)

Q 약물 복용 시 그 효과가 신체 전체에 나타나는 것일까? 흡수되면 표적지점에서 어떻게 억제반응이나 촉진 반응을 나타내는 것일까? 모든 약물이 신체에서 대사되고 배출되는 것일까?

약물이란 화학물질로서 생물체에 영향을 주는 것이다. 약물은 특정한 위치에 도달했을 때만 세포질 수준에서의 상호작용으로 효과를 나타낸다. 이 상호작용의 결과로 체내에서의 화학 과정을 감소시키거나 증진시킬 수 있다. 이 상호작용은 손상된 신체의 증진이나 질병예방을 할 수 있다. 효과는 국소적, 전신적 혹은 둘다 나타날 수 있다. 궤양약물 경우 위산 생산을 억제함으로써 단지 국소적 효과만 나타낸다. 구강 울혈제거제 경우는 비강 배출 효과만을 기대할지 라도 전신적 효과를 나타낸다. 이러한 원하지 않는 결과나 부정적 효과를 약물사용의 부작용이라 한다.

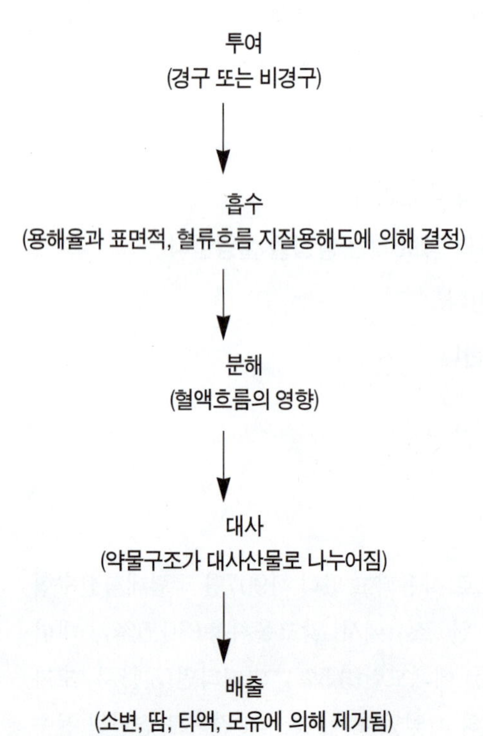

➤ 그림 26.1. **약물 동태학.** 약물의 다섯 단계 경로 : 투여, 흡수, 분해, 대사, 배출

약물동태학은 약물의 체내에서의 경로를 연구하는 학문이다. 약물의 경로는 크게 5단계(투여, 흡수, 분해, 대사, 배출)로 나누어진다(**그림 26.1**). 각 단계는 표적지에 도달했을 때 약물의 농도에 영향을 준다. 약물 농도의 양을 **생물학적 이용 효능**이라고 한다. 이 생물학적 이용 효능은 약물동태학의 두 단계 즉, 투여와 흡수 단계의 영향을 받는다. 표적지에 도달했을 때, 약물 수용체는 촉진이나 억제됨으로써 세포, 조직, 기간의 기능을 바꿀 수 있다. 촉진이나 변화를 생산하는 약물을 작용약물, 억제나 기능차단을 하는 것을 길항약물이라고 한다.

약물 투여(Drug Administration)

약물 투여는 **흡수 속도**와 조직에 치료 효과를 나타내는데 걸리는 시간에 영향을 받는다. 일반적으로 약물투여의 경로는 경구, 비경구 2가지이다. 각 경로는 세부적으로 나누어진다.

➤ *경구 경로(Enteral Route)*

경구 경로(입, 설하, 직장)는 위장관 경로를 통해 체내로 투입되며 일반적으로 가장 많이 사용되고 있다. 경구 경로의 약물치료는 체내에 쉽게 투입되도록 부형약을 함께 사용한다. 부형약은 알약, 캡슐, 물약, 가루, 좌약, 장용성막 조합제 등을 포함한다.

경구 경로 조합제는 위의 산과 펩신으로부터 보호될 수 있는 물질(예: 지방산, 밀랍, 도료)로 쌓여 있다. 약물은 위를 통과하여 장에서 용해되므로 위와 십이지장의 염증을 예방한다. 에코트린같은 장용성막 조합제는 위장관이 민감한 사람에게 이용된다. 다른 장용성막 약물 또한 이용할 수 있다. 캡슐이나 알약 조합제는 작은 구형안에 약물이 가득 차 있다. 이는 변화가 쉬운 용해율을 지니고 있어 복용량을 점차 줄일 수 있으며 보통 8시간에서 24시간까지 비교적 동일한 약물 수준을 유지한다. 항히스타민제나 항울혈제거제는 짧은 시간동안만 유지된다.

경구 약물치료는 위, 소장, 대장에 흡수되며 복용 후 30분 이내 혈류 안으로 흡수된다. 설하 투여는 구강 점막을 통해 빠르게 정맥시스템으로 흡수된다. 이 투여는 간에서의 최초 대사가 일어나지 않는다. 니토로글리세린 알약 경우 대개 설하 투여를 사용한다. 좌약과 관장제는 직장경로를 통해 체내

표 26.1 구강투여의 경로, 장점, 단점

투여경로	장점	단점
구강	복용하기쉽고편리	흡수율 변화
	비교적 저렴	약물 농도 조절이 어려움
	비교적 안전	간에서 최초대사가 일어나야만 함
	갑작스런 혈장수준 상승 예방	환자의 허락이 요구됨
		국소적 위, 십이지장의 염증가능성
설하	빠르게 나타남	구강점막을 통해서만 흡수됨
직장	구강투여의 다른방안	불쾌하거나 불완전한 흡수가 될 수 있음
	무의식 환자나 음식 섭취 제한 환자에게 유용	직장염증 가능성

에 투여하고 음식섭취가 어렵거나 무의식 환자에게 이용된다(표 26.1).

➤ *비경구 경로(Parenteral Route)*

비경구 경로는 위장관 시스템을 사용하지 않고 침습성이나 비침습성을 이용하여 체내로 투입된다. 침습성 방법은 정맥내 · 동맥내 · 근육내 그리고 피하주사를 말하며 비침습성은 흡입이나 국소적 피부적용을 말한다.

정맥내 · 동맥내 주사는 혈류안으로 직접적 투여함으로써 곧바로 흡수된다. 수술전에 마취방법으로 사용되며 정맥내의 수액공급 방법으로도 사용된다. 진통제는 근육내주입인데 반해 국소마취제나 인슐린은 피하내주입이다. 약물은 모세혈관벽을 통하여 근육내 또는 피하로 다양한 흡수율로 흡수된다.

흡입 약물은 폐나 공동을 통하여 빠르게 흡수되며 비강이나 기관지, 폐에 염증을 일으키지 않아야 한다. 운동유도성 기관지 경련에 흡식방법이 이용된다. 항생물질, 항진균성, 마취제연고는 국소적으로 적용되며 피하에 흡수되지 않고 표층에만 흡수된다. 흡입과 국소 약물과 달리 피부를 통해 경피약물과 같이 천천히 흡수된다. 국소 약물과 동일하게 경

표 26.2 비경구적 약물 투여경로에 따른 장단점

투여경로	장점	단점
정맥/동맥 내	일시적/완전 흡수	일단 체내에 들어가면 빼낼 수 없음
	신속한 효능(10~15초)	용액으로 인해 신체에 과부하 발생 가능
	조절 가능한 용량	비교적 비용 많이 듬
	많은 양의 용액 복용 가능	
근육내/피하	완전 흡수	불편함
	조절 가능한 용량	국소 통증 유발 가능
흡입	빠른 흡수	환자의 응낙 필요
	신속한 효능(5~8초)	조직 자극 유발 가능
국소	국소 효과	피부의 표층에서만 효과
	비 침습적	피부 자극 유발 가능
	쉬운 투여방법	
	비교적 안전함	
피부	국소 효과	피부의 진피층으로만 이동 가능
	비 침습적	피부 자극 유발 가능
	쉬운 투여방법	
	비교적 안전함	

피약물은 피부를 침투할 수 있다. 환부에 적용하는 담배패치나 약물패치는 이온도입에서 주로 사용된다. **표 26.2** 목록은 비경구적 약물 투여경로에 따른 장 · 단점이다.

약물흡수(Drug Absorption)

약물 흡수는 투여지점에서 혈액까지의 흐름을 말한다. 흡수율은 약물효과의 시작에 의해 결정된다(흡수되는 양은 효과 정도에 의해 결정된다). 약물의 흡수율은 용해율, 표면적, 혈액흐름, 지질 융해성을 포함한 다양한 인자에 의해 영향을 받는다.

➤ *약물흡수의 영향인자(Factors affecting Drug Absorption)*

약물의 용해율은 약물이 용해되는데 걸리는 시간을 말한다. 빠르게 용해될수록 효과가 빠르게 나타난다. 이러한 이유로 장용성막 조합제보다 물약은 더 빠르게 용해되어 효과를 나타낸다.

알약이나 캡슐의 용해 시 표면적 역시 흡수율에 주요한 인자이다. 표면적이 클수록 흡수율이 크다. 예를 들어 경구 약물은 위보다 더 큰 표면적을 가지고 있는 소장에서 주로 흡수된다. 흡입 약물은 또한 큰 표면적을 가지고 있는 폐에서 흡수된다.

혈류 흐름 또한 흡수율에 영향을 준다. 약물은 높은 혈류흐름을 지닌 곳에 복용 시 더 빠르게 흡수된다. 구강투여보다 정맥내 투여가 더 빠르게 흡수되는 것이 이러한 이유다.

약물은 여러 가지 세포막을 통과하여 혈액에 도달한다. 세포를 싸고 있는 막을 원형질이라고 부르며 주로 이중의 인단백질과 지방으로 구성되어 있다. **뇌장벽**(뇌를 유독성 물질로부터 보호하는 것) 또한 인단백질로 구성되어 있다. 약물은 지질 용해를 통해 세포막을 통과하여 혈액으로 들어감으로 다른 약물보다 더 빠르게 흡수된다. 혈액으로 들어감으로써 체내의 표적지에 도달한다. **지질 용해도** 개념은 수용성 · 지용성 비타민 흡수의 차이를 나타나고 지용성비타민은 수용성비타민보다 잘 흡수되며 체내에 축적되어 세포막투과성을 증대시킨다.

➤ *세포막 투과성(Crossing Cell Membranes)*

약물이 표적지이 도달하기 위해서는 세포막을 통과하는 세가지 방법중에 한 가지 방법를 이용해야만 한다. 첫째, 채널과 통로를 통하는 방법이 있다. 그러나 이 방법은 화학적 구조를 통과할 만큼 약물이 작아야 한다. 두 번째, 신체내의 운송시스템을 이용하는 것이다. 가장 일반적인 방법은 직접 침투하는 법이다. 앞서 말했듯이 세포막은 인단백질이다. 침투를 통한 세포막을 투과하는 약물은 지질용해도와 지질막을 용해시킬 수 있다. 이 약물은 고지질에서 저지질로 이동한다.

약물분해(Drug Distribution)

흡수 후, 약물은 체내에서 분해되고 몇 가지 인자에 의해 영향을 받는다. 같은 방식으로 혈류는 약물의 흡수율과 양에 영향을 준다. 또한 약물 분해에도 영향을 준다. 예를 들어 심장, 신장, 간, 뇌의 혈류량은 근육이나 피부에서보다 많다. 조직은 정상적으로 잘 관류되고 국소혈류는 드물게 약물분해를 제한하기 때문이다.

➤ *혈관계 배출(Exiting the Vascular System)*

표적지에서의 약물분해 후에는 혈관계를 빠져나와 이송시스템이나 지질용해도를 이용하여 세포막으로 들어 가야한다. 대부분의 약물들은 모세혈관에서 특별한 저항없이 나갈 수 있다. 뇌에서 약물은 혈액으로부터 뇌장벽을 통과해야 한다. 이것은 지질용해도에 의해 가능한 것이다. 그러나 몇몇 약품은 혈액으로부터 빠져 나오지 못한다. 특히 알부민 같은 단백질과 결합하는 약품은 알부민 분자가 너무나 크기 때문에 혈액에서 빠져나올 수 없다. 그래서 표적지에서 분해될 수 없으며 혈액에 그대로 남아있게 된다. 단지 결합하지 않은 약물만 혈관을 빠져나와 치료적 효과를 나타낸다.

➤ *수용체가 없는 약물들(Receptorless Drugs)*

대부분의 약물들이 치료적 효과(촉진 또는 억제)를 발휘하기 위해서는 수용체나 표적지에서 흡수와 분해가 일어나야 한다. **수용체**는 약물과 결합하여 효과를 나타내는 세포의 기능적 거대분자이다. 그러나 어떤 약물들은 치료적 효과를 나타내기 위해 수용체가 필요없다. 이 약물들은 화학적 상호작용을 통하여 효과를 나타낸다. 위산의 화학적 작용에 직접 작용함으로써 위산을 중화시키거나 감소시키는 제산제를 예로 들 수 있다. 살균제 또한 피부에서 화학적 작용을 함으로써 효과를 나타내는 수용체없는 약품이다.

약물대사 (Drug Metabolism)

약물대사 또는 생체 내 변환은 본래의 약물이 **대사산물**로 됨으로써 약물구조의 효소 변화를 말한다. 대부분 약물 대사는 간효소에 의해 간에서 일어난다. 이것이 **일차경과 효소**이다. 간에서의 대사는 약물의 유독성 뿐만 아니라 치료효과의 증가 또는 감소를 일으킨다. 많은 약품들은 한번의 대사로 인한 효과의 손실과 일차 경과 효과를 피하기 위해 비경구 경로로 투여된다. 그러나 모든 약물들이 대사되는 것은 아니다. 아미노배당체 항생물질은 거의 대사되지 않고 소변을 통해 배출된다. 신체 내에서 약물을 분해시킬 수 없기 때문인데 이 경우에 유독성을 일으킬 수도 있다. 고지질 용해도의 약물인 경우 신장에서 배출되지 않을 수 있으나 간에서의 대사로 지질 용해도를 낮춤으로써 신장에서의 배출을 가능하게 한다. 약물 대사는 비활성 약물을 만들 수도 있다.

많은 약물 대사는 본래의 약물과 같은 효과를 지니고 있다. 약물은 물질대사 전, 물질대사 후, 또는 둘 다일 경우 활성화 된다. 다른 약물은 대사 후 비활성화 또는 효과가 없어지는데 반해 어떤 약물은 특별히 대사 후 활성화 된다. 약물은 경구투여에 경우 간에 의해 활성화 된다.

대사는 간의 상태와 다른 약물에 의해서도 영향을 받는다. 간염환자인 경우 일반인보다 대사가 느리거나 빠를 것이다. 알코올, 담배 그리고 또 다른 약물은 빠르거나 느린 대사효소에 영향을 준다.

약물 배출(Drug Excretion)

약물 배출은 소변, 담, 담즙, 타액, 모유, 폐를 통해 체내로부터 제거되는 과정을 말한다. 대부분의 약물은 신장에 의해 소변으로 배출되며, 배출되는 비율은 복용량과 횟수에 의해 결정된다. 약물의 적절한 배출을 위해서는 신장의 기능이 매우 중요하다. 환자들은 약물의 유독성을 신장을 통해 감소시키거나 적은 용량을 복용함으로써 감소시킬 수 있다. 어떤 약물은(예 : 이뇨제) 배출을 증가시키므로 복용량을 바꿀 필요가 있다. **글상자** 26.1은 약물동태학의 2가지 예를 보여준다.

➤ ➤ 글상자 26.1

약물동태학 과정의 예

아스피린

- 경구투여
- 위, 소장에서의 빠른 흡수
- 80~90% 혈장단백질과 결합. 10~20% 자유롭게 떠 다님(부유물질)
- 부유물질 혈액에서 배출되어 치료적 효과 나타냄
- 혈액에서 대사시작되어 실리실산으로 전환. 그리고 간에서 지속
- 신장을 통해 배출

아세트아미노센(타이레놀)

- 경구투여
- 상위 위장관을 통해 빠르게 흡수
- 20~50% 혈장단백질과 결합.나머지 부유물질
- 부유물질 혈액에서 배출되어 치료적 효과 나타냄
- 간에서 대사
- 신장을 통해 배출

A 약물투여의 경로는 얼마나 빨리 체내에 흡수되는지에 따라 결정된다. 비록 약물의 화학적구조가 흡수율 역할을 할지라도 약물의 지질용해도는 얼마나 빨리 표적지에서 세포막투과를 할 수 있는지를 결정한다. 대부분의 약물은 간에서 대사되고 혈류에 의해 표적지에 도달하여 대사산물이 된다. 그러므로 경구투여는 간을 거치지 않고서는 대사과정 동안 활성화되지 않는다. 대부분의 약물은 신장에 의해 소변으로 배출된다. 땀, 타액, 모유에 의해서도 배출된다.

약물의 치료효과에 영향을 주는 요소 (FACTORS THAT CONTRIBUTE TO THE THERAPEUTIC EFFECT OF A DRUG)

Q 어떤 요소가 약물동태학 과정동안 치료적 효과에 영향을 주는 것일까? 약물을 더 복용하면 효과도 증가되는 것일까?

체내에서의 흡수와 분해의 결과로서 다양한 요소들이 약물의 치료적 효과를 나타낸다. 혈장수준, 치료범위, 약품의 반감기, 복용량, 효능 등이 포함된다.

혈장수준(Blood Plasma Levels)

대부분의 경우 약물의 유독성과 치료적 효과 그리고 약물의 혈장농도는 직접적 연관성이 있다. 그 결과 복용량의 횟

수와 양은 혈장수준과 관련이 있다. 2개의 기본적 약물 혈장 수준에서 **최소유효농도**는 현재 효과를 나타내는 농도를 말하며 **유독성 농도**는 약물의 혈장수준을 반영한다. 너무 높을 경우 유독성의 위험이 증가된다.

치료범위(Therapeutic Range)

최소유효농도와 유동성 농도의 사이 범위를 약물의 치료 범위라고 한다. 복용량의 목적은 **치료범위** 안에 혈장수준을 유지시키는 것이다. 범위가 넓을수록 더 안전한 약품이다. 예를 들어 아세트아미노산은 최소유효농도보다 30배 큰 유독성 농도를 가지고 있어 안전한 약품이다. 반대로 리튬은 최소유효농도보다 3배 높은 유독성 농도를 가지고 있어 안전하지 않다.

치료범위가 좁은 약물은 자주 혈장수준을 체크하여야 한다. 천식 약물인 테오필린은 좁은 치료적 범위를 가지고 있다. 복용량이 너무 작으면 천식 발작의 위험성이 있고 너무 높으면 부정맥과 경련의 위험성이 있다. 복용량의 작은 변화에도 흡수, 분해, 대사, 배출이 변화하고 혈장수준이 떨어지거나 높아지게 된다.

복용간격과 혈장농도(Dosing Intervals and Plasma Concentrations)

혈액에서의 약물농도는 대사과정 동안 증가하고 배출되면서 감소한다. 혈장수준이 최소유효농도가 될 때까지는 적절한 반응을 나타내지 않기 때문에 약물투여시간과 효과가 나타나는 시간사이에 잠복기가 생기게 되는 것이다. 이 잠복기는 흡수율에 의해 결정된다. 투여 약물은 흡수되어 빠르게 혈액으로 들어가기 때문에 빠른 효과를 나타낸다. 반대로 경구투여 약물은 30분 정도의 시간이 요구된다. 시간지연 약물은 일정한 시간을 넘어서까지 평균 혈장수준을 유지한다. 그로 인해 다음 복용전까지는 약물효과가 감소되지 않는다. 혈장수준이 최소 유효농도로 유지되는 한 치료적 효과도 지속된다. 그러나 혈장수준이 최소 유효농도보다 떨어지면 점차적으로 치료적 효과가 감소한다. 대사가 계속되는 동안은 체내로부터 약물이 배출되지 않는 한 약물 수준이 감소되지 않는다.

최대효과(Maximal Efficacy)

최대효과는 반응이 발생되고 고원이나 역치에 도달하기 전까지 계속해서 증가하는 것을 말한다. 반응이 역치에 도달하면 약물을 더 복용하더라도 증가되지 않는다. 최대효과는 최대반응을 유도하는 지수가 된다. 더 많은 약을 복용해도 더 이상 효과가 증가되지 않는 이유를 알 수 있다. 사실 복용량을 늘이는 것은 중독성을 나타낼 수 있다.

반감기(Half-life)

체내에서 약물의 양을 반으로 감소시키는데 필요한 시간을 반감기라고 한다. **반감기**는 몇 분만큼 짧을 수도 있고 몇 주 만큼 길수 도 있다. 반감기가 길수록 체내에 남아있는 시간이 길어진다. 예를 들어 아세트아미노센의 반감기는 2시간이다. 매 2시간이면 체내에 있는 아세트아미노센의 50%가 배출된다. 200mg 복용 시 2시간 후면 100mg만 남아있고 또 2시간 후면 50mg만 남아있게 된다. 아세트아미노센의 반복적 복용 시 일정한 시간이 지나면 혈액에 축적되고 역치에 다다르게 된다. 만약 복용량을 감소시키거나 복용을 중지하면 역치가 감소된다. 그러나 모든 약물이 반감기를 가지고 있는 것은 아니다. 알코올 경우는 현재 양에 관계없이 일정한 비율로 체내에서 배출된다. **표 26.3**은 아스피린 한알의 반감기를 보여준

표 26.3 아스피린의 반감기

시간	mg
00.00	325.0
3.15	162.5
06.30	81.25
9.45	40.63
12.60	20.31
15.75	10.15
18.90	5.08
22.05	2.54
25.20	1.27
28.35	0.63
31.50	0.32
34.65	0.16
37.80	0.08
40.95	0.04
44.10	0.02
47.25	0.01

다.

한 개의 아스피린 알약은 5 grains 또는 325mg이며 반감기는 대략 3.15시간이다. 비록 약물의 반감기가 양에 의해 결정되더라도, 한 알의 아스피린은 복용 후 몇 시간 동안은 체내에 남아있다.

효력(Potency)

두개의 유사한 약을 비교할 때, 작은 복용량으로 같은 효과를 나타내는 것을 효력이 크다고 한다. 효력은 복용 시 원하는 반응을 나타내는 양을 결정하는 지수가 된다. 그러나 최대효과와 같은 말은 아니다. 아세트아미노센은 진통시 몰핀보다 많은 복용량을 요구한다. 몰핀이 아세트아미노센보다 효력이 높기 때문이다. 그러나 효력이 가장 좋은 약물이 최선의 약물치료가 아니다. 부작용, 환자의 특정한 건강 요인과 같은 다른 다양한 요소들이 고려되어야 한다.

A 치료효과를 나타내기 위해서는 혈장수준에 도달해야 한다. 이 수준은 치료범위나 최소유효농도 그리고 유독성 농도수준을 고려한 것이다. 최대효과는 약물을 더 많이 복용한다고 해도 정해진 약물의 최대 반응을 말한다. 어떤 약물은 다른 것보다 효능이 뛰어나다. 이 경우 다른 유사한 약보다 적은 복용량으로 원하는 효과를 기대할 수 있다.

약물 상호작용 (DRUG INTERACTIONS)

Q 한 사람이 일정한 기간 동안 한 가지 이상의 약물을 복용하는 사실을 알아야 할 필요가 있는가? 동시에 여러 가지 약을 복용하면 건강과 개인에 있어서의 위험이 없는 것인가?

한 사람이 2개이상의 약물을 복용하는 것이 생소한 일은 아니다. **약물 상호작용**은 다른 약물에 의해 효과가 증감(상승작용), 또는 감소(억제작용)되는 것을 말한다. 어떤 경우 약물 상호작용으로 생명을 위협할 수도 있다. 약물 상호작용에 의한 개개인의 반응은 다른 요인, 약물동태학의 과정변화에 의해 영향을 받는다(**글상자 26.2**).

예를 들어, 배부 경축으로 근 이완제와 함께 알코올 복용 시 진정제는 근 이완제, 알코올을 모두를 증강시켜 나른함을 느끼게 될 것이다. 반대로 비강 울혈제거제와 카페인의 2종류의 흥분제가 혼합되면, 중추신경계의 증진으로 심계항진

➤➤ 글상자 26.2

약물 상호작용의 영향 인자

- 유전성과 연령
- 현재병력
- 복용량
- 약물치료기간
- 둘 이상 약물 복용의 시간간격
- 먼저 복용한 약물

이나 불면증을 야기시킨다. H_2길항체인 시메티딘은 위산분비를 억제함으로써 위궤양을 치료하고 간의 대사 작용은 감소시킨다. 타가메트와 비스테로이드 항염제를 같이 복용 시 비스테로이드 항염제의 부작용을 증강시킬 수도 있다.

대부분의 약물은 음식에 의해 영향을 받지는 않지만 상호작용이 일어날 수 도 있다. 테트라사이클린 항생제는 칼슘합성물과 약물사이에 상호작용이 일어나기 때문에 우유나 유제품과 함께 복용하면 안된다. 비스테로이드성 항염제는 음식이나 충분한 액체와 함께 복용해야 하지만 위자극을 감소시킬 수 있다. 항진균성 약물은 흡수를 증가시키기 위해 음식과 함께 복용하는 것이 좋다. 의사나 약사에게 약물을 어떻게 복용해야 할지 상의하는 것이 매우 중요하다.

A 개인이 한 번에 두 종류 이상의 약물을 복용하는 경우가 종종 있다. 약물의 혼합은 치료효과를 증강시키거나 감소시킨다. 때때로 약물 혼합은 유독한 물질이 되기도 한다. 대부분 알코올과 함께 복용하는 것은 금기이다.

약물 부작용 (ADVERSE DRUG REACTIONS)

Q 야구선수가 약물 처방을 받고 있었다. 그런데, 무더운 날 연습 시 갑자기 두통과 열사병 증상이 나타났다. 이러한 증상을 어떤 요인으로 설명할 수 있을까?

처방과 OTC약물은 부작용의 위험이 잠재되어 있다. 약물의 부작용은 경미할 수도 있지만 심각할 수도 있다. 경미한 부작용은 졸음, 오심, 복통 등이 해당되며 이러한 반응은 일시적이거나 짧은 시간에 극복될 수 있는 것이다. 만약 반응이 며칠이내에 사라지지 않는다면 즉시 의사와 상의해야만

한다.

EMS *심한 부작용은 생명을 위협하며 호흡 곤란, 발진(피진 또는 두드러기), 알레르기 반응(과민증), 쇼크 등의 특징적인 반응을 나타낸다.*

약물부작용은 흔히 급성으로 나타나며 국소적이거나 체계적으로 나타날 수 있다. 국소 반응은 한정된 영역에서만 나타나며 어떤 국소적 약물과 관계가 깊다. 체계적인 반응은 전신에 영향을 미치는 심계항진, 급성 기관지경련 등으로 나타난다. 즉시 나타나지 않는 부작용은 주로 비스테로이드(NSAIDs)의 장기 복용으로 인한 위-장관 장애와 같은 약의 장기 복용과 관계가 깊다.

테트라사이클린(tetracycline), sulfa약, 심지어 NSADs와 같은 약도 개인 특성에 따라 태양의 자외선에 민감하게 반응해서 화상이나 발진, 태양광 알레르기 반응 등을 쉽게 일으킨다. 이러한 반응들은 처음 약을 복용했을 때 일어날 수도 있고, 약을 복용한지 1주일 이내에 일어날 수도 있다. 또 어떤 약들은 열사병이나 탈수증의 위험을 높이기도 한다. 이뇨제 역시 운동 시 탈수를 일으킬 수 있다. 신체적인 활동에 앞서, 약물이 태양에 대한 민감도를 높이는지, 열사병이나 다른 합병증을 일으킬 수 있는지 미리 알아보는 것이 중요하다. 이러한 정보는 약사에게서 얻을 수 있다.

처방된 약물과 달리, 대부분의 시판약(OTC약물)은 부작용에 대한 라벨을 꼭 확인해야 한다. 그러나 둘 또는 그 이상의 약을 동시에 복용할 경우 반드시 의사나 약사와 상의해야 한다.

EMS *부작용의 정도에 따라 반드시 가까운 의료시설에 가야만 한다.*

대부분의 부작용은 약물을 복용하지 않으면 사라진다.

A 야구선수들은 조제된 약을 먹고서 덥고 해가 내리쬐는 날씨에 그라운드에 서게 되면 대부분 비슷한 증상과 징후를 보이게 된다. OTC약을 포함한 대부분의 약들은 국소적 또는 전신적인 부작용을 일으킬 수 있는 잠재력을 가지고 있다. 거의 모든 부작용이 약마다 다르지만, 일반적으로 피부나 위장의 장애로 나타난다. 이러한 부작용은 약을 중지했을 때 보통 없어진다. 따라서 어떤 약을 먹기 전에 그 약에 대한 부작용과 같은 안내서를 읽는 것이 매우 중요하다.

약품 이름(DRUG NAMES)

Q 약을 처방받거나 약사에게 찾아 갔을 때 만약 당신이 어떤 상표나 상품명을 원한다면 어떤 의미가 있을까? 그 상품 마다 효과의 차이가 있을까?

미국 식약청(FDA)은 화학 약품이나 치료제 등의 제조, 유통 관리를 담당한다. 약은 처방된 약(Rx)과 처방되지 않은 상품(OTC)으로 분류된다. 처방약은 반드시 면허가 있는 임상 의사에 의해 처방되어 약사가 조제해야만 한다. 시판약(OTC약)은 소비자에게 직접 판매되는 것으로서, 보통 경미한 증상에 대한 치료제를 말한다. 이런 시판약(OTC약) 용기에는 처방약과 달리 여러 가지 다양하고 중요한 정보가 제공한다(**글상자** 26.3).

모든 의약품에는 화학약품의 이름, 상품명, 상표가 표기되어 있다. 화학약품의 이름은 현재 쓰이는 과학적 합성어로 묘사한다. 화학 약품 이름의 복잡함 때문에 잘 쓰이지 않는 경우가 많다. 상품명은 약의 공식적인 이름을 고려하고, 일반적으로 쓰이는 상표와 관련되기도 한다. 상표는 제조자에 의해 만들어지는 고유의 이름이다. 이것은 소비자나 의사가 사용하기 편하도록 일반적으로 약의 일반명 보다 이름이 짧으며, 때로는 어떤 상징만으로 상표를 등록하기도 한다. 게다가, 약의 일반명은 상표에 비해 위에 표시된다. 예로, 흔한 OTC약인 acetaminophen(진통, 해열제)은 아래의 이름으로 표시된다.

➤➤ 글상자 26.3

의약품 용기에 있는 정보

처방된 약의 용기

- 환자의 이름
- 약국명, 주소, 전화번호
- 약의 이름
- 사용 방법
- 보충 횟수
- 사용 시 유의사항
- 처방 기한
- 약을 처방한 의사의 이름
- 개인적 특성에 따른 부가적인 정보

시판약의 용기

- 상품의 이름
- 제조공장의 주소
- 함유 물질
- 안전 및 효과에 대한 안내
- 상용하는 약 이름
- 유의사항 및 주의점
- 활성 성분의 이름과 용량

화학적 이름	4′-hydroxyacetanilide
일반명	acetaminophen
상표	Tylenol, Panadol

일반적으로 OTC의약품은 처방되어 판매되는 약에 비해 효과의 강도는 약하다. 부작용의 위험이 있기 때문에, OTC약의 안내서에 나온 정상 용량을 초과하여 과용하는 것은 현명하지 못한 일이다. 대부분의 경우, 처방된 일반약품은 상표가 있는 약과 치료적으로 동등하지만 좀 더 저렴하다.

약은 일반약품이냐, 상표가 있는 약품이냐에 따라 차이가 있는 것이 아니라 투여방법, 비율, 흡수력에 따라 다르다. 약의 이름은 보통 기록하거나 말로 전달하기 위하여 쓰이고 약의 내용물을 확인시켜 주기 위해 쓰인다.

A 약의 일반명은 그것의 공식적인 이름이다. 대부분 일반명의 약품은 상표가 있는 약품과 같은 치료적 효과를 제공하며, 이러한 일반약품이 좀 더 저렴하다.

약물 치료의 사용에 대한 지침(GUIDELINES FOR THE USE OF THERAPEUTIC MEDICATIONS)

Q 단기 손상을 치료하기 위해 약물 치료를 하고자 할 때 선수 트레이너의 의무는 과연 무엇일까? 약물이 치료 규약의 일부로 적용되어야 할 때, 선수 트레이너는 혹시 있을지도 모를 소송에 대비하여 어떻게 자신을 보호할 수 있을까?

각 주마다 처방, 관리, 약품 조제에 대한 법이 매우 다양하다. 일반적으로, 처방 약품은 면허가 있는 의사에 의해 처방되어야 하고, 조제는 등록된 약사만이 조제할 수 있다. 주의 조례에 따르면, 오직 공인된 의료인만이 의약품을 관리할 수 있다. **의약품 관리**는 각 개인에게 약을 제공하는 것으로 정의된다. **투약 및 조제**는 한 사람 이상의 복용량이 개인에게 제공되고 있다.

선수 트레이너는 처방약을 투여하거나 관리할 수 없을 뿐만 아니라, 그들에게 그러한 상황이나 임무가 주어져서도 안 된다. 의사는 약의 처방이나 투약에 관해 선수 트레이너에게 임무를 위임할 수 없다. 이러한 선수 트레이너의 역할과 직업성을 넘어선 의무는 그들을 법적인 문제에 빠뜨릴 위험이 크다.

시판약(OTC의약품)의 사용 (Using Over-the-Counter Medications)

주의 조례에 따라 선수 트레이너는 시판약(OTC의약품)의 관리, 복용, 공급을 할 수가 있다. 개인에게 약을 제공하기 전에, 약의 규약에 대하여 팀의 의사와 상의하는 것이 더 좋다. 이러한 약의 규약은 선수 트레이너의 방침과 도수 치료의 일부분이 될 수 있고, 시판약(OTC의약품)의 투약을 위한 빠르고 쉬운 적용방법이 될 수 있을 것이다. 약품 규약은 아래와 같다.

- 의학적 상태의 확인
- 어떤 가능한 부작용의 잠재성에 대한 선행 검사
- 질환의 일반적인 증상과 징후
- 제안된 치료방법
- 제안된 시판약(OTC의약품)
- 금지된 물질
- 승인된 서명/ 담당의사의 관리 날짜

글상자 26.4는 특수한 질환에 대한 약품 규약의 진행과정을 예시해 준다. 시판약(OTC의약품)의 관리 절차에 있어서, 개인의 특정 약물에 대한 알레르기가 있는 지를 알아보는 것이 중요하다. 그에 대한 반응 역시 기록하여 문서로 남겨야 한다. 의약품을 제공할 때, 개인에게 서면 및 구두 지시를 내려줘야 한다. 아래의 의약품 관리를 보면, 선수 트레이너는 기록을 유지하거나 취급, 날짜, 개인의 이름, 종목, 약품명, 용량, 약품의 유통기한, 투약에 대한 이유 등과, 약을 관리한 자의 서명을 갖고 있어야만 한다. 모든 약의 유통 기록은 적합한 법률적 지침과 부합하게 기록되고 유지되어야 한다.

또한, 선수 트레이너는 개인에게 이 약의 효과적이라는 것을 인식시켜야 하고 적절한 약의 복용 방법을 지키도록 해 주어야 한다(**글상자** 26.5). 이것은 항생제나 항균제 약물을 적용할 때 더욱 중요하다. 불완전한 치료는 약에 대한 저항만 높여줄 수 있으며 감염의 재발 위험을 초래한다. 개인이 좋아졌다고 느낀다고 해도, 감염은 완전히 없어진 것이 아니다. 처방된 치료의 전체적인 과정이 모두 완전하게 이루어져야만 한다.

➤➤ 글상자 26.4

약품 규약의 예

부비강염(Sinusitis)

*선수에게 투약되는 어떤 의약품은 최근의 NCAA에서 금지한 물질 목록에서 꼭 확인해 보아야 하고, 선수의 파일에 문서로 남겨야 한다.

정의 : 부비강 점막의 감염

선행 질문 :

1. 선수가 얼마나 오랫동안 증상을 가지고 있었는가?
2. 전에도 이런 질환을 가진 적이 있었나?
3. 1~5점의 척도에서 통증은 얼마나 심한가?
4. 선수에게 열이 나는가?
5. 알레르기나 다른 특징은 혹시 없는가?
6. 담배를 피우거나 흡연 공간에 노출되었는가?
7. 통증이 있다면 눈 아래인가, 볼인가, 코인가, 혹은 다른 곳인가?
8. 선수에게 두통이 있는가?

증상 및 징후 :

- 열
- 포만감과 울혈
- 삼킬 때 통증
- 눈과 볼의 압통
- 콧물 감기, 기침, 충열
- 아픈 목
- 냄새를 맡지 못하거나 못 맡음
- 두통이 있으며, 아침에 처음 일어나거나 앞으로 구부릴 때 통증이 매우 증가

치료 및 약물 치료 :

- 시판약(OTC약품)으로 증상에 대한 치료가 가능 : Pseudoephed-rine, Diphenhydramine, Benadryl, 또는 다른 부비강 의약품
- 충분한 수분 섭취
- 가습기나 분수기 사용
- 목의 점제
- 직접적인 경구 혹은 국소 울혈제거제
- 알레르기가 나타날 경우 실내에만 있고, 증상이 악해질 경우에만 운동
- *의사의 조언*
  - 증상이 심한가, 지속적인가, 또는 더 나빠지는가
  - 선수의 열이 101°F를 넘는가

지시사항 및 권고 :

- 시판약(OTC약품)이 부비동 감염에 도움이 되는지 확인하고 의사와 상의했는지 확인할 것

담당의사의 서명 날짜

유독물질 관리 계획(Poison Control Plan)

약물 규약 과정 및 실행과 더불어, 적시에 즉시 활용 가능한 독물 관리 계획을 갖는 것도 매우 중요하다. 이 계획은 선수 트레이너의 방침과 도수 치료 절차의 일부분이다. 독물 관리 센터는 각 주 어디서나 찾을 수 있고, 지역 보건소를 통해 접할 수도 있다. 적절한 과정 및 규약은 다양한 상황에 맞게 검토되어야 한다. 이러한 절차는 서면에 기록되어 발전되어야 하고, 정통한 선수 훈련 시설과 보편적인 원리 하에 이루어져야 한다. **글상자** 26.6은 언제든지 일어날 수 있는 의학 유독물질 사고가 났을 경우, 독물 관리 센터로 전화해서 제공받을 수 있는 정보를 나열하였다.

➤➤ 글상자 26.5

약품의 올바른 사용을 위한 조언

- 처방대로만 사용할 것
- 의약품의 용기를 바꾸지 말고 원래대로 사용할 것
- 용기가 파손되었다면 사용하지 말 것
- 용액 약품을 사용 시 스푼이나 컵을 이용하여 측정할 것
- 다른 사람과 절대 약을 공유하지 말 것
- 처방을 받았을 때, 경구 약품을 식품과 함께 섭취할 것
- 관절 안에 스테로이드 주사를 한 경우, 통증이 방해가 될 수 있으므로 주사한 곳에 바로 스트레스를 주지 말 것
- 과량을 복용한 경우, 즉시 주위의 유독물질 관리 센터를 찾거나 의료시설로 후송할 것
- 전체적인 과정이 모두 완전하게 이루어져야만 한다.

여행 중의 약물 치료 (Traveling with Medications)

여행에 앞서, 어느 응급 상황에서나 특정한 약물을 공급받을 수 있으려면 계획을 짜야 한다(**글상자** 26.7). 만일 약품을 챙기지 못했거나 잃어버렸을 경우, 현지에서 다시 구하기

➤➤ 글상자 26.6

의학 유독물질 사고 상황에서의 관리 절차

- 유독물 관리 센터에 전화를 한다
- 다음 아래의 정보를 제공 한다
  - 당신의 이름과 주소
  - 약을 먹은 사람의 이름, 나이, 대략적인 체중
  - 약의 이름과 용량
  - 약을 먹은 대략적인 시간
  - 생명 징후를 포함한 증상이나 징후
- 독물 관리 센터에서 지시한 사항을 지킨다

➤➤ 글상자 26.7

여행 시 의학처방전 조언

- 약물은 검사하는 짐 안에 두면 안된다.
- 여행 동안의 계획을 미리 세우고 약물의 공급처를 확인하라.
- 응급상황을 진정시킬 수 있을 만큼 충분히 공급되어야 한다.
- 모든 처방전의 복사본은 가지고 있으시오.
- 본래 목적에 맞게 약은 의약품 상자에 있어야 한다.
- 안전한 장소에서 의약품을 보관하라.

는 쉽지 않다. 각 주마다 처방에 대한 규칙과 약의 공급 절차가 다르다. 의사는 보통 주에서 주를 통과하여 약을 처방하지 않을뿐더러, 약사도 주를 넘어서 조제하지 않는다. 만일 여행 중에 처방된 약을 구하려면, 담당의사의 허가와 도움을 구해야만 한다. 다른 방법은 당사자의 담당 의사가 팀 의사에게 상의 차 전화를 걸어주는 것이다. 어느 경우에나, 처방 의약품은 본래의 용기에 담겨 있어야만 하고, 개인과 선수 트레이너 모두 가지고 있어야 한다. 의약품은 가방에 넣어놓아서는 안 된다.

의약품 보관(Storing Medications)

모든 약은 본래의 용기 안에 넣어야 하고 잠겨있는 상자나 안전한 장소에 보관해야만 하며, 열과 직사광선, 습기, 냉온 등을 피해야 한다. 섭씨 15~31.7℃의 건조한 환경이 좋다. 모든 저장된 약품은 적절한 시기마다 검사해야 하고 기한이 지난 약품은 파기해야 한다. 만일 의약품이 선수 훈련, 응급 상황 시 상비되어 있거나 또는 여행용 배낭에 있을 경우, 일상적으로 약의 질과 안전성을 점검해야 한다. 약을 너무 오래 동안 보관하는 것은 피해야 한다. 오래 저장되었다는 것은 유통기한이 지났거나, 지정된 시기에 쓰이지 않았음을 의미한다. 오래 보관하는 것은 약품과 돈을 낭비하는 일이다.

의사용 데스크 참고서(Physician's Desk Reference ; PDR)

처방된 약과 관련된 의문이 생길 때, *의사용 데스크 참고서*는 다른 약의 참고 지침서와 마찬가지로 약의 정보를 얻는데 좋은 수단이 될 수 있다. 약의 참고서는 다양한 부문으로 나뉘어진다. 처방되지 않은 시판약(OTC약)에 대한 PDR은 그 정보만을 제공하는 반면, 처방된 약에 대한 PDR은 이해하기 쉬운 정보를 제공해 준다. 이러한 참고서는 꽤 복잡할 것이다. 그것들은 전형적으로 제조업자의 색인을 포함하는데, 화학적 이름, 일반명, 상표와 색인의 범주, 활성 성분 색인, 지침서, 그리고 자세한 정보 등을 제공한다. 참고서는 또한 약의 일반명과 상표, 사용 시 적응증과 금기증, 경고, 용량 규약, 부작용, 금지 물질 목록 등을 제공한다. 만일 약이 PDR에 나열되어 있지 않다면, 최근에 시중에서 취급되는 약일 것이다. *Facts and Figures*란 책은 지속적으로 개정되면서 약의 가장 최근의 정보를 제공한다. 이 책은 전형적으로 약의 조제법에 대한 책이며, 약사들이 주로 참고하고 있다. 식품과 약의 정보(FDI)는 약의 정보를 얻을 수 있는 인터넷 경로이며, 약 사용의 안내서를 제공한다. 금지 약물의 최근 정보는 NCAA와 미국 올림픽 위원회(USOC)의 웹사이트를 통해 볼 수 있다.

A 각 주의 조례에 따라, 선수 트레이너는 팀의 의사가 치료 절차에 맞게 제공한 OTC의약품의 투약을 할 수 있다. 어떠한 OTC의약품의 투약에 있어서도 약의 적용 형태는 완전해야만 한다. 게다가, 모든 약품은 안전한 장소에서 보관되어야 한다.

스포츠 관련 손상을 치료하기 위해 사용되는 일반적인 의약품(COMMON MEDICATIONS USED TO TREAT SPORT-RELATED INJURIES)

Q 만일 어떤 사람이 무릎의 건에 만성적인 통증을 호소한다면, 이러한 증상과 관련하여 어떤 약품이 통증과 감염을 줄일 수 있을까?

스포츠 연부조직 손상을 치료하는 약의 종류는 매우 다양하다. 통증을 줄이는데 사용되는 비교적 흔한 약으로 **진통제**가 있고, 열을 내리는 **해열제**, 비스테로이드성 항염제(NSAIDs), 스테로이드제, 마취제, 살균제, 국소 항생제, 항진균제 등이 있다.

진통제 및 해열제(Analgesics and Antipyretics)

진통-해열제의 흔한 약으로 아세트아미노펜(acetaminophen(Tylenol))과 아스피린(aspirin)이 있다. acetaminophen은 중추신경계의 프로스타글란딘(혈관 확장)의 합성을 억제시키지만 말초신경계에서는 작용하지 못한다. 결과적으로, 이것은 진통과 해열에는 효과가 있지만 항염증이나 항응고제로서는 작용하지 못한다. 이것은 위장 장애를 일으키지 않기 때문에 아스피린을 대신하여 종종 쓰이고 있다. 이 약품의 남용은 간의 손상을 일으키고 목숨을 잃게 하기도 한다.

아스피린은 진통과 해열, 항염증제로서 널리 쓰이는 약이다. 하지만, 유감스럽게도 위장 장애와 오심, 구토 위궤양을 일으킬 수 있다. 과용은 **이명**(귀의 울림)과 어지럼증이 일으킬 수 있다. 대부분의 의사들이 이러한 상황에 관계없이 18세 미만의 개인에겐 아스피린을 주지 않는다는 사실이 중요하다. 만약 18세 미만의 청소년에게서 사용된다면, 수두, 독감, **레이에 증후군**(Raye′s syndrome)의 위험을 높일 수 있다. 이것은 처음에 구토로 시작하여 빠르게 회복되거나 그렇지 않으면 혼수 등의 상태를 거쳐 죽음에 이르게 하는 특징을 지닌 심각한 질환이다. 아스피린에 내성이 없거나, 천식을 가진 사람은 이것에 대하여 과민증을 보일 수 있다. 게다가 아스피린은 혈액 응고 시간을 지연시키므로, 스포츠에 참가하는 사람에게는 사용되어서는 안 된다.

비스테로이드성 항염제 (Nonsteroidal Anti-inflammatory Drugs)

비스테로이드성 항염제는 염증과 통증, 열을 줄이고 진통 작용을 하는 아스피린과 비슷한 약이다. 이는 연부조직 손상의 치료에서 일반적으로 쓰이는 약으로 OTC와 처방약 모두에서 쓰인다(표 7.4 참조).

비스테로이드성 항염제는 아스피린에서 발생되는 위장과 출혈 문제를 줄이기 위해 시도된다. 이것은 아스피린과 같은 작용을 하지만 아스피린의 많은 부작용을 나타내지 않는다. 개인별로 NSAIDs의 다양한 종류에 다르게 반응한다. NSAIDs의 다양한 종류는 화학적으로, 약물 동태학적으로 작용, 임계 수준, 시판약과 처방약 상태, 투약방법 등에서 다르다.

➤ *치료적 효과(Therapeutic Effects)*

NSAIDs는 생체 내에서 프로스타글란딘의 합성을 방해하고 산화효소, 프로스타글란딘 합성에 관여하는 효소 등을 억제한다. 프로스타글란딘은 적혈구(RBCs)를 제외한 모든 살아있는 세포에서 생성되는 용액성 물질이다. 정상적인 상태에서는 이 용액성 물질이 세포 기능을 정상화 시킨다. 연부조직의 염증이 생기면, 증가된 프로스타글란딘 활동이 혈류의 증가와 함께 나타나고 모세혈관 투과성이 증가되며 히스타민이나 브래디키닌과 같은 효과를 보인다. NSAIDs가 프로스타글란딘의 활성을 억제시키므로, 염증과 통증은 감소하게 된다. NSAIDs은 또한 진정작용이나 morphine, meperidin, codeine, oxicodone, propoxyphene 등과 같은 마취제의 마취작용이 없이 진통 효과를 발휘한다. 마취성 진통제는 잠재적으로 신체의 의존성과 저항력을 생산하는데, NSAIDs와 같은 비 마취성 진통제는 정상적으로 그렇지 않다.

NSAIDs는 정상 체온의 감소없이 열을 내려준다. 시상하부(체온 조절을 관장하는 뇌의 일부분)는 체온을 결정하는 기준점을 마련한다. 만일 이 기준점이 내인성 발열과 같은 체온상승으로 인해 올라가면, 열이 나기 시작한다. NSAIDs는 프로스타글란딘을 억제하므로 시상하부의 기준 체온점을 내려주며, 열을 감소시켜 준다. 게다가 NSAIDs는 약간의 항응고 성질을 지니고 있지만, 강력한 항응고 성질을 지닌 아스피린과 달리 NSAIDs의 효과는 낮은 강도를 나타낸다. 따라서 급성 연부조직 손상의 치료를 위해 사용될 때는 NSAIDs가 좀더 안전하다고 볼 수 있다.

➤ *부작용(Adverse Effects)*

NSAIDs는 위장 장애와 신 부전의 위험, 과민성 반응(천식, 두드러기, 비염)과 또는 중독성의 부작용을 가지고 있다. NSAIDs는 위장 장애를 줄이기 위하여 음식이나 우유, 물 등과 함께 먹어야 한다. 위장 장애와 위 궤양을 막기 위해서 NSAIDs와 알코올을 같이 먹는 것은 피해야 한다.

신 부전의 위험은 대부분의 NSAIDs와 연관성은 적다. 신부전의 징후는 오줌 배출의 감소와 혈청 크레아틴 및 혈뇨질소의 급속한 증가로 알 수 있다. 감각과민 반응 또는 NSAIDs중독은 소비자의 0.3%에서 발생되며 천식이나 비염, 수면 열, 만성 두드러기 및 다른 증상들이 있는 사람에게서 좀 더 발생 비율이 높아진다. 감각 과민이나 중독의 증상과 징후에는 호흡곤란, 급하고 불규칙한 심장 박동, 혈뇨, 상복부 압통, 황달 등이 포함된다.

EMS *만일 이러한 증상과 징후의 어떤 것이라도 나타나면, 즉시 의학적 접근이 필요하다.*

사용과 유용성(Use and Availability)

NSAIDs는 관절, 근육의 경미하거나 중정도의 증상과 두통의 치료에 사용된다. 그리고 류마토이드 관절염, 건염, 점액낭염 질환과 관련된 염증 질환의 치료에도 흔히 사용된다. 그러나 심한 통증의 완화에는 효과를 발휘하지 못한다.

NSAIDs는 시판약과 처방약 모두에서 유용하며, 일반적으로 경구제로 쓰인다. **표 26.4**는 스포츠 연부조직 손상의 치료에 사용되는 보다 일반적인 NSAIDs를 소개하고 있다. 처방전은 면허가 있는 의사의 처방에 의해서만 작성될 수 있다. 그들은 각각의 여러 경우에 따라 처방을 하며 비슷한 연부조직 손상 환자에게 동일하게 적용해서는 안 된다. 예를 들어, 아나프락스(Anaprox)는 월경통을 치료하기 위해 처방되는데 흔히 여성에게 동일하게 쓰인다. 같은 약이라도 개인마다 반응이 모두 다르기 때문에 약을 공유해서 쓰는 것은 바람직하지 못하다. 비처방으로 쓰이는 NSAIDs는 이브프로펜, 케토프로펜, 나프센나트륨 등이 있다.

복용량과 NSAIDs 치료 기간에 따라 복용 후 보통 30분 이내에 통증 완화를 보이며, 수 시간 지속된다. 시판약과 처방약 둘 다 단기간(최고 10일)의 연부조직 염증과 통증 치료에만 사용된다. 해열제로써 사용할 경우, 3일 이내의 기간 동안만 사용되어야 한다.

EMS *만일 통증과 염증, 열이 진정되지 않거나 오히려 증가된다면, 즉시 의사와 상담해야만 한다.*

모든 의약품과 같이 NSAIDs는 알코올과 함께 사용해서는 안 되며, NSAIDs를 다른 약품과 함께 써야할 경우에는 의사

표 26.4 일반적 비스테로이드 항-염증성 약

속명 상표명	부작용	경고(주의)	복용법
Diclofenac Cataflam, Voltaren 약물	배탈, 궤양, 졸음, 흐릿한 시력, 어지러움, 광선혐기증	아스피린과 알콜음료를 피하시오.	음식과 복용
Ibuprofen Advil, Motrin OTC Motrin, Rufen 약물 (OTC: 오르니틴트란스카르바밀라아제)	배탈, 궤양, 졸음, 흐릿한 시력, 어지러움, 광선혐기증	아스피린과 알콜음료를 피하시오.	음식과 복용
Indomethacin Indocin 약물	두통, 배탈, 흐릿한 시력, 궤양, 어지러움, 졸음, 광선혐기증	아스피린과 알콜음료를 피하시오.	음식과 복용
Ketoprofen Acron, Orudis KT Over the counter (OTC) (처방전없이 판매되는) Oruvail Rx	배탈, 궤양, 졸음, 흐릿한 시력, 어지러움, 광선혐기증	아스피린과 알콜음료를 피하시오.	음식과 복용
Nabumetone Ralafen 약물	배탈, 궤양, 졸음, 흐릿한 시력, 어지러움, 광선혐기증	아스피린과 알콜음료를 피하시오.	음식과 복용
Naproxen Naprosyn 약물	배탈, 궤양, 졸음, 흐릿한 시력, 어지러움, 광선혐기증	아스피린과 알콜음료를 피하시오.	음식과 복용
Naproxen sodium Aleve (처방전없이 판매됨) Anaprox 약물	배탈, 궤양, 졸음, 흐릿한 시력, 어지러움, 광선혐기증	아스피린과 알콜음료를 피하시오.	음식과 복용
Piroxicam Feldene 약물	배탈, 궤양, 졸음, 흐릿한 시력, 어지러움, 광선혐기증	아스피린과 알콜음료를 피하시오.	음식과 복용
Sulindac Clinoril 약물	배탈, 궤양, 졸음, 흐릿한 시력, 어지러움, 광선혐기증	아스피린과 알콜음료를 피하시오.	음식과 복용
Tolmetin Tolectin 약물	배탈, 궤양, 졸음, 흐릿한 시력, 어지러움, 광선혐기증	아스피린과 알콜음료를 피하시오.	음식과 복용

나 약사와 반드시 상의해야 한다.

코르티코스테로이드(Corticosteroids)

Corticosteroids는 부신 피질에서 저절로 생성되는 스테로이드성 호르몬이지만, 합성하여 생산할 수도 있다. 이들은 신체의 전반에 걸쳐 강력한 효과를 발휘하는 약이다.

➤ *치료적 효과(Therapeutic Effects)*

corticosteroids는 용액성 물질로서 화학물질(프로스타글란딘, 류코트라이언스, 히스타민 등)의 합성을 억제시키면서 신체의 자연적인 염증 반응을 막아주어 결과적으로, 부종이나 온감, 발적과 통증 등의 염증과 관련된 증상들이 감소된다. 또한 corticosteroids의 항염증 방식은 NSAIDs와 달리 매우 광범위한 범위에서 작용한다. 코르티코스테로이드는 NSAIDs와 마찬가지로 프로스타글란딘의 합성을 억제하지만, 그와 함께 다른 여러 방식으로 염증을 또 감소시켜 준다.

➤ *부작용(Adverse Effects)*

질환을 치료하면서 나타나는 공통적인 코르티코스테로이드의 부작용은 가려움증과 타는 듯한 감각, 피부건조 등이 있다. 식욕이나 어지럼증, 불안, 체모 성장, 위장 장애, 월경불순, 눈의 통증 등의 증감과 관련된 부작용은 극히 드물다. 이러한 부작용의 대부분은 약을 중단하면 바로 사라진다. 경구 NSAIDs와 코르티코스테로이드는 위장관에 비슷한 작용을 하기 때문에 두 개를 동시에 사용하는 것은 위장 장애와 궤양을 심각하게 일으킬 수 있다. 게다가 코르티코스테로이드를 장기적으로 사용하면 인체의 면역체계를 약화시키고, 감염에 저항력을 낮추는 결과를 가져온다.

➤ *유용성과 사용(Availability and Use)*

코르티코스테로이드는 피부 질환, 비염, 류마토이드성 질환(점액낭염, 관절염 및 건염 등)에 적용될 수 있다. 경구나 코로 흡입하는 방식, 관절낭내 주사, 피하 주사, 정맥내 주사 등 다양한 방법을 통하여 투여할 수 있다. **표 26.5**는 일반적인 코르티코스테로이드의 경구, 비강 흡입, 주사 등의 투약 방법을 나타내고 있다.

코르티코스테로이드는 HIV/AIDS나 심장질환, 고혈압, 당뇨, 위염, 위궤양, 낭창, 기관지염 등의 질환을 가진 사람에게 사용해서는 안 된다. 코르티코스테로이드는 염증과 통증의 감소와 함께 운동 후 통증을 지연시켜주며, 손상의 위험을 최소화시켜 준다. 또한 이것은 NCAA에서 금지된 약품에 들어있지 않지만, USOC에서는 모든 종류의 국소 약품을 제한하고 있다.

표 26.5 일반적인 corticosteroids

투약 방법	일반명	상표명
경구 투약	beclomethasone	Beclovent, Vanceril
	dexamethasone	Decadron Respihaler
	flunisolide	AeroBid
비강 흡입	beclomethasone	Beconase, Vancenase
	budesonide	Rhinocort
	dexamethasone	Decadron Turbinaire
	flunisolide	Nasalide
	fluticasone	Flonase
주사	betamethasone	Celestone
	dexamethasone	Decadron
	hydrocortisone	Solu-Cortef
	prednisolone	Hydeltrasol

국소 마취제(Local Anesthetics)

통증을 가장 잘 잡는다고 일컬어지는 **마취제**는 피부의 감각 신경 수용기에 작용한다. 정상적인 상태에서 피부는 아스피린이나 다른 경구 마취제에 반응을 보이지 않는다. 같은 피부의 감각 신경에도 약한 자극에는 가려움증을 보이고, 강한 자극에는 통증을 느낄 수 있다. 국소 마취제는 투약 방법과 주사, 국소적용, 분무식 등으로 분류될 수 있다. 주사식 마취제는 면허가 있는 의료인의 처방에 의해서만 사용될 수 있는 약품이다.

➤ *주사 마취제(Injectable Anesthetics)*

스포츠 손상의 치료에서, **주사 마취**는 가장 흔한 침습성 치료로서, 피하 연부조직에 위치한 신경의 기능을 차단하여 통증을 줄이는 작용을 한다. 이것은 고관절이나 엄지 발가락 등의 연부조직 손상의 치료나, 골절 시 통증의 감소를 위해 많이 쓰인다. 또한, 봉합이나, 점액낭 및 관절액의 흡입 등과 같은 경미한 수술에서도 흔히 이용된다. 이것의 종류는 그 작용 기간에 따라 단기간, 중기간, 중장기간, 장기간으로 분류할 수 있다. 의사의 처방대로만 사용한다면 부작용을 최소화시킬 수 있다. 과량을 사용할 경우 진전, 졸음, 저혈압, 감각과민 등의 부작용이 생길 수 있으므로 적절한 용량으로 사용해야 한다.

➤ *국소 마취제(Topical Anesthetics)*

국소 마취제는 피부에 적용하며 시판약과 처방약 모두에서 사용된다. 국소 마취제 또는 진통제는 좌상이나 염좌, 건염, 점액낭염 등의 근골격계 손상의 통증을 줄이는데 효과적이다. 이것의 목적은 반자극 효과를 얻는 것이다. 이것은 피부의 감각신경종말을 자극할 때 통각, 온각, 냉각이 자극을 받아 원래의 통증이나 가려움 등이 사라지는 이론으로 설명할 수 있다. 즉, 이것은 통증과 가려움증을 줄이기 위해 피부의 감각을 방해하는 것이다. 반자극은 다양한 형태로 얻어낼 수 있는데, 화장수나 마찰, 크림 등을 이용할 수 있다. 그 좋은 예로 Ben-Gay, Mineral Ice, Flex-All 454, Menthol, Absorbine Jr., wintergreen oil, Icy Hot 등이 있다. FDA에서는 이런 약품이 하루에 3~4회 적용했을 때 안전하지만, 만성적으로 사용할 경우 바람직하지 않다고 발표하였다.

EMS *만일 통증이 7일 이상 지속된다면, 즉시 의사와 상담하는 것이 좋다.*

반자극 효과와 더불어, 국소 마취제는 통증감소, 가려움증 감소, 또는 이 두개의 효과를 모두 가진 약으로 분류할 수 있다. 대부분의 국소 마취제의 상표명은 -caine의 접미사를 보고도 확인할 수 있다.

➤ *분무식 마취제(Spray Anesthetics)*

크림이나 로션과 더불어 분무식 마취제도 시중에 나와 있다. 이것은 피부를 일시적으로 동결시켜 통증을 줄인다. 그러나 작용시간이 짧아 몇 분밖에 지속되지 않는다. 이것은 급속한 동결로 인해 피부의 손상이나 치유지연을 초래할 수 있어서 사용을 권하지는 않는다.

➤ *부작용(Adverse Effects)*

처방대로만 사용한다면 국소 마취제는 매우 안전하다. 일반적인 부작용은 발진이나 두드러기 같은 피부의 손상이며, 약을 중단할 경우 사라진다. 넓은 부위에 과량을 사용하거나 깊은 상처에 사용할 때, 전신으로 흡수되는 문제를 일으킬 수 있다. 전신 흡수는 중독성이 있고, 경련이나 중추신경마비를 일으킬 수 있다.

아스피린에 알레르기가 있는 사람에게는 아스피린의 주성분인 살리실산염(salicylate)을 흡수하므로 메틸살리실산염(methylsalicylate)을 사용해서는 안 된다. 또한 온감을 일으키는 성분은 열 패드와 압박 붕대와의 혼용을 피해야 한다. 왜냐하면 전신적인 흡수로 인해 피부와 근육의 괴사를 일으킬 수 있기 때문이다. 그리고 운동 전이나 뜨겁고 땀이 많은 체질, 운동 직후에도 마취제의 사용을 금해야한다. 신체의 색깔을 관찰하여 열이 식었을 경우에 적용한다. NCAA와 USOC 모두 국소마취제의 사용을 허용하고 있으며, NCAA는 의학적으로 정당한 경우에는 국소마취제의 관절낭내 주사도 허용하고 있다.

근육 이완제(Muscle Relaxants)

국소 마취제가 피부와 피하조직의 감각신경 수용기를 억제시키는 것과 달리, 근육 이완제는 근육과 뇌에 전달되는 구심성 신호를 실제로 차단시킨다. 골격근 이완제는 중추성 또는 직접 작용으로 분류된다. 중추성 약품은 척수에서 효과를 나타내고, 반면 근육에 직접 작용하는 약품은 골격근의 세포에 효과를 나타낸다. 두 종류 모두 처방에 의해서만 사용이 가능하다. 선수 손상으로 인한 근 경련으로 처방된 근육 이완제는 근육에 직접 작용한다. 이들은 국소 통증과 경련, 압통을 감소시키고 운동범위를 증가시켜준다. 근육 이완제의 일반적인 예로서 chlor-zoxazone, cyclobenzaprine, diazepam, metacar-bamol, orpenadrine 등을 들 수 있다. 이러한 약들은 근골격계의 급성 손상으로 인한 근 경련과 통증을 줄이기 위해 안정을 취한 상태에서 물리치료 양식(열치료, 냉 치료, 전기치료 등)과 함께 쓰인다. 중추성으로 근육 이완제는 중추신경계에서 작용하므로 중추신경계의 기능을 감소시켜서 결과적으로 현기증, 졸음, 우울, 등의 부작용을 가져올 수 있다. NCAA, USOC 모두 이 약품을 금지하고 있지는 않지만, 특정 종목의 국제연맹에서는 금지하고 있다. 근육 이완제로 인해 나타날 수 있는 부작용은 **표 26.6**에 나타나 있다.

국소 항생제(Topical Antibiotics)

항생제는 박테리아의 생성을 억제하여 감염의 예방 및 치료를 하는 약품이다. 피부 감염을 일으키는 박테리아의 두

표 26.6 일반적인 근육 이완약품

일반명 *상표명*	부작용	경고	용량
Carisoprodol *Soma Rx*	변비, 오심, 진전, 심박동증가, 현기증, 불면증, 혼동	졸음현상이 올수 있으므로 각성상태가 요구되는 일을 할 때 주의하시오	음식과 함께 복용
Chlorzoxazone *Paraflex, Parafon Forte Rx*	변비, 오심, 진전, 심박동증가, 현기증, 불면증, 혼동	졸음현상이 올수 있으므로 각성상태가 요구되는 일을 할 때 주의하시오	음식과 함께 복용
Cyclobenzaprine *Flexeril Rx*	변비, 오심, 진전, 심박동증가, 현기증, 불면증, 혼동	졸음현상이 올수 있으므로 각성상태가 요구되는 일을 할 때 주의하시오	음식과 함께 복용
Methocarbamol *Robaxin Rx*	변비, 오심, 진전, 심박동증가, 현기증, 불면증, 혼동	졸음현상이 올수 있으므로 각성상태가 요구되는 일을 할 때 주의하시오	음식과 함께 복용
Orphenadrine Citrate *Norflex Rx*	변비, 오심, 진전, 심박동증가, 현기증, 불면증, 혼동	졸음현상이 올수 있으므로 각성상태가 요구되는 일을 할 때 주의하시오	음식과 함께 복용

종류로 *연쇄상 구균*과 *포도상 구균*이 있다. 어떤 종류의 박테리아가 피부 감염을 일으켰는지 예상하기가 매우 어렵기 때문에, 항생제는 두 가지 종류의 박테리아 모두를 치료할 수 있도록 사용한다. 국소 항생제는 찰과상 같은 작은 개방창에 사용되며 크림이나 연고, 파우더 형태로 구할 수 있다. Bacitracin, Neosporin, Neomysin, Polysporin은 시판약 국소 항생제의 예이다. 이들 약품은 깊은 상처에 사용되지 않도록 되어 있으며 체내에 흡수될 경우 중독을 일으킬 수 있다. 국소 항생제는 되도록 적은 양으로 하루에 세 번, 7일 이내에 사용하는 것이 좋으며, NCAA나 USOC는 이 약품을 금하고 있다. **표 26.7**에 일반적인 항생제와 부작용을 설명하였다.

살균 및 소독(Antiseptics and Disinfectants)

살균 및 소독의 용어는 언젠가부터 혼용되어 쓰이고 있지만, 같은 뜻은 아니다. **살균**은 살아있는 세포의 미생물 성장을 막고 박테리아를 파괴하여 감염을 예방하는 것이다. 이것은 개방창이나 넓은 부위의 세척 및 치료에 적절하고 분무식, 파우더, 용액 등으로 가능하다. Isopropyl alcohol, Betadine이 주로 사용되는 시판약품이다. 이런 약품은 외용으로만 사용되며 NCAA나 USOC의 금지 약품 목록에 들어있지 않다. **소독제**는 무생물체에 적용하는 화학약품이다. 주로 수술 기제나 의학 설비 등을 소독할 때 쓰이며, Versa-Quat와 Iso-quin, 알코올 성분의 약품이 흔히 쓰인다. 임상전략 6.1을 보면 혈액과 관련된 감염 질병을 예방하기 위한 선수 훈련실에서의 소독 방법에 대한 정보를 알 수 있다.

표 26.7 일반적인 항생제와 부작용

일반명 *상표명*	부작용	경고	용량
Bacitracin *Baciguent OTC*	발진, 간지러움, 타는 감각, 발적, 국소 부종	눈과 접촉하지 말것	얇은 거즈 사용
Polymyxin B Sulfate *Neosporin OTC*	발진, 간지러움, 타는 감각, 발적, 국소 부종	눈과 접촉하지 말것	얇은 거즈 사용
Polymysix B Sulfate **Neomycin Base, Bacitracin** *Triple Antibiotic, Mycitraccin OTC*	발진, 간지러움, 타는 감각, 발적, 국소 부종	눈과 접촉하지 말것	얇은 거즈 사용
Polymyxin B Sulfate **Zinc Bacitracin** *Polysporin OTC*	발진, 간지러움, 타는 감각, 발적, 국소 부종	눈과 접촉하지 말것	얇은 거즈 사용

표 26.8 항진균제의 종류와 부작용

일반명 *상표명*	부작용	경고	용량
Ciclopirox *Loprox Rx*	자극, 타는 감각, 발적	압박 붕대와 함께 사용하지 말것	적용 전에 환부는 청결, 건조시킬 것
Clotrimazole *Lotrimin AF, Mycelex OTC* *Lotrimin lotion OTC or Rx*	홍반, 따끔함, 부종, 물집, 소양증	눈과 접촉하지 말것	적용 전에 환부는 청결, 건조시킬 것
Miconazole Nitrate *Micatin OTC* *Monistat-Derm OTC*	타는 감각, 가려움증, 따끔함	눈과 접촉하지 말것	족부 백선, 어루러기(전풍)에 사용
Tolnaftate *Tinactin OTC*	가벼운 자극	눈과 접촉하지 말것	족부 백선, 어루러기(전풍)에 사용
Undecylenic Acid *Cruex, Desenex OTC*	타는 감각, 자극, 발진, 따끔함	눈과 접촉하지 말것	족부 백선, 어루러기(전풍)에 사용

항진균제(Antifungal Agents)

Tolnaftrate, miconazole nitrate, clotrimazole 등은 진균에 의한 감염을 치료하는 약품이다. 인체 내 진균성 세포는 곰팡이와 효모가 있다. 발의 무좀, 응고부 백선, 체부 백선 등은 진균성 곰팡이에 의해 감염되는 것이고 칸디다증, 모닐리아증(moniliasis) 등은 진균성 효모에 의해 감염된다. 진균성 곰팡이를 치료하기 위해 쓰이는 약품은 치료 시작 후 증상이 사라질 때 까지 몇 일간 적용되며 하루에 두 번 정도 사용한다. 증상이 사라지고 나면, 곰팡이 균은 피부의 균열 사이나 발톱 밑으로 숨어있게 된다. 이런 이유로 의사들은 예방법 규약에 따라 항진균제를 정기적으로 지속해서 환부에 적용하기를 권한다. 적용에 앞서, 환부는 약한 비누나 물로 깨끗이 씻어야 한다. 만일 감염이 1주일이나 1달 이내에 낫지 않으면 다른 항진균제를 쓰거나 의사와 상의해야 한다.

초기에는 질의 효모 감염을 치료하는 약은 처방에만 의존해 왔지만, 최근에는 다양한 항효모 약품을 OTC에서 구입할 수 있다. clotrimazole, miconazole nitrate, tioconazole 등이 그 예이다. 대략 가임기 여성의 25%정도가 이런 효모 감염에 걸린다. 감염 요소로는 임신, 비만, 당뇨, 쇠약이 있으며 경구 피임약이나 전신항생제와 같은 특정 약품의 사용과도 관계가 있다. 이 약은 1~14일까지 매일 사용해야 한다.

EMS *만일 치료과정이 문제를 해결하지 못한다면, 어떤 다른 미생물의 존재를 의심해야 하고 즉시 의사와 상의해야 한다.*

항진균제는 처방대로 사용한다면 매우 안전하다. 단 외용으로 먹거나 전신적 흡수 시 중독 증세를 일으킬 수도 있다. 부작용은 발적, 가려움증, 자극 등이다. 이 약품은 NCAA, USOC 모두 금지하고 있지 않다. 항진균제의 종류와 부작용은 **표** 26.8에 소개되었다.

A NSAIDs는 급성 및 만성 연부조직손상의 통증과 염증치료에 쓰이는 가장 대표적인 약품이며 시판약과 처방된 형태 모두 이용할 수 있다.

성능 향상 약물 또는 작동성 보조 (PERFORMANCE ENHANCING SUBSTANCES(ERGOGENIC AIDS))

Q 체육관에서 한 선수 트레이너가 이뇨제를 이용하여 체중을 감소시키려는 어떤 농구선수에 대한 이야기를 들었다. 트레이너는 고민해야 할까? 이 농구선수가 안전하게 체중을 줄이도록 도우려면 어떤 행동을 취해야 할까?

작동성 보조물은 에너지의 생성, 사용 및 경쟁력을 높여주는 물질 또는 기구이다. 일반인의 약 50%, 선수들의 76%, 바디 빌더의 100%의 인구가 이 물질을 이용하는 것으로 추정된다. 어떤 물질은 합법적이고 정상적인 건강을 위해 사용될 수 있다. 하지만 과도한 사용은 개인의 건강에 부작용을 초래할 수도 있다.

카페인(Caffeine)

커피, 차, 초콜릿, 코코아 음료는 미국 음식에서 쉽게 볼 수 있는 식품들이다. 세계에서 가장 남용되고 있는 약품이 바로 카페인이 함유된 이런 식품이다. 카페인은 각성효과와 강장효과를 높여주는 낮은 중추성 자극제이다. 피로 회복제로서도 쓰이며 진통제와도 혼용해서 사용되기도 한다. 또한 에너지 음료수, 스포츠 겔 등 여러 분야의 상품에서도 쓰인다.

카페인은 빠르게 흡수되고 30~60분안에 최고 효과를 보이며 3.5시간의 반감기를 보인다. 이것은 아드레날린 분비를 촉진하여 신장으로 들어가는 동맥혈관을 제외한 나머지 혈관들을 수축한다. 이런 반응은 골격근과 심근의 수축성을 향상시키고 지방 대사를 돕는 등의 이차적인 대사 변화를 증진시켜 준다. 따라서, 카페인은 3~6mg/kg의 양 만큼의 운동 지속력을 향상 시켜준다고 생각되고 있다. 이런 성능 향상의 효과는 금지된 용량 수준의 반 정도에서 잘 나타나고, 세 컵의 커피나 6~8컵의 커피 함유 음료에 해당한다. 많은 사람들은 알약의 형태로 카페인을 먹기도 한다.

카페인을 매일 먹거나 많이 먹게 되면, 혈압과 빈맥, 혈장 에피네프린, 노르에피네프린의 증가를 가져와 결과적으로 무 휴식, 날카로운 신경, 분노, 불면증, 진전, 우울증, 감각과민증 등을 유발시킬 수 있다. 또한 카페인은 이뇨제로 작용하여 운동 수행 능력을 감소시키거나 열사병의 위험을 상승시킬 수 있다. 하지만 최근 논문들을 보면 카페인 섭취 후 운동을 했을 때 땀의 손실이나 중추의 온도, 요의 흐름에 변화가 없음을 보여주고 있다.

카페인은 용량이 15 및 12㎍/ml을 넘지 못하도록 NCAA와 IOC에서 각각 제한하고 있다. 대부분의 자극제와 마찬가지로 카페인 역시 내성을 형성하며 중독을 일으킬 수 있으므로 사용상 주의사항에 있는 증상이 나타날 경우 사용을 중지하여야 한다.

담배(Tobacco)

담배는 중추신경계의 저-자극제로서 미국 전역에 퍼져있다. 니코틴은 화학적인 자극과 중독을 일으키는 약품이며 소비의 형태는 담배나 시가 또는 연기 없는 담배(씹는 형태의 담배, 건조하거나 습기가 있는 담배)가 있다. 니코틴은 담배 등을 피울 때 폐로 흡수되거나 무연성 담배의 경우 경구의 점막을 통해 흡수된다. 초기의 니코틴은 자율 신경절과 신경초의 잇는 부분을 자극(적은 용량)시키고 기능을 떨어뜨린다(많은 용량). 담배 마다 니코틴의 함유량은 달라서 한 가피의 담배는 1mg의 니코틴을 함유하고 있고, 무연성 담배의 경우 35mg을 함유한다. 일반적인 상식과 달리 무연성 담배가 종이로 만 담배보다 좀 더 빠르게 흡수되고 자극효과도 빨리 나타나서 안전하지 못하다.

야구의 메이저 리그 선수들에게, 그리고 NCAA의 모든 선수들이 경기를 할 때 이런 무연성 담배의 사용을 금하고 있음에도 불구하고 이런 무연성 담배에 노출되는 청소년의 수는 늘어가고 있다. 무연성 담배와 관련된 부작용은 다른 담배의 부작용과 비슷하며 강장 느낌, 심박수 증가, 혈압 증가, 중독 현상을 포함한다. 또한 이것의 사용은 **구취**나 호흡기관의 불량, 치아의 영구적인 손상, 경구의 찰과상, 치주염, **백반종** 등을 초래할 수 있다. 백반종은 볼과 혀의 질환이며 구강암을 일으킬 수 있다. 연구를 통해 무연성 담배 사용자의 60~78%에서 경구 질환이 발견되고 있으며, 구강암은 씹는 형태의 담배의 장기 사용과 직접적으로 연관이 있다고 보고되었다.

알코올(Alcohol)

알코올은 미국에서 가장 많이 남용되고 있는 오락용 약물(recreational drug)이며, 대학 선수 연합에서 가장 많이 찾는 약물이다. 알코올은 섭취하자마자 빠르게 흡수되고 체내에서 변화되지 않는다. 대부분의 흡수는 위장과 소장에서 일어난다. 다음의 요인들이 흡수율에 영향을 준다.

- 알코올의 형태와 비율
- 얼마나 빠르게 마셨는가
- 최근의 위장 음식물
- 위장을 비우는데 영향을 주는 요소(예, 탄산가스 음료, 음식, 정서상태 등)
- 체중
- 위장의 유동성

다른 약품과 달리 알코올은 일정하게 대사되며, 일반적으로 한 시간에 1oz의 알코올이 분해 된다. 이것은 12oz의 맥주와 2.5oz의 와인과 같다. 대사 비율은 간의 효소의 작용과 관련이 깊고 개인 마다 그 정도가 다르다. 이런 효소에 영향을 주는 요인으로는 나이, 월경 주기, 유전, 종족, 간의 질환, 알코올 섭취 경험 등이 있다.

알코올은 액체성 용해 물질로서 뇌-혈관장벽을 신속히 통과하여 일시적인 중추신경계의 진정제로 작용한다. 이것은 혈장이나 세포, 기관에서 변형되지 않는 특징이 있다. 알코올의 대부분은 간에서 대사되며 분비는 요, 땀, 호흡 등을 통해 배출된다.

다른 작동성 보조물과 달리 알코올은 신체의 활동을 보조하기 위해 쓰이지는 않는다. 1982년 스포츠에서의 알코올 사용에 관한 미국 스포츠 의학회(ACSM)의 성명에서 다음과 같은 결론을 내렸다. (1) 1.5~2oz가량의 적은 양에서 3~4oz의 중간 정도의 알코올은 정신 운동의 기능을 저하시킨다. (2) 알코올은 에너지 대사나 산소 흡수에 거의 또는 전혀 도움이 되지 않으며, (3) 근육의 일 강도를 향상시키지 못하거나 오히려 감소시킨다. 그러므로 알코올은 스포츠와 관련된 활동에서 성능 향상에 해악을 끼친다. 알코올은 어떤 목표를 겨냥하는 스포츠(확실한 증거는 아직 없지만)에서는 성능 향상 보조물로 쓰이기도 한다. 따라서 NCAA에서 사격 종목에서는 알코올 약물 섭취를 금지시키고 있다.

대마(마리화나)(Marijuana)

대마는 d9-tetrahydrocannabinol(THC)의 주 활동 성분을 함유한 cannabinoid에 의해 효력을 나타낸다. 비록 현재는 불법적인 약품이 되었지만, 암 환자나 녹내장의 낮은 내압에 대한 화학 치료와 관련된 항 구토제로써 쓰여 왔다. 이것은 도취감에 의한 기분전환으로 사용되기도 한다.

THC는 일차적으로 중추신경계와 심혈관계에 작용한다. 중추신경계에 대한 부작용은 운동 협응력의 손상, 단기 기억능력 감소, 집중 장애, 일 수행능력 감소 등이 있으며 심혈관계에 작용하는 부작용은 빈맥과 혈압의 변화(수축기압이 바로 누웠을 때는 증가하고, 선 상태에서는 감소)이다. 이것은 투약 경로나 용량, 전에 사용했던 경험 등에 의해 달라질 수 있다. 스포츠 수행에 있어서의 부작용은 최대 산소 환기량에 따른 최대 운동 수행능력의 감소가 있고, 주기적인 폐 용적이나 동맥 혈압, 헤모글로빈의 능력에는 그다지 큰 영향은 없다. 대마는 땀의 배설을 억제시켜 체내의 중심 온도를 높이는 결과를 가져온다.

대마는 IOC에서 금지하지는 않았지만, NCAA에서는 유흥 약품(street drug)으로 판정하여 금지하고 있다. 액체에 잘 용해되기 때문에 2~4주만에 약물 검사로 검출될 수 있다.

이뇨제(Diuretics)

물약이라고 불리는 이뇨제는 요를 통해서 원하지 않는 체내의 수분이나 소금 성분을 제거해 주어 심장이 좀 더 자유롭게 펌프 작용을 할 수 있도록 도와준다. 이뇨제는 티아지드(고혈압 환자를 위한 이뇨제), 루프, 칼륨-보충용으로 분류할 수 있다. 티아지드 이뇨제는 수분의 배출을 적당량 증가시키므로 장기간 사용에 적합하다. 루프 이뇨제는 보다 강력한 효과를 가지고 있어 응급 상황에서 주로 쓰인다. 칼륨-보충용 이뇨제는 체내의 칼륨 무기질을 보충해주어 다른 두 가지의 이뇨제와 함께 처방되어 쓰이기도 한다. 일반적으로, 이뇨제는 고혈압이나 심장 질환, 신장 및 간장 질환, 녹내장의 치료에 사용된다. 그러나 이뇨제의 남용은 총 말초 저항 증가 반사로 인해 체온조절기능의 손상이나 운동과 관련된 탈수현상의 악화, 부정맥의 증가 등의 문제를 발생시킬 수 있고 전해질의 결핍을 초래할 수 있다.

동화 스테로이드(Anabolic Steroids)

동화 스테로이드는 호르몬의 조합으로 이루어져있으며, 체내의 성 호르몬(테스토스테론)과 비슷한 면이 있다. 이 두 호르몬은 모두 성장과 체중의 증가를 촉진시키는데 이용된다. 뇌하수체에서 테스토스테론(남자는 하루 4~10mg, 여자는 하루 1mg)이 분비되면 이차 성징이 나타나게 된다.

생리학적으로 동화 스테로이드는 세포질 내에서 안드로겐 수용체를 묶어 리보핵산의 생성을 촉진함으로써 신속하게 단백질을 합성시킨다. 운동을 하지 않는 건강한 사람의 경우, 스테로이드는 식욕과 강장 느낌을 증가시키지만 근육의 용적이나 강도에는 영향을 주지 않는다. 높은 강도의 운동을 하는 사람에게는 동화 스테로이드가 체중과 근육의 용적 및 강도를 증가시켜줄 수 있다. 하지만 유산소성 운동능력에는 그다지 큰 효과가 없다. 부작용으로는 화를 참지 못한다거나 격한 감정, 식욕 및 성욕의 증가, 통증에 대한 내성 감소 등을 들 수 있다. **글상자** 26.8의 단기 또는 장기 효과는 스테로이드의 복용 방법, 빈도, 치료 시작 나이 등에 따라 달라질

➤➤ 글상자 26.8

동화 스테로이드 사용에 따른 생리적 효과

단기적 효과	장기적 효과
좌창(여드름)	심혈관계 질환
남성의 유방 이상 비대	간 질환
대머리	고환 위축
발모 및 체모의 성장	발기 불능, 불임증
월경 불순	정액 감소
여성의 가슴 발육 감소	클리토리스 확장
굵은 목소리	

수 있다. 이런 부작용 중에는 약을 중단해도 없어지지 않는 비 가역적인 것도 있다.

동화 스테로이드는 피라미드식 또는 선회 기술을 이용하며, 보통 6~12주 가량 사용한다. 피라미드식 기술을 사용하는 사람은 매일 적은 양으로 투약을 시작하고, 중간 단계에서 점차 높은 용량으로 진행하며, 다시 마지막 단계에서는 적은 양으로 마친다. 선회는 두가지 혹은 그 이상의 동화 스테로이드를 사용하는 것으로서 경구투여 또는 주사 방법이 있다. 피라미드식과 선회는 스테로이드 수용체 복합체를 최대화시키고 중독 부작용은 최소화시킨다는 주장이 일반적으로 통용되고 있다. 그러나 이 주장을 뒷받침 하는 과학적 근거는 아직 없다.

성장 호르몬 (Human Growth Hormone)

성장 호르몬은 대중적인 노화방지 약품으로, 흔히 근력과 근육의 성장, 근골격계의 치유 성향 등을 강화하기 위해 사용된다. 성장 호르몬이 결핍된 아동에게 골격과 연부조직의 성장을 촉진시키기 위해 주로 쓰이며 성장 호르몬이 부족한 어른이나 만성 신부전이 있는 노화된 아이, 그리고 넓은 피부 화상을 입은 아이의 치유에서도 마찬가지로 적용된다. 또한 체중이 작은 아이나 수술 후 지방 발달이 덜 된 환자에게도 사용되며 이차적 HIV감염으로 인한 소모성 질환의 치료로도 접근할 수 있다.

자연적인 성장 호르몬은 뇌하수체 전엽에서 분비되어 주요 신체 조직에 대한 효과로서 대사와 성장 과정을 조정한다. 이 호르몬은 아미노산의 흡수와 전달을 도와 단백질의 합성을 촉진시킨다. 합성 또는 재조합된 성장 호르몬은 근육 내 및 피하로 주사되며 전형적인 용량은 주당 0.3mg/kg이다.

대표적인 부작용으로는 늑골 및 하악골의 성장과 척주, 수지골, 전두골의 과잉성장, 그리고 관절 공간의 확장 및 골관절염 촉발, 연부조직 부종 등의 특징이 나타나는 거대증, **말단비대증**이 있다. 적용 용량의 두 배 정도만 초과해서 사용해도 말단 비대증을 초래할 수 있고 하루에 20mg 이상의 투약을 받는 사람은 매우 큰 위험인자에 노출되었다고 볼 수 있다. 또 다른 부작용으로 고혈압이나 고혈당, 당뇨, 관절염, 월경 불순, 시력 상실, 수면 질식, 근염, 얼굴이나 수족 뼈의 특징적인 조면 등을 나타낼 수 있다.

선수의 경우, 성장 호르몬은 종종 다양한 테스토스테론 유도체와 함께 병행하여 사용되며, 일상적인 요 검사로는 거의 검출되지 않는다. 이로 인해 선수들에게 더욱 더 유명해진 약품이 되었지만, 곧 이 호르몬을 검출하기 위한 비침습적인 기술이 발달되었다.

암페타민(중추 신경을 자극하는 각성제) (Amphetamines)

암페타민은 NCAA나 IOC에서 금지하고 있는 강력한 중추 신경 자극제이다. 이것은 비만이나 기면발작, 집중 결손 질환 및 심한 우울증의 치료를 위한 목적으로 사용된다. 스포츠를 하는 선수들은 피로나 통증을 감추고 특정 정신적 작업의 능률을 높이기 위해 쓰기도 한다.

교감신경 흥분제로 분류되는 암페타민은 중추신경의 불수의적 작용(심박수, 혈압)에 영향을 준다. 많은 사람들이 경구로 복용하며 주사나 흡입 형태 역시 유용하다. 부작용은 부정맥과 협심증 증상에 대한 역치를 낮추는 것이며 이는 갑작스러운 심장 마비, 뇌졸중, 진전, 기억 장애, 정신 장애, 심리적인 충동, 횡문근 변성 등을 초래한다. 많은 스포츠 선수들이 암페타민을 사용했다고 제시하기 위한 근거는 거의 없지만, 암페타민과 비슷하면서도 낮은 강도의 효력을 갖춘 에페드린의 사용을 명확히 지적하는 근거는 존재한다. 암페타민은 요 검사에 의해 즉시 검출되는데, 그 이유는 변화하지 않은 암페타민과 대사물질이 모두 요에서 발견되기 때문이다.

에페드린(Ephedrine)

고대 중국 식용 약물인 허브 에페드라 또는 마황에서 유래된 에페드린은 인체에 강력한 효과를 발휘한다. 이것은 노르에피네프린의 장액 수준을 증가시켜 중추신경을 자극한다. 에페드린은 전통적으로 기관지 확장제 및 비강의 항염증제로 쓰였으며, 시판약으로 구할 수 있는 많은 부비강 및 감기 치료 약품에서 쓰인다. 만성 자세성 고혈압, 야뇨증, 발작의 치료를 위해 쓰이기도 한다. 에페드린은 체중 감소 약품 및 에너지 증대 약품에서 흔히 볼 수 있으며 시판약에서 25mg의 양으로 정제된다.

부작용은 생명을 위협할 수도 있는데, 열 발생을 증가시키고 체온을 높여서 특히 더운 환경일 경우 열사병의 위험을 높이기 때문이다. 경미한 부작용으로는 심장 세동 및 불규칙 심장박동, 어지럼증, 두통 등이 있고 좀더 중한 부작용에는 빈맥, 생명을 위협하는 부정맥, 고혈압, 뇌졸중, 간질 및 사망이 있다. 합성된 에페드린 유도체는 환각 약품으로 쓰일 수 있고, 자극제로도 쓰일 수 있음을 명심해야 한다. 에페드린은 IOC와 NCAA, 미국 풋볼 리그에서 금지된 약품이다.

혈액 도핑 및 적혈구조혈인자 (Blood Doping and Erythropoietin)

혈액 도핑과 적혈구조혈인자 사용의 일차적인 목적은 적혈구(RBCs)의 생산을 촉진하여 장기간의 유산소 활동에서 좀 더 많은 산소를 이용할 수 있도록 하는 것이다. 적혈구조혈인자가 대중화되기 이전에 혈액 도핑의 효과를 얻기 위해 두 가지의 방법이 사용되었다.

- 다른 사람이나 제공자로부터 한 개인에게 같은 혈액으로 일치한 수혈을 해주는 것이다. 이 과정에 연관된 두 가지 주요 컨셉은 제공자와 수혈자 간의 일치된 수혈과, HIV 및 간염의 위험이다.
- 자가 수혈은 개인에게서 추출한 혈액을 동결한 후 다시 그 수혈자의 인체에서 충분한 RBCs가 생성되는 시기인 몇 주 후에 재주입하는 것이다. 수혈을 하고 나면 RBCs가 증가되어 밀도가 높아지게 된다.

수혈을 하게 되면 증가된 헤모글로빈의 집중으로 유산소 운동 시 수행능력을 향상시킬 수 있으며, 이로 인해 최대 산소 소비가 많아지고 총 운동량이 증가하며 특정한 극한의 환경에서도 견딜 수 있다. IOC는 혈액 도핑을 금지하고 있지만 검출을 위한 효과적인 기술의 부족으로 인해 이런 금지 시행은 제한적이다.

적혈구조혈인자의 정맥 내 주사는 수일 이내로 RBC 생성을 촉진하고, 그 효과는 3~4주 이내에 나타나게 된다. 적혈구조혈인자는 신부전증의 말기 단계에서의 빈혈을 앓고 있는 사람이나 암, zidovudin으로 치료를 하는 에이즈 환자에게서 치료적으로 쓰인다. 이것을 사용하면 자가이식 혈액 제공자의 안전을 도모할 수 있고, 21일 이상 효과가 지속되며, 고관절 치환술을 시행한 환자의 수혈에 대한 필요성을 감소시킬 수 있다. 이것의 사용으로 정상적인 헤모글로빈을 가지고 있는 사람에게서 나타날 수 있는 위험 요소는 헤모글로빈의 증가로 인한 탈수 및 점성의 증가이며, 이것이 뇌혈관이나 뇌의 허혈, 혈전증, 고혈압, 고칼슘혈증, 철분 결핍 등을 일으킬 수 있다. 게다가 정맥내 주사는 다른 선천적 문제를 일으킬 가능성이 높다.

적혈구 조혈인자(EPO)의 사용으로 인한 이환율에 대해서는 아직 알려지지 않았다. 여러 가지 대중 논문에서는 선수의 사용 사례에 대해 논의하고 있지만 이에 대한 어떤 과학적인 논문도 없는 실정이다. 작동성 보조제로서 혈액 도핑 사용에 대한 스포츠 의학의 미국 대학 연합의 성명에 따르면, 모든 혈액 도핑에 의한 강화는 비윤리적이고, 공평하지 않으며, 개인의 건강에 치명적인 위험을 줄 수 있다고 한다. NCAA와 IOC에서는 적혈구조혈인자를 임상적으로 검사하는 방법이 없음에도 불구하고, 그것을 불법적인 도핑의 도구로 여기고 있다. 새로운 검사 방법이 개발되고는 있지만, 이미 여러 스포츠 기관에서는 경기에 안전하지 않다고 생각하여 헤마토크릿값이 50%이상일 경우 자격을 박탈하여 실격시키고 있다.

크레아틴(Creatine)

크레아틴은 고기나 생선과 같은 단백질이 풍부한 음식에서 발견되는 것으로 규정식품 요소에서 필수적인 것은 아니다. 일차적으로 간에서 합성되어 골격근에 대부분 저장된다. 근육의 가수분해로 급속히 아데노신 3인산염(ATP)이 생성되고, 이것은 근 수축에 필수적이다. 근육의 포스포크레아틴 저장은 허혈성 운동수행을 감소시킨다. 경구 투여를 통한 크레아틴은 근육의 포스포크레아틴 저장율을 6~8%를 증가시킴으로써 더욱 빠르게 ATP를 생산해 낸다. 이것은 회복기간을 단축시키고 운동 기간 동안 더욱 많은 에너지를 생산해 준다. 증가된 근육 크레아틴은 또한 운동으로 인한 젖산의 생산을 지연시키고 근육의 피로와 손상을 막아준다. 유산소 운동에서 크레아틴의 결핍은 제한적인 요소이다.

크레아틴의 하루 총 요구량은 2g이다. 공급의 용량은 다양하게 적용할 수 있다. 한 방법은 하루에 20g의 용량을 주는데, 5~10일간 네 번으로 나누어주며 결국 하루에 5g의 용량은 유지되는 셈이다. 또 다른 방법은 한 번에 용량을 많이 주는 것이 아니라 하루에 3g씩 투약하는 것이다. 더욱 낮은 용량을 사용하게 되면 근육 내 크레아틴의 수준이 오래 지속된다.

크레아틴의 특성은 성인에게 안전한 작동성 보조제라는 것이다. 체중 증량은 가장 일반적으로 알려진 부작용이다. 심한 부작용이 지속적으로 보고되고 있지는 않으나, 유의할 만한 심한 부작용으로는 신부전증의 가능성과 위장 장애(오심, 고장증, 경련, 설사), 만일 크레아틴이 심근에 축적될 경우 심혈관계 질환이 나타나며, 탈수에 의한 열사병의 위험이 증가될 수 있다.

비록 대학 선수들의 28%가 크레아틴의 섭취를 하고 있지만, 장기 복용에 의한 잠재적 건강 위험에 대해서는 평가가 거의 내려지지 않았다. 크레아틴의 사용에 대한 미국 대학 선수 연맹의 가장 최근의 주장에 따르면 18세 이하의 청소년에게는 크레아틴의 섭취를 권장하지 않고 있는데, 그 이유는 건강에 대한 잠재적 부작용이 아직 알려지지 않았기 때문이다.

A 선수 트레이너는 체중 감소를 위해 이뇨제를 즐겨 쓰는 야구 선수에게 신중하라고 말해 주어야 한다. 최근의 논문에 실린 알려지거나 알려지지 않은 이뇨제의 부작용과 많은 스포츠 기관에서 금지되어 있다는 사실을 말해 주어야 한다. 의사와 연계하여 체중 감소를 위한 보다 안전하고 지속적인 방법을 결정해야 한다.

약물 검사(DRUG TESTING)

1965년 Beckett은 영국 경륜 경기 동안 색층 분석 약물 검사법을 발전시켰다. 3년 후, IOC 약물 검사 프로그램은 1968년 하계 올림픽 때 이용되었다. IOC의 지도에 따라서 1968년 NCAA에서는 결승전에서 약물 검사를 시행하였다. 약물 검사의 목적은 대략 세 가지로 요약할 수 있다.

- 약물 검사는 이미 약물을 경험한 사람을 구별할 수 있다.
- 검사는 스포츠 선수에 대한 약의 사용의 증거를 가려낼 수 있다.
- 약물 검사는 손상이나 타인에게 대한 손상 위험을 예방할 수 있다.

약물 검사 방법은 요 검사, 혈액 검사, 두피 검사, 방사 면역 검정법 등 매우 다양하다. 요 검사는 필수적인 검사가 아닌 선택적인 방법이다. 방대한 요량은 쉽게 검출할 수 있고, 약물과 그 대사물질의 유무를 판별할 수 있다. 요 검사의 두 가지 단점은 검출물의 시간적 제약과 검출과정이 다소 부자연스러울 수 있기 때문이다.

최근에는 가스 색층 분석 약물 검사가 이용되는데, 이 검사의 정밀도에 영향을 주는 요소는 개인의 요 방출량, 산도, 요 배출 시간 및 검사에 일시적 또는 장기적으로 이용된 구성 성분, 검사 도구, 대사의 개인차, 최근의 외상 및 쇼크이다. GC/MS가 100%의 정밀도를 가지고 있다 하더라도, 개인차에 의해 차이가 날 수 있다.

- **차폐 효과.** 이뇨제는 스테로이드와 관련된 저류현상 및 금지된 성분의 집중도 감소에 대한 반대효과를 나타내기 위해 쓰이기도 한다.
- **약의 반감기 결정.** 만일 약물검사를 할 예정이라면, 특정 약물이 요 검사로 검출될 수 있는 시간 길이를 결정해야 한다(**표 26.9**).
- **요 검사의 보완.** 다양한 도구들이 '깔끔한' 요를 보완하기 위해 이용될 수 있다. 이런 문제점을 해결하기 위해 지속적인 지도와 정밀한 관찰이 요구된다.

NCAA는 해당 학회의 멤버쉽 스쿨에서 약물 검사 프로그램을 요구하지 않지만, 많은 대학과 전문 선수 팀에서는 약물 검사 프로그램을 가지고 있다. 그러나, NCAA는 결승전이나 특정한 지역 경기에서는 약물 검사를 시행하기도 한다. 게다가 일년에 두 번씩 해당 분원 스쿨을 방문하여 선택된

표 26.9 약물 지속시간

약	대략적 배출 시간
흥분제(ex. 암페타민)	1-7일
코카인	
가끔 사용	6-12 시간
반복 사용	3-5 일
감기에서 코데인과 마약	
약	24-48 시간
진정제(트랭퀼라이져)	4-8일
대마초	3-5주
단백동화스테로이드	
지용성 주입가능 물질	6-12달
수용성 복용물질	1-6주
처방전 없이 판매되는 감기 예방	
에페드린 포함	48-72 시간

풋볼 팀과 트랙 및 경기 선수들에게 약물 검사를 시행한다. 선수와 함께 생활하는 트레이너는 NCAA와 USOC, IOC에서 금지한 약물을 잘 알고 있어야만 한다. 많은 시판약품들과 영양 식품이 이런 기관에서 금지하고 있기 때문에 더욱 중요하다. 선수들은 항상 위의 금지된 품목이 합성된 식품은 피해야 한다. 이러한 금지 약품 품목은 NCAA의 웹 사이트인 www.ncaa.org 또는 USOC의 웹 사이트인 www.usoc.org에서 확인 가능하다.

요약(Summary)

1. 의약품은 화학명, 상품명, 일반명을 가지고 있다.
2. 약물 동태학은 약의 인체 투여 방법, 흡수, 전달, 대사, 배출을 설명하는 과정이다.
3. 약물 동태학 과정은 약이 활성을 억제하거나 촉진시키기 위해 목표 지점에 이르는 수단을 결정한다.
4. 약의 반감기, 용해도, 치료 범위, 용량, 잠재력, 최대효과 등이 약의 활성 및 영향력을 결정하는데 결정적인 역할을 한다.
5. 일반적인 연부조직 손상 치료를 위한 의약품에는 진통제, 해열제, NSAIDs, 코르티코스테로이드, 근 이완제, 국소 항생제, 살균제, 항진균제 등이 있다. 각각의 약품은 처방이나 시판약으로 이용될 수 있다.
6. 선수 트레이너는 의약품의 조제 및 처방을 할 수 없다.
7. 상황의 융통성에 따라, 팀 의사의 보증만 있다면, 1회에 한해 시판약품의 투약이 허용된다.
8. 시판약품을 제공할 때, 개인의 이름이나 날짜, 투약된 약품의 이름, 투약 이유, 약을 투약한 후 나타난 징후 등에 관한 기록을 남겨야 한다.
9. 시판약품은 해당 약품의 라벨이 붙여 보관해야 하며, 안전하고 잠겨있는 공간에 놓아야 한다.
10. 처방약도 안전하고 잠겨있는 곳에 놓되, 공인된 의사나 약사의 감독 아래 보관되어야 한다.
11. 직접 투약되는 치료 약품은 부작용을 일으킬 수 있으며 어떤 경우에는 중독에 사망에 이를 수 있다.
12. 작동성 보조제는 에너지 생산 및 이용 또는 경쟁력을 제공하는 약품 또는 기구를 말한다.
13. 최근의 약물 검사는 GC/MS를 이용한다.

참고문헌(References)

1. Green GA, Uryasz FD, Petr TA, Bray CD. NCAA study of substance use and abuse habits of college student-athletes. Clin J Sports Med 2001;11:51-56.
2. Longenecker GL. How Drugs Work: Drug Abuse and the Human Body. Emeryville, CA: Ziff-Davis, 1994.
3. Martin M, Yates W. Therapeutic Medications in Sports Medicine. Baltimore: Williams & Wilkins, 1998.
4. Schluep C(ed.). Dispensing prescription medication. In: 2003-2004.
5. Orr E. Sources of drug information for the athletic therapist. Ath Therapy Today 1998;3(2):18-23.
6. Martin M, Yates W. The use of over-the-counter non-steroidal antiinflammatory drugs in athletic training. NATA News 1997;(Dec):12-13.
7. Martin M, Yates W. The use of over-the-counter non-steroidal antiinflammatory drugs in athletic training. NATA News 1998;(Jan):13-14.
8. United States Olympic Committee. DrugEducation Handbook. Colorado Springs: United States Olympic Committee, 1996.
9. Soba J, Marquart LF. Vitamin/mineral supplement use among athletes: a review of the literature. Int J Sports Nutr 1994;4:320-334.
10. Green GA, Puffer JC. Drugs and doping in athletes In: The Team Physician's Handbook. Edited by Mellion MB, Walsh WM, Madden C, Putukian M, and Shelton GL. Philadelphia: Hanley & Belfus, 2002.
11. Graham TE. Caffeine and exercise: metabolism, endurance and performance. Sports Med 2001;31(1):785-807.
12. Kalmar JM, Cafarelli E. Effects of caffeine on neuromuscular function. J Applied Phys 1999;87(2):801-808.
13. Bahrke MS, Yesalis CE. Performance Enhancing Substances in Sport and Exercise. Champaign, IL: Human Kinetics, 2002.
14. Ahrendt DM. Ergogenic aids: counseling the athlete. Am Fam Phys 2001;63(5):36-40.
15. Falk B, Burstein R, Rosenblum J, Shapiro Y, Zylber-Katz E, Bashan N. Effects of caffeine ingestion on body fluid balance and

thermoregulation during exercise. Can J Physiol Pharmacol 1990;68(7):889-892.
16. Wemple RD, Lamb DR, McKeever KH. Caffeine vs caffeine-free sports drinks: effects on urine production at rest and during prolonged exercise. Int J Sports Med 1997;18(1):40-46.
17. FTC 1997 "Smokeless Tobacco Report" EFC's Public Reference Branch, Washington, DC.
18. Melnick MJ, Miller KE, Sabo DF, Farrell MP, Barnes GM. Tobacco use among high school athletes and nonathletes; results of the 1997 youth risk behavior survey. Adolescence 2001;36(144):727-747.
19. Cassisi NJ. Smokeless tobacco: is it worth the risk? NCAA Sports Science Education Newsletter 2000;Spring.
20. Youth Risk Behavior Surveillance United States 1995. CDC Morbidity and Mortality Weekly Report: Surveillance Summaries, September 27, 1996.
21. Chen YC, Lu FB, Peng GS, et al. Alcohol metabolism and cardiovascular response in an alcohol patient homozygous for the ALDH2*2 variant gene allele. Alcoholism. Clin Exp Res 1999;23(12):1853-1860.
22. Diamond I, Jay CA. Alcoholism and alcohol abuse. In: Cecil textbook of medicine. Edited by Goldman L, Bennett JC. Philadelphia: WB Saunders, 2000.
23. Anish EJ. The senior athlete. In: The Team Physician's Handbook. Edited by Mellion MB, Walsh WM, Madden C, Putukian M, and Shelton GL. Philadelphia: Hanley & Belfus, 2002.
24. Hartgens F, Van Marken Lichtenbelt WD, Ebbing S: Androgenicanabolic ateroid-induced body changes in strength athletes. Phys Sportsmed 2001;2991):49.
25. Pope HG, Kouri EM, Hudson JI. Effects of supraphysiologic doses of testosterone on mood and aggression in normal men. Arch Gen Psychiatry 2000;57(2):133-140.
26. Kouri EM, Lukas SE, Pope HG, Oliva PS. Increased aggressiveness responding in male volunteers following administration of gradually increased doses of testosterone cypionate. Drug Alcohol Depend 1995;40(1):73-79.
27. Llewellyn W. Anabolics 2000. Aurora, CO: Williams Llewellyn, 2000.
28. Gallaway S. The steroid bible. 3rd ed. Sacramento, CA: BI Press, 1997.
29. Grundig P, Buchmann M, World anabolic review 1996. Houston: MB Muscle Books, 1995.
30. Windisch PA, Papatheofanis FJ, Matuszewski KA. Recombinant human growth hormone for AIDS-associated wasting. Ann Pharmacother 1998;32(4):437-445.
31. Harvey S, Scanes CG, Daughaday WH. Growth hormone. Boca Raton, FL: CRC Press, 1995.
32. Dekhuijzen PH, Machiels HA, Heunks LM, van der Heijden HF, van Balkom RH. Athletes and doping: effects of drugs on the respiratory system. Thorax 1999;54(11):1041-1046.
33. Mattay VS, Callicott JH. Effects of dextroamphetamine on cognitive performance and cortical activation. Neuroimage 2000;12(3):268-275.
34. Munson BL.... About ephedrine use. Nursing 2003;33(4):81.
35. Haller CA, Benowitz NL. Adverse cardiovascular and CNS events associated with dietary supplements containing ephedra alkaloids. N Engl J Med 2000;343(25):1833-1838.
36. American College of Sports Medicine Position Stand on the Use of Blood Doping as an Ergogenic Aid. Med Sci Sports Exer 1996;28(6):i-viii.
37. Trojian T, Pengel B, Anderson JM. Sports supplements. In: The Team Physician's Handbook. Edited by Mellion MB, Walsh WM, Madden C, Putukian M, and Shelton GL. Philadelphia: Hanley & Belfus. 2002.
38. Metzl JD, Small E, Levine SR, Gershel JC. Creatine use among young athletes. Pediatrics 2001;108(2):421-424.
39. Tjerung RL, Clarkson P, Eichner ER, et al. The physiological and health effects of oral creatine supplementation. Med Sci Sports Exer 2000;32(3):706-717.
40. Ventura R, Segura J. Detection of diuretic agents in doping control. J Chromatography B Biomed Appl 1996;687(1):127-144

제 27 장

피부과학 (Dermatology)

결론

1. 흔한 피부 질환에 대해 기술한다.
2. 농양, 여드름, 손 발톱염, 손 발톱 주위염, 소포염, 종기, 큰 종기, 봉소염, 접촉성 농가진의 증상과 징후를 기술한다.
3. 서혜부 백선, 족부 백선, 손톱 백선, 체부 백선, 두부 백선, 어루러기 백선, 칸디다증의 증상과 징후를 기술한다.
4. 글라디아토름 포진, 대상 포진, 사마귀, 전염성 연속증의 증상과 징후를 설명한다.
5. 세균, 진균, 바이러스성 피부 감염의 전반적인 치료를 설명한다.
6. 간찰진, 선수 소결절, 여드름 메카니카, 팽창성 선과 같은 역학적 반응에 의한 피부 자극에 대해 기술하고, 각각의 질병의 치료를 설명한다.
7. 화상, 동상, 땀띠, 습진, 건선, 다한증의 증상과 징후에 대해 기술하고 각각의 치료에 대해 설명한다.
8. 모기, 벌, 말벌, 개미, 거미, 벼룩, 진드기, 이에 물렸을 때의 증상과 징후에 대해 설명한다.
9. 벌레에 물렸을 때 관리에 대해 설명한다.
10. 알레르기성 접촉성 피부염과 자극 접촉성 피부염을 구분하고, 이 질병의 치료에 대해 설명한다.
11. 두드러기의 다른 세가지 다른 형태를 설명하고, 각각의 치료에 대해 설명한다.

피부과학은 피부에 관한 학문이다. 누구도 가끔은 피부질환에 걸릴 수 있지만 몇 가지들은 신체적으로 활동적인 사람에게서 흔히 보여 진다. 피부감염은 세균, 진균, 바이러스에 의해 야기된다. 염증과 관련된 피부질환은 기계적, 환경적, 알레르기에 의한 결과이다. 뒤에 언급될 질병과 특별한 치료의 조기 확인은 치유기간을 최소하고, 질병의 확산과 재발을 예방한다. 이 단원에서는 우선 다양한 피부질환의 개요를 제공하고, 신체활동이 왕성한 사람에게 보여 지는 피부 감염질환에 대해 논의한다. 적당한 곳에 각각의 치료계획이 제공될 것이며 본 장을 포함하여 많은 질환들이 컬러인쇄로 제공될 것이다.

많은 전신질환이 피부질환과 발진으로 명백해 짐을 아는 것은 매우 주요하다. 그러므로 선수의 트레이너가 심각한 질환을 잠정적으로 확인하는 것과 즉시 내과의사에게 의뢰하는 것은 필수적이다. 특히 그 피부질환의 종류가 무엇이지 불확실하다면 더욱 그러하다.

피부질환의 종류 (TYPES OF SKIN LESIONS)

Q 축구선수가 턱 아래쪽에 몇 개의 부풀어 오른 화농성 피부질환을 가지고 있다. 위치와 모양에 근거하여 어떤 피부질환이라고 생각하는가?

표 27.1 피부 병변의 분류

반점	편평, 다양한 크기와 모양의 변색된 점 (주근깨, 사마귀, 풍진)
뾰루지	단단하다, 부은 곳의 직경이 10mm 이하 (사마귀, 건선)
점염병	10mm 이상, 뾰루지 같은 것이 모여 있다.
결절	5mm 이하가 촉진됨 (지방종, 포낭, 종양)
소포	장액성 액체가 둘러싸여 부운 부위가 5mm 이하 (접촉성 피부염, 단순 포진, 대상 포진)
물집	소포의 직경이 5mm 이하
농포	농을 포함한 부운 부분 (여드름, 종기, 큰 종기)
부스럼	국소적, 국소 부종, 벌레에게 물리거나 화상, 압력에 의한 흔한 알레르기 반응
인편	각질 표피의 쌓임 (건선, 어루러기 백선)
딱딱한 껍질	감염과 염증 질환에서 보이는 마른 장액, 농양, 혈액 (딱지)
진무름	표피의 손실, 포진 감염에서 흔히 보인다.
궤양	표피와 진피의 손실, 외상, 말초신경질환에서 흔히 보임, 종양을 명백히 함
찰과상	선 모양, 움푹 파임, 말단부의 외상(마찰)으로 인한 딱딱한 껍질
상처	진피의 부분적 파괴에 대한 치유의 결과

인체에서 가장 큰 기관인 피부는 큰 3가지 기능을 한다.

- 외부 환경의 다양한 세균, 진균, 바이러스와 미생물로부터 몸을 보호한다.
- 체온 조절을 돕는다.
- 피부 표면을 통한 체액과 영양의 손실을 예방한다.
- 외부환경의 정보를 뇌로 전달하는데 도움을 준다.

표피라 불리는 피부의 외층은 피부세포의 생산과 **피지**를 분비하는 배아층을 포함한다. 피부의 하부인 **진피**는 한선, 모낭, 피지선, 혈관, 신경종말의 복합체를 포함한다. 가장 심부층인 피하조직은 에너지저장과 단열을 위한 지방으로 대부분 구성되어 있다. 피부는 직접적 외상, 알레르기 반응, 화학적 자극, 열, 냉, 세균, 진균, 바이러스에 의해 손상 당한다. 피부가 손상당한 곳이 어디든 병변이 일어나며 이것들은 크기, 깊이에 의해 감별된다(**표 27.1**).

A 이 병변은 화농성의 모습을 갖고 안면의 털에 위치하며 농포의 가능성을 암시한다.

피부감염(SKIN INFECTIONS)

Q 라크로스 선수가 발바닥과 발가락 사이의 간지러움을 호소한다. 피부는 붉고 비늘처럼 보인다. 어떤 질환을 예상할 수 있나? 이것을 예방하려면 어떻게 해야 하나?

피부감염은 세균, 진균, 바이러스에 의해 생길 수 있다. 세균과 진균은 피부 안 또는 모낭과 한선과 같은 관련된 기관에 농포를 일으킨다. 대부분의 감염은 통증이 있는 경향이 있지만 극심하게 가려운 경우도 있다(**소양증**). 주요한 3가지 세균은 포도상 구균, 연쇄상 구균, 바실루스균이다. 포도상 구균은 피부의 세균 덩어리, 상 기도염에서 보이며 고름이 나타난다. 연쇄상 구균은 성홍열과 같은 심각한 전신질환과 관련한다. 많은 바실루스 균은 병리학적 상태를 유발하지 않지만 어떤 것은 파상풍과 같은 전신질환과 관련된다. 효모, 몰드와 같은 곰팡이 균은 피부, 털, 손톱으로 침범한다. 곰팡이 균은 다음 3가지 종류로 나뉜다; 피부사상균, 칸디다증(모닐리아증) 어루러기 백선이 그것이다. 바이러스는 살아있는 세포를 침범하고 그 세포를 죽일 때까지 증식하고 다른 세포를 재 감염시키기 위해 터뜨리거나 감염 없이 세포 안에서 휴지 상태를 유지한다.

세균성 피부질환 (Bacterial Skin Conditions)

세균성 병변은 전형적으로 포도상 구균, 연쇄상 구균의 감염에 의해 일어난다. 염소 소독이 적당히 되지 않은 뜨거운 욕조나 월풀은 수도모나스증(이 감염은 자기 제한적이며 적절한 수영장의 염소처리 이외의 처치는 필요 없다)을 일으킨다. 신체 활동이 왕성한 사람에게 흔한 세균 감염은 농양, 발가리스 여드름, 손톱염, 손톱주위염, 모낭염, 종기, 큰 종기, 봉소염 그리고 접촉성 농가진이 있다.

➤ 농양(Abscess)

농양은 국소부위 급, 만성의 고름이 둘러싸여진 집합체이다. 농양은 뼈, 치근, 충수, 뇌, 잇몸, 폐, 복벽, 위장관, 귀, 편도, 동, 유방, 신장, 전립선과 같은 신체조직에 영향을 주며, 딱딱한 조직 안에 액화괴사에 의해 공간을 형성한다.

징후와 증상. 농양은 보통 조직의 파괴와 관련하며 따라서 농의 둘러싸여진 주머니처럼 보인다. 통증, 홍반, 부종, 열이 항상 동반한다.

치료. 냉 치료와 온욕의 적용은 통증을 완화한다. 깨끗한 물을 많이 마시고 침상안정을 취하는 것은 도움이 된다. 만약 열이 난다면 반드시 내과의사의 진료를 받아야 한다. 많은 농양은 외과적 수술이 필요하기도 하지만 대부분 항생제만 요구된다.

➤ 여드름(Acne)

거의 대부분의 청소년이 한번 또는 그 이상 여드름을 경험하지만 그 중 일부는 심각한 상태로 발전한다. 원인을 알 수 없지만 호르몬의 불균형이 원인이 된다고 여겨진다. 8~9살 때, 부신은 피지를 많이 생산하기 위해 피지선을 형성하는 안드로겐 생산량을 늘린다. 피지는 청소년기에 최고에 이르다가 20세 이후 감소한다(1). 여드름은 피지선에 피지와 세포 잔해로 막혔을 때 생기며 흔한 피부 세균에 의해 감염된다.

징후와 증상. 폐쇄된 소포는 까만 여드름 또는 하얀 여드름(패립종)으로 외견상 분리된다. 여드름은 먼지가 아니므로 문지르거나 닦는 것을 제거되지 않는다. 패립종은 아주 미세하게 피부 표면에 열린 구멍을 갖고 세포의 잔해를 갖고 확장되어 있다. 패립종의 피지와 다른 물질이 구멍의 벽을 통해 나오면 피부아래의 자극의 원인이 되어 여드름이 생성된다. 여드름은 홍반성 여드름, 농포, 또는 결절이 될 수 있고 흔히 얼굴, 목, 등에서 발견된다. 여드름과 농포는 작고 직경이 5mm 이하이며 반면 결절은 좀 더 크다. 표면에 있는 농포는 결국 건조되고, 좀 더 깊은 결절은 만성적 상처를 형성한다.

치료. 여드름을 치료할 수는 없지만 약물로서 조절될 수는 있다. 관리는 보통 부드러운 비누로 하루 한 두 번의 염증부위의 일상적인 세척과 증상적인 치료가 주가 된다.

피부의 홍반과 건조를 막기 위해 약을 바르기 전 20~30분전에 건조시켜야 한다. 약물은 국소적인 것과 전신적인 것으로 나뉜다. 국소적 치료로는 벤질 과산화물, 항생제, 레티노이드, 살리실산을 포함한다. 흔한 전신적 치료로는 경구 항생제와 호르몬 치료가 있다. 약물의 치료는 나타나는 병변, 병변의 심각성, 여드름의 확산, 환자의 과거 약물치료 경험, 의사의 개인적 선택이 포함된다. 대부분의 여드름 치료는 장기적이며 치료적 효과가 나타나기까지 6~8주 소요된다(1). 심각한 경우에 치료를 위해 피부과 의사에게 의뢰해야 한다.

치료과정 동안 여드름을 꼬집어 짜내는 것(여드름이 더 커지거나 없어지는데 시간이 오래 걸리거나 상처가 생길 수 있으므로)을 하지 않는 것이 중요하다. 헬멧, 뺨에 대는 끈, 꽉 조이는 옷과 같은 보호 장비는 피부에 압력을 주어 여드름을 악화시킨다. 화장품이나 보습제에 함유된 기름은 상태를 악화할 수 있다. 젊은 여성들은 월경 전에 재발할 수 있음을 알아야 한다. 월경 주기의 두 번째 반주기 동안 프로게스테론의 안드로겐에 대한 영향으로 인해 종종 나타날 수 있다.

➤ 손톱염과 손톱주위염(Onychia and Paronychia)

손톱염은 손톱의 간질 염증이고 **손톱주위염**은 손톱 주름의 옆쪽만 관련된 것을 말한다. 포도상 구균, 연쇄상 구균, 진균에 의해 발생하며 만약 진균에 의한 감염일 경우 손 발톱 진균증이라고 한다.

징후와 증상. 손톱과 손톱주위에 홍반, 부종이 생기고 통증이 있으며 배농이 된다. 손톱주위염은 미식축구와 같은 손발을 물과 진흙에 담그는 선수에게 자주 생기며, 염증은 손톱 주름이나 옆 부분으로 집중화 된다.

치료. 살균제를 섞은 따뜻한 물에 담그면 염증을 줄일 수 있다. 심한 경우에는 전신 항생제와 국소 배농 시키는 것이 추천되고 건조한 드레싱으로 보호해야 한다. 만약 적절히 관리되지 않으면 손톱은 노랗게 되고 조상으로부터 손톱이 분리되는 손톱 박리증이 발생하고 손톱아래에 농이 쌓인다.

EMS *이 질병은 손톱의 제거 가능성이 있으므로 즉시 내과의사의 의뢰가 필요하다.*

➤ 모낭염(Folliculitis)

모낭염은 포도상 구균으로 인한 모낭의 감염을 말한다. 이는 파고드는 털이라 칭해지고, 털이 안으로 파고들어 감염의 결절을 형성한다. 이는 짧고 거친 머릿결(얼굴의 털, 목덜미, 가슴, 등, 엉덩이, 대퇴, 보호 장구의 아래 피부)에서 호발하며 면도를 하는 동안 혹은 보호 장구의 아래 피부에서 발생할 수 있다. 몸통 농포의 발진은 수영복을 입는 동안 발생한다. 화학적 자극, 부적당한 염소소독, 뜨거운 물에 의한 피부의 과 보습 또한 위험 요소가 된다. (2)

징후와 증상. 염증은 모낭의 입구에서 농포를 형성하여 시작되고 후에는 딱딱한 껍질을 이루다가 결국 털을 따라서 빠져 나온다. 통증이 없는 농포는 상처가 없이 치유된다. 만약 포도상 구균과 관련되었다면 부종과 홍반(농포는 있을 수도 없을 수도 있다) 이 피부표면에 나타난다. 이것은 통증이 심하고 상처를 남긴다. 뜨거운 욕조에서 목욕을 한 뒤 모낭염에 걸렸다면 몸통과 사지에 6~72시간 내에 집단적으로 발생한 농포가 있을 수 있고 미열과 불쾌감이 있을 수 있다.

치료. 치료로는 마찰의 요소를 제거하고 에리스로마이신, 클린다마이신, 무피로신, 벤졸 과산화수소의 항생제를 사용한다. 얼굴에 감염되었다면 며칠동안 면도를 피하고, 뜨거운 욕조에서 목욕 후 감염되었다면 욕조를 깨끗이 하고 적절하게 염소소독을 해야 한다.(2)

➤ 종기와 큰 종기(Furuncles and Carbuncles)

종기와 큰 종기는 반복적인 마찰로 인한 모낭염의 합병증이다. 감염 과정은 모낭염에서 더 깊어지고 확산되어 나타난다. 흔한 부위로는 엉덩이, 목 뒤쪽, 얼굴, 겨드랑이가 있다.

징후와 증상. 농양이나 종기로 불리며, 농포와 농을 터트리게 될 깊은 홍반성 결절에서 크고 딱딱하게(포도상 구균이 피하 조직을 침범한 경우 부드럽다)발전한다. 다양한 크기로 발전하여 결국 자연적으로 혹은 절개하여 피부 밖으로 농이 배출되도록 한다. 큰 종기는 몇 개의 종기가 합쳐진 것이다.

치료

EMS *전신 항생제 사용을 위하여 즉시 의사에게 의뢰하고 절개, 배동, 심한 경우에는 입원을 고려할 수 있다.*

종기가 배농되는 동안 다른 팀 구성원에게서 고립되는 것이 가장 좋은 방법이다. 짜거나 꼬집거나 잘라내는 것은 피해야 하며 감염이 더 이상 없을 때까지 신체적 활동은 금기이다. 외상은 봉소염이나 혈전성 정맥염을 유발할 수 있기 때문이다.

➤ 봉소염 (봉와직염)(Cellulitis)

봉소염은 β-용혈성 연쇄상 구균이나 아우레우스 포도상 구균에 의한 진피와 피하조직 깊은 곳의 통증이 심한 감염이다.

징후와 증상. 주로 외과적 상처, 외상, 백선 감염(무좀), 궤양과 같은 피부가 단절된 곳에 몸통이나 사지에 약간의 홍반이 애매한 경계를 가지는 질환이다. 불쾌함, 발열, **림프염**(림프관의 염증)뿐 아니라 극심한 통증이 있다. 운동은 세균성 혈액을 유발하므로 금기이다. 아이들과 관련된 안와 봉소염은 **균혈증** 후 *헤모필루스 인플루엔자* 에 의한 뇌수막염의 가능성이 있으므로 특히 유의해야 한다. 하지만 이는 1985년 백신의 소개 이후 감소하고 있다.

치료. 심하지 않은 봉소염은 항생제로 치료한다(예, 페니실린, 아목시실린). 따뜻한 물의 압력으로 하루 15분 동안 적용; 열, 통증, 부종을 줄이기 위해 관련된 곳을 올려놓고 침상안정을 취한다. 대부분의 표면의 봉소염은 하루 이내에 개선된다(3). 항생제는 급성 염증 후 3일 동안 복용해야 한다. (2)

EMS *심한 경우, 입원을 위해 내과 의사를 찾고, 정맥 내 항생제가 필요하다.*

➤ 접촉전염성 농가진(Impetigo Contagiosa)

농가진은 레슬러, 수영선수, 체조선수에게 가장 흔히 발생하는 세균성 염증이다. *아우레우스 포도상 구균*의 단독 감염이나 β-용혈성 연쇄상 구균과 조합되어 발생한다. 이는 타월, 옷, 장비들을 같이 사용하거나 직접적인 접촉이 있을 때 전염된다. 장비나 옷이 깨끗하지 않을 때나 개인위생이 나쁠 때 질병의 확산을 도울 수 있다.

징후와 증상. 심하게 가렵지만 통증이 있지는 않다. 자극들은 빨리 끝나고 꿀 색의 껍질을 이루는 액체와 농이 스며 나온다. 마지막에는 껍질이 없어지고 흉터는 남지 않지만 붉은 점이 남는다. 주로 얼굴에 많이 보이지만 입이나 코 주위에도 발생하며, 대퇴나 겨드랑이와 같은 마찰이 있는 곳과 접히는 곳에도 나타나며 심한 합병을 유발하기도 한다(**글상자 27.1**).

농가진에서 심하게 발전한 대농포진은 피부의 두 번째 층(진피) 깊이에 침범하였을 때 발생한다. 징후와 증상은 주로 다리와 발에 깊은 궤양을 발전할 수 있는 액체나 농이 찬 농포와 통증을 포함한다. 딱딱하고 두껍고 회색과 노란색의 껍질이 덮어 싸고 있다. 감염된 부위의 림프선은 부어있고 궤양이 치유된 곳에 흉터가 남는다.

치료. 농가진을 가진 사람은 껍질이 두껍게 건조되고 응고될 때까지 신체적 활동을 금지해야 한다. 국소적인 농가진은 국소 무피로신 연고로 하루 3번 발라 준다. 이 방법은 접촉이 많은 운동선수의 시즌이 끝난 후나, 접촉이 없는 운동선수의 시즌 중에 적용될 수 있다. 확산된 농가진은 국소 치료보다는 전신 항생제를 사용하며 물과 비누를 이용한 부드러운 세척은 껍질의 제거를 도울 것이다. 또한 질병의 개선이 있어 보인다 하더라도 항생제의 전체적인 치료가 반드시 지속되어야 한다. 즉각적인 치료가 있다면, 농가진은 항생제 치료 시작 이후 7~10 이후면 치료된다.

➤ *세균 감염의 전반적 치료(General Management of Bacterial Infections)*

대부분의 세균 피부감염(모낭염, 여드름, 봉소염, 종기 , 큰 종기 물)은 비누, **아스트린젠트** (조직을 수렴시키는 물질)로 세척되어야 하며, 처방전 없이 하루에 몇 번 적용이 가능한 (OTC) 국소 항생제를 처음 사용할 수 있다. 절개, 배농, 제거를 위해서는 내과의사의 의뢰가 필수적이다. 상태가 더욱 심각하다면 전신 항생제의 처방도 필요하다. 만약 부수적인 질환이나, 봉소염, 화농성 결막염, 크고 집단적인 껍질을 가진 모습이 보인다면 선수는 신체적 활동이나 경기를 피해야 한다. 봉소염, 종기, 큰 종기를 가진 사람은 다른 사람에게 전염하지 않지만 지속적인 외상은 균혈증, 진행성 연부

➤ ➤ 글상자 27.1

농가진의 합병증

- 찰과상
- 과민성 피부염 ;
  - 천식, 건조 열, 습진의 병력을 가진 사람
  - 얼굴, 슬와, 팔꿈치 앞쪽에 딱딱한 피부를 가진 사람
- 접촉성 피부염(특히 신발이나 패드에 의해 접촉)
- 자극성 피부염 (물에 자주 담그거나 자극성 물질을 다루어서 손이 튼 경우)

조직 감염과 같은 전신 문제를 가지고 올 수 있으므로 운동에 참여하지 않도록 한다(**실전 전략** 27.1).

진균 피부감염(Fungal Skin Conditions)

진균 피부감염은 신체 활동이 많은 선수들에게 흔한 질병이다. 진균은 발가락 사이나 사타구니, 음낭의 피부 사이와 같은 어둡고, 따뜻하고 습기가 많은 곳에서 성장, 번식한다. 신체 활동 동안에 땀은 이곳에 축적되며, 스판덱스, 대퇴바지, 선수의 조이는 옷들과 땀은 진균의 성장을 증가시킨다. 또한 조이는 의복은 마찰과 자극을 일으킨다. 진균 감염은 홍반, 인편, 심한 간지러움을 발생하는 작은 조각으로 정의된다. 진균 *백선*으로 알려진 피부사상균과 효모는 대부분의 진균 감염(손톱 백선, 족부 백선, 서혜부 백선, 체부 백선, 두부 백선, 칸디다증, 어루러기 백선을 포함한 진균 감염)을 일으키는 주된 요인이다. 어루러기 백선을 제외한 모든 진균 감염은 수건이나 양말, 양말을 신지 않고 샤워시설과 락커룸을 걷는 것으로 전염된다. 따라서 진균 감염은 다음의 몇 가지 주의 점으로 전염을 예방할 수 있다(**글상자** 27.2).

➤ *손톱 백선(Tinea Unguium)*

손톱 진균증으로 더 잘 알려진 손톱 백선은 손톱과 발톱에 진균이 감염된 것을 말한다. 조상(손톱의 가장 끝 부분) 또는 가장자리 손톱 주름을 침범하여 손톱의 아랫부분에 도달한다. 말단 손톱 진균증은 가장 흔한 형태이며 족부 백선 (무좀)과 관련된다.

손톱은 *칸디다* 손톱 진균증을 일으키는 *칸디다 알비칸 진균*에 더 흔하게 영향을 받는다. 진균은 면역학적 기능이상이나 만성 점막피부 칸디다증에 걸린 사람에게 일차적 감염을

실전 전략 27.1 **세균성 피부 감염의 관리**

비감염성 세균 피부 질병
- 운동 후 그리고 하루 4~5번씩 세척한다.
- 세척 부위의 잔해를 잘 헹구고 가볍게 두드려서 완전히 말린다.
- 하루 2~3번 , 건조시킬 때 국소 항생제 연고를 바른다.
- 상태가 심해지면 내과의사에 의뢰해 절개, 배농, 제거하도록 한다. 전신 항생제는 7~10일 동안 처방될 수 있다.

농가진을 의심될 때
- 다른 선수들로부터 격리하고, 선수복, 수건도 따로 사용하여 질병의 확산을 막는다.
- 국소적인 농가진은 무피로산 연고로 하루 3번 적용하여 치료한다.
- 확산되고 집단적인 농가진은 내과의사에게 의회하여 전신 항생제를 5~7일 동안 복용한다.
- 물과 비누로 부드럽게 세척하여 껍질을 제거한다.

선수 안내문
- 부가적 질병, 봉소염, 집단적으로 껍질로 둘러싸인 병변, 화농성 결막염, 눈물이 계속나는 것이 복합된다면 경기나 신체활동을 피한다.
- 농가진을 가진 선수; 껍질이 두껍게 응고될 때까지 경기에 참여하지 않는다.
- 봉소염, 종기, 큰 종기를 가진 사람은 균혈증이나 진행성 연부조직 감염과 같은 전신 합병의 가능성이 있으므로 경기에 참여하지 않는다.

일으키지만, 건강한 손톱이라 하더라도 이차적으로 감염될 수 있다.

징후와 증상. 감염은 손톱을 노랗게 변색시키고 조상으로부터 손톱을 분리시키며 손톱 아래 잔해들을 축적시킨다. 임상적으로 칸디다 손톱 진균증은 말단 손톱 진균증과 비슷하지만 손톱 전체가 두꺼워지고 노랗게, 혹은 연두색, 어두운 색으로 변색시킨다.(5)

치료. 감염의 종류, 손톱 변형의 심각성, 내과의사와 환자의 선택에 의하여 치료가 달라진다. 말단 손톱 진균증은 초, 중기에 국소 크림으로 치료될 수 있다. 감염된 부위는 가능한 많이 잘라 내고 국소 항진균제를 하루 몇 번 발라준다. 발톱 감염의 경우는 6~12달 혹은 그 이상 치료가 필요하다. 말단 손톱 진균증의 치료를 위해서는 경구용 그리세오풀빈이 흔히 사용되며 6~12달 동안 하루 두 번 복용한다. *칸디다* 손톱 진균증은 그리세오풀빈이 효과적이지 않으므로 경구 케토코나졸이 비록 독성이 크더라도 사용된다. 국소 또는 전신 약물 치료가 질병을 개선하지 못한다면, 외과적 절제가 수행된다. (5)

➤ 족부 백선(*Tinea Pedis*)

족부 백선(무좀)은 신체적 활동이 많은 사람들에게 가장 흔한 질환이다. 이것은 오염된 양말을 락커룸에서 우발적으로 만진다거나 샤워 시설이나 바닥에서 다른 선수가 집었을 때 전염된다. 그러나 이는 개인적 감수성에 기초하며 특별한 사람에게 영향을 주는 것은 아니다. 인구의 1~3%가 족부 백선을 갖지만 사춘기 이전의 아이들은 거의 전염되지 않는다.

징후와 증상. 족부 백선은 심한 **소양증**(가려움), 발바닥과 발가락사이의 인편이 나타난다. 발가락 사이가 **무르고** 감염

➤➤ 글상자 27.2

진균 감염의 예방
- 훈련이나 경기 후 항상 샤워하라
- 샤워 후 발, 서혜부, 발가락 사이, 가슴과 팔 아래를 완전히 건조시켜라.
- 발, 양말, 신발, 발가락 사이, 팔과 가슴아래, 서혜부 부위에 항 진균 파우더를 발라라.
- 매일 양말과 속옷을 갈아 입고, 양말이나 신발은 신기 전에 완전히 말려라.
- 압박 신발은 어느 정도 환기가 될 정도로 신는다.
- 샤워 시설, 탈의실, 훈련실의 바닥은 항상 깨끗하게 항균 시켜라.
- 샤워 시설이나 라커룸에는 맨 발로 가지 말라.

되며, 원래의 피부사상균에 *칸디다* 효모가 추가되어 나타난다. 건조한 소포의 영역에서 노란 액체가 스며 나온다. 이 부분을 긁으면 인편이 생기거나 벗겨지고(특히 발가락의) 피부가 갈라지며 몸의 다른 부분으로 확산된다.

➤ 고부 백선 (완백선, 서혜부 백선)(Tinea Cruris)

고부 백선은 외부생식기와 관련되지만 종종 발에서 기원하므로 이 질병이 나타날 때 발은 항상 확인되어야 한다. 남자에게서 전형적으로 발생하지만 스타킹, 스판덱스, 다른 조이고 제한적인 복장으로 인해 여성의 발생률도 증가하고 있다.

징후와 증상. 땀은 외부 생식기와 대퇴사이의 피부에 축적될 수 있다. 서혜부나 음낭과 대퇴 안쪽의 회음의 피부는 인편과 홍반의 작은 조각이 나타나는 가장 첫 번째 부위이다. 다른 징후와 증상으로는 확산되고 두껍고 어두운 병변; 염증 부위의 삼출이 계속되는 소포나 낭포; 심각한 가려움이 있다. 감염은 대퇴, 회음부, 엉덩이, 복부로 확산될 수 있다. 음낭의 홍반, 인설의 발생이 있을 때 이는 장기간 자극이나 마찰로 인한 만성 피부 염증이거나 내과의사에게 의뢰하기 전 바른 피부 연고의 과민한 전형적인 반응이라고 생각된다. 고부 백선을 가진 사람은 침대, 수건, 옷으로 점염할 수 있음을 반드시 알아야 한다. 이러한 것들은 매일 교체하고 뜨거운 물로 세척되어야 한다.

➤ 체부 백선(Tinea Corporis)

체부 백선은 백선균속의 피부사상균에 의해 야기되며 주로 사람과 동물 모두에게 영향을 미친다.

징후와 증상. 농양의 둘러싸여 있어 치유되는 부위의 중심부와 가장자리가 붓고 인설이 있는 것으로 잘 분리되는 질병이다. 상지와 겨드랑이 몸통에서 링 모양의 중심부가 잘 구별된다. 어떤 사람은 발진 없이 전염되고, 발진의 정도는 개인의 면역 반응에 따라 다르며 반응 또한 매우 광범위하다. 고부 백선은 사춘기 이전의 아이들에게 흔한데 이는 감염된 동물과의 접촉이 많기 때문이다. 레슬러 또한 높은 위험을 갖고 있는데 청결하지 못한 매트와 유니폼 때문이다.

➤ 두부 백선(Tinea Capitis)

두피의 백선인 두부백선은 아이들에게 매우 흔하다. 일차적인 감염의 원인은 오염된 머리 빗, 동물이 있다.

징후와 증상. 질병은 두피의 작은 뾰루지에서 시작하며 말단으로 확산된다. 작은 회색의 인편이 나타나고 이는 듬성듬성 머리카락을 나지 않게 한다.

➤ 어루러기 백선(Tinea Versicolor)

어루러기 백선은 신체적 활동이 왕성한 사람에게 많은 진균 감염이다. 왜냐하면 원인물질이 모낭에 항상 존재하고 피지선이 따뜻하고 촉촉한 표면에서 빠르게 성장하기 때문이다. 만약 몸통, 상지, 목, 복부, 음낭, 대퇴에 많이 보여 지며, 주근깨처럼 보일 수 있다.

징후와 증상. sun spot이라고 불리는 어루러기 백선은 햇빛에 노출후에 가장 잘 나타난다. 햇빛에 노출된 후 더 잘 보이고, 크게 퍼져 있고, 다양한 크기와 모양의 녹색의 피부염으로 확인하기 비교적 쉽고 피부가 검은 사람들은 하얀 조각으로 보여 구분되기 더 쉽다. 병변 부위에 증상이 없거나 조금 있을 수 있다. 다른 진균 감염과는 달리 전염되지 않는다.

치료. 치료는 일주일에 한번 셀레늄 황화물 샴푸를 사용하거나 이머다졸 항진균제를 국소적 혹은 경구로 사용할 수 있다. 광범위한 감염의 경우에는 전신 케토코나졸이 추천되는데 200mg의 두 알과 흡수를 증가시키기 위하여 탄산음료와 덩굴월귤 쥬스를 함께 복용한다. 한 시간 이상의 활동 후(약물의 땀으로로의 분비를 위하여) 운동 한 시간 후에 샤워를 해야 한다. 테스트가 양성으로 나왔다면, 1주 동안 치료는 반복되어야 하며(6) 재발이 가능하므로 정기적 치료가 권고된다.

➤ 칸디다증(Candidiasis)

*칸디다 알비칸*이라는 효모진균에 의한 칸디다증은 피부, 질, 점막과 같은 곳에 감염을 일으킨다. 이는 덥고 습기가 많은 환경에서 마찰이 일어날 때 피부 주름, 음낭, 겨드랑이, 유방의 아래와 같은 곳에 호발한다. 이는 오랜 경기를 수영복이나 유니폼을 입고 해야 하는 여성에게 더 흔하다.

징후와 증상. 이는 깊고, 근육처럼 붉은 색을 띄며 작고 붉은 주변의 농포로 경계를 이룬다. 피부 주름에는 하얀 물러진 경계가 붉은 곳을 둘러싸고 있다. 후에는 깊고 통증이 심한 주름이 피부 주름으로 발달한다. 만약 치료하지 않는다면 일생동안 전신 질환으로 감염된다.

치료. 이 질병은 운동 후 즉시 샤워를 하고, 깨끗하고 흡수력이 좋은 옷을 입고, 운동 전 음낭과 겨드랑이에 흡수 파우

실전 전략 27.2 진균성 피부 상태의 관리

- 신체적 활동 후 4-5회 하루에 그 부분을 씻어라.
- 그 부분의 모든 비누 부산물을 헹구고 그 부분을 완벽히 말린다. 고부백선시, 항진균적 파우더를 넉넉히 바른다.
- Halotex, Lotrimin, Micatin, 그리고 Tinactin과 같은 항진균 대행점에서 하루에 두 번씩 1달동안 적용해라.
- 만약 상황이 호전되지 않으면 치료자가 제거하도록 칸디다증, 피부염, 건선, 다른 피부 장애에 대해 언급해라.
- 저항력 있는 감염에서는 구강 글리세오풀빈이 약 4에서 8주동안 사용된다.
- 표 27.2에서 나열된 적당한 개별적 위생법을 따라라.

더를 바르는 것으로 예방될 수 있다. 구강 점막의 칸디다 염증은 구강 칸디다증(아구창)이라 불리는데 경구 니스타틴으로 치료된다. 이 감염은 천식을 위해 코르티코스테로이드를 흡입한 사람과 면역타협(면역약화)인 숙주에게 나타난다.

➤ *진균 피부 감염의 전반적 관리(General Management of Fungal Skin Infections)*

진균 피부 감염의 치료는 항진균제의 사용과 따뜻하고 습기 있는 환경을 바꾸는 것이 있다.

족부 백선, 가려움, 두부 백선은 마이크로나졸, 클로트리마졸, 톨나프테이트와 같은 처방전 없이 구입할 수 있는 약으로 잘 치료가 된다. 이들은 적어도 한 달 동안 하루에 2번 적용된다. 진균으로 인한 인편은 처방 약이 2~5주 동안 필요하며 이는 이머다졸보다 진균을 더 빨리 치료할 것이다. 감염을 일으키는 활동을 계속 해야 하는 사람은 국소치료가 감염이 진정되는 이후 2주 동안 지속되어야 한다. 치료를 하는 동안 병변 부위는 깨끗하고 건조하게 유지되어야 하며 헐겁고 땀이 흡수가 잘 되는 옷을 입어야 하고, 깨끗한 샤워 시설과 라커룸을 사용해야 한다(**실전 전략** 27.2).

진균 감염이 광범위한 사람은 (체부 백선, 두부 백선과 같은) 그리세오풀빈으로 치료하지만 항상 효과적인 것은 아니다. 약물의 저항이 있는 경우는 전신 케토코나졸, 플루코나졸, 이트라코나졸이 사용될 수 있지만 장기간 사용할 시 특히 케토코나졸의 경우에는 간에 손상을 입힌다.

바이러스성 피부 감염 (Viral Skin Conditions)

검상 포진, 대상 포진, 사마귀, 전염성 연속증과 같은 바이러스성 피부 질환은 치료기간이 길고 신체적 활동을 제한해야 하므로 치료가 어렵다. 경기나 활동 후 즉시 샤워를 하거나 개방창이 있는 선수가 접촉이 많은 운동에 참여하는 것을 피하는 등의 일상적인 위생 관리가 이 병원균의 전염을 제거하거나 줄일 수 있을 것이다.

➤ *검상 포진(Herpes Gladiatorum)*

검상 포진은 단순포진 형태-1에 의해 피부 감염된다. 이는 레슬러나 럭비선수처럼 피부와 피부가 직접 닿는 것에 의해 전염된다. 감염의 흔한 부위는 머리, 사지, 몸통을 포함한다.

징후와 증상. 균이 일차적으로 배양되는 것이 2~14일정도 소요되며 타는 듯한, 찌르는 듯한 통증과 동통, 가려움이 시작되며 홍반과 함께 딱딱한 소포가 생성된다. 처음 감염된 곳에 규칙적으로 매달 재발될 가능성이 있다. 이 감염은 다른 증상은 없고 발열, 국소적 임파종, 권태감, **근육통**, 인두염, 또는 드물지만 각결막염과 관련한다. 먼저 존재한 찰과상이나 잠재적인 피부 질환의 전염 가능성을 증가시킨다.

EMS *질병의 단계를 아는 것과 즉시 의사에게 의뢰하는 것은 중요하다. 궤양과 경화단계동안에 발진은 농가진과 혼동하게 되어 적당한 치료를 지연시킨다*

치료. 바이러스 복제를 막음으로서 일차적 감염을 치료하는데, 200~400mg의 아시클로버를 10일 동안 하루 3번 요한다. 아시클로버는 바이러스가 빠르게 증식하는 초기 단계에 매우 효과적이다. 그러나 소포가 완전히 형성되고 궤양이 발생하면 효과는 떨어진다. 만약 궤양이 발생하였다면 국소적 벤졸 페로싸이드와 헤드라이어의 사용으로 껍질을 좀 더 빨리 건조 시키고 2차적 세균 감염을 예방할 수 있다. 단순포진의 병력이 있는 사람을 아시클로버의 프로필락틱 코스(아시클로버 400mg 한, 두개의 캡슐을 5일 동안 복용한다)가 제공될 것인데, 이는 첫 단계부터 소포의 형성이 시작될 수 있기 때문이다. 감염이 활동하고 있다면 이들은 배농, 개방성 궤양, 더 이상의 소포가 없고 병변이 딱지가 지고 건조

해질 때까지 훈련동안 신체접촉을 제한하여야 한다.(6)

➤ 대상 포진(Herpes Zoster)

대상 포진은 더 잘 알려져 있지만 흔하지는 않다. 접촉이 많은 운동의 국소 외상은 종종 수두 바이러스의 재 활성을 촉진한다. 수두에 걸리지 않은 사람으로의 전염을 막고 환자 본인의 통증을 완화하기 위해 활동은 금지되어야 한다.

징후와 증상. 징후와 증상으로는 통증, 타는 듯한 느낌, 국소 부위의 저리고 간지러운 느낌을 포함한다. 수포가 동반된 붉은 발진은 1~3일 후에 나타나며 딱지가 없어질 때까지 2~3주 걸린다. 발열과 두통 또한 나타날 수 있다. 이는 주로 몸통에 호발하며 신경의 코스를 따라서 등의 가운데를 둘러싸면서 시작하여 가슴과 복부에까지 밴드 모양의 수포를 보인다. 발진과 수포는 눈 주위, 얼굴, 두피, 입안, 팔과 다리의 아래쪽에 발생할 수 있다. 발진과 수포는 수두와 비슷하지만 대상 포진은 몸의 작은 부위에만 한정된다.

치료. 대상포진의 초기 단계인 3일 동안은 발진이 발생하는데 이는 아시클로버, 발라시클로버, 팜시클로버와 같은 경구 항바이러스 약물이 효과적이다. 그러나 항 바이러스 약물은 초기에만 효과적이다. 만약 질병이 조기에 확인되거나 치료되지 않으면 의사는 대상 포진의 앞으로의 경과를 설명해 주는 것이 좋다. 대상 포진은 통증이 심하지만 치료가 있던지 없던 지에 상관없이 보통 1달 이내에 치유된다는 것이다. 젊은 사람에게서 HIV는 대상포진을 촉진하므로 HIV의 테스트는 유용하다.

➤ 사마귀 바이러스(Verrucae Virus)

60종이 넘는 티눈 바이러스가 피부의 외피의 세포를 급격히 성장하게 하여 티눈을 생성한다; 편평 사마귀와 족척 사마귀는 아주 흔한 것들이다. 부화는 노출 후 수 주에서 5년 정도 걸린다.

징후와 증상. 가장 흔한 사마귀는 손에 많이 나며, 작고 구형이며, 거칠고 건조한 표면위에 부풀어 오른다. 사마귀에 압력을 가하면 통증이 심해진다. 그것은 위치 때문인데 대부분의 사마귀는 세균 감염에 이차적으로 생기기 때문이다. 발의 각질층으로 성장하는 족척 사마귀는 작고, 검붉고 검은 점이 있는 모세혈관이 나타나며 이는 사마귀의 뿌리에 의해 관통된다. 족척 사마귀는 수영장이나 욕실에서 전염된다.

치료. 재발이 잦고 모든 병변을 치료할 효과적인 방법이 없다. 6개월 이내에 대부분의 젊은 사람들은 면역 반응이 일어나며 치료 없이도 사마귀가 없어지기도 하지만 그렇지 않은 사람들은 치료가 효과적이지 못하다. 경기가 많은 시기에는 병변 부위의 압력을 감소하기 위해 도넛 모양의 패드를 대주며 시즌이 끝난 후에는 내과 의사와 족부 의사의 지도아래에 인터페론-알파, 블레오마이신을 바이러스를 죽이기 위해 사마귀 내로 주사한다. 한냉 수술(액화 수소), 레이저 절제, 절제를 하기도 한다.

➤ 전염성 연속증(Molluscum Contagiosum)

천연두 바이러스와 전염성 연속증은 레슬러와 성숙되지 않은 면역체계를 가진 어린이들에게 흔하다고 보고 되었다. 바이러스는 직접적 접촉, 오염된 수영장과 체육관의 장비에 의해 확산된다.

징후와 증상. 집단적인 농포, 피부색이나 노란색의 병변으로 몸통, 겨드랑이, 얼굴, 각질, 대퇴의 표면에 작은 점 모양을 가지고 있다. 일차적으로 화장품의 문제가 있으나, 무딘 외상은 농포를 파열시키고, 봉소염 모양의 국소 염증 반응이 나타난다.

치료. 소파술, 광선치료, 액화 수소 냉 치료, 레이저 수술, 병변 부위의 50% 트리클로라아세틸산의 국소 적용이 가능한 내과 의사의 즉각적인 치료가 필요하다. 자유로운 활동은 2~4일 후에 다시 시작한다.

A 라크로스 선수가 족부 백선을 갖고 있다. 예방을 하는 방법으로 발과 발가락을 건조하게 유지하고 깨끗한 면양말을 신고 항 진균 연고와 크림, 파우더를 바르고 라커룸과 욕실을 걷는 동안 슬리퍼를 신는 것이 있다.

다른 피부 반응 (OTHER SKIN REACTIONS)

Q 체조 선수는 그녀의 염좌를 지지하기 위해 했던 테이핑을 제거한 뒤 다리와 발에 가려운 작은 발진이 있는 것을 알았다. 그 부위가 붉고 심하게 간지러웠다. 어떤 상태라고 생각되며 어떤 치료가 필요하다고 생각하는가?

세균, 진균, 바이러스로 인한 피부 문제로 인한 피부 감염과는 달리 다른 역학적, 환경적, 과민 반응적, 화학적 반응은 감염이 아닌 전반적인 경한 반응이다. 한 번 확인된다면 이것들은 국소 약물로 쉽게 치료된다.

피부의 찰상(Chafing of the Skin)

피부의 찰상(**간찰진**)은(피부끼리의 마찰보다는) 습기, 따뜻함, 피부에 대항하는 섬유의 문지름에 의한 마찰로 야기되는 표면의 피부염이다. 이는 목, 겨드랑이, 엉덩이, 큰 유방의 근처에 발생하지만 주로 뚱뚱한 사람이나 대퇴에 근육이 많은 사람의 음낭에 잘 나타난다.

징후와 증상. 홍반, 진무름, 타는 듯한 느낌, 가려움의 특징이 있다. 심한 경우 피부가 벗겨져서 삼출물이 스며 나온다. 이 질환은 헐겁고 부드러운 면의 속옷을 입어 피부를 건조하고 깨끗하게 유지하고, 마찰이 적은 섬유로 만들어진 다리부위가 긴 반바지를 입으면 예방될 수 있다.

치료. 첫 번째 치료로 냉 압박을 적용한다. 이 병변 부위는 물과 부드러운 비누로 매일 세척되어야 하며 연로를 발라야 한다. 탤컴 파우더는 수분을 잘 흡수하지 않고 마찰을 일으키므로 피해야 한다.

선수 소결절(Athlete' s Nodules)

선수 소결절은 파도타기 선수, 달리기선수, 카누 선수의 무릎, 복싱 선수의 손가락과 같이 반복적인 미세 손상이 있는 몸의 다양한 부위에서 무증상으로 나타난다. 외상 부위에 패드를 대주는 것은 통증을 완화시킬 것이다. 그러나 강력한 국소 혹은 병변 내 코르티코스테로이드가 적용될 수 있다. 만약 이것이 효과적이지 않으면 소결절을 절제할 수도 있다.

메카니카 여드름 (Acne Mechanica)

열, 폐색, 압력, 마찰 등으로 악화된 발가리스 여드름으로 특징되는 **메카니카 여드름**은 역학적 외상이 많은 영역의 농포의 홍반성 뾰루지로 나타난다.

징후와 증상. '미식축구 여드름' 이라고도 불리는 이것은 턱 아래 끈, 이마 밴드, 셔츠의 목 부위, 미식축구 어깨 패드, 등의 끈, 자동차 안전벨트, 브래지어, 넓은 벨트, 정형학적 보조기와 캐스트와 같은 장기간 원인이 되는 요인에 피부가 노출될 때 발생된다. 보통의 여드름처럼, 징후는 침범 부위의 패립종, 검은 여드름, 단순 여드름이 있다. 만약 치료를 받지 않으면 여드름은 피부 바로 아래, 모낭 깊은 곳의 분비물이 쌓인 곳에 두꺼운 덩어리인 낭종으로 발전된다.

치료. 치료와 예방으로는 활동 후 경한 마찰을 주는 세척과 브러쉬로 해당 부위를 씻어 내는 것을 포함한다. 국소적 아스트린젠트 또는 10%의 벤졸 페로싸이드 , 국소 항생제를 사용할 수 있고 심한 경우에는 전신 항생제가 처방될 수 있다. 이는 경기가 많은 시즌이 지나면 개선되지만, 예방으로는 경기 보호 패드 아래에 깨끗하고 흡수가 잘 되는 옷을 입고 발가리스 여드름의 치료들을 기본적으로 해 준다. 만약 경기 중에 몸에 붙는 옷을 입어야 한다면 경기 후 즉시 벗어야 한다.

팽창성 선(Striae Distensae)

선조와 **팽창성 선**은 고강도의 체중 부하 운동을 하는 선수에게 보인다. 원인은 불분명하지만 몸이 빠르게 성장한 후에 가장 많이 볼 수 있으며, 피부의 조각난 탄력 섬유의 결과라고 믿어진다.

징후와 증상. 이는 가슴, 어깨, 상지의 바깥 부분에서 가장 많이 보여지며 선 모양의 분홍색 혹은 피부색의 조각으로 특징지어 진다.

치료. 팽창성 선의 치료법은 없다

햇빛에 의한 화상(Sunburn)

햇빛에 노출되기 전에 자외선 차단제를 바르는 것은 자외선에 의한 피해를 예방한다. 차단제의 효율성은 햇빛 차단 요인(SPF)에 기초된다. 예를 들어 15 SPF는 피부가 타기 전까지 15 단위 동안의 노출이 가능하다는 것을 의미한다. 더 높은 수치는 더 좋은 차단을 말한다. SPF 15도 좋지만 SPF 30은 더 좋고 SPF 50은 자외선을 완전하게 차단한다. 햇빛에 의한 급성 화상은 정도에 따라 다르지만 통증이 심하고 피부에 손상을 준다. 하지만 경기나 신체 활동 중 예방이 가능하다. 햇빛에 의한 화상의 정도는 햇빛에 노출에 시간, 햇빛의 강도, 개인적 피부 타입에 따라 다르다.

징후와 증상. 햇빛에 의한 화상은 1~3단계로 나뉜다. 손상의 단계는 햇빛에 노출된 24~48 시간 내에 평가되지 않는다. 1단계는 노출 부위의 경한 홍반만을 나타낸다. 2단계는 홍반과 수포와 낭을 동반한다. 3단계는 피부의 궤양이 발생한다. 위의 모든 단계의 전신적 증상으로는 발열, 오한, 메스꺼움, 피로가 있다. 햇빛에 의한 화상은 쉽게 치료되지만 가장 좋은 것은 발생을 예방하는 것이다(**글상자 27.3**).

치료. 햇빛에 의한 화상이 발생하면 냉 치료와 국소적1%의 하이드로 코티졸 크림이나 스프레이 또는 알로에 베라가 통증과 불편함을 감소시키기 위해 사용된다. 만약 전신 아스피린과 비 스테로이드 진통소염제가 사용된다면 효과적일 것이다.

EMS *2~3단계의 화상이 있다면 적당한 치료를 받고 감염의 예방을 위해 즉시 내과의사에게 의뢰하여야 한다. 통증을 완화하기 위해 경구 코르티코스테로이드가 처방될 수 있다.*

동상(Pernio(Chilblains))

추위에 과도하게 노출되면 **동상**에 걸려 조직이 얼지는 않지만 홍반, 가려움, 타는 것 같은 느낌과 같은 반응을 보인다. 이는 특히 손가락과 발가락 뒤쪽, 발뒤꿈치, 코, 귀에 호발하며 젊은 여성에게서 더 흔하다. 또한 습기가 많고 온도가 낮은 곳에 노출되었을 때 더 잘 발생한다.

징후와 증상. 침범된 부위는 붉고 가렵고 타는 듯한 느낌이 든다. 한 곳 또는 집단적으로 침범되며 심한 경우 수포나 궤양이 발생한다.

치료. 몸을 점진적으로 따뜻하게 해 주어야 한다. 국소 스테로이드는 염증에 효과적이지만 더 이상의 혈관수축을 예방하기 위해 적용량을 충분히 낮추어야 한다. 실내에서 자는 동안에는 두꺼운 울 양말을 착용한다.

➤➤ 글상자 27.3

화상의 예방

- 피부 타입에 맞는 적당한 SPF의 자외선 차단제를 사용하라. 15 또는 그 이상이 적당하다.
  - 외출 전 20~30분 전에 차단제를 발라라.
  - 고립된 부분의 화상을 막기 위해 몸 전체에 골고루 발라라.
  - 2~4시간 마다 다시 바르고 특히 땀이 났다면 더욱 필요하다.
  - 수분에 영향을 받기 쉽다면 SPF가 높은 것을 선택하라.
  - 눈 주위에 차단제를 바를 때는 조심하라.
  - 차단 스프레이는 머리 위에서 효과적이며 입술 보호제도 사용해야 한다.
- 한낮의 햇빛을 피해라 (10시~3시).
- 낮에는 헐겁고 가벼운 면으로 짜여진 옷을 입어라.
- 챙이 있는 모자는 더욱 좋다.
- 화상은 흐린 날에도 발생하므로 항상 차단제를 바른다.
- 물이나 눈 근처에서는 반사되는 광선도 생각하라.
- 몇몇의 약물(항생제, 항 패혈제, 무감각, 비 스테로이드 소염제)은 햇빛에 대한 감수성을 증가시킨다. 햇빛에 노출되기 전에 약품의 설명서를 잘 숙지하라. 만약 의문사항이 있으면 약사나 내과 의사에게 상담하라.
- 탈수를 예방하기 위해 무알콜 음료수를 마셔라

땀띠(Miliaria)

땀띠는 활동적인 한선이 유기물에 의해 막혔을 때 발생하며 염증을 일으키고 가려움이 심한 피부 발진을 야기한다. 이는 18장에서 자세히 다루어져 있다. 치료는 피부를 건조하고 차갑게 식히며, 가려움을 조절하고, 감염을 확인하는 것이 있다. 또한 국소 연고의 폐쇄, 꽉 조이는 옷, 땀이 잘 흡수되지 않는 섬유는 피해야 한다.

건조한 피부(Dry(Xerotic) Skin)

건조한 피부는 겨울동안에 흔히 보여지며 샤워를 자주 해야 하는 사람이 이 질병에 걸리기 쉽다. 건조한 피부는 많은 요인에 의해 발생되지만 중요한 원인은 피지의 감소에 있다(**글상자 27.4**). 겨울에는 건조하고 찬 바람이 대류로부터 증발을 증가시키고, 낮은 온도는 피부의 유연성을 낮추고 질병을 악화시킨다.

징후와 증상. 피부는 건조해 보이고 홍반과 인편이 보인다. 보통 종아리 앞쪽에서 처음 보여지며 전완과 손등에서도 흔하다. 겨울에 실외에서 운동하는 사람들은 얼굴도 영향을 받는다. 국소적 혹은 전신적인 소양증은 가장 흔한 증상이다. 증상이 심할 때 건조한 피부는 유연성을 잃고 갈라지며 홍반이 발생한다.

치료. 치료의 초점을 과도한 수분 손실을 막고 이미 잃은 수분을 보충하는 데 있다. 뜨거운 물 보다는 미온수가 목욕에 사용되어야 하며 샤워 시간을 제한하여야 한다. 보습 비누는 필수적이지만 건조 부위에는 피해야 한다. 가능하다면 비누는 외부생식기, 손, 발, 얼굴에는 제한되어야 한다. 거품목욕이나 스크럽은 피해야 한다. 연화 로션은 많은 지방을 함유하여 피부표면을 둘러싸 보습을 유지, 증가시키며 절연의 효과도 있다. 로션은 목욕 후 수분 손실을 최소하기 위해 즉시 발라야 하며, 손을 닦을 때마다 특히 자주 자유롭게 바른다. 수영 선수는 목욕 후 몸 전체에 보습을 해야 하며, 가려움증이 심한 경우에는 가려움과 긁는 것을 예방하기 위해 항소양제를 사용하여 표피가 치유되도록 한다. 알파하이드록시산과 국소 코르티코스테로이드는 심하게 건조한 피부와 갈라짐과 관련된 염증을 줄이기 위해 사용된다.

습진(Eczema)

습진은 피부의 급성, 만성적 염증에서 기원된 용어이다.

징후와 증상. 삼출액과 인설을 동반한 경계가 불분명한 홍반으로 특징되는 질환이다. 지속적인 가려움은 **찰과상**(심한 껍질과 혈액 응고로 덮힌 상처)처럼 피부를 벗기도록 유도한다. 이는 신체 활동 동안 일어나는 체온 상승과 발한에 의해 더욱 악화된다.

치료. 치료는 연고나 연화 크림의 국소 코르티코스테로이드를 사용한다. 항히스타민제는 가려움을 완화하지만 급성기에는 전신 코르티코스테로이드를 사용한다.

건선(Psoriasis)

건선은 거칠고 건조한 죽은 세로로 두꺼운 인편을 형성하는 만성적이고 괴로운 특징을 가진 질환이다. 보통, 피부 세포가 생성되는 피부의 하층에서 세포가 죽어 떨어져 나가는 피부의 외곽 층으로 나오는데 한 달이 걸린다. 건선에서는 이러한 주기가 빨라져서 피부의 외측에 죽은 세포가 과도하게 증식한다. 건선은 주기적으로 누그러드는 시기가 있지만 보통 몇 년동안 지속된다.

➤➤ 글상자 27.4

건조한 피부의 원인

- 건조한 피부의 유전적 선행 요인
- 다음에서 기인한 피지분비 감소
  - 나이
  - 만성 질환
  - 영양실조
  - 산업용 세척제나 용매의 사용
  - 잦은 목욕
- 이미 건조한 피부에 반복적인 외상이 있을 때
- 다음과 같은 환경적 요소;
  - 낮은 습도
  - 겨울 날씨(건조하고 차가운 바람)
  - 실내의 난방과 에어컨
  - 건조한 환경 (비행기)

미국의 640만이 넘는 사람이 이 질환을 갖고 있다.(7) 여성과 남성의 발병률은 같으며, 흑인과 동양인의 2배 정도의 백인이 이 질환을 갖고 있다. 모든 연령에서 발병할 수 있으나 보통 15~35세에 점진적으로 발생한다.

건선을 유발하는 인자로는 패혈성 인두염, 질병에 대한 면역 반응, 피부 손상, 백신에 대한 반응, 스트레스, 알코올, 환경적 요소(태양이나, 살균제와 페인트 희석제와 같은 화학적 물질의 계속적인 접촉과 노출)를 포함한다. 건선이 다른 요소에 의해서도 영향을 받는 유전적 질환이라고 믿어져 왔지만, 연구자들은 유전자와 유전적 요인을 아직 확인하지 못하였다. 건선의 가장 흔한 타입은 플라크 건선이며 환자의 80%를 차지하며 물방울 건선은 10%를 차지하며, 건선성 홍피증과 농포성 건선이 각각 3% 이하를 차지하고 있다(7).

징후와 증상. 플라크 건선은 은빛의 인편을 동반한 정확히 구분된 건조하고 붉은 조각이 팔꿈치, 무릎, 엉덩이 사이에 전형적으로 나타난다. 두피의 인편 조각은 비듬과 비슷하다. 어떤 경우 손톱과 발톱에 울퉁불퉁한 모양이나 변색이 발생한다.

물방울 모양 건선은 연쇄상 구균의 감염 후 발생하며 몸통과 사지의 홍반성 인편의 농포가 급격히 발생한다. 건선성 홍피증은 몸 전체에 침범되는 넓은 인편과 홍반으로 특징된다. 피부의 (감염으로부터의 보호, 체온 생산, 수분과 영양의 손실 방지와 같은) 보호 기능을 손실한다.(7) 농포성 건선은 몸통과 사지의 큰 부분을 덮는 무균의 농포로 특징된다. 건선성 홍피증과 같이 피부의 보호 반응을 잃는다.

치료. 건선은 종류와 심각성, 치료에 대한 반응이 다양해서 조절하기 어렵다. 치료로는 코르티코스테로이드 크림, 콜타르, 안트랄린, 비타민 D 와 비슷한 물질들, 타자로텐, 살리실산과에서 시작하며 UBV, UVA, PUVA와 같은 광선 치료와 엑시트레틴, 메트트로트렉세이트, 시클로시포린도 매우 효과적이다. 화상을 입지 않을 정도의 햇빛의 노출은 국소 콜타르와 자외선의 조합만큼 효과적인 치료가 되며 이 둘 모두의 부작용을 최소화하기 위해 광선치료와 경구 약물을 번갈아 사용한다. 2003년, 식약청은 면역 억제제 알레파셉트(아메바이브)를 건선의 치료 약물로 승인하였다. 이는 피부 세포의 분열을 억제하기 위해 림프구(백혈구)에 작용한다. 알레파셉트는 상태가 좀 더 심한 경우나 다른 치료로 효과가 없을 때에 사용된다. 약물은 정맥 내로 주사하며, 다음 두 번째 치료가 필요할지라도 12주 동안 1주에 한 번 주사된다.

다한증 (Hyperhidrosis)

과도한 땀, 특히 손바닥과 겨드랑이에서 과도하게 땀이 많이 나는 것을 **다한증**이라고 한다.이 질환은 다양한 것(공, 원반, 막대기, 노)을 잡아야 하는 종목과 손에 쥐어야하는 종목(테니스, 라켓볼)에서 수행을 방해한다. 손바닥의 한선은 그 사지가 사용될 때나 감정적으로 흥분되었을 때 아포크린선의 활성과 동시에 자극된다. 다양한 요인이 얼마나 많은 양의 땀을 흘리고 어떤 냄새가 나는 지에 관여한다. 어떤 사람은 특별한 원인 없이도 더 많은 양의 땀을 흘린다. 그러나 다른 요인들이 땀의 분비를 촉진시킨다. 이것은 유전적인 것과 특정한 음식(매운 음식, 뜨거운 음료, 카페인이나 알코올이 함유된 음료) 특정한 약물(어떤 항생제,몰핀. 갑상선 호르몬의 과도한 복용 아스피린이나 아세타미노펜과 같은 진통제)을 포함한다.

폐경 여성은 낮은 에스트로겐 수치로 인해 땀과 함께 피부 온도가 급격히 상승을 경험하며 갑자기 한기를 느꼈다가 땀의 분비로 인해 밤에 잠을 이루지 못한다.

징후와 증상. 감정에 의한 발한은 얼굴, 팔 아래, 손바닥, 발바닥에 일어난다. 과도한 발한은 어떤 물건을 잡는데 어려움을 만든다.

치료. 어떤 사람들에게 처방 없이 사용가능한 항 발한제는 팔 아래, 손, 발의 발한을 제한한다. 항 발한제는 알루미늄 소금에 의해 한선을 막아 피부로 가는 땀의 양을 줄인다. 데오드란트는 향기를 제거하지만 발한 자체를 막지 않으며 피부를 산성화하여 박테리아의 활동을 억제한다. 항 발한제는 통증과 접촉성 피부염(붉고, 붓고, 가려운 피부)을 유발한다. 신체적 활동이 많은 사람은 무수의 에틸 알콜에 알루미늄 클로라이드를 손이나 장갑에 묻혀 땀을 흡수할 수 있고, 오랜 시간 쥐어야 하는 운동이라면 경기에 참여하지 않는 것이 선택될 수 있다. 만약 처방 없이 복용할 수 있는 약이 효과적이지 않다면 의사는 항 발한제를 처방할 수 있다. 더 심한 경우라면 이온도입법, 한선으로 가는 신경을 차단하기 위해 보툴리눔 독소(보톡스), 문제를 일으키는 한선을 제거하는 수술을 추천하기도 한다.

물리고 쏘임 (Bites and Stings)

우리는 모기, 파리, 벼룩, 거미, 개미, 벌, 벼룩과 진드기를 포함한 다양한 곤충에게 물릴 수 있다. 이들 대부분은 주로 가축을 공격하지만, 살충제의 효과가 제대로 발휘되지 않아 사람을 공격한다면 이것은 매우 아프고, 만약 독액의 과민 방응을 유발한다면 생명까지도 위협할 수 있다(아나필락시스).

➤ *아나필락시스(Anaphylaxis)*

아나필락시스(과민증)는 즉시 응급처치가 되지 않으면 생명을 위협하는 치명적인, 항원에 몇 분 이내로 일어나는 과민한 반응이다. 이는 약리학적 활성 물질(히스타민, 브라디키닌, 세로토닌)의 방출에 의한 모세혈관 확장과 평활근의 수축으로 특징되는 질환이다.

징후와 증상. 호흡곤란, 청색증, 근 약화, 빠르고 약한 맥박, 저혈압, 국소 두드러기, 부종, 무감각, 동공 확장, 숨 막힘, 호흡 시 소리, 갑작스런 실신, 배뇨와 배변의 조절 상실, 두통, 어지러움, 간질, 무의식 등이 있다.

치료. 이러한 반응의 병력이 있었던 사람은 의무 확인 표시를 지녀야 하며 스스로 주사가 가능한 에피네프린 도구를(에피펜) 가져야 한다. 에피펜 자가 주사는 스프링 바늘이 있는 일회용 에피네프린 주사이며 항원, 약물, 음식, 곤충에게 물렸을 때 심각한 과민반응을 위한 치료로 사용된다. 또한 심한 천식이 있는 환자에게도 사용된다.

에피펜은 2가지 용도가 있는데 에피펜 주니어는 (흰색 라벨) 어린이를 위한 것으로 최고 33 파운드이며, 다른 것으로 에피펜 성인용(노란색 라벨)이 있다. 피부에 직접 주사했을 때 최고의 효과를 내지만 (주로 대퇴) 필요하다면 옷 위로 주사될 수도 있다. 에피네프린은 혈관을 수축하고 혈액순환과 혈압을 개선하며 호흡을 좋게 하여 평활근을 이완시킨다. 또한 심박을 조절하고 부종과 두드러기를 회복시킨다. 이 것의 효과는 수초에서 10~20분 동안 지속된다. 에피펜은 열과 직사광선을 피해야하며 냉장보관 되어야 하고 액체가 뿌옇거나 변색됐을 경우, 또는 만기일이 지난 경우 사용해서는 안 된다. **실전 전략** 27.3을 참고하여 에피펜을 적절히 사용할 수 있다.

➤ 모기, 각다귀, 파리(Mosquitoes, Gnats, and Flies)

모기, 각다귀, 다양한 파리는 사람을 물어 피를 뽑는 곤충으로 인식되어 왔다.

징후와 증상. 대부분 홍반, 반점, 농포, 가려움, 통증을 일으킨다. 병변은 즉시 나타나기 보다는 문 곤충의 타액에 의한 지연된 과민 반응으로 나타난다.

치료. 즉각적인 냉 치료는 통증을 완화하며, 처방전 없이도 사용할 수 있는 국소적 코르티코스테로이드나 전신 항히스타민제가 사용된다. 전신 약물은 심한 경우에 사용된다. 병변이 한 번 발생하면 이차적 감염을 신중히 감시해야 한다.

➤ 벌, 말벌, 개미(Bees, Wasps, and Ants)

인구의 20%가 넘는 사람이 벌, 말벌, 개미의 막시목(벌 종류) 독액에 과민 반응을 보이며 이는 과민적인 아나필락시스 반응의 위험이 높은 요소가 된다. 야외활동이 많은 사람은 곤충의 쏘임에 더 높은 위험 요소를 갖고 있다. 말벌, 꿀벌은 땀을 찾고, 설탕이 함유된 음료수에 달라붙어 수분을 섭취한다. 불벌은 특히 남아메리카에서 발견되는데 이는 경기가 진행 중이거나 게임 후 바닥에 앉아있을 때 발견된다.

징후와 증상. 이들에 쏘이면 독액에 의해 통증이 심하고 발진이 일어나게 된다. 이 부위는 심하게 가려움증은 몇 시간 지속될 수 있다. 가끔 국소 부위의 과도한 반응이 일어나는데 다른 먼 부위에까지 부종과 가려움이 확장되며 호흡곤란, 빈 호흡, 저혈압, 아나필락시스가 나타날 수 있다.

치료

EMS *이는 의학적 응급에 해당할 수 있다. 쏘였을 때* ***실전 전략 27.4****를 참고하라.*

➤ 거미(Spiders)

어떤 거미들의 독액은 심한 통증을 야기한다. 검은 위도우 거미는 미국 전역에서 발견되지만 오직 암컷(배와 등에 빨간 표시가 있는)만이 사람의 피부를 물수 있을 정도의 크기의 입을 가졌다. 거미줄은 어지럽게 서로 얽혀있는 보호 구역이며, 주로 운동 장비의 저장 창고에서 거미에게 쏘일 수 있다. 바늘로 콕 찌르는 듯한 느낌이 들며 곧 붉어지며 가장 주된 증상으로는 쏘인 뒤 한 시간 후의 경련적인 근육통이다. 경련은 몸통의 국소적 근육 군에서 진행되며 통증과 함께 12~48시간 지속된다. 다른 증상으로는 호흡률의 증가, 빈맥, 고혈압, 발열, 두통, 메스꺼움, 구토, 불안정, 긴장이 있다. 브라운 리클루드 거미에게 물리면 통증이 없어 모르고 지나칠 수 있다. 그러나 몇 시간 후 가렵고 붉은 부종을 볼 수 있다. 혈관 경련과 허혈에 의한 국소 통증은 2~8시간 이내에 발생하고, 12~18시간 이후에는 작은 중심 혈관이 발달하고, 홍반의 불규칙한 경계로 둘러싸이며, 반상 출혈과 부종이 나타난다. 만약 수포가 터지면 홍반이 검게 변하고 말단 부위로 확산된다. 5~7일 후에는 진행성 무 균성 괴사가 일어나며 검은 껍질이 결국 벗겨지고 개방된 궤양은 몇 주후 치유된다(8).

아리조나 인근 부위에서 주로 서식했던 나무껍질 스콜피온은 낮 동안에는 나무에 숨어 지내는 야행성 거미이다. 쏘는 기관의 작은 이빨은 다른 독이 없는 종과 구별할 수 있게 한다. 야외 활동을 하는 사람은 위험하다. 특히 산악 등반을 하는 사람의 손은 머리 위의 암붕의 보이지 않는 곳에 손을 놓게 된다. 캠퍼나 하이커는 돌이나 통나무가 뒤집어 지는 것을 주의해야 한다. 또한 신발을 벗었다가 다시 신을 경우 신발에 거미가 있는 지 확인해야한다. 왜냐하면 스콜피온은

실전 전략 27.3 **에리펜 자가 주사의 사용**

1. 펜이 사용 가능한지 만기일을 확인하라.
2. 액체가 뿌연지 변색됐는지 확인하라(뿌옇고 변색됐으면 버려라).
3. 회색의 안전 캡을 제거하라.
4. 대퇴의 피부에 대고 에피펜의 검은 팁을 확실히 잡아라.
5. 대퇴로 펜을 밀고 10초 동안 압력을 주어 액체를 주사하라.
6. 주의사항에 따라 사용된 펜을 처분하라.
7. 손상 부위의 치료를 위하여 응급 센터에 전화를 걸어라.

밤 동안 신발에 숨을 수 있기 때문이다. 스콜피온에 물린 사람은 즉시 통증을 느끼며 물린 부위의 작은 압력에는 더 심한 통증을 느낀다. 이 통증은 사지로 방사되고, 전신적 반응으로는 불안정, 과도한 타액분비, 연하곤란, 시각의 변화, 계속 움직이는 눈동자, 호흡곤란(호흡 시 소리가 들린다), 고혈압, 발열, 배뇨 배변의 조절의 불가, 근 경련과 마비 등이 있다.

젊은 사람이 거미에게 물렸을 경우 그 자리에서 치료될 수 있는데 물과 비누로 닦고 냉찜질을 해 주며 심장의 높이까지 쏘인 부위를 올려주며 타이레놀이나 아스피린과 같은 약을 복용할 수 있다.

EMS *거미에 물린 아이나, 물려서 호흡 곤란과 같은 심한 증상을 가진 사람은 즉시 가까운 병원으로 후송하여 평가와 치료를 받아야 한다.*

실전 전략 27.4 벌에 쏘였을 때의 처치 방식

예방 사항

실외에서 경기를 하는 선수들은 다음을 추천한다:

- 밝고 화려하거나 꽃 모양의 옷을 삼가라.
- 향기가 있는 비누나 로션 등을 삼가라.

벌에 쏘인 후

즉시 운동을 멈추고

↓

손톱으로 침을 제거하고; 짜지는 말아라, 만약 그러면 독액이 더욱 들어갈 것이다.

↓

그 부위에 냉찜질을 하고

↓

국도 반응에도 전신 항히스타민제가 도움이 된다.

↓

아나필락시스의 징후가 있는지 가까이서 관찰해라:

- 실신, 무의식
- 무감각
- 동공 확장
- 두드러기나 부종
- 후두 부종이나 숨 막힘
- 호흡 시 이상한 소리, 기침, 호흡 곤란

만약 아나필락시스가 발생하면

EMS *를 시작해라*

↓

발을 거상시킨 상태에서 바로 눕히고

↓

물린 곳의 몇 인치 근위부에 압박 밴드를 조여라

- 표재 정맥과 림프액의 환류를 막아라.
- 동맥혈의 순환을 폐쇄하지는 말아라.

↓

독액의 흡수를 막기 위해 냉찜질을 계속해라.

↓

의무 확인 표시를 확인해라

↓

만약 그 사람이 에피펜이나 다른 알레르기 약품를 갖고 있다면 대퇴 안으로 에피네플렌을 주사해라.

↓

만약 호흡과 심박이 멈추었다면 CPR을 시작해라.

↓

가장 가까운 병원으로 후송하라

➤ 벼룩과 진드기(Fleas and Ticks)

벼룩에 물리면 단지 조금의 불편함만을 야기한다. 대부분의 벼룩은 3가지 방식으로 물며 발목과 발을 공격하는 경향이 있다. 이 부위를 긁으면 이차 감염을 일으켜 합병을 유발한다. 치료로는 물린 부위에 항 간지러움 로션을 바르는 것이 있다.

진드기는 사람과 동물의 머리 근처의 부분을 공격하여 혈액을 흡수한다. 이들은 종종 로키 산 홍반 열과 두통, 발열, 피로, 근육통을 유발하는 **라임병**을 전염시킨다. 감염 후 3일~1달 정도 눈이 붓는 것은 라임병의 특징이다. 이는 둥근 환의 모양을 이룬다. 가끔 작은 조각이 발견되며 부위에 따라 다양한 모양이 있다. 가장 흔한 부위는 대퇴, 음낭, 몸통, 겨드랑이이다. 발진이 심할 때 발진의 가운데 부위는 깨끗하며 황소 눈 모양으로 눈을 붓게 한다. 발진은 따뜻하고 보통 통증이 없다. 발진은 몇 주 후면 회복되어 없어진다. 안색이 검은 사람은 발진이 멍든 것처럼 보인다. 만약 발진이 있으면 사진을 찍어두는 것이 현명할 것이다. 왜냐하면 의사가 처방하는데 있어 발진의 증거가 필요하기 때문이다. 진드기에 물렸을 때 그 부위에 발진이 일어나지 않는 것은 라임병의 지표가 된다. 보통 진드기에 의한 발진을 몇 시간이내에 발생하며 확장하지 않고 며칠 이내에 사라진다.

치료는 공기의 접근을 막는 물질을 적용하여 (과도하게 잡아당기면 피부아래에 머리가 박힌 상태로 유지되기 때문이다)진드기의 머리까지 안전하게 제거하여야 한다.

> **EMS** *만약 록키산 홍반열(Rocky Mountain spotted fever)나 라임병(Lyme disease)의 징후나 증상이 나타나면, 즉시 치료를 위해 치료사에게 개별적으로 언급한다. 항생제는 보통 최소량을 4 내지 6주 동안 권한다.*

➤ 옴(Scabies)

옴은 작은 8개의 다리를 가진 살콥테스 옴이라고 불리는 굴을 파고 지내는 진드기에 의한 심한 가려움을 일으키는 병변이다. 레슬러, 럭비, 축구와 같은 신체적 접촉이 있는 운동에서 전염을 일으킬 수 있다. 진드기는 수건, 유니폼, 장비 등을 통해 전염된다. 이러한 전염성 때문에 진드기를 뿌리 채 뽑기 위해 의사는 가족 전체, 성관계를 맺는 사람, 경기팀, 그룹이나 학교의 학급전체를 치료할 것을 추천한다.

징후와 증상. 극심한 가려움을 포함하며 밤에 더욱 심해진다. 침범된 부위는 작고 어두우며 손가락 사이나 겨드랑이 같은 곳, 허리 근처, 팔꿈치, 손목, 발목, 발바닥, 가슴, 엉덩이, 배꼽부위, 회음부에 작은 소포가 선 모양으로 생긴다.

치료

> **EMS** *의사에게 즉시 의뢰해야 한다.*

치료는 약물로 진드기의 침입을 제거하는 것과 관련된다. 펄메티린(액티신)과 린데인과 같은 크림과 로션은 목 아래의 피부에 8~14시간동안 발라둔다. 린데인은 유아나 어린이, 임신 중이거나 아픈 여성, 간질환자, 다른 신경학적 질환을 가진 사람에게는 추천하지 않는다.

라커룸이나 경기 장비는 소독해야 하며 옷이나 침구류는 뜨거운 물에 매일 빨아야 한다. 이러한 것들인 진드기를 완전히 죽이지는 못하지만 가려움은 가라앉을 것이다.

➤ 이 (이 기생증)(Lice(Pediculosis))

이 기생증은 머리, 음부, 다른 신체 어느 부위든 감염될 수 있다.

징후와 증상. 징후와 증상은 감염의 부위에 따라 다르며 두피와 목의 피부를 물었을 때 소양증과 긁음, 농양과 찰과상을 수반한다. 이의 알은 모체에 단단히 부착될 수 있다. 몸에 서식하는 이는 2~4mm 로 길고 눈에 잘 띈다. 옷의 접히는 부위에 서식하며 옷에 가까워 접촉이 잘 되는 곳의 피부를 문다. 음부에 서식하는 이는 1~2mm 정도이며 생식기와 하복부에서 전형적으로 보인다. 그러나 가슴이나 겨드랑이의 털에서도 발견된다.

치료. 머리와 음부의 이는 린데인이나 피레트린이 함유된 치료적 샴푸와 크림 린스로 치료된다. 피레트린이 함유된 생산품은 의사의 처방 없이도 구입할 수 있지만 린데인은 오직 의사의 처방이 있어야 사용 가능하다. 샴푸의 적용량과 기간은 라벨의 지시사항에 따라야 하며 알이 살아남지 못하도록 치료 시작 7~10일 이후까지 계속되어야 한다. 알은 알을 제거하는 빗으로 제거한다. 몸에 서식하는 이는 옷을 다리거나 삶는 것이 필요하다.

접촉성 피부염(Contact Dermatitis)

접촉성 피부염은 알레르기성과 자극성으로 구분된다. **알레르기성 접촉성 피부염**은 단순한 염증을 일으킬 수 있는 물질이 직접적으로 접촉되었을 때 발생한다. 반대로 **자극성**

접촉성 피부염은 물질이 직접적인 피부 손상, 통증, 궤양을 일으킨다. 접촉성 피부염은 원인 물질이 직접 닿은 곳에만 국소적으로 영향을 주므로 정상 피부와 침범된 피부에 확실한 경계가 있다. 예를 들어 시계의 밴드나 수영 고글은 홍반과 자극의 반응을 보인다.

➤ 알레르기성 접촉성 피부염(Allergic Contact Dermatitis)

알레르기성 피부염은 접촉성 피부염의 20~30%을 차지한다. 이 질환을 일으키는 흔한 원인으로는 접착테이프, 고무 물질(줄, 패드, 수영 고글, 수영 오리발, 수영 모자, 신발) 테이프와 제거제, 비누, 세제, 방취제가 있다. 이는 국소적으로 건조한 농포가 있고 통증과 홍반 소양증을 동반한다. (9) 외적, 내적 열(뜨거운 목욕)은 증상을 증가시키고 피부 반응을 가속한다.

➤ 자극성 접촉성 피부염(Irritant Contact Dermatitis)

자극성 피부염 또한 홍반, 소양증, 통증, 부종을 나타낸다. 드라이아이스 화상, 인공 잔디에 의한 찰과상 등과 같은 역학적, 물리적인 요인은 이차적으로 피부염을 일으키며 잘 맞지 않는 장비는 마찰열, 주름을 만들고, 피부가 접히는 부위(음낭이나 유방 아래의 조직)는 땀을 증가시키며, 접착테이프와 같은 주의가 필요한 물질의 적용 또한 이차적으로 피부염을 유발한다. 이러한 접촉성 피부염의 진단은 병력과 발진의 분포에 따라 다르다.

➤ 접촉성 피부염의 치료(Management of Contact Dermatitis)

급성기에는 냉찜질을 감염부위에 적용한다. 전신 항히스타민은 국소 치료제와 함께 가려움과 염증을 완화하는데 사용된다. 국소 항히스타민과 벤조케인은 이 질환에 사용될 수 없다.(9) 질환을 야기하는 위험요인을 확인하여 제거하고, 운동 참여의 결격 조항은 피부의 증상과 심각성과 관련되며 종목의 특이성에 따라 다르다(종목이 접촉을 하는지 하지 않는 지에 따라서).

두드러기(Urticaria)

두드러기는 그 기원이 전신적이며 음식, 약물, 주사, 물리적 요소(열, 냉, 광선, 마찰) 또는 정신적 자극에 의해 야기된다. 발진은 부드럽고 약간 부어오르며 붉거나 하얗기도 하며 심한 가려움을 동반한다. 주로 기계적, 화학적 자극에 의해 생긴다.

➤ 콜린성 두드러기(Cholinergic Urticaria)

콜린성 두드러기는 전반적인 열 두드러기로 알려져 있으며 두드러기의 가장 흔한 종류이다. 열, 운동, 발열에 의해 아세틸콜린이 촉진된다. 임상적 양상으로 상 흉부와 목에 먼저 작은 농포가 발생하며 아래로 확산되어 몸 전체에 퍼진다. 전신 증상으로는 드물지만 전신 발한, 복부경련, 어지러움, 호흡 시 이상 소리, 서맥 등이 있다. 팔, 다리의 안쪽과 옆구리가 흔한 부위이다. 치료법은 없지만 하이드로시진과 사이프로헵타딘과 같은 항히스타민제는 증상을 완화시킨다. 전조 증상이 있다면 신체적 활동과 경기 참여를 피해야 한다.

➤ 운동으로 인한 두드러기(Exercise-induced Urticaria)

어떤 의학 전문가는 **운동에 의한 두드러기**가 콜린성 두드러기의 한 종류라고 하기도 한다. 그러나 병변의 크기가 더 크다. 전신 징후로는 저혈압과 호흡 시 이상 소리가 있다. 운동으로 인한 두드러기는 콜린성 두드러기와 달리 처방된 항히스타민, 항콜린제, 베타아고니스트로 훌륭하게 치료된다. 전신의 문제가 있을 때 에피네플린이 많이 사용된다.

➤ 냉 두드러기(Cold Urticaria)

냉 두드러기는 신체적으로 활동이 많은 사람에게 있는 과민성이 아닌 흔한 질환이다. 이는 전반적 두드러기와 냉의 노출에 의해 반응되는 특징을 가졌다. 이는 냉에 과민한 사람이 냉찜질을 받을 때 분명하게 나타나기도 한다(7.5B 표를 참조). 이는 적은 양의 경구 코르티코이드로도 잘 반응을 보인다.

A 알레르기성 접촉성 피부염을 가진 체조선수가 접촉 테이프에 알레르기를 가질 것이다. 치료로는 냉찜질, 국소 치료제, 발목의 테이프와 지지대의 교대 사용이 포함된다.

요약(Summary)

1. 피부가 손상되면 병변이 발생한다. 피부병변은 그것의 깊이와 크기에 의해 확인된다. 병변의 타입을 인식 하는 것은 피부손상의 원인을 확인하는데 도움을 준다.
2. 피부감염은 진균, 세균, 바이러스에 의해 발생한다.
3. 세균성 병변은 포도상 구균과 연쇄상 구균에 의해 발생한다. 농가진은 높은 전염력을 갖고 있으며 작은 소포가 농양을 이뤄 결국 꿀색이 물질이 스며 나온다. 세균성질환은 처방없이 구입할 수 있는 항 세균 국소약물로 치료된다.
4. 진균은 어둡고 따뜻하고 습기 있는 환경에서 증식하며 종종 손톱, 발톱, 발, 음낭, 몸, 두피를 침범한다. 주된 징후와 증상은 소양증, 홍반, 인편을 포함하며 항진균제는 흔하게 사용된다.
5. 바이러스성 피부 질환은 흔한 사마귀부터 전염성이 높은 검상 포진과 전염성 연속증이 있다. 이는 몸, 겨드랑이, 얼굴, 대퇴에 발생하며 즉시 내과의사의 의뢰가 필요하다.
6. 화상의 1단계, 2단계, 3단계로 나뉜다. 예방은 SPF 15 또는 그 이상의 차단제를 사용하고 한낮 동안 햇빛을 피하는 것이 필요하다.
7. 땀띠는 활동적인 한선이 유기체의 잔해로 막혔을 때 발생한다. 치료로는 몸을 식히고 피부를 건조시키며 가려움을 조절하며 2차적 감염을 감시하는 것이 있다.
8. 곤충에게 물리면 통증이 심하고 가렵다. 즉각적인 냉적용은 통증을 완화하고 심한 경우에는 국소 코르티코스테로이드와 전신 항히스타민제가 사용된다. 또한 징후와 아나필락시스를 조심히 관찰해야 한다.
9. 알레르기성 접촉성 피부염은 피부에 물질이 직접 닿았을 때 발생하며 단순 염증 반응을 보인다 ; 자극성 접촉성 피부염은 물질이 피부의 직접적인 손상, 통증, 궤양을 야기하며 치료로는 원인 물질을 제거하고 냉찜질을 적용하고 가려움과 염증을 줄이기 위해 국소 코르티스테로이드와 전신 항히스타민이 사용된다.
10. 두드러기는 음식, 약물, 주사, 물리적 요인, 심리적 자극에 의해 야기된다. 발진은 심한 가려움을 동반하며 항히스타민제, 항콜린제, 베타아고니스트로 치료될 수 있다.

참고문헌(References)

1. Krowchuk DP. Treating acne: a practical guide for pediatricians. Am Acad Ped 1998;11(1):1-10.
2. Stulberg DL, Penrod MA, Blatny RA. Common bacterial skin infections. Am Fam Phys 2002;66(1):119-124.
3. Bonnetblanc JM, Bédane C. Erysipelas: recigbutuib and management. Am J Clin Dermatol 2003;4(3):157-163.
4. Martin M, Colluchi T. Impetigo in high school football: a case review. Ath Ther Today 1997;(Jan):47-48.
5. Ramsey ML. Clearing up fungal infection of the nail plate. Phys Sportsmed 1993;21(2):70-80.
6. Dienst WL Jr, et al. Pinning down skin infections: diagnosis, treatment, and prevention in wrestlers. Phys Sportsmed 1997;25(12):45-56.
7. Lebwohl M. Psoriasis. Lancet 2003;361(9364):1197-2004.
8. Norris RL. Managing arthropod bites and stings. Phys Sportsmed 1998;26(7):47-58.
9. Fisher AA. Sports-related allergic dermatitis. Cutis 1992;50(2):95-97.

의학용어 부록
Appendix of Medical Terminology

부록 A 접두사, 접미사, 결합형의 어휘사전 (Glossary of Prefixes, Suffixes, and Combining Forms)

부록 B 약어와 기호(Abbreviations and Symbols)

부록 A

접두사, 접미사, 결합형의 어휘사전 (Glossary of Prefixes, Suffixes, and Combining Forms)

용어에 대한 용어 구성

a ……………… ~없이(without)
ab …………… ~로부터 멀리 떨어진 (away from)
abdomin/o … 복부(abdomen)
-ac …………… 적합하다. 어울리다 (pertaining to)
acous/o ……… 청각(hearing)
acr/o ………… 사지 또는 최상의 (extremity or topmost)
-acusis ……… 컨디션을 들음 (hearing condition)
ad- …………… ~쪽으로 또는 가까이 (to, toward, or near)
aden/o ……… 분비선(gland)
adip/o ……… 뚱뚱한(fat)
adren/o ……… 부신의(adrenal gland)
are/o ………… 공기 혹은 가스 (air or gas)
-al …………… 적합하다. 어울리다 (pertaining to)
albumin/o … 단백질(protein)
-algia ………… 통증(pain)
alveol/o …… 폐포 (공기주머니) (alveolus(airsac))
ambi- ……… 양자의 , 쌍방의(both)
an- …………… ~없이(without)
an/o ………… 항문(anus)
andr/o ……… 남성(male)
angi/o ……… 도관, 맥관, 관(vessel)
ankyl/o ……… 구부러진 ,기형의 혹은 경직된(crooked or stiff)
ante- ………… ~전에 (before)
anti- ………… ~반대하여 (against or opposed to)
aort/o ……… 대동맥(aorta)
appendic/o … 충수(appendix)
apue/o ……… 물 수분(water)
-ar …………… 적합하다. 어울리다 (pertaining to)
-arche ……… 시작(beginning)
arteri/o ……… 동맥(artery)
arthr/o ……… 관절(joint)
articul/o …… 관절(joint)
-ary ………… 적합하다. 어울리다 (pertaining to)
-ase ………… 효소(enzyme)
-asthenia …… 약함(weakness)
ather/o ……… 뚱뚱한(fat)
-ation ……… 과정(process)
-atri/o ……… 심방(atrium)
audi/o ……… 듣다(hearing)
aur/i ………… 귀(ear)
bacteri/o …… 박테리아(bacteria)
balan/o ……… 음경. 귀두(glans penis)
bi- …………… 둘 또는 양방의(two or both)
bil/i ………… 담즙(bile)
-blast ……… 세균, 병균 (germ or bud)
blast/o ……… 세균, 병균 (germ or bud)
blephar/o …… 눈꺼풀(eyelid)
brachi/o …… 팔(arm)
brady- ……… 느린(slow)
bronch/o …… 기관지 (기도) (bronchus(airway)
bronchiol/o … 세 기관지, 작은 기관지 (bronchiole(little airway)
bucc/o ……… 감독, 검사, 시험 check)
capn/o ……… 탄소 산화물 (carbon dioxide)
carb/o ……… 탄소 산화물 (carbon dioxide)
carcin ……… 암, 악성종양(cancer)
cardi/o ……… 심장(heart)
-cele ………… 주머니 혹은 탈장 (pouching or hernia)
celi/o ………… 배 , 복부(abdomen)
-centesis …… 열망을 상하게 함 (puncture for aspiration)
cephal/o …… 머리, 두부(head)
cerebell/o …… 소뇌 (작은 뇌) (cerebellum(little brain)
cerebr/o …… 뇌(brain)
cerumin …… 왁스, 밀랍(wax)

cervic/o ……… 목 또는 경부(neck or cervix)
cheil/o ……… 입술(lip)
chol/e ……… 담즙(bile)
choledoch/o … 연결된 담즙 관 (common bile duct)
chondr/o …… 연골, 연골조직 (cartilage(gristle))
corom/o …… 색깔(color)
chyl/o ……… 주스(juice)
circum ……… 주위에(around)
col/o ………… 결장(colon)
colon/o ……… 결장(colon)
colp/o ……… 질(옆초) (vagina(sheath)
con- ………… 함께 또는 같이 (together or with)
conjunctiv/o …(눈의) 결막 (conjunctiva (to join together)
contra- ……… ~에 반대하여, 저항하여 (against or opposed to)
corne/o ……… 각막(cornea)
coron/o ……… 원, (왕)관 (circle or crown)
cost/o ……… 늑골, 갈빗대(rib)
crani ………… 두개골(skull)
crin/o ……… 분비하다(to secrete)
cutane/o …… 피부(skin)
cyan/o ……… 푸른(blue)
cyst/o ……… 방광(bladder or sac)
cyt/o ………… 세포(cell)
dacry/o ……… 눈물(tear)
dactyl/o …… 손가락 혹은 발가락 (digit(finger or toe))
de- …………… ~로 부터 (from, down, or not)
dent/i ……… 치아(teeth)
derm/o ……… 피부(skin)
dermat/o …… 피부(skin)
-desis ……… 의무적인, 고정시키는 (binding)
dextr/o ……… 오른편, 오른쪽 (right, or on the right side)
dia- ………… ~을 통하여 (across or through)
diaphor/o …… 땀이 많은 (profuse sweat)
dips/o ……… 갈증 목마름(thirst)
dis- ………… ~로 부터 떨어진 (separate from or apart)
duoden/o …… 십이지장(duodenum)
-dynia ……… 통증(pain)
dys- ………… 고통스러운, 불완전한, 어려운(painful, difficult, or faulty)
-e …………… 명사표시 (noun marker)
e- …………… ~부터 떨어진, ~밖의 (out or away)
-eal ………… 적합하다. 어울리다. (pertaining to)
ec- …………… ~부터 떨어진 (out or away)
-ectasis ……… 확장, 팽창(expansion or dilation)
ecto- ………… 바깥쪽, 외면(outside)
-ectomy …… 삭제, 제거 (excision(removal)
-emesis ……… 토하다, 내뱉다 (vomiting)
-emia ……… 혈액 상태 (blood condition)
en- …………… ~이내의(within)
encephal/o … 뇌(brain)
endo- ………… ~이내의(within)
enter/o ……… 소장(small intestine)
epi- ………… ~위에(upon)
epididym/o … 부고환(epididymis)
episi/o ……… 음문, 외음부 (vulva(covering))
erythr/o …… 빨간(red)
esophag/o … 식도(esophagus)
esthesi/o …… 감각(sensation)
eu- …………… 좋음 혹은 정상 (good or normal)
ex- …………… ~부터 멀리 떨어진 (out or away)
exo- ………… 바깥쪽, 외면(outside)
extra- ……… 바깥쪽, 외면(outside)
fasci/o ……… 근막(fascia(a band)
femor/o ……… 대퇴골(femur)
fibr/o ………… 신경, 근섬유(fiber)
gangli/o …… 신경절(ganglion(knot)
gastr/o ……… 위장(stomach)
-gen ………… 기원의 , 선천적인 (origin or production)
-genesis …… 기원의, 선천적인 (origin or production)
-genic ……… 기원의, 선천적인 (origin or production)
gingiv/o …… 잇몸, 치은(gums)
gli/o ………… 아교, 접착제(glue)
glomerul/o … 사구체 (glomerulus(little ball)
gloss/o ……… 혀(tongue)
glott/o ……… 시작(opening)
glic/o ………… 당분(sugar)
glyc/o ……… 당분(sugar)
gnos/o ……… 앎, 인지, 지각 (knowing)
-gram ……… 기록(record)
-graph ……… 기록을 위한 도구 (instrument for recording)
-graphy …… 기록의 과정 (process of recording)
gynec/o ……… 여성(woman)
hem/o ……… 혈액(blood)
hemat/o …… 혈액(bood)
hemi- ……… 반의 , 절반의(half)
hepat/o,
hepatic/o …… 간(liver)
herni/o ……… 탈장(hernia)
hidr/o ……… 땀(sweat)
hist/o ……… 조직(tissue)
histi/o ……… 조직(tissue)
hormon/o …… 호르몬(hormone (an urging on)
hydr/o ……… 물, 수분(water)

hyper- ········ ~위에 혹은 과도하다 (above or excessive)
hypo- ········ ~아래에, 부족한, 불충분한(below or deficient)
hyster/o ······자궁(uterus)
-ia ·············· ~상태의(condition of)
-iasis ·········· 형성 구성(formation of or presence of)
-iatrics ········치료법(treatment)
-iatry ·········· 치료법(treatment)
-ic ·············· 적합하는, 어울리는 (pertaining to)
-icle ·········· 작은(small)
ile/o ·········· 회장(ileum)
immun/o ······ 안전(safe)
infra- ·········· ~아래에, ~하에 (below or under)
inguin/o ······ 사타구니(groin)
inter- ·········· ~사이에(between)
intra- ·········· within
ir/o ·············· 색채워진 원 (colored circle)
irid/o ·········· 색채워진 원 (colored circle)
-ism ·········· ~상황, 상태의 (condition of)
iso- ·············· ~같은(equal, like)
-ist ·············· ~에 전문가(one who specializes in)
-itis ·········· 염증(inflammation)
-ium ·········· 조직 (structure or tissue)
jejun/o ········ 공장(jejunum)
kerat/o ········ 각막(hard or cornea)
ket/o ·········· 케톤 바디 (ketone bodies)
keton/o ········ 케톤 바디 (ketone bodies)
kinesi/o ······ 운동, 변화(movement)
kyph/o ········ 등이 굽은, 혹이 있는 (humped)
lacrim/o ······ tear
lact/o ·········· 눈물(milk)

lapar/o ········ 배, 복부(abdomen)
laryng/o ······ 후두(larynx(voice box)
lei/o ·········· 부드러운(smooth)
-lepsy ········ 발작, 발병(seizure)
leuc/o ········ 하얀(white)
leuk/o ········ 하얀(white)
lingu/o ········ 혀(tongue)
lip/o ·········· 뚱뚱한(fat)
lith/o ·········· 돌, 치석 (stone or calculus)
lob/o ·········· 엽, 폐엽,간엽 등 (lobe(a portion))
-logist ········ 어느 학문이나 다룸에 대한 전문가(one who specialized in the study or treatment of)
-logy ·········· 학문(study of)
load/o ········ 굽은(bent)
lumb/o ········ 허리, 요부 (loin(lower back)
lymph/o ······ 맑은 체액(clear fluid)
-lysis ·········· 파손, 쇠약(breaking down or dissolution)
macr/o ········ 큰 혹은 긴 (large or long)
-malacia ······ 뇌 연화증(softening)
mamm/o ······ 가슴(breast)
mast/o ········ 가슴(breast)
meat/o ········ 시작(opening)
-megaly ······ 확대 확장 (enlargement)
melan/o ······ 검은(black)
men/o ········ 월경(menstruation)
mening/o ······ 뇌막, 수막(meninges (membrane)
meningi/o ··· 뇌막, 수막(meninges (membrane)
meso- ········ 가운데의(middle)
meta- ········ ~저쪽에, ~을 넘어서, 변화(beyond, after, or change)
-meter ········ 측정도구(instrument for measuring)
metr/o ········ 자궁(uterus)

-metry ········ 측정과정(process of measuring)
micro- ········ 작은(small)
mono- ········ 하나의 (one)
morph/o ······ 꼴 형태(form)
multi- ········ 많은(many)
muscul/o ······ 근육(muscle)
my/o ·········· 근육(muscle)
myc/o ········ 균, 효모균(fungus)
myel/o ········ 뼈골, 골수, 척수 (bone marrow or spinal cord)
myring/o ······ 고막(eardrum)
narc/o ········ 무감각, 마비(stupor)
nas/o ·········· 코(nose)
nat/i ·········· 기원 탄생(birth)
necr/o ········ 죽음(death)
neo ·············· 새로운(new)
nephr/o ······ 신장(kidney)
neur/o ········ 신경(nerve)
ocul/o ········ 눈(eye)
-oid ·········· ~닮은(resembling)
-ole ·········· 작은(small)
olig/o ·········· 적은, 부족한, 불충분한 (few or deficient)
-oma ·········· 종양(tumor)
onych/o ······ 손톱, 발톱(nail)
oophor/o ······ 난소(ovary)
ophthalm/o ··· 눈(eye)
opt/o ·········· 눈(eye)
orch/o ········ 고환, 정소 (testis(testicle)
orchi/o ········ 고환, 정소 (testis(testicle)
orchid/o ······ 고환, 정소 (testis(testicle)
or/o ·········· 입(mouth)
orth/o ········ 일직선의, 알맞은 (straight, normal, or correct)
-osis ·········· 상태 혹은 증가 (condition or increase)
oste/o ········ 뼈(bone)
ot/o ·········· 귀(ear)

-ous ………… ~에 속하다 (pertaining to)
ovari/o ……… 난소(ovary)
ov/i ………… 알. 란(egg)
ov/o ………… 알. 란(egg)
ox/o ………… 산소(oxygen)
pachy- ……… 두꺼운(thick)
pan- ………… 모든(all)
pancreat/o … 췌장(pancreas)
para- ………… 일부분 혹은 비정상 (alongside of or abnormal)
-paresis ……… slight paralysis
patell/o ……… 손 관절(knee cap)
path/o ……… 질병(disease)
pector/o …… 흉부(chest)
ped/o ………… 소아 혹은 발 (child or foot)
pelv/i, pelv/o…관골(hip bone)
-penia ……… 비정상적 감소 (abnormal reduction)
per- ………… ~을 통하여(through)
peri- ………… ~주위의(around)
perine/o …… 회음부(perineum)
peritone/o … 복막(peritoneum)
-pexy ………… 고정, 부유(suspension or fixation)
phac/o ……… 렌즈(lens(lentil))
phag/o ……… 삼킴(eat or swallow)
phak/o ……… 렌즈(lens(lentil)
pharyng/o … 인두(pharynx(throat))
phas/o ……… 말(speech)
-phil ………… 매력, 흡인 (attraction for)
-philia ……… 매력, 흡인 (attraction for)
phleb/o ……… 정액(vein)
phob/o ……… 두려운, 민감한 (exaggerated fear or sensitivity)
phon/o ……… 목소리 발성(voice or speech)
phot/o ……… 빛(light)
phren/o …… 횡경막(diaphragm (also mind))
plas/o ……… 형성(formation)
-plasia ……… 형성(formation)
-plasty ……… 외과적 회복 혹은 재건 (surgical repair or reconstruction)
-plegia ……… 마비(paralysis)
pleur/o ……… 늑막 흉막(pleura)
-pnea ……… 호흡(breathing)
pneum/o …… 공기 혹은 폐 (air or lung)
pneumon/o … 공기 혹은 폐 (air or lung)
pod/o ………… 발 족부(foot)
-poiesis ……… 형성(formation)
poly- ………… 많은(many)
post ………… ~후에, ~뒤에(after or behind)
pre- ………… ~전에(before)
presby/o …… 고령(old age)
pro- ………… ~전에(before)
proct/o ……… 직장(rectum)
prostat/o …… 전립선의(prostate)
psych/o ……… 마음, 정신(mind)
-ptosis ……… 떨어짐, 아래쪽에 놓다 (falling or downward displacement)
pulmon/o …… 폐(lung)
purpur/o …… 자줏빛의(purple)
py/o ………… 고름, 농즙(pus)
pyel/o ……… 골반(basin)
pylor/o ……… 유문 (pylorus(gatekeeper)
quadr/i ……… 네 개의(four)
radi/o ……… 요골, 전완의 뼈, xray (radius(a bone of the forearm); radiation(especially x-ray)
re- …………… 다시, 뒤로(again or back)
rect/o ………… 직장(rectum)
ren/o ………… 신장(kidney)
reticul/o …… 그물 네트(a net)
retro- ………… 뒤로 , 뒤에(backward or behind)
rhabd/o …… 막대모양 혹은 실모양의 골격(rod shaped or striated)
rhin/o ……… 코(nose)
-rrhage ……… 파열하다. 펴다 (to burst forth)
-rrhagia …… 파열하다, 펴다 (to burst forth)
-rrhaphy …… 봉합(suture)
-rrhea ……… 배출하다. 짜내다 (discharge)
-rrhexis …… 파열(ruprure)
salping ……… 자궁 , 튜브 (uterine(fallopian) tube; alos eustachian tube)
sare/o ……… 살, 피부(flesh)
schiz/o ……… 쪼개다. 나누다. (split, division)
scler/o ……… 딱딱한, 경화 (hard or sclera)
scoli/o ……… 비틀린(twisted)
-scope ……… 검사도구(instrument for examination)
-scopy ……… 검사(examination)
seb/o ………… 피지(sebum(oil))
semi ………… 절반(half)
sial/o ………… 타액, 침(saliva)
sigmoid/o …… S자 결장의 (sigmoid colon)
sinistr/o …… 좌측(left, or on the left side)
sinus/o ……… 텅빈, 공간 (hollow(cavity)
somat/o …… 신체(body)
somn/o ……… 수면(sleep)
son/o ………… 음파(sound)
-spasm ……… 부수의적 구축, 무의식적 구축(involuntary contraction)
sperm/o …… 정액, 정자 (sperm(seed))
spermat/o … 정액, 정자

(sperm(seed))
sphygm/o …… 맥박(pulse)
spin/o ……… 척추(spine(thorn)
spir/o ……… 호흡(breathing)
splen/o ……… 비장(spleen)
spondyl/o …… 척주(vertebra)
squam/o …… 비늘(scale)
-stasis ……… 정지 혹은 기립 (stop or stand)
steat/o ……… 뚱뚱한(fat)
sten/o ……… 좁은(narrow)
stere/o ……… 3차원의, 고체의 (three dimensional or solid)
stern/o ……… 흉골(sternum (breastbone)
steth/o ……… 흉부(chest)
stomar/o …… 입(mouth)
-stomy ……… 무언가를 열다 (creation of an opening)
sub- ………… ~의 아래 (below or under)
super- ……… ~ 이 위 , 초과한 (above or excessive)
supra- ……… ~ 이 위 , 초과한 (above or excessive)
sym- ………… 함께 혹은 같이 (together or with)
syn- ………… 함께 혹은 같이 (together or with)
tachy- ……… 빠른(fast)
tax/o ………… 명령 혹은 협조성 (order or coordination)
ten/o ………… 건(tendon(to stretch)
tend/o ……… 건(tendon(to stretch)
tendin/o …… 건(tendon(to stretch)
test/o ……… 고환. 정소 (testis(testicle)
thalam/o …… 시상 (thalamus(a room))
thorac/o …… 흉부(chest)
thromb/o …… 응혈, 핏덩어리(clot)
thym/o ……… 가슴샘 (thymus gland)
thyr/o ……… 갑상선(thyroid gland(shield)
-tic …………… 속하다. (pertaining to)
toc/o ………… 노동(labor)
tom/o ……… 자름/ 제거(to cut)
-tomy ……… 절개(술)(incision)
ton/o ………… 톤 혹은 장력 (tone or tension)
tonsil/o ……… 편도선 (tonsil(almond)
top/o ………… 장소(place)
tox/o ………… 약, 독물(poison)
toxic/o ……… 약, 독물(poison)
trache/o …… 기관지 (trachea(windpipe))
trans- ……… 횡으로 , ~을 통하여 (across or through)
tri - ………… 3(three)
trich/o ……… 털, 머리카락(hair)
-tripsy ……… 눌러 터뜨리는, 압도하는(crushing)
troph/o ……… 자양물, 발달 (nourishment or development)
tympan/o …… 고막(eardrum)
-ula, -ule …… 작은(small)
uln/o ………… 척골(전완의 뼈) (ulna(a bone of the forearm)
ultra- ……… ~의 넘어, 능가하는 (beyond or excessive)
uni- ………… 1(one)
ur/o ………… 요(urine)
ureter/o …… 요도(ureter)
urethr/o …… 요도(urethra)
urin/o ……… 요(urine)
uter/o ……… 자궁(uterus)
vagin/o ……… 질(vagina(sheath)
varic/o ……… 부은, 혹은 정맥류 (swollen or twisted vein)
vas/o ………… 혈관(vessel)
vascul/o …… 혈관(vessel)
ven/o ………… 정액(vein)
ventricul/o … 공동, 실, 심실 (ventricle(belly or pouch)
verrebr/o …… 척주(vertebra)
vesic/o ……… 방광, 낭 (bladder or sac)
vesicul/o …… 방광, 낭 (bladder or sac)
vitre/o ……… 유리모양의(glassy)
vulv/o ……… 음문, 외음부 (vulva(covering))
xanth/o …… 노란(yellow)
xer/o ………… 마른, 건조한(dry)
-y …………… 질환 혹은 과정 (condition or process of)

용어 구성에 대한 영어

복부-
(abdomen) ……………… abdomin/o, celi/o, lapar/o
비정상- (abnormal) ……-para-
비정상적 감소-
(abnormal reduction) …-penia
위에-(above) …………… hyper-, super-, supra-
-을 통하여-(across) ……dia-, trans-
부신의 -
(adrenal gland) …………adren/o
- 후에 - (after) …………post-, meta
다시 - (again) ……………re-
-반대하여 - (against) …anti-, contra-
공기 - (air) ………………aer/o, pneum/o, pneumon/o
공기주머니 - (air sac) …alveol/o

기관지(기도) -(airway) ··· bronch/o, bronchi/o
모든 -(all) ··· pan-
비정상의 -
(alongside of) ··· para-
폐포 - (alveolus) ··· alveol/o
-없이 -(anus) ··· an/o
대동맥 -(aorta) ··· aort/o
-로부터 떨어진 -
(apart) ··· dis-
충수 -(appendix) ··· appendic/o
팔 -(arm) ··· brachi/o
주위에 -(around) ··· circum-, peri-
동맥 -(artery) ··· arteri/o
심방 -(atrium) ··· atri/o
매력, 흡인 -
(attraction for) ··· -phil, -philia
-로부터 떨어진 -
(away) ··· e-, ec-, ex-
-로부터 멀리 떨어진 -
(away from) ··· ab-
뒤로 -(back) ··· re-
뒤에 -(backward) ··· retro-
박테리아 -(bacteria) ··· bacteri/o
골반 - (basin) ··· pyel/o
-전에 -(before) ··· ante-, pre-, pro-
시작 -(beginning) ··· -arche
-후에 -(behind) ··· post-, retro-
-아래에 -(below) ··· hypo-, infra-, sub-
굽은 -(bent) ··· lord/o
-사이에 -(between) ··· inter-
-을 넘어서 -(beyond) ··· meta-, ultra-
담즙 -(bile) ··· bil/I, chol/e
담즙 관 -(bile duct) ··· choledoch/o
고정시키는 -(binding) ··· -desis
기원 탄생 -(birth) ··· nat/I

검은 -(black) ··· melan/o
방광 -(bladder) ··· cyst/o, vesic/o, vesicul/o
혈액 -(blood) ··· hem/o, hemat/o,
혈액 상태 -
(blood condition) ··· -emia
푸른 -(blue) ··· cyan/o
신체 - (body) ··· somat/o
뼈 -(bone) ··· oste/o
골수, 뼈골 -
(bone marrow) ··· myel/o
양자의, 쌍방의 -(both) ··· ambi-, bi-
뇌(brain) ··· cerebr/o, encephal/o
파손, 쇠약 -
(breaking down) ··· -lysis
가슴 -(breast) ··· mam/o, mast/o
호흡 -(breathing) ··· -pnea, spir/o
기관지(식도) -
(bronchus) ··· bronch/o, bronchi/o
세균, 병균 -(bud) ··· -blast, blast/o
파열하다, 펴다 -
(burst forth) ··· -rrhage, -rrhagia
치석, 돌 -(calculus) ··· lith/o
암, 악성종양 -(cancer) ··· carcin/o
탄소 산화물 -
(carbon dioxide) ··· capn/o, carb/o
연골 -(cartilage) ··· chondr/o
심방, 공간 -
cavity(sinus) ··· atri/o, sin/o
세포 -(cell) ··· cyt/o
소뇌 -(cerebellum) ··· cerebell/o
뇌 -(cerebrum) ··· cerebr/o
경부, 목 -(cervix) ··· cervic/o
변화 -(change) ··· meta-
점검(check) ··· bucc/o

흉부 -(chest) ··· pectoro, steth/o, thorac/o
소아 -(child) ··· ped/o
원 -(circle) ··· coron/o
맑은 채액 -(clear fluid) ··· lymph/o
응혈 -(clot) ··· thromb/o
결장 -(colon) ··· col/o, colon/o
S 자 결장 -
(colon, sigmoid) ··· sigmoid/o
색깔 -(color) ··· chrom/o
색채워진 원 -
(colored circle) ··· irid/o, ir/o
상태 -(condition) ··· -osis
-상태의 -(condition of) ··· -ia, -ism, -ium, -y
무의식적 구축 -(contraction, involuntary) ··· -spasm
협조성 -(coordination) ··· tax/o
각막 -(cornea) ··· corne/o, kerat/o
알맞은 -(correct) ··· ortho-
무언가를 열다 -(creation of an opening) ··· -stomy
구브러진, 기형의 -
(crooked) ··· ankyl/o
원, 관 -(crown) ··· coron/o
눌러 터트리는 -
(crushing) ··· -tripsy
제거, 자름 -(to cut) ··· tom/o
죽음 -(death) ··· necr/o
불충분한, 부족한 -
(deficient) ··· hypo-, olig/o
발달 -(development) ··· troph/o
횡경막 -(diaphragm) ··· phren/o
불완전한 -(difficult) ··· dys-
손가락 혹은 발가락 -
(digit(finger or toe) ··· dactyl/o
확장 혹은 팽창 -(dilation or expansion) ··· -ectasis
배출하다 -(discharge) ··· -rrhea
질병 -(disease) ··· path/o

파송, 쇠약 -
(disolution) ……………… -lysis
나누다 -(division) ……… schiz/o
-로 부터 -(down) ……… de-
떨어짐, 아래쪽에 놓다 -(downward displacement) …………… -ptosis
마른, 건조한 -(dry) ……… xer/o
십이지장 -(duodenum) … duoden/o
귀 -(ear) ……………… aur/i, ot/o
고막 -(eardrum) ………… myring/o, tympan/o
삼킴 -(eat, swallow) …… phag/o
알 -(egg) ……………… ov/i, ov/o
확대, 확장 -
(enlargement) …………… -megaly
효소 -(enzyme) ………… -ase
부고환 -(epididymis) …… epididym/o
-같은 -(equal) …………… iso-
식도 -(esophagus) ……… esophag/o
자궁 튜브 -
(eustachian tube) ……… salping/o
검사 -(examination) …… -scopy
과도한 -(excessive) …… hyper-, super-, supra-, ultra-
제거, 삭제 -
(excision(removal) ……… -ectomy
확장 혹은 팽창 -(expansion or dilation) ……………… -ectasis
사지 -(extremity) ……… acr/o
눈 -(eye) ……………… ocul/o, ophthalm/o, opt/o
눈꺼풀 -(eyelid) ………… blehar/o
떨어짐 -(falling) ………… -ptosis
자궁 튜브 -
(fallopian tube) ………… salping/o
근막 -(fascia) …………… fasci/o
빠른 -(fast) ……………… tachy-
뚱뚱한 -(fat) …………… adip/o, ather/o, lip/o, steat/o

고통스러운 -(faulty) …… dys-
두려운, 민감한 -
(fear, exaggerated) …… phob/o
대퇴골 -(femur) ………… femor/o
적은 -(few) ……………… olig/o
섬유 -(fiber) …………… fibr/o
고정 -(fixation) ………… -pexy
피부 -(flesh) …………… sarc/o
발, 족부 -(foot) ………… pod/o, ped/o
형태 -(form) …………… morph/o
형성 -(formation) ……… -plasia, plas/o, -poiesis
-의 형성, 구성 -
(formation of) …………… -iasis
네 개의 -(four) ………… quadri-
-로 부터 -(from) ……… de-
균, 호모균 -(fungus) …… myc/o
신경절 -(ganglion) ……… gangli/o
공기 -(gas) …………… aer/o
세균 -(germ or bud) …… -blast, blast/o
분비선 -(gland) ………… aden/o
귀두 -(glans penis) …… balan/o
유리모양의 -(glassy) …… vitre/o
사구체 -(glomerulus) …… glomerul/o
아교, 접착제 -(glue) …… gli/o
좋음, 정상 -(good) ……… eu-
사타구니 -(groin) ……… inguin/o
잇몸, 치은 -(gums) ……… gingiv/o
머리카락 -(hair) ………… trich/o
반의 -(half) …………… hemi-, semi-
경화 -(hard) …………… kerat/o, scler/o
머리, 두부 -(head) ……… cephal/o
청각 -(hearing) ………… acous/o, audi/o
청각 상태 -
(hearing condition) …… -acusis
심장 -(heart) …………… cardio/o
탈장, 탈출 -(hernia) …… -celae, herni/o

관골 -(hip bone) ………… pelv/i, pelv/o
호르몬 -(hormone) ……… hormon/o
혹이 있는, 등이 굽은 -
(humped) ……………… kyph/o
회장 -(ileum) …………… ile/o
절개술 -(incision) ……… -tomy
증가 -(increase) ………… -osis
염증 -(inflammation) …-itiis
검사 도구 -(instrument for examination) …………… -scope
측정 도구 -(instrument for measuring ……………… -meter
기록 도구 -(instrument for recording) ……………… -graph
공장 -(jejunum
(empty) ………………… jejun/o
관절 -(joint) …………… arthr/o, articul/o
주스 -(juice) …………… chyl/o
케톤 바디 -
(ketone bodies) ………… ket/o, keton/o
신장 -(kidney) ………… nephr/o, ren/o
무릎 관절 -(kneecap) …… patell/o
앎, 인지, 지각 -
(knowing) ……………… gnos/o
노동 -(labor) …………… toc/o
큰 -(large) ……………… macr/o
후두 -(larynx) ………… laryng/o
좌측 -
(left or on left side) …… sinistr/o
렌즈 -(lens) …………… phac/o, hak/o
빛 - (light) …………… phot/o
- 같은 -(like) ………… iso-
입술 -(lip) ……………… cheil/o
간 -(liver) ……………… hepat/o, hepatic/o
폐엽 -(lobe) …………… lob/o
허리(요부) -
(lion(lower back) ……… lumb/o
긴 -(long) ……………… macr/o

폐 -(lung) ··················pneum/o
남성 - (male) ··············andr/o
많은 -(many) ··············multi-, poly-
측정 도구 -(measuring, instrument for) ·········-meter
측정 과정 -(measuring, process of) ················-metry
뇌막, 수막 -(meninges)···mening/o, meningi/o
월경 -(menstruation) ···men/o
눈물 -(milk) ················lact/o
마음, 정신 -(mind) ········psych/o, phren/o
입 -(mouth) ················or/o, stomat/o
운동, 움직임 - (movement) ················kinesi/o
근육 -(muscle) ···········muscul/o, my/o
손톱, 발톱 -(nail) ········onych/o
좁은 -(narrow) ···········sten/o
가까이 -(near) ··············ad-
경부, 목 -(neck) ···········cervic/o
신경 -(nerve) ··············neur/o
그물 네트 -(net) ···········reticul/o
새로운 -(new) ··············nco-
정상 -(normal) ···········eu-, ortho-
코 -(nose) ···················nas/o, rhin/o
부정 -(not) ·················de-
자양물 -(nourishment)···troph/o
피지 -(oil) ····················seb/o
고령 -(old age) ···········presb/o
하나 -(one) ·················mono-
-에 전문가-(one who specializes in) ···········-ist
학문이나 다룸에 대한 전문가 - (one who specializes in the study or treatment of) ···········-logist
시작 -(opening) ···········glott/o, meat/o
무언가를 열다 - (opening, creation of) ···-stomy

-반대하여 - (opposed to) ··············anti-, contra-
명령 -(order) ··············tax/o
기원의, 선천적인 - (origin) ·······················-gen, -genesis, -genic
-부터 떨어진 -(out) ······e-, ec-, ex-
바깥쪽, 외면 -(outside)···ecto-, exo-, ovari/o
난소 -(ovary) ··············oophor/o, ovari/o
산소 -(oxygen) ···········ox/o
통증 -(pain) ·················-algia, -dynia
고통스러운 -(painful) ···dys-
췌장 -(pancreas)···········pancreat/o
마비 -(paralysis) ·········-plegia
약한 마비 - (parlysis, slight)···········-paresis
회음부 -(perineum) ······perine/o
복막 -(peritoneum) ······peritone/o
적합하다, 어울리다 - (pertaining to) ···········-ac, -al, -ar -ary, -eal, -ic, -ous, -tic
이두 -(pharyn/x) ········pharyng/o
장소 -(place) ··············top/o
늑막, 흉막 -(plenra) ······pleur/o
약, 독극물 -(poison) ······tox/o, toxic/o
특수한 부분(portion) ······lob/o
낭 -(pouching) ············-cele
(치료나 검사)의 검사 (presence of) ··············-iasis
돌기(process) ···············-ation
~의 돌기(process of)·······-y
생산 -(production)·········-gen, -genic -genesis
전립선의 -(prostate) ······prostat/o
단백질 -(protein) ········albumin/o

맥박 -(pulse) ··············sphygm/o
빼내기 위한 천자 -(puncture for aspiration)················-centesis
자주빛 -(purple) ··········purpur/o
고름 -(pus) ················py/o
요골 -(pylorus) ···········pylor/o
-(radius) ··············radi/o
기록 -(record) ··············-gram
-의 과정 기록 - (recording, process of) ···-graphy
직장 -(rectum) ···········proct/o, rect/o
빨강 -(red) ················erythr/o
닮은 -(resembling)·········-oid
그물네트 -(reticulum) ···reticul/o
늑골 -(rib)···················cost/o
오른쪽 -(right or on the right side) ········dextr/o
막대 모양 - (rod shaped) ··············rhabd/o
파열하다 -(rupture) ······-rrhexis
방광, 낭 -(sac)··············cyst/o, vesic/o, vesicul/o
안전 -(safe) ················immun/o
타액, 침 -(saliva) ········sial/o
등급 -(scale) ··············squam/o
경화 -(sclera) ··············scler/o
피지 -(sebum) ··············seb/o
분비하다 -(secrete) ······crin/o
발작 -(seizure) ···········-lepsy
감각 -(sensation) ········esthesi/o
민감한, 두려움 -(sensitivity, exaggerated)··············phob/o
-로부터 분리하다 - (separate from) ···········dis-
S자 결장 - (sigmoid colon) ···········sigmoid/o
공간 -(sinus) ··············sinus/o
골격 -(skeletal) ···········rhabd/o
피부 -(skin) ················cutane/o, derm/o, dermat/o
두개골 -(skull) ···········crani/o

수면 -(sleep) ··············somn/o
느린 -(slow) ················brady-
작은 -(small) ··············-icle, micro-, -ole, -ula, -ule
소장 -(small intestine)···enter/o
부드러운 -(smooth) ······lei/o
뇌 연화증 -(softening) ···-malacia
음파 -(sound) ··············son/o
-에 전문가 -(specializes, one who) ················-ist
말 -(speech) ················phas/o, phon/o
정자, 정액 -(sperm) ······sperm/o, spermat/o
척수 -(spinal cord)·········myel/o
척추 -(spine) ··············spin/o
비장 -(spleen) ··············splen/o
나누다 -(split) ··············schiz/o
흉골 -(sternum) ···········stern/o
경직된 -(stiff) ··············ankyl/o
위장 -(stomach) ···········gastr/o
돌, 치석 -(stone)···········lith/o
정지 혹은 기립 - (stop or stand) ···········-stasis
일직선, 알맞은 - (straight) ···················orth/o
막대모양 - (striated) ······rhabd/o
구조, 조직 -(structure)···-ium
학문 -(study of) ···········-logy
어느 학문에 대한 전문가 -(study of, one who specializes in) ···-logist
무감각 -(stupor) ···········narc/o
당분 -(sugar) ··············gluc/o, glyc/o
외과적 회복 또는 재건-(surgical repair or reconstruction)·········-plasty
부유 -(suspension)·········-pexy
봉합 -(suture) ··············-rrhaphy
삼킴 -(swallow) ···········phag/o
땀 -(sweat) ················hidr/o
땀이 많은 - (sweat, profuse)···········diaphor/o
눈물 -(tear) ················dacry/o, lacrim/o
치아 -(teeth) ··············dent/i
건 -(tendon)················ten/o, tend/o, tendin/o
장력 -(tension) ···········ton/o
고환, 정소 - (testis(testicle) ···········orch/o, orchi/o, orchid/o, test/o
시상 -(thalamus) ········thalam/o
두꺼운 -(thick) ···········pachy-
갈증, 목마름 -(thirst) ···dips/o
셋 -(three) ················tri-
3차원의, 고체의 -(three dimensional or solid) ···················stere/o
인두 -(throat) ··············pharyng/o
-을 통하여 -(through) ···dia-, per-, trans-
가슴샘 - (thymus gland) ···········thym/o
갑상선 - (thyroid gland) ···········thyr/o
조직 -(tissue) ·············hist/o, -ium
-쪽으로 혹은 가까이 - (to or toward) ··············ad-
함께, 같이 -(together) ···con-, sym-, syn-
장력 -(tone) ················ton/o
혀 -(tongue)················gloss/o, lingu/o
편도선 -(tonsil) ···········tonsill/o
최상의, 사지 - (topmost) ····················acr/o
기관지 -(trachea) ·········trache/o
치료법 -(treatment) ······-iatrics, -iatry
치료에 대한 전문가 - (treatment, one who specializes in)···-logist
종양 -(tumor) ··············-oma
비틀린 -(twisted) ·········scoli/o
둘 -(two) ····················bi-
척골 -(ulna) ················uln/o
-아래에, -하에 - (under) ·······················infra-, sub-
-위에 -(upon) ··············epi-
요도 -(ureter) ··············ureter/o
요도 -(urethra) ···········urethr/o
요 -(urine) ················ur/o, urin/o
자궁 튜브 - (uterine tube) ··············salping/o
자궁 -(uterus) ··············hyster/o, metr/o, uter/o
질 -(vagina)················colp/o, vagin/o
정맥 -(vein) ················phleb/o, ven/o
부은 혹은 비틀린 정맥 - (vein, swollen or twisted) ······varic/o
공동, 심실 -(ventricle) ···ventricul/o
척주 -(vertebra) ···········vertebr/o spondyl/o
관, 맥관, 도관 -(vessel)···angi/o, vas/o, vascul/o
목소리 -(voice) ···········phon/o
후두 -(voice box) ·········laryng/o
구토하다 -(vomiting)······-emesis
외음부 -(vulva) ···········vulv/o, episi/o
물 - (water) ················aque/o, hydr/o
왁스 -(wax) ················cerumin/o
약함 -(weakness) ·········-asthenia
하얀 -(white) ··············leuc/o, leuk/o
기관지 -(windpipe) ······trache/o
함께 -(with) ················con-, sym-, syn-
-이내의 -(within) ·········en-, endo-, intra-

-없이 -(without)…………a-, an-
여성 -(woman) …………gynec/o
노란 - (yellow) …………xanth/o

부록 B

약어와 기호(Abbreviations and Symbols)

$\bar{a}$	~이전에
A	앞쪽의 ; 평가
A&P	청진법과 타진
A&W	살아있고 건강한
AB	유산, 낙태
ABG	동맥혈가스
ABMS	미국전문의제도조정위원회
a.c.	식전에
ACE	안지오텐신변환효소
ACP	미국내과의사회
ACS	미국외과의사회
ACTH	부신피질자극호르몬
AD	오른쪽 귀
ad lib.	적당히, 임의로
AIDS	후천성면역결핍증후군
alb	알부민
a.m.	오전
amt	양
ANS	자율신경계
AP	전후의
aq	물
AS	왼쪽귀
ASD	심방중격결손
ASHD	급성경(뇌)막하혈종
AU	두귀
AV	방실의
Ⓑ	양측의
BCP	생화학요법
b.i.d.	하루에 두 번
BM	흑인남성; 배변
BP	혈압
BPH	양성 전립성 비대(증)
BRP	욕실특권
BS	혈당
BUN	혈중요소질소
Bx	생검
$\bar{c}$	~와 함께
C	섭씨;섭씨온도
C&S	문화와 감수성
CABG	관상동맥우회술
CAD	관상동맥 질환
cap	캡슐
CAT	컴퓨터축성단측촬영술
CBC	말초혈액검사
cc	세제곱센티미터
CC	주소; 심카테터법
CCU	심장질환집중가료병동, 관상동맥질환집중가료
CHF	울혈성심부전
CIN	자궁경상피내암
CIS	상피내암종
cm	센티미터
CNS	중추신경계
CO	심박출량
c/o	~을 호소하다
COPD	만성폐쇄성폐질환
CP	뇌성마비; 흉통
CPD	아두골불균형
CPR	심폐소생술
CSF	뇌척수액
CT	컴퓨터단층촬영술
cu mm	입방 미리미터
CVA	뇌졸중
CVS	융모막융모샘플링
CXR	흉부 x-선
d	낮, 24시간
D&C	확장민 소파수술
DC, D/C	방출하다;중단되다
D.C.	척추교정 약학 의사
D.D.S.	치과외과학의사 (박사)
DJD	변질성관절질환
D.O.	정골의학적 약학 박사
D.P.M	소아과학 박사(의사)
dr	꿈
DRE	직장지진
DTR	심부건 반사
DVT	심부성맥혈전등
Dx	진단
ECG	심초음파도
ECHO	심초음파도 검사
ECU	응급 치료 단위
EDC	추정된 제한날짜
EEG	전기뇌파도
EGD	식도위십이지장
EIA	효소면역측정법
EKG	심전도
EMG	근전도

ENT	이비인후과학
ER	응급실
ERCP	내시경적역증행성췌담조영술
ESR	적혈구침강속도
ESWL	체외충격파결성파쇄술
ETOH	에탄올, 에틸알코올
F	화씨온도
F.A.C.P.	미국내과학회회원
F.A.C.S.	미국외과학회회원
FBS	공복시혈당
FH	가족내력
fl oz	액체 온스
FS	동결절편
FSH	난포자극호르몬
Fx	골절
g	그램
GERD	위식도역류질환
GH	성장호르몬
GI	위장의
gm	그램
gr	그레인, 세입자
gt	물방울(단)
gtt	물방울(복)
GTT	글루코오스 부하실험
GYN	부인과학
h	시간
H&P	병력과
HBV	B형 간염바이러스
HCT or Hct	헤마토크리트
HEENT	두안이비인후
HGB or Hgb	헤모글로빈
HIV	인체면역결핍바이러스
HPI	현 병력
HPV	백일해백신
HRT	호르몬대체요법
h.s.	수면시간
HSV-I	단순 헤르페스 바이러스 유형 1
HSV-2	단순 헤르페스 바이러스 유형 2
Ht	신장
HTN	고혈압증
Hx	병력
I&D	절개와 배농
ICD	체내삽입형심율동전환제세동기
ICU	집중적인 치료 단위
ID	피내에
IDDM	인슐린의존형당뇨병
IM	근육내의
IMP	자극, 입흔, 임상진단
IOL	안내렌즈
IP	임원환자
IUD	자궁내삽입피임기구
IV	정맥내의
IVP	정맥내신우조영도
kg	킬로그램
KUB	신장, 뇨관, 방광
L	왼쪽(좌측)의, 리터
L&W	생존-건강
lb	파운드
LEEP	loop 전기수술제거 과정
LH	황체형성호르몬
LLQ	좌하4분구
LP	요추천자
LTB	후두기관기관지염
LUQ	조상4분구
ⓜ	잡음,심잡음, 심탁음
m	미터
MCH	평균적혈구헤모글로빈량
MCHC	평균적혈구헤모글로빈농도
MCV	평균적혈구용적
MD	근위축증; 의학박사
mg	밀리그램
MI	심근경색증
mL	밀리리터
mm	밀리미터
MRA	자기공명혈관조명술
MRI	자기공명영상술
MS	다발성경화증
MSH	멜라닌세포자극호르몬
MVP	승모판탈출증
NCV	신경전도속도
NG	비위의
NIDDM	비인슐린 의존성 당뇨병
MKA	미지의 알레르기
NKDA	미지의 약물 알레르기
noc.	밤
NPO	금식
NSR	정상동율동
O	객관적
OB	산과
OD	검안의사
OH	직업력
OP	외래환자
OR	수술실
ORIF	관혈적내고정정복술
OS	좌안
OU	두눈으로
oz	온스(중량의 단위)
$\bar{P}$	뒤의, 후의
P	계획;뒤;맥박
PA	전후
$PaCO_2$	동맥쪽 부분적 이산화탄소 압력
PaO_2	동맥쪽 부분적 산소압력
PAP	파파니 콜로 시험
PAR	마취후 회복
p.c.	식후의
PDA	동맥광개방
PE	진찰, 신체검사
PEFR	최대호기류량
per	매
PERRLA	눈의 상태를 평가하는 과정에서 눈의 조절 능력, 빛에 대한 반응, 동공의 크기와 형태 등을 평가
PET	양전자 반사
PF	최대유량
PFT	폐기능검사
PH	과거력, 기왕력
Ph.D.	철학, 이학박사
PI	현병력
PID	골반염증성질환, 골반내감염증
PIH	임신유발고혈압(증)
p.m.	오후
PMH	과거력, 기망력
PNS	말초신경계,
p.o.	입으로, 경구적으로

post op	수술후의
PPBS	식후혈당(치)
PR	직장마다
pre op	수술전의
p.r.n.	필요시에
PSA	전립선특이항원
PSG	수면폴리그램, 다윈수면도
pt	환자
PT	물리요법
PTCA	경피경관절 관동맥 성혈술
PTH	부감상선호르몬
PTT	부분트롬보 플라스틱시간
PV	경질로
PVC	심실기외수축
Px	진찰
q	매일
qd	날마다, 매일
qh	매시간마다
q2h	매두시간마다
q.i.d.	하루4번
q.n.s.	양적으로 불충분
q.o.d.	하루걸러서
q.s.	품질규격
qt	퀘트
R	우측; 호흡
RBC	적혈구, 적혈구 계산
RIA	방사연역검사법
RLQ	우하 4분구
R/O	감별하다, 식별하다.
ROM	가동역
ROS	증상
RP	역행성 산우
RRR	규칙 or 리듬과 속도
RTC	재진 환자
RTO	진료소로 되돌아 오다.
RUQ	우상4분구
Rx	처방전
$\bar{s}$	~없이

S	자각적인
SA	동방의
SH	사회
Sig:	환자에게 하는 명령
SLE	전신성 홍반성 루푸스
SMA	연속다중분석
SOB	단(일)광자 방출컴퓨터
SPECT	단층촬영술
SpGr	비중
sq	피하의
SR	계통별재조사(재평가)
$\overline{ss}$	반, 반량, 절반
STAT	곧, 단번에, 한번에 즉시
STD	성행위 감염질환
suppos	좌약
SV	박출량(심장)
Sx	증상
T	혼도, 체온
T&A	편도적출술 및 아데노이드 절제술
tab	정(제)처방
TAB	치료적 유산
TB	결핵(증)
TEDS	하지정맥혈전증
TEE	경식도심초음파조영술(법)
TIA	일과성뇌허혈증
t.i.d.	1일 3회 하루에 세번씩
TM	고막
TPR	체온, 맥박, 호흡
Tr	치료, 처리
TSH	갑상선 자극호르몬
TURP	경요도 전립선 절제술
TV	일회호흡량, 일회환기량
Tx	치료, 처리, 처치
UA	요검사, 검뇨
UCHD	통상소아기질활
URI	상부호흡기 감염(증)
UTI	요도감염증

VC	폐활량
VCU	배뇨시방광 요도조영도
VS	생명징후
VSD	심실중격결손(증)
V_T	일회호흡량, 일회호흡용적
w.a.	의식있는 동안
WBC	백혈구
WDWN	체격이 좋고 영향이 좋은
wk	주
WNL	정상범위내
wt	무게, 중량
y.o.	~살의, ~세의
yr	연, 해
♀	여성
♂	남성
#	숫자 혹은 pound
°	정도 또는 시간
↑	증가
↓	감소
θ	없는 혹은 부정적인(음의)
♀	서있는
♀	앉는
○—	누워있는
×	몇 번, 기간
〉	보다 큰
〈	보다 작은
ṫ	1
ṫṫ	2
ṫṫṫ	3
ṫv	4
Ⅰ, Ⅱ, Ⅲ Ⅳ, Ⅴ Ⅵ, Ⅶ, Ⅷ, Ⅸ, Ⅹ	uppercase Roman numerals 1-10

용어해설(Glossary)

A-angle(A각도) : 슬개골을 반으로 나누는 수직선과 슬개골 후극 경골조면의 정점을 그리는 두 번째 선 사이의 각도. 35° 이거나 그보다 크면 슬대퇴골 통증이 증가되는 관련이 있다.

Abscess(농양) : 급성 또는 만성으로 인한 고름이 맺혀있는 영역 또는 국소적 감염.

Abscessed tooth(치아 농양) : 치아의 뿌리 또는 잇몸과 치아 사이에 통증을 동반한 감염.

Absorption(흡수) : 전기적 파장이 매체를 통과하여 진행할 때와 전기적 파장의 운동에너지가 조직에 의해 부분적 또는 전체적으로 동일해질 때 일어난다.

Absorption rate(흡수율) : 치료 효과를 위해 약물을 조직에 투여했을 때, 얼마나 빨리 효과가 나타나는를 알수 있는 비율.

Accessory movement(종속 운동) : 관절에서 움직임이 일어날 때 스스로 행할 수 없는 관절내 움직임.

Acclimatization(순화) : 기후, 고도 등의 다른 환경에 개인적 생리학적 적응.

Acne mechanica(여드름 메카니카) : 열, 차단, 압력, 마찰에 의해 일반적으로 유발되는 여드름의 국소적 악화.

Acromegaly(말단 거대증) : 몸의 말초부분에서 큰 부분으로 비대함이 진행되는 것에서 장애가 일어나는 특징, 특히 머리 얼굴 손과 발.

Active inhibition(능동 억제) : 신장에 앞서서 개인이 의식적으로 근육을 이완하는 기법.

Active movement(능동 운동) : 근육 수축을 통하여 개인이 수의적으로 관절움직임을 수행하는 것.

Acute injury(급성 손상) : 짧은 기간 동안 외상성 사고에 의해 수반되어 빠르게 발병하는 손상.

Adhesions(유착) : 조직이 치유되는데 인접한 구조에서 조직이 달라 붙는 현상(인대나 뼈 같은).

Adhesive capsulitis(유착성 관절 낭염) : 상완관절의 관절낭의 안쪽이 단단해지거나 유착이 발전됨에 따른 상태; 보통 노인들에게 많이 보여진다.

ADLs(일상생활동작) : 일상생활동작.

Administration of medication(약품 관리) : 개인에게 의학적인 어떠한 것을 제공하는 것.

Afferent nerves(구심성 신경) : 피부, 근육, 건, 인대의 수용기에서 감각을 입력받아 운반하는 신경들로 중추신경계로 전달한다.

Affective(유효) : 감정 또는 정신상태에 관련한 것.

Agonist muscle(주동근) : 원하던 움직임을 행하는 근육,, 기초적인 움직임을 일으키는 것.

Albuminuria(단백뇨) : 소변에 낀 단백질.

Allergic contact dermatitis(알레르기성 첩촉성 피부염) : 피부와 단순한 염증반응에 나타날 때, 직접적 접촉으로 인해 실질적으로 오는 결과.

Alveoli(폐포) : 기관지 가지 끝의 통로의 공기낭에서 산소와 탄소가 폐와 모세혈관을 돌며 교환되는 것.

Amenorrhea(무월경) : 부재 혹은 비정상 월경의 정지.

Amplitute(진폭) : 힘을 측정하거나 전지적 흐름의 주행하는 것의 강도; 최대의 진폭은 각 단계의 꼭대기나 가장 높은 점이 된다.

Analgesia(무통각) : 의식적인 상태지만 정상적 통증은 지각하지 못한다. 마치, 마비나 진정 효과처럼.

Analgesic(진통제) : 무통각을 일으키는 약품제.

Anaphylaxis(과민증) : 즉각적인 충격이 오는 것 같은 치명적인 상태가 자주 있는 과민감성 반응은 알러지의 지배가 나타나는 순간 적당한 첫 번째 도움을 주는 물질이 즉각적으로 나타나지 않으면 나타나는 현상.

Anastomosis(문합) : 혈관이 연결되는 망구조로 관절에 혈액 공급을 하기 위한 구조.

Anatomic position(해부학적 자세) : 해부학적 방향과 관련된 전 세계 공통 용어로서 신체에 대하여 곧게 서고, 얼굴은 정면을 향하고 팔은 신체의 양 옆에 붙이고 손바닥은 정면을 향하는 자세.

Anatomical snuffbox(해부학적 snuffbox) : 손목의 주상골 위의 일직선인 면 이곳에 통증이 보이면 골절의 가능성이 있다.

Androgen(안드로겐(남성호르몬) : 남성생식기의 발달을 증진시키는 호르몬의 분류, 이차 성특징과 성적인 동기를 부여하는데 영향을 준다.

Anemia(빈혈) : 적혈구 세포의 용적이나 헤모글로빈의 농도가 비정상적으로 감소되는 것.

Anesthesia(무감각증) : 감각의 부분적이거나 전체적인 상실

Anesthetic(마취제) : 감각 상실을 일으키는 약물.

Angle of inclination(경사각) : 대퇴 골간을 통과하는 한선과 대퇴경의 장축을 통과하는 선이 만나는 선이 형성하는 것의 하방각, 정상적으로 전두면에서 약 125°가 나타난다.

Angle of torsion(염전각) : 횡단면에서 대퇴골두와 대퇴 골간 사이에 관련하여 정상적으로 회전각이 15°이다.

Anisocoria(동공 부동증) : 두 동공이 같은 크기가 아닌 상태.

Anisotropic(이방성의) : 다른 방향에서 부하되는 것에 다른 강도로 반응을 갖는 것.

Annulus fibrosus(섬유륜) : 섬유성 조직이 척추사이 연골판에 원형으로 형성하는 섬유성 연골의 고리 모양의 것.

Anorexia athletica(운동성 식욕부진) : 운동선수에서 나타나는 중요한 증상으로 식욕장애의 징후를 보이는 것이나 미국 생리학 연합은 식욕부진이나 병적기아의 표준으로 분류하지는 않는다.

Anorexia nervosa(신경성 식욕부진) : 개인적 장애로 체중은 심하게 소실하거나 무월경 다른 심리적 장애로 음식을 극단적으로 피하는 것.

Anovulation(무배란) : 배란의 중지나 정지.

Antacids(제산제) : 신경성 위통의 제산제 혹은 약품, 위산을 중성화시키는 매개체.

Antagonist muscle(길항근) : 부분적인 움직임에 대립 혹은 반전하는 근육.

Antalgic gait(통증성 보행) : 현저한 절뚝거리는 걸음으로 통증을 피하기 위한 걸음.

Anterograde amnesia(선행성 건망증) : 두부손상에 따른 일어난 사건에 대한 기억상실.

Anteversion(전경) : 구부림 없이, 몸 전체 앞으로의 기울림 또는 앞으로의 이동.

Antibiotics(항생제) : 곰팡이나 박테리아에서 추출한 용해물질로서 다른 미세기관의 성장을 억제한다.

Antihistamine(항 히스타민제) : 히스타민의 효과에 반대되는 약물. 그 중 한 가지는 알레르기 반응의 징후가 일어나지 않는다.

Antipyretic(해열제) : 열을 감소시키거나 경감하는 약품.

Antiseptics(방부제) : 감염 물체의 성장을 억제하는 물질.

Apnea(무호흡) : 일시적인 호흡의 중단.

Apnenstic breathing(지속성 흡식 호흡) : 호기를 시도하는 것에 경감되고, 흡기가 연장되는 것에 의한 특징, 교의 외상에 대한 징후.

Aponeurosis(건막) : 근육이나 다른 구조물에 붙어 있는 건과 같은 평평하게 뻗어 있는 것.

Apophysis(골단) : 뼈 가장자리에 자라거나 돌출된 것, 건접합부에 있다.

Apophysitis(골단염) : 골단에서의 염증.

Appendicitis(충수염) : 충수에서의 염증.

Arrhythmia(부정맥) : 심장 박동 율동의 장애.

Arthralgia(관절통) : 중증의 관절 통증.

Arthrogram(관절조영상) : X-ray를 촉진하기 위해 방사선 물질을 관절에 투입하는 진단적 도구.

Arthrokinematics(관절 운동역학) : 생리적 동작에서 자극에 의해 동시에 일어나는 불수의적 관절의 움직임이나 종속적인 움직임. 그러나 이전에 측정할 수 없다.

Arthroscopy(관절경) : 관절과 관절 구조물의 수술적 회복을 촉진시키기 위해 사용되는 작은 카메라 렌즈를 통해 관절 안을 보는 진단적 기구.

Aseptic necrosis(무균성 괴저) : 혈액공급이 악화로 조직이 부패하거나 죽음.

Asthma(천식) : 폐의 질병으로 기관지 상완근의 수축, 기관지 분비액 증가, 점액막의 부종 등이 기도의 좁아짐, 호흡시 공기 흐름의 부적절함을 이끈다.

Astringent(수렴제) : 조직의 수축, 분비물의 억제, 혈액 순환 조절 출혈의 통제를 야기시키는 약품.

Ataxia(운동실조증) : 수의적 움직임의 시행에서 근육의 협응이 불가능함.

Ataxic(Bio's) breathing(운동실조성 호흡) : 전형적으로 뇌의 연수부분의 손상으로 숨을 삼키거나 깊게 하고 호흡시 짧은 시간 멈추는 특징을 가진 예상할 수 없는 불규칙적인 호흡.

Atherosclerosis(죽상경화증) : 크거나 중간 정도의 혈관에서 발견할 수 있는 불규칙한 지질 침전물이 저장 방해함에 따라 나타나는 상태.

Atrophy(위축) : 질병이나 미사용, 영양부족으로 인한 조직의 기능 저하나 악화.

Aura(전조) : 간질 이전에 나타나는 특별한 감각.

Auricular hematoma(이개 혈종) : 반복된 무딘 외상으로 발생된 귀의 외상으로 연골막으로부터 연골을 당긴다, 찌그러진 귀.

Auscultation(청진) : 폐, 심장, 흉막, 복부 등 다른 기관의 상태를 알아보기 위해 청진기를 사용하여 소리를 듣는 것.

Autogenous(자가의) : 자기 체내에서 발생하는.

Autoinoculation(자가 접종) : 부상 부위에 닿음으로써 몸의 일부분에서 다른 곳으로 감염이 퍼지는 것 그 후 긁거나 갈기거나 그 밖에 다른 것이 일어난다.

Autonoomic dysreflexia(자율신경 반사부전) : 규칙적인 혈압이나 심박수를 방해하는 내장이나 방광의 차단에 의해 일반적으로 일어나는 휠체어 탄 환자의 위험한 환경.

Axial force(축력) : 신체의 긴축을 따라 직접 부하되는 것.

Axonotmesis(축삭 절단증) : 신경을 지지하는 구조의 단절 없이 말초부위의 완전 변성으로 인해 축삭이 손상받는 것.

Bacteremia(균혈증) : 순환하는 혈액 속의 실용적 박테리아.

Ballistic stretch(탄도성 신장) : 이용 가능한 관절 가동범위의 끝 범위에서 반복된 튀겨주는 움직임을 이용해 유연성을 신장시키는 것.

Bankart lesion(반카트 병변) : 상완골이 전방으로 탈골되며 미끄러져 관절의 앞쪽 가장자리가 떨어지거나 손상 받는 것.

Battery(구타) : 상대방의 동의없이 다른 사람의 허락이 없는 의도적인 접촉.

Battle's sing(베틀 징후) : 하부두개 골절을 나타내는 징후로 귀 뒤에 지연된 변색이 나타난다.

Bending(굽힘) : 물체의 한 쪽 면에 장력이 가해지고 반대쪽에 압박력이 가해지는 부하.

Benign pain(양성 통증) : 격렬한 활동 후 무디고 일반적이고 오래 지속되지 않는 통증. 부종과 국소적인 통각, 오랜 기간 동안 아픔과 연관되지 않는다.

Bennett's fracture(베넷 골절) : 수근 중수관절에서 첫 번째 중수관절의 근위부 끝에서의 골절-탈구.

Bimalleolar fracure(양측 복사뼈 골절) : 양측 내외 복사뼈의 골절.

Bioavailability(생체내이용효율) : 약물이나 기타 물질의 투여시 표적 조직에서 이용되는 양의 정도나 효율.

Bipartite(상호의) : 두 부분을 가지는 것.

Blood-brain barrier(혈-뇌장벽) : 뇌를 독성물질로부터 보호하기 위한 장벽.

Blowout fracture(파열 골절) : 타격에 의해 발생한 갑작스런 안 내압 상승으로 안와 하벽에 생긴 골절.

Boutonniere deformity(단춧구멍 변형) : 중수지골의 신전근건의 파열로 인해 근위 지절간관절에서 신전이 되지 않는 변형.

Bowler's thumb(볼러 무지) : 엄지손가락의 안쪽 면의 신경의 압박으로 엄지손가락이 이상 감각을 이끈다.

Boxer's fracture(권투선수 골절) : 5번째 중수골의 골절, 중수골 위의 경부의 회전에 따른 굴곡 기형의 결과.

Brachial plexus(상완신경총) : (C_5-T_1)까지의 척수신경의 집합체, 상지를 지배한다.

Bradykinin(브라디키닌) : 일반적으로 혈관에 존재하는 강력한 혈관확장제, 혈관벽을 확장시키고 통증을 유발하는 신경 말단을 자극한다.

Bradypnea(완서호흡) : 호흡의 비정상적인 느려짐.

Break test(내구력 검사) : 저항력 측정에 사용; 움직이지 않거나 정적인 자세에서 저항이나 과부하의 누르는 힘을 가해 실시하는 검사.

Bronchitis(기관지염) : 기관지 가지의 점액막 내층의 염증으로 기관지의 부종, 점액 분비, 그리고 속눈썹의 기능장애를 일으킨다.

Bronchospasm(기관지경련) : 기관지 평활근이 수축으로 기도의 폭이 좁아진다.

Buccal(구협) : 뺨의 안쪽, 볼 가까이의 치아와 잇몸의 표면을 포함하는 부부.

Bucket-hadle tear(양동이-손잡이형 단열) : 연골의 중앙부가 세로로 찢어져 슬관절의 잠김 위치시 탈구를 초래.

Bulimia nervosa(신경성 대식증) : 죄책감, 자기혐오, 우울증 등을 제거하기 위해 과식을 하는 잘못된 감정 표현을 하는 개인의 장애.

Burner(작열) : 화상이나 자상의 감각. 상완신경총 손상의 특징이 있다.

Bursa(점액낭) : 인대와 뼈 사이에 위치하고 있는 섬유막으로 된 주머니 안에는 활액이 들어 있다. 움직이는 동안 마찰을 줄여 주는 역할을 한다.

Bursitis(점액낭염) : 점액낭의 염증.

Calcific tendinitis(석회화성 건염) : 건에 미네랄 침전물의 축적으로 발생하는 염증.

Call person(구호 요청자) : 응급상황시 외부에 메시지를 전달하기 위한 보조의 책임과 필요시 추가적인 도움을 포함하는 사람.

Callus(가골) : 피부표피의 두꺼워짐으로 인해서 생리적 외상이 생김. 섬유조직은 미숙한골조직을 포함하고 골절면의 생성동안 회복과 재생이 일어난다.

Cancellous tissue(해면질 조직) : 상대적으로 저밀도 뼈 조직.

Cardiac asystole(심장 수축 부전) : 심장의 정지.

Cardiac tamponade(심장 탐폰법) : 심장의 파열이나 외상으로 심막안으로 유동체나 혈액의 유출로 인한 급성 압박.

Carpal tunnel syndrome(수근관 증후근) : 수근관을 통과하는 정중신경이 지나가는 경로의 압박으로 통증과 저림 현상이 손에 나타난다.

Carrying angle(운반 각) : 해부학적 자세시 상완골과 척골 상이의 각.

Cathode(음극) : 직류 시스템에서 음극 전하.

CAT scan(축성 단층 X-선 사진 검사 측정) : 축X선 단층촬영 컴퓨터가 X-ray 단층 촬영을 보조하는 것, 그것의 밀도에 기초하여 조직의 이미지를 세밀화하는 것을 제공한다.

Cauda equina(마미) : 요추관을 통과하는 척수하부, 말꼬리와 닮았다.

Cauliflower ear(찌그러진 귀) : 반복적 무딘 외상으로 인한 귀 바퀴의 연골막과 연골사이에 형성된 혈종.

Causalgia(작열통) : 피부에서의 심한 작열감을 호소, 일반적으로 감각신경의 부분 손상에 직접적 또는 간접적인 부분적 손상이 따른다. 피부의 변화를 동반된다(온도와 땀).

Cavitation(공동 현상) : 가스 거품 형성때문에 온도 상승이 일어나지 않는 초음파의 효과.

Celiac plexus(복강신경총) : 복부부위를 지배하는 신경층 (=solar plexus).

Charge person(책임자) : 긴급상황시 평가가 완벽하고 선수가 안전하게 움직일 때까지 현장을 통제하고 선수 보호를 감독하는 의학적 훈련을 받은 사람.

Chemosensitive(화학적 감수성) : 화학적 자극에 민감한.

Cheyne-Stokes breathing(체인-스토크스 호흡) : 호흡 정지 동안 깊은 호흡으로 교대되는 기간.

Chondral fracture(연골 골절) : 관절에서 관절의 섬유 연골을 포함한 골절.

Chondromalacia patellae(슬개골 연골연화증) : 비정상적인 압박이나 힘의 분산으로 인해 유발되는 슬개골의 관절연골에서의 퇴행성 변화 상태.

Chronic injury(만성 손상) : 오랜 기간 동안 오래 발병하는 손상.

Chyme(미즙) : 위에서 십이지장까지 통과되는 부분적으로 소화된 반유동성 음식 물질.

Circumduction(원회전) : 몸의 원방향 움직임.

Cirhosis(경변) : 간의 염증진행 대개 알콜 중독자에게 일어남.

Clow toes(갈퀴 발가락) : 중수수지관절의 과신전가 근수수지관절의 과굴곡을 특징으로 하는 발가락 기형.

Climacteric phase(폐경기) : 46-55세부터의 범위로 월경의 횟수와 출혈의 반복이 짧아지고 불규칙적이 되어지는 기간.

Clonic(간대성) : 빠른 연속으로 반복적인 근육 수축과 이완으로 된 현저한 움직임.

Closed cell form(폐쇄성 포말 세포) : 형성물질은 공기가 한 세포에서 다른 곳으로 이동할 수 없어 본 모양으로 빨리 되돌아가고 튕겨나옴이 허용되는 물질이다, 그러나 충돌의 낮은 단계에서는 완동제의 감소를 제공한다.

Close packed posoition(잠긴 위치) : 관절구조사이에서 연골구조 사이가 최대로 접촉된 관절자세.

Coach's finge r(코치 손가락) : 근위 지절 관절에서의 탈구로 인해 손가락의 고정된 굴곡기형.

Coarctation(협착증) : 융합, 합착, 협착.

Coccygodynia(미골통) : 미골 신경총의 염증때문에 만성통증상태.

Cognitive(인지) : 지식 또는 인식의 질.

Cognitive model (인지 모형) : 운동자의 재활 과정에서의 접근을 설명하는 것을 보여주는 모델, 개인적 요소를 포함, 욕구를 행동함 스스로 동기부여, 외향성, 내향성, 스포츠에서의 심리적 투자, 정층의 자원, 과거 스트레스의 병력, 이전 조정 전략 등.

Cold diuresis (한랭 이뇨) : 혈액량을 유지하기 위해 몸 중심에서 외부로 혈액을 돌리기 위해 추운 날씨에 요의 배출.

Cold urticaria (한랭 두드러기) : 추우면 나타나는 특징을 가진 적열상태, 가려움, 피부의 큰 물집같은 부스럼.

Collateral ligament (측부 인대) : 외반과 내반의 안정성을 제공하기 위해 접번 관절에서 내측과 외측으로 교차하는 큰 인대.

Colles' fracture (콜리스 골절) : 손목에서 0.5-1 inch의 배측이나 요골쪽으로 모가 나거나 탈구를 포함한 골절.

Commission (위원회) : 수행하기 위해 법률적으로 당신의 의무가 아닌 행동을 허락하는 것.

Comparative negligence (비교 무관심) : 원고와 피고의 부분에서 무관심의 관련 정도. 각각의 무관심은 기본적인 균형의 명성에 손상을 준다.

Compartment syndrome (구획증후군) : 활동적인 혈액 흐름과 구획 안에서의 조직의 기능을 방해하는 근육 내 압력이 증가된 상태.

Compression (압박) : 밀도를 높이는 목적으로 몸에 직접적인 힘의 압력이나 비틀어 짜는 힘.

Concentric (구심성) : 근육 섬유의 단축으로 연합적인 관절의 각도가 감소하는 것.

Concussion (진탕증) : 뇌의 격렬한 흔들림이나 충격, 진동에 의한 신경학적 기능의 직접적인 또는 일시적인 손상.

Conduction (전도) : 물리적 접촉에 의한 두 대상간의 직접적인 에너지 이동.

Conductor (전도체) : 땀과 같은 전해질 용액과 혈액 물과 같은 이온의 이동을 돕는 매개체.

Congenetal (선천성) : 출생 시 존재하는 상태.

Conjunctiovitis (결막염) : 박테리아에 의한 감염으로 가려움, 뜨거움, 눈꼽 충혈된 눈 등의 증상을 나타낸다.

Constipation (변비) : 이따금 또는 불완전한 장의 운동.

Contracture (구축) : 강직성의 경련, 섬유증, 근 균형감각 손실 또는 마비로 인한 지속적인 근 수축.

Contraindication (금기증) : 특정한 작용이 발생되었을 때 반대의 영향.

Contralateral (대측성) : 반대쪽에 속한 것.

Contranutation (후굴) : 관절의 전방염력에 의해 나타나는 장골의 전방회전 또는 장골에서의 천골의 후방회전: 사지에서는 중간회전이 동반된다.

Contrecoup injuries (역 타격 손상) : 촉진이 이루어지는 동안에 회전성분에 의해 실제 손상 부위로부터 떨어져 있는 상처(왼쪽 뇌를 때렸을 때 오른쪽 뇌에 상해를 입은 것 같이 외상부위의 반대쪽 피부에 상해를 입는 것).

Contusion (타박상) : 근육 안에서 림프와 혈액의 누적과 관련된 압박손상(상처자국).

Convection (대류) : 물과 공기와 같은 매개체를 통한 두 대상간의 에너지의 이동.

Conversion (전환) : 어느 한 형태의 에너지(전기에너지, 화학에너지)가 열로 변환되는 것과 관련.

Coordination (협조성) : 부드럽고 유동적이고 정확하고 조절된 운동을 실행하는 인간의 능력.

Cortical tissue (피질성 조직) : 상대적으로 높은 밀도의 치밀골 조직.

Cosine law (코사인 법칙) : 90° 에서부터 각이 벗어남에 따라 에너지가 각의 cosine과 함께 변화됨. 유효에너지 = 에너지 × 입사각의 cosine.

Counterirritant (유도 자극) : 반대자극의 또 다른 밑에 있는 자극으로부터 통증 전달을 감소시키기 위해 표층감각신경의 자극을 유발시키는 물질.

Coup injuris (타격 손상) : 직접적으로 충돌이 일어난 부위의 손상.

Coxa valga (외반고) : 대퇴경의 축과 대퇴간부의 축이 서로 이루는 각이 135° 를 넘도록 각도가 변화됨.

Coxa varum (내반고) : 대퇴경의 축과 대퇴간부의 축이 서로 이루는 각이 135° 를 넘지 않는 각도가 변화됨. 대퇴경이 더 수평하게 되었다.

Cramp (경련) : 간헐적인 경련 또는 강직성인 경련인 고통스런 불수의근의 수축.

Crepitus (염발음) : 삐걱거리는 소리(수포음) 또는 뼈의 끝이 움직일 때 골절의 특징적인 감각.

Crewciate ligament (십자인대) : 운동면에서 안정성을 제공

해주는 무릎의 앞 뒤로 십자형으로 교차하는 주요 인대들

Cryokinetics (저온 운동학) : 운동기간 이전의 한랭 운동으로 사용.

Cryotherapy (냉치료) : 한랭을 적용.

Cubital fossa (주완와) : 주관절 전방의 오목한 곳.

Cubital recurvatum (전완 과신전) : 주관절이 0도 아래를 넘은 신전.

Cubital tunnel syndrome (전완관 증후군) : 주관절 전완터널에 있는 척골신경의 파손.

Cubital valgus (외반주) : 주관절에서 외반각이 20° 보다 큼.

Cubital varus (내반주) : 주관절에서 내반각이 10° 보다 작음.

Current (전류) : 이온의 실제적인 흐름.

Curvatures (만곡) : 척추에서의 구부러짐(후만증, 측만증, 전만증).

Cyanosis (청색증) : 혈액 중의 산소 부족으로 피부색이 검푸르스름 또는 자주빛을 띰.

Cyclist's nipples (자전거 선수 유두) : 오한과 발한이 결합된 작용으로 인한 유두의 염증, 유두의 차가움과 통증을 유발.

Cyclist's palsy (자전거 선수 마비) : 연장기의 자전거선수가 핸들에 기댈 때 주로 볼 수 있는데 척골신경의 이상감각 분포의 결과이다.

Cystitis (방광염) : 신장의 염증.

Dead arm syndrome (데드암 증후군) : 다방향성의 불안정과 전방 견관절의 아탈구시 느끼는 일반적인 감각.

Decerebrate rigidity (간장성 미로반사) : 모든 사지의 신전.

Decompression (감압) : 체액 또는 혈액의 누적에 의한 압력의 외과적 배출.

De Quervain's tenosynovitis (드 퀘르벵 건막염) : 장무지 외전근과 단무지신근 건의 염증성 협착 건막염.

Dermatome (피부절) : 하나의 척수신경 가지에 의해 지배받는 피부 표면 영역.

Dermis (진피) : 털 없는 피부와 모낭을 제외하고 생성, 신경종말 신경, 림프관, 혈관을 포함하고 있는 피부의 진피.

Detached retina (박리된 망막) : 부종에 의해 망막의 상피로부터 분리된 감각신경의 망막.

Detraining (훈련중단) : 신체의 훈련으로 얻는 이익의 손실. 이것은 1-2주 동안 활동하지 않은 후 발생. 대사량과 일능력 측정에서 현저한 감소를 모임.

Diabetes mellitus (당뇨병) : 인슐린 또는 인슐린 저항의 부족에 의한 특징적인 대사장애.

Diabelic ketoacidosis (케토산증 당뇨병) : 혈액내 게톤산의 초과 상태는 혈액의 산성정도를 7.0 아래로 할 수 있고, 그것은 호흡, 혈액, 소변에서의 케톤에 의해서 나타난다.

Diagnosis (진단) : 오직 의사에 의해서 손상의 정도나 질병이 결정되어지는 것의 정의.

Diarrhea (설사) : 풀어지거나 수분이 많은 대변.

Diastolic pressure (이완기 혈압) : 동맥 혈압이 도달하는 동안 확장의 결과, 심실순환 주기에서 가장 낮은 단계.

Diathermy (심부 투열 치료) : 고주파의 전기적 파장, 초음파, 극초단파를 이용하여 조직의 온도를 국소적으로 상승시켜 치료함.

Diffuse injunries (범발성 손상) : 대개 낮은 속도와 큰 질량의 힘에 의한 몸의 여러 부위에 가해지기 때문에 생기는 손상

Diplopia (복시) : 한 물체가 두 개로 보임.

Disinfectants (소독약) : 무생물에 사용하는 화학적인 약품. 대부분 외과적 도구의 소독과 의학적 기구를 깨끗이 하고 촉진시키는데 쓰인다.

Disposition (처치) : 손상이나 질병에 있어서 즉각적이고 장기적인 관리.

Diuretics (이뇨제) : 화학적인 것을 통해 소변의 배출을 촉진시킴.

Drug (약물) : 질병, 상태, 손상의 예방, 진단 치료 치유 재활에 사용되는 치료적인 약품.

Drug dispensing (약물 무용) : 한 개인에게 쓸 수 있는 것 보다 더 제공되는 것.

Drug interaction (약물 상호작용) : 어떤 약물이 다른 약물의 영향으로 변하는 능력. 약물의 효과를 강화하거나 약화시킨다.

Drug metaholism (약물 대사작용) : 약물구조의 효소적인 변화, 원래의 약은 대사 상태를 깨트리는 것에 의해 나타난다(대사 활동의 생산 변경).

Dural sinuses (경뇌막공동) : 경막의 내 외층에서 소관 분리에 의해 형성. 이 공동의 기능은 뇌를 위한 작은 정맥이다.

Duty of care (간호 의무) : 건강 간호 제공으로 개개인의 변화의 전문적인 예비 학습에서 배우는 것에 의해 측정되는

간호의 표준.

Dysrhythmia(부정맥) : 심박동의 심각한 불규칙성.

Dysesthesia (지각부전) : 불쾌한 감각 또는 마비의 짧은 감각

Dysmenorrhea (월경곤란증) : 어렵거나 고통이 있는 월경; 월경통.

Dysesthesia (감각장애) : 불유쾌한 감각이 있는 상태로 보통의 자극에 의해서 생긴다.

Dyspepsia(소화불량) : 위에서 소화가 되지 않는 것.

Dysphogia(연하곤란) : 삼키기가 힘든 것.

Dysplasia(형성 장애) : 비정상적인 조직 발달.

Dyspnea(호흡곤란) : 호흡시 노력이 필요하거나 어려움.

Dysuria(배뇨곤란) : 소변보는 동안 통증.

Eccentric (원심성) : 장력에 대항하는 근육의 움직임에 따라서 근육이 수축하고 있는 동안 관절의 각도는 증가한다.

Ecchymosis(반상출혈) : 표층조직의 얼룩.

Echocardiogram (심초음파도) : 심장과 큰 혈관에 조사하는 초음파 심장검진에 의해 얻어지는 초음파 기록.

Ecthyma(대농포진) : 피부 두 번째 층 사이로 감염이 깊숙이 침투할 때 발생한 농가진의 형성으로 더 심해짐.

Ectopic bone (이소성 골) : 비정상적인 장소에서 골화의 증식

Edema (부종) : 조직간극에서 림프액이 나와서 생긴 부종의 결과.

Effective radiating area(유효 방사 범위) : 초음파에서 초음파가 생성되는 변환기의 표면 부분.

Efferent nerves(원심성 신경) : 중추 신경계에서 근육까지 운동자극을 전달하는 신경.

Effleurage(경찰법) : 환자의 이완에 사용되는 피부에 장시간하는 마사지.

Effusion (삼출액) : 조직주위나 관절강 내에서 혈관으로부터 액체의 이탈.

Elasticity(탄력성) : 길어지거나 짧아졌다가 다시 정상 길이로 근육이 돌아올 수 있는 성질.

Elastic limit(탄성 제한) : 물질이 휘어지는 지점.

Electrocadiogram (심전도) : 전기심장진단에서 얻어지는 심장활동 흐름 진폭의 그래프적인 기록.

Electromagnetic radiation (전자기적 방사) : 물질에 의해 방출되는 에너지.

Electromagnetic spectrum (전자기적 분광) : 전자기의 파장과 진동수를 기반으로 전자기적 방사를 나타내는 그래프.

Embolism (색전증) : 박테리아나 항원에 의해 혈관이 막히거나 차단된 것.

Emergency medical services(응급 의료 서비스) : 응급 보건을 활성화하는데 선진과정은 운동 선수의 훈련 능력과 사회에서 부상당한 개인에게 즉각적으로 건강 보건을 제공하기 위해 잘 발달된 과정.

Emesis(구토) : vomiting(구토).

Emmetropia (정시안) : 시력 광선의 초점을 정확하게 망막에 나타내는 것과 관련된 20/20 시각.

Encephalitis(뇌염) : 뇌의 염증 중 특히 대뇌 반구, 소뇌 또는 뇌간은 바이러스 감염에 기인한다.

End feel (끝 느낌) : 운동의 이용 가능한 범위의 끝에 도달하면 관절에서 느껴지는 감각.

Endometriosis (자궁내막증) : 자궁 외에서 자궁내막 조직이 발생하는 것, 종종 변형된 혈액을 포함하는 낭종을 형성한다.

Enteric coated(장용 제피) : 위에서 산과 펩신으로부터 약을 보호하는 것으로 산에 저항하는 구성물질로 약의 감싸는 것.

Epicondylitis(상과염) : 원위 상완골의 상관절융기 위의 연부조직의 염증과 미세 파열.

Epidermis(표피) : 피부의 외측 상피성 부분.

Epilepsy (간질) : 정기적으로 되풀이 되는 갑작스런 증상의 발현, 뇌안에서의 정기적 활동이 과다한 방출을 특징으로 하는 뇌의 질환.

Epiphyseal fracture (골단 골절) : 소아와 청년기의 장골의 성장판 손상; 아마도 골 성정을 억제할 것이다.

Epistaxis(비출혈) : 코에서의 과다한 출혈; 코피.

Erb's point (에브르 점) : C_6 척추의 횡돌기 수준 쇄골의 2~3cm 위에 위치한; 이 부위에 압박을 가하면 상완 신경총을 손상을 줄 수도 있다.

Erythema(홍반) : 염증성 피부 홍반.

Erythropoietin (에리트로포이에틴) : 적혈구조혈인자. 신장에서 생성하는 호르몬으로써 골의 골수를 자극하여 적혈구 생성의 증가시킴.

Estrogens(에스트로겐) : 여성의 제2차 성징의 특징을 발현하는 호르몬으로 월경주기에 영향을 준다.

Excitability (흥분성) : 자극에 반응하는 근육 능력; 자극과민성.

Excoriation (찰과상) : 긁혀서 피부 표면에 선모양의 상처가 생긴 것 , 보통 혈액 또는 장액성 외피로 덮여 있다.

Exculpatory waiver (증명 포기) : 운동 선수의 위험을 가정한다. 운동 선수나 18세 이하 운동선수의 부모에 의해 서약되는 과실의 책임으로부터 의사를 면제시켜 주는 기권증서이다.

Exercise-induced urticaria (운동 유발된 두드러기) : 운동에 의해 가지고 오게 되는 두드러기; 콜린성 두드러기의 변형이지만 손상은 훨씬 더 크다.

Expressed warranty(명백한 보증) : 소비자 사용에 있어서 안전함을 나타내는 문서화된 보증서.

Extensibility (신장성) : 근육의 능력으로 신장되거나 길이가 증가.

Extensor mechanism (신근 기전) : 대퇴 슬개골 관절내에서 안전성과 움직임을 제공하기 위한 근육, 인대, 건의 복잡한 상호작용.

Extrasynovial (활액외) : 활액강과 활액의 바깥에서 찾을 수 있는 구조물.

Extrinsic (외인성) : 움직이는 곳의 부위. 외부에서 기원하는 것. 특히 근육을 의미한다.

Extruded disk (돌출 디스크) : 핵물질이 척추관으로 부풀고, 부딪쳐 인근 신경근에 위험을 가져오는 상태.

Extruded tooth(돌출 치아) : 치아가 바깥 방향으로 몰린 것.

Exudate(삼출액) : 혈관 밖으로 나와 조직에 쌓인 세포. 액체, 고름으로 이루어지는 물질로 손상이나 염증의 결과로 생긴다.

Facet joint(추간 관절) : 상 · 하 관절돌기가 주변 척추의 관절돌기와 쌍을 이룰 때 형성되는 관절.

Failure (기능부전) : 연속성의 상실 ; 연부조직의 파열 혹은 뼈의 골절.

Fasciitis(근막염) : 근육 주위를 둘러싸고 있는 근막의 염증.

Female athlete triad(여성 선수 삼징후) : 청소년 그리고 젊은 성인 여성 운동 선수에게서 일반적으로 보이는 세가지 장애의 결합; 섭식 장애, 무월경과 골다공증.

Fibroblast (섬유아세포) : 교원 섬유를 형성할 능력이 있는 결합 조직에서 나타나는 세포.

Fibrositis(섬유조직염) : 섬유 조직의 염증.

First-pass effect(일차 경과 효과) : 간으로 가져가 간의 효소를 통해 간에서 처음으로 발생하는 약물 대사 작용.

Fistulas(누관) : 기관 구멍에서 신체표면 또는 하나의 기관에서 다른 기관으로의 비정상적인 통로.

Flatuience(방귀) : 위와 창자에 가스의 양이 과잉 존재.

Flexibility(유연성) : 정상 관절 역학에 의존하는 관절의 움직임, 연조직의 운동성과 근육 신전성의 총 가동범위.

Focal injuries(병소 손상) : 작은 집중 영역의 손상, 보통 높은 속도-낮은 전체 힘에 의해 기인함.

Focus (초점) : 지각 능력과 여러 가지 내적(사고, 감정과 물리적 반응) 그리고 외적(보는 것 듣는것)인 신호로 보내어 지고 그 사람의 집중력을 다른 곳으로 옮기려 할 때 자연적인 용이한 방법으로 신호를 준다.

Follicular phase (여포기) : 난소주기의 1~14일은 난포가 성장(난소 안의 타원형 세포 무리는 난세포와 난자를 포함한다).

Foot strike hemolysis(발 스트라이크 용혈) : 반복적이고 딱딱한 발의 스트라이크에 의해 파괴되어진 적혈구의 상태.

Foreseeability of harm(손상 예견할 수 있는) : 위험이 명백하거나 명백했어야 하는 상태로 이유없는 불안정한 상태 결과를 가져온다.

Fracture(골절) : 뼈의 연속성이 파열된 것.

Freiberg's disease(프라이 버그 질환) : 일부 청년기에 두 번째 중족골두에 생기는 무혈관성 괴사.

Friction (마찰) : 뒤 얽힌 조직에 직각으로 수행할 때 손가락 끝 또는 손가락 마디, 엄지로 행해지는 깊은 순환 움직임의 지속적인 마사지의 가장 깊은 형태.

Frontal plane (전두면) : 신체 또는 어느 부분을 앞과 뒤로 나눈 세로의(수직의) 선.

Gamekeeper's thumb (Gamekeeper's 모지) : 모지의 중수지절 관절에서의 염좌. 모지가 근위부서 신장될 때 그리고 손으로부터 강제적으로 외전될 때 발생. 중수지절 관절에서 척골 측부 인대의 찢어짐.

Ganglion cyst (신경절 낭종) : 손목의 배측부 위에서 일반적으로 보이는 양성 종양괴.

Gangrene(괴저) : 혈액 공급의 차단, 손실 또는 감소에 기인하는 괴사; 작은 영역에 국소화되거나, 전체 사지 또는 기관을 포함할 수도 있다.

Gastritis(위염) : 특히, 위의 점막에 염증이 생성.

Gastrocolic reflex(위 대장 반사) : 배변을 자극하는 대장의 추진 반사.

Gastroenteritis(위소장염) : 위나 작은 창자의 점액성 막에 생기는 염증.

Genu recuvatum(반장슬) : 슬관절이 과신전된 상태.

Genu valgum(외반슬) : 대퇴와 관련하여 하퇴의 외전되어 나타나는 손상; 외번슬(Knock-knee).

Genu varum(내반슬) : 대퇴와 관련한 하퇴의 내전되어 나타나는 손상; O다리(bow-leg).

Gestation(임신) : 임신(Pregnancy).

Giving way : 달리기 선수가 체중을 지지하고 있던 다리로부터 체중을 옮길 때, 무릎이 특정 방향으로 움직이면서 무리를 주어 통증을 일으키는 현상(무릎 무너짐).

Gingivitis(치은염) : 잇몸의 염증.

Glenoid lablum(관절순) : 안정성을 관절에 추가하기 위해 넓게 하고, 소켓을 깊게 하는 관절와의 끝 주변의 연부조직 순을 말한다.

Glucagon(글루카곤) : 췌장 알파세포로부터 분비되는 폴리펩타이드 호르몬이다. 그것은 간의 포스포릴레이스를 활성화하기 때문에 당원 분해를 증가시킨다.; 위의 운동성과 위장과 췌장의 분비를 감소시킨다.; 그리고 질소와 칼륨의 요로 배설을 증가시킨다.

Goniometer(각도계) : 측정기는 관절의 자세와 관절의 움직임의 능력을 측정하는데 사용한다(가동 범위).

Graves' disease(그레이브스 질환) : 갑상선 기능 항진의 형태이며, 미완성 과형성이 특징인 중독성 갑상선종이다.

Gross negligence(중과실) : 타인의 안전과 건강을 위한 전체적인 무시와 같은 행동, 행위를 행하는 또는 행하지 않는 것.

Grottus-Draper law(그로투스-드래퍼 법칙) : 투과량과 흡수량 사이의 역관계를 명시하는 법칙이다. 표재조직에서의 에너지 흡수가 많을수록 그 아래 조직으로 통과하는 양이 적어진다.

Gynecomastia(여성형 유방) : 남성 유선의 과도한 발달.

Half-life(반감기) : 요인의 세기가 원래 강도에서 절반의 힘으로 감소하는 기간. 요인의 반감기는 길면 몸에서 떠나는 것도 느려진다.

Halitosis(구취증) : 호흡할 때 악취가 나는 것.

Hallus(무지) : 첫 번째 또는 큰 발가락(great toe).

Hammer toes(망치 발가락) : 발가락의 원위 지절관절에 굴곡 기형.

Harmful pain(유해 통증) : 손상부위가 국소화이고 날카로운 통증으로 험하고 격심한 활동 이후 계속하여 경험하며, 보통은 부종, 압통의 국소화, 아픔의 지속이 동반되어 나타나는 통증.

Heat cramps(열 경련) : 수분과 전해질의 과손실에 의해 야기되는 과통증의 불수의근 경련.

Heel bruise(발뒤꿈치 타박상) : 종골의 아랫면에 위치한 피하지방패드의 타박상.

Hemarthrosis(출혈성 관절증) : 관절 또는 그 활액강 내의 출혈이나 혈액의 유출.

Hematemesis(토혈증) : 혈액을 구토하는 것.

Hematocele(혈낭종) : 고환초막 주위의 음낭에서 액체와 혈액의 빠른 축적.

Hematoma(혈종) : 공간 혹은 조직에서 혈액과 림프액이 국소적으로 집합된 것.

Hematuria(혈뇨) : 뇨 속에 혈액과 적혈구가 배출.

Hemoglobinuria(혈색소뇨증) : 뇨 속에 헤모글로빈이 충분히 다량으로 존재. 그 결과 뇨의 색이 밝은 적황색에서 상당히 어두운 색을 띄게 됨.

Hemophilia(혈우병) : 신체의 혈액 응고 시스템에서 선택된 단백질의 결핍이 특징인 출혈성 질병.

Hemorrhoids(치질) : 직장과 항문 부위 주변에 상하지 정맥총의 정맥류성 확장으로 내부적으로 또는 외부적으로 튀어나오게 되어 노출되게 된다.

Hemothorax(혈흉) : 흉강내 새어나온 혈액이 모여 있는 상태 그러나 폐 바깥쪽이다.

Heparin(헤피린) : 다양한 조직과 비만세포가 구성되어 있는 항응고제.

Hepatitis(간염) : 간의 염증.

Hernia(탈장) : 복벽의 약한 부분을 통해 복부 창자의 돌출.

High-density material(고밀도 물질) : 변형을 통해서 고강도

레벨에서 더 많은 에너지를 흡수하는 물질로 신체 부분에 더 적은 스트레스를 가한다.

High-saches lesion (힐작스 병변) : 상와골 탈구같은 상완골 두와의 충돌에 의해 유발되는 작은 결함, 대개 상완골두 관절연골의 후방이 침범을 받는다. 상완골두 후내측의 "칼자국" 모양의 골절로, 손도끼 모양의 골두변형.

Hip pointer (고관절 지점(장골능 좌상)) : 장골능이 보호되지 않았을 때 직접압력이 가해져 부드러운 조직이 찢어지는 것에 의해 유발되는 타박상. 때때로 골 스스로 생김. 장골능 뼈의 좌상 또는 장골능에 부착된 근육이 찢어진 것으로 장골절의 복근부착부에 찌르는 듯한 통증을 느끼며 같은 부위의 대퇴근 기시부에 통증이 발생하는 경우도 있다.

Histamine (히스타민) : 위 세크레틴의 강한 자극제. 기관지 평활근의 수축과 혈관확장, 혈압이 떨어졌을 때에 사용. β-이미다졸에틸아민에 상당하는 유독물질. 화학식 C5H9N3.

Homeostasis (항상성) : 신체의 다양한 조직과 기관이 균형을 이루는 평형상태.

Hydrocele (음낭수종) : 질막 겉부분의 부종.

Hyperemia (충혈) : 신체부위에서 치료된 부위에 혈액공급이 증가된 상태.

Hyperesthesia (지각과민) : 촉감의 과민한 반응v

Hyperglycemia (과혈당증) : 당뇨병 혼수상태에 이르게 할 수도 있는 순환하는 혈액에서 글루코스가 수치가 비정상적으로 높은 상태.

Hyperhidrosis (다한증) : 땀을 흘리는 것이 과도함.

Hyperhydrate (과수화작용) : 체내 수분을 과도하게 소비한 상태.

Hypermetropia (원시) : 관선의 굴절이 망막 뒤에 초점이 맺힐 때 일어난다.

Hypermbile patella (과가동성 슬개골) : 운동선수들의 슬개골이 외측으로 아탈구 되거나 탈구되는 경향이 있게 3/4 이상으로 보이는 가동성.

Hypermobility (과가동성) : 관절의 과고한 가동상태, 관절의 부정확성의 증가.

Hyper plasia (과 증식) : 종양의 형성이 아닌 조직 또는 기관에서 다수의 세포수가 증가; 자궁내막의 과성장.

Hyperreflexia (과반사) : 반사가 과장된 상태.

Hypertension (고혈압) : 일반적으로 수축기 140mmHg, 이완기 90mmHg 이상으로 혈압이 올라갈 때.

Hyper thermia (고체온) : 몸의 온도가 상승되는 것.

Hypertrophic cardiomyopathy (비후성 심근병) : 분명치 않거나 알려지지 않은 원인으로 심장이 과도하게 비대해지는 상태.

Hyper trophy (비대) : 종양의 형성때문이 아닌 각각의 조직들의 부피나 크기가 일반적으로 커지는 상태.

Hyphema (전방 출혈) : 안구의 전방 공간내 출혈.

Hypoesthesia (지각 감퇴증) : 자극에 대해 감각이 무딘 상태.

Hypoglycemia (저혈당증) : 인슐린 쇼크를 유발할 수 있는 혈중 당수치가 비정상적으로 낮은 상태.

Hypomobile patella (저가동성 슬개골) : 1/4 분면 또는 그 이하에서 슬개골의 움직임이 동등함.

Hypomobility (저가동성) : 관절에서의 동작이 감소.

Hyponatremia (저나트륨혈증) : 혈액순환에서 소듐이온의 집중이 비정상적으로 낮음.

Hypotension (저혈압) : 사람의 정상기준 수축기 혈압 범위에서 20mmHg 또는 그 이상 떨어지는 것에 의한 특징.

Hypothalamus (시상하부) : 체온조절과 기분과 동기부여의 기본 자율신경계에 반응하는 뇌의 세막의 층을 형성하는 간뇌의 일부분.

Hypothenar (소지구근) : 손바닥의 내측면을 형성하는 근육과 조직의 덩어리.

Hypothermia (저체온증) : 평균적 정상범위보다 낮은 체온.

Hypovolemic shock (저혈액쇼크) : 출혈이나 탈수 현상에 의해 혈액의 부피가 줄어듬에 따라 나타나는 쇼크.

Hypoxia (저산소증) : 공기, 혈액, 조직에 산소량이 줄어든 무산소증 전 형태.

Idiopathic (특발성의) : 알려지지 않은 기전이나 원인.

Impetigo (전염성 농가진) : 전염성이며, 세균에 의한 감염으로 홍반성 발진 부위에 수포, 농포를 형성하고 이것이 터져 누런 가피를 형성.

Impingement sysdrome (충돌 증후군) : 극상근건, 관절순 상완이두근의 장두, 견봉하 점액낭에 반복적인 과사용으로 만성적으로 손상된 상태.

Implied warranty (함축적 보증) : 그 목적에 부합되게 사용되어질 때 결말이 합리적으로 안전한 구전의 보증.

Indication (적응증) : 구체적인 동작으로 이익을 얻을 수 있는 상태.

Infarcts (경색) : 혈관성 폐쇄, 허혈, 기관의 괴사로 모세혈관이 차단되어 세포들이 덩어리진 상태.

Infectious mononucleosis (전염성 단핵 세포증) : 급성 질병에 연관된 엡스다이-바르헤르페스바이러스와, 열, 목 아픔, 림프관과 비장의 거대화, 백혈구 감소증, 그것의 변화로 림프구 감소증이 나타난다.

Infiltrative anestnesia (침투성 마취법) : 국소적인 피하 연부조직에 신경기능의 간섭에 의해 감각이 마비된 상태로, 일반적으로 연부조직 손상의 치료나 국소 수술을 위하여 사용되어 진다.

Inflammation (염증) : 근골격계 손상을 동반하는 통증, 부종, 홍반, 발열, 기능손실.

Influenza (독감) : 급성 호흡기 계통의 감염으로 오한, 두통, 마른 기침, 일반적 근육통을 호소.

Informed consent (승낙서) : 치료의 상태와 범위를 이해한 법적 나이를 지닌 개인에게 주어지는 조회, 치료를 동의 이전에 교류가능.

Innominate (무명) : 이름이 없는, 해부학적 구조를 묘사하는데 사용되는 것.

Inspection (시진) : 홍반, 타박상, 부종, 절단, 흉터 같은 손상부위를 발견하기 위해 관찰하는 시각적 요소.

Instability (불안정성) : 기능적 활동에서 마주치는 스트레스 상태에서 기능적으로 관절의 무능력 상태.

Interpulse interal (맥간 간격) : 전류가 흐르지 않을 때 분리된 맥간 간격이 나타남. 일차적 맥동간격의 기간은 이차적 맥동간격을 초과할 수 없다. 하나의 맥동의 끝과 다른 맥동시작 사이에 경과된 시간.

Intersection syndrome (교차점 증후군) : 손목의 처음과 두 번째 배측 구성성분에 건염이나 압박 건염이 있는 상태.

Intertrigo (간찰진) : 땀을 보유하고, 습기가 있고, 따뜻해서 발생하는 피부 주름과 내재된 미생물의 이상증식 사이에 발생된 피부염.

Intracapsular (관절강내) : 관절낭에 기초한 구조; 관절내.

Intricsic (내재의) : 해부학적으로 같은 사지내에서 사지근육의 기시와 정지가 표시되는 근육.

Intruded tooth (침범된 치아) : 치아가 내측 방향안으로 깊이 뚫고 나온 치아.

Inverse square law (거리 제곱 반비례 법칙) : 조직을 가열하는 에너지의 강도는 에너지 근원과 조직 사이 거리의 제곱에 비례한다. E=ES/D2.

Ion (이온) : 원자 또는 원자의 그룹이 하나 또는 그 이상의 절차로부터 얻거나 잃음으로서 전기력의 전도가 이동하는 것.

Iontophoresis (이온도입치료) : 정확한 의학적 판단하에 직류를 이용하여 손상된 조직으로 이온을 삽입하는 기술.

Ipsilateral (동측의) : 같은 쪽의, 반대측의 반대의.

Irritant contact dermatitis (자극 접촉성 피부염) : 어떤 물질이 피부에 직접적인 손상이나 통증, 궤양을 야기한 결과.

Ischemia (국소빈혈) : 혈액공급의 감소 때문에 국부에 무산소증이 나타남.

Ischemic necrosis (국소괴사) : 혈액공급의 감소 때문에 국소조직이 죽는 것.

Jaundice (황달) : 간 손상으로 피부, 공막, 심부조직이 노랗게 변색되는 것.

Jersey finger (저지 손가락) : 능동적으로 굴곡된 손가락을 매우 빠르게 신전시켜 원위지절에 있는 심지굴근건의 파열.

Jones fracture (존스 골절) : 다섯 번째 중수골의 근위부의 횡력에 의한 압박 골절.

Joule's law (주울 법칙) : 더 많은 저항이나 전압과 전류의비 상태를 나타낸 법칙으로, 골격근과 관절 주위와 같은 고유동체 조직은 더 많은 에너지를 흡수하고, 더 많은 열을 방출한다. 지방은 그 만큼 가열되지 않는다.

Kehr's sign (케르 징후) : 파열된 비장과 관련해서 왼쪽 어깨 아래로 나타나는 방사통.

Keloids (켈로이드) : 마디가 있고, 단단하고, 이동성이 있고 종종 일자형으로 덩어리가 진 과도하게 형성된 상처 조직.

Ketoacidosis (케토산증) : 당뇨병의 부작용으로, 체내 산이 과도한 축적된 상태.

Ketonemia (케톤혈증) : 조혈기관에서의 케톤체의 집중이 일어나 인식할 수 있는 상태.

Ketonuria (케토뇨증) : 소변에 케톤체의 배설이 과도함.

Kienboeck's disease (킨뵉 질환) : 반복적으로 손상이나 분간이 안 된 월상골 골절로 어린 운동선수에게서 많이 나타나는 월상골 무혈성 괴사.

Kinematic chain (운동 역학적 사슬) : 복잡한 운동단위의 구조는 한 관절에서의 움직임의 생성은 다른 관절의 예상할 수 있는 모습의 움직임을 나타낸다.

Kinematics (운동역학) : 운동의 공간적, 시간적 측면을 연구한 것.

Kinestnesia (운동 감각) : 근육, 건, 관절에서의 신경과 기관을 통해 허용되는 자세, 움직임, 장력의 감각.

Kinetics (동 역학) : 힘의 발생과 움직임을 나타내는 것을 연구.

Kyphosis (척추 후만증) : 척추의 흉추부분에서 과도한 만곡.

Laryngospasm (후두 경련) : 후두의 경련성 폐쇄는 호흡의 단축, 재채기, 청색증, 지각의 감소 등이 나타난다.

Laxity (이완) : 관절의지지 조직이 느슨해 지는 양, 관절의 보조 조직이 "주는" 양.

Legg-calve-perthes disease (레그-칼베-페르테스 질환) : 3세에서 8세의 젊은 남성에게서 특히 보여지는 대퇴골단 근위의 충혈성 괴사.

Leukoplakia (백반증) : 입의 질병으로 볼, 윗몸, 혀와 같은 입 주위에 백색 반점들이 나타나는 질환으로, 구강암이 나타날 수 있다.

Licensure (면허증 교부) : 정부에 의한 전문적인 연습을 개인에게 허용하는 권리를 주는 것.

Lipid solubility (지질 용해도) : 수용성 비타민보다 더 잘 흡수하는 지용성 비타민의 능력을 나타내는 것으로 세포막 투과를 증가시키기 때문에 신체내에 축적된다.

Lisfranc injury (리스프랑 손상) : 과도한 회전 손상으로 인한 골절이 동반되거나 안되는 족근종족골의 파열. 제1 중족골은 전형적인 제1 설상골에서의 탈구인데, 다른 4개의 중족골이 옆으로 밀려나고 대개 제2 중족골 기저부의 골절을 동반한다.

Little league elbow (작은 범주 주관절) : 사춘기 때 나타나는 내측 상과의 긴장성 압박에 의한 손상.

Little league shoulder (작은 범주 견관절) : 사춘기 때 피칭 동작을 하는 동안의 반복적인 회전 긴장에 의한 상완 근위 성장판의 손상.

Loose-packed position (느슨한 위치) : 관절이 최하의 염좌 유발 상태로 놓여진 휴식 자세.

Lordosis (척추 전만증) : 요부의 척추 곡선이 과도하게 전만된 상태.

Low-density material (저 밀도 물질) : 낮은 충격강도에서 에너지를 흡수하는 물질.

Lumbar plexus (요신경총) : 요부 1~4 척수신경의 연결 신경근.

Luteal phase (황체기) : 생리주기에서 배란 후 다음 월경시기까지 기간으로 정상적으로는 12~17일이고, 이 기간에는 에스트로겐과 프로게스테론 호르몬 수치가 올라간다.

Lyme disease (라임 질환) : 여름 동안 나타나는 전형적인 염증성 장애. 열, 불안, 피로, 두통, 경부의 경직이 동반되는 특수부위에 나타나는 염증.

Lymphangitis (림프관염) : 림프관의 염증.

Lymph nodes (림프절) : 거대세포와 림프구를 포함된 림프를 걸려내는 작은 림프조직.

Macerated (연화된) : 충분한 흡수에 의해 수분을 가지고 있는 부드러운 피부.

Macrotrauma (급성손상) : 단순한 충격에 의한 급성 손상 생성.

Magnetic resonance imaging (자기 공명 영상) : X-ray 같은 방사선 없이 자성을 사용하여 몸의 기관이나 구조의 교차를 구획적인 이미지의 고화질로 만들어 내는 진단기술.

Maisonneuve Fracture (매종뉴브 골절) : 발목의 외회전 손상을 동반한 비골 근위부 1/3 골절.

Malaise (오한) : 밖에 있는 듯한, 일반적으로 불편한 으스한 느낌, 기운이 없는 느낌.

Malfeasance (불법행위) : 위임하는 동작, 수행시 책임을 지지 않는다. 불법적이거나 부정한 행위.

Mallet finger (망치 수지) : 지절 굴곡시 힘 때문에 원위 지절의 신근 건이 파열로 인한 손가락 굴곡 변형.

Mallet toe (망치 발가락) : 중족지절간 관절과 근위 지절간 관절은 중립위 인데, 원위 지절간 관절은 굴곡변형.

Malocclusion (부정교합) : 정상적으로 이를 물었을때 이가 맞물리지 않는 상태.

Malpractica (의료과오) : 의료행위가 제공되는 동안 잘못된 행위를 하는 활동.

Marfan's syndrome (마르팡 증후군) : 많은 기관에 영향을 주는 유전성 결합조직 장애. 일반적으론 흉강대동맥의 원발성 확장과 약화로 기인한다.

Mast cells (비만 세포) : 혈액을 응고시키는 헤파린과 히스티민을 운반하는 결체조직세포.

Maximal efficacy (최대 효험) : 반응을 보이는 약의 양과 고원이나 역치에 도달하기 전의 최대로 지속되는 양.

MCBurney's point (맥버니점) : 우측 전상장골극에서 부터 배꼽에 이르는 가상선의 1/3 지점으로 급성충수염이 있으면 통증이 나타나는 부위.

Mechanosensitive (기계적 민감성) : 기계적 자극에 의한 감각을 느끼는.

Menarche (초경) : 첫 월경.

Meninges (수막) : 뇌와 척수를 둘러싸고 있는 3개의 보호막.

Meningitis (수막염) : 뇌와 척수관의 수막의 염증.

Menisci (반월판) : 관절에 부하를 줄이기 위한 관절 사이의 섬유성 연골판.

Menorrhagia (월경 과다) : 월경기간이 늘어남.

Menstrua phase (월경기) : 자궁혈 관벽이 두꺼워지는 월경주기의 단계, 황체와 혈관 손상으로 인한 혈액은 월경기 동안 손실된다.

Metabolites (대사산물) : 신진대사의 산물로, 특히 이화작용

Metatarsalgia (중족골통) : 중족골두 주변으로 전반적으로 불편한 상태.

Microalbuminuria (미세알부민요) : 소변내 알부민이 소량 포함되어 있는 것 . 신장 질환의 일차적 징후이다.

Microtrauma (미세외상) : 반복적인 힘에 의해 축적된 결과로 인한 적은 수의 세포 손상.

Miliaria (속립진) : 활동적인 한선이 유기체에 의해 막혀서 발생된 소포와 구진의 분출, 욱씬거리는 열 발생 ; 땀띠.

Minimum effective concentration (최소 유효 농도) : 약의 효과를 지속시키기 위해 약물을 소량 사용하는 것.

Misfeasance (부당행위) : 책임을 수행하다가 잘못된 조치가 취해지거나, 올바른 조치가 부적절한 방법으로 행해지는 것.

Mitral valve prolapse (승모판 탈출) : 하나 또는 둘 모두의 승모판막 소엽이 펄럭거리는 듯이 처져서 수축기에 승모판이 좌심방으로 탈출하거나 부풀어서 뒤로 가게 되는 증상으로, 승모판과 좌심방 상이 역류되는 혈액같은 심실수축 잡음에 의해 비정상적인 소리가 생긴다; 클릭잡음 증후군으로 불리기도 한다.

Modality (치료양식) : 통증을 감소시키고 장애를 회복시키기 위해 취해지는 최선의 치료 양태.

Menorrhagia (월경과다) : 비정상적으로 과도한 생리출혈.

Multivalvular disease (다판막 질환) : 하나 이상의 심장.

Muscle cramps (근육경련(통) : 만성적이거나(수축과 이완을 반복), 강직적인(수축상태가 지나치게 지속) 수축을 동반한 통증.

Muscle spasms (근육 경련) : 신경이나 근육에 기계적인 충격에 의해 생화학적 반응으로 불수의적인 수축이 짧아진 경우.

Myalgia (근육통) : 근육의 통증.

Myelogram (척수조영상) : 검사 영상이 잘 나타나도록 불투명 물질을 척수신경에 주사하여 촬영한 X-ray.

Myocardial infarction (심근경색) : 심장 쇼크.

Myocarditis (심근염) : 박테리아나 바이러스로 심근벽에 염증이 생긴 상태.

Myopia (근시) : 근거리가 잘 보이는 것.

Myositis (근염) : 근육의 결합조직에 염증이 생긴 것.

Myositis ossificans (화골성 근염) : 근육 조직에 미네랄 퇴적물이 침전.

Myotome (근절) : 하나의 신경근에 의해 지배되는 주요 근육군.

Near syncope (거의 기절) : 의식이나 약함의 절박한 손실감.

Necrosis (괴사) : 혈액 공급 결핍으로 조직이 죽는 것.

Negligence (부주의) : 다른 개인에게 피해를 주는, 기준이 되는 보호 또는 직무로부터의 이탈.

Neoplasm (신생물 종양) : 양성이나 악성으로 정상보다 더 빠르게 증식되는 거대한 조직.

Nephropathy (신장 병증) : 신장의 질환.

Neuralgia (신경통) : 신경 진행로나 신경분포에 욱신거리거나 찌르는 듯한 통증.

Neurapraxia (신경무동작) : 완전한 회복이 전제된 일시적인 신경학적 결합으로 발생되는 신경 손상.

Neuroma (신경종) : 신경 종양.

Neurotmesis (신경단열) : 완전한 신경의 절단.

Nightstick fracture (야경봉 골절) : 대개 축구 선수들에게 보

이는 직접적인 외상으로 인한 척골 골절.

Nociceptor (유해 수용기) : 통각 자극을 전달하는데 민감한 수용기.

Nonfeasance (불이행) : 돌봐야 하는 법적 의무를 수행하지 않음.

Nonunion fracture (불유합 골절) : 골절된 뼈가 정상적으로 치유되는 것의 실패.

Nuchal rigidity (경부 강직증) : 목덜미 또는 목의 후부 경직.

Nucleus pulpose (수핵) : 추간판의 부드러운 섬유연골 중심 부분.

Nutation (전굴) : 천골에 얹어 있는 장골의 후방 회전. 한쪽에만 나타날 경우, 나타난 쪽 전상장골극은 더 높아지고, 후상장골극은 더 낮아져, 외간상이나 기능적으로 다리가 짧아지게 된다.

Nystagmus (안구 진탕증) : 안구의 불수의적인 율동성 운동.

Observation (관찰) : 전체적인 외관, 좌우 균형, 전반적인 운동기능, 자세, 보행을 시각적으로 분석하는 것.

Ohm's law (옴 법칙) : 전류(I)가 전도체의 전압(V)에 비례하고, 저항(A)에 반비례하는 법칙. I=V/R.

Oligamenorrhea (월경과소증) : 불규칙한 월경주기 또는 월경시 출혈량의 감소.

Omission (태만) : 치료에서 돌봐야 하는 법적 의무를 수행하지 않는 것.

Onychia (손톱염) : 손톱 세포간질의 염증.

Organomegaly (장기 비대증) : 기관의 비정상적 거대화.

Open cell foam (개방성 포말 세포) : 세포사이에 공기를 통하여 결합된 세포체로서 자극에 변형이 되고, 충격을 흡수하는 능력은 제한 됨.

Orthostatic hypotension (기립성 저혈압) : 누워 있다가 갑자기 서는 자세로 변경할 때 발생되는 혈압 저하 현상.

Osgood-Schlatter's disease (오스굿 쉴라터 질환) : 견인력에 의한 경골 융기에 염증 또는 부분적 박리로 인한 병.

Osteitis pubis (치골 골염) : 내전근의 반복적인 과부하나 반복적인 스트레스적 활동으로 치골 결합의 스트레스 골절.

Osteochondral fracture (골연골 골절) : 관절 연골과 골 아래 부분이 포함된 골절.

Osteochondritis dissecans (박리성 골연골염) : 관절 연골과 연골하골의 완전 분리나 불안전 분리로 인한 국소적 허혈성 괴사.

Osteochondrosis (골연골증) : 혈액공급의 제한으로 인해 관절 연골이 퇴화하거나 무균괴사 변성과 같은 상태.

Osteolysis (골용해) : 골조직의 연화, 흡수, 파괴.

Osteomyelitis (골수염) : 골과 골수의 염증 또는 감염.

Osteopenia (골감소증) : 골의 무기질 밀도 감소로 골절이 잘 되는 상태.

Osteoporosis (골다공증) : 골의 질량과 길이가 감소하는 병리학적 상태.

Otitis externa (외이도염) : 외이관의 선에 영향을 주는 박테리아감염; 수영선수의 귀.

Otitis media (중이염) : 중이의 상기도 감염에 대한 이차적인 박테리아 감염.

Ovarian cycle (난소주기) : 난자의 성숙과 관련한 주기.

Overload principle (과부하 원리) : 정상적 요구보다 더한 생리적 근육 욕구가 일어날 때 생리적 증진이 나타난다.

Ovulation (배란) : 상숙된 난포가 난소 표층에 접근하여 그 표면에서 돌출하고 파열되어 난포액과 함께 복강 내로 배출되는 현상.

Painful arc (통증호) : 수동이나 능동 운동시 관절가동범위 내의 어떤 특정 지점 영역에서 통증을 경험하는 범위.

Palpitations (심계항진) : 심박동의 눈에 띄도록 강하게 나타나는 것으로, 대개 빈도나 힘이 증가하고, 리듬은 규칙적일 수도 비규칙적일 수도 있다.

Palpules (구진) : 피부에서의 통증이 있는 작은 붉은 발진.

Paresis (부전마비) : 수의근의 불안전한 기능장애로 인한 부분마비.

Paresthesia (감각이상) : 쑤심 작열감 따끔거리는 것 같은 비정상적 감각.

Paronychia (조갑주위염) : 손톱이나 발톱 주변의 피층에서의 박테리아성 감염.

Parrot -bleak tear (파로-부리 단열) : 외측 반월판의 중앙부분에서의 전형적인 수평방향의 반월판 파열.

Passive movement (수동운동) : 손상당한 사람이 손상된 사지나 신체부분을 ROM 할 수 없을때 그의 참여없이 손상당한 사지나 신체부위의 운동.

Patella plica (슬개골 주름) : 외상에 관련 없이 무릎 중앙의 내측통증을 야기하는 활액선의 주름.

Patellofemoral joint(슬개대퇴관절) : 슬개골과 대퇴의 슬개골구 사이를 활주하는 관절.

Patellofemoral stress syndrome (슬개대퇴관절 스트레스 증후군) : 외측 망상물이 단단해지거나 내측광근의 약화로 외측편위가 나타나고 슬개골 외측 관절돌기위 압력이 통증을 유발하는 상태.

Pathology (병리학) : 손상 과정을 나타내는 손상의 원인, 발달, 기능적 변화.

Pericardial tamponade (심막 탐폰법) : 심낭의 혈류량 증가로 인한 정맥혈 압박; 대개 흉부의 직접적인 외상으로 인함.

perilunate dislocation (월상골 주위 탈구) : 월상골을 남겨두고 다른 수근골 전체가 배측으로 탈구된 것.

Perimenopausal (폐경기전후) : 46~55세 사이에서 생리주기가 짧아지고, 빈도나 혈액량이 줄어드는 기간으로 폐경기로 진행하는 과정.

Periodontitis (치근막염) : 치아 뿌리를 덮고 있는 치근막이나 치아 일부에 염증을 일으키는 질환.

Periorbital ecchymosis (안와주위 피하혈종) : 눈꺼풀주위 부종과 출혈, 눈 주위가 검음.

Peristalsis (연동운동) : 소화기관에 음식물을 이동시키는 규칙적인 장내 평활근의 주기적 굴곡수축 운동.

Periostitis (골막염) : 골의 외막을 싸고 있는 골막의 염증.

Peritonitis (복막염) : 복강내 복막의 염증.

Pernio (동상) : 조직이 얼지 않은 상태지만 홍반, 가려움. 작열감을 보인다.

Pes cavus (요족) : 높은 아치.

Pes planus (평편족) : 평발.

Petrissage (유날법) : 손가락과 손 바닥 근육의 압력과 말기를 이용한 마사지 기법.

Phagocytosis (식작용) : 박테리아 .괴사조직. 외부의 미립자 같은 것을 백혈구에 의해 소화하는 과정.

Pharmacokinetics (약물동태학) : 약물이 체내로 들어가 어떤 효과를 생성하는지 연구하는 학문.

Pharyngitis (인두염) : 바이러스, 박테리아, 균류의 인두감염에 따라 나타나는 목의 통증.

Phlebothrombosis (정맥혈전증) : 확실한 염증징후 없이 정맥에서의 혈전 또는 차단.

Phonophobia (고성 공포증) : 어느 사람의 목소리나 어떤 소리에 대한 병적인 공포.

Phonopnoresis (음향 영동) : 초음파 에너지를 사용하여 항염증 약물을 피부속으로 들여보냄.

Photophobia (광선 공포) : 빛에 대한 비정상적 민감성.

Plantar fascia (저측 근막) : 발의 저측면을 덮고 있는 족아치를 지지하여 주는 특별한 섬유 밴드.

Plyometric training (플라이오메트릭 훈련) : 신장 반사 위에서 최대공동수축의 폭발적 운동 전형.

Pneumothorax (기흉) : 폐분지의 협착을 유발하는 흉강내 공기의 정체된 상태.

Polydipsia (다음 다갈증) : 극심한 갈증으로 자주 음료수를 마시는 것.

Polyphagia (다식증) : 과도한 굶주림과 음식의 축적 ; 폭식.

Polyuria (다뇨증) : 소변의 과도한 배출로 많은 양의 수분과 전해질이 배출되어 혈액양이 감소되고 탈수현상이 일어나는 것.

Postconcussion sybdrome (진탕증후 증후군) : 지속된 두통, 희미한 시야. 신경과민, 집중력 저하에 의해 지연된 상태.

Premenstrual syndrome (월경전 증후군) : 월경주기의 황체기 동안 (15~28일) 나타나는 두통, 유방 압통, 요통, 부종, 과민, 우울, 피로, 식욕과 같은 다양한 생리적, 심리적 증상.

Prodromal symptoms (전징 징후군) : 질병의 초기징후.

Progesterone (프로게스테론) : 풍부하고 건강한 난자 수정을 준비하기 위해서 자궁내막이 두꺼워지게 반응하는 호르몬.

Progressive resistance exercise (점진적 저항 운동) : 근력 강화를 위한 과부하 원리를 이용하여 저항을 증가시킴으로써 근력을 증가시키는 방법.

Prolapsed disc (디스크 탈출) : 수핵이 제 위치에서 이탈되었으나 섬유륜 내에 머무르고 있는 디스크 상태.

Proliferation phase (증식기) : 월경 주기중 6~14일째에 자궁내막이 재형성 되는 시기.

Pronation (회내) : 전완의 안쪽으로 회전; 손등이 위쪽을 향하고, 발에서는 종골외반, 외전, 배측굴곡과 같이 일어난다.

Pronator syndrome (회내근 증후군) : 원회내근이 회내 동작에서 통증을 유발하게 정중신경이 야기한다.

Prophylactic(예방적) : 예방 또는 보호.

Proprioceptive neuromuscular facilitation(고유수용성 신경근 촉진) : 근육, 건, 관절의 고유수용기를 자극하여 운동의 유연성과 근력을 증강시키는 것.

Prostaglandins(프로스타글란딘) : 혈관확장, 혈관수축, 내장근과 기관지 평활근 자극과 같은 효과를 지닌 활동적인 물질 많은 조직에서 발견.

Proteinuria(단백뇨) : 소변내 비정상적 단백질의 집중.

Pruritus(소양증) : 따끔 거리는 것의 통증.

Pseudo-boutonniere deformity(가성 단추구멍 변형) : 단추구멍 변형과 유사한 근위 지절간 관절의 굴곡 변형이지만 신근건의 중앙 슬립은 포함되지 않는다.

Pulmonary contusion(폐 타박상) : 압력에 의한 폐에 대한 타박상.

Pulmonary embolism(폐동맥 색전증) : 순환계를 이동하는 혈전이 폐에서 막히는 증상.

Pupillary light reflex(동공 빛 반사) : 과도한 빛의 투사시 동공의 빠른 수축.

Purulent(화농성) : 고름을 형성하거나 내재되어 있는.

Pyarthrosis(급성 화농성 관절증) : 관절강내 고름이 축진된 것.

Q-angle(Q 각) : 대퇴근 힘 선과 슬개건 사이의 각.

Raccoon eyes(너구리 눈) : 전두개와 골절로 눈 주위의 지연된 변색.

Radial tunnel syndrome(요골 터널 증후군) : 전완 안쪽 뒤로 지나고 회외근을 뚫고 전완와의 앞쪽을 지나는 요골신경으로 주관절에 직접적 외상이나 파손에 의해 일어난 상태.

Radiation(방사) : 물체의 접촉 없이 적외선 형태로의 에너지 전달.

Rales(수포음) : 비정상적인 호흡음.

Rate of dissolution(용해율) : 더 많고 빨리 약이 녹는 상태로, 더 빨리 녹는 약의 효과의 보이는 시점이 늦게 녹는 약보다 빠르다.

Raynaud's disease(레이노 질환) : 통증과 무감각, 중증 창백이 두드러지는 손가락 또는 발가락에 간헐적인 허혈성 발병이 특징인 상태.

Receptor(수용체) : 효과를 보기 위해 약과 관련된 기능적인 고분자나 목표물.

Reciprocal inhibition(상호 억제) : 스트레칭을 하는 동안 길항근에서 이완반사를 야기하는 길항근의 활동수축을 이용한 기술 ; 상호 신경지배를 받음으로 나타나는 현상.

Referred pain(연관통) : 체성통과 같은 신경로를 따라 주행하는 내장통의 형태로 체성통의 기원과 같이 뇌에서 감지한다.

Reflection(반사) : 에너지 파가 물체에 부딪치거나 되풀이 되어 돌아오는 메아리 같이 물질로부터 떨어져 굽은 배부에서 발생함.

Reflex(반사) : 뇌의 간섭 없이 척수신경에서 감각신경에 의해 운동신경이 자극을 받는 행위.

Reflex sympathetic dystrophy syndrome(반사성 교감 신경성 이영양증 증후군) : 비정상적인 피부색, 체온 변화, 비정상적인 발한, 손상부위의 과민, 비정상적인 부종과 같은 대부분 통증 증후군으로 종종 뚜렷한 운동 기능의 장애를 보임.

Refraction(굴절) : 다른 밀도의 매체 사이에서 전해지는 에너지파의 흡수 속도의 변화로 인한 파형의 편향.

Registration(등록) : 일부 상태에서 사용하면서, 상태 내에서 작업을 실행을 원하는 개인이 정부의 기관에 등록해야만 하는 것을 요구함.

Regurgitation(역류) : 기능부전의 심장판막을 통한 혈액의 역류; 위장에서 적은 양의 내용물이 다시 나옴.

Resilience(탄성력) : 늘리거나 구부리거나 충격을 가한 후에 모양이나 위치가 원상태로 되돌아오는 능력.

Resistors(저항체) : 피부, 지방, 로션과 같은 이온의 운동을 억제하는 매체.

Resting position(안정 자세) : 관절내 부종을 조절하기 위해 최대량을 고려하여 관절을 약간 굴곡시킨 자세.

Retinopathy(망막증) : 망막의 비염증성 퇴행 변성 질환.

Retrograde amnesia(역행성 건망증) : 주요 손상 사건의 망각.

Retroversion(후염) : 대퇴의 관절융기와 대퇴 골두 사이 각이 15도 보다 감소됨.

Retroviruses(레트로바이러스) : Retroviridae 계열의 바이러스로, 일반적인 생식의 순서를 역으로 하는 것으로 알려진 바이러스.

Reverse piezoelectric effect (역 압전 효과) : 초음파에서 기계적 에너지의 전기적 흐름이 기계적 에너지로의 변환. 변환기 머리에 수용된 압전 결정(예를 들어, 석영 바륨 티탄산염, 지르콘산연 이끌다, 티탄산염)을 통과하는 것.

Reye's syndrome (라이 증후군) : 급성 질병 후 어린 소아의 중증 장애로 보통 인플루엔자 또는 수두 감염 상태의 발병을 어린이가 어느 것을 회수하고 빠르게 복구하거나, 두개 내압 항진과 함께 혼수상태에 빠진 후 시작되는 반복성 구토가 특징: 죽음은 뇌와 결과적인 뇌 헤르니아의 부종의 결과일지도 모른다.

Rhabdomyolysis (횡문근 변성) : 혈액과 소변으로 마이오글로빈의 방출에 의해 입증된 골격근의 파괴를 수반하는 골격근의 급성, 전격성, 잠재적 치명적인 질환.

Rhinitis (비염) : 비강내 울혈과 후비강 콧물을 야기함으로 과도한 점액 생성을 동반한 비강 점막 염증.

Rhinorrhea (비루) : 깨끗한 비강의 분비물 (맑은 콧물).

Rotator cuff (회선근개) : SITS 근육(극상근, 극하근, 소원근, 견갑하근)이 관절와에 있는 상완골두에 부착되어 상완골 회전을 일으킨다.

Runner's anemia (런너 빈혈) : 적혈구는 파괴되고 헤모글로빈은 세포활동이 멈추게 되어 그 매개체에서 유탈되어 발생하는 운동과 관련된 용혈성 빈혈.

Runner's nipples (런너 유두) : 유두 위에서의 셔츠의 마찰 때문에 일어나는 유두 염증.

Sacral plexus (천골 신경총) : 하지로 지배하는 L4-S4 척수 신경사이를 연결하는 뿌리.

Saddle joint (안장관절) : 요면과 철면을 모두 있는 과상 관절이지만 더 자유로운 운동을 보이는데 엄지의 수근 중수골 관절이 있다.

Sagittal plane (시상면) : 인체나 물체를 좌우로 나누기 위한 수직으로 나타는 선에 의한 면.

Salicylate (살리실산염) : 살리실산의 어떠한 소금 ; 아스피린에서 사용됨.

Scapulohumeral rhythm (견갑상완리듬) : 상완골의 외전, 내전 시킬 때, 수반하는 견갑골의 협조된 회전 움직임.

Scheuermann's disease (쇼이에르만 질환) : 추골동맥 조영술상 특징적인 쐐기모양을 나타내는 추골 사이의 디스크가 탈출되고 비정사적인 성장판 발달로 인한 척수골 연화증.

Sciatica (좌골신경통) : 디스크 탈출, 섬유륜 파열, 근육성 질환, 척추관협착증, 척추관절증, 이상근 압박으로 인한 척수신경의 압박.

Scoliosis (측만증) : 외측 회전성 척추의 굴곡.

Scope of care (간호 범위) : 개인의 전문적인 준비에 철저해야 함을 상세히 나타냄.

Screwing-home mechanism (나사 홈 기전) : 발이 바닥에 닿은 자세에서 신전의 끝 지점에서 무릎이 잠기도록 대퇴골에 대한 경골의 회전.

Sebum (지방) : 피지샘의 분비물로 표피조직에 얽혀 있는 기름 물질.

Secretory phase (분비기) : 보통 월경주기 15~28일에 태아의 착상을 위해 자궁내막이 준비하는 기간.

Seizure (간질 발작) : 뇌에서의 비정상적인 전기적 작용.

Seizure disorder (발작 장애) : 뇌에서 갑작스런 과도한 전기적 활동 변화로 인한 최근의 경험, 게다가 이것은 원인이 규명 되거나 불규명되어 있다.

Sequestrated disc (분리된 디스크) : 추간판의 핵물질이 디스크 자체에서 분리되고 잠재적으로 흡수된다.

Serous otitis (장액성 이염) : 중이염과 호흡 감염후 연관된 고막 뒤에 액체가 형성됨.

Sever's disease (시버 질환) : 사춘기에 보여지는 종골돌기의 견인형태 손상이나 골연화증.

Shear force (전단력) : 표면에 대해 직접적인 수평적인 힘.

Shin bruise (정강이 타박상) : 경골의 타박상 때때로 때론 경골막염과 관련이 있다.

Shock (쇼크) : 혈액이 불충분해서 몸 전체에 순환이 제공되지 못할 때 심혈관계의 붕괴.

Sickle cell anemia (겸상 적혈구성 질환) : 적혈구의 크레센트 모양 또는 낫 모양이 산소운반을 불가능하고 잘 이루어지지 않게 하는 헤모글로빈구조의 이상결과.

Sign (징후) : 객관적 측정이 가능한 물리적인 증세로, 측정동안 듣기, 느낌, 보기나,후각을 사용할 수 있다.

Sinding-larsen-johansson's disease (신딩 라르센 요한슨 질환) : 견인력에 의한 슬개골의 극점의 부분적 전위 또는 감염.

Sinusitis (부비동염) : 양코구멍의 염증.

SLAP lesion(SLAP 병변) : 전형적으로 후부에서 시작하고 전부로 연장되는 관절순 상면의 손상, 상완결절 상면의 상완이두근건의 장두의 분열된 부착.

Smith's fracture(스미스 골절) : 손바닥에서의 요골의 원위조각의 전위; 역 콜레스 골절이라고도 불린다.

Snapping hip syndrome(소음성 고관절 증후군) : 골반의 움직임에서 스냅감각을 듣거나 느낄 수 있음.

Snowball crepitation(눈덩이 염발음) : 활액건에서 눈뭉치가 깨질 때 나는 소리와 유사한 소리가 나타남.

Solar plexus punch(복강 신경총 펀치) : 한 개인의 호흡을 잡는 것이 즉각적으로 불가능 할 때 바람을 불어 넣어주어 복근을 이완시켜주는 것 .

Somatic pain(체성 통증) : 피부, 인대, 근육, 골과 관절로부터 일어나는 통증.

Spasm(경련) : 근육수축이 이동되는 단계.

Spear tackleris spine(창 도구 척추) : 액와의 과로한 부하 때문에 경수의 위험한 손상위험을 억제하기 위해 운동자들이 머리에 헬멧을 쓴 것 같은 투창-태클 기술사용의 역사에 의한 상태.

Spina bifida occulta(잠재성 이분 척추) : 코드나 막의 돌출이 없어 척수궁의 부재가 특징인 척수성 장애.

Spinal stenosis(척추 협착증) : 척수관의 비형성 또는 신경관의 좁음에 의한 척수관의 뇌척수액의 상실.

Spondyloisthesis(척추전방전위증) : 관절내 삽입의 완전한 양측골절로 인한 척수의 전방 탈출 결과.

Spondylolysis(척추 분리증) : 관절내 삽입의 압박 골절.

Sports medicine(스포츠 의학) : 의학과 과학적 지식의 제공으로 예방 인식 관리 재활 손상 스포츠와 관련하여 운동 레크레이션 활동을 제공하는 건강과 특별한 서비스 영역.

Sprain(염좌) : 인대조직의 손상.

Sprengel's deformity(스프렝겔 변형) : 견갑대의 선천적인 거상.

Stage model(eksrP 모델) : 질투에 직면, 고립시, 분노, 기대, 우울과 교섭을 통한 개인 감정 단계진행.

Static stretch(정적 신장) : 운동 범위의 증가를 위해 사용되는 느리고 지속적인 근육신장 동작.

Standard of care(간호 표준) : 개인을 보호을 위한 전체적 유사에서의 최소한의 완전한 전문적 교육과 연습.

Static stretch(정적 신장) : 최소한 15초 이상 느리고 지속하는 신장 동작.

Status epilepticus(간질 지속 상태) : 간질 발작 사이에 회복(의식회복)없이 지속되는 상태.

Stenosing(협착) : 관의 구조나 입구의 좁음.

Step deformity(계단 변형) : 선, 지면 혹은 고체구조물에서 stair-step을 닮은 방향에 변화.

Steroids(스테로이드) : 내분비물(엔도크린 세크레틴)이나 호르몬을 포함하는 화학물질의 큰 범위.

Sticking point(부착점) : 특정각도에서 신체분절을 움직이는데 불충분한 힘의 지점.

Stitch in the side(측면 통증) : 흉벽에서 날카로운 통증이나 경련, 보통 신전시 오른쪽면 아래부분에서 나타남.

Strain(좌상) : 구조의 원래 모양에서의 변형된 양; 근건 단위의 손상.

Stress(스트레스) : 신체내에서 힘의 방해; 힘이 활동하는데 부분에 의해 힘이 분리되어 사분화된다.

Stress fracture(스트레스 골절) : 낮은 자기력과 관련된 반복적 부하에 의한 골절.

Striae distensae(팽창성 선) : 얇은 주름진 피부의 band. 주름의 그룹 붉지만 곧 자주색과 흰색이 된다 보통 복부에서 일어나고 피부의 과신전과 피하의 위축의 결과로 나타나는 단단한 결과이다.

Strict liability(엄격한 책임) : 개인의 안전을 위해 장애 또는 위험한 것을 절대적으로 책임지는 기구를 제조.

Subconjunctival hemorrhage(결막염하 출혈) : 안구에서의 미세한 막 손상.

Subcutaneous emphysema(피하 기종) : 피하 조직내 가스나 공기의 존재 촉진시 따끔거리는 감각이 나타난다.

Subungual hematoma(조갑하 혈종) : 손톱과 발톱 밑의 혈종.

Sudden death(급사) : 갑작스런 신체상태의 변화로 몇분내에 비외상이며 기대하지 않은 죽음.

Supination(회외) : 전와 외측으로 회전, 손바닥 위쪽, 발바닥에서는 종골의 움직임과 결합하여, 발 내전과 저측 굴곡.

Supraventricular tachyoardia(상실성 빈맥증) : A-V node 나 atrium 에서, 정맥 근위의 빠른 심박동.

Sustentaculum tail(재거돌기) : 거골을 크게 지지하는 종골의 전내면.

Sustained-release(지속된 이완) : 8~24시간 범위 다양하게 녹을 수 있도록 설계되어 약이 채워져 있는 캡슐이나 결정.

Symptom(증상) : 문제의 관점에서 개인의 주관적 정보.

Syncope(실신) : 전체적인 뇌 허혈에 의한 일과성인 의식 상실.

Syndrome(증후군) : 특정질병이나 손상에 특징적인 징후나 증상.

Systolic pressure(수축기압) : 심실 수축기동안 혈관벽에서 혈액의 압력.

Tachycardia(빈맥증) : 심장의 빠른 박동, 대개 1분당 100이상의 비율이 나타남.

Tachypnea(빈호흡) : 빠른 호흡.

Tackler's exostosis(태클 외골증) : 상완골의 전면이나 외측에 자극하는 외골증.

Tapotement(경타법) : 혈액 흐름 증가와 말초 신경 종말 자극에 두드리기, 누르기, 주먹 두드림, 손가락 끝으로 두드리기, 꼬집듯이 두드리기 같은 예리하고 순차적인 활발한 손 움직임에 사용되는 마사지 기법.

Tendinitis(건염) : 건의 염증.

Tendinosis(건증) : 염증보다는 퇴행성과 관계된 건의 상태.

Tenosynovitis(건막염) : 건막의 염증.

Tensile force(장력힘) : 신체에 대해서 축방향 으로 당기거나 신장 하는 힘.

Tension pneumothorax(긴장성 기흉) : 공기가 흉막강으로 들어가기는 하지만 빠져나오지 못하게 되어 흉막강 내에 양압이 생겨 종격을 반대쪽으로 밀어붙여 호흡곤란을 초래한다.

Tenstosterone(테스토스테론) : 테스테스에 의한 초기의 안드로겐 생성. 사춘기의 내외적 성장과 성숙 자극과 성적 동기부여의 반응이 가능.

Thenar(무지구) : 외측 손바닥 근육과 조직의 살덩어리 : 엄지의 구; 엄지손가락 기저부에 있는 손바닥의 융기.

Therapeutic drugs(치료적 약품) : 손상과 질병에 치료에 사용되는 처방이나 투여되는 약물.

Therapentic range(치료적 범위) : 가장 작은 수축과 최대 수축 사이의 범위.

Thermoregulation(체온 조절) : 신체가 체온을 지속하는 과정, 주로 시상하부에 의해 지배.

Thermotherapy(온열치료) : 열적용.

Thoracic outlet syndrome(흉곽 출구 증후군) : 팔의 저림을 야기하는 목이나 액와의 뿌리의 압박되어 신경이나 혈관에 의해 야기됨.

Thrombophlebitis(혈전성 정맥염) : 정맥의 급성염증.

Tibiofemoral joint(경대퇴관절) : 변형된 경첩관절로 기능하는 대퇴, 경골와의 관절.

Tidal volume(일호흡용적) : 일회 호흡시 호기와 흡기시 공기의 양.

Tinea(백선) : 백신;모발 ,피부,손톱의 소낭, 가려움의 균류감염.

Tinnitus(이명) : 외상이나 질병에 의해서 귀에서 나는 소음이나 윙윙거림.

Todd's paralysis(토드 마비) : 간질후에 발작이 있는 사지에 잠깐 동안의 마비.

Tomograms(단층 사진) : 신체 단층 촬영술에 의해서 얻어진 신체의 특정단면의 X선 사진.

Tonic(긴장성) : 이완이 없는 지속적인 단단한 근육수축.

Torque(회전력) : moment 팔이나 moment에 의한 힘의 생성.

Torsion force(염전력) : 회전력 제공시 반응에서 객관적 장축을 둘러싼 회전.

Tort(불법행위) : 개인의 잘못된 행위 때문에 손상의 치료가 방해 되는 것.

Torticollis(사경) : 흉쇄유돌근의 선천적 또는 후천적 경직; "뒤틀어진 목".

Toxic concentration(중독성 농도) : 조혈단계에서의 약물의 집중이 높음에 따라 독성효과의 위험이 증가.

Toxic synoritis(중독성 활막염) : 대부분 어린이에게서 나타나며, 통증성 보행과 절뚝거림을 동반한 고관절에 동통을 특징으로 한다.

Translation(병진) : 대퇴골에 대한 경골의 전방 활주를 말함

Transverse plane(횡단면) : 신체를 위부분과 아래 부분으로 나누는 수평선.

Traumatic asphyxia(외상성 질식) : 정맥압의 갑작스러운 증가 때문에 피부와 결합 조직내 혈액의 분출과 연관된 상

태.

Triage (부상자 분류) : 치료의 우선을 결정하기 위하여 부상자를 분류하는 것.

Trigger (유발) : 빠르기 작은 정보 관련성에서의 사건이나 시스템 또는 길이, 상태의 기간, 정보의 관리.

Trigger finger (방아쇠 손가락) : 건막이나 수초의 구조가 자유로운 움직임이 불가능하기 때문에 손가락 굴곡, 접근시 재-신전이 불가능한 상태.

Tunics (막) : 눈을 둘러싸서 보호하는 세 개의 층 표적.

Unconsciousness (무의식) : 표층감각자극반응이 불가능하고, 지각 자극에 대해 반응이 없는 뇌기능의 손상.

Urethritis (요도염) : 요도의 염증.

Urticaria (후두염) : 발진을 일시적으로 나타내는 피부의 혈관성 반응 음식, 약, 감염, 심리적 자극에 의해 과민해진 상태.

Uterine cycle (자궁 주기) : 월경 주기; 혈액내 호르몬의 반응 단계 같은 각달 자궁의 내각이 주기적인 변화의 연결.

Vaginitis (질염) : 질의 염증.

Valgus (외반) : 원위 분절의 외측으로 움직임으로써 관절의 내측면이 열림.

Valsalva maneuver (발살바 검사) : 성문폐쇄에 따른 호흡의 유지는 혈압의 증가를 야기한다.

Valvular stenosis (판막성 협착증) : 심장 밸브 주위 관의 협착.

Varicocele (정삭정맥류) : 기립 시 정관정맥내 혈액의 충혈로 인해 정관의 정맥이 비정상적 확장.

Varus (내반) : 원위 분절의 내측으로 움직임으로써 관절의 외측면의 열림.

Vasoconstriction (혈관 수축) : 혈관의 좁음; 혈관확장의 반대.

Vasodilation (혈관 확장) : 혈관의 커짐; 혈관축소의 반대

Vehicles (매개체(부형약)) : 신체내 투여되 상태를 촉진시키는 의약 복합학 물질; 결정,캡슐,액체,가루를 포함.

Vertigo (현기증) : 자신이나 외계의(주위의)도는 듯한 감각을 특징으로 하는 균형장애.

Vibration (진동) : 이완이나 자극을 위해 피하에 진동을 주는 손가락의 율동적 움직이는 마사지 테크닉.

Visceral pain (내장성 통증) : 흉강 또는 복강내 기관의 손상이나 질병의 결과로 인한 통증.

Viscoelastic (점도탄성) : 변형에 변화 빈도에 대한 부하의 반응.

Volkmann's contracture (폴크만 구축) : 혈액흐름의 손상으로 인한 전완근육과 조직의 허혈성괴사.

Voltage (전압) : 이온을 이동시키는 힘.

Watt (와트) : 전기적 힘의 단위, 전기적 전류로 인한 ; 와츠.

Wedge fracture (설상 골절) : 척추전방이 좁아져서 충돌 압박 골절.

Wheal (담마진) : 신체 표면에 편평하고 약간 두드러진 부위로 붉거나 창백하게 나타나고, 심한 가려움에 의해 나타난다, 보통 기계적 화학적 자극의 알러지에 의해 보여진다.

Wolff's law (볼프 법칙) : 골과 연부조직이 물리적 요구가 반응하는 볍칙. 건강한 관절의 생리기계적과 같은 힘선을 통한 콜라겐의 재형성을 통해 일어난다.

Wrist drop (손목 하수) : 요골신경손상으로 인한 손목, 손가락 신전근의 마비나 약화.

Yield point (elastic limit) (탄성 제한점) : 영구적 변형 없이 변화할수 있는 물질이 최대 부하점.

Zone of primary injury (1차 손상 지역) : 혈관 확장 이전의 조직 손상의 부위.

Zone of secondary injury (2차 손상 지역) : 혈관 확장 이후의 조직 손상의 부위.

찾아보기(index)

– ㅅ –

– ㅇ –